U0254083

**Molecular Biology
of Osteoporosis**

骨质疏松分子生物学

张萌萌 主编

化学工业出版社

·北京·

内容简介

本书对骨质疏松分子生物学起源、发展、研究方向进行了论述,内容涉及绪论、骨骼结构与代谢、骨质疏松分子生物学发展、骨质疏松分子生物学信号通路、骨质疏松易感基因、骨代谢相关蛋白、骨代谢受体关联、骨质疏松与干细胞、骨质疏松免疫机制、骨质疏松与人体激素、骨代谢细胞因子、骨质疏松骨转换、骨代谢生化物质、骨代谢微量元素,附录部分收录了专有名词中英文对照。

本书内容丰富,信息量大,为医学领域、医学院校及研究机构的科学工作者提供了具有宝贵价值的参考书,并可成为医学临床、骨科、骨质疏松科、内分泌科、妇产科、儿科、风湿科、中医科、老年医学科、康复科、检验科、中心实验室医学工作者的案头书。

图书在版编目(CIP)数据

骨质疏松分子生物学 / 张萌萌主编. -- 北京 : 化学工业出版社,2025. 1. -- ISBN 978-7-122-45145-3

Ⅰ. R681

中国国家版本馆 CIP 数据核字第 20242A7S08 号

ISBN 978-7-122-45145-3

责任编辑:傅四周　　　　　　　　　　文字编辑:刘洋洋
责任校对:张茜越　　　　　　　　　　装帧设计:王晓宇

出版发行:化学工业出版社(北京市东城区青年湖南街 13 号　邮政编码 100011)
印　　装:北京新华印刷有限公司
787mm×1092mm　1/16　印张 46¼　字数 1170 千字　2025 年 1 月北京第 1 版第 1 次印刷

购书咨询:010-64518888　　　　　　　　售后服务:010-64518899
网　　址:http://www.cip.com.cn
凡购买本书,如有缺损质量问题,本社销售中心负责调换。

定　　价:299.00 元

《骨质疏松分子生物学》

编审者名单

主　编：张萌萌

副主编：邓伟民　张秀珍　徐　辉　黄宏兴　史晓林　赵国阳
　　　　杨书满　张　岩　葛继荣　张东伟　张晓辉　马晓骥

编审人员（按姓氏笔画排序）

于秀华	吉林大学药学院	李　阳	江苏大学附属医院
万　雷	广州中医药大学第三附属医院	李　梦	上海中医药大学附属龙华医院
马　勇	南京中医药大学	李　颖	广州中医药大学第三附属医院
马晓骥	《中国骨质疏松杂志》社	李生强	福建省中医药研究院
马倩倩	吉林省一汽总医院	李英华	上海市第五人民医院
王丽丽	北京中医药大学糖尿病研究中心	李春明	吉林省吉林市中心医院
王戬萌	吉林大学公共卫生学院	李晓明	上海中医药大学附属龙华医院
毛末贤	吉林省一汽总医院	李跃华	中国中医科学院西苑医院
方秀统	首都医科大学北京世纪坛医院	李毅中	福建医科大学附属第二医院
邓伟民	中国人民解放军南部战区总医院	杨书满	吉林大学
叶　洋	江苏大学附属医院	肖辉辉	上海中医药大学附属龙华医院
史晓林	浙江中医药大学附属第二医院	吴　岩	内蒙古医科大学
朱玉欣	上海中医药大学附属龙华医院	吴　涤	内蒙古科技大学包头医学院
乔　露	上海中医药大学附属龙华医院	邹　军	上海体育学院
刘　欢	上海中医药大学附属龙华医院	沈　雪	吉林大学公共卫生学院
刘　康	浙江中医药大学附属第二医院	张　岩	上海中医药大学附属龙华医院
刘亚鸽	北京中医药大学糖尿病研究中心	张东伟	北京中医药大学糖尿病研究中心
刘志龙	上海中医药大学附属龙华医院	张仲元	吉林大学药学院
孙　强	南京医科大学附属南京医院	张志海	广州中医药大学第三附属医院
杜长宇	上海中医药大学附属龙华医院	张秀珍	同济大学附属同济医院

张忠勇	上海中医药大学附属龙华医院	赵建勇	上海中医药大学附属龙华医院
张起越	上海中医药大学附属龙华医院	夏师慧	上海中医药大学附属龙华医院
张振华	吉林大学药学院	徐　辉	吉林大学
张晓梅	北京大学国际医院	徐　源	上海中医药大学附属龙华医院
张晓辉	《中国骨质疏松杂志》社	郭　勇	北京大兴中西医结合医院
张萌萌	《中国骨质疏松杂志》社	唐彬彬	浙江中医药大学附属第二医院
张敬苒	长春中医药大学	黄宏兴	广州中医药大学第三附属医院
张智海	中国中医科学院广安门医院	黄佳纯	广州中医药大学第三附属医院
张静敏	吉林大学药学院	黄景文	福建省中医药研究院
陈　玄	福建省中医药科学院	梁博程	浙江中医药大学附属第二医院
陈晓雪	吉林大学药学院	葛继荣	福建省中医药科学院
周惠琼	中国人民解放军总医院第四医学中心	韩庆贺	吉林大学公共卫生学院
周婷婷	上海中医药大学附属龙华医院	程少丹	上海市光华中西医结合医院
郑若曦	福建省中医药研究院	曾玮婷	上海中医药大学附属龙华医院
赵云超	上海中医药大学附属龙华医院	谢丽华	福建省中医药研究院
赵国阳	江苏大学附属医院	阚　波	吉林大学公共卫生学院

前 言

    骨是具有新陈代谢活性的活组织，由骨吸收和骨形成完成骨重建。骨重建也是贯穿生命始终的分子生物学特征。参与和维持骨代谢的基因、受体、蛋白质、激素、细胞因子、骨吸收标志物、骨形成标志物、免疫物质、干细胞以及微量元素，决定骨质量和骨密度。调控骨代谢的内环境及生物活性。

    本书对骨质疏松分子生物学起源、发展、研究方向进行了论述，并收录了国内外重要中英文文献。内容丰富，信息量大，是医学院校及研究部门的科学工作者的具有宝贵价值的参考书，并可成为医学临床、骨科、骨质疏松科、内分泌科、妇产科、儿科、风湿科、中医科、老年医学科、康复科及检验科、中心实验室医护人员，以及医学本科生和硕、博士研究生的案头书。

    借此机会，感谢参加本书编写的专家，感谢责任编辑，我们共同的努力和坚持完成了这部难得的作品。

    秋季是母校的校庆，心早已奔向母校的怀抱，感受她蓬勃的气息和铿锵的脉动，虽已久别，从未忘怀，来自母校的滋养、力量和鼓励，也为这本书注入了源泉和色彩。

    路在脚下，行则将至。

2024 年 9 月于北京

目 录

绪 论

人体的骨骼由206块骨头互相连接组成,实现人体的支撑、负重、保护和运动功能。骨骼不仅是储存钙和磷的仓库,也发挥造血和免疫功能。参与和维持骨代谢的基因、受体、蛋白质、激素、细胞因子、骨吸收标志物、骨形成标志物、免疫物质、干细胞以及微量元素,决定骨质量和骨密度,调控骨代谢的内环境及生物活性。

一、骨质疏松分子生物学通路

骨质疏松分子生物学通路归纳为调节破骨细胞的信号通路和调控成骨细胞的信号通路,见表0-1(张萌萌等,2024)。

表0-1 骨质疏松分子生物学信号通路

中文名称	英文缩写或全称
核因子κB受体活化因子/核因子κB受体活化因子配体/骨保护素	RANK/RANKL/OPG
核因子κB	NF-κB
丝裂原活化蛋白激酶/细胞外调节蛋白激酶	MAPK/ERK
巨噬细胞集落刺激因子	M-CSF
钙离子	Ca^{2+}
酪氨酸激酶、蛋白激酶B	Src、Akt
蛋白激酶C	PKC
免疫球蛋白(Ig)样受体	Ig-lik ereceptor
Wnt/β-连环蛋白	Wnt/β-catenin
Hedgehog信号通路	Hedgehog
骨形态发生蛋白2/Smad	BMP-2/Smad
胞内磷脂酰肌醇-3激酶/蛋白激酶B	PI3K/Akt

1. 调节破骨细胞的信号通路

（1）RANK/RANKL/OPG信号通路

RANK/RANKL/OPG信号通路是调控破骨细胞的主要信号通路,RANK是RANKL的信号受体,属于肿瘤坏死因子受体(TNFR)超家族分子的一种I型跨膜蛋白,可促进一些特异基因的表达,有利于促进破骨细胞分化、成熟,增加破骨细胞存活时间,激活破骨细胞骨吸收能力(赵常红等,2021)。

（2）NF-κB信号通路

在破骨细胞分化过程中RANK/RANKL信号传递到下游通路,主要传递到IKKβ及经典的NF-κB信号通路。NF-κB p50和p52蛋白共同表达,促进破骨细胞生成,增强破骨细胞活性。NF-κB上调RANKL和其他破骨细胞因子诱导的RANK表达,促进破骨细胞前体分化为TRACP⁺破骨细胞(Kenta et al,2012)。

（3）MAPK/ERK信号通路

MAPK属于苏氨酸/丝氨酸蛋白激酶家族,由胞外信号调节激酶(Erk1/2)、p38-MAPKs(α/β/γ/δ)、c-Jun N末端激酶(JNK1、JNK2、JNK3)等组成。p38-MAPKs的激活在RANKL诱导破骨细胞前体细胞向破骨细胞分化的过程中起到了重要作用(Koga et al,2019)。ERK激活是成熟破骨细胞存活的核心,在骨稳态中起重要作用。

（4）M-CSF 信号通路

M-CSF 通过与巨噬细胞集落刺激因子受体（c-Fms）结合，诱导受体胞质端的 7 个酪氨酸残基进行磷酸化，在 M-CSF 诱导吞噬细胞和破骨细胞运动中，PI3K 发挥非常重要的作用。M-CSF能激活 PI3K 影响破骨细胞存活，也能调节破骨细胞肌动蛋白重塑，导致抑制膜皱褶、肌动蛋白环以及骨陷窝的形成（张萌萌等，2024）。

（5）Ca^{2+} 信号通路

破骨细胞中的 Ca^{2+} 信号是细胞分化、骨吸收和基因转录等多种细胞功能所必需的。长时间低水平的 Ca^{2+} 信号能激活活化 T 细胞核因子（NFAT），促进破骨细胞形成。骨保护素可通过 Ca^{2+} 信号抑制破骨细胞分化。

（6）Src、Akt 信号通路

编码非受体酪氨酸激酶（Src）基因的缺失使成熟破骨细胞活动性降低，皱褶边缘及骨吸收的相关细胞骨架异常，不能有效发挥骨吸收功能。

蛋白激酶 B（Akt）信号调节破骨细胞的融合。Akt 通过降低 ras 同系物家族成员 A（RhoA）活性，增强 Akt/GSK3β/NFATc1 信号转导，促进破骨细胞生成，增强骨吸收（Wu et al，2017）。

（7）PKC 信号通路

蛋白激酶 C（PKC）通路是破骨细胞重要的抑制性第二信使。PKC 通过 M-CSF 和 RANKL信号通路，影响破骨细胞的形成和功能。PKC 促进破骨细胞消融，导致破骨细胞数量和表面积的减少。

（8）Ig 样受体信号通路

Ig 样受体在破骨细胞分化中起重要作用。细胞表面免疫受体酪氨酸抑制基序（ITIM）含有 Ig 样受体，能调控破骨细胞形成，抑制性 Ig 样受体募集 Src 同源 2 结构域的酪氨酸磷酸酶 1（SHP-1）在破骨细胞前体细胞上表达。

2. 调控成骨细胞的信号通路

（1）Wnt/β-catenin 信号通路

Wnt/β-catenin 由 19 个分泌糖蛋白组成，具有调控细胞生长、分化和凋亡的功能。激活的Wnt/β-catenin 通过干细胞更新、诱导成骨细胞生成、抑制成骨细胞凋亡，促进骨形成，在骨稳态和骨修复中起重要作用（Wang et al，2021；Han et al，2022）。

（2）Hedgehog 信号通路

Hedgehog 是一种高度保守的分泌性糖蛋白，与骨形态发生蛋白（bone morphogenetic protein，BMP）协同作用影响间充质干细胞分化成骨细胞，调节 I 型胶原和碱性磷酸酶含量，促进成骨细胞外基质形成与骨基质矿化。负责调节胚胎发育、细胞增殖分化以及维持组织稳态（周坤等，2023）。

（3）BMP-2/Smad 信号通路

BMP 是成骨细胞分化的关键蛋白，其中 BMP-2 又是最有效的细胞因子之一，并能诱导骨形成。BMP-2/Smad 信号通路可促进骨髓间充质干细胞（bone marrow derived mesenchymal stem cells，BMSC）分化成骨细胞，增加骨桥蛋白（osteopontin，OPN）的表达，促进细胞外基质成熟与矿化，促进骨形成。

（4）PI3K/Akt 信号通路

PI3K/Akt 信号通路由一系列膜受体和生长因子激活，可促进成骨细胞分化，是许多系统中调节骨再生过程的关键信号通路。

PI3K/Akt 信号通路可促进成骨前体细胞向成骨细胞分化，通过转录因子 Runx2 促进成骨细胞分化、增殖与矿化，协同 BMP 维持 BMP-2/Smad 信号通路活性，促进骨形成。

二、骨质疏松易感基因

骨质疏松易感基因中英文名称见表 0-2。

表 0-2　骨质疏松易感基因

中文名称	英文缩写
维生素 D 受体基因	VDR gene
低密度脂蛋白受体相关蛋白 5 基因	LRP5 gene
亚甲基四氢叶酸还原酶基因	MTHFR gene
雌激素受体基因	ER gene
Ⅰ型胶原 α1 和 Ⅰ型胶原 α2 基因	COL1A1 and COL1A2 gene
甲状旁腺素基因	PTH gene
降钙素受体基因	CTR gene
甲状旁腺素相关蛋白受体基因	PTHrP gene
钙敏感受体基因	CaSR gene

1. VDR 受体基因

维生素 D 受体（vitamin D receptor，VDR）主要在成骨细胞（osteoblast，OB），破骨细胞（osteoclast，OC），肠道、甲状旁腺以及肾脏的细胞表面上表达，在细胞分化和调控不同细胞类别的增殖中起关键作用（牛玲等，2021）。位于 OB 上的 VDR 能够增加骨钙素、骨桥蛋白的生成，使 OB 分泌细胞因子，参与骨组织形成和骨组织矿化（李明等，2019）；位于 OC 上的 VDR 能够抑制 OC 增殖且促进 OB 分化，加速钙、磷的释放。

VDR 基因多态性可干扰 mRNA 表达和剪接，影响 mRNA 的数量及稳定性，从而引起 VDR 蛋白水平和功能的微小差异，进一步通过 VDR 蛋白与其靶基因间的作用调节骨代谢（王子虎等，2020）。

2. LRP5 基因

低密度脂蛋白受体相关蛋白 5（LRP5）基因作为共受体参与 WNT 经典信号通路调节骨代谢。LRP5 基因单核苷酸的突变与骨质疏松（也称骨质疏松症，osteoporosis，OP）及 2 型糖尿病的发生和发展有关，其机制可能是突变影响其与配体结合，改变受体信号转导系统，从而影响疾病发生发展（王永兰等，2014）。

3. MTHFR 基因

亚甲基四氢叶酸还原酶（MTHFR）基因是影响骨质疏松及骨质疏松性骨折发病的重要候选基因之一，是叶酸代谢通路上参与 DNA 正常合成和甲基化的一种黄素依赖蛋白。MTHFR 基因的 2 个多态性位点与绝经后妇女骨质疏松发病风险相关（郭志英等，2016）。

4. ER 基因

雌激素（E）主要通过与成骨细胞和破骨细胞的雌激素核内特异性受体结合，发挥生物学作用。雌激素受体（estrogen receptor，ER）基因突变对雌激素生理作用有巨大影响，当编码 ER 的基因变异时，其蛋白分子构象改变，影响雌激素对骨代谢的调节。成骨细胞和破骨细胞均存在 ER。雌激素与成骨细胞内的受体结合，促进胶原酶与细胞因子、生长因子分泌，调节骨代谢。雌激素作用于破骨细胞的 ER，抑制破骨细胞溶酶体酶活性，抑制骨吸收。

5. COL1A1 和 COL1A2 基因

Ⅰ型胶原 α1（COL1A1）基因突变可致低骨量、骨脆性增加，COL1A1 基因多态性与骨密度（BMD）降低、骨质疏松有关，同时 COL1A1 基因 SP1 结合位点是骨折独立的危险因子。COL1A1 多态性可作为骨质疏松与骨折风险的预测指标。Ⅰ型胶原 α2（COL1A2）基因与全身性硬皮病、成骨不全等疾病有关。

6. PTH 基因

持续大剂量给予甲状旁腺素（parathyroid hormone，PTH）通过 RANKL-OPG-RANK 受体信号通路，上调破骨细胞 RANKL 的表达，诱导成熟的破骨细胞形成，加快骨吸收；间歇性小剂量下，PTH 的氨基末端区域与 PTH R1 结合，通过与 G 蛋白和腺苷酸环化酶相互作用，产生 cAMP，进一步激活成骨细胞，促进骨形成（Kenji et al，2016）。

7. PTHrP 受体基因

甲状旁腺素相关蛋白（PTHrP）受体基因刺激腺苷酸环化酶，抑制碱性磷酸酶及胞内钙第二信息系统的生成和活性。可引起 PTH 样磷酸盐尿和低钙尿症，促进 1,25-二羟基维生素 D_3 [1,25-$(OH)_2D_3$] 合成（张萌萌，2020）。

8. CTR 基因

降钙素受体（CTR）基因型与绝经后妇女的骨密度存在一定的关联。降钙素受体间不同的基因型可能会影响绝经后妇女的骨丢失速率和骨密度，而且存在性别差异。

9. CaSR 基因

钙敏感受体（CaSR）是一种分子质量为 120 ～ 160kDa 的 C 族 G 蛋白偶联受体（GPCR），在甲状旁腺和肾脏中表达最高，通过调节甲状旁腺素分泌和尿钙排泄，在全身钙代谢中起关键作用。CaSR 功能异常不仅会影响钙代谢性疾病（如甲状旁腺功能亢进症）和非钙代谢性疾病（如心血管疾病和癌症）的发展，还会引发如肿瘤、糖尿病、心肌缺血再灌注损伤等许多全身疾病或脏器损害。

三、骨质疏松相关蛋白

骨质疏松相关蛋白中英文名称见表 0-3。

表 0-3　骨质疏松相关蛋白

中文名称	英文缩写或全称
载脂蛋白 E	ApoE
Klotho 蛋白	Klotho
骨形态发生蛋白	BMP
骨涎蛋白	BSP
低密度脂蛋白受体相关蛋白 5	LRP5
激活蛋白-1	AP-1
骨硬化蛋白	SOST

1. ApoE

载脂蛋白 E（ApoE）作为一种血浆主要载脂蛋白，对维持骨量有重要作用。ApoE 通过抑制 NF-κB 信号通路，抑制 OC 与树突状细胞功能的协同刺激调节因子（OSCAR）的表达，抑制 OC 的形成与分化（赵付琳等，2023）。

2. Klotho 蛋白

Klotho 蛋白可通过调节磷酸盐、骨矿化、维生素 D 及成骨细胞和破骨细胞的分化成熟、生物活性与细胞凋亡影响骨代谢。Klotho 蛋白可通过与 Wnt 配体结合，或介导 FGF23，调控 Wnt 信号通路，参与骨代谢过程（王森等，2023）。

3. BMP

骨形态发生蛋白（BMP）是多功能生长因子，它属于转化生长因子-β（TGF-β）超家族，有近 20 种 BMP 成员，具有不同程度促进干细胞向成骨细胞分化的能力，是骨组织损伤修复与再生过程的生理基础（李娜等，2022）。

4. BSP

骨涎蛋白（BSP）由成骨细胞、破骨细胞等骨相关细胞分泌（Dab et al，2022）。BSP 可以增加 RANKL 诱导破骨细胞前体的骨吸收能力，并可以提高细胞内钙离子水平，而破骨细胞的活化亦可提高细胞内钙离子水平，钙调磷酸酶 /NFAT 通路可以维持破骨细胞和成骨细胞活性的平衡（Son et al，2018）。BSP 是具有多功能的主要骨细胞外基质非胶原蛋白，它可与整合素 αVβ3、αVβ5 和 RANKL 发生相互作用，促进破骨细胞附着和分化以及骨吸收，从而诱发一系列骨吸收性疾病如牙周炎、骨质疏松，以及多种恶性肿瘤的骨转移（曾俊铭等，2023）。

5. LRP5

低密度脂蛋白受体相关蛋白 5（LRP5）是一种细胞表面信号转导受体。LRP5 纯合功能缺失型突变、复合杂合功能缺失型突变及杂合功能缺失型突变患者易发生骨质疏松症。LRP5 单核苷酸多态性与年轻人群峰值骨量的获得和老年人群骨质疏松性骨折风险密切相关（牛娜等，2022）。

6. AP-1

激活蛋白-1（AP-1）作为 RANKL/RANK 信号通路的重要转录因子，主要通过 NF-κB 和 JNK、ERK 和 p38 信号通路调节破骨细胞形成，参与骨代谢过程，与骨质疏松、骨肿瘤等代谢性骨疾病的发生发展相关（司艳凤等，2023）。

7. SOST

骨硬化蛋白（SOST）是 SOST 基因表达的一种含 190 个氨基酸的分泌型糖蛋白，骨细胞是其主要来源。骨硬化蛋白是在对硬化症（sclerosteosis）和范布赫姆病（Van Buchem disease）的研究中发现的，在这两种疾病中均发现表达骨硬化蛋白的 SOST 基因突变，且都表现为高骨量疾病（Shakeri et al，2020）。骨硬化蛋白是骨形成、骨量和骨强度的负向调节剂（贺焱等，2022）

四、骨质疏松分子靶点

1. 与 Notch 信号通路相关的中药有效成分

中药通过 Notch 信号通路调节骨形成。补骨脂具有补肾壮阳、固精缩尿、温脾止泻等功效。现代药理学研究表明，补骨脂具有多种药理活性，包括类雌激素作用，可促进骨再生和重建（Zhao et al，2019）。淫羊藿具有补肾阳、强筋骨、祛风湿等功效。中药有效成分刺五加苷、杜仲总苷和齐墩果酸等均能通过 Notch 信号通路介导干预 BMSC 的成骨分化，在不同程度上改善骨密度，同时影响相关骨细胞的凋亡以防治骨质疏松（黄月等，2019；Zhou et al，2021；程韶等，2021）。葛根素是葛根中含有的一种黄酮类衍生物，葛根素显著抑制破骨细胞形成和分化相关基因表达，通过抑制 Notch 信号通路使得 Notch1、Notch2、Hes1、Jaggde1、Jaggde2 蛋白表达量降低。

2. Wnt/β-catenin 靶向治疗骨质疏松

中药可通过作用于 Wnt/β-catenin 介导的信号通路防治骨质疏松。Wnt/β-catenin 信号通路是促进骨髓间充质干细胞向成骨细胞分化途径中的重要信号通路之一，信号通路中的各种蛋白质均在成骨中起调控作用，同时信号通路在骨质疏松内环境下对促进成骨起重要作用（赵军等，2023）。

Wnt/β-catenin 途径失活会抑制成骨细胞的活性，骨吸收增强导致骨量减少。随着年龄的增长，骨质疏松患者骨形成逐渐减少、骨髓脂肪逐渐增加（郭宇等，2021）。Wnt/β-catenin 信号通路为骨质疏松症的发病机制及精准靶向治疗提供一定参考，为中药多靶点治疗骨质疏松症提供新思路。

3. RANKL 单克隆抗体

地舒单抗（denosumab）是一种 RANKL 抑制剂，为特异性 RANKL 的完全人源化单克隆抗体，能够抑制 RANKL 与其受体 RANK 结合，减少破骨细胞形成、降低其功能和存活率，从而降低骨吸收、增加骨密度、改善皮质骨和松质骨的强度，降低骨折发生风险（Cummings et al，2009）。

4. 罗莫佐单抗

罗莫佐单抗（romosozumab）是骨硬化蛋白（也称硬骨素，sclerostin）单克隆抗体，通过抑制骨硬化蛋白的活性，拮抗其对骨代谢的负向调节作用，在促进骨形成的同时抑制骨吸收（Cosman et al，2016）。

五、骨代谢受体关联

1. 雌激素受体

ER 是一种可调节 17-β 雌二醇（E2）作用的由配体激活的核转录因子，其两种亚型分别为 ERα 和 ERβ。雌激素受体是类固醇激素受体（又称甾体激素受体，steroid hormone receptor，SHR）超家族的一种。

2. 生长激素受体

生长激素（growth hormone，GH）在组织和细胞水平发挥作用的第一步是和靶细胞膜表面的生长激素受体（growth hormone receptor，GHR）结合，由 GHR 介导将信号传入细胞内从而产生一系列的生理效应。组织中的 GHR 量的多少、功能的正常与否将影响 GH 生理效应的发挥。GHR 基因位于 5 号染色体，编码一个由 20 个氨基酸残基组成的跨膜糖蛋白，是一组长度为 300kb 的基因片段，包含 9 个外显子（2 ～ 10），其中外显子 2 编码胞外区，外显子 8 编码跨膜区，外显子 9、10 编码胞内区（张萌萌，2020）。

3. 胰岛素样生长因子受体

胰岛素样生长因子系统（IGFS）包括 IGF1 和 IGF2 两个 IGF 受体，6 个 IGF 结合蛋白（IGFBP1-6），IGFBP 蛋白酶。IGFS 与成骨细胞和破骨细胞的功能及其成骨破骨偶联有着密切关系（张萌萌等，2023）。IGF-1 是 IGFS 的重要组成部分。

4. 降钙素受体

降钙素受体（CTR）主要存在于骨、肾、脑、外周血淋巴细胞和某些肿瘤（肺癌、前列腺癌、乳腺癌等）组织中，肝、肺等组织中也具有少量的 CTR。CTR 主要位于破骨细胞膜，它的分子质量为 85 ～ 90kDa，它的氨基酸序列形成了 7 个穿膜段。

5. 钙受体

钙受体（CaR）属于 C 型 G 蛋白偶联受体的成员。同属于 C 型 G 蛋白偶联受体家族的其他成员有促代谢作用的谷氨酸受体、GABAB 受体、味觉受体、信息素受体和氨基酸与二价阳离子敏感受体（GPRC6A）。钙受体维持血钙稳定的机制由三部分组成：① Ca^{2+} 内环境稳定系统，由细胞、组织和器官组成；②调节 Ca^{2+} 转运的激素，包括 PTH、降钙素、甲状旁腺素相关肽和 1,25-$(OH)_2D_3$；③钙受体控制钙调节激素的分泌以及 Ca^{2+} 在器官和组织间的转运。例如，高钙血症时，Ca^{2+} 浓度升高抑制 PTH 分泌和 1,25-$(OH)_2D_3$ 合成，并刺激降钙素分泌，从而使骨吸收受到抑制（张萌萌，2020）。

6. 维生素 D 受体

维生素 D 受体（VDR）属于核受体超家族成员，这个超家族包括维生素 D 受体、糖皮质激素受体、盐皮质激素受体、孕激素受体、雄激素受体、蜕皮素（ecdysone）受体、麝油素（farnesoids）受体、肝 X 受体。VDR 含 427 或 424 个氨基酸残基（差异来源于转录起始位点的不同）。1,25-$(OH)_2D_3$ 与 VDR 结合，通过调节 RNA 转录而发挥生物学作用。

7. 甲状旁腺素及甲状旁腺素相关蛋白受体

PTH/PTHrP 受体属 G 蛋白偶联受体超家族，拥有 7 个跨膜螺旋结构域、3 个胞内环袢、3 个胞外以及 1 个胞内羟基端区域。PTH 受体含有 585 ～ 594 个氨基酸残基，它的结构在不同种属间具有高度保守性。

8. 骨形态发生蛋白受体

BMP 受体为 TGFβ 受体超家族成员，是一种膜蛋白受体，受体分子包括细胞外区、跨膜区和细胞内区，具有丝氨酸 / 苏氨酸蛋白激酶结构。目前已发现的 BMP 受体包括 I 型受体和 II 型受体两种，其中 I 型受体包括 I A（BMPR- I A 或 ALK-3）和 I B（BMPR- I B 或 ALK-6）两个亚型， I 型受体和 II 型受体可以相互作用形成异聚体。BMP 的信号转导过程是由 I 型受体和 II 型受体共同介导的（张萌萌，2020）。

9. 成纤维细胞生长因子受体

成纤维细胞生长因子受体（fibroblast growth factor receptor，FGFR）含有 3 个免疫球蛋白样结构域。因第 3 个免疫球蛋白样结构域的第二部分剪接不同而产生 FGFR1 与 FGFR3 的Ⅲb 或Ⅲe 两种异构体；FGF 与 FGF 受体（FGFR）和 HSPG 结合后，形成 FGFR-FGF-HSPG 复合物，引起受体磷酸化和受体下游的一系列级联反应和生物学效应。

10. 前列腺素受体

前列腺素受体共分为 8 类：前列腺素 D_2（PGD_2）的主要受体是 DP 和 DP2；前列腺素 E_2（PGE_2）优先激活 EPl、EP2、EP3 和 EP4；前列腺素 $F_{2\alpha}$（$PGF_{2\alpha}$）主要被 FP 识别，而前列腺素 I_2（PGI_2）主要激动 IP。这些受体都属于 G 蛋白偶联、视紫红质型受体，即有 7 个跨膜结构，由不同的基因编码，序列相似性为 20% ～ 30%。受体被激动后会通过体内的第二信使将信号放大，例如环磷腺苷（cAMP）、钙离子、磷酸肌醇（IP3）。不同类型的受体信号通路也可能不同，体内主要有两类信号通路：cAMP 途径和磷脂酰肌醇途径。相同类型、不同亚型的受体也会偶联不同的 G 蛋白：Gi、Gs 或者 Gq，从而引起不同的细胞效应（张萌萌，2020）。

六、骨质疏松与干细胞

干细胞是一类具有自我更新能力和分化为多种细胞类型潜能的未分化细胞，在组织发生、生长、修复以及疾病治疗中扮演着重要角色。干细胞按来源和分化潜能可分为多种类型，包括胚胎干细胞（embryonic stem cell，ESC）、成体干细胞（adult stem cell，ASC）、诱导多能干细胞（induced pluripotent stem cell，iPSC）、非常小的胚胎样干细胞（very small embryonic-like stem cell，VSEL）和核转移干细胞（nuclear transfer stem cell，NTSC）。

人类骨骼系统是身体的基础支撑结构，不仅承担着支撑和保护内脏器官的重要功能，还参与了血液生产、矿物贮存和酸碱平衡等生理过程。间充质干细胞（mesenchymal stem cell，MSC）是一类具有自我更新和多向分化潜能的细胞，能够不断分裂产生多种细胞类型，包括骨细胞、软骨细胞和脂肪细胞等。骨髓中的造血干细胞（hematopoietic stem cell，HSC）和骨髓间充质干细胞（BMSC）被认为是骨代谢调节的主要细胞。

七、骨质疏松免疫机制

骨是骨骼系统的重要组成部分，是人或动物肢体中坚硬的组织部分。骨与骨之间通过肌肉、关节、韧带等方式相互连接，从而发挥运动、支持和保护身体的功能。骨还含有骨髓细胞以及位于骨基质上或骨基质内的细胞，包括软骨细胞、成骨细胞、骨细胞和破骨细胞。骨髓中的细胞主要是 B 细胞、少量 T 细胞、巨噬细胞、造血细胞和基质细胞。即使在骨形成之后，骨组织也会通过称为骨重建的动态过程不断更新，这一过程主要由破骨细胞介导的骨吸收及成骨细胞介导的骨形成所组成的。骨细胞被认为可以感知来自骨骼外部的信号并调节破骨细胞和成骨细胞等效应细胞。破骨细胞是唯一的骨吸收细胞，源自造血来源的单核细胞 / 巨噬细胞祖细胞。

八、骨质疏松与人体激素

1. 女性激素

女性激素指雌性激素。女性激素又分为天然雌激素类、半合成雌激素类、合成雌激素类。女性激素通常指天然雌激素类，即体内分泌的天然雌激素制剂。雌性激素属于类固醇激素，由内分泌系统产生，主要由卵巢的卵泡细胞等分泌（胎盘也会分泌雌性激素），会促进女性附性器官成熟及第二性征出现，并维持正常性欲及生殖功能，分为两大类，即雌激素（estrogen）和孕激素（progesterone）。

雌激素在女性体内有雌酮（E1）、雌二醇（E2）、雌三醇（E3）三种。其中，雌二醇的生物活性最强，目前临床常用的雌激素类药物多是以雌二醇为母体人工合成的衍生物。雌激素的生理作用主要是通过作用于组织细胞的雌激素受体进而调控靶基因的转录翻译来完成，具有广泛而重要的生物活性。骨组织是雌激素作用的重要靶组织，雌激素受体 α 和 β 在骨和骨髓中广泛表达。研究表明，雌激素主要通过与雌激素受体 α 作用发挥骨代谢调节作用。激素与雌激素受体结合后，通过多种途径调节成骨细胞和破骨细胞活性，参与骨代谢活动，可促进成骨细胞增殖，促进胶原合成，增加骨矿化，抑制破骨细胞活性，诱导破骨细胞凋亡，维持骨密度，保护骨组织（张萌萌，2019）。此外，雌激素还可通过钙代谢调节系统影响骨代谢活动。

雌激素缺乏是绝经后骨质疏松症发生的主要原因。雌激素能维持并增加绝经后妇女的骨量，且发现绝经后 5 ~ 10 年应用激素补充治疗能降低 50% 的骨质疏松性骨折的发生。大量研究证明，应用雌激素治疗，可降低绝经后女性骨转换率，显著提高椎骨、髋骨骨密度，降低骨质疏松性骨折的发生。

孕激素是由卵巢的黄体细胞分泌，主要包括黄体酮、异炔诺酮、甲炔诺酮、己酸孕酮等，以黄体酮（孕酮）为主。在肝脏中灭活雌二醇后与葡萄糖醛酸结合经尿排出体外。孕激素往往在雌激素作用基础上产生效用。孕激素与骨代谢调节密切相关，孕激素对皮质骨骨量的调节作用大于雌激素，而对松质骨的作用相对较小（刘忠厚，2015）。

雌激素和孕激素在骨骼系统的生长、发育过程中起主要作用，对骨组织具有保护作用。雌激素缺乏是绝经后骨质疏松发生的主要原因。孕激素最初用于绝经后骨质疏松是为了预防雌激素的副作用，目前的研究发现孕激素不仅与雌激素有协同作用，而且在一定程度上可治疗骨质疏松。监测机体不同生理时期的雌激素与孕激素水平，对代谢性骨病的预防和治疗具有作用。

2. 男性激素

男性激素又称雄性激素（male hormones），属于性腺类固醇激素，主要是由性腺（睾丸）合成的一类内分泌激素，男性体内主要的性腺激素是睾酮（testosterone，T）。雌激素、雄激素和孕激素是主要的性腺类固醇激素，以往认为性激素仅调节生殖器官的活性，但性激素的受体广泛分布于全身，包括骨组织，目前已认识到性激素在调节成骨细胞和破骨细胞活性及它们之间作用的偶联方面发挥了重要作用。雄激素在骨骼的生长代谢、骨量维持及抗骨量丢失方面均起着重要作用。儿童期表现尤为突出，如促进骨骼肌发育、促进骨骼中钙盐沉着、使骨骼增厚生长等作用；青春期，雄激素主要增加骨松质与骨皮质的骨量，对达骨峰值起着重要作用；成年后，雄激素则主要促进骨形成并抑制骨吸收，并与其他调节骨代谢的激素共同维持骨量，调节骨代谢。

在原发性男性骨质疏松症中，性激素起着非常重要的作用。其中，雄激素的减少与原发性男性骨质疏松及骨折关系密切。雄激素对骨发育和骨代谢有重要作用。老年男性性腺功能低下与股骨骨折及椎骨骨质疏松有强相关性。临床研究表明，睾丸功能减退使男性 OP 的发病率增高，用雄激素治疗后有预防作用，而对 OP 女性用雄激素治疗可提高患者的骨密度。

3. 生长激素

人的生长激素（GH）是腺垂体合成量最多的一种蛋白质激素，正常成人垂体含 5～10mg，是机体组织细胞的生长、发育和代谢的调节因素之一，起十分重要的促细胞分化增殖作用。除了内分泌激素作用以外，GH 具有促进骨的线性生长、骨重建、骨骼肌生长和免疫调节作用。在骨组织中，骨重建离不开各种生长因子和细胞因子的调节。儿童至青春期发育成熟的骨骼（长骨）线性生长主要由 GH、类胰岛素样生长因子 1（IGF-1）、糖皮质激素和甲状腺素调节。生长激素缺乏主要临床表现为生长缓慢、身材矮小等，患病同时常会伴有脂代谢、糖代谢及骨代谢异常。生长激素直接、间接地对破骨细胞的前体细胞与成熟破骨细胞起作用，并对骨吸收进行调控。

4. 维生素 D_3

维生素 D_3 是自然存在的脂溶性维生素，属类固醇激素（张萌萌，2016）。在人类 30 余种细胞及组织器官如小肠、骨骼、牙齿、肾脏、甲状旁腺、胰腺、B 细胞、T 细胞、卵巢组织、乳腺上皮细胞、附睾上皮细胞、某些神经组织、早幼粒细胞及多种癌细胞中都发现了维生素 D_3 受体的表达（Sreeram et al，2010；Tian et al，2007）。维生素 D_3 是所有生物活性物质中一种非常独特的成分，具有多重作用，它是维生素，但本质上是激素，还可能是细胞因子。参与免疫应答、细胞生长、分化、凋亡等生理和病理学过程（陈兆聪，2011）。

骨形成过程中，维生素 D_3 发挥重要调节作用，是骨代谢重要的调节激素（张萌萌等，2015）。1,25-$(OH)_2D_3$ 能够促进小肠黏膜细胞合成钙结合蛋白，增加小肠黏膜对钙的吸收，增加磷吸收。在肾脏，1,25-$(OH)_2D_3$ 能够增加近端肾小管对钙、磷的重吸收，升高血钙水平，增加骨密度。在骨组织中，1,25-$(OH)_2D_3$ 直接作用于骨的矿物质代谢，促进骨基质形成及类骨质矿化。

1,25-$(OH)_2D_3$ 对骨代谢具有两种作用。生理剂量下，1,25-$(OH)_2D_3$ 通过与成骨细胞表面表达的维生素 D 受体（VDR）结合，活化和抑制相关转录因子，调节成骨细胞中多靶基因表达，促进成骨细胞的增殖，提高成骨细胞活性，加快骨矿化，促进骨基质形成。当血钙降低时，1,25-$(OH)_2D_3$ 与 PTH 协同作用，通过破骨细胞作用使骨盐溶解，维持血浆钙、磷的正常浓度。维生素 D_3 缺乏，成骨细胞增殖分化率低下，骨形成减少。大剂量时，1,25-$(OH)_2D_3$ 是破骨细胞成熟的主要激活因子，1,25-$(OH)_2D_3$-VDR 复合物增加成骨细胞的 RANKL 表达，RANKL 与其受体 RANK 作用，诱导 OC 分化，使 OC 前体细胞成为成熟 OC，促进 OC 的分化，促进骨吸收。

维生素 D_3 还可作为骨基质蛋白基因转录调节因子，调节 I 型胶原和骨钙素等的合成。此外，维生素 D_3 通过与维生素受体结合，对皮肤组织、骨骼肌、免疫系统、神经组织、心血管、生殖器官等具有骨外作用。

维生素 D_3 缺乏可导致钙、磷和骨代谢异常，可导致继发性甲旁亢，是骨质疏松的危险因素，也是骨质疏松性骨折的危险因素。维生素 D_3 缺乏还可引起肌肉乏力，肌力下降，儿童出现行走和站立困难，老人摇摆加重，容易跌倒，从而导致骨折风险增加。长期维生素 D_3 严重不足，对于少年儿童，骨骼中矿物质沉积较少，骨骼矿化受损引起各种骨骼畸形被称为佝偻病，血清 25-$(OH)D_3$ 水平是维生素 D_3 缺乏性佝偻病的可靠诊断指标。对成年人，骨骺已愈合，可导致骨骼矿化不足而引起软骨病和骨质疏松（张萌萌，2020）。

5.甲状腺激素

甲状腺激素（thyroid hormone，TH）是由甲状腺所分泌的激素。主要包括三碘甲腺原氨酸（T_3）和甲状腺素（T_4）两种形式，为氨基酸衍生物。甲状腺激素具有提高大多数组织的耗氧量，使产热增加，促进新陈代谢作用。TH 参与机体的能量代谢，作用于物质代谢的不同环节，对糖、脂肪、蛋白质、矿物质、水与电解质、维生素等的代谢均有影响。T_3 是神经细胞分化、增殖、移行、神经树突和触突、神经鞘膜等发育和生长的必需激素之一。TH 对成熟的神经系统的影响主要表现为中枢神经系统的兴奋作用，能够提高神经系统的兴奋性。TH 具有使呼吸、心率加快，产热增加等生理作用。TH 可以促进软骨细胞的增殖、分化，适当水平的 TH 对骨骼的生长和发育起到重要作用。

T_3 增加骨钙素、骨桥蛋白、类胰岛素样生长因子 1（IGF-1）及其结合蛋白、白细胞介素（IL-6、IL-8）、基质金属蛋白酶（MMP9、MMP13）、成纤维细胞生长因子（FGFR1）的表达，刺激成骨细胞分化。T_3 可间接刺激破骨细胞的分化，也可直接诱导破骨细胞的增殖分化。

甲状腺激素升高可致破骨细胞和成骨细胞活性均增加，但由于破骨细胞活性占主导，结果导致骨量丢失，即甲亢所造成的骨质疏松源自高骨转换，血清碱性磷酸酶、骨钙素和 I 型前胶原氨基末端前肽水平增加。同时，血 I 型胶原交联羧基末端肽水平明显升高，尿钙、尿吡啶啉和脱氧吡啶啉排泄均增加，导致高骨转换性骨质疏松。

低含量的甲状腺激素对成骨细胞及破骨细胞的刺激作用均减弱，功能性成骨细胞数目减少，骨转化减慢，骨矿化周期延长。甲减患者功能性成骨细胞数目减少，血清骨钙素水平降低，同时破骨细胞活性也降低，骨吸收速度减慢，引起低转化型骨质疏松。

6. 甲状旁腺素

PTH 是由甲状旁腺主细胞合成分泌的、含有 84 个氨基酸的碱性单链多肽，对维持机体钙磷平衡和调节骨代谢起着重要作用。PTH 与骨、肾等组织表面的受体结合，促使血钙水平升高，血磷水平下降（张萌萌等，2023）。PTH 可精细调节骨的合成、分解代谢，对成骨细胞和破骨细胞的分化、成熟、凋亡发挥重要作用。PTH 作用的靶器官主要是骨骼、肾脏和小肠。PTH 通过与靶器官上的特异性受体结合发挥生理作用，作用机制复杂，主要通过自分泌与旁分泌形式对靶细胞进行调控。PTH 通过对骨、肾脏、小肠的作用来调节体内的钙磷代谢平衡，是调节血钙、血磷水平的主要激素之一，总的效应是升高血钙和降低血磷。

PTH 增高，见于原发性甲状旁腺功能亢进、异位性甲状旁腺功能亢进、继发于肾病的甲状旁腺功能亢进、假性甲状旁腺功能减退等。PTH 降低，见于甲状腺手术切除所致的甲状旁腺功能减退症、肾功能衰竭和甲状腺功能亢进所致的非甲状旁腺性高钙血症等（张萌萌，2020）。PTH 可有效调节人体血浆 Ca^{2+} 水平，同时 PTH 的分泌受血浆 Ca^{2+} 浓度的反馈调节，血浆 Ca^{2+} 浓度升高，PTH 的分泌受到抑制；血浆 Ca^{2+} 浓度降低，则刺激 PTH 的分泌。绝经期妇女，体内雌激素水平降低，对 PTH 促骨吸收作用的抑制减弱；老年男性患者，体内雄激素分泌严重不足，肾功能显著减退，PTH 分泌明显增加，骨吸收增加，骨密度降低，从而诱发骨质疏松。

7. 降钙素

降钙素（calcitonin，CT）由甲状腺滤泡旁细胞（parafollicular cell，又称明亮细胞或 C 细胞）产生和分泌，含有 32 个氨基酸的多肽激素（张萌萌等，2023），是降钙素基因相关肽（CGRP）家族中的成员。降钙素是调节体内钙代谢的重要激素。

降钙素与甲状旁腺素、1,25-(OH)$_2$D$_3$ 共同维持人体内血钙的稳定，降钙素与分布在破骨细胞上的降钙素受体特异性结合，通过对破骨细胞的增殖和凋亡进行调节，进而促进骨细胞的形成，而参与骨代谢。降钙素抑制破骨细胞的活性和增生，减少骨吸收。同时还可调节成骨细胞，促进其增生，有利于骨形成，增加骨密度，提高骨骼的生物力学稳定性。降钙素还可降低血钙和血磷浓度，其主要靶器官是骨，对肾脏也有一定的作用（张萌萌，2020）。

血浆钙离子水平升高时，降钙素分泌增多。降钙素可以降低破骨细胞的数量和活性，抑制骨吸收。其主要作用是通过抑制骨吸收、抑制肾小管远端对钙磷的重吸收和抑制破骨细胞的数量和活性，降低血钙浓度，使血中游离钙向骨组织中转化。降钙素可促进动物皮质骨的生长，亦可促进细胞的繁殖，对成骨细胞的合成代谢也有影响，具有良好的缓解骨质疏松症骨痛的作用。

8. 前列腺素

前列腺素（prostaglandin，PG）是骨代谢过程中一个重要因子，是二十碳不饱和脂肪酸-花生四烯酸经酶促代谢产生的一类脂质介质。影响骨代谢的前列腺素主要由成骨细胞产生，培养的骨细胞和器官主要产生 PGE_2、PGF_{2a}、PGI_2 及 PGI_2 的代谢产物 6-酮-PGF_{2a}，在骨组织中，PGE_2 含量最多，PGI_2 次之，外源性 PGF_{2a} 通过内源性 PGE_2 促进骨吸收。PG 在骨代谢中的作用最初是在临床上观察到的：心脏病的患儿应用 PG 治疗后骨量有增加。PG 对骨重建具有抑制和促进双重作用。PGE_2 促进胶原合成；高浓度时，PGE_2 抑制胶原合成。对胶原合成的抑制作用仅限于成熟的成骨细胞，抑制作用与蛋白激酶 C 的激活有关。

九、骨代谢细胞因子

在骨代谢调节中，细胞因子与骨代谢密切相关。细胞因子在破骨细胞完成的骨吸收和成骨细胞完成的骨形成中具有重要作用。其中，主要调节骨代谢的因子包括：白细胞介素、肿瘤坏死因子、转化生长因子β、胰岛素样生长因子、骨组织黏附分子、瘦素、集落刺激因子、表皮生长因子、成纤维细胞生长因子-23、血小板衍化生长因子、骨桥蛋白、骨桥素、干扰素-γ等。

1. 胰岛素样生长因子

胰岛素样生长因子（insulin-like growth factor，IGF）是一类结构上类似于胰岛素原的单链多肽，有两种类型，包括 IGF-Ⅰ和 IGF-Ⅱ。IGF 的分泌细胞广泛存在于身体的各大组织器官中，包括肝脏、肾脏、心、肺、脑和肠等。IGF 是一类多功能细胞增殖调控因子，在细胞的分化、增殖，个体的生长发育中具有重要的促进作用（季丰琨等，2016）。IGF-Ⅰ和 IGF-Ⅱ是骨代谢的最主要旁分泌调节因子，对骨组织的作用是多方面的，总的来说是有利于骨形成和骨代谢。

2. 转化生长因子

转化生长因子（transforming growth factor，TGF）是一类能刺激细胞表型发生转化的生长因子，是细胞生长与分化的重要调节因子。包括两类多肽生长因子：转化生长因子-α（TGF-α）和转化生长因子-β（TGF-β）。转化生长因子-α由巨噬细胞、脑细胞和表皮细胞产生，可诱导上皮发育。转化生长因子-β是一种多功能蛋白质，可以影响多种细胞的生长、分化、凋亡及免疫调节等。转化生长因子-β属于转化生长因子-β超家族蛋白。转化生长因子-β可以结合到细胞表面的转化生长因子-β受体而将其激活，发挥其生理作用。转化生长因子对细胞的生长、发育、增殖、分化、凋亡、转型等均具有重要的生理调节作用。

在转化生长因子家族中，TGF-β是骨组织中的重要细胞因子，参与骨与软骨的形成，对骨组织修复与骨重建具有重要的调节作用。TGF-β具有强大的骨形成和骨修复作用，可增加骨密度。转化生长因子-β/转化生长因子-β受体的结构或功能异常可导致各种代谢性骨病。血中转化生长因子-β浓度下降时，促进骨形成作用减弱，骨密度降低，可诱发骨质疏松等代谢性骨病。TGF-β直接应用于骨时，可增加破骨细胞的数量和活性，促进骨形成。

3. 成纤维细胞生长因子

成纤维细胞生长因子（fibroblast growth factor，FGF）是 1940 年在大脑和垂体的粗提物中发现的可以促进成纤维细胞生长的活性物质，由中胚层和神经外胚层细胞发育而来，在 1974 年被首次分离纯化得到，因能够刺激成纤维细胞增殖而得名（Itoh et al，2008；Deng et al，2016；Gasser et al，2017）。FGF 家族成员具有促进细胞增殖、机体发育、血管增生、创伤修复、代谢调节等多种生物学活性功能。

4. 肿瘤坏死因子

肿瘤坏死因子（tumor necrosis factor，TNF）是一种能够直接杀伤肿瘤细胞而对正常细胞无明显毒性的多功能生物活性因子，主要由单核巨噬细胞产生，活化的 T 细胞、自然杀伤细胞、肥大细胞、软骨细胞也能分泌此种细胞因子。肿瘤坏死因子有 α（TNF-α）和 β（TNF-β）两种亚型，TNF-α主要由活化的单核巨噬细胞产生，又称恶液质素（cachectin），其活性占 TNF 总活性的 70%～95%，目前常说的 TNF 多指 TNF-α；TNF-β由活化 T 淋巴细胞产生，与 TNF-α有30% 左右的同源性，并与 TNF-α有共同的受体。其中 TNF-α引起骨吸收并抑制关节炎和衰老过程中的骨形成，与骨质疏松关系密切。

5. 白细胞介素

白细胞介素（interleukin，IL）是由多种细胞产生并作用于多种细胞的一类细胞因子，是骨重建过程中的重要调节因子。白细胞介素的家族成员很多，在传递信息，激活与调节免疫细胞，介导 T、B 细胞活化、增殖与分化及在炎症反应中起重要作用。在白细胞介素众多的家族成员中，与骨代谢性疾病密切相关的主要有 IL-1、IL-4、IL-6、IL-7、IL-10、IL-11、IL-13、IL-17、IL-18、IL-23 等。IL-1、IL-6、IL-7、IL-11、IL-17、IL-23 等是促进骨吸收的细胞因子；IL-4、IL-10、IL-13、IL-18 等是抑制骨吸收的细胞因子。根据血清白细胞介素水平可对机体骨代谢状况进行评价，对代谢性骨病的预防、诊断、治疗效果的评价，具有重要的临床意义（张萌萌，2020）。

6. 瘦素

瘦素是一种能引起摄食减少、体内能耗增加的抗肥胖因子，是分子质量约为 16kDa、含有 146 个氨基酸的多肽类激素。瘦素不仅是一种代谢性激素，也是一种对全身多系统作用的、具有神经内分泌功能的整合因子，参与机体能量代谢活动，使人和动物的体脂保持相对恒定，同时对体内生殖、免疫功能、造血、血管生成、骨形成等具有调节作用（Huang et al，2000）。瘦素与骨代谢密切相关，可通过直接、间接两种途径从多个角度调节骨代谢。瘦素通过中枢神经系统和（或）交感神经系统间接抑制骨形成，而在外周瘦素直接作用于骨髓基质细胞和成骨细胞，促进骨形成，同时通过 RANKL/OPG（核因子 κB 受体活化因子配体 / 骨保护素）系统抑制破骨细胞功能、减少骨吸收。对骨代谢的总体作用可能为两方面综合调节的结果，其效应取决于血清瘦素浓度及血脑屏障的通透性。

7. 表皮生长因子

表皮生长因子（epidermal growth factor，EGF）是由 53 个氨基酸残基组成的耐热单链低分子多肽。EGF 与靶细胞上的 EGF 受体特异性识别结合后，发生一系列生化反应，最终可促进靶细胞的 DNA 合成及有丝分裂。EGF 由炎症细胞及单核细胞分泌，对成纤维细胞以及表皮细胞等产生有效的修复作用，促进细胞分裂增殖及其向骨细胞转化，加速骨折的修复。

8. 集落刺激因子

集落刺激因子（colony-stimulating factor，CSF）是在进行造血细胞的体外研究中发现的一类细胞因子，可刺激不同的造血干细胞在半固体培养基中形成细胞集落。CSF 对多能造血干细胞和不同发育阶段的造血祖细胞起促增殖、促分化的作用，是血细胞发生必不可少的刺激因子。M-CSF 也称集落刺激因子-1（CSF-1），可促进破骨细胞前体细胞的募集，诱导破骨细胞形成及分化，促进成熟破骨细胞对骨的吸收，抑制破骨细胞凋亡，在骨代谢调节中具有重要作用。

9. 干扰素

干扰素（interferon，IFN）是最先被发现的细胞因子，根据同源性及受体特异性的不同，可分为 3 类：Ⅰ型、Ⅱ型和Ⅲ型。IFN-γ 通过激活抗原依赖的 T 细胞，间接刺激破骨细胞的形成，促进骨吸收，导致骨质破坏。生理条件下，破骨细胞的更新主要依靠破骨细胞生成因子巨噬细胞集落刺激因子和细胞核因子 κB 受体活化因子配体，后者是能够直接诱导破骨细胞分化、参与破骨细胞功能调节的重要细胞因子；而在病理条件下，破骨细胞的更新主要由破骨细胞生成的促进与抑制因子之间相互作用失衡所导致，其中就包括在机体免疫应答中起重要作用的 IFN-γ。

10. 血小板衍生生长因子

血小板衍生生长因子（platelet-derived growth factor，PDGF）是贮存于血小板 α 颗粒中的一种碱性蛋白质，是低分子量促细胞分裂素。能刺激停滞于 G0/G1 期的成纤维细胞、神经胶质细胞、平滑肌细胞等多种细胞进入分裂增殖周期。PDGF 是骨细胞系列中重要的有丝分裂原，在骨组织中主要由成骨细胞分泌产生，并贮存于骨基质中。PDGF 能够促进成骨细胞分裂、增殖，增殖效果与该细胞因子的作用浓度和作用时间相关。PDGF 可刺激骨间质细胞的增殖、趋化，并对基底膜的钙沉积产生作用；刺激软骨细胞增殖、分化。

11. 骨桥蛋白

骨桥蛋白（osteopontin，OPN）又称为分泌型磷蛋白（secreted phosphoprotein，SPP），是一种非胶原蛋白，主要由成骨性谱系细胞和活化型 T 淋巴细胞表达，存在于骨组织、外周血液和某些肿瘤中。此外，OPN 还是肾石病结石形成的一种调节因子。在骨基质中，OPN 与骨基质中的一些组分相互作用。OPN 可与骨粘连蛋白（osteonectin）以共价方式结合，进而与胶原纤维结合。成骨细胞和骨细胞均表达 OPN。而成骨细胞、骨细胞和软骨细胞均与骨的机械应力作用有关。一般在这些细胞接受机械力作用后，OPN 的表达明显上调。

12. 骨组织黏附分子

骨重建是成骨细胞、骨细胞和破骨细胞活动的结果。在骨吸收过程中，黏附分子是一类介导细胞与细胞、细胞与细胞外基质间黏附作用的膜表面糖蛋白。黏附分子种类很多，包括整合素家族（integrin family，IF）、透明质酸黏素（hyaladherin）、钙黏素家族（cadherin family，CF）、选择素家族（selectin family，SF）等，可调节细胞和细胞、细胞和基质之间的黏附，影响细胞对周围环境的反应，调节细胞生长、分化、游走、侵入和凋亡，同时也是调节骨代谢的重要因子。

十、骨质疏松骨转换

骨吸收标志物是反映骨转换状态的重要指标，主要包括抗酒石酸酸性磷酸酶、Ⅰ型胶原交联 C 末端肽、Ⅰ型胶原交联 N 末端肽、尿吡啶啉、尿脱氧吡啶啉、尿羟脯氨酸、羟赖氨酸糖苷等。骨形成标志物包括碱性磷酸酶和骨特异性碱性磷酸酶、骨钙素、Ⅰ型原胶原 C-端前肽 /N-端前肽、骨保护素（RANK/RANKL）。

1. 抗酒石酸酸性磷酸酶

抗酒石酸酸性磷酸酶（TRACP）是酸性磷酸酶 6 种同工酶中的一种，主要存在于巨噬细胞、破骨细胞、戈谢（Gaucher）细胞、红细胞、血小板、脾脏毛状细胞以及单核吞噬细胞中，在肺泡巨噬细胞和破骨细胞中含量丰富。人类 TRACP 是位于第 19 号染色体 P13.2-13.3 处的一个基因编码的单一同工酶，该酶是一种结构高度保守的含铁糖蛋白（张萌萌，2020）。

2. Ⅰ型胶原交联 C 末端肽

在骨的有机质中，90% 为Ⅰ型胶原，Ⅰ型胶原交联 C 末端肽（CTX）是使用最为广泛的胶原降解标志物，有 3 种不同形式，由基质金属蛋白酶（MMP）加工而成的 CTX-MMP 和只含 8 个氨基酸序列的 α-CTX 及 β-CTX。CTX-MMP 是含有尿吡啶啉（Pyr）和尿脱氧吡啶啉（D-Pyr）的 3 条多肽链的 C 端肽，其中两条为 1 个Ⅰ型胶原分子 C 端非螺旋区的 α1（Ⅰ）链，另一条为另一个Ⅰ型胶原分子 C 端螺旋区的 α1（Ⅰ）链或 α2（Ⅰ）链。α-CTX 和 β-CTX 统称为胶原特殊序列（CrossLaps）。CTX 的分子质量约 1000Da，可人工合成。

3. Ⅰ型胶原交联 N 末端肽

Ⅰ型胶原交联 N 末端肽（NTX）是含有尿吡啶啉（Pyr）和尿脱氧吡啶啉（D-Pyr）的低分子量多肽，是Ⅰ型胶原交联氨基末端肽，是骨降解后尿中出现的一种稳定最终产物（张萌萌等，2023）。NTX 通过 3-羟吡啶交联物将相邻的 2 个胶原分子各自 N 末端的 1 条肽链与毗邻的另一胶原分子螺旋处相连，在骨基质吸收过程中，Pyr 和 D-Pyr 进入血液，NTX 同时入血。进入血液循环的交联产物不能再合成胶原，而是随尿排出。多项研究证实尿 NTX/Cr 与骨密度（BMD）呈显著的负相关，是反映骨吸收的特异和敏感的指标。

4. 尿吡啶啉

尿吡啶啉（Pyr）是衍生于羟赖氨酸三残基的 3-羟吡啶环，是具有荧光的氨基酸，含有一个共价胶原交联残基，又名羟赖氨酸吡啶啉（hydroxylysylpyridinoline，HP），同源化合物尿脱氧吡啶啉（D-Pyr）又名赖氨酰吡啶啉（lysylpyridinoline，LP）。Pyr 与 D-Pyr 由成熟胶原降解而来，是 NTX 和 CTX 的终末代谢产物。

5. 羟脯氨酸

羟脯氨酸（hydroxyproline，HYP）是一种非必需氨基酸，是人体胶原蛋白的主要成分，HYP 是胶原蛋白所特有的氨基酸，尿 HYP 的排泄反映机体胶原代谢状况。

6. 羟赖氨酸糖苷（羟赖氨酸–葡萄糖苷）和羟赖氨酸–半乳糖葡萄糖苷

羟赖氨酸糖苷（羟赖氨酸-葡萄糖苷，GHyl）和羟赖氨酸-半乳糖葡萄糖苷（GluGHyl）是胶原降解产物的两种主要糖苷形式。GHyl 和 GluGHyl 是胶原分子中羟赖氨酸翻译后修饰产物，其糖基化发生在前胶原分子装配成三股超螺旋之前。胶原分子的糖基化作用尚不明了，但羟赖氨酸分子被单糖或双糖修饰的数量可能与胶原纤维的直径或者胶原的型号有关。

7. 血总碱性磷酸酶和骨特异性碱性磷酸酶

血总碱性磷酸酶（ALP）和骨特异性碱性磷酸酶（BALP）由骨型、肝型、胎盘型、肠型、胆型等类型的同工酶组成，骨型约占 50%，其余主要来自肝脏（张萌萌等，2023）。骨特异性碱性磷酸酶是成骨细胞的一种细胞外酶，主要在成骨过程中水解磷酸酶，为羟基磷灰石的沉积提供磷酸，同时水解焦磷酸盐，解除其对骨盐形成的抑制作用，有利于成骨。

8. 骨钙素

骨钙素（osteocalcin，OCN）又称为 γ-羧基谷氨酸骨蛋白（bone glaprotein，BGP），是由非增殖期成骨细胞合成和分泌的一种特异非胶原骨基质蛋白，是骨组织内非胶原蛋白的主要成分，由 49 个氨基酸组成，维持骨的矿化速度，是成骨细胞的功能敏感标志。OCN 是骨基质矿化的必需物质，在骨吸收和骨溶解时，沉积在骨基质中 OCN 的片段会释放出来，这类多肽在血中的量则表示骨吸收的变化。

9. Ⅰ型胶原 C 端前肽 /N 端前肽

骨组织主要由有机质、无机矿物质、骨细胞和水组成。有机质约占骨干重的 35%，其 90% ～ 98% 为 Ⅰ 型胶原。Ⅰ 型胶原是人体内最丰富的胶原类型，也是矿化骨中唯一的胶原类型，其合成与分解的代谢产物可间接反映骨转换的状况。

10. 骨保护素

骨保护素（ostoeprotegerin，OPG）又称护骨因子、骨保护蛋白、破骨细胞生成抑制因子。OPG 是一种含 401 个氨基酸残基的蛋白质，主要通过 OPG/ 核因子 κB 受体活化因子（RANK）/RANK 配体（RANKL）系统发挥调节骨代谢作用。人 OPG 基因定位在染色体 8q23-24。Southern 印迹显示 OPG 只有 1 个基因，长 27kb，包括长度为 270bp、367bp、192bp、225bp 和 1765bp 的 5 个外显子（肖海龙，2005）。OPG 基因编码一段含有 401 个氨基酸残基的前体蛋白质，N-末端 21 个氨基酸残基裂解后成为成熟 OPG。在肝、心、肺、肾、胃、小肠、皮肤、脑、脊髓及骨骼中，OPG 均有较高水平的表达。其表达受到体内多种激素和细胞因子调控。OPG 的主要作用是影响骨代谢，可抑制 OC 发生，并促进成熟破骨细胞的凋亡（Silva et al，2011）。

十一、骨代谢生化物质

1. 钙

钙是人体必需的矿物质元素。无论肌肉、神经、体液还是骨骼中，都有与 Ca^{2+} 结合的蛋白质。钙是人类骨骼、牙齿的主要无机成分，也是神经传递、肌肉收缩、血液凝结、激素释放和乳汁分泌等所必需的矿物质元素。钙约占人体质量的 1.4%，参与人体的新陈代谢，人体中钙含量不足或过剩都会影响生长发育和健康（张萌萌，2020）。

2. 磷

磷也是构成骨骼和牙齿的重要矿物质元素，是促成骨骼和牙齿钙化不可缺少的矿物质元素。骨骼和牙齿的主要成分磷灰石就是由磷和钙组成。婴儿缺乏钙和磷，常发生软骨病或佝偻病。人到成年时，虽然骨骼停止生长，但其中的钙与磷仍在不断更新，每年约更新 20%。即每隔 5 年人体内的钙与磷就更新一遍。磷保持体内三磷酸腺苷（ATP）代谢的平衡。

3. 镁

镁是一种参与人体正常生命活动与新陈代谢必不可少的矿物质元素，属于矿物质的常量元素类。正常成人身体总镁含量约 25g，其中 60% ~ 65% 存在于骨骼和牙齿中，27% 分布于软组织中（张萌萌，2020）。

镁主要分布于细胞内，是人体细胞内的主要阳离子，含量仅次于钾和磷，主要集中在细胞内线粒体中，在细胞外液含量仅次于钠和钙，居第三位，细胞外液的镁不超过 1%。镁是体内多种细胞基本生化反应的必需物质。在钙、维生素 C、磷、钠、钾等的代谢上，镁是必需的物质，在神经肌肉的信号转导、血糖转化等过程中扮演着重要角色。镁影响细胞的多种生物学功能：影响钾离子和钙离子的转运，调控细胞信号的传递，参与能量代谢、蛋白质和核酸的合成。

4. 骨基质金属蛋白酶

基质金属蛋白酶（matrix metalloproteinase，MMP）是一个蛋白水解酶大家族，因其需要 Ca^{2+}、Zn^{2+} 等金属离子作为辅助因子而得名。MMP 是高度保守的一类蛋白酶，能降解细胞外基质（extracellular matrix，ECM）的几乎所有成分及髓磷脂、生长因子、细胞因子和细胞黏附分子等。MMP 在 ECM 和组织重构、器官发生发育、血管形成、免疫炎症、细胞迁移、细胞增殖和凋亡等生理和病理过程中发挥重要作用，而骨基质中存在的 MMP 与骨的生长、发育和重建关系密切。

人体的骨组织是由细胞和基质组成的，细胞成分包括骨细胞、成骨细胞和破骨细胞三种。骨基质是骨的细胞间质，决定骨的形态及韧性，骨细胞在代谢过程中起主导作用。骨基质包括有机质和无机质两种成分。骨的无机质主要为骨盐，占骨干质量的 65% ~ 70%。骨盐增加骨的硬度。骨的有机质分为胶原和非胶原化合物，其中胶原含量达 90% 以上，非胶原蛋白中含量较多的是骨钙素（osteocalcin）和骨粘连蛋白（osteonectin，ON）。骨基质蛋白中，有些蛋白可以提供细胞结合位点，有些蛋白则提供羟基磷灰石结合位点。

5. 维生素 K

维生素 K（vitamin K，VK）是一类 2-甲基-1,4-萘醌衍生物，又叫凝血维生素，是维生素的一种，是 1934 年由丹麦科学家 Henrik Dam 发现的脂溶性维生素。维生素 K 最初被认为与机体的凝血功能有关，被广泛用于临床凝血功能障碍患者。维生素 K 与人体的许多生理功能有关，除参与肝脏凝血因子（凝血酶原，凝血因子Ⅶ、Ⅸ、Ⅹ）的合成，具有防止新生婴儿出血疾病、预防内出血及痔疮、减少生理期大量出血、促进血液正常凝固的作用外，维生素 K 对机体所有胶原组织，尤其是骨组织代谢有影响，在骨代谢的多个环节中也具有重要作用（张萌萌，2020）。

6. 维生素 A

维生素 A（vitamin A，VA）是一类功能相似的混合物的总称，人体维生素 A 的主要来源是动物中的视黄醇、视黄醛、视黄酸、视黄脂等以及植物的 β-胡萝卜素。其基本作用是维持正常生长发育、维持暗适应功能及调节细胞分化。维生素 A 代谢与多种代谢性骨病的发病和预后相关，包括骨质疏松症、儿童佝偻病、骨质软化病、骨性关节炎等。

十二、骨代谢微量元素

微量元素是相对主量元素（大量元素）来划分的，低于人体体重 0.01% 的矿物质称为微量元素，人体中存在量极少，人体每日对微量元素的需要量也很少，但在生命活动过程中的作用是十分重要的，如锌、铜、铁、锰、硒、硅、碘、溴等。近年来的研究表明，许多微量元素（包括锌、铜、铁、锰、硼、硒、氟）为骨保护型元素，是维持骨骼完整和骨健康所必需的。

1. 锶

锶（strontium，Sr）是人体的一种必需微量元素，是骨骼及牙齿的正常组成成分。锶和钙属于同族元素，其理化性质和生理功能与钙相似。锶参与骨代谢过程，使骨吸收和骨形成之间达到新的平衡。锶对骨组织有双向作用，一方面在于使成骨细胞的增殖和分化增加，从而促进了新骨组织的形成。另一方面锶会抑制破骨细胞的形成和分化，促进破骨细胞的凋亡，从而使骨吸收减少。此外，锶还可以促进成骨细胞中骨基质蛋白的合成以及相关细胞的凋亡，从而促进成骨细胞的存活（Radzki et al，2020）。

2. 铁

铁（ferrum，Fe）主要存在于血红蛋白、肌红蛋白及细胞色素氧化酶、过氧化氢酶中，是骨髓造血系统的主要原料。铁作为一种酶辅助因子，通过激活赖氨酰羟化酶刺激骨基质的合成。铁离子可以激活 25-羟胆钙化醇羟化酶，并通过维生素 D 促进骨基质矿化。铁离子通过激活的维生素 D 刺激肠内钙的吸收（Parelman et al，2006）。铁离子还能通过激活骨髓源巨噬细胞而激活破骨细胞分化，氧化应激（例如由低雌激素引起）可能在这一过程中起到支持作用（Xiao et al，2015）。

3. 锌

锌（zinc，Zn）在成人体内含量为 2 ～ 2.5g，男性比女性稍高，锌以视网膜、前列腺及胰腺中的浓度最高，在肌肉及骨骼中贮存（张萌萌，2020）。从骨骼健康的角度来看，锌是一种非常重要的元素，保护作用机制非常复杂。锌作为激活 DNA 和 RNA 合成的酶以及蛋白质合成的酶的辅因子，是一种普遍的生长刺激物。锌增加成骨细胞的活性，激活骨形成，促进胶原蛋白的合成。锌能抑制破骨细胞的骨吸收作用，切断骨重塑，有利于骨形成。锌还可以降低有毒元素（如镉等）的负向成骨作用。生理浓度的锌对骨骼具有重要的保护作用。

4. 铜

铜（cuprum，Cu）是人类和动物机体必需的微量元素之一，对人体生长发育、造血系统、骨骼系统、脑的发育、中枢神经系统、心脏、肝脏、免疫功能、葡萄糖和胆固醇的代谢都起着一定的作用。铜代谢异常、铜缺乏和铜过量均可造成多种疾病，如糖尿病、动脉粥样硬化、冠心病、高脂血症、骨质疏松等。铜是胶原蛋白和弹性蛋白交联所需的赖氨酰氧化酶的辅助因子。

铜缺乏会影响骨胶原的合成与稳定性，使其强度减弱，骨骼的矿化作用不良，成骨细胞活动减少甚至停滞，临床检查发现铜缺乏导致骨质异常、骨骼变形及结构疏松，发生骨折的危险性增加（顾景范，2003）。

5.锰

锰（manganese，Mn）是人体必需的微量元素，一般人体内含锰 12 ～ 20mg，人体所有组织都含有锰，尤其是在骨骼、肝脏、肾脏等含量较高。锰参与人体多种酶的代谢，是多种酶的组成成分，如锰是精氨酸酶、脯氨酸酶、丙酮酸羧化酶、RNA 聚合酶、超氧化物歧化酶等的组成成分，也是磷酸化酶、醛缩酶、半乳糖基转移酶等的激活剂，与蛋白质生物合成、生长发育有密切关系（张萌萌，2020）。锰在脂肪和糖代谢中起着重要作用。锰能促进骨的钙化过程，促进铜和某些维生素的利用，参与软骨和骨形成所需糖蛋白的合成，增加维生素 D 在体内的蓄积，这些作用对防治骨质疏松均有重要意义（Ortega et al，2021）。

6.硒

硒（selenium，Se）是动物体内必需的微量元素，由西方著名化学家 Berzelius 在 19 世纪初发现，属于非金属元素，当时将被认定为毒性较强的物质（朱义芳等，2022）。Se 在机体内存在的两种形式分别为含硒酶和含硒蛋白。硒主要通过硒蛋白的抗氧化效应而起到维护正常骨代谢的作用（Dogan et al，2012）。硒具有保护细胞、增强细胞膜功能，从而保护细胞间紧密结构。硒能拮抗某些有毒元素及物质的毒性：硒可在体内外降低汞、镉、铊、砷等的毒性作用。

（张萌萌）

参考文献

陈兆聪，2011. 维生素 D 再认识 [J]. 医药导报，30(5): 555-560.

程韶，杨骏杰，王晶，等，2021. 齐墩果酸局部给药对去卵巢小鼠骨折愈合的影响 [J]. 中国骨质疏松杂志，27(12): 1717-1725.

顾景范，2003. 现代临床营养学 [M]. 北京：科学出版社：600-601.

郭宇，王凌，刘仪，等，2021. Wnt/β-catenin 信号通路在骨代谢疾病中的研究进展 [J]. 南京医科大学学报，41(3): 460-464.

郭志英，栗平，罗云娜，等，2016. MTHFR 基因多态性与蒙古族绝经后妇女骨质疏松的相关性研究 [J]. 实用骨科杂志，22(4): 328-331.

贺焱，杜娟，胡晨琳，等，2022. 硬化蛋白对骨代谢作用机制的研究 [J]. 中国骨质疏松杂志，28(8): 1244-1248.

黄月，颜亮，崔向荣，等，2019. 刺五加苷诱导大鼠间充质干细胞成骨分化的作用 [J]. 解放军医学杂志，44(3): 215-221.

季丰琨，李浩宇，彭瑞云，2016. 骨相关细胞因子在骨生长和骨重塑中的作用研究进展 [J]. 军事医学，40(2): 150-153.

李明，李宁宁，2019. 维生素 D 受体基因多态性与骨质疏松症相关性的研究进展 [J]. 右江医学，47(4): 245-249.

李娜，卢雪玲，娜迪拉，2022. 部分骨形态蛋白调节骨再生的临床研究进展 [J]. 中国骨质疏松杂志，28(8): 1228-1231.

刘忠厚，2015. 骨内科学 [M]. 北京：化学工业出版社.

牛玲，李博一，张程，等，2021. 降钙素受体、维生素 D 受体基因多态性与昆明地区 2 型糖尿病合并骨质疏松的关系 [J]. 昆明医科大学学报，42(11): 74-80.

牛娜，王丽，杨娓霞，等，2022. 低密度脂蛋白受体相关蛋白 5 调节骨量的作用机制及其影响因素研究进展 [J]. 山东医药，62(32): 101-104.

司艳凤，张媛媛，毕凌云，2023. 激活蛋白-1 在骨代谢相关信号通路中的作用研究进展 [J]. 新乡医学院学报，40(1): 97-100.

王森，马厚勋，李宝善，2023. Klotho 蛋白与 Wnt 信号通路在骨代谢中的研究进展 [J]. 国际老年医学杂志，44(3): 351-353.

王永兰，王文杏，宣淼，等，2014. LRP5 基因多态性与绝经后妇女 2 型糖尿病伴骨质疏松症的相关性研究 [J]. 同济大学学报（医学版），35(6): 80-84.

王子虎，许巍，肖楠，等，2020. 骨质疏松候选基因研究进展 [J]. 人民军医，63(8): 803-806.

肖海龙，2005. 破骨细胞形成抑制因子 (OPG) 的表达纯化及功能研究 [D]. 杭州：浙江大学.

曾俊铭，贺小宁，2023. 骨涎蛋白在破骨细胞分化和骨吸收中的研究进展 [J]. 海南医学院学报，29(18): 1425-1429.

张萌萌，2016. 生命、骨骼、维生素 D3[J]. 中国骨质疏松杂志，22(11): 1496-1500.

张萌萌，2019. 雌激素与雌激素受体的骨代谢调节作用 [J]. 中国骨质疏松杂志，25(5): 704-708.

张萌萌，2020. 骨代谢实验诊断 [M]. 北京：化学工业出版社 .

张萌萌，马倩倩，毛未贤，2023. 骨代谢生化指标临床应用专家共识（2023 修订版）[J]. 中国骨质疏松杂志，29(4): 469-476.

张萌萌，毛未贤，马倩倩，2024 . 骨质疏松分子生物学研究专家共识 [J]. 中国骨质疏松杂志，30(2): 157-162.

张萌萌，毛未贤，马倩倩，等，2015. 吉林省北纬 43°地区 20-80 岁健康人群 25(OH)D₃ 水平及其与 Ca、P 的相关性 [J]. 中国骨质疏松杂志，21(5): 579-585.

赵常红，李世昌，李沛鸿，等，2021. 调节破骨细胞功能的相关信号分子的研究进展 [J]. 中国骨质疏松杂志，27(9): 1361-1365.

赵付琳，罗祥，魏强，等，2023. ApoE 与骨质疏松症相关性的研究进展 [J]. 中国骨质疏松杂志，29(10): 1544-1549.

赵军，李昕，谢静华，等，2023. Wnt/β-catenin 信号通路在骨质疏松症中的作用研究进展 [J]. 中国民族医药杂志，29(7): 71-76.

周坤，林剑，莫亚峰，等，2023. 成骨细胞介导的相关信号通路在老年骨质疏松症中的研究进展 [J]. 中国骨质疏松杂志，29(8): 1203-1207, 1219.

朱义芳，黄玉霞，梁翼，等，2022. 微量元素硒在骨关节炎中的研究进展 [J]. 中国骨与关节杂志，11(5): 390-394.

Cosman F, Crittenden D B, Adachi J D, et al, 2016. Romosozumab treatment in postmenopausal women withosteoporosis[J]. N Engl J Med, 375: 1532-1543.

Cummings S R, San Martin J, Mcclung M R, et al, 2009. Denosumab for prevention of fractures in postmenopausal women with osteoporosis[J]. N Engl J Med, 361: 756-765.

Dab S, Abdelhay N, Figueredo C A, et al, 2022. Characterization of SIBLING proteins in the mineralized tissues[J]. Dent J(Basel), 10(8): 144.

Deng T, Lyon CJ, Bergin S, et al, 2016. Obesity, inflammation, and cancer[J]. Annu Rev Pathol, 11: 421-449.

Dogan M, Cesur Y, Zehra Dogan S, et al, 2012. Oxidant/antioxidant system markers and trace element levels in children with nutritional rickets[J]. Journal of pediatric endocrinology &metabolism: JPEM, 25(11-12): 1129-1139.

Gasser E, Moutos CP, Downes M, et al, 2017. FGF1—a new weapon to control type 2 diabetes mellitus[J]. Nat Rev Endocrinology, 13(10): 599-609.

Han L, Wu J, Wang M, et al, 2022. RNA modification-related genetic variants in genomic loci associated with bone mineral density and fracture[J]. Genes (Basel), 13(10): 1892.

Huang L, Li C, 2000. Leptin:a multifunctional hormone[J]. Cell Res, 10(2): 81-92.

Itoh N, Ornitz D M, 2008. Functional evolutionary history of the mouse Fgf gene family[J]. Dev Dyn, 237(1): 18-27.

Kenji O, Tadahiro I, Yuji M, et al, 2016. Short-term intermittent administration of parathyroid hormone facilitates osteogenesis by different mechanisms in cancellous and cortical bone[J]. Bone Rep, 5: 7-14.

Kenta M, Masahiro F, Alexis V, et al, 2012. The transcription factor Jdp2 controls bone homeostasis and antibacterial immunity by regulating osteoclast and neutrophil differentiation[J]. Immunity, 37(6): 1024-1036.

Koga Y, Tsurumaki H, Aoki-Saito H, et al, 2019. Roles of cyclic AMP response element binding activation in the ERK1/2 and p38 MAPK signalling pathway in central nervous system, cardiovascular system, osteoclast differentiation and mucin and cytokine production[J]. Int J Mol Sci, 20(6): 1346.

Ortega R M, Jiménez Ortega A I, Martínez García R M, et al, 2021. Nutrition in the prevention and control of osteoporosis[J]. Nutr Hosp, 37(2): 63-66.

Parelman M, Stoecker B, Baker A, et al, 2006. Iron restriction negatively affects bone in female rats and mineralization of hFOB osteoblast cells[J]. Exp Biol Med (Maywood), 231: 378-386.

Radzki R P, Bieńko M, Filip R, et al, 2020. Bone losses in obese, ovariectomized rats appear to be independent from sclerostin-induced inhibition of the Wnt/β-catenin pathway[J]. Ann Agric Environ Med, 27(3): 394-400.

Shakeri A, Adanty C, 2020. Romosozumab (sclerostin monoclonal antibody) for the treatment of osteoporosis in postmenopausal women: A review[J]. J Popul Ther Clin Pharmacol, 27(1) : e25-e31.

Silva I, Branco J C, 2011. Rank/Rankl/opg: literature review[J] . Acta Reumatol Port, 36(3): 209-218.

Son A, Kang N, Kang J Y, et al, 2018. TRPM3/TRPV4 regulates Ca^{2+} mediated RANKL/NFATc1 expression in osteoblasts[J]. J Mol Endocrinol, 61(4): 207-218.

Sreeram V R, Andreas H, Antoni O J, et al, 2010. A Ch IP -seq de fined genome-widemap of vitamin D receptor[J]. Genome Res, 24: published on line August.

Tian J, Liu Y, Williams L A, et al, 2007. Potential role of active vitamin D inretarding the progression of chronic kidney is easing[J].

Nephrol Dial Transplant, 22(2): 321-328.

Wang C, Chen Q, Xu H, 2021. Wnt/β-catenin signal transduction pathway in prostate cancer and associated drug resistance[J]. Discov Oncol, 12(1): 40.

Wu M, Chen W, Lu Y, et al, 2017. Gα13 negatively controls osteoclastogenesis through inhibition of the Akt-GSK3β-NFATc1 signalling pathway[J]. Nat Communic, 8: 13700.

Xiao W, Biebei D, Guangsi X, et al, 2015. Iron overload increased osteoclastogenesis and aggravates the effects of ovariectomy on bone mass[J]. J Endocrinol, 226: 121-134.

Zhao F J, Zhang Z B, Ma N, et al, 2019. Untargeted metabolomics using liquid chromatography coupled with mass spectrometry for rapid discovery of metabolite biomarkers to reveal therapeutic effects of *Psoralea corylifolia* seeds against osteoporosis[J]. RSC Advances, 9(61): 35429-35442.

Zhou Y, Xie Q, 2021. Total glycosides from Eucommia ulmoides seed promoted osteogenic differentiation of adipose-derived mesenchymal stem cells and bone formation in ovariectomize drats through regulating Notch signaling pathway[J]. J Orthop Surg Res, 16(1): 660.

Molecular
Biology
of
Osteoporosis

第一章
骨骼结构与代谢

第一节　骨的结构

骨是一种特殊的结缔组织，强韧而具有刚性，它与软骨一起构成骨骼系统，具有以下功能。①支撑和运动功能：骨骼为身体及其各个组成部分提供支撑，为肌肉运动提供附着点。②骨骼保护内脏免受外界可能的有害影响，例如肋骨保护心脏和肺，颅骨保护大脑。③代谢功能：骨骼是人体中最大的矿物质仓库，99%的钙、85%的磷酸盐和50%的镁储存在骨骼中。骨骼参与维持机体的矿物质平衡。④内分泌功能：骨骼通过瘦素和骨钙素机制对能量进行内分泌调节，从而影响血清中的葡萄糖水平。⑤骨髓是造血系统和免疫系统的主要组成部分，也是成骨谱系细胞和破骨谱系细胞的主要来源。

一、骨的解剖学结构

从解剖学角度说，骨由骨质、骨膜、骨髓及血管、淋巴管、神经构成。

骨质是构成骨的主要成分，分为密质骨和松质骨两种。

（一）密质骨

密质骨（compact bone）又称皮质骨（cortical bone），致密而坚硬，代谢率较慢，见于长骨的骨干和扁平骨的表层。密质骨在骨干的内外表层形成环骨板，在中间层形成骨单位和间骨板。

1. 环骨板

环骨板是指环绕骨干外、内表面排列的骨板，分别称为外环骨板和内环骨板。

（1）外环骨板

外环骨板较厚，位于骨干的浅部，由数层到十多层骨板组成，比较整齐地环绕骨干平行排列，其表面有骨外膜覆盖。骨外膜中的小血管横穿外环骨板深入到骨质中。贯穿外环骨板的血管通道称穿通管，也即福尔克曼管（Volkmann's canal），穿通管的长轴几乎与骨干的长轴垂直。通过穿通管，营养血管进入骨内，和纵向走形的中央管内的血管相通。中央管经穿通管使其与骨面和髓腔相通。

（2）内环骨板

内环骨板位于骨干的骨髓腔面，仅由少数几层骨板组成。内环骨板表面衬以骨内膜，其骨板层可因骨髓腔的凹凸面而排列不甚规则。内环骨板中也有穿通管穿行，管中的小血管与骨髓血管通连。从内、外环骨板最表层骨陷窝发出的骨小管，一部分伸向深层，与深层骨陷窝的骨小管连通；一部分伸向表面，终于骨和骨膜交界处。

2. 骨单位

骨单位（osteon）位于内、外层骨板之间，是骨干骨密质的主要部分。骨单位呈厚壁的圆筒状结构，其长轴基本上与骨干长轴平行，中央有一条细管称中央管，也称哈弗斯管（Haversian canal），围绕中央管有 5～20 层骨板呈同心圆排列，宛如层层套入的管鞘。中央管和周围的骨板层共同组成骨单位，又称哈弗斯系统（Haversian system）。改建的骨单位不总是呈单纯的圆柱形，可有许多分支互相吻合，具有复杂的立体构型。因此，可以见到由同心圆排列的骨板围绕斜形的中央管。中央管之间还有斜行或横行的穿通管互相连接，但穿通管周围没有同心圆排列的骨板环绕。估计健康成人有 21×10^6 个骨单位。

中央管长度为 3 ～ 5mm，直径平均为 300μm。中央管中有血管通行。有的中央管中只有一条毛细血管，其内皮有孔，胞质中可见吞饮小泡，包绕内皮的基膜内有周细胞。有的中央管内有两条血管，一条是小动脉，另一条是小静脉。骨单位的血管彼此相连，并与穿通管中的血管互通。在中央管内还可见细的神经纤维，与血管伴行，其中大多为无髓神经纤维，偶尔也可见到有髓神经纤维。中央管的血管和神经纤维为骨板内的骨细胞提供营养。

骨沉积在骨外膜或骨内膜沟表面形成的骨单位，或在松质骨骼内形成的骨单位，称为初级骨单位（primary osteon）。初级骨单位常见于未成熟骨，如幼骨，尤其是胎儿骨和婴儿骨。随着年龄增长，初级骨单位也相应减少。次级骨单位（secondary osteon）又称继发性哈弗斯系统，是由初级骨单位改建后而形成，有一黏合线（cementing line），很容易辨认，并使其与邻近的矿化组织分开。次级骨单位具有三个层次的独特特征。首先，骨单位由形成纳米纤维细胞外基质的胶原原纤维和与胶原原纤维平行或围绕胶原原纤维沉积的磷灰石晶体组成；其次，骨单位的空间结构包括中央哈弗斯管、同心圆的骨板、板内排列有序的骨细胞以及容纳骨细胞胞体和树突的骨小管网络（lacunocanalicular network），这些成分构成了骨单位的特征形态，并决定了其在骨中的关键作用。虽然典型的次级骨单位大体形态为圆形（Ⅰ型骨单位），但也可以观察到其他形状，包括Ⅱ型骨单位、漂移骨单位和双分区骨单位。每种形态类型的骨单位代表不同的生理指标，被广泛用于区分物种、估计年龄以及各种人类学研究（Chang et al，2022）。

与骨小梁和内外环骨板相比，骨单位具有更好的载荷传递、骨转换和自我重塑等生理功能。在骨单位内，骨细胞和骨小管网络可感知和传导机械应力，使骨骼对外界刺激做出反应。骨单位的同心板层降低了骨的孔隙率，并起到了刚性屏蔽的作用，以抵抗重复的机械载荷。此外，哈弗斯管可运输破骨细胞和成骨祖细胞来启动皮质骨重建。

哈弗斯管的内壁内衬一层扁平细胞，细胞周围是密集的胶原纤维束。哈弗斯管是血液循环和骨组织之间分子交换的标志性界面，也是骨重建开始的部位。福尔克曼管垂直于骨的长轴，并与哈弗斯管相连。福尔克曼管的大小与哈弗斯管大致相同，但数量较少。中央管和穿通管的内壁均是基本多细胞单位（basic multicellular unit，BMU）启动骨重建的部位。在重建过程中，破骨细胞为血管环迁移钻取空间，并开始形成哈弗斯管。随着成骨细胞沉积骨基质重新填充腔隙，血管内陷逐渐减少，哈弗斯管缩小。因此，哈弗斯管的大小和形状由破骨细胞和成骨细胞决定。此外，哈弗斯管的横截面积和周长与骨单元的面积和骨单元内的骨细胞数量呈正相关，表明哈弗斯管对骨组织细胞具有适应性。有关骨重建的具体过程，将在本章第三节做详细介绍。

3. 间骨板

在骨单位之间，充填着一些不完整的骨单位，形状不规则，大都缺乏中央管，称为间骨板（interstitial lamellae），间骨板是吸收后的骨单位。在间骨板、骨单位以及环骨板之间以及所有骨单位表面都有一层黏合质，呈强嗜碱性，在长骨横断面上呈折光较强的轮廓线，即黏合线。伸向骨单位表面的骨小管，都在黏合线处折返，不与相邻骨单位的骨小管连通。因此，同一骨单位内的骨细胞都接受来自其中央管的营养供应。

黏合线厚度一般约 1 ～ 5μm。以前的研究认为，与周围的骨基质相比，黏合线中的硫含量较高，钙和磷含量较低。然而，最近的研究发现，黏合线的矿化水平高而胶原含量低，而且黏合线的矿化水平与骨单位的矿化水平呈正相关。此外，黏合线与骨板间矿化水平的差异随着骨单位骨板矿化的增加而减小，提示黏合线矿化取决于骨单位的矿化，并受增龄的调节。相反，骨单位的几何形状，包括黏合线与其中央哈弗斯管的距离和哈弗斯管的直径，并不影响黏合线的矿化水平。黏合线形成间骨板和骨单位之间的界面。研究表明，黏合线的界面强度明显低于骨板的剪切强度，因此，黏合线处更容易发生剥离。此外，黏合线的力学强度与间骨板和骨单位骨板的力学强度不同。然而，对黏合线的压痕模量的研究报告了相反的结果，因此，黏合线的实际机械强度仍然不明确。

密质骨骨板各部的骨盐分布并不相同。在内外环骨板和间骨板内，骨盐含量很高，而且在各板层中分布一致。各骨单位的骨盐沉积程度完全不相同，在同一骨单位中，各板层骨的骨盐分布也不一致。新生成骨单位的骨盐沉积较少，随着骨骼的生长，骨盐由中央管附近的骨板逐渐向周围沉积，而且含量不断增多，老的骨单位具有较多的骨盐沉积。

密质骨占总骨量的80%，执行骨支撑和保护的主要功能。天然骨主要从密质骨获得机械强度。密质骨的抗压强度为100～230MPa，杨氏模量为10～20GPa。密质骨是包括人类在内的多个物种骨骼形状、强度和骨折风险的关键决定因素。骨径的改变，如骨质疏松症和衰老，或甲状旁腺素（PTH）治疗后，由骨质疏松症和衰老导致的骨密度改变，都会影响骨强度并导致脆性骨折（Chang et al，2022）。

（二）松质骨

松质骨（cancellous bone）呈蜂窝状，由相互交叉的骨小梁构成，为不规则的片状或线状结构。骨小梁粗细不一，沿应力线和负重线精确定向排列，形成海绵状和格子状结构。骨小梁节点间距越紧密，则其稳定性和强度越高。骨小梁也由骨板构成，形成小梁骨骨单位。小梁骨骨单位呈半月形，一般厚约35μm，估计健康成人有$14×10^6$个小梁骨骨单位。松质骨仅占总骨量的20%，松质骨在不同的骨骼中所占的比例不同：腰椎75%，跟骨70%，股骨近端50%～75%，桡骨远端25%，桡骨中段＜5%（Reiner，2023）。松质骨的抗压强度为2～12MPa，杨氏模量为0.01～0.9GPa。

在微观结构上，骨小梁是由板状骨小梁和杆状骨小梁组成的复杂网状结构。骨小梁板和骨小梁棒在表观水平上决定着骨小梁的力学性能，如弹性模量和屈服强度。板状骨小梁是骨小梁的主要承重成分，而杆状骨小梁有助于负载的耗散和稳定骨小梁微结构。除了微观结构的复杂性，骨小梁在组织水平上也具有空间异质性和各向异性。骨形成是通过胶原基质的初始组装和随时间推移的矿物质积累实现的。骨矿物质被认为为骨组织提供硬度和强度，并已被证明与骨小梁组织模量呈正相关。由于骨小梁的不断转换，具有不同矿化程度的骨小梁（在每个重塑周期中形成的新组织单位）彼此相邻，这导致了骨矿物质在空间上的分布并不均一。此外，微计算机断层扫描对骨小梁矿化的分析显示，板状骨小梁的组织矿物质密度高于杆状骨小梁，横向板的矿化程度高于纵向板。与密质骨中围绕骨块呈同心圆排列的板层结构不同，骨小梁中的板层平行于骨小梁，而不是与整体加载轴对齐，骨小梁片在个别板和杆结构的局部坐标上轴向对齐，导致了除骨小梁在整体坐标上的方向各向异性外，骨小梁层面的结构各向异性。由于骨小梁的高代谢特性，板状骨小梁和杆状骨小梁的微结构进一步通过骨小梁基质的持续重塑来适应负荷环境的改变，维持钙和磷代谢稳态。与密质骨每年3%～10%的转换率相比，每年有20%～30%的骨小梁发生重塑（Yu et al，2021）。

（三）板层骨与编织骨

成年人密质骨和松质骨都具有板层状结构，故称为板层骨（lamellar bone）。板层骨内的胶原纤维排列规则，这可增加骨对机械应力的抵抗。在胚胎或幼儿期，以及在成人的某些病理状态下，可出现编织骨（woven bone）结构。编织骨是由不规则的胶原和陷窝状结构的骨组织构成，其胶原纤维粗短，呈纵横交错的不规则排列。板层骨内的胶原和矿物质结合较为紧密，而编织骨内的骨细胞较圆而大，细胞数目也较板层骨多。因此，编织骨比板层骨处于更活跃状态。在生长期长骨的干骺端由编织骨构成，通常经过再吸收，最终被板层骨所替代。如果在骨骼发育成熟后编织骨持续存在，或在成年期出现编织骨，都不是正常现象。

板层骨的主要组织结构是由排列整齐的胶原原纤维定向排列组成，而相邻的胶原原纤维有不同的方向，从而形成胶合板样结构。矿化胶原原纤维的结构特征是一个大约 67 nm 的重复单元（称为 D 带），后者来自胶原三螺旋分子排列的交错方式。近年来，学者们使用聚焦离子束扫描电子显微镜研究发现，板层骨不是一个统一的实体，而实际上是由两种不同的材料组成，即有序材料和无序材料，这两种材料存于同一骨板中。然而，骨陷窝和骨小管仅存在于无序材料中，这提示：骨组织矿物质稳态主要涉及无序材料中的矿物质；无序材料增强了信号转导，从而导致局部应力和应变的变化可被检测到。在人类板层骨中，无序的材料约占骨材料体积的 10% ～ 15%（Weiner et al，2021）。

（四）骨膜

骨膜（periosteum）是由致密结缔组织组成的纤维膜，包在骨表面的较厚层结缔组织称骨外膜，被衬于骨髓腔面的薄层结缔组织称骨内膜。骨膜有三种功能：①是肌肉、肌腱和韧带的附着点；②骨膜中的血管与哈弗斯系统内血管相通，从而供应骨组织的营养；③有生骨功能。

1. 骨外膜

成人长骨的骨外膜一般可分为内、外两层，但二者并无明显的分界。纤维层是最外的一层薄的、致密的、排列不规则的结缔组织，其内含有一些成纤维细胞。结缔组织中含有粗大的胶原纤维束，彼此交织成网状，有血管和神经在纤维束中穿行，沿途部分分支经深层穿入交通管。有些粗大的胶原纤维束向内穿进骨质的外环层骨板，也称穿通纤维，这些穿通纤维起固定骨膜和韧带的作用。骨外膜内层又称新生层或成骨层，为薄层疏松结缔组织，主要由多功能的扁平梭形细胞组成，细胞贴骨分布，排列成层，粗大的胶质纤维少，弹力纤维较多，形成一薄层弹力纤维网。

骨外膜内层的组织成分随年龄和功能活动而变化，在胚胎期和出生后的生长期，骨骼迅速形成，内层的细胞数量较多，骨祖细胞层厚，其中许多已转变为成骨细胞。成年后骨骼处于改建缓慢的相对静止阶段，骨祖细胞相对较少，不再排列成层，而是分散附着于骨的表面，变为梭形。当骨骼受损后，这些细胞又恢复造骨的能力，变为典型的成骨细胞，参与新的骨质形成。

2. 骨内膜

骨内膜是一薄层含细胞的结缔组织，除衬在骨髓腔外，也衬在中央管内以及包在骨松质的骨小梁表面。骨内膜非常薄，不分层，其中的细胞也具有成骨和造血功能，还有形成破骨细胞的可能。成年后的骨内膜细胞呈不活跃状态，如遇有骨损伤时，可恢复造骨功能。

从骨科临床实践中可以看到，骨膜破坏会导致骨愈合延迟或骨不愈合。骨膜能够治愈长骨和板层骨中的大面积（无法自行桥接）缺损。骨膜组织在牙科和颌面重建中已被非常有效地用于增强骨形成。骨膜对骨的生长和修复有重要作用。在这方面，骨膜形成层能够：①在皮质骨上形成正常的层状骨，并增加宽度；②在骨折后形成初级编织骨。另外，骨膜已被证明是许多类型细胞的生态位，这些细胞在产前发育和产后骨折愈合过程中参与软骨内和膜内骨化（Li et al，2021）。骨膜在物理和化学刺激下也表现出非凡的成骨、软骨和成脂潜力。已发现活化的骨膜衍生细胞（periosteum derived cells，PDC）增殖并分化为软骨细胞、成骨细胞和脂肪细胞。作为间充质干细胞的主要来源，PDC 在再生方法方面引起了科学界的极大关注（Cao et al，2023）。

（五）骨髓

骨松质的腔隙彼此通连，其中充满小血管和造血组织，称为骨髓（marrow）。骨髓位于由骨骼所划定的髓腔内。髓腔延伸到整个骨骼，使该装置坚固而轻便，同时保护易碎器官（如骨髓）的重要功能。在胎儿和幼儿期，全部骨髓呈红色，称红骨髓。红骨髓具有造血功能，内含发育阶段不同的红细胞和一些白细胞。大约在 5 岁后，长骨骨髓腔内的红骨髓逐渐被脂肪组织代替，呈黄色，称黄骨髓。黄骨髓没有造血能力，但在重度贫血或慢性失血过多时可逐渐转化为红骨髓，恢复造血功能。在空间上，组织骨髓的主要结构是骨骼、脉管系统和网状基质细胞网络。骨骼表面完全包围骨髓，界定其边界，并投射出穿透骨髓实质的小梁。骨髓脉管系统由罕见的小动脉组成，这些小动脉通过骨骼进入并转化为过渡血管，从而产生极其密集的开窗正弦网络，占据了大部分骨髓空间。脉管系统与通过骨髓扩散的血管周围网状细胞网络紧密相关。造血发生在血管、骨骼和网状细胞之间的空间。骨髓中还存在许多其他类型的基质（非造血）细胞，包括交感神经、施旺细胞、脂肪细胞、成骨细胞、成骨细胞前体和各种类型的成纤维细胞。这些细胞和结构与不同类型的造血细胞合作，提供不同的微环境，调节骨髓中的造血和区域组织。

骨骼和骨髓是同一器官的两个方面，骨组织细胞和造血细胞在其中共存和相互作用。骨髓和骨骼组织相互影响，各种遗传疾病直接针对两者，这可能导致造血障碍和骨骼畸形。例如，各种形式的先天性贫血会导致骨量减少甚至骨质疏松症，石骨症中的破骨细胞衰竭也会阻止骨髓发育，使髓腔减小并导致贫血和全血细胞减少症。

（六）骨的血管、淋巴管和神经

骨骼是富含血管的器官，骨骼的血供约占心输出量的 10% ～ 20%。长骨的血供来自三个方面：①骨端、骨骺和干骺端的血管；②进入骨干的滋养动脉；③骨膜动脉。滋养动脉是长骨的主要动脉，一般有 1 ～ 2 支，经骨干的滋养孔进入骨髓腔后，可分为升支和降支，每一支均有许多细小的分支，大部分直接进入皮质骨，另一些分支则进入髓内血窦。升支和降支的终末血管供给长骨两端的血液，在成年人中可与干骺端动脉及骺动脉的分支吻合。干骺端动脉和骺动脉均来自邻近动脉，分别从骺软骨的近侧和远侧穿入骨质。上述各动脉一般都有静脉伴行，汇入该骨附近的静脉。不规则骨、扁骨和短骨的动脉来自骨膜动脉或滋养动脉。

以往认为骨内缺乏淋巴组织。但近年研究发现，骨内存在活跃的淋巴管网络，这些淋巴管在骨骼和血细胞再生中发挥重要作用，在骨组织受伤后，骨骼中的淋巴管与造血干细胞和专门的血管周围细胞可进行动态交流，以加速骨愈合；而衰老的骨骼对损伤作出反应的淋巴管减少，因此淋巴管在骨组织中的作用也被认为与衰老有关（Biswas et al，2023）。

骨的神经伴滋养血管进入骨内，分布到哈弗斯管的血管周隙中，其中内脏传出纤维较多，分布到血管壁。躯体传入纤维则分布于骨膜、骨内膜、骨小梁及关节软骨深面。骨膜的神经最为丰富，并对张力或撕扯的刺激较为敏感。骨骼内的周围神经包括感觉神经和运动神经。骨内运动神经主要是内脏运动神经，根据其释放的神经递质进一步分为肾上腺素能神经和胆碱能神经。这些周围神经与骨骼沟通，通过神经驻留细胞、局部释放的神经递质、神经肽、轴突引导因子和神经营养因子调节骨代谢，参与骨骼发育和修复（Wan et al, 2021）。有关神经调节骨代谢的机制，在本章第三节中做详细介绍。

成年人体内共有 206 块骨，在形态上可分为长骨、短骨、扁骨和不规则骨几种类型。长骨的结构最为复杂，一般由骨干和骨骺两部分构成。骨骺主要由松质骨构成，而骨干则是由密质骨构成管壁的管状结构，中间的骨髓腔内含有骨髓。生长时期，骨骺和骨干之间被一层纤维软骨分隔，称为骨骺板，成年后逐渐成为骺线，骨骺与骨干的过渡区称为干骺端，如肱骨、股骨和尺桡骨等。短骨的内部主要由松质骨和骨髓构成，外有一层薄的密质骨，如腕骨、跗骨等。扁骨则由两侧的密质骨和内层的松质骨构成，如肋骨、胸骨和颅顶骨等。还有一部分骨骼由于没有规则的形态，称为不规则骨，通常也具有外周的骨皮质和内部的松质骨结构，如颅骨、椎骨和骨盆等。

二、骨的组织学结构

与其他结缔组织相似，骨组织的成分包括细胞、纤维和基质，与其他组织不同的是，骨的细胞外基质是矿化的，有大量的钙盐沉积。骨的组织成分中，矿物质占 50%～70%，有机质占 20%～40%，水占 5%～10%，脂肪占 3%。因此，骨组织既具有一定程度的硬度，也具有某种程度的弹性。有关骨组织细胞在本章第二节中做详细介绍，这里重点阐述细胞外基质（ECM）。骨组织的细胞外基质由无机质和有机质两种成分构成，其中有机质又主要分为胶原纤维和非胶原蛋白。

（一）无机质

无机质即骨矿物质，又称骨盐，约占干骨重量的 65%～75%，其中约 95% 是固体钙和磷，无定形的钙-磷固体在新形成的骨组织中较多（40%～50%），而在成熟的骨组织中较少（25%～30%）。骨矿物质大部分以无定形的磷酸钙和结晶的羟基磷灰石的形式分布在有机质中。羟基磷灰石的分子式为 $Ca_{10}(PO_4)_6(OH)_2$。无定形磷酸钙是最初沉积的无机盐，以非晶体形式存在，约占成人骨无机质总量的 20%～30%。无定形磷酸钙继而组建成结晶的羟基磷灰石。电镜下观察，羟基磷灰石结晶呈柱状或针状，长 200～400Å[❶]，宽 20～30Å。经 X 射线衍射法研究表明，羟基磷灰石结晶体大小很不相同，体积约为（25～50）Å × 400Å ×（200～350Å）。结晶体体积虽小，但密度极大，每克骨盐可含 10^{16} 个结晶体，故其表面积甚大，可达 $100m^2$。它们位于胶原纤维和胶原原纤维之间，沿纤维长轴以 60～70nm 的间隔规律地排列。在液体中的结晶体被一层水包围形成一层水化壳，离子只有通过这层物质才能达到结晶体表面，有利于细胞外液与结晶体进行离子交换。羟基磷灰石主要由钙离子、磷酸根和羟基结合而成。结晶体还吸附许多其他矿物质，如钠、钾、镁和一些微量元素（包括锌、铜、锰、氟、锶、铁等）。因此，骨是钙、磷、镁和其他离子的储存库。这些离子可能位于羟基磷灰石结晶的表面，或可置换晶体中的主要离子，或两者同时存在。

从理论上讲，各种离子在水溶液进入很容易，交换也较快。在晶体表面，离子的平衡受静电影响，只有这些离子的化学特性与组成这些晶体的元素特征相似，才有可能进入晶体，成为

---

❶ 1Å=10^{-10}m。

晶体的一部分。因此，锶和铅可替代磷灰石中钙的位置，氟化物或氯化物可替代羟基离子。这些替代速度与交换很快的含水层相比较慢。其他离子，如钾或镁，被认为在晶体表面吸收。骨骼中的矿物质晶体与骨基质的胶原纤维之间存在十分密切的物理-化学和生物化学-高分子化学结构功能关系。正常的羟基磷灰石形如长针状，大小较一致，有严格的空间定向，如果羟基磷灰石在骨矿化前沿的定点与排列紊乱，骨质的矿化即可发生异常，同时也使基质的生成和代谢异常。

（二）胶原纤维

有机质主要由胶原和非胶原蛋白成分组成。这些成分主要由成骨细胞合成和分泌，也有部分蛋白从循环中吸收而来。骨蛋白的 85% ～ 90% 由胶原蛋白组成。胶原是骨组织中的主要蛋白，在决定骨骼的体积、形状和强度方面具有重要的作用。胶原是一种结晶纤维蛋白原，被包埋在含有钙盐的基质中。若用弱酸或络合剂乙二胺四乙酸等溶液浸泡后，溶去基质中的无机成分，骨质可因失去坚硬性而变得柔韧可屈，同时胶原纤维也被显示出来。胶原具有典型的 X 射线衍射像和电镜图像，并有 640Å 轴性周期。

骨基质纤维网的基本结构单元是 I 型胶原。它是含两个相同的 α1（I）链和一个结构类似而基因不同的 α2（I）链的三螺旋分子。胶原 α 链以 Gly-X-Y 重复三重组合为特征（这里 X 通常代表脯氨酸，Y 代表羟脯氨酸），并通过几种翻译后修饰而形成。这几种修饰是：①某些赖氨酰和脯氨酰残基的羟化；②有葡萄糖或半乳糖残基的羟脯氨酸的糖基化；③在前肽的末端加上甘露糖；④在分子内和分子间形成不同于其他软结缔组织的共价交联。骨胶原纤维长约 280nm，直径 1.36nm，分子质量 290kDa。电镜下胶原纤维呈特征性交错排列，分子两端的间隙为矿盐的成核部位。I 型胶原不仅是骨组织有机质的主要组成成分，而且还与骨骼的机械性能有关。研究表明，I 型胶原的密度、类型和机械性能的交叉连接对骨骼的生物和机械力学起着至关重要的作用。

除了 I 型胶原，在骨形成的某些阶段还有少量的 III、V 型胶原和 FACIT，它们可帮助确定胶原原纤维的直径。FACIT 是有间断三螺旋的原纤维相关胶原（fibril-associated collagens with interrupted triple helices，FACIT）家族的成员，是一组充当分子桥的非原纤维胶原，对细胞外基质的建构和稳定发挥重要作用。这个家族的成员包括 IX、XII、XIV、XIX、XX 和 XXI 型胶原。

（三）非胶原蛋白

非胶原蛋白（noncollagenous protein，NCP）占骨总蛋白的 10% ～ 15%，大约 25% 的非胶原蛋白是外源性的，包括血清白蛋白和 α2-HS-糖蛋白，因为它们具有酸性性质而易与羟基磷灰石结合。血清来源的非胶原蛋白可帮助调节基质的矿化，NCP 有多种功能，它们在构建细胞外基质，协调细胞-基质、矿盐-基质，以及调节矿化过程中有重要作用。

在分子基础上，大部分 NCP 同胶原纤维一样是由成骨细胞合成和分泌的，这些 NCP 可分为四个基本种类（有时有重叠）：①蛋白聚糖；②糖化蛋白；③具有潜在细胞联结活性的糖化蛋白；④含 γ-羧基谷氨酸（Gla）的蛋白。它们不仅参与调节矿物质的沉积，也参与控制成骨与破骨的新陈代谢。

1. 蛋白聚糖

结缔组织基质中，蛋白质分子与酸化的多糖侧链（糖胺聚糖）以共价和非共价键相连构成的多种巨大分子称为蛋白聚糖（proteoglycan）或黏蛋白（mucoprotein），聚糖部分为糖胺聚糖，又称氨基己糖聚糖，由成纤维细胞产生，主要分硫酸化和非硫酸化两类。前一类主要有硫酸软骨素、硫酸角质素、硫酸肝素等；后一类则为透明质酸，是曲折盘绕的长链大分子，构成蛋白质聚糖复合物的主干。其他糖胺聚糖则与蛋白质结合，形成蛋白聚糖亚单位，蛋白聚糖亚单位再通过结合蛋白与透明质酸长链分子形成蛋白聚糖聚合体。

在骨形成的初期，大分子硫酸软骨素蛋白聚糖和糖胺聚糖透明质酸高表达，并勾画出将要形成骨的区域。随着成骨过程的继续，多能蛋白聚糖（versican）被两个小分子硫酸软骨素［饰胶蛋白聚糖（decorin）和双糖链蛋白聚糖（biglycan）］取代。decorin 参与胶原原纤维生成的调节，其主要分布于结缔组织和骨的细胞外基质，而 biglycan 则多见于细胞周围。硫酸肝素蛋白聚糖（perlecan，串珠蛋白聚糖）与肢体成形有关，多见于生长板软骨细胞周围，而细胞表面相关的硫酸肝素蛋白聚糖的磷脂酰肌醇聚糖家族也影响骨骼生长。此外，骨中还有其他富含亮氨酸的小分子蛋白聚糖，包括骨甘氨酸、角蛋白聚糖、骨黏附蛋白聚糖、光蛋白聚糖、无孢蛋白和纤调蛋白聚糖等。这些小分子对于维持大多数结缔组织基质的完整性来说非常重要，另外它们还可与生长因子结合并可调节其活性，进而影响细胞的增殖和分化。

2. 糖基化蛋白

骨内富含糖基化蛋白，并具有多种功能。

（1）碱性磷酸酶

骨形成的标志之一是合成高水平的碱性磷酸酶（alkaline phosphatase，ALP）。ALP 是一种糖蛋白酶，主要通过一个磷酸肌醇连接结合到细胞表面，但也可从细胞表面裂解，见于矿化基质中。在骨组织中，ALP 由成骨细胞分泌，其活性与成骨细胞的增殖、分化和成熟以及与骨骼的生长发育密切相关。在碱性环境中骨矿化活跃，成骨细胞释放的 ALP 可水解无机磷酸盐，进而降低焦磷酸盐的浓度，有利于骨的矿化。

（2）骨粘连蛋白 / 骨连接素

骨粘连蛋白（osteonectin）是一种磷酸化糖蛋白，由 303 个氨基酸残基组成，分子量为 32000，其氨基酸末端具有强酸性，有 12 个低亲和力的钙结合位点和一个以上高亲和力的钙结合位点。骨粘连蛋白能同钙和磷酸盐结合，促进矿化过程，还能使 Ⅰ 型胶原与羟基磷灰石牢固地结合，它与钙结合后可引起本身分子构型变化。如果有钙螯合剂，骨粘连蛋白即丧失其选择性结合羟基磷灰石的能力。骨粘连蛋白由成骨细胞产生，在骨组织中含量很高。骨粘连蛋白也在一些快速增殖、重建或经历组织结构深刻变化的非骨组织短暂产生，还在某些类型的上皮细胞、骨骼相关细胞以及血小板中组成性表达。骨粘连蛋白连同血小板反应蛋白-2 和骨膜蛋白是"基质细胞蛋白"类的成员。它们每一个都对骨组织细胞增殖和分化起作用，并参与矿化的调节。

另外，还有一些重要的糖基化蛋白存在于骨基质中，如四连接素（tetranectin）在创伤愈合过程中起重要作用；生腱蛋白（tenascin）调节细胞外基质的组成；分泌型焦磷酸蛋白 24（secreted phosphoprotein 24）与骨膜蛋白共同调节骨形态发生蛋白（bone morphogenetic protein，BMP）的表达。

3. 小分子整合素结合配基，*N*-糖基化蛋白和其他有细胞黏附活性的糖蛋白

所有的结缔组织细胞对刺激产生反应时，与它们的细胞外环境相互作用管理和协调特定的细胞功能，如移动、增殖和分化。这些独特的相互作用涉及细胞黏附，即短暂或稳定与细胞外大分子形成黏着斑。这个过程是由细胞表面的受体介导的，随后转换成细胞内信号。骨细胞至

少能合成 12 种蛋白，可介导细胞黏附：小分子整合素结合配基，N-糖基化蛋白家族成员（骨桥蛋白、骨涎蛋白、牙本质基质蛋白-1、牙本质唾液磷酸蛋白和基质细胞外磷蛋白），Ⅰ 型胶原，纤连蛋白，血小板反应蛋白，玻璃体结合蛋白，原纤蛋白（fibrilin）以及骨黏附蛋白聚糖。这些蛋白多数都可被磷酸化或硫酸化，都含有 RGD（精氨酸-甘氨酸-天冬氨酸）结构，是细胞黏附共有序列，与细胞表面整合素类分子结合。不过，在某些情况下细胞黏附似乎并不依赖于 RGD，表明还有别的细胞黏附序列或机制存在，血小板反应蛋白、纤连蛋白、玻璃体结合蛋白和骨桥蛋白均属此类。

（1）骨桥蛋白

骨桥蛋白（osteopontin，OPN）是一种非胶原蛋白，主要由成骨性谱系细胞和活化型 T 淋巴细胞表达，存在于骨组织、外周血液和某些肿瘤中。OPN 分子大约由 300 个氨基酸残基组成，分子质量 44 ～ 75ka，其突出的结构特点是含有 RGD 基序。OPN 具有富含天冬氨酸的区域，该处是同羟基磷灰石相互作用的部位，故对羟基磷灰石有很高的亲和力。OPN 浓集在骨形成的部位、软骨成骨的部位和破骨细胞同骨组织相贴的部位，它是介导成骨细胞和破骨细胞黏附的重要物质，是连接细胞与基质的桥梁。

OPN 可与骨粘连蛋白以共价方式结合，进而与胶原纤维结合。在 OPN 分子中存在天冬氨酸残基重复序列，形成强负电荷性，这是 OPN 与骨矿化物质结合的重要结构基础。因为 OPN 与 Ca^{2+} 有很高的亲和性，故与钙化的骨基质、异位骨化组织和动脉钙化灶也具有极高的亲和性，这是骨矿化和磷酸钙结石形成的重要原因。OPN 不仅在成骨细胞产生，在破骨细胞中也有表达。在破骨细胞表面，OPN 与整合素结合，并诱导 OPN 依赖性细胞内信号转导，也可与 CD44/αvβ3 受体形成复合物，可促进破骨细胞的移行。此外，成牙质细胞、软骨细胞、肾远曲小管上皮细胞以及胎盘、神经组织及骨髓瘤细胞也分泌 OPN。

（2）骨涎蛋白

骨涎蛋白又称骨唾液酸蛋白（bone sialoprotein，BSP），是细胞外基质中的一种酸性糖蛋白，高度疏基化和磷酸化，富含唾液酸。BSP 具有相对组织特异性，主要分布在矿化组织（如骨、牙齿）和钙化的软骨与骨的交界区，在胎盘的滋养层和血小板中也能检测到微量 BSP。BSP 的含量约占骨组织细胞外基质中非胶原蛋白的 5% ～ 15%，主要由成骨细胞和成齿细胞合成和分泌，特异表达在生理或病理性矿化组织中。BSP 的主要作用是刺激羟基磷灰石的合成和促进破骨细胞介导的骨吸收。BSP 在组织钙化中表现为双重调节作用，一方面可优先与Ⅰ型骨胶原的 a-2 链相连接，促进羟基磷灰石聚集形成晶核，另一方面它又能吸附于羟基磷灰石晶体表面而表现出抑制晶体生长的特性。研究表明，成骨细胞的功能减低可使 BSP 合成分泌量减少，从而引起下游介导黏附的信号转导改变，导致晶核形成障碍，矿化组织缺乏，从而引起骨质疏松症。另外，BSP 可促进破骨细胞分化和骨吸收，并且与 RANKL 协同发挥这些功能：BSP 通过与破骨细胞表面受体整合素 αVβ3 和 RANKL 结合，加强 RANKL 调节破骨细胞分化的能力；再结合破骨细胞表面受体 RANK，促进破骨细胞的附着和分化以及骨吸收。

（3）纤连蛋白

纤连蛋白主要由早期的成骨细胞表达，以二聚体形式存在，分子质量约为 400kDa，两个亚基中含有与纤维蛋白、肝素等的结合位点，也可与明胶、胶原、DNA、细胞表面物质等结合。纤连蛋白主要由成骨细胞合成，功能是调节细胞黏附。成骨细胞的发育和功能有赖于细胞外基质的作用，基质中的黏附受体将细胞外基质与成骨细胞的细胞骨架连接起来。二氢睾酮可影响细胞外基质中纤连蛋白及其受体的作用，刺激纤连蛋白及其受体的表达。

4. 含 γ-羧基谷氨酸（Gla）的蛋白质

骨基质中有四种 NCP 是通过维生素 K 依赖 γ-羧化酶进行翻译后修饰的，包括基质 Gla 蛋白（matrix Gla protein，MGP）、骨钙素（OCN）、骨膜蛋白和 S 蛋白。其中前三者是内源性产生的，S 蛋白主要在肝脏产生，也可由骨祖细胞产生。MGP 见于许多结缔组织，而骨钙素是更加具有骨特异性的，骨膜蛋白在所有对载荷产生反应的结缔组织均可产生。这些蛋白质的生理作用还在研究中，MGP、骨钙素和骨膜蛋白可能在控制矿盐沉积和骨重建方面发挥作用。MGP 缺乏的小鼠可发生骨外如主动脉钙化，提示 MGP 是一种骨矿化抑制子；骨膜蛋白对载荷敏感，调节牙周组织和血管的钙化，骨膜蛋白缺乏的小鼠也有血管钙化的增加。

骨钙素是骨基质中含量最多的非胶原蛋白，在成人骨中约占非胶原蛋白总量的 10% ～ 20%，占骨基质蛋白质的 1% ～ 2%。OCN 是由 47 ～ 51 个氨基酸残基组成的多肽，其中的 2 ～ 3 个氨基酸残基中含有 Gla 残基链，分子量为 5900。

OCN 是骨组织的一种维生素 K 依赖性蛋白激素，在骨代谢调节中具有重要作用。OCN 主要是在成骨细胞的非增殖期产生，OCN 只有经过羧化形成 γ-羧化 OC 后，才能对钙具有独特的亲和力及结合活性，与 I 型胶原蛋白结合，形成网络支架，为钙盐沉积提供场所。羧化骨钙素与羟磷灰石结合并沉积于骨骼，促进骨矿化。而非羧化 OCN 不能结合钙，未羧化 OCN 释放入血，可作为骨更新代谢的标志。维生素 K 是谷氨酸 γ-羧化酶的辅酶，能够将维生素 K 依赖蛋白-骨钙素和基质 γ-羧化谷氨酸残基蛋白中的谷氨酸残基羧化，形成羧基谷氨酸，使蛋白活化，从而具有生理活性。在转录后水平，3 个谷氨酸残基被 γ-谷氨酸羧化酶羧化，显著提高了 OCN 与矿物质离子的亲和性，使钙离子掺入骨骼的羟磷灰石结晶体中。维生素 K 能显著增加 OCN 水平减少未羧化 OCN 的水平，充足的维生素 K 可确保血液中钙在骨骼上有效沉积与矿化。

另外，OCN 还可控制骨 Ca^{2+} 的进出，影响肾小管对 Ca^{2+} 的重吸收，提示它参与调节体内钙的平衡。当成骨细胞受 $1,25-(OH)_2D_3$ 刺激，可产生 OCN。此外，肾、肺、脾、胰和胎盘的一些细胞也能合成 OCN。OCN 的表达受许多激素、生长因子和细胞因子的调节。上调 OCN 表达的因子主要是 $1,25-(OH)_2D_3$，而下调其表达的因子有糖皮质激素、TGF-β、PGE2、IL-2、TNF-α、铅元素和机械应力等。

5. 其他成分

除了上述的主要细胞外基质成分外，还有一些小成分会影响组织的性质。例如，有许多酶对细胞外基质成分的处理是非常重要的。它们有些与细胞关联，有些见于细胞外基质中。存在于骨中的生长因子调节细胞-基质的相互作用和细胞功能。水占骨重的 10%（随种属和骨龄而有所不同），水对细胞和基质的营养、离子流动的控制和胶原结构的维持都非常重要，因为 I 型胶原含有大量的组织水。

骨组织不是静止、简单的钙质沉积，而是一种具有活力的组织。骨组织的代谢持续终身：在成年以前，骨组织经历着发生、生长、塑形的过程；骨骼成熟后，骨组织仍然按照机体代谢和力学环境的需要，不断地进行骨重建和骨转换等生理活动，与之相对应的是不断地进行骨吸收和骨形成，以维持骨的数量与质量的平衡。

（赵国阳　李阳）

第二节　骨组织细胞

在活跃生长的骨组织中，有 4 种类型细胞，即骨祖细胞、成骨细胞、破骨细胞以及骨细胞。在成人骨骼系统中，骨细胞在所有骨组织细胞中的比重高达 90% ～ 95%，而成骨细胞、破骨细胞的比重分别为 4% ～ 6% 和 1% ～ 2%。骨细胞位于骨组织的内部，其余 3 种细胞均分布在骨组织的边缘。

一、骨祖细胞

骨祖细胞（osteoprogenitor cell），又称骨原细胞，来源于具有多种分化潜力的间充质干细胞，起源于神经外胚层及中胚层。位于骨皮质内及骨膜下，具有分化为成骨细胞及软骨细胞的能力，是骨组织的干细胞。骨祖细胞呈不规则梭形，细胞体突起细小，细胞核椭圆形或细长形，染色质颗粒细而分散，故细胞核染色浅。细胞胞质少，呈嗜酸性或弱嗜碱性，胞质内含细胞器很少，仅有少量核糖体和线粒体。骨祖细胞着色浅淡，镜下不易识别。骨祖细胞具有多分化潜能，可分化为成骨细胞、破骨细胞、成软骨细胞或成纤维细胞，分化取向取决于所处的部位以及所受刺激的性质。骨祖细胞存在于骨外膜及骨内膜贴近骨质处，当骨组织生长或重建时，它能分裂分化成为骨细胞。骨祖细胞有两种类型，即定向性骨祖细胞（determined osteogenic precursor cell，DOPC）和诱导性骨祖细胞（inducible osteogenic precursor cell，IOPC）。DOPC 位于或靠近骨的游离面上，如骨内膜和骨外膜内层、生长骨骺板的钙化软骨小梁上以及骨髓基质内。在骨的生长期和骨内部改建或骨折修复以及其他形式损伤修复时，DOPC 很活跃，细胞分裂并分化为成骨细胞，具有蛋白质分泌细胞特征的细胞逐渐增多。IOPC 则存在于骨骼系统以外，几乎普遍存在于结缔组织中，IOPC 并不能自发地形成骨组织，但经适宜刺激，如在骨形态发生蛋白或泌尿道移行上皮细胞诱导物的作用下可形成骨组织。

二、成骨细胞

成骨细胞又称骨母细胞，一般是指能促进骨形成的细胞。成熟的成骨细胞常见于生长期的骨组织中，大都聚集在新形成的骨质表面。

（一）成熟的成骨细胞的形态

成骨细胞在骨质表面形成一单层细胞，通过未矿化的骨样组织使其与矿化的骨基质分开。在光镜下，成熟的成骨细胞常呈 15 ～ 30μm 的圆形、锥形或立方形，细胞质呈嗜碱性，嗜碱性与粗面内质网的核糖体有关，内质网在细胞质中占据了绝大部分空间。成骨细胞伸出细短的突起，与相邻的细胞连接。细胞核在细胞的一端，有明显的核仁。在核仁附近有一浅色区，高尔基复合体即在此浅色区内，细胞质内有散在的线粒体。当成骨细胞的功能旺盛时，用组织化学方法可在细胞质中显示碱性磷酸酶（alkaline phosphatase，ALP）活性，可出现过碘酸希夫（PAS）反应，表明有糖原存在。在电镜下，活跃的成骨细胞的细胞质基本上由粗面内质网所占据，形成一些被核糖体附着的膜状管。这些胱蛋白由核糖体直接合成。粗面内质网膜可从血浆膜附着点中找出，并可观察到核膜。粗面内质网在正常情况下包绕高尔基复合体。嵌在粗面内质网之间的物质是线粒体，虽然有时为管形，但通常情况下呈圆形。线粒体形成一双层膜，内膜皱褶向外突出，形成具有特征的嵴。某些线粒体含有一些小的矿质化颗粒，沉积并附着在嵴外面。用微探针分析这些密集的颗粒，表明有较高浓度的钙、磷和镁的痕迹，另外还存在其他一些有机成分。线粒体是进行氧化磷酸化产生 ATP 的部位。近年来已认识到，成骨细胞的线粒体具有从细胞质中清除钙离子的功能。线粒体的钙通过和磷的共同沉淀形成线粒体颗粒。这种重要的功能使细胞质内的钙水平稳定在 $10^{-6} \sim 10^{-2}$ mol/L 的正常范围内。电子显微镜图像表明，成骨细胞具有产生细胞间质中纤维和黏多糖蛋白的作用，认为在细胞内合成过程与成纤维细胞或软骨细胞近似。

（二）成骨细胞的分化与成骨细胞谱系

一般认为成骨细胞起源于骨髓间充质干细胞（bone marrow mesenchymal stem cell，BMSC）。间充质干细胞由胚胎间质发育而来，是骨髓内除造血干细胞之外的一种纤维细胞状干细胞，是骨髓造血微环境的重要组成部分，除了具有向多种中胚层细胞分化的潜能外，还能够作为滋养层支持造血干细胞的生长，因此也称为骨髓基质细胞。成骨细胞谱系不仅包括成骨细胞，还包括成骨细胞的多能性和谱系定向的前体细胞、骨衬细胞和基质中嵌入的骨细胞。这些成骨细胞谱系的每个阶段都有不同的功能、形态、相对于骨表面的特定位置，以及越来越明确的分化标志物。

1. 成骨前体细胞

成骨细胞系起源于多能间充质祖细胞。在体外，这些细胞可被诱导分化为其他间充质起源细胞，如软骨细胞、脂肪细胞、成肌细胞或成纤维细胞。在体内，骨髓间充质祖细胞的未来有限，只能分化为软骨细胞、成骨细胞和脂肪细胞（Sacchetti et al，2016）。通过细胞谱系示踪研究发现这些细胞在骨髓中的位置与血管结构密切相关。这为更早的研究提供了支持，即周细胞（一种包裹在内皮细胞周围的细胞）可以发挥成骨细胞祖细胞的作用。不同组织中的外膜细胞表现出器官特异性，只有骨髓中的周细胞有能力成为成骨细胞。这说明了微环境在决定分化中的重要性。成骨细胞祖细胞的来源并不局限于骨髓周细胞。在胚胎骨发育过程中，软骨膜细胞被鉴定为在骨小梁上产生成骨细胞的前体细胞。谱系追踪研究也证实了这一点，该研究还发现这些前体细胞可进入骨髓空间并侵入血管，从而促进骨发育和骨折愈合。在生长板分化的肥大软骨细胞可以在发育和骨折愈合过程中"转分化"为成骨细胞，骨衬细胞和新近嵌入的骨细胞可作为成骨前体细胞，但后者仍存在很大争议。总之，体内存在多种来源的成骨细胞祖细胞，其分化具有环境特异性和位置特异性。

前体细胞向成骨细胞谱系的转化是由一系列转录因子的表达控制的。Runt 相关转录因子 2（Runx 2）和 osterix 是进入前成骨细胞阶段必不可少的因子。其他转录因子，包括激活转录因子 4（activating transcription factor 4，ATF4）、激活蛋白 1（activator protein 1，AP-1）、CCAAT/ 增强子结合蛋白 β 和 δ（C/EBP β 和 C/EBP δ），可促进基质诱导的成骨细胞的转化。由于成骨细胞和脂肪细胞来自共同的前体细胞，其中许多转录因子也抑制间充质祖细胞参与脂肪形成。另外，转录因子如过氧化物酶体增殖激活受体 γ（PPAR γ）和 CCAAT/ 增强子结合蛋白 α（C/EBP α）可促进脂肪细胞分化。在体外和在体实验中，均可观察到成骨细胞和脂肪细胞分化的反比现象。此外，临床观察还发现成骨细胞和脂肪细胞之间存在相互调节关系：骨髓中过多的脂肪与年龄相关的骨质疏松症有关。

成骨细胞前体亦可产生软骨细胞，这在发育、儿童骨骼生长以及骨折愈合等情况下具有重要意义。成骨细胞分化转录因子 Runx 2 和 Osterix 不仅促进成骨细胞分化，而且可刺激软骨内成骨中血管侵袭前的最后阶段软骨细胞分化。有学者提出，骨形成和软骨形成在共同前体的作用下可相互调节（Komori，2018），但控制这一过程的机制尚未确定。

2.分泌基质的成骨细胞

成熟的分泌基质的成骨细胞具有广泛的细胞间接触，并紧贴于骨表面，这表明当成骨细胞分化到这个阶段时必须迁移，迁移的方式可能是以群体形式迁移到骨表面，以对破骨细胞或基本多细胞单位内其他细胞产生偶联因子作出反应。此时的成骨细胞的主要功能概括起来有：①合成和分泌骨的有机质，形成类骨质。成骨细胞分泌的大部分是胶原，其中主要是 I 型胶原，占有机质的 90% 以上，还有少量的 III 型、V 型、X 型胶原等。②合成和分泌非胶原蛋白，参与类骨质的矿化，包括碱性磷酸酶（ALP）、骨钙素（OCN）和骨桥蛋白（OPN）。另外还包括影响成骨细胞进一步分化的功能受体，如 IL-6 家族细胞因子受体、甲状旁腺素（PTH）和 PTH 相关蛋白的受体 PTH1R 等。③分泌细胞因子，调节骨形成和骨吸收，包括胰岛素样生长因子 I（IGF- I）、胰岛素样生长因子 II（IGF- II）、成纤维细胞生长因子（FGF）、白细胞介素-1（IL-6）和前列腺素（PG）等。

成熟的成骨细胞的寿命有限。在人类中，成骨细胞在正常的重塑周期中仅持续 3 个月。当成骨细胞的类骨基质生成完成后，成熟的成骨细胞可有以下三种转归：①作为代谢活性较低的骨衬细胞留在骨表面；②凋亡或者死亡；③被类骨基质包埋在其中，随着类骨质骨被矿化，成骨细胞变为骨细胞。

3.骨细胞

在骨形成过程中，骨细胞（osteocytes）通过其广泛的树突状结构和充满液体的通讯通道网络嵌入骨基质中，以感知并响应机械应变和骨的微损伤。骨细胞是迄今为止骨骼中最丰富的细胞，通过骨骼基质，骨细胞形成了一个高度复杂的细胞通信网络。在整个成年骨骼中共有约 3.7 万亿个细胞连接。至于成骨细胞是如何嵌入骨基质的，目前尚不完全清楚。成骨细胞成为骨细胞的方式常被描述为"包埋"到基质中，这表明转化方式可能与所形成的骨类型有关，即骨质的类型（板层骨/编织骨）、骨化模式（膜内化骨/软骨内化骨）以及位置（骨膜/皮质内/小梁）可能决定了成骨细胞在基质中嵌入的方式。目前尚未发现成骨细胞产生特定信号来直接控制此过程。当成骨细胞被新近分泌的基质（类骨质）包埋成为骨细胞时，它们被称为"类骨质细胞"。成骨细胞和类骨质细胞之间最显著的区别是在这种转变过程中发生的形态改变。立方形态的成骨细胞变为较小的立方细胞，最终转化为具有骨细胞特征的带有许多树突细胞突起的较小细胞体。类骨质矿化后，骨细胞的超微结构也随着其蛋白质生产能力的降低而改变，包括内质网和高尔基体的减少。分化的骨细胞位于骨基质的空隙内，在整个骨基质中形成广泛的细胞间网络，调节骨形成和骨吸收。该网络具有细胞接触的显著特征，并且这些细胞还能感知和响应机械载荷和微损伤。骨细胞除了通过释放局部因子如骨硬化蛋白和抑瘤 M 来控制骨表面的成骨细胞活性外，还通过表达牙本质基质蛋白 1（dentin matrix protein 1，DMP-1）和基质细胞外磷酸糖蛋白（matrix extracellular phosphoglycoprotein，MEPE）等因子来调节骨基质的矿化，并可通过释放成纤维细胞生长因子 23（fibroblast growth factor 23，FGF 23）以内分泌方式控制磷酸盐稳态（Fukumoto，2016）。有关骨细胞的形态和功能在后文中作详细介绍。

4.骨衬细胞

骨衬细胞（bone-lining cell）位于骨的表面，有很明确的形态特征：细胞长而扁平，核呈纺锤形（厚约 1μm，长约 12μm），有丰富的胞质，胞质内细胞器少，但存在线粒体、微丝、游离核糖体以及粗面内质网等。相邻的骨衬细胞间，以及骨衬细胞和骨细胞间可有缝隙连接。

对于骨衬细胞的功能，实验表明，成骨细胞、破骨细胞及骨衬细胞三者一起，在调节矿物质平衡方面有重要作用；由于骨衬细胞位于骨的表面，且靠近造血组织，似与骨代谢调节和造血功能也有关系；与骨细胞类似，骨衬细胞也受到生物力学信号的影响，引起适应性重建。

长期以来，骨衬细胞被认为是覆盖在"静息"或"静息"骨表面的一类保护性细胞群，但近年研究发现，与成骨细胞类似，骨衬细胞也有一些内分泌和旁分泌因子的受体。骨衬细胞可在 PTH 的作用下在骨表面收缩，以允许破骨细胞进入骨表面。这种骨衬里细胞层的改变不仅可发生在对 PTH 治疗的反应中，还可发生在骨重塑开始时。此时骨衬细胞可产生临时冠层（canopy），这种冠层将骨重建活动与其他的骨髓微环境分离，从而提供了一个可控制的环境，在此环境下成骨细胞谱系细胞、破骨细胞和其他骨髓细胞之间可交换因子，另外，这种冠层也与血管密切相关，可为骨重建过程提供成骨细胞和破骨细胞前体。除了形成冠层外，骨衬细胞还可再被激活成为产生基质的成骨细胞。目前研究已经证实，间歇性给予 PTH 可使体内成熟的成骨细胞重新激活静止的骨衬细胞。在机械载荷和抗骨硬化蛋白治疗后，骨衬细胞也出现这种再激活。这种再激活是可能使骨衬细胞成为成骨前体细胞的来源（Kim et al，2017）。

近年来研究发现，在各种生理、病理和治疗条件下参与骨形成的成骨细胞可以从多种来源中获得。成骨细胞的起源包括但不限于生长板中的软骨细胞、骨髓中的基质细胞、骨表面上的静止骨衬细胞以及颅面结构中特化的成纤维细胞。由于成骨细胞可以从局部细胞来源产生，骨骼可以灵活地对再生和合成代谢做出反应。然而，来自不同细胞的成骨细胞是否具有不同的功能仍有待研究（Mizoguchi et al，2021）。

在分化的不同阶段中，成骨细胞具有决定骨骼结构的三个主要功能：①产生骨样骨基质；②通过产生非胶原蛋白来调节骨质矿化；③支持破骨细胞的形成。此外，成骨细胞系细胞产生多种旁分泌因子，如 IL-6 家族细胞因子、甲状旁腺素相关蛋白（PTHrP）和 EphrinB2 等接触依赖性分子，可调节自身的分化和活性。成骨细胞也被认为是具有"转换"能力的细胞，在骨重建过程中，存在破骨细胞和成骨细胞之间的通信交流。成骨细胞谱系的功能不仅限于对骨结构的调控，还包括对造血干细胞生态位的调节以及促进恶性肿瘤和 B 细胞稳态在造血系统中的作用。另外，成骨细胞谱系在磷酸盐稳态和葡萄糖代谢中也具有内分泌功能（Leder et al，2020）。

（三）类骨质的生成及其矿化

骨组织是一种异质复合材料，以生物羟基磷灰石（bioapatite）晶体形式存在的矿物态约占其质量的三分之二，其余的有机基质主要由 I 型胶原蛋白（约占 90%）组成，还含有少量的脂质（约 2%）、非胶原蛋白（约 5%）、蛋白聚糖和水。骨基质中的非胶原蛋白包括作为信号分子的物质，如转化生长因子 β（transforming growth factor β，TGF-β）和胰岛素样生长因子 1（insulin-like growth factor 1，IGF1），以及调节矿化的物质，如骨钙素和牙本质蛋白 1（DMP-1）。

尽管在细胞培养条件下或病理情况（如血管钙化）下，一些类型的细胞也能够沉积矿物质，但只有成骨细胞具备形成骨质的能力。成骨细胞负责在多种表面和各种环境中沉积骨基质。在软骨内成骨过程中，成骨细胞会将骨沉积于软骨模板上，这一过程常见于骨骼发育和骨折愈合过程。在这些情况下，成骨细胞附着在软骨模板上并沉积类骨质，根据下述过程，类骨质会矿化。在膜内成骨的过程中，骨质直接由间充质前体形成，没有潜在的模板。这一过程主要发生在骨骼特别是颅盖骨发育过程中，以及在通过软骨内骨化形成的骨干（中段）的骨膜环形成的过程中。在骨重塑过程中，成骨细胞负责维持骨量，并生成足够的新生骨组织以替代被破骨细胞去除的老旧骨组织。相较而言，在骨骼生长过程中，成骨细胞会在之前未被吸收的骨表面上形成新的骨组织，从而导致骨膜扩张。此外还存在一些病理情况，例如创伤后的异位骨化以及罕见遗传疾病情况下肌肉组织中病理性骨组织的形成（Convente et al，2018）。

成骨细胞本身并不直接生成"骨质"，而是能够合成富含胶原蛋白的类骨基质。这种类骨基质作为模板，随后以生物磷灰石的形式沉积矿物质，从而增加了骨组织的硬度。类骨和矿物质含量之间的平衡决定了骨强度：本质上胶原蛋白提供柔韧性，而矿物质提供硬度。矿化过程由晚期成骨细胞和骨细胞产生的非胶原蛋白控制。具体如下：

1. 类骨质沉积

当成骨细胞沉积类骨质时，根据其胶原蛋白的方向和生成速度，有编织骨和板层骨两种潜在形式。在骨发育和骨折愈合过程中，编织骨沉积迅速；这种物质含有无序的、看似随机朝向的胶原纤维。相比之下，板层骨组织密度较高，纤维沉积速度较慢，主要朝着纵向，并形成明确有序的结构。板层骨中的胶原纤维在相邻的板层中垂直排列，这增加了骨质的强度。编织骨的松散结构和随机朝向表明其力学性能不及板层骨。这一点在人类胎儿骨中得到了验证，其中更年轻的编织骨与较低的弹性和抗穿透性（显微硬度）相关。

目前尚不清楚成骨细胞是如何接收指令并形成编织或板层骨结构，然而，使用超高电压电子显微镜研究表明，在板层骨形成过程中，胶原纤维的沉积呈现出稀疏且随机的特点，但随着成骨细胞进一步沉积，纤维开始重新排列为与生长方向平行的状态，并变得更加分散和粗壮。这可能提示在初始胶原分泌之后尚未被识别的事件可能是导致骨骼编织或板层性质形成的原因。除了以上所述的观察结果外，在一项研究中使用工程化成骨细胞进行活体显微镜成像，以观察其与荧光标记的胶原之间的相互作用。该研究揭示了在胶原组装过程中，成骨细胞可持续不断地移动并主动施加力量于纤维上，从而通过物理方式塑造出具有特定结构和功能的基质，并且可能参与调控骨细胞腔隙的形态（Lu et al，2018）。

Ⅰ型胶原蛋白由两个 α1 和一个 α2 多肽链的三股螺旋结构组成。在成骨细胞中，单个前α链在核糖体中合成，组装成前胶原三股螺旋，并通过胞吐作用释放到细胞外空间，并经过 N-末端和 C-末端切割形成纤维。多种胞内翻译后修饰，包括脯氨酸和赖氨酸残基的羟基化和糖基化，稳定了胶原蛋白三股螺旋结构。分泌后，通过赖氨酰氧化酶的作用，胶原纤维形成分子间和分子内交联以增强其稳定性，并进一步提高骨骼强度。在衰老过程中，其他修饰因素，如高级糖化可能对骨骼基质的机械性能产生不利影响。在成骨不全症中观察到的多样性家族中存在着骨骼脆性问题，其中不仅存在胶原蛋白本身的蛋白质缺陷，并且也存在与胶原纤维组装相关的各个方面的缺陷，包括胶原折叠、分泌、交联和翻译后修饰（Forlino et al，2016）。

2. 类骨质矿化

在胶原蛋白沉积完成后，随着生物磷灰石晶体的逐渐积累，逐步发生了矿化过程。这一矿化过程可分为两个阶段，即初级矿化和次级矿化。在约 5～10 天内，类骨质经历了快速的初级矿化，而在随后的数周、数月和数年中，则发生了次级矿化。在原生矿化过程中，组织通常达到其最终矿物含量的约 50%～70%。在次生矿化过程中，矿物继续以较慢的速率积累，晶粒变得更大，并且碳酸盐替代了基质中的磷酸基团。此外，随着矿物的沉积，骨骼周围的胶原纤维也会发生变化，变得更加紧密，这可能是对持续增长晶体的适应性反应（Vrahnas et al，2018）。

最终矿化阶段是在骨骼基质内呈现局部变化，这一变化受到性别、年龄以及骨骼种类和解剖位置的影响。矿化涉及基质囊泡的释放，这些囊泡是由细胞衍生、细胞外膜封闭的颗粒组成，其成分为不良结晶的生物磷灰石矿物。通过与胶原蛋白接触、钙和磷酸盐的局部利用，以及由DMP-1和骨桥蛋白等磷灰石成核剂驱动的过程，矿化晶体呈现有序结构（这一过程称为成核）。人类和鼠类在磷酸盐调控物质的遗传缺陷与骨矿化受损的关联清楚地证实了磷酸盐调节蛋白的重要性（Holm et al，2015）。

矿化的起始、累积和结晶成熟不仅受磷灰石成核物质的调控，还受到成骨细胞和骨细胞分泌的一系列多功能非胶原蛋白的调节。成骨细胞和骨细胞可表达支持矿化的蛋白质，如ALP、PHOSPHO1、磷酸调节中性内肽酶、X连锁（PHEX）以及骨唾液蛋白/整合素结合唾液蛋白。成骨细胞和骨细胞还可表达抑制矿化的蛋白质，如骨钙素、MEPE和浆细胞膜糖蛋白-1（plasma cell membrane glycoprotein-1，PC-1）。成骨细胞通过调控ALP和PC-1精确控制局部无机磷酸盐水平，这是它们对矿化过程进行精细控制的一个例证。羟基磷灰石的形成取决于促进矿化的无机磷酸盐（Pi）与无机焦磷酸盐（PPi）之间高比率的存在。ALP可通过水解PPi形成羟基磷灰石结晶成核所需的Pi来正向调节这种平衡。ALP不足导致矿化异常，正如在低磷酸酶症患者体内观察到的情况。相比之下，PC-1可通过生成无机焦磷酸盐来抑制矿化，因此PC-1不足会导致过度矿化。

（四）成骨细胞谱系与破骨细胞的交互作用

成骨细胞谱系的功能不仅限于骨质形成，还包括破骨细胞的分化的和骨吸收。成骨细胞谱系细胞通过三种主要方式发挥这一作用：①在旁分泌和内分泌因子的作用下产生RANKL和OPG；②释放趋化因子，将破骨细胞前体吸引到骨表面；③为破骨细胞的附着准备骨表面。

1. RANKL和OPG的产生

一系列局部作用的细胞因子，包括白细胞介素-11（interleukin-11，IL-11）、前列腺素E2、PTHrP和抑瘤素M，均可通过刺激成骨细胞谱系细胞来间接促进NF-κB受体活化因子配体（receptor activator of NF-κB ligand，RANKL）和CSF-1（M-CSF）的表达，从而间接刺激破骨细胞形成。一些药物和内分泌因子，如PTH和1, 25-二羟基维生素D，也并非直接作用于破骨细胞前体本身，而是通过刺激成骨谱系细胞起到调节作用。RANKL与其受体NF-κB受体活化因子（receptor activator of NF-κB，RANK）在单核造血破骨细胞前体表面发生相互作用。RANKL和CSF-1是调节破骨细胞生成所必需的两种分子。

RANKL或RANK基因缺失的小鼠表现出破骨细胞缺失以及严重的骨硬化症，这证明了RANKL和RANK在破骨细胞形成中的重要性。成骨谱系细胞也可表达一种可溶性蛋白质，称为骨保护素（osteoprotegerin，OPG），OPG是RANKL的非信号诱饵受体。OPG通过阻断RANKL和RANK的相互作用，对破骨细胞分化起"制动"作用，并且成骨细胞可以通过调节RANKL和OPG的表达，精确地调节破骨细胞的生成。

RANKL在成骨细胞分化的所有阶段都有表达，包括前体细胞、基质生成成骨细胞、骨衬细胞和骨细胞。产生RANKL不是成骨细胞谱系细胞的专有特征。T细胞和自然杀伤（NK）细胞也表达RANKL，并且也能够促进破骨细胞的形成。而且，T细胞表达RANKL对于正常的骨发育和维持可能是必不可少的（Danks et al，2016）。相反，在成骨细胞谱系缺乏RANKL的小鼠中，可观察到严重的骨硬化症。然而，成骨细胞分化过程中RANKL产生最重要的阶段尚不清楚；RANKL的关键来源是骨细胞、骨衬细胞还是前成骨细胞仍有争议。值得注意的是，表达

RANKL 的成骨细胞谱系细胞与表达 RANK 的造血破骨细胞前体之间的直接接触是体外形成破骨细胞的绝对必要条件，在体内也可能如此。尽管可溶性 RANKL 在体外和体内都能促进破骨细胞前体形成，但目前还没有确凿证据表明血液循环中的 RANKL 具有生理作用。因此，成骨谱系细胞的位置对于支持破骨细胞形成非常重要。骨髓中的细胞或与骨髓直接接触的细胞，如成骨细胞前体和骨衬细胞，而不是嵌入的骨细胞，更有可能与破骨细胞前体接触，因此更有可能在正常重塑过程中支持破骨细胞形成。虽然有人提出骨细胞可能延伸到骨髓空间，但对于基质内的骨细胞如何通过接触依赖机制来控制血液中破骨细胞前体的 RANKL 的作用仍难以理解。然而，即使是直接与破骨细胞前体接触并受到适当刺激情况下培养的骨细胞，也只能形成双核"破骨细胞"。

成骨细胞谱系细胞所产生的 RANKL 也会受到骨基质内微损伤的刺激。微损伤或微裂纹是骨基质中的一种微小缺陷，在病理条件和正常骨骼负荷下均有可能发生。实验性负荷可导致更为明显的微损伤，并引发骨吸收，实际上，微损伤引起的骨吸收和替代是骨重塑中至关重要的机械功能之一。有人提出，微损伤部位可"引导"那些已经在骨表面起作用的破骨细胞朝向损伤部位。骨细胞可感知骨内的微损伤，骨细胞是终末分化的成骨细胞，位于骨基质内，可感知基质内压力的变化。大鼠骨骼的解剖学研究表明，与距离微裂纹较远的部位相比，位于微裂纹附近的骨细胞更有可能发生凋亡。人体骨骼的体外机械负荷和大鼠骨骼的体内机械负荷都会增加骨细胞的凋亡，濒死细胞周围的骨细胞会增加 RANKL 的产生以启动骨吸收。支持这一观点的是，短期内骨细胞缺失会迅速增加骨中 RANKL mRNA 的表达（可能由成骨细胞谱系细胞引起），同时也促进了破骨细胞的形成。

成骨细胞谱系产生的因子还有破骨细胞形成所需的 CSF-1/M-CSF。RANKL 和 CSF-1 是体外骨髓前体细胞形成破骨细胞所必需的因子。正如在缺乏 RANKL 的小鼠中观察到的那样，缺乏 CSF-1 的小鼠也因缺乏破骨细胞形成而表现出严重的骨硬化症。RANKL 是膜结合型分子，能够促进破骨细胞前体融合，而 CSF-1 则可刺激破骨细胞前体增殖。

2. 化学诱导剂的释放

成骨细胞控制破骨细胞分化的另一种机制是通过释放化学诱导剂控制破骨细胞前体相互运动（允许融合）以及向骨表面运动（允许附着）。这些因子可能在骨形成过程中沉积在骨基质本身，它们可能由活化的成骨细胞释放，也可能由凋亡的骨细胞释放。一些骨基质衍生的因子，被认为可以作为单核破骨细胞前体的化学诱导剂，包括骨钙素、胎球蛋白-A 和胶原蛋白-Ⅰ片段等。因此，破骨细胞前体对骨表面的吸引力可能取决于待吸收骨化学诱导剂的特定含量。对老龄骨研究的结果支持这一观点：随着骨龄的增长，胶原蛋白-Ⅰ异构化，α/β 胶原蛋白异构体比例增高，这种老龄骨与年轻骨相比，有更多的破骨细胞形成，这也说明了成骨细胞沉积的基质成分在控制破骨细胞形成中有重要作用。

破骨细胞生成因子如白细胞介素-1β（IL-1β）、肿瘤坏死因子 α（TNF-α）和 PTHrP 可刺激成骨细胞谱系细胞的一系列趋化因子的产生，包括基质衍生的因子-1（SDF-1/CXCL12），趋化因子配体 3、5 和 7（CCL3、CCL5、CCL7），趋化因子（C-X-C 基序）配体 1（CXCL1）以及单核细胞趋化蛋白-1（MCP-1）。已通过体外试验证明，这些成骨细胞谱系细胞的趋化因子对破骨细胞前体（单核巨噬细胞）具有促进其趋化和融合的作用，并且它们很可能在体内也发挥类似功能。

3. 供破骨细胞附着和骨吸收的骨表面的制备

为了开始骨吸收，多核破骨细胞通过整合素与非胶原基质蛋白（包括骨桥蛋白和骨唾液蛋白）中的精氨酸-甘氨酸-天冬氨酸（RGD）序列相互作用而附着在骨基质上。这些蛋白质是由成骨细胞在前一个骨形成周期中分泌出来的。因此，在一定距离内，可以说成骨细胞通过控制骨基质本身来调节破骨细胞附着。有趣的是，缺乏骨唾液蛋白或骨桥蛋白的小鼠分别呈现出破骨细胞表面减少和对破骨细胞刺激反应减弱。然而，这似乎是成骨细胞数量减少（因此导致成骨细胞衍生 RANKL 和 M-CSF 减少）的间接结果，或者与细胞内破骨细胞所需的骨桥蛋白相关，而非与其在骨基质上附着有关。需要进一步研究来确定骨基质本身如何调节破骨细胞附着。然而需要指出的是，考虑到骨形成和随后骨吸收之间存在时间延迟，这种方式不太可能精确控制骨吸收，更有可能是存在于不同类型骨骼中用于调节骨吸收水平生物变异的一种机制。

综上所述，成骨细胞谱系包括一系列细胞类型：多能成骨前体细胞、产生基质的成骨细胞、骨细胞和骨衬细胞。谱系的每个阶段都有其独特的功能。成骨细胞谱系最重要的功能是生产骨基质并通过非胶原蛋白控制骨基质的矿化。成骨细胞谱系不仅控制其自身谱系的分化和形成，还可控制骨吸收细胞——破骨细胞的生成。因此，该谱系在控制骨量方面起着核心作用。

三、破骨细胞

破骨细胞是高度特化的造血细胞，驻留在骨表面并吸收骨。破骨细胞在共同的髓系谱系中与巨噬细胞有一些相似，在功能上都表现为"消化"。但是，与巨噬细胞不同，破骨细胞没有吞噬作用，而是通过溶酶体胞吐作用在细胞外发挥其消化功能，溶酶体与质膜融合并将其内容物释放到细胞外空间。正常的骨骼发育和重塑均需要破骨细胞的作用，而破骨细胞是唯一被证实有骨吸收能力的细胞。破骨细胞和成骨细胞之间的平衡是维持骨稳态的关键，破骨细胞功能过度或不足都会导致骨骼疾病。骨质疏松症就是最常见的破骨细胞活性增强的疾病。因此，了解破骨细胞的来源、分化以及其骨吸收的机制对治疗骨质疏松症或其他骨骼疾病具有重要意义。

在 NF-κB 受体活化因子配体 RANKL 和巨噬细胞集落刺激因子（M-CSF）存在的情况下，破骨细胞从髓系前体分化。与许多造血细胞一样，分化需要第二级信号，这级信号通常是一些免疫球蛋白受体，包括 RANK 和含免疫受体酪氨酸激活基序（immunoreceptor tyrosine-based activation motif，ITAM）相关受体。这些受体在活化后可刺激许多信号通路，继而驱动破骨细胞生成的主要调节因子——活化 T 细胞的核因子 1（nuclear factor of activated T cells 1，NFATc1）的表达。NFATc1 与转录因子 AP-1 一起驱动破骨细胞吸收功能所需的许多分子的表达，包括组织蛋白酶 K（cathepsin K，CTSK）和抗酒石酸酸性磷酸酶（tartrate-resistant acid phosphatase，TRACP）等。

破骨细胞不能单独发挥作用，而是与成骨细胞和骨细胞一起发挥作用，这被称为基本多细胞单位（basic multicellular unit，BMU）。在 BMU 中，破骨细胞和成骨细胞串联工作以重塑骨骼。在激活阶段，机械应力、微骨折、微缺血或其他事件可以刺激骨重塑，这些事件释放了"困在"骨微环境中的因子，包括 TGF-β 和 IGF-1（Amarasekara et al，2018）。这些因子激活内层成骨细胞，进而募集迁移成熟的破骨细胞，并通过 RANK 的表达驱动破骨细胞前体细胞的成熟。成熟的破骨细胞进行细胞骨架重排，变得高度极化，并形成一个称为封闭区的特殊结构，将破骨细胞和下层骨之间的空间与周围环境隔离。水解酶（包括 CTSK）的酸化和胞吐作用会导致矿物质的溶解和骨骼有机基质的消化。BMU 将骨吸收转变为骨形成，被称为逆转阶段。在这一阶段，破骨细胞对骨的消化会释放出困在骨基质中的其他因子，包括 BMPs、TGF-β 和 IGF-1，这些因子可以刺激成骨细胞成骨。破骨细胞还可通过细胞接触介导的相互作用和分泌因子来调节成骨细胞的功能。在成骨阶段，成熟的成骨细胞沉积类骨、脱钙骨基质，随后沉积羟基磷灰石，生成矿化骨。

（一）破骨细胞的形态

破骨细胞由多核巨细胞组成。光镜下观察，破骨细胞胞体的直径可达 50μm 以上，胞质呈嗜碱性，有的为嗜酸性过碘酸希夫（PAS）染色阳性，有酸性磷酸酶。细胞核的大小和数目有很大的差异，一般 15 ～ 20 个不等，直径为 10 ～ 100μm，但在切片标本上仅见其中数个。核的形态与成骨细胞和骨细胞的核类似，呈卵圆形，染色质颗粒细小，着色较浅，有 1 ～ 2 个核仁。在破骨细胞吸收骨基质中的有机物和矿物质的过程中，造成基质表面不规则，形成近似细胞形状的陷窝，称为吸收陷窝（How ship's lacunea）。在陷窝内对着骨质的一面，细胞伸出许多毛样突起，很像上皮细胞表面的纹状缘和刷毛缘。电镜下观察，功能活跃的破骨细胞具有明显的极性，电镜下可分为 4 个区域。①皱褶缘区：此区位于吸收腔深处，是破骨细胞表面高度起伏不平的部分，光镜下似纹状缘，电镜下观察是由内陷很深的质膜内褶组成，呈现大量的叶状突起或指状突起，粗细不均，远侧端可膨大，并常分支互相吻合，故名皱褶缘。ATP 酶和酸性磷酸酶沿皱褶缘细胞膜分布。皱褶缘细胞膜的胞质面有非常细小的鬃毛状附属物，长 15 ～ 20nm，间隔约 20nm，致使该处细胞膜比其余部位细胞膜厚。突起之间有狭窄的细胞外裂隙，裂隙内含有组织液及溶解中的羟基磷灰石、胶原蛋白以及蛋白多糖分解形成的颗粒。②亮区或封闭区：此区环绕在皱褶缘区周围，微微隆起，平整的细胞膜紧贴骨组织，包围皱褶缘区，使皱褶缘区密封与细胞外间隙隔绝，形成一个特殊的微环境。因此将这种环形特化的细胞膜和细胞质称为封闭区。切面上可见两块封闭区位于皱褶区的两侧。封闭区有丰富的肌动蛋白微丝，但缺少其他细胞器，电镜下观察封闭区电子密度低，故又称亮区。破骨细胞如离开骨组织表面，皱褶缘区和亮区均消失。③小泡区：此区位于皱褶缘的深面，内含许多大小不一电子密度不等的膜被小泡和大泡，小泡数量多，呈致密球形，小泡是初级溶酶体或内吞泡或次级溶酶体，直径 0.2 ～ 0.5μm；大泡数量少，直径 0.5 ～ 3.0μm，其中有些大泡对酸性磷酸酶呈阳性反应。小泡区还有许多大小不一的线粒体。④基底区：此区位于亮区和小泡区的深面，是破骨细胞远离骨组织侧的部分。细胞核聚集在该处，细胞核之间有一些粗面内质网、发达的高尔基复合体和线粒体，还有与细胞核数目相对应的中心粒，很多双中心粒聚集在一个大的中心粒区。破骨细胞膜表面有丰富的降钙素受体和亲玻粘连蛋白或称细胞外粘连蛋白受体等，参与调节破骨细胞的活动。破骨细胞表型的标志是皱褶缘区和亮区以及溶酶体内的 TRACP，细胞膜上的 ATP 酶和降钙素受体，以及降钙素反应性腺苷酸环化酶活性。近年研究发现，破骨细胞含有固有型一氧化氮合酶（cNOS）和诱导型一氧化氮合酶（iNOS），用 NADPH-黄递酶组化染色，破骨细胞呈强阳性，这种酶可以用来检测一氧化氮合酶的活性。

（二）破骨细胞的分化

1. 破骨细胞的细胞起源

尽管早在 1849 年就发现了一种与骨相关的独特多核细胞类型，破骨细胞一词直到 1873 年才首次使用。然而，直到 20 世纪 60 年代，破骨细胞才被明确证实具有骨吸收功能。早在 1911 年，基于与异物巨细胞在形态学上的相似性，破骨细胞被认为来源于白细胞。Walker 在 20 世纪 70 年代进行了一系列的异种共生和嵌合体实验，最终证明了破骨细胞的造血起源。由于与巨噬细胞和巨细胞的形态和功能相似，破骨细胞的髓系起源很早就被提出，并通过将标记的外周血单核细胞注射到小鼠体内导致产生标记的破骨细胞的实验证实了这一点。

随后通过体外评估骨髓或外周血细胞的各种亚群在 RANKL 存在下分化成破骨细胞的能力，更精确地定义了破骨细胞祖细胞。这些研究都使用了多种髓系细胞表面标志物来定义破骨细胞祖细胞。较早的研究发现，骨髓 CD11b^{lo}、CD117$^+$（c-Kit）群含有在 M-CSF 和 RANKL 存在的情况下可以分化为破骨细胞的前体细胞。之后多项研究认为，与单核细胞和树突状细胞的祖细胞不同，骨髓中的早期髓系祖细胞群高度富集破骨细胞祖细胞。在 M-CSF 和 RANKL 存在下，来自小鼠和人类的外周血单核细胞可以分化成破骨细胞。使用基于细胞表面标志物的纯化方法结合体外破骨细胞分化测定，在小鼠中鉴定出具有经典循环单核细胞许多特征的外周破骨细胞祖细胞群。同样，在人类中，循环破骨细胞祖细胞群也被发现具有与经典单核细胞重叠的标志物。尽管骨髓和循环祖细胞都能有效分化为破骨细胞，但这些祖细胞群之间的关系以及这些祖细胞在维持破骨细胞形成中的作用尚不清楚。

2. 破骨细胞的分化

破骨细胞是骨髓谱系中的终末分化细胞。与其他分化的髓样细胞相似，需要关键的细胞因子刺激来激活特定的细胞内信号转导途径以启动特定的转录程序。破骨细胞的主要转录调节因子 NFATc1 对破骨细胞的分化和功能至关重要。破骨细胞从未成熟骨髓前体细胞开始，整个分化过程受到周围骨骼和免疫细胞产生的阳性和阴性刺激的高度调控。这些信号协调了一系列信号级联反应，包括启动前体增殖、与多核细胞融合、细胞极化、与骨骼的黏附以及功能性吸收的激活。

（1）RANK/RANKL 信号

刺激破骨细胞分化所需的关键细胞因子是 RANKL，RANKL 最初有几个名称，包括骨保护素配体（osteoprotegerin ligand，OPGL）、破骨细胞分化因子（osteoclast differentiation factor，ODF）和 TNF 相关激活诱导的细胞因子（TNF-related activation-induced cytokine，TRANCE）。RANKL 属于肿瘤坏死因子（tumor necrosis factor，TNF）细胞因子家族 11，既可作为 II 型跨膜蛋白，也可作为分泌的细胞因子。RANKL 由成骨细胞、基质细胞、骨细胞以及活化的免疫细胞产生。RANKL 与骨髓细胞前体上的 RANK 结合，后者是破骨细胞分化和活化的关键刺激因子。对 RANK 或 RANKL 遗传缺陷小鼠的研究表明，在没有 RANK 信号的情况下，不会产生破骨细胞。RANK 或 RANKL 基因缺失的小鼠的骨骼表现为严重骨质疏松，由于在下颌骨没有破骨细胞降解的情况下无法长出牙齿，这些动物没有牙齿。RANKL 还与可溶性诱饵受体骨保护素（osteoprotegerin，OPG）结合，可防止 RANKL 与 RANK 相互作用。缺乏 OPG 的小鼠表现为骨质疏松症，而过表达 OPG 的转基因小鼠破骨细胞很少，出现骨硬化表型。因此，破骨细胞前体附近 RANKL 和 OPG 表达的比例对于确定破骨细胞分化反应很重要。成骨细胞或基质细胞分泌的 RANKL 和 OPG 的表达均受到严格调控，这些调控因子包括内分泌因子如 PTH 和 1,25-(OH)$_2$D$_3$ 以及炎性细胞因子如 TNF 和 IL-1 等。而许多细胞因子、激素和生长因子通过调节 RANKL 和 / 或 OPG 在其他细胞类型上的表达也可间接调节破骨细胞的生成。破骨细胞生成和成熟后的骨吸收功能均依赖于 RANKL 刺激，缺乏该刺激会导致破骨细胞存活能力下降。

RANKL 和 OPG 的表达主要来自成骨细胞、基质细胞和骨细胞，然而，直到最近才重新定义了每个来源的相对重要性。先前认为衬在骨表面的成骨细胞是破骨细胞生成过程中 RANKL 的主要来源。然而，近年研究发现骨细胞也可高水平地表达 RANKL，并且可通过骨细胞小管传输到骨表面，与前体细胞相互作用并刺激分化。RANKL 的骨细胞特异性缺失可导致小鼠出现明显的骨质疏松表型，证明了骨细胞衍生的 RANKL 对基础性骨重建的重要性。骨细胞还可表达 OPG，OPG 可通过腔隙小管系统扩散以减少破骨细胞的生成。在机械卸载或"失重"等病理条件下，骨细胞会增加骨硬化蛋白（一种 Wnt 抑制剂）的产生，从而导致 OPG 表达降低和 RANKL 产生增加，从而刺激破骨细胞生成。由于低钙饮食和雌激素缺乏，骨细胞衍生的 RANKL 也被证明对破骨细胞形成和骨质流失的增加至关重要。因此，在各种稳态和病理状态下，骨细胞是 RANKL 的重要来源。作为细胞表面的膜结合蛋白，RANKL 在细胞表面被酶（例如基质金属蛋白酶 14）切割以产生可溶性形式。使用产生不能切割的 RANKL 形式的转基因小鼠可检查膜结合和可溶性 RANKL 的相对重要性。成年小鼠缺乏可溶性 RANKL 可导致松质骨质量增加和破骨细胞数量减少，这表明可溶性 RANKL 在破骨细胞形成过程中具有重要作用。然而，缺乏可溶性 RANKL 并不影响发育中小鼠的骨量或导致雌激素缺乏引起的骨质流失，这表明在其他条件下，膜结合 RANKL 足以促进破骨细胞的生成（Xiong et al，2018）。

（2）第二信号：破骨细胞分化中的共刺激受体

与其他免疫细胞类似，破骨细胞需要通过多种受体信号同时刺激以启动细胞分化程序。虽然通过 RANK 受体发出的信号是关键的特异性破骨细胞生成信号，但关键的共刺激信号是由 ITAM 信号适配器、DAP12（DNAX 相关蛋白，12kDa 大小）以及 FcRγ（FcεR1γ 链）的先天受体引导的。最初认为，ITAM 基序是与 T 细胞受体和 B 细胞受体相关的信号转导链的细胞质尾部的常见序列，然而，随后发现它存在于许多与受体相关的细胞质结构域中，并在受体激活与下游信号级联的联系中起作用。ITAM 衔接子链转导来自破骨细胞上各种配体结合免疫受体的信号。通过破骨细胞前体中的 ITAM 衔接子链发出信号，启动钙通量，导致 NFATc1 的激活，而 NFATc1 是破骨细胞生成所需的主要转录调节因子。先天性免疫受体通常在局部微环境变化下起到激活细胞并引发响应的作用。每个 ITAM 信号链都与特定的免疫受体配对，常见的配对是 TREM2-DAP12 和 OSCAR-FcRγ。尽管 OSCAR 的胶原片段和 TREM2 的凋亡细胞被认为是潜在的配体，但刺激骨微环境中这些受体的配体尚未明确确定。

缺乏 ITAM 衔接子链 DAP12 和 FcRγ 的小鼠表现出严重的骨质疏松，长骨中没有破骨细胞。然而，不同于 RANK 或 RANKL 缺乏小鼠，这些缺乏 DAP12 和 FcRγ 的小鼠都有牙齿，因为它们可以在牙齿萌出的下颌骨中得到破骨细胞。而且，DAP12⁻/⁻/FcRγ⁻/⁻小鼠尽管在正常情况下长骨中缺乏破骨细胞，但在雌激素缺乏下骨重建被激活，骨量大量丢失后，在体内却能够产生破骨细胞。这些研究表明，在特定的微环境条件下，通过引入额外的辅助受体或其他调节信号的变化，可以绕过对特定辅助受体的要求。

另一个信号来自 M-CSF 受体（CSF-1R 或 cFms），这是一种基于酪氨酸激酶的生长因子受体，是破骨细胞生成所必需的。在 op/op 石骨症小鼠中鉴定出存在 M-CSF（也称为 CSF-1）编码区的突变，这证明了 M-CSF 受体信号对破骨细胞发育的重要性。M-CSF 可刺激促进许多骨髓细胞的增殖、存活和分化，在破骨细胞生成过程中同样重要。与 RANKL 类似，M-CSF 也由成骨细胞、基质细胞和骨细胞分泌。在破骨细胞中，M-CSF 还刺激细胞骨架组织、促进细胞扩散和迁移。

破骨细胞还通过细胞表面受体与周围环境相互作用，这对破骨细胞分化为极化的骨降解细胞非常重要。破骨细胞表达的整合素通过 αvβ3 与细胞外基质中的 RGD 肽结合，与骨基质相互作用。这种相互作用使破骨细胞极化，并启动肌动蛋白环形成，产生特征性的皱褶边缘。破骨细胞在肌动蛋白环处形成一个附着在骨上的外部吞噬溶酶体，该肌动蛋白环参与了破骨细胞下方的封闭区，在封闭区可发生酶和酸性骨降解。整合素 β3 亚基缺陷的小鼠无法有效地组织它们的细胞骨架被吸收，并表现出伴有低钙血症的骨硬化表型。基质与整合素 αvβ3 的相互作用诱导 DAP12 的磷酸化和 ITAM/Syk/Src/αv 形成 β3 信号复合物。在 β3/DAP12 双缺陷的小鼠中，证实了这些相互作用对破骨细胞功能的重要性。这些小鼠表现出严重的骨硬化症，反映了其破骨细胞功能障碍的严重程度，而在缺乏 αvβ3 或 DAP12 的小鼠中，并不会观察到类似情况（Zou et al,2015）。这些研究表明，还需要多种受体参与来完全激活破骨细胞黏附和功能性骨吸收，模仿破骨细胞生成早期阶段所需的多种共刺激信号。因此，破骨细胞的功能激活是特化细胞分化形成成熟终末分化的破骨细胞过程中的最后一步。

（3）多核巨细胞的融合和形成

破骨细胞最显著的特性之一是其多核化现象。尽管一些鱼类具有单核的破骨细胞，但通常认为多核化是高等脊椎动物骨吸收活动所必需的。早在 20 世纪 80 年代，人们就意识到这种多核化是通过单核细胞的融合而非内部的复制而发生。虽然已经确定了许多对于破骨细胞融合至关重要的蛋白质，但目前仍不清楚破骨细胞前体发生同型膜融合的确切机制。

RANKL 诱导的三种细胞表面分子与破骨细胞融合密切相关。这些分子是多通道跨膜蛋白，即树突状细胞特异性跨膜蛋白（dendritic cell-specific transmembrane protein，DC-STAMP）、破骨细胞特异性跨膜蛋白（osteoclast-specific transmembrane protein，OC-STAMP）和 ATP6V0d2（ATP 酶，H^+ 转运，溶酶体 38 kDa，V0 亚基 d2）。DC-STAMP 和 OC-STAMP 对于破骨细胞多核化至关重要。在细胞-细胞融合过程中只有一个细胞需要表达 STAMP，因为野生型单核细胞可以与 STAMPs 缺陷的单核细胞进行融合。DC-STAMP 的缺失会导致单核破骨细胞形成，并且也具有再吸收功能上的缺陷，从而引起小梁骨增加。OC-STAMP 的缺失会使得单核破骨细胞体外再吸收活性下降，但在体内观察到 OC-STAMP 缺陷的单核破骨细胞似乎功能正常，因此小鼠没有出现明显的骨质异常表型。ATP6V0d2 是 V-ATPase 复合物中一个重要亚基，在调节外部环境 pH 值方面起着关键作用，并且是破骨细胞性质发展所必需。类似于 DC-STMAP，在 Atp6v0d2$^{-/-}$ 小鼠中也观察到整体骨量的增加。许多其他分子被认为参与调节破骨细胞融合，尽管它们对于融合并非必需，但缺乏这些分子的小鼠出现一定程度上的骨质异常表型，这些分子包括 CD47 和 SIRPα（信号调节蛋白 α）、四跨膜蛋白、CD44 以及 ADAM8（一种去整合素样金属蛋白酶 8）。我们虽然已经识别了参与单核前体细胞向成熟多核破骨细胞转化过程中所需的分子，从而增进了对于融合要求的理解，但是关于其具体机制仍知之甚少，还有很多待探索之处。

（4）下游事件：信号级联和转录激活

破骨细胞生成需要激活许多转录因子以诱导定义破骨细胞的转录程序，包括 TRACP、整合素 β3、组织蛋白酶 K、基质金属蛋白酶 9 和降钙素受体的表达。RANKL 通过激活一系列信号通路，包括经典的 NF-κB 和 AP-1 通路以及 ITAM 相关受体促进钙信号转导，导致破骨细胞分化的主要调节因子 NFATc1 的上调和活化。实际上，RANK 诱导的信号转导非常复杂，尽管有许多研究详细介绍了重要进展，但对于这些复杂的相互作用仍不完全清楚，并且还有一些新的关键信号因子需要进一步阐明。

（5）破骨细胞分化中的信号级联

RANKL 与 RANK 受体的相互作用引发了信号级联反应，该级联反应始于接头分子 TRAF6 的结合，TRAF6 形成支架导致 JNK、p38 和 NF-κB 的激活。虽然存在多种 TRAF 接头，但 TRAF6 在破骨细胞发生中起关键作用，表现在 TRAF6 缺陷小鼠可发生严重骨硬化症，破骨细胞分化和骨吸收受损。

RANK/TRAF6 信号转导可募集 IKK-α（IκB 激酶 α）和 IKK-β（IκB 激酶 β），IKK-α 和 IKK-β

也称为 IKK1 和 IKK2，它们是 NF-κB 信号转导级联中的上游酶复合物。α 和 β 亚基共同作为丝氨酸-苏氨酸激酶，具有催化活性，并被 IKK3/IKK-β 或 NEMO（NF-κB 激酶的 NF-κB 基本修饰因子）修饰，NEMO 是 IKK 复合物的亚基，具有调节功能。IKK 复合物的激活导致 NEMO 与 IKK-α 和 IKK-β 结合，随后 IκB 被丝氨酸磷酸化，其与 NF-κB 结合并保留在细胞质中。IκB 的磷酸化导致其被蛋白酶体泛素化和降解，释放 NF-κB 并允许其易位到核中，从而启动基因转录。缺乏 NF-κB 亚基的小鼠由于破骨细胞分化的严重缺陷而发生骨硬化症。在 NF-κB 敲除的小鼠中，巨噬细胞和破骨细胞前体细胞的发育得以保留，表明 NF-κB 在破骨细胞早期分化过程中不是必需的。基因靶向研究已证明，在破骨细胞分化的不同阶段需要不同的转录因子，因此对其他骨髓谱系有不同的影响。

TRAF6 还可通过与 TGF-β-激活激酶 1（TGF-β-activated kinase1，TAK1）、TAB1 和 TAB2（TAK1 结合蛋白 1 和 2）形成复合物，将 RANK 与多种丝裂原活化蛋白激酶（mitogen-activated protein kinase，MAPK）通路中的 ERK、JNK 和 p38 连接起来。髓样细胞中 TAK1 的缺失导致小鼠破骨细胞形成缺陷和骨硬化症的发生。此外，TAK1 缺乏会改变 NF-κB、p38 MAPK 和 Smad1/5/8 信号转导通路，并已被证实对多种转录因子表达产生影响，包括 PU.1、MITF、c-Fos 和 NFATc1。这说明 TAK1 在破骨细胞分化的各个阶段都发挥着调节作用。

RANK 激活 MAPK 通路，导致破骨细胞前体中 ERK、JNK 和 p38 下游靶点的激活，其中包括 c-Fos、AP-1 转录因子和 MITF。激活蛋白-1（activator protein-1，AP-1）是由 Fos（c-Fos、FosB、Fra-1 和 Fra-2）和 Jun（c-Jun、JunB 和 JunD）蛋白质复合物组成，在破骨细胞发生过程中起着关键作用，因为缺乏 c-Fos 基因也会导致破骨细胞发育缺陷，从而引发骨硬化症。有趣的是，在 c-Fos 基因缺失动物体内巨噬细胞增多，因此，AP-1 对于调控破骨细胞和巨噬细胞分化具有相反效应。在破骨细胞谱系中表达显性负性 c-Jun 的转基因小鼠也表现出严重的骨硬化症，伴有破骨细胞发生缺陷。p38 MAPK 的作用更为复杂，因为尽管 p38 缺失的破骨细胞存在发生障碍，并且 p38 MAPK 抑制剂可以抑制体外破骨细胞发生，但单核细胞中 p38 MAPK 的缺失仅可导致年轻动物骨量轻微增加，而老年动物则发生骨质疏松症和破骨细胞发生增加（Cong et al，2017）。p38 的缺失导致老年小鼠单核细胞增殖增加和破骨细胞祖细胞池大小增加，表明 p38 具有随着年龄增长而变化的复杂作用。ERK1 可正向调节破骨细胞发育和骨吸收，在造血细胞中 ERK1 的基因缺失可导致破骨细胞祖细胞数量减少，破骨细胞功能受损，骨陷窝形成缺陷，以及 MCSF 介导的黏附和迁移减少。

RANK 还会激活 PI3K（磷脂酰肌醇 3 激酶）/AKT 通路。PI3K 激活导致质膜上产生磷脂酰肌醇（3,4,5）-磷酸（PIP3），PIP3 在质膜上募集 AKT。通过删除 IA 类 PI3K 的 p85 调节亚基，证明了 PI3K/AK 在破骨细胞中的关键作用，从而导致由于破骨细胞骨吸收缺陷引起的骨硬化表型。IA 类 PI3K 为启动皱褶边界形成和囊泡运输所必需，但不是形成密封区所必需。p85α/β 双重缺陷的破骨细胞显示出 AKT 激活缺陷和骨吸收损失，这可以通过活化 AKT 的表达来恢复。同时阻断 AKT 和 MEK1/2 可导致几乎所有破骨细胞快速凋亡，这表明 PI3K 在破骨细胞存活中发挥作用。与此发现一致，PI3K 抑制剂也可导致破骨细胞快速凋亡。

RANK 对 PI3K/AKT 的激活受 Src 激酶活性的调节，从而整合了 RANK 和 ITAM 相关的受体信号转导。c-Src 基因缺陷细胞中 RANKL 介导的 AKT 激活的丧失证明了 PI3K/AKT 的协同激活。在整合素 αvβ3 和 CSF-1 受体下游，PI3K 也被激活，这可能在调节破骨细胞功能方面起着重要作用。AKT 激活需要 PIP3 产生，并受到磷酸酶和张力蛋白同系物（phosphatase and tensin homolog，PTEN）和含 SH2 的肌醇磷酸酶 1（SH2-containing inositol phosphatase 1，SHIP1）的负调控。PTEN 和 SHIP1 都对破骨细胞分化起负调控作用，SHIP1 或 PTEN 缺乏会导致小鼠破骨细胞生成增加和严重骨质疏松症。

（6）破骨细胞分化中的转录因子

转录因子 PU.1 是一种 ETS 结构域转录因子，在破骨细胞分化的所有阶段都表达，但在破骨细胞形成的早期起关键作用，对所有髓系细胞系细胞的发育至关重要。在破骨细胞前体中，PU.1 调节破骨细胞形成所需的 CSF-1 受体和 RANK 的表达。与此一致的是，小鼠中 PU.1 的缺失导致石骨症以及破骨细胞、巨噬细胞的缺乏。PU.1 还与其他关键的破骨细胞形成转录因子 MITF 和 NFATc1 协同调节基因转录，因此 PU.1 在破骨细胞分化的后期也起作用，而 MITF 则大约在多核细胞融合前体细胞时起作用。MITF 突变可导致石骨症，仅形成单核破骨细胞，这些破骨细胞在骨吸收方面存在缺陷，缺乏骨上形成的皱褶边缘。

NFATc1 被称为调节破骨细胞终末分化的主开关，因为 NFATc1 在前体细胞中的异位表达导致在缺乏 RANKL 信号的情况下有效分化为破骨细胞。NFATc1 缺陷的胚胎干细胞在响应 RANKL 刺激时也不能分化为破骨细胞，因此，NFATc1 的表达是驱动破骨细胞发生的必要和充分条件。NFAT 转录因子主要受细胞内钙信号的调节。通过 ITAM 接头启动的钙信号为基础状态下驱动破骨细胞发生和 NFATc1 激活所必需。在破骨细胞前体中，刺激 ITAM 相关受体通过 Src 家族激酶的作用导致 ITAM 基序中酪氨酸残基的磷酸化。活化的 ITAM 基序随后招募酪氨酸激酶 Syk，其启动涉及中间体 BTK/Tec、BLNK（B 细胞接头）/SLP76 和磷脂酶 C-γ2 的信号级联反应。PLCγ2 通过磷酸化被激活，增加了其催化功能，将磷脂酰肌醇-4,5 二磷酸水解为肌醇-1,4,5-三磷酸（IP3）和二酰甘油。IP3 随后激活内质网上的受体，刺激 Ca^{2+} 从内质网释放到细胞质中。细胞质中 Ca^{2+} 的增加激活了钙调神经磷酸酶，后者是一种胞质磷酸酶，可对 NFATc1 进行去磷酸化，使其能够转移到核内启动和调节基因转录。与此一致的是，钙调神经磷酸酶抑制剂如 FK506 和环孢菌素 A 可强烈抑制破骨细胞发生。NFATc1 还可能通过与其自身启动子的结合来自我扩增，并与 AP-1 结合以启动破骨细胞关键基因如 TRACP、降钙素受体、组织蛋白酶 K 和整合素 β3 基因的转录。

在 RANKL 刺激下，转录因子 c-MYC 被显著上调，同时，在体外还能够有效地促进破骨细胞的生成。近期的研究突出了 MYC 在破骨细胞生成过程中所扮演的角色，尤其是与细胞代谢相关方面。已有证据表明，在破骨细胞分化过程中，MYC 推动了代谢重编程，并将细胞代谢状态转变为氧化状态，从而促进了破骨细胞的形成，增强了其功能（Bae et al，2017）。破骨细胞含有丰富的线粒体，这与在分化过程中代谢活动适应，以满足骨功能性吸收对生物能量的需求。PPARγ 辅激活因子-1β（PGC-1β）在破骨细胞分化过程中由 CREB 通过活性氧（ROS）诱导，并刺激线粒体生物发生。在这个转换过程中，MYC 可诱导雌激素受体相关受体 α（estrogen receptor-related receptor α，ERRα），一种与 NFATc1 合作的核受体，来驱动破骨细胞的形成。RANK/RANKL 刺激不仅能够激活一系列转录激活因子以推动破骨细胞分化，还可通过下调转录抑制因子的表达促进破骨细胞前体向成熟破骨细胞的发展。

（7）破骨细胞分化的负调控因子

骨内存在多种负调控机制，以确保破骨细胞仅在适当的时间和地点生成。破骨细胞生成需要在 RANKL 刺激时下调转录抑制子。在破骨细胞生成过程中下调的基因转录抑制子包括分化/DNA 结合抑制因子（inhibitors of differentiation/DNA binding，Ids）、Eos、肌腱纤维肉瘤癌基因家族蛋白 B（v-maf musculoaponeurotic fibrosarcoma oncogene family protein B，MafB）、CCAAT增强子结合蛋白 β（CCAAT-enhancer-binding protein β，C/EBPβ）、干扰素调节因子 8（interferon regulatory factor 8，IRF-8）以及 B 细胞淋巴瘤 6（B cell lymphoma 6，Bcl-6）。负调控转录因子也可在分化过程中的特定点抑制破骨细胞生成，Ids、IRF-8 和 MafB 在早期破骨细胞生成过程中（RANKL 刺激后 24h 内）具有抑制作用，而 Eos 和 Bcl6 表达在破骨细胞发育的后期具有抑制作用。

在破骨细胞形成过程中，RANKL 刺激下调了 MafB 的表达，MafB 因此被认为对破骨细胞形成具有负调控作用。MafB 是一种碱性亮氨酸拉链转录因子，在谱系特异性造血调节中起重要作用，MafB 的过表达可抑制 TRACP$^+$ 多核破骨细胞的形成。在破骨细胞中，MafB 可抑制 NFATc1 的表达并干扰 cFos、Mitf 和 NFATc1 转录因子的 DNA 结合。同样，RANKL 刺激可下调 *Id1*、*Id2* 和 *Id3* 基因编码的 Ids 螺旋-环-螺旋（helix-loop-helix，HLH）转录因子的表达。三个 *Id* 基因的过表达对破骨细胞分化具有负面影响。Eos 的过表达也可导致破骨细胞分化缺陷，选择性抑制 MITF/PU.1 靶基因的转录，如编码组织蛋白酶 K（encoding cathepsin K，Ctsk）和编码 TRAP5（Acp5）的基因。Eos 在靶基因启动子处与 MITF 和 PU.1 形成复合物，并通过招募核心阻遏物来抑制转录。在破骨细胞分化开始前的骨髓祖细胞中，Eos 可直接与 MITF 和 PU.1 相互作用以抑制转录。在破骨细胞分化后期，Eos 在 Ctsk 和 Acp5 启动子等位点的结合显著减少，从而允许转录继续进行。

IRF-8 是一种转录因子，对骨髓前体细胞成熟过程中的谱系定向至关重要。IRF-8 在骨髓和脾脏来源的巨噬细胞中表达，这些细胞启动破骨细胞生成需要下调 IRF-8。IRF-8 通过抑制 NFATc1 表达和与 NFATc1 的物理相互作用来抑制破骨细胞生成。这些破骨细胞生成负调节因子的下调实际上受到 RANKL 刺激的控制。RANKL 在破骨细胞生成过程中通过 NFATc1 来诱导 B 淋巴细胞诱导成熟蛋白-1（B lymphocyte-induced maturation protein-1，Blimp1）的表达。Blimp1 可作为抗破骨细胞生成调节因子（如 IRF-8、MafB 和 Bcl6）的转录抑制因子。Blimp1 过表达可导致破骨细胞形成增加，而 Blimp1 缺乏可导致破骨细胞分化缺陷，因此，虽然 Blimp1 本身是破骨细胞生成的正调节因子，但其主要功能是抑制负调节因子的转录。Bcl6 抑制 NFATc1 下游的破骨细胞基因表达，包括组织蛋白酶 K 基因、树突状细胞特异性跨膜蛋白（dendritic cell-specific transmembrane protein，DC-STAMP）基因以及 NFATc1 基因本身。RANKL 还可诱导破骨细胞前体细胞中的干扰素-β（interferon-β，IFN-β）基因。在负调节反馈回路中，IFN-β 可通过干扰 RANKL 诱导的 c-Fos 表达来抑制破骨细胞生成。

破骨细胞生成过程中的信号转导也受到特定底物泛素化的调节。RANKL 调节去泛素酶 CYLD，其通过去除多泛素链来抑制 TRAF6，从而抑制破骨细胞形成。CYLD 缺乏可导致严重的骨质疏松症和破骨细胞对 RANKL 刺激的过度反应。NUMB/ NUMBL 是一种细胞内衔接蛋白，与 TRAF6 和 NEMO 直接相互作用，并可诱导其泛素化和蛋白酶体降解。已经证实，NUMBL 在 RANKL 刺激下表达下调，其存在可抑制破骨细胞的分化和功能（Swarnkar et al，2017）。RANKL 下游的 TAK1 在抑制 NUMBL 表达方面也很重要，因为 TAK1 缺陷小鼠显示 NUMBL 表达增加。TAK1/TAB2 复合物介导 NUMBL 的多泛素化，使其被蛋白酶体降解。NUMBL 也被证明可以调节 NOTCH 信号转导，髓样细胞中 NUMBL 表达增加，可导致 NICD 的降解和随后 RBPJ 的积累。在其他研究中，RBPJ 被证明是破骨细胞分化的重要抑制剂。因此，NUMBL 通过靶向 TAK1/TRAF6/NEMO 复合物在破骨细胞中作为 NF-κB 信号转导的内源性负调节因子，从而间接负调控 RBPJ。RBPJ 负调控 RANKL 和 TNF 诱导的破骨细胞生成，可能在炎性骨丢失中特别重要。RBPJ 可抑制 ITAM 相关受体下游 PLCγ2 的激活，并已被证明通过抑制 NFATc1、BLIMP1 和 c-Fos 的诱导来发挥破骨细胞生成负调控作用。

因此，破骨细胞形成是一个受高度调节的过程，需要 M-CSF 刺激 CSF-1R 以促进前体存活，通过 RANKL/RANK 通路刺激和 ITAM 相关免疫受体的第二信号，并通过负向调控途径进一步进行修正。灵活地协同作用于这些信号并保持平衡，以及 ITAM 相关受体在位点和 / 或条件特异性配体表达的潜力，使得破骨细胞生成呈现出高度可变性且可控制性强。从而实现对破骨细胞形成与功能在不同位置与环境下进行精准定位与特异性微观管理。

（三）破骨细胞的功能

破骨细胞是唯一能够吸收骨的细胞，骨吸收是破骨细胞的经典功能。破骨细胞在骨骼发育中起着至关重要的作用，并且它们积极地参与生命中的骨重塑过程，据估计每年约有 10% 的骨组织被吸收。然而，人们越来越意识到破骨细胞不仅仅是骨吸收细胞。破骨细胞能够通过产生细胞因子和异细胞信号转导来调节其他生物过程（Han et al，2018）。此外，有证据表明破骨细胞与成骨细胞之间的交流（称为耦合）是双向的，并且破骨细胞可增强成骨细胞功能。因此，可以将破骨细胞功能分为经典的骨吸收 / 重塑功能和所谓的"调节功能"，包括通过耦合、自分泌调节途径和血管生成来调节骨形成。

1. 骨吸收功能

在骨骼中，破骨细胞位于骨膜和骨小梁表面以及哈弗斯管内。破骨细胞是高度活跃的细胞，它们沿着骨骼表面迁移，在多个部位吸收骨质。在特定区域重新吸收骨骼后，成熟的、分化的破骨细胞能够通过迁移状态，移动到新的吸收位点。迁移的破骨细胞具有前后"水平"迁移极性的板状伪足，其大部分细胞质位于前缘。当它被成骨细胞释放的细胞因子吸引到达新的吸收位点时，破骨细胞会改变其形态为静态形式，这有助于骨骼的再吸收。一个正在再吸收的破骨细胞的标志是其细胞骨架重组，形成一个"垂直"极化的细胞。细胞质被重组，细胞内各细胞器的新位置反映了破骨细胞相对表面的不同活性。核、高尔基体和粗面内质网位于细胞的基底侧，与微血管接触。溶酶体与线粒体和内吞囊泡的成分一起靠近细胞的顶端侧，与骨骼并列。这种极化反映了在两个细胞表面发生的不同活动，顶表面产生降解酶以递送到再吸收陷窝中，而基底侧表面则负责"包装"骨吸收产物并将其递送到血液循环中。

活跃的重吸收破骨细胞的功能域可分为封闭区、富含膜的褶皱边缘、功能分泌区以及基底侧区。封闭区的主要功能是介导破骨细胞与下层骨基质的附着，形成一个独特且孤立的"囊袋"，称为 Howship 或吸收腔隙，破骨细胞将质子和降解酶泵入其中以消化骨基质。顶面与骨之间的极其紧密的连接由一个称为伪足环的结构介导。伪足是高度特化的黏附结构，由肌动蛋白微丝、整合素以及其他多种调控蛋白组成。单个伪足聚集群，然后迁移包围封闭区的外周，形成所谓的伪足带。伪足带的形成是破骨细胞与骨的封闭附着的标志。

核膜丰富的褶皱边缘相对于密封区域位于中心位置，并由不规则的膜扩展组成。褶皱边缘被划分为功能性的子域，即外部的"分泌区"和内部的"再摄取区"。分泌区的特征是向再吸收腔隙中分泌溶酶体酶，并存在离子转运蛋白以排出质子，从而导致腔隙的酸化。再摄取区专门用于再摄取由释放的酶消化的钙、磷和其他骨成分。细胞的基底侧表面的功能性分泌域与微血管系统相连，这对于骨吸收产物进入血液循环至关重要。功能性分泌区在解剖学上与封闭区相连，称为基底外侧区。

这种复杂的重组在破骨细胞和与底层骨之间形成了一个腔隙"袋"，该袋使底层骨与周围环境隔绝。此时，破骨细胞可安全地分泌质子，在 V-H-ATP 酶的驱动下，酸化陷窝并溶解骨骼中的无机羟基磷灰石成分。去除矿物质后，骨骼中主要由 I 型胶原蛋白构成的有机成分得以暴露。然后，有机基质被许多通过溶酶体胞吐作用分泌到腔隙的水解酶消化。空腔的酸化不仅暴露了骨骼的有机成分，还创造了水解酶活性最佳的酸性环境，因为溶酶体的酶在 pH 值 4.0～5.0 表现最佳。

2. 调节功能

破骨细胞分泌细胞因子，以自分泌方式促进或抑制破骨细胞形成。白细胞介素-6 家族成员心肌营养素-1（cardiotrophin-1，CT-1）由破骨细胞产生，可刺激破骨细胞形成，推测其也具有促进成骨细胞形成的旁分泌作用。用类风湿性关节炎患者体内发现的瓜氨酸化肽的自身抗体刺激破骨细胞可诱导 IL-8 刺激的破骨细胞形成自分泌环。另外，破骨细胞祖细胞表达 OPG，其可抑制 RANKL 刺激的破骨细胞形成。破骨细胞的旁分泌功能包括释放血小板衍生生长因子-BB（platelet-derived growth factor-BB，PDGF-BB），该因子能够诱导 H 型毛细血管在骨组织中形成。因此，H 型毛细血管介导的血管生成和成骨的偶联可能促进了破骨细胞的旁分泌作用。

"破骨细胞激酶（clastokine）"这一术语已经被创造出来，经常用于描述破骨细胞分泌的因子，并且推定其对成骨细胞具有旁分泌作用。普遍认为，成骨细胞可通过 RANKL 和 OPG 的表达来调节破骨细胞的形成和功能，而破骨细胞则可通过从骨基质中释放先前捕获的细胞因子来参与成骨细胞的调节。近年来，由破骨细胞分泌的"破骨细胞激酶"的概念已经出现，并假设破骨细胞激酶可以吸引并促进前破骨细胞成熟为成熟的破骨细胞。许多被假设为破骨细胞激酶的分子，包括胶原三重复序列 1（CTHCR1）、鞘氨醇-1-磷酸（S1P）和补体因子 3a，在体外的作用已有研究，然而这些分子在体内的作用尚不完全清楚（Jin et al，2017）。最近有学者提出，轴突导向分子 SLIT3 也可能是一种破骨细胞激酶，虽然与 CTHRC1 类似，但 SLIT3 在来源和细胞靶标上仍存在争议。缺失 SLIT3 会导致动物骨量下降，然而通过哪种机制实现尚未明确：是通过由破骨细胞产生的 SLIT3 作用于 β-连环蛋白途径以促进成骨细胞增殖和迁移，还是通过成骨细胞产生 SLIT3 来促进骨骼中 H 型血管内皮的发育。

破骨细胞对成骨细胞谱系细胞的调节也可以通过细胞接触介导的机制发生。破骨细胞表达的信号素 4D 通过与成骨细胞上的同源受体 Plexin-B1 结合来抑制成骨细胞迁移。相反，破骨细胞上表达的 Ephrin B2 可通过结合成骨细胞上的受体 EphB4 刺激骨形成。最近，破骨细胞 RANK 通过 RANKL 刺激成骨细胞上的反向信号转导被认为是耦合骨吸收和形成的关键机制。尽管可以通过细胞接触介导的机制刺激反向信号转导，但 RANK 被证明在小的细胞外囊泡中从破骨细胞释放，因此可能以旁分泌方式起作用。总之，破骨细胞调节功能对局部骨微环境有广泛影响，影响骨吸收、骨形成以及血管生成。然而，需要进一步的研究来阐明上述许多耦合因子在人体骨骼重塑中的作用。

综上所述，破骨细胞是唯一能够吸收骨质的一种细胞，它们的活性对于正常的骨骼发育和重塑以修复骨骼微损伤至关重要。破骨细胞从骨髓前体细胞分化需要 M-CSF 和 RANKL 两种关键细胞因子，以及由 ITAM 相关受体的激活所引发的第二信号的转导。在分化过程中，破骨细胞前体形成成熟的、多核的破骨细胞的机制尚未完全阐明。

四、骨细胞

人们早已认识到，骨细胞是骨骼中最丰富的细胞。与成骨细胞和破骨细胞相比，它们的寿命也较长。作为矿化骨基质的"永久居民"，这些骨细胞在近期才展现出其在维持骨稳态方面的重要作用。随着骨细胞衍生蛋白表达改变引起的罕见人类骨疾病的发现，骨细胞系认识的发展，以及通过操纵骨细胞中的基因表达来改变体内小鼠基因组的实现，20 世纪 90 年代末开始了对于骨细胞功能知识的革命。目前有充分的证据表明，骨细胞可协调成骨细胞和破骨细胞的功能，感知和传递机械和激素信号，并通过旁分泌机制调节骨和骨髓细胞的功能，以及通过内分泌机制调节其他组织中细胞的功能。此外，以骨细胞为中心的研究将我们对骨细胞生物学的知识扩展到了这些细胞在病理生理过程中的作用，通过靶向骨细胞及其产物来改善骨量和强度，为治疗骨疾病开辟了新途径。

（一）骨细胞的形态

骨细胞埋于骨基质内，细胞体位于的腔隙称骨陷窝（bone lacuna），胞体有很多细长的突起，这些细长的突起伸进骨陷窝周围的小管内，此小管称为骨小管（bone canaliculus）。

从成骨细胞向骨细胞转变伴随着不同的功能和形态上的变化。在形成类骨质的过程中，位于骨表面的成骨细胞运动速度减慢，同时其形态由多角形/立方形转变为扁平的杏仁形。细胞体积缩小约 30%，被未矿化的胶原纤维包围，并出现钙化斑点。这种类型的细胞现在被称为骨样骨细胞，与其前身（即成骨细胞）相似。胞体为扁椭圆形，位于比胞体大很多的圆形骨陷窝内。突起多而细，通常各自位于骨小管中，有的突起还有少许分支。核呈卵圆形，位于胞体的一端，核内有一个核仁，染色质贴附核膜分布。HE 染色时胞质嗜碱性，近核处有一个浅染区。胞质呈碱性磷酸酶阳性，有 PAS 阳性颗粒，一般认为这些颗粒是有机质的前身物质。

较成熟的骨细胞位于矿化的骨质浅层，其胞体也呈双凸扁椭圆形，但体积小于年幼的骨细胞。细胞核较大，呈椭圆形，位于胞体中央，在 HE 染色时着色较深，仍可见有核仁。胞质相对较少，HE 染色呈弱嗜碱性，甲苯胺蓝染色较浅。电镜下其粗面内质网较少，高尔基复合体较小，少量线粒体分散存在，游离核糖体也较少。

成熟的骨细胞位于骨质深部，细胞体比原来的成骨细胞缩小约 70%，核质比例增大，细胞质易被甲苯胺蓝染色。电镜下可见一定量的粗面内质网和高尔基复合体。线粒体较多，也可见溶酶体和中心体。线粒体中常有电子致密颗粒，与破骨细胞的线粒体颗粒相似。这些颗粒现已证实是细胞内的无机物，主要是磷酸钙。成熟的骨细胞最大的变化是形成较长的突起，其直径约 85～100nm，是骨小管直径的 1/4～1/2。相邻骨细胞的突起端对端地相互连接，或以其末端侧对侧地相互贴附，其间有缝隙连接。成熟的骨细胞位于骨陷窝和骨小管的网状通道内。骨细胞最大的特征是细胞突起在骨小管内伸展，与相邻的骨细胞连接，深部的骨细胞由此与邻近骨表面的骨细胞突起和骨小管相互连接和通连，构成庞大的网样结构。骨陷窝-骨小管-骨陷窝组成细胞外物质运输通道，是骨组织通向外界的唯一途径。深埋于骨基质内的骨细胞正是通过该通道运输营养物质和代谢产物。而骨细胞-缝隙连接-骨细胞形成细胞间信息传递系统，是骨细胞间直接通信的结构基础。据测算，成熟骨细胞的胞体及其突起的总表面积占成熟骨基质总表面积的 90% 以上，这对骨组织液与血液之间经细胞介导的无机物交换起着重要作用。骨细胞的平均寿命为 25 年。

（二）骨细胞的生成

1.成骨细胞向骨细胞的分化

骨细胞是骨中数量最丰富的细胞，是骨骼的主要信号传感器、整合器和转换器，因此可以协调骨的生长、稳态和愈合。骨细胞由骨表面上的成骨细胞分化而来，并被其产生的基质蛋白包围。据估计，5%～20%的成骨细胞分化为骨细胞，而其余的则要么发生凋亡，要么成为静止的骨衬细胞。尽管调节成骨细胞命运的机制尚不清楚，但目前已经明确从成骨细胞向骨细胞的转变伴随着基因表达的变化，最终改变了成骨细胞的形态和功能。在此过程中基因表达的主要变化与树突状突起的发育和管状网络的形成以及磷酸盐代谢、骨形成和骨吸收的调节有关。在成骨细胞向骨细胞分化过程中，细胞器的数量显著减少，成骨细胞获得定义骨细胞的特征性的星状形态。此外，骨细胞发育出贯穿小管的长胞质突起，以实现骨细胞之间的物理相互作用，并将衍生自骨细胞的分子传递给邻近骨细胞和骨/骨髓微环境中其他细胞。几种基因已被确定为该管状网络产生的介质。E11，也称为平足蛋白（podoplanin），在新嵌入的骨细胞中表达，并与骨细胞树突分支有关。成骨细胞向骨细胞分化时，牙本质基质蛋白1（DMP1）表达增加，这也是骨细胞成熟所必需的。胶原降解基质金属蛋白酶（collagen-degrading matrix metalloproteinases）的表达也随着成骨细胞向骨细胞分化而增加，这促进了骨细胞胞质突起的形成和延伸。骨细胞管状网络功能的另一个重要分子是间隙连接蛋白43（connexin 43，Cx43），它允许骨细胞网络和骨髓内的交流，维持骨细胞的存活，并介导骨细胞对机械信号的反应。

在骨细胞分化过程中，与磷酸盐代谢和基质矿化相关的基因表达也会增加。成纤维细胞生长因子23（fibroblast growth factor 23，FGF23）由骨细胞分泌，通过与肾近端小管细胞中的FGF受体和Klotho共受体结合来调节磷酸盐代谢。骨细胞中FGF23的表达受其他骨细胞衍生因子的调节。例如，人类DMP1或磷酸盐调节中性内肽酶X连锁（phosphate-regulating neutral endopeptidase，X-linked，PHEX）的失活突变导致高FGF23循环水平和低磷血症。如上所述，DMP1是骨细胞分化和骨矿化的必要条件，而小鼠中PHEX缺失会导致骨软化和骨细胞腔-管系统异常。另一种骨细胞产物是基质细胞外磷酸糖蛋白（matrix extracellular phosphoglycoprotein，MEPE），它是一种抑制矿化的蛋白，当它从小鼠基因组中敲除时会导致骨矿物质密度增加。重要的是，上述一些骨细胞基因表达的改变会导致人类磷酸盐稳态失调。

RANKL由骨/骨髓微环境中的多种细胞产生，包括成骨细胞、骨细胞和T细胞。然而，骨细胞中RANKL基因的缺失显著降低了松质骨中破骨细胞的数量，增加了松质骨的骨量。与小鼠成骨细胞中RANKL的缺失相比，在骨细胞中RANKL缺失可导致破骨细胞数量的显著减少，这一点证实了骨细胞是骨骼中RANKL的主要来源。此外，免疫组织化学方法表明，SOST由成熟的骨细胞表达，而不是由成骨细胞或骨衬细胞表达，并且随着骨细胞的成熟，其表达逐渐增加。事实上，在矿化骨包围的骨细胞中发现有骨硬化蛋白的高表达。此外，最近的研究表明，SOST还可以刺激骨细胞中RANKL的表达。然而，对骨细胞中RANKL和SOST表达的调控尚未完全了解，可能涉及多种转录因子和表观遗传机制。研究已证实，通过产生RANKL和SOST，骨细胞通过调节破骨细胞生成以及成骨细胞的分化和功能来控制骨重建的速度。

2.骨细胞基因表达的表观遗传调控

成骨细胞和骨细胞起源于间充质干细胞（MSC），其也可分化为脂肪细胞和肌源性细胞，以及软骨细胞。因此，分化过程受到严格调控，以实现MSC的谱系特异性分化。表观遗传机制通过调节关键基因的表达水平在骨细胞分化中起重要作用。DNA 甲基化是研究最多的表观遗传标记。近端启动子 CpG 位点的甲基化与基因转录沉默有关。组蛋白修饰表观遗传标记分为激活转录（主要是乙酰化和磷酸化）和抑制转录（甲基化、泛素化和 SUMO 化）的表观遗传标记，而 miRNA 结合 RNA 并诱导 mRNA 切割或翻译抑制取决于互补程度。正如前文所述，细胞形态从多边形骨细胞转变为富含树突状星形骨细胞是由 E11/ 平足蛋白调控的，其表达受到成骨细胞中 DNA 甲基化和组蛋白修饰之间协同作用的调控。碱性磷酸酶（ALP）是骨矿化所需的酶，在成骨细胞中大量检测到，但其表达在骨细胞中降低。ALP 表达的这种变化是由 DNA 甲基化介导的，因为成骨细胞和骨细胞在 ALP 近端启动子中呈现相反的甲基化谱，分别是低度甲基化和高度甲基化。在成骨细胞-骨细胞过渡过程中，SOST 近端启动子 DNA 的去甲基化也会发生，从而使骨细胞表达 SOST。除了近端启动子 DNA 甲基化外，一些调节元件和转录因子也严格调控骨中 SOST 的转录，包括进化保守区域 5（evolutionarily conserved region 5，ECR5）和与 ECR5 结合的转录因子肌细胞增强因子 2（myocyte enhancer factor-2c，MEF2C）。影响成骨的其他基因，如 osterix、成骨蛋白 Dlx-5、芳香化酶、RANKL 和雌激素受体基因，也受到 DNA 甲基化的调控。染色质重塑在骨细胞分化和功能中也起着重要作用。例如，已经证明组蛋白修饰可调节 Runt 相关转录因子 2（RUNX2）、激活蛋白 1（AP-1）、激活转录因子 4（ATF4）和 SMADs 的表达，这些都是成骨细胞成熟的关键因素。此外，组蛋白去乙酰化酶 1 可直接调节 SOST 的表达。同样，Ⅱa 类组蛋白去乙酰化酶 HDAC5 被确认为 MEF2C 驱动的 SOST 表达的负调节因子，其机制涉及盐诱导激酶 2。miRNA 也积极参与骨细胞基因表达的调节。miR-26a 已被证明可负调控 Smad1，导致各种成骨细胞标志物［如 ALPL、骨钙素、骨桥蛋白和胶原 2A1（COL2A1）］的表达降低。最新研究显示，miR-206 具有抑制 Cx43 表达并可能对成骨细胞分化造成损害的作用，而 miR21 在成骨细胞中能够调控骨细胞凋亡。

（三）骨细胞的凋亡

骨细胞在体内不具备增殖能力，因此其数量由成熟骨细胞的产生速率和凋亡速率所调控。关于骨细胞寿命调节的研究表明，骨细胞可感知物理刺激和循环因子水平的变化。虽然骨细胞是长寿细胞，但它们可像其他骨组织细胞一样通过凋亡而死亡。早期的研究工作表明，骨细胞凋亡与雌激素水平下降有关，随后多项研究证明了雌激素和 SERMS 在维持骨细胞存活性和所涉及的信号通路中的作用。目前已知骨细胞存活性与雌激素和雄激素缺乏的骨脆性综合征以及糖皮质激素过量、机械失用和衰老有关。相反，骨细胞存活性的维持是由生理水平的机械刺激引起的，并通过性类固醇或双膦酸盐治疗来维持。

1. 机械力对骨细胞凋亡的调节

机械刺激可以防止包括糖皮质激素在内的死亡刺激诱导的体外培养骨细胞以及真实的骨细胞发生凋亡。体外研究表明，骨细胞通过整合素、细胞骨架蛋白、黏着斑激酶（focal adhesion kinase，FAK）和组装在质膜富小窝蛋白区域内的 Src 激酶将机械力转化为细胞内抗凋亡通路，最终激活包括 ERKs 在内的存活激酶。机械负载也会激活 Wnt 信号通路。经典 Wnt 通路的拮抗剂，如 DKK1 和 β-catenin 降解的刺激物 Axin2，能够消除由机械拉伸或流体流动诱导的保护性 ERK 核转位和抗凋亡信号。相反地，机械刺激引发的糖原合酶激酶 3β（GSK3β）磷酸化和 β-catenin 积累可以通过沉默小窝蛋白-1 或药理学上抑制 ERKs 来消除。这些发现表明，小窝蛋白-1/ERKs 和 Wnt/β-catenin 通路在机械转导中存在双向相互作用。

与体外凋亡途径的调节一致，机械力也在体内调控骨细胞寿命。在无负荷的骨骼或暴露于高水平机械应变的骨骼中，凋亡率增加。在这两种情况下，骨细胞凋亡增加先于破骨细胞吸收，凋亡的骨细胞随后积聚在被破骨细胞清除的区域。这些发现表明，死亡的骨细胞是破骨细胞募集和附着的指示器，导致骨吸收增加。与此概念一致，通过遗传手段靶向消除骨细胞足以诱导破骨细胞募集并增加吸收，导致骨丢失。近年研究显示，无负荷或超负荷引起的骨细胞凋亡导致邻近区域骨细胞中 RANKL 表达增加，通过使用广谱抑制剂阻断凋亡可以防止 RANKL 表达的上调以及无负荷或超负荷引起的骨吸收增强（Cabahug-Zuckerman et al，2016）。相比之下，用靶向骨细胞和成骨细胞的双膦酸盐抑制骨细胞凋亡可防止 RANKL 表达增加，但不能防止无负荷引起的骨丢失。综上所述，这些发现证实了邻近骨细胞之间骨细胞凋亡与 RANKL 表达之间的关系。此外，这一证据表明，在某些但不是所有情况下，骨细胞中 RANKL 表达增加导致靶向骨吸收。因此，可能存在多个骨细胞介导物调节破骨细胞前体在特定骨区域的募集以启动骨吸收。

骨保护素（OPG），RANKL 的诱饵受体，即是介导这一现象的一种蛋白，OPG 在骨细胞中的表达水平至少与成骨细胞相当。由凋亡的骨细胞释放的破骨细胞趋化因子高迁移率族蛋白 B1（high-mobility group box 1，HMGB1）可上调 RANKL、TNF 和 IL-6 的表达，下调 OPG 的表达。此外，在超负荷的大鼠骨骼中，死亡的骨细胞被仍然活着的骨细胞包围，其中 VEGF（除 RANKL 外）的表达升高，这表明凋亡细胞发出的信号可通过作用于邻近细胞来改变影响血管生成和潜在破骨细胞前体招募分子的表达。

机械负荷对于维持骨量至关重要，而随着年龄的增长，体力活动减少、卧床休息和全身或局部运动麻痹导致骨骼的负荷下降，会引起骨丢失，导致废用性骨质疏松症。此外，微重力条件下发生的骨丢失是长期太空飞行的最大障碍。去负荷导致的骨细胞活力迅速下降表明骨细胞是机械力变化的关键骨骼反应者。与这一观点一致的是，缺乏骨细胞的小鼠对尾悬吊引起的骨丢失不敏感，这表明在缺乏骨细胞的情况下，骨骼无法诱发正常的破骨细胞反应。在骨细胞中条件敲除 RANKL 的小鼠也受到保护，也免受去负荷所致的破骨细胞增加和骨丢失的影响，这表明在骨骼废用期间，骨细胞为破骨细胞形成提供了所需的 RANKL。综上所述，这些发现进一步验证了骨细胞在失重状态下对负骨平衡起着主要作用。

2. 性激素和双膦酸盐对骨细胞凋亡的调节

性类固醇的缺乏可导致骨细胞凋亡的患病率增加。相比之下，雌激素和雄激素均可抑制骨细胞和成骨细胞的凋亡。这种抗凋亡作用是由于性类固醇经典受体的非基因型作用快速激活了 Src/Shc/ERK 和 PI3K 信号通路。双膦酸盐也可通过打开 Cx43 半通道和 ERK 活化的机制在体外和体内维持骨细胞（和成骨细胞）的活性。鉴于凋亡的骨细胞引发了骨吸收的现象，再加上雌激素和双膦酸盐抑制了骨细胞凋亡的证据，增加了保持骨细胞存活的能力，有助于提高这些药物的抗骨重塑特性。

（四）骨细胞对骨形成的调节

骨细胞位于骨基质中，并与骨髓中的其他骨细胞广泛连接，传统上被认为是骨骼中的主要机械传感器，能够感知骨中的机械力，并可将其转化为促进骨形成的生化信号。支持这一观点的是，靶向去除骨细胞会导致骨丢失和对机械负荷的合成代谢反应不足。最近，Wnt 信号转导的几个组成部分的功能缺失突变及其对骨量的巨大影响引起了人们对该途径的极大关注。研究表明，骨中的 Wnt/β-catenin 信号转导在控制成骨细胞的分化、存活和功能方面起着重要作用。

骨细胞可通过分泌 Wnt 信号拮抗剂（包括 DKK1 和骨硬化蛋白）来负向调节成骨细胞的活力和功能，这些拮抗剂可阻断 Wnt 配体与卷曲受体和低密度脂蛋白受体相关蛋白 5/6（low-density lipoprotein receptor-related proteins，LRP5/6）的结合。小鼠中编码硬骨素基因 SOST 的遗传缺失导致骨形成和骨量增加，重现了该基因突变患者的高骨量表型。此外，SOST/ 硬骨素表达受合成代谢刺激的调节，已成为治疗与低骨形成相关的骨骼疾病的潜在靶点。具体而言，甲状旁腺素（PTH）下调硬骨素，PTH 是美国食品药品监督管理局（FDA）批准的用于治疗骨质疏松症的合成代谢剂。此外，机械负荷引起的骨形成增加是通过下调骨细胞中硬骨素实现的，删除或药理学抑制硬骨素抑制所需的伴侣 LRP4 时，也可增加骨形成和骨量。与 LRP4 和 SOST/ 硬骨素抑制相反，DKK1 的缺失对骨骼的影响很小。近年的研究表明，DKK1 抑制增加了 SOST/ 硬骨素的表达，这表明存在一种潜在的补偿机制，可以解释 DKK1 抑制的合成代谢作用较弱（Witcher et al，2018）。支持这一观点的是，当 SOST/ 硬骨素信号转导受损时，发现了对 DKK1 缺失的强烈合成代谢反应。在过去的十年中，开发了几种针对 DKK1、硬骨素和 LRP4 的中和抗体，并显示了对骨质疏松症和其他骨骼疾病患者有希望的治疗结果。

虽然 Wnt 信号激活对骨量的影响已经得到广泛证实，但是对于调控 Wnt 合成作用的细胞机制仍存在许多未解之谜。事实上，在前成骨细胞或成骨细胞中激活 Wnt/β-catenin 信号会抑制骨吸收而不增加骨形成。相较而言，在骨细胞中激活经典 Wnt 信号可显著增加骨矿物质密度和骨体积、成骨细胞数量、骨基质生成以及骨膜下新生的速率，并可同时启动 Notch 信号通路，而对细胞存活没有影响。这些结果与在表达相同显性活化 β-catenin 转基因的小鼠成骨细胞中观察到的结果相反。这些小鼠表现出骨吸收减少和围生期白血病死亡，同时确定了骨细胞是协调经典 Wnt/β-catenin 信号合成作用于骨组织的关键靶细胞（Kode et al，2014）。

骨细胞也可通过物理作用影响成骨细胞。体外研究表明，骨细胞和成骨细胞之间的直接细胞间接触增加了成骨细胞分化相关基因 COL1A、RUNX2、ALPL 的表达。此外，Notch 信号转导是一种在 Notch 受体和 Notch 配体相互作用时介导细胞间通信的途径，该途径对骨细胞和成骨细胞的功能均有调节作用。

（五）骨细胞对骨吸收的调节

不在生长中的成年小鼠的骨细胞中缺少 RANKL 会出现骨硬化表型，这表明骨细胞是控制成年骨重塑的 RANKL 的主要来源。然而，目前尚不清楚膜结合形式或可溶性 RANKL 对于驱动骨细胞介导的骨吸收所起的作用。最近的研究结果表明，膜结合形式的 RANKL 足以实现这种蛋白质的大多数功能，但可溶性形式有助于成年小鼠的生理性骨重塑。因此，缺乏可溶性 RANKL 的小鼠在生长过程中表现出正常的骨量和结构，但成年后破骨细胞数量减少，松质骨质量增加。此外，缺乏可溶性 RANKL 的小鼠在雌激素缺乏、淋巴细胞数量、淋巴结发育和乳腺发育方面表现出正常的骨丢失。骨细胞缺乏 RANKL 的小鼠和所有细胞缺乏可溶性 RANKL 的小鼠之间表型相似，表明骨细胞至少部分通过可溶性 RANKL 调节骨吸收。然而，缺乏可溶性 RANKL 的小鼠破骨细胞数量减少的程度不如缺乏骨细胞 RANKL 的小鼠明显，这表明骨细胞也利用膜结合的 RANKL 与破骨细胞祖细胞进行相互通信。此外，大多数骨细胞不与血管或骨髓直接接触，特别是在表现出真正骨组织重塑的大型动物中。因此，骨细胞膜结合的 RANKL 与破骨细胞祖细胞直接接触的机制仍有待澄清。

如上所述，骨细胞也分泌 OPG，OPG 与 RANKL 竞争破骨细胞前体上的受体 RANK。在骨细胞中，与成骨细胞一样，OPG 的分泌受 Wnt/β-catenin 途径的调节，在骨细胞中缺乏 β-catenin 的小鼠由于破骨细胞数量和骨吸收增加而发生骨质疏松症。此外，新出现的证据也表明骨细胞是骨中分泌 M-CSF 的额外来源。

总之，这些新发现表明，骨细胞在生理和病理条件下都有可能通过调节破骨细胞分化和功能来控制骨吸收。

（六）骨细胞与衰老

骨细胞在维持骨稳态和调节骨骼对激素和机械负荷的反应方面起着关键作用。许多研究发现，骨细胞及其骨陷窝在老年骨中表现出形态学的变化，提示骨细胞在骨衰老中起着潜在的作用。值得注意的是，最近的研究已阐明老年骨细胞具有受损的机械敏感性、细胞衰老累积、陷窝/管状重塑功能障碍和退化的陷窝-管状网络等特征。然而，骨细胞与骨衰老的详细分子机制尚不清楚。尽管如此，通过 RNA 测序（RNA-seq）技术已经鉴定出一些与骨衰老相关的基因和信号通路，如 Wnt、Bmp/TGF 和 Jak-STAT。此外，炎症、免疫功能障碍、能量短缺和激素反应受损可能影响骨细胞在年龄相关的骨退化中的作用（Cui et al，2022）。

骨细胞网络的功能之一是检测微损伤并可启动修复机制。在衰老过程中，微损伤逐渐积累，骨细胞密度下降，骨细胞占位空腔比率降低，后者是骨细胞过早死亡的指标。成骨细胞凋亡增加可能直接导致了骨细胞密度降低。然而，老年时体力活动减少、活性氧（ROS）在骨内积聚以及内源性糖皮质激素水平随年龄增长而上升等因素也可能导致了成骨细胞凋亡率的增加。总之，骨细胞的缺失至少部分导致了衰老时骨量和骨质量之间的差异。

骨细胞中的 Cx43 表达是以细胞自主的方式维持骨细胞存活以及控制破骨细胞蛋白分泌水平的必要条件。凋亡骨细胞、骨细胞蛋白表达和 Cx43 缺乏小鼠骨骼中的骨吸收和形成的解剖学图谱表明，Cx43 分别通过调节位于皮质骨特定区域的骨细胞中的 OPG 或者硬化蛋白（sclerostin）水平，调控破骨细胞或者成骨细胞的活性。此外，在体外培养中，缺乏 Cx43 的骨细胞表现出凋亡率增加、OPG 减少和 RANKL 表达增加；在小鼠骨骼中，缺乏 Cx43 的骨细胞也可观察到类似的分子变化。此外，这些条件性敲除小鼠骨骼表现出内皮层吸收增加以及骨膜骨增厚，导致皮质骨几何形状改变。因此，小鼠的骨细胞缺乏 Cx43 表现出长骨骨髓腔扩大和横截面直径增加、凋亡骨细胞和空腔的积聚、内皮层吸收的增加以及长骨的骨膜扩张，这些与衰老啮齿动物和人类的骨骼所具有的特征相似。Cx43 通道/半通道蛋白的表达随着年龄的增长而减少（Davis et al，2018）。因此，Cx43 表达的减少至少介导了骨骼衰老引起的一些变化。

综上所述，骨细胞是骨组织中数量最多的一种细胞，骨细胞从成骨细胞分化而来，并存在于矿化的骨基质中。在骨质内，骨细胞与周围其他的骨组织细胞、骨骼表面的细胞以及骨髓中的细胞建立了多种联系。骨细胞可通过自分泌/旁分泌因子来整合力学信号，控制骨稳态，调节其他骨组织细胞的活性。此外，骨细胞还会分泌激素（如 FGF23 和硬化蛋白），通过内分泌机制影响远处的组织，包括肾脏、肝脏和外周脂肪。在衰老和骨骼疾病过程中，骨细胞的寿命和功能也会发生改变，从而导致了多种骨骼疾病的病理生理学变化。

五、骨组织细胞与机体其他组织细胞的联系

骨组织细胞作为局部调节因子维持骨组织稳态的同时，还可影响附近其他组织，如骨髓、脉管系统以及骨骼肌。骨组织的骨重建需要软骨、脉管系统和神经系统的协同配合（Idelevich et al，

2018）。不仅如此，BMU中存在的多种细胞，包括巨噬细胞和T细胞，可调节成骨细胞的分化，而成骨细胞谱系反过来可调节造血干细胞微环境，并有助于造血恶性肿瘤和B细胞稳态。

骨骼和肌肉之间的交叉作用对于骨骼发育和骨稳态的维持也至关重要。研究已经确证，骨细胞可对机械负荷做出反应，并且运动在骨骼合成代谢中发挥重要作用，尤其是在骨骼生长和发育阶段。而且，骨骼和肌肉的这种相互作用不限于机械效应，成骨细胞可释放肌肉活性细胞因子，反之，肌肉细胞也产生骨活性细胞因子。

成骨细胞谱系也作为一个内分泌系统来调节其他器官的功能。骨细胞通过释放FGF23，作用于肾脏以调节磷酸盐稳态，成骨细胞谱系释放的骨钙素则与葡萄糖代谢、生育能力、记忆力和急性压力反应等多种功能有关。当使用药物来改变骨细胞功能时，必须考虑这些作用以及其相应分子传递机制。

（赵国阳）

第三节　骨代谢及调控

一、骨重建与骨转换

（一）基本概念

骨重建（bone remodeling）是骨生理学的一个重要方面，主要是指骨组织形态和密度随着生物力学环境的改变而改变的生理行为。在骨的成熟期，生长与构型活动几乎消失，但骨重建与骨转换（bone turnover）活动终生持续，器官、组织与细胞水平上的骨转换是骨组织细胞生理活动的结果，是通过骨的重建过程来实现的。从严格意义上讲，骨重建是成熟组织的一种替换机制，这种机制是骨转换的细胞与形态学基础。骨重建具有预防骨组织疲劳损伤的积累，从而保持其生物力学功能的作用，也具有提供相对低矿物密度的骨组织，对骨矿物质合理补充，从而维护矿物质内环境稳定的作用（邱贵兴，2021）。

骨重建的过程发生于一个有机整合的局部环境，即基本多细胞单位（basic multicellular unit，BMU）。在骨重建中，骨吸收与骨密切耦联。破骨细胞在骨吸收过程降解局部骨质并形成骨吸收陷窝，随后由成骨细胞在骨形成过程中生成新骨并填充。老的BMU完成一个重建周期后，又会有新的BMU形成，BMU的数量和骨重建的速度通常处于一个稳定的状态。

骨重建理论对骨生理学研究的意义主要体现在以下几个方面：①骨重建可传递或调节内分泌、营养、力学等因素对骨组织的效应，无论是有益的还是有害的因素。②其替换速度和程度可调节特异部位与时间上的骨增加或减少的速率，其结果是它的累积效应决定了骨的数量和三维空间上的分布。③骨转换率决定了骨组织的年龄，以及与年龄相关的骨的生理、化学性质。④骨重建过程影响治疗的反应，并决定治疗有效与否。

（二）骨重建过程

尽管皮质骨与松质骨的骨结构单位的三维几何形状不同，但是其骨重建过程在本质上没有区别。以松质骨为例，一个典型的骨重建单位的周期可分为5个时间和空间上有序的阶段，即静止期、激活期、吸收期、反转期和形成期。

1. 静止期

静止期骨表面没有明显的骨吸收或骨形成活动。破骨细胞和成骨细胞数量较少，骨转换率低。骨细胞通过缝隙连接（gap junctions）和分泌的因子（如 SOST、Dkk1）调控局部骨代谢，维持骨重建的稳态，骨表面覆盖一层薄的软骨或骨髓基质，可为后续的骨重建活动提供基础。正在生长中的动物，其多数骨表面，或是骨形成，或是骨吸收；成熟的动物，包括人类，80%的骨小梁表面以及 95% 的骨皮质内膜表面，从骨重建的意义上看，都处于静止状态。这些表面被一层薄薄的（0.1～1μm）扁平的骨衬细胞所覆盖，这一层骨衬细胞直径约 50μm，它们由成骨细胞转化而来，因为它们属于成骨细胞谱系，故保留着与成骨细胞同样的内分泌激素受体及反应能力，但是，骨衬细胞丧失了合成胶原的能力。在某些因素影响下，骨衬细胞又可以变为成骨细胞。

在骨衬细胞与深面的骨组织之间有一层 0.1～0.5μm 厚的未矿化的结缔组织膜，这层膜的胶原纤维呈小束状并随机排列，与它的无定形基质相比较，则数量较少。这层膜的作用是保护骨表面，抵抗破骨细胞的骨吸收作用。在骨衬细胞与骨髓之间也有一薄层结缔组织膜和脂肪细胞。因此，在骨髓与骨表面之间有两层细胞和两层结缔组织膜，总共厚度约 1～2μm。

在任何时间点上，20% 的松质骨表面在进行骨重建；在任何骨表面的局部，平均两年进行一次骨重建。骨骼中有上百万个基本多细胞单位，它们均处于骨重建的不同阶段，那么，这些基本多细胞单位如何起始的？有证据表明，骨细胞感受到力学应力，将信号传递给骨衬细胞，形成了新的基本多细胞单位；另外，骨细胞受到力学刺激后可释放 IGF-1 等细胞因子；局部或循环中的激素、细胞因子、生长因子也与基本多细胞单位的起始有关系，只是具体细节尚不能确定。

2. 激活期

某些骨表面由静止变为活动状态称为激活。激活时，先有破骨细胞的募集，然后是破骨细胞接近并贴附在骨表面上，在成人骨组织，每 10s 就发生 1 次骨重建单位的激活。这种激活除了与年龄、性别、种族、代谢状态有关以外，在全身的不同骨骼还有次序上的差别，在同一骨骼还有不同表面的差别。由于这些原因，激活的发生，部分是随机的，部分与局部结构和生物力学的需要有关系。

破骨细胞来源于血液中的单核细胞，再演变为破骨细胞的前体细胞，然后通过哈弗斯管和福尔克曼管中的血管到达激活的部位。可能是破骨细胞的前体细胞伸出伪足穿过骨表面的结缔组织屏障，到达骨表面后而融合成破骨细胞。为什么激活发生在特定部位和时间，原因还不清楚。激发骨重建的许多内分泌受体存在于成骨细胞，而不存在于破骨细胞。据推测，来源于成骨细胞的骨衬细胞在激活中起重要作用，骨衬细胞在受到某些激素作用后，其形态由扁平变为圆形，暴露出一些骨基质，它也分泌一些胶原酶类物质，还可产生 RANK 配体，再与前破骨细胞的受体结合，使其融合为成熟的破骨细胞。

研究还表明，甲状旁腺素可使骨衬细胞产生皱褶，使骨衬细胞层产生裂隙，便于破骨细胞的前体细胞穿过。系统性激素、生长因子、白细胞介素等也在激活期起作用，有助于通过扩大前体细胞库来募集新的破骨细胞。骨基质中释放的一些因子，如骨钙素等也是破骨细胞或其前体细胞的趋化因子。

3. 吸收期

一旦破骨细胞到达骨表面，便开始骨吸收，并形成一个独特形状、占据一定空间的吸收腔，即吸收陷窝（Howship 陷窝）。破骨细胞能动地吸收骨基质，形成比破骨细胞接触骨质处大 2～3 倍的吸收区域。在骨皮质的锥形切割体（cutting cone）中，破骨细胞每日平行其长轴吸收 20～40μm，垂直其长轴吸收 5～10μm。在骨松质中，破骨细胞以较快速度完成 Howship 陷窝总深度的 2/3，余下的 1/3 深度则由单核的破骨细胞以较慢速度完成。破骨吸收陷窝的深度和广度有一定限制，当骨松质小梁的吸收陷窝深度达 50μm，骨皮质的达到 100μm 深时，在这个部位的破骨吸收则停止。破骨细胞完成这些工作一般需要 1～3 周。据观察，在一个锥形切割体的吸收陷窝中有 12 个破骨细胞。至于如何控制吸收陷窝的形态和深度，其机制目前尚不明确。

多核的破骨细胞平均寿命 12d，然后凋亡，TGF-β 可促进这一过程。与凋亡相适应的是每天有 8% 的破骨细胞来补充，用 ³H 胸腺嘧啶标记后按时间顺序的形态学分析表明，这些新的破骨细胞，来源于局部骨表面上的具有增生能力的一些细胞群体。在骨吸收时，释放出骨衍生的生长因子，包括 TGF-β、IGF、FGF 等。TGF-β 可被破骨细胞分泌产生的酸性环境激活。这些生长因子可能起到骨吸收与骨形成的偶联作用，但尚缺乏直接证据。

4. 反转期

指骨重建过程中从骨吸收结束到骨形成开始这一时段，一般历时 1～2 周。在反转期中完成骨吸收与骨形成的偶联。在吸收陷窝底部有大量成骨细胞出现，即在时间顺序上先后有成骨细胞在某些因素刺激下分裂，成骨细胞贴附到骨表面的某一特殊部位。反转期的组织学表现是 Howship 陷窝中没有典型的破骨细胞，但是有单核的细胞，它在偶联中的作用不清楚。在反转期有一些单核的细胞是前成骨细胞（preosteoblast），细胞核大，胞质淡染，提示这些细胞处在细胞周期的 G1 相。

反转期是骨吸收期与骨形成期的衔接过程，反转期内多种细胞因子或骨基质因子，通过逆转细胞激活、逆转细胞增殖、逆转细胞表型转换 3 个过程，完整偶联破骨细胞骨吸收和成骨细胞骨形成作用。关于偶联机制，与局部自分泌有关，即一旦"激活"，则骨重建过程就不需要进一步干预，直到一个周期完成。从骨组织中提取的骨骼生长因子可增加骨细胞中的 DNA 合成，也可刺激成骨细胞增殖和诱导骨形成，但这不是唯一的偶联信号物质。在哈弗斯系统骨重建过程的吸收期中，从骨基质或骨细胞中释放出一种物质，在新的成骨细胞聚集处保持很高浓度；在骨松质骨小梁重建过程中却不是如此，骨小梁的骨重建单位的血液循环是一个开放的网状结构而不是一个封闭的环状结构。被吸收的骨基质释放成骨细胞有丝分裂原，可使新的成骨细胞按需要的数目及时出现；黏合线中的趋化性物质，使成骨细胞到达指定位置并按同一极性连续单层排列成一层。

5. 形成期

在反转期时，成骨细胞覆盖吸收腔底，并开始形成骨样组织，15d 后骨样组织开始矿化，成骨细胞持续形成和矿化骨样组织，直至吸收腔填满，这一过程在任一表面的任一点上需要 124～128d。

骨基质的沉积和矿化是骨形成的两个阶段，二者在时间和空间上是分开的。在骨形成开始阶段，骨基质沉积和矿化速度很快，每天 1～2μm，可以通过测量靠近水门汀线（cement line）的骨样组织接合面来确定。当吸收腔隙逐渐填满时，此速度则减缓。骨样组织形成与矿化之间的间隔时间，开始时是 15d，并逐渐增加到 27d，以后逐渐减慢。计算平均矿化沉积率和骨样组织平均成熟时间很容易，即指基质沉积开始和矿化开始的平均间隔时间，正常成人骨样组织成熟时间 17～20d。

在吸收腔底，新的成骨细胞变丰满、活跃，制造一层厚的骨样组织，此后细胞逐渐变扁平，骨样组织也减少，最后变成骨衬细胞，一些成骨细胞埋在骨基质中成为骨细胞。骨细胞分泌抑制因子，当吸收填满时，逐渐降低骨形成率。

（三）影响骨重建的因素

1. 局部环境因素

（1）血管

每一个BMU都与血管有关系，血管沿着骨重建中形成的管道走行，在骨小梁表面，则可见血管靠近成骨细胞。用 ^{85}Sr 同位素标记发现，骨质内的血流与成骨细胞的成骨效率有关系。尽管血管和骨重建的相互作用关系不十分清楚，但多数研究者认为，血管可提供营养，也是骨的一些前体细胞的来源。另外，血管内皮细胞也是骨形成与骨吸收的偶联因素之一，这些细胞受到破骨吸收中释放出的生长因子的作用，也分泌某些与成骨细胞有丝分裂相关的数种生长因子。

（2）神经

组织学研究发现骨组织有密集的神经分节，神经纤维沿骨小梁走行，免疫组化研究表明，这些神经纤维包含感觉纤维和交感神经纤维，这些纤维的末端与骨的细胞相联系。最近的研究表明，成骨细胞和破骨细胞表达肾上腺素能受体、神经肽受体等，这表明成骨细胞和破骨细胞受交感神经的调节。

（3）骨髓细胞

骨髓基质细胞可分泌数种细胞因子，刺激成骨细胞和破骨细胞的增生。骨重建活动在靠近含红细胞骨髓多的区域更为活跃，这可能与这些区域含有更多的细胞因子等有关。

（4）脂肪细胞

脂肪细胞和成骨细胞来源于相同的前体细胞，即多潜能基质细胞。研究发现，氧化的脂类可促进多潜能基质细胞向脂肪细胞分化。组织学研究可见到脂肪细胞增多时骨体积减小。另外，成熟的脂肪细胞可抑制成骨细胞增殖。

2. 骨小梁形状

如板状骨小梁变为棒状可因骨吸收增加导致骨质量降低。正常健康的骨小梁是板状结构，互相连接成结构合理的网格状。正常的骨重建活动并不影响骨小梁的整体结构，但是，当骨吸收大于骨形成时，骨的丢失可引起骨小梁板状结构变薄或穿孔，此时，骨的力学性能受到很大影响，其一般过程是在BMU的吸收深度超过骨小梁板状结构的厚度时，或两个BMU在同一处骨小梁板状结构两侧同时进行骨吸收时，引起骨小梁变薄穿孔，使骨小梁的板状结构成为棒状，失去了骨形成时可依附的骨表面。一旦板状结构变为棒状结构，则此处骨小梁的连续性即中断，孤立的棒状结构很快被吸收，因此，不仅骨的数量减少，而且骨的质量也降低。这也是骨质疏松时容易引起骨折的主要原因之一。

3. 皮质骨与松质骨比例

就整体骨骼的体积而言，皮质骨占80%，松质骨占20%，但是，从骨表面来看，松质骨的全部骨表面比皮质骨大得多，所以，松质骨的代谢活跃，这是皮质骨和松质骨在骨重建活动方面有区别的一般性解释。在骨重建活动的五个有序的阶段中，皮质骨和松质骨是相同的，但是，二者也有不同之处，松质骨的骨重建是发生在骨小梁表面的浅碟状的"packet"上，而皮质骨发生在其内部的BMU中，是穿凿式的。在绝经后骨质疏松，松质骨的骨重建过程中可引起骨小梁板状结构变薄或穿孔；而皮质骨的内表面可以"小梁化"；松质骨可形成微骨痂，而皮质骨则不会。因此，松质骨和皮质骨之间的比例影响骨重建的活动过程。

4. 雌激素水平

绝经后骨质疏松时，因为雌激素水平下降，骨重建激活率增高。因为雌激素水平下降，可能引起 IL-6 和其他细胞因子增加，这些因子与破骨细胞和成骨细胞的增殖有关。因为每一个骨重建单位激活后的过程，并不能完全补充吸收的骨量，就导致重建负平衡，激活率越高，则骨的丢失越多。在骨松质中，表现为骨小梁的板状网格状结构的变薄和穿孔，在骨皮质中表现为水门汀线增加，引起骨的结构、骨的质量、骨的数量的变化。另外的研究表明，绝经后的骨重建的吸收腔变深，可能是因为破骨细胞的寿命延长或其凋亡减少。老年骨质疏松时，成骨细胞形成新骨充填骨吸收腔的能力下降，表现为年龄相关的骨壁厚度的下降，使骨体积减小。在绝经后骨质疏松，也观察到成骨表面与骨样组织表面比例的减少，骨矿化率也降低。骨质疏松以后，因为空隙增加，剩余的骨结构经受更多的微损伤，这种状态可引起恶性循环，即骨量减少，使剩余的骨受到更多的疲劳性损伤，也可激活骨重建过程，使骨吸收增加，进一步使骨量减少，骨质量下降。

5. 骨质疏松临床治疗药物

骨重建理论对判断骨质疏松的药物治疗效果很重要。目前用于治疗骨质疏松的药物，如雌激素、双膦酸盐制剂、降钙素等，除了增加骨量外，多数制剂是抑制 BMU 的起始或激活，随着用药时间的延长，逐渐地间接抑制骨形成。据计算，用这些制剂后，骨量增加持续 8 个月，逐渐达到一个稳定状态。一般来说，总的骨量的增加与骨重建率相关，一旦骨吸收腔被填满，则不再增加骨量，也就达到一个平台期，即"重建屏障"，此时的骨密度增加，是由新形成的骨组织矿化程度增加所引起的。用阿仑膦酸钠治疗骨质疏松，连续观察 7 年，其髋部骨密度在治疗的前 6 个月快速增加，此与骨吸收腔的填补相对应，此后 36 个月，骨量仍然逐渐增加，此与矿化程度增加相对应，以后观察到骨量变化不大。另外，沉积到骨中的双膦酸盐制剂的半衰期是 10 年以上。由于骨的过度矿化，虽然骨密度增加，但也可能影响骨的韧性。近年来，在骨质疏松的治疗中用选择性雌激素受体调节剂，据初步研究，用此类制剂能适度增加骨量，并能保持骨的韧性。总之，关于双膦酸盐类与 SERM 类药物对骨矿化及骨质量的影响，值得深入研究。

（四）中医药与骨重建

1. 骨重建与阴阳属性

中医学中将人体中的物质和功能划分为阴阳两种属性，其中拥有温煦、推动、兴奋等作用的为阳，与之相对，有凝聚、滋润、抑制等作用的为阴。袁丽丽等研究提出，在骨重建的动态过程中，将成骨细胞视为阴，破骨细胞视为阳。二者在功能作用上相反相成，共同维持骨量平衡，达到"消长平衡"的效果（袁丽丽等，2019）。

2. 骨重建与阴阳平衡

二者功能上相对应，成骨细胞主导骨生成属阴主静，破骨细胞主导骨吸收属阳主动。"动静结合"归属于中医学"阴阳学说"的范畴。在骨代谢的过程中，成骨细胞负责应力感受与效果表达，可接受外界应力刺激，合适的刺激可提高成骨细胞活性，促进其增殖与分化。赵文韬等研究提出，应力刺激作用于成骨细胞所发生效应的表现和中医学的"动静结合"理论契合（赵文韬等，2017）。"动"在于活动，"静"在于固定，在临床治疗中，动静结合的方式有利于合适的应力作用于骨折断端，促进骨折愈合。

3. 中药与骨重建

中药提取物，如淫羊藿、补骨脂、骨碎补、葛根等，以及中药复方，如补骨化痰方、鹿角胶丸、续骨补肾方、益肾骨康方等，均能通过调控基因和细胞分子表达来促进骨重建进程，影响骨组织细胞的活性，改善骨骼微环境。

二、骨代谢的激素调控

骨组织细胞与其他细胞一样浸泡于组织液中，全身多种激素和细胞因子均可对其进行直接或间接的调节。骨组织自身细胞之间也可通过这些因子互相沟通，即所谓旁分泌途径（Stern，2020）。

（一）甲状旁腺素（PTH）和甲状旁腺相关蛋白（PTHrP）

骨骼和肾脏形成矿物质离子储存库和调节轴，以维持骨骼的正常生长和发育。PTHrP 是骨形成的主要激素调节因子，而 PTH 通过对肾脏的作用促进出生后骨骼完整性和细胞外矿物质离子稳态。尽管这些作用及其组织效应不同，PTH 和 PTHR 通过经典的 PTH/PTHrP 受体（PTHR）发挥作用。

1. PTH 和 PTHrP 的受体和第二信使系统

PTH 和 PTHrP 在骨中的作用由 1 型 PTH/PTHrP 受体（PTHR）介导的。PTHR 是一种 B 型 G 蛋白偶联受体（GPCR），可识别 PTH 和 PTHrP，以及它们的生物活性氨基末端肽 PTH（1-34）和 PTHrP（1-36）和各种工程改造的氨基末端修饰变体，如长效 PTH 和阿巴洛肽（PTHrP 的 1-34 类似物）。成熟的甲状旁腺素是一种由 84 个氨基酸组成的肽，在甲状旁腺中合成并切割成其活性形式。最初的前体是前原 PTH，含有 31 个额外的氨基末端残基，这些残基是严格加工所必需的。位于前原 PTH 前导序列中的五个描述突变可导致激素分泌缺陷引起的特发性甲状旁腺功能减退症。这种由 115 个氨基酸组成的肽在细胞质内被快速切割形成由 90 个氨基酸组成的原 PTH。移位到高尔基体网络后，原 PTH 在其氨基末端被切割，释放出由 84 个氨基酸组成的成熟 PTH，这是储存和分泌的主要激素形式，具有完全的生物活性。

一般认为，PTH 和 PTHrP 与 PTHR 以相等的亲和力结合，并通过多种细胞效应系统结合配体来响应。近年来，对 PTHR 结构进行的研究揭示了细胞外 PTHR 结构域呈现多种不同的构象，这一发现有助于解释受体激活和下游信号转导机制（Zhao et al，2019）。PTHR 的信号转导主要由 Gs、Gq/11、Gi 和 G12/G13 异源三聚体 G 蛋白介导。不同细胞类型决定了特定 G 蛋白的偶联机制，然而其具体方式尚未完全阐明。对 PDZ 衔接蛋白 NHERF1 的研究表明，该蛋白在调控 Gs、Gq/11 和 Gi 信号转导中具有关键作用。

2. PTH 和 PTHrP 的生理作用

PTH 的生理作用主要有：①促进骨吸收，促进骨转换，动员骨钙入血，升高血钙。PTH 对各型骨组织细胞都有影响，首先，在 PTH 的作用下，破骨细胞数目增多，功能增强，骨吸收加速；继而，成骨细胞随之增加，骨代谢和新骨形成加快。有关 PTH 和 PTHrP 对骨组织细胞的作用，在后文中详细阐述。②抑制肾脏近曲小管对磷和 HCO_3^- 的重吸收，加速肾脏排出磷酸盐，尿磷排出增多，血磷下降；PTH 还可促进远曲小管对钙的重吸收，使肾小管管腔内钙浓度下降。但是，由于肾小球钙的滤过负荷高，所以 PTH 分泌过多时（一般钙水平在 12mg/dL），尿排出的钙量仍会增加。③促进 $1,25\text{-}(OH)_2D_3$ 的生成。在 PTH 的作用下，肾脏的 1α-羟化酶活性增强，25-(OH)D 的 1α-羟化反应加速，生成的 1,25-(OH)$_2$D$_3$ 促进肠钙、磷吸收，减少尿钙排泄，进一步升高血钙。④间接促进肠吸收钙，减少尿钙排泄。⑤大剂量 PTH 对血管、胃肠、子宫和输精管平滑肌均有松弛作用。

PTHrP 的生理作用与 PTH 不同，它主要与胎儿发育、骨骼发育、维持胎盘功能有关，一些肿瘤可分泌 PTHrP，引起低磷血症或其他旁癌综合征。

3. PTH 和 PTHrP 对骨组织细胞的作用

与 PTH 不同，PTHrP 在几乎所有靶组织中都具有完全的内分泌作用机制。PTHrP 通过在各种靶组织中充当旁分泌、自分泌甚至内分泌调节因子来发挥多种生理功能。目前认为，已知的 PTH 和 PTHrP 作用都是通过与 PTHR 特异性相互作用介导的。由于 PTH 是经典的循环内分泌激素，而甲状腺仅在骨骼发育部位间质凝聚形成后才发育，因此现在已明确并接受由软骨细胞局部分泌的旁分泌/自分泌 PTHrP 在发育过程中（可能在出生后骨折修复期间）对软骨内成骨起着主要作用。事实上，小鼠 PTHrP 基因（Pthlh1）缺失后骨骼发育中的多种缺陷证实了 PTHrP 在胎儿骨骼发育中的重要性。相比之下，PTH 基因（Pth）缺失则导致相对温和的表型。

在小鼠中敲除 Pthlh 基因会导致围生期死亡，这是由于肋骨发育缺陷引起呼吸衰竭。通过允许的胶原蛋白Ⅱ启动子将 PTHrP 产物靶向至软骨可以逆转该表型。这些研究揭示了 PTHrP（而非 PTH）在软骨内成骨形成中的核心作用以及其机制，即 PTHrP 和 PTHR 作为 Hedgehog 途径的下游效应物，决定了长骨形成的速度和程度。

通过 PTHrP 基因敲除的模型小鼠已经证实，PTHrP 在骨代谢中扮演着主导角色。尽管缺乏 Pthlh 的小鼠在出生后立即死亡，但在出生时表型正常的单倍体不足的 Pthlh$^{+/-}$ 小鼠，到 3 个月龄时才出现骨量降低，骨小梁厚度和连通性显著减少。与同窝野生型小鼠相比，Pthlh$^{+/-}$ 小鼠骨髓中的脂肪细胞数量异常增多。骨量降低是由于骨髓前体细胞的募集减少，以及与野生型相比成骨细胞凋亡增加。当这种表型在成骨细胞特异性敲除 Pthlh 的转基因小鼠中再次出现时，验证了成骨细胞源性 PTHrP 在骨形成过程中的关键作用。值得注意的是，这些小鼠还表现出破骨细胞形成减少，这很可能是 Pthlh 缺失的成骨细胞支持破骨细胞形成的能力受损所致。重要的是，具有 Pthlh 缺失成骨细胞的小鼠在血钙水平上保持正常，这说明了 PTHrP 在骨骼中的作用并非维持正常钙稳态所必需。

目前研究已证实，间歇性 PTH 具有促进合成代谢的作用，即通过促进定向成骨细胞前体分化和抑制成熟成骨细胞和骨细胞的凋亡来刺激骨形成。间歇性小剂量 PTH 作为骨骼合成代谢疗法的有效作用在骨质疏松症的治疗中得到了很好的证实。但是，血清 PTH 水平的持续升高（如原发性甲状旁腺功能亢进症）却可通过 PTH 靶细胞产生 RANKL，并进一步诱导破骨细胞形成，骨吸收增加。

经研究发现，PTHrP 被确认为成骨细胞 PTHR 的内源性配体，并对几种截短形式的分子进行了合成代谢剂的研究。通过测量骨形成标志物，间歇性注射 PTHrP（1-36）被认为对人类受试者的合成代谢产生作用，相对不受 PTH 骨吸收作用影响。在这些每日注射 PTHrP（1-36）的研究中，为了提高合成代谢标志物水平，所需剂量相较于 PTH（1-34）要高出许多倍，然而两者在急性输注研究中基本具有等效性。PTHrP（1-36）在合成代谢中的确切作用仍然是一个引人注目且具有挑战性的问题。这可能与两者药代动力学不同有关，PTHrP（1-36）注射后降解更快，因此分布范围更小，从而激活骨吸收。然而，这一假设仍需进一步证实。另一个可能的解释来自使用过表达 PTHR 的细胞的研究，其中 PTHrP（1-36）和 PTH（1-34）在初始 PTHR 相互作用方面存在差异：似乎 PTHrP（1-36）仅限于细胞表面起作用，而 PTH（1-34）更容易内化，因此更有可能激活 G 蛋白信号转导相互作用。正是这种差异反应解释了为什么在每日注射肽类物质时，PTH（1-34）表现出明显的骨吸收作用，而 PTHrP（1-36）则没有。虽然这些实验可能提供了对 PTHR 药理学的认识，但 PTH 和 PTHrP 在体内对骨重塑作用的相对体内后果尚不清楚。

（二）活性维生素 D

1. 维生素 D 的代谢与分子作用机制

维生素 D 是骨骼发育、维持和调节正常钙磷稳态所必需的物质。骨骼发育过程中缺乏维生素 D 会引发佝偻病；成人的维生素 D 缺乏症在老年人中尤为常见，可导致继发性甲状旁腺功能亢进，从而增加骨软化和骨折风险。维生素 D 必须首先代谢为活性形式，才能对矿物质代谢产生影响。维生素 D 在皮肤中由 7-脱氢胆固醇在紫外线照射下合成，也可以从食物（包括鱼油和强化乳制品等）中获得，这些维生素 D 首先要在肝脏中羟化为 25-羟基维生素 D_3 [25-(OH)D_3]，后者是维生素 D 的在血液循环中的主要形式，也是临床上评价维生素 D 状态的最可靠的指标。CYP2R1 是一种 25-羟化酶，在维生素 D 发挥作用中起关键作用，*Cyp2r1* 突变的患者缺乏 25-(OH)D_3 并发展为维生素 D 依赖性佝偻病。*Cyp2r1* 基因敲除可导致小鼠体内 25-(OH)D_3 水平下降，但并未完全消除，因此维生素 D 在肝脏的羟化也有其他羟化酶参与。通过线粒体 25-(OH)D 1α 羟化酶（CYP27B1）的作用，25-(OH)D_3 在近端肾小管中发生第二次羟化反应，致使其转化为维生素 D 的主要激素形式 1, 25-二羟基维生素 D_3 [1,25-(OH)$_2D_3$]，后者是维生素 D 发挥其生物学作用的活性形式。维生素 D 及其代谢产物通过维生素 D 结合蛋白（vitamin D binding protein，DBP）在血液中运输。*CYP27B1* 基因突变导致维生素 D 依赖性佝偻病 I 型（VDDR-1），其特征是矿化减少、低钙血症以及血浆中 1,25-(OH)$_2D_3$ 水平降低。肾脏 CYP27B1 的活性受到严密调控，PTH 在低钙血症的刺激下可诱导 CYP27B1 的表达，而促进肾脏磷酸盐排泄的 FGF-23 可抑制 CYP27B1 的表达。作为一种反馈机制，1,25-(OH)$_2D_3$ 可通过抑制 CYP27B1 来调节自身的生成，并下调甲状旁腺对 PTH 的合成，上调骨组织中 FGF23 的生成。在小鼠基因组的研究中，学者们识别了一个肾脏特异性的增强子模块，该模块可介导 CYP27B1 和 FGF23 及 PTH 的表达，也可介导 1,25-(OH)$_2D_3$ 的抑制作用（Meyer et al，2019）。基于人类肾脏的研究表明，在人类中也存在一个与小鼠中观察到的类似的肾脏特异性模块。这些发现是维生素 D 领域研究的重要进展，因为它们首次在基因组水平上提供了关于调控 CYP27B1 的表达机制。其他因素，包括性激素和催乳素，也可以促进 CYP27B1 表达。除了肾脏，CYP27B1 还可在胎盘中表达，并可在包括骨骼在内的多种组织中有少量表达。然而，除了肾脏和胎盘外，CYP27B1 在正常生理条件下的组织中的作用仍有待确定。

2. 活性维生素 D 对骨组织的作用

人类维生素 D 受体（vitamin D receptor，VDR）功能丧失性突变可导致对 1,25-(OH)$_2D_3$ 作用的抵抗，进而引发遗传性维生素 D 抵抗性 II 型佝偻病。全身 VDR 敲除的小鼠可模拟这种情况，这种小鼠会出现低钙血症、低磷血症、继发性甲状旁腺功能亢进和佝偻病。佝偻病表型的特点在于骨骺生长板逐渐扩大，这是由肥大软骨细胞区域显著增加和组织结构紊乱所引起。此外，由于 VDR 敲除的小鼠在断奶后出现低钙血症时可发生骨矿化延迟，全身 VDR 敲除的小鼠可出现类骨质增生和骨软化症。这种未矿化骨样物质的增加伴随着成骨细胞数量的增加，而破骨细胞数量保持不变。重要的是，通过补充高钙或高乳糖饮食，全身 VDR 敲除的小鼠的骨和矿物质代谢异常的表型得到完全纠正，这说明了 VDR 介导的肠道钙吸收的重要性。然而，骨骼内的多种细胞均可表达 VDR，其中成骨细胞和骨细胞中的 VDR 水平最高。因此，这些细胞被认为是 1,25-(OH)$_2$D$_3$ 在骨骼稳态中起作用的主要介导者。此外，VDR 在软骨细胞和破骨细胞中也有表达，但其丰度较低。由于骨的动态平衡是通过成骨细胞和破骨细胞之间及时受控的相互作用来调节的，并且还存在着软骨细胞和破骨细胞之间的相互作用，因此所有这些不同类型的细胞中 VDR 的表达使得 1,25-(OH)$_2$D$_3$ 能够对骨发育和重塑产生影响。多年来，学者们基于从不同转基因小鼠模型中获得的知识来理解 1,25-(OH)$_2$D$_3$ 在骨骼中的作用，在这些模型中，VDR 的表达在一种不同的骨组织细胞类型中被敲除或过表达。下面，首先论述在钙正平衡的条件下，1,25-(OH)$_2$D$_3$ 对骨的影响，其中骨吸收的钙量等于或超过粪便和肾脏的钙损失。在这种条件下，血清钙水平保持正常，并允许钙在骨中沉积。然后论述当钙负平衡时，1,25-(OH)$_2$D$_3$ 对骨的影响，例如肠道钙吸收不足等情况。

（1）钙正平衡调节下的 1,25-(OH)$_2$D$_3$ 与骨代谢

当饮食钙摄入量正常时，1,25-(OH)$_2$D$_3$ 可通过刺激肠道和肾脏钙（重）吸收来保证充足的钙供应，从而间接调节骨稳态和矿化。此外，不同成骨细胞中的 VDR 表达使 1,25-(OH)$_2$D$_3$ 能够以旁分泌或自分泌方式直接和局部影响骨代谢。然而，对于后一种影响尚未完全阐明，并且可能取决于成骨细胞分化的特定阶段。

在过去的几十年中，已经构建了多个转基因小鼠模型。在这些模型中，VAR 在成骨细胞分化的特定阶段被敲除或过表达。这些研究都是在摄入足够膳食钙的小鼠中进行的，其钙的摄入量在 0.8% 至 1.18% 之间。通过 Osx 驱动的 Cre 重组（Osx-Vdr-cKO 小鼠）在成骨前体细胞中敲除 VDR，并不影响钙或骨稳态（Nakamichi et al，2017）。实际上，14 周龄的 Osx-VdrcKO 小鼠血清中的钙、磷酸盐、PTH 和 1,25-(OH)$_2$D$_3$ 浓度均正常，而血清 FGF23 水平略有降低。Osx-Vdr-cKO 小鼠的小梁骨质量与同窝对照组相似，骨吸收或骨矿化也没有明显变化。当在未成熟的成骨细胞中敲除 VDR 时，在 a1 胶原的启动子的控制下（Col1a1-Vdr-cKO 小鼠），4 周龄和 9 周龄动物的骨量没有差异。然而，在 16 周龄的动物中，检测到小梁骨的质量有轻度增加，而皮质骨没有显著变化。这种骨量增加是由骨吸收减少而非骨形成增加所致，并且伴随着 RANKL 表达的降低。这种骨骼表型与体外观察结果相符，显示 1,25-(OH)$_2$D$_3$ 信号可增加成骨细胞中 RANKL 的表达。

通过对成熟成骨细胞和骨细胞特异性敲除 VDR 的转基因小鼠（Dmp1-Vdr-cKO 小鼠）的研究表明，成熟成骨细胞和骨细胞中的 VDR 信号通路对于骨稳态的维持并不是必需的。8 周龄的 Dmp1-Vdr-cKO 小鼠与其野生型同窝小鼠之间的骨小梁和皮质骨量没有区别，骨吸收和矿化也是如此。在成骨分化的不同阶段敲除 VDR 的小鼠模型的研究提示，在钙正平衡的状况下，维生素 D 体系对骨骼稳态没有主要的直接效应。

另一方面，对成熟成骨细胞 VDR 过表达（在骨钙素启动子调控下）的小鼠（骨钙素-Vdr-cOE 小鼠）的研究表明，VDR 信号对于增加骨量具有积极作用。事实上，4 个月和 9 个月龄的骨钙素-Vdr-cOE 小鼠表现出皮质骨和骨小梁骨量增加，同时伴随着骨形成增强和骨吸收减少。从机制上讲，骨钙素-Vdr-cOE 小鼠中的骨吸收减少是 RANKL 水平降低和 OPG 水平增加所致。RANKL 表达减少的原因尚未完全理解，因为 VDR 信号已被认为可刺激成骨细胞中 RANKL 的表达。为了探究观察到的骨表型是否与小鼠的 FVB/N 背景有关，将这些骨钙素-Vdr-cOE 小鼠回交并在 C57Bl6 背景的小鼠中进行研究（Triliana et al，2016），研究结果与先前的相似，观察到

9周龄的雄性和雌性小鼠中皮质骨和骨小梁骨量的增加,这与骨形成增加和骨吸收减少相关。然而,尽管这种表型在20周龄的雄性小鼠中得到重现,但在20周龄的雌性骨钙素-Vdr-cOE小鼠与其野生型同窝小鼠之间却没有差异。

综上,尽管某些VDR突变小鼠表现出相应的一些骨骼表型,但成骨细胞中VDR信号的变化并未明显地影响骨稳态。然而,也有研究发现,VDR的失活和过表达均会导致骨量增加,目前尚不清楚如何解释这些矛盾的研究结果。一种可能的原因是,实验背景条件不同,如饮食、年龄、动物的遗传背景以及基因剂量效应(过表达与缺失),可能参与了VDR对骨稳态的影响。另外,$1,25-(OH)_2D_3$ 对骨代谢的影响可能与成骨细胞所处不同分化阶段有关,正如体外培养的成骨细胞和骨细胞对 $1,25-(OH)_2D_3$ 表现出不同反应一样。因此,需要在受控和相同的情况下(包括饮食、年龄、背景、分析方法等)直接比较不同转基因模型在成骨细胞分化的特定阶段VDR的失活,以增强我们对在正钙平衡下成骨细胞中VDR直接效应的理解。

(2)钙负平衡调节下的 $1,25-(OH)_2D_3$ 与骨代谢

当肠道对钙的吸收无法维持血清钙浓度稳定时,为确保骨骼中有适量的钙沉积,机体内会发生负钙平衡。一个模拟这种负钙平衡的动物模型是肠道特异性VDR敲除模型,该模型中肠道ADR的表达被villin驱动的Cre表达所抑制(villin-Vdr-cKO小鼠)。villin-Vdr-cKO小鼠的肠道钙吸收减少,作为响应,血清中PTH和 $1,25-(OH)_2D_3$ 的水平增加,但钙和磷酸盐水平保持在正常范围内。正常的血清钙水平与系统性VDR敲除小鼠中出现的低钙血症形成对比,这表明在villin-Vdr-cKO小鼠中,肾脏和骨骼已经发展出了补偿机制,以确保血清钙水平维持正常。确实,由于肾脏钙的重吸收增加,villin-Vdr-cKO小鼠的尿钙损失减少。更重要的是,villin-Vdr-cKO小鼠的特征是骨量显著减少,皮质变薄和孔隙增多,未矿化基质的量明显增加,最后是矿化骨的矿物含量减少。这些发现都证实了这种钙从骨骼到血清的物质转移。血清PTH和 $1,25-(OH)_2D_3$ 升高后骨吸收增加,导致小梁和皮质骨的丧失,这一变化有助于维持正常的血清钙水平。实际上,通过给villin-Vdr-cKO小鼠使用双磷酸盐来抑制破骨细胞的骨吸收,虽然能更好地保护骨量,但同时也降低了血清钙水平。

血清 $1,25-(OH)_2D_3$ 升高后可出现骨吸收增强以及骨矿化受损,这种变化有助于体内钙的转移。成骨细胞的骨基质矿化是一个多步骤的过程,其特征是在细胞外基质囊泡中首先形成羟基磷灰石晶体,随后在囊泡外沉积羟基磷灰石,并在细胞外基质中逐渐积累矿物质。这种矿化过程受到高焦磷酸盐水平和骨桥蛋白(osteopontin,OPN)等基质蛋白的抑制。焦磷酸盐水平受焦磷酸酶(Enpp1、Enpp3)以及跨膜锚蛋白的调节,前者可产生焦磷酸盐,后者则由Ank编码,可介导焦磷酸盐从细胞内转运到胞外基质。值得注意的是,villin-Vdr-cKO小鼠的Ennp3和Ank在股骨的转录水平明显升高。此外,染色质免疫沉淀反应提示,Enpp1、Enpp3和Ank是 $1,25-(OH)_2D_3$ 信号的直接转录靶基因。这些研究均表明,$1,25-(OH)_2D_3$ 通过提高焦磷酸盐水平来抑制骨矿化。与这些发现一致,通过与组织非特异性碱性磷酸酶共处理的方式来降低 $1,25-(OH)_2D_3$ 诱导的焦磷酸盐水平,可使矿化得到恢复。此外,villin-Vdr-cKO小鼠中的OPN基因表达增加,并且 $1,25-(OH)_2D_3$ 可通过VDR介导的OPN基因的转激活诱导OPN基因的表达。进一步对在成熟成骨细胞和骨细胞中VDR失活的Dmp1-Vdr-cKO小鼠的研究显示,$1,25-(OH)_2D_3$ 对基质矿化的抑制作用与骨细胞的VDR表达有关。实际上,用高剂量 $1,25-(OH)_2D_3$ 处理的Dmp1-Vdr-cKO小鼠并未发展为类骨质过多症,且与野生型同窝小鼠相比,其高钙血症也不显著。综上所述,这些发现揭示了在钙负平衡情况下,维持血钙的正常水平是以牺牲骨骼完整性

为代价的，通过增强骨吸收以及减少骨矿化来确保骨钙向血清中转移。PTH 和 1,25-(OH)$_2$D$_3$ 引起的骨吸收增加可能与成骨细胞 RANKL 表达的增加有关，而不是破骨细胞中 VDR 信号通路的作用。实际上，在负钙平衡期间，LysM-Vdr-cKO 小鼠的骨丢失与对照同窝小鼠的骨丢失并无差异，这表明破骨细胞的 VDR 表达在骨骼稳态中并不发挥重要作用（Verlinden et al, 2019）。

3. 活性维生素 D 对其他组织器官的作用

除了骨骼、肾脏、肠道以外，1,25-(OH)$_2$D$_3$ 可对全身诸多组织、器官发挥生物学作用。甲状旁腺也是 1,25-(OH)$_2$D$_3$ 的重要靶器官。1,25-(OH)$_2$D$_3$ 可抑制甲状旁腺合成和分泌 PTH，并抑制腺体中甲状旁腺合成细胞的增殖。1,25-(OH)$_2$D$_3$ 可上调甲状旁腺钙敏感受体的转录，从而增加钙对甲状旁腺抑制的敏感性。胰腺也可表达 VDR，1,25-(OH)$_2$D$_3$ 可促进胰岛素的分泌。另外，1,25-(OH)$_2$D$_3$ 还可调节先天免疫和获得适应性免疫，对免疫调节也有重要作用。

（三）性激素

1. 雌激素

（1）雌激素受体与骨组织

在 1988 年，Komm 等人首次利用大鼠 ROS 17/2.8 和人类 HOS TE85 细胞证实在成骨细胞中存在高亲和力的雌激素受体，同年 Eriksen 等在手术样本中的人类成骨细胞中也观察到这种雌激素受体。随后，成骨细胞、前成骨细胞样细胞、破骨细胞、前破骨细胞中也报道了雌激素受体及其基因的存在。此外，在骨细胞和骨内皮细胞中也观察到了这一现象。

在 1996 年，Kuiper 等人克隆了大鼠前列腺和卵巢中的第二种雌激素受体，后来有研究报道其在人类和小鼠中也存在，从而确定有 ERα 和 ERβ 两种雌激素受体。据报道，ERα 和 Erβ 可通过 AP-1 转录因子发送相反的信号，而 Erα 则被认为是骨代谢的主要受体。如上所述，研究者已经观察到雌激素受体在骨和骨髓的各种细胞中的表达。然而，尚不清楚哪种细胞在介导雌激素对骨骼的影响方面最为关键。研究证实，ER 介导的信号机制有四种：①通过 ER 与雌激素反应元件（estrogen-responsive element，ERE）相互作用的基因组；②通过间接信号转导从 ER 到 AP-1 DNA 基序的"锚定"，该机制由 AP-1 转录因子介导，如 FOS/JUN 二聚体；③通过膜结合 ER 或 GPER 介导的非基因组信号（GPER 是一种 G 蛋白偶联受体，用于介导雌激素的快速效应）；④通过信号级联激活的 ER-ERE 复合物的配体（雌激素）非依赖性信号，例如由细胞膜上的生长因子受体（GFR）通过细胞外生长因子触发的丝裂原活化蛋白激酶（MAPK）。目前尚不清楚这四种信号机制如何参与骨代谢，需要进一步研究来阐明。

（2）雌激素对成骨细胞、骨细胞以及骨形成的作用

雌激素缺乏导致骨质疏松症的机制多年来多有研究报道，其中很多涉及雌激素对成骨细胞和骨形成的作用。当骨吸收被双膦酸盐抑制时，17β-雌二醇可以剂量依赖性方式增加大鼠脊椎的骨量，这提示雌激素在骨形成中有关键作用。17β-雌二醇（E2）可刺激大鼠成骨细胞形成。此外，E2 可显著增加大鼠颅盖成骨细胞原代培养中 Col1A1（Ⅰ型前胶原 α1 链基因）的 mRNA 表达，这表明雌激素在成骨细胞的增殖和功能中起关键作用。

骨硬化蛋白（SOST）是成骨细胞功能和骨形成的强效抑制剂。临床研究发现，绝经后妇女的血清骨硬化蛋白的水平显著高于绝经前妇女，而两组之间的 PTH、25-羟基或 1，25-二羟维生素 D 水平没有显著差异。而且，骨硬化蛋白水平与雌激素呈负相关。另有研究报道，SOST 接种导致小鼠血清中抗 SOST 抗体水平升高，而 SOST 接种小鼠的血清可使小鼠成骨细胞 MC3T3-E1

细胞中成骨基因（*RUNX2*、*Osterix* 和 *ALP*）表达降低（Wang et al，2018）。将 SOST 接种诱导的小鼠中 SOST 信号阻断可减轻由去卵巢手术导致的骨吸收标志物的增加和骨矿物质密度的降低。LRP5（lipoprotein receptor 5）是经典 Wnt 信号通路的共受体，而 *LRP5* 基因中的功能获得突变可抵抗骨硬化蛋白，从而导致骨量升高。在 *LRP5* 编码区域发生基因突变的小鼠不仅对由骨硬化蛋白引发的骨质丧失表现出抵抗能力，而且对由去卵巢手术导致的骨质疏松效应也具有抵抗能力（Niziolek et al，2015）。这些数据表明，雌激素可能抑制骨硬化蛋白的产生并刺激经典的 Wnt 信号通路，从而促进成骨细胞的增殖和分化。然而，在生理环境中，雌激素如何调控骨硬化蛋白的分泌和骨质形成仍然不完全明确。

（3）雌激素对破骨细胞和骨吸收的作用

目前认为雌激素不仅可促进骨形成，还可抑制骨吸收。临床研究报道，与绝经前妇女相比，绝经后或接受卵巢切除术的妇女血液单核细胞分泌的骨吸收性细胞因子白细胞介素-1（IL-1）和肿瘤坏死因子 α（TNF-α）明显增加。白细胞介素-6（IL-6）也被认为是一种强烈的破骨细胞生成刺激因子，而 17β-雌二醇可显著抑制由 IL-1 和 TNF-α 共同诱导的 IL-6 的产生，这种效应在小鼠和大鼠的骨髓源性基质细胞、人骨源性细胞和成骨细胞系中均可观察到。器官培养研究发现，甲状旁腺素可增加新生小鼠椎骨的骨吸收和 IL-6 的产生，而 17β-雌二醇可阻断这两种效应。在用 IL-6 缺陷的小鼠进行的一项研究中发现，该模型小鼠在卵巢切除术后无论是骨量还是骨重塑率都没有明显变化，这表明 IL-6 在雌激素缺乏引起的骨丢失中起着关键作用。临床研究发现，与绝经前相比，健康绝经后妇女的血清 IL-6 水平明显增加。进一步研究证实了这一点，还发现除了血清中的 IL-6 水平外，卵巢切除术后妇女中的可溶性 IL-6 受体（sIL-6R）水平也升高。有报道显示，除了传统的细胞膜受体衍生信号外，可溶性 IL-6 受体（soluble IL-6 receptor，sIL-6R）与糖蛋白 130kDa（gp130）的复合物形成介导的信号对于 IL-6 至关重要（Scheller et al，2014）。尽管大多数可溶性受体充当拮抗剂，但 sIL-6R 被证明具有激动剂特性，并与 IL-6 一起激活表达 gp130 的靶细胞。使用特异性抗体阻断 IL-6 信号通路的研究表明，阻断 IL-6 信号通路可以防止去卵巢小鼠的小梁骨丢失，但不会抑制皮质骨丢失，这提示 IL-6 信号通路在雌激素缺乏时对小梁骨丢失的关键作用（Lazzaro et al，2018）。

RANKL 对破骨细胞的生成至关重要，且多项研究均已揭示雌激素可抑制 RANKL/RANK 信号通路。临床研究提示，与绝经前女性相比，早期绝经后女性的骨髓单核细胞（MNCs）中 RANKL 表达更高。此外，雌激素替代疗法可降低绝经后女性 MNCs 中 RANKL 的表达水平，而且，这些与雌激素水平相关的 MNCs 中 RANKL 表达的变化与骨吸收标志物的表达相关。OPG 是 RANKL 的诱饵受体，并可拮抗 RANKL/RANK 信号通路。在利用人类成骨细胞样细胞的实验中，研究显示 17β-雌二醇可以剂量和时间依赖的方式增加 OPG mRNA 和蛋白质的表达，而抗雌激素则可逆转这些效应。同样，17β-雌二醇可剂量依赖性地诱导成骨细胞的雌激素受体表达。后续研究认为，ERα 对 OPG 的表达以及雌激素诱导的 OPG/RANKL 比率的增加至关重要，但 ERβ 未参与该效应。还有研究发现，17β-雌二醇在 24h 内可刺激人成骨细胞 RANKL 和 OPG 蛋白的表达，但在 48h 内，RANKL 蛋白水平已恢复到原始值，而 OPG 表达仍然升高，这表明雌激素可以改变 OPG/RANKL 比率以减少破骨细胞生成。近年研究认为，骨衬细胞可能是雌激素介导的 RANKL 生成抑制作用中最为重要的骨细胞，而 ERα 则主要负责调控这些作用。

2. 雄激素

雄激素睾酮和 5α-二氢睾酮（5α-dihydrotestosterone，DHT）主要通过雄激素受体（androgen receptor，AR）发挥其作用，AR 在多种组织中广泛表达。已知的睾酮和 DHT（与睾酮相比，DHT 对雄激素受体的亲和力更高）是发挥完整雄激素作用不可或缺的。睾酮通过下调 RANKL 的表达、上调 OPG 的表达，抑制破骨细胞与成骨细胞的相互作用，减少骨吸收。在骨骼中，AR 在成骨细胞、骨髓基质细胞、骨细胞、肥大软骨细胞以及破骨细胞中都有表达。雌激素是影响男性骨代谢的关键激素，而睾酮通过外周组织中的芳香化作用产生雌激素来介导对骨骼的作用。然而研究发现，睾酮和雌激素对男性骨形成都至关重要，睾酮可以剂量依赖性方式抑制 PTH 诱导的破骨细胞生成。此外，雌激素受体拮抗剂 ICI 182780 和芳香酶抑制剂 4-雄烯-4-醇-3,17-二酮并不能拮抗睾酮对 PTH 依赖性破骨细胞生成的抑制作用。这些结果表明，睾酮对 PTH 依赖性破骨细胞生成抑制作用主要是通过雄激素受体介导的，尽管尚不确定这对骨骼是否具有生理影响。

（四）甲状腺激素

1.甲状腺激素的细胞作用

甲状腺激素主要在甲状腺中以甲状腺素（thyroxin，T4）的形式产生。三碘甲状腺原氨酸（triiodothyronine，T3）是甲状腺激素的生物活性形式，主要通过外周组织中的脱碘酶由 T4 合成。根据甲状腺激素的结构特点，由于其不溶于水，在很大程度上需与载体蛋白相结合，包括甲状腺素结合球蛋白（TBG）、白蛋白和转甲状腺素蛋白。小于 1% 的甲状腺激素是游离的、生物可利用的形式。甲状腺激素可通过特定的载体介导机制（甲状腺激素转运蛋白）被转运到细胞，并对其特定的核受体起作用。甲状腺激素通过与其受体 PTHR1 结合，激活细胞内信号通路（如 cAMP-PKA、Ca^{2+}-CaMK Ⅱ），促进成骨细胞增殖、分化和骨基质合成。

甲状腺激素受体（thyroid hormone receptor，TR）属于核受体超家族的成员。这些受体的共同特征为：①具有一个包含两个锌指结构的 DNA 结合域；②氨基末端上的 A/B 域负责转录调控；③羧基末端上的配体结合域负责促进受体的二聚化，并与核心抑制因子和辅激活因子进行相互作用。甲状腺激素与其受体的结合会改变受体的构象，从而允许激活或抑制特定基因。TR 可以与其他核受体成员，包括视黄酸 X 受体、维生素 D 受体，形成异源二聚体，这可以调节其效应。

激活的 TR 与基因组的特定区域（甲状腺反应元件——TRE）结合，这些区域位于靶基因的启动子区域并可增加特定基因的转录。在没有 T3 结合的情况下，甲状腺激素受体也可以作为 TRE 上的阻遏物发挥作用。在此过程中，其它核内阻遏物［例如，视黄酸和甲状腺受体的沉默介质组蛋白脱乙酰化酶（Sin3）］可与 TR 相互作用。

现已知存在 TRα 和 TRβ 两类甲状腺受体，它们是位于不同染色体上的两个基因的产物。两者均具有不同的同工型，其与 T3 结合亲和力也有所不同。TRα 和 TRβ 的 mRNA 均在骨骼细胞及其细胞系中被发现。甲状腺激素对骨骼的影响基本上是通过 TRα1 同工型来介导的（在骨骼细胞中，其浓度是 TRβ 的 10 倍），但也有证据表明 TRβ 可能也有作用。

在骨骼发育过程中，甲状腺受体存在于储备区域和增殖状态中的软骨细胞（成熟的软骨细胞不表达 TR）。在骨组织细胞中，主要是成骨细胞显示出存在 TR 的表达。在骨细胞和破骨细胞中的甲状腺激素的直接作用以及甲状腺激素受体是否存在仍不明确。在成骨细胞体外实验中，T3 的效应因施用的剂量和暴露时间而有所不同，也与物种和细胞系的类型有关。实验结果主要显示，在甲状腺激素干预下成骨细胞出现增殖，向细胞培养物中加入 T3 会增加成骨细胞活性标志物的水平，例如骨钙素（OC）、碱性磷酸酶（ALP）、Ⅰ型胶原和骨保护素（OPG）。当细胞用 T3 处理时，IGF-1 水平也会增加。IGF-1 具有显著的骨合成代谢效应，可促进细胞增殖和蛋白质合成。IGF-1 是 T3 促进骨合成代谢效应的次级关键介质，这个过程可以通过 IGF-结合蛋白进行调控。然而，确切机制需要进一步研究。T3 处理是否通过直接破骨细胞效应或继成骨细胞或骨细胞功能改变之后（甚至与骨髓细胞的相互作用）再介导骨吸收，目前仍不明确。而体外分离的破骨细胞对 T3 的干预没有反应。

与 PTH 相比，T3 对骨吸收的效应更慢且更弱。PTH 和 T3 与 TGFβ 的相互作用也不同：T3 的早期效应受到 TGFβ 的抑制，而其后续反应则被放大。相反，TGFβ 可上调 PTH 的表达，PTH 进而增加大鼠骨骼中 TGFβ 的浓度。体内破骨细胞的激活也可能由 T3 诱导的白细胞介素-6 和前列腺素的合成所介导。

骨重建在维持骨骼健康过程中至关重要。大多数体外研究都集中在甲状腺激素对骨吸收或形成的影响上。早期实验评估了 T3 对小鼠胎儿桡骨和尺骨重建的影响，结果提示，在 T3 浓度较低的情况下，骨骼生长增加，钙正平衡，而当 T3 浓度较高时，则出现了明显的钙流失。

甲状腺激素对于骨骼发育和骨骺软骨的骨化也至关重要。在生长板发育过程中，T3 可以与其他多种代谢途径相互作用。T3 可抑制软骨细胞的增殖，但会导致其肥大性分化。对敲除非功能性促甲状腺激素（TSH）受体的多种模型小鼠（TRα1和TRα2-缺陷小鼠，所有 TRα 和 TRβ1-及TRβ2-缺陷小鼠）的观察表明，软骨基质，尤其是硫酸肝素和蛋白多糖，是骨骼对甲状腺激素反应的重要介质。这些研究还显示，TRβ 对于正常的骨骼发育至关重要。在 Pax8 基因敲除小鼠中，由于该转录因子在滤泡细胞发育中至关重要，因此缺乏滤泡细胞。这些宫内甲状腺功能减退的小鼠的共同特征是生长迟缓，这提示其矿化障碍和骨形成受损。

2. 甲状腺激素抵抗综合征

TRβ2 是下丘脑垂体负反馈回路中促甲状腺激素受体中的主要亚型，该受体基因突变可导致甲状腺激素抵抗综合征（RTH），这类患者体内 TSH 和 T3 水平明显升高。TRα 基因的类似突变导致 RTHα。研究 RTHβ 突变的患者有助于了解甲状腺激素对骨骼的影响，该病症状的严重程度因患者而异，常见的临床特征包括身材矮小、甲状腺肿大、认知缺陷和心动过速。在骨骼可表现出类似于甲状腺功能减退症中的骨龄延迟和骨骺斑点等。在少数患者中，可出现类似于甲状腺功能亢进症中的骨龄提前、骨骺过早闭合和软骨细胞早期成熟。表型差异可能是由于抗性表现出的靶点不同。

3. 甲状腺功能障碍并发的骨病

（1）甲状腺功能亢进

由于人口老龄化，亚临床和显性甲状腺功能亢进日益普遍。通过骨密度测量可观察到这些患者骨质流失情况，流行病学数据显示，这些患者面临着骨折风险的增加。甲状腺功能亢进状态下，过量的甲状腺激素导致全身代谢率显著提高，包括骨代谢速率。这表现为骨形成和骨吸收过程均加速，但往往骨吸收超过骨形成，导致骨质疏松。而在儿童和青少年中，甲状腺功能亢进则属于一种罕见的疾病。在婴儿中，甲状腺激素过量可导致骨骼发育加速。在这些患者身上可观察到骨龄提前、生长板早期闭合以及可能因此导致的永久性身材矮小和颅缝早闭。几乎在所有成年显性甲状腺功能亢进患者中均可以观察到骨量丢失，其骨矿物质密度降低的程度可达 20%。

在一项丹麦的大规模队列研究中，对超过 9000 名 TSH 水平受抑制的患者进行了为期 7.5 年的观察（中位数时间），结果显示单一 TSH 水平下降会增加髋部骨折风险（HR 1.16）。此外，甲状腺功能亢进持续时间越长，相关风险也越高。每 6 个月内 TSH 水平低于正常值将使髋部骨折风险增加 1.07 倍，并且这种增加在绝经后妇女中尤为显著（Abrahamsen et al，2014）。

在亚临床甲状腺功能亢进中，游离 T4 和 T3 水平在参考范围内，而 TSH 水平被抑制至正常范围的下限以下。这种情况可能由内源性甲状腺激素过度产生或过量甲状腺激素治疗引起。临床表现为骨病而并非亚临床甲状腺功能亢进的特征。在不同的研究中，影响的程度各不相同，但由于 BMD 测量的解剖位置、测量方法以及被测量的人群的不同，对骨量影响的程度很难进行比较。关于亚临床甲状腺功能亢进中 BMD 减少和骨折风险增加的最有力证据出现在绝经后女性中：不同研究中的骨折相对风险在 1.25 至 5 之间变化。

在甲状腺功能亢进症中，骨丢失的原因是骨转换增加以及随后骨吸收与形成之间的失衡。组织形态计量分析显示，破骨细胞数量增加，再吸收面积增大，以及骨小梁变薄。相反，对于因甲状腺癌而接受抑制剂量左甲状腺素治疗的年轻成年患者，其骨骼 HRpQCT 微结构参数与对照组相比没有显著差异（Mendonca Monteiro de Barros et al，2016）。骨生化标志物检测提示骨转换增加，无论是骨吸收标志物还是骨形成标志物通常均升高。治疗甲状腺功能亢进症后，骨转换标志物（主要是骨形成标志物）在数月内仍然保持较高的水平。

在甲状腺功能亢进症中也存在矿物质代谢的改变。骨吸收增加导致部分患者发生高钙血症。血钙水平升高抑制了 PTH 的合成，进而导致肾钙排泄增加。PTH 的不足也使 1,25-二羟维生素 D 的产生减少，这导致肠道钙吸收减少。由于这些原因，出现负钙平衡，因此骨矿物质含量降低。

（2）甲状腺功能减退

与甲状腺功能亢进症相比，甲状腺功能减退症对骨骼的影响相对较轻。甲状腺功能低下时，甲状腺激素水平不足，导致整体代谢率降低，包括骨代谢。骨形成和骨吸收过程均减缓，但同样可能存在骨吸收大于骨形成的情况。在婴儿期，甲状腺激素水平的降低会导致骨转换降低、骨成熟和骨龄延迟，进而导致身材矮小；在成人期，也可出现骨转换和骨重建率降低。关于甲状腺功能减退症中骨转换生化指标的报道尚不多，长期骨折风险和 BMD 数据也缺乏。在有限的数据中，骨转换减少似乎并未导致 BMD 的改变，而且明显或亚临床甲状腺功能减退症以及 TSH 升高似乎也并未增加骨折风险。甲状腺功能减退症和骨质疏松的关系需长期大规模观察。

4. 甲状腺激素的其他作用

甲状腺激素可使细胞内氧化速度提高、耗氧量增加、产热增多，对糖、脂肪、蛋白质代谢均有影响。甲状腺激素是人类生长发育必需的物质，可促进生长、发育和成熟。另外，也是维持正常的心血管功能所必需，过多的甲状腺激素对心血管系统的活动有明显的增强作用。

（五）糖皮质激素

系统性糖皮质激素（glucocorticoid，GC）治疗和内源性糖皮质激素过量已被充分证实可对骨骼组织造成损害。近 90 年前首次描述了由糖皮质激素引起的骨质疏松症，该问题目前仍然是临床实践中常见的挑战。近年来，已经明确即使是短期疗程和／或低剂量的外源性糖皮质激素也会对骨骼质量产生有害影响，并且内源性亚临床高皮质醇血症在骨质疏松症发生中的重要性也得到了阐明。此外，骨骼在糖皮质激素过量的某些全身性代谢效应中也发挥了某种作用。随着对生理和病理性糖皮质激素作用的潜在分子机制的理解的不断深入，针对替代性免疫抑制策略以及预防和治疗糖皮质激素诱导的骨质疏松症的指南也在不断更新。

1. 糖皮质激素的亚细胞作用

糖皮质激素的亚细胞作用广泛且复杂，涉及受体结合、核转运、基因转录调控、非基因组效应、蛋白质合成与降解调控、细胞周期与凋亡调节，以及能量代谢的多方面改变。糖皮质激素主要通过基因组作用发挥其效应，该作用通过核糖皮质激素受体（glucocorticoid receptors, GRs）来实现。GRα 和 GRβ 是核受体家族的成员，是位于染色体 5 上的同一基因的拼接变体。尽管在近几十年中，膜结合机制和胞质受体机制已被阐明，但这些机制在骨代谢中的作用目前尚不清楚。糖皮质激素可对骨骼和其他细胞产生影响的机制，大都已经阐明，主要是通过 GRα 介导的。未配体的受体位于细胞质中，作为一个庞大多蛋白复合物的一部分，该复合物主要由分子伴侣、热激蛋白和丝裂原活化蛋白激酶组成，配体结合导致受体向核中的转位。尽管单体作用也被确定，但这通常伴随着受体的同源或异源二聚化，以及包含阳性或阴性 GC 反应元件的靶基因的转录激活和转录抑制。与其他转录因子、辅激活子和核心抑制子的大量相互作用进一步复杂化了这一过程。GRβ 被认为几乎或根本不具备独立效应，其主要通过阻断 GRα 的作用来改变其功能。尽管关于其在骨骼组织中的作用和调控只有少数细节被阐明，但其表达似乎对个体的糖皮质激素的敏感性产生影响。特别是在炎症条件下，GRβ 的表达与皮质类固醇的有效性呈现出负相关。

以往认为，糖皮质激素效应的强度主要受其血清浓度调控。然而，由于不同组织对糖皮质激素作用的敏感性存在明显差异，人们开始认识到糖皮质激素的前受体代谢的重要性。膜转运蛋白以及糖皮质激素激活和糖皮质激素灭活酶的表达在不同类型细胞之间存在较大差异，并且还会随疾病状态而发生变化。在这些蛋白质中，11β-羟基类固醇脱氢酶（11β-hydroxysteroid dehydrogenase，11β-HSD）同工酶在骨代谢方面具有重要的临床意义。11β-HSD2 同工酶在矿物皮质激素敏感组织中，如肾脏和结肠，承担着将皮质醇转化为可的松的重要功能。其作用主要是防止矿物皮质激素受体过度激活。11β-HSD1 可催化逆反应，存在于糖皮质激素靶组织中，如肝脏、肌肉、脂肪和皮肤。11β-HSD1 在成骨细胞、骨细胞以及破骨细胞都有表达，而在恶性骨组织细胞系中，体外实验证实了 11β-HSD1 的缺失以及 11β-HSD2 的存在。已有研究证实，系统性炎症可促进骨组织细胞中 11β-HSD1 的表达，这被认为是对抗由炎症介导的骨丢失起到一定作用的机制。然而，在存在炎症条件下进行系统性皮质类固醇治疗时，这种机制很可能导致类固醇引发的骨丢失。

2. 皮质类固醇在体外的效应

糖皮质激素对骨骼中的所有类型的细胞都具有明显影响。皮质类固醇过量可干扰成骨细胞和骨细胞的生成、功能和寿命，同时可促进破骨细胞的存活，结果导致骨形成速率下降、骨小梁厚度减少，并随时间推移出现了骨负平衡。

（1）成骨细胞

内源性糖皮质激素（GC）是正常成骨细胞生成所必需的，此过程主要通过下调间充质干细胞中的过氧化物酶体增殖物激活受体 γ2（peroxisome proliferator-activated receptor γ2，PPARγ2）和上调 Runx2 来介导。尽管高剂量 GC 似乎对成骨细胞的增殖有抑制作用，但在体外 GC 可增强间充质前体细胞到成骨细胞的分化，并刺激成骨细胞特异性基因的表达。虽然生理浓度的 GC 是体内成骨细胞生成所必需的，但过量的糖皮质激素可上调 PPARγ2，并使间充质干细胞不向成骨细胞分化，而增加脂肪的生成。这可能是长期使用皮质类固醇治疗患者中伴随骨质丢失的骨髓脂肪积累的生理基础。

在高浓度糖皮质激素存在下，成骨细胞的成熟和细胞外基质的生成也会遭受损害。已经证明，高浓度的糖皮质激素合成可使代谢信号蛋白如 IGF-1、TGFβ、PDGF 以及骨形态发生蛋白水平下降。据报道，在高剂量糖皮质激素作用下，成骨细胞和骨细胞对于 Wnt 信号通路的内源性抑制以及旁分泌 Wnt 抑制因子如 DKK1 和骨硬化蛋白的合成均有所增加。已经确定，在糖皮质激素治疗下，细胞外基质的关键蛋白成分如Ⅰ型胶原和骨钙素的表达减少，而矿化抑制剂的产量增加。糖皮质激素对成骨细胞和骨细胞均具有显著促凋亡作用，该作用被认为是其在骨质疏松发生中最为突出的因素之一。促凋亡作用涉及多种机制，但这些机制中最重要的是 Fas/FasL 死亡受体途径和 Bim（与细胞死亡的 bcl-2 相互作用的介质）基因，其可导致下游的 caspase-3、caspase-7 和 caspase-8 激活。Bim 基因的敲除可以保护成骨细胞免受细胞培养中糖皮质激素诱导的凋亡。

（2）破骨细胞

糖皮质激素（GC）对破骨细胞既可产生直接效应，也可产生间接效应。其中，最显著的直接效应包括抑制 caspase-3 依赖的凋亡和延长破骨细胞的存活时间。在 GC 的作用下，还观察到骨吸收活性和骨陷窝形成的增加。然而，在多项体外研究中，与成骨细胞所展现的双重效应相似，较大剂量的 GC 对破骨细胞的分化和激活还可表现出抑制效应。由成骨细胞和骨细胞衍生的次级因子介导的糖皮质激素间接效应，似乎在破骨细胞的刺激中发挥了更为显著的作用。其中，OPG 的抑制、RANKL 合成的刺激以及 RANKL/OPG 比例的增加是研究最为深入的方面。尽管在糖皮质激素治疗下，一些刺激性的细胞因子如 IL-1 和 IL-6 的水平也有所下降，但在超生理剂量的 GC 作用下，这种效应无法弥补 OPG 作用的丧失。

（3）骨细胞

骨细胞在骨构型、骨重建以及骨骼组织对机械应力的复杂反应中起重要作用。骨细胞衍生的旁分泌介质是骨骼重塑的重要调节因子。如前所述，糖皮质激素（GC）的过量使用会使 RANKL/OPG 系统和 Wnt 途径的平衡向增加吸收的方向倾斜。GC 治疗还导致可减少骨细胞小管内的流体流动，增加骨细胞的空洞。骨细胞凋亡可能也在 GC 诱导的骨质流失中起作用，尽管它仅在某些动物模型中观察到，并且似乎具有剂量依赖性阈值。由于这些长寿命的细胞几乎无法被真正替代，骨细胞的凋亡被认为可能是不可逆的。治疗停止后，GC 对骨骼产生的影响迅速减弱，这使研究人员对骨细胞凋亡在肾上腺皮质激素相关性骨质疏松中起关键作用的假设提出了质疑。一些学者认为，由于广泛且不可逆转的骨细胞凋亡是 GC 治疗导致的结果，它可能会引发骨坏死。

3. 动物研究

对于解释糖皮质激素诱导的骨质疏松症（GIOP）在动物研究中的结果，面临着多重挑战。尽管类固醇治疗导致的骨丢失几乎是普遍的，但结果和主要作用机制在很大程度上受到小鼠的应变、性别和年龄，以及所使用的类固醇类似物的类型的影响。其结果也在很大程度上与药物的剂量、给药途径和检查骨骼的部位有关。大多数动物研究无法完全模拟人类受试者接受类固醇治疗时潜在的免疫紊乱。

在 20 多年前，瑞士 Webster 小鼠品系中的在体研究被发表。自那时起，学者们构建了多种小鼠模型，这些模型在骨组织水平上表现出对糖皮质激素作用的抵抗能力。这通常是通过在成骨细胞中引入 11β-HSD2 的表达，或在骨组织细胞中选择性地灭活糖皮质激素受体来实现的。这些动物虽然对糖皮质激素诱导的骨质疏松症具有抵抗力，但通常也表现出骨形成轻度受损的表型，伴有脊椎密度的降低、颅骨骨化延迟以及骨膜增生的减少，这说明了上述糖皮质激素在成骨细胞形成中的生理作用。近年来研究发现，矿物皮质激素受体（mineralocorticoid receptor, MR）在糖皮质激素诱导的骨质疏松症中具有潜在作用。已经证明小鼠成骨细胞中存在 MR 的表达，并且药理阻断这些受体已被证实可减轻糖皮质激素诱导的骨质疏松症（GIOP）的程度（Fumoto et al，2014）。

小鼠模型也支持体外研究的结果，在 GC 治疗开始后，破骨细胞的活性和存活率增加，这一效应可以通过在破骨细胞中敲入 11β-HSD2 使其表达来改善。随着皮质类固醇干预时间的延长，破骨细胞活性下降，可能是由于其分化被抑制。在一项研究中，在经过地塞米松处理的小鼠中敲除破骨细胞的 GC 受体，不仅阻止了骨吸收的增加，还阻止了预期的骨形成减少。尽管未明确识别出潜在途径，但这一发现增加了破骨细胞介导成骨细胞某些效应的可能性。然而，迄今为止，其他类似设计的研究未能复制这一结果。基于动物研究，近年来提出了骨骼组织参与 GC 的全身副作用如胰岛素抵抗的假设。已经观察到，骨源性未羧化骨钙素能够改善胰岛素敏感性和胰岛素分泌，尽管该蛋白质的受体尚未被明确确定。GC 治疗引起的血清骨钙素水平急剧下降可以被骨组织细胞中诱导 11β-HSD2 的表达所阻止，这些小鼠的代谢状态也优于野生型对照组。相反地，尽管 11β-HSD1 敲除型小鼠能够免受 GC 诱导的代谢紊乱影响，但从肝脏、脂肪和肌肉组织中特异性敲除该酶基因的小鼠却无法实现此效果（Yeap et al，2015）。

4. 临床研究

尽管糖皮质激素诱导的骨质疏松症最初被描述为内源性皮质醇增多症的一部分，但随着治疗性免疫抑制的出现，它更常被视为医生治疗的结果。临床上最相关的变化是骨小梁形成减少和骨内表面上骨吸收增加。随着骨矿物质密度的显著降低、骨结构的混乱以及骨折风险的增加，GIOP 被认为是继发性骨质疏松症最主要的原因之一，并被视为一种独特的代谢性骨病。如前所述，GIOP 的发展涉及许多复杂的机制，涉及骨组织所有类型的细胞。虽然没有哪个单一的过程被认为最重要，但目前最强调的是骨细胞的功能障碍，体外和动物研究的结果均证实了 GC 对骨细胞有直接作用。GIOP 的病理改变不仅限于 GC 对骨组织的作用，皮质类固醇过量时尚存在肠钙吸收减少，肾钙排泄增加相关的钙净缺乏，性类固醇和生长激素的分泌减少以及肌肉力量的降低，所有这些不仅可导致骨丢失，还增加了跌倒和骨折的风险。另外，过量使用糖皮质激素会导致胰岛素抵抗、肥胖和糖尿病患病率增加，进而对骨代谢产生更为复杂的继发性影响。

（六）胰岛素

1. 细胞水平上葡萄糖与骨代谢之间的关系

近期发现，钙代谢与葡萄糖代谢在多个层面上存在明显的关系。细胞质中的钙离子浓度对于胰岛素分泌、代谢、细胞信号转导等许多细胞代谢过程的调控至关重要。肌质网 / 内质网 Ca^{2+} ATP 酶（SERCA）负责将 Ca^{2+} 从细胞质转运到肌质网或内质网腔室。三种不同的基因（*ATP2A1*、*ATP2A2* 和 *ATP2A3*）编码了 SERCA 泵的 11 种不同的同工型。其中，*ATP2A1* 基因编码 SERCA1a 和 1b 同工型，它们在骨骼肌中表达；*ATP2A2* 基因编码 SERCA2a、b 和 c，SERCA2a 同工型主要在心肌细胞和慢肌骨骼肌中表达，SERCA2b 在平滑肌和非肌肉组织中表达；SERCA2c 和 SERCA3 同工型则存在于造血细胞系中。

已知在胰岛 β 细胞中，SERCA2b 和 SERCA3 的表达有所减少。糖尿病胰腺的损伤，可导致细胞内 Ca^{2+} 稳态的破坏，表现为细胞内 Ca^{2+} 水平增加，而细胞外 Ca^{2+} 水平略有下降，从而引起胰岛素分泌的减少。此外，在 β 细胞表面存在一种细胞外 Ca-感应受体，其在 β 细胞的生理功能中扮演着重要角色：激活该 Ca-感应受体可以直接改变 β 细胞中各种钾和电压依赖性钙通道的表达和功能。

肥胖可能引发细胞质和细胞器 Ca^{2+} 流量的紊乱，从而扰乱组织和免疫细胞的代谢平衡，改变细胞的稳态、信号通路以及自噬过程。过量的能量摄入可刺激肝脏中脂肪的初始合成，导致脂滴的积累，以及细胞器膜的主要磷脂——磷脂酰乙醇胺（PE）和磷脂酰胆碱（PC）的合成的失衡。内质网膜中 PE/PC 比例的增加可降低 SERCA2b 的功能，导致内质网腔中 Ca^{2+} 积累的减少。

细胞和细胞器水平的这些变化直接影响了肝葡萄糖产生、脂肪生成以及与全身代谢和整体代谢健康相关的炎症等过程。因此，Ca^{2+} 的处理可以被视为代谢疾病中的一个关键问题。基于以上原因，糖尿病实际上也可以被视为 β 细胞钙稳态失调的疾病。

叉头框转录因子 O1（FoxO1）是 1 型和 2 型糖尿病的核心致病因子之一。FoxO1 在葡萄糖稳态中发挥重要作用，因为 FoxO1 活性的增加会导致胰岛素抵抗。此外，基于对维生素 D 受体缺失小鼠的前期研究，发现维生素 D 缺乏会导致 FoxO1 表达增加，从而引起胰岛素敏感性下降和葡萄糖耐受不良。

糖尿病患者内分泌的变化会对骨代谢产生影响，进而影响骨量和骨质。1 型和 2 型糖尿病患者可能表现出多种钙代谢紊乱，包括钙吸收功能受损和骨钙丢失，这可能导致骨量减少和降低骨密度水平。骨组织也可以调节葡萄糖耐受和胰岛素信号转导的代谢途径。成骨细胞和破骨细胞表面可表达胰岛素受体。胰岛素干预可以增加成骨细胞的增殖以及成骨细胞和破骨细胞的分化，有利于骨的形成。另外，高血糖对成骨细胞的生成具有负面影响，因为高葡萄糖浓度可能降低间充质干细胞的活性。此外，高血糖还可增强破骨细胞的活性，导致骨吸收增加。除此之外，糖基化终产物（AGE）可抑制内质网的功能，而内质网的功能对于成骨细胞的分化至关重要。AGE-修饰的胶原纤维也可影响成骨细胞和破骨细胞的增殖和功能，并且 AGE 在骨胶原中的积累也可导致胶原网络的刚性增加。

多项研究表明，成骨细胞产生的骨钙素的量与糖化血红蛋白（HbA1c）水平呈负相关。有观点认为，高血糖会减少维生素 D 诱导的成骨细胞骨钙素的分泌。骨钙素还在骨骼代谢以外的葡萄糖代谢中扮演重要角色。已有研究显示，骨钙素缺失的小鼠 β 细胞数量减少，胰岛素产量下降，导致胰岛素抵抗增加和葡萄糖耐受不良，这一现象在人类中也得到了验证。脑干产生的血清素可刺激骨钙素的产生，而肠道产生的血清素则可抑制骨钙素的分泌。骨钙素可增加 β 细胞的胰岛素分泌。反过来，胰岛素可增加脂肪细胞的瘦素合成，从而增加脑干腹内侧核的血清素分泌。

2. 临床水平上葡萄糖与骨代谢之间的关系

临床研究已经证实，糖尿病的治疗质量对于 1 型和 2 型糖尿病患者的骨骼健康具有决定性影响。高血糖可能与 1 型和 2 型糖尿病患者的骨转换降低有关，高血糖还通过调节成骨细胞的表型和功能来抑制骨形成。

近年来，有研究表明糖尿病患者内分泌代谢的变化可影响其骨量和骨质量，从而显著增加其骨折风险。在 1 型糖尿病的研究中，观察到骨吸收增加和骨形成减少的现象。由于胰岛素和胰岛素样生长因子缺乏、脂肪因子失调以及促炎细胞因子增加等原因，这些患者的骨量减少。因此，在每个年龄段，1 型糖尿病患者面临着比正常人高出 1.5 ~ 2.0 倍的骨折风险。

2 型糖尿病的特征是骨转换水平下降，即骨形成和骨吸收减少。在 2 型糖尿病患者中，胰岛素抵抗和高胰岛素水平导致骨量增加，然而由于糖化胶原产物和皮质厚度减少，从而引起骨质变差，并进一步增加了骨折的风险。在一项荟萃分析中，与普通人群相比，1 型糖尿病患者骨折的风险高出 6 倍，2 型糖尿病患者高出 2 倍。这些患者的骨折风险还与视网膜病变、神经病变、低血糖和高血糖，以及治疗期间使用的药物增加跌倒倾向有关。低血糖和高血糖可能导致视力受损、肌肉无力以及协调性差，从而增加跌倒的风险。研究表明，2型糖尿病患者血清中的硬骨素浓度增加，这也可能增加这些患者的骨折风险。

有关降糖药物对糖尿病患者骨折风险的影响已有较多研究。在临床研究中，最常用的胰岛素增敏剂二甲双胍可通过刺激成骨样细胞系的增殖和分化，降低2型糖尿病患者所有类型骨折的发生率。关于磺脲类药物的使用与骨折风险的相关信息的研究结果不一致。有研究表明，磺脲类治疗由于增加低血糖事件的发生率和跌倒的风险，增加了骨折的风险。然而，许多研究报道称，磺脲类药物对糖尿病患者骨折风险的影响是中性的。胰岛素增敏剂噻唑烷二酮类药物可通过激活过氧化物酶体增殖物激活受体 γ（PPARγ）作用于间充质干细胞，并增加干细胞向脂肪细胞而非成骨细胞的分化。因此，噻唑烷二酮类药物增加脂肪细胞的数量并减少骨构建细胞的数量，导致骨量减少，从而增加骨折的风险。实际上，基于多项随机和观察性研究的结果，发现格列酮类药物实际上使2型糖尿病患者的骨折数量增加了一倍。

临床研究表明，胰高血糖素样肽-1（glucagon-like peptide-1，GLP-1）受体激动剂可能在预防葡萄糖毒性引起的骨质流失方面具有积极作用。GLP-1 受体激动剂可通过防止胰岛素抵抗和高血糖对骨代谢的不良影响来增加骨量和骨质量，然而，其潜在抗骨吸收作用尚未被完全理解。GLP-1 受体激动剂可能诱导骨的成骨分化，增加骨小梁质量和成骨细胞标志物的表达。

胰岛素对骨骼的影响非常复杂，其对骨量没有明确影响，但多项研究结果显示，它会增加骨折风险。目前尚不清楚这一效应是由于胰岛素直接作用还是通过低血糖和增加跌倒风险来介导。由胰岛素抵抗引起的胰岛素过多对骨骼健康产生负面影响：它增加了2型糖尿病患者的BMD，然而，它恶化了骨骼质量。糖尿病患者相较于非糖尿病患者，更有可能使用增加跌倒风险的药物，如镇静剂和抗抑郁药等。综上所述，可以得出结论，糖尿病所引发的内分泌代谢变化可能会增加骨折风险。

（七）成纤维细胞生长因子23（FGF23）

近年来通过对常染色体显性遗传低磷血症性佝偻病（autosomal dominant hypophosphatemic rickets，ADHR）的研究，发现了一种能促使尿磷排出增加的激素 FGF23。

1. FGF23 的发现和克隆

FGF23 基因被认为是 ADHR 的致病基因。ADHR 患者表现为低磷血症、近端肾小管磷重吸收受损以及 1,25-$(OH)_2$D 水平相对较低。FGF23 基因是通过对小鼠 *FGF15* 进行同源性克隆而获得的。此外，FGF23 被鉴定为肿瘤相关骨软化症（tumor induced osteomalacia，TIO）的致病因子。使用从 TIO 患者切除的肿瘤获得的 mRNA 构建 cDNA 文库，并选择肿瘤中表达较高的基因，然后，制备稳定表达这些基因的仓鼠卵巢细胞，并将其植入裸鼠体内。在这些基因中，FGF23 基因被鉴定为其产物可诱导小鼠低磷血症的基因。

FGF 家族成员是具有 β-三叶草结构的 FGF 同源区的细胞因子。人类有 22 个 FGF 家族成员，这些 FGF 家族成员分为几个亚家族。FGF23 与 FGF19 和 FGF21 同属于 FGF19 亚家族。FGF19 是鼠类 FGF15 的直系同源物，人类没有 FGF15，而小鼠没有 FGF19。人类 FGF23 基因编码一个含有 251 个氨基酸的蛋白质，N 端 24 个氨基酸组成一个信号肽，分泌的全长 FGF23 有 227 个氨基酸。FGF23 在骨组织中表达最高，成骨细胞、骨细胞、骨衬细胞和骨祖细胞均有 FGF23 表达。定量 PCR 显示，长骨中 FGF23 表达最高，其次是胸腺、大脑和心脏。FGF23 通过 FGF 受体和其共受体（Klotho 蛋白）组成的信号复合体而发挥其生物学效应。

2. FGF23 的生理作用

在 FGF23 作用的器官中，肾脏是最重要的生理性靶器官。在克隆 FGF23 之后，使用重组 FGF23 进行功能检测时发现，在重组 FGF23 注射到小鼠体内数小时后，血清磷酸盐水平显著降低，这种降低与 2a 型钠-磷酸盐协同转运蛋白的表达下调有关。此外，FGF23 转基因小鼠可出现 Slc34a1 和 Slc34a3 的表达降低。这些结果表明，FGF23 通过抑制近端小管中 2a 和 2c 型钠-磷酸盐协同转运蛋白的表达来降低血清磷酸盐水平。当将重组 FGF23 注射到小鼠体内时，还可引起 $1,25-(OH)_2D$ 水平的降低。另外，FGF23 的注射已被证实能够增强 Cyp24a1 基因的表达，并抑制 Cyp27b1 基因的表达，通过这些对维生素 D 代谢酶表达的影响，FGF23 降低了血清中的 $1,25-(OH)_2D$ 水平。实际上，在注射 FGF23 后 3h 即可观察到小鼠体内 $1,25-(OH)_2D$ 的降低，而血清磷酸盐的减少则在给予 FGF23 后 9h 才观察到，即 FGF23 使磷酸盐水平降低的效应在其使 $1,25-(OH)_2D$ 降低的作用后产生。然而，FGF23 在 VDR 敲除小鼠中也出现了血清磷酸盐的降低，这表明 FGF23 的降磷酸盐作用并不依赖于 $1,25-(OH)_2D$。研究结果表明，FGF23 可特异性地抑制肾脏对磷酸盐的重吸收。当将重组 FGF23 注射入小鼠时，钙、钠、钾、氯和葡萄糖的肾脏排泄量没有变化，与此相反，有报道表明 FGF23 增强了肾脏对钙和钠的重吸收（Andrukhova et al，2014）。

3. FGF23 相关疾病

① 常染色体显性遗传低磷性佝偻病（ADHR）患者携带突变的 FGF23 基因，该突变使 FGF-23 发生裂解和失活，因而 FGF23 在血中保持高水平。高水平的 FGF23 可降低肾小管腔面的钠磷共转运体的表达，导致尿磷重吸收减少，造成低磷血症。

② 肿瘤性骨软化症（TIO）患有由于体内的肿瘤会产生 FGF23，致使 FGF23 在体内升高，引起与 ADHR 和 XLH 患者相似的生化及骨骼异常。常见临床症状包括骨痛、肌无力和疲劳。不完全骨折常见，近端肌无力常常较严重。手术切除肿瘤组织后血清中 FGF23 水平可快速降低，但骨骼异常的恢复常需要数年。

③ X 连锁低磷性佝偻病（X-linked hypophosphatemic rickets，XLH）是 PHEX 基因失活性突变引起的。对 XLH 患者的后续研究表明其血中 FGF23 水平也明显升高，但尽管大量的研究仍未发现 PHEX 与 FGF23 存在直接关系，PHEX 基因失活性突变引起 XLH 的机制目前仍然不十分清楚。

④ 常染色体隐性遗传低磷性佝偻病（autosomal recessive hypophosphatemic rickets，ARHR）分为 1 型和 2 型。ARHR1 的患者是由编码牙本质基质酸性磷蛋白-1（DMP-1）基因失活突变而引起的。DMP-1 缺失小鼠模型的表型与 ARHR 一致，且应用 FGF23 中和抗体可纠正其表型异常。研究发现，DMP-1 缺失后可导致骨陷窝细胞成熟缺陷，而致 FGF23 高表达和骨矿化改变。然而，仍没有证据表明 DMP-1 和 FGF23 存在直接联系。ARHR2 的患者是由外核苷酸焦磷酸酶/磷酸二酯酶 1（ectonucleotide pyrophosphatase/phosphatase 1，ENPP1）基因发生突变导致的。研究发现，与 DMP-1 基因相似，ENPP1 基因突变后也可能导致骨陷窝细胞早期分化缺陷，FGF23 的高表达。

三、骨代谢的神经调控

成熟的骨骼受到丰富的神经系统的支配，神经纤维在骨骼的不同区域，包括骨膜、Volkmann 管、骨髓以及滑膜附着处的血管等均有分布。中枢神经和外周神经是功能性神经系统的两个主要组成部分。研究表明，中枢神经系统和神经环路、自主神经系统和感觉神经系统均参与骨代谢的调控。

（一）中枢神经系统和神经环路对骨代谢的调控

目前研究认为，中枢神经可直接对骨代谢进行调控。已被证明直接参与骨代谢调控的神经核团包括下丘脑室旁核（paraventricular nucleus，PVN）、视上核（supraoptic nucleus，SON）、下丘脑弓状核（arcuate nucleus of hypothalamus，ARC）及下丘脑腹内侧核（ventromedial hypothalamic nucleus，VMH）等（刘云辉等，2023）。

1. 下丘脑室旁核和视上核

目前认为，由 PVN 和 SON 的大细胞神经元产生的催产素（oxytocin，OXT）和精氨酸加压素（arginine vasopressin，AVP）都在骨代谢的调节中起着重要的作用。OXT 可促进骨骼的合成代谢，而 AVP 则可促进骨骼的分解代谢。PVN 和 SON 神经元向垂体后叶合成 OXT 并释放到血液循环系统中，通过与成骨细胞上的 OXT 受体结合，诱导骨髓间充质干细胞向成骨细胞分化，并可抑制破骨细胞的骨吸收活性。OXT 敲除小鼠表现出骨量减少、骨形成率降低以及成骨细胞成骨分化基因下调等表型，而每天注射 OXT 可以逆转骨质疏松症模型动物的骨丢失现象（Li et al，2016）。AVP 具有与 OXT 相反的骨调节作用。成骨细胞和破骨细胞都表达 AVP 受体 AVPR1A（arginine vasopressin receptor 1 A）和 AVPR2（arginine vasopressin receptor 2）。AVP 受体敲除的小鼠表现出骨量增加，提示 AVP 可以负向调节骨代谢。重要的是，AVPR1A$^{-/-}$ 和 AVPR1A 拮抗剂处理的小鼠出现骨形成增加和骨吸收减少，继而导致骨量增加，而使用 VPR2 拮抗剂处理小鼠无此作用。另外，PVN 还可与上游核团穿窿下器官形成神经环路，调节小鼠 PTH 分泌与骨代谢。这些研究提示，中枢神经可能通过调节不同的生理功能（包括内分泌、机械力学感知等）间接调节骨代谢。

2. 下丘脑弓状核

ARC 位于第三脑室两侧的下丘脑底部，被认为是最重要的能量平衡调节中心。ARC 中有四种主要的神经元亚型，即刺鼠关联肽（agouti-related protein，AgRP）、神经肽 Y（neuropeptide Y，NPY）、阿黑皮素原（proopiomelanocortin，POMC）和可卡因-苯丙胺调节转录肽（cocaine-and amphetamine-regulated transcripts，CART）神经元。其中，NPY 神经元通常与 AgRP 共表达，促进进食并抑制能量消耗。相反，共表达 CART 的 POMC 神经元抑制进食并促进能量消耗。除了进食和能量稳态调节外，ARC 在调节骨代谢方面发挥作用。将激活蛋白 1 拮抗剂 ΔFosB 注射到小鼠 ARC 核团可诱导小鼠表现出高骨量表型，提示 ARC 参与骨代谢调节。进一步研究发现，ARC 核团 AgRP 神经元通过调节交感神经系统（sympathetic nervous system，SNS）活动来增加骨形成，并抑制骨吸收（Kim et al，2015）。而 POMC 神经元受到雌激素调节，对雌性小鼠的骨量产生负面影响。Npy$^{-/-}$转基因小鼠表现为高骨量，成骨细胞数量和活性增加，而选择性敲除下丘脑 NPY 受体也会诱导松质骨骨量升高，表明下丘脑 NPY 神经元在骨代谢调节中发挥负面作用。而病毒介导的 ARC 核团 NPY 过表达可逆转异常的高骨量表型。上述证据表明，ARC 在骨代谢调节中发挥重要作用。

3. 下丘脑腹内侧核

目前认为，VMH 是中枢调控骨代谢关键核团。将 ΔfosB 注入 VMH 可以抑制骨形成并促进骨吸收，进而导致骨丢失，这提示 VMH 对骨代谢调节至关重要。VMH 可受到瘦素的调节，通过 SNS 调节骨代谢。研究发现，瘦素基因敲除（ob/ob）小鼠除肥胖外还具有松质骨骨量增加表型。继续对这些基因敲除小鼠 VMH 注射瘦素后发现，松质骨骨量明显减少，提示瘦素可能通过 VMH

调节骨代谢。进一步研究发现，VMH 核内神经元受损后骨量显著增加，而中枢注射瘦素可通过作用于 VMH 和 SNS 达到抑制成骨作用。而且，VMH 中神经肽 CART 可调节 SNS 抑制成骨，并促进破骨细胞分化，进而加速骨吸收。除了 VMH 神经元，该核团内的星形胶质细胞也在中枢调控骨代谢中扮演重要角色。利用药物遗传学调控技术选择性兴奋 VMH 核团中星形胶质细胞 Gi 蛋白及其下游级联反应通路，可以有效预防慢性压力应激诱发的骨丢失；而选择性激活其 Gq 蛋白及相关通路，则可以诱发正常小鼠出现骨丢失症状。进一步的机制研究发现，VMH 星形胶质细胞通过谷氨酸受体来介导类固醇生成因子 1 神经元活动，调节骨代谢（Liu et al，2021）。

（二）神经递质对骨代谢的调控

越来越多的研究表明，外周神经系统（peripheral nervous system，PNS）中的感觉神经分布是骨骼生理和病理代谢的关键因素之一。感觉神经递质，如降钙素基因相关肽（calcitonin gene related peptide，CGRP）和 P 物质（substance P，SP），参与骨转换过程中的血管生成、疼痛传递和炎症反应。交感神经是 PNS 的重要组成部分，通过激活肾上腺素受体和 NPY 受体信号转导，参与各种骨骼细胞的增殖和分化（Wang et al，2021）。此外，中枢神经递质，如瘦素（leptin）、血清素（serotonin）、信号素 3A（semaphorin 3A，Sema3A）以及脑源性神经营养因子（brain-derived neurotrophic factor，BDNF）对骨代谢也有重要的调节作用。

1. 感觉神经系统中的神经肽

（1）降钙素基因相关肽（CGRP）

CGRP 是感觉神经分泌的最常见的蛋白质，其在成骨细胞表面的受体为降钙素样受体。CGRP 阳性神经在骨膜、骨髓、干骺和骺中广泛分布。CGRP 可以通过神经末梢肽的旁分泌释放、成骨细胞的自分泌以及身体内分泌调节三种方式来影响人体骨骼发育。

在成骨细胞中，CGRP 通过与受体结合并激活 cAMP/ 蛋白激酶 C 和蛋白激酶 A 途径，抑制糖原合成酶激酶-3β 的活性，从而促进 β-catenin 的表达并最终促进骨形成。另外，CGRP 通过促进胰岛素样生长因子 1（IGF-1）的分泌并抑制肿瘤坏死因子 α（TNF-α）的分泌，抑制破骨细胞的骨吸收。CGRP 还通过抑制 RANKL 下调 TRACP 和 histone K，而不影响成骨细胞产生 OPG 和 RANKL，从而抑制成骨细胞的分化和活性。

（2）P 物质（SP）

SP 是哺乳动物速激肽家族的成员，它在疼痛传递、神经源性炎症和平滑肌收缩相关的多种生物过程中有重要作用，特别是在疼痛感知、炎症反应、免疫调节、心血管功能、胃肠动力等方面具有显著影响。在脊髓背角、脑干、杏仁核、海马、下丘脑、神经节、消化道、呼吸道、皮肤等处的神经纤维中含量丰富。SP 阳性的神经纤维在各种骨骼组织中广泛分布，尤其是在代谢活跃的部分。

SP 在成骨细胞表面的相应受体为神经激肽-1（NK-1）。SP 的一个作用是通过刺激成骨细胞产生 cAMP 来刺激成骨细胞的增殖。用 SP 受体的化学抑制剂 LY303870 处理大鼠，可导致大鼠的骨丢失。另外，SP 基因在破骨细胞可与其受体（NK-1）结合后表达，激活下游信号转导，刺激破骨细胞活性，调节局部骨代谢并维持动态的骨稳态。

2. 交感神经系统中的神经肽

（1）肾上腺素

肾上腺素是一种强大的神经递质，对骨组织细胞具有调节作用。自主神经系统对骨代谢的调节主要通过组织器官雄激素受体（AR），尤其是β2-肾上腺素受体（Adrβ2）。较早的研究显示，Adrβ2缺失的小鼠表现出骨生成增加和骨吸收减少，具有更高的骨量，而使用Adrβ激动剂异丙肾上腺素治疗会减少小鼠的骨量，使用Adrβ2拮抗剂普萘洛尔治疗可以预防由去卵巢手术引起的骨丢失。另外，交感神经过度活动也会促进骨丢失，与太空旅行和微重力环境相关的前庭功能改变会导致交感神经输出增加，从而引起骨量减少。

（2）神经肽Y（NPY）

NPY是由中央和外周神经元共同分泌的神经递质，并经常与去甲肾上腺素同时分泌。NPY不仅作用于NPY受体，还调节（增强或抑制）肾上腺素受体信号转导。NPY主要通过与其受体结合来调节骨的代谢。NPY的受体（NPYR）属于G蛋白偶联受体家族，包括Y1、Y2、Y3、Y4和Y5 5种受体。NPY对骨重建的调节主要是以交感神经为中介通过下丘脑中的NPY2R完成。研究发现，NPY介导的下丘脑途径可抑制骨祖细胞和成骨细胞的活性，而NPY2R（Y2$^{-/-}$）缺陷小鼠显示出成骨细胞活性增强，成骨转录因子RUNX2和Osterix表达升高，皮质骨和松质骨形成增加。相比之下，脑室内注射NPY则可导致骨形成减少，下丘脑Y受体的敲除导致小梁骨形成增加。此外，NPY可以抑制异丙肾上腺素诱导的小鼠骨髓破骨细胞的产生。

3. 中枢神经系统中的神经肽

（1）瘦素（leptin）

瘦素是一种源于脂肪细胞的激素，通过瘦素受体发挥对骨代谢的调控，瘦素受体共有6种异构体，瘦素受体主要在下丘脑表达。瘦素通过中枢和外周两种途径调节骨代谢。人们普遍认为，瘦素表达的增加通过调节下丘脑的交感神经流出导致骨量减少，神经信号反过来激活成骨细胞表达的β2-AR。然而，其他研究得出的相反结论提示瘦素具有多种调节效应：在瘦素缺陷的肥胖小鼠下丘脑中，可卡因和苯丙胺调节的转录表达减少，进而导致了骨吸收增加和骨质疏松。另外，瘦素还可以通过降低大脑5-羟色胺能神经元的动作电位和色氨酸羟化酶2的表达来调节骨量。

尽管在中枢神经系统中，瘦素对骨骼有负面影响，但来源于外周神经系统的瘦素则被认为对骨骼具有促进其合成的作用。已经观察到瘦素的外周效应是通过增强促骨生成因子的表达并减少骨吸收，调控OPG/RANKL信号的转导来实现的。另外，瘦素对骨骼的刺激效应具有区域特异性。较早的观察结果显示，瘦素受体基因缺陷小鼠（ob/ob）的腰椎BMD、腰椎骨矿物质含量（BMC）和脊椎长度明显增加，但下肢BMD、下肢BMC和股骨长度则缩短。

（2）血清素（serotonin）

血清素又称5-羟色胺（5-hydroxytryptamine，5-HT）。血清素不能透过血脑屏障，表明中枢和外周合成的血清素可独立发挥功能。绝大多数（95%）的血清素由胃肠道的嗜铬细胞合成，外周的血清素能直接激活成骨细胞的血清素受体而抑制骨的形成，与此相反，中枢神经系统合成的血清素作为神经递质而促进骨的形成。

临床前研究表明，脑源性血清素缺失的小鼠会出现骨量减少。选择性血清素再摄取抑制剂（SSRI）可调节中枢神经系统神经递质5-羟色胺的分布，但是临床数据表明，SSRI治疗与骨折风险增加和骨密度降低（骨丢失和骨质疏松）之间存在正相关（Brinton et al，2019）。脑源性血清素可抑制交感神经紧张性，并通过下丘脑促进动态骨骼稳态，而肠道特异性色氨酸羟化酶1敲除小鼠表现出骨形成增加和骨量增加，这提示循环中的血清素可通过5-HT1B受体（5-HT1BR）抑制骨形成。

（3）信号素 3A（sema3A）

Sema3A 是神经信号蛋白家族的成员，编码一种具有免疫球蛋白样 C2 结构域、丛蛋白-神经信号蛋白-整合素（PSI）结构域以及 Sema 结构域的分泌蛋白。Sema3A 在丘脑下部中大量表达，并在轴突引导中充当信号分子，在中枢神经系统发育过程中指导神经元的迁移。Sema3A 已被认识到在骨骼系统中发挥重要作用，可调节骨吸收和骨形成，并在骨重建过程中连接成骨细胞和破骨细胞。在用外源性 Sema3A 注射治疗的小鼠中可观察到骨体积增加和骨再生加速。Sema3A 通过与受体神经黏附蛋白-1（Nrp1）相互作用，与 PLXNA1 形成一种具有骨保护作用的复合物，并可抑制免疫受体酪氨酸激活基序（ITAM）信号转导和 RhoA 信号转导途径，从而抑制由 RANKL 诱导的破骨细胞分化，进而抑制骨吸收并促进骨形成。此外，Sema3A 与 Nrp1 结合还能够促进骨形成并抑制脂肪细胞分化。这一过程通过经典的 Wnt3a/β-catenin/RUNX-2 信号转导途径实现。最后，Sema3A 在成骨细胞中激活 Rac 相关 C3 botulinum 毒素底物 1（RAC1），从而规避了典型的 Wnt3a 启动机制。

（4）脑源性神经营养因子（BDNF）

BDNF 是一种多功能蛋白，通过与两种主要受体 TrkB（NTRK2）和 p75NTR 结合，在神经元的存活和分化中发挥重要作用。已有报道称 BDNF 可以促进几种高度分化的细胞在体外矿化。多项研究表明，BDNF 可与 TrkB 受体结合并激活 ERK1/2 信号通路，而间充质干细胞中 ERK 信号通路的激活可促进间充质干细胞的成骨分化。此外，BDNF 与磷酸三钙和人类骨 MSC 结合，在裸鼠体内成功引发了与神经发育有关的异位骨化（Liu et al，2018）。

综上所述，神经调节机制与其他的稳态调节机制密切关联，并呈现出更为复杂和协同的相互作用。骨骼系统中包括间充质干细胞、成骨细胞、破骨细胞和骨细胞在内的各种驻留细胞类型均表达不同神经递质受体，并对某些神经元刺激做出响应。自主神经系统通过连接中枢控制和作用于骨组织细胞上表达的末梢受体来调节骨量和骨骼细胞功能，感觉神经则通过分泌不同的神经肽来滋养骨组织。由于不同组织中浓度及各种受体-配体相互作用存在差异，一些神经肽可能产生完全相反的效果。对通过激活中枢受体介导某些特定神经递质（如瘦素和 NPY）的研究结果说明，骨组织分化和功能的神经调节具有一定的复杂性，仍需进一步研究。

四、骨代谢的力学调控

骨组织多孔而紧凑，是身体中感知和整合来自其环境的机械输入的主要组织之一。骨骼通过改变其形态和新陈代谢来完美适应从其宏观环境接收的外部机械应力，以满足新的需求。骨代谢、骨构建和骨重塑的过程，不仅受各种激素、生长因子的调节，还受力学刺激的调节。

（一）骨组织结构与生物力学

骨骼在组织层面上拥有其独特的功能单元。成熟的骨皮质具有其规则的板层结构，在长骨中，这种板层结构以哈弗斯管为中心，哈弗斯管纵向穿透骨皮质，并且由福尔克曼管横向相连。这两种管道中均具有丰富的血管。骨细胞存在于骨陷窝中，细胞之间通过树突连接相互联系，并分布在充满液体的腔隙网络中，该网络遍布整个矿化的骨组织。每一个由毛细血管管道、同心的骨板结构、骨陷窝和骨小管组成的同心结构被称为骨单元。骨单元主要组成成分是胶原蛋白（有机物）、羟基磷灰石（无机物）以及液体成分。液体流过各种微结构，把新陈代谢物质输送给骨细胞，从而保障骨组织的存活。液体的这种不停的灌注作用也使得骨塑形过程得以维持。

另外，细胞存活所需的营养供应以及代谢废物的移除也依赖于这种动态的液体流动。由于骨皮质复杂的微结构，仅仅依赖液体的扩散过程来实现细胞间的相互传递是不够的。因此，要在如此细长的骨小管网络中分配和散布信号，采用一种更加主动的方式非常必要。

对于液体流动引起的力学信号传递，一般认为皮质骨微结构中存在 3 个能够传递液流的空隙层次：①骨单元，它是骨的基本结构，大多具有圆柱形结构，直径约 100～150μm，按照骨的长轴方向排列。骨单元的中心有一个骨单元管道，包括血管、神经以及周围的液体，其管道壁上还附有细胞。在骨单元的空隙层次上，无论是灌注过程还是传送过程，液体流动的途径对从哈弗斯管到骨板结合处，或是到管壁周围微孔的液体传递过程都可能具有明显的影响。②骨细胞，直径大约为 2mm，存在于骨陷窝中。骨单元包括围绕着骨单元管道、直径为 3～10μm 的骨陷窝结构，通过骨小管连接到骨单元管道。③骨小管，为直径约 0.1～0.3μm 的毛细管，呈放射状围绕并且连接着骨陷窝、骨单元管道以及骨板结合处。④胶原质-磷灰石微结构空隙（100～300Å）中包含液体。皮质骨的血液供应主要开始于骨髓腔，穿过骨内膜，提供大约 2/3 皮质骨的血液供应。这些孔隙层次参与液体的扩散或灌注，并且相互作用。同时，液体流动的途径可能包括血管通道、骨陷窝-骨小管空隙以及胶原质-磷灰石空隙。

（二）骨组织细胞与生物力学

健康人或动物的骨骼可以适应机械负荷。如果特定骨骼上的负载增加，则骨骼可能会被重塑并变得更坚固以抵抗负载。适当的机械负荷对于骨骼维持稳态是必要的。各种机械刺激，包括机械牵张应力、流体剪切应力和静水压力等都可能对骨骼产生载荷效应。在机械刺激作用下，各种类型的骨组织细胞均可发生形态和功能的变化，从而引起相应骨代谢的改变。

1. 间充质干细胞

研究表明，机械应力刺激可影响骨髓间充质干细胞的增殖和分化，牵张应力与流体剪切应力刺激大部分会使其向成骨方向分化，而压缩力和静水压力刺激大部分会使其向软骨方向分化，也有小部分向成骨方向分化。目前已证实，在骨内低至 10kPa 的静水压力即可驱动人骨髓间充质干细胞成骨分化，但静水压力对间充质干细胞作用的最适条件仍未有定论（Stavenschi et al，2018）。

Runx2 和 AP-1 是参与 hMSCs 成骨分化的重要转录因子。作为对流体剪切应力的响应，Runx2 的 mRNA 和蛋白质水平以及 DNA 结合能力通过 hMSCs 中的 ERK1/2 信号通路而增强。Runx2 还可通过与基因启动子区的成骨细胞特异性顺式作用元件 2（osteoblast-specific cisacting element 2，OSE2）相结合来控制成骨细胞相关基因的表达，包括骨钙素、ALP、MMP-13、骨唾液蛋白和Ⅰ型胶原蛋白 α1 等。AP-1 转录因子是由 Fos 家族（c-Fos、FosB、ΔFosB、Fra-1、Fra-2）和 Jun 家族（c-Jun、JunB、JunD）形成的二聚体。一些 AP-1 因子，例如 c-Fos、fosB、ΔFoB 和 c-jun 均可被流体剪切应力的作用激活。与 Runx2 相似，AP-1 因子也可以与几个成骨分化相关基因的启动子中的共有序列相结合以调节其表达。由于 Runx2 可以与一些 AP-1 因子相结合，如 c-Fos、c-Jun 和 JunD 等，Runx2 和 AP-1 因子可能协同调节下游与成骨分化相关的靶基因的表达，尽管它们也可以单独影响这些靶基因。

2. 成骨细胞

体外牵张实验表明，机械牵张刺激可以促进成骨细胞的成熟、分化以及矿化基质沉积，并可上调成骨相关基因的表达。牵张刺激对成骨细胞的影响与刺激的强度、频率和时间有关，并且存在两重性：适宜的牵张刺激可对成骨细胞产生有益影响，例如促进成骨分化等，而过强过量的牵张刺激则对成骨细胞产生不利影响，例如导致成骨分化降低、细胞凋亡增加等（Fushiki et al，2015）。

当骨骼受到机械负荷刺激时，内部可产生剪切应力。骨组织中的应力敏感细胞主要为骨细胞和成骨细胞。实验和计算研究已证实，成骨细胞的体内机械环境与骨细胞明显不同，成骨细胞在体内受到的流体剪切应力相对较小，并且流体剪切应力的形式和大小与间质液中骨细胞所感知的存在不同。

成骨细胞可能更常受到低流体剪切应力的影响，范围在 0.5 ~ 2Pa 的相对较高的流体剪切应力可影响体外成骨细胞，包括生化因子和成骨基因表达的变化。例如，流动剪切应力可迅速增加成骨细胞培养物中细胞内钙、三磷酸肌醇、一氧化氮（nitric oxide，NO）、前列腺素 E2（prostaglandin E2，PGE2）和三磷酸腺苷（adenosine triphosphate，ATP）水平。此外，流体剪切应力可以促进成骨细胞形态改变、表面胞突增多等，除形态学变化外，流体剪切应力可促进成骨细胞的增殖与分化，且这种适应性呈时间和强度依赖性。

3. 破骨细胞

体外破骨细胞的形成及功能变化受机械应力的影响，机械应力既可以通过直接作用经细胞骨架的改变而产生生物效应，又可作用于其他细胞（如骨髓基质细胞、成骨细胞），通过其他细胞激肽（如白细胞介素、肿瘤坏死因子）产生的变化，对破骨细胞的形成及功能发生作用。早期的研究显示，机械张力可明显抑制由 1,25-(OH)$_2$D$_3$ 诱导的骨髓破骨细胞形成。后来发现，机械应力的刺激可激活破骨细胞的核转录因子 NF-κB，诱导破骨前体细胞向成熟的破骨细胞分化，并可增强破骨细胞的骨吸收功能；对成熟破骨细胞间歇性地给予机械牵张应力刺激，破骨细胞骨吸收陷窝的数目和面积明显增加。近年研究发现，破骨细胞的形成及功能与其所受应力的频率相关，低频率（0.01Hz）的应力刺激可促进破骨细胞的形成（Shafieyan et al，2014）。因此，目前牵张应力刺激对破骨细胞的形成及骨吸收功能的影响尚缺乏统一的认识。另外，流体流动引起的剪切应力对破骨细胞的功能也有相应的影响，研究发现，破骨前体细胞有特殊的感知流体剪切应力梯度的能力，并倾向于主动向低流体剪切应力区域迁移，这一过程受钙信号通路的调控（Gao et al，2019）。

4. 骨细胞

骨细胞占骨组织细胞总量的 90% 以上，是骨骼中主要的机械应力感受细胞。骨细胞可直接感知细胞外基质应变力的变化，适当的机械应力刺激可以降低骨细胞的凋亡水平，并促进其分化。而且，骨细胞在机械应力刺激下可以通过直接或间接的方式调节成骨细胞和破骨细胞分化程度，从而影响骨重建的过程（詹红伟等，2024）。

（1）机械刺激对骨细胞分化的影响

骨细胞具有长的树突状突起，它们用来与邻近的骨细胞或骨表面上的细胞形成网络结构。作为对流体剪切应力（FSS）的反应，骨细胞能够修改和扩大这个网络结构。近来研究发现，长期机械载荷可促进间充质干细胞向骨细胞分化（Zhang et al，2022）。前列腺素 E2（prostaglandin E2，PGE2）是机械载荷影响骨重建和吸收过程中的关键因子。研究显示，PGE2 可以通过自分泌或旁分泌方式调节骨细胞在机械应力下的分化（Wilmoth et al，2022）。树突蛋白 E11 是最早出现在伸长的树突状突起上的骨细胞标志物之一。E11 在原代成骨细胞中不存在，并且在分化为骨细胞样细胞类型后随时间而增加。研究显示，流体剪切应力可提高骨细胞 E11 mRNA 的表达水平，增加骨细胞树突的形成和伸长。

（2）机械刺激对骨细胞凋亡的影响

骨细胞凋亡是骨重塑过程中的一种生理现象。在机械卸载模型中，骨皮质和骨小梁的骨细胞凋亡及其导致的骨量流失均明显增加，这提示骨细胞凋亡在调节骨骼对机械负荷变化适应性过程中发挥重要作用。进一步研究发现，机械刺激和骨细胞凋亡之间存在着"U"型关系，即机械刺激过弱或过强都会引起更多的骨细胞凋亡，而适度的机械应力刺激则可以降低骨细胞凋亡水平（Barbe et al，2018）。值得注意的是，骨细胞凋亡主要发生在骨皮质内表面附近，而靠近骨膜表面的骨细胞凋亡水平变化并不显著，这可能与骨皮质内表面附近的骨细胞对维持细胞活性所需生长因子的需求量更大有关。

研究显示，骨形态发生蛋白-7（BMP-7）、鸢尾素（irisin）和间隙连接蛋白43（connexin 43，Cx43）参与了机械应力下骨细胞凋亡的调控。在地塞米松诱导的骨细胞凋亡模型的研究中发现，机械刺激可上调骨细胞内 BMP-7 表达来降低凋亡水平，并证实 BMP-7 抗凋亡作用主要通过其受体 BMPR2 介导，并与 PI3K/AKT /GSK3b 信号通路的激活有关；在老龄和失重小鼠模型的研究中发现，鸢尾素能够通过抑制氧化应激和糖皮质激素的诱导来减少骨细胞凋亡，并增加皮质骨中存活骨细胞的数量（Storlino et al，2020）；Cx43 是骨细胞上最丰富的间隙连接通道，间隙连接蛋白可允许包括 Ca^{2+} 和 PGE2 在内的小分子通过，并使骨细胞对外部刺激做出协调反应。总之，机械刺激通过作用于骨细胞膜表面的整合素和 Cx43，以及促进骨细胞分泌 PGE2 和 BMP-7 的方式，将机械信号转化为生物信号。随后，这些信号通过细胞内的 ERK、cAMP /PKA 和 PI3K/AKT 等信号通路介导，发挥对细胞凋亡的抑制作用，进而维持骨代谢平衡。

5.机械刺激下骨细胞与成骨细胞、破骨细胞的相互作用

骨细胞具有感受和适应机械应力的能力，通过细胞骨架重排、细胞体积变化、钙离子浓度波动等机制，将力学信号转化为生物化学信号。这种适应性反应有助于骨细胞在不同力学环境中维持骨代谢的动态平衡。在适当的机械应力下，骨细胞能够直接或间接地促进成骨细胞的分化，抑制破骨细胞的分化。而且，骨细胞还能通过分泌细胞外囊泡的方式，有效地招募骨髓间充质干细胞并促进其成骨分化（Eichholz et al，2020）。因此，骨细胞在机械应力下与成骨细胞和破骨细胞等相互作用中发挥着重要的生物学作用。

骨细胞感应机械刺激后可向成骨细胞发出多种信号，以调节成骨细胞的分化。研究显示，在机械应力下，骨细胞可产生 IL-6 和 IL-11，前者可通过 STAT3 和 ERK 信号通路来调节成骨细胞的 ALP 活性，进而影响成骨细胞的分化；后者可通过激活 IL-11Rα-STAT1/3 来增强 Wnt 信号的级联作用，有利于骨形成。另外，Cx43 介导的缝隙连接也被证明是骨细胞直接调控成骨细胞的重要机制，通过缝隙连接骨细胞发出钙波响应传播到邻近的成骨细胞，从而促进成骨细胞的分化。

研究发现，在机械应力下，破骨细胞的活动主要受到骨细胞的调控。RANKL 和 OPG 是调控破骨细胞分化的重要分子，当受到机械应力刺激后，骨细胞可通过降低 RANKL/OPG 比率来抑制破骨细胞的分化。此外，骨细胞还能通过调节细胞因子及信号分子的分泌来调控破骨细胞的分化，包括 IL-6、NO、MEPE 和 CXCL5 等。

五、骨代谢的分子生物学调控

骨代谢是一个具有复杂机制的多因素过程，涉及激素、神经、生物力学以及细胞分子层面的各种机制的交互作用。其中细胞分子层面的调控包括一些细胞生物学行为以及分子生物学信号，这里就相关的研究进展进行论述。

（一）细胞焦亡

20 世纪 80 年代，Friedlander 等首次提出细胞焦亡（pyroptosis）这一概念，起因是使用炭疽致死毒素（anthrax lethal toxin，LT）处理原代小鼠腹腔巨噬细胞导致细胞自然死亡。细胞焦亡是一种新型高度特异性的炎性程序性细胞死亡类型，主要由炎症小体（inflammasome）激活导致，其形态学特征是细胞肿胀、溶解、释放促炎细胞因子和 DNA 损伤。

当模式识别受体（pattern recognition receptors，PRRs）识别病原体相关分子模式（PAMPs）或危险相关分子模式（DAMPs）后，激活含有 NLRP3、ASC（CARD）和前 caspase-1 的炎症小体复合物，活化的 NLRP3 可招募并激活前 caspase-1，促进白细胞介素（IL）-1β、IL-18 和 TNF-α 等促炎细胞因子的成熟和释放。活化的 caspase-1 特异性识别和裂解焦亡执行蛋白 GSDMD，导致细胞破裂和 K^+ 外流。当机体面对细菌、病毒和真菌等外部刺激时，焦亡途径可被迅速激活，如焦亡参与金黄色葡萄球菌诱导的小鼠骨髓炎，抑制焦亡可恢复骨形成特性，减少破骨细胞异常激活，从而逆转了骨破坏。

骨代谢稳态离不开破骨细胞骨吸收和成骨细胞骨形成之间的平衡，这种平衡需要通过破骨细胞、成骨细胞和软骨细胞内的焦亡活动有效地调节。面对炎症刺激，焦亡能诱导强烈的炎症反应和免疫反应清除病原体，帮助宿主防御感染，而过度的焦亡活动可能导致促炎微环境和细胞过度破裂，从而导致骨代谢紊乱。

越来越多的研究表明，破骨细胞不仅是控制骨重塑的关键细胞，而且还作为免疫细胞参与抗炎或促炎作用和先天性免疫应答。核因子 κB 受体活化因子配体（RANKL）是存在于成骨细胞、肿瘤细胞和免疫细胞膜上的一种可溶性蛋白。核因子 κB 受体活化因子（RANK）是一种 I 型跨膜蛋白，是存在于活化的 T 细胞、OCs、B 细胞和树突细胞膜上的 TNF 受体超家族成员。RANKL-RANK 连接在破骨细胞中启动一系列反应，导致破骨细胞分化与成熟。骨保护素（OPG）属于肿瘤坏死因子受体（TNFR）超家族的一种分泌型碱性糖蛋白。OPG 可通过与 RANKL 结合竞争性抑制 RANKL 与 RANK 结合从而抑制破骨细胞的分化，维持骨稳态。

为了进一步探索 OPG 是否能诱导成熟破骨细胞焦亡，从而起到维持骨稳态的作用，研究人员构建了经 OPG 处理破骨细胞的 OPG 治疗组与对照组，研究发现，与对照组相比，OPG 治疗组破骨细胞存活率显著降低，且破骨细胞中炎症因子 IL-1β 和 IL-18 的含量，GSDMD-N 的表达水平以及 NLRP3、ASC 和 caspase-1 基因的转录水平显著上升（Zhu et al，2023）。提示 OPG 可通过焦亡途径从而抑制成熟破骨细胞的活性，发挥其保护骨组织的作用。有研究表明，炎症因子，尤其是 IL-1β，可以促进破骨细胞分化和成熟。有趣的是，Wu 等（Wu et al，2022）研究了丙酸酯（C3）和丁酸酯（C4）处理对 IL-1β 培养破骨细胞形成的影响。体外结果显示，C3 和 C4 处理组均显著抑制破骨细胞的形成，且从分子水平上，破骨细胞分化相关蛋白，包括 TRAF2、TRAF6、NFAT c-1 和 c-Fos，在 C3 或 C4 处理后，它们的表达有所降低，进一步讲，C3 和 C4 影响 IL-1β 促进的破骨细胞分化。

与破骨细胞相反，来自间充质细胞的成骨细胞通过释放胶原纤维、骨钙素（OCN）、碱性磷酸酶（ALP）、RUNX2 等关键分子用于骨沉积和矿化。维持适当的焦亡活性对骨愈合和新骨形成至关重要，研究者验证了 ASC 在体外对骨形态发生蛋白 7（BMP7）诱导的成骨细胞分化的重要性，结果显示，与野生型小鼠相比，ASC 基因敲除的胫骨缺损小鼠表现出成骨细胞分化延迟（Sartoretto et al，2019）。除了 ASC 的作用外，成骨细胞中与焦亡有关的 caspase-3、Gasdermin E

（GSDME）的激活也可以下调 ALP、RUNX2、OCN 等成骨因子的表达。Wu 等（Wu et al，2023）探索了 caspase-3/GSDME 介导的焦亡对成骨细胞样细胞的成骨功能影响，研究过程中用不同浓度的丁酸钠（NaB）处理成骨细胞样细胞，发现 NaB 处理后，成骨细胞中 caspase-3 表达和 GSDME 裂解增加，碱性磷酸酶（ALP）活性等多种成骨标志物的蛋白水平降低。损伤修复过程中，炎症反应是初期阶段的必要环节，适度的炎症有助于清除病原体、清理损伤组织并招募免疫细胞和干细胞。然而，过度的焦亡和炎症反应可能导致修复过程紊乱，影响骨痂形成和骨再生。

机械损伤、炎症刺激和代谢紊乱通常都会导致以低度炎症为特征的骨关节炎，其中也会引发关节软骨细胞的变化。Liu 等（Liu et al，2023）分别从体外和体内研究了运动对大鼠的抗炎和抗焦亡作用，实验过程中，根据给予的运动强度不同将 40 只 Sprague-Dawley 大鼠分为 5 组，运动后在骨骼肌中过度表达的亚脂肪素 Meteorin-like（metrnl）用来验证抗炎和抗焦亡，结果表明，适量运动能够促进 metrnl 释放抑制炎症是通过 PI3K/Akt/NF-κB 级联反应来实现的，metrnl 释放也能够激活 NLRP3 炎性体来发挥其抗焦亡作用。

（二）细胞自噬

自噬是细胞内一种高度保守的动态分解代谢过程，在这个过程中，细胞废物、错误折叠或聚集的蛋白质、受损的细胞器被隔离在自噬体内，随后对其进行降解和循环利用以产生营养和 / 或能量。目前研究发现了三种特定类型的自噬：巨自噬、微自噬和分子伴侣介导的自噬。其中，巨自噬是自噬类型中最为重要的一种，它对细胞生理学、生物功能和骨骼疾病的发展产生重大的影响。一般来说，自噬这个复杂的过程分为 3 个关键阶段：①自噬体形成。吞噬泡的形成和扩展依赖于一系列自噬相关蛋白（Atg proteins）的参与，尤其是自噬起始复合体的形成，如 ULK 复合体（包含 ULK1/2、Atg13、FIP200 等），以及 PI3K-Ⅲ复合体（包含 Beclin-1、Vps34、Atg14L 等）。这些复合体通过催化磷脂酰肌醇 3-磷酸（PI3P）的生成，引导其他 Atg 蛋白到吞噬泡形成位点，促进吞噬泡的延伸。②自噬体与溶酶体融合。自噬体与溶酶体通过 SNARE 蛋白和其他辅助因子的介导发生融合，形成自噬溶酶体（autolysosome）。③自噬内容物的降解。当细胞面对营养物质被剥夺、生长因子耗竭、缺氧或辐射等刺激时，自噬会迅速激活或上调。

越来越多的研究表明，骨稳态与自噬密切相关且处于一种不断协调的平衡状态。20 世纪 60 年代末，研究者首次发现骨髓基质细胞 [bone marrow stromal cell，BMSC，也被称为间充质干细胞（MSC）]，可能起源于中胚层，具有分化成各种间充质组织谱系细胞的能力，如成骨细胞、软骨细胞和脂肪细胞。

骨髓间充质干细胞这种分化成各种骨细胞的过程离不开细胞内自噬过程的参与。Nuschke 等（Nuschke et al，2014）研究发现未分化的间充质干细胞中积累了大量未降解的自噬液泡，而在 MSC 诱导成成骨细胞后，MSC 中自噬体标志物 LC3 Ⅱ 快速降解。这些降解产物可以被重新用于合成代谢反应或提供能量。相似地，Vidoni 等（Vidoni et al，2019）研究了自噬在人牙龈间充质干细胞（HGMSC）成骨分化中的作用，结果表明，HGMSC 的成骨分化严格依赖于 BECLIN-1 依赖性的自噬，且使用 spautin-1 诱导 BECLIN-1 的缺失和随之而来的自噬阻断可抑制 HGMSC 向成骨分化。研究发现，AMPK 可通过早期介导 mTOR 抑制的自噬和晚期激活 Akt/mTOR 信号轴来控制人间充质干细胞的成骨分化。

破骨细胞是从造血细胞分化而来的髓系细胞，在与成骨细胞之间的动态平衡中维持骨稳态。自噬为破骨细胞的分化与合成代谢提供原料及能量。有研究者验证了自噬对低氧诱导的破骨细胞分化的作用，其结果显示，低氧刺激能诱导 HIF-1α 的表达和 BNIP3 的激活，且上调 Beclin1 等自噬相关基因的表达，提示缺氧诱导的破骨细胞发生是由自噬通过 HIF-1a/BNIP3 依赖途径调节的。有趣的是，另一项研究则发现，在 RANKL 存在或不存在的情况下，葛根素均能抑制破骨细胞前体细胞 OCP 的自噬，阻断 OCP 的增殖和破骨细胞的分化（Zhang et al，2019）。

来源于间充质干细胞的脂肪细胞（bone marrow adipocytes）是间充质干细胞的主要类型，也是脂肪组织的主要组成部分。有研究表明，在体外和体内实验中确定了骨髓脂肪细胞在多发性骨髓瘤化疗耐药中的作用，即脂肪细胞分泌的脂肪因子（如瘦素或脂素）通过激活 Jak/ Stat3 信号通路进而激活 MM 细胞自噬，且能上调 MM 细胞中自噬蛋白如 LC3-Ⅰ/Ⅱ、Atg3 和 Atg5 的表达，从而抑制 MM 细胞中 caspase 的裂解和凋亡作用。LC3（微管相关蛋白轻链 3）最初以非脂化的形式（LC3-I）存在。在自噬过程中，LC3-Ⅰ被 Atg4、Atg7 和 Atg3 等酶依次催化，进行剪切和泛素样脂化，转化为脂化的 LC3-Ⅱ形式，后者与吞噬泡膜上的磷脂酰乙醇胺（PE）共价结合。因此，脂肪细胞激活的自噬成为预防 MM 化疗耐药的新靶点。

线粒体功能障碍、氧化应激和软骨细胞死亡是骨关节炎发生和发病的重要因素。Ansari 等（Ansari et al，2018）通过使用 IL-1β 诱导构建软骨细胞 ROS 生成和线粒体功能障碍模型，在氧化应激情况下，软骨细胞中的 Parkin（一种 E3 泛素连接酶，启动清除受损 / 功能失调线粒体的过程）水平升高且易位到去极化线粒体并招募 p62/SQSTM1，通过依赖线粒体自噬清除受损线粒体，由此可见，自噬在保护软骨细胞免受氧化应激方面发挥着不可替代的作用。

（三）铁死亡

2012 年，Stockwell 等首次提出铁死亡（ferroptosis）这一概念，这种与传统凋亡方式不同的细胞死亡现象逐渐引起科学界的广泛关注。铁是对人体新陈代谢起着关键作用的微量元素，作为三羧酸循环和电子传递链中各种蛋白酶的辅助因子，参与氧运输、酶促反应和 ATP 合成，与细胞生命活动密切相关。铁死亡是由铁依赖性脂质过氧化积累所导致的，病理学形态特征表现为：细胞体积缩小，细胞膜起泡而不破裂，线粒体膜密度增加及其嵴被破坏，细胞核正常但染色质聚集减少。当铁进入循环系统后，与细胞膜上的转铁蛋白受体 1（TFR1）结合，被 STEAP3 还原为亚铁，再经 DMT1 将二价铁释放到细胞质中参与细胞内的铁代谢。铁超载可通过 Fenton 和 Haber-Weiss 反应产生 ROS 诱导铁死亡。参与铁死亡的相关蛋白包括转铁蛋白、膜铁转运蛋白和铁蛋白等。

据报道，GPX4-SLC7A11 信号轴对铁死亡具有抑制作用。近期研究表明，P53 可通过下调 SLC7A11 的表达，阻碍 xc-系统对胱氨酸的摄取，细胞内 GSH 合成减少，细胞抗氧化能力下降，脂质 ROS 增加，导致细胞铁死亡。另有研究表明，位于真核细胞线粒体外膜上能转运离子和代谢物的膜孔蛋白如 VDACs 能被铁死亡诱导剂（erastin）结合，只允许阳离子进入线粒体，进而改变膜的通透性，引起线粒体功能障碍，最终导致铁死亡。

近年来，越来越多的研究表明，铁死亡参与了骨代谢的调节。Jiang 等［Jiang et al，2022b］人使用 FeDex 建立小鼠铁超载模型，研究显示，铁超载小鼠体内 GPX4 和 SLC7A11 表达显著下调，这些变化可以被 DFO 和 Fe-1 逆转。在体外，铁超载还能抑制成骨分化和矿化，抑制铁死亡逆转了上述变化。提示铁超载诱导体内成骨细胞铁死亡进而导致骨紊乱。

除此之外，FSP1 对铁死亡有抑制作用，FSP1 属于Ⅱ型 NADH：醌氧化还原酶 NDH-2 家族，是传统线粒体呼吸系统的一个分支，催化与复合体Ⅰ同样的反应，只是不泵送质子。基于与凋亡诱导因子 AIF 的结构同源性，人们认为 FSP1 能在某些情况下诱导凋亡。FSP1 驱动一种新的非经典维生素 K 循环参与到骨代谢调控中（Yang et al，2023）。

近年来，脂质代谢异常引起的疾病和骨质疏松症的发展越来越受到研究者的关注，研究人员发现高脂肪环境下的细胞容易发生铁死亡。有趣的是，Zhu 等（Zhu et al，2022）发现，与正常饮食组相比，高脂饮食组小鼠股骨骨质明显流失，这一过程可以被铁死亡抑制剂抑制，体外高脂环境抑制成骨细胞增殖和成骨分化。由此可知，高脂肪饮食通过诱导成骨细胞铁死亡增加骨质流失。

破骨细胞作为单核细胞 / 巨噬细胞造血系统的成员，对骨重塑起着至关重要的作用。据报道，唑来膦酸（zoledronic acid，ZA）能抑制破骨细胞分化并引起破骨细胞凋亡。为了验证铁死亡是否参与了 ZA 诱导的破骨细胞分化和死亡，有研究者通过将不同浓度的 ZA 加入 RANKL 预处理 6 天的 RAW264.7 细胞和骨髓源性巨噬细胞（BMDM）中，处理 48h，结果发现，ZA 以剂量依赖的方式抑制破骨细胞活力，且显著提高了破骨细胞的 Fe^{2+} 水平、ROS 水平，抑制破骨细胞中 Gpx4 和 GSH 的水平，提示铁死亡参与了 ZA 诱导的破骨细胞分化的抑制（Qu et al，2021）。

（四）分子生物学信号通路

1. Wnt/β-catenin 通路

Wnt 基因是一组在多细胞生物中广泛存在的基因家族，它们编码分泌型糖蛋白，即 Wnt 蛋白。人类基因组中有 19 个 Wnt 基因。Wnt/β-catenin 信号通路又称经典 Wnt 信号通路，属于 Wnt 通路中的一种。Wnt/β-catenin 蛋白由 19 个分泌糖蛋白组成，具有调控细胞生长、分化和凋亡的功能。Wnt/β-catenin 通路的机制是 Wnt 蛋白先黏附到细胞膜表面，与膜蛋白受体复合物相结合，受体主要为七次跨膜受体卷曲蛋白（frizzled，FZD）和单次跨膜的低密度脂蛋白受体相关蛋白（low-density lipoprotein receptor related protein，LRP）5/6，形成复合物后激活膜内的胞质内松散蛋白，使其磷酸化，进一步抑制胞内的四聚体活性，使其解体，从而使 β-catenin 在胞质中含量增加并积累，后移动到核内结合 T 细胞转录因子（T cell transcription factor，TCF）/ 淋巴增强因子（lymphoid enhancer factor，LEF），形成基因转录复合体，最后在相关辅助因子作用下启动转录过程。但胞外 Wnt 蛋白缺乏或膜蛋白受体被抑制时，复合物与 β-catenin 结合成四聚体，导致磷酸化后 β-catenin 被降解。

Wnt/β-catenin 通路在影响骨髓间充质干细胞（BMSC）分化为成骨细胞的过程中发挥作用。当 BMSC 数量不足时，则无法产生足量成骨细胞，使破骨细胞介导的骨吸收相对增加，导致骨质疏松症。以往学者研究主要停留在蛋白水平，在已发现的 19 种 Wnt 蛋白中，Wnt1、Wnt7a、Wnt6、Wnt10a 和 Wnt10b 可通过该通路推动 BMSC 成骨分化，后 3 种还可以抑制其成脂分化。由于各通路间的相互作用，Wnt10b 还可以通过增强 BMP/Smad 通路的信号转导促进 BMP 9 诱导 BMSC 成骨分化。

近年研究显示，Wnt 信号通路与 BMP、TGF-β、FGF、Hippo、Hedgehog、Notch、PDGF 以及糖原合酶激酶-3β（glycogen synthase kinase-3β，GSK-3β）信号通路之间的相互作用可调控成骨细胞分化和骨骼发育。另外，Wnt 信号通路通过刺激成骨细胞谱系中的糖酵解、谷氨酰胺分解和脂肪酸氧化在骨骼的细胞生物能量代谢中有重要作用（Vlashi et al，2023）。

2. Hedgehog 信号通路

Hedgehog 是一种高度保守的分泌性糖蛋白。该通路的机制是在没有 Hedgehog 蛋白（Indian

hedgehog/Ihh、Sonic hedgehog/Shh、Desert hedgehog/Dhh）的情况下，特异性受体 Patched（Ptc）抑制 Smoothened（Smo）的转移和活性，使下游靶基因转录受抑制；而当 Hedgehog 蛋白与 Ptc 结合，解除对 Smo 抑制时，Smo 与胞内信号分子结合形成复合物，使 Gli 与蛋白激酶 A 结合导入细胞核内，与目的基因启动子结合，激活转录。

研究发现，Hedgehog 可与 BMP 协同作用影响间充质干细胞（BMSC）分化成骨细胞，调节 I 型胶原和碱性磷酸酶（ALP）含量，促进成骨细胞外基质形成与骨基质矿化。Hedgehog 还负责调节胚胎发育、细胞增殖分化以及维持组织稳态［Wu et al，2022（a）］。Hedgehog 信号分子与颅缝早闭症、肢端肥大症等疾病相关。

3.叉头框转录因子 O1（FoxO1）信号通路

FoxOs 家族由 4 个成员组成，包括 FoxO1、FoxO3、FoxO4 和 FoxO6，它们在调节氧化应激、细胞增殖、细胞分化和凋亡以及调控细胞周期的过程中发挥着重要作用。同时，FoxOs 的活性也受多种因素的调节，通过复杂的网络来调控骨代谢。FoxO1 主要在骨和软骨中表达，是 FoxOs 家族中与骨代谢相关性最强的分子，在调节骨组织发育和维持软骨细胞平衡方面起重要作用。

研究表明，FoxO1 信号通路在骨代谢中的主要作用包括：① FoxO1 通过增加 Runt 相关转录因子 2、碱性磷酸酶和骨钙素的表达，促进骨髓间充质干细胞向成骨细胞分化，通过抑制过氧化物酶体增殖激活受体 γ，使骨髓间充质干细胞由成脂分化向成骨分化转化，从而增加骨形成。此外，FoxO1 还可以通过增加成骨细胞的数量来影响骨形成。②抑制骨髓单核-巨噬细胞中的 FoxO1 可以导致巨噬细胞集落刺激因子、核因子 κB 受体活化因子配体以及活化 T 细胞核因子 1 表达减少，促进破骨细胞表达更多的 FoxO1，从而抑制破骨细胞分化。此外，直接激活 FoxO1 也可以抑制破骨细胞分化并减弱破骨细胞的活性。③增加软骨细胞内的 FoxO1 水平可以起到调节软骨细胞稳态、保护软骨细胞免受氧化应激损伤、促进自噬相关基因的表达和软骨细胞分泌蛋白多糖 4 的作用。此外，FoxOs 还可能和与炎症性肠病（IBD）等系统性疾病相关的骨代谢异常有关。IBD 患者常伴有肠道菌群失调和炎症因子升高，这些因素可通过影响全身性炎症状态和氧化应激水平间接影响骨代谢，其中 FoxOs 可能作为炎症与骨代谢之间的桥梁分子参与这一过程。

4. Notch 信号通路

Notch 是一种跨膜受体兼转录因子，与细胞生长、分化密切相关，可参与人体的多种功能。Notch 通路的机制是 Notch 的配体和受体（Notch1、Notch2、Notch3、Notch4）相互作用。Notch 受体分为胞外结构域、胞内结构域和跨膜结构域。经典 Notch 信号通路的激活机制为三步切割裂解模式，即通过相邻细胞的 Notch 配体与受体相互作用，对 Notch 蛋白进行 3 次剪切。首先 Notch 受体在高尔基体被 Furin 样转化酶切割成 NECD 和 NICD。当 NECD 与配体结合时，Notch 信号通路被激活。随后发生第 2 次蛋白水解，Notch 受体在肿瘤坏死因子-α 转换酶（TNF-α converting enzyme，TACE）的作用下被裂解为 2 个片段，其中 N 端裂解产物 NECD 被相邻的配体表达细胞经胞吞作用吞噬，C 端裂解产物则在 γ-分泌酶的介导下进行第 3 次切割，切割完毕后形成 Notch 受体的活性形式 NICD。NICD 继而从细胞膜内侧脱离至细胞质中，并转移到细胞核内，通过与 CSL 特异性结合，启动下游靶基因 *Hes*、*Hey* 等的转录，从而完成 Notch 信号通路的激活。

研究发现，Notch 信号通路对成骨细胞、破骨细胞和 BMSC 的功能调节均有重要影响，参与骨细胞分化、骨代谢平衡和骨稳态维持。有部分学者认为 Notch1 的激活可诱导 RANKL 抑制剂 OPG 表达，从而抑制骨吸收。还可以抑制骨硬化蛋白和 Dkk1，增强 Wnt 信号，使成骨细胞分化，促进骨形成。Notch1a 胞内区在成骨细胞中过表达甚至会导致骨质增生。但也有学者持相反观点，认为 Notch 通路抑制成骨细胞分化，即当 Notch1 激活时，通过抑制成骨细胞特异性转录因子（osterix，Osx）、Runx 2 和 β-catenin 抑制成骨细胞生成（Liang et al，2019）。

5. BMP/Smad 信号通路

骨形态发生蛋白（BMP）是 TGF-β 超家族的一种组成成分，通过与存在于细胞表面的受体结合来发挥其不同的功能。而 Smad 是 BMP 受体下游的转录调节因子，BMP 通过与其受体结合在骨骼生长和发育过程中发挥作用。BMP 通路调节骨代谢的机制可分为经典 Smad 途径和非经典丝裂原活化蛋白激酶（mitogen-activated protein kinases，MAPK）途径。在经典途径中，BMPs 先和细胞膜上的特异性受体结合，使 BMPR-1 磷酸化后再与 Smad 蛋白（主要为 Smad1、Smad5、Smad8）结合，该复合物进入细胞核后激活 Runx2、Osx 等转录因子。非经典途径中，BMP 通过激活 TAK1/2-MEK1/2-ERK1/2 通路，调节靶基因表达，影响成骨分化过程。这两条通路之间可相互联系。

基于氨基酸序列的相似性，BMPs 分为 4 个亚族：BMP2/4 亚族、BMP5/6/7/8 亚族、BMP9/10 亚族和 BMP12/13/14 亚族，其中 BMP2、BMP6、BMP7 和 BMP9 有骨愈合促进作用，而 BMP3、BMP13 则对骨生长起负性调节作用。目前认为，BMP2 又是最有效的细胞因子之一，并能诱导骨形成。BMP2/Smad 信号通路可促进骨髓间充质干细胞（BMSC）分化成骨细胞，增加骨桥蛋白（OPN）表达，促进细胞外基质成熟与矿化，促进骨形成。

6. SIRT1 信号通路

SIRT1 是一种去乙酰化酶，属于 sirtuin 家族。翻译后修饰的 SIRT1 包含一个脱乙酰酶 sirtuin 型结构域。SIRT1 通过催化关键蛋白的去乙酰化来调节细胞凋亡和分化等过程，在氧化应激和 DNA 损伤修复中发挥重要作用。

SIRT1 与多条通路联系密切，间接作用于其他通路。SIRT1 主要在 BMSC 中表达，对 BMSC 的多向分化起调节作用。在骨重建过程中，SIRT1 可促进 BMSC 成骨细胞分化，抑制破骨细胞分化。SIRT1 可通过驱动骨祖细胞内 FoxO1 和 β-catenin 去乙酰化，促使 Wnt 信号转导和成骨细胞生成。SIRT1 还可以通过作用于 Runx2 通路和 TGF-β 通路，促进 BMSC 的成骨分化进程。另外，SIRT1 对相关转录因子也有调控作用，PPARγ2 是成脂分化的关键分子，会抑制 BMSC 向成骨细胞分化，它可以被 SIRT1 直接抑制，或通过运用 PPARγ 拮抗剂干预间接使成脂分化方向受阻，使 SIRT1 推动 BMSC 向成骨细胞分化。在基因分子水平研究中，miR-146a-5p 直接靶向 SIRT1 抑制成骨细胞活性，而抑制 miR-146a-5p 在骨形成中的表达则有助于预防衰老和雌激素减退引起的骨丢失。

7. RANK/RANKL/OPG 信号通路

RANK/RANKL/OPG 信号通路是调控破骨细胞生成和影响破骨细胞功能的主要信号通路。通过调节 RANKL 与 RANK、OPG 的相互作用，影响骨吸收过程，与骨代谢疾病的发病机制和治疗密切相关。RANKL 是肿瘤坏死因子（tumor necrosis factor，TNF）配体超家族的成员之一，是一种 II 型跨膜蛋白，由成骨细胞、骨细胞和免疫细胞表达。RANK 是 TNF 受体超家族的成员之一，是一种 I 型跨膜蛋白受体。RANK 在多种人体组织和细胞中表达，包括破骨祖细胞、成熟破骨细胞、树突状细胞、乳腺和血管细胞等。RANKL 与破骨祖细胞表面的 RANK 结合，通过肿瘤坏死因子受体相关因子激活下游细胞内信号通路，刺激破骨细胞成熟和分化，促进骨重塑，维持钙稳态。OPG 是 TNF 受体超家族的成员之一，是一种分泌型碱性糖蛋白。OPG 在大多数人体组织中广泛表达，包括骨骼、肺、肾、肠、胎盘、心脏、肝脏、血管以及造血细胞和免疫细胞等。在骨骼中，OPG 由成骨细胞和骨髓基质细胞分泌，是 RANKL 的一种可溶性受体，OPG 的亲和力比 RANK 更强，通过竞争性阻断 RANKL 与 RANK 结合，阻止了信号从成骨细胞向破骨细胞传递，从而抑制破骨细胞分化和成熟。

在正常情况下，RANKL、RANK 和 OPG 三者处于动态平衡状态，共同调控破骨细胞的生成和功能。当 RANKL 水平升高或 OPG 水平降低时，更多的 RANKL 得以与 RANK 结合，激活破骨细胞生成信号通路，导致破骨细胞数量增多、活性增强，加速骨吸收；反之，当 OPG 水平升高或 RANKL 水平降低时，OPG 与 RANKL 结合，阻断 RANKL 与 RANK 的相互作用，抑制破骨细胞生成和其功能，减少骨吸收。

8. NF-κB 信号通路

在破骨细胞分化过程中，RANK-RANKL 信号主要通过 IKKβ 及经典的 NF-κB 信号通路传递到下游通路。NF-κB 在破骨细胞分化中起着至关重要的作用。在未受刺激的细胞中，NF-κB 信号通路中 p65/p50 二聚体通过与特异性抑制因子 IκB 蛋白的相互作用保留在细胞质中。当成骨细胞分泌的 RANKL 与破骨细胞膜上 RANK 结合后，触发 TRAF6，从而使 IκB 被 IκB 激酶（IKKs）磷酸化，并被蛋白酶体降解，使游离的 NF-κB 复合物转运到细胞核，与 NF-κB 应答元件结合，进而调控破骨细胞的分化与成熟。

Toll 样受体 4（toll like receptor 4，TLR4）是经典的炎症转导信号，NF-κB 信号可作为其下游信号发挥作用。研究显示，TLR4 /NF-κB 信号通路是介导细胞凋亡和炎症活化的重要途径，能够影响新骨形成、成骨吸收以及炎症反应，与骨质疏松症的发生密切相关。

9. Sema 3A/NRP-1 信号通路

信号素分子家族由 20 多种糖蛋白组成，信号素 3A（semaphorin 3A，Sema 3A）是信号素家族一员，参与轴突引导、心血管发育、肿瘤形成、免疫细胞以及骨稳态的调节。Sema 3A 的受体主要是神经纤毛蛋白 1（neuropilin-1，NRP-1）。NRP-1 为 I 型跨膜糖蛋白，作为 Sema 3A 的辅助受体在骨代谢中发挥作用，它主要由破骨细胞前体产生，以高亲和力结合 Sema 3A 的细胞外配体，并可与其他跨膜分子结合形成全受体，该全受体执行信号转导和下游的募集分子。Sema 3A 与 NRP-1 可通过多种途径同步促进骨形成与抑制骨吸收而发挥有效的骨保护作用。

研究显示，Sema 3A/NRP-1 信号通路调节成骨细胞的增殖分化，其机制包括：①促进 Wnt/β-catenin 信号通路的转导；②通过神经支配发挥骨保护作用。Sema 3A/NRP-1 信号通路可抑制 RANK/RANKL/OPG 通路，阻碍 RANKL 诱导的破骨细胞成熟，减少骨吸收。另外，Sema 3A 还可间接增强破骨细胞对抗氧化应激的能力，从而对抗氧化应激所致的骨吸收。在骨细胞，Sema 3A 激活 sGC-PKG 通路，调节骨细胞代谢，保护骨细胞免于凋亡。

Sema 3A 能显著调节骨组织重建功能，能以时间及空间特异性的方式调控神经纤维及血管的再生，改变损伤局部的血管通透性，协调促进受损骨骼肌功能的恢复。Sema 3A 有望成为改善骨骼肌损伤后修复的新治疗靶点。

10. 缺氧诱导因子 1α（HIF-1α）信号通路

缺氧诱导因子（hypoxia-inducible factor，HIF）是低氧水平适应性反应的主要转录调节因子。HIF 蛋白家族包含三种 α 亚基：HIF-1α、HIF-2α 和 HIF-3α。HIF-α 是一种氧不稳定性蛋白，与 HIF-β 亚基形成异源二聚体复合物。在常氧条件下，HIF-α 亚基被脯氨酸羟化酶结构域蛋白（proline hydroxylase domain protein，PHD）羟化，继而 HIF-α 亚基在 E3 泛素酶复合物 von Hippel-Lindau

（VHL）的作用下泛素化，最终被 26S 蛋白酶体降解。在低氧条件下，HIF-α 的脯氨酰羟化作用受到抑制，导致其在核内积累，与 HIF-β 亚基形成异源二聚体，并转录激活 HIF 的下游基因。

在骨组织中，VHL/HIF 系统高度活跃。一方面，HIF-1α 的失活会导致骨小梁体积显著减少，骨形成速率降低，骨皮质变薄。另一方面，PHD 或 VHL 的缺失使 HIF-1α 稳定，进而通过调控成骨细胞的骨形成活性和破骨细胞的骨吸收活性导致骨量增加。此外，使用缺氧模拟剂（如去铁胺和二甲氧基乙二酸基乙酯）激活 HIF-1α 通路，可减少与去卵巢诱导的骨质疏松相关的骨丢失，可预防超高分子量聚乙烯诱导的骨溶解，并可促进骨质疏松性骨缺损的愈合，因此，HIF-1α 信号通路在骨质矿化和骨重建方面有重要作用。

11. 蛋白激酶样内质网激酶（PERK）信号通路

成骨细胞和破骨细胞参与骨重建过程以满足骨骼正常生长和发育的需求。内质网应激可以打破破骨细胞和成骨细胞的细胞内稳态，这与骨重建异常密切相关。双链 RNA 依赖的蛋白激酶样内质网激酶（protein kinase-like ER kinase PERK）是一种位于内质网膜上的关键跨膜蛋白，它调控内质网应激早期。作为内质网应激的核心调节因子，PERK 通过与其下游分子相互作用形成相应的信号通路来决定细胞的命运。在静息条件下，PERK 以与免疫球蛋白结合的未激活单体形式存在，当细胞暴露于 ER 应激时，免疫球蛋白从 PERK 释放出来，从而允许 PERK 形成寡聚体并被激活。越来越多的证据表明，PERK 途径在生理和病理条件下对骨代谢的调控起着至关重要的作用。目前的研究认为，PERK 信号通路下游涉及骨代谢相关的主要分子，包括 elF2α、FoxO1、CaN、Nrf2 和 DAG，它们在调控成骨细胞和破骨细胞的分化中发挥作用（Guo et al, 2021）。

12. Slik/Robo 信号通路

裂隙蛋白（Slik protein）家族是近年来发现的一种骨偶联因子，是经典的轴突导向分子，在调节骨代谢中发挥重要作用，可以同时调节骨吸收和骨形成。Slit1 在骨组织中表达最低，而 Slit2 和 Slit3 在成骨细胞和破骨细胞中均有表达，但表达水平会根据细胞状态而变化。Robo 家族蛋白是 Slit 配体的主要受体。在大多数组织微环境中，它们相互结合，传递细胞信号。Robo1 和 Robo3 在破骨细胞中表达，Robo1 和 Robo2 在成骨细胞中表达，Robo4 在成骨细胞中几乎不表达。

近年来，对 Slit2 和 Slit3 在骨代谢中作用的研究相对较多。研究发现，Slit2 在破骨细胞发育的早期阶段发挥作用，与前破骨细胞上的 Robo1 受体直接相关，可抑制破骨细胞分化。在 Slit2 存在的情况下，破骨细胞表面分化标志物，包括抗酒石酸酸性磷酸酶（TRACP）和降钙素受体（CTR）的表达显著下降。Slit3 被证明是一种新的骨耦合因子。来自破骨细胞的 Slit3 可以旁分泌信号的形式作用于成骨细胞，促进骨形成，以自分泌信号的形式作用于破骨细胞，抑制骨吸收。此外，Slit3 可降低破骨前细胞中 DC-STAMP 的表达，而 DC-STAMP 在破骨前细胞融合中发挥重要作用。Slit3 可通过介导前破骨细胞迁移融合障碍，降低破骨细胞分化标志物 TRACP、CTR 的表达，抑制破骨细胞的形成和破骨细胞的骨吸收，但不影响前破骨细胞的增殖。在成骨细胞中，Slit3 与细胞膜上的 Robo1 和 Robo2 受体结合，激活 β-catenin，以浓度依赖性方式刺激成骨细胞系的迁移和增殖，促进骨形成。在破骨细胞特异性敲除 Slit3 的小鼠中，骨形成参数降低，骨吸收参数升高，骨量减少。相反，在成骨细胞特异性缺失 Slit3 或神经元特异性缺失正常的小鼠中，骨量正常。这些结果提示，破骨细胞来源的 Slit3 可能是骨重建过程中骨吸收的停止信号（Jiang et al, 2022a）。

根据目前的研究结果，slit 在骨代谢领域显示出良好的应用前景和治疗潜力。进一步探索和阐明 Slit/Robo 调控骨稳态的分子机制对改善骨代谢的分子调控网络具有重要意义，充分挖掘 Slit

家族蛋白在代谢性骨病中的治疗潜力，提高其临床适用性，是未来的研究方向。

（赵国阳　叶洋　李阳）

参考文献

刘云辉，王立平，杨帆，2023. 中枢神经环路调节骨代谢. 生理科学进展，54(6): 468-475.

邱贵兴，2021. 骨科学高级教程. 北京：中华医学电子音像出版社：33-38.

袁丽丽，刘梅洁，陶黎，2019. "成骨-破骨"细胞阴阳理论阐释及意义. 中国中医基础医学杂志，25(6): 733-734.

詹红伟，王倩，移植，2024. 机械应力下骨细胞行为变化的研究进展. 中国骨质疏松杂志，30(2): 250-256.

赵文韬，张晓刚，赵希云，2017. 中医"动静结合"理论与应力刺激成骨细胞增殖分化调控机制的相关性探讨. 中国中医药信息杂志，24(9): 8-10.

Abrahamsen B, Jorgensen H L, Laulund A S, et al, 2014. Low serum thyrotropin level and duration of suppression as a predictor of major osteoporotic fractures-the OPENTHYRO register cohort. J Bone Miner Res, 29(9): 2040-2050.

Amarasekara D S, Yun H, Kim S, et al, 2018. Regulation of osteoclast differentiation by cytokine networks. Immune Netw, 18(1): e8.

Andrukhova O, Slavic S, Smorodchenko A, et al, 2014. FGF23 regulates renal sodium handling and blood pressure. EMBO Mol Med, 6(6): 744-759.

Ansari M Y, Khan N M, Ahmad I, et al, 2018. Parkin clearance of dysfunctional mitochondria regulates ROS levels and increases survival of human chondrocytes. Osteoarthritis Cartilage, 26(8): 1087-1097.

Bae S, Lee M J, Mun S H, et al, 2017. MYC-dependent oxidative metabolism regulates osteoclastogenesis via nuclear receptor ERRalpha. J Clin Invest, 127(7): 2555-2568.

Barbe M F, Massicotte V S, Assari S, et al, 2018. Prolonged high force high repetition pulling induces osteocyte apoptosis and trabecular bone loss in distal radius, while low force high repetition pulling induces bone anabolism. Bone, 110: 267-283.

Biswas L, Chen J, De Angelis J, et al, 2023. Lymphatic vessels in bone support regeneration after injury. Cell, 186(2): 382-397. e324.

Brinton D L, Simpson A N, Fominaya C E, et al, 2019. Impact of selective serotonin reuptake inhibitors in the veteran population: 10-year risk outcomes. J Comp Eff Res, 8(6): 431-440.

Cabahug-Zuckerman P, Frikha-Benayed D, Majeska R J, et al, 2016. Osteocyte apoptosis caused by hindlimb unloading is required to trigger osteocyte RANKL production and subsequent resorption of cortical and trabecular bone in mice femurs. J Bone Miner Res, 31(7): 1356-1365.

Cao R, Chen B, Song K, et al, 2023. Characterization and potential of periosteum-derived cells: an overview. Front Med (Lausanne), 10: 1235992.

Chang B, Liu X, 2022. Osteon: structure, turnover, and regeneration. Tissue Eng Part B Rev, 28(2): 261-278.

Cong Q, Jia H, Li P, et al, 2017. p38alpha MAPK regulates proliferation and differentiation of osteoclast progenitors and bone remodeling in an aging-dependent manner. Sci Rep, 7: 45964.

Convente M R, Chakkalakal S A, Yang E, et al, 2018. Depletion of mast cells and macrophages impairs heterotopic ossification in an Acvr1 (R206H) mouse model of fibrodysplasia ossificans progressiva. J Bone Miner Res, 33(2): 269-282.

Cui J, Shibata Y, et al, 2022. Osteocytes in bone aging: Advances, challenges, and future perspectives. Ageing Res Rev, 77: 101608.

Danks L, Komatsu N, Guerrini M M, et al, 2016. RANKL expressed on synovial fibroblasts is primarily responsible for bone erosions during joint inflammation. Ann Rheum Dis, 75(6): 1187-1195.

Davis H M, Aref M W, Aguilar-Perez A, et al, 2018. Cx43 overexpression in osteocytes prevents osteocyte apoptosis and preserves cortical bone quality in aging mice. JBMR Plus, 2(4): 206-216.

Eichholz K F, Woods I, Riffault M, et al, 2020. Human bone marrow stem/stromal cell osteogenesis is regulated via mechanically activated osteocyte-derived extracellular vesicles. Stem Cells Transl Med, 9(11): 1431-1447.

Forlino A, Marini J C, 2016. Osteogenesis imperfecta. Lancet, 387(10028): 1657-1671.

Fukumoto S, 2016. FGF23-FGF receptor/klotho pathway as a new drug target for disorders of bone and mineral metabolism. Calcif Tissue Int, 98(4): 334-340.

Fumoto T, Ishii K A, Ito M, et al, 2014. Mineralocorticoid receptor function in bone metabolism and its role in glucocorticoid-induced osteopenia. Biochem Biophys Res Commun, 447(3): 407-412.

Fushiki R, Mayahara K, Ogawa M, et al, 2015. High-magnitude mechanical strain inhibits the differentiation of bone-forming rat calvarial progenitor cells. Connect Tissue Res, 56(4): 336-341.

Gao Y, Li T, Sun Q, et al, 2019. Migration and differentiation of osteoclast precursors under gradient fluid shear stress. Biomech Model Mechanobiol, 18(6): 1731-1744.

Guo J, Ren R, Sun K, et al, 2021. PERK signaling pathway in bone metabolism: Friend or foe? Cell Prolif, 54(4): e13011.

Han Y, You X, Xing W, et al, 2018. Paracrine and endocrine actions of bone-the functions of secretory proteins from osteoblasts, osteocytes, and osteoclasts. Bone Res, 6: 16.

Holm E, Aubin J E, Hunter G K, et al, 2015. Loss of bone sialoprotein leads to impaired endochondral bone development and mineralization. Bone, 71: 145-154.

Idelevich A, Baron R, 2018. Brain to bone: What is the contribution of the brain to skeletal homeostasis? Bone, 115: 31-42.

Jiang L, Sun J, Huang D, 2022a. Role of Slit/Robo signaling pathway in bone metabolism. Int J Biol Sci, 18(3): 1303-1312.

Jiang Z, Wang H, Qi G, et al, 2022b. Iron overload-induced ferroptosis of osteoblasts inhibits osteogenesis and promotes osteoporosis: An in vitro and in vivo study. IUBMB Life, 74(11): 1052-1069.

Jin Y R, Stohn J P, Wang Q, et al, 2017. Inhibition of osteoclast differentiation and collagen antibody-induced arthritis by CTHRC1. Bone, 97: 153-167.

Kim J G, Sun B H, Dietrich M O, et al, 2015. AgRP neurons regulate bone mass. Cell Rep, 13(1): 8-14.

Kim S W, Lu Y, Williams E A, et al, 2017. Sclerostin antibody administration converts bone lining cells into active osteoblasts. J Bone Miner Res, 32(5): 892-901.

Kode A, Manavalan J S, Mosialou I, et al, 2014. Leukaemogenesis induced by an activating beta-catenin mutation in osteoblasts. Nature, 506(7487): 240-244.

Komori T, 2018. Runx2, an inducer of osteoblast and chondrocyte differentiation. Histochem Cell Biol, 149(4): 313-323.

Lazzaro L, Tonkin B A, Poulton I J, et al, 2018. IL-6 trans-signalling mediates trabecular, but not cortical, bone loss after ovariectomy. Bone, 112: 120-127.

Leder B Z, Wein M N, 2020. osteoporosis pathophysiology and clinical management. New York: Humana press: 4-7.

Li B, Jiang Y, Sun J, et al, 2016. MR spectroscopy for assessing the effects of oxytocin on marrow adipogenesis induced by glucocorticoid in rabbits. Acta Radiol, 57(6): 701-707.

Li C, Fennessy P, 2021. The periosteum: a simple tissue with many faces, with special reference to the antler-lineage periostea. Biol Direct, 16(1): 17.

Liang S T, Chen J R, Tsai J J, et al, 2019. Overexpression of notch signaling induces hyperosteogeny in zebrafish. Int J Mol Sci, 20(15): 3613.

Liu J, Jia S, Yang Y, et al, 2023. Exercise induced meteorin-like protects chondrocytes against inflammation and pyroptosis in osteoarthritis by inhibiting PI3K/Akt/NF-kappaB and NLRP3/caspase-1/GSDMD signaling. Biomed Pharmacother, 158: 114118.

Liu Q, Lei L, Yu T, et al, 2018. Effect of brain-derived neurotrophic factor on the neurogenesis and osteogenesis in bone engineering. Tissue Eng Part A, 24(15-16): 1283-1292.

Liu Y, Shao J, Gao D, et al, 2021. Astrocytes in the ventromedial hypothalamus involve chronic stress-induced anxiety and bone loss in mice. Neural Plast, 2021: 7806370.

Lu Y, Kamel-El Sayed S A, Wang K, et al, 2018. Live imaging of type I collagen assembly dynamics in osteoblasts stably expressing GFP and mcherry-tagged collagen constructs. J Bone Miner Res, 33(6): 1166-1182.

Mendonca Monteiro de Barros G, Madeira M, Vieira Neto L, et al, 2016. Bone mineral density and bone microarchitecture after long-term suppressive levothyroxine treatment of differentiated thyroid carcinoma in young adult patients. J Bone Miner Metab, 34(4): 417-421.

Meyer M B, Benkusky N A, Kaufmann M, et al, 2019. Targeted genomic deletions identify diverse enhancer functions and generate a kidney-specific, endocrine-deficient Cyp27b1 pseudo-null mouse. J Biol Chem, 294(24): 9518-9535.

Mizoguchi T, Ono N, 2021. The diverse origin of bone-forming osteoblasts. J Bone Miner Res, 36(8): 1432-1447.

Nakamichi Y, Udagawa N, Horibe K, et al, 2017. VDR in Osteoblast-lineage cells primarily mediates vitamin D treatment-induced increase in bone mass by suppressing bone resorption. J Bone Miner Res, 32(6): 1297-1308.

Niziolek P J, Bullock W, Warman M L, et al, 2015. Missense mutations in LRP5 associated with high bone mass protect the mouse skeleton from disuse- and ovariectomy-induced osteopenia. PLoS One, 10(11): e0140775.

Nuschke A, Rodrigues M, Stolz D B, et al, 2014. Human mesenchymal stem cells/multipotent stromal cells consume accumulated autophagosomes early in differentiation. Stem Cell Res Ther, 5(6): 140.

Qu X, Sun Z, Wang Y, et al, 2021. Zoledronic acid promotes osteoclasts ferroptosis by inhibiting FBXO9-mediated p53 ubiquitination and degradation. PeerJ, 9: e12510.

Reiner B, 2023. Osteoporosis in Clinical Practice. Cham: Springer: 5-6.

Sacchetti B, Funari A, Remoli C, et al, 2016. No identical "mesenchymal stem cells" at different times and sites: human committed progenitors of distinct origin and differentiation potential are incorporated as adventitial cells in microvessels. Stem Cell Reports, 6(6): 897-913.

Sartoretto S, Gemini-Piperni S, da Silva R A, et al, 2019. Apoptosis-associated speck-like protein containing a caspase-1 recruitment domain (ASC) contributes to osteoblast differentiation and osteogenesis. J Cell Physiol, 234(4): 4140-4153.

Scheller J, Garbers C, Rose-John S, 2014. Interleukin-6: from basic biology to selective blockade of pro-inflammatory activities. Semin Immunol, 26(1): 2-12.

Shafieyan Y, Tiedemann K, Komarova S V, et al, 2014. Effects of low frequency cyclic mechanical stretching on osteoclastogenesis. J Biomech, 47(15): 3750-3757.

Stavenschi E, Corrigan M A, Johnson G P, et al, 2018. Physiological cyclic hydrostatic pressure induces osteogenic lineage commitment of human bone marrow stem cells: a systematic study. Stem Cell Res Ther, 9(1): 276.

Stern P H, 2020. Bone regulators and osteoporosis therapy. Cham: Springger: 28-33.

Storlino G, Colaianni G, Sanesi L, et al, 2020. Irisin prevents disuse-induced osteocyte apoptosis. J Bone Miner Res, 35(4): 766-775.

Swarnkar G, Chen T H, Arra M, et al, 2017. NUMBL Interacts with TAK1, TRAF6 and NEMO to negatively regulate NF-kappaB signaling during osteoclastogenesis. Sci Rep, 7(1): 12600.

Triliana R, Lam N N, Sawyer R K, et al, 2016. Skeletal characterization of an osteoblast-specific vitamin D receptor transgenic (ObVDR-B6) mouse model. J Steroid Biochem Mol Biol, 164: 331-336.

Verlinden L, Janssens I, Doms S, et al, 2019. Vdr expression in osteoclast precursors is not critical in bone homeostasis. J Steroid Biochem Mol Biol, 195: 105478.

Vidoni C, Ferraresi A, Secomandi E, et al, 2019. Autophagy drives osteogenic differentiation of human gingival mesenchymal stem cells. Cell Commun Signal, 17(1): 98.

Vlashi R, Zhang X, Wu M, et al, 2023. Wnt signaling: Essential roles in osteoblast differentiation, bone metabolism and therapeutic implications for bone and skeletal disorders. Genes Dis, 10(4): 1291-1317.

Vrahnas C, Buenzli P R, Pearson T A, et al, 2018. Differing effects of parathyroid hormone, alendronate, and odanacatib on bone formation and on the mineralization process in intracortical and endocortical bone of ovariectomized rabbits. Calcif Tissue Int, 103(6): 625-637.

Wan Q Q, Qin W P, Ma Y X, et al, 2021. Crosstalk between bone and nerves within bone. Adv Sci (Weinh), 8(7): 2003390.

Wang F S, Wu R W, Lain W S, et al, 2018. Sclerostin vaccination mitigates estrogen deficiency induction of bone mass loss and microstructure deterioration. Bone, 112: 24-34.

Wang X, Xu J, Kang Q, 2021. Neuromodulation of bone: Role of different peptides and their interactions (Review). Mol Med Rep, 23(1).

Weiner S, Raguin E, Shahar R, 2021. High resolution 3D structures of mineralized tissues in health and disease. Nat Rev Endocrinol, 17(5): 307-316.

Wilmoth R L, Sharma S, Ferguson V L, et al, 2022. The effects of prostaglandin E2 on gene expression of IDG-SW3-derived osteocytes in 2D and 3D culture. Biochem Biophys Res Commun, 630: 8-15.

Witcher P C, Miner S E, Horan D J, et al, 2018. Sclerostin neutralization unleashes the osteoanabolic effects of Dkk1 inhibition. JCI Insight, 3(11): e98673.

Wu W, Wang Z, Zhang Z, et al, 2022a. Overexpression of sonic hedgehog enhances the osteogenesis in rat ectomesenchymal stem cells. Cell Tissue Bank, 23(3): 569-580.

Wu Y L, Zhang C H, Teng Y, et al, 2022b. Propionate and butyrate attenuate macrophage pyroptosis and osteoclastogenesis induced by CoCrMo alloy particles. Mil Med Res, 9(1): 46.

Wu Z, Ding Q, Yue M, et al, 2023. Caspase-3/GSDME-mediated pyroptosis leads to osteogenic dysfunction of osteoblast-like cells. Oral Dis，

Xiong J, Cawley K, Piemontese M, et al, 2018. Soluble RANKL contributes to osteoclast formation in adult mice but not ovariectomy-induced bone loss. Nat Commun, 9(1): 2909.

Yang M, Shen Z, Zhang X, et al, 2023. Ferroptosis of macrophages facilitates bone loss in apical periodontitis via NRF2/FSP1/ROS pathway. Free Radic Biol Med, 208: 334-347.

Yeap B B, Alfonso H, Chubb S A, et al, 2015. Higher serum undercarboxylated osteocalcin and other bone turnover markers are associated with reduced diabetes risk and lower estradiol concentrations in older men. J Clin Endocrinol Metab, 100(1): 63-71.

Yu Y E, Hu Y J, Zhou B, et al, 2021. Microstructure determines apparent-level mechanics despite tissue-level anisotropy and heterogeneity of individual plates and rods in normal human trabecular bone. J Bone Miner Res, 36(9): 1796-1807.

Zhang G, Wang Y, Tang G, et al, 2019. Puerarin inhibits the osteoclastogenesis by inhibiting RANKL-dependent and -independent autophagic responses. BMC Complement Altern Med, 19(1): 269.

Zhang J, Griesbach J, Ganeyev M, et al, 2022. Long-term mechanical loading is required for the formation of 3D bioprinted functional osteocyte bone organoids. Biofabrication, 14(3).

Zhao L H, Ma S, Sutkeviciute I, et al, 2019. Structure and dynamics of the active human parathyroid hormone receptor-1. Science, 364(6436): 148-153.

Zhu J, Ma Y, Wang J, et al, 2023. The Mechanism of osteoprotegerin-induced osteoclast pyroptosis in vitro. Int J Mol Sci, 24(2): 1518.

Zhu R, Wang Z, Xu Y, et al, 2022. High-fat diet increases bone loss by inducing ferroptosis in osteoblasts. Stem Cells Int, 2022: 9359429.

Zou W, Teitelbaum S L, 2015. Absence of Dap12 and the alphavbeta3 integrin causes severe osteopetrosis. J Cell Biol, 208(1): 125-136.

Molecular
Biology
of
Osteoporosis

第二章
骨质疏松分子生物学发展

人类自诞生以来就一直对生命现象进行不断的探索，即不断深入和扩大——向微观和宏观、最基本的和最复杂的两极发展。从第二次世界大战结束到现在是分子生物学迅猛发展的时期。这一时期的特点是数学、物理、化学的新概念和新方法对生物学的广泛渗入和交叉，使生命现象的研究深入到分子水平，从而更加深了对生命的物质基础的认识。著名理论物理学家薛定谔的名著《生命是什么》启发了许多物理学家和化学家从生命大分子体系的结构、能量和信息三方面来探讨生命的本质。

第一节　骨质疏松分子生物学基本概念

一、骨质疏松分子生物学发展简史

骨质疏松是欧洲病理学家 Pornmer 在 1885 年提出来的，但人们对骨质疏松的认识是随着科学的进步逐渐深化的。直到 1990 年在丹麦举行的第三届国际骨质疏松研讨会，以及 1993 年在中国香港举行的第四届国际骨质疏松研讨会上，骨质疏松才有一个明确的定义，即骨质疏松症（osteoporosis，OP）是一种以骨量下降，骨微结构损坏，导致骨骼脆性增加，易发生骨折为特征的全身性骨病。随着人口老龄化和生活方式的改变，骨质疏松症的发病率逐年上升，已成为全球公共健康问题。分子生物学是从分子水平以研究生命本质为目的的一门学科，它以核酸和蛋白质等生物大分子的结构及其在遗传信息和细胞信息传递中的作用为研究对象，是当前生命科学中发展最快并正在与其他学科广泛交叉与渗透的重要前沿领域。分子生物学是过去半个多世纪中生命科学领域发展最快的一个前沿学科，其理论和技术的不断发展为认识生命、造福人类带来新的机遇，推动着整个生命科学的发展。分子生物学在揭示 OP 的发病机制和发现 OP 分子治疗靶点中起到了非常重要的作用。简单来说，骨质疏松分子生物学就是研究骨质疏松症相关分子结构、功能和相互关系的科学。

二、骨质疏松分子生物学近年的进展

近年来，随着分子生物学和各种组学技术的不断进步，骨质疏松分子生物学的研究取得了显著的进展。科学家采用各种技术和方法，如基因工程、蛋白质组学、代谢组学、生物信息学等，来研究和骨代谢相关的生物分子的结构和功能，以及它们在骨骼健康中的相互作用。骨质疏松症的发生与发展与多种生物分子，包括骨形成相关蛋白、骨吸收相关蛋白、细胞因子、生长因子以及信号通路等密切相关。信号通路是最近 20 年生命科学研究的热点，影响骨代谢的分子生物学信号通路归纳为调节破骨细胞的信号通路和调控成骨细胞的信号通路。信号通路之间也存在着交联、对话作用，它们组成了一张复杂的分子网络。

调控破骨细胞的信号通路中，核因子 κB 受体活化因子（receptor activator of nuclear factor-κb，RANK）/核因子 κB 受体活化因子配体（receptor activator of nuclear factor-κb ligand，RANKL）/骨保护素（OPG）信号通路是调控破骨细胞的主要信号通路，RANK 可促进一些特异基因的表达，有利于促进破骨细胞分化、成熟，增加破骨细胞存活时间，激活破骨细胞骨吸收能力（赵常红等，2021）。在破骨细胞前体细胞向破骨细胞分化的过程中，丝裂原活化蛋白激酶（mitogen-activated protein kinase，MAPK）信号通路中的 p38-MAPKs 的激活起到了重要作用（Koga et al，2019）。

调控成骨细胞的信号通路中，激活的 Wnt/β-catenin 通过干细胞更新、诱导成骨细胞生成、抑制成骨细胞凋亡，促进骨形成，在骨稳态和骨修复中起重要作用（Wang et al，2021a；Han et al，2022）。Hedgehog 是一种高度保守的分泌性糖蛋白，与 BMP 协同作用影响间充质干细胞分化成骨细胞，负责调节胚胎发育、细胞增殖分化以及维持组织稳态（周坤等，2023）。BMP 2/Smad 信号通路可促进骨髓间充质干细胞（bone marrow mesenchymal stem cell，BMSC）分化成骨细胞，增加骨桥蛋白（OPN）表达，促进细胞外基质成熟与矿化，促进骨形成。PI3K/Akt 信号通路由一系列膜受体和生长因子激活，可促进成骨细胞分化，是许多系统中调节骨再生过程的关键信号通路。上述分子生物学信号通路与骨质疏松症的发生发展息息相关，对这些通路的研究必将推动骨质疏松分子靶向治疗的进程。

三、分子生物学在骨质疏松症方面的应用

骨质疏松症是一种以骨密度降低为特征的疾病，与遗传因素、内分泌失衡、营养代谢紊乱等多种因素有关。分子生物学技术可以帮助科学家在分子层面了解把握骨质疏松症的发病机制，比如研究成骨细胞、骨细胞、破骨细胞的生长、分化、凋亡等过程，有助于揭示骨质疏松症的发病机制。现代各种组学技术的应用，可以帮助科学家筛选到新的生物标志物，评估骨质疏松症的进展和治疗效果。此外，通过研究骨代谢相关信号通路，可寻找潜在的治疗靶点。针对潜在的分子治疗靶点进行药物设计，可提升临床治疗效果。甚至可以根据患者基因型的不同，制定个性化的治疗方案。

随着新技术的不断发展，如组学技术、单细胞测序、生物信息学等，将来分子生物学在骨质疏松症研究中的应用将更加广泛。

（李生强　葛继荣）

第二节　骨质疏松分子生物学研究进展

一、骨质疏松分子生物学通路

骨质疏松分子生物学通路可归纳为调节破骨细胞的信号通路和调控成骨细胞的信号通路。随着骨质疏松分子生物学的迅速发展，越来越多的骨质疏松分子生物学信号通路被发现和证实。

（一）调节破骨细胞的信号通路

破骨细胞是人体主要的骨吸收细胞，不仅在骨骼的发育和维持中起着重要作用，而且与包括绝经后骨质疏松症在内的各种骨病的发病有关。破骨细胞是造血来源的多核巨细胞，破骨细胞分化及发生涉及两个关键因子，分别为巨噬细胞集落刺激因子（macrophage colony-stimulating factor，M-CSF）和核因子 κB 受体活化因子配体（receptor activator of nuclear factor-κb ligand，RANKL），RANKL 可由成骨细胞或激活的 T 淋巴细胞通过激活两面神激酶（Janus kinase，JAK）信号通路等大量分泌，作用于破骨前体细胞上的 RANK 受体，而骨保护素（OPG）可与 RANKL 竞争性结合 RANK 受体，从而调节破骨细胞分化，RANKL 与 RANK 结合使得后者招募 TARF 从而激活下游 NF-κB 信号通路。同时 RANKL 也可以诱导瞬时受体电位香草酸亚型 2

（transient receptor potential vanilloid 2，TRPV2）表达，激活 Ca^{2+} 振荡，通过 Ca^{2+}-NFATC 途径诱导破骨细胞形成，M-CSF 可激活丝裂原活化蛋白激酶（mitogen-activated protein kinase，MAPK）信号通路参与破骨细胞前体增殖的调控。在破骨前体细胞的成熟过程中，磷脂酰肌醇-3 激酶（phosphoinositide 3-kinase，PI3K）可促进肌动蛋白丝的形成，调节细胞骨架功能，酪氨酸蛋白激酶（Src）信号通路对成熟破骨细胞的褶皱边形成至关重要。

1. RANKL/RANK/OPG 信号通路

RANKL 又称 OPGL、ODF，于 20 世纪 90 年代末被鉴定为肿瘤坏死因子（tumor necrosis factor，TNF）家族成员。迄今为止，RANKL 已被证明在调节各种生物学过程中发挥关键作用，如骨骼稳定、免疫功能和乳腺发育。OPG 是 TNF 受体超家族的一员，是一种可溶性的、无跨膜区的细胞外分泌蛋白（张薇等，2023）。OPG 前肽含 401 个氨基酸残基，经翻译加工后，去除 21 个氨基酸残基得到成熟的 OPG。OPG 含有 7 个功能区（D1-D7），其中 N 端的 D1-D4 功能区对 RANKL/RANK 的结合起到抑制作用，与抑制破骨细胞的分化直接相关（Pieralice et al，2018）。OPG 重组蛋白通过与 RANKL 的 TNF 结构域结合而抑制 RANKL 与 RANK 的相互作用（王丽珍等，2024），RANKL 是非共价形成同型三聚体的单通道 II 型膜蛋白。胞质尾位于 N 端，由少于 50 个氨基酸残基组成；而受体结合肿瘤坏死因子（TNF）结构域位于 C 端。OPG 比 RANKL 和 RANK 之间的亲和力强。OPG 对破骨细胞成熟的抑制作用被认为是由细胞外分泌的 OPG 蛋白发挥的，这些蛋白捕获了一部分 RANKL 分子，减少了破骨细胞前体与 RANKL 分子的结合（Martin，2015）。然而，在骨组织中，OPG 并不是主要由破骨细胞分泌，而是主要由成骨细胞分泌。由于 RANKL 是一种跨膜蛋白，OPG 是一种分泌蛋白，大多数 RANKL 分子定位于溶酶体中，细胞表面表达量仅为整个细胞表达量的一小部分。RANKL 对溶酶体蛋白水解具有抗性，并可在溶酶体中保持完整。从 OPG 缺陷小鼠分离的成骨细胞或骨细胞发现 RANKL 主要定位于高尔基体，未观察到溶酶体中具有储存的 RANKL。新合成的 RANKL 在高尔基体中的积累导致 RANKL 在细胞表面的呈现显著增加。一些实验显示出大多数新合成的 RANKL 分子存在于内质网或高尔基体，而细胞表面的 RANKL 含量增加是破骨细胞成熟的标志。

可通过抑制骨中 RANKL/RANK 信号转导进而阻止破骨细胞骨吸收而增加骨量（邓颖等，2023）。RANKL 和 RANK 缺陷小鼠显示出严重的骨矿化病症同时伴随着破骨细胞分化的减少，相反 OPG 缺乏的小鼠表现出严重的骨质疏松症，其内在原因是成熟的破骨细胞生成增多（卢园园等，2023）。骨重塑是一个连续的动态生物过程，其特征是破骨细胞介导的骨吸收和成骨细胞介导的骨形成同时进行。这有助于维持骨强度，修复局部骨微组织的损伤，并调节体内钙水平（Siddiqui，2016；Wang et al，2022）。破骨细胞在骨中形成吸收腔，随后由成骨细胞填充，在这些腔的壁中形成新的骨基质。RANKL 和 OPG 之间平衡的破坏可能导致骨质疏松或石骨症，多种因素参与破骨细胞的分化和激活，其中一个关键途径是 NF-κB 信号转导。破骨细胞上表达 NF-κB 受体活化因子（RANK），与 NF-κB 受体活化因子配体（RANKL）结合时被激活，与 OPG 结合时被抑制。雌激素调节 RANKL 和 OPG，促进 OPG 的表达，从而减少骨吸收。此外，雌激素通过增加 TGF-β 的产生抑制破骨细胞分化，并促进破骨细胞凋亡。在雌激素缺乏状态下，诱导 RANKL 表达，导致破骨发生（Eastell et al，2016）。

2. RANKL/RANK/NF-κB 信号通路

RANKL 与 RANK 结合使得后者招募 TARF 可激活下游 NF-κB 信号通路。NF-κB 转录因子约在 30 年前被发现，此后随着研究的深入，发现 NF-κB 是炎症和免疫稳态的主要调节因子，其通过转录控制下的大量促炎因子和抗炎因子的表达，参与慢性炎症骨病和自身免疫骨病的发生（Lee et al，2020b；Mitchell and Carmody，2018）。NF-κB 是对 Rel 转录因子家族的总称，包括 NF-κB1（p50）、NF-κ2（p52）、RelA（p65）、RelB 和 c-Rel（Rel），除 Rel 转录因子家族还有 NF-κB1(p105) 和 NF-κB2(p100)。NF-κB 蛋白以异源和同源二聚体结构将上述 Rel 转录因子结合，如 p50/RelA、p50/c-Rel、p52/c-Rel、p65/c-Rel、RelA/RelA 等。NF-κB1（p50）和 NF-κB2（p52）双基因敲除小鼠会表现出严重的骨硬化，破骨细胞分化需要激活 NF-κB 信号介导（Jimi et al，2019）。NF-κB 二聚体通常与抑制剂蛋白 I-κB 以非共价相互作用存在于细胞质，该复合物受到 IKKα、IKKβ、IKKγ 磷酸化并发生裂解，使游离 NF-κB 复合物能够从细胞质转移到细胞核中触发靶基因反式激活（Bak et al，2017）。在破骨细胞非经典 NF-κB 信号通路中，TRAF2 /TRAF3/cIAP1/2 复合物泛素化降解的 NF-κB 诱导激酶会激活 IKKα，IKKα 进而介导 NF-κB p105/p65 和 NF-κB p100/RelB 二聚体加工裂解为 NF-κB p50/p65、p52/RelB 并向细胞核易位，最终促进破骨细胞分化（Kim et al，2019；Park et al，2017；Takakura et al，2020）。在破骨细胞经典 NF-κB 信号通路中，RANKL 通过作用于 RANK 受体并招募肿瘤坏死因子受体相关因子 6（TNF receptor associated factor 6，TRAF6）通过 TAK1 与 TAK1 结合蛋白 1（TGF-beta activated kinase 1 binding protein 1，TAB1）以及接头蛋白 TAK1 结合蛋白 2（TGF-beta activated kinase 1 binding protein 2，TAB2）形成复合物，活化的 TAK1 会激活 IKKα、IKKβ、IKKγ 三聚体加工裂解 NF-κBRelA/p50 向细胞核易位，且在破骨细胞中 NF-κBRelA/p50 除了影响上游 RANK 信号外，也响应肿瘤坏死因子、白细胞介素 1 信号的诱导（Chen et al，2021a）。NF-κB 被 RANKL 信号和多种炎症因子激活，且存在多个亚型的效应。因此，探寻 NF-κB 对骨病的影响以及相应的抑制炎症、抑制破骨形成的生物材料时，应当注重 NF-κB 具体亚型的表达机制。

NF-κB 可与多种基因的启动子或增强子结合促进基因转录，是调节免疫与炎症反应中的重要转录因子之一。由 TRAF6/RANKL/NF-KB 信号通路介导的 OCs 分化，需要下游活化 T 细胞核因子（nuclear factor of activating T cell，NFAT）和 c-Fos 参与。NFAT 是在活化 T 细胞中首次发现的转录因子，是巨噬细胞活化相关的主要转录因子之一，由 NFATc1～5 几个成员组成。其中 NFATc1 是体内破骨发生的主要调节因子，调控 OC 特异性基因抗酒石酸酸性磷酸酶、降钙素受体、组织蛋白酶 K 表达，受钙振荡信号通路影响（Liu et al，2019b）。当 RANKL 与 RANK 相结合后，TRAF6 可特异性结合到 RANKL 胞质区域。NF-κB 抑制物激酶（inhibitor of NF-κB kinases，IKKs）被激活，活化的 IKKs（IKKα 和 IKKβ）可使 NF-κB 特异性抑制因子 IKB 特定部位的丝氨酸磷酸化激活 NF-κB。活化的 NF-κB 转移到细胞核内，p50 和 p65 引起 c-Fos、NFATc1 表达增加，c-Fos 与 NFATc1 相互作用，引起 OC 基因的转录与表达，导致破骨细胞分化（Ma et al，2019）。

3. M-CSF 信号通路

巨噬细胞集落刺激因子（M-CSF）是一种巨噬细胞谱系特异性生长因子，它参与破骨细胞形成的多条通路，抑制其凋亡，对成熟破骨细胞的骨吸收作用也有促进作用（陈华等，2024）。破骨细胞在骨代谢中发挥吸收作用，影响其形成、分化、功能发挥以及凋亡的细胞因子如核因子 κB 受体活化因子配体（RANKL），肿瘤坏死因子-α（TNF-α），白细胞介素（IL）-1、IL-6、IL-24 等被发现均通过多条信号通路参与破骨细胞形成过程，是维持骨代谢平衡的关键因素（王景等，2022）。

M-CSF 是破骨细胞分化的重要信号之一，是破骨细胞生成支持细胞（如成骨细胞和骨细胞）

表达的膜结合因子，主要促进破骨前体细胞的增殖和存活，通过结合和激活其同源受体 c-Fms 发挥作用，其酪氨酸残基（Y697 和 Y974）募集生长因子受体结合蛋白 2（growth factor receptor-binding protein，Grb2），Grb2 与 Gab1 结合，进而参与 PI3K-Akt 信号通路，由此促进破骨细胞前体的存活。

巨噬细胞集落刺激因子（M-CSF）又称为集落刺激因子-1（CSF-1），巨噬细胞及破骨细胞都与 CSF-1/CSF-1R 信号轴息息相关。CSF-1R 也被称为 FMS（feline McDonough sarcoma）激酶，属于Ⅲ型蛋白酪氨酸激酶受体家族（Denny and Flanagan，2021），在单核细胞、巨噬细胞、破骨细胞等细胞表面高度表达，调节骨髓系细胞的分化、生存和增殖，并直接诱导骨髓单核细胞向巨噬细胞分化（Munoz-Garcia et al，2021），介导破骨细胞的发生，在先天免疫中发挥关键作用（Clark et al，2021）。CSF-1R 有两种配体，分别为 CSF-1 与 IL-34，由成纤维细胞、单核细胞、巨噬细胞、成骨细胞等产生（Achkova and Maher，2016），可直接作用于 CSF-1R。IL-34 由成骨细胞等产生，以 CSF-1R 依赖的方式促进单核细胞存活，在成熟的破骨细胞中高表达（Freuch et al，2021；Xu et al，2021）。

M-CSF 为同型二聚体糖蛋白，可由成纤维细胞、成骨细胞、上皮细胞等细胞合成，其为可溶性分子，可分泌到细胞外基质中或结合于基质 / 细胞膜上（Hsu et al，2019）。c-fms 为 M-CSF 的受体，其属于酪氨酸激酶超家族，在单核细胞分化的起始阶段，转录因子 PU.1 促进骨髓来源的造血干细胞表达 c-fms 受体。M-CSF 与 c-Fms 结合后，可激活 c-Fms 的酪氨酸激酶活性，导致其自身磷酸化，这一磷酸化的结果为 c-src、磷脂酰肌醇 3-激酶（PI3K）、生长因子受体结合蛋白 2（Grb2）提供了对应的结合区。随后，与 c-Fms 结合的 Grb-2 激活细胞外信号调节激酶（ERK），而 PI3K 则激活胸腺瘤病毒原癌基因 1（*Akt1*），由此促进破骨细胞前体的存活，而 Cdc42 是 PI3K/Akt 信号轴促进破骨细胞前体细胞存活所必需的。此外，M-CSF 可诱导骨髓细胞表达 RANK 受体，进而使其与 RANKL 发生作用，诱导破骨细胞分化。并且，M-CSF 可通过激活 Akt、c-Fos 及 ERK 信号通路与 RANKL 相互作用，进而参与破骨细胞分化形成的晚期阶段。

4. MAPK/ERK 信号通路

MAPK 可通过三级酶级联反应传递细胞内外信号，即 MAP3K → MAPKK → MAPK，MAPK 可分为多个亚族，包括细胞外调节蛋白激酶（extracellular regulated protein kinases，ERK）、p38、c-Jun N 末端激酶（c-Jun N-terminal kinase，JNK）。这些通路由它们而得名，在破骨细胞分化和骨吸收过程中，M-CSF 和 RANKL 均通过丝裂原活化蛋白激酶（MAPK）、细胞外信号调节激酶（ERK）、c-Jun N 末端激酶（JNK）和 p38 信号通路发挥作用（陈锋等，2023）。M-CSF 激活的 MAPK 信号通路主要参与破骨细胞前体增殖的调控，MAPK 通路的激活会导致多种生物学结果，包括基因诱导、细胞增殖和存活、细胞凋亡和分化，以及细胞应激和炎症反应。通过 MAPK 激活将细胞外刺激传递到适当的细胞内分子的信号转导已被认为是调节破骨细胞分化和骨重塑的必要条件（杨羽晨等，2021）。大量探索 MAPK 在破骨细胞代谢中的作用的研究表明，ERK、JNK 和 p38 在破骨细胞分化和激活中起关键作用。

（1）ERK 信号通路对破骨细胞的作用

破骨细胞生成因子 M-CSF 和 RANKL 通过诱导 ERK1 和 ERK2 的磷酸化，在破骨细胞分化中发挥关键作用。M-CSF 与其受体 c-Fms 的结合导致 c-Fms 的特定酪氨酸残基的磷酸化。c-Fms 胞内胞质尾部的磷酸化位点与生长因子受体结合蛋白-2 相互作用，这是 Ras/Raf 通路的刺激物，然后导致 ERK1 和 ERK2 的激活，促进破骨细胞前体增殖和存活。RANKL 与其受体 RANK 的结合导致适配器蛋白 TNF 受体相关因子 6（TRAF6）被募集到亚膜腔室的细胞质尾部，然后触发 ERK 的激活。RANKL/RANK/TRAF6/ERK 级联已被证明可以调节破骨细胞的形成和功能（Xie et al，2023）。而骨保护素（OPG）能与 RANKL 竞争性结合 RANK，通过中断 RANKL 和 RANK 的相互作用来抑制破骨细胞分化，也可以磷酸化 ERK1 和 ERK2，并直接诱导破骨细胞解体。

ERK 信号通路参与了破骨细胞的存活、增殖、凋亡、形成、极性分化、足部小体的解体和分化。对 ERK1 敲除和造血 ERK2 条件敲除小鼠的联合研究结果显示，ERK1 在调节破骨细胞分化、迁移和骨吸收中发挥了关键作用。多种细胞因子、生长因子和激素正或负调控破骨细胞中的 ERK 信号。ERK 信号级联由三个连续磷酸化蛋白激酶的核心组成。通过 Ras-Raf 相互作用激活 Raf 亚型，刺激 MAPKK MEK1 和 MEK2，然后通过保守的 Thr-Glu-Tyr（TEY）基序的双磷酸化激活 ERK1 和 ERK2，从而导致各种下游底物的磷酸化，包括转录因子。研究较少的 MEK5/ERK5 信号通路在骨生物学中的功能开始引起人们的关注。据报道，使用 Nkx3.1-Cre 重组酶在小鼠前列腺中条件缺失 ERK5 会导致脊柱严重变形和弯曲，并伴有骨小梁体积的减少（Loveridge et al，2017）。Nkx3.1-Cre ERK5 缺失小鼠的这些脊髓异常与破骨细胞活性的增加相关。此外，M-CSF 诱导 ERK5 磷酸化，随后的 M-CSF/MEK5/ERK5 信号通路介导破骨细胞分化（Amano et al，2015）。

（2）JNK 信号通路对破骨细胞的作用

JNK 信号通路在破骨细胞的凋亡、形成和分化中起着重要的调控作用。从缺乏 JNK1 或携带 c-Jun 不能被 JNK 磷酸化的突变形式（JunAA/JunAA）的小鼠中分离出来的骨髓源性巨噬细胞，显示破骨细胞分化和骨吸收活性降低。此外，沉默 JNK1、c-Jun 和 c-Fos 或使用 JNK 特异性抑制剂 SP600125 可降低 RANKL/RANK/TRAF6 信号通路在破骨细胞中的抗凋亡作用，这表明 JNK/c-Jun 信号通路介导了 RANKL 诱导的成熟破骨细胞的抗凋亡过程。在单核细胞融合为多核破骨细胞的过程中抑制 JNK 表达会使得抗酒石酸酸性磷酸酶阳性细胞显著减少，即使在 RANKL 持续的诱导刺激下依然如此，证明 JNK 通路在破骨前体细胞分化为成熟破骨细胞的过程中发挥重要作用。在破骨细胞中，JNK 信号通路被认为是信号级联的。MAPKKKs，如 MEKK1，和转化生长因子-活化激酶 1（TAK1）刺激 MAPKKs MKK4 和 MKK7，从而诱导 JNK 在一个保守的 TPY 基序上的双磷酸化（Qi et al，2014）。RANKL 诱导的活化 JNK 磷酸化转录因子 c-Jun 与 c-Fos 形成复合物，c-Fos 是破骨细胞形成的必要转录因子（Zhang et al，2023）。JNK 信号还诱导钙/钙调蛋白（也称钙调素）依赖性蛋白激酶（CaMK）、c-Fos 和 NFATc1 的表达，这些蛋白深度参与了破骨细胞形成的各个过程（Park et al，2015）。信号素 3D 是 JNK 信号通路的下游靶点，参与刺激 TNF-α 诱导的破骨细胞生成（Sang et al，2017）。DUSP10 是特异性磷酸酶 MAPK 家族的成员，主要使 JNK 去磷酸化，并通过 RANKL 刺激在破骨细胞中诱导分化。

（3）p38 信号通路对破骨细胞的作用

p38 信号通路在破骨细胞形成和成熟的调控中发挥关键作用，从而在骨吸收和重塑中发挥关键作用。激活的 p38 直接磷酸化并刺激 NFATc1 和 MITF，这是破骨细胞形成所必需的转录因子，诱导破骨细胞蛋白的基因表达，如 TRACP、组织蛋白酶 K 和 e-钙黏蛋白（Jiao et al，2021）。p38 被 RANKL-TAK1-MKK6 信号通路诱导，主要是通过 NF-κB 在 Ser-536 上的 NF-κB p65 亚基的磷酸化，导致 NF-κB 和 NFATc1 的转录增加从而使得 p38 的转录增加。此外，RANKL/RANK/TRAF6/MKK3/6 信号通路诱导 p38 激活，然后激活转录因子 2（ATF2）磷酸化，刺激 RANKL 诱导的破骨细胞分化，但不激活破骨细胞功能。RANKL 刺激的活性 p38 强烈诱导前列腺跨膜蛋白雄激素 1 的表达，增加了 RANK 受体的表达量，使得破骨细胞接收到更多 RANKL 信号的刺激从而使得破骨细胞分化加速。RANKL 诱导的 p38 激活诱导 STAT1 在 Ser727 位点磷酸化，促进干扰素-γ（MIG）诱导的单核因子的表达和分泌，从而刺激破骨细胞前体和分化的破骨细胞的黏附和迁移（Funakubo et al，2018）。RANKL 刺激的活性 p38 直接磷酸化 MAPK 活化蛋白激酶-2（MK2），而 MK2 对于调节破骨细胞融合基因如 DC-stamp 基因和破骨细胞刺激跨膜蛋白（OC-stamp）的表达至关重要，是单核巨噬细胞转向分化为多核破骨细胞的关键（Herbert et al，2015）。

M-CSF-c-Fms 信号在巨噬细胞发育过程中诱导 p38 激活。RANKL 与其同源受体 RANK 结合，通过对应蛋白 TRAF6 导致破骨细胞前体中的 p38 磷酸化，从而诱导破骨细胞分化。OPG 直接激活 p38 信号通路，从而通过基质金属蛋白酶-9 表达或增强破骨细胞黏附结构来增强破骨细胞功能（Zhao et al，2015）。TNF-α 和白细胞介素 1 以不依赖于 RANKL 的方式直接激活 p38。IL-15 可以通过 p38 激活协同作用于 RANKL 诱导的破骨细胞形成和骨吸收活性（Okabe et al，2017）。CD26 是一种具有二肽基肽酶Ⅳ活性的细胞表面糖蛋白，其在破骨细胞中的表达随着 MKK3/6-p38-MITF 信号通路的激活而增加，而这对早期破骨细胞的分化至关重要（Nishida et al，2014）。用 TLR2 激动剂 Pam3Cys 或 TLR4 激动剂 LPS 刺激 TLR，通过下调 RANK 转录和 M-CSF 受体 c-Fms 的细胞表面表达来抑制人外周血单核细胞向多核破骨细胞分化。已经有研究表明 p38 和 ERK 的激活可使得 TLR2 诱导 c-Fms 降解。还有研究指出血清淀粉样蛋白可抑制 M-CSF/c-Fms 信号通路激活 p38 和 ERK，从而抑制破骨细胞形成，而该蛋白主要由肝细胞分泌以应对感染或损伤（Oh et al，2015）。

一项使用条件性 p38α 敲除小鼠的研究表明，p38α 缺失导致年轻小鼠骨量增加，破骨细胞数量和骨吸收减少（Cong et al，2017）。与这些体内数据一致，在破骨细胞前体中，p38 的显性阴性形式的表达和特异性 p38 抑制剂的治疗导致了 RANKL 诱导的体外破骨细胞生成的完全阻断（Go et al，2020）。此外，p38α 在偶联破骨细胞生成和成骨形成中起着重要作用，从 p38α-flox/LysM-Cre 小鼠中获得的单核细胞破骨细胞前体中特异性敲除 p38α，可通过减少偶联因子 BMP-2 和血小板衍生生长因子 A 的表达和分泌，间接通过破骨细胞中 p38 MAPK-Creb 轴抑制成骨细胞的增殖和分化。破骨细胞因子刺激 MAPKKKs，包括 TAK1，并传递 MAPKKs、MKK3 和 MKK6 的磷酸化（Lamothe et al，2013）。随后，激活的 MKK3 和 MKK6 诱导 p38α 在一个保守的 TGY 基因序列上磷酸化，通过激活 NF-κB 信号和 NFATc1 的诱导促进破骨细胞的发生（Boyle et al，2014）。

5. Ca^{2+} 信号通路

钙（Ca^{2+}）是一种简单的离子，但在许多细胞的代谢过程中充当重要角色（Carafoli and Krebs，2016）。例如 Ca^{2+} 的微小变化可以诱导细胞动态的功能，包括神经细胞中的突触转导、肌肉收缩、卵母细胞中的受精（Swann，2018）。造血干细胞来源的破骨细胞是电稳定细胞，骨髓巨噬细胞和破骨细胞中的钙浓度几乎维持在恒定水平。然而，在无细胞外刺激的情况下，Ca^{2+} 水平的细微变化，即所谓钙振荡，该现象在破骨细胞的分化、功能和死亡中起着重要作用，但对破骨细胞分化过程的具体影响仍有争议。核因子 κB 受体活化因子配体（RANKL）是破骨细胞分化的重要诱导因子，活化 T 细胞核因子 1（NFATc1）是破骨发生的主要调控基因。除了这些基本因素之外在破骨发生过程中，根据 RANKL 诱导的 NFATC1 自体扩增的情况，Ca^{2+} 水平也会发生细微变化。

在破骨细胞分化过程中，钙调神经磷酸酶是 NFATC1 在 RANKL 转导途径下转换钙振荡信号的重要激活因子。最近的研究表明 PICK1 是钙调神经磷酸酶 B 的正调控因子。另一组研究表明 mTORC1 阻碍钙调神经磷酸酶激活 NFATC1（Kamano et al，2018）。破骨细胞上的一些离子通道被 Ca^{2+} 电压所调控与激活。此外，体外流体流动根据破骨细胞分化阶段诱导不同的 Ca^{2+} 浓度改变。众所周知，TRP 通道可以作为环境压力、酸、味道和温度等因素的环境传感器。TRP 家族成员参与破骨细胞的分化和功能。TRP 香草素 1（TRPV1）被鉴定为辣椒素受体并且对热敏感。在 TRPV1 基因敲除小鼠中，破骨细胞的分化通过减少 Ca^{2+} 振荡而减弱。成骨细胞分化也中断，骨折愈合延迟（He et al，2017b）。抑制剂阻断 TRPV1 通道可抑制破骨细胞和成骨细胞分化，减轻卵巢切除和尾部悬吊实验诱导的骨丢失（Hanaka et al，2018）。

TRPV2 是 TRPV1 的同源物，具有 50% 的相似性并且可介导高阈值热敏感。RANKL 诱导 TRPV2 表达，激活 Ca^{2+} 振荡，通过 Ca^{2+}-NFATC 途径诱导破骨形成（Bai et al，2018）。TRPV4 与 TRPV1 大约有 40% 的同源性，能转导热刺激。TRPV4 与钙离子感应器基质交感分子 1（Stromal sympathetic molecule 1，STIM1）协同作用，介导流体流动诱导的破骨细胞钙振荡，TRPV4 诱导 Ca^{2+} 内流，激活钙调素信号转导，调节破骨细胞的晚期分化，TRPV4 沉默可通过钙调神经磷酸酶-NFAT 途径抑制破骨细胞的发生（Cao et al，2019）。TRPV5 和 TRPV6 是同源物，在 TRP 通道中表现出对 Ca^{2+} 振荡的高反应性。TRPV5 介导 RANKL 诱导的细胞内 Ca^{2+} 增加和减少骨吸收，这是由于负反馈机制降低了成熟破骨细胞的骨吸收活性。雌激素增加 TRPV5 表达，抑制破骨细胞分化。虽然 TRPV6 在骨细胞中含量丰富，但对矿化重要性不高。TRPV6 缺失促进破骨细胞分化，增强其功能，导致骨量减少（Chen et al，2014）。总的来说在 TRP 家族中，TRPV 通道通过调节 Ca^{2+} 振荡高度参与破骨细胞的分化和功能。TRPV 以外的 TRP 家族成员相关研究表明，机械敏感瞬时受体电位蛋白-1（transient receptor potential canonical 1，TRPC1）、TRPC3 和 TRPC6 调节破骨细胞内钙的储存。

在破骨细胞电生理实验中，电位改变了某些离子通道的活性，包括钙离子通道。例如，抗惊厥药物二苯基海因的靶点 T 型 Ca^{2+} 通道 CAV3.2，正向调节 Ca^{2+} 信号转导、NFATc1 激活和破骨形成。电压门控的 Ca^{2+} 通道也控制破骨细胞足状体的形成和骨吸收。电压门控的 Ca^{2+} 通道调节 Ca^{2+} 进入和储存于细胞内也决定破骨细胞存活率。Ca^{2+} 通道调节剂可改变破骨细胞的功能，如 Ca^{2+} 通道激动剂开放破骨细胞上的 Ca^{2+} 通道，减少骨吸收，Ca^{2+} 在细胞内升高诱导破骨细胞迁移（Wheal et al，2014）。钙通道受某些质膜蛋白的调节，例如，G 蛋白信号转导蛋白 12（RGS12）通过 N 型钙通道的钙振荡参与破骨细胞的晚期分化。RGS12 促进破骨形成，导致病理性骨丢失。RGS12 还通过 Ca^{2+} 振荡和 G 蛋白-ERK 途径控制成骨细胞分化。RGS10 是 Ca^{2+} 振荡、NFATc1 信号转导和破骨形成所必需的蛋白（Yuan et al，2015）。

Ca^{2+}-ATP 酶是一种与 ATP 水解相关的钙转运蛋白。Ca^{2+}-ATP 酶通过破骨细胞的分化和增殖从而调节骨量密度。Ca^{2+}-ATP 酶抑制剂增加细胞内 Ca^{2+} 浓度并诱导破骨细胞形成。单核巨噬细胞 Ca^{2+}-ATP 酶通过减少钙振荡和限制破骨细胞的分化和存活来维持骨量。同时，Na-Ca 交换器（NCX）是一种活性转运体，它向细胞外分泌 Ca^{2+}，以换取 Na 的吸收。NCX1 和 NCX3 在成熟破骨细胞中表达，通过吸收细胞外 Na^+ 而显著增加细胞内 Ca^{2+} 浓度。

6. Src 信号通路

Src 信号通路并不影响破骨细胞的分化，但对骨吸收至关重要。Src 缺陷小鼠的破骨细胞数量大于野生型小鼠，但骨吸收却低于野生型小鼠。Src 缺乏的破骨细胞不能吸收骨是因为它们不能形成封闭区或褶皱边界，以创造有利于破骨细胞介导的骨吸收的酸性环境。与其他组织相比，Src 激酶的表达和催化活性在破骨细胞分化过程中增加，并且在成熟的破骨细胞中仍然具有很高的表达量。施瓦茨伯格等人通过杂交转基因小鼠证明了 Src 激酶活性的重要性，在 Src 缺陷小鼠中，赖氨酸 295 的突变激活其激酶活性转化为蛋氨酸（K295M），并不能完全挽救骨吸收活性，通过体外实验也获得了类似的数据。破骨细胞形成一个肌动蛋白环，Src 缺陷的破骨细胞在体外没有形成肌动蛋白环。野生型共培养表达的 Src 在 Src 缺陷的情况下使得肌动蛋白环形成。相反，K295M 突变并不能影响 Src 缺陷破骨细胞中肌动蛋白环的形成。除了这些数据，Src 抑制剂如萨拉卡替尼和达沙替尼可以在体外和体内抑制骨吸收。综上所述，Src 通过调控形成封闭带和褶边缘对破骨细胞发挥骨吸收功能至关重要。Src 由四个不同的结构域组成：特殊域、SH3、SH2和激酶结构域，该独特的结构域有利于调控 Src 在细胞中的定位。特别是，Src 的甘氨酸 2（G2）是肉豆蔻酰化的并且定位于脂膜，这是细胞膜中富含鞘氨醇的结构域。Src 在脂膜中的定位对于肌动蛋白的组织至关重要，因为肌动蛋白调节蛋白在脂膜中组装，然后 Src 通过 SH3和 SH2 结构域与各种蛋白质结合。SH3 结构域是与富含脯氨酸的结构域的蛋白结合所必需的（Head et al，2014），这些蛋白是 Src 的靶蛋白，用赖氨酸（W118K）取代 SRC 的 SH3 结构域的色氨酸 118 会使得肌动蛋白环的形成受阻。SH2 结构域与靶蛋白中磷酸化的酪氨酸结合，通过用亮氨酸（R175L）取代精氨酸 175，SH2 结构域的功能缺失突变亦会影响肌动蛋白环即封闭带和褶边缘的形成从而影响破骨能。而 Src 双突变体 W118K 和 R175L 会使得 SRC 调控动蛋白环形成的能力完全消失。这些结果表明，Src 的 SH3 和 SH2 结构域对肌动蛋白环的形成至关重要。

如前所述，Src 的所有 4 个结构域都是重要的，但激酶结构域的活性是最重要的。SrcC 端酪氨酸 527（Y527）是参与调节 Src 活性的最重要的氨基酸之一。当 Src Y527 被磷酸化时，磷酸化的 Y527 与自身的 SH2 结构域结合，使得蛋白的构象发生改变从而使得激酶活性中心被隐藏导致功能丧失。相比之下，Src 的一个突变形式，其中酪氨酸 527 变为苯丙氨酸（Y527F），会使得激酶活性增加，因此，Src Y527F 的磷酸化是控制 Src 激酶活性的关键过程。Src 的活性在许多组织中都较低，因为 Src Y527 被 C 端 Src 激酶（Csk）磷酸化，有趣的是，Csk 广泛表达，包括在破骨细胞中表达。然而，在破骨细胞中也有很高的 Src 活性。其原因是 Src 和 Csk 的定位不同。Src 主要定位于细胞膜的脂质膜中，通过其独特结构域的肉豆蔻酰化调节肌动蛋白环形成（Head et al，2014）。相反，Csk 不定位于脂质膜。故而为了调节 Src 激酶的活性，Csk 被 Csk 结合蛋白（Cbp）招募到脂质膜上，而 Cbp 的表达在破骨细胞分化过程中被抑制。活化的 Src 在破骨细胞中几乎不被抑制，并维持着较高的激酶活性。Src 它还被破骨细胞蛋白酪氨酸磷酸酶（PTP-oc）激活，这是一种去磷酸化 SrcY527 磷酸酶。RANKL、M-CSF 和整合素信号通路促进骨吸收是通过 PTP-oc 激活 Src 的。

Src 独特结构域中的丝氨酸 17（S17）残基被蛋白激酶 A（PKA）磷酸化，激活 Ras 相关蛋白 1a（Rap1），最终在神经元样 PC12 细胞中调控肌动蛋白细胞骨架形成，然而，Src S17 的确切作用尚不清楚。最近，蛋白磷酸酶-1 调控单元 18（protein phosphatase 1 regulatory subunit 18，PPP1r18）被鉴定为一种 Src 结合蛋白，通过与蛋白磷酸酶 1（PP1）形成复合物使 Src S17 去磷酸化。PPP1r18 过表达通过抑制 Src 活性来干扰破骨细胞肌动蛋白环的形成，因此，Src S17 可能是肌动蛋白环形成所必需的。PPP1r18 的表达在破骨细胞分化过程中显著降低，这与破骨细胞和其他组织中的 Cbp 水平相似。此外，PPP1r18 通过破坏 c-fos 负调控 NFATc1 激活。NFATc1 和 c-Fos 在炎症过程中在淋巴样细胞中上调，因为它们促进免疫细胞，如 T 和 B 细胞的分化并增强其功能。因此，如果调控 PPP1r18 的表达和功能，它将是治疗骨质疏松症、类风湿性关节炎和骨关节炎等免疫系统介导的破骨细胞功能相关的疾病的有效方法。

7. Akt 信号通路

磷脂酰肌醇 3-激酶 / 蛋白激酶 B（phosphoinositide 3-kinase/protein kinase B；PI3K/Akt）信号通路是由酶联受体介导的能够调节细胞生命活动的信号通路，该通路不仅参与多种生长因子、细胞因子、细胞外基质等的信号转导，同时还参与促进细胞增殖、抑制凋亡、调控组织炎症、肿瘤生长侵袭等过程。近年的研究表明，PI3K/Akt 信号通路参与骨质疏松、骨关节炎、骨肉瘤等病理性骨病（Lin et al，2018a），并参与调控破骨细胞和成骨细胞的增殖、分化及凋亡。

磷脂酰肌醇 3 激酶（phosphoinositide 3-kinase，PI3K）是肌醇与磷脂酰肌醇（phosphatidylin-ositol，PI）的重要激酶，位于细胞内，是由 p110 和 p85 组成的异源二聚体，分别起着催化亚单位和调节亚单位的作用（Ito et al，2018）。PI3K 分为 I、II、III 型 3 种类型，其中 I 型 PI3K 的 p110 亚基具有双重活性，即丝氨酸 / 苏氨酸激酶活性和 PI3K 的活性。PI3K 是在肌醇环的 3-位催化一种或多种肌醇磷脂的磷酸化的酶。I 型 PI3K 选择性磷酸化磷脂酰肌醇（4，5）P2，II 型 PI3K 磷酸化磷脂酰肌醇和 PI4P，III 型 PI3K 特异性对磷脂酰肌醇磷酸化。I 型 PI3K 合成磷脂 "PIP3"，PIP3 是许多不同细胞表面受体用来控制细胞运动、生长、存活和分化的 "第二信使"，适于接受特定受体亚型的有效刺激。关于 II 型 PI3K 的功能知之甚少，但最新研究表明它们可以合成 PI3P 和磷脂酰肌醇（3，4）P2，并参与内吞作用的调节。III 型 PI3K 合成了磷脂 PIP3，它调节体内溶酶体运输和自噬的诱导、病原体杀伤、抗原加工和免疫细胞存活所涉及的途径（Hawkins and Stephens，2015）。

Akt 又称蛋白激酶 B，是一种蛋白激酶，主要在细胞质内表达。目前已知，丝氨酸 / 苏氨酸激酶有 3 种亚型，分别为丝氨酸 / 苏氨酸激酶 1、2、3。其结构由 PH 结构域、中间催化域和调节域 3 部分组成，其中 Akt 的活化与 PH 结构域密切相关。它是 PI3K 信号转导途径中一个重要的下游靶激酶。磷脂酰肌醇 2 磷酸（PIP2）可以被 PI3K 磷酸化为 PIP3，3 磷酸肌醇依赖性蛋白激酶（PDK）1 和 PDK2 可以辅助 PI3K 磷酸化 Akt 的苏氨酸磷酸化位点（Thr308）和丝氨酸磷酸化位点（Ser473）从而激活 Akt，激活 PI3K 并产生磷脂酰肌醇-3,4,5-三磷酸（PIP3），通过一些信号转导使得 Akt 定位到了质膜上。被膜定位后的 Akt 可被磷酸肌醇依赖性激酶（PDK1）和 mTORC2 在 Ser473 和 Thr308 位点双磷酸化，并使其完全被刺激活化（史东梅等，2020）。被激活的 AKT 又可以激活其下游一系列的靶点。PI3K 可被 G 蛋白偶联受体或蛋白酪氨酸激酶受体激活，也可被 Ras 蛋白激活。PI3K 的功能是将磷酸化脂质底物磷脂酰肌醇 4,5-二磷酸（phosphatidylinositol 4,5-biphosphate，PIP2）转变成磷脂酰肌醇 3,4,5-三磷酸（phosphatidylinositol 3,4,5-biphosphate，PIP3）。活化的 PIP3 募集胞质内的 Akt，通过与 Akt N 端的 PH 结构域结合使其转移到细胞膜上并在 3-磷酸肌醇依赖性蛋白激酶 1（3-phosphoinositide-dependent kinase-1，PDKI）和 3-磷酸肌醇依赖性蛋白激酶 2（3-phosphoinositide-dependent protein kinase-2，PDK2）的辅助下，分别使 Akt 蛋白上的苏氨酸磷酸化位点（Thr308）和丝氨酸磷酸化位点（Ser473）磷酸化进而使其激活，从而影响下游如核因子 κB、糖原合成酶激酶 3β（glycogen synthesis kinase3β，GSK3β）、促凋亡蛋白（Bxl-xl/bcl-2-associated death promoter，Bad）、哺乳动物雷帕霉素靶蛋白（mammalian target of rapamycin，mTOR）、叉头框转录因子 O 亚家族环磷腺苷效应元件结合蛋白等多种蛋白（Tian et al，2018），参与调节细胞存活、增殖、凋亡以及血管生成等。

有研究发现，PI3K 参与多种细胞功能，包括有丝分裂、存活、运动和分化。这种脂质激酶产生 D3-磷酸肌醇，吸收含有 PH 结构域的蛋白质，包括 PDK-1 和 Akt，这种募集允许 Akt 的磷酸化和后续激活下游的相关靶蛋白。在破骨细胞中，PI3K 可刺激肌动蛋白丝的形成，调节细胞骨架功能，如趋化、附着和扩散。此外，PI3K 的抑制已被证明可以阻止成熟的破骨细胞的骨吸收。LEE 等发现 PI3K 的特异性抑制剂 LY294002 能显著减少 RANKL/M-CSF 诱导的破骨细胞的产生。提示 PI3K 可能参与破骨细胞的功能及产生。肌醇-5-磷酸酶（SH2 domain containing inositol 5′-phosphatase，SHIP）被称为 PI3K/Akt 通路的负调节因子，能特异性水解磷 PIP3 中的 5′-磷酸基团，PIP3 是 PI3K 的主要产物，负调节 PI3K 活性。尽管 PI3K 启动并调节促进破骨细胞前体存活和分化的信号，但 SHIP$^{-/-}$ 小鼠显示出破骨细胞前体数量增加和破骨细胞生成增强，导致严重的骨质疏松症，表明 SHIP 可能不是 PI3K 的唯一负调节剂，另一种解释是可能与其他信号通路共同调节破骨细胞分化。RANKL 和巨噬细胞集落刺激因子在一定程度上通过激活 Akt 通路来促进破骨细胞的存活。虽然以前的研究已显示 PI3K/Akt 途径对破骨细胞的生成、分化、存活很重要，但尚未揭示涉及破骨细胞分化的具体作用机制。MOON 等研究发现 Akt 通过调节 GSK3β/NFATc1 信号级联诱导破骨细胞分化。KIM 等研究发现马齿苋通过在体外抑制 Akt/GSK3-c-Fos-NFATc1 信号转导来抑制破骨细胞分化和骨吸收活性，并在体内预防脂多糖诱导的骨丢失，表明 PI3K/Akt/GSK3β/NFATc1 信号轴在破骨细胞形成中起重要作用。

8. PKC 信号通路

蛋白激酶 C（PKC）家族成员调控大量的细胞反应，包括基因表达、蛋白分泌、细胞增殖和炎性反应。其基本的蛋白结构包括一个 N 端调节区，该调节区由一个铰链区连接至 C 端激酶区域。PKC 含有一个自行抑制的假性底物区域，该区域可与催化区序列结合以抑制激酶活性。各种 PKC 调节区的差异使其可结合各种不同的第二信使，这也是 PKC 家族分配至 3 大组别中的依据。传统的 PKC（cPKC，PKCα、PKCβ 和 PKCγ 亚型）含有功能性 C1 和 C2 调节区；cPKC 的激活需要甘油二酯（DAG）和磷脂结合到 C1 区域，并将钙离子结合到 C2 区域。新的 PKC（nPKC，PKCδ、PKCε、PKCη 和 PKCθ 亚型）还需要 DAG 结合以激活，但其含有的 C2 区域不作为钙离子感受器（于淼等，2016）。关系疏远的蛋白激酶 D 蛋白通常与新的 PKC 相关，因为前者对 DAG 有反应而对钙离子刺激无反应。非典型酶（aPKC，PKCζ 和 PKCι/λ 亚型）含有一个无功能性 C1 区域且缺乏 C2 区域，无须结合第二信使来激活 aPKC（邓强等，2018）。

PKC 的所有亚类都由一条单肽链组成，分子质量大约为 67 ～ 83kDa，其结构可分为 4 个保守区 C1 ～ C4（mPKC 和 aPKC 缺少 C2 区）和 5 个可变区 V1 ～ V5。其中 C1 区可能是膜结合区，并且含有富含半胱氨酸的随机重复序列 Cys-X2-Cys-X13（14）-Cys-X2-Cys-X7-Cys-X7-Cys（X 代表任何一种氨基酸），这段顺序与在许多金属-蛋白质及转录调节有关的 DNA 结合蛋白中的半胱氨酸-锌-DNA 结合指形区（cysteine-Zinc-DNA binding finger）保守顺序 Cys-X2-Cys-X13-Cys-X2-Cys 相似。对 PKC 的多肽片段进行分析发现，该序列与佛波酯（phorbol esters）和二酰基甘油（DAG）的结合有关。C2 区与 PKC 对 Ca^{2+} 的敏感性有关。C1 和 C2 在结构上不同于其它蛋白激酶，能结合 Ca^{2+}、磷脂、DAG 和乙酸豆塞外佛波酯（12-o-tertradecanoylphordol-13-acetate，TPA），因此 C1 和 C2 区又称为调节区。C3 区包括一个 ATP 结合序列 Gly-X-Gly-X-X-Gly-Lys，该区域与其他蛋白激酶的 ATP 结合位点具有很高的同源性，又称催化区。C4 区包含一个底物结合区，是识别磷酸化底物所必需的（吕浩等，2021）。

PKC 广泛分布于多种组织、器官和细胞，静止细胞中 PKC 主要存在于胞质中，当细胞受到刺激后，PKC 以 Ca^{2+} 依赖的形式从胞质中移位到细胞膜上，此过程称为转位，一般将 PKC 的转位作为 PKC 激活的标志。PKC 的调控结构域或氨基末端包含几个共享的亚区。C1 结构域存在于 PKC 的所有亚型中，具有 DAG 以及称为佛波酯的不可水解的非生理性类似物的结合位点。该结构域是功能性的，在传统型和新型 PKC 中都能与 DAG 结合，然而，非典型 PKC 中的 C1 结构域不能结合 DAG 或佛波酯。C2 结构域充当 Ca^{2+} 传感器，存在于传统型和新型中，但仅在传统型中起 Ca^{2+} 传感器的作用。假底物区存在于所有三类 PKC 中，是一个小的氨基酸序列，模拟底物并结合催化域中的底物结合位点，缺少关键的丝氨酸、苏氨酸磷酸受体残基，保持酶的活性。当 Ca^{2+} 和 DAG 以足够的浓度存在时，它们分别与 C2 和 C1 结构域结合，并将 PKC 招募到膜上。这种与膜的相互作用导致假底物从催化位点释放并激活酶。然而，为了使这些变构相互作用发生，PKC 必须首先被恰当地折叠，并且处于允许催化作用的正确构象（Kawano et al，2021）。这取决于催化区域的磷酸化。PKC 的活性依赖于钙离子和磷脂的存在，但只有在磷脂代谢中间产物 DAG 存在下，生理浓度的钙离子才起作用，这是由于 DAG 能增加 PKC 对底物的亲和力。磷脂酰肌醇-4,5-二磷酸（PIP2）在磷脂酶 C 作用下水解生成 DAG 和 IP3。IP3 促进细胞内钙离子的释放，在激活 PKC 过程中与 DAG 起协同作用。TPA 是一种促肿瘤剂，由于其结构与 DAG 相似，可在很低浓度下模拟 DAG，活化 PKC。PKC 是 TPA 的受体，当 TPA 插入细胞膜后可以替代 DAG 而直接活化 PKC。当过高剂量 TPA 处理细胞可使靶细胞中 PKC 迅速耗竭，反而影响细胞的信号传递（Das et al，2023）。

多种化学物质或抗生素对 PKC 活性具有抑制作用，根据抑制剂作用 PKC 靶部位的不同可以将抑制剂分为两组：一组是作用于催化区的抑制剂，它们可与蛋白激酶的保守残基结合，因此对 PKC 无明显的选择性；另一组是作用于调节区的抑制剂，它们可与 Ca^{2+}、磷脂和二酰基甘油 / 佛波酯相结合，因而有较高的选择性（Lum et al，2016）。PKC 激活后，PKC 通过 RACK 蛋白（活化 PKC 的膜结合受体）转移至质膜。PKC 因其长期激活而闻名：它们在原始激活信号或 Ca^{2+} 波消失后仍保持激活。据推测，这是通过磷脂酶从磷脂酰肌醇生产 DAG 来实现的；脂肪酸也可能在长期激活中发挥作用。PKC 激活的关键部分是向细胞膜的易位（Eldeeb et al，2023）。

PKC 通路是破骨细胞重要的抑制性第二信使，研究发现，PKC 能调控破骨细胞分化与功能，如非典型 PKC（aPKC）支架蛋白 p62 的突变会引起 Paget 骨病，该病是一种破骨细胞异常激活导致的细胞功能障碍遗传性疾病，且 RANK 信号诱导形成 aPKC、TRAF6 及 p62 复合物，有利于破骨细胞形成。研究已经发现，PKCβ 通过参与 M-CSF 和 RANKL 的 ERK 信号通路，参与破骨细胞的形成和功能的调节，揭示了细胞外酸化通过 PKC 依赖性途径提高破骨细胞存活率，使骨量丢失增加。Chamoux 等（2013）研究还发现 p62 相关的 PKCζ 在 OCs 过度活跃状态和 NF-κB 活化中的重要作用。PKC-d 的药物抑制和基因消融会损害体外破骨细胞骨吸收，破骨细胞前体的迁移依赖于通过整合素 avβ3 绕过 RhoA 和 Rac1 介导的 PI3K/PKCa-PKCd 信号转导，而成熟破骨细胞的迁移依赖于整合素 avβ3 介导的 PI3K/PKCaPKCd/RhoA-Rac1 信号轴（Kim et al，2016）。PKC-δ 也是骨代谢的重要调节因子，在破骨细胞中 PKC-δ 的消融导致雄性小鼠骨小梁和皮质骨体积增加，而雌性小鼠则没有观察到骨量表型（Li et al，2020）。伴随着破骨细胞数量和表面积的减少，组织体内 PKC 蛋白水平以及破骨细胞的形成和吸收减少是雄性特有的。

（二）调节成骨细胞的信号通路

1. Wnt/β-catenin 信号通路

Wnt/β-catenin 通过干细胞更新、诱导成骨细胞生成、抑制成骨细胞凋亡，促进骨形成，在骨稳态和骨修复中起重要作用。Wnt 信号通路的分子包括细胞外因子 Wnt 蛋白、低密度脂蛋白受体相关蛋白 5/6（low-density lipoprotein receptor related protein，LRP5/6）及卷曲蛋白（frizzled，

FZD）家族受体，能调控细胞增殖、分化、发育。Wnt 家族成员可分为 Wnt1 组、Wnt5a 组，是 Wnt 信号通路的启动分子。细胞可通过自分泌、旁分泌 Wnt，再与相邻细胞的膜受体结合，激活其 Wnt 信号通路，能调控相邻细胞的分化、增殖、迁移、凋亡、发育等，能促使骨髓间充质干细胞增殖、自我更新；已发现人类至少有 19 种多类型分泌型糖蛋白，与其受体卷曲蛋白结合后，经相关信号通路，把信号转到细胞核，阻断 β-连环蛋白降解，经转录因子 TCF/LEF 介导，能促进靶细胞增殖、分化。Wnt 信号通路的信号分子如腺瘤性结肠息肉（APC）蛋白、轴蛋白（Axin）、β-catenin 的基因突变时，细胞内 β 连环蛋白的水平明显升高，成骨细胞中 Wnt 信号通路活化，能使碱性磷酸酶、缝隙连接蛋白 43 表达水平上调，可促进成骨细胞分化，抑制成骨细胞、骨细胞凋亡（Liu et al，2022a）。

β 连环蛋白（β-catenin）是一种多功能蛋白，分子质量 94kDa，含约 800 个氨基酸残基，分布于细胞膜、细胞质和细胞核中，能介导细胞黏附、生长、增殖，在核内能激活相关靶基因转录，是 Wnt 信号通路的正性调节因子，能集合至少 20 种蛋白，是一种细胞骨架蛋白。β-catenin 是典型的 Wnt 信号通路的关键效应因子，负责传递上下游分子信号。在没有 Wnt 信号时，β-catenin 主要与细胞膜上的 E-钙黏蛋白结合，并使其附着于肌动蛋白上，这时细胞质 β-catenin 保持较低水平，易被泛素蛋白酶体降解。在 Wnt 信号刺激下，Wnt 与受体卷曲蛋白结合，并和 LRP5/6 形成复合物，使散乱蛋白活化并汇集于细胞膜下，结合正性抗降解复合体。

经典的 Wnt 信号通路在骨细胞、成骨细胞分化成熟和维持正常骨稳态等方面发挥着不可替代的作用。Wnt 信号的激活对骨病的治疗具有双重作用。有研究表明，Wnt 信号通路活化后，能促进骨髓间充质干细胞（MSC）形成成骨细胞，促进成骨细胞生长、增殖，可调控骨重建（Salhotra et al，2020）。人衰老、长期给予糖皮质激素时，破骨细胞表达、分泌的骨硬化蛋白（SOST）、Dikkopf 相关蛋白（DKK1）增加，能抑制 Wnt 信号通路，能抑制骨髓干细胞形成成骨细胞，抑制成骨细胞和骨细胞的凋亡（韩立志，2022），可促进骨吸收。LRP5 基因突变时，可引发骨质疏松性假胶质瘤综合征（Maupin et al，2013）。在 Wnt/β-catenin 信号通路中，核心成分 β-catenin 对成骨前体细胞和成骨细胞有直接作用，不仅能促进成骨细胞的分裂、增殖、分化和成熟，还能增加成骨细胞的数量和活性。β-catenin 作为一种可诱导的信号分子，可通过增强骨髓间充质干细胞（BMSC）对骨形态发生蛋白 2（BMP-2）的反应从而间接诱导 BMSC 向成骨细胞分化（Xu et al，2021）。但是也有研究表明，β-catenin 通过刺激成骨细胞中 OPG 基因启动子的激活，从而促进成骨细胞分化（Zhou et al，2020b）。而且，β-catenin 不仅与胚胎早期软骨的形成和分化有关，还与出生后软骨和骨的形成有关。膝骨性关节炎（OA）和机械损伤的患者，β-catenin 中的 mRNA 和蛋白质的浓度明显升高。增加 β-catenin 在转基因小鼠关节软骨细胞中的表达，可以看到关节软骨组织减少、软骨下骨重塑、软骨纤维化和骨赘形成（Hui，2018）。相反，β-catenin 过度表达，激活 Runx2 信号或增加其蛋白表达量，会导致成骨细胞数量和骨量显著增加，缓解雌激素缺乏引起的骨质流失，促进骨形成（Park et al，2023）。因此激活 Wnt/β-catenin 信号通路可为治疗 OP 提供新的途径。

分泌型蛋白 Dickkopf-1（Dkk1）是 Wnt/β-catenin 信号通路的重要抑制剂，参与骨发育和骨重塑，通过与 Wnt 蛋白竞争性结合 LRP5/6 中的 β-螺旋结构抑制 Wnt 信号，从而调节下游靶基因的转录。Dkk1 作为 Wnt/β-catenin 信号通路的抑制剂，可有效抑制骨髓间充质干细胞（BMS）向成骨分化，并抑制成骨细胞分泌骨保护素（OPG），导致 OPG 水平降低，提高 RANKL 水平，使 RANKL/OPG 比例增加，促进破骨细胞分化。吴厅（2020）的研究通过降低雄性大鼠局部炎症中的血清 TNF-α、IL-6 的炎症指标，下调骨组织 Dkk1 水平，上调骨组织 β-catenin，阻断其相互放大效应，解除 Wnt/β-catenin 信号通路的被抑制作用，减轻了滑膜炎症和骨质损害。这意味着抑制 TNF-α、IL-6 加速炎症性骨质疏松的过程，可调节 Wnt/β-catenin 信号通路的平衡，并提示 Dkk1 的表达可能有助于治疗骨性炎症患者。古红等（2023）在对 82 例原发性骨质疏松患者的研究中发现，Dkk1 的表达量在 OP 患者中显著升高，与患者的骨代谢和骨矿物质密度（bone mineral density，BMD）存在很强的相关性。另外，骨病患者身体长期废用可造成骨质流失，卧床休息使得血清中 Dkk1 表达升高，β-catenin 的表达降低，伴骨形成减少，骨吸收增加（Ma et al，2021）。这些研究表明，增加 Dkk1 的表达可以降低成骨细胞的活性，抑制骨的形成。因此，抑制骨组织中 Dkk1 的表达是治疗 OP 的有效方法。

骨代谢的动态平衡对维持正常骨组织的功能起着重要作用。当平衡被打破时，就会发生骨质疏松等骨代谢疾病。Wnt 信号通路参与骨发育和代谢，与 MSC、成骨细胞、破骨细胞和软骨细胞的分化和增殖密切相关。基于 Wnt 信号通路在骨代谢中的作用，越来越多的研究者关注骨质疏松的发病机制，并开发通过抑制或激活 Wnt 信号通路治疗骨质疏松的药物。骨细胞中的骨硬化蛋白（SOST）和 Dkk1 可在 Wnt 信号通路中竞争性结合共受体 LRP5/6，进而调控下游靶基因的转录，最终导致骨质疏松症的发生发展。因此，SOST 和 Dkk1 已成为治疗骨质疏松症非常有效的靶点，抑制 SOST 和 Dkk1 的表达，激活 Wnt 信号通路，可有效促进骨形成，抑制骨吸收，被认为是治疗骨质疏松症的有效方法。与传统抗吸收药物相比，抗 SOST 抗体、抗 Dkk1 抗体可有效促进骨质疏松患者骨形成，逆转骨密度下降。然而，由于 Wnt 信号通路的复杂性，其具体机制尚不清楚。抑制信号通路的拮抗剂的临床应用是有限的。此外，骨代谢过程除了受 Wnt 通路调控外，还涉及 Notch 通路、Hedgehog 通路、RANKL/RANK/OPG 通路，且各信号通路相互影响。因此，深入研究 Wnt 通路在骨代谢中的作用机制及其与其他信号通路的关系，将为预防和治疗骨质疏松提供新的方法。

2. Hedgehog 信号通路

骨髓间充质干细胞（BMSC）的减少及成骨、成脂的分化失衡是老年 OP 发病的病因之一，BMSC 的分化受多个通路及细胞因子的调控，Hedgehog 信号通路就是其中一条，现有研究发现该通路参与多种类型细胞的分化、增殖。

1980 年 Hedgehog（Hh）基因在果蝇中发现，因其突变使果蝇幼虫形成刺猬样形态而命名为 Hh，并且在脊椎动物中也得到证实（Drol et al，2019）。该通路主要包括 Hh 配体、patched 受体（Ptch）、smoothened 受体（Smo）、融合抑制因子（Sufu）和转录因子胶质瘤相关癌基因（Gli）几个核心部分。哺乳动物包含 3 个 Hedgehog 同源基因，即 Sonic Hedgehog（Shh）、Indian Hedgehog（Ihh）和 Desert Hedgeho（Dhh）基因。Hh 通路通常是由 Hh 蛋白与其受体 Ptch 结合而触发的。在没有 Hh 配体的情况下，Ptch 通常位于初级纤毛周围并抑制 Smo 的活性，当 Hh 配体存在时，Hh 蛋白与靶细胞上的 Ptch 结合，Ptch 从初级纤毛中退出，这一作用解除了 Ptch 对 Smo 的抑制作用，导致 Smo 被激活，从而激活 Hh 信号，转录因子 Gli1 活化进入细胞核，调控下游靶基因的转录（Ohba et al，2020）。Ptc 是一种 12 次跨膜的糖蛋白受体，包含 2 个同源基因 Ptc1 和 Ptc2 基因；Smoothened（Smo）是一种 7 次跨膜蛋白，功能类似于信号传感器；脊椎动物包含 3 种 Gli 蛋白，即 Gli1、Gli2 和 Gli3，是具有锌指结构的转录因子。

以上研究表明，Hedgehog 信号通路是骨骼生长发育的重要调控信号通路之一，其受体和关键分子的激活或过表达可以促进骨形成，而阻断该通路或制备单倍体不足模型可导致骨形成能力下降。

BMSC 的增殖及成骨分化能力直接关系到骨形成活性。SLITRK5 是成骨细胞中 Hh 信号的负调控因子，Sun 等（2021）发现，SLITRK5 在成骨细胞中选择性表达，SLITRK5 的缺失促进了成骨细胞在体外和体内的分化。SLITRK5 的体外缺失导致 Hh 信号通路的增强，成骨细胞中 SLITRK5 的过表达抑制 Hh 信号通路下游靶点的诱导。韩磊等对大鼠颅骨来源的前成骨细胞培养 21d，发现 Shh 与 Ihh 均有表达，用 Shh N 端肽处理细胞可增强碱性磷酸酶（alkaline phosphates，ALP）活性及使骨基质钙化的增加，并导致 Ptc 与 Smo 基因表达水平增加，应用 Hedgehog 信号通路阻断剂 Cyclopamine 可阻断成骨细胞的增殖与分化；此外，Lin 等（2018b）用 microRNA 874 处理成骨细胞，结果发现其可以通过靶向抑制 Sufu 和激活 Hh 信号通路，促进骨质疏松大鼠成骨细胞的增殖和分化。Plaisant 等研究也得出类似结论，用 Ihh 信号阻断剂 Cyclopamine 或用阻断 Gli2 的 siRNA 阻碍细胞周期 G0/G1 可导致人 BMSC 增殖减缓。以上研究可以证明 Hh 信号通路促进 BMSC 成骨分化，促进成骨细胞增殖分化，从而防治骨质疏松症。

Shi 等（2015）用 PM 处理小鼠 M2-10B4 细胞，发现 PM 可诱导 Gli1 和 Ptch1 基因表达增加，成骨标志物 Sp7 及 ALP 等表达增加，敲除 mTORC2 特有组成成分 Rictor 或应用 MK2206 阻断 mTORC2 靶点 Akt 后，PM 诱导的成骨作用消除，成骨标志物表达下降，同时 Hedgehog 显著增加 IGF-2 表达并通过激活 IGF-2-mTORC2-Akt 信号，诱导成骨分化。Oliveira 等应用 Hedgehog 信号通路激动剂 Purmorphamine（PM）处理人 BMSCs，发现 Smo、Ptch1、Gli1 及 Gli2 基因表达增加，同时 Runx2 和 BMPs 等成骨分化相关基因相应增加，表明 Hedgehog 信号通路激活能促进细胞的成骨分化。以上研究表明 Hedgehog 信号通路可与其他信号和关键分子互相影响，参与成骨分化的调控。

辛红美等（2020）研究淫羊藿苷对成骨细胞增殖分化的影响及与 Hh 信号通路的相关性，实验发现，淫羊藿苷可显著升高成骨相关因子 ALP 的表达，促进成骨细胞增殖，并且证实该过程是由 Hh 信号通路介导的。韩宇等（2019）研究了补肾中药补骨脂素防治骨质疏松症的分子机制及与 Hh 信号通路的相关性，结果发现，与模型组相比，补骨脂素可明显上调 Hh 信号通路相关因子 Shh 和 Gli1 及骨形成指标 ALP 的表达，下调 Ptch1 基因 mRNA 及其蛋白的表达。Lin 等（2016）研究柚皮苷促进骨髓基质细胞的增殖和成骨分化的机制，发现柚皮苷可增加 BMSC 的矿化，并诱导 ALP 活性。骨形成是一个复杂的再生过程，受多种信号通路调控，Hh 信号通路与其他骨形成相关信号通路的关系有待进一步研究。

3. BMP 信号通路

BMP 及其拮抗剂通过经典的 Smad 和非经典的 Smad 信号通路调节细胞分化和下游基因表达。BMP-2 最早发现于 1965 年，然而直到 1999 年，BMP-2 的结构才被明确。骨形态发生蛋白（BMP）是属于转化生长因子-β（TGF-β）超家族的多功能生长因子。这些蛋白质对许多发育过程至关重要，包括心脏发生、神经发生和成骨。具体来说，在 BMP 家族中，骨形态发生蛋白-2（BMP-2）是第一个被表征的 BMP，并且已经得到了很好的研究。BMP-2 在胚胎发育以及成年期的骨骼重塑和体内平衡中具有重要作用。

BMPs 通过与其受体的相互作用将信号转导到经典 Smad 通路，激活胞内的 Smad 分子启动下游的多种生长信号，进而参与成骨、分化等过程（Liu et al，2022）。当 BMPRI 和 BMPRIb 磷酸化下游蛋白（即 Smad1/5/8）时，Smad 通路被激活（Nohe et al，2022b）。磷酸化的 Smad 募集 Smad4，复合物易位到细胞核中，并作为 RUNX2 和 Osx 等基因的转录因子（Bruderer et al，2014）。

此外，在特定情况下，BMP-2 还可以通过 BMPRIa 激活 Smad2/3 信号转导。事实上，Smad2/3 在胚胎和转化细胞中优先被激活，这表明 BMP-2 在调节发育过程和细胞分裂方面具有混杂性（Liu et al，2016）。Wang 等研究表明 BMP 信号通路在胚胎发育中至关重要，在基因敲除小鼠模型中，当 BMP 基因突变导致其信号改变，其下游效应蛋白和信号通路不能被有效激活，可能会导致胎儿畸形甚至死亡。酪蛋白激酶 2（CK2）是 BMP 信号通路的关键调节因子。如果没有 BMP-2 配体，CK2 与 BMPRIa 结合，阻止下游效应蛋白的激活。然而，当有 BMP-2 配体时，CK2 被释放，并观察到成骨上调。研究证实 Smad 通路调控骨、软骨和脂肪的发育，而 BMP-2 是激活 Smad 和 Non-Smad 通路所需的配体，所以 BMP-2 是发育过程中正常成骨、软骨生成和脂肪生成所必需的（Zhou et al，2016）。

4. PI3k/Akt 信号通路

PI3K/Akt 通路对破骨细胞的影响在前面已有相关介绍。它对成骨细胞也有重要影响。成骨细胞（OB）起源于骨髓局部的间充质干细胞（MSC），OB 在参与调节骨形成过程中有着重要作用。研究表明，雄激素，锌，N-钙黏着蛋白骨形态发生蛋白 2、4、7、9 及其亚家族成员等，都能够通过 PI3K/Akt 通路促进 OB 增殖、分化和骨形成从而抑制骨质疏松症的发生（Xi et al，2015）。经典的 Wnt 信号通路在骨细胞、成骨细胞分化成熟和维持正常骨稳态等方面发挥着不可替代的作用，该通路的强弱与骨量的多少有关（宁子锋等，2024）。Huang 等（2018）研究发现，干预 PI3K/Akt 信号通路，不仅可以促进 OB 的增殖，Akt 的表达也可以通过调控 Wnt/β-catenin 信号通路、生长激素 / 胰岛素样生长因子 1（GH/IGF-1）等多种方式，促进 BMSC 更新、诱导 OB 形成、抑制 OB 凋亡从而促进骨量的提升。有研究表明，敲除 PSMC6 基因会提高骨质疏松症小鼠的 BMD 和 PI3K 蛋白的磷酸化水平，当 PI3K 激活后，能够调节 p53、cyclinD1 和裂解的 caspase-3/9 的蛋白水平，显著降低 PSMC6 诱导的 OB 凋亡并促进细胞增殖（Zhang et al，2020a）。卢非凡（2022）等的研究显示，随着糖皮质激素（glucocorticoid，GC）浓度升高，PI3K/AKT 通路受抑制表现更为明显，细胞凋亡增加，提示该通路在诱导 OB 成骨抑制的过程中起到一定作用。并且原硅酸能够促进成骨指标（RUNX2、COL1、ALP、OCN 和 P1NP）的表达，促进 PI3K/Akt/mTOR 通路激活，其通路在原硅酸介导的成骨过程中起着正向积极调节作用（周宏明等，2020）。何文芳（2020）等发现，在低频脉冲电磁场促进 OB 分化的过程中，激活了 PI3K/Akt 信号通路，促进骨形成活性，为采用脉冲电磁场治疗 OP 提供了理论基础。

PI3K/Akt 信号通路是 OP 发病机制中重要组成部分，负责细胞信息转导途径，与 OB 和 OC 调控紧密联系，能够通过对 OB、OC 及 VEGF、NO 及缺氧诱导因子等多种与血管再生方面的相关因子等信号加以调控，从而维持骨量和骨代谢平衡。缺乏 Akt 或 PI3K/Akt 信号通路被抑制，都将通过各自细胞的自治机制引起 OB 形成和 OC 骨吸收功能损害，在 OP 的治疗中发挥重要作用。因此，研究与开发 Akt 作为治疗 OP 的新靶点，是开发治疗 OP 新药物的策略。

二、骨质疏松易感基因

疾病易感性是指由遗传因素决定的易于患某种或某类疾病的倾向性。具有疾病易感性的人一定具有特定的遗传特征，简单地说就是带有某种疾病的易感基因组型。越来越多的现代医学研究成果表明，大多数疾病是多种环境因素和遗传体质共同作用的结果；对健康不利的遗传体质所对应的一些与疾病发生相关的基因型，我们就叫作疾病易感基因。骨质疏松症是一种多基因遗传病，是由许多微效基因累加作用和环境因素共同作用而引起的疾病。自 1994 年 Morrison 等首先研究证实维生素 D 受体（VDR）基因多态性与骨密度（BMD）相关以来，不少骨质疏松易感基因被发现。

（一）VDR 基因

骨质疏松症（OP）发病风险与骨密度（BMD）增加以及各种骨代谢指标变化密切相关，因此通过研究维生素 D 受体基因（vitamin D receptor gene，VDR）多态性与 BMD 和（或）骨代谢指标的关系，就可以间接推断 VDR 多态性与 OP 的相关性（李明等，2019）。预防 OP 的基础是维持适当水平的维生素 D，维生素 D 受体（VDR）是主要负责介导维生素 D 生物活性的受体，VDR 功能障碍可能导致 OP 的发生，VDR 基因突变可能改变矿物质代谢，从而导致骨密度下降（张帆等，2021）。

1. 维生素 D 受体

作为类固醇激素 / 甲状腺激素受体超家族成员之一，VDR 是一种核激素受体配体诱导转录因子，其下游靶点主要参与调节钙磷代谢（崔一帆等，2023；牛玲等，2021）。VDR 主要分布在成骨细胞（osteoblast，OB）、破骨细胞（osteoclast，OC）、骨髓干细胞、肾小管上皮细胞、甲状旁腺细胞等细胞中，在细胞分化和调控不同细胞类型的增殖中扮演关键角色（何钰佳等，2023；Zhao et al，2016）。1,25-二羟基维生素 D_3 [1,25-$(OH)_2D_3$] 是体内维生素 D 的重要活性形式之一，其与 VDR 在不同靶细胞上结合后，通过基因途径发挥多种不同的生物作用（Banjabi et al，2020；Wu et al，2016）。

在 OB 上，VDR 的存在能够促进骨桥蛋白和骨钙素的合成，刺激 OB 释放骨生长因子，参与骨形成和矿化等过程；而在骨髓干细胞上，VDR 的作用则是促进其分化为 OC，参与免疫调节；在 OC 上的 VDR 则具有抑制细胞增殖、促进细胞分化的作用，加速钙、磷的释放；另外，在小肠上皮细胞上的 VDR 分别诱导钙结合蛋白的合成，增加 Ca^{2+}-ATP 酶活性，促进肠道对钙、磷、镁的吸收；甲状旁腺细胞上的 VDR 则直接抑制甲状旁腺细胞增生、抑制甲状旁腺素（parathyroid hormone，PTH）基因转录、抑制 PTH 的合成和释放；此外，位于肾脏细胞表面的 VDR 还能增加钙通道基因的活性，进而增加对钙、磷的吸收。总而言之，VDR 在骨代谢中发挥双向调节作用，维持骨骼处于动态平衡状态（何钰佳等，2023；郑伟等，2020；杨立等，2017）。

在分子水平上，维生素 D 主要依赖 VDR 发挥内分泌作用，维生素 D 本身并无活性，而是通过 VDR 介导维生素 D 及其活性形式 1,25-$(OH)_2D_3$ 参与骨组织形成和矿化，维持钙稳态，并且具有免疫调节、抗肿瘤和调控激素分泌等作用。1,25-$(OH)_2D_3$ 的产生路径有多条，包括 7-脱氢胆固醇在阳光照射下在皮肤中形成维生素 D_3 前体（内源性获得），或者直接从饮食中摄入（外源性获得）。维生素 D_3 在肝脏中通过 CYP2R1 形成 $25(OH)D_3$，而 $25(OH)D_3$ 经过 CYP27B1 最终在肾脏中形成活性形式 1,25-$(OH)_2D_3$。当人体内 1,25-$(OH)_2D_3$ 的含量下降时，可能会导致骨代谢速率加快，进而引发 OP、骨质疏松性骨折、佝偻病等一系列骨骼疾病（Yu et al，2016）。

2. 维生素 D 受体基因多态性与骨密度关系

VDR 基因位于 12q13-14，长度超过 100kb，由 9 个外显子和 8 个内含子组成。VDR 上有超过 60 个单核苷酸多态性（single nucleotide polymorphism，SNP）位点，对骨代谢及钙稳态的调控具有重要作用，不同的 SNP 位点可能导致 mRNA 稳定性和 VDR 结构发生变化。基因多态性决定了个体遗传的差异性。目前 VDR 多态性研究多采用聚合酶链式反应（polymerase chain reaction，PCR）和限制性内切酶片段长度多态性（restriction fragment length polymorphism，RFLP）分析技术测定 VDR 的 SNP 位点基因型。常用的限制性内切酶有 *Apa* I、*Fok* I、*Ddx* 2、*Taq* I 和 *Bsm* I 等，这些酶常被用来命名相应的多态性位点。目前已知的 VDR 基因多态性包括 *Fok* I、*Bsm* I、*Apa* I、*Taq* I、*Tru*9 I、*Eco*R V 等 20 多种酶切位点多态性。

目前 VDR 基因 *Fok* I、*Bsm* I、*Apa* I、*Taq* I 多态性与 OP 的研究结论没有一致的结果，这与性别、年龄、民族、受试人种、样本量、环境等多种因素相关。

根据研究相关结果，VDR 基因的多态性与骨质疏松症风险存在种族差异。例如，一项荟萃分析指出在亚洲女性中，VDR *Fok* I 基因型可能增加患骨质疏松症的风险，而在白人女性中则无显著关联（Wang et al，2021b）。另一项研究发现 *Apa* I、*Bsm* I 和 *Taq* I 多态性可能具有影响白种人绝经后骨质疏松症的风险，而 *Fok* I 多态性可能具有影响亚洲人绝经后骨质疏松症的风险（Fu et al，2020）。此外，VDR *Bsm* I 基因型被认为可能增加高加索人绝经后骨质疏松症的风险，但在亚洲人中则无显著关联（Liao et al，2020）。有研究指出 *Apa* I、*Bsm* I 和 *Taq* I 多态性与白种人骨质疏松症的风险密切相关，而 *Bsm* I 和 *Fok* I 多态性与亚洲人骨质疏松症的风险显著相关（Jiang et al，2022b）。但是还有诸多研究表明 VDR 基因多态性与骨密度无关联，不能作为预测绝经后妇女发生骨质疏松危险性的遗传标志。

（二）LRP5 基因

2001 年，首次发现低密度脂蛋白受体相关蛋白 5（low-density lipoprotein receptor-related protein5，LRP5）的常染色体隐性功能丧失，会导致骨质疏松假胶质瘤综合征，该病是一种以先天性或婴儿期视力丧失和严重骨质疏松为特征的疾病。LRP5 基因突变会导致表型变异，骨密度发生变化，颅颌面骨骼的形态发生改变，成骨细胞、骨细胞和破骨细胞的功能都会受到干扰，LRP5 在骨骼形态发生中发挥重要的作用（Littman et al，2023）。

1. LRP5 的结构与功能

LRP5 是一种跨膜受体蛋白，定位于 11q13.4 染色体，全长约 136kb，包含 23 个外显子，编码 1615 个氨基酸，作为 Wnt 配体的辅助受体，属于低密度脂蛋白受体超家族的成员之一。LRP5 允许外源性化学信号传递到细胞核内，参与骨形成（刘百奇等，2021）。LRP5 基因在心、肝、肺、骨骼、小肠、脑及骨骼等多个器官组织中均有表达，对成骨细胞的骨形成起促进作用，同时也有促进胰岛素产生和胰岛信号转导的积极作用（何跃辉等，2021；高群等，2020）。LRP5 蛋白主要存在于细胞外，包含单个跨膜结构域和四个细胞外 β-螺旋桨基序。研究表明，第一个螺旋桨中的变异主要与高骨量表型相关，而第二个和第三个螺旋桨中的变异主要与低骨量表型相关。然而，新研究正在不断挑战这些模式，发现了更多不遵循这些规律的变体。

近年来的研究发现，在成骨细胞上检测到 LRP5 基因的表达，而在破骨细胞中未发现 LRP5 基因表达，LRP5 基因对骨量和成骨细胞的功能影响成为代谢性骨病研究的热点（Fernández-Torres et al，2020）。在 LRP5 基因的 7 个序列中，A1330V 和 Q89R 被认为是可预测替换 LRP5 蛋白上的氨基酸位点，这些位点的基因型变化可能会改变氨基酸，从而可能影响 LRP5 基因的正常功能（何跃辉等，2021；李洺，2020），此外研究表明 A1330V 位点的多态性和突变可能与糖代谢和骨代谢有关；而 LRP5 基因 Q89R 位点的多态性可能与糖代谢和骨代谢无关（何跃辉等，2021）。另外，研究发现 LRP5 基因 rs556442 和 rs312778 两个位点的突变可能与绝经后女性的糖、脂质和骨代谢有关（黎娅等，2024）。有实验结果显示，对去卵巢的小鼠进行雌激素处理后，其 LRP5 表达显著增加，BMD 也增加（高群等，2020；Zheng et al，2018）。基因多态性分析显示

LRP5 基因 rs41494349 和 rs2306862 位点的多态性是影响 BMD（股骨颈）的因素，因此，LRP5 基因的多态性和突变对绝经后女性的 BMD 及骨代谢指标的变化具有一定影响（高群等，2020）。

2. LRP5 参与 Wnt 信号通路

LRP5 参与经典 Wnt/β-连环蛋白信号通路，Wnt 配体结合到由 LRP5 的第一和第三 β-螺旋桨结构域产生的结合位点及其共受体 Frizzled，使 LRP5 能够结合细胞质破坏复合物，防止蛋白质 β-连环蛋白的降解。随后，β-连环蛋白易位到细胞核中，与 TCF/LEF 家族转录因子相互作用，改变基因表达以促进骨形成。全基因组关联研究（GWAS）多次将 LRP5 归类为骨密度（BMD）的关键介质，目前最大的 GWAS 将 LRP5 确定为 BMD 和骨折风险位点（Norwitz et al，2019）。

骨形态发生蛋白 2 诱导的碱基磷酸酶激活依赖于 LRP5/Wnt 信号通路。LRP5 基因突变，尤其是 171 位甘氨酸发生突变，可能导致 LRP5 失活，进而引起骨质疏松-假性胶质瘤综合征（OPPG），其特征是骨量减少和易骨折（Astiazarán et al，2017）。一些常见的 LRP5 基因多态性已被发现与骨骼表型相关，包括骨折风险和骨密度，其中 LRP5 基因的编码单核苷酸多态性（SNP）rs3736228（A1330V）被认为与骨质疏松症的易感性有关。LRP5 基因单核苷酸的突变与骨质疏松及 2 型糖尿病的发生和发展有关，可能是这些突变影响了其与配体的结合，改变了受体信号转导系统，从而影响疾病的进展（张萌萌等，2024）。LRP5 和 WNT1 功能丧失的突变可能导致早发性骨质疏松症，LRP5 和 WNT1 双等位基因突变的患者在儿童期早期可能表现出严重的骨骼脆弱性、生长障碍和畸形，而携带这些基因杂合突变的受试者通常在生长方面正常，没有畸形，但可能会持续骨折，并且在儿童后期或成年期可能出现低 BMD（Mäkitie et al，2022）。

LRP5 突变会导致低 BMD 和高 BMD 的疾病；隐性功能丧失突变会导致骨质疏松-假性神经胶质瘤综合征，表现为严重骨质疏松和偶尔的眼部异常，而功能获得突变则与异常高的 BMD 相关；显性功能丧失突变是家族性渗出性玻璃体视网膜病变（FEVR）的最常见原因之一，这种先天性眼缺陷通常伴有低 BMD 表型。LRP5 单倍不足似乎对男性 BMD 的影响更为严重（Littman et al，2023）。

在成骨细胞系中，LRP5 介导的 Wnt/β-catenin 信号转导可能通过多种机制促进骨生长。这些机制包括使骨细胞对机械应力敏感、促进间充质干细胞（MSC）分化为成骨细胞、防止成骨细胞凋亡并增加成骨细胞表达骨保护素以减少破骨细胞生成（Norwitz et al，2019）。

LRP5 基因突变导致 LRP5 蛋白无法沿该途径传递信号，信号转导的减少削弱了骨骼的正常发育，导致骨骼矿物质密度降低，从而引发特发性骨质疏松症（idiopathic osteoporosis，IO），IO 是指发生于青春发育期前和成人期的不明原因的骨量减少和骨质疏松，包括特发性青少年骨质疏松症、特发性成年骨质疏松症、妊娠和哺乳期骨质疏松症。全基因组关联研究和试验表明，LRP5 位点与骨密度和骨折的风险相关。以上研究表明 LRP5 变异可导致 IO，所以临床诊断 IO 时对该基因进行检测非常必要（罗秀等，2024）。

（三）MTHFR 基因

亚甲基四氢叶酸还原酶（methylenetetrahydrofolate reductase，MTHFR）基因是影响骨质疏松和骨质疏松性骨折发病的重要候选基因之一，它在叶酸代谢通路上起到重要作用，参与 DNA 正常合成和甲基化过程（郭志英等，2016）。叶酸，简称维生素 B_9，是一种水溶性物质，参与核酸、氨基酸、蛋白质的合成。与维生素 B_{12} 和维生素 B_6 类似，维生素 B_9 参与同型半胱氨酸的代谢，同型半胱氨酸与 MTHFR 基因有关。MTHFR 能够将还原型辅酶 I（NADPH）相关的

5,10-亚甲基四氢叶酸还原为 5-甲基四氢叶酸。其氨基酸序列高度保守，例如在叶酸结合结构域 MTHFR 基因的第 677 位碱基 C 被 T 置换，导致错义突变，从而使合成的蛋白质热稳定性降低并改变酶活性（郭志英等，2016）。

MTHFR 基因位于染色体 lp36.3 位置，是同型半胱氨酸代谢再甲基化途径中的关键酶。同型半胱氨酸（Hcy）是一种硫氨基酸，其血清水平受亚甲基四氢叶酸还原酶（MTHFR）活性以及维生素 B_{12} 和叶酸作为辅助因子的调节，是引起炎症性疾病的危险因素（De Martinis et al，2020）。MTHFR 在同型半胱氨酸转变为蛋氨酸的代谢中提供甲基，阻碍这一过程可能导致同型半胱氨酸在体内蓄积。MTHFR 广泛存在于人类、动物和其他原核以及真核生物中，哺乳动物中主要分布在肝脏（郭志英等，2015）。

有研究发现，MTHFR 的 T 等位基因可以增加蒙古族中老年人骨折发生风险，MTHFR C677T 基因变异与内蒙古地区蒙古族中老年男性和绝经后女性骨质疏松易感性相关，尤其是对绝经后妇女，其 MTHFR C677T 基因多态性与股骨颈和椎骨骨密度相关；另一方面，MTHFR A1298C 的多态性位点与蒙古族绝经后妇女骨质疏松的发生没有明显相关性（郭志英等，2016）。此外，有研究发现，MTHFR 基因的 TT 基因型女性可能具有较低的骨密度。进一步强调了 MTHFR 基因型与骨密度之间的关系。这些发现有助于我们更好地了解 MTHFR 基因在骨质疏松症发病机制中的作用。

MTHFR 基因 rs1801133 C>T 多态性与骨质疏松症相关，携带 T 等位基因的受试者患骨质疏松症的风险增加（Chen et al，2021b）。此外，研究发现 MTHFR 多态性对叶酸浓度没有影响。不论 MTHFR 677 和 1298 基因型如何，炎症性肠病（IBD）患者出现低骨密度的风险均高于健康对照。然而，MTHFR 多态性可能对 IBD 患者的骨骼产生影响（Ratajczak-Pawłowska et al，2024）。相关研究表明，抗癫痫药物（AED）治疗与 MTHFR 多态性在易感骨质疏松症中存在显著相关性，MTHFR 基因（C677T）的变异体由于其体内酶活性降低而易于出现同型半胱氨酸水平升高，而在接受 AED 的患者中这种酶活性进一步升高（Fareedullah et al，2021）。高同型半胱氨酸血症与骨矿物质密度降低的绝经后妇女的炎症、骨吸收、维生素 B_{12} 和叶酸缺乏以及 MTHFR C677T 多态性有关，与正常 BMD 女性相比，BMD 降低的女性炎症发生率、骨吸收标志物水平和 C677T 多态性的患病率较高（De Martinis et al，2020）。

（四）雌激素受体基因

1. 雌激素功能

雌激素（estrogen）主要由雌性脊椎动物的卵巢、胎盘和乳房等分泌，其主要成分为雌二醇（E2）、雌酮（E）及雌三醇（E3）。雌激素在女性生殖功能和治疗骨质疏松症中发挥重要作用，被认为是骨代谢的重要调节因子。雌激素缺乏是 BMD 丢失，机械负荷增加引发骨重塑和 PMOP 发生的原因之一（Zhu et al，2018）。雌激素可以通过细胞膜扩散迅速进入细胞内，与雌激素受体结合并激活其功能。结合后形成雌激素-ER 复合物二聚体后，发生核转位，与雌激素应答元件（estrogen response element，ERE）结合后激活下游信号通路。

雌激素信号转导是一种复杂而至关重要的生物学机制，可调节神经、生殖和心血管系统的功能。雌激素通过与雌激素受体相互作用来影响细胞功能。内质网具有通过直接相互作用或与结合 DNA 的其他转录因子连接与 DNA 反应元件（CRE）结合的特性，从而导致与靶基因的相互作用。雌激素在骨骼的生长、发育、繁殖、维持等过程中发挥至关重要的作用。ER 配体复合物通过与 CRE 相互作用来控制基因转录。雌激素水平的下降是导致骨快速周转、骨密度降低、骨强度下降、骨结构破坏以及脆性骨折风险增加的主要或唯一原因。治疗选择应考虑支出、风险和疗效之间的平衡。在绝经后妇女中，雌激素替代治疗（estrogen replacement therapy，ERT）可以维持并可能提高股骨颈、腰椎和前臂等所有骨骼部位的 BMD。此外，低剂量口服避孕药（OCP）可以减轻年轻女性低雌激素血症的不良反应（Motlani et al，2023）。

2. 雌激素受体（estrogen receptor，ER）类型及功能

雌激素受体 ER 属于核受体超家族成员，能结合小分子疏水配体，主要分布在胞质和胞核内，具有转录因子功能，包括 ERα 和 ERβ 两种亚型。研究发现，女性体内约有 400 多个部位含雌激素受体，主要分布在乳房、子宫、阴道、盆腔（韧带与结缔组织）、皮肤、骨骼、膀胱、尿道和大脑。

ERα 基因位于第 6 号染色体，长约 140kb，编码 1 个包含 596 个氨基酸的蛋白质。在人体中，ERα 主要表达于乳腺、子宫、卵巢（卵泡膜细胞）、骨骼、男性生殖器官（睾丸和附睾）、前列腺（间质）、肝脏和脂肪组织。ERβ 基因位于 14q22-24，编码 1 个含有 485 个氨基酸的蛋白质。主要分布在前列腺（上皮）、膀胱、卵巢（颗粒细胞）、结肠、脂肪组织和免疫系统中。相较于 ERα，ERβ 的肽链较短，两者对雌激素具有相似的亲和力，能与 ER 的 ERE 结合，通过形成异源二聚体来共同调控基因的转录。

雌激素参与破骨细胞和成骨细胞的生理过程，且维持两种细胞的能力的动态稳定平衡，还可影响间充质干细胞向成骨方向的增殖分化。除此之外，雌激素还与生长激素、胰岛素样生长因子、甲状旁腺素等生物活性物质相关联，通过多种途径使破骨细胞活性高于成骨细胞，从而导致骨质疏松的发生。研究发现，关节软骨细胞、破骨细胞和成骨细胞中均存在 ERα 和 ERβ 表达，表明雌激素通过结合 2 种不同受体而发挥直接或间接调节骨与关节发育成熟和骨代谢功能。ER 是雌激素调节骨代谢的必需物质。

雌激素通过激活生长骨板中软骨细胞的 ER 影响骨骼的生长增殖和生长骨板的闭合，同时也可作用于成骨细胞，进而影响骨小梁处的骨形成。ERα 和 ERβ 在调控成骨细胞的成熟矿化中起到调节平衡的作用，当 ERα 活性增高或正常表达时，ERβ 可减少 ERα 对骨形成的促进作用；而当 ERα 完全丧失或活性减弱后，ERβ 则能促进成骨细胞的分化和增殖，这是因为 ERβ 通过减少骨硬化蛋白（sclerostin，SOST）的表达促进成骨细胞增殖，影响相关细胞因子 Runx2 和 OPG 等发挥作用（邵佳乐等，2020）。

雌激素通过多种方式调节骨骼的代谢过程，主要是通过与分布在细胞表面的 ER 结合，激活其下游信号级联反应 ERK-MAPK 信号通路。ERβ 可以通过降低 RANKL 的活性来抑制破骨细胞的分化。ERα 的表达水平升高可以抑制破骨细胞的生存和分化，最终抑制骨吸收。ER 可以通过 ERK-MAPK 信号通路影响成骨细胞的成熟和矿化。研究表明，存在雌激素时，ER 可以激活 PI3K/AKT/GSK 通路，使 GSK-3B 发生磷酸化而失去活性。IGF-1R/PI3K/AKT /GSK 信号通路可以调节 ERα，而 ERα 也可以调节影响该通路活性。雌激素可以通过 RANKL/RANK/OPG 途径调节破骨细胞活性，从而影响骨代谢。

（五）COL1A1 和 COL1A2 基因

I 型胶原蛋白是骨有机质中含量最丰富的蛋白质，由 2 条 α1 链和 1 条 α2 链构成稳定的异源三螺旋结构，α1 链和 α2 链分别由 COL1A1 和 COL1A2 基因编码。COL1A1 或 COL1A2 基因发生突变时，其翻译的前 α1 链或前 α2 链将形成异常三螺旋结构的前 I 型胶原蛋白，导致 I 型

胶原蛋白合成减少或蛋白功能、结构异常。已报道的 COL1A1 基因突变有 2077 种，COL1A2 基因突变有 1089 种，包括错义突变、剪接突变、插入和缺失、移码突变等，其中错义突变最为常见（王天平等，2022）。

COLIA1 基因位于 17q21.3-q22，含有 51 个外显子。COL1A2 基因位于 7q21.3，由 52 个外显子组成，COL1A2 基因正常表达的第一步是 DNA 转录形成 mRNA，初始转录产物是 mRNA 前体。这个 mRNA 前体需要经过加工和修饰，以形成功能性的 mRNA。这个过程中有一个重要环节就是通过剪切酶的作用去除内含子，将外显子连接起来。当基因突变出现在内含子区域并导致剪接酶位点发生改变，就会导致 mRNA 前体的异常剪接，最终编码出异常的前 α2 链，从而导致 I 型胶原蛋白的结构或功能异常（王天平等，2022）。

COL1A1 和 COL1A2 基因的突变会导致蛋白质的定性或定量缺陷，进而引起骨生成障碍，即成骨不全症（osteogenesis imperfecta，OI）。成骨不全症是一种骨骼发育不良，其特征包括低骨密度（BMD）和骨脆性增加，通常伴有骨骼外表现，如蓝巩膜、牙本质生成不完善和听力丧失（Re et al，2019）。据报道，90% 的 OI 是由编码 I 型胶原蛋白 α1 链的 COL1A1 基因或编码 α2 链的 COL1A2 基因的突变引起的（朱艳等，2023）。这些基因突变可以遗传给后代，遗传模式主要呈现为常染色体显性遗传，少部分为常染色体隐性遗传，甚至少数为 X 染色体伴性遗传（王天平等，2022）。

OI 产生的最常见的原因是两大类遗传缺陷，即导致定量胶原蛋白缺陷的突变和导致定性胶原蛋白缺陷的突变。数量缺陷由 COL1A1 基因中的无效突变（通常是无义突变或移码突变）引起，导致 α1 链中的单倍不足。COL1A2 中的 α2 突变不会导致 OI，可能是因为 I 型胶原蛋白的形成需要的 α2 链比 α1 链少一半，因此可以弥补 COL1A2 的功能缺陷（Me et al，2019）。

COL1A1 基因是骨质疏松症易感性的重要候选基因之一，它编码 I 型胶原蛋白的 α1 蛋白链是骨细胞外基质的重要组成部分，其编码序列和调节位点的任何变化都可能影响靶蛋白的表达，从而增加骨病的发病率。因此，COL1A1 是参与 BMD 和骨质疏松症的关键基因之一。相关研究发现，一个单核苷酸 G → T 多态性，影响了 COL1A1 基因中转录因子 Sp1 的结合位点。多项研究表明，该多态性与低 BMD 和骨质疏松性骨折风险增加相关。单倍型分析显示，与骨折的关联主要受到 Sp1 位点等位基因的影响，而不是 COL1A1 基因中的其他多态性位点。携带 COL1A1 "s" 等位基因与低 BMD 之间存在显著相关性。这种相关性在腰椎和胫骨颈中尤为显著，并且有等位基因剂量效应的证据。这些研究结果表明 COL1A1 基因中的特定多态性可能与骨质疏松症的发生和发展有关。

（六）PTH 基因

人类甲状旁腺素（PTH）是由甲状旁腺主细胞合成、分泌的多肽类激素，含 84 个氨基酸残基。PTH 基因位于 11 号染色体短臂上，由 2 个内含子、3 个外显子组成，其主要功能是促使血钙水平升高，血磷水平下降，调节机体的钙磷平衡（Noordin et al，2016）。PTH 对骨形成和骨吸收具有双重效应，间歇性小剂量 PTH 促进骨形成，持续大剂量 PTH 促进骨吸收。因此，PTH 作为人体骨转换的主要决定因子，其基因是 OP 的重要候选基因（Hu et al，2022），在 OP 的发生发展、预防和治疗中起重要作用。

存在于分泌囊泡的 PTH 去向：一是被转录到储存库；二是被降解；三是被分泌。许多因素可影响 PTH mRNA 的转录，维生素 D、高钙血症使 PTH mRNA 明显减少，PTH 分泌降低；

低钙血症、高磷血症、雌激素可引起 PTH mRNA 增多，PTH 分泌增加。PTH 的分泌主要受血浆 Ca^{2+} 浓度的调节。甲状旁腺的主要功能是通过甲状旁腺细胞膜上的钙敏感受体（calcium sensing receptor，CaSR）感知血液中 Ca^{2+} 浓度，进而调节 PTH 的释放以维持血钙和血磷的稳定（Goodman，2024）。PTH 的分泌受到多种因素的调节，1,25-$(OH)_2D_3$、成纤维细胞生长因子23（fibroblast growth factor 23，FGF23）和雌激素能够通过其对应的细胞受体系统，影响 PTH 的表达和分泌，在转录后则由钙和磷酸盐调节。除血钙浓度，血磷、儿茶酚胺、血镁浓度等刺激物也可影响 PTH 的分泌。研究发现，高镁血症与较高的钙磷产物和较低的 PTH 水平有关，镁可通过上调关键细胞受体 CaSR、维生素 D 受体和 FGF23/Klotho 系统来调节甲状旁腺功能（Kuo et al，2024）。研究表明，敲除小鼠 Gem2 基因能够使甲状旁腺组织中 CsSR 和 PTH 的 mRNA 表达显著下调，从而促进 PTH 的转录（仇胜，2017）。近年来，人们越来越关注甲状旁腺素的研究，对于该基因的表达调控研究显得格外重要。

1. 各基因对 PTH 表达的调控

（1）Ca^{2+}/CaSR 对 PTH 表达的调控

CaSR 是一种位于甲状旁腺主细胞膜上的 G 蛋白偶联受体（GPCR），含有 1078 个氨基酸残基。目前认为 CaSR 在甲状腺、肺、肾、骨骼、胃肠道、心血管等部位均有分布，已发现 1 型 CaSR（主要存在于肾、骨）、2 型 CaSR（主要存在于脑、胰）（Gorvin，2018）。

研究发现，CaSR 在调节甲状旁腺和肾中的钙稳态方面发挥着重要作用，能够感知血液中 Ca^{2+} 浓度微小变化，促进甲状旁腺中 PTH 的分泌和肾中 Ca^{2+} 的排泄（倪利华，2020）。Ca^{2+} 是 CaSR 的主要激动剂，血钙浓度在很大程度上受 PTH 调控。当细胞外 Ca^{2+} 浓度升高时，CaSR 激活，能活化磷脂酶 C（PLC），上调细胞内二酰甘油 / 三磷酸肌醇（IP_3）水平，开放内质网钙库的 IP_3 受体-Ca^{2+} 通道，促进胞内 Ca^{2+} 动员和胞外 Ca^{2+} 外流，增加细胞质内 Ca^{2+} 浓度，抑制甲状旁腺细胞释放 PTH（Massy et al，2014）。即 PTH 能够作用于肾和骨，进而增加血浆 Ca^{2+} 浓度，CaSR 激活，抑制 PTH 分泌；反之，当细胞外 Ca^{2+} 浓度降低时，CaSR 表达减少，Ca^{2+} 从胞内流出，使得 PTH 的抑制作用减弱，引起分泌增加，血清 PTH 浓度升高（Naveh-Many et al，2020）。

（2）维生素 D 对 PTH 的调控

维生素 D_3 通过皮肤接受紫外线照射后由 7-脱氢胆固醇合成，它没有生理活性，需在肝、肾中经过两次羟基化。维生素 D_3 经肝细胞内质网维生素 D 的 25 羟化酶作用，形成 25-$(OH)D_3$，再由肾脏和外周组织的 1α-羟化酶作用，形成 1α,25-$(OH)_2D_3$，可与 VDR 结合后发挥生理功能（Christakos et al，2016）。众所周知，25-$(OH)_2D_3$ 和 PTH 在维持钙代谢和骨代谢平衡中起着关键作用。早期研究中，1α-羟化酶是将 25-$(OH)D_3$ 转换成 1α,25-$(OH)_2D_3$ 的关键酶，其表达转录受 PTH 控制，能活化肾的 1α-羟化酶，能促使 1α,25-$(OH)_2D_3$ 生成，再促进肠钙吸收（Takenaka et al，2016）。反之，过量的 1α,25-$(OH)_2D_3$ 则会抑制 PTH 的合成和分泌，从而间接抑制 PTH 介导的骨转换加速作用。

维生素 D 的有益效果是通过 VDR 来介导的，主要集中在细胞核内。VDR 本质上是一种顺式激活转录调控因子，与 1α,25-$(OH)_2D_3$ 结合后，聚集多种转录调节因子，调节相应靶基因表达，从而发挥维生素 D 的基因组途径生物学作用。研究表明，原发性甲状旁腺功能亢进症（primary hyperparathyroidism，PHPT）由于甲状旁腺中 VDR 的表达量降低，PTH 合成和释放过多，造成代偿性的甲状旁腺功能亢进状态（段然，2021）。遗传关联研究表明，VDR 的等位基因 b、a 和 T 与 PHPT 发病机制和 VDR 表达水平相关，PTH 分泌增加可抑制 Ca^{2+} 外流

（Chorti et al，2023）。

（3）FGF-23 对 PTH 的调控

血清成纤维细胞生长因子-23（fibroblast growth factor-23，FGF-23）是参与磷酸盐和矿物质代谢调节的主要物质之一，主要由骨细胞合成分泌，少数由成骨细胞和软骨细胞分泌，通过下调肾脏 1-α 羟化酶的表达，减少循环中 $1α,25-(OH)_2D_3$ 的生成，继而减少肠道对钙和磷的吸收（胡坤等，2017）。FGF-23 的功能激活突变可导致常染色体显性遗传低磷血症性佝偻病（autosomal dominant hypophosphatemic rickets，ADHR），通过定位克隆方法鉴定到 37 个 ADHR 的候选基因，进一步分析表明，FGF-23 基因突变会导致 ADHR（刘畅，2022）。

FGF-23 具有抑制破骨细胞生成、促进成骨细胞生成的作用（陆敏安等，2022），还可以抑制 PTH 的表达和分泌。FGF-23 的升高还会抑制维生素 D 的产生，引起活性维生素 D 产生减少，促使继发性 PTH 升高，钙大量释放，致骨量流失，骨密度（BMD）下降（付玉玲等，2018）。由于与 FGF-23 受体的亲和力，单纯存在不易产生作用，Klotho 蛋白作为辅助因子与 FGF-23 受体结合后，明显增加 FGF-23 的亲和力，从而调节血磷水平，维持钙磷代谢平衡，能够作用于甲状旁腺细胞，进而有效抑制 PTH 的表达和分泌，延缓骨量丢失、降低软骨组织钙化风险（周麟等，2019）。

（4）雌激素对 PTH 的调控

研究表明，雌激素可能通过雌激素受体阻断 PKA 途径，进而抑制 PTH 诱导的破骨细胞的形成（张婷婷等，2016）。胰岛素生长因子-1（insulin-like growth factor-1，IGF-1）是软骨内成骨必需的生长因子，维持软骨细胞代谢、骨基质蛋白合成和分解的稳态。早期研究表明，IGF-1 与 IGFBP-4（insulin-like growth factor binding protein-4）结合后抑制 IGF-1 生物活性；同时，IGFBP-4 的水平受合成和降解两个方面调控，IGFBP-4 蛋白酶（IGFBP-4 protease）能够特异性分解 IGFBP-4。PTH 能够诱导细胞中 IGFBP-4 蛋白酶的活性，雌激素能够消除 PTH 引发的 IGFBP-4 蛋白酶活性抑制，从而消除 PTH 对成骨活性的抑制。Haglund 等发现甲状旁腺肿瘤通过表达 ERβ1 和 ERβ2，激活 ERβ1 的转录和该疾病临床特点高度相关，表明雌激素信号转导在甲状旁腺功能和疾病中有着重要作用。

2. 甲状旁腺素对骨重建的影响

长期大剂量给予 PTH，PTH 通过 RANK/RANKL/OPG 信号通路间接诱导成骨细胞 RANKL 表达，促进其增殖分化，与破骨细胞 RANK 结合，促进破骨细胞增殖分化，使骨吸收大于骨形成，骨丢失增加（Sun et al，2020b；Heckt et al，2016；Melda et al，2016）。间歇性小剂量给予 PTH，通过 PTH 受体偶联 Gαs 活化 cAMP/PKA 信号通路，诱导 BMSC 向成骨细胞分化，促进成骨细胞增殖活化，最终使得骨形成（Sinha et al，2016）。PTH 可以刺激成骨特异性转录因子的表达，如抗凋亡因子 Smad3、Bcl-2，PTH 抑制促凋亡因子 Bad 活性，下调凋亡诱导因子 CARP-1 的表达，促进 Bcl-2 等生存因子的表达，促进 DNA 修复，从而减少成骨细胞凋亡（Silva et al，2015）。研究发现，PTH 可促进成骨细胞 BMP2/4 的合成和分泌，激活成骨细胞 BMP 信号，增强成骨细胞 Smad1/5 磷酸化，证实 BMP 是 PTH 诱导骨重建的关键（Khan et al，2016）。PTH 还可通过 cAMP/PKA/CREB 信号通路促进 BMP2 表达，BMP2 是促进成骨分化信号通路中的重要因子，与 PTH 共同协作促进成骨细胞分化，通过 BMP-Psmad1/5/8 信号通路促进 Runx2 表达，促使骨髓干细胞分化为成骨细胞，从而提高成骨细胞数量、活性（Sun et al，2020b）。PTH 提高骨密度、增加骨量，降低骨折风险的同时，可以增强软骨内成骨、膜内成骨与骨痂重建，加快骨组织修复，促进骨折愈合。

（七）PTHrP 受体基因

甲状旁腺素相关肽 PTHrP 是一种 G 蛋白偶联受体，可促使前体软骨细胞膜表达。当 PTHrP 信号通路激活后，可抑制前体软骨细胞分化为肥大软骨细胞，促进软骨细胞增殖，使得软骨内成骨发育。PTHrP 减少，能使 PTHrP 信号通路活性下调，软骨细胞增殖减少，肥大软骨细胞增加，抑制长骨纵向生长（Hallett et al，2022）。

人类 PTHrP 编码基因位于 12 号染色体短臂上，它与甲状旁腺素（PTH）具有有限的氨基末端序列同源性，因此可以与 PTH 受体相互作用，至少产生三种具有不同羧基末端的 139、141 和 173 个氨基酸的成熟肽。PTHrP 可以经过蛋白水解加工成更小的生物活性形式，它是"经典"PTH 样效应的介质，通过对正常细胞和肿瘤细胞中的基因表达进行重新编码，充当增殖、分化和凋亡等多方面关键调节剂（Luparello et al，2022）。PTHrP 的主要翻译产物被加工成一系列重叠的生物肽，这些肽被认为可以抑制破骨细胞功能并刺激成骨细胞增殖，用于治疗骨质疏松症（Martin et al，2023）。研究显示 PTHrP 可以促进成骨细胞或未成熟的成骨细胞增生、分化，有效地增加 OP 患者的骨密度，加快骨折的愈合，甚至在促进骨形成效能方面已经超越 PTH（Bhattacharyya et al，2019；Anagnostis et al，2019）。PTHrP 通过与其受体 PTH1R 结合，激活下游 cAMP 信号通路来发挥其作用，可绕过信号肽，避免 PTHrP 分泌而留在细胞中，然后转运到细胞核中（Zhao et al，2023b）。因此核 PTHrP 的信号转导能够通过旁分泌方式和细胞自主途径运行。PTHrP 通过与 RNA 结合，在细胞核内参与调节 RNA 运输、核糖体动态和蛋白质翻译等。在乳腺癌、结肠癌和前列腺癌细胞中，核通路可刺激细胞增殖，保护细胞免于凋亡或突变，但是 PTHrP 分泌可抑制细胞增殖并促进细胞死亡（Grinman et al，2022）。肥大前带肥大软骨细胞分泌的猬蛋白（IHH），可扩散至与其并列分布的软骨膜，促使软骨膜内的成骨前体细胞向成骨细胞分化，最终形成骨领，也可促进生长板下骨小梁形成（董政权，2023）。骨骼生长板合成 PTHrP，PTHrP 与靶细胞上的受体结合后调节和引导软骨内成骨，促进胎盘的钙与镁的转运。

PTHrP 主要以自分泌、内分泌或旁分泌方式调节细胞增殖和分化，在骨中具有重要的合成代谢功能（Martin，2016）。敲除小鼠 PTHrP 基因，发现小鼠表现为过早死亡、骨量减少，成骨细胞增殖分化减少以及凋亡增多，可通过间歇性给予 PTH/PTHrP 来抑制成骨细胞的凋亡（Anagnostis et al，2019）。人类 PTHrP 受体功能缺失突变导致 Blornstrand 型软骨发育不全症。相反，人类 PTH/PTHrP 受体突变导致该受体不可逆转地处于开启状态，不需要配体的结合，引起 Jansen 干骺软骨发育不良症，是一种由于其受体信号过度表达导致软骨细胞分化受到抑制，而引起的短肢侏儒症。近期研究表明，敲除转基因小鼠成骨细胞中的 PTHrP 基因，其破骨细胞形成数量减少，可能是由于敲除 PTHrP 基因后阻碍了成骨细胞，而促使破骨细胞生成（刘佳等，2018）。最明显的是，当 PTHrP 与骨骼中的 PTH1R 受体相互作用，诱导骨吸收并产生高钙血症，PTH1R 基因功能缺失或突变会导致软骨发育不良，PTHrP 敲除和 PTH/PTHrP 受体敲除鼠的表型相似。在牙齿的发育中，PTHrP 也与上皮-间充质相互作用有关，内皮层分泌的 PTHrP 通过与覆盖于其上的骨受体结合，通过破骨细胞激活牙槽骨的吸收，使牙齿萌出。基于 PTHrP 对骨的合成代谢作用，PTHrP 可作为 OP 的治疗靶点。

（八）CTR 基因

降钙素是甲状腺滤泡旁细胞分泌的多肽激素，作为一种包含 32 个氨基酸的肽类激素，主要通过与破骨细胞表面的降钙素受体（calcitonin receptor，CTR）相互作用，实现对骨吸收过程的抑制作用。降钙素受体基因是一种跨膜 G 蛋白偶联受体，其基因位于人类第 7 号和第 9 号染色体上，分子质量为 8～9kD，含有 490 个氨基酸，主要分布于破骨细胞膜及其前体细胞等，通过调节靶器官功能，反馈调节降低血液中血钙的含量，可增强肾脏 Ca^{2+} 排泄的能力。也可直接作用于破骨细胞受体，减少骨髓间充质干细胞向破骨细胞的分化，同时经过相关蛋白通路介导抑制破骨细胞的活性，起到调节人体骨代谢，并维持体内钙平衡的作用，大大降低了骨质疏松症的患病风险（孟德峰，2019）。

CTR 基因多态性位点位于核苷酸序列 1377bp，该位点上 C 突变为 T，导致其编码的相应蛋白质第 463 位氨基酸残基由脯氨酸（CCG）变为亮氨酸（CTG），从而使得 CTR 分子的二级结构发生改变，进而影响到 CTR 与配体的结合及其信号转导通路，并影响机体对降钙素的反应（刘文宣，2015）。CTR 基因有三种基因型：CC（纯脯氨酸）、TT（纯亮氨酸）、TC（脯氨酸、亮氨酸杂交型）。

国内外学者对 CTR 基因多态性与骨质疏松症的相关性做了大量的相关研究，但是目前研究结论并不一致，有研究表明 CTR 基因型和绝经后妇女的股骨颈骨密度有关，与绝经后妇女的骨密度存在一定的关联。CTR 不同的基因型可能会影响绝经后妇女的骨丢失速率和骨密度，而且存在性别的差异。李博一等证实昆明地区 2 型糖尿病伴骨质疏松症患者 CTR 基因分布以 CC 型为主（李博一等，2021）。但是国内不同地区研究表明降钙素受体基因与骨质疏松症无明显相关性，可能不是导致 OP 的重要因素。

而国外 Ankam 研究表明南印度人群中密码子 447 的 CTR 多态性是导致骨质疏松症的重要因素之一（Ankam et al，2017）；利用 *Taq* I 内切酶对意大利绝经后妇女降钙素受体多态性进行研究，发现了三种基因型：T 型、Tt 型和 tt 型。与 T 型相比，Tt 型人群在腰椎骨密度方面明显降低。研究表明 CTR 多态性与绝经后意大利妇女的骨矿物质密度有关；有研究发现波兰绝经后妇女人群 CTR 基因的 *Alu* I 多态性可能与骨质减少和骨质疏松症的发展有关。李然等研究发现左归丸可明显降低血清中 ALP 和 TRACP 含量，显著提高 ALP 和 CTR 蛋白表达水平，从而有效防治绝经后骨质疏松症（李然等，2018）。

（九）CaSR 基因

人类钙敏感受体（calcium-sensing receptor，CaSR）基因定位于染色体 3q13.3-21，长度为 3234bp。CaSR 基因具有 7 个外显子和 2 个包含维生素 D 反应元件的启动子（曾庆明，2016）。它是一种分子量为 120～160kDa 的 C 族 G 蛋白偶联受体（GPCR），广泛分布于甲状旁腺、肠道、骨骼和肾脏等组织器官中，在甲状旁腺和肾脏中表达量最高，通过调节甲状旁腺素分泌和尿钙重吸收，在全身钙稳态调控中起关键作用（陈盈宇，2021）。CaSR 功能异常不仅会影响钙代谢性疾病（如甲状旁腺功能亢进症）和非钙代谢性疾病（如心血管疾病和癌症）的发展，还会引发如肿瘤、糖尿病、心肌缺血再灌注损伤等许多全身疾病或脏器损害。

体外和体内数据均表明 CaSR 是骨细胞代谢的生理调节剂。甲状旁腺 CaSR 同源物最初在体外成骨细胞谱系细胞中表达，CaSR 通过激活骨细胞中多个 CaSR 介导的细胞内信号通路来调节成骨细胞和破骨细胞的募集、分化和存活；细胞外钙浓度可能通过激活骨细胞中的阳离子敏感受体，在独立于激素调节骨重塑方面发挥生理作用；高细胞外钙通过直接作用于破骨细胞前体细胞中存在的 CaSR 来抑制破骨细胞样细胞的形成；CaSR 直接参与两种破骨细胞的分化；CaSR 能正向调控 A549 细胞中 NF-κB 和 PTHrP 的表达，具有较高的转移潜力，从而促进破骨细胞的分化和成熟（Liu et al，2020）。体内实验发现 CaSR 在软骨源 C5.18 细胞中表达，并且细胞外（Ca^{2+}）的变化与结节形成和软骨基因表达调节有关。CaSR 是维持钙稳态的关键参与者，可以通过直接作用于骨细胞来影响骨骼建模和重塑，正如体内和体外证据所证明的那样，CaSR 信号的调节可以在骨合成代谢中发挥作用（Chang et al，1999；Cianferotti et al，2015）。

CaSR 基因在人群中主要存在 3 种多态性，即 986Ala/Ser（A986S）、990Gly/Arg（G990R）及 1011Gln/Glu（Q1011E），位于羧基端第 7 外显子。目前研究较多的为 A986S，主要研究对象为高加索人群。有研究表明 CaSR 有助于钙稳态和外周骨密度的遗传调节。但也有学者未发现 CaSR 基因的 A986S 多态性对钙稳态或骨量有显著影响。有些学者认为 CaSR 基因 A986S 多态性与中国绝经前女性骨密度或骨大小无关，但有些学者却认为中国人 CaSR 基因的 G990R 多态性与北京地区汉族年轻妇女的血钙、PTH 水平相关。CaSR 基因多态性是否与骨质疏松症等代谢性骨病相关还需要进一步研究。

三、骨质疏松相关蛋白

（一）ApoE 蛋白

ApoE 蛋白（载脂蛋白 E）是血浆中一种主要的载脂蛋白（Phu et al，2023），是决定血胆固醇水平的重要因素之一，有着 3 种主要的等位基因（ApoE2 基因、ApoE3 基因、ApoE4 基因）（Zhao et al，2023a），文献表明 ApoE 可通过调节高脂血症的发生发展过程，而间接影响骨代谢（乔铭薪等，2021）。目前的研究报道中 AopE 主要通过 3 个途径发挥对骨质疏松的调控作用。

1. ApoE 调节高脂血症调控成骨分化和破骨分化

① ApoE 对成骨细胞分化的调控作用：当 ApoE 功能异常，低密度脂蛋白摄取及清除减少时，会引起成骨细胞活性降低，成骨相关基因及通路，如 Runx 2、TGF-β/BMP 和 Wnt 通路等也会下调（Li et al，2019e）。有关研究成果表明，Wnt/β-catenin 能够对骨髓间充质干细胞到成骨细胞的分化过程起到促进作用，同时还能够抑制骨髓间充质干细胞分化为脂肪细胞。② ApoE 对破骨细胞分化的调控作用：ApoE 失调导致高脂血症，高胆固醇水平能上调破骨细胞活性，促进破骨细胞分化和成熟，其机制主要与破骨分化通路 RANK/RANKL/OPG 通路相关（Ascone et al，2020）。

2. ApoE 通过炎症因子调控骨代谢

ApoE 能直接干扰炎性通路的信号转导，影响 IL-1β、IL-6、NO 和 TNF-α 等（Boufenzer et al，2021）。还能间接通过影响血脂水平上调多种炎症因子水平，如胆固醇水平的增高能上调多种炎症因子的表达，如 IL-6、IL-8、IL-1β 等（Dias et al，2022）。而且在促进脂肪细胞生成的过程中还能进一步促进 IL-6、TNF-α 水平的提高。炎症因子的释放对骨代谢也具有调节作用：① IL-6 可提高 RANKL 等的表达，调节破骨前体细胞的分化，并影响其活性（王山林等，2021）。② IL-8 能促进骨吸收，抑制骨形成（秦铭等，2018）。③ TNF-α 一方面能促进 IL-6 和 IL-1β 的表达，激活炎症信号通路促进骨吸收并抑制骨形成；另一方面 TNF-α 能够对 RANK/RANKL/OPG 通路起到调节作用，提高破骨细胞活性和数量，提高破骨性调节因子水平，促进破骨细胞的分化，加快骨吸收。不仅如此，TNF-α 还能减少成骨细胞的生成，抑制其成熟，促进其凋亡，抑制骨形成（王力平等，2022）。

3. ApoE 通过影响氧化应激调控骨代谢

ApoE 能够抑制氧化应激，而 ApoE 功能异常引起的炎症因子分泌增多能促进氧化应激的发生。目前多数学者认为机体氧化应激与炎症因子是互相促进的关系（许娟，2021）。一方面，ROS 能激活 NF-κB 炎症通路上调 IL-6 等炎症因子的表达，加剧局部炎症。研究表明，高脂血症时机体抗氧化酶（SOD、GSH、CAT）和 eNOS 含量显著降低，清除自由基的能力下降，进而引发氧化应激（贾艾玲等，2022）。高脂血症时增多的脂质能上调 NADPH 氧化酶活性，增加胞内 ROS 生成，对氧化应激反应起到促进的作用。另一方面，某些炎症介质能诱导血管中的促炎因子、iNOS 的表达，产生过量 NO。ApoE 生理功能的正常发挥能抑制炎性因子的释放，抑制机体 ROS 的生成，从而抑制破骨活性并促进 OB 分化，减少骨吸收并增加骨形成而减缓 OP 的发生发展（Xiao et al，2022）。

高脂血症（hyperlipidemia）是影响 OP 发生发展的因素之一，临床上同时有 OP 和高脂血症的患者并不少见，ApoE 与高脂血症关系密切，通过了解 ApoE 对 OP 的影响与作用机制，拓宽了治疗 OP 的新思路，对临床高脂血症合并 OP 患者的治疗提供了新的思路。

（二）Klotho 蛋白

Klotho 蛋白由 Klotho 基因（简称 KL 基因）编码，参与哺乳动物衰老过程并且调节磷酸盐稳态和成纤维细胞生长因子（FGF）家族成员的活性。Klotho 蛋白是单跨膜蛋白，包括 α-Klotho、β-Klotho 和 γ-Klotho 3 种亚型。Klotho 蛋白还是 FGF23 与其受体 FGFR1 高亲和力结合所必需的，其与 FGFR1 生成的二元复合物构成了 FGF23 的生理受体，共同参与调节维生素 D、磷酸盐和钙的水平（Yamada et al，2017）。Klotho 蛋白对骨细胞的功能作用较为复杂，目前研究报道中 Klotho 蛋白主要通过以下 3 个途径发挥对骨质疏松的调控作用。

1. Klotho 与 Wnt 信号通路

Wnt 信号转导对成骨细胞分化和骨形成至关重要（宁子锋等，2024）。经典 Wnt 信号通路在调节骨代谢的过程中发挥了重要的作用。通过 β-连环蛋白（β-catenin）易位至细胞核内，与 T 细胞因子 / 淋巴细胞增强因子（T cell factor/lymphoid enhancer factor，TCF/LEF）结合，激活下游成骨基因转录，β-catenin 基因敲除引起的 Wnt 信号通路的抑制将影响骨形成（Cai et al，2023）。体外研究表明，经典 Wnt 通路还可以作用于间充质干细胞成骨分化的过程，同时参与调控成骨细胞的增殖与成熟，以及影响骨矿化过程（Liu et al，2022a）。在非经典的 Wnt 配体中，对 Wnt5a 的研究最为广泛，其可调节成骨细胞分化，Wnt5a 基因敲除小鼠则出现脂肪增多和骨形成受损（Kamizaki et al，2021）。以上说明，非经典 Wnt 信号在骨代谢的过程中同样扮演了重要的角色。

Klotho 蛋白可协同 FGFR1 作用于 FGF23/FGFR1 信号转导过程从而调节正常骨代谢。而 FGF23 的增加与 Wnt/β-catenin 信号通路抑制剂骨硬化蛋白（SOST）和 dickkopf 相关蛋白 1（dickkopf-related protein 1，DKK1）循环水平的升高有关，这对骨骼发育和骨量维持至关重要（付彩雯等，2024）。说明通过 FGFR1 这一共同作用点，Klotho 蛋白可能借助对 Wnt 信号通路的作用参与了骨代谢过程。在 Klotho 蛋白存在的情况下，FGF23 对骨细胞分化和矿化有直接作用，其机制是通过诱导 DKK1 及抑制 Wnt/β-catenin 途径介导的（Weidner et al，2020）。若骨细胞中 Klotho 蛋白的功能缺失，可削弱 FGF23 诱导 DKK1 的生物学作用，从而激活成骨细胞 Wnt 途径，进一步促进成骨过程（Komaba et al，2018）。提示 FGF23 诱导 DKK1 表达的作用可被 Klotho 蛋白强化，即 Klotho 蛋白间接作用于 Wnt 信号转导和影响成骨。此外，在骨细胞系 UMR-106 中，添加β-甘油磷酸盐可增加 Wnt 靶基因的表达，而β-甘油磷酸酯和 Klotho 蛋白的共同给药可减少 Wnt 活化和 FGF23 水平的降低。表明 Klotho 蛋白还可以调节 Wnt 活化的过程和 FGF23 的产生（Ma et al，2018）。综上所述，Klotho 蛋白可能通过与多种 Wnt 配体结合或介导 FGF23 进而参与调控 Wnt 通路，作用于机体钙、磷代谢的平衡以及骨骼生长、发育过程，并随时间变化在生物个体衰老过程中产生不同的影响（王森等，2023）。

2. FGF23/Klotho 轴与骨质疏松

OP 是骨重建过程失衡引起的，即成骨细胞主导的骨形成过程减慢或受抑制，破骨细胞主导的骨吸收过程相对加快造成的，其中骨代谢生化指标发挥着重要的生物学作用。研究表明 FGF 家族成员中的 FGF23 在肾-髓-骨调节机制中扮演了重要的角色（王璠琛等，2023）。

多变量线性回归分析（付彩雯等，2024）表明，可溶性 Klotho 与衰老和 FGF23 水平降低显著相关，且骨质疏松可影响 Klotho 和 FGF23 水平。FGF23 在 Klotho 蛋白协助下抑制肾脏对磷酸盐的重吸收，促进尿磷的排泄，调节血磷平衡，同时 FGF23/Klotho 还影响维生素 D 和甲状旁腺素（PTH）的合成与分泌，间接影响骨质矿化。Klotho 和 FGFR 均可在甲状旁腺组织表达。FGF23 与甲状旁腺上的 FGFR-Klotho 复合物结合，通过活化丝裂原活化蛋白激酶旁路发挥对甲状旁腺合成的调控作用。FGF23 不仅可以促进肾脏对磷的排泄，还可以减少肠道对 $1,25-(OH)_2D_3$ 的重吸收，从而导致血磷水平下降、尿磷水平增加、$1,25-(OH)_2D_3$ 水平降低，进而影响骨质矿化。Klotho 缺乏时 FGF23 与 FGFR 亲和力下降，可抑制 FGFR 磷酸化，使骨基质矿化能力下降。而 FGF23 的过度表达则可抑制成骨细胞的分化，说明 FGF23 不仅参与钙磷代谢调节，亦可能参与 OP 发生发展的过程调节。研究表明 FGF23 与骨代谢标记物和椎体骨折风险呈正相关。FGF23 及 Klotho 通过负向调控钙、磷、$1,25-(OH)_2D_3$ 的水平，发挥其对骨代谢尤其是抑制成骨的作用，从而参与 OP 的发生。

机体内骨代谢的机制是多样而复杂的，Klotho 蛋白在其中发挥了重要的作用。Klotho 蛋白可能通过直接或间接的方式参与影响骨代谢的过程，其作用彼此重叠并相互联系，也可能互为因果。Klotho 蛋白可能成为临床干预骨质疏松症的又一突破点，但仍需更多研究予以证明。

（三）骨形态发生蛋白

骨形态发生蛋白（bone morphogenetic protein，BMP）是转化生长因子 β（transforming growth factorβ，TGF-β）家族中的一员，到目前为止，已确定识别了大约 20 名 BMP 家族成员，它们具有不同程度促进成骨干细胞分化的能力（邢金毅等，2024），因此 BMP 对调控骨干细胞的分化，实现骨组织的修复与再生有重要意义。下面将对目前研究报道较多的 BMP 进行阐述。

1. BMP-2 与骨质疏松

BMP-2 是第一个被描述的 BMP，也是研究报道最多的。BMP-2 的诱导成骨能力已在临床前模型中得到证实，由于其具有多样化的功能和成骨能力（冯少龙等，2023），美国食品药品监督管理局已经批准重组人 BMP-2（rhBMP-2）用于脊柱融合手术、胫骨干修复和上颌窦重建手术。研究同时发现 BMP-2 同样可用于治疗骨质疏松症，在两种年龄不同的小鼠卵巢摘除模型中，BMP-2 全身性给药增加了间充质干细胞的活性，并逆转了卵巢切除引起的与年龄相关的骨丢失（Chen et al，2019c）。目前越来越多研究将 BMP-2 作为治疗骨质疏松的靶点。BMP 在骨骼的发育、生长及骨折修复中均具有重要作用，BMP-2 作为其家族重要成员，参与骨骼的发育及组织构建，BMP-2 表达障碍患者易发生骨骼病及骨折（康麟等，2021）。BMP-2 与其受体结合后可激活 Smad 途径，Smad4 作为该途径中的信号分子已被证实通过在成骨及破骨细胞发育和功能中起到重要作用而参与调节骨代谢（Liu et al，2018）。miR-330-5p 低表达可通过激活双糖链蛋白聚糖介导的 BMP-2/Smad 通路来抑制 OP 小鼠骨质流失（Jin et al，2020）。蛙卵蛋白水解物可通过上调 TGFβ/BMP-2 通路蛋白 BMP-2、Smad4 表达，降低 OP 大鼠骨折风险（Li et al，2019f）。雷奈酸锶可有效提高 BMP-2 水平和骨力学性能，加快骨质疏松性骨折大鼠愈合期进程（Wang et al，2020a）。蛇床子素可通过激活雌激素-α / BMP-2/Smad 通路改变 OP 大鼠生物力学特性及 BMD，以此防治骨质丢失，起到抗 OP 的作用（Wang et al，2020d），同时黄鑫等发现蛇床子素可以通过激活 BMP-2/SMAD4 信号通路来促进骨质疏松性骨折大鼠的骨折处愈合（黄鑫等，2024）。

2. BMP-4 与骨质疏松

骨形态发生蛋白-4（BMP-4）作为已知的可促进骨生成的生长因子，也可以作为抗骨质疏松的作用靶点，BMP-4 促进骨再生的能力比 BMP-2 更弱一些（李娜等，2022）。研究人员通过过表达 BMP-4 促进了骨髓基质细胞的成骨分化说明 BMP-4 具有潜在的促血管生成功能（谢正松等，2021），这一过程可能与 Notch 信号通路增强相关。许多中药都能促进 BMP-4 表达从而促进成骨分化，有研究构建了斑马鱼骨质疏松症模型，利用传统中药木蝴蝶进行干预后发现，BMP-4、Runx2b、Alp 等成骨分化基因表达上调（任柳怡，2024）。宋敏等（2020）研究发现在用药处理大鼠骨髓间充质干细胞后，增强了骨髓间充干细胞增殖能力和成骨分化水平，其中 BMP-4 表达显著提高。还有一些中药衍生物也具有促进成骨作用，如补骨脂素能促进成骨细胞分化成熟，但在 BMP-4 基因缺失的条件下，补骨脂素对成骨细胞标志基因的促进作用被消除（叶志伟等，2020）。有研究（秦丽梅，2022）将多孔钛合金材料与低强度脉冲超声波结合，从体内外检测了 miR-1187/BMP-4 轴的促进成骨分化作用。结果表明多孔钛合金材料与低强度脉冲超声波结合可以上调 BMP-4 的表达，同时抑制 miR-1187 的表达，减少 miR-1187 对 BMP-4 的竞争性结合，使 BMP-4 富集从而促进成骨分化。

此外 BMP-4 在调节全身葡萄糖稳态和胰岛素抵抗方面也有重要作用，因此 BMP-4 靶向治疗可能对糖尿病相关的骨质疏松症人群更为有意义。吴静等（2022）通过选取江苏大学附属人民医院 2020 年前收治的老年 2 型糖尿病患者进行回顾性分析发现，老年 2 型糖尿病合并骨质疏松症患者血清 LCN2 水平提升、BMP-4 水平降低为合并 OP 的独立影响因素，联合检测能提高合并 OP 的预测价值。

3. BMP-6 与骨质疏松

骨形态发生蛋白-6（BMP-6）凭借其骨诱导和细胞类型特异性增殖活性，在间充质干细胞向成骨分化的过程中起重要作用。然而，与 BMP-6 骨诱导活性有关的分子机制仍不清楚，并且仍需进一步研究。Msx2 是转录因子同源框基因家族的成员，促进钙化。因此，为了知道它是否也可能在 BMP-6 诱导的成骨中发挥作用，研究人员用 BMP-6、腺病毒-MSX2（AD-Msx2）或腺病毒-simsx2（Ad-si Msx2）处理两种小鼠间充质细胞系，mRNA 和蛋白表达结果表明 BMP-6 可以增强 Msx2 的表达并激活 Smad1/5/8、p38 和 ERK1/2 的磷酸化。被 AD-Msx2 转染后，显著促进了 BMP-6 诱导的磷酸化激活。转染 AD-Msx2 后，间充质细胞诱导的磷酸化激活明显增强。相反，被 Ad-si Msx2 转染的两个细胞系即使在被 BMP-6 诱导后也呈现出三种磷酸化蛋白的抑制表达。这些发现为理解 BMP-6 诱导成骨机制提供了新的观点，并为骨缺损的治疗提供了靶点（Cai et al，2020）。

此外在绝经后骨质疏松患者血清中发现 BMP-6 呈现低表达，并与患者的骨密度与骨代谢指标有着明显的相关性，推测 BMP6 作为绝经后骨质疏松患者的诊治指标有着一定的指导意义（周涛等，2022）。俞华等（2022）利用金匮肾气丸治疗老年骨质疏松症患者，发现药物治疗效果良好，能提高患者骨密度，改善骨代谢指标，促进 BMP-6 表达，抑制炎症因子表达。樊化等（2020）发现血清 Hepcidin、BMP-6、s-HJV 水平均可作为预测老年骨质疏松骨折的有效指标。还有研究（Xia et al，2023）发现中药提取物淫羊藿苷显著促进骨髓间充质干细胞的增殖和成骨分化，淫羊藿苷治疗后筛选了 6 个在增殖和成骨分化相关过程中均富集的基因（gli1、IGF2、BMP-6、WNT5A、PTHLH 和 MAPK14）。

（四）其他 BMP 与骨质疏松

有近 20 种 BMP 已经被发现，但是它们刺激骨干细胞分化的机制都非常复杂，在临床的应用上也面临很多挑战。除了有之前提到的 BMP-2、BMP-4、BMP-6，接下来对一些其他 BMP 进行了机制的汇总。

BMP-7 与 BMP-6 的氨基酸序列有 87% 的相似性，同样对胰岛素分泌和改善胰岛素敏感性有作用。在持续稳定高糖环境能够抑制成骨细胞的增殖及 ALP 活性，影响细胞骨架结构，抑制成骨基因表达，添加 BMP-7 可以在不同程度上反转该趋势（孙龙等，2016）。Chen 等（2018a）的研究表明，腺病毒介导的 BMP-7 表达促进了人成纤维细胞的成骨分化并增强了体外成骨细胞相关基因的表达。在注射人成纤维细胞-水凝胶混合物后，感染 BMP-7 腺病毒的细胞在体内显示出增强的骨形成和成骨细胞相关基因的表达。

BMP-9 是一种由肝脏产生和分泌的生物分子，具有抗纤维化、抗肿瘤、抗糖尿病等作用。BMP-9 能明显诱导干细胞骨向分化，目前研究已经发现 BMP-9 与多条通路联合作用能发挥调控作用，如 BMP-9/Smad、BMP-9/MAPK、STAT3、Wnt/β-catenin 和 Notch 信号通路。最近研究结果表明（Zhang et al，2024）BMP-9 可上调 LGR4 促进成骨能力，但 LGR4 的下调会降低 BMP-9 的成骨能力。关于其机制，我们发现沉默 Raptor 会降低 BMP-9 的成骨潜能。并且 BMP-9 会增强 Stat3 的磷酸化，促进 Raptor 与 p-Stat3 相互作用，Stat3 增强 LGR4 启动子活性。研究结果表明，BMP-9 可能至少通过 mTORC1/Stat3 信号上调 LGR4 的表达，激活 Wnt/β-catenin 信号，从而促进成骨细胞的发育。Zhang 等（2023）发现在 3T3-L1 细胞中，BMP-9 明显上调赖氨酸氧化酶的表达。BMP-9 诱导的 Runx2、OPN 和矿化均因赖氨酸氧化酶抑制或敲低而增强，而赖氨酸氧化酶过表达则使其表达降低。此外，BMP-9 诱导的脂肪生成因子被赖氨酸氧化酶抑制。抑制赖氨酸氧化酶导致 c-Myc mRNA 和 β-catenin 蛋白水平升高。然而，当 β-catenin 敲低时，由赖氨酸氧化酶抑制引起的 BMP-9 诱导的成骨细胞生物标志物的增加明显减少。BMP-9 上调 HIF-1α 的表达，并通过赖氨酸氧化酶抑制或敲低进一步增强 HIF-1α 的表达，但被赖氨酸氧化酶过表达逆转。赖氨酸氧化酶敲低或 HIF-1α 过表达会增加 BMP-9 诱导的骨形成，尽管当 HIF-1α 被敲低时，Lox 敲低引起的增强作用在很大程度上被减弱。赖氨酸氧化酶抑制增加了 β-catenin 水平，降低了 SOST 水平，而 HIF-1α 下调几乎逆转了这一趋势。

（五）骨涎蛋白

骨涎蛋白（bone sialoprotein，BSP）由成骨细胞、破骨细胞等骨相关细胞分泌（Dab et al，2022）。在成骨细胞方面，BSP 已经作为成骨分化标志物被广泛使用。在破骨细胞方面，BSP 可以增加 RANKL 诱导破骨细胞前体的骨吸收能力，并可以提高细胞内钙离子水平，而破骨细胞的活化亦可提高细胞内钙离子水平，而钙调磷酸酶/NFAT通路可以维持破骨细胞和成骨细胞活性的平衡（Son et al，2018）。BSP是具有多功能的主要骨细胞外基质非胶原蛋白，它可与αVβ3、αVβ5和RANKL发生相互作用，促进破骨细胞附着和分化以及骨吸收，从而诱发一系列骨吸收性疾病如牙周炎、骨质疏松，以及多种恶性肿瘤的骨转移（曾俊铭等，2023）。BSP不仅是成骨标志物，还具有促进破骨细胞分化和骨吸收的能力。

1. BSP与成骨分化的关系

BSP是骨骼中主要磷酸化蛋白，对矿化组织具有特异性，在胚胎发育中，BSP在骨形成时已经开始表达，因此BSP常可以作为成骨细胞分化的标志物进行检测（Kriegel et al，2023）。过表达BSP可以促进成骨相关基因的表达和钙结节的形成，而抑制BSP之后会抑制成骨分化（Xu et al，2017）。目前BSP已经作为多种来源骨髓间充质干细胞成骨性比较的指标之一（党严等，2024）。大部分与成骨分化相关的信号通路均有报道与BSP表达相关，如抑制MAPK/NFκB信号通路可以促进BSP的表达，从而促进成骨细胞分化（支旺等，2023），激活BMP和WNT信号通路可以促进MC3T3-E1细胞成骨分化（Wang et al，2023）、P38MAPK通路的成骨分化功能（李召宝等，2023）、ERK1/2信号通路的成骨分化功能（周洋等，2023）等。BSP基因不仅是骨质疏松的标志基因，还参与了糖尿病和骨质疏松合并症的发展（Fan et al，2020）。

2. BSP与破骨分化的关系

BSP虽然能促进成骨分化，但是却也能促进破骨分化和骨吸收（Son et al，2018），主要机制是与RANKL的协同作用，RANKL是连接骨骼与免疫系统的关键分子，可以激活RANK下游的信号通路促进破骨细胞成熟（Honma et al，2021），而BSP通过与破骨细胞表面受体整合素αVβ3和RANKL结合，加强RANKL调节破骨细胞分化的能力，不仅如此还会与破骨细胞的RANK结合，促进破骨细胞附着和分化（Foster et al，2013）。敲除BSP基因之后导致骨形成减少，同时骨吸收也减少。在过度表达BSP的小鼠的小梁骨中，破骨细胞表面积和数量增加了一倍，并且在转基因骨髓培养中，破骨细胞的数量及其在体外的再吸收活性增加。而在BSP-脾细胞培养中，加入外源性BSP或其他含有RGD的蛋白质，可明显通过αVβ3整合素信号通路重新形成多核破骨细胞，但不能恢复破骨前细胞数量或其基因表达谱，这表明内源性BSP在调节破骨细胞的作用效果方面优于外源性BSP（Chavez et al，2023）。

明确BSP的具体作用机制，适当地阻碍BSP功能，在促进成骨分化的同时，调节破骨细胞分化和成熟，有利于预防和治疗骨质疏松等骨代谢疾病。目前由于天然内源性的BSP的生产等环节还面临着瓶颈问题，体外合成的BSP是当前BSP的主要来源，因此如何进一步研发内源性BSP是未来发展的重点。

（六）LRP5

低密度脂蛋白受体相关蛋白5（low-density lipoprotein receptor related protein 5，LRP5）是低密度脂蛋白受体（low-density lipoprotein receptor，LDLR）家族的一种单边跨膜蛋白，是Wnt/β-catenin信号激活的重要辅助受体。LRP5基因包含23个外显子，编码1615个氨基酸，位于染色体11q13上。LRP5蛋白主要存在于细胞外，包含一个跨膜结构域和四个细胞外β-螺旋桨基序。有证据表明，第一个螺旋桨的变异主要与高骨量表型相关，而第二个和第三个螺旋桨的变异主要与低骨量表型相关（Littman et al，2023）。然而，这些模式正不断受到更多不遵循这些惯例的变体的挑战。LRP5的功能缺失突变或表达改变与许多复杂的人类疾病有关，包括骨质疏松症、肿瘤发生和高胆固醇血症（Ju et al，2021）。LRP5 作为 Wnt 配体的共受体，控制参与成骨的基因的表达，通过大规模全基因组关联研究（GWAS）被确定为与骨折风险和骨密度相关的位点（Trajanoska et al，2018）。多项研究已经证明 LRP5 对骨骼发育、生长和维持至关重要（Sebastian et al，2017）。LRP5 与跨膜蛋白 frizzed 一起控制与成骨有关的基因的表达，这些发现得到了描述 LRP5 突变的研究的支持，LRP5 突变是人类不同病理条件和影响骨代谢的基础（Norwitz et al，2019）。LRP5 的功能丧失突变导致骨质疏松-假性神经胶质瘤综合征（OPPG），这是一种低骨量疾病，伴有严重的低骨密度和视网膜的病理性血管化（Pekkinen et al，2017）。

动物模型反映了 lrp5 在动物出生后骨代谢中的必要性，并且与人类表型非常相似。研究表明，小鼠 lrp5 敲除模型模拟了人类低骨密度和下肢畸形的 OPPG 表型，在小鼠 lrp5 敲除中，骨质量差和矿物质沉积低的主要原因是成骨细胞增殖减少（Khrystoforova et al，2022）。然而，lrp5 敲除对破骨细胞功能的影响尚不清楚。研究表明，lrp5 的高骨密度错义突变会降低雌性小鼠的破骨细胞分化和再吸收活性（Kang et al，2019）。

1. LRP5 与成骨分化

LRP5 作为 Wnt 配体的共受体，与 Wnt/β-catenin 信号通路的功能密切相关，Wnt/β-catenin 信号通路是介导糖尿病胰岛素抵抗和骨代谢平衡的重要机制，调控 Wnt 信号转导促进糖原合成酶激酶-3β（GSK-3β）磷酸化表达水平提高，可改善糖脂代谢。Wnt/β-catenin 信号通路是调节骨细胞重塑的重要途径，不仅在成骨细胞和破骨细胞二者平衡中发挥重要调节作用，可以改善骨代谢平衡；并且调控 Wnt 通路还促进骨桥蛋白、骨钙素、Ⅰ型胶原蛋白的表达，改善骨增殖和成骨分化（张亚奇等，2024）。研究发现通过 Wnt/LRP5/β-catenin 通路提高 Wnt3α、LRP-5、β-catenin 水平能改善骨质疏松症，减少骨质丢失（张莉丽等，2023）。不仅仅通过 Wnt 信号通路，LRP5 还可通过抑制色氨酸羟化酶 1 表达，使 5-羟色胺（5-HT）合成减少，抑制 5-HT/5-HTR1B/CREB 信号通路，促进成骨细胞增殖和骨形成。LRP5 表达变化会导致其骨量调节功能发生改变（牛娜等，2022）。人群中存在着复杂的 LRP5 基因突变，LRP5 基因突变可通过多种机制影响 Wnt/β-catenin 信号通路和 5-HT/5-HTR1B/CREB 信号通路功能。了解 LRP5 调节骨量的作用机制及其影响因素，对于骨质疏松症的防治具有重要意义。

2. LRP5 与破骨分化

Wnt/β-catenin 信号在骨中成骨细胞、破骨细胞和骨细胞的合成和稳态比例决定中起着重要作用。Wnt 信号抑制间充质干细胞（MSC）向软骨细胞和脂肪细胞谱系的分化，并增强向成骨细胞谱系的分化。成骨细胞和骨细胞 Wnt/β-catenin 信号也通过增加骨保护素的分泌间接抑制破骨细胞分化和骨吸收（Littman et al，2023）。此外，骨细胞分泌的骨硬化蛋白可作为 LRP5 的抑制剂，促进破骨细胞分化和吸收活性（Marini et al，2023），被称为骨组织中典型 Wnt 信号的主要负调节因子。目前 lrp5 缺乏对破骨细胞的全身性影响尚不清楚。有研究表明斑马鱼的 lrp5 基因敲除后，斑马鱼骨骼在早期阶段延迟矿化，成年颅面骨骼的神经和内脏进一步变形。成年 lrp5⁻／⁻ 斑马鱼骨密度低。通过对 lrp5⁻／⁻ 颅骨进行转录组分析，揭示了双膦酸盐途径基因和甲羟戊酸盐途径基因的下调，这些基因被称为控制破骨细胞代谢的关键基因。通过斑马鱼模型，发现与 lrp5⁺／⁺ 相比，lrp5⁻／⁻ 突变体的破骨细胞更活跃，导致骨吸收增加。因此基于 lrp5 在抑制破骨细胞调节方面的意想不到的作用，以及它先前确定的对骨矿物质密度的影响，可以认为 lrp5⁻／⁻ 斑马鱼模型有助于确定改善低骨密度症状和延长老化骨骼健康状态的治疗方法（Khrystoforova et al，2022）。

3. LRP5 与机械转导

除了上述 LRP5 在骨骼中的成骨和破骨分化作用外，越来越多的研究表明，LRP5 在机械转导中也起着关键作用（Choi et al, 2021），阐明了它们可能影响骨骼形成和重塑的另一种机制。在多项研究中，LRP5 敲除小鼠对机械刺激的反应性一直下降，而携带与高骨量表型相关的常见 LRP5 变异敲入基因的小鼠对机械刺激的成骨反应更强。进一步的小鼠研究表明，骨细胞是介导 WNT/lrp5 相关骨量调节和机械转导的主要细胞类型（Bullock et al, 2019）。这一观察结果，再加上颅颌面骨骼的骨细胞密度明显高于尾骨，骨骼重塑在面部骨骼中比其他部位更为突出（Cuevas et al, 2023），对解释在 LRP5 变异相关的高骨量表型患者中观察到的颅颌面骨密度变化和总体形态发生改变提供了合理的机制。

（七）激活蛋白-1

激活蛋白-1（AP-1）是成骨细胞和破骨细胞调节细胞增殖、分化和凋亡的关键转录因子。AP-1 有与 Fos、Jun、激活转录因子 ATF 及肌肉腱膜纤维肉瘤 MAF 蛋白家族组成的同源或异源二聚体，如 Fos/Jun、Jun/Jun、Fos/ATF 等。目前研究最多的是 Fos 和 Jun 蛋白家族，这些蛋白成员也是主要的 AP-1 组成蛋白（司艳凤等，2023）。近年来，越来越多报道发现 AP-1 在骨发育和骨疾病中具有重要的生物学作用，AP-1 的相关文献主要集中在对破骨细胞的调控作用，关于成骨细胞的调控作用的文献较少。

1. AP-1 对成骨细胞的调控作用

通过对 AP-1 组成部分 Fos 家族的成员研究发现，转基因小鼠进行过表达 Fra-1 会增强成骨细胞分化，而缺乏 Fra-1 的小鼠骨基质生成减少但成骨细胞数量没有改变（Fan et al, 2021）。Wang 等（2017）发现 Jun 家族中 JunB 的缺失会导致小鼠成骨细胞减少和破骨细胞分化的缺陷，且骨质会较差。综上所述 AP-1 相关的 Fos 和 Jun 蛋白家族是骨形成的关键因子。

2. AP-1 对破骨细胞的调控作用

RANK 主要在破骨前体细胞和成熟破骨细胞中表达，RANKL 则主要在成骨细胞和骨细胞中表达。在破骨细胞中，RANKL 与 RANK 结合，然后通过募集蛋白 TRAF-6 激活 PI3K/Akt、NF-κB 或 MAPK 信号，进一步激活 AP-1、c-Fos、NF-κB 和 NFATc1 等转录因子调节破骨细胞功能（Liang et al, 2022）。AP-1 参与多个调控破骨细胞分化的通路，包括 NF-κB 信号通路、JNK 信号通路、ERK 信号通路、P38MAPK 信号通路。

（1）AP-1 与 NF-κB 通路

NF-κB 通路是调控破骨细胞分化的重要通路之一。破骨细胞通过巨噬细胞集落刺激因子（M-CSF）和 RANKL，RANKL 与其受体 RANK 结合，将 TNF 受体相关因子 6（TRAF6）吸引到 RANK，随后激活 NF-κB 和丝裂原活化蛋白激酶（MAPKs），包括 c-Jun N 末端激酶（JNK）、p38 和细胞外信号调节激酶（ERK）。RANKL 还刺激 c-Fos 的表达，c-Fos 是 AP-1 的主要成分。NF-κB 和 AP-1 介导 NFATc1 的初始诱导，NFATc1 是破骨细胞分化的关键决定因素，它调节破骨细胞基因的表达，包括抗酒石酸酸性磷酸酶（TRACP）和组织蛋白酶 K（CTSK）基因（Lee et al, 2020a）。Li 等（2022）发现尿石素 B 可以通过抑制 NF-κB 信号通路来抑制破骨细胞分化，减少骨质疏松症患者的骨质流失，主要机制是抑制 NF-κB 信号通路中 IκB 的磷酸化和 P65 的磷酸化，从而抑制相关基因 MMP9、CTSK、NFATc1 和 c-Fos 基因的表达。但当 NF-κB 通路被抑制时会影响 c-Fos 的表达并阻断药物对破骨细胞分化的作用（Feng et al, 2023）。

（2）AP-1与JNK通路

JNK由JNK1基因、JNK2基因和JNK3基因3个基因编码，是MAPK的一个组成部分，也是MAPK信号通路的重要一员，在RANKL诱导的破骨细胞发生过程中发挥重要作用。JNK通过激活c-Jun来上调AP-1复合物的转录活性，AP-1通过结合NFATc1等基因的启动子，调控破骨细胞特异性基因的表达（Lu et al，2020）。研究发现，在甲基乙二醛处理的巨噬细胞中，观察到JNK信号通路的激活，抑制JNK活性导致破骨细胞生物标志物基因表达下调（Lee et al，2019）。在JNK/c-Fos/NFATc1的通路中，活化的JNK通过磷酸化Fos、Jun来增强AP-1的转录活性，促进破骨细胞分化，当阻断JNK信号通路后可抑制破骨细胞分化（Li et al，2023）。综上所述JNK信号通路和AP-1的激活在RANKL诱导的破骨细胞形成中必不可少。

（3）AP-1与ERK通路

ERK是MAPK信号通路的另一个重要成员，ERK主要以ERK1和ERK2形式存在，ERK1/2磷酸化后易位到细胞核，从而激活AP-1的c-Jun和c-Fos促进破骨细胞分化（Wang et al，2024）。抑制了ERK的磷酸化，可下调NFATc1的信号转导达到抗骨质疏松作用（Yang et al，2023b），主要机制是NFATc1的高表达受到NF-κB和c-Fos的调控，c-Fos的持续产生是由于得到ERK磷酸化的支持（Yang et al，2023a）。因此如何抑制ERK1/2磷酸化可作为研究治疗骨质疏松的方向之一。

（4）AP-1与p38MAPK通路

p38MAPK由p38MAPKα、p38MAPKβ、p38MAPKγ和p38MAPKδ4个家族成员组成，在调控细胞增殖、分化、组织发育及稳态中发挥重要作用（Shi et al，2023）。RANKL与RANK结合后，在TRAF6的参与下，激活p38MAPK信号通路，激活后的p38MAPK通过磷酸化下游的信号分子肌细胞增强因子2C（myocyte enhancer factor 2C，MEF2C）及ATF-2，使AP-1复合物的表达增加，进而促进破骨前体细胞功能活化，分化生成破骨细胞（Fang et al，2020）。Yu X等（2024）发现山奈酚在体内可以减轻磨损颗粒引起的炎症性骨丢失，在体外可以抑制破骨细胞的分化和功能，主要是通过下调p38MAPK信号以及下游NFATc1表达来发挥抗破骨作用。p38MAPK是调节骨代谢的重要信号通路，该通路中任何基因发生突变都有可能出现骨质疏松、骨肿瘤等代谢性骨疾病，将成为未来治疗代谢性骨疾病药物的新靶点。

AP-1作为RANKL/RANK信号通路的重要转录因子，主要通过NF-κB、JNK、ERK和p38MAPK信号通路调节破骨细胞形成，参与骨代谢过程，与骨质疏松、骨肿瘤等代谢性骨疾病的发生发展相关。目前虽已研究出针对RANKL抑制骨吸收的人源性单克隆抗体德诺单抗用于治疗骨质疏松症、骨肉瘤，但该药物长期应用的安全性还有待于进一步研究。此外，在这些信号途径中，AP-1的活性受其他转录因子相互作用的调节及信号通路的上游激酶的控制，这为代谢性骨疾病的治疗提供了新的药物靶点，是未来研究的热点。

（八）骨硬化蛋白

骨硬化蛋白（sclerostin，SOST）是SOST基因表达的一种含有190个氨基酸的分泌型糖蛋白，主要在骨骼系统中表达，通过阻断Wnt/β-catenin信号通路发挥作用，骨硬化蛋白是胱氨酸结家族的一个非典型成员，它包含其他家族成员中不存在长而灵活的N和C末端，剩余的残基形成3个环状结构，环1和环3中的残基形成两对扭曲的反向平行β链并在其尖端通过单个二硫键连接，在其凸面存在与其他蛋白质的结合位点。环2具有多种构象，是结合低密度脂蛋白受体相关蛋白 5/6（LRP5/6）的关键区域（Tobias，2023）。SOST 被认为具有负向调节骨重建的作用，在骨质疏松的进程中发挥重要作用。目前已有 SOST 类型的治疗骨质疏松的药物骨硬化蛋白单克隆抗体——罗莫佐单抗（romosozumab，ROMO），在临床试验中已证实 ROMO 抗骨质疏松作用显著（Ebina et al，2024）。骨硬化蛋白单克隆抗体是目前唯一一个兼具促进骨形成与抑制骨吸收双重作用的骨质疏松治疗药物。如前所述，许多动物实验（AlbiolL et al，2020）以及临床试验均表明 SOST-Ab 治疗可增加骨形成并减少骨吸收。但也存在许多问题，骨硬化蛋白抗体的作用呈现出时间依赖性，并且在不同骨组织衰减时间存在差异（Ominsky et al，2017），但其机制还不明确。另外反复使用骨硬化蛋白抗体，骨形成反应的减弱可能与 Wnt 拮抗剂（Dkk1、SFRP4、Bglap、Postn 和 WISP1）的上调有关（Holdsworth et al，2018）。

目前已有较多针对抑制骨硬化蛋白来治疗骨质疏松症的报道，Niveria 等（2024）发现选择性敲除骨硬化蛋白基因可以促进 MC3T3-E1 的成骨分化。中药淫羊藿提取物淫羊藿苷通过抑制 SOST 表达促进了骨髓间充质干细胞的成骨分化（Wei et al，2023）。Sangadala 等（2023）利用计算机策略鉴定及设计骨硬化蛋白小分子抑制剂（SMI），研究发现 SMI 具有破坏细胞外骨硬化蛋白与 LRP5/6 之间相互作用的能力，通过 SMI 治疗可以显著增强 Wnt 和 BMP 信号通路，并且 SMI 可以作为独立成骨剂显著增加动物模型的骨形成。

许多研究表明，体力活动增加与骨硬化蛋白水平呈负相关。有研究进行了两项实验（Catalano et al，2020；Brandenburg et al，2016），将绝经前妇女分为两组，一组是体力活动多的妇女，另一组是久坐不动的妇女。在两项实验中，经常运动的女性血液和尿液中的骨硬化蛋白水平都明显较低。将骨细胞暴露于接受体育锻炼计划的肥胖女性的血清中，结果显示，项目持续时间（在训练计划前 48h，然后在训练 4、6 和 12 个月后收集血清）与骨硬化蛋白水平呈负相关（Janik et al，2018）。Bimonte 等（2017）也得到了类似的结果，他们也注意到一些关键的成骨因子，如 Runx2、BNP4 和 BALP 的 mRNA 水平较对照组低。典型 Wnt/β-catenin 信号通路特异性靶基因 c-Myc 和 axin2 的表达也显著降低。不仅仅针对女性，有男性参与者在内的研究也得出了相应的结果。

四、骨质疏松分子治疗靶点

（一）RANKL 单克隆抗体靶向治疗骨质疏松

地舒单抗（denosumab）是一种完全人源化的免疫球蛋白 G2 单克隆抗体，能够与 RANK 的配体 RANKL 竞争性结合，从而阻断 RANK 信号通路，能抑制破骨细胞的形成、活化，可治疗骨质疏松，还能抑制骨关节炎、血管钙化。地舒单抗能够产生安全高效的抑制骨吸收的效果，是目前临床中骨质疏松患者广泛应用的治疗药物之一（张博涵等，2024），在我国主要用于绝经后骨质疏松妇女的治疗（陈天洪等，2022）。

1. 地舒单抗作用机制

人体骨组织的代谢、结构、力学功能、骨重建等调节稳态中，破骨细胞（OC）的骨吸收作用强于成骨细胞（OB）的骨形成是导致 OP 的关键因素。目前 OP 研究相关信号转导通路包括 Wnt 信号通路、Notch 信号通路、Hh 信号通路、RANK/RANKL/OPG 通路、NF-κB 信号通路等，Wnt/β-catenin 信号通路和 RANKL 通路是目前药物研究治疗的热点（张薇等，2022）。在骨质疏松机制中，RANK/RANKL/OPG 系统能够决定性影响 OC 活性，使 OC 不能活化（Li et al，2021b）。

骨保护素（OPG）参与成骨细胞调节破骨细胞分化和活化的机制，破骨细胞受多种激素和细胞因子作用后，最终通过影响 OPG 与 RANKL 竞争性抑制 RANK，最终结合 RANKL 信号通路来实现调节，减少破骨细胞增殖分化抑制骨吸收，使骨代谢趋于稳态（Udagawa et al，2021）。可溶性的 RANK，只有一小部分由 OB 分泌入血，绝大部分 OB 合成的 RANK 存在于 OB 表面，OPG 被 OB 分泌后，常以一种旁分泌的形式在局部组织内起作用；因而血清 OPG、RANK 的水平，常不能完全反映它们在骨组织中的活性水平。虽然 OPG 对 RANKL 的亲和力高于 RANK，但是其发挥作用所需的高剂量限制及较差的药效动力学使 OPG 不能作为很好的药物（Passaponti et al，2022）。因此 OPG 类似物或 RANKL 抗体类药物成为主要研究方向。有人进行重组 OPG-γ 球蛋白 Fc 融合物的临床研究，发现其有明确的抑制骨吸收的作用，虽然 OPG 类似物诱导免疫反应的安全问题较小，但是 Amgen 研发的 IgG2 单克隆抗体有着性能更优越的高度亲和力和较强的生物活性，近年来基本没有关于重组 OPG-γ 球蛋白 Fc 的临床报道（陈天洪等，2022））。

2. 地舒单抗临床应用

到目前为止，在对地舒单抗临床应用疗效的研究中，为期 10 年的 FREEDOM 试验是规模最大的一项国际性研究，其采取前瞻性的双盲对照，对地舒单抗的 10 年研究经验提供了药物在减少骨折和持续增加骨密度方面的疗效数据（Bandeira et al，2022）。地舒单抗联合运动能显著提升绝经后骨质疏松（PMOP）患者的 BMD，降低患者的骨折风险（陈露等，2023）。地舒单抗与双膦酸盐对比，在提高 BMD 方面地舒单抗的效果更好，因为它是一种抑制 RANKL 活性的单克隆抗体，可发挥抗破骨细胞作用，无须通过覆盖在矿化的骨表面被破骨细胞摄取，所以其作用不被具有骨矿化障碍的疾病所影响（蔡诗雅等，2021），PMOP 患者持续使用地舒单抗 36 个月，髋部骨折的相对风险降低 38%，临床椎体骨折风险降低 37%，非椎体骨折风险降低 38%（Lai et al，2022），而且地舒单抗可明显降低受雄激素剥夺治疗的高骨折风险非转移性前列腺癌男性患者，减少患者死亡风险，地舒单抗呈现出显著的疗效（游如旭等，2024）。男性骨质疏松患者使用地舒单抗后也能显著增加 BMD，与安慰剂组比较，地舒单抗组新发椎体骨折或椎体骨折恶化相对发生风险显著降低 65.7%；相较于安慰剂及阿仑膦酸钠，地舒单抗对各部位骨密度的提升更显著（Nakamura et al，2014）。早期研究发现，非双膦酸盐的地舒单抗和罗莫佐单抗对髋部、股骨颈的 BMD 提升最有效，特立帕肽对椎体的影响最大（Davis et al，2020）。糖皮质激素性骨质疏松症（GIOP）患者，目前的一线治疗使用双膦酸盐，但是双膦酸盐容易出现治疗失败、不耐受或依从性稳定，地舒单抗可作为替代方案，相比口服双膦酸盐，地舒单抗的治疗依从性更好，而且对长期使用地舒单抗的 GIOP 患者的研究表明，地舒单抗在提高脊柱骨密度方面优于双膦酸盐（陶薇羽，2023）。因此，地舒单抗可能被认为是一线治疗替代药物，地舒单抗可作为双膦酸盐替代物对 OP 进行治疗，而且 OP 患者尽早使用地舒单抗干预治疗能获得更好的疗效。

3. 地舒单抗序贯治疗

双膦酸盐通常会提升 OP 患者的 BMD，前期会持续增加 BMD，随着时间的推移，会出现平台化，甚至出现 BMD 下降，且腰椎和髋部的 BMD 均显著下降，这说明双膦酸盐增加 BMD 方面的有效性会随着时间的延长而降低（Bone et al，2017；Kamimura et al，2017）。在预防骨折方面，地舒单抗停药后的短时间内，BMD 和骨转换标志物（BTM）快速下降，椎体骨折风险的发生率也在短时间内上升（Kondo et al，2020）。所以在没有完全消除椎骨骨折反弹的风险时，除特殊原因不建议停止用药。因此为了避免终止地舒单抗治疗所带来的不良影响，序贯治疗是首要考虑的事情。当患者出现双膦酸盐治疗反应减弱应立即改用地舒单抗（Kamimura et al，

2017），但是不建议双膦酸盐联合地舒单抗的治疗方式，因此可加强一针地舒单抗或使用双膦酸盐类药物作为地舒单抗停药后的序贯治疗（马宁等，2023）。罗莫佐单抗（Oue et al，2023）、特立帕肽（Leder et al，2015）接续地舒单抗，相较于序贯唑来磷酸，地舒单抗能很好地提升 BMD 和预防骨折。

（二）Wnt/β-catenin 蛋白靶向治疗骨质疏松

1. Wnt/β-catenin 信号通路的成骨作用

1982 年 Nusse 等首次报道 Wnt 信号通路，包括依赖 β-catenin 的经典通路与不依赖 β-catenin 的非经典通路。Wnt/β-catenin 信号通路主要包括：配体（Wnt 家族分子，wnt1、wnt3、wnt3a、wnt7b、wnt8 等）、跨膜受体（Frizzled 家族分子和 LRP-5/6）、胞质调节蛋白（Dsh、APC、Axin、GSK3β、β-catenin 等）以及核内转录因子（TCF/LEF1 家族）等。Wnt/β-catenin 调控细胞增殖、分化、发育。细胞可通过自分泌、旁分泌 Wnt，再与相邻细胞的膜受体结合，激活其 Wnt 信号通路，能调控相邻细胞的分化、增殖、迁移、凋亡、发育等，促使骨髓造血干细胞增殖、自我更新。Wnt/β-catenin 信号通路受多种信号因子调节，骨细胞通过产生 SOST、DKK1、RANKL 和 OPG 等，来调节成骨细胞和破骨细胞分化（Pathak et al，2020），阻断或抑制其中某一步骤都有可能激活 Wnt 信号通路，使得 β-catenin 在细胞质内累积，促进成骨细胞分化成熟。因此，这些特殊环节均可作为治疗骨质疏松的潜在靶点（吴也等，2016）。

（1）DKK

Dickkopf 相关蛋白（DKK）家族成员，是由两个富含半胱氨酸的结构域组成的分泌型糖蛋白，包括 DKK1～4，其中 DKK1、DKK4 能抑制 Wnt 信号通路（张笑添等，2023），抑制 DKK1 转导 Wnt/β-catenin 信号通路已被证实是治疗相关骨病的有效途径（Jiang et al，2022a）。DKK1 可与 LRP5/6、kremen 蛋白结合形成三聚体后，被细胞内吞入细胞质，减少细胞膜的 LRP5/6 的含量，故能阻断 Wnt 信号通路，能抑制骨髓间充质干细胞分化为成骨细胞，抑制骨矿化、骨形成（尹一佳等，2022）。绝经后骨质疏松症妇女，血 DKK1 的活性水平明显升高，给予 DKK1 的反义寡核苷酸每天 20μg/kg 后，能抑制 DKK1 的合成，可促进骨矿化（李桂锦等，2018）。绝经期女性 RA（类风湿性关节炎）患者，还未发生骨质疏松症的患者，血清 DKK1 的变化可能与骨侵蚀有所关联，此时应采取预防治疗措施来控制 DKK1 的表达（如 DKK1 单克隆抗体等）（裴子欢等，2021）。DKK1 的单克隆抗体与 SOST 单克隆抗体类似，可以提高小鼠的骨小梁质量和密度，并有助于恢复 OP 小鼠和恒河猴的骨密度。BHQ-880 和 PF04840082 等药物作为 DKK1 抑制剂正在进行临床研究，用于治疗多发性骨髓瘤等多种肿瘤（Jelinek et al，2016）。

（2）SFRP

分泌型卷曲相关蛋白（secreted frizzled-related protein，SFRP）由成骨细胞分泌，通过富含半胱氨酸域和受体卷曲蛋白（FZD）或 LRP 复合物竞争性与 Wnt 结合，从而抑制 Wnt 信号通路；可直接与 Fz 受体结合，起到抑制作用；也能与 Wnt 配体形成复合体，在一定条件下 SFRP 可作为 Wnt 转运蛋白，导致 β-catenin 在细胞核的累积，而增强 Wnt 信号，随后 Wnt 配体与 Fz 受体结合，起到激活信号通路的作用（Claudel et al，2019）。当 SFRP-1 被敲除时，可看到骨小梁体积、密度和质量都显著增高，甚至能使小鼠骨质快速恢复，这都是骨形成的表现。相反，有研究证实 OP 中 SFRP-5 表达升高，SFRP-5 过表达导致 Wnt 信号通路中 Wnt 和 β-catenin 蛋白下调，以及成骨相关标记分子的表达（An et al，2024）。对于 SFRP 抑制剂的研究集中在小分子化合物，其中亚氨基羰基噻唑和二苯砜磺胺在体内外均有促进骨形成的作用，有望成为新一类骨合成代谢药物。

（3）WIF1

Wnt抑制因子1（Wnt inhibitory factor 1，WIF1）是保守的分泌型蛋白，与分泌型卷曲蛋白、SFRP等属于Wnt拮抗物家族，Wnt抑制WIF1通过直接与Wnt蛋白相结合，从而阻止Wnt与受体蛋白相连，使细胞质中的β-catenin不能积累，进而阻断了Wnt经典通路和Wnt非经典通路。WIF1的表达是成骨细胞从成熟到凋亡的标志（Zhu et al，2020）。前期的研究表明WIF1可抑制Wnt-3a介导的对软骨形成的抑制。有研究表明，WIF1和Wnt/β-catenin信号通路之间可能存在关联，WIF1水平下调，促使细胞凋亡（Nusse et al，2017）。WIF1可抑制小鼠的胚胎间充质干细胞向成骨细胞分化，表明WIF1可作为一个抑制成骨的靶点。

（4）GSK3β

GSK3β是由糖原合成激酶3β（GSK3β）/轴蛋白（Axin）/结肠腺瘤病蛋白组成的复合物，可使Axin推动GSK3β磷酸化β-catenin，细胞质内的β-catenin累积增多，从而激活通路促进骨形成。通常GSK3β被认为是治疗OP的药物靶点，具有GSK3β抑制剂治疗骨相关疾病的潜在用途（Wong et al，2023）。Tideglusib作为一种噻二唑烷酮类的小分子药物，是GSK3β的非ATP竞争性抑制剂，少量动物实验可以证明能促进大鼠骨缺损的修复（Neves et al，2017）。LiCl（氯化锂）是GSK3β的一种非特异性抑制剂，通过抑制GSK3β对成骨细胞的调控，可调节Wnt信号通路并通过增加骨形成和减少骨吸收，改善骨小梁的结构（张浦燊等，2021）。用GSK3β抑制剂小分子化合物AZD2858治疗大鼠，其骨折部位可迅速愈合，且骨折愈合时有骨痂，没有明显的软骨内成分，表明AZD2858能够驱动间充质细胞进入成骨细胞通路，提示在不稳定的骨折环境中都能直接进行骨修复（Sisask et al，2013）。虽然GSK3β的活性能够限制骨形成，但要注意的是，GSK3β也参与一些胞内的其他进程，若过度抑制其活性可能会增加致癌的风险（Zhan et al，2017）。

（5）Cby

Chibby（Cby）是β-catenin的拮抗剂，Cby与β-catenin的C端结构域物理相互作用后，通过与转录因子竞争结合β-catenin来抑制β-catenin的转录激活，恰巧Cby的N端可以随机灵活掩盖住β-catenin中的TCF/LEF联合点。已发现该基因的两个转录本变体编码不同的亚型。前者的N端随机灵活地掩盖住TCF/LEF在β-catenin上的结合位点（Tsai et al，2020）。因此这可以看作是两者相互抑制在核内水平激活Wnt/β-catenin信号通路的一个可能方式。

2. 中医药防治骨质疏松症与Wnt/β-catenin信号通路的关系

目前已有大量研究证实多种中药单体及复方能够发挥防治OP的作用，具有上调Wnt/β-catenin信号通路表达、促进BMSC成骨分化、增加骨密度的作用。研究发现（Zhou et al，2018），何首乌（*Polygonum multiflorum*，PM）可以抑制Wnt抑制因子（WIF1）和分泌卷曲相关蛋白4的蛋白表达，从而调控Wnt信号通路，导致破骨细胞活性下降，骨形成增加，骨吸收降低，对OP大鼠骨骼产生保护作用。研究发现（胡俊等，2021），Wnt/β-catenin信号通路激活可能为黄芪多糖（AP）促MC3T3-E1细胞增殖以及成骨分化的作用机制之一，AP能促进相关成骨标志物表达以及β-catenin入核，以发挥防治OP的作用。常见中药复方，如左归丸（李耀洋等，2021）、益骨汤（林晓芳等，2018）、壮骨止痛方（蔡昕瑶等，2023）等均能通过调控Wnt/β-catenin促进骨形成和骨矿化。郭洁梅等（2021）采用壮骨健膝方干预大鼠膝关节退变软骨细胞Wnt/β-catenin

信号通路抑制因子蛋白表达，发现含药血清 DKK-1、SFRP3 蛋白水平表达提高，从而抑制 Wnt/β-catenin 信号通路激活，以保护由于白细胞介素-1β（IL-1β）诱导的大鼠膝关节软骨退变。青娥丸能通过干预激活 Wnt/β-catenin 转导途径表达，减少 DKK-1 表达，提高患者骨密度水平，从而治疗 OP（帅波等，2018）。

当前关于 Wnt/β-catenin 信号通路在 OP 的发病机制和精确靶向治疗方面的研究已取得了一定的成果。虽然激活 Wnt/β-catenin 信号通路有可能致癌或肿瘤的发生，但在成骨作用和致癌影响因素之间可以找到合适的治疗方案，因此 OP 的靶向治疗仍可以从这个通路中找到有效的策略，为中药多靶点治疗骨质疏松症提供新思路。

（三）罗莫单抗

罗莫单抗（romosozumab）是一种由 SOST 基因编码的骨硬化蛋白新型单克隆抗体药物，该抗体通过抑制骨硬化蛋白的活性，拮抗其对骨代谢的负向调节作用，在促进骨形成的同时抑制骨吸收。骨硬化蛋白是 Wnt/β-catenin 信号转导的经典抑制剂（Fabre et al，2020）。当 Wnt 配体与卷曲受体和 LRP5/6（低密度脂蛋白受体相关蛋白 5 或 6）共受体结合时，破坏复合物受到抑制。β-连环蛋白积累，易位到细胞核中，并触发参与骨形成的基因的转录。刺激骨形成的非典型 Wnt 通路也可以被 Wnt 配体激活，但它们会增加骨吸收。而罗莫单抗是一种针对骨硬化蛋白的尖端单克隆抗体，可促进骨形成并抑制骨吸收（Miller et al，2022）。

在人体研究之前，SOST 基因敲除小鼠的骨密度、骨量、骨生成和骨强度显著增加。这一证据表明，抗骨硬化蛋白治疗可用于调节骨量。随后，在一项雌性食蟹猴研究中，接受抗骨硬化蛋白治疗的猴子骨密度和骨强度都显著增强。

在首次抗骨硬化蛋白（AMG785）人体研究中，AMG785 通过增加骨形成同时减少骨吸收，产生了显著的合成代谢窗口。同时，AMG785 显著增加了骨密度，并且耐受性良好。本研究为 AMG785 的进一步临床研究提供了支持。2014 年发表了一项 2 期研究以及 Desmond Padhi 等人报告了另一项涉及 32 名低骨量女性和 16 名男性的研究，以评估罗莫单抗的疗效、安全性和不同剂量及给药间隔，研究表明，罗莫单抗可增加骨形成并减少骨吸收。同时，罗莫单抗在多个剂量下耐受性良好（Padhi et al，2014）。

2019 年 1 月，由安进和 UCB 共同开发的罗莫珠单抗（EVENITY）™ 首次在日本获批上市，用于治疗 OP。罗莫单抗作为一种新药的安全性是最重要的问题。自药物开发以来，随之而来的争议一直存在（Papapoulos et al，2016）。最近进行了一项荟萃分析，以更好地评估罗莫单抗的心血管风险。在 12 个月的时间里，分析了 6 项研究，分析了 12219 例患有骨质疏松症的老年男性和绝经后女性（Lv et al，2020）。该分析得出的结论是，罗莫单抗不会增加心血管事件的风险，包括中风、心房颤动、心力衰竭和冠状动脉疾病 [1.26（95% CI 0.95 ～ 1.68），P=0.11]。根据现有研究罗莫单抗是安全的，并具有积极的临床效果。然而，现有研究随访时间短，样本量小。未来需要更多的研究来探讨罗莫珠单抗。

（四）中药通过 Notch 信号通路靶向治疗骨质疏松

近年来，中药对 OP 的防治发挥了积极的作用，针对中药治疗 OP 的研究得到广泛关注。目前已有部分研究结果证明某些中药的有效成分与 Notch 通路相关，该信号通路在成骨细胞分化中扮演着双向调节作用（Zanotti et al，2016）。淫羊藿广泛用于骨病治疗，淫羊藿成分中淫羊藿苷

（icariin，ICA）是一种具有药理活性的黄酮苷，可能通过雌激素受体发挥雌激素样作用，对肿瘤细胞无增生性作用（蒽慧荣等，2017）。研究表明 ICA 可抑制 OVX 大鼠细胞中 NICD 和 Jagged1 蛋白的表达，促进 Notch2 mRNA 的表达，改善了骨形态结构（Liu et al，2017）。孙杰等在实验中发现淫羊藿提取物能下调碱性磷酸酶的水平，并增强 Notch1 以及骨保护素的表达活性，对核因子 κB 受体激活剂配体起到抑制作用，最终发挥加快骨形成、提高骨密度的作用（孙杰等，2019）。现代药理学表明，补骨脂种子通过调节 OP 中受干扰的代谢途径，比如促进骨再生和骨重建，对 OP 具有治疗作用。邢贞武等在实验中发现（邢贞武，2017；王剑等，2016）对绝经后 OP 患者 BMSC 进行研究，在添加补骨脂素培养后，受体 Notch1、配体 Jagged1 和 Hes1 表达增高，Notch 信号通路被抑制的情况发生逆转。另有研究指出，中药中有效成分刺五加苷、杜仲总苷和齐墩果酸等均能通过 Notch 信号通路介导干预 BMSC 的成骨分化，在不同程度上改善骨密度，同时影响相关骨细胞的凋亡以防治 OP（黄月等，2019；程韶等，2021）。周灵通研究发现，在 BMSC 成骨分化过程中，固本增骨方含药血清通过调控 Notch 通路，增强成骨因子 Ⅰ 型胶原蛋白、骨钙素与 Runx2 蛋白的表达，促进成骨细胞的活性（周灵通，2018）。右归丸（孙鑫，2015）、温肾固疏方（许日明，2019）及益肾胶囊（王洁芳，2015）均能调控 Notch 信号通路和相关蛋白表达，进而促进成骨的分化。连翘酯苷 A（forsythoside A，FT-A）是一种来自连翘的多酚类化合物，有研究发现 FT-A 通过抑制 NICD 的表达，使 Notch 信号通路主要效应物 RBPJK 表达显著增强并发生活性转变，从而抑制 NFATc1 的表达（孙雪武，2018）。葛根素是葛根中含有的一种黄酮类衍生物，能够显著抑制破骨细胞形成和破骨细胞分化相关基因表达，通过抑制 Notch 信号通路使得 Notch1、Notch2、Hes1、Jaggde1、Jaggde2 蛋白表达量降低（刘春丽等，2023）。目前还有研究表明红车轴草、丹参、补骨脂和蛇床子等中药单体成分能够抑制破骨细胞的形成（杨超强等，2023）。关于中药复方调节 Notch 信号通路从而影响破骨细胞的研究较少，其中右归丸加减方能够通过调节 Notch1 蛋白的表达来抑制血清中破骨标志物碱性磷酸酶的水平，并提高骨钙素的含量来抑制破骨细胞分化、促进成骨细胞形成，从而加速骨折的愈合，提高骨密度（李永贤等，2017）。中医药调控 Notch 信号通路与 OP 的研究主要集中在中药单体中有效成分对 Notch 通路的影响等方面，对于其作用的内在机制仍需要进一步探索。

（谢丽华　郑若曦　黄景文）

第三节　骨质疏松分子生物学理论贡献

一、成骨／破骨／成血管分子机制的贡献

（一）对骨质疏松治疗的贡献

骨重塑是一个由成骨细胞驱动的骨形成与破骨细胞控制的骨吸收共同协调的动态过程。任何对破骨细胞和成骨细胞生成之间精细平衡的干扰都可能导致骨吸收增加或骨形成减少，从而导致骨质疏松症的发生。随着对骨稳态调控认识的逐步加深，越来越多基于成骨／破骨分子机制的抗骨质疏松药物已被研发，广泛应用并取得了良好疗效，成为目前治疗骨质疏松症的主要策略。具体的相关药物在上一节中已详细介绍，本节不再赘述。

近年来，随着精准医疗策略的不断发展，人们对通过药物传递系统（drug delivery systems，DDS）治疗骨骼疾病的兴趣不断增长。由于骨骼的血管化程度低于脑、肝或肾等其他器官，药物对骨骼的渗透程度低于其他组织（Herland et al，2020；Alhamad et al，2023）。因此，传统用药通常以高剂量递送，可能引起全身毒性。适宜的 DDS 可以选择性地将药物施用于骨组织，使其更安全，更有效（Fan et al，2023），使药物剂量最大化，防止生物降解，减少对非靶细胞的暴露。例如，当用雌激素治疗时，药物转运到骨骼以外的组织会产生各种后果，包括子宫内膜癌和乳腺癌、宫内出血、子宫重量增加等。一种雌二醇-前药通过将雌二醇偶联到一个聚肽载体上使其对骨骼有选择性，甚至对骨骼有持久的影响，同时避免雌二醇的副作用。除了延长用药间隔外，也提高了患者的生活质量（Vinay et al，2016）。

治疗骨疾病的 DDS 中最关键的部分是骨靶向部分和载体（Xinluan et al，2015）。找到对骨骼具有高亲和力的骨靶向化合物对于载体定向至关重要。羟基磷灰石（hydroxyapatite，HA）是构成骨矿化基质的主要成分。以与 HA 有强亲和力的物质作为骨靶向分子，使得将骨作为选择性递送的目标具有可行性。

四环素和二膦酸盐由于其对 HA 中的钙具有高亲和力，成为目前热门的骨靶向分子。由于四环素对骨骼有很强的亲和力，会使儿童的牙齿变黄，被儿科医生叫停使用。但也由于这一特点，它仍然被用作成人抗菌和第一个骨靶向化合物。一种分子量更小的四环素类似物被创造出来，与四环素具有相当强的结合能力。研究人员试图最小化四环素的结构，以减少药物的生物作用带来的任何负面影响。虽然这些变化使化合物失去了生物作用，但仍然可以结合 HA（Carrow et al，2015）。尽管进行了这些尝试，但由于其化学结构变化后的稳定性不高，化学结构复杂，目前还无法投入使用。双膦酸盐最近也作为骨靶向分子受到欢迎。由于其对 HA 的强亲和力，能够与破骨细胞活性区域结合，并且能够阻止骨吸收，使得用同一物质靶向和治疗疾病成为可能。

此外，一些研究发现，分子可以区分促进骨生长的表面和促进骨吸收的表面。研究表明，天冬氨酸的 8 个重复序列（Asp8）优先附着在促进骨吸收的表面上，而（AspSerSer）6 则倾向于与促进骨形成的表面结合。可根据所使用的药物作用机理选择性使用这两种分子。如果是抗骨吸收药物，应利用 Asp8 作为骨吸收表面的引导物；如果它是一种合成代谢剂，则应使用（AspSerSer）6 作为骨生成表面的向导（Lee et al，2016）。

研究发现纳米颗粒是骨疾病治疗中有效治疗递送的潜在载体。它们可以增强药代动力学、药效学、生物分布和靶向性，并保护药物不被生物降解（Xinluan et al，2015），可以提高治疗负荷，增加组织选择性，减少剂量，而不影响治疗效果。

目前尝试用于骨质疏松治疗的纳米颗粒主要有两大类，一类是有机纳米颗粒，主要为脂质体；另一类为无机纳米颗粒，包括 HA 纳米颗粒、具生物活性的二氧化硅纳米颗粒以及金属纳米颗粒。利用纳米颗粒技术可将药物直接输送到骨组织中，从而提高其疗效并将其负面影响降至最低。这种集中的递送可能会提高治疗的有效性（Mora-Raimundo et al，2021）。纳米颗粒可以保护药物免受降解，提高其稳定性和生物利用度。有针对性地给药，可能需要更低的剂量，这减少了给药的频率。在个性化医疗方面，纳米颗粒可以根据个别患者的需要定制，这可能会改善特定疾病的治疗效果。通过将药物专门输送到骨组织，纳米颗粒疗法可以降低与传统口服药物相关的全身副作用的风险。

但目前还处于实验阶段的纳米颗粒疗法，需要更多的研究来证明其长期的安全性和有效性。由于潜在的更高成本和初期创新疗法的有限可用性，成本和可及性也是另一重要的考虑因素。

与标准疗法相比，要完全了解其疗效和安全性，还需要进一步的基础研究和临床研究。为了保证这些治疗对骨质疏松症患者是安全、可靠和可及的，跨学科合作、严格的测试和监管控制是十分必要的。

（二）对骨质疏松早期评估及监测的贡献

骨作为一种代谢活跃的组织，有多种类型细胞参与，无数的生化和机械成分调节其动态重塑过程。这种复杂的相互作用使骨形成/骨吸收评估成为 BMD 测量的有价值的补充，有助于检测由骨形成和吸收之间不平衡引起的疾病。

合适的骨形成/骨吸收标志物应具有样本采集简单、无创或微创测定、骨代谢特异性以及与骨重塑分析标准技术（骨活检、组织形态学测定、X 射线和标记钙同位素研究）具较高相关性等特征。此外，它们应该对影响骨代谢相关疾病反应灵敏。

骨形成/骨吸收标志物可分为经典型和新型。经典标志物包括骨稳态、骨形成和骨吸收的生物标志物。经典生物标志物如钙（Ca）、磷（P）、甲状旁腺素（PTH）、骨特异性碱性磷酸酶（BALP）、骨钙素、Ⅰ型前胶原延伸肽（type Ⅰ procollagen extension peptides，P1NP 和 P1CP）、氨基-NTX1 和羧基末端交联端肽（amino-NTX1-and carboxyl-terminal cross-linked telopeptides，CTX1）等，尽管在临床环境中广泛使用，但这些经典生物标志物也存在一些局限性，如低特异性（由于在骨骼以外的组织中合成），低敏感性，易受饮食、年龄、性别或昼夜节律的影响，以及肾衰竭时的潜在改变等。另外一些如半乳糖羟赖氨酸，由于缺乏简单的常规测定方法，临床应用仍然有限。此外，在评估其作为骨质疏松症或血管钙化生物标志物的作用时，不同的研究结果相互矛盾，也给人们带来了挑战。例如，骨桥蛋白（OPN）对成骨细胞的影响为 OPN 诱导成骨细胞增殖和分化，促进骨矿化；而另一些研究则认为 OPN 抑制成骨细胞的这些过程（Holm et al，2014）。也有研究报道 OPN 对成骨细胞发育没有明显的影响（Si et al，2020）。尽管有这些缺点，经典的生物标志物在临床实践中仍然是不可替代的，用于监测和分析患者的病情进展。

为了应对这些挑战，研究人员正在积极寻找具有更高特异性的新型生物标志物。以下这些与骨形成或骨吸收密切相关的分子有望成为骨质疏松的新型生物标志物。

1. RANKL 和 OPG

一些研究已经报道了 OPG 和 RANKL 作为血清生物标志物的作用。RANKL/OPG 比值在决定骨重塑程度和骨量方面至关重要。与 BMD 正常的女性相比，绝经后 BMD 低的女性血清 OPG 水平较低，RANKL/OPG 比值较高（Azizieh et al，2019）。同样，在一项涉及类风湿关节炎患者的研究中，与 BMD 正常的患者相比，骨质疏松患者的血清 OPG 水平较低，RANKL 水平较高（Xu et al，2012；Fadda et al，2015）。

有研究提出在血清中检测富含亮氨酸重复序列的 G 蛋白偶联受体 4（leucine-rich repeat-containing G protein-coupled receptor 4，LGR4）的可行性（Li et al，2019b），认为 LGR4 可能会隔离 RANKL，从而阻止其在骨中与 RANK 结合。然而，这一发现的生物学意义仍未确定。

2. SOST 和 DKK1

SOST 和 DKK1 主要由骨细胞分泌进入血液循环，它们的血清水平与骨形成抑制相关。血液循环中的 SOST 水平受性别影响，随着年龄的增长而增加，与骨密度相似的年轻人相比，老年人的浓度更高。此外，运动可以下调 SOST（Asadipooya et al，2021）。值得注意的是，绝经后妇女的 SOST 水平升高。虽然 SOST 和 DKK1 与绝经后妇女的 BMD 呈负相关，但一些研究显示

BMD 与 SOST 和 DKK1 呈正相关（Peng et al，2021；Kuo et al，2019；Gorter et al，2022）。例如，最近的一项研究发现绝经后骨质疏松症妇女骨组织中硬化蛋白和 DKK1 的表达呈正相关，其血清水平反映其骨细胞水平（Peng et al，2021）。这种差异可能是由于 SOST 和 DKK1 主要由活骨细胞产生，它们的水平可能反映骨细胞数量（与较高的骨密度相关）。活骨细胞的数量通常随着年龄的增长而减少，导致 SOST 和 DKK1 水平降低。相反，其他研究表明血清 SOST 水平与骨密度呈负相关（Lu et al，2022；Jean et al，2016），循环 SOST 水平升高被认为是绝经后妇女骨质疏松相关骨折的一个强大且独立的危险因素（Ardawi et al，2012）。在解释循环 SOST 水平时，应考虑肾小球滤过率的年龄依赖性下降，需要进一步研究以确定其作为骨生物标志物的价值。最近的一项研究表明，SOST/PTH 的比值最好地定义了骨骼状态，因为该比值既可以反映甲状旁腺素依赖的骨形成，又反映了与较高水平 SOST 相关的低骨形成率（Pereira et al，2022）。

3. 骨膜蛋白（periostin）

骨膜蛋白是血清和血浆中可检测到的可溶性因子。关于其作为骨代谢生物标志物的研究呈现相互矛盾的结果。绝经后妇女血清骨膜蛋白水平与骨折风险呈正相关（Rousseau et al，2014）。这一意想不到的发现被解释为骨膜细胞维持骨骼的适应性代谢反应。在另一项研究中也观察到类似的结果，绝经后非椎体骨折的妇女血浆骨膜素水平较高，这表明血浆骨膜素可能是骨质疏松性骨折风险的潜在生物标志物，特别是在非脊柱骨骼部位（Kim et al，2015a）。然而，另一项研究发现 BMD 含量正常和较低的绝经后妇女骨膜素水平没有差异（Anastasilakis et al，2014）。

4. 磷脂酸鞘氨醇（sphingosine-1-phosphate，S1P）

一些文章表明，血清 S1P 水平升高导致骨密度水平降低和骨吸收标志物水平升高，这与骨质疏松症的风险增加有关。在人体研究中，与绝经前的女性和男性相比，绝经后女性的血液中 S1P 水平升高。此外，在绝经后和绝经前女性以及男性中，S1P 血清水平升高与 BMD 降低相关。此外，血清 S1P 水平与骨吸收标志物正相关。其他研究也表明，S1P 可能是绝经后妇女骨折风险的潜在预测因子。

二、表观遗传机制对骨质疏松的贡献

表观遗传途径通过大量非编码 RNA（non-coding RNAs，ncRNAs）、DNA 中 5-胞嘧啶的酶修饰、组蛋白的翻译后修饰和染色质重塑来调节转录活性，而不改变基因组 DNA 序列。DNA 甲基转移酶（DNMT）催化 DNA 序列 CpG 岛的甲基化，降低基因组稳定性以抑制转录活性。ncRNAs 主要包括 microRNAs（miRNAs）、长链非编码 RNA（long non-coding RNAs，lncRNAs）和环状 RNA（circRNAs），已被认为是表观遗传调控的关键元件。microRNA 干扰靶 mRNA 以减少蛋白质翻译或激活转录后信号转导以上调蛋白质表达。组蛋白乙酰转移酶（histone acetyl transferases，HATs）修饰组蛋白乙酰化，这在维持转录中是必不可少的，而组蛋白去乙酰化酶（histone deacetylases，HADC）去除组蛋白的乙酰基，有利于异染色质的形成，从而降低启动子活性。组蛋白甲基转移酶催化组蛋白赖氨酸甲基化使得转录抑制。组蛋白去甲基酶去除赖氨酸甲基，逆转基因转录。除了酶修饰外，许多代谢物，如丁酸盐、琥珀酸盐和丙酸盐，被发现可触发组蛋白丁基化、琥珀酰化、丙酰化和巴豆酰化。甲基化 DNA、ncRNAs 和组蛋白修饰对成骨细胞行为、骨组织代谢和骨质疏松症发展的影响具有重要意义。

虽然目前骨质疏松治疗药物有多种选择，但是，必须承认这些药物可能导致潜在的不良反应，如胃肠道问题、感染或皮肤反应，并且有局限性，包括需要长期使用，无法完全消除骨折风险，以及成本问题。最近的研究强调了表观遗传机制的重要性，包括 DNA 甲基化、组蛋白修饰和 ncRNAs 等，利用这些机制可以在骨重塑过程中调节基因表达。使用表观遗传药物或外源性药物靶向这些机制为骨质疏松症的治疗干预提供了一条有希望的途径。

（一）DNA 甲基化及药物

DNA 甲基化，一个核心的表观遗传修饰涉及在 DNA 分子中加入甲基（CH_3），通常发生在胞嘧啶-鸟嘌呤（CpG）二核苷酸对中。其关键功能包括抑制基因表达、基因组印迹与胚胎发育。一组 DNA 甲基转移酶（DNA methyltransferases，DNMT）控制着这个甲基化过程。这种酶家族由几个关键成员组成，每个成员都有不同的功能。DNMT1，被称为维持甲基反式铁酶，主要集中于将已建立的 DNA 甲基化模式复制于新合成的 DNA 链上。这确保 DNA 甲基化模式传递给后代细胞。DNMT3 和 DNMT3B 引发从头开始 DNA 甲基化，在胚胎发育和细胞分化中产生全新的 DNA 甲基化模式。它们有能力在之前未甲基化的区域使基因 DNA 甲基化。DNMT3L 为 DNMT3A 和 DNMT3B 的 DNA 甲基化活性提供支持，特别是在生殖细胞发育过程中。DNMT2，即 tRNA 天冬氨酸甲基转移酶 1，最初被认为是 DNA 甲基转移酶，但主要是作为 tRNA 甲基转移酶，修饰 tRNA 分子。

DNA 去甲基化也是调控 DNA 甲基化的另一个重要组成部分，控制表观遗传修饰和基因的表达。Ten-Eleven Translocation（TET）家族，包括 TET1、TET2 和 TET3，在 DNA 去甲基化过程中扮演至关重要的角色。TET 蛋白帮助 5-甲基胞嘧啶（5mC）转化为 5-羟甲基胞嘧啶（5hmC），而后 5hmC 被进一步修饰，最终被替换为未甲基化胞嘧啶。

DNA 去甲基化和甲基化过程协同作用，实现对 DNA 甲基化模式的动态控制，对基因表达及其他表观遗传的可逆控制。DNA 去甲基化也是多种生物过程所必需的，包括胚胎发育、细胞分化和对环境刺激的反应（Wu et al，2017）。

DNMT 抑制剂氮杂胞苷及其衍生物 5-氮杂-2′-脱氧胞苷（称为 5-Aza-dC 或地西他滨）是核苷类似物，在结构上类似于胞苷。这些化合物通过在复制过程中整合到 DNA 中抑制 DNMT 发挥作用。这种 DNA 甲基化模式的破坏导致沉默基因的再激活，促进细胞分化并诱导异常细胞凋亡。它们是广泛用于治疗各种癌症的核苷类药物，并已获得 FDA 批准用于治疗骨髓增生异常综合征和血液病等疾病（Hu et al，2021；Zhang et al，2022）。应用 5-氮杂胞苷预处理小鼠骨髓间充质干细胞，可增加 distal-less homeobox 5（Dlx5）、Runx2、Col1a1、Osx、Ocn 等关键基因的表达，最终促进成骨细胞的分化。值得注意的是，在 5-氮杂胞苷预处理后发现 Dlx5 启动子低甲基化。最近的一项研究表明，5-氮杂胞苷可诱导有缺陷的脂肪源性间充质干细胞（ADSC）成骨，并抑制从成骨不全症（OI）小鼠分离的骨髓细胞中破骨细胞的分化。5-氮杂胞苷治疗似乎可以改善成骨不全小鼠的股骨微观结构、生物力学性能和骨形成，并减少破骨细胞数量（Shao et al，2023）。此外，用 5-Aza-dC 处理 C2C12 细胞已被证明可以诱导 Dlx5 和 Osx mRNA 的表达，其方式依赖于剂量和时间，通过各自启动子的去甲基化来实现。这种处理也刺激了成骨细胞标志物，包括 Alp 和 Ocn 的 mRNA 表达。Cho 等人发现用 5-Aza-dC 干预 3T3-L1 脂肪前体细胞，可诱导成骨标记基因包括 *Runx2* 等，高甲基化 CpG 区域的去甲基化。随后，用 WNT3A 治疗导致这些细胞分化成成骨细胞。以脂肪性骨髓为主的老年小鼠在接受 5-Aza-dC 和 WNT3A 联合治疗后，脂肪组织减少，骨体积增加（Cho et al，2016）。Chen 等人发现用 5-Aza-dC 抑制 DNA 甲基化会特异性调节干细胞向成骨方向还是成脂方向分化。这涉及 Wnt10a 基因的去甲基化和表达增加，阻碍 3T3-L1 脂肪前体细胞和 ST2 细胞向脂肪细胞分化转而向成骨细胞分化（Chen et al, 2016b）。综上，这些结果表明，DNA 甲基转移酶抑制剂诱导的 DNA 低甲基化可促使体外模型和小鼠骨质疏松症模型中的成脂分化转向成骨分化。

另一方面，已观察到 5-Aza-dC 在体外抑制破骨细胞生成，降低卵巢切除小鼠的破骨细胞活性和骨质流失（Guan et al，2015；Nishikawa et al，2015）。另一项研究发现，5-Aza-dC 对钛颗粒诱导的小鼠骨溶解有抑制作用。5-Aza-dC 处理导致 Rankl 和 Opg 基因的去甲基化，特别是在 Opg 启动子中。因此，RANKL 和 OPG 蛋白水平均升高，导致 RANKL/ OPG 比值降低，破骨细胞生成受到抑制（Wang et al，2020b）。除了 5-氮胞苷及其类似物外，茶多酚也已被报道对 DNMT3A 具有抑制作用。Nishikawa 等人报道了 TF-3 或 EGCG 对破骨细胞生成的影响。此外，他们研究了 TF-3 对 OVX 小鼠骨质流失的影响，证明与注射生理盐水相比，TF-3 可减少 OVX 小鼠的破骨细胞数量，防止骨质流失。这些研究表明，DNMT 抑制剂有希望通过使特定基因去甲基化来减少破骨细胞分化和增加成骨细胞分化，这使其成为治疗骨质疏松症的潜在候选者。

（二）组蛋白乙酰化及药物

组蛋白乙酰化是一种重要的表观遗传修饰，涉及在组蛋白尾部的赖氨酸残基上添加乙酰基。这中和了正电荷，减弱了组蛋白与 DNA 的相互作用，增强了 DNA 对转录因子和 RNA 聚合酶的可及性。这种修饰与促进染色质结构松开及基因转录激活密切相关。

组蛋白上的关键乙酰化位点主要位于 H3K9、H3K14、H3K18、H3K23、H4K5、H4K8、H4K12 和 H4K16（Fang，2021）。负责组蛋白修饰的酶主要分为两大类：组蛋白 / 赖氨酸乙酰转移酶（histone/lysine acetyltransferase，HAT/KAT）和组蛋白 / 赖氨酸去乙酰化酶（histone/lysine deacetylase，HDAC/KAD）。HAT 或 KAT 在转录过程中起着辅助激活的作用，通过添加乙酰基团使染色质结构松散并促进基因表达。另外，HDAC 通常被认为是辅助抑制因子，从组蛋白中去除乙酰基使染色质结构紧密并使基因沉默。

根据催化结构域（HAT 结构域）的相似性，可以将 HAT 分为五个不同的亚族。这些亚家族是 HAT1（也称为组蛋白乙酰转移酶 1 或 KAT1）、p300/CBP 相关因子（PCAF）/Gcn5/PCAF（以酵母 Gcn5 及其人类同源物 PCAF 命名，也称为 KAT2A/KAT2B）、MYST（MOZ、Ybf2/Sas3、Sas2 和 Tip60 的缩写，或 KAT5）、p300/CBP（以人类相似物 p300 和 CBP 命名，也称为 KAT3B/KAT3A）和 Rtt109（最初被鉴定为 Ty1 转位基因产物 109 的调节因子，或 KAT11）。

相比而言，HDAC 根据其序列相似性被分为四类：Ⅰ 类包括 Rpd3 样蛋白（HDAC1、HDAC2、HDAC3 和 HDAC8），Ⅱ 类包括 Hda1 样蛋白（HDAC4、HDAC5、HDAC6、HDAC7 和 HDAC9），Ⅲ 类包括 Sir2 样蛋白（SIRT1、SIRT2、SIRT3、SIRT4、SIRT5、SIRT6 和 SIRT7），Ⅳ 类只有 1 个成员 HDAC11。Ⅰ、Ⅱ 和 Ⅳ 类 HDAC 具有典型的去乙酰化酶结构域，而 Ⅲ 类 HDAC 具有依赖 NAD^+ 的催化结构域（Park，2020）。这些表观遗传修饰以及所涉及的酶在控制基因表达和多种细胞过程中起着关键作用。

1. HAT 抑制剂

C646 已被确定为 p300/CBP 的特异性竞争性抑制剂。该化合物已被证明能够通过干扰细胞内组蛋白乙酰化来抑制多种癌细胞的生长。在骨髓源性单核巨噬细胞（BMM）向破骨细胞分化的环境中，与对照细胞相比，C646 的应用导致成熟破骨细胞数量显著减少（Kim et al，2016）。

最近，Lasko 等人发现 A-485 是一种有效的、高选择性的 p300/ CBP 抑制剂。A-485 超过了先前描述的 p300 细胞渗透性化合物的效力，并有效抑制各种类型肿瘤细胞的增殖（Lasko et al，2017）。此外，A-485 能够阻碍 RANKL 诱导的骨髓瘤破骨细胞分化，导致 TRACP 阳性破骨细胞数量减少，F-肌动蛋白环形成减少，骨吸收活性降低。A-485 以时间和剂量依赖的方式下调 RANKL 激发的 MAPK 信号及破骨相关基因表达，包括 Ctsk、c-Fos、Traf6、Dcstamp 和 Nfatc1 等基因。在一项使用 OVX 小鼠模型的骨质疏松研究中，A-485 可显著减少骨丢失，增加骨小梁密度（Huo et al，2021）。

这些结果表明，HAT 抑制剂有望成为通过调节破骨细胞分化和减少骨质流失来控制骨质疏松症的潜在治疗药物。

2. BET 抑制剂

乙酰化赖氨酸残基可作为蛋白质识别的结合位点模块，而含有溴结构域的蛋白则具有特异性识别乙酰化的能力。这些蛋白质通过结合乙酰化组蛋白，影响基因调控。在人类基因组中，46 种蛋白质中有 61 个溴结构域，分为 8 个家族。BET 家族的溴结构域专门识别组蛋白 H3 和 H4 中的乙酰化赖氨酸。靶向 BET 蛋白与乙酰化赖氨酸之间的相互作用有望解决癌症和炎症等疾病，使 BET 家族成员成为富有吸引力的药物研发靶点（Cochran et al，2019；Shorstova et al，2021）。

BET 溴结构域蛋白在骨生物学和骨相关疾病中表现出多种功能，为一些 BET 抑制剂治疗骨质疏松症提供了可能（Jacques et al，2020）。在 Park-Min 等人的一项研究中，小分子抑制剂 I-BET151 通过靶向 MYC-NFATc1 轴有效抑制 RANKL 诱导的破骨细胞生成。在包括 TNF 诱导的骨溶解和 K/BxN 关节炎在内的多种模型中，I-BET151 显示出抑制破骨细胞形成、减轻炎症和减轻骨吸收的潜能。这表明它在治疗与炎症和雌激素缺乏相关的病理性骨吸收方面具有潜力（Park-Min et al，2014）。在 Baud'huin 等人的一项研究中，另一种 BET 抑制剂 JQ1 在 OVX 小鼠中缓解了骨质疏松表型。JQ1 在体外有效阻断破骨细胞生成，减少骨吸收。有趣的是，它也抑制了 hMSCs 在体外的成骨分化。在评估其对体内正常骨结构的影响时，JQ1 略微增加了骨量，但不影响力学性能。此外，JQ1 能迅速降低体内破骨细胞的数量，而成骨细胞的数量不受影响（Baud'huin et al，2017）。

N-甲基吡咯烷酮（N-methyl pyrrolidone，NMP）是一种小的水溶性分子，它加速了兔颅骨缺损模型的骨再生。在细胞水平上，NMP 增强 BMP-2 诱导的成骨细胞分化，抑制 RANKL 诱导的破骨细胞分化（Ghayor et al，2011）。NMP 作为一种溴结构域抑制剂，与 JQ1 相比，其对 BRD2 和 BRD4 的亲和力较弱，可有效保护 OVX 大鼠由雌激素缺失而导致的骨质流失（Gjoksi et al，2015）。

N, N-二甲基乙酰胺（N, N-dimethylacetamide，DMA）是一种 FDA 批准的赋形剂，也是一种低亲和力的溴结构域抑制剂。DMA 可以防止 OVX 大鼠的骨质流失，促进颅骨缺损兔模型的骨再生，阻碍破骨细胞的形成，刺激成骨细胞的发育，并减少炎症反应（Ghayor et al，2017）。在最近的一项研究中，Liu 等人设计了一种新型 BRD4 抑制剂（+）-ND，与 JQ1 相比，其理化性质有所改善。（+）-ND 对 BRD4 具有较高的溶解度和抑制活性。它显著阻碍 RANKL 诱导的破骨细胞生成，减少破骨细胞特异性基因表达、F-actin 环形成和体外骨吸收，并改善 OVX 小鼠的骨质流失（Liu et al，2021）。

3. HDAC 抑制剂

已经有文献报道了不同类型的 HDAC 抑制剂，包括羟肟酸、短链脂肪酸、苯酰胺和环四肽等对骨细胞的影响（Eckschlager et al，2017；Ho et al，2020）。

曲古霉素 A（Trichostatin，TSA）是一种早期的羟肟酸类 HDAC 抑制剂，由吉田于 1990 年首次发现。Raman 等研究了 TSA 对大鼠和小鼠骨髓培养和 Raw264 细胞中破骨细胞分化的影响。TSA 通过阻断 NF-κB 易位和 MAPK 信号，显著抑制破骨细胞的形成和破骨细胞特异性 mRNA 的表达。也有关于 TSA 在成骨细胞形成方面的研究，TSA 能上调 MC3T3-E1 细胞 ALP 的产生，提高体外培养小鼠颅骨细胞的 ALP 活性，还在 MC3T3-E1 细胞中激活 Runx2 转录。Boer 等报道了 TSA 促进地塞米松诱导的 hMSCs 矿化，导致体外培养小鼠颅骨模型骨形成增强。TSA 还通过高乙酰化 Runx2 启动子促进人 ADSC 和大鼠 ADSC 的成骨分化。用 TSA 处理小鼠骨髓多能基质细胞会通过激活 ERK 通路增强成骨细胞分化（Park et al，2014）。

亚羟肟酸（suberoyl anilide hydroxamic acid，SAHA）是另一种羟肟酸组蛋白脱乙酰酶（HDAC）抑制剂，已获得 FDA 批准成为首个用于治疗复发和难治性皮肤 T 细胞淋巴瘤的 HDAC 抑制剂（Bondarev et al，2021）。有报道称 SAHA 可抑制 RANKL 诱导的 Raw264.7 细胞和 BMM 细胞的破骨发生。McGee-Lawrence 等人研究了 SAHA 对成骨分化的影响。在小鼠 BMSC 成骨分化过程中，注射 SAHA 引起 C57BL/6 J 小鼠骨小梁骨量增加，Opn、Col1a1 和 Ocn 基因表达减少，Runx2 表达无改变，Osx 表达增加。SAHA 处理导致分化早期成骨集落形成和钙化基质产生减少，但在成骨分化后期没有影响或刺激。相反，一些研究报道 SAHA 对骨形成没有负面影响。Xu 等人注意到用 SAHA 治疗的小鼠在优化治疗方案后没有出现任何骨质流失。此外，SAHA（1μmol/L）显著提高骨髓源性 hMSC 中 ALP 活性，成骨标志物如 BMP2、BSP、RUNX2 mRNA 水平和基质矿化水平（Xu et al，2013）。Dudakovic 等人发现 SAHA 在全基因组范围内增加组蛋白 H4 乙酰化，促进 MC3T3 sc4 细胞的成骨细胞分化。Lee 等人证实 SAHA 诱导了 Runx2 的转录，上调了 BMP-2 诱导的 C2C12 细胞中 ALP 的活性。此外，在 sRANKL 诱导的骨质疏松小鼠模型中，SAHA 可抑制骨质流失（Lee et al，2015）。SAHA 在成骨过程中的相互矛盾的结果表明，成骨细胞对 SAHA 的反应取决于它们的分化阶段或治疗剂量。

阿贝司他（abexinostat）是一种羟酸酯类的泛 HDAC 抑制剂，已被发现能促进人骨骼间充质干细胞向成骨细胞的分化。它增强了 H3K9ac 对一些基因启动子区域的修饰，包括 ALP（Ali et al，2016）。

奎西诺司他（quisinostat，Qst）是第二代羟基组蛋白去乙酰化酶抑制剂，在体外 2nmol/L 的低浓度下，可有效抑制 RANKL 诱导的破骨细胞分化和基因表达、F-actin 环形成和骨吸收活性。Qst 抑制 BMM 破骨细胞形成过程中的 NF-κB 和 c-Fos/NFATc1 通路。值得注意的是，在相同浓度下，Qst 对 BMSC 成骨分化没有影响。在小鼠颅骨骨溶解模型中，它还能减轻钛颗粒诱导的骨溶解（Zhang et al，2021）。最近，Qst 被证实通过减少小鼠骨吸收和增加骨形成来改善雌激素缺乏引起的骨质疏松症（Sun et al，2022）。

丁酸钠（sodium butyrate，NaB）是一种阻断 Ⅰ 类和 Ⅱ 类 HDACs 的短链脂肪酸，通过阻断骨髓培养和 Raw264 细胞中的 NF-κb 和 MAPK 信号，阻碍破骨细胞形成和破骨细胞特异性 mRNA 的表达。它还通过在 ROS17/2.8、原代骨髓细胞和 MC3T3-E1 等多种细胞中诱导 Opn 和 Alp 等成骨细胞标记基因来促进成骨。NaB 通过激活 ERK 调节 hMSC 的成骨分化。此外，NaB 通过增加 Runx2 启动子上的 H3K9ac，促进大鼠 ADSC 向成骨细胞分化（Hu et al，2014）。

丙戊酸（valproic acid，VPA）是一种短链支链脂肪酸，主要用于癫痫和双相情感障碍的治疗以及偏头痛的预防，具有促进成骨的潜能（Eckschlager et al，2017）。Cho 等人证明，在分化的前 3 天，VPA 治疗以剂量依赖的方式刺激 hADSC 和 hBMSC 的成骨分化。诱导分化前用 VPA

预处理可促进成骨分化及 RUNX2、ALP 等成骨基因的表达。有趣的是，单独 VPA 治疗，不加成骨培养基，可提高 OSX、OPN、RUNX2 和 p21/WAF1 的表达。这些发现表明，VPA 通过诱导成骨相关基因的表达，使 hADSC 和 hBMSC 对成骨信号做出反应。在最近的一项研究中，Cha 等人证明 VPA 可以直接将人体细胞转化为无转基因的成骨细胞，为骨质疏松等骨疾病的再生治疗提供了一种选择。用 VPA 在成骨培养基中培养的人真皮成纤维细胞（human dermal fibroblasts，HDF）显示 ALP、OPN、BSP 的表达增加，矿化钙沉积增加。这些结果表明，VPA 对细胞转化为成骨细胞谱系的刺激作用与组蛋白乙酰化、染色质重塑和细胞重编程有关（Cha et al，2020）。

　　MS-275 是一种苯酰胺形式的 HDAC 抑制剂，对Ⅰ类 HDAC 具有特异性，已被证明在成骨细胞和骨髓细胞共培养中抑制破骨细胞的分化。它通过抑制 c-Fos 和减少 BMM 中 RANKL 介导的破骨细胞分化，从而减少成熟破骨细胞的骨吸收。这些作用与其体内作用一致，在 IL-1 诱导的小鼠颅骨骨破坏模型中，MS-275 减少破骨细胞的数量并减轻骨损伤。本质上，MS-275 通过阻碍破骨细胞的分化和激活来抑制骨破坏。MS-275 还能增强离体小鼠颅骨培养中的 ALP 活性，激活 MC3T3-E1 细胞中的 Runx2 转录，并在动物模型中促进局部和全身骨再生。它增加骨小梁的体积和厚度，恢复因服用 sRANKL 而改变的骨参数。在成骨培养基中培养的成骨细胞前体中，MS-275 可促进 ALP 活性和钙沉积。单独使用时，足以增加 ALP 活性和组织非特异性碱性磷酸酶（tissue-nonspecifc alkaline phosphatase，TNAP）的表达。此外，它在 C2C12 细胞中与 BMP-2 具有加和作用。机制上，MS-275 通过降低 HDAC1/4 与 DExH-box 解旋酶 Dhx36 的相互作用诱导 TNAP 转录，促进其骨合成代谢作用。

　　FR901228 是一种环肽 HDAC 抑制剂，通过抑制 RANKL 诱导的 NFATc1 核易位，有效阻止大鼠 BMM 和 Raw-D 细胞的破骨细胞分化。此外，在佐剂诱导的关节炎大鼠模型中，它可以减少骨破坏和 TRACP 阳性破骨细胞的数量。

　　近年来，涌现了一系列 HDAC 抑制类新化合物，关于这些化合物对破骨细胞和成骨细胞的影响的研究也非常多。

　　NW-21 最初设计用于选择性靶向Ⅰ类和Ⅱ类 HDAC，以治疗癌症和疟疾，已被观察到可降低人外周血单核细胞（peripheral blood mononuclear cell，PBMC）中破骨细胞的数量。此外，NW-21 在胶原抗体诱导的关节炎模型（Cantley et al，2015）中显示出减轻骨丢失的潜力。

　　西达本胺（chidamide）是一种新型亚型选择性 HDAC 抑制剂，主要影响 HDAC1、2、3 和 10 的活性，显示出抑制体外破骨细胞形成、F-actin 环形成和再吸收的能力。它还下调组织蛋白酶 K、c-Fos 和 NFATc1 的表达，同时抑制 AKT 和 JNK 信号转导。此外，chidamide 在 RANKL 诱导的骨质流失模型中显示出骨保护作用（He et al，2017a）。

　　CI-994 是 HDAC 1～3 的特异性抑制剂，已被证明可以有效抑制破骨细胞的形成、骨吸收和破骨细胞特异性基因的表达，而不会诱导细胞毒性。使用钛颗粒诱导的小鼠颅骨骨溶解模型的体内研究表明，CI-994 能减少骨吸收和破坏性骨表面的破骨细胞数量（Guo et al，2019）。

　　MI192 是一种靶向 HDAC2 和 HDAC3 的选择性抑制剂，预处理 2 天后可显著提高 hADSC 成骨诱导过程中 ALP 特异性活性。在成骨诱导条件下，还可促进 Runx2、Col1、OCN 等成骨标志物的表达（Lu et al，2023）。

　　萝卜硫素（sulforaphane，SFN）是一种从十字花科蔬菜中提取的异硫氰酸盐，通过与特定氨基酸残基的相互作用结合到 HDAC 酶的活性口袋中，成为一种竞争性的 HDAC 抑制剂

（Kaufman-Szymczyk et al，2015）。Thaler 等人发现 SFN 不仅能抑制破骨细胞分化，还能刺激成骨细胞分化。它促进细胞外基质矿化和成骨细胞基因的表达。SFN 通过增加 TET1 表达诱导整体 DNA 去甲基化，导致成骨细胞的 Atf4 基因启动子中 5hmC 水平升高。此外，它诱导整体 DNA 羟甲基化并调节破骨细胞中依赖 Tet1 的细胞死亡。在 OVX 小鼠的研究中，SFN 显示出增加骨体积和骨小梁数量的潜力，具有合成代谢和抗骨吸收的作用，且不影响骨基质矿物质含量和分布（Thaler et al，2016）。

4. Sirtuin 激活剂

白藜芦醇是一种在葡萄皮和葡萄籽中含量丰富的植物化学物质，其因具有抗炎、抗氧化和抗衰老特性等多方面的健康益处而获得认可（Najafi et al，2021）。值得注意的是，它可以直接结合并激活 SIRT1，从而作为 SIRT1 的有效激活剂发挥其治疗效果（Ciccone et al，2022）。白藜芦醇显示出一系列的骨骼保护特性，可影响成骨细胞和破骨细胞。它能有效抑制 RANKL 和 NF-κB 介导的破骨细胞形成，减少氧化应激和炎症，促进成骨和 MSC 向成骨细胞的分化（Yang et al，2019a）。潜在的机制涉及一系列激酶和蛋白质，包括 Wnt/β-catenin、MAPKs/JNK/ERK、PI3K/AKT、FoxOs、microRNA 和 BMP2（Yang et al，2019；Almeida et al，2019；Kim et al，2015）。大量在各种动物模型中的体内研究一致证实了白藜芦醇保护骨骼健康的能力，包括那些以绝经后、年龄相关和废用性骨质疏松症为特征的动物模型（Kim et al，2015b；Ameen et al，2020；Ahmad Hairi et al，2023；Zhao et al，2023a）。此外，多项临床研究已经深入研究了白藜芦醇对骨密度（BMD）的影响（Bo et al，2018）。在一项研究中，补充白藜芦醇 6 个月可以有效预防 2 型糖尿病患者全身骨密度损失。在另一项研究中，绝经后妇女补充 12 个月的白藜芦醇可显著改善腰椎和股骨颈的骨密度，降低 C 末端肽 1 型胶原蛋白水平；然而，它对全身骨密度没有类似的影响（Wong et al，2020）。

最近的进展促进了新型 SIRT1 激活剂的开发，旨在提高天然 SIRT1 激活化合物的生物利用度和特异性（Ciccone et al，2022；Dai et al，2018）。这些创新的 SIRT1 激活剂，包括 SRT2183 和 SRT3025，已经显示出抑制 RANKL 诱导的 BMM 细胞破骨分化的潜力，同时破骨细胞相关基因表达减少。此外，SRT3025 已被证明可有效恢复 OVX 小鼠的骨量和结构。短期补充 SRT2104 已被证明可以减轻小鼠后肢悬吊模型中的骨质流失。SRT2104 能增强体外骨髓源性成骨细胞矿化，减少野生型小鼠破骨细胞数量。另一种 SIRT1 激活剂 SR1720 在绝经后和年龄相关性骨质疏松症模型中均成功减轻了骨质流失（Zainabadi et al，2017）。SRT1720 能促进 IDG-SW3 细胞体外成骨分化。在野生型小鼠中，它诱导了高骨量表型，与骨中低硬化蛋白表达和增加 WNT/β-catenin 信号转导相关（Stegen et al，2018）。

（三）组蛋白甲基化及药物

组蛋白甲基化是一种重要的表观遗传修饰，影响关键氨基酸残基，包括赖氨酸、精氨酸和组氨酸。值得注意的是甲基化位点包括 H3K4、H3K9、H3K27、H3K36、H3K79、H4K20，以及精氨酸残基如 H3R2、H3R8、H3R17、H3R26 和 H4R3。质谱和定量蛋白质组学的进步揭示了各种组蛋白上的其他甲基化残基，包括 H1、H2A、H2B、H3 和 H4。

组蛋白甲基化对染色质结构和基因调控的影响取决于特定的组蛋白和修饰残基。H3K9、H3K27 或 H4K20 的甲基化通常与转录抑制相关，而 H3K4、H3K36、H3K79 和 H3R17 的甲基化主要与转录激活相关。

组蛋白甲基化是由组蛋白甲基转移酶（histone methyltransferases，HMT）催化的。这些酶被分为三大类：SET 结构域赖氨酸甲基转移酶、DOT1 样赖氨酸甲基转移酶和蛋白精氨酸 N-甲基转移酶（protein arginine N-methyltransferase，PRMT）家族。SET 结构域赖氨酸甲基转移酶包含多个家族，包括 SET1 家族（MLL、MLL4、MLL3、MLL2、SET1、SET1L）、SUV39 家族（SUV39H1、SUV39H2、EHMT2/G9、SETDB1）、SET2 家族（NSD1、WHSC1、ASH1L、SET2L、SETD2）、EZH 家族（EZH1、EZH2）、SMYD 家族（SMYD1-5）、PRDM 家族（PRDM1-16），以及其他包含 SET 域的家族（SET7/9、SETD8）。另一方面，PRMT 存在两种类型：Ⅰ型 PRMT（PRMT1、3、4、6 和 8）催化精氨酸的不对称二甲基化，而Ⅱ型 PRMT（PRMT5，PRMT7）催化精氨酸的对称二甲基化。值得注意的是，PRMT 靶向特定的精氨酸残基不仅存在于组蛋白上，还存在于异质核核糖核蛋白、剪接蛋白、核仁蛋白和核糖体蛋白等其他蛋白上。

组蛋白去甲基化是一种逆转甲基化效应的过程，是由一种叫作组蛋白去甲基化酶（histone demethylases，HDM）的酶来完成的。两个保守的 HDM 家族即赖氨酸特异性去甲基化酶（lysine specifc demethylases，LSDs）和 Jumonji C（JmjC）去甲基化酶被认为具有不同的反应机制。LSD 家族的成员，包括 LSD1 和 LSD2，利用黄素腺嘌呤二核苷酸（favin adenine dinucleotide，FAD）依赖的胺氧化反应将其底物去甲基化。值得注意的是，LSD1 也被称为 KDM1A，是第一个被发现的组蛋白去甲基化酶，负责 H3K4me1、H3K4me2、H3K9me1 和 H3K9me2 的去甲基化。第二个家族包括含有 JmjC 结构域的组蛋白去甲基化酶，这是 2-氧酰葡萄糖酸-铁（Ⅱ）依赖性双加氧酶，可从赖氨酸残基中去除甲基。人类基因组包含大约 30 个含 JmjC 结构域的蛋白，其中 18 个已知具有组蛋白去甲基化酶活性。这些去甲基化酶在调节组蛋白甲基化水平中起着至关重要的作用，从而影响基因表达和表观遗传修饰。

1. HMT 抑制剂

G9a 是一种具有 HMT 活性的酶，主要负责催化组蛋白 H3K9 的单甲基化和二甲基化。这些甲基化与转录基因沉默过程密切相关。化合物 BIX-01294 可以抑制 G9a，该化合物是二氮平-喹唑啉胺的衍生物。BIX-01294 选择性靶向 G9a，并有效降低组蛋白修饰 H3K9me2 的水平。此外，BIX01294 已被发现对 Raw264.7 细胞的破骨细胞分化有影响，且这种影响是剂量依赖性的。它减少了 RANKL 诱导的分化，也减少了与破骨细胞功能相关的碳酸酐酶Ⅱ和组织蛋白酶 K 的产生。此外，BIX01294 抑制 NFATc1 的表达，NFATc1 是一种参与破骨细胞发生的转录因子。

EZH2 通过其 C 端 SET 结构域催化组蛋白 H3K27me3，导致染色质压缩和基因沉默。已经开发了许多针对 EZH2 和蛋氨酸循环的抑制剂。有一些如 3-deazaneplanocin A（DZNep），通过靶向 S-腺苷同型半胱氨酸的降解来抑制 S-腺苷蛋氨酸（S-adenosylmethionine，SAM）的产生。另一些则作为竞争性抑制剂，与 SAM 的 EZH2 活性位点结合，降低 SAM 的利用率。这些竞争性抑制剂的典型例子包括 GSK126、GSK343、tazemotostat 和 CPI-1205（Li et al，2021a）。DZNep 作为首个被发现的 EZH2 抑制剂，已被证明能促进体外去卵巢小鼠 BMSC 的成骨分化。DZNep 也被证明可以预防 OVX 小鼠的骨质流失和骨髓脂肪的过度形成（Jing et al，2016）。

Fang 等证明，用 GSK126 抑制 EZH2 或使用反义寡核苷酸减少其表达会损害人破骨细胞前体细胞（osteoclast precursor cell，OCP）的破骨细胞分化。ChIP 实验显示，EZH2 响应 RANKL 刺激，在 IRF8 启动子上沉积了抑制性组蛋白标记 H3K27me3，导致 IRF8 表达下调。GSK126 降低了 IRF8 启动子上的 H3K27me3 水平，导致 IRF8 表达上调。此外，GSK126 在 OVX 小鼠模型中有效减少骨质流失，阐明了破骨细胞分化过程中 IRF8 沉默的表观遗传机制。这种机制可能与

DNA 甲基化相互作用，并强调了 IRF8 在破骨细胞分化中作为负调节因子的关键作用（Nishikawa et al，2015；Fang et al，2016）。Adamik 等发现 GSK126 抑制小鼠 OCP 向破骨细胞分化，并通过阻止 RANKL 诱导的基因启动子 H3K27me3，上调 MafB、Arg1 和 Irf8 等抑制因子的表达（Adamik et al，2020）。

此外，Dudakovic 等报道了 EZH2 抑制成骨细胞分化。GSK126 增强脂肪间充质干细胞成骨分化，抑制其成脂分化。它还通过减少转录终止位点附近的 H3K27me3，促进 MC3T3 成骨前细胞的成骨分化，增强成骨基因的表达。在体内，GSK126 在成年小鼠中表现出骨合成代谢作用，并减轻了 OVX 小鼠的骨质疏松表型（Dudakovic et al，2016）。此外，在小鼠颅骨临界尺寸缺陷模型中，GSK126 和 BMP2 联合使用可增强骨形成（Galvan et al，2021；Dudakovic et al，2020）。

最近的一项研究发现，SAM 的竞争性抑制剂 GSK343 对骨髓非贴壁造血细胞的破骨细胞分化具有抑制作用（Jin-Ran et al，2021）。

PRMT5 是一种 II 型 PRMT 酶，通过在精氨酸残基上添加来自 SAM 的甲基来催化对称二甲基化，如组蛋白尾部的 H4R3me2s 和 H3R8me2s。这个过程可能导致转录抑制或靶基因的激活。EPZ015666（也被称为 GSK3235025）是一种 PRMT5 抑制剂，被发现可以减少破骨细胞的分化，阻碍 F-actin 环的形成，抑制骨吸收。此外，它通过抑制启动子上的 H3R8 和 / 或 H4R3 甲基化，抑制破骨细胞相关基因（如 Cxcl10）的表达（Dong et al，2017）。另一方面，EPZ015666 能促进 W-20-17（W-20）小鼠 BMSC 的成骨分化（Kota et al，2018）。Ding 等证明 EPZ015866 与 EPZ015666 一起有效抑制 RANKL 诱导的破骨细胞分化、F-actin 形成和骨吸收。EPZ015866 表现出比 EPZ015666 更明显的抑制作用。这两种化合物也被发现通过阻碍 NF-κB p65 的二甲基化来抑制其核易位（Ding et al，2023a）。EPZ019997（GSK3368715、GSK715）是一种选择性 I 类 PRMT 抑制剂，据报道可促进 MC3T3-E1 细胞的成骨分化（Dashti et al，2023）。

2. HDM 抑制剂

LSD1 属于 FAD 依赖的胺氧化酶家族的去甲基化酶，主要催化从 H3K4 中去除二甲基和单甲基。LSD1 和单胺氧化酶（monoamine oxidase，MAO）在催化结构域上的结构相似性使得人们发现 MAO 抑制剂，如帕吉林（pargyline）、反苯环丙胺（tranylcypromine，TCP）和异卡波肼（phenelzine），也可以抑制 LSD1 去甲基化酶的活性。pargyline 已被证明能有效抑制 LSD1 活性。它通过增加与成骨相关基因启动子区域 H3K4 的二甲基化水平，促进人和小鼠 BMSC 的成骨分化能力。此外，pargyline 在衰老或 OVX 小鼠模型中使骨质疏松表型部分恢复（Lv et al，2016）。TCP 是一种广泛使用的 LSD1 蛋白抑制剂，在体内试验中被发现可以增加小鼠的骨量。注射 TCP 后，野生型小鼠的骨小梁体积、骨厚度、骨数量等参数均改善（Sun et al，2018）。SP2509 是一种选择性可逆的 LSD1 抑制剂（Fiskus et al，2014）。最近的一项研究表明，SP2509 抑制人 OCP 中的 LSD1，从而抑制体外破骨细胞的分化。在低钙饮食导致骨质流失加速的小鼠模型中，与 DMSO 处理的小鼠相比，SP2509 给药显著减少了骨质流失（Doi et al，2022）。GSK2879552 和 GSKLSD1 具有 TCP 结构，是有效的、不可逆的、高选择性的 LSD1 抑制剂（Ma et al，2023；Mohammad et al，2015）。这两种抑制剂都能有效抑制破骨细胞的分化、F-actin 环的形成和骨吸收。它们还减少了破骨细胞特有的基因和蛋白质的表达。此外，注射 GSK2879552 可在体内改善 OVX 小鼠的骨质流失（Ding et al，2023b）。

JIB-04 是一种选择性的 JmjC 去甲基化酶抑制剂，KDM5A 对其作用特别敏感（Wang et al，2013）。Wang 等人证实 KDM5A 介导的 H3K4me3 修饰抑制小鼠 BMSC 的成骨分化。他们还发现，JIB-04 部分地缓解了从 OVX 小鼠分离的 MSC 的成骨分化受损。此外，JIB-04 可以部分挽救 OVX 引起的骨质流失。最近，Liu 等证明了 KDM5C 是一种 x 连锁的 H3K4me2/3 去甲基化酶，可作为女性特异性的骨量调节剂促进破骨细胞的分化和功能发挥。用 KDM5A-IN-1（一种泛 KDM5 抑制剂）治疗可降低雌性小鼠 BMM 和人单核细胞的破骨细胞分化（Liu et al，2023）。

对 Fosl2 和 Tpm1 基因位点进行的详细 ChIP 分析显示，当与 RANKL 联合使用时，ML324 恢复了 RANKL 引起的 H3K9me3 水平的降低。此外，ML324 处理具有抑制 RANKL 诱导的 p65 结合的能力。在 OVX 小鼠模型中，给予 ML324 可减轻骨质流失。综上所述，ML324 能有效恢复 H3K9me3 水平，抑制 NF-κB p65 向破骨细胞形成相关基因启动子募集。最终导致这些基因表达的减少，从而减少破骨细胞生成（Yi et al，2021）。

（四）ncRNAs 研究进展的贡献

1. lncRNAs 与骨质疏松

lncRNAs 是一类长度超过 200nt，具有有限或没有蛋白质编码能力的 ncRNAs。最初，它们经常被忽视为"转录噪声"，因为与蛋白质编码转录本（mRNA）相比，它们的进化保守性和表达水平普遍较低。近年来，随着 RNA 深度测序技术的进步，大量的 lncRNAs 在不同物种中被发现，它们积极参与许多生物过程。它们在许多疾病的发生和发展中起着关键作用，包括癌症、心血管疾病、眼部疾病和代谢疾病等。与 lncRNAs 在成骨细胞中的功能相比，lncRNAs 在破骨细胞中的作用研究相对不足。2016 年，Dou 等首次详细研究了 lncRNAs 在破骨细胞形成不同阶段的表达谱（Yin et al，2019）。更多的研究将会加深对 lncRNAs 在破骨细胞中的分子调控机制的认识，包括其促进和抑制破骨细胞发生的双重作用。

这些 lncRNAs 分子的作用广泛且复杂。例如，H19 通过 miR-675/TGF-β1/Smad3/HDAC 途径抑制 RUNX2 的表达，并作为 miR-141 和 miR-22 的 miRNA 海绵。由于 miR-141 和 miR-22 都负向调控 β-catenin，H19 的作用也导致 Wnt/β-catenin 信号通路的激活（Li et al，2017）。此外，ANCR 通过募集 EZH2 抑制 RUNX2 的合成，EZH2 在 RUNX2 基因启动子处诱导 H3K27me3。而它又同时作为 miR-758 的海绵，增强 Notch2 的表达，进而激活 Notch2- wnt/β-catenin 信号通路，从而阻止成骨分化。

促进成骨分化的 lncRNAs 包括 H19（Li et al，2017、MALAT（Huang et al，2020a）、Lnc-ob1（Sun et al，2019）、LOC103691336（Li et al，2019d）、FER1L4（Huang et al，2020）、LINC00707（Cai et al，2020）、PGC1β-OT1（Yuan et al，2019）、TER（Gao et al，2020b）、MEG3（Zhuang et al，2015）、MSC-AS1、TUG1（Yu et al，2018）、Linc-ROR（Wang et al，2013）、HOTTIP（Zhang et al，2020b）、NKILA（Zhang et al，2020c）、ODSM（Wang et al，2020c）。此外，抑制成骨分化的 lncRNAs 包括 ANCR（Cai et al，2019）、HOTAIR（Misawa et al，2018）、MIR31HG（Jin et al，2016）、ODIR1（He et al，2019）、AK016739（Yin et al，2019）、AK045490（Li et al，2019c）、HoxA-AS3（Li et al，2019）、SNHG（Jiang et al，2019）和 MIAT（Jin et al，2017）。促进破骨细胞发生的 lncRNAs 包括 AK077216（Liu et al，2019a）、MALAT1（Cui et al，2019）、TUG1（Han et al，2019）和 MIRG（Ling et al，2019），抑制破骨细胞发生的 lncRNAs 包括 Bmncr（Chen et al，2019b）和 NONMMUT037835.2（Chang et al，2020）。

重要的是，一些 lncRNAs 显示出作为多种疾病诊断生物标志物的巨大潜力。在 PMOP 女性中，血浆中 lncRNA NEF（neighboring enhancer of FOXA2）水平明显下降。此外，该研究显示较低的血浆 lncRNA NEF 水平与 BMD 正常化所需的依降钙素治疗时间延长存在显著相关性。lncRNA NEF 和 IL-6 之间的相互作用可能是其机制,表明其作为疾病的生物标志物的潜力。在骨质疏松症中,lncRNA SNHG1(small nucleolar RNA host gene 1)表达减少。在一项为期 6 年的纵向研究中,绝经后骨质疏松症女性的血浆 SNHG1 水平低于健康女性。而骨质疏松症治疗,如双膦酸盐和激素替代治疗,可提高血浆 SNHG1 的水平。据推测,骨质疏松症中 lncRNA 牛磺酸上调基因(taurine-upregulated gene 1,TUG1)表达升高,其在强直性脊柱炎中的抑制作用支持了这一推测,强直性脊柱炎通常被认为与骨质疏松症具有病理上的反比关系(Han et al,2019)。虽然确切的作用机制尚不清楚,但有一种假设认为,lncRNA TUG1 可能作为 miR-204-5p 的海绵,潜在地促进成骨细胞分化(Han et al,2019)。因此,它是一种很有希望的骨质疏松症诊断指标。

此外,一些 lncRNAs 也展示出了其作为新一代精准治疗靶点的潜力。如 PMOP 的患者骨组织中 lncRNA GAS5(growth arrests pecific 5)水平降低。且 GAS5 能够通过 mRNA-498 调节 RUNX2 的表达,这一过程对成骨分化产生负面影响。因此,GAS5 表达的增加可以阻止骨质疏松的进展。研究发现 lncRNA MEG3(maternally expressed 3)参与了非癌骨质疏松症的发生。在 OVX 小鼠和诊断为 PMOP 的女性中,与对照组相比,骨组织中 miR-133a-3p 和 MEG3 的表达均显著增加。在 BMSC 中,miR-133a-3p 与 MEG3 的表达存在直接相关性,其中 MEG3 过表达通过直接结合显著提高了 miR-133a-3p 的水平。这种相互作用导致成骨分化下调(Sun et al,2020a)。另一方面,在治疗多发性骨髓瘤的背景下,MEG3 在成骨细胞分化中发挥了显著作用,表明其作用可能因治疗的特定疾病而异。这些观察结果强调需要进一步的研究来阐明和厘清这些发现。lncRNA MSC-AS1(MSC antisense RNA 1)可能在缓解骨质疏松症中发挥作用。这是基于观察到其表达随着小鼠 BMSC 成骨分化而增加。与此同时,RUNX2、骨桥蛋白、骨钙素基因等成骨相关基因的表达也出现了激增。相反,MSC-AS1 表达降低导致 BMP2、p-smad1/5/8、RUNX2 下调。说明 MSC-AS1 参与促进成骨分化,可能是治疗骨质疏松症的新靶点。骨质疏松症患者血清中 lncRNA XIST(X-inactive specific transcript)表达减少,提示其可能参与骨质疏松症的缓解(Zhang et al,2019)。其公认的作用包括通过调控 miRNA-30a-5p 刺激 BMSC 成骨分化,阻碍骨质疏松的发展(Zhang et al,2019)。此外,miRNA-30a-5p 水平的降低可增强 RUNX2 的表达,而 RUNX2 水平的升高提示其作为 miRNA-30a-5p 的下游靶点(Zhang et al,2019)。因此,XIST 成为骨质疏松症的一个有希望的新治疗靶点。

2. miRNAs 与骨质疏松

microRNAs(miRNAs)是短的单链非编码 RNA 分子,长度通常为 18 ～ 24 个核苷酸。它们通过直接结合靶信使 RNA 的 3′-非翻译区(3′-UTR),从而改变基因表达,对 mRNA 表达产生实质性影响。miRNAs 显著参与多种生物过程,包括细胞分裂、分化、发育和骨稳态调节。miRNAs 是参与骨形成、骨吸收、骨重塑和骨退化等过程的关键基因调控因子。越来越多的证据表明,miRNAs 调控通路的紊乱在骨质疏松等骨退行性疾病的发病机制中起着重要作用。

确定骨质疏松的精确生物标志物对该病的早期发现和干预至关重要。血液循环中的 miRNAs 正在成为有价值的新一代生物标志物。研究将骨质疏松症患者与对照组进行了比较,在骨质疏松症患者中,与对照组相比,miR-21、miR-22-3p、miR-27a-3p、miR-133b 和 miR-let-7 g-5p 等几种 miRNAs 上调(Kaur et al,2021;Yu et al,2020;Ismail et al,2020;Zhou et al,2020a;Mi et al,2020;Lv et al,2019;Cheng et al,2019;Lei et al,2019;Chen et al,2018b;Ramírez-Salazar et al,

2018；Kelch et al，2017；Sun et al，2016）。另一方面，一些 miRNAs 在骨质疏松症患者中下调，如 miR-19a-3p、miR-23 和 miR-27a-3p（Chen et al，2019a；Zhao et al，2019；Fu et al，2019；Chen et al，2018b；Mandourah et al，2018；Weilner et al，2015）。在骨质疏松症患者中，miR-30b-5p、miR-142-3p、miR-328-3p 等多种 miRNAs 的表达水平均高于骨量减少症患者和对照组（Meng et al，2015）。相反，一些 miRNAs 在骨质疏松症患者中下调，如 miR-19b、miR-130b-3p 和 miR-151a-3p（Shuai et al，2020；Chen et al，2016a）。miR-21-5p、miR-24-3p 和 miR-93-5p 与 BMD 呈线性相关，而 miR-217 与 RUNX2 呈负相关，也可能与端粒酶 RNA（telomerase RNA component，TERC）呈负相关。

3. CircRNAs 与骨质疏松

CircRNAs 是通过前 mRNA 的反剪接形成的单链 RNA 分子，将下游的 5' 剪接位点连接到上游的 3' 剪接位点，形成一个封闭的连续结构（Kristensen et al，2022）。令人惊讶的是，在细胞质而不是细胞核中发现了环状 Sry 转录本。近年来，异常 CircRNAs 水平与几种疾病之间的联系引发了人们越来越多的兴趣，人们对这类新兴分子进行了更彻底和全面的研究。由于高通量测序方法产生的大量数据，鉴定与 CircRNAs 相关的疾病特异性特征变得可行。肿瘤学领域的进展为其他医学领域（包括骨科和再生医学）探索 CircRNAs 发挥了关键作用。

2018 年关于骨质疏松症患者 CircRNAs 的初步研究被发表（Zhao et al，2018）。尽管对骨细胞中的 CircRNA 表达进行了广泛研究，但破译它们的功能作用仍然具有挑战性。CircRNAs 可以作为转录和翻译的调节因子。目前，关于 CircRNAs 在破骨细胞中的作用研究仍然有限。未来的研究应优先评估人类群体在破骨细胞发生过程中 CircRNAs 的表达水平。具体来说，探索 CircRNAs 参与单核细胞到破骨细胞发育的不同阶段以及人类细胞的吸收过程，可能会发现治疗骨质疏松症的潜在新靶点。迄今为止，大多数研究都依赖于 RAW264.7 细胞系或原代小鼠破骨细胞，这为 CircRNAs 在破骨细胞中的功能提供了初步的认识（Kanis et al，2021；Silva et al，2019）。

一些研究列出了通过成骨细胞和破骨细胞影响骨质疏松症的各种 CircRNAs、靶分子、途径和机制。CircRNAs 及其各自的靶分子和途径如下：circRNA_0016624（miR-98，BMP2）（Yu et al，2019），CircRNA AFF4（miR-7223-5p）（Mi et al，2019），CircRNA CDR1as（miR-7，GDF5，Smad1/5/8 和 p38 MAPK）（Li et al，2018），CircHIPK3（miR-124）（Liang et al，2020；Zhu et al，2019），CircRNA436（miR-108，miR-335）（Huang et al，2019），CircRNA BANP（miRNA-146a，PDGFRA），CircRNA ITCH（miR-34a，DUSP1）（Gu et al，2017），CircIGSF11（miR-199b-5p）（Zhang et al，2019），hsa_circ_0127781（miR-210，miR-335）（Huang et al，2019），CircRNA_007438（miRNA-6338，miRNA-7028-3p），CircRNA_005108（miRNA-6975-3p，miRNA-6516-5p，miRNA-486b-5p，miRNA-31-3p）。这些 CircRNAs 可以促进或抑制成骨细胞或破骨细胞的分化和增殖，这取决于它们的靶分子和途径。

了解骨质疏松症的发病机制对于制定成功的治疗方法是至关重要的。miRNAs、lncRNAs、和 CircRNAs 作为能够通过多种途径影响成骨细胞和破骨细胞分化的分子，具有作为诊断和治疗骨质疏松症的战略靶点或潜在的生物标志物的潜力。此外，更深入地了解控制这些 RNA 表达的调控机制，对于制定骨质疏松症治疗的精确目标策略是必不可少的。

总之，对 DNA 甲基化、ncRNAs、组蛋白甲基化和组蛋白乙酰化等表观遗传修饰的探索，已经阐明了控制基因表达和表观遗传改变的复杂调控机制。这些过程在形成染色质结构中起着关键作用，对各种细胞功能产生深远的影响，尤其是分化和发展。对这些表观遗传修饰如何影响转录调控的不断深入了解，为开发选择性靶向这些过程的特异性抑制或激活剂铺平了道路，在治疗应用方面表现出巨大的前景，特别是在骨相关疾病方面。此外，值得注意的是，许多药物已经进行了临床试验，并被 FDA 批准用于各种癌症治疗，也让我们关注这些药物对于骨质疏松症治疗是否有意义的问题。

此外，研究表明遗传生物标志物在骨质疏松症患者中的重要性不能被忽视。这些生物标志物在指示疾病进展方面起着至关重要的作用，并为发挥作用的分子机制提供了有价值的见解。探索这些生物标志物为骨质疏松症的诊断和治疗策略增加了额外的精确度。了解表观遗传标记的功能，无论它们在疾病过程中是驱动者还是伴随者，对于定制精确的药物治疗策略至关重要。在精准医学背景下，这些生物标志物有可能实现基于个体独特的表观遗传特征进行定制干预，改变骨质疏松症治疗模式。

未来的研究可能会深入研究靶向 DNA 甲基化、组蛋白甲基化和组蛋白乙酰化的联合抑制剂的协同潜力。组合疗法可以提供一种更全面、更精确的控制表观遗传调控的方法，可能会提高治疗各种骨骼疾病的效果。关键的下一步包括继续研究和严格的临床试验，旨在评估这些表观遗传抑制剂靶向人类受试者的 DNA 甲基化、组蛋白甲基化和组蛋白乙酰化的安全性和有效性。这些研究可能有助于对其在骨疾病和其他具有表观特征的疾病治疗中的适用性收获有价值的见解。此外，值得注意的是，除了表观药物组合外，这些药物与当前骨质疏松症治疗药物联合的潜力也值得探索。这种联合疗法可能为解决骨骼疾病提供更多的选择方法，为研究和临床开发提供额外的途径，最终使患者、医疗保健专业人员和整个社会受益。

三、骨免疫机制

骨细胞和免疫细胞有着共同的起源和发育生态位，它们的功能密切相关，并共享一些调节分子，如细胞因子、信号分子和转录因子。造血干细胞（hematopoietic stem cell，HSC）和骨相关细胞共同在骨髓内形成和维持有助于细胞间的相互作用。近年来，淋巴细胞被发现在骨重塑中起关键作用。免疫系统的失调会导致骨骼系统的灾难性后果，如炎症性骨病、类风湿性关节炎和骨质疏松症。免疫细胞通过调节骨代谢或通过诱导功能成分的改变，以局部（类风湿性关节炎）或全身性方式（骨质疏松症）影响骨骼健康。因此，过去几十年里，随着对免疫系统和骨细胞之间关系了解的不断加深，Srivastava 等人（2018，2022）提出了"免疫骨质疏松症"这一新领域，描述并表征了免疫细胞在骨质疏松症中的重要性，骨免疫机制获得了显著进展，成为骨质疏松另一重要的病理生理机制。

（一）细胞因子介导的骨与免疫细胞间的串扰

免疫系统的长期激活和相互作用导致破坏骨骼的自身免疫性疾病和炎症性骨病，如风湿性关节炎和骨质疏松症。这种关系建立在免疫系统和骨骼系统之间的一些共同因素之上，如细胞因子、转录因子和其他调节这些系统信号转导的通信分子。为了有效进行细胞因子信号转导，免疫细胞和骨骼细胞之间的相互接近以形成工作微环境是必需的。双向的细胞因子信号转导意味着一方面免疫细胞可以调控骨的建模和重塑，另一方面骨细胞也可以影响免疫细胞。

与正常的成骨环境不同，骨质疏松微环境表现出明显的免疫异常，特别是调节性 T 细胞（Treg）和 T 辅助细胞（Th）之间的不平衡。一般来说，Th2 细胞对骨质疏松的进展具有抑制作用（Srivastava et al，2018）。它们产生细胞因子，如 IL-4、IL-5 和 IL-13，这些细胞因子被认为可以抑制破骨细胞的形成。此外，Th2 细胞促进甲状旁腺素的产生，有助于降低 RANKL/OPG 的比例，从而逆转骨质流失。相反，Th17 细胞通过产生 IL-1、IL-6、IL-17、RANKL 和 TNF 来加剧破骨细胞的生成。Tregs 因其对 Th 细胞的调节作用而被认为发挥着至关重要的作用；因此，Treg/Th 细胞的任何失衡都会加剧骨质疏松症。值得注意的是，在骨质疏松的情况下，Treg 可能会失去其调节能力并转化为 Th17 细胞。PMOP 中雌激素的减少增加了 CD4$^+$T 细胞向 Th17 细胞的分化，从而改变了 Th17/Treg 比值，Th17 细胞及其促炎因子诱导破骨细胞形成，导致骨丢失。

巨噬细胞是免疫系统的另一个重要组成部分，在对各种微环境或刺激的反应中表现出相当重要的多功能性。M0 型巨噬细胞主要分化为 M1 和 M2 两种类型，各自具有不同的功能属性。M1 型巨噬细胞的特点是分泌促炎细胞因子，如 TNF-α 和 IL-1，从而激活 RANKL/RANK 信号通路，促进破骨细胞介导的骨吸收。此外，M1 型巨噬细胞表达诱导型一氧化氮合酶（inducible nitric oxide synthase，iNOS）导致 ROS 的产生，进一步放大炎症反应。相反，M2 型巨噬细胞分泌抗炎因子，如促进成骨的 IL-10 和抑制破骨细胞生成的 IL-4。此外，M2 型巨噬细胞产生的转移生长因子（TGF）-β 在介导 MSC 成骨过程中发挥重要作用（Wu et al，2017）。巨噬细胞功能的这种二分法突出了免疫系统和骨代谢之间复杂的相互作用，强调了靶向巨噬细胞极化作为骨质疏松症和其他骨相关疾病的治疗策略的潜力。

B 淋巴细胞起源于多能干细胞系，在调节骨稳态和降低骨骼风险中起着关键作用。B 细胞是 RANKL 和 OPG 池的关键贡献者，它们的功能异常会对骨小梁密度和破骨细胞生成的调节产生不利影响。此外，B 淋巴细胞对骨代谢的影响除了 RANKL/OPG 轴，还通过分泌 TNF-α、IL-6、IL-10、TGF-β 等细胞因子发挥作用。在更年期骨质疏松症的背景下，小鼠模型和人类研究都观察到雌激素水平降低和 B 淋巴细胞群数量增加之间的相关性。

树突状细胞除了特殊的抗原呈递能力外，在调节 T 淋巴细胞的发育、分化和功能方面发挥着独特的作用。目前的证据表明，树突状细胞对 Treg 细胞的分化和稳态起着至关重要的作用。树突状细胞也表达破骨细胞中表达的 RANK。此外，树突状细胞还产生促炎细胞因子，促进破骨细胞的形成，包括 IL-1、IL-6 和 TNF-α。最近的一项研究证实，在 RANKL 的存在下，树突状细胞可以转化为破骨细胞并参与骨吸收。新形成的破骨细胞可以诱导树突状细胞趋化，召唤更多的树突状细胞，形成一个持续增加骨破坏的破骨-树突状细胞循环。这表明树突状细胞在骨重塑中具有双重作用。

骨形成过程中伴随着血管生成，血管生成促进骨形成，多种免疫细胞，尤其是巨噬细胞，在骨血管生成中发挥重要作用。M2 型巨噬细胞大量产生 PDGF-BB，这是一种通过募集周细胞和间充质干细胞形成血管芽和稳定新生血管来协调有效血管生成的关键介质。进一步的研究也强调了 M2 巨噬细胞在促进 H 型血管生成中不可或缺的作用。然而，新出现的证据表明，M1 型巨噬细胞也在血管生成中起着重要作用。缺氧诱导因子（hypoxia-inducible factor，HIF）-1α 信号通路的激活在 M1 巨噬细胞中诱导 TNF-α 阳性表型，这也可以增强 RAW264.7 的血管生成功能。其潜在机制尚不清楚，但推测与血管内皮生长因子（VEGF）、血管生成素（ANG）和 PDGF-BB 等细胞因子有关。因此，实现 M1 型和 M2 型巨噬细胞之间的治疗平衡至关重要。

T 淋巴细胞，特别是 CD4 Th 细胞，也被确定为血管生成的介质。具体来说，CD4$^+$ Th2 细胞分泌有利于血管生成的生长因子，这一机制已被用于骨再生支架来吸引 Th2 细胞，促进骨血管化。此外，CD4$^+$ T 细胞有助于招募巨噬细胞以进一步增强血管生成。

（二）基于骨免疫机制的治疗策略

1. 靶向调节 Th17/Treg 细胞平衡

鉴于 Th17/Treg 细胞失衡在骨质疏松发病机制中的重要性，调节这种平衡有望为治疗骨质疏松提供新的机会。中药治疗骨质疏松方面已经有悠久的历史，也取得了一定效果。随着对骨质疏松 Th17/Treg 细胞失衡机制认识的深入，许多有关中药治疗骨质疏松的作用机制也得到了较好的阐释，为其使用提供了支持证据。中医的特点是辨证论治，结合疾病，整体调控和防治骨质疏松。充分发挥其多靶点、多成分、多渠道的优势，达到与西药相同的效果；同时，其副作用少，价格低廉，口服方便，患者认可度和接受度高，在骨质疏松的治疗中具有很大的潜力。而且中药复方通过多组分综合治疗，不仅可以提高疗效，还可以避免严重的副作用或耐药。此外，在临床治疗过程中，当单用中药或西药治疗效果不理想时，可根据临床病理特点和类型选择中西医结合，发挥各型药物的优势，有效提高骨质疏松患者的生活质量。

中药单体具有中药和化学药物的双重优势，且具有多种药用特性，是新药研究、开发和制备的重要来源，在创新药物开发中起着重要作用。最近的研究发现，一些中药单体通过调节 Th17/Treg 细胞平衡，调节免疫骨重塑，在骨质疏松中发挥治疗作用。体外研究发现，柚皮素处理 T 细胞后，F-actin 环的大小和数量明显减少，IL-1b 和 IL-17 的表达水平下降，Th17 细胞的增殖和活化被抑制，Th17 细胞的百分比显著降低。并且通过诱导 Treg 细胞，IL-4 的表达和 Th2、Treg 细胞的百分比均显著升高。虽然抗 IL-4 抗体逆转了柚皮素的作用，但抗 RANKL 阻断了抗 IL-4 的作用，说明柚皮素通过促进 T 细胞释放 IL-4，抑制 RANKL 诱导的 OC 特异性标志物的表达来调节 Th17/Treg 细胞。体内试验表明，补骨脂素显著提高 OVX 大鼠血清和骨中 IL-10 和 TGF-b 的水平，但降低 IL-17 和 TNF-a 的水平。IL-10 和 TGF-b 主要由 CD4$^+$T 细胞中的 Treg 产生，IL-17 和 TNF-α 主要由 CD4$^+$T 细胞中的 Th17 产生。提示补骨脂素可能通过调节 CD4$^+$ T 细胞中 Tregs 和 Th17 细胞之间的功能平衡来发挥抗骨质疏松的作用。此外，实验证明高剂量新黄芩素可抑制 Th17 细胞的分化，抑制 Th17 细胞分化过程中 IL-17A、IFN-b、TNF-a 等相关细胞因子的分泌，降低 IL-1b、IL-23、IL-27 的表达，并显著下调 Th17/Treg 细胞比例，因此，推测新黄芩素通过调节 Th17/Treg 比例发挥治疗骨质疏松的作用。

2. 靶向巨噬细胞极化的治疗策略

基于骨质疏松中巨噬细胞极化的作用，降低 M1/M2 比率是绝经后骨质疏松症的一种治疗选择。晚期糖基化终产物（advanced glycosylation end products，AGE）的聚集是年龄或糖尿病性骨质疏松症的重要影响因素。AGEs 通过 Notch/NICD/RBP-J 通路介导 M1 极化，促进细胞核 NICD1 易位。阻断 Notch 信号导致 M1 极化显著减少。AGE 也被证明可以通过激活 MAPK 途径增加炎症分子并使巨噬细胞表型向 M1 亚型分化。肾上腺髓素 2（adrenomedullin 2，ADM2）是一种生物活性肽，属于降钙素基因相关肽家族。ADM2 通过减弱 AGE 诱导的极化失衡，促进 AGE 诱导的巨噬细胞成骨分化，同时促进 AGE 诱导的 BMSC 成骨分化（Wang et al，2021b）。总之，AGE 通过 Notch/NICD/RBP-J 和 MAPK 通路刺激 M1 极化。相反，靶向 ADM2 可通过 PPARγ/NF-κB 逆转 AGE 的作用。

在小鼠巨噬细胞中，仅 cAMP 的增加就足以通过 PKA/C/EBPβ/ creb 依赖途径增加 IL-4 依赖性 M2 标志物的表达。转录因子包括多环芳烃受体（aryl hydrocarbon receptor，AhR）与许多致病性和衰老促进事件有关，如衰老过程中的骨质流失和免疫系统下降。靶向上述靶点可以促进

M2 巨噬细胞生成。这将减少炎症释放，改善成骨微环境。cAMP 通过 PKA/C/EBPβ/CREB 促进 M2 巨噬细胞产生。

许多中药的作用机制也被发现与调节巨噬细胞极化有关。考虑到草药本身的生物利用度较低，它们有时会与其他药物（如脂质体或纳米颗粒）联合使用，以提高其治疗效果。以天然化合物表没食子儿茶素-3-没食子酸酯（epigallocatechin-3-gallate，EGCG）和丙烯酰胺为原料，交联制备了一种清除 ROS 的水凝胶。该产品被发现能有效去除积累的 ROS，促进巨噬细胞向 M2 巨噬细胞极化，减少细胞炎症因子，促进成骨标志物形成。粉防己碱（tetrandrine，TET）是生物碱家族的天然产物。TET 刺激 M1 巨噬细胞向 M2 巨噬细胞分化，抑制 IL-1、TNF-α 和 IL-6 的产生。TET 还通过抑制 p65 磷酸化来降低 rankl 诱导的破骨细胞生长。

异巴瓦查尔酮（isobavachalcone，ISO）是从补骨脂中分离得到的。ISO 通过抑制 ERK、NF-κB 通路和 M1 细胞来治疗 OP。相比之下，ERα 拮抗剂 AZD9496 能消除了这些分子的 ISO 效应。2.5 μmol/L、5 μmol/L 或 10 μmol/L 的浓度对细胞活性没有影响，但 20 ～ 50 μmol/L 的浓度对细胞生长有抑制作用。广寄生苷（avicularin，AL）通过抑制 M1 极化和 NF-κB 通路改善炎症反应。此外，AL 抑制了 IκBα 和 P65 的磷酸化。

目前还没有针对巨噬细胞 M1 或 M2 亚型的临床试验，只有少量作用于巨噬细胞的临床试验。毒性研究揭示了天然物质的缺点。如 ISO 与补骨脂的肝毒性高度相关（Shi et al，2021）。它还通过抑制人类细胞色素 P450 酶（CYP）和尿苷二磷酸葡萄糖醛酸转移酶（UGT）引起肝脏损伤。其他酶的竞争性抑制也被诱导，导致药物代谢加速和疗效降低的副作用。其他副作用包括诱发皮肤刺激和眼睛刺激。这将加速研究人员对这些天然药物进行完善，例如通过合并生物材料，并开发更多的天然物质来解决和补偿药物毒性。

3. 基于 B 淋巴细胞和中性粒细胞的未来治疗策略

在免疫系统的背景下考虑骨质疏松症拓宽了骨质疏松症的治疗途径。新的策略应该集中在抑制驱动破骨细胞生成的促炎环境形成的方面。IL-10 是一个理想的靶标，因为它通过下调特定的 microRNA miR-7015-5p 发挥作用。利用 microRNA 技术治疗具有快速设计和个性化的特点，使其成为一种有吸引力的治疗途径。由于 TGF-β1 能够抑制破骨相关基因，因此还应进一步探索其作为骨代谢中潜在的抗炎介质的作用。TGF-β1 和 IL-10 由 Breg 细胞分泌，能抑制破骨细胞分化，维护骨量。此外，研究人员应该进一步探索 Breg 移植的设想，在小鼠模型中的研究显示 Breg 移植可以延缓骨质疏松症的发生。如果安全的话，Breg 的移植将为宿主提供 TGF-β1 和 IL-10，它们可以通过 NFAT 相关的信号转导机制，对破骨细胞占主导地位的炎症环境发挥强大的抑制作用。靶向 GM-CSF 恢复老年中性粒细胞 Bax/Mcl-1 比值也是一种有吸引力的治疗途径。尽管功能下降，但老年人的中性粒细胞凋亡减少，使中性粒细胞/淋巴细胞比值（neutrophil-to-lymphocyte ratio，NLR）增加。以 Bax/Mcl-1 信号轴上的 Jak2-STAT5 为靶点恢复老年患者 NLR 的方法还有待进一步探索。

骨免疫的概念侧重于骨免疫微环境的调节，为有效治疗提供了更全面的策略。免疫系统在成骨血管生成偶合中起着重要作用，这对骨再生至关重要。纳米医学标志着该领域的重大进步，在靶向递送、多功能性、生物相容性和其他特性方面具有无与伦比的潜力。因此，目前有大量的研究致力于开发各种免疫调节纳米材料，旨在对抗骨质疏松症。免疫调节纳米药物在骨再生领域具有广阔的应用前景。然而，这些创新的临床成功应用还需要大量的后续研究和跨学科的合作。

四、其他分子机制或技术的贡献

目前的骨质疏松常规治疗主要集中在靶向骨重塑的抗骨吸收和合成代谢药物。未来的治疗方法可能包括干细胞、胞外囊泡、抗衰老药物和针对细胞线粒体功能途径的药物等。还可以结合纳米颗粒等方法改善给药效果，减轻副作用。

（一）干细胞疗法

再生医学为骨质疏松症的治疗提供了新的思路。具体来说，MSC治疗是骨质疏松症治疗中最常用的再生医学技术。干细胞移植可以通过增加祖干细胞的数量和改善干细胞的功能（增殖和分化成骨形成细胞）来实现调节骨吸收、降低骨折易感性和增强矿物质密度损失，在骨质疏松症治疗中具有不可低估的价值。由于骨组织修复级联可通过诱导骨祖细胞迁移、分化、增殖、血运重建和细胞外基质生成等多种过程中的细胞因子和生长因子的局部信号来控制，干细胞（尤其是间充质干细胞）可通过分泌生物活性分子如IGF-1、TGF-β、血管内皮生长因子（VEGF）、血管生成素、肝细胞生长因子（HGF）、IL-6等来支持骨再生。另一方面，间充质干细胞产生的胞外囊泡等对防止骨质流失和促进骨质重塑过程（成骨、破骨、血管生成）的作用已经在体外和体内得到了证明。目前认为MSC最大的治疗效果是由于其支持再生微环境能力和旁分泌作用，而不是其分化能力。换句话说，MSC移植可能通过旁分泌作用为骨质疏松症治疗开辟新的篇章。

此外，使用内源性干细胞来源的小分子（如甲状旁腺素和催产素）将会与未来骨质疏松治疗策略交织在一起。尽管在骨质疏松的细胞治疗方面有很多研究，但移植干细胞的分化命运确定和生物分布等方面仍需要进一步的研究来填补空白。另一方面，随着骨质疏松症个体化医疗（根据每个患者的个体特征应用特定的药物治疗）的不断发展，需要识别每个个体的重要骨质流失信号通路和涉及的基因。在这种情况下，代谢组学评估（生物系统中小分子谱的原则性研究）也有助于具有遗传能力的个体的骨质疏松症诊断。

（二）胞外囊泡

以间充质干细胞为代表的细胞疗法和以胞外囊泡（extracellular vesicles，EV）为代表的无细胞疗法已经成为再生医学领域的重要课题。一些国家已经将相关治疗产品纳入其医疗保险范围。EV主要包括外泌体和核外颗粒体。作为MSC发挥治疗作用的关键组成部分，EV克服了细胞疗法和传统疗法的各种局限性。它们不仅参与细胞间串扰，调节多种微环境的稳态，还具有免疫调节和血管生成功能。在骨科领域的退行性骨病如骨关节炎和退行性椎间盘疾病的临床治疗中观察到显著的治疗效果。根据www.clinicaltrials.gov截至2023年12月的数据，全球已有92项针对EV的临床研究，其中4项达到了临床3期和4期。虽然利用EV治疗OP的临床试验尚未开展，但大量研究已经通过动物和细胞实验证实了MSC-EVs的卓越治疗效果。在骨微环境中的各种前体细胞中，BMMSC在OP治疗中获得了最多的研究关注。目前不仅深入研究了BMMSC外泌体在治疗OP中的机制作用，而且还探索了OP中凋亡小体和源自这些细胞的微泡的复杂机制。与BMMSC相比，脂肪干细胞（adipose-derived stem cells adscs，ADSC）提供了更简单的提取过程。此外，它们具有持续的成骨分化能力，使其成为治疗OP的热门研究对象。此外，来自其他类型间充质干细胞的EV逐渐被研究用于OP治疗，包括具有免疫学优势的脐带间充质干细胞（umbilical cord mesenchymal stem cell，UCMSC）、伦理上没有争议的人类诱导性多能干细胞（human induced pluripotent stem cell，hiPSC）和成本效益高的尿源性干细胞（urine-derived stem cell，USC）。

随着提取和鉴定技术的进步，凋亡小体和微泡的生理作用和功能机制逐渐被揭示，为了解OP 的发病机制、OP 的诊断和治疗提供了潜在的研究途径。OP 的发病机制错综复杂，不同类型之间存在差异，随着对各种类型 EV 研究的深入，细胞外囊泡在导致 OP 的信号通路中的作用机制将变得更加清晰。这对于治疗靶点的精确开发至关重要。目前，利用 MSC-EV 治疗 OP 主要集中在小鼠、家兔等小动物模型上，多采用 OVX 建模方法。虽然这些模型为临床前研究提供了重要的见解，但实验动物的病理生理和免疫紊乱与人类疾病之间存在着显著的差异。许多在动物实验中观察到的治疗效果在临床试验中并没有转化为显著的结果。此外，随着仿生材料和合成技术的进步，类外泌体纳米囊泡已成为当前研究的热点。通过综合多种工程策略来优化囊泡性能，以开发安全、可靠、经济的囊泡产品来缓解和治疗 OP，这是未来的主要研究目标。

（三）线粒体功能障碍

线粒体在细胞功能中起着至关重要的作用，包括作为遗传物质、能量产生和参与各种代谢活动。因此，线粒体功能的任何损伤都可能破坏 mtDNA 的复制、能量产生和其他基本过程，潜在地导致相关疾病的发展。骨髓间充质干细胞、成骨细胞和破骨细胞的线粒体功能障碍与骨质疏松的发病机制有关。随着我们对这种疾病了解的加深，我们已经确定了与导致骨质疏松症的线粒体功能障碍相关的六个关键特征：mtDNA 突变、线粒体自噬受损、氧化磷酸化（oxidative phosphorylation，OXPHOS）减少、线粒体源性 ROS 产生增加、线粒体生物发生和损伤修复等。从目前的研究来看，骨质疏松症的成骨细胞线粒体明显经历了从 OXPHOS 到糖酵解的代谢转变，导致 OXPHOS 活性降低；而在破骨细胞线粒体中观察到 OXPHOS 的增加。大多数关于线粒体 DNA 突变与骨质疏松症的关系的研究主要集中在遗传性代谢疾病的患者身上，而其他类型的研究相对有限。因此，有必要进一步研究线粒体 DNA 突变与骨质疏松症之间的关系。在有关骨质疏松症线粒体自噬，生物发生和动力学异常的文献中，研究主要集中于通过敲除一个调节动物模型的相关调节基因引起的骨质流失增加来间接证实其对骨质疏松症的作用，缺乏直接证据证实线粒体自噬、生物发生和动力学与骨质疏松的关系。考虑到目前主要依靠动物和细胞实验研究骨质疏松症的线粒体功能障碍，势必要进行更多的临床研究，在人体中确定其与疾病的相关性。

调节线粒体功能障碍可能是改善骨质疏松症的一种有希望的治疗策略。在现有文献中，线粒体功能障碍的调节主要涉及与线粒体质量控制相关的机制。因此，靶向线粒体质量控制可能在稳定线粒体、细胞和组织的活性和功能方面提供潜在的好处。在线粒体质量控制的各个方面，广泛的研究集中在线粒体蛋白质量控制、线粒体内的抗氧化防御系统、线粒体动力学调节、促进线粒体生物发生和诱导线粒体自噬。研究人员设计了许多基于动物和人类模型的干预实验，以探索与线粒体功能障碍相关的骨质疏松症的更有效治疗策略。毫无疑问，未来有必要进行大规模的临床试验，以在患者中获得确凿的证据，进一步验证线粒体功能障碍与骨质疏松症之间的关联，同时促进特异性调节骨稳态的靶向药物的研发。此外，最近的研究揭示了一种维持线粒体质量的新机制，即线粒体源性囊泡。它可以选择性地将受损的线粒体成分包装到线粒体来源的囊泡中，以便在细胞内运输到溶酶体和过氧化物酶体进行降解。通过这种方式，线粒体的结构和功能的完整性得以维持。Suh 等人通过体内和体外实验证明，成熟成骨细胞分泌的线粒体和线粒体源性囊泡可促进成骨细胞活性和成骨。然而，目前关于线粒体源性囊泡与骨质流失的研究较少，需要进行更多相关的研究。但毫无疑问，它也将成为治疗骨质疏松症的一种有效的治疗方法。

（陈玄　葛继荣）

参考文献

蔡诗雅，张浩，2021. 成骨不全症的药物治疗 [J]. 中华骨质疏松和骨矿盐疾病杂志，14(5): 525-530.

蔡昕瑶，陈瑶，陈诗淇，等，2023. 壮骨止痛方通过 RANKL/RANK 信号通路抑制骨吸收的机制研究 [J]. 中国骨质疏松杂志，29(9): 1333-1339.

陈锋，任国武，章晓云，等，2023. 核因子κB受体活化因子信号转导机制与破骨细胞的活化 [J]. 中国组织工程研究，27(2): 293-299.

陈华，闫坤，李瑞杰，等，2024. 益肾汤调控巨噬细胞集落刺激因子信号轴干预骨质疏松大鼠破骨细胞分化的实验研究 [J]. 中国中医骨伤科杂志，32(4): 8-12.

陈露，马厚勋，李宝善，等，2023. 地舒单抗联合运动对绝经后骨质疏松患者的临床研究 [J]. 现代医药卫生，39(18): 3070-3074.

陈天洪，李景峰，2022. RANKL/RANK 通路及其靶向药物地诺单抗在骨科疾病中的应用 [J]. 骨科，13(2): 181-187.

陈盈宇，王鸥，邢小平，2021. 钙敏感受体拮抗剂（溶钙素）的临床应用 [J]. 中华骨质疏松和骨矿盐疾病杂志，14(5): 553-559.

崔一帆，肖绪武，2023. 维生素 D 及其受体基因多态性与儿童疾病的相关性 [J]. 中国儿童保健杂志，31(10): 1111-1115.

党严，王莉，2024. 多种来源的骨髓间充质干细胞成骨性的比较及相关性 [J]. 临床口腔医学杂志，40(1): 54-58.

邓强，龙鼎新，2018. 蛋白激酶 C 研究进展 [J]. 生命的化学，38(3): 433-437.

邓颖，金璨，段志豪，等，2023. 资木瓜总苷对 RA 模型小鼠的骨保护作用及机制 [J]. 中国药房，34(9): 1042-1047.

段然，2021. 甲状腺及甲状旁腺疾病患者维生素 D 营养状况的临床相关分析 [D]. 天津：天津医科大学.

樊化，孙萍，杨璐，等，2020. 绝经后骨质疏松老年女性血清 Hepcidin、BMP6、s-HJV 水平与骨折的相关性分析 [J]. 河北医药，42(22): 3424-3427.

冯少龙，陈泽驹，刘桂宏，等，2023. 骨形态发生蛋白在骨科领域的研究进展 [J]. 中国医药生物技术，18(3): 241-246.

付彩雯，吴艳，2024. FGF23/Klotho 在 2 型糖尿病肾病和骨质疏松共病中的研究现状 [J]. 医学信息，37(3): 176-179.

付玉玲，胡坤，沈艳萍，等，2018. 持续非卧床腹膜透析患者成纤维细胞生长因子-23 及可溶性 klotho 蛋白水平与心脏瓣膜钙化的关系 [J]. 上海交通大学学报（医学版），38(5): 541-546.

高群，李军，李思源，等，2020. 新疆 2 型糖尿病绝经后女性 LRP5rs41494349、rs2306862 位点基因多态性及突变与骨代谢的关系 [J]. 中国骨质疏松杂志，26(5): 646-649，654.

古红，王静，邓晓，2023. 原发性骨质疏松症患者血清中 sFRP4 DKK1 表达及临床意义 [J]. 河北医学，29(6): 922-927.

郭洁梅，陈秀明，陈鹏，等，2021. 壮骨健膝方含药血清对经 IL-1β 诱导的大鼠膝关节退变软骨细胞 Wnt/β-catenin 信号通路抑制因子蛋白表达的影响 [J]. 福建中医药，52(2): 18-20.

郭志英，栗平，梁开愈，2015. MTHFR 基因 C677T 多态性与蒙古族中老年男性骨质疏松的相关性 [J]. 中国骨质疏松杂志，21(10): 1191-1194.

郭志英，栗平，罗云娜，等，2016. MTHFR 基因多态性与蒙古族绝经后妇女骨质疏松的相关性研究 [J]. 实用骨科杂志，22(4): 328-331.

韩宇，郭晏华，于艳，等，2019. 补骨脂素介导 Hedgehog 信号通路促进骨髓 MSC 成骨分化作用研究 [J]. 辽宁中医杂志，2019，46(6): 1133-1137.

何文芳，李雪雁，任莉，等，2020. 低频脉冲电磁场通过 PI3K/AKT/GSK3β/β-catenin 信号途径促进成骨细胞矿化成熟 [J]. 中国生物化学与分子生物学报，36(12): 1464-1472.

何钰佳，周敏，叶广彬，等，2023. 亚洲人群维生素 D 受体基因多态性和骨质疏松症相关性研究进展 [J]. 中国骨质疏松杂志，29(7): 1027-1031.

何跃辉，陈狄，高谦，等，2021. LRP5 基因 A1330V、Q89R 位点多态性、突变与绝经后 T2DM 骨质疏松症的关系 [J]. 中国骨质疏松杂志，27(9): 1294-1297，1302.

胡俊，杨盼盼，袁忠，等，2021. 黄芪多糖对 MC3T3-E1 细胞增殖及成骨分化的影响 [J]. 中国骨质疏松杂志，27(12): 1788-1791，1799.

胡坤，李明，卢国元，等，2017. 腹膜透析患者腹主动脉钙化与成纤维细胞生长因子 23 和可溶性 Klotho 的相关性 [J]. 肾脏病与透析肾移植杂志，26(4): 312-316.

黄鑫，吴永光，王炯，2024. 基于 BMP2/Smad4 信号通路探究蛇床子素对骨质疏松性骨折大鼠愈合过程的影响 [J]. 中国老年学杂志，44(2): 485-489.

贾艾玲，张宇航，刁元元，等，2022. 刺五加酸乙酯部位对 ApoE（-/-）动脉粥样硬化小鼠肠道菌群的影响 [J]. 中国实验方剂学杂志，28(5): 108-115.

康麟，曹磊，赵秋鹤，等，2021. 过表达骨形态发生蛋白 2 对骨折大鼠的骨愈合和成骨能力的影响及其可能机制 [J]. 广西医学，43(8): 966-71.

黎娅，李军，李思源，等，2024. 绝经后 2 型糖尿病 LRP5 基因多态性与骨量异常的研究 [J]. 中国骨质疏松杂志，30(2): 210-215.

李博一，牛玲，马蓉，等，2021. 降钙素受体基因多态性与昆明地区 2 型糖尿病伴骨质疏松症的相关性 [J]. 昆明医科大学学报，42(7): 57-63.

李桂锦，姚新苗，2018. 益骨汤对骨质疏松大鼠成骨细胞相关基因表达的实验研究 [J]. 浙江中医杂志，53(10): 727-729.

李明，李宁宁，2019. 维生素 D 受体基因多态性与骨质疏松症相关性的研究进展 [J]. 右江医学，47(4): 245-249.

李泫，赵宇，马丁，等，2020. 女性绝经后骨质疏松症患者血清铁蛋白、同源拮抗物表达水平及临床意义 [J]. 陕西医学杂志，49(10): 1266-1269.

李娜，卢雪玲，娜迪拉，2022. 部分骨形态蛋白调节骨再生的临床研究进展 [J]. 中国骨质疏松杂志，28(08): 1228-1231, 1248.

李然，黄瀚，刘立萍，等，2018. 左归丸对去卵巢大鼠骨组织降钙素受体蛋白表达的影响 [J]. 中华中医药学刊，36(12): 2993-2995.

李耀洋，尚立芝，孙河龙，等，2021. 左归丸对去势骨质疏松模型大鼠 Wnt/β-catenin 信号通路的影响 [J]. 中国实验方剂学杂志，27(6): 15-22.

李召宝，李召静，王婧，2023. 山奈酚激活 p38 MAPK 信号通路促进人牙周韧带间充质干细胞的迁移和成骨细胞分化 [J]. 湖南师范大学学报（医学版）. 20(04): 18-25.

林晓芳，姚新苗，李威，等，2018. 益骨汤对去势大鼠骨组织 Wnt/β-catenin 经典信号通路的影响 [J]. 浙江中医药大学学报，42(2): 97-104, 110.

刘百奇，车德馨，侯庆露，等，2021. FDPS、LRP5 基因多态性与绝经后妇女骨质疏松的关系 [J]. 中国骨质疏松杂志，27(10): 1438-1442.

刘畅，2022. FGF23 突变相关疾病的临床与分子遗传机制研究 ENPP1 对 FGF23 的代谢调控机制研究 [D]. 北京: 北京协和医学院 .

刘春丽，闫雨娟，莫礼文，等，2023. 葛根素对 RAW264.7 细胞破骨分化的影响 [J]. 中国组织工程研究，27(32): 5114-5119.

刘佳，高维虹，2018. 甲状旁腺素相关肽治疗绝经后骨质疏松症的研究进展 [J]. 中国骨质疏松杂志，24(11): 1521-1525, 1540.

刘文宣，张宇宸，刘文聪，等，2015. CTR 基因多态性与老年男性骨质疏松的相关性研究 [J]. 中华老年骨科与康复电子杂志，1(2): 19-22.

卢非凡，王卫国，郭万首，等，2022. 糖皮质激素通过 PI3K-Akt-mTOR 信号通路诱导股骨头骨微血管内皮细胞凋亡的研究 [J]. 中国骨质疏松杂志，28(5): 631-636, 669.

卢园园，闫丽平，周清霞，等，2023. TCIRG1 基因新突变致婴儿恶性石骨症 1 例 [J]. 中国小儿血液与肿瘤杂志，28(6): 388-391.

陆敏安，卢贤哲，陆潞，等，2022. 血清 FGF-23、Klotho 水平与维持性血液透析患者腰椎骨密度的关系 [J]. 颈腰痛杂志，43(5): 674-677.

罗秀，袁望舒，陈丽霞，等，2024. 特发性骨质疏松症危险因素的研究进展 [J]. 中华骨与关节外科杂志，17(2): 181-186.

吕浩，周方伟，许昱，2021. 蛋白激酶 C 在变应性鼻炎发病机制中的研究进展 [J]. 疑难病杂志，20(6): 640-644.

马宁，张浩沙强，王志刚，等，2023. 地舒单抗在骨质疏松中的应用研究进展 [J]. 临床医学进展，13(8): 13454-13463.

孟德峰，2019. 维生素 D 与降钙素受体基因多态性与新疆地区绝经后汉族女性人群骨密度相关性研究 [D]. 石河子: 石河子大学 .

倪利华，2020. 钙敏感受体在慢性肾病中作用的研究进展 [J]. 临床与病理杂志，40(05): 1307-1310.

宁子锋，潘汉升，孙瑞，等，2024. 中药复方调控 Wnt/β-catenin 信号通路防治骨质疏松症研究进展 [J]. 亚太传统医药，20(4): 219-223.

牛玲，李博一，张程，等，2021. 降钙素受体、维生素 D 受体基因多态性与昆明地区 2 型糖尿病合并骨质疏松的关系 [J]. 昆明医科大学学报，42(11): 74-80.

牛娜，王丽，杨娓霞，等，2022. 低密度脂蛋白受体相关蛋白 5 调节骨量的作用机制及其影响因素研究进展 [J]. 山东医药，62(32): 101-104.

裴子欢，黄家翌，刘宇晗，等，2021. Dickkopf-1 检测对女性绝经期类风湿关节炎继发骨质疏松的临床诊断价值 [J]. 解放军医学杂志，46(4): 361-366.

乔铭薪，朱舟，万乾炳，2021. 高胆固醇对骨代谢影响的研究进展 [J]. 中国骨质疏松杂志，27(11): 1632-1636, 1645.

秦丽梅，2022. 低强度脉冲超声波抑制 miR-1187 上调 BMP4 促进多孔钛合金材料成骨作用的体内外研究 [D]. 沈阳: 中国医科大学 .

秦铭，刘士臣，李晓光，等，2018. 不同浓度白介素 8 对破骨细胞 MMP-9 表达的影响 [J]. 黑龙江医药，31(6): 1214-1216.

仇胜，2017. Gcm2 基因敲除诱导成体小鼠甲状旁腺功能减退的研究 [D]. 重庆：中国人民解放军陆军军医大学 .

任柳怡，2024. 木蝴蝶苷 A 抗斑马鱼骨质疏松作用与抑制破骨细胞分化及骨吸收机理 [D]. 长沙：中南大学 .

邵佳乐，周建，李志忠，等，2020. 雌激素受体信号通路与骨质疏松症相关性的研究进展 [J]. 中国生物制品学杂志，33(8): 956-960.

史东梅，董明，陆颖，等，2020. PI3K/Akt 信号通路与骨破坏：问题与机制 [J]. 中国组织工程研究，24(23): 3716-3722.

帅波，沈霖，杨艳萍，等，2018. 加味青娥丸对模拟失重状态下小鼠骨显微结构和 β-catenin 及 DKK-1 表达水平的影响 [J]. 中国临床新医学，11(12): 1186-1191.

司艳凤，张媛媛，毕凌云，2023. 激活蛋白-1 在骨代谢相关信号通路中的作用研究进展 [J]. 新乡医学院学报，40(1): 97-100.

宋敏，巩彦龙，董平，等，2020. 基于 BMP-Smad/RUNX2 信号通路探讨固本增骨方含药血清对大鼠 BMSCs 增殖和成骨分化的影响 [J]. 世界科学技术-中医药现代化，22(4): 1159-1165.

孙龙，侯玉东，薛鹏飞，等，2016. 骨形态发生蛋白 7 在高糖环境下对成骨细胞分化的影响 [J]. 口腔医学研究，32(9): 973-977.

孙雪武，2018. 连翘酯苷 A 抑制破骨细胞分化的机制探讨及其治疗应用 [D]. 杭州：浙江大学，29-36.

陶薇羽，2023. 地舒单抗与唑来膦酸治疗糖皮质激素性骨质疏松症的疗效和安全性比较 [D/OL]. 中国人民解放军海军军医大学 .

王璠琛，何琪，肖嘉聪，等，2023. "肾主骨"理论"髓变先于骨变"的肾-髓-骨调节机制构建 [J]. 中国骨质疏松杂志，29(9): 1354-1361.

王剑，陈天宇，王钢，等，2016. 异补骨脂素对去卵巢骨质疏松小鼠骨髓间充质干细胞作用机制研究 [J] . 中国骨质疏松杂志，22(8): 980-984.

王景，王万宇骥，张怡，等，2022. 白细胞介素 6 参与成骨及骨修复的一系列反应过程 [J]. 中国组织工程研究，26(18): 2945-2951.

王力平，曾智谋，屈波，等，2022. 肿瘤坏死因子-α 在 2 型糖尿病骨质疏松症的新靶点 [J]. 中华骨质疏松和骨矿盐疾病杂志，15(5): 565-572.

王丽珍，李军，李思源，等，2024. 绝经后 2 型糖尿病患者护骨因子基因 rs4355801、rs6993813 位点多态性及突变与骨代谢的关系 [J]. 海军军医大学学报，45(2): 189-197.

王森，马厚勋，李宝善，2023. Klotho 蛋白与 Wnt 信号通路在骨代谢中的研究进展 [J]. 国际老年医学杂志，44(3): 351-353.

王山林，骆新波，黄煊，等，2021. 破骨细胞功能调控与骨质疏松症的关系研究 [J]. 中国现代药物应用，15(13): 248-250.

王天平，胡曼云，张喜，2022. COL1A2 基因剪接突变所致成骨不全 1 例分析 [J]. 医学理论与实践，35(13): 2269-2271.

吴静，姜惠，王丽，2022. 老年 2 型糖尿病患者血清脂质运载蛋白 2、骨形态发生蛋白 4 与骨质疏松的关系 [J]. 中国医药导报，19(12): 66-69, 74.

吴厅，2020. 类风湿 I 号对佐剂型关节炎大鼠血清 TNF-α、IL-6 及骨组织 DKK1、β-catenin 影响的研究 [D]. 杭州：浙江中医药大学 .

吴也，廖洪利，2016. 基于 Wnt/β-catenin 信号通路的骨质疏松靶向治疗研究进展 [J]. 化学与生物工程，33(9): 1-4.

谢正松，赵怡心，吕子灵，等，2021. Notch 信号介导骨细胞过表达 BMP4 促进骨髓基质细胞成骨分化 [J]. 第三军医大学学报，43(16): 1550-1558.

辛红美，许洁，汪长东，2020. 淫羊藿苷促进 MC3T3-E1 成骨分化通过 Hedgehog 信号通路 [J]. 中国药理学通报，36(5): 616-620.

邢金毅，刘书中，周熹，等，2024. 骨形态发生蛋白信号通路在肺癌进展及骨转移中的作用研究进展 [J]. 中华骨与关节外科杂志，17(1): 84-89.

邢贞武，2017. 补骨脂素对绝经后骨质疏松患者骨髓间充质干细胞 Notch 信号通路的影响 [J]. 中医学报，32(11): 2181-2183.

许娟，2021. 载脂蛋白 E(ApoE) 通过抑制 NLRP3 炎症小体的激活和氧化应激减轻小鼠过敏性气道炎症 [D]. 合肥：安徽医科大学 .

杨立，李瑛，鲁衍强，2017. 维生素 D 受体基因多态性与儿童相关疾病的研究进展 [J]. 中国妇幼保健，32(4): 880-882.

杨羽晨，杨佩佩，黄碧莹，等，2021. 丝裂原活化蛋白激酶信号通路介导的自噬可调节破骨细胞的增殖分化和功能 [J]. 中国组织工程研究，25(26): 4192-4197.

叶志伟，王丹，杨钟华，等，2020. 补骨脂素对乳鼠颅骨成骨细胞分化成熟的影响 [J]. 基因组学与应用生物学，39(1): 402-406.

尹一佳，杨瑾廷，申建琪，等，2022. 钙黏蛋白 5 驱动内皮细胞特异性过表达 Dickkopf 1 影响骨形成 [J]. 国际口腔医学杂志，49(6): 641-647.

游如旭，张聪，张玉等，2024. 骨质疏松症治疗药物合理应用专家共识 (2023)[J/OL]. 中国医院药学杂志，1-24.

于淼，杨万超，李文志，2016. 蛋白激酶 C 信号通路在血脑屏障损伤中的研究进展 [J]. 疑难病杂志，15(2): 209-212.

俞华，郭庆华，徐帆，等，2022. 金匮肾气丸在老年骨质疏松症患者中的疗效及对症候积分与骨密度的影响 [J]. 中国医药导刊，24(9): 870-875.

曾俊铭，贺小宁，2023. 骨涎蛋白在破骨细胞分化和骨吸收中的研究进展 [J]. 海南医学院学报 .29(18): 1425-1429.

曾庆明，2016. 钙敏感受体基因多态性与江西赣南地区含钙肾结石的相关性研究 [D]. 南昌：南昌大学.

张博涵，马婧，2024. 地舒单抗在骨质疏松症治疗中停药风险与应对策略的研究进展 [J/OL]. 解放军医学院学报，1-6.

张帆，熊燕红，韩超等，2021. 骨质疏松症基因多态性的研究进展 [J]. 中国医药导报，18(19): 56-59.

张莉丽，张布衣，余阳，2023. 骨碎补总黄酮上调骨质疏松症模型大鼠 Wnt/LRP-5/β-catenin 通路表达的研究 [J]. 中国骨质疏松杂志，29(6): 807-811.

张萌萌，毛未贤，马倩倩，2024. 骨质疏松分子生物学研究专家共识 [J]. 中国骨质疏松杂志，30(2): 157-162.

张浦燊，田发明，张柳，等，2021. 氯化锂对骨质疏松症的作用 [J]. 中华骨质疏松和骨矿盐疾病杂志，14(2): 192-198.

张婷婷，庞田田，李游山，等，2016. 甲状旁腺激素的基因表达调控 [J]. 生理科学进展，47(3): 231-234.

张薇，熊斌彬，李冰枝，等，2022. 骨质疏松症相关信号通路的研究进展 [J]. 福建中医药，53(9): 59-63.

张薇，于忠和，张秀良，等. 2023. 恶性肿瘤骨转移应用唑来膦酸后并发下颌骨坏死的治疗研究进展 [J]. 中国药物经济学，18(6): 117-119.

张笑添，车昌燕，姚步月，等，2023. miR-92a/Dickkopf 相关蛋白 1 介导丁酸钠调控 Wnt/β-catenin 信号通路抑制结肠癌细胞增殖 [J]. 中国生物化学与分子生物学报，39(12): 1743-1752.

张亚奇，王卫国，张启栋，等，2024. Wnt 信号通路在糖尿病骨质疏松中的作用及中药干预的研究进展 [J]. 中国实验方剂学杂志，30(9): 283-292.

赵常红，李世昌，李沛鸿，等，2021. 调节破骨细胞功能的相关信号分子的研究进展 [J]. 中国骨质疏松杂志，27(9): 1361-1365.

郑伟，陈晨，关瑞胜，等，2020. 骨质疏松症与维生素 D 受体基因 ApaI 多态性的相关性分析 [J]. 中国实用医药，15(3): 81-83.

支旺，温惠慧，崔志强，2023. 葛根素通过抑制 MAPK/NF-κB 信号通路调节 LPS 诱导的人牙髓干细胞的炎症损伤和成骨分化 [J]. 实用口腔医学杂志，39(5): 648-654.

周宏明，2020. 原硅酸体外通过非经典 BMP 通路影响骨分化机制的研究 [D]. 山东大学.

周坤，林剑，莫亚峰，等，2023. 成骨细胞介导的相关信号通路在老年骨质疏松症中的研究进展 [J]. 中国骨质疏松杂志，29(8): 1203-1207, 1219

周麟，李向东，赵明，2019. 血清 FGF-23、sKL 检测对持续非卧床腹膜透析患者心脏瓣膜钙化的预测价值 [J]. 山东医药，59(13): 27-30.

周灵通，2018. 固本增骨方含药血清调节 Notch 通路干预大鼠 BMSCs 成骨分化的机制研究 ［D］. 甘肃中医药大学，35-40.

周涛，张兵，朱鹏，2022. 绝经后骨质疏松症患者血清鸢尾素、4D 同型二聚体、骨形成蛋白 6 的表达及临床意义 [J]. 海南医学，33(17): 2215-2218.

周洋，张悦，刘景，2023. circRNA_079813 调控 ROR2 和 ERK1/2-MAPK 信号通路对牙髓损伤大鼠成骨分化的影响 [J]. 广西医科大学学报，40(9): 1455-1462.

朱艳，贾静静，张镇，等，2023. COL1A1 突变导致成骨不全症 1 例 [J]. 中国骨与关节损伤杂志，38(6): 663-664.

Achkova D, Maher J, 2016. Role of the colony-stimulating factor (CSF)/CSF-1 receptor axis in cancer[J]. Biochem Soc Trans, 44(2): 333-341.

Adamik J, Pulugulla S H, Zhang P, et al, 2020. EZH2 supports osteoclast diferentiation and bone resorption via epigenetic and cytoplasmic targets[J]. J Bone Miner Res 35: 181-195.

Ahmad Hairi H, Jayusman P A, Shuid A N, 2023. Revisiting resveratrol as an osteoprotective agent: molecular evidence from in vivo and in vitro studies[J]. Biomedicines 11: 1453.

Albiol L, Buttner A, Pflanz D, et al, 2020. Effects of long-term sclerosin deficiency on trabecular bone mass and sdaption to limb loading differ in male and female mice[J]. Calcif Tissue Int, 106(4): 415-430.

Alhamad A A, Zeghoud S, Amor I B, et al, 2023. AA short review of Nanomaterials: Synthesis methods, properties, and applications[J]. Algerian J Chem Eng, 1: 1-7.

Ali D, Hamam R, Alfayez M, et al, 2016. Epigenetic library screen identifesabexinostat as novel regulator of adipocytic and osteoblastic diferentiation of human skeletal (Mesenchymal) stem cells[J]. Stem Cells Transl Med, 5: 1036-1047.

Almeida M, Porter R M, 2019. Sirtuins and FoxOs in osteoporosis and osteoarthritis[J]. Bone, 121: 284-292.

Amano S, Chang Y T, Fukui Y, 2015. ERK5 activation is essential for osteoclast differentiation[J]. PLoS One, 10(4): e125054.

Ameen O, Yassien RI, Naguib Y M, 2020. Activation of FoxO1/SIRT1/RANKL/OPG pathway may underlie the therapeutic effects of resveratrol on aging-dependent male osteoporosis[J]. BMC Musculoskelet Disord, 21: 375.

An F, Song J, Chang W, et al, 2024. Research progress on the mechanism of the SFRP-mediated Wnt signalling pathway involved in bone metabolism in osteoporosis[J]. Molecular Biotechnology, 66(5): 975-990.

Anagnostis P, Gkekas N K, Potoupnis M, et al, 2019. New therapeutic targets for osteoporosis[J]. Maturitas, 120: 1-6.

Anastasilakis A D, Polyzos S A, Makras P, et al, 2014. Circulating periostin levels do not differ between postmenopausal women with normal and low bone mass and are not affected by zoledronic acid treatment[J]. HormMetabRes, 46: 145-149.

Ankam A, Koduganti R R, 2017. Calcitonin receptor gene polymorphisms at codon 447 in patients with osteoporosisand chronic periodontitis in South Indian population - An observational study[J]. J Indian Soc Periodontol, 21(2): 107-111.

Ardawi M S M, Rouzi A A, Al-Senani N S, et al, 2018. High plasma sphingosine 1-phosphate levels predict osteoporotic fractures in postmenopausal women: The center of excellence for osteoporosis research study[J]. JBone Metab, 25: 87-98.

Asadipooya K, Abdalbary M, Ahmad Y, et al, 2021. A. Bone quality in CKD patients: current concepts and future directions-part I[J]. Kidney Dis, 7，268-277.

Ascone G, Di Ceglie I, Walgreen B, et al, 2020. High LDL levels lessen bone destruction during antigen-induced arthritis by inhibiting osteoclast formation and function[J]. Bone, 130: 115-140.

Astiazarán M C, Cervantes-Sodi M, Rebolledo-Enríquez E, et al, 2017. Novel Homozygous LRP5 mutations in mexican patients with osteoporosis-pseudoglioma syndrome[J]. Genetic Testing and Molecular Biomarkers, 21(12): 742-746.

Azizieh F Y, Shehab D, Al Jarallah K, et al, 2019. Circulatory levels of RANKL, OPG, and oxidative stress markers in postmenopausal women with normal or low bone mineral density[J]. BiomarkInsights, 14，1177271919843825.

Bai H, Zhu H, Yan Q, et al, 2018. TRPV2-induced Ca(2+)-calcineurin-NFAT signaling regulates differentiation ofosteoclast in multiple myeloma[J]. Cell Commun Signal, 16(1): 68.

Bak S U, Kim S, Hwang H J, et al, 2017. Heme oxygenase-1 (HO-1)/carbon monoxide (CO) axis suppresses RANKL-induced osteoclastic differentiation by inhibiting redox-sensitive NF-kappaB activation[J]. BMB Rep, 50(2): 103-108.

Bandeira F, de Oliveira L B, Bilezikian J P. et al, 2022. Long-term consequences of osteoporosis therapy with denosumab[J]. Archives of Endocrinology and Metabolism, 66(5): 717-723.

Banjabi A A, Al-Ghafari A B, Kumosani T A, et al, 2020. Genetic influence of vitamin D receptor gene polymorphisms on osteoporosis risk[J]. International Journal of Health Sciences, 14(4): 22-28.

Baud'huin M, Lamoureux F, Jacques C, et al, 2017. Inhibition of BET proteins and epigenetic signaling as a potential treatment for osteoporosis[J]. Bone 94: 10-21.

Bhattacharyya S, Pal S, Chattopadhyay N, 2019. Abaloparatide, the second generation osteoanabolic drug: molecular mechanisms underlying its advantages over the First-in-Class teriparatide[J]. Biochemical Pharmacology, 166: 185-191.

Bimonte V M, Fittipaldi S, Marocco C, et al, 2017. Physical activity and hypocaloric diet recovers osteoblasts homeostasis in women affected by abdominal obesity[J]. Endocrine. 58(2): 340-348.

Bo S, Gambino R, Ponzo V, et al, 2018. Efects of resveratrol on bone health in type 2 diabetic patients. A double-blind randomized-controlled trial[J]. Nutr Diabetes 8: 51.

Bondarev A D, Attwood M M, Jonsson J, et al, 2021. Recent developments of HDAC inhibitors: Emerging indications and novel molecules[J]. Br J Clin Pharmacol 87: 4577-4597.

Bone H G, Wagman R B, Brandi M L, et al, 2017. 10 years of denosumab treatment in postmenopausal women with osteoporosis: Results from the phase 3 randomised FREEDOM trial and open-label extension[J]. The Lancet. Diabetes & Endocrinology, 5(7): 513-523.

Boufenzer A, Carrasco K, Jolly L, et al, 2021. Potentiation of NETs release is novel characteristic of TREM-1 activation and the pharmacological inhibition of TREM-1 could prevent from the deleterious consequences of NETs release in sepsis[J]. Cell Mol Immunol, 18(2): 452-460.

Boyle D L, Hammaker D, Edgar M, et al, 2014. Differential roles of MAPK kinases MKK3 and MKK6 in osteoclastogenesis and bone loss[J]. PLoS One, 9(1)：e84818.

Brandenburg V M, D'Haese P, Deck A, et al, 2016. From skeletal to cardiovascular disease in 12 steps-the evolution of sclerostin as a major player in CKD-MBD[J]. Pediatr Nephrol, 31: 195-206.

Bruderer M, Richards R G, Alini M, et al, 2014. Role and regulation of RUNX2 in osteogenesis[J]. Eur Cell Mater, 28: 269-286.

Bullock W A, Pavalko F M, Robling A G 2019. Osteocytes and mechanical loading: The WNT connection[J]. Orthod Craniofac Res, 22(Suppl. S1): 175-179.

Cai C, Wang J, Huo N, et al, 2020a. Msx2 plays an important role in BMP6-induced osteogenic differentiation of two mesenchymal cell lines:C3H1OT1/2 and C2C12[J]. Regen Ther, 14: 245-251.

Cai N, Li C, Wang F, 2019. Silencing of LncRNA-ANCR promotes the osteogenesis of osteoblast cells. Postmenopausal Osteoporosis via Targeting EZH2 and RUNX2[J]. Yonsei Medical Journal，60(8): 751-759.

Cai W L, Zeng W, Liu H H, et al, 2020b. LncRNA LINC00707 promotes osteogenic differentiation of hBMSCs through the Wnt/β-catenin pathway activated by LINC00707/miR-145/LRP5 axis[J]. Eur Rev Med Pharmacol Sci, 24(1): 18-28.

Cai Y, Sun H, Song X, et al, 2023. The Wnt/β-catenin signaling pathway inhibits osteoporosis by regulating the expression of TERT: an in vivo and in vitro study[J]. Aging (Albany NY), 15(20): 11471-11488.

Cantley MD, Fairlie DP, Bartold PM, et al, 2015. Inhibiting histone deacetylase 1 suppresses both infammation and bone loss in arthritis[J]. Rheumatology, 54: 1713-1723.

Cao B, Dai X, Wang W, 2019. Knockdown of TRPV4 suppresses osteoclast differentiation and osteoporosis by inhibiting autophagy through Ca²⁺-calcineurin-NFATc1 pathway[J]. J Cell Physiol, 234(5): 6831-6841.

Carafoli E, Krebs J, 2016. Why Calcium? How Calcium Became the Best Communicator[J]. J Biol Chem, 291(40): 20849-20857.

Carrow J K, Gaharwar A K, 2015. Bioinspired polymeric nanocomposites for regenerative medicine[J]. Macromol Chem Phys, 216: 248-264.

Catalano A, Bellone F, Morabito N, et al, 2020. Sclerostin and vascular pathophysiology[J]. IJMS, 21: 4779.

Cha H, Lee J, Park H H, et al, 2020. Direct conversion of human fbroblasts into osteoblasts triggered by histone deacetylase inhibitor valproic acid[J]. Appl Sci, 10: 7372.

Chamoux E, McManus S, Laberge G, et al, 2013. Involvement of kinase PKC-zeta in the p62/p62（P392L）-driven activation of NF-kappaB in human osteoclasts[J]. BiochimBiophys Acta, 1832(3): 475-484.

Chang W, Tu C, Chen T H, et al, 1999. Expression and signal transduction of calcium-sensing receptors in cartilage and bone[J]. Endocrinology, 140(12): 5883-5893.

Chang Y, Yu D, Chu W, et al, 2020. LncRNA expression profiles and the negative regulation of lncRNA-NOMMUT037835. 2 in osteoclastogenesis[J]. Bone, 130: 115072.

Chavez M B, Tan M H, Kolli T N, et al, 2023. Bone sialoprotein is critical for alveolar bon   healing in mice[J]. J Dent Res, 102(2): 187-196.

Chen F, Bi D, Cao G, et al, 2018a. Bone morphogenetic protein 7-transduced human dermal-derived fibroblast cells differentiate into osteoblasts and form bone invivo[J]. Connet Tissue Res, 59(3): 223-232.

Chen F, Ni B, Yang Y O, et al, 2014. Knockout of TRPV6 causes osteopenia in mice by increasing osteoclastic differentiation and activity[J]. Cell PhysiolBiochem, 33(3): 796-809.

Chen H, Shen G, Shang Q, et al, 2021. Plastrumtestudinis extract suppresses osteoclast differentiation via the NF-kappaB signaling pathway and ameliorates senile osteoporosis[J]. J Ethnopharmacol, 276: 114195.

Chen J, Li K, Pang Q, et al, 2016a. Identification of suitable reference gene and biomarkers of serum miRNAs for osteoporosis[J], SciRep, 6(1): 36347.

Chen R, Liao X, Chen F, et al, 2018b. Circulating microRNAs, miR-10b-5p, miR-328-3p, miR-100 and let-7，are associated with osteoblast differentiation in osteoporosis[J]. Int. J. Clin. Exp. Pathol, 11(3): 1383.

Chen R, Qiu H, Tong Y, et al, 2019a. MiRNA-19a-3p alleviates the progression of osteoporosis by targeting HDAC4 to promote the osteogenic differentiation of hMSCs[J]. Biochem. Biophys. Res. Commun, 516 (3): 666-672.

Chen R S, Zhang X B, Zhu X T, et al, 2019b. LncRNA Bmncr alleviates the progression of osteoporosis by inhibiting RANML-induced osteoclast differentiation[J]. Eur. Rev. Med. Pharmacol. Sci, 23 (21): 9199-9206.

Chen X, Zhang W, Huang J, 2021b, Correlation between methylene tetrahydrofolate reductase (MTHFR) gene rs1801133 C>T polymorphisms and risk of osteoporosis[J]. Pteridines, 32(1): 117-125.

Chen X J, Shen Y S, He M C, et al, 2019c. Polydatin promotes the osteogenic differentiation of human bone mesenchymal stem cells by activating the BMP2-Wnt/β-catenin signaling pathway[J]. Biomed Pharmacother, 112: 108746.

Chen Y S, Wu R, Yang X, et al, 2016b. Inhibiting DNA methylation switches adipogenesis to osteoblastogenesis by activating Wnt10a[J]. Sci Rep, 6: 25283

Cheng F, Yang M M, Yang R H, 2019. MiRNA-365a-3p promotes the progression of osteoporosis by inhibiting osteogenic differentiation via targeting RUNX2[J], Eur. Rev. Med. Pharmacol. Sci, 23(18): 7766-7774.

Cho Y D, Bae H S, Lee D S, et al, 2016. Epigenetic priming confers direct cell trans-diferentiation from adipocyte to osteoblast in a transgene-free state[J]. J Cell Physiol, 231: 1484-1494.

Choi R B, Robling A G, 2021. The WNT pathway: An important control mechanism in bone's response to mechanical loading[J]. Bone, 153: 116087.

Chorti A, Achilla C, Tsalkatidou D, et al, 2023. A pilot study of the association VDR polymorphisms with primary hyperparathyroidism[J]. In Vivo (Athens, Greece), 37(3): 1111-1116.

Christakos S, Dhawan P, Verstuyf A, et al, 2016. Vitamin D: metabolism, molecular mechanism of action, and pleiotropic effects[J]. Physiological Reviews, 96(1): 365-408.

Cianferotti L, Gomes A R, Fabbri S, et al, 2015. The calcium-sensing receptor in bone metabolism: from bench to bedside and back[J]. Osteoporos Int, 26(8): 2055-2071.

Ciccone L, Piragine E, Brogi S, et al, 2022. Resveratrol-like compounds as SIRT1 activators[J]. Int J Mol Sci, 23: 15105.

Clark R, Lira-Junior R, Johannsen G, et al, 2021. Colony-stimulating factor-1 receptor blockade attenuates inflammation in inflamed gingival tissue explants[J]. J Periodontal Res, 56(6): 1141-1153.

Claudel M, Jouzeau J Y, Cailotto F, 2019. Secreted frizzled-related proteins (sFRPs) in osteo-articular diseases: Much more than simple antagonists of Wnt signaling?[J]. The FEBS Journal, 286(24): 4832-4851.

Cochran A G, Conery A R, Sims RJ 3rd, 2019. Bromodomains: a new target class for drug development[J]. Nat Rev Drug Discov, 18: 609-628.

Cong Q, Jia H, Li P, et al, 2017. p38alpha MAPK regulates proliferation and differentiation of osteoclast progenitors and bone remodeling in an aging-dependent manner[J]. Sci Rep, 7: 45964.

Cuevas P L, Aellos F, Dawid I M, et al, 2023. WNT/β-catenin signaling in craniomaxillofacial osteocytes[J]. Curr Osteoporos Rep, 21: 228-240.

Cui Y, Fu S, Sun D, et al, 2019. EPC-derived exosomes promote osteoclastogenesis through Lnc RNA-MALAT1[J], J. Cell. Mol. Med, 23 (6): 3843-3854.

Dab S, Abdelhay N, Figueredo CA, et al, 2022. Characterization of SIBLING proteins in the mineralized tissues[J]. Dent J(Basel), 10(8): 144.

Dai H, Sinclair D A, Ellis J L, et al, 2018. Sirtuin activators and inhibitors: promises, achievements, and challenges[J]. Pharmacol Ther, 188: 140-154.

Das J, You Y, Mathukumalli K, et al, 2023. Activation of Munc13-1 by diacylglycerol (DAG)-lactones[J]. Biochemistry, 62(18): 2717-2726.

Dashti P, Lewallen E A, Gordon J A R, et al, 2023. Protein arginine methyltransferases PRMT1，PRMT4/CARM1 and PRMT5 have distinct functions in control of osteoblast diferentiation[J]. Bone Rep, 19: 101704.

Davis S, Simpson E, Hamilton J, et al, 2020. Denosumab, raloxifene, romosozumab and teriparatide to prevent osteoporotic fragility fractures: asystematic review and economic evaluation[J]. Health Technology Assessment (Winchester, England), 4(29): 1-314.

De Martinis M, Sirufo M M, Nocelli C, et al, 2020. Hyperhomocysteinemia is associated with inflammation, bone resorption, vitamin B12 and folate deficiency and MTHFR C677T polymorphism in postmenopausal women with decreased bone mineral density[J]. Int J Environ Res Public Health, 17(12): 4260.

Denny W A, Flanagan J U, 2021. Small-molecule CSF1R kinase inhibitors; review of patents 2015-present[J]. Expert Opin Ther Pat, 31(2): 107-117.

Dias I H, Taiwo R, Ma D, 2022. The blood-brain barrier models to study apolipoprotein E genotypes in Alzheimer's disease[J]. Neural Regen Res, 17(9): 1973-1974.

Ding M, Chen Z, Cho E, et al, 2023a. Crucial role of lysine-specifc histone demethylase 1 in RANKL-mediated osteoclast diferentiation[J]. Int J Mol Sci 24: 3605.

Ding M, Cho E, Chen Z, et al, 2023b. (S)-2-(Cyclobutylamino)-N-(3-(3,4-dihydroisoquinolin-2 (1H)-yl)-2-hydroxypropyl) isonicotinamide attenuates RANKL induced osteoclast differentiation by inhibiting NF-kappaB nuclear translocation[J]. Int J Mol Sci, 24: 4327.

Doi K, Murata K, Ito S, et al, 2022. Role of lysine-specifc demethylase 1 in metabolically integrating osteoclast diferentiation and infammatory bone resorption through hypoxia-inducible factor 1alpha and E2F1[J]. Arthritis Rheumatol, 74: 948-960.

Dong Y, Song C, Wang Y, et al, 2017. Inhibition of PRMT5 suppresses osteoclast diferentiation and partially protects against ovariectomy-induced bone loss through down regulation of CXCL10 and RSAD2[J]. Cell Signal, 34: 55-65.

Drol C J, Kennedy E B, Hsiung B K, et al, 2019. Bioinspirational understanding of flexural performance in hedgehog spines[J]. Acta Biomaterialia, 94: 553-564.

Dudakovic A, Camilleri E T, Riester S M, et al, 2016. Enhancer of zeste homolog 2 inhibition stimulates bone formation and mitigates bone loss caused by ovariectomy in skeletally mature mice[J]. J Biol Chem, 291: 24594-24606.

Dudakovic A, Camilleri E T, Xu F, et al, 2015. Epigenetic control of skeletal development by the histone methyltransferase Ezh2[J]. J Biol Chem, 290: 27604-27617.

Dudakovic A, Samsonraj R M, Paradise C R, et al, 2020. Inhibition of the epigenetic suppressor EZH2 primes osteogenic diferentiation mediated by BMP2[J]. J Biol Chem, 295: 7877-7893.

Eastell R, O'Neill T W, Hofbauer L C, et al, 2016. Postmenopausal osteoporosis[J]. Nat Rev Dis Primers, 2: 16069.

Ebina K, Nagayama Y, Kashii M, et al, 2024. An investigation of the differential therapeutic effects of romosozumab on postmenopausal osteoporosis patients with or without rheumatoid arthritis complications: a case-control study[J]. Osteoporos Int, Published online January 31.

Eckschlager T, Plch J, Stiborova M, et al, 2017. Histone deacetylase inhibitors as anticancer drugs[J]. Int J Mol Sci, 18: 1414.

Eldeeb M A, Zhou W, Esmaili M, et al, 2023. N-degron-mediated degradation of the proteolytically activated form of PKC-theta kinase attenuates its pro-apoptotic function[J]. Cell Signal, 110: 110830.

Fabre S, Funck-Brentano T, Cohen-Solal M, 2020. Anti-sclerostin antibodies in osteoporosis and other bone diseases[J]. J Clin Med, 9(11): 3439.

Fadda S, Hamdy A, Ahair E, et al, 2015. Serum levels of osteoprotegerin and RANKL in patients with rheumatoid arthritis and their relation to bone mineral density and disease activity[J]. Egypt. Rheumatol, 37，1-6.

Fan F, Podar K, 2021. The role of AP-1 transcription factors in plasmacell biology and multiple myeloma pathophysiology[J]. Cancers(Basel), 13(10): 2326.

Fan S, Wang Z, Li Q, et al, 2020. The relationship between BSP mRNA expression and 25(OH)D/OPG in peripheral blood of newly diagnosed T2DM patients with different bone mass[J]. Endokrynol Pol, 71(2): 160-167.

Fan Y, Ren G, Cui Y, et al, 2023. Peptide-based hydrogel for enhanced bone repair[J]. Mater Des2，29: 111862.

Fang C, Qiao Y, Mun S H, et al, 2016. Cutting edge: EZH2 promotes osteoclastogenesis by epigenetic silencing of the negative regulator IRF8[J]. J Immunol, 196: 4452-4456.

Fang Q, Zhou C, Nandakumar K S, 2020. Molecular and cellular pathways contributing to joint damage in rheumatoid arthritis[J]. Mediators Inflamm, 2020(1): 3830212.

Fang Z, Wang X, Sun X, et al, 2021. The role of histone protein acetylation in regulating endothelial function[J]. Front Cell Dev Biol, 9: 672447.

Fareedullah M, Rafi R, Naaz N, et al, 2021. A comparative study on risk of osteoporosis associated with the use of valproate versus levetiracetam in epileptic patients and its relationship with methylene tetra-hydro folate reductase genotypes[J]. Asian Journal of Pharmaceutical and Clinical Research, 78-82.

Feng X, Zhu S, Qiao J, et al, 2023. CX3CL1 promotes M1 macrophage polarization and osteoclast differentiation through NF-κB signaling pathway in ankylosing spondylitis in vitro[J]. J Transl Med, 21(1): 573.

Fernández-Torres J, Pérez-Hernández N, Hernández-Molina G, et al, 2020. Risk of Wnt/β-catenin signalling pathway gene polymorphisms in primary Sjögren's syndrome[J]. Rheumatology, 59(2): 418-425.

Fiskus W, Sharma S, Shah B, et al, 2014. Highly efective combination of LSD1（KDM1A）antagonist and pan-histone deacetylase inhibitor against human AML cells[J]. Leukemia 28: 2155-2164.

Freuchet A, Salama A, Remy S, et al, 2021. IL-34 and CSF-1，deciphering similarities and differences at steady state and indiseases[J]. J Leukoc Biol, 110(4): 771-796.

Fu L, Ma J, Yan S, et al, 2020. A meta-analysis of VDR polymorphisms and postmenopausal osteoporosis[J]. Endocrine Connections, 9(9): 882-889.

Fu Y C, Zhao S R, Zhu B H, et al, 2019. MiRNA-27a-3p promotes osteogenic differentiation of human mesenchymal stem cells through targeting ATF3[J]. EurRevMedPharmacolSci, 23(3 Suppl): 73-80.

Funakubo N, Xu X, Kukita T, et al, 2018. Pmepa1 induced by RANKL-p38 MAPK pathway has a novel role in osteoclastogenesis[J]. J Cell Physiol, 233(4): 3105-3118.

Galvan M L, Paradise C R, Kubrova E, et al, 2021. Multiple pharmacological inhibitors targeting the epigenetic suppressor enhancer of zeste homolog 2（Ezh2）accelerate osteoblast diferentiation[J]. Bone, 150: 115993.

Gao G C, Yang D W, Liu W, 2020. LncRNA TERC alleviates the progression of osteoporosis by absorbing miRNA-217 to upregulate RUNX2[J]. Eur. Rev. Med. Pharmacol. Sci, 24(2): 526-534.

Ghayor C, Gjoksi B, Dong J, et al, 2017. *N, N* Dimethylacetamide a drug excipient that acts as bromodomain ligand for osteoporosis treatment[J]. Sci Rep, 7: 42108.

Gjoksi B, Ghayor C, Siegenthaler B, et al, 2015. The epigenetically active small chemical *N*-methyl pyrrolidone (NMP) prevents estrogen depletion induced osteoporosis[J]. Bone, 78: 114-121.

Go E M, Oh J H, Park J H, et al, 2020. Spi-C positively regulates RANKL-mediated osteoclast differentiation and function[J]. Exp Mol Med, 52(4): 691-701.

Goodman W G, 2004. Calcium-Sensing Receptors[J]. Seminars in Nephrology, 24(1): 17-24.

Gorter E A, Reinders C R, Krijnen P, et al, 2022. Serum sclerostin levels in osteoporotic fracture patients[J]. Eur. J. Trauma. Emerg. Surg, 48: 4857-4865.

Gorvin C M, 2018. Insights into calcium-sensing receptor trafficking and biased signalling by studies of calcium homeostasis[J]. Journal of Molecular Endocrinology, 61(1) : R1-R12.

Grinman D Y, Boras-Granic K, Takyar FM, et al, 2022. PTHrP induces STAT5 activation, secretory differentiation and accelerates mammary tumor development[J]. Breast Cancer Research: BCR, 24(1): 30.

Gu X, Li M, Jin Y, et al, 2017. Identification and integrated analysis of differentially expressed lncRNAs and circRNAs reveal the potential ceRNA networks during PDLSC osteogenic differentiation[J], BMC Genet, 18: 1-13.

Guan H, Mi B, Li Y, et al, 2015. Decitabine represses osteoclastogenesis through inhibition of RANK and NF-kappaB[J]. Cell Signal, 27: 969-977.

Guo D, Hong D, Wang P, et al, 2019. Histone deacetylase inhibitor CI-994 inhibits osteoclastogenesis via suppressing NF-kappaB and the downstream c-Fos/NFATc1 signaling pathways[J]. Eur J Pharmacol, 848: 96-104.

Hallett S A, Zhou A, Herzog C, et al, 2022. Cranial base synchondrosis lacks PTHrP-expressing column-forming chondrocytes[J]. International Journal of Molecular Sciences, 23(14): 7873.

Han L, Wu J, Wang M, et al, 2022. RNA modification-related genetic variants in genomic loci associated with bone mineral density and fracture[J]. Genes (Basel), 13(10): 1892.

Han Y, Liu C, Lei M, et al, 2019. RETRACTED ARTICLE: lncRNA TUG1 was upregulated in osteoporosis and regulates the proliferation and apoptosis of osteoclasts[J]. J. Orthop. Surg. Res, 14: 1-6.

Hanaka M, Iba K, Dohke T, et al, 2018. Antagonists to TRPV1，ASICs and P2X have a potential role to prevent thetriggering of regional bone metabolic disorder and pain-like behavior in tail-suspended mice[J]. Bone, 110: 284-294.

Hawkins P T, Stephens L R, 2015. PI3K Signalling in inflammation[J]. Biochimica Et Biophysica Acta, 1851(6): 882-897.

He J, Chen Q, Yang Y, et al, 2017a. The novel subtype-selective histone deacetylase (HDAC) inhibitor, chidamide, exerts dual anti-myeloma and bone protective efect in vitro and in vivo[J]. Blood, 130: 5392.

He L H, Liu M, He Y, et al, 2017b. TRPV1 deletion impaired fracture healing and inhibited osteoclast and osteoblast differentiation[J]. Sci Rep, 7: 42385.

He S, Yang S, Zhang Y, et al, 2019. LncRNA ODIR1 inhibits osteogenic differentiation of hUC-MSCs through the FBXO25/H2BK120ub/ H3K4me3/OSX axis[J]. Cell death Dis, 10(12): 947.

Head B P, Patel H H, Insel P A, 2014. Interaction of membrane/lipid rafts with the cytoskeleton: impact on signaling and function: membrane/lipid rafts, mediators of cytoskeletal arrangement andcell signaling[J]. BiochimBiophys Acta, 1838(2): 532-545.

Heckt T, Keller J, Peters S, et al, 2016. Parathyroid hormone induces expression and proteolytic processing of Rankl in primary murine osteoblasts[J]. Bone, 92: 85-93.

Herland A, Maoz B M, Das D, et al, 2020. Quantitative prediction of human drug pharmacokinetic responses using multiple vascularized organ chips coupled by fluid transfer[J]. Nat Biomed Eng, 4: 421.

Ho T C S, Chan A H Y, Ganesan A, 2020. Thirty years of HDAC inhibitors: 2020 insight and hindsight[J]. J Med Chem 63: 12460-12484.

Holdsworth G, Greenslade K, Jose J, et al, 2018. Dampening of the bone formation response following repeat dosing with sclerostin antibody in mice in associated with up-regulation of Wnt antagonists[J]. Bone, 107: 93-103.

Holm E, Gleberzon J S, Liao Y, et al, 2014. Osteopontin mediates mineralization and not osteogenic cell development in vitro[J]. BiochemJ, 464: 355-364.

Honma M, Ikebuchi Y, Suzuki H, 2021. RANKL as a key figure in bridging between the bone and immune system: Its physiological functions and potential as a pharmacological target[J]. Pharmacol Ther, 218: 107682.

Hsu W C, Lee Y C, Liang P I, et al, 2019. CSF-1 overexpression predicts poor prognosis in upper tract urothelial carcinomas[J]. Dis Markers, 2019: 2724948.

Hu C, Liu X, Zeng Y, et al, 2021. DNA methyltransferase inhibitors combination therapy for the treatment of solid tumor: mechanism and clinical application[J]. Clin Epigenetics, 13: 166.

Hu X, Fu Y, Zhang X, et al, 2014. Histone deacetylase inhibitor sodium butyrate promotes the osteogenic diferentiation of rat adipose-derived stem cells[J]. Dev Growth Difer, 56: 206-213.

Hu Y, Han J, Ding S, et al, 2022. Identification of ferroptosis-associated biomarkers for the potential diagnosis and treatment of postmenopausal osteoporosis[J]. Frontiers in Endocrinology, 13: 986384.

Huang L, Wang Y, Jiang Y, et al, 2018. High levels of GSK-3β signalling reduce osteogenic differentiation of stem cells in osteonecrosis of femoral head[J]. Journal of Biochemistry, 163(3): 243-251.

Huang X, Cen X, Zhang B, et al, 2019. Prospect of circular RNA in osteogenesis: a novel orchestrator of signaling pathways[J]. J Cell Physiol, 234(12): 21450-21459.

Huang X Z, Huang J, Li W Z, et al, 2020a. LncRNAMALAT1 promotes osteogenic differentiation through regulating ATF4 by sponging miR-214: Implication of steroid-induced avascular necrosis of the femoral head[J]. Steroids, 154: 108533.

Huang Y, Han Y, Guo R, et al, 2020b. Long non-coding RNA FER1L4 promotes osteogenic differentiation of human periodontal ligament stromal cells via miR-874-3p and vascular endothelial growth factor A[J]. Stem Cell Res. Ther, 11: 1-12.

Hui T, Zhou Y, Wang T, et al, 2018. Activation of β-catenin signaling in aggrecan-expressing cells in temporomandibular joint causes osteoarthritis-like defects[J]. International Journal of Oral Science, 10(2): 13.

Huo S, Liu X, Zhang S, et al, 2021. p300/CBP inhibitor A-485 inhibits the diferentiation of osteoclasts and protects against osteoporotic bone loss[J]. Int Immunopharmacol, 94: 107458.

Ismail S M, El Boghdady N A, Hamoud H S, et al, 2020. Evaluation of circulating miRNA-208a-3p, miRNA-155-5p and miRNA-637 as potential noninvasive biomarkers and the possible mechanistic insights into pre-and postmenopausal osteoporotic females[J]. Arch. Biochem. Biophys, 684: 108331.

Ito Y, Hart J R, Vogt P K, 2018. Isoform-specific activities of the regulatory subunits of phosphatidylinositol3-kinases - potentially novel therapeutic targets[J]. Expert Opin Ther Targets, 22(10): 869-877.

Jacques C, Lavaud M, Georges S, et al, 2020. BET bromodomains' functions in bone related pathologies. Epigenomics, 12(2): 127-144.

Janik M, Stuss M, Michalska-Kasiczak M, et al, 2018. Effects of physical activity on sclerostin concentrations[J]. Endokrynol Pol, 69(2): 142-9.

Jean G, Chazot C, Bresson E, et al, 2016. High serum sclerostin levels are associated with a Betteroutcome in haemodialysis patients[J]. Nephron, 132，181-190.

Jelinek T, Hajek R, 2016. Monoclonal antibodies—A new era in the treatment of multiple myeloma[J]. Blood Reviews, 30(2): 101-110.

Jiang H, Zhang Z, Yu Y, et al, 2022a. Drug Discovery of DKK1 Inhibitors[J]. Frontiers in Pharmacology, 13: 847387.

Jiang L L, Zhang C, Zhang Y, et al, 2022b. Associations between polymorphisms in VDR gene and the risk of osteoporosis: a meta-analysis[J]. Archives of Physiology and Biochemistry, 128(6): 1637-1644.

Jiang Y, Wu W, Jiao G, et al, 2019. LncRNA SNHG1 modulates p38 MAPK pathway through Nedd4 and thus inhibits osteogenic differentiation of bone marrow mesenchymal stem cells[J], Life Sci, 228: 208-214.

Jiao H, Jiang W, Wang H, et al, 2021. Soft coral-derived aspernolide a suppressed non-small cell lung cancer induced osteolytic bone invasion via the c-Fos/NFATC1 signaling pathway[J]. J Thorac Dis, 13(10): 5996-6011.

Jimi E, Fei H, Nakatomi C, 2019. NF-kappaB signaling regulates physiological and pathological chondrogenesis[J]. Int J Mol Sci, 20(24): 6275.

Jin C, Jia L, Huang Y, et al, 2016. Inhibition of lncRNA MIR31HG promotes osteogenic differentiation of human adipose-derived stem cells[J]. Stem Cells, 34 (11): 2707-2720.

Jin C, Zheng Y, Huang Y, et al, 2017. Long non-coding RNA MIAT knockdown promotes osteogenic differentiation of human adipose-derived stem cells[J]. Cell Biol, Int. 41 (1): 33-41.

Jin SL, Bai Y M, Zhao B Y, et al, 2020. Silencing of miR-330-5p stimulates osteogenesis in bone marrow mesenchymal stem cells and inhibits bone loss in osteoporosis by activating Bgn-mediated BMP/Smad pathway[J]. Eur Rev Med Pharmacol Sci, 24(8): 4095-4102.

Jing H, Liao L, An Y, et al, 2016. Suppression of EZH2 prevents the shift of osteoporotic MSC fate to adipocyte and enhances bone formation during osteoporosis[J]. Mol Ther, 24: 217-229.

Jin-Ran C, Oxana P L, Dongzheng G, et al, 2021. Ezh2 mediates epigenetic regulation of osteoclastogenesis and bone remodeling in mice[J]. J Bone Miner Res, 2020, 35(1): 181-195.

Ju S, Lim L, Wi K, et al, 2021. LRP5 Regulates HIF-1α Stability via Interaction with PHD2 in Ischemic Myocardium[J]. Int J Mol Sci, 22(12): 6581.

Kamano Y, Watanabe J, Iida T, et al, 2018. Binding of PICK1 PDZ domain with calcineurin B regulates osteoclast differentiation[J]. BiochemBiophys Res Commun, 496(1): 83-88.

Kamimura M, Nakamura Y, Ikegami S, et al, 2017. Significant improvement of bone mineral density and bone turnover markers by denosumab therapy in bisphosphonate-unresponsive patients[J]. Osteoporosis International: A Journal Established as Result of

Cooperation between the European Foundation for Osteoporosis and the National Osteoporosis Foundation of the USA, 28(2): 559-566.

Kamizaki K, Endo M, Minami Y, et al, 2021. Role of noncanonical Wnt ligands and Ror-family receptor tyrosine kinases in the development, regeneration, and diseases of the musculoskeletal system[J]. Dev Dyn, 250(1): 27-38.

Kang K S, Hong J M, Horan D J, et al, 2019. Induction of Lrp5 HBM-causing mutations in cathepsin-K expressing cells alters bone metabolism[J]. Bone, 120: 166-75.

Kanis J A, Norton N, Harvey N C, et al, 2021. SCOPE 2021: a new scorecard for osteoporosis in Europe[J], Arch. Osteoporos, 16 (1): 82.

Kaufman-Szymczyk A, Majewski G, Lubecka-Pietruszewska K, et al, 2015. The role of sulforaphane in epigenetic mechanisms, including interdependence between histone modification and DNA methylation[J]. Int J Mol Sci, 16: 29732-29743.

Kaur T, John A A, Sharma C, et al, 2021. miR300 intervenes Smad3/β-catenin/RunX2 crosstalk for therapy with an alternate function as indicative biomarker in osteoporosis[J]. Bone, 143: 115603.

Kawano T, Inokuchi J, Eto M, et al, 2021. Activators and inhibitors of protein kinase C (PKC)：their applications in clinical trials[J]. Pharmaceutics, 13(11): 1748.

Kelch S E, Balmayor R, Seeliger C, et al, 2017. miRNAs in bone tissue correlate to bone mineral density and circulating miRNAs are gender independent in osteoporotic patients[J]. SciRep, 7(1): 15861.

Khan M P, Khan K, Yadav P S, et al, 2016. BMP signaling is required for adult skeletal homeostasis and mediates bone anabolic action of parathyroid hormone[J]. Bone, 92: 132-144.

Khrystoforova I, Shochat-Carvalho C, Harari R, et al, 2022. Zebrafish mutants reveal unexpected role of Lrp5 in osteoclast regulation[J]. Front Endocrinol (Lausanne), 13: 985304.

Kim B J, Rhee Y, Kim C H, et al, 2015a. Plasma periostin associates significantly with non-vertebral but not vertebral fractures in postmenopausal women: Clinical evidence for the different effects of periostin depending on the skeletal site[J]. Bone, 81，435-441.

Kim H N, Han L, Iyer S, et al, 2015b. Sirtuin1 suppresses osteoclastogenesis by deacetylating FoxOs[J]. Mol Endocrinol, 29: 1498-1509.

Kim I, Kim J H, Kim K, et al, 2019. The IRF2BP2-KLF2 axis regulates osteoclast and osteoblast differentiation[J]. BMB Rep, 52(7): 469-474.

Kim J M, Kim M Y, Lee K, et al, 2016. Distinctive and selective route of PI3K/PKCalpha- PKCdelta/RhoA-Rac1 signaling in osteoclastic cell migration[J]. Mol Cell Endocrinol, 437: 261-267.

Kim K, Punj V, Kim J M, et al, 2016. MMP-9 facilitates selective proteolysis of the histone H3 tail at genes necessary for profcientosteoclastogenesis[J]. Genes Dev, 30: 208-219.

KogaY, Tsurumaki H, Aoki-Saito H, et al, 2019. Roles of cyclic AMP response element binding activation in the ＥＲＫ1/2 and p38 MAPK signalling pathway in central nervous system，cardiovascular system, osteoclast differentiation and mucin and cytokine production[J]. Int J Mol Sci, 20(6): 1346.

Komaba H, Lanske B, 2018. Role of Klotho in bone and implication for CKD[J]. Curr Opin Nephrol Hypertens, 27(4): 298-304.

Kondo H, Okimoto N, Yoshioka T, et al, 2020. Zoledronic Acid sequential therapy could avoid disadvantages due to the discontinuation of less than 3-year denosumab treatment[J]. Journal of Bone and Mineral Metabolism, 38(6): 894-902.

Kota S K, Roening C, Patel N, et al, 2018. PRMT5 inhibition promotes osteogenic differentiation of mesenchymal stromal cells and represses basal interferon stimulated gene expression[J]. Bone, 117: 37-46.

Kriegel A, Langendorf E, Kottmann V, et al, 2023. Bone sialoprotein immobilized in collagen type I enhances angiogenesis in vitro and in vivo[J]. Polymers (Basel), 15(4): 1007.

Kristensen L S, Jakobsen, Hager T H, et al, 2022. The emerging roles of circRNAs in cancer and oncology[J]. Nat. Rev. Clin. Oncol, 19(3): 188-206.

Kuo C Y, Tsai C H, Lee J J, et al, 2024. Abnormalities of serum magnesium levels in dialysis patients undergoing parathyroidectomy[J]. Updates Surg.

Kuo T H, Lin W H, Chao J Y, et al, 2019. Serum sclerostin levels are positively related to bone mineral density in peritoneal dialysis patients: A cross-sectional study[J]. BMC Nephrol, 20: 266.

Lai E C C, Lin T C, Lange J L, et al, 2022. Effectiveness of denosumab for fracture prevention in real-world postmenopausal women with osteoporosis: A retrospective cohort study[J]. Osteoporosis International: A Journal Established as Result of Cooperation between the European Foundation for Osteoporosis and the National Osteoporosis Foundation of the USA, 33(5): 1155-1164.

Lamothe B, Lai Y, Xie M, et al, 2013. TAK1 is essential for osteoclast differentiation and is an important modulator of cell death by apoptosis and necroptosis[J]. Mol Cell Biol, 33(3): 582-595.

Lasko L M, Jakob C G, Edalji R P, et al, 2017. Discovery of a selective catalytic p300/CBP inhibitor that targets lineage-specific tumours[J]. Nature, 550: 128-132.

Leder B Z, Tsai J N, Uihlein A V, et al, 2015. Denosumab and teriparatide transitions in postmenopausal osteoporosis（the DATA-Switch Study）: extension of a randomised controlled trial[J]. Lancet (London, England), 386(9999): 1147-1155.

Lee H I, Lee G R, Lee J, et al, 2020a. Dehydrocostus lactone inhibits NFATc1 via regulation of IKK, JNK, and Nrf2，thereby attenuating osteoclastogenesis[J]. BMB Rep, 53(4): 218-222.

Lee K M, Lee C Y, Zhang G, et al, 2019. Methylglyoxal activates osteoclasts through JNK pathway leading to osteoporosis[J]. Chem Biol Interact, 308: 147-154.

Lee M S, Su C M, Yeh J C, et al, 2016. Synthesis of composite magnetic nanoparticles Fe_3O_4 with alendronate for osteoporosis treatment[J]. Int J Nanomed, 11: 4583.

Lee W S, Yasuda S, Kono M, et al, 2020b. MicroRNA-9 ameliorates destructive arthritis through down-regulation ofNF-kappaB1-RANKL pathway in fibroblast-like synoviocytes[J]. Clin Immunol, 212: 108348.

Lee Z H, Kim H J, Ryoo H M, 2015. A novel osteogenic activity of suberoylanilide hydroxamic acid is synergized by BMP-2[J]. J Bone Metab, 22: 51-56.

Lei N B, Liang X, Wang P, et al, 2019. Teriparatide alleviates osteoporosis by promoting osteogenic differentiation of hMSCs via miR-375/RUNX2 axis[J]. Eur. Rev. Med. Pharmacol. Sci, 23(24): 11043-11050.

Li B, Han H, Song S, et al, 2019a. HOXC10 regulates osteogenesis of mesenchymal stromal cells through interaction with its natural antisense transcript lncHOXC-AS3[J]. Stem Cells, 37 (2): 247-256.

Li B, Liu J, Zhao J, et al, 2017. Lnc RNA-H 19 M odulatesWnt/β-catenin Signaling by T argeting D kk4 in H indlimb Unloaded Rat[J]. Orthop. Surg, 9 (3): 319-327.

Li B, Yao Q, Guo S, et al, 2019b. Type 2 diabetes with hypertensive patients results in changes to features of adipocytokines: Leptin, Irisin, LGR4，and Sfrp5[J]. Clin. Exp. Hypertens, 41: 645-650.

Li C, Wang Y, Gong Y, et al, 2021a. Finding an easy way to harmonize: a review of advances in clinical research and combination strategies of EZH2 inhibitors[J]. Clin Epigenet, 13: 62.

Li D, Tian Y, Yin C, et al, 2019c. Silencing of lncRNA AK045490 promotes osteoblast differentiation and bone formation via β-Catenin/TCF1/Runx2 signaling axis[J]. Int. J. Mol. Sci, 20 (24): 6229.

Li D, Yu K, Xiao T, et al, 2019d. LOC103691336/miR-138-5p/BMPR2 axis modulates Mg-mediated osteogenic differentiation in rat femoral fracture model and rat primary bone marrow stromal cells[J]. J. Cell. Physiol, 234 (11): 21316-21330.

Li H, Xiao Z, Quarles L D, et al, 2021b. Osteoporosis: mechanism, molecular target and current status on drug development[J]. Current Medicinal Chemistry, 28(8): 1489-1507.

Li K, Xiu C, Zhou Q, et al, 2019e. A dual role of cholesterol in osteogenic differentiation of bone marrow stromal cells[J]. J Cell Physiol, 234(3): 2058-2066.

Li S, He T, Wu D, et al, 2020. Conditional knockout of PKC-delta in osteoclasts favors bone mass accrual in males due to decreased osteoclast function[J]. Front Cell Dev Biol, 8: 450.

Li T, Qiu D, Chen Q, et al, 2023. NCX1 disturbs calcium homeostasis and promotes RANKL-induced osteoclast differentiation by regulating JNK/c-Fos/NFATc1 signaling pathway in multiple myeloma[J]. Clin Exp Med. 23(5): 1581-1596.

Li X, Zheng Y, Zheng Y, et al, 2018. Circular RNA CDR1as regulates osteoblastic differentiation of periodontal ligament stem cells via the miR-7/GDF5/SMAD and p38 MAPK signaling pathway[J]. Stem Cell Res. Ther, 9: 1-14.

Li X, Sui X, Yang Q, et al, 2019f. Oviductus Ranae protein hydrolyzate prevents menopausal osteoporosis by regulating TGFβ/BMP2 signaling[J]. Arch GynecolObstet, 299(3): 873-882.

Li Y, Zhuang Q, Tao L, et al, 2022. Urolithin B suppressed osteoclast activation and reduced bone loss of osteoporosis via inhibiting ERK/NF-κB pathway[J]. Cell Prolif, 55(10)：e13291.

Liang B, Burley G, Lin S, et al, 2022. Osteoporosis pathogenesis and treatment: existing and emerging avenues[J]. Cell Mol Biol Lett, 27(1): 72.

Liang J, Shen Y, Zhang X, et al, 2020. Circular RNA HIPK3 downregulation mediates hydrogen peroxide-induced cytotoxicity in human osteoblasts[J]. Aging (Albany NY), 12 (2): 1159.

Liao J L, Qin Q, Zhou Y S, et al, 2020. Vitamin D receptor Bsm I polymorphism and osteoporosis risk in postmenopausal women: a meta-analysis from 42 studies[J]. Genes & Nutrition, 15(1): 20.

Lin C, Shao Y, Zeng C, et al, 2018a. Blocking PI3K/AKT signaling inhibits bone sclerosis in subchondral bone and attenuates posttraumatic osteoarthritis[J]. J Cell Physiol, 233(8): 6135-6147.

Lin F X, Du S X, Liu D Z, 2016. Naringin promotes osteogenic differentiation of bone marrow stromal cells by up-regulating Foxc2 expression via the IHH signaling pathway[J]. American Journal of Translational Research, 8(11): 5098-5107.

Lin J C, Liu Z G, Yu B, et al, 2018b. Micro RNA-874 targeting SUFU involves in osteoblast proliferation and differentiation in osteoporosis rats through the hedgehog signaling pathway［J］. Biochemical and Biophysical Research Communications, 2018, 506(1): 194-203.

Ling L, Hu H, Liu K, et al, 2019. Long noncoding RNA MIRG induces osteoclastogenesis and bone resorption in osteoporosis through negative regulation of miR-1897[J]. Eur. Rev. Med Pharm. Sci, 23 (23): 10195-10203.

Littman J, Yang W, Olansen J, et al, 2023. LRP5，bone mass polymorphisms and skeletal disorders[J]. Genes, 14(10): 1846.

Liu C, Cao Z, Bai Y, et al, 2019a. LncRNA AK077216 promotes RANKL-induced osteoclastogenesis and bone resorption via NFATc1 by inhibition of NIP45[J]. J. Cell. Physiol, 234 (2): 1606-1617.

Liu D B, SuiC, Wu T T, et al, 2018. Association of bone morphogenetic protein(BMP) /smad signaling pathway with fracture healing and osteogenic ability in senile osteoporotic fracture in humans and rats[J]. Med Sci Monit, 24(1): 4363-4371.

Liu H, Zhai L, Liu Y, et al, 2023. The histone demethylase KDM5C controls female bone mass by promoting energy metabolism in osteoclasts[J]. Sci Adv, 9:eadg0731.

Liu H, Xiong Y, Zhu X, et al, 2017. Icariin improves osteoporosis, inhibits the expression of PPARγ, C/EBPα, FABP4 mRNA, N1ICD and jagged1 proteins, and increases Notch2 mRNA in ovariectomized rats[J]. Experimental and therapeutic medicine, 13(4): 1360-1368.

Liu J, Xiao Q, Xiao J, et al, 2022a. Wnt/β-catenin signalling: function, biological mechanisms, and therapeutic opportunities[J]. Signal Transduct Target Ther, 7(1): 3.

Liu L, Fan Y, Chen Z, et al, 2020. CaSR induces osteoclast differentiation and promotes bone metastasis in lung adenocarcinoma[J]. Front Oncol, 10: 305.

Liu L, Liu X, Ren X, et al, 2016. Smad2 and Smad3 have differential sensitivity in relaying TGFβ signaling and inversely regulate early lineage specification[J]. Sci. Rep, 6: 21602.

Liu M, Goldman G, MacDougall M, et al, 2022b. BMP signaling pathway in dentin development and diseases[J]. Cells, 11(14): 2216.

Liu Y, Liu W, Yu Z, et al, 2021. A novel BRD4 inhibitor suppresses osteoclastogenesis and ovariectomized osteoporosis by blocking RANKL-mediated MAPK and NF-kappaB pathways[J]. Cell Death Dis, 12: 654.

Liu Y, Wang C, Wang G, et al, 2019b. Loureirin B suppresses RANKL-induced osteoclastogenesis and ovariectomized osteoporosis via attenuating NFATc1 and ROS activities[J]. Theranostics, 9(16): 4648-4662.

Loveridge C J, van T H R, Charlesworth G, et al, 2017. Analysis of Nkx3.1:Cre-driven Erk5 deletion reveals a profound spinal deformity which is linked to increased osteoclast activity[J]. Sci Rep, 7(1): 13241.

Lu D Z, Dong W, Feng X J, et al, 2020. CaMKⅡ(δ) regulates osteoclastogenesis through ERK, JNK, and p38 MAPKs and CREB signalling pathway[J]. Mol Cell Endocrinol, 508: 110791.

Lu J W, Syu R J, Wang C H, et al, 2022. Serum sclerostin level is negatively associated with bone mineral density in hemodialysis patients[J]. Medicina, 58，385.

Lu W, Ji K, Lawlor L, et al, 2023. The efect of epigenetic reprogramming using MI192 HDAC inhibitor on enhancing the osteogenesis of human adipose derived stem cells in vitro[J]. Biosci Rep 2023: 43. https://doi. org/ 10.1042/BSR20221635.

Lum M A, Barger C J, Hsu A H, et al, 2016. Protein kinase calpha (PKCalpha) is resistant to long term desensitization/down-regulation by prolonged diacylglycerol stimulation[J]. J Biol Chem, 291(12): 6331-6346.

Luparello C, Librizzi M, 2022. Parathyroid hormone-related protein (PTHrP)-dependent modulation of gene expression signatures in cancer cells[J]. Vitamins and Hormones, 120: 179-214.

Lv L, Ge W, Liu Y, et al, 2016. Lysinespecifc demethylase 1 inhibitor rescues the osteogenic ability of mesenchymal stem cells under osteoporotic conditions by modulating H3K4 methylation[J]. Bone Res, 4: 16037.

Lv R, Pan X, Song L, et al, 2019. MicroRNA-200a-3p accelerates the progression of osteoporosis by targeting glutaminase to inhibit osteogenic differentiation of bone marrow mesenchymal stem cells[J]. Biomed. Pharmacother, 116: 108960.

Lv F, Cai X, Yang W, et al, 2020. Denosumab or romosozumab therapy and risk of cardiovascular events in patients with primary osteoporosis: Systematic review and meta- analysis[J]. Bone，130: 115121.

Ma J D, Jing J, Wang J W, et al, 2019. Activation of the peroxisome proliferator-activated receptor gamma coactivator1beta/NFATc1 pathway in circulating osteoclast precursors associated with bone destruction in rheumatoid arthritis[J]. Arthritis Rheumatol, 71(8): 1252-1264.

Ma L, Gao M, Wu L, et al, 2018. The suppressive effect of soluble Klotho on fibroblastic growth factor 23 synthesis in UMR-106 osteoblast-like cells[J]. Cell Biol Int, 42 (9): 1270-1274.

Ma Q S, Zhang Y F, Li C Y, et al, 2023. Discovery of novel tranylcypromine-based derivatives as LSD1 inhibitors for gastric cancer treatment[J]. Eur J Med Chem, 251: 115228.

Ma X, Zhu X, He X, et al, 2021. The Wnt pathway regulator expression levels and their relationship to bone metabolism in thoracolumbar osteoporotic vertebral compression fracture patients[J]. American Journal of Translational Research, 2021, 13(5): 4812-4818.

Mäkitie O, Zillikens MC, 2022. Early-onset osteoporosis[J]. Calcified Tissue International, 110(5): 546-561.

Mandourah A. Y, Ranganath L, Barraclough R, et al, 2018. Circulating microRNAs as potential diagnostic biomarkers for osteoporosis[J]. Sci. Rep, 8(1): 8421.

Marini F, Giusti F, Palmini G, et al, 2023. Role of WNT signaling and sclerostin in bone and as therapeutic targets in skeletal disorders[J]. Osteoporos. Int, 34: 213-238.

Martin T J, Seeman E, 2023. Bone remodeling and modeling: Cellular targets for antiresorptive and anabolic treatments, including approaches through the parathyroid hormone (PTH)/PTH-related protein pathway[J]. Neurospine, 20(4): 1097-1109.

Martin T J, Sims N A, 2015. RANKL/OPG; Critical role in bone physiology[J]. Rev EndocrMetab Disord, 16(2): 131-139.

Martin T J, 2016. Parathyroid hormone-related protein, its regulation of cartilage and bone development, and role in treating bone diseases[J]. Physiological Reviews, 96(3): 831-871.

Massy Z A, Hénaut L, Larsson T E, et al, 2014. Calcium-sensing receptor activation in chronic kidney disease: Effects beyond parathyroid hormone control[J]. Seminars in Nephrology, 34(6): 648-659.

Me R, F R, 2019. Mendelian bone fragility disorders[J]. Bone, 126: 11-17.

Melda Onal, Hillary C St. John, et al, 2016. Deletion of the distal Tnfsf11 RL-D2 enhancer that contributes to PTH-mediated RANKL expression in osteoblast lineage cells results in a high bone mass phenotype in mice[J]. Journal of Bone and Mineral Research, 31(2): 416-429.

Meng J, Zhang D, Pan N, et al, 2015. Identification of miR-194-5p as a potential biomarker for postmenopausal osteoporosis[J]. PeerJ, 3: e971.

Mi B, Xiong Y, Chen L, et al, 2019. CircRNA AFF4 promotes osteoblast cells proliferation and inhibits apoptosis via the Mir-7223-5p/PIK3R1 axis[J]. Aging (Albany NY), 11(24): 11988.

Mi B, Yan C, Xue H, et al, 2020. Inhibition of circulating miR-194-5p reverses osteoporosis through Wnt5a/β-catenin-dependent induction of osteogenic differentiation[J]. Mol. Ther. -Nucleic Acids, 21: 814-823.

Miller P D, Adachi J D, Albergaria B H, et al, 2022. Efficacy and safety of romosozumab among postmenopausal women with osteoporosis and mild-to-moderate chronic kidney disease[J]. J Bone Miner Res, 37(8): 1437.

Misawa A, Orimo H, 2018. lncRNA HOTAIR inhibits mineralization in osteoblastic osteosarcoma cells by epigenetically repressing ALPL[J]. Calcif. Tissue Int, 103: 422-430.

Mitchell J P, Carmody R J, 2018. NF-kappaB and the transcriptional control of inflammation[J]. Int Rev Cell Mol Biol, 335: 41-84.

Mohammad H P, Smitheman K N, Kamat C D, et al, 2015. A DNA hypomethylation signature predicts antitumor activity of LSD1 inhibitors in SCLC[J]. Cancer Cell, 28: 57-69.

Mora-Raimundo P, Lozano D, Benito M, et al, 2021. Osteoporosis remission and new bone formation with mesoporous silica nanoparticles[J]. Adv Sci, 8: 2101107.

Motlani G, Motlani V, Acharya N, et al, 2023. Novel advances in the role of selective estrogen receptor modulators in hormonal replacement therapy: A paradigm shift[J]. Cureus, 15(11): e49079.

Munoz-Garcia J, Cochonneau D, Teletchea S, et al, 2021. The twin cytokines interleukin-34 and CSF-1: masterful conductors of macrophage homeostasis[J]. Theranostics, 11(4): 1568-1593.

Najafi M, Nikpayam O, Tavakoli-Rouzbehani O M, et al, 2021. A comprehensive insight into the potential efects of resveratrol supplementation on SIRT-1: a systematic review[J]. Diabetes Metab Syndr, 15: 102224.

Nakamura T, Matsumoto T, Sugimoto T, et al, 2014. Clinical trials express: fracture risk reduction with denosumab in Japanese postmenopausal women and men with osteoporosis: denosumab fracture intervention randomized placebo controlled trial (DIRECT)[J]. The Journal of Clinical Endocrinology and Metabolism, 99(7): 2599-2607.

Naveh-Many T, Volovelsky O, 2020. Parathyroid cell proliferation in secondary hyperparathyroidism of chronic kidney disease[J]. International Journal of Molecular Sciences, 21(12): 4332.

Neves V C M, Babb R, Chandrasekaran D, et al, 2017. Promotion of natural tooth repair by small molecule GSK3 antagonists[J]. Scientific

Reports, 7: 39654.

Nishida H, Suzuki H, Madokoro H, et al, 2014. Blockade of CD26 signaling inhibits human osteoclast development[J]. J Bone Miner Res, 29(11): 2439-2455.

Nishikawa K, Iwamoto Y, Kobayashi Y, et al, 2015. DNA methyltransferase 3a regulates osteoclast diferentiation by coupling to an S-adenosylmethionine-producing metabolic pathway[J]. Nat Med, 21: 281-287

Niveria K, ZafarYab M, Biswas L, et al, 2024. Leveraging selective knockdown of *Sost* gene by polyethyleneimine-siRNA-chitosan reduced gold nanoparticles to promote osteogenesis in MC3T3-E1 & MEF cells[J]. Nanomedicine (Lond), 19(10): 895-914.

Nohe A, Hassel S, Ehrlich M, et al, 2002. The mode of bone morphogenetic protein (BMP) receptor oligomerization determines different BMP-2 signaling pathways[J]. J. Biol. Chem，277: 5330-5338.

Noordin S, Glowacki J, 2016. Parathyroid hormone and its receptor gene polymorphisms: implications in osteoporosis and in fracture healing[J]. Rheumatology International, 36(1): 1-6.

Norwitz N G, Mota A S, Misra M, et al, 2019. LRP5，bone density, and mechanical stress: A case report and literature review[J]. Front Endocrinol (Lausanne), 10: 184.

Nusse R, Clevers H, 2017. Wnt/β-catenin signaling, disease, and emerging therapeutic modalities[J]. Cell, 169(6): 985-999.

Oh E, Lee H Y, Kim H J, et al, 2015. Serum amyloid A inhibits RANKL-induced osteoclast formation[J]. Exp Mol Med, 47(11)：e194.

Ohba S, 2020. Hedgehog signaling in skeletal development: Roles of indian hedgehog and the mode of its action[J]. International Journal of Molecular Sciences, 2020, 21(18)：6665.

Okabe I, Kikuchi T, Mogi M, et al, 2017. IL-15 and RANKL play a synergistically important role in osteoclastogenesis[J]. J Cell Biochem, 118(4): 739-747.

Ominsky M S, Boyce R W, Li X, et al, 2017. Effects of sclerosin antibodies in animal models of osteoporosis[J]. Bone, 96: 63-75.

Oue T, Shimizu T, Asano T, et al, 2023. Comparison of the efficacy of zoledronate acid or denosumab after switching from romosozumab in Japanese postmenopausal Patients[J]. Calcified Tissue International, 112(6): 683-690.

Padhi D, Allison M, Kivitz A J, et al, 2014. Multiple doses of sclerostin antibody romosozumab in healthy men and postmenopausal women with low bone mass: a randomized, double-blind, placebo-controlled study[J]. J Clin Pharmacol, 54(2): 168-178.

Papapoulos S E, 2016. Bone: Romosozumab-getting there but not quite yet[J]. Nat Rev Endocrinol, 12(12): 691-692.

Park D S, Kim H K, Park K S, et al, 2014. Trichostatin A enhances osteogenic diferentiation through activation of ERK pathways in mouse bone marrow multipotent stromal cells[J]. Tissue Eng Regen Med, 11: 131-136.

Park H, Noh A L, Kang J H, et al, 2015. Peroxiredoxin II negatively regulates lipopolysaccharide-induced osteoclastformation and bone loss via JNK and STAT3[J]. Antioxid Redox Signal, 22(1): 63-77.

Park J H, Lee N K, Lee S Y, 2017. Current understanding of RANK signaling in osteoclast differentiation and maturation[J]. Mol Cells, 40(10): 706-713.

Park O J, Kwon Y, Kim J, 2023. Muramyl dipeptide alleviates estrogen deficiency-induced osteoporosis through canonical Wnt signaling[J]. The Journal of Pathology, 260(2): 137-147.

Park S Y, Kim J S, 2020. A short guide to histone deacetylases including recent progress on class Ⅱ enzymes[J]. Exp Mol Med 52: 204-212.

Park-Min K H, Lim E, Lee M J, et al, 2014. Inhibition of osteoclastogenesis and infammatory bone resorption by targeting BET proteins and epigenetic regulation[J]. Nat Commun, 5: 5418.

Passaponti S, Ermini L, Acconci G, et al, 2022. Rank-Rankl-Opg axis in multiple sclerosis: The contribution of placenta[J]. Cells, 11(8): 1357.

Pathak J L, Bravenboer N, Klein-Nulend J, et al, 2020. The osteocyte as the new discovery of therapeutic options in rare bone diseases[J]. Frontiers in Endocrinology, 11: 405.

Pekkinen M, Grigelioniene G, Akin L, et al, 2017. Novel mutations in the LRP5 gene in patients with osteoporosis-pseudoglioma syndrome[J]. Am J Med Genet A, 173(12): 3132-3135.

Peng J, Dong Z, Hui Z, et al, 2021. Bone Sclerostin and Dickkopf-related protein-1 are positively correlated with bone mineral density, bone microarchitecture, and bone strength in postmenopausal osteoporosis[J]. BMC Musculoskelet. Disord, 22，480.

Pereira L, Magalhaes J, Mendonca L, et al, 2022. Evaluation of renal osteodystrophy and serum bone-related biomarkers in a peritoneal dialysis population[J]. J. Bone Miner. Res, 37: 1689-1699.

Phu T A, Ng M, Vu N K, et al, 2023. ApoE expression in macrophages communicates immunometabolic signaling that controls hyperlipidemia-driven hematopoiesis & inflammation via extracellular vesicles[J]. J Extracell Vesicles, 12(8)：e12345.

Pieralice S, Vigevano F, Del T R, et al, 2018. Lifestyle management of diabetes: implications for the bone-vascular axis[J]. Curr Diab Rep,

18(10): 84.

Qi B, Cong Q, Li P, et al, 2014. Ablation of Tak1 in osteoclast progenitor leads to defects in skeletal growth and bone remodeling in mice[J]. Sci Rep, 4: 7158.

Ramírez-Salazar E G, Carrillo-Patiño S, Hidalgo-Bravo A, et al, 2018. Serum miRNAs miR-140-3p and miR-23b-3p as potential biomarkers for osteoporosis and osteoporotic fracture in postmenopausal Mexican-Mestizo women[J]. Gene, 679: 19-27.

Ratajczak-Pawłowska A E, Hryhorowicz S, Szymczak-Tomczak A, et al, 2024, Genetic variants of MTHFR gene in relation to folic acid levels and bone mineral density in polish patients with inflammatory bowel disease[J]. Journal of Applied Genetics, 65(1): 73-81.

Rousseau J C, Sornay-Rendu E, Bertholon C, et al, 2014. Serum periostin is associated with fracture risk in postmenopausal women: A 7-year prospective analysis of the OFELY study[J]. J. Clin. Endocrinol. Metab, 99: 2533-2539.

Salhotra A, Shah H N, Levi B, et al, 2020. Mechanisms of bone development and repair[J]. Nature Reviews. Molecular Cell Biology, 21(11): 696-711.

Sang C, Zhang J, Zhang Y, et al, 2017. TNF-alpha promotes osteoclastogenesis through JNK signaling-dependent induction of Semaphorin3D expression in estrogen-deficiency induced osteoporosis[J]. J Cell Physiol, 232(12): 3396-3408.

Sangadala S, Kim C H, Fernandes L M, et al, 2023. Sclerostin small-molecule inhibitors promote osteogenesis by activating canonical Wnt and BMP pathways[J]. Elife, 12:e63402.

Sebastian A, Hum N R, Murugesh D K, et al, 2017. Wnt co-receptors Lrp5 and Lrp6 differentially mediate Wnt3a signaling in osteoblasts[J]. PloS One, 12(11): e0188264.

Shao C, Liu Y, Zhao Y, et al, 2023. DNA methyltransferases inhibitor azacitidine improves the skeletal phenotype of mild osteogenesis imperfecta by reversing the impaired osteogenesis and excessive osteoclastogenesis[J]. Bone, 170: 116706.

Shi Y, Chen J, Karner C M, et al, 2015. Hedgehog signaling activates a positive feedback mechanism involving insulin-like growth factors to induce osteoblast differentiation[J]. Proc Natl Acad Sci U S A, 2015, 112(15): 4678-4683.

Shi Z W, Zhu L, Song Z R, et al, 2023. Roles of p38 MAPK signalling in intervertebral disc degeneration[J]. Cell Prolif, 56(8)：e13438.

Shorstova T, Foulkes W D, Witcher M, 2021. Achieving clinical success with BET inhibitors as anti-cancer agents[J]. Br J Cancer, 124: 1478-1490.

Shuai Y, Liao L, Su X, et al, 2020. Circulating microRNAs in serum as novel biomarkers for osteoporosis: a case-control study[J]. Ther. Adv. Musculoskelet. Dis, 12: 1759720X20953331.

Si J, Wang C, Zhang D, et al, 2020. Osteopontin in Bone Metabolism and Bone Diseases[J]. Med. Sci. Monit, 26: e919159.

Siddiqui J A, Partridge N C, 2016. Physiological bone remodeling: systemic regulation and growth factor involvement[J]. Physiology (Bethesda), 31(3): 233-245.

Silva A M, Moura S R, Teixeira J H, et al, 2019. Long noncoding RNAs: a missing link in osteoporosis[J]. Bone Res, 7 (1): 10.

Silva B C, Bilezikian J P, 2015. Parathyroid hormone: anabolic and catabolic actions on the skeleton[J]. Current Opinion in Pharmacology, 22: 41-50.

Sinha P, Aarnisalo P, Chubb R, et al, 2016. Loss of Gsα in the postnatal skeleton leads to low bone mass and a blunted response to anabolic parathyroid hormone therapy[J]. Journal of Biological Chemistry, 291(4): 1631-1642.

Sisask G, Marsell R, Sundgren-Andersson A, et al, 2013. Rats treated with AZD2858, a GSK3 inhibitor, heal fractures rapidly without endochondral bone formation[J]. Bone, 54(1): 126-132.

Son A, Kang N, Kang J Y, et al, 2018. TRPM3 /TRPV4 regulates Ca^{2+} mediated RANKL /NFATc1 expression in osteoblasts[J]. J Mol Endocrinol, 61(4): 207-218.

Srivastava R K, Dar H Y, Mishra P K. 2018. Immunoporosis: immunology of osteoporosis-role of T cells[J]. Front Immunol, 9，657.

Stegen S, Stockmans I, Moermans K, et al, 2018. Osteocytic oxygen sensing controls bone mass through epigenetic regulation of sclerostin[J]. Nat Commun, 9: 2557.

Sun H, Peng G, Wu H, et al, 2020a. Long non-coding RNA MEG3 is involved in osteogenic differentiation and bone diseases[J]. Biomed. Rep, 13 (1): 15-21.

Sun J, Ermann J, Niu N, et al, 2018. Histone demethylase LSD1 regulates bone mass by controlling WNT7B and BMP2 signaling in osteoblasts[J]. Bone Res, 6: 14.

Sun J, Shin D Y, Eiseman M, et al, 2021. SLITRK5 is a negative regulator of hedgehog signaling in osteoblasts[J]. Nature Communications, 12(1): 4611.

Sun P, Wang M, Yin G Y, 2020b. Endogenous parathyroid hormone (PTH) signals through osteoblasts via RANKL during fracture healing to affect osteoclasts[J]. Biochemical and Biophysical Research Communications, 525(4): 850-856.

Sun S, Xiu C, Chai L, et al, 2022. HDAC inhibitor quisinostat prevents estrogen defciency-induced bone loss by suppressing bone resorption and promoting bone formation in mice[J]. Eur J Pharmacol, 927: 175073.

Sun W, Zhao C, Li Y, L. et al, 2016. Osteoclast-derived microRNA-containing exosomes selectively inhibit osteoblast activity[J]. Cell Discov, 2 (1): 1-23.

Sun Y, Cai M, Zhong J, et al, 2019. The long noncoding RNA lnc-ob1 facilitates bone formation by upregulating Osterix in osteoblasts[J]. Nat. Metab, 1 (4): 485-496.

Swann K, 2018. The role of Ca^{2+} in oocyte activation during in vitro fertilization: Insights into potential therapies for rescuing failed fertilization[J]. Biochim Biophys Acta Mol Cell Res, 1865(11 Pt B): 1830-1837.

Takakura N, Matsuda M, Khan M, et al, 2020. A novel inhibitor of NF-kappaB-inducing kinase prevents bone loss by inhibiting osteoclastic bone resorption in ovariectomized mice[J]. Bone, 135: 115316.

Takenaka T, Inoue T, Miyazaki T, et al, 2016. Xeno-Klotho inhibits parathyroid hormone signaling[J]. Journal of Bone and Mineral Research: The Official Journal of the American Society for Bone and Mineral Research, 31(2): 455-462.

Thaler R, Maurizi A, Roschger P, et al, 2016. Anabolic and antiresorptive modulation of bone homeostasis by the epigenetic modulator sulforaphane, a naturally occurring isothiocyanate[J]. J Biol Chem, 291: 6754-6771.

Tian L, Zhao Z, Xie L, 2018 . MiR-361-5p suppresses chemoresistance of gastric cancer cells by targeting FOXM1 via the PI3K/Akt/mTOR pathway[J]. Oncotarget, 9(4): 4886-4896.

Tobias J H, 2023. Sclerostin and cardiovascular disease[J]. Curr Osteoporos Rep, 21(5): 519-526.

Trajanoska K, Morris J A, Oei L, et al, 2018. GEFOS/GENOMOS consortium and the 23andMe research team. assessment of the genetic and clinical determinants of fracture risk: genome wide association and mendelian randomisation study[J]. BMJ, 362:k3225.

Tsai M C, Huang C C, Wei Y C, et al, 2020. Combined chibby and β-catenin predicts clinical outcomes in patients with hepatocellular carcinoma[J]. International Journal of Molecular Sciences, 21(6): 2060.

Udagawa N, Koide M, Nakamura M, et al, 2021. Osteoclast differentiation by RANKL and OPG signaling pathways[J]. Journal of Bone and Mineral Metabolism, 39(1): 19-26.

Vinay R, Kusumdevi V, 2016. Potential of targeted drug delivery system for the treatment of bone metastasis[J]. Drug Deliv, 23: 21-29.

Wang C, Chen Q, Xu H, 2021a. Wnt/β-catenin signal transduction pathway in prostate cancer and associated drug resistance[J]. Discov Oncol, 12(1) : 40.

Wang D, Yan C, Zhou L, et al, 2020a. Changes in BMP-2 expression and mechanical properties during treatment of rats with osteoporotic hindlimb fracture with strontium ranelate[J]. J Musculoskelet Neuronal Interact, 20(1): 136-141.

Wang J, Yang J, Tang Z, et al, 2023. Curculigoorchioides polysaccharide COP70-1 stimulates osteogenic differentiation of MC3T3-E1 cells by activating the BMP and Wnt signaling pathways[J]. Int J Biol Macromol, 248: 125879.

Wang L, Chang J, Varghese D, et al, 2013. A small molecule modulates Jumonji histone demethylase activity and selectively inhibits cancer growth[J]. Nat Commun, 4: 2035.

Wang L, You X, Zhang L, et al, 2022. Mechanical regulation of bone remodeling[J]. Bone Res, 10(1): 16.

Wang N, Liu W, Tan T, et al, 2017. Notch signaling negatively regulates BMP9-induced osteogenic differentiation of mesenchymal progenitor cells by inhibiting Jun B expression[J]. Oncotarget, 8(65): 109661-109674.

Wang S, Ai Z, Song M, et al, 2021b. The association between vitamin D receptor FokI gene polymorphism and osteoporosis in postmenopausal women: a meta-analysis[J]. Climacteric, 24(1): 74-79.

Wang W, Wang Q, Sun S, et al, 2024. CD97 inhibits osteoclast differentiation via Rap1a/ERK pathway under compression[J]. Int J Oral Sci, 16(1): 12.

Wang Y, Liu H, Wu J, et al, 2020b. 5-Aza-2-deoxycytidine inhibits osteolysis induced by titanium particles by regulating RANKL/OPG ratio[J]. BiochemBiophys Res Commun, 529: 629-634.

Wang Y, Wang K, Zhang L, et al, 2020c. Targeted overexpression of the long noncoding RNA ODSM can regulate osteoblast function in vitro and in vivo[J]. Cell death Dis, 11 (2): 133.

Wang Y, Xu Z, Jiang J, et al, 2013. Endogenous miRNA sponge lincRNA-RoR regulates Oct4，Nanog, and Sox2 in human embryonic stem cell selfrenewal[J]. Dev. Cell, 25 (1): 69-80.

Wei Q, Wang B, Hu H, et al, 2023. Icaritin promotes the osteogenesis of bone marrow mesenchymal stem cells via the regulation of sclerostin expression[J]. Int J Mol Med, 52(3): 74.

Weidner H, Baschant U, Lademann F, et al, 2020. Increased FGF-23 levels are linked to ineffective erythropoiesis and impaired bone mineralization in myelodysplastic syndromes[J]. JCI Insight, 5(15): e137062.

Weilner S, Skalicky S, Salzer B, et al, 2015. Differentially circulating miRNAs after recent osteoporotic fractures can influence osteogenic differentiation[J]. Bone, 79: 43-51.

Wheal B D, Beach R J, Tanabe N, et al, 2014. Subcellular elevation of cytosolic free calcium is required for osteoclastmigration[J]. J Bone Miner Res, 29(3): 725-734.

Wong R H, Thaung Zaw J J, Xian C J, et al, 2020. Regular supplementation with resveratrol improves bone mineral density in postmenopausal women: a randomized, placebo-controlled trial[J]. J Bone Miner Res, 35: 2121-2131.

Wong S K, Mohamad N V, Jayusman P A, et al, 2023. A review on the crosstalk between insulin and Wnt/β-catenin signalling for bone health[J]. International Journal of Molecular Sciences, 24(15): 12441.

Wu J, Shang D P, Yang S, et al, 2016. Association between the vitamin D receptor gene polymorphism and osteoporosis[J]. Biomedical Reports, 5(2): 233-236.

Wu M, Chen W, Lu Y, et al, 2017. Gα13 negatively controls osteoclastogenesis through inhibition of the Akt-GSK3β NFATc1signalling pathway[J]. Nat Commun, 8: 13700.

Wu X, Zhang Y, 2017. TET-mediated active DNA demethylation: mechanism, function and beyond[J]. Nat Rev Genet, 18: 517-534.

Xi J C, Zang H Y, Guo L X, et al, 2015. The PI3K/AKT cell signaling pathway is involved in regulation of osteoporosis[J]. Journal of Receptor and Signal Transduction Research, 35(6): 640-645.

Xia S L, Ma Z Y, Wang B, et al, 2023. Icariin promotes the proliferation and osteogenic differentiation of bone-derived mesenchymal stem cells in patients with osteoporosis and T2DM by upregulating GLI-1[J]. J Orthop Surg Res, 18(1): 500.

Xiao Y, Ding Y, Zhuang J, et al, 2022. Osteoimmunomodulation role of exosomes derived from immune cells on osseointegration[J]. Front BioengBiotechnol, 10: 989537.

Xie Z, Wu Y, Shen Y, et al, 2023. USP7 inhibits osteoclastogenesis via dual effects of attenuating TRAF6/TAK1 axis and stimulating STING signaling[J]. Aging Dis, 14(6): 2267-2283.

Xu J, Fu L, Bai J, et al, 2021. Low-dose IL-34 has no effect on osteoclastogenesis but promotes osteogenesis of hBMSCs partly via activation of the PI3K/AKT and ERK signaling pathways[J]. Stem Cell Res Ther, 12(1): 268.

Xu L, Zhang Z, Sun X, et al, 2017. Glycosylation status of bone sialoprotein and its role in mineralization[J]. Exp Cell Res, 360(2): 413-420.

Xu S, De Veirman K, Evans H, et al, 2013. Efect of the HDAC inhibitor vorinostat on the osteogenic diferentiation of mesenchymal stem cells in vitro and bone formation in vivo[J]. Acta Pharmacol Sin, 34: 699-709.

Xu S, Wang Y, Lu J, et al, 2012. Osteoprotegerin and RANKL in the pathogenesis of rheumatoid arthritis-induced osteoporosis[J]. Rheumatol. Int, 32: 3397-3403.

Xu Y, Jiang Y, Jia B, et al, 2021. Icariin Stimulates Osteogenesis and suppresses adipogenesis of human bone mesenchymal stem cells via miR-23a-mediated activation of the Wnt/β-catenin signaling pathway[J]. Phytomedicine: International Journal of Phytotherapy and Phytopharmacology, 85: 153485.

Yamada S, Giachelli C M, 2017. Vascular calcification in CKD-MBD: roles for phosphate, FGF23，and klotho[J]. Bone, 100: 87-93.

Yang F, Su Y, Liang J, et al, 2023a. Casticin suppresses RANKLinduced osteoclastogenesis and prevents ovariectomyinduced bone loss by regulating the AKT/ERK and NFκB signaling pathways[J]. Int J Mol Med, 51(5): 43.

Yang T, Chen W, Gan K, et al, 2023b. Myrislignan targets extracellular signal-regulated kinase (ERK) and modulates mitochondrial function to dampen osteoclastogenesis and ovariectomy- induced osteoporosis[J]. J Transl Med, 21(1): 839.

Yang X, Jiang T, Wang Y, et al, 2019a. The role and mechanism of SIRT1 in resveratrol-regulated osteoblast autophagy in osteoporosis rats[J]. Sci Rep, 9: 18424.

Yang X, Yang J, Lei P, et al, 2019b. LncRNA MALAT1 shuttled by bone marrow derived mesenchymal stem cells-secreted exosomes alleviates osteoporosis through mediating microRNA-34c/SATB2 axis[J]. Aging（Albany NY），11 (20): 8777.

Yi SJ, Jang Y J, Kim H J, et al, 2021. The KDM4B-CCAR1-MED1 axis is a critical regulator of osteoclast diferentiation and bone homeostasis[J]. Bone Res, 9: 27.

Yin C, Tian Y, Yu Y, et al, 2019. A novel long noncoding RNA AK016739 inhibits osteoblast differentiation and bone formation[J]. J. Cell. Physiol, 234 (7): 11524-11536.

Yu C, Li L, Xie F, et al, 2018. LncRNA TUG1 sponges miR-204-5p to promote osteoblast differentiation through upregulating Runx2 in aortic valve calcification[J]. Cardiovasc. Res. 114 (1): 168-179.

Yu L, Liu Y, 2019. circRNA_0016624 could sponge miR-98 to regulate BMP2 expression in postmenopausal osteoporosis[J]. Biochem. Biophys. Res. Commun, 516 (2): 546-550.

Yu M, Chen G Q, Yu F, et al, 2016. Lack of association between vitamin D receptor polymorphisms ApaI（rs7975232）and BsmI（rs1544410）and osteoporosis among the Han Chinese population: A meta-analysis[J]. The Kaohsiung journal of medical sciences, 32(12).

Yu X, Wu Q, Ren Z, et al, 2024. Kaempferol attenuates wear particle-induced inflammatory osteolysis via JNK and p38-MAPK signaling pathways[J]. J Ethnopharmacol, 318(Pt B): 117019.

Yu Y, Yao P, Wang Z, et al, 2020. Down-regulation of FTX promotes the differentiation of osteoclasts in osteoporosis through the Notch1 signaling pathway by targeting miR-137[J]. BMC Musculoskelet. Disord, 21: 1-10.

Yuan H, Xu X, Feng X, et al, 2019. A novel long noncoding RNA PGC1β-OT1 regulates adipocyte and osteoblast differentiation through antagonizing miR-148a-3p[J]. Cell Death Differ, 26 (10): 2029-2045.

Yuan X, Cao J, Liu T, et al, 2015. Regulators of G protein signaling 12 promotes osteoclastogenesis in boneremodeling and pathological bone loss[J]. Cell Death Differ, 22(12): 2046-2057.

Zainabadi K, Liu C J, Caldwell A L M, et al, 2017. SIRT1 is a positive regulator of in vivo bone mass and a therapeutic target for osteoporosis. PLoS ONE 12:e0185236.

Zhan T, Rindtorff N, Boutros M, 2017. Wnt Signaling in Cancer[J]. Oncogene, 36(11): 1461-1473.

Zhang H, Du X, Dong Q, 2019. LncRNA XIXT promotes osteogenic differentiation of bone mesenchymal stem cells and alleviates osteoporosis progression by targeting miRNA-30a-5p[J]. Eur. Rev. Med. Pharmacol. Sci, 23 (20).

Zhang J, Jiang J, Liu H, et al, 2024. BMP9 induces osteogenic differentiation through up-regulating LGR4 via the mTORC1/Stat3 pathway in mesenchymal stem cells[J]. Genes Dis, 11(3): 101075.

Zhang J, Ye F, Ye A, He B, 2023. Lysyl oxidase inhibits BMP9-induced osteoblastic differentiation through reducing Wnt/β-catenin via HIF-1a repression in 3T3-L1 cells[J]. J Orthop Surg Res, 18(1): 911.

Zhang L, Zhang L, You H, et al, 2021. Inhibition of osteoclastogenesis by histone deacetylase inhibitor Quisinostat protects mice against titanium particle-induced bone loss[J]. Eur J Pharmacol, 904: 174176.

Zhang M, Jia L, Zheng Y, 2019. circRNA expression profiles in human bone marrow stem cells undergoing osteoblast differentiation[J]. Stem Cell Rev. Rep, 15: 126-138.

Zhang Y, Cao X, Li P, et al, 2020a. PSMC6 promotes osteoblast apoptosis through inhibiting PI3K/AKT signaling pathway activation in ovariectomy-induced osteoporosis mouse model[J]. Journal of Cellular Physiology, 235（7-8）：5511-5524.

Zhang Y, Cao X, Li P, et al, 2020b. LncRNA NKILA integrates RXFP1/AKT and NF-κB signalling to regulate osteogenesis of mesenchymal stem cells[J]. J. Cell. Mol. Med, 24 (1): 521-529.

Zhang Y, Deng L, Fan J, et al, 2020c. Effects of resveratrol on bone metabolism and bone turnover related indexes in ovariectomized osteoporosis rats[J]. Cell Mol Biol, 66: 92-97.

Zhang Z, Wang G, Li Y, et al, 2022. Recent progress in DNA methyltransferase inhibitors as anticancer agents[J]. Front Pharmacol, 13: 1072651

Zhao B, Zhang W, Du S, et al, 2016. Vitamin D receptor BsmI polymorphism and osteoporosis risk in post-menopausal women[J]. Archives of medical science: AMS, 12(1): 25-30.

Zhao J, Zhou G, Yang J, et al, 2023a. Effects of resveratrol in an animal model of osteoporosis: a meta-analysis of preclinical evidence[J]. Front Nutr, 10: 1234756.

Zhao K, Zhao Q, Guo Z, et al, 2018. Hsa_Circ_0001275: a potential novel diagnostic biomarker for postmenopausal osteoporosis[J]. Cell. Physiol. Biochem, 46 (6): 2508-2516.

Zhao Y, Su S, Li X, 2023b. Parathyroid hormone-related protein/parathyroid hormone receptor 1 signaling in cancer and metastasis[J]. Cancers, 15(7): 1982.

Zhao Z, Li X, Zou D, et al, 2019. Expression of microRNA21 in osteoporotic patients and its involvement in the regulation of osteogenic differentiation[J]. Exp. Ther. Med, 17 (1): 709-714.

Zheng X, Nie Y, Sun C, et al, 2018. Long-term electroacupuncture stimulation prevents osteoporosis in ovariectomisedosteopaenic rats through multiple signalling pathways[J]. Acupuncture in Medicine: Journal of the British Medical Acupuncture Society, 36(3): 176-182.

Zhou J G, Hua Y, Liu SW, et al, 2020a. MicroRNA-1286 inhibits osteogenic differentiation of mesenchymal stem cells to promote the progression of osteoporosis via regulating FZD4 expression[J]. Eur. Rev. Med. Pharmacol. Sci, 24 (1).

Zhou L, Wang J, Zhao J, et al, 2020b. Shikonin promotes osteogenesis and suppresses osteoclastogenesis in vitro[J]. American Journal of

Translational Research, 12(12): 8099-8110.

Zhou M, Wu J, Yu Y, et al, 2018. Polygonum multiflorm alleviates glucocorticoid-induced osteoporosis and wnt signaling pathway[J]. Molecular Medicine Reports, 17(1): 970-978.

Zhou N, Li Q, Lin X, et al, 2016. BMP2 induces chondrogenic differentia tion, osteogenic differentiation and endochondral ossification in stem cells[J]. Cell Tissue Res, 366(1): 101-111.

Zhu C, Yao C, Zhu L, et al, 2019. Dexamethasone-induced cytotoxicity in human osteoblasts is associated with circular RNA HIPK3 downregulation[J]. Biochem. Biophys. Res. Commun, 516 (3): 645-652.

Zhu H, Jiang J, Wang Q, et al, 2018. Associations between ERα/β gene polymorphisms and osteoporosis susceptibility and bone mineral density in postmenopausal women: a systematic review and meta-analysis[J]. BMC Endocrine Disorders, 18(1): 11.

Zhu Z, Bai X, Wang H, et al, 2020. A study on the mechanism of Wnt inhibitory factor 1 in osteoarthritis[J]. Archives of Medical Science: AMS, 16(4): 898-906.

Zhuang W, Ge X, Yang S, et al, 2015. Upregulation of lncRNA MEG3 promotes osteogenic differentiation of mesenchymal stem cells from multiple myeloma patients by targeting BMP4 transcription[J]. Stem Cells, 33 (6): 1985-1997.

第三章

骨质疏松分子生物学信号通路

第一节 调节骨代谢的信号通路总述

骨骼系统包含一系列复杂的细胞谱系，这些细胞谱系来自间充质干细胞（mesenchymal stem cell，MSC）和造血干细胞（hematopoietic stem cell，HSC）。在造血过程中，HSC 产生淋巴细胞和髓系细胞，包括 B 细胞、中性粒细胞、单核细胞以及破骨细胞。同时，MSC 分化为成骨细胞谱系细胞、骨髓脂肪细胞，并形成纤维结缔组织。它们共同维持了骨骼和骨髓的稳态（Ding et al，2022）。

骨构建（bone modeling）能促进骨骼形状和质量的改变，与骨骼的生长和发育密切相关。骨构建过程出现在达到骨量峰值之前。骨重塑（bone remodeling）也称骨重建，发生在整个生命过程中，是一个高度复杂的过程。骨重塑过程中，旧骨骼被更新以保持骨骼强度和矿物质稳态。破骨细胞负责旧骨的吸收，而成骨细胞负责新骨形成，两个过程紧密耦联，并且受到骨细胞的调控。骨重塑周期是从多核破骨细胞对旧骨的降解开始，这个过程需要 2～4 周。之后破骨细胞发生凋亡，而成骨细胞合成骨基质并协调其矿化。整个骨骼形成过程需要 4～6 个月才能完成。而骨重塑中骨吸收和骨形成的失衡，能诱发骨代谢性疾病，如骨质疏松。

一、调节骨代谢的信号通路

（一）调节破骨细胞的信号通路

多核的破骨细胞，起源于骨髓中的 HSC，是参与骨吸收的主要细胞。巨噬细胞集落刺激因子（M-CSF）和核因子 κB 受体活化因子配体（RANKL）是参与破骨细胞形成、分化和存活的重要细胞因子。此外，白介素-1/6/17（IL-1/6/17）和肿瘤坏死因子 α（TNF-α）可促进破骨细胞生成和骨吸收。相比之下，骨保护素（OPG）、干扰素-γ（IFN-γ）、IL-3/4/10/12 被称为骨吸收细胞的负调节因子。本章第二节将主要介绍调节破骨细胞的信号通路。

（二）调节成骨细胞的信号通路

成骨细胞起源于骨髓中的 MSC，占骨骼细胞总数的 4%～6%。成熟的成骨细胞附着于骨表面，通过分泌骨基质蛋白和引导骨矿化，促进骨形成。调节成骨细胞的信号通路将在本章第三节详细介绍。

（三）调节骨细胞的信号通路

骨细胞由成熟的成骨细胞终末分化形成，占成人所有骨骼构成细胞的 90%～95%，是寿命最长和最丰富的骨骼细胞。一个成年人的骨骼中大约有 420 亿个骨细胞（Buenzli et al，2015）。骨细胞不但作为骨骼的支撑结构，而且具有调节骨代谢等许多功能，例如骨细胞充当骨重塑的协调者能调节破骨细胞和成骨细胞的活性，并作为内分泌细胞而发挥作用（Kitaura et al，2020；Mcnamara，2021）。

骨细胞属于成骨细胞谱系。成骨细胞完成骨基质合成的使命后，骨表面的一些成骨细胞被其产生的基质蛋白包围并分化为骨细胞。此过程中，成骨细胞逐渐减少骨基质的产生，形态发生变化，并开始表达骨细胞的特定基因（Delgado-Calle et al，2022）。这些骨细胞通过树突状结构相互连接，有规律地分散在整个矿化基质中，特别是在皮质骨中，支撑骨骼结构。研究表明，5%～20%的成骨细胞经历终末分化并成为骨细胞。其余的已完成骨基质合成但尚未被包裹在骨基质的成骨细胞，或发生程序性凋亡，或成为无活性的骨衬细胞（bone-lining cells）。这些扁平形状的骨衬细胞覆盖在骨骼的静止表面。当骨骼不应被降解时，骨衬细胞能够阻断破骨细胞与骨基质之间的直接相互作用，使其下面的骨骼既不会发生骨吸收，也不会发生骨形成。

在成骨细胞向骨细胞分化过程中，骨细胞的形态发生变化，形成骨骼中复杂的腔隙小管网络，最终促进骨细胞之间以及骨细胞和其他细胞之间的相互通信：类骨细胞需要 Podoplanin/E11 的表达才能启动适当的树突形成；成骨细胞到骨细胞的转变伴随着牙本质基质蛋白 1（dentin matrix protein 1，DMP1）的表达增加，这对骨细胞成熟至关重要；在成骨-骨细胞分化过程中，基质金属蛋白酶的表达也会增加，从而形成和延长树突突起（Kulkarni et al，2012）；连接蛋白 43（connexin-43，Cx43）允许相邻骨细胞之间以及骨细胞与骨／骨髓之间的通信，保持骨细胞活力，并介导机械信号的骨细胞转导（Bivi et al，2012；Bivi et al，2011；Li et al，2021）。而 Cx43 基因突变的转基因小鼠皮质骨中，骨细胞树突形成减少，出现退化的骨细胞和骨骼空洞（Fujii et al，2024）。

骨细胞能充当骨重塑的协调者而调节破骨细胞和成骨细胞的活性，并作为内分泌细胞发挥作用（Kitaura，2020）。在成骨细胞向骨细胞的分化过程中，骨细胞能表达调节骨稳态和磷酸盐代谢的信号分子如 RANKL/OPG 轴和骨硬化蛋白 /Dickkopf 相关蛋白 1（Sclerostin/Dickkopf-related protein 1，Sclerostin/DKK1）等（Delgado-Calle，2022；Plotkin et al，2016；Robling，et al，2020）。在矿化的骨基质中，骨细胞占据了骨化和包裹的空间，称为骨陷窝。骨细胞的树突状结构及其间隙连接，使骨细胞之间以及骨细胞和其他细胞之间能够进行通信，导致机械信号的集成。骨细胞感受到骨骼机械力变化后，可以通过分泌细胞因子，如骨硬化蛋白和 RANKL，协调骨形成和骨吸收，改变其周围的细胞外基质。研究发现，骨细胞系 MLO-Y4 细胞的条件培养基可以促进 MSC 的分化，这也提示骨细胞参与调节骨重塑。

转录组学研究表明，与其他细胞类型相比，骨细胞中有＞1000 个差异表达的基因。这些基因中约 80% 在骨骼系统中的作用目前尚不清楚。然而，这些基因中的许多已被确定为神经元网络形成的调节因子，可能对骨细胞网络的形成和维持很重要。通过分析＞700 只基因缺失的小鼠品系中的众多骨骼指数，该骨细胞转录组特征中的 26 个基因可能与骨骼结构和功能密切相关。此外，这 26 个基因中的一些人类同源基因会导致单基因骨骼发育不良，并与骨质疏松症和骨关节炎等疾病有关（Youlten et al，2021）。这些新发现揭示了骨细胞网络的遗传身份，并提示骨细胞在人类骨骼疾病中的关键作用。

未来研究的重要挑战主要在于：分离和培养原代骨细胞，以及在体外重现骨细胞小管网络的复杂性。目前从骨中分离原代骨细胞的方案，主要基于控制细胞外基质蛋白的消化，然后借助骨细胞表达的遗传标记将骨细胞与其他骨骼细胞和内皮细胞分离。这些方法导致骨细胞被剥夺了其天然环境，从而显著地改变了它们的分子特征和细胞表型。一旦置于人工培养基中，真正的骨细胞经常失去骨细胞基因的表达，并退化为成骨细胞表型。而啮齿动物或人源的骨细胞样细胞系大多数并不表现出真实骨细胞的所有特征。

（四）神经来源的骨代谢信号通路

信号素 3A（semaphorin 3A，Sema3A）最早在鸡胚胎的背根神经节中发现，在神经系统中广泛表达，通过诱导轴突生长锥的塌陷和回缩，阻止轴突进入不适当的区域，并促进树突的聚集和生长，是轴突的排斥剂和树突的吸引剂（Ferretti et al，2022）。20 世纪 90 年代，信号素，尤其是 Sema3A，被发现与骨形成和重塑密切相关（Rezaeepoor et al，2018；Zhang et al，2020a）。Sema3A 基因敲除（Sema3A$^{-/-}$）小鼠表现出骨密度降低（Hayashi et al，2012）；静脉注射过表达 Sema3A 的质粒可提高去卵巢小鼠的骨质量（Yang et al，2018）；外源性 Sema3A 可促进成骨细胞分化并改善 2 型糖尿病大鼠的骨重塑（Deng et al，2023）；Sema3A 能促进钛植入物与骨组织的整合和黏合（Li et al，2017a；Wang et al，2022）。越来越多的证据表明，Sema3A 不仅能减少骨吸收，还能促进骨形成（Li et al，2017b；Yamashita et al，2022）。Sema3A 及其受体在骨细胞、成骨细胞和破骨细胞中均广泛表达，通过旁分泌、自分泌和内分泌模式促进骨形成和骨重塑（Han et al，2018；Kim et al，2020）。Sema3A 可能通过激活 Wnt/β-catenin 促进成骨细胞增殖与分化。Sema3A 可以通过降低 RANKL/OPG 的比例，抑制破骨细胞的形成和破骨细胞特异性基因的表达。以上研究提示，Sema3A 可能在骨质疏松症治疗中发挥积极的作用。

二、骨细胞在骨代谢中的作用

（一）骨细胞是激活破骨细胞诱导剂的重要来源

骨细胞是刺激破骨细胞前体（preosteoclast）增殖和诱导破骨细胞分化的 RANKL 的主要来源之一（Kitaura 2020；Xiong et al，2015）。骨细胞 RANKL 基因的缺失，导致骨骼中破骨细胞的数量显著减少，骨量增加。这一结果与 RANKL 缺失对其他骨骼细胞（特别是成骨细胞）影响不同，进一步证明骨细胞是成人骨骼中 RANKL 的主要来源（Delgado-Calle 2022；Feher et al，2023）。利用 SOST-Cre（靶向骨细胞而非成骨细胞）对小鼠 RANKL 进行基因敲除后，小鼠的骨量增加，这表明骨细胞来源的 RANKL 对成人骨重塑至关重要（Xiong，2015）。RANKL 基因缺失的骨细胞和一些成熟的成骨细胞，骨吸收活性受到抑制。骨细胞中 RANKL 基因敲除的成年小鼠由于缺乏成熟的破骨细胞而表现出骨石化特征（Nakashima et al，2011；Xiong et al，2011）。骨细胞来源的 RANKL 与破骨细胞的分化成熟至关重要，然而大多数骨细胞与骨表面或骨髓或血管附近的细胞没有物理接触。因此，骨细胞的 RANKL 如何到达破骨细胞祖细胞以诱导它们分化为成熟的破骨细胞需要进一步研究。

不仅正常的骨细胞促进破骨细胞激活，凋亡的骨细胞也会促进破骨细胞的形成。TNF-α 能够直接促进骨细胞凋亡，也能增加骨细胞表达骨硬化蛋白，进而促进破骨细胞形成（Kitaura，2020）。骨细胞还分泌 OPG，一种 RANKL 的可溶性诱饵，阻碍其与破骨细胞的 RANK 结合（Fu et al，2023；Piemontese et al，2016）。骨细胞似乎也是 M-CSF 的来源，而 M-CSF 是破骨细胞分化所必需的细胞因子（Harris et al，2012）。

（二）骨细胞是 Wnt/β-catenin 信号通路拮抗剂的重要来源

骨细胞能够感知细胞膜机械力的变化，并通过其小管系统将骨合成代谢信号传递给效应细胞。研究发现，骨细胞减少的小鼠，表现出骨形成减少和骨量下降，并抑制机械诱导的新骨形成。骨细胞通过分泌骨硬化蛋白拮抗 Wnt 信号通路（Youlten，2021），而发挥抑制骨形成的作用（Omran et al，2022）。骨硬化蛋白是一种由 SOST 基因编码的糖蛋白，在成骨细胞谱系分化的早期阶段不表达。然而，随着骨细胞的成熟，骨硬化蛋白表达量增加，当骨细胞完全被矿化骨包围时达到最高水平（Delgado-Calle，2022）。骨硬化蛋白最初在两种罕见的遗传疾病（骨硬化病和范布赫姆病）中被发现，而这两种疾病都以高骨量为特征。体内外实验表明，骨硬化蛋白是 Wnt/β-catenin 信号通路的抑制剂，通过负向调节 Wnt 配体与低密度脂蛋白受体相关蛋白（low-density lipoprotein receptor related protein，LRP）5 和 LRP6 以及卷曲受体的相互作用，最终阻止 β-catenin 易位到细胞核。此外，骨硬化蛋白也是骨形态发生蛋白（bone morphogenetic protein，BMP）的拮抗剂。研究证实，骨硬化蛋白过表达的转基因小鼠，成骨细胞活性降低，骨形成减少，进而导致骨量减少和骨强度降低（Delgado-Calle，2022）。此外，骨硬化蛋白通过调节骨细胞 RANKL 的表达，而促进破骨细胞的活化（Wijenayaka et al，2011）。因此，骨细胞来源的骨硬化蛋白已成为以低骨量为特征的骨代谢性疾病的重要治疗靶点。骨硬化蛋白抗体被认为是一种"双重"治疗剂，不仅能增加成骨细胞数量而刺激骨形成，而且也抑制破骨细胞分化而抑制骨吸收（Dreyer et al，2023）。

DKK1 是经典 Wnt 通路中的另一种拮抗剂。与骨硬化蛋白类似，DKK1 对 LRP5 和 LRP6 具有相似的亲和力。此外，DKK1 还与参与 Wnt 信号通路的 Kremen2 受体结合。DKK1 在全身表达，其主要来自骨祖细胞，而不是晚期成骨细胞或骨细胞（Colditz et al，2018）。其他细胞类型，如软骨细胞、骨髓和胃上皮中的脂肪细胞，也可能有助于提高全身 DKK1 水平。然而，晚期的成骨细胞以及骨细胞 DKK1 对局部骨代谢稳态至关重要。

成纤维细胞生长因子受体 1（fibroblast growth factor receptor 1，FGFR1）是骨骼发育和骨重塑的重要分子。FGFR1 可以抑制 β-catenin 的表达并降低 β-catenin 信号转导的活性。最新研究显示，骨细胞中缺乏 FGFR1 的小鼠在 2 月龄和 6 月龄时出现明显的骨小梁骨量增加，这是由骨形成增强和骨吸收减弱所致。骨细胞中缺乏 FGFR1 的小鼠，其 β-catenin 信号转导增强，而骨硬化蛋白表达明显降低（Tang et al，2023）。因此，骨细胞中的 FGFR1 通过调节 Wnt/β-catenin 信号转导来调节骨量。这也提示，FGFR1 是预防骨质流失的潜在治疗靶点，FGFR1 抑制剂可能是未来药物研发的方向之一。

（三）骨细胞是调节磷酸盐代谢细胞因子的重要来源

骨细胞生成的一个重要特征是调节磷酸盐代谢和骨基质矿化的蛋白表达增加，其中一种是成纤维细胞生长因子 23（FGF23）。FGF23 与肾脏中肾小管细胞中 FGF 受体结合，调节磷酸盐代谢。而在骨细胞中 X 染色体上与内肽酶同源的磷酸盐调节基因（phosphate-regulating gene with homologies to endopeptidases on the X chromosome，PHEX）表达的蛋白、基质细胞外磷酸糖蛋白（matrix extracellular phosphoglycoprotein，MEPE）、DMP-1，均是 FGF-23 的调节因子（Yamazaki et al，2022）。人类 PHEX 的失活突变能导致血液循环 FGF-23 水平的增高，进而诱发低磷血症（Feng et al，2013）。PHEX 缺失的小鼠表现出骨软化症和不规则的腔隙小管，以及血液循环 FGF-23 水平的升高。DMP-1 突变或者基因敲除的小鼠，血清 FGF-23 和甲状旁腺素水平升高，进而导致生长受损、佝偻病和骨软化症，呈现低磷血症的表型（Courbon et al，2023）。DMP-1 敲除的大鼠，其骨骼中 FGF-23 的积累增加，其正常的骨矿化过程受到抑制而影响骨质疏松骨折愈合（Li et al，2022）。而 MEPE 基因敲除的小鼠，其骨形成增加，进而提高骨密度。总体而言，上述任何基因的失调，都会导致骨细胞磷酸盐代谢的改变。PHEX 和 DMP-1 能够下调 FGF-23 的表达，使肾脏重吸收磷酸盐，从而维持正常的骨矿物质含量。反之，在缺少 PHEX 和 DMP-1 的情况下，FGF-23 在骨细胞和血液循环中升高，导致通过肾脏排泄磷酸盐的增加，从而诱发骨量减少（Delgado-Calle，2022）。FDA 批准使用 burosumab（一种针对 FGF-23 的中和抗体）治疗 X 连锁低磷血症（X-linked hypophosphatemia，XLH）以及肿瘤诱导的骨软化症（Jan et al，2021）。

（四）骨细胞程序性死亡（凋亡）是诱发骨量丢失的重要因素

骨细胞是寿命最长的骨骼细胞，可以存活数十年。然而，像骨骼中的其他细胞一样，骨细胞也会发生程序性死亡（凋亡）。骨细胞凋亡诱发破骨细胞向附近募集，从而启动骨重塑。正常的骨细胞凋亡能去除"死"骨，从而实现骨细胞自我更新并保持骨强度（Ru et al，2020）。然而，病理状况下，如糖皮质激素炎症、雌 / 雄激素缺乏、衰老、失重 / 废用（如卧床休息和运动麻痹期间体力活动减少）、骨骼过度机械应变，均能引起大量的骨细胞凋亡。在这些条件下，骨细胞凋亡会导致骨细胞腔隙小管系统的破坏，包括骨细胞连接性丧失以及细胞周围液流动不足，并诱发骨密度降低和骨质流失（Dragoun et al，2023；Mcnamara 2021；Zhang et al，2024）。骨细胞消融的小鼠，其间充质谱系改变，进而诱发破骨细胞形成增加，从而发生严重的骨质疏松、肌肉减少甚至寿命缩短。骨细胞凋亡能诱发骨骼中留下大量空隙，导致骨骼脆弱性增加（Chotiyarnwong et al，2020）。

骨细胞凋亡涉及多种信号通路，包括：①氧化应激-炎症信号通路：糖皮质激素或者雌激素缺乏诱发超氧化物过度生成，而导致骨细胞凋亡（Manolagas，2010；Zhang，2024），进而促进 NF-κB 表达水平的升高，从而有利于 RANKL 诱导的破骨细胞生成和骨吸收（Cabahug-Zuckerman et al，2016；Piemontese et al，2017）。衰老引起线粒体解偶联和活性氧（reactive oxygen species，ROS）的过度生成，能促进骨细胞凋亡，进而诱发 RANKL 和骨硬化蛋白的上调，以及骨质流失的增加（Kang et al，2013）。雌激素缺乏，能促进炎症因子 TNF-α 和 IL-1 的分泌，诱发骨细胞凋亡。②糖基化终产物（advanced glycation end products，AGE）及其受体（RAGE）/ 高迁移率族蛋白 B1（high mobility group protein，HMGB1）-RAGE 信号通路。骨细胞凋亡过程中释放的 AGE，通过调控细胞外信号调节激酶 1/2（extracellular signal-regulated kinase 1/2，ERK1/2）/p38/ 信号转导及转录激活因子 3（signal transducer and activator of transcription 3，STAT3）和 IL-6/ 血管内皮生长因子 A（vascular endothelial growth factor-A，VEGF-A）的释放，促进骨细胞凋亡（Chen et al，2017），进而提高 RANKL 的水平，从而促进破骨细胞的生成（Ru，2020）。HMGB1，一种由凋亡骨细胞释放的破骨细胞趋化细胞因子，通过调节控制破骨细胞生成的几种细胞因子（包括 RANKL、TNF-α、IL-6 和 OPG）的表达，参与破骨细胞前体细胞的募集和分化。③凋亡骨细胞能通过向邻近的活骨细胞发出信号，间接地调节破骨细胞前体的迁移和分化（Al-Dujaili et al，2011；Ru，2020）。凋亡骨细胞能促进血管生成诱导因子在邻近细胞中的表达，进而加速破骨细胞前体细胞募集到需要更换的骨矿化区域（Kennedy et al，2012）。

机械刺激、雌 / 雄激素替代和双膦酸盐能抑制糖皮质激素、TNF-α 或 ROS 诱导的骨细胞凋亡，进而保持骨细胞活力（Plotkin，et al，2020；Zhang，et al，2023a）。分子机制研究表明，骨细胞膜感应到的机械力，通过激活整合素 /Src/ERK、Wnt/β-catenin 信号通路，促进骨细胞的活化（Zhang，2023a）。性类固醇激素的促骨细胞生存作用，与磷脂酰肌醇 3 激酶（phosphatidylinositol 3-kinase，PI3K）和 Src/Shc/ERK 的快速激活有关。双膦酸盐通过激活 Cx43/Src/ERK 信号转导，促进骨细胞 / 成骨细胞存活，抑制骨细胞的凋亡（Plotkin，2020）。骨吸收抑制剂双膦酸盐抗骨折特性可能与保持骨细胞和成骨细胞活力有关。

总之，在机械刺激和激素分泌失调的情况下，骨细胞不合时宜的过早凋亡与骨脆性增加有关。骨细胞凋亡触发信号转导机制，驱动特定骨骼部位的骨吸收，也称为"靶向骨重塑"。然而，目前仅发现参与凋亡的骨细胞和破骨细胞与其前体之间通信的一些潜在分子介质。而骨细胞凋亡与破骨细胞生成之间存在复杂的分子机制，尚未完全破译。未来的研究需要确定这种现象背后的其他分子机制，以期为通过调控凋亡骨细胞-破骨细胞轴而保持骨量和骨强度提供一种新的策略。

（五）骨细胞的衰老也能诱发骨量丢失

靶向骨骼衰老细胞在治疗骨质流失方面具有巨大的潜力。细胞衰老是一个复杂的过程，可能会导致不可逆的细胞周期停滞和基因表达的显著变化，从而诱发衰老相关分泌表型（senescence-associated secretory phenotype，SASP）的增加（Fang et al，2023）。与年轻的骨骼（＜ 2% 的衰老细胞）相比，老化的皮质骨中衰老的骨细胞约占 10%（Farr et al，2017）。SASP 的积累会刺激破骨细胞生成并抑制成骨细胞的分化（Farr，2017）。而消除衰老的骨细胞或抑制 SASP 产生可预防骨质流失（Chandra et al，2020；Eckhardt，et al，2020；Farr，2017）。因此，研发靶向骨骼中衰老细胞的药物，也是防治骨质疏松的有效策略之一。此外，骨细胞衰老和细胞凋亡之间的潜在关系尚未确定。未来的研究需要探索衰老与细胞凋亡的顺序，以及这两种现象之间是否存在因果关系。

三、小结

骨细胞可为骨代谢性疾病的临床防治提供新的解决方案。骨细胞来源的 RANKL/OPG 和骨硬化蛋白，通过调节破骨细胞生成和成骨细胞活性而维持骨稳态。硬化蛋白抗体和地舒单抗（denusomab，一种 RANKL 抑制剂）已经在临床上用于治疗骨质疏松症。针对 FGF-23 或其受体的抗体已经开始临床前研究和临床试验。硼替佐米（bortezomib）是一种提高骨细胞活力的抗体，已用于多发性骨髓瘤的治疗。

成骨细胞分化为成熟的骨细胞而嵌入基质中，其能够感知骨骼的机械负荷、调节骨重塑和产生内分泌调节剂。然而，目前关于调节骨细胞中 RANKL 和骨硬化蛋白表达的分子机制尚不完全清楚。未来细胞谱系追踪实验将为探索成骨细胞的命运提供一些线索。而表观遗传机制很可能在成骨细胞向骨细胞转化过程中发挥着重要作用。单细胞测序方法将为骨骼生理和病理的研究注入新的活力。

（王丽丽　张东伟）

第二节　调节破骨细胞的信号通路

破骨细胞（osteoclast，OC）是骨细胞的一种，主要发挥骨吸收的功能。破骨细胞与成骨细胞在功能上相对应，两者相互协同，在骨骼的发育和形成过程中发挥着重要作用。破骨细胞从起源、发育至成熟，再经活化发挥骨吸收作用是一个复杂的过程，受到一系列细胞间信号转导通路的调节。

本节将系统地阐述调节破骨细胞功能的主要信号通路，包括 RANKL/RANK/OPG 信号通路、NF-κB 信号通路、MAPK 信号通路、M-CSF 信号通路、Ca^{2+} 信号通路、SRC 信号通路、PKC 信号通路和 Sema3A 信号通路等，并从各信号通路的分子生物学特点、调节机制及作用于各信号通路的药物出发，深入探讨这些信号通路对破骨细胞的作用，从而有助于全面地理解骨代谢的生理和病理过程。

一、破骨细胞的基本功能和特点

（一）破骨细胞的来源、形态和基本功能

1. 破骨细胞的来源

破骨细胞是由血液及骨髓中的单核 / 巨噬细胞系分化而来，其分化过程主要经历破骨细胞前体、融合的多核破骨细胞和成熟破骨细胞等阶段。破骨细胞前体在化学因子的作用下进入血液循环，再在基底多细胞单位释放的信号因子作用下进入骨结构腔体，在各种化学因子、转录因子和细胞因子等信号因子的刺激下融合为多核破骨细胞，并最终活化为破骨细胞。

2. 破骨细胞的形态

破骨细胞由多核巨细胞组成，直径 $20 \sim 100\mu m$，细胞核有数个至数十个，呈圆形或椭圆形，多有核仁，染色质均匀细致；胞质丰富，呈灰蓝色或浅蓝色，含粗大暗红色和紫红色的溶酶体颗粒，主要分布在骨质表面和骨内血管通道周围。破骨细胞为终末分化细胞，不能传代，在光镜下可观察到破骨细胞的胞体较大、多核、有伪足和突起等特征。高表达的抗酒石酸酸性磷酸酶（tartrate resistant acid phosphatase，TRACP）和组织蛋白酶 K（Cathepsin K）是破骨细胞主要标志。

3. 破骨细胞的基本功能

破骨细胞在骨发育、生长、修复和重建中具有重要的作用，主要包括以下几方面：

① 吸收和降解骨组织：破骨细胞主要功能是吸收和降解骨组织，通过分泌酸性酶和蛋白酶而降低骨钙化程度，为骨质破坏和重塑提供条件。

② 促进骨重塑和修复：当骨骼受损时，机体会通过调节破骨细胞的分化和活性，启动骨重塑和修复的过程。破骨细胞能够通过吸收和降解骨组织，清除损伤部位的碎骨残骸和细胞垃圾，为新骨的生长创造条件。

③ 调节骨骼平衡：破骨细胞在正常骨骼生长和维持骨代谢平衡中也发挥着重要作用。破骨细胞会释放多种细胞因子和蛋白质，参与调节骨骼平衡，即新骨形成和旧骨吸收的协调。

④ 与成骨细胞相互作用调节骨代谢：成骨细胞可以分泌蛋白酶消化骨表面的类骨质，使矿化的骨表面暴露，为破骨细胞的附着提供条件；成骨细胞可合成破骨细胞骨吸收刺激因子，促进成熟破骨细胞的骨吸收。破骨细胞还参与调节骨髓间充质干细胞的增殖和分化，对于骨骼发育和再生具有重要意义。

⑤ 参与骨代谢性疾病的发生和发展：骨质疏松症、骨转移瘤等疾病与破骨细胞的异常分化和功能失调密切相关。

（二）破骨细胞在骨吸收中的作用

骨吸收是指在较低的应力水平下，骨组织的体积和密度逐渐发生下降的生理行为和病理过程。骨吸收是骨重建的重要前提，体现了骨组织对力学环境的适应能力。异常的骨重建可能会导致骨质疏松症状，从而诱发患者骨折风险的增加。

破骨细胞的骨吸收过程是一个复杂而有序的生物学过程，主要包括以下几个步骤：①破骨细胞的吸附和极化：当骨组织需要重建时，破骨细胞被激活，从骨髓中迁移到骨吸收部位。破

骨细胞在到达骨吸收部位后，会黏附并极化于骨基质上。在极化过程中，破骨细胞会形成一个特殊的膜结构域（封闭带）。该封闭带会吸附于骨基质，使吸收区域形成一个密闭环境。②骨基质的降解：破骨细胞通过向封闭带内定向分泌盐酸等酸性物质，使骨基质中的羟基磷灰石溶解，形成骨吸收陷窝。③降解产物的清除：破骨细胞将降解产生的碳酸氢根、磷酸盐和钙离子等从骨吸收陷窝中移除，保证陷窝的酸性环境，便于持续进行骨吸收。破骨细胞吸收骨质时，极化的破骨细胞的膜可分为4部分：密封区、褶皱缘区、游离膜区和功能分泌区，这些区域在破骨细胞溶解骨组织时分工协作、相互配合，共同完成溶骨过程。④细胞脱离：完成骨吸收后，破骨细胞会从骨表面脱离，转移到下一个吸收表面或细胞死亡点。因此，骨吸收与破骨细胞紧密相关。

在骨吸收的过程中，活跃的破骨细胞将会分泌酸性物质和蛋白酶，对矿化的骨基质进行分解吸收，使得该区域的骨量下降。在骨生长的过程中，活跃的成骨细胞将会迁移至应力水平较高的部位，分泌和矿化骨基质从而形成新骨，使得该区域的骨量增长。骨吸收和骨生长同时存在，形成骨动态平衡。如果破骨细胞的数量过多或功能亢进，则会引起过多的骨质的破坏吸收，使骨组织的分解速度超过了骨生成的速度，骨密度和骨质量降低，从而导致骨质疏松的发生。

二、调节破骨细胞功能的主要信号通路

（一）RANKL/RANK/OPG 信号通路

RANKL/RANK/OPG 系统在 20 世纪 90 年代后期首次被发现，是骨重塑的关键调节因子。RANKL/RANK/OPG 信号通路是调控破骨细胞的主要信号通路，其三联体构成部分均是肿瘤坏死因子-α（tumor necrosis factor-α，TNF-α）受体超家族成员。

1. RANKL 的结构与功能

核因子 κB 受体活化因子配体（receptor activator of NF-κB ligand，RANKL）是一种 II 型跨膜蛋白。人 RANKL 分子包含 317 个氨基酸，是由细胞质结构域（M1-S47）、螺旋结构域（M48-F68）和细胞外结构域（Y69-D317）组成。RANKL 有 3 种亚型，分别为跨膜蛋白 RANKL1、RANKL2 和分泌型蛋白 RANKL3，其中 RANKL1、RANKL2 分子质量是 40 ～ 45kDa，RANKL3 是从 140 或 145 位氨基酸残基上割裂下来的膜外区部分，分子质量为 31kDa。RANKL 的 3 种亚型有共同的羧基末端活性受体结合域，都能通过该结构域和受体结合发挥生物学作用。

RANKL 由构成骨组织的成骨细胞、骨细胞和免疫细胞表达，但主要由骨细胞分泌，其主要功能是通过与其受体 RANK 结合，启动蛋白激酶信号转导通路，调控骨代谢中间质细胞的增殖、成骨细胞的成熟和功能等。此外，它还可与核因子 κB（NF-κB）结合并诱导单核 / 巨噬细胞谱系细胞分化为破骨细胞，具有促进破骨细胞生成、分化和活化成熟，促进树突状细胞存活和 T 细胞-树突状细胞相互活化等作用。

2. RANK 的结构与功能

1997 年，Anderson 等在分析树突状细胞的 CD2NA 序列时发现了细胞核因子 κB 受体活化因子（receptor activator of NF-κB，RANK）。人 RANK 蛋白含有 616 个氨基酸残基，其胞外结构域为 N 末端，由 208 个氨基酸组成，主要功能是与 RANKL 的 C 端结合产生并传递信号；胞内结构域有 383 个氨基酸，可与肿瘤坏死因子受体相关因子（TNF receptor-associated factor，TRAF）家族中的 TRAF1、TRAF2、TRAF3、TRAF5 和 TRAF6 结合，其中 C 末端 93 个氨基酸组成序列为 TRAF2 和 TRAF5 的结合区，C 端与靠近 C 端的 N 端氨基酸序列共同组成 TRAF6 的结合区。

作为一种 I 型跨膜糖蛋白，RANK 是 NF-κB 的受体激活因子，最初发现其在骨代谢和免疫系统中发挥关键作用。RANK 在多种人体组织细胞中表达，如破骨祖细胞、成熟破骨细胞、树突状细胞、乳腺和血管细胞等。RANK 是 RANKL 唯一的破骨细胞受体，在破骨细胞及其祖细胞表面与 RANKL 结合，能够募集 RANKL 尾端上 TRAF6，并与其尾部结合形成三聚体转导细胞信号进而激活转录因子 NF-κB，直接促进破骨细胞的分化、活化、成熟及阻止破骨细胞凋亡。

3. 骨保护素的结构与功能

骨保护素（OPG）又称破骨细胞抑制因子，是 1997 年由 Simonet 等在对大鼠小肠 cDNA 分析测序时偶然发现的一种可溶性分泌型糖蛋白，因其能抑制破骨细胞的分化、成熟、诱导破骨细胞的凋亡和增加骨密度，故被命名为骨保护素。OPG 是在骨骼中由成骨细胞和骨髓基质细胞分泌，其蛋白结构主要分为 3 部分：N 端高度保守半胱氨酸富集域（cysteine rich domain，CRD）、C 端肝磷脂结合位点以及中间 2 个死亡域同源区（death domain homologous，DDH）。CRD 之间通过链内及链间二硫键连接在一起，形成特殊配体结合域。CRD 是 OPG 与配体结合主要作用域，OPG 以 110kDa 的同型二聚体的形式分泌至胞外，Cys^{185} 之前部分是 OPG 主要的功能域，具有抑制破骨细胞的功能。

OPG 主要由成骨细胞分泌，其通过与 RANKL 竞争性结合，抑制破骨细胞表面的 RANK 受体，从而抑制破骨细胞的过度活化和分化，减少骨吸收，维持骨密度和结构。此外，OPG 还与动脉粥样硬化和心血管死亡率有关，其能够通过抑制破骨细胞参与调节动脉钙化，从而帮助维持心血管功能，在心血管系统中发挥重要作用。

4. RANKL/RANK/OPG 信号通路与破骨细胞

成骨细胞表达并释放 RANKL，和破骨细胞前体细胞表面的 RANK 结合后，募集 TRAFs 结合到含 RANK 的胞质区，其中 TRAF2、TRAF5、TRAF6 都能与 RANK 结合，并通过 JNK 途径、NF-κB 途径和 AKT 途径，启动并传递破骨细胞的分化信号。TRAF2、TRAF5 与 RANK 结合激活 c-Jun N 末端激酶（c-Jun N-terminal kinase，JNK），JNK 诱导 c-Jun/Fos 活化蛋白 1（AP-1）活化，促进破骨细胞前体发生增生、分化。TRAF6 与 RANK 结合激活 PI3K，继而活化蛋白激酶 B（PKB、AKT），参与 NF-κB 活化，使 c-Fos 的表达增加，c-Fos 与活化的 T 细胞核因子（nuclear factor of activated T cells，NFATc1）结合，启动破骨细胞特异性基因的转录，诱导破骨细胞前体分化为成熟的破骨细胞。OPG 作为假受体可以竞争性地结合 RANKL，阻碍 RANKL 与 RANK 的结合，抑制 RANKL 对 TRAF6 的激活作用，阻断破骨细胞的分化和活化成熟，从而抑制骨吸收，维持骨代谢平衡。RANKL/OPG 比例的变化对于破骨细胞的生成至关重要，一般来说，当 RANKL/OPG 的比例上升时破骨细胞的数量和活性将增加；RANKL/OPG 的比例下降时破骨细胞的数量和活性将降低。OPG、RANKL、RANK 三者相互作用，共同构成了调控破骨细胞分化诱导、激活和存活的主要信号通路。由此可见，在 RANKL/RANK/OPG 信号通路中，只要任何一种基因发生突变，均会导致骨质量异常，这也提示该通路在骨代谢中发挥着关键作用。

成骨细胞释放的 RANKL 与破骨细胞前体细胞表面的 RANK 结合，能够募集 TRAF2、TRAF5、TRAF6 等与 RANK 结合，从而激活 JNK 途径、NF-κB 途径和 AKT 途径，启动破骨细胞特异性基因的转录，诱导破骨细胞前体分化为成熟的破骨细胞。而 OPG 作为假受体可以竞争性地结合 RANKL，阻碍 RANKL 与 RANK 的结合，阻断破骨细胞的分化和活化成熟，从而抑制骨吸收。

RANKL/RANK/OPG 信号通路的失衡会导致骨代谢功能障碍。研究发现，淫羊藿苷（Wong

et al, 2023）和骨碎补总黄酮（梁健等，2023）等能够促进 OPG 表达量的升高，进而抑制破骨细胞的骨吸收。此外，地舒单抗是目前可用于人体治疗的活性最强的 RANKL 抑制剂，其以高亲和力与 RANKL 结合，抑制 RANKL 与 RANK 的相互作用，抑制破骨细胞的生成与功能，从而减少骨吸收、增加骨量、改善骨强度（Ferrari et al，2023）。

（二）NF-κB 信号通路

1. NF-κB 的结构与功能

NF-κB 是 1986 年由 Ranjan Sen（NIH）在诺贝尔奖获得者 David Baltimore 的实验室中从 B 淋巴细胞核提取物中首次发现的。NF-κB 家族有 5 个成员，包括 NF-κB1（p50）、NF-κB2（p52）、Rel A（p65）、Rel B 和 c-Rel。通常所说的 NF-κB 蛋白，是指 p65/p50 亚单位形成的 NF-κB1 二聚体蛋白；Rel B/p52 亚单位形成 NF-κB2 二聚体蛋白。它们的 N 端有着高度保守 Rel 同源区（RHR），RHR 由 N 端结构域（N-terminal domain，NTD）和 C 端结构域（C-terminal domain，CTD）连接而成，在 CTD 上有一个核定位区域（nuclear-localization sequence，NLS），负责与 DNA 结合、二聚体化和核易位。Rel A（p65）、c-Rel 和 Rel B 的 C 端存在反式激活结构域（transactivation domain，TD），使得其能激活目标基因。

NF-κB 是一种广泛存在于动物细胞中的关键转录因子，在炎症反应、免疫应答、细胞存活、增殖、凋亡和应激应答等生理和病理过程中发挥着重要作用。

2. NF-κB 信号通路与破骨细胞

NF-κB 信号通路主要包括两种信号激活机制，即经典途径（canonical pathway）和非经典途径（noncanonical pathway）。经典途径主要响应于炎症、免疫反应等信号，其特点是依赖于 IκB 激酶复合体（IKK）的激活，特别是 IKKβ 的活化，进而导致 IκB 的磷酸化和降解，释放 NF-κB（通常是 p50/p65 的二聚体）进入细胞核，从而促进目的基因的转录。非经典途径主要响应于某些细胞因子，如 CD40L 或 BAFF 的刺激，这一过程依赖于 NF-κB 诱导激酶（NIK）和 IKKα 的激活，进而导致 p100 被部分降解成 p52，与 RelB 形成二聚体，进入细胞核，从而促进目的基因的转录。

NF-κB 在破骨细胞分化和抗凋亡过程中起着关键作用。NF-κB 在破骨细胞中的作用最初是在 NF-κB1 p50 和 p52 双重缺失后偶然被发现的：NF-κB p50 和 p52 双重敲除后的小鼠患有严重的骨硬化症，其主要病因是 NF-κB p50 和 p52 双重敲除后的小鼠不能形成破骨细胞，然而 NF-κB p50 或 p52 单一敲除的小鼠可以形成破骨细胞。RANKL 的信号经 RANK 传递给 TRAF6，TRAF6 通过 NIK（NF-κB 可诱导性激酶）和 IKK（NF-κB 激酶诱导剂）活化 NF-κB，使其与 IκB 分离并迅速转位进入细胞核，与相应靶基因的启动子结合，通过启动或调控基因的转录来调节破骨细胞的分化、成熟或凋亡。此外，NF-κB 还可以与 miR-1276 启动子结合，降低 miR-1276 的表达，增强小眼畸形相关转录因子（MITF）的表达，从而促进破骨细胞分化（Zhang et al，2020b）。

抑制 NF-κB 信号通路是抑制破骨细胞形成和骨吸收功能的有效策略。阿司匹林能够通过降低 NF-κB 和 NFATc1 活性来抑制 RANKL 诱导的破骨细胞分化（Wu et al，2019）。乌头碱能够通过抑制 NF-κB 信号转导而减弱破骨细胞介导的骨吸收，从而改善骨质疏松症（Xue et al，2023）。帕罗西汀能够通过抑制 NF-κB 通路，延缓骨关节炎的进展，从而减轻软骨细胞的焦亡并抑制破骨细胞的形成（Zheng et al，2023）。一种称为 6A-8R 的抗 NF-κB 肽不仅能够通过抑制 NF-κB 转录活性来抑制破骨细胞分化，还能通过促进 Smad1 磷酸化促进成骨细胞分化，从而减轻卵巢切除术诱发的骨质疏松症模型小鼠的骨丢失（Takami et al，2023）。此外，苯巴比妥（Wang et al，

2019）、泛素特异性蛋白酶34（Li et al，2020b）、核受体蛋白Nur77（Tian et al，2022）等也能够通过调节NF-κB信号转导抑制破骨细胞分化。

（三）MAPK信号通路

1. MAPK的结构与功能

1982年，Cooper在进行血小板源性生长因子和上皮生长因子研究时发现细胞内一种蛋白质（分子量为$42×10^3$）的酪氨酸残基磷酸化，其后（1988年）利用双向电泳技术在佛波脂刺激的细胞内也发现了这种蛋白质。与此同时，Ray在由胰岛素刺激的3T3-L1细胞中也分离出了一种分子量为$42×10^3$且苏氨酸和酪氨酸残基均被磷酸化的蛋白激酶，并将其命名为有丝分裂原活化蛋白激酶（mitogen-activated protein kinase，MAPK）。MAPK是由脯氨酸介导的丝氨酸/苏氨酸蛋白激酶，传统的MAPK包括p38、细胞外调节蛋白激酶（extracellular regulated protein kinases，ERK）1/2、ERK5和JNK1/2/3等3个亚家族成员。所有的有丝分裂原活化蛋白激酶都包含一个丝氨酸/苏氨酸激酶结构域，两侧是不同长度的氮末端和碳末端区域。一些MAPK中还存在不同的附加结构域，包括反式激活结构域（TAD），核定位序列（NLS），ERK3和ERK4中的保守区（C34）和富含Ala、His和Glu的结构域（AHQr）。

MAPK信号通路的基本组成是一种从酵母到人类都保守的三级激酶模式，包括MAPK激酶激酶（MAP kinase kinase kinase，MKKK）、MAPK激酶（MAP kinase kinase，MKK）和MAPK，这三种激酶能依次激活，共同调节着细胞的生长、分化、对环境的应激适应和炎症反应等多种重要的细胞生理/病理过程。

2. MAPK信号通路与破骨细胞

破骨细胞内的MAPK家族主要包括ERK 1/2、JNK和p38 MAPK三种激酶，与其相对应的信号通路分别是ERK信号通路、JNK信号通路和p38信号通路，这些通路是破骨细胞形成的关键途径。ERK途径可激活c-Fos的转录以促进破骨细胞的分化，影响骨吸收；磷酸化JNK可以诱导激活蛋白-1（activator protein-1，AP-1）活化，从而刺激破骨细胞前体分化、存活、融合和成熟破骨细胞的激活；抑制p38磷酸化可以影响破骨细胞的生成和骨吸收。

研究表明，选择性p38MAPK抑制剂（pomopimod）能够通过抑制p38/NFATc1诱导的破骨细胞形成和下调ADAM12的表达减弱骨吸收来预防去卵巢诱导的骨丢失（Zhao et al，2019）。TAT-TN13，一种p38MAPK抑制剂，能够通过抑制NF-κB和NFATc1的活化来抑制破骨细胞形成（Kim et al，2019a）。SB239063（p38MAPK特异性抑制剂），能够通过抑制肌细胞增强因子2C（MEF2C）的磷酸化导致MEF2C降解，从而抑制破骨细胞形成和骨吸收（Huang et al，2019）。

（四）M-CSF信号通路

1. M-CSF的结构与功能

巨噬细胞集落刺激因子（M-CSF）又称CSF-1，最初发现其存在于血清、尿或其他体液中，能刺激骨髓造血祖细胞巨噬细胞集落的形成。M-CSF可由多种细胞产生，如成纤维细胞、骨髓基质细胞和成骨细胞等。人M-CSF前体长度256～554个氨基酸不等，含有32个氨基酸的信号肽和23个氨基酸的穿膜部分。膜结合型M-CSF表达在单层培养的成纤维细胞，可刺激表达M-CSF受体的巨噬细胞的黏附和增殖。成熟M-CSF分子靠近N端的150个氨基酸在与M-CSF受体结合中起关键作用。

M-CSF 能够促进单核-吞噬细胞包括破骨细胞的存活、增殖和活化。M-CSF 还可以促进和增强巨噬细胞对肿瘤细胞和微生物的杀伤，调节巨噬细胞释放细胞因子和其他炎症调节因子，并刺激细胞吞噬作用。妊娠期间 M-CSF 水平的增加可以支持蜕膜、胎盘的植入和生长。

2. M-CSF 信号通路与破骨细胞

M-CSF 由骨髓基质细胞合成分泌，能与破骨细胞前体膜巨噬细胞集落刺激因子受体（c-fms）结合促进破骨细胞前体分化。破骨细胞前体经 M-CSF 刺激后，与成骨细胞膜接触，使其合成分泌一种激活破骨细胞分化的因子（RANKL），RANKL 与破骨细胞前体膜上表达的 RANK 结合，然后通过 NF-κB 和 JNK 信号途径进一步诱导破骨细胞分化（Mun et al，2020）。M-CSF 还可通过激活 PI3K 调节破骨细胞前体细胞的增殖、分化和存活，影响破骨细胞存活，也能调节破骨细胞肌动蛋白重塑，从而抑制膜皱褶、肌动蛋白环以及骨陷窝的形成。

在 M-CSF 刺激下，破骨细胞前体与成骨细胞的接触促进 RANKL 的分泌，并与 RANK 结合，然后通过 NF-κB 和 JNK 信号途径进一步诱导破骨细胞分化。此外，M-CSF 还可通过激活 PI3K 调节破骨细胞前体细胞的增殖、分化和存活。研究发现，树突状细胞免疫受体（DCIR）可能通过下调 M-CSF 和 RANKL 信号转导来调节破骨细胞生成，这可能与其通过控制糖基化酶的表达来促进寡糖的末端修饰有关（Kaifu et al，2023）。此外，尿激酶受体能够调控 M-CSF 的水平，进而通过 PI3K/AKT 通路影响破骨细胞的形成（Kalbasi et al，2015）。

（五）Ca^{2+} 信号通路

1. Ca^{2+} 的功能

1808 年 5 月，英国化学家戴维电解石灰与氧化汞的混合物，得到钙汞合金，将合金中的汞蒸馏后，获得了银白色的金属钙。研究发现，钙是人体的必需元素之一，主要以钙离子的形式存在于人体中，其主要功能主要体现在以下几方面。①促进凝血：钙能促进凝血酶原的激活，钙缺乏，则会导致血液凝固系统障碍，引起出血不止的现象。②强化骨骼：人体的骨骼主要由钙构成，骨骼在人体中起到了重要的支架作用，能够保护人体的内脏器官；适当补充钙能够坚硬骨骼，预防骨质疏松。③维持神经和肌肉活动：钙离子不仅参与神经信号的传递，促进神经递质的释放；还可以提高心肌的收缩力和兴奋性，钙离子过多或过少，都会影响神经系统的传导。④调节酶的活性：钙是体内多种酶的催化剂，如脂肪酶、淀粉酶、腺苷酸环化酶等，缺乏钙时，会导致机体免疫功能下降。

2. Ca^{2+} 信号通路与破骨细胞

钙离子信号通路的主要组成部分是 Ca^{2+}，它是一种重要的细胞信号分子。钙离子的浓度在细胞内外是不同的，细胞外的钙离子浓度通常比细胞内高出许多倍。当细胞受到外界刺激时，钙离子会从细胞外进入细胞内，从而引起一系列的生化反应。钙离子信号通路的传递过程可以分为三个步骤：钙离子的进入、钙离子的传递和钙离子的反应。钙离子的进入主要是通过细胞膜上的钙离子通道实现的，这些通道可以被不同的信号分子激活或抑制。钙离子的传递主要是通过钙离子结合蛋白实现的，这些蛋白可以将钙离子传递到不同的细胞器或靶分子上。钙离子的反应主要是通过钙离子结合蛋白的功能改变实现的，这些蛋白可以激活或抑制不同的酶或离子通道，从而调节细胞的功能。钙离子信号通路参与细胞增殖、分化、凋亡、代谢、运动等多种细胞生理和病理过程中。

钙不仅可以调控骨修复阶段中各种细胞（间充质干细胞、成骨细胞和破骨细胞）的增殖分化，还能通过促进骨缺损处新血管生成并促进生长因子释放来调节成骨。人体约 99% 的钙集中在骨骼和牙齿中，主要成分是钙的磷酸盐，多以羟磷灰石或磷酸钙的形式存在；其余 1% 的钙常以游离或结合的离子状态分布于软组织、细胞外液和血液中，统称为混溶钙池。体内骨骼中的钙与混溶钙池保持着相对的动态平衡，骨骼中的钙不断地从破骨细胞中释放进入混溶钙池，混溶钙池中的钙又不断地以"骨盐"形式沉积于成骨细胞中，从而使骨骼不断更新。因此，Ca^{2+} 在调控破骨细胞形成过程中发挥着重要作用。

研究发现，NFATc1 是破骨细胞分化过程中最关键的转录调节分子之一，其可以直接调节破骨细胞相关的特异性基因的转录表达；同时接受 MAPK、NF-κB、钙离子、活性氧等多种信号通路的调节，触发其激活和自身进行自我扩增，从而促进破骨细胞的分化和调节破骨细胞的骨吸收功能。细胞内的 Ca^{2+} 能使钙调蛋白（calmodulin，CaM）转换为活化形态，从而诱导 CaM 磷酸化及激活钙依赖性蛋白激酶（CaMKs9），最终使 CaM 去磷酸化 NFATc1 丝氨酸残基发生核转位和激活 NFATc1，从而促进破骨细胞分化。研究发现，锌可能通过抑制 Ca^{2+}-钙调磷酸酶-NFATc1 信号通路，抑制破骨细胞分化，从而预防破骨细胞中 NFATc1 激活诱发的骨质疏松症和关节炎等疾病（Park et al，2013）。

此外，Ca^{2+} 可以激活氯离子通道蛋白 ANO1，ANO1 不仅能够促进破骨细胞 Cl^- 的外排，增加 H^+ 的分泌进而导致骨外骨基质的溶解，还能够与破骨细胞分化的关键受体蛋白 RANK 直接相互作用，促进破骨细胞分化的主要信号通路 RANKL/RANK 激活，启动破骨细胞分化（Partridge et al，2022）。ANO1 作为胞内钙激活的氯离子通道，在 RANKL 刺激下，ANO1 的表达增加，PLCγ 介导的钙信号被激活，促进 ANO1 通道活性，增强其与 RANK 的相互作用。ANO1 和 RANK 的相互作用进一步促进 RANKL/RANK 信号通路，形成了一个正向反馈回路（Sun et al，2022）。研究发现，流体剪切应力和超重力等机械刺激可显著降低破骨细胞中 ANO1 的表达水平，且 ANO1 的敲除减弱了流体剪切应力和超重力等机械刺激对破骨细胞活性的抑制作用（Sun et al，2023）。

（六）Src 信号通路

1. Src 的结构与功能

Src 家族最初是在转化逆转录病毒癌基因 *v-src* 中发现的，是非受体酪氨酸激酶，参与调节重要的细胞功能，如细胞增殖、分化、凋亡和代谢等。脊椎动物 Src 激酶家族由 9 个成员组成，分别是 SRC、LCK、LYN、BLK、HCK、FYN、FGR、YES 和 YRK。Src 蛋白包含四个结构域：一个 SH2 结构域、一个 SH3 结构域、一个蛋白激酶结构域和一个具有关键酪氨酸残基的羧基端的尾，其中 SH 结构域是"Src 同源结构域"的简称，它与磷酸酪氨酸基序中磷酸化了的酪氨酸具有高的亲和力，因此能与受体酪氨酸激酶磷酸化残基紧紧结合，形成多蛋白的复合物进行信号转导。

Src 家族基因的主要功能是参与细胞内的信号转导，调控细胞的生长、分化、迁移等过程。以 Src 基因为例，它主要通过激活 PI3K/AKT、RAS/MAPK 等信号通路来实现这些功能。Src 家族基因还与癌症、心血管疾病、神经系统疾病等多种疾病的发生发展密切相关，如 Src 基因在乳腺癌、肺癌等多种癌症中过度表达，与肿瘤的发生、发展、转移等过程密切相关。

2. Src 信号通路与破骨细胞

研究表明，Src 是破骨细胞介导骨吸收的重要调节因子（Matsubara et al，2022）。Src 的表达和催化活性随着破骨细胞的分化增加，在成熟破骨细胞中仍然非常高（Matsubara et al，2021）。

Src 末端的酪氨酸 527（Y527）是参与调节 Src 活性的最重要的氨基酸之一。当 Src Y527 被磷酸化时，磷酸化的 Y527 与其自身的 SH2 结构域结合，并通过改变其构象来隐藏激酶活性中心（Okada 2012）。相反，Src 的突变形式，酪氨酸 527 被改变为苯丙氨酸（Y527F），能够维持高激酶活性。Src 缺陷的破骨细胞无法重新吸收骨，因为它们不能形成密封区或褶皱边界以创造有利于破骨细胞发挥骨吸收作用的酸性环境。此外，与 Src Y527 磷酸化对 Src 活性的负调控相反，Src 中酪氨酸 416（Y416）磷酸化后其活性显着增加，而 Src Y416 抑制剂 PP2 负向调节 Src Y416 的磷酸化，抑制 Src 活性，干扰破骨细胞的形成（Kong et al，2011）。研究还发现，活化的蛋白激酶 C 受体 1（receptor for activated C kinase 1，RACK1）能够与破骨细胞中的 c-Src 相互作用，从而调节 RANKL 诱导的 c-Src 活化，参与破骨细胞介导的肌动蛋白环形成和骨吸收过程（Park et al，2019）。因此，Src 的活性对破骨细胞介导骨吸收功能至关重要。

Src 激酶抑制剂塞卡替尼在体外通过抑制破骨细胞的形成和活性发挥强大的抗吸收作用，可逆地阻止破骨细胞前体迁移（Hannon et al，2010）。此外，AZD-0530 是一种双重 Src/Abl 抑制剂，也可抑制人破骨细胞的形成和活性。

（七）PKC 信号通路

1. PKC 的结构与功能

蛋白激酶 C（protein kinase C，PKC）是 1977 年西冢泰美等人在牛的小脑中发现的酶，被证实与蛋白质分泌、细胞增殖、炎症反应等全身各种生理功能和病理过程有关。PKC 是一个蛋白激酶家族，由 16 种同工酶组成：PKC-α、PKC-β1、PKC-β2、PKC-γ、PKC-δ、PKC-δ1、PKC-δ2、PKC-δ3、PKC-ε、PKC-η、PKC-θ、PKC-ι、PKC-ζ、PK-N1、PK-N2 和 PK-N3。PKC 分子中有 4 个比较保守的区域，从 N 端到 C 端分别命名为 C1、C2、C3 和 C4 结构域：C1 是 DAG 的结合位点；C2 是 Ca^{2+} 的结合位点，C1 和 C2 构成 PKC 的调节区；C3 有一个 ATP 结合基序，提供能量和磷酸基团；C4 为底物结合区，C3 和 C4 构成 PKC 的催化区。

PKC 可以将胞外信号，如生长因子、激素、细胞脂多糖及神经递质等在细胞膜上经受体介导的第二信使传递入核，从而使细胞对外界产生一系列反应，调节细胞的基因表达、代谢、增殖、分化和凋亡。此外，PKC 在肿瘤的发生和发展中也扮演着重要角色。

2. PKC 信号通路与破骨细胞

在未受到刺激的细胞中，PKC 以非活性形式分布于细胞质中，当细胞接受外界信号刺激时，磷脂酰肌醇-4,5-二磷酸（phosphatidylinositol-4,5-bisphosphate，PIP2）水解生成肌醇 1,4,5-三磷酸（inositol 1,4,5-trisphosphate，PIP3）和二酰基甘油（diacylglycerol，DAG），质膜上 DAG 积累；PIP3 引起细胞内钙库释放 Ca^{2+}，导致细胞质基质中 PKC 转位到质膜内表面，DAG 与 PKC 的 C1 结构域结合，引起 PKC 变构，解除自我抑制变成活化状态。激活后的 PKC 会使不同类型细胞中不同底物蛋白的 Ser 和 Thr 残基磷酸化，从而增强多种基因的转录。

研究表明，PKC 参与破骨细胞的分化和骨吸收。PKC 能够通过 M-CSF 和 RANKL 信号通路，促进破骨细胞消融，导致破骨细胞数量和表面积的减少，进而影响破骨细胞的形成和功能。抑制 PKC-δ 能够加速 M-CSF 通过溶酶体途径和调节性膜内蛋白水解（RIPping）诱导膜结合的 c-Fms 蛋白降解，而 PKC-δ 的激活可以通过 M-CSF/c-Fms 轴介导细胞内信号转导来维持膜结合 c-Fms 的稳定水平，从而在生理条件下诱导破骨细胞形成和骨吸收（Kim et al，2019b）。而且，PKC 能够通过 RANK 基因启动子中的功能性 AP-1 反应元件反式激活 RANK 基因，促进小鼠破骨细胞的生成（Kitazawa et al，2019）。破骨细胞中 PKC-δ 的敲除导致雄性小鼠骨小梁和皮质骨体积增加，并伴随着体内破骨细胞数量以及组织蛋白酶-K 水平的降低（Li et al，2020c）。另外，PKC-θ能够以 NF-κB/IL-1β 依赖性方式促进单核细胞-破骨细胞分化，从而导致垂体腺瘤骨浸润，而抑制 PKC-θ 可以明显减少 IL-1β 的分泌，缓解骨浸润的进展（Wang et al，2023）。

PKC 抑制剂能够通过多途径影响破骨细胞的生成和功能。PKC 抑制剂 sotrastaurin 能通过调控 PKCδ/MAPKs/c-Fos/c-Jun/NFATc1 信号抑制破骨细胞吸收活性（Pang et al，2020）。PKC 抑制剂 GF109203X 可能通过调控 RANKL 诱导的 NF-κB 和 NFAT 活性，减弱破骨细胞生成和其骨吸收功能（Yao et al，2015）。特异性 PKC-β 抑制剂 CG53353 可能通过调控 RANKL 对 ERK 和 MEK 的激活，抑制破骨细胞生成过程中的细胞分化和融合过程，从而抑制成熟破骨细胞的骨吸收功能。

（八）Sema3A 信号通路

1. Sema3A 的结构与功能

Sema 家族分子包括分泌型及膜依赖型，最初是在神经系统的发育研究中被发现的，共有 20 个成员、8 个亚家族，广泛分布在生物机体内。Sema3A 分子是第一个在脊椎动物中分离并鉴定出来的 Sema 分子，在骨、结缔组织、肾脏、神经元和软骨中广泛表达，含有一个大约 500 个氨基酸的 Sema 区，胞外区包含一个 C 端区。

Sema3A 不仅可以参与肿瘤生长、血管生成、骨重建、免疫调节以及其他生理和病理过程，还能有效促进口腔组织来源的间充质干细胞增殖及分化。

2. Sema3A 信号通路与破骨细胞

神经丛蛋白 A（plexin A）是 Sema3A 的主要受体。神经粘连蛋白家族（neuropilins，Nrps）是一种跨膜的细胞表面糖蛋白，包括 Nrp1 和 Nrp2。通常 Plexin A 与 Nrp1 或 Nrp2 形成信号素受体复合物，而 Sema3A 与该受体复合物结合形成 Sema3A/Nrp/PlexinA 配体-受体复合物，从而进行信号转导。

研究表明，Sema3A 可抑制破骨细胞前体细胞向破骨细胞分化，减少破骨细胞的数量，从而抑制骨质疏松症小鼠的骨丢失（Yang，2018）。plexin A1 通过形成 plexin A1-TREM2-DAP12 复合物与 Sema6D 结合，激活 ITAM 信号，从而促进破骨细胞分化。然而，Nrp1 可与 TREM2 竞争结合 plexin A1，形成 plexin A1-Nrp1 受体复合物并与 Sema3A 结合形成 Sema3A/Nrp1/plexin A1 配体-受体复合物，抑制破骨细胞分化（Hayashi，2012）。此外，RANKL 还可通过 Nrp1 使 Plexin A1 从 plexin A1-Nrp1 复合物中释放出来，从而促进 plexin A1-TREM2-DAP12 复合物的形成而诱导破骨细胞分化；而 Sema3A 干预可诱导 Nrp1 内化并抑制 RANKL 的表达，对抗 RANKL 诱导的 Nrp1 下调，从而维持 plexin A1-Nrp1 复合物形成而平衡 RANKL 作用，抑制破骨细胞分化（Kenan et al，2019）。Sema3A 能够与 plexin A1-Nrp1 复合物形成 Sema3A/Nrp/plexinA 配体-受体复合物，从而影响 RANKL 和 ITAM 的表达，抑制破骨细胞分化。研究发现，miR-196b-5p 能够通过靶向 Sema3A 调节成骨细胞和破骨细胞分化，从而维持骨稳态（Xie et al，2023）。此外，蟛蜞菊内酯（从中药材墨旱莲中分离的一种香豆草醚类小分子活性物质）能够通过 Sema3A/Nrp1/plexin A1 途径，抑制破骨细胞生成（Liu et al，2016c）。

三、小结

总之，在骨骼发育和成长过程中，破骨细胞与成骨细胞的相互协同共同维持机体骨的形成-吸收动态平衡。而破骨细胞的分化和成熟需要一系列刺激因子和活化因子等的调控，此过程中涉及 RANKL/RANK/OPG、NF-κB、MAPK、M-CSF、Ca^{2+}、SRC、PKC 和 Sema3A 等信号通路。这些信号通路并不是独立存在的，而是彼此相互偶联、紧密协调形成的复杂调控体系。其中，大部分信号分子都是经成骨细胞介导，通过调控 RANKL/RANK/OPG 信号，发挥对破骨细胞功能的调节作用。这些信号通路为临床靶向治疗骨质疏松等相关骨代谢性疾病提供理论基础和研究思路。

（刘亚鸽　张东伟）

第三节　调节成骨细胞的信号通路

　　骨骼系统的稳态受到多种信号通路的调节。其中，成骨细胞作为骨组织中的关键细胞类型之一，在维持骨骼结构和功能的稳定性中发挥着重要的作用。调节成骨细胞功能的信号通路，涉及一系列精密的细胞信号转导过程，能够调节骨质形成、修复和重塑等生理和病理过程，进而影响骨质疏松等骨代谢性疾病的发生和发展。

　　本节将系统地探讨调节成骨细胞功能的主要信号通路，包括 Wnt/β-catenin、BMP/Smad、Notch、Hedgehog、FGF、IGF1、Sema3A 等多个信号通路，探索其分子生物学特点、调节机制和在疾病发生机制中的作用，以及潜在的治疗靶点和策略。通过全面、系统地阐述成骨细胞信号通路的最新研究进展，为读者提供骨代谢生理和病理过程的多维视角，为未来的骨代谢疾病的基础研究和临床防治提供参考。

一、成骨细胞的基本功能和特点

（一）成骨细胞的来源、特点和基本功能

1. 成骨细胞的来源

　　成骨细胞多源于体内骨髓基质中的干细胞，这些多能性干细胞经过一系列分化过程，逐渐转变为成骨细胞前体细胞。此外，在骨骼生长和修复过程中，周围组织中的一些干细胞也可能分化为成骨细胞，参与骨组织的形成和修复。成骨细胞分布在骨骼表面的骨形成环境中，环绕着骨基质排列成单层或多层，形成连续的骨膜，直接参与新骨形成和旧骨修复。细胞因子和转录因子的作用促使间充质干细胞分化为成骨细胞。

2. 成骨细胞的特点

　　成骨细胞在形态上呈现出多样性，具有多边形或楔形的细胞形态，细胞质丰富，核染色质明显。成熟的成骨细胞，其胞质中富含大量的内质网和高尔基体，这些细胞器是合成和分泌骨基质蛋白的主要场所。此外，成骨细胞表面还具有丰富的细胞黏附分子和骨基质蛋白的受体，这有助于它们与周围细胞和基质之间的相互作用和信号转导。

3. 成骨细胞的基本功能

　　成骨细胞是维持骨骼健康和进行骨组织修复的关键细胞类型之一，其基本功能主要包括：

　　① 合成与分泌构成骨基质的胶原和蛋白质。成骨细胞的粗面内质网中合成胶原的前体，进一步转移到高尔基复合体内合成原胶原，经分泌性管泡排放到细胞外。在细胞外，原胶原可以

转变为胶原。此外，骨细胞合成分泌多种糖蛋白和非胶原骨基质蛋白。

② 参与类骨质的矿化过程。类骨质中基质小泡（matrix vesicle）富含碱性磷酸酶（alkaline phosphatase，ALP）、磷脂及针样钙盐结晶。其破裂后直接作用于底物，使局部磷酸盐含量增高。磷脂与钙有很强的亲和性，钙盐结晶可成为钙化核心，导致类骨质迅速钙化。因此，基质小泡与类骨质钙化的启动、维持和停止过程密切相关。

③ 分泌多种激素和生长因子，如 IGF、TGF、ALP、骨钙素等，在骨形成和骨吸收过程中，以及由此维持的骨代谢平衡等方面发挥重要调节作用，进而参与骨质疏松等骨代谢性疾病的发生和发展。

④ 骨修复和再生。在骨折和损伤愈合过程中，成骨细胞被激活并迁移至损伤部位，通过增殖和分化，促进新骨组织的形成和修复。

（二）成骨细胞在骨形成中的作用

成骨细胞是一种重要的骨骼细胞类型，它在骨形成过程中发挥着关键作用，其在骨形成过程中的功能，可以概括为以下几方面：

① 沉积骨基质。成骨细胞负责在骨组织中沉积骨基质，这是骨形成的第一步。骨基质主要由胶原蛋白和一些无机盐（如钙和磷）组成，它们为骨骼提供了结构和强度。

② 骨钙化。成骨细胞通过钙化作用将无机盐（主要是羟基磷灰石）沉积到胶原蛋白基质中，使骨基质硬化成为成熟的骨组织。

③ 维持骨密度。成骨细胞的活动有助于维持骨骼的密度和强度。它们不断地在骨组织中沉积新的骨基质，并参与到骨组织的修复和再生过程中。

④ 调节骨形态。成骨细胞在骨形态的建立中发挥着重要作用。它们的活动可以影响骨骼的形状和结构，例如，在长骨的生长过程中，成骨细胞参与到骨的形态塑造和长度增长过程中。

⑤ 影响骨质量。成骨细胞的活动水平直接影响着骨质量。正常的成骨细胞功能有助于维持健康的骨骼结构，而异常的成骨细胞活动可能导致骨质疏松等骨骼疾病的发生。

总之，成骨细胞通过分泌胶原蛋白和骨基质蛋白等物质，参与骨基质的合成和沉积，促进骨组织的形成和增生。

二、主要调节成骨细胞功能的信号通路

骨发生是一个重要的发育事件，其促进骨形成。骨形成细胞或成骨细胞通过一种高度受控的过程从 MSC 发育而来，该过程由几个信号通路调节。MSC 的骨发生谱系受细胞间相互作用、旁分泌因子、机械信号、激素和细胞因子的调控，这些信号能激活 Wnt、BMP、Hedgehog 和 Notch 等信号通路，调控 MSC 的骨发生。接下来，我们主要讨论这些关键信号通路在骨发生和成骨分化过程中的作用，以及如何通过调节这些信号通路增强骨发生，进而促进骨代谢性疾病的防治。

（一）Wnt 信号通路

Wnt 信号通路在动物间存在遗传学上的高度保守性，不同的动物物种间极为相似。Wnt 信号通路的功能多样性使其在胚胎发育、组织再生、细胞命运决定等生物学过程中发挥着重要作用。在骨骼系统中，Wnt 信号通路调节了成骨细胞增殖、分化和骨骼形态建立等过程。Wnt 信号

通路包括 Wnt 经典信号通路 [Wnt/β-连环蛋白（β-catenin）信号] 和 Wnt 非经典信号通路 [Wnt/Ca²⁺ 信号和 Wnt/ 平面细胞极性（planar cell polarity，PCP）信号]。经典 Wnt 途径，也称为 Wnt/β-catenin 依赖性途径，其在骨再生和修复中的作用被研究得最广泛。在成骨细胞生成过程中，Wnt 配体结合其受体后激活下游信号级联，导致 β-catenin 转位到细胞核，从而增强成骨细胞特异性目的基因的表达。Wnt 非经典信号通路中，Wnt/Ca²⁺ 信号转导通路启动后，胞内 Ca²⁺ 浓度升高，可激活磷脂酶 C 和 PKC，进而活化相关转录因子；Wnt/PCP 信号转导通路启动后，可激活 JNK 及 Rho 相关激酶，使细胞结构重组，调节细胞骨架的不对称分布，及阶段性调控胚胎发育（Maeda et al，2013）。相对于 Wnt 经典信号通路，关于非经典信号通路在骨形成方面的作用的研究还较少，其改善骨代谢作用的机制还有待进一步深入探索。

1. Wnt 蛋白家族的结构与功能

1982 年，Wnt 基因首次在小鼠乳腺癌细胞中发现，由于此基因激活与"小鼠乳腺癌相关病毒"的基因组整合插入有关，因此，当时被命名为 Int1（Integrated1）基因。之后的研究表明，Int1 基因在小鼠正常胚胎发育中发挥重要作用，与果蝇的无翅（Wingless）基因是功能相似的同源基因。研究者将 Wingless 与 Int1 合并，赋名为 Wnt 基因（Liu et al，2022）。

迄今为止，人类已经发现了超过 19 种 Wnt 蛋白，包括 Wnt1、Wnt2、Wnt2b、Wnt3、Wnt4、Wnt5a、Wnt5b、Wnt6、Wnt7a、Wnt8a、Wnt8b、Wnt9a、Wnt9b、Wnt10a、Wnt10b、Wnt11 和 Wnt16 等。细胞膜外的 Wnt 蛋白有两种类型：一类能与 LRP/FZD 相互结合并发挥协同作用而激活 Wnt/β-catenin 经典途径，如 Wnt1、Wnt2、Wnt3、Wnt3a、Wnt8 和 Wnt8b；另一类能与 Frizzled 结合激活异源三聚体 G 蛋白，具有提高细胞内钙水平等作用，如 Wnt4、Wnt5a、Wnt5b、Wnt6、Wnt7a 和 Wnt11 等。随后在 2001 年，Wnt 受体即 LRP5 被证明参与骨量调节，Wnt 信号与骨的关系从此引起了广泛关注。

2. Wnt 经典信号通路：Wnt/β-catenin 信号

（1）β-catenin 的结构与功能

β-catenin 由富含 Ser、Thr 位点的 130 个氨基酸残基的 N 端和负责激活靶基因转录的 100 个氨基酸残基的 C 端，以及二者之间可防止蛋白水解的含有 12 个 armadillo 重复区的棒状超螺旋结构组成，在细胞的信号转导过程中起着重要作用。β-catenin 是 Wnt 信号通路最关键的因子，细胞质中含量最多，也可存在于细胞膜及细胞核中。在细胞质中，当 Wnt 信号通路未被激活时，β-catenin 被磷酸化而启动泛素系统，经蛋白酶体途径降解。在细胞核内，β-catenin 与 T 细胞特异性转录因子（T cell-specific transcription factor，TCF）/ 淋巴细胞增强因子（lymphoid enhancer factor，LEF）结合启动靶基因 c-myc、cyclin D 等的转录，促进成骨细胞分化增殖。敲除 β-catenin 将导致严重的骨丢失，并伴随着破骨细胞数量和活性的显著增加，晚期成骨细胞分化标志物骨钙素的表达减少，矿化结节形成减少（Kramer et al，2010）。

（2）Wnt/β-catenin 信号通路

Wnt/β-catenin 信号转导途径由 β-catenin 介导，当无 Wnt 信号时，糖原合酶激酶-3β（glycogen synthase kinase-3β，GSK-3β）、腺瘤性结肠息肉（adenomatous polyposis coli，APC）蛋白、酪蛋白激酶 1（casein kinase 1，CK1）、轴蛋白（Axin）组成的降解复合物将胞质内的 β-catenin 磷酸化，随后磷酸化的 β-catenin 经泛素-蛋白酶体系统迅速降解，防止其在细胞质中过度积累。当 Wnt 信号激活时，Wnt 蛋白与其膜蛋白受体结合。受体主要为 7 次跨膜受体卷曲蛋白（frizzled，FZD）和单次跨膜的 LRP5/6。Wnt 与 FZD、LRP5/6 结合形成复合物，激活 LRP5/6 的相关蛋白激酶磷酸化，随后磷酸化的胞内散乱蛋白（dishevelled，Dsh）被招募到细胞膜与 FZD 结合，Dsh 能够募集 Axin 与 Wnt 通路的正向调节因子 FRAT1 使降解复合物解体，抑制 GSK-3β 的激活，阻止 β-catenin 的磷酸化使其在细胞质中蓄积，累积的 β-catenin 易位至细胞核内与 TCF/LEF 结合，激活下游参与骨形成的靶基因转录，从而发挥生物学效应。

在经典 Wnt 信号通路中，受体与配体结合后，胞内 Dsh 蛋白被激活，进而抑制 GSK-3β 的激活。这导致 β-catenin 降解的抑制和核 β-catenin 浓度的升高，从而促进成骨基因的表达。非经典 Wnt 信号转导由 Ca^{2+} 依赖性途径和 Ca^{2+} 独立途径组成。这些 Wnt 途径的激活有助于 Runx2 基因表达的上调。

（3）Wnt/β-catenin 信号通路与成骨分化

Wnt/β-catenin 信号通路与骨形成密切相关。激活 Wnt/β-catenin，使 TCF 和成骨相关因子 Runx2 表达显著增加，刺激骨形成。如 BMSC 中，Wnt 配体（如 Wnt6、Wnt10a 和 Wnt10b）激活 Wnt/β-catenin 途径，提高 β-catenin 的表达，促进成骨分化，并抑制其向脂肪细胞的分化（Cawthorn et al，2012）。而调控 Wnt/β-catenin 信号通路的机制包括多种内外因素的调节，如 Wnt 蛋白家族的表达和分泌，Frizzled 受体和核心受体的表达水平、调节因子的活性以及细胞外基质的作用等。这些因素共同影响了 Wnt/β-catenin 信号通路的激活和细胞功能的调节。此外，其他信号通路，如非经典 Wnt、BMP、JAK/STAT 和 Hedgehog 等通路，与 Wnt/β-catenin 信号通路存在信号串扰，共同调节骨稳态。这些通路共同作用，实现了对骨骼结构和骨稳态的维持。在骨质疏松等骨代谢性疾病发病过程中，Wnt/β-catenin 信号通路常常发生异常变化，导致成骨细胞功能异常和骨质代谢失衡（Rossini et al，2013）。因此，深入研究 Wnt/β-catenin 信号通路的结构、功能和调节机制，有助于阐明骨质疏松等骨代谢性疾病的发病机制，进而为预防和治疗该类疾病提供新的策略和方向。

Wnt/β-catenin 信号通路因其在骨形成中的重要作用，已成为开发新型促进骨合成药物的有前景的靶点（Liu，2022）。为了探索该通路的作用，研究人员发现了一系列激活剂和拮抗剂。NELL-1 作为一种分泌型骨诱导蛋白，能够促进成骨细胞的分化，并在骨髓基质细胞中诱导 β-catenin 增加，并提高 OPG 的表达进而促进成骨分化（James et al，2015）。而在拮抗剂方面，包括 DKK1、SOST 以及分泌型卷曲相关蛋白等，能通过与 Wnt/FZD/LRP 受体结合抑制 Wnt 通路的活性（James，2015；Jiang et al，2022）。特别是 SOST，作为 Wnt/β-catenin 通路的骨组织特异性抑制剂，负向调节成骨分化和骨形成，促进破骨细胞的生成和骨吸收（Marini et al，2023）。一些抑制剂如单克隆抗 Dkk-1 抗体（RH2-18）、抗 SOST 抗体如 tomosozumab 和 blosozumab，已在临床试验中被证实能够显著增加骨形成并减少骨吸收，而提高骨质量（Marini et al，2023）。另外，甲状旁腺素（PTH）也被发现可以抑制骨细胞产生 SOST，增强 Wnt/β-catenin 信号转导，并增加骨量。除了以上主要调节剂外，还有一些抑制剂如 secreted frizzled 相关蛋白（secreted frizzled related protein 1，sFRP）和 Wnt 抑制因子 1（WNT inhibitory factor 1，Wif1），它们直接与 Wnt 配体相互作用，抑制 Wnt 配体与 FZD 的结合，阻断其信号转导（Kawazoe et al，2021）。但是这些调节剂的临床价值仍待于进一步研究。

3. Wnt 非经典信号通路：Wnt/Ca^{2+} 信号通路和 Wnt/PCP 信号通路

（1）Wnt/Ca^{2+} 信号通路与成骨分化

非经典 Wnt 信号转导与经典 Wnt 信号转导所需的 LRP5/6 受体无关，而是利用替代共受体，例如与酪氨酸激酶（Ryk）、蛋白酪氨酸激酶 7（Ptk7）或受体酪氨酸激酶相关的共受体样孤儿受体（receptor tyrosine kinase-like orphan receptor，ROR）。迄今为止，只有 ROR2 辅助受体被证明在骨代谢调节中发挥重要作用。与 LRP5/6 类似，它包含一个传递激活信号所必需的类似于 FZD 受体 Wnt 结合位点的胞外富含半胱氨酸的结构域，以及一个具有酪氨酸激酶活性的胞内结构域（Lojk et al，2021）。

Wnt5a、Wnt3a 和 Wnt11 被认为是 Wnt/Ca²⁺ 信号的原型激活因子。它们能与 FZD 和 ROR 辅助受体形成的受体复合物，诱导非经典 Wnt 信号转导，通过 JNK 的激活诱导 Runx2 的表达。在受体激活后，该途径通过异源三聚体 G 蛋白（Gα/Gβ/Gγ）信号，导致磷脂酶 C（phospholipase C，PLC）的激活。PLC 作用于细胞膜中的 PIP2，并裂解为 PIP3 和 DAG。PIP3 扩散到细胞质并结合到 PIP3 受体，后者作为内质网上的钙通道，在内质网储存的 Ca²⁺ 释放中起作用，并促进 Ca²⁺ 与 CaM 结合。CaM 是一种磷酸化丝氨酸 / 苏氨酸特异性蛋白激酶，激活钙敏感酶，如钙调素依赖性蛋白激酶 Ⅱ（CaMK Ⅱ）。另一方面，DAG 与 Ca²⁺ 一起激活 PKC。这些活化的蛋白质能激活几种转录因子，如 NF-κB、cAMP 响应元件结合蛋白（cAMP response element bound protein，CREB）和 NFAT（Gao et al，2023；Lojk 2021）。例如，在 Wnt5a/Frizzled-2/Ca²⁺ 途径的下游，PKC 可以激活 GTP 酶 Cdc42，而 CaMK Ⅱ 可以磷酸化 TGF-β 激活激酶 1，其进一步诱导 Nemo-like 激酶的激活并抑制 Wnt/β-catenin 信号通路的转录。Wnt11 参与 MSC 的分化。Wnt11 的稳定表达可以增加细胞内游离钙离子浓度，从而提高 PKC 的活性并抑制 NF-κB 的活性。Wnt11 能促进体外感染和炎症条件下 hMSC 的成骨分化，提示其可以作为促进成骨分化的潜在调节靶点。

（2）Wnt/PCP 信号通路与成骨分化

Wnt/PCP 途径是一种依赖于 Dsh 的途径，由 JNK 介导。它有两条信号转导途径。一条途径是 Wnt 蛋白与 FRZ 受体、ROR2 受体或 Ryk 受体结合，促进 Dsh 招募形态发生激活剂 1（DAMM1）并激活 Rho 相关蛋白激酶（Rock），从而引起细胞迁移、细胞骨架和组织结构变化。另一条途径是 Dsh 直接与 Rac1 和 JNK 合作激活核因子 c-Jun 并激活转录因子 2，引起下游靶基因的转录、翻译和表达，从而调节细胞分化和增殖（Lojk，2021）。在骨组织中，PCP 信号通路和组织极化与胚胎骨和关节形成相关，该过程涉及细胞迁移、伸长和梯度依赖性分化。例如，PCP 在胚胎长骨软骨沿近端轴伸长过程中至关重要，这种作用与形成软骨组织的 Wnt5a 梯度有关。相反，PCP 信号转导对成骨细胞分化和功能的大部分影响归因于 PCP 通路激活介导的相关基因表达变化（Lojk，2021）。Wnt/PCP 途径主要由 Wnt4、Wnt5a 和 Wnt11 激活，其中 Wnt5a 与骨形成最密切相关。Wnt5a 通过调节 Rock 的活性来调节细胞骨架的变化，从而诱导人脂肪间充质干细胞（hASC）向成骨细胞分化（Rogers et al，2022）。在机械刺激下，Wnt5a 通过激活 JNK 介导的信号通路促进 BMSC 的成骨分化（Gu et al，2018）。

（二）BMP/Smad 信号通路

1. BMP 蛋白家族的结构与功能

骨形态发生蛋白（bone morphogehetic proteins，BMP）家族是一组多功能分泌性蛋白，属于转化生长因子 β（TGF-β）超家族，在胚胎发育、组织再生和骨形成过程中发挥重要作用。BMP 最早在 20 世纪 60 年代从矿化的骨骼中被提取出来，并发现其能够诱导异位骨的生长。BMP 蛋白家族成员包括多种结构相似的多肽，其结构特点包括：具有丝氨酸 / 苏氨酸残基（Ser/Thr residues）的保守结构域、信号肽序列和成熟肽段。根据序列相似性和功能可以将 BMP 分为 4 个亚族：① BMP-2 和 BMP-4；② BMP-5、BMP-6、BMP-7、BMP-8a和-8b；③ BMP-9 和 BMP-10；

④ BMP-3、BMP-3b、BMP-11、BMP-12、BMP-13、BMP-14、BMP-15 和 BMP-16。其中，BMP-2、BMP-7、BMP-6、BMP-9 能够促进骨质形成，而 BMP-3 对骨形成具有负调控作用。

2. Smad 蛋白的生物学功能与调节

Smad 蛋白家族是一个在脊椎动物、昆虫和线虫体内发现的转录因子家族，果蝇细胞内的 Mad 蛋白和线虫 Sma 蛋白是最早发现的 Smad 蛋白家族成员，Smad 的名称就来源于这两种蛋白。Smad 蛋白家族是一类重要的信号转导蛋白，在 TGF-β 超家族的信号转导中发挥重要作用。其结构特点包括 N 端含有 Ser/Thr 残基的磷酸化区域、中间的 Smad 结构域和 C 端的共享结构域。Smad 蛋白在信号转导过程中的调节作用主要体现在对其磷酸化状态、入核过程以及与其他转录因子的相互作用等方面。目前在哺乳动物体内已发现 Smad 有 8 个成员：Smad1～8。根据它们在 TGF-β 超家族信号转导中的作用将其分为 3 类：①受体调节型 Smad（receptor-regulated Smad，R-Smad）包括 Smad1、Smad2、Smad3、Smad5 和 Smad8。R-Smad 又可分为两类：一类为 AR-Smad，包括 Smad2 和 Smad3，由 activin 和 TGF-β Ⅰ型受体激活；另一类为 BR-Smad，包括 Smad1、Smad5 和 Smad8，由 BMP Ⅰ型受体激活。②通用型 Smad（common Smad，Co-Smad）。目前哺乳动物中仅有 Smad4，它可以和活化的 R-Smad 结合并形成异聚体复合物转移入核，为 BMP 和 TGF-β/activin 两条信号途径共用。③抑制型 Smad（inhibitory Smad，I-Smad）包括 Smad6 和 Smad7，其作用是阻断受体介导的 R-Smad 磷酸化或干扰 R-Smad 和 Co-Smad 形成复合物，负向调控 TGF-β 的信号转导。BMP 受体磷酸化 BR-Smad 羧基末端的丝氨酸，激活的 BR-Smad 与 Co-Smad 结合形成转录复合物，并转位入核与各类共激活和 / 或抑制因子结合调控下游 BMP 相关的基因转录。

3. BMP/Smad 信号通路

BMP/Smad 通路在调节骨代谢过程中分为经典 Smad 途径和非经典 MAPK 途径。在经典 Smad 途径中，在体内 BMP 以自分泌或旁分泌的形式释放后，两个 BMP 单体通过二硫键连接形成二聚体，BMP 二聚体结合位于靶细胞膜上两种不同的丝氨酸 / 苏氨酸激酶受体——BMP Ⅰ型和 BMP Ⅱ型受体。Ⅱ型受体是结构活性型受体，通过和配体结合发生自身磷酸化而被激活，自身活化的 BMP Ⅱ型受体磷酸化 Ⅰ型受体高度保守的 GS 区的丝 / 苏氨酸残基从而激活 Ⅰ型受体，至此完成受体复合物形成，随后通过磷酸化 R-Smad（Smad1、Smad5、Smad8）传递到细胞中，磷酸化的 R-Smad 与 Smad4 结合进入细胞核，并通过招募额外的激活剂或阻遏物来调节靶基因的转录。

当 BMP 与异二聚体 Ⅰ型 / Ⅱ型 BMP 跨膜受体结合时，BMP 信号转导就会启动。这导致受体 Smad（Smad1/5/8）磷酸化并与 Smad4 结合。然后 Smad 复合物被转移到细胞核，增加成骨基因的表达。Smurf1 是 BMP/Smad 信号转导的负调节因子，负责 Smad1 和 Smad5 的降解和泛素化。不依赖于 Smad 的 BMP 通路也有助于成骨。

4. BMP/Smad 信号通路与成骨分化

BMP/Smad 信号在骨形成中扮演关键角色。多种 BMP（如 BMP-4、BMP-9 和 BMP-10、BMP-14）能诱导 Smad1/5/8 活性进而激活下游成骨细胞转录因子如 Runx2、ALP、Osx、骨唾液蛋白（BSP）和骨桥蛋白（OPN）的表达，进而促进骨形成。此外，Smad 泛素化调控因子（Smad ubiquitination regulation factor，Smurf）通过诱导 Smad1/5 泛素化，负向调节 BMP/Smad 信号转导，抑制 BMSC 的成骨分化（Kushioka et al，2020）。Noggin 是一种分泌分子，通过阻断 BMP 受体的结合表位的分子接口，抑制 BMP 信号转导。骨微环境中 Noggin 过度表达会导致骨质减少、骨小梁体积减小和成骨细胞功能受损，以及骨折风险增高。然而，Noggin 和 BMP 表达之间的平衡对于正常发育至关重要。值得注意的是，BMP-9 在动物实验中表现出较强的诱导成骨作用，且其信号级联的 Smad 通路不受 Noggin 影响，进而促进骨形成（Bharadwaz et al，2021）。此外，BMP 拮抗剂包括 Gremlin、Sclerostin、Chordin、CTGF 和 Follistatin 等，通过直接干扰 BMP 配体、BMP 受体或 Smad 蛋白与 BMP 途径的相互作用，负调节 BMP 途径（Schneider et al，2014），抑制成骨分化。在 BMSC 分化过程中，BMP-2、BMP-6 和 BMP-9 能诱导其成骨谱系分化，而 BMP-2、BMP-4、BMP-7 和 BMP-9 促进成骨细胞祖细胞的终末分化（Cai et al，2021）。临床上，Medtronic 的 Infuse（BMP-2）和 Stryker Biotech 的 OP-1（BMP-7）已获得 FDA 批准，可用于诱导新骨形成（Gillman et al，2021；Thomas et al，2022）。

（三）Hedgehog 信号通路

1. Hedgehog 蛋白家族的结构与功能

Hedgehog（Hh）信号通路由 C.Nusslein-Volhard 和 E.Wieschaus 两位学者在果蝇研究中首次发现，由于它类似刺猬形态，被命名为刺猬。它主要由 Hh 配体、膜蛋白受体、核转录因子和下游靶基因等 4 部分组成。Hh 蛋白家族配体主要由声波刺猬（sonic hedgehog，SHh）、沙漠刺猬（desert hedgehog，DHh）和印度刺猬（indian hedgehog，IHh）三种蛋白构成，它们在骨骼发育和骨质疏松病理过程中发挥着不同的作用。SHh 主要参与胚胎期骨骼的形成和成骨细胞的分化，IHh 在骨骼生长板的形成和成骨细胞的骨形成中发挥作用，DHh 则在生殖系统发育中起作用（Yang et al，2015）。

细胞膜上受体主要包括靶细胞膜上点状受体（Ptched，Ptch）和平滑受体（Smoothened，Smo）组成。Ptch 是由肿瘤抑制基因 Ptched 编码的 12 种跨膜蛋白，包括 Ptch1 和 Ptch2 两类。Ptch1 是 Hh 配体的主要受体类型，而 Ptch2 在 Hh 信号通路中只发挥次要补充作用。Smo 是 7 种跨膜 G 蛋白偶联受体的家族成员之一，包括未活化状态的 Smo A、Smo B 及活化状态的 Smo C。核转录因子胶质瘤相关的致癌基因同族体（glioma-associated oncogene，Gli）是具有同源锌指结构的效应蛋白，包括 Gli1、Gli2 和 Gli3 三种类型。

2. Hedgehog 信号

Hh 通路通常是由 Hh 蛋白与其受体 Ptch 结合而形成。在没有 Hh 配体的情况下，Ptch 通常位于初级纤毛周围并抑制 Smo 的活性，当 Hh 配体存在时，Hh 蛋白与靶细胞上的 Ptch 结合，Ptch 从初级纤毛中退出，导致 Smo 被磷酸化，从而激活 Hh 信号，转录因子 Gli 从 Cos2 释放转移入细胞核，调控下游靶基因的转录，Gli 转录因子的激活反过来导致 Hh 靶基因的表达和成骨分化。Gli2 被认为主要作为转录激活因子发挥作用，而 Gli3 主要作为一个抑制因子。以上 Hh 信号激活途径又被称为是经典的 Hh 信号激活通路，该途径高度依赖 Hh 配体和 Smo。而非经典通路则不依赖 Hh 和 Smo，可通过其他信号（如 Wnt、TGF-β）直接激活 Gli 使其转录激活下游目的基因进而发生化学反应（Haraguchi et al，2019）。

3. Hedgehog 信号与成骨分化

Hh 信号通路在成骨细胞的增殖、分化和骨基质合成中扮演关键角色，并通过调节其活性来影响成骨细胞的功能和骨组织的形成。SHh 作为 Hh 信号中研究最早的关键蛋白，在调节 BMSC 向成骨细胞的增殖和分化中起重要作用。研究表明，SHh 刺激能够促进 BMSC 的增殖和成骨分化（Cai et al，2012；Jiang et al，2019）。其通过靶向抑制 Sufu 和激活 Hh 信号通路，可以促进骨质疏松大鼠成骨细胞的增殖和分化（Jiang，2019）。此外，SHh 或 NELL-1 联合处理也能促进 ADSC 骨再生（James，et al，2010；James，et al，2012）。IHh 在骨骼发育中调节软骨内骨形成和膜内骨化，IHh 缺失小鼠缺乏成熟成骨细胞，表现为严重的侏儒症，且在出生后很快就死亡。改变 Hh 信号通路的受体或下游关键信号分子的基因型，会影响骨骼生长和修复的进程。例如，Smo 基因过表达可促进小鼠骨折修复（Baht et al，2014），而 Smo 的缺失则可能降低骨膜愈合组织来源的间充质干细胞的成骨分化（Wang et al，2010）。Ptch1 缺陷可能导致骨量增加，而 Gli1 缺乏可能导致骨量减少和骨吸收增加（Kim et al，2010）。此外，有研究证实，IHh-Ptch1 信号通路在骨稳态调节中具有重要的功能，因为 Ptch1-缺陷（Ptch$^{+/-}$）细胞表现成骨细胞分化增强，Runx2 的表达上调。这提示 Hh 信号通路的下游分子在维持正常骨代谢中起着重要作用（Kitaura et al，2014）。

　　Hh 信号通路激动剂普尔莫法明（purmorphamine，smoothened 受体激动剂），能够上调 BMSC 向成骨细胞分化过程中成骨标志物的表达，并增强 ALP 的活性，诱导成骨分化（Oliveira et al，2012；Woltje et al，2015）。在另一项研究中，将牙髓干细胞与 purmorphamine 孵育导致早期和晚期成骨特异基因和蛋白的上调，并有效地将细胞转向成骨细胞系（Rezia et al，2016）。SLITRK5 是成骨细胞中 Hh 信号的负调控因子，其缺失促进了成骨细胞在体外和体内的分化（Sun et al，2021）。SLITRK5 的体外缺失导致 Hh 信号通路的激活，而成骨细胞中 SLITRK5 的过表达则抑制了 Hh 信号通路下游靶点的活性。SHh 拮抗剂 KAAD-环丙沙星（KAAD-cyclopamine）和维莫德吉（vismodegib）明显抑制了体外 BMSC 的成骨作用，以及体内成骨细胞形成（Wu et al，2022）。这些调节剂有助于深入地理解 Hh 信号通路在骨骼中的功能，可能为骨代谢相关疾病的防治提供新的策略。

（四）Notch 信号通路

1. Notch 受体与配体的结构与功能

　　Notch 信号通路最初在果蝇中被发现，因其失活导致翅膀上出现缺刻（notch）而得名。Notch 信号通路由几种高度保守的成员组成，主要包括受体、配体、CSL 蛋白及 Notch 信号的效应分子。哺乳动物中 Notch 家族有 4 个同源 Notch 受体，分别是 Notch1 ～ 4。所有四种 Notch 受体的结构都很相似。作为跨膜受体，它们由胞外域（NECD）、跨膜域（TM）和胞内域（NICD）组成。经过高尔基体预处理后，NECD 在细胞表面表达。它的 N 末端由表皮生长因子（epidermal growth factor，EGF）样重复序列组成，不同的 Notch 受体之间的 EGF 样重复序列数量不同。NECD 的主要组成部分有 3 个 Lin-12-Notch（LNR）重复序列。其异二聚化结构域，将 NECD 连接到跨膜结构域。跨膜域连接 NECD 和 NICD。NICD 由重组信号结合蛋白 kappa-J 区域相关模块（RAM）和 7 个重复锚蛋白（ANK）结构域组成。Notch1 和 Notch2 受体具有转录激活结构域（TAD 盒），而 Notch3 和 Notch4 受体中不存在该转录激活结构域。所有 Notch 受体的 C 末端均带有 PEST 结构域。它们决定了蛋白质的半衰期，从而决定了 NICD 活性转录的时间（Ballhause et al，2021）。与配体结合的 Notch 受体会被 γ-分泌酶复合物剪切，从而释放出细胞膜中的 NICD。NICD 通过转位到细胞核与重组信号结合蛋白 κ 区域（recombination signal-binding protein for Ig of κ region，Rbpjκ）和类似主控因子（mastermind-like，Maml）形成复合物来调控转录。人类 Rbpjκ 同源物为 CBF1、Suppressor of hairless、Lag（CSL）（Zanotti et al，2016）。

　　目前已鉴定出人类 Notch 受体的五种膜结合配体：Delta 样（Dll）1/3/4 以及 Jagged1/2。原则上，所有五个配体都能够与所有四个 Notch 受体结合。尽管结构非常相似，但 Notch 受体似乎并不冗余。Notch 受体主要通过 NECD 和配体中存在的 EGF 重复序列结合。

所有四种 Notch 受体的结构相似，具有细胞外和细胞内结构域。NECD 由 EGF 重复序列组成，其数量根据 Notch 受体的类型而变化。其包含 3 个 Lin-12-Notch（LNR）重复。该疏水区域与异二聚化结构域一起形成紧邻细胞膜的负调控区域（NRR）。跨膜结构域（TM）将细胞外结构域与 NICD 连接起来。NICD 在其 N 末端有一个 RAM 域。RAM 结构域与转录因子 MAML 一起形成启动子复合体，该复合体与 DNA 结合并实现 Notch 靶基因的转录。此外，所有四个 NICD 都含有 7 个锚蛋白（ANK）结构域。NICD1 和 NICD2 具有一个额外的转录激活域（TAD）盒，其不存在于 NICD3 和 NICD4 中。在 C 末端，所有 4 个 NICD 均具有 PEST 区域。该区域以其四种最常见的氨基酸命名：脯氨酸、谷氨酰胺、丝氨酸和苏氨酸。PEST 区域是蛋白降解的靶标。

2. Notch 信号转导的机制与调节

经典 Notch 信号转导需要细胞-细胞接触，当单跨膜配体 JAG1、2 以及 DLL1、3、4 与邻近细胞表面表达的 Notch 受体（Notch1 ～ 4）结合时，Notch 信号被启动。Notch 信号通路的激活主要经过 3 次酶切反应和蛋白水解：Notch 受体合成后首先在高尔基体被类似 furin 的前蛋白转化酶切割，这是形成功能性 Notch 异二聚体所必需的事件，为第一次酶切（S1）；之后在胞外被 TNF-α 转化酶酶切为第二次酶切（S2）；酶切产生的不稳定过渡多肽被由 γ-分泌酶（γ-secretase）复合体识别并进一步将 Notch 受体的胞内段酶切，此为第三次酶切（S3）。3 次酶切后 Notch 信号通路被激活，释放出具有活性的 NICD 进入细胞质，在胞质内移动进入细胞核，并与 mastermind-like 蛋白 1 ～ 3（Maml1 ～ 3）、重组信号结合蛋白 Kappa J 区（RBP-Jκ）等一起共激活靶基因的表达（Ballhause，2021）。

配体结合后，Notch 受体经历连续的蛋白水解裂解，最终导致 NICD 从质膜的附着位点释放，从而调节下游靶基因 Hes1 和 Hey1，进而影响细胞的增殖、分化。

Notch 信号通路的激活和抑制机制涉及多个调节因子。除了配体的结合，Notch 信号通路的活性还受到负调节因子的影响，如 NUMB 和 SEL1L，它们通过不同机制调节 Notch 信号通路的活性。NUMB 通过调节 Notch 受体的内化和降解来负调节 Notch 信号通路的活性。SEL1L 作为 E3 连接酶参与 Notch 受体的泛素化和降解，也是 Notch 信号通路的负调节因子。

3. Notch 信号通路与成骨分化

Notch 信号通路在骨代谢中有重要作用。当其出现异常，或其上下游基因遗传突变时会导致骨发育失调、骨质疏松、骨软化等一系列骨代谢性疾病（Chi et al，2016）。Notch 信号通路作为骨骼祖细胞分化、软骨细胞增殖和成熟，以及成骨细胞增殖和成熟的关键遗传调节因子，在胚胎骨发育和骨折愈合过程中具有重要作用（Youngstrom et al，2016）。Notch 通路具有双重作用，一方面具有促进成骨细胞活化和骨形成的作用。研究表明，高表达 Notch1 细胞内结构域（N1ICD）的转基因小鼠，其成骨细胞数量增加，并且骨小梁体积和成骨细胞数也显著增加，其骨密度增高。转染 Notch-IC 的 MC3T3-E1 成骨细胞，其钙化结节形成显著增加。此外，通过对股骨损伤模型小鼠的研究发现，骨再生期间 Notch1、Delta1 和 Jagged1 的表达均上调，成骨细胞的成骨活性明显增加。成骨细胞谱系细胞中删除 Psen1 会出现骨质疏松的表型（Liu et al，2016a）。Hh 信号还可以通过上调 Wnt 信号转导来调节骨骼干细胞 / 祖细胞的成骨细胞与脂肪细胞的命运（Zhang et al，2022）。另一方面，Notch 通路也具有抑制成骨细胞活性和功能的作用。研究发现，缺失 Notch 基因的突变小鼠，其成骨细胞中骨涎蛋白、Col Ⅰ和 ALP 的表达水平明显增高，这表明 Notch 通路阻断会引起成骨细胞的过度增殖。高表达 NICD 的转基因小鼠，其成骨细胞中

BMP-2、Wnt3a 和骨钙素水平显著下降。此外，Notch 信号通路下游的 HES 和 HEY 蛋白能够抑制 Runx2 的功能，从而抑制成骨细胞的生成（Ann et al，2011）。

有趣的是，在成骨细胞分化的不同阶段，Notch 信号转导表现出不同程度的抑制或诱导作用（Pakvasa et al，2021）。研究发现，Notch 信号在成骨细胞生成的早期和晚期阶段具有抑制作用，但在中期阶段具有诱导作用（Tu et al，2012）。也有研究显示，Notch 在中后期的激活会促进成骨细胞的分化，并增加成骨细胞的合成代谢活性（Novak et al，2020；Youngstrom et al，2017）。早期阶段的 Notch 信号激活导致未成熟成骨细胞谱系细胞的增殖，而晚期激活则促进成骨细胞分化为骨细胞（Ji et al，2017）。总体而言，Notch 信号通路对成骨细胞及其前体细胞的影响可能不是简单的刺激或抑制，而是具有阶段特异性的效应，其作用可能需要在适当的时机和位置进行内源性调节，以维持骨的正常发育和骨代谢的微妙平衡状态。

JAG-1（Notch 激动剂）刺激能激活 Notch 信号通路，进而降低 BMSC 的骨和软骨分化能力。而 DAPT（γ-分泌酶抑制剂）刺激能抑制 Notch 信号通路，进而提高 BMSC 的骨和软骨分化能力（Liu et al，2023），加速和增强骨折修复，这种作用可能与其加强局部间充质祖细胞的早期软骨-成骨转变有关。然而，持续抑制 Notch 信号通路将导致与骨折修复相关的 MSC 祖细胞的减少（Wang et al，2023）。EGFL7 是一种在骨微环境中差异表达的分泌蛋白，在 hBMSC 成骨过程中起重要作用。EGFL7 的敲低能抑制 hBMSC 的成骨作用，并进一步激活 Notch1/NICD/Hes1 信号通路，而 rhEGFL7 则促进 hBMSC 的成骨作用，并能抑制 Notch1 信号通路。抑制 Notch1 信号转导可以逆转 EGFL7 敲低对 hBMSC 成骨的抑制作用，增强小鼠股骨缺损的愈合（Zhang et al，2023b）。丙戊酸（alproic acid，VPA）和白藜芦醇（resveratrol，RESV）可间歇性激活各种组织中的 Notch 信号通路，并在体外培养物中显示出促进矿化和骨化能力（Ji，2017；Pinchot et al，2011），而促进骨形成。因此，VPA、RESV 及其长半衰期的衍生物理论上能防治骨质疏松症。

（五）PI3K/AKT 信号通路

1. PI3K/AKT 的结构与功能

PI3K 是脂质激酶大家族的一员，是受体酪氨酸激酶和 G 蛋白偶联受体的下游效应器（Xiang et al，2023）。PI3K 根据其结构、调节模式、底物特异性可以被分为 Ⅰ、Ⅱ 和 Ⅲ 3 类。Ⅰ 类 PI3K 研究最广泛，其活性与催化亚基和调节亚基有关。调节亚基含有 SH2 和 SH3 结构域，与含有相应结合位点的靶蛋白相互作用。催化亚基有 4 种，即 p110α、β、δ、γ，而 δ 仅分布于白细胞，其余则广泛分布于各种细胞中。Ⅱ 类 PI3K 只有催化亚基而无调节亚基，但其可以作为适配器分子出现在多种蛋白质互作中。Ⅲ 类 PI3K 目前只发现 Vsp34 这一个成员，并且在所有真核细胞中都是保守的，主要参与调节空泡转运和自噬。

AKT 是由 PKB 基因编码的丝氨酸/苏氨酸激酶，包括 AKT1、AKT2 和 AKT3，是 PI3K/AKT 通路中至关重要的蛋白质分子。它通过磷酸化多种底物，从而激活下游的 PI3K/AKT 通路。

2. PI3K/AKT 信号通路

PI3K/AKT 信号通路由一系列膜受体和生长因子激活，并在细胞能量代谢、细胞质运动和细胞周期进展中发挥关键作用，是许多系统中调节骨再生过程的关键信号通路。胰岛素、EGF、葡萄糖、FGF 和 VEGF 等可以通过酪氨酸激酶和 G 蛋白偶联受体激活 PI3K。激活的 PI3K 可以将 PIP2 转化为 PIP3，PIP3 可以与磷脂酰肌醇依赖性激酶 1 结合，从而磷酸化 AKT（Guntur et al，2011；Liu et al，2019）。活化的 AKT 随后迁移到细胞质和细胞核，通过磷酸化和去磷酸化调节基质金属蛋白酶（matrix metalloproteinase，MMP）、周期依赖性激酶（cyclin-dependent kinases，CDKs）、MDM2、GSK3β、FOXO1 等下游底物（Xiang，2023），从而影响多种细胞信号和代谢途径。其中 AKT 可以磷酸化并激活哺乳动物雷帕霉素靶点 mTOR，磷酸化并灭活 FOXO1/3，抑制信号底物 GSK-3β 而稳定 β-catenin 并使其易位到细胞核促进成骨形成过程中相关基因的转录，加速成骨细胞分化。在此过程中，负调节因子磷酸酶和张力蛋白同源物（phosphatase and tensin homologue，PTEN）可以将 PIP3 反转为 PIP2，以限制此激活过程强度（Lee et al，2018）。

3. PI3K/AKT 信号通路与成骨分化

PI3K/AKT 通路在骨形成中扮演关键角色，调控了间充质干细胞的成骨分化以及向成骨细胞的生长、增殖、分化和存活周期。PI3K/AKT 信号通路主要通过以下方面发挥骨形成作用：①直接通过 Runx2 促进成骨细胞分化、增殖与矿化（Zhu et al，2020）；②调控 PI3K/AKT/mTOR，促进成骨细胞前体细胞向成骨细胞分化（Liu et al，2021；Zhou et al，2019）；③调控 PPARγ 的表达，促进 BMSC 向成骨细胞分化（Li et al，2020a）；④协同 BMP 维持 BMP/Smad 信号通路活性而促骨形成（Lauzon et al，2016；Zhao et al，2020a）；⑤下调 FoxO 抑制成骨细胞凋亡，促进骨形成（Sun et al，2022）；⑥通过 PI3K/AKT/GSK3β/β-catenin 信号通路，增强成骨标记基因 COL-1 和 OCN 的表达水平，从而提高成骨分化的能力（Zhao et al，2020b）。

基础研究发现，天然小分子化合物（如五味子素 B、杨梅苷等）、miRNA（如 miRNA-21）、细胞囊泡、抗炎因子 IL-37 可通过激活 PI3K/AKT 信号通路，而促进间充质干细胞迁移和成骨分化以及成骨细胞增殖（Li et al，2023；Yang et al，2019；Yang et al，2022；Ye et al，2019）。PI3K/AKT 信号抑制剂 LY294002 干预 BMSC 后，AKT 和 p-AKT 蛋白表达下调，Runx 2 和 OPN mRNA 和蛋白质表达水平降低，骨钙盐沉积减少，抑制 BMSC 向成骨细胞的分化（Zhu，2020）。

细胞内的 PI3K 可在受体酪氨酸激酶的作用下被激活，上游信号分子刺激后，PI3K 被募集至质膜，激活的 PI3K 可以将 PIP2 转化为 PIP3，PIP3 磷酸化 AKT。活化的 AKT 随后迁移到细胞质和细胞核，通过磷酸化和去磷酸化调节 CDKs、MDM2、MMP 等下游底物，从而影响多种细胞信号的转导。

（六）FGF 信号通路

1. FGF 家族结构与功能

成纤维细胞生长因子（fibroblast growth factor，FGF）家族是一类包含多种成员的蛋白质家族，涉及细胞迁移、增殖、分化和凋亡等多种细胞生物学过程。FGF 是由约 150～300 个氨基酸组成的多肽，含有 20%～50% 的相同氨基酸序列。FGF 家族的成员结构包括一个高度保守的核心结构域（称为 FGF 核心结构域），以及一个或多个不同的信号肽序列。根据 FGF 不同的作用机制可将其分为三类：内分泌（FGF-15/19/21/23）、旁分泌（FGF1-10/18/20/22）和胞分泌（FGF-11/12/13/14）（Itoh et al，2016）。研究表明，旁分泌类的 FGF，比如 FGF-2 在骨中很活跃。内分泌类 FGF 中的 FGF-23 对骨组织也起重要作用。FGF-2 和 FGF-23 在成骨细胞系中表达，并与其受体 FGFR 结合转导细胞内的信号，对成骨细胞的增殖、迁移、分化和凋亡等过程发挥重要作用（Takei et al，2015）。胞分泌类的 FGF，FGF-11～FGF-14 主要在神经内起作用，在骨中不活跃。

FGF 家族成员通过结合 FGF 受体启动信号转导通路。FGF 受体家族包括受体型酪氨酸激酶（RTK）受体，FGFR1、FGFR2、FGFR3、FGFR4。FGF 与其受体结合后，激活受体激酶活性，进而引发一系列的信号转导事件，包括激活多种信号通路，如 Ras/MAPK、PI3K/AKT 等，从而调控细胞功能（Xie et al，2020）。

2. FGF 信号转导

旁分泌和内分泌 FGF 基本都是通过激活 4 种不同的 FGFR 而发挥其生物活性。大多数 FGF 都能与酪氨酸激酶受体发生特异性结合，从而激活 FGFR 信号，并启动该信号转导的各种途径，最终发挥着相应的生物学功能。硫酸乙酰肝素（HS）是 FGF 与 FGFR 结合的部分。而激素样亚家族成员 FGF-15/19、FGF-21 和 FGF-23 在 C 末端包含额外的结构特征，需要膜蛋白 α-Klotho/β-Klotho 作为辅因子而不是 HS 与 FGFR 结合（Takei，2015）。FGFR 酪氨酸磷酸化可激活细胞内关键的信号通路，包括 MAPK、PI3K/AKT 和磷脂酶 Cγ/ 蛋白激酶 Cα（phospholipase Cγ/protein kinase Cα，PLCγ/PKCα）信号通路。适当的生长因子与受体的结合触发 FGFR 的构象变化，导致 FGFR 的二聚化和激活。FGFR 酪氨酸磷酸化激活下游关键信号，包括 PI3K/AKT 和 MAPK，PLCγ/PKCα，促进成骨细胞增殖和分化。

3. FGF 信号与成骨分化

研究表明，FGF/FGFR 信号在骨形成过程中起重要作用，其在成骨细胞中的作用取决于 FGF 和 FGFR 表达的类型、细胞成熟阶段、各种微环境（蛋白聚糖和蛋白相互作用）等（Marie et al，2012）。首先，FGF/FGFR 信号在维持成骨细胞的多能性和促进成骨细胞增殖方面发挥着关键作用。FGFR1 和 FGFR2 通过抑制细胞衰老来维持间充质细胞和骨祖细胞的多能性，从而保证其在骨组织修复和再生过程中发挥作用（Coutu et al，2011）。其次，FGF/FGFR 信号对成骨细胞的分化具有调节作用。尽管它们不直接诱导成骨细胞的分化，但能够调节分化过程中的关键信号通路和基因表达，从而影响成骨细胞的命运。研究发现，FGF-2$^{-/-}$小鼠的 BMSC，其成骨细胞分化能力减弱，而外源性补充 FGF-2 可以部分逆转这种趋势。敲除 FGF-2 的 BMSC，其分化的成骨细胞的 GSK-3 磷酸化水平和 Dkk2 mRNA 水平显著降低（Fei et al，2011）。此外，FGFR2 可激活 ERK1/2 和 PKCα 信号从而增加成骨细胞分化并减少脂肪细胞分化（Miraoui et al，2010）。FGFR 的活性受到细胞表面硫酸肝素蛋白多糖（heparan sulfate proteoglycan，HSPGs）的调节，这些受体可以增强 FGF/FGFR 结合并影响成骨细胞对 FGF-2 的反应，从而调控成骨细胞的分化。尽管 FGFR3 主要在胚胎软骨细胞中表达，但其缺乏会影响成骨细胞成熟和骨质的矿化进而诱发骨质的减少。而 FGF-7 则通过激活 ERK-Runx2 信号通路刺激胚胎干细胞的成骨细胞分化（Jeon et al，2013）。FGF-18 既能通过激活 FGFR1 或 FGFR2 信号增强 BMSC 的成骨细胞分化，包括通过提高 I 型胶原（Col I）、BMP4 和 Runx2 的 mRNA 水平（Jeon et al，2012；Murugaiyan et al，2023）；也能通过促进 ERK1/2 和 PI3K 信号来激活 FGFR1 和 FGFR2，进而促进成骨细胞的分化（Hamidouche et al，2010）。FGF23 能提高成骨细胞糖酵解水平进而促进其成骨分化（Simic et al，2021）。因此，FGF/FGFR 信号在成骨细胞骨形成过程中发挥着重要作用。遗憾的是，目前只有部分 FGF 配体被证明对骨骼发育至关重要，其他 FGF 在骨骼发生中的功能及作用机制仍有待进一步探索。

（七）IGF-1 信号通路

1. IGF-1 结构与功能

胰岛素样生长因子 1（insulin-like growth factor I，IGF-1）是一种分子结构与胰岛素相似的肽，含有 70 个氨基酸。肝脏是 IGF-1 的主要来源，产生 IGF-1 的比例高达 75%，其余 25% 由骨骼肌、骨细胞、心脏、肾脏、脾脏等器官分泌。IGF-1 的靶器官包括心脏、血管、肝脏、骨骼和骨骼肌。IGF-1 在组织生长发育以及细胞代谢、增殖、分化、凋亡和免疫调节中起关键作用。

2. IGF-1 信号转导的机制与调节

IGF 系统由 1 型和 2 型受体（IGF-1R 和 IGF-2R）、配体（IGF-1 和 IGF-2）、IGFBP 和 IGFBP 蛋白酶组成。IGF-1 以内分泌、旁分泌或自分泌方式发挥作用，并受到 6 种 IGF 结合蛋白（IGFBP）家族成员的调节。IGFBP 可与成骨细胞中的 IGF-1 结合。IGFBP-3 和 IGFBP-5 通常被认为激活 IGF-1 对成骨细胞的作用，而 IGFBP-1、IGFBP-2、IGFBP-4 和 IGFBP-6 是已知的骨中 IGF-1 作用的抑制剂（Govoni，2012）。IGF-1R 是一种以 α2β2 构型排列的跨膜受体酪氨酸激酶，其中细胞外 α 亚基形成一个结合袋，在 IGF 结合后，引起自身磷酸化和 β-亚基的细胞内酪氨酸激酶结构域的激活。IGF-1 及其受体 IGF-1R 在哺乳动物生长过程中胚胎骨骼的发育和峰值骨量的获得中起着决定性作用（Agrogiannis et al，2014）。另外，PTH、17β-雌二醇和甲状腺激素，可上调成骨细胞中 IGF-1 的表达（Lindsey et al，2016）。

3. IGF-1 信号通路与成骨分化

肝脏 IGF-1 的表达受到限制会导致血清 IGF-1 水平下降和皮质骨体积减小，特别是影响骨膜代谢。与此相反，提高肝 IGF-1 表达可使小鼠在骨的成熟阶段提早获得峰值骨量（Elis et al，2010）。特异性地敲除成骨细胞中 IGF-1 会导致小鼠体型较小，骨矿化减少，成骨细胞数量和活性降低，形成较小而紧凑的骨骼。

在骨形成过程中，IGF-1 信号通路不仅仅是促进成骨细胞的增殖和分化，还参与其他方面的调控。研究发现，IGF-1 通过与其受体结合，能够直接影响成骨细胞的活性，从而在骨组织的形成和维持中发挥重要作用。此外，IGF-1 信号通过激活 PI3K/AKT/mTOR 通路，不仅促进了成骨细胞的分化，还能够调节细胞的代谢和增殖，加速骨形成的进程（Xian et al，2012）。IGF-1 信号还通过调节成骨细胞的空间定位和分化状态，影响骨重塑过程中骨细胞和破骨细胞之间的交互作用，而维持骨吸收和骨形成的平衡（Crane et al，2014）。除此之外，IGF-1 信号能够增强年轻小鼠成熟成骨细胞的功能，从而提高骨组织的形成速率和骨量。

IGF-1 与其他信号通路之间存在密切的相互作用，对于维持骨骼完整性至关重要。IGF-1 通过 IRS-1 途径实现 IGF-1 与 PTH 协同调节骨重塑，其胞外/自分泌效应对于 PTH 在骨中的成骨作用至关重要。PTH 和 IGF-1 共同调节皮质骨的形成和厚度，并具有协同作用。此外，IGF-1 还与其他激素信号通路相互作用。例如，雌二醇通过雌激素受体而促进大鼠骨细胞中的 IGF-1 合成。

（八）Sema3A 信号通路

1. Sema3A 的结构与功能

信号素 3A（Sema3A）是信号素家族的重要成员，参与机体多项重要生理过程的调节，包括肿瘤发生、神经再生、免疫系统调节和骨骼发育等（Worzfeld et al，2014）。

2. Sema3A 与成骨分化

研究表明，Sema3A 与其相关受体结合后通过保护成熟骨细胞免于凋亡、抑制破骨细胞分化、促进 BMSC 和 AMSC 成骨分化及调节感觉神经等多种途径参与骨重塑（Hayashi，2012；Li，2017b；Liu et al，2016b；Zhang et al，2019）。Sema3A 可能通过以下方式发挥作用：① Sema3A 通过激活 Wnt/β-catenin 信号通路，促进 BMSC 向成骨细胞分化，并通过 Sema3A-Nrp1-PlexinA1 复合物抑制脂肪细胞分化（Hayashi，2012）；② Sema3A 与 Nrp1 的结合诱导 FARP2 蛋白与 PlexinA1

分离，诱导 Rac1 的活化，导致 β-catenin 核转位，进而促进成骨细胞的增殖和分化（Hayashi，2012）。总之，Sema3A 对成骨细胞分化影响机制可能为 Sema3A 与其受体 Nrp1 结合后激活 Wnt/β-catenin 信号通路及促进 Rac 激活，进而增加 β-catenin 核转移从而促进成骨细胞的分化。

三、未来研究的方向与挑战

（一）信号通路调节机制的研究

信号通路的调节机制是一个动态变化和时空调控的过程，涉及多种调节因子、互作关系和细胞内信号转导网络。解析这些调节机制需要整合多种技术手段，如单细胞测序、蛋白质组学、基因编辑等技术。同时，整合系统生物学和计算生物学方法，可以揭示骨代谢信号通路的整体性和复杂性，有助于更加深入地理解信号通路调节机制，为未来的骨代谢性疾病的研究提供更多的机遇和挑战。

（二）新型治疗靶点和策略的发现

目前的骨质疏松治疗主要是通过抑制骨吸收或促进骨形成来实现。但现有管理方法仍有一定的局限性。因此，需要开发更加精准和有效的治疗靶点和策略。基于成骨信号通路的治疗靶点和策略是未来的研发方向之一。通过深入理解成骨信号通路在骨骼发育和代谢中的作用机制，可能有助于发现新的治疗靶点，进而发现更加有效的药物或干预策略。此外，个体化医疗和精准医学的发展也为防治骨代谢性疾病提供了更好的机会。总之，深入探索信号通路的调节机制，有助于骨代谢性疾病的诊断，也为开发新型的改善骨代谢药物提供新的策略。

（朱如愿　张东伟）

参考文献

梁健，伍亮，苏睿，等，2023. 骨碎补总黄酮调控骨质疏松症分子机制研究进展 [J]. 广西师范大学学报（自然科学版），41(4): 25-32.

Agrogiannis G D, Sifakis S, Patsouris E S, et al, 2014. Insulin-like growth factors in embryonic and fetal growth and skeletal development (Review)[J]. Mol Med Rep, 10(2): 579-584.

Al-Dujaili S A, Lau E, Al-Dujaili H, et al, 2011. Apoptotic osteocytes regulate osteoclast precursor recruitment and differentiation in vitro[J]. J Cell Biochem, 112(9): 2412-2423.

Ann E J, Kim H Y, Choi Y H, et al, 2011. Inhibition of Notch1 signaling by Runx2 during osteoblast differentiation[J]. J Bone Miner Res, 26(2): 317-330.

Baht G S, Silkstone D, Nadesan P, et al, 2014. Activation of hedgehog signaling during fracture repair enhances osteoblastic-dependent matrix formation[J]. J Orthop Res, 32(4): 581-586.

Ballhause T M, Jiang S, Baranowsky A, et al, 2021. Relevance of notch signaling for bone metabolism and regeneration[J]. Int J Mol Sci, 22(3).

Bharadwaz A, Jayasuriya A C, 2021. Osteogenic differentiation cues of the bone morphogenetic protein-9 (BMP-9) andits recent advances in bone tissue regeneration[J]. Mater Sci Eng C Mater Biol Appl, 120: 111748.

Bivi N, Condon K W, Allen M R, et al, 2012. Cell autonomous requirement of connexin 43 for osteocyte survival: consequences for endocortical resorption and periosteal bone formation[J]. J Bone Miner Res, 27(2): 374-389.

Bivi N, Lezcano V, Romanello M, et al, 2011. Connexin43 interacts with betaarrestin: a pre-requisite for osteoblast survival induced by parathyroid hormone[J]. J Cell Biochem, 112(10): 2920-2930.

Buenzli P R, Sims N A, 2015. Quantifying the osteocyte network in the human skeleton[J]. Bone, 75: 144-150.

Cabahug-Zuckerman P, Frikha-Benayed D, Majeska R J, et al, 2016. Osteocyte apoptosis caused by hindlimb unloading is required to trigger osteocyte RANKL production and subsequent resorption of cortical and trabecular bone in mice femurs[J]. J Bone Miner Res,

31(7): 1356-1365.

Cai H, Zou J, Wang W, Yang A, 2021. BMP2 induces hMSC osteogenesis and matrix remodeling[J]. Mol Med Rep, 23(2).

Cai J Q, Huang Y Z, Chen X H, et al, 2012. Sonic hedgehog enhances the proliferation and osteogenic differentiation of bone marrow-derived mesenchymal stem cells[J]. Cell Biol Int, 36(4): 349-355.

Cawthorn W P, Bree A J, Yao Y, et al, 2012. Wnt6，Wnt10a and Wnt10b inhibit adipogenesis and stimulate osteoblastogenesis through a beta-catenin-dependent mechanism[J]. Bone, 50(2): 477-489.

Chandra A, Lagnado A B, Farr J N, et al, 2020. Targeted reduction of senescent cell burden alleviates focal radiotherapy-related bone loss[J]. J Bone Miner Res, 35(6): 1119-1131.

Chen H, Liu W, Wu X, et al, 2017. Advanced glycation end products induced IL-6 and VEGF-A production and apoptosisin osteocyte-like MLO-Y4 cells by activating RAGE and ERK1/2，P38 and STAT3 signalling pathways[J]. Int Immunopharmacol, 52: 143-149.

Chi B, Liu G, Xing L, et al, 2016. Research progress of Hedgehog signaling pathway in regulating bone formation and osteogenic differentiation of bone mesenchymal stem cells[J]. Zhongguo Xiu Fu Chong Jian Wai Ke Za Zhi, 30(12): 1545-1550.

Chotiyarnwong P, Mccloskey E V, 2020. Pathogenesis of glucocorticoid-induced osteoporosis and options for treatment[J]. Nat Rev Endocrinol, 16(8): 437-447.

Colditz J, Thiele S, Baschant U, et al, 2018. Postnatal skeletal deletion of dickkopf-1 increases bone formation and bone volume in male and female mice, despite increased sclerostin expression[J]. J Bone Miner Res, 33(9): 1698-1707.

Courbon G, Kentrup D, Thomas J J, et al, 2023. FGF23 directly inhibits osteoprogenitor differentiation in Dmp1-knockout mice[J]. JCI Insight, 8(24)：e156850.

Coutu D L, Francois M, Galipeau J, 2011. Inhibition of cellular senescence by developmentally regulated FGF receptors in mesenchymal stem cells[J]. Blood, 117(25): 6801-6812.

Crane J L, Cao X, 2014. Function of matrix IGF-1 in coupling bone resorption and formation[J]. J Mol Med (Berl), 92(2): 107-115.

Delgado-Calle J, Bellido T, 2022. The osteocyte as a signaling cell[J]. Physiol Rev, 102(1): 379-410.

Deng J, Cohen D J, Sabalewski E L, et al, 2023. Semaphorin 3A delivered by a rapidly polymerizing click hydrogel overcomes impaired implant osseointegration in a rat type 2 diabetes model[J]. Acta Biomater, 157: 236-251.

Ding P, Gao C, Gao Y, et al, 2022. Osteocytes regulate senescence of bone and bone marrow[J]. Elife, 11:e81480.

Dragoun K S, Wolfel E M, Hemmatian H, et al, 2023. Osteocyte apoptosis and cellular micropetrosis signify skeletal aging in type 1diabetes[J]. Acta Biomater, 162: 254-265.

Dreyer T J, Keen J A, Wells L M, et al, 2023. Novel insights on the effect of sclerostin on bone and other organs[J]. J Endocrinol, 257(2)：e220209.

Eckhardt B A, Rowsey J L, Thicke B S, et al, 2020. Accelerated osteocyte senescence and skeletal fragility in mice with type 2 diabetes[J]. JCI Insight, 5(9)：e135236.

Elis S, Courtland H W, Wu Y, et al, 2010. Elevated serum levels of IGF-1 are sufficient to establish normal body size and skeletal properties even in the absence of tissue IGF-1[J]. J Bone Miner Res, 25(6): 1257-1266.

Fang C L, Liu B, Wan M. 2023.“Bone-SASP”in skeletal aging[J]. Calcif Tissue Int, 113(1): 68-82.

Farr J N, Xu M, Weivoda M M, et al, 2017. Targeting cellular senescence prevents age-related bone loss in mice[J]. Nat Med, 23(9): 1072-1079.

Feher B, Kampleitner C, Heimel P, et al, 2023. The effect of osteocyte-derived RANKL on bone graft remodeling: An in vivo experimental study[J]. Clin Oral Implants Res, 34(12): 1417-1427.

Fei Y, Xiao L, Doetschman T, et al, 2011. Fibroblast growth factor 2 stimulation of osteoblast differentiation and bone formation is mediated by modulation of the Wnt signaling pathway[J]. J Biol Chem, 286(47): 40575-40583.

Feng J Q, Clinkenbeard E L, Yuan B, et al, 2013. Osteocyte regulation of phosphate homeostasis and bone mineralization underlies the pathophysiology of the heritable disorders of rickets and osteomalacia[J]. Bone, 54(2): 213-221.

Ferrari S, Langdahl B, 2023. Mechanisms underlying the long-term and withdrawal effects of denosumab therapyon bone[J]. Nat Rev Rheumatol, 19(5): 307-317.

Ferretti G, Romano A, Sirabella R, et al, 2022. An increase in Semaphorin 3A biases the axonal direction and induces an aberrant dendritic arborization in an in vitro model of human neural progenitor differentiation[J]. Cell Biosci, 12(1): 182.

Fu Q, Bustamante-Gomez N C, Reyes-Pardo H, et al, 2023. Reduced osteoproteger in expression by osteocytes may contribute to rebound resorption after denosumab discontinuation[J]. JCI Insight, 8(18)：e167790.

Fujii Y, Okabe I, Hatori A, et al, 2024. Skeletal abnormalities caused by a Connexin43（R239Q）mutation in a mouse modelfor autosomal recessive craniometaphyseal dysplasia[J]. Res Sq，[Preprint]. 2024 Feb 6:rs.3. rs-3906170. doi: 10.21203/rs.3. rs-3906170/v1.

Gao Y, Chen N, Fu Z, Zhang Q, 2023. Progress of Wnt signaling pathway in osteoporosis[J]. Biomolecules, 13(3): 483.

Gillman C E, Jayasuriya A C. 2021. FDA-approved bone grafts and bone graft substitute devices in bone regeneration[J]. Mater Sci Eng C Mater Biol Appl, 130: 112466.

Govoni K E, 2012. Insulin-like growth factor-I molecular pathways in osteoblasts: potential targetsfor pharmacological manipulation[J]. Curr Mol Pharmacol, 5(2): 143-152.

Gu Q, Tian H, Zhang K, et al, 2018. Wnt5a/FZD4 mediates the mechanical stretch-induced osteogenic differentiation of bone mesenchymal stem cells[J]. Cell Physiol Biochem, 48(1): 215-226.

Guntur A R, Rosen C J, 2011. The skeleton: a multi-functional complex organ: new insights into osteoblasts and their role in bone formation: the central role of PI3Kinase[J]. J Endocrinol, 211(2): 123-130.

Hamidouche Z, Fromigue O, Nuber U, et al, 2010. Autocrine fibroblast growth factor 18 mediates dexamethasone-induced osteogenic differentiation of murine mesenchymal stem cells[J]. J Cell Physiol, 224(2): 509-515.

Han Y, You X, Xing W, et al, 2018. Paracrine and endocrine actions of bone-the functions of secretory proteins from osteoblasts, osteocytes, and osteoclasts[J]. Bone Res, 6: 16.

Hannon R A, Clack G, Rimmer M, et al, 2010. Effects of the Src kinase inhibitor saracatinib（AZD0530）on bone turnover in healthy men: a randomized, double-blind, placebo-controlled, multiple-ascending-dose phase I trial[J]. J Bone Miner Res, 25(3): 463-471.

Haraguchi R, Kitazawa R, Kohara Y, et al, 2019. Recent insights into long bone development: Central role of Hedgehog signaling pathway in regulating growth plate[J]. Int J Mol Sci, 20(23): 5840.

Harris S E, Macdougall M, Horn D, et al, 2012. Meox2Cre-mediated disruption of CSF-1 leads to osteopetrosis and osteocyte defects[J]. Bone, 50(1): 42-53.

Hayashi M, Nakashima T, Taniguchi M, et al, 2012. Osteoprotection by semaphorin 3A[J]. Nature, 485(7396): 69-74.

Huang B, Wang J, Zhang X, et al, 2019. Administration of SB239063 ameliorates ovariectomy-induced bone loss via suppressing osteoclastogenesis in mice[J]. Front Pharmacol, 10: 900.

Itoh N, Ohta H, Nakayama Y, Konishi M, 2016. Roles of FGF signals in heart development, health, and disease[J]. Front Cell Dev Biol, 4: 110.

James A W, Leucht P, Levi B, et al, 2010. Sonic Hedgehog influences the balance of osteogenesis and adipogenesis in mouseadipose-derived stromal cells[J]. Tissue Eng Part A, 16(8): 2605-2616.

James A W, Pang S, Askarinam A, et al, 2012. Additive effects of sonic hedgehog and Nell-1 signaling in osteogenic versusad ipogenic differentiation of human adipose-derived stromal cells[J]. Stem Cells Dev, 21(12): 2170-2178.

James A W, Shen J, Zhang X, et al, 2015. NELL-1 in the treatment of osteoporotic bone loss[J]. Nat Commun, 6: 7362.

Jan D B S, Miller P D, Weber T J, et al, 2021. Burosumab for the treatment of tumor-induced osteomalacia[J]. J Bone Miner Res, 36(4): 627-635.

Jeon E, Yun Y R, Kang W, et al, 2012. Investigating the role of FGF18 in the cultivation and osteogenic differentiation of mesenchymal stem cells[J]. PLoS One, 7(8)：e43982.

Jeon Y M, Kook S H, Rho S J, et al, 2013. Fibroblast growth factor-7 facilitates osteogenic differentiation of embryonic stem cells through the activation of ERK/Runx2 signaling[J]. Mol Cell Biochem, 382（1-2）: 37-45.

Ji Y, Ke Y, Gao S, 2017. Intermittent activation of notch signaling promotes bone formation[J]. Am J Transl Res, 9(6): 2933-2944.

Jiang H, Zhang Z, Yu Y, et al, 2022. Drug Discovery of DKK1 Inhibitors[J]. Front Pharmacol, 13: 847387.

Jiang ZL, Jin H, Liu Z S, et al, 2019. Lentiviral-mediated Shh reverses the adverse effects of high glucose on osteoblast function and promotes bone formation via Sonic hedgehog signaling[J]. Mol Med Rep, 20(4): 3265-3275.

Kaifu T, Maruhashi T, Chung S H, et al, 2023. DCIR suppresses osteoclastic proliferation and resorption by downregulating M-CSFand RANKL signaling[J]. Front Immunol, 14: 1159058.

Kalbasi A P, Patecki M, Tkachuk S, et al, 2015. Urokinase receptor mediates osteoclastogenesis via M-CSF release from osteoblasts and the c-Fms/PI3K/Akt/NF-kappaB pathway in osteoclasts[J]. J Bone Miner Res, 30(2): 379-388.

Kang C, Chung E, Diffee G, et al, 2013. Exercise training attenuates aging-associated mitochondrial dysfunction in ratskeletal muscle: role of PGC-1alpha[J]. Exp Gerontol, 48(11): 1343-1350.

Kawazoe M, Kaneko K, Nanki T, 2021. Glucocorticoid therapy suppresses Wnt signaling by reducing the ratio of serum Wnt3a to Wnt inhibitors, sFRP-1 and Wif-1[J]. Clin Rheumatol, 40(7): 2947-2954.

Kenan S, Onur O D, Solakoglu S, et al, 2019. Investigation of the effects of semaphorin 3A on new bone formation in a rat calvarial defect model[J]. J Craniomaxillofac Surg, 47(3): 473-483.

Kennedy O D, Herman B C, Laudier D M, et al, 2012. Activation of resorption in fatigue-loaded bone involves both apoptosis and active pro-osteoclastogenic signaling by distinct osteocyte populations[J]. Bone, 50(5): 1115-1122.

Kim J M, Lin C, Stavre Z, et al, 2020. Osteoblast-osteoclast communication and bone homeostasis[J]. Cells, 9(9): 2073.

Kim M J, Kim W S, Byun J E, et al, 2019a. Inhibition of osteoclastogenesis by thioredoxin-interacting protein-derived peptide (TN13)[J]. J Clin Med, 8(4): 431.

Kim M Y, Lee K, Shin H I, et al, 2019b. Specific targeting of PKCdelta suppresses osteoclast differentiation by accelerating proteolysis of membrane-bound macrophage colony-stimulating factor receptor[J]. Sci Rep, 9(1): 7044.

Kim W K, Meliton V, Bourquard N, et al, 2010. Hedgehog signaling and osteogenic differentiation in multipotent bone marrowstromal cells are inhibited by oxidative stress[J]. J Cell Biochem, 111(5): 1199-1209.

Kitaura H, Marahleh A, Ohori F, et al, 2020. Osteocyte-related cytokines regulate osteoclast formation and bone resorption[J]. Int J Mol Sci, 21(14).

Kitaura Y, Hojo H, Komiyama Y, et al, 2014. Gli1 haploin sufficiency leads to decreased bone mass with an uncoupling of bone metabolism in adult mice[J]. PLoSOne, 9(10)：e109597.

Kitazawa R, Kinto-Shibahara S, Haraguchi R, et al, 2019. Activation of protein kinase C accelerates murine osteoclastogenesis partly via transactivation of RANK gene through functional AP-1 responsive element in RANK gene promoter[J]. Biochem Biophys Res Commun, 515(2): 268-274.

Kong L, Deng Z, Shen H, et al, 2011. Src family kinase inhibitor PP2 efficiently inhibits cervical cancer cell proliferation through down-regulating phospho-Src-Y416 and phospho-EGFR-Y1173[J]. Mol Cell Biochem, 348(1-2): 11-19.

Kramer I, Halleux C, Keller H, et al, 2010. Osteocyte Wnt/beta-catenin signaling is required for normal bone homeostasis[J]. Mol Cell Biol, 30(12): 3071-3085.

Kulkarni R N, Bakker A D, Gruber E V, et al, 2012. MT1-MMP modulates the mechanosensitivity of osteocytes[J]. BiochemBiophys Res Commun, 417(2): 824-829.

Kushioka J, Kaito T, Okada R, et al, 2020. A novel negative regulatory mechanism of Smurf2 in BMP/Smad signaling in bone[J]. Bone Res, 8(1): 41.

Lauzon M A, Drevelle O, Daviau A, et al, 2016. Effects of BMP-9 and BMP-2 on the PI3K/Akt pathway in MC3T3-E1 preosteoblasts[J]. Tissue Eng Part A, 22(17-18): 1075-1085.

Lee Y R, Chen M, Pandolfi P P, 2018. The functions and regulation of the PTEN tumour suppressor: new modes andprospects[J]. Nat Rev Mol Cell Biol, 19(9): 547-562.

Li G, Zhang L, Ning K, et al, 2021. Osteocytic connexin43 channels regulate bone-muscle crosstalk[J]. Cells, 10(2): 237.

Li H, Yang C, Lan M, et al, 2020a. Arctigenin promotes bone formation involving PI3K/Akt/PPARgamma signaling pathway[J]. Chem Biol Drug Des, 95(4): 451-459.

Li J, Mai J, Zhang M, et al, 2023. Myricitrin promotes osteogenesis and prevents ovariectomy bone mass loss via thePI3K/AKT signalling pathway[J]. J Cell Biochem, 124(8): 1155-1172.

Li M, Chow S K, Wong R, et al, 2022. Osteocyte-specific dentin matrix protein 1: the role of mineralization regulation in low-magnitude high-frequency vibration enhanced osteoporotic fracture healing[J]. Bone Joint Res, 11(7): 465-476.

Li Q, Wang M, Xue H, et al, 2020b. Ubiquitin-specific protease 34 inhibits osteoclast differentiation by regulating NF-kappaB signaling[J]. J Bone Miner Res, 35(8): 1597-1608.

Li S, He T, Wu D, et al, 2020c. Conditional knockout of PKC-delta in osteoclasts favors bone mass accrual in males due to decreased osteoclast function[J]. Front Cell Dev Biol, 8: 450.

Li Y, He D, Liu B, Hu J, 2017a. SEMA3A suspended in matrigel improves titanium implant fixation in ovariectomized rats[J]. J Biomed Mater Res B Appl Biomater, 105(7): 2060-2065.

Li Z, Hao J, Duan X, et al, 2017b. The role of semaphorin 3a in bone remodeling[J]. Front Cell Neurosci, 11: 40.

Lindsey RC, Mohan S, 2016. Skeletal effects of growth hormone and insulin-like growth factor-I therapy[J]. Mol Cell Endocrinol, 432: 44-55.

Liu H, Li X, Lin J, Lin M, 2021. Morroniside promotes the osteogenesis by activating PI3K/Akt/mTOR signaling[J]. Biosci Biotechnol

Biochem, 85(2): 332-339.

Liu J, Xiao Q, Xiao J, et al, 2022. Wnt/beta-catenin signalling: function, biological mechanisms, and therapeutic opportunities[J]. Signal Transduct Target Ther, 7(1): 3.

Liu K, Ge H, Liu C, et al, 2023. Notch-RBPJ Pathway for the differentiation of bone marrow mesenchymal stem cellsin femoral head necrosis[J]. Int J Mol Sci, 24(7): 6295.

Liu L, Meng T, Zheng X, et al, 2019. Transgelin 2 promotes paclitaxel resistance, migration, and invasion of breast cancer by directly interacting with PTEN and activating PI3K/Akt/GSK-3beta pathway[J]. Mol Cancer Ther, 18(12): 2457-2468.

Liu P, Ping Y, Ma M, et al, 2016a. Anabolic actions of Notch on mature bone[J]. Proc Natl Acad Sci USA, 113(15)：E2152-E2161.

Liu X, Tan N, Zhou Y, et al, 2016b. Semaphorin 3A shifts adipose mesenchymal stem cells towards osteogenic phenotypeand promotes bone regeneration In Vivo[J]. Stem Cells Int, 2016: 2545214.

Liu Y Q, Han X F, Bo J X, et al, 2016c. Wedelolactone enhances osteoblastogenesis but inhibits osteoclastogenesis through Sema3A/NRP1/PlexinA1 pathway[J]. Front Pharmacol, 7: 375.

Lojk J, Marc J, 2021. Roles of non-canonical Wnt Signalling pathways in bone biology[J]. Int J Mol Sci, 22(19): 10840.

Maeda K, Takahashi N, Kobayashi Y, 2013. Roles of Wnt signals in bone resorption during physiological and pathological states[J]. J Mol Med (Berl), 91(1): 15-23.

Manolagas S C, 2010. From estrogen-centric to aging and oxidative stress: a revised perspective of the pathogenesis of osteoporosis[J]. Endocr Rev, 31(3): 266-300.

Marie P J, Miraoui H, Severe N, 2012. FGF/FGFR signaling in bone formation: progress and perspectives[J]. Growth Factors, 30(2): 117-123.

Marini F, Giusti F, Palmini G, et al, 2023. Role of Wnt signaling and sclerostin in bone and as therapeutic targets inskeletal disorders[J]. Osteoporos Int, 34(2): 213-238.

Matsubara T, Addison W N, Kokabu S, et al, 2021. Characterization of unique functionalities in c-Src domains required forosteoclast podosome belt formation[J]. J Biol Chem, 296: 100790.

Matsubara T, Yasuda K, Mizuta K, et al, 2022. Tyrosine kinase src is a regulatory factor of bone homeostasis[J]. Int J Mol Sci, 23(10): 5508.

Mcnamara L M, 2021. Osteocytes and estrogen deficiency[J]. Curr Osteoporos Rep, 19(6): 592-603.

Miraoui H, Marie P J, 2010. Fibroblast growth factor receptor signaling crosstalk in skeletogenesis[J]. Sci Signal, 3(146)：e9.

Mun S H, Park P, Park-Min K H, 2020. The M-CSF receptor in osteoclasts and beyond[J]. Exp Mol Med, 52(8): 1239-1254.

Murugaiyan K, Amirthalingam S, Hwang N S, et al, 2023. Role of FGF-18 in bone regeneration[J]. J Funct Biomater, 14(1): 36.

Nakashima T, Hayashi M, Fukunaga T, et al, 2011. Evidence for osteocyte regulation of bone homeostasis through RANKL expression[J]. Nat Med, 17(10): 1231-1234.

Novak S, Roeder E, Sinder B P, et al, 2020. Modulation of Notch1 signaling regulates bone fracture healing[J]. J Orthop Res, 38(11): 2350-2361.

Okada M. 2012. Regulation of the SRC family kinases by Csk[J]. Int J Biol Sci, 8(10): 1385-1397.

Oliveira F S, Bellesini L S, Defino H L, et al, 2012. Hedgehog signaling and osteoblast gene expression are regulated by purmorphaminein human mesenchymal stem cells[J]. J Cell Biochem, 113(1): 204-208.

Omran A, Atanasova D, Landgren F, et al, 2022. Sclerostin: from molecule to clinical biomarker[J]. Int J Mol Sci, 23(9): 4751.

Pakvasa M, Haravu P, Boachie-Mensah M, et al, 2021. Notch signaling: Its essential roles in bone and craniofacial development[J]. Genes Dis, 8(1): 8-24.

Pang C, Wen L, Qin H, et al, 2020. Sotrastaurin, a PKC inhibitor, attenuates RANKL-induced bone resorption andattenuates osteochondral pathologies associated with the development of OA[J]. J Cell Mol Med, 24(15): 8452-8465.

Park J H, Jeong E, Lin J, et al, 2019. RACK1 interaction with c-Src is essential for osteoclast function[J]. Exp Mol Med, 51(7): 1-9.

Park K H, Park B, Yoon D S, et al, 2013. Zinc inhibits osteoclast differentiation by suppression ofCa^{2+}-Calcineurin-NFATc1 signaling pathway[J]. Cell Commun Signal, 11: 74.

Partridge N C, Lacruz R S. 2022. Ca(2+)-activated chloride channel ANO1: A new regulator of osteoclast function[J]. Cell Calcium, 106: 102633.

Piemontese M, Almeida M, Robling A G, et al, 2017. Old age causes de novo intracortical bone remodeling and porosity in mice[J]. JCI Insight, 2(17)：e93771.

Piemontese M, Xiong J, Fujiwara Y, et al, 2016. Cortical bone loss caused by glucocorticoid excess requires RANKL production by osteocytes and is associated with reduced OPG expression in mice[J]. Am J Physiol Endocrinol Metab, 311(3): E587-E593.

Pinchot S N, Jaskula-Sztul R, Ning L, et al, 2011. Identification and validation of Notch pathway activating compounds through anovel high-throughput screening method[J]. Cancer, 117(7): 1386-1398.

Plotkin L I, Bellido T, 2016. Osteocytic signalling pathways as therapeutic targets for bone fragility[J]. Nat Rev Endocrinol, 12(10): 593-605.

Plotkin LI, Buvinic S, Balanta-Melo J, 2020. In vitro and in vivo studies using non-traditional bisphosphonates[J]. Bone, 134: 115301.

Rezaeepoor M, Ganjalikhani-Hakemi M, Shapoori S, et al, 2018. Semaphorin-3A as an immune modulator is suppressed by MicroRNA-145-5p[J]. Cell J, 20(1): 113-119.

Rezia R M, Khojaste M, Hasan S M, et al, 2016. Purmorphamine increased adhesion, proliferation and expression of osteoblast phenotype markers of human dental pulp stem cells cultured on beta-tricalcium phosphate[J]. Biomed Pharmacother, 82: 432-438.

Robling A G, Bonewald L F, 2020. The osteocyte: New insights[J]. Annu Rev Physiol, 82: 485-506.

Rogers S, Scholpp S, 2022. Vertebrate Wnt5a—At the crossroads of cellular signalling[J]. Semin Cell Dev Biol, 125: 3-10.

Rossini M, Gatti D, Adami S, 2013. Involvement of WNT/beta-catenin signaling in the treatment of osteoporosis[J]. Calcif Tissue Int, 93(2): 121-132.

Ru J Y, Wang Y F, 2020. Osteocyte apoptosis: the roles and key molecular mechanisms in resorption-related bone diseases[J]. Cell Death Dis, 11(10): 846.

Schneider H, Sedaghati B, Naumann A, et al, 2014. Gene silencing of chordin improves BMP-2 effects on osteogenic differentiation of human adipose tissue-derived stromal cells[J]. Tissue Eng Part A, 20(1-2): 335-345.

Simic P, Babitt J L, 2021. Regulation of FGF23: Beyond bone[J]. Curr Osteoporos Rep, 19(6): 563-573.

Sun F, Zhou J L, Wei S X, et al, 2022. Glucocorticoids induce osteonecrosis of the femoral head in rats viaPI3K/AKT/FOXO1 signaling pathway[J]. PeerJ, 10: e13319.

Sun J, Shin D Y, Eiseman M, et al, 2021. SLITRK5 is a negative regulator of hedgehog signaling in osteoblasts[J]. Nat Commun, 12(1): 4611.

Sun W, Guo S, Li Y, et al, 2022. Anoctamin 1 controls bone resorption by coupling Cl(−) channel activation with RANKL-RANK signaling transduction[J]. Nat Commun, 13(1): 2899.

Sun W, Li Y, Li J, et al, 2023. Mechanical stimulation controls osteoclast function through the regulation of Ca(2+)-activated Cl(−) channel Anoctamin 1[J]. Commun Biol, 6(1): 407.

Takami K, Okamoto K, Etani Y, et al, 2023. Anti-NF-kappaB peptide derived from nuclear acidic protein atte nuate sovariectomy—induced osteoporosis in mice[J]. JCI Insight, 8(22).

Takei Y, Minamizaki T, Yoshiko Y, 2015. Functional diversity of fibroblast growth factors in bone formation[J]. Int J Endocrinol, 2015: 729352.

Tang Y, Yang P, Jin M, et al, 2023. Fgfr1 deficiency in osteocytes leads to increased bone mass by enhancing Wnt/beta-catenin signaling[J]. Bone, 174: 116817.

Thomas S, Jaganathan B G, 2022. Signaling network regulating osteogenesis in mesenchymal stem cells[J]. J Cell Commun Signal, 16(1): 47-61.

Tian H, Chen F, Wang Y, et al, 2022. Nur77 prevents osteoporosis by inhibiting the NF-kappaB signalling pathway and osteoclast differentiation[J]. J Cell Mol Med, 26(8): 2163-2176.

Tu X, Chen J, Lim J, et al, 2012. Physiological notch signaling maintains bone homeostasis via RBPjk and heyupstream of NFATc1[J]. PLoS Genet, 8(3)：e1002577.

Wang Q, Huang C, Zeng F, et al, 2010. Activation of the Hh pathway in periosteum—derived mesenchymal stem cells induces bone formation in vivo: implication for postnatal bone repair[J]. Am J Pathol, 177(6): 3100-3111.

Wang Q, Lei Z, Wang Z, et al, 2023. PKCtheta regulates pituitary adenoma bone invasion by activating osteoclast in NF-kappaB/IL-1beta-dependent manner[J]. Cancers (Basel), 15(5): 1624.

Wang W, Gao Y, Zheng W, et al, 2019. Phenobarbital inhibits osteoclast differentiation and function through NF-kappaB and MAPKs signaling pathway[J]. Int Immunopharmacol, 69: 118-125.

Wang Z, Wei S, 2022. Local treatment with Sema3a could promote the osseointegration of hydroxyapatite coated titanium rod in diabetic rats[J]. J Biomater Appl, 36(10): 1775-1785.

Wang Z, Yi X, Jian C, et al, 2023. Sustained notch signaling inhibition with a gamma-secretase inhibitor prevents traumatic heterotopic ossification[J]. J Orthop Translat, 42: 31-42.

Wijenayaka A R, Kogawa M, Lim H P, et al, 2011. Sclerostin stimulates osteocyte support of osteoclast activity by a RANKL-dependent pathway[J]. PLoS One, 6(10): e25900.

Woltje M, Bobel M, Heiland M, et al, 2015. Purmorphamine and oxysterols accelerate and promote osteogenic differentiation of mesenchymal stem cells in vitro[J]. In Vivo, 29(2): 247-254.

Wong K Y, Kong T H, Poon C C, et al, 2023. Icariin, a phytoestrogen, exerts rapid estrogenic actions through crosstalk of estrogen receptors in osteoblasts[J]. Phytother Res, 37(10): 4706-4721.

Worzfeld T, Offermanns S, 2014. Semaphorins and plexins as therapeutic targets[J]. Nat Rev Drug Discov, 13(8): 603-621.

Wu J, Wang R, Kan X, et al, 2022. A Sonic Hedgehog-Gli-Bmi1 signaling pathway plays a critical role in p27 deficiency induced bone anabolism[J]. Int J Biol Sci, 18(3): 956-969.

Wu L, Luo Z, Liu Y, et al, 2019. Aspirin inhibits RANKL-induced osteoclast differentiation in dendritic cells by suppressing NF-kappaB and NFATc1 activation[J]. Stem Cell Res Ther, 10(1): 375.

Xian L, Wu X, Pang L, et al, 2012. Matrix IGF-1 maintains bone mass by activation of mTOR in mesenchymal stem cells[J]. Nat Med, 18(7): 1095-1101.

Xiang Y, Yang Y, Liu J, et al, 2023. Functional role of MicroRNA/PI3K/AKT axis in osteosarcoma[J]. Front Oncol, 13: 1219211.

Xie Y, Su N, Yang J, et al, 2020. FGF/FGFR signaling in health and disease[J]. Signal Transduct Target Ther, 5(1): 181.

Xie Y, Zhou J, Tian L, et al, 2023. miR-196b-5p regulates osteoblast and osteoclast differentiation and bone homeostasis by targeting SEMA3A[J]. J Bone Miner Res, 38(8): 1175-1191.

Xiong J, Onal M, Jilka R L, et al, 2011. Matrix-embedded cells control osteoclast formation[J]. Nat Med, 17(10): 1235-1241.

Xiong J, Piemontese M, Onal M, et al, 2015. Osteocytes, not osteoblasts or lining cells, are the main source of the RANKL required for osteoclast formation in remodeling bone[J]. PLoS One, 10(9): e138189.

Xue C, Luo H, Wang L, et al, 2023. Aconine attenuates osteoclast-mediated bone resorption and ferroptosis to improve osteoporosis via inhibiting NF-kappaB signaling[J]. Front Endocrinol (Lausanne), 14: 1234563.

Yamashita Y, Hayashi M, Saito M, et al, 2022. Osteoblast lineage cell-derived Sema3A regulates bone homeostasis independently of androgens[J]. Endocrinology, 163(10): 126.

Yamazaki M, Michigami T, 2022. Osteocytes and the pathogenesis of hypophosphatemic rickets[J]. Front Endocrinol (Lausanne), 13: 1005189.

Yang C, Liu X, Zhao K, et al, 2019. miRNA-21 promotes osteogenesis via the PTEN/PI3K/Akt/HIF-1alpha pathway and enhances bone regeneration in critical size defects[J]. Stem Cell Res Ther, 10(1): 65.

Yang J, Andre P, Ye L, et al, 2015. The Hedgehog signalling pathway in bone formation[J]. Int J Oral Sci, 7(2): 73-79.

Yang J, Gao J, Gao F, et al, 2022. Extracellular vesicles-encapsulated microRNA-29b-3p from bone marrow-derived mesenchymal stem cells promotes fracture healing via modulation of the PTEN/PI3K/AKT axis[J]. Exp Cell Res, 412(2): 113026.

Yang K, Miron R J, Bian Z, et al, 2018. A bone-targeting drug-delivery system based on Semaphorin 3A gene therapy ameliorates bone loss in osteoporotic ovariectomized mice[J]. Bone, 114: 40-49.

Yao J, Li J, Zhou L, et al, 2015. Protein kinase C inhibitor, GF109203X attenuates osteoclastogenesis, bone resorption and RANKL-induced NF-kappaB and NFAT activity[J]. J Cell Physiol, 230(6): 1235-1242.

Ye C, Zhang W, Hang K, et al, 2019. Extracellular IL-37 promotes osteogenic differentiation of human bone marrow mesenchymal stem cells via activation of the PI3K/AKT signaling pathway[J]. Cell Death Dis, 10(10): 753.

Youlten S E, Kemp J P, Logan J G, et al, 2021. Osteocyte transcriptome mapping identifies a molecular landscape controlling skeletal homeostasis and susceptibility to skeletal disease[J]. Nat Commun, 12(1): 2444.

Youngstrom D W, Dishowitz M I, Bales C B, et al, 2016. Jagged1 expression by osteoblast-lineage cells regulates trabecular bone mass and periosteal expansion in mice[J]. Bone, 91: 64-74.

Youngstrom D W, Senos R, Zondervan R L, et al, 2017. Intraoperative delivery of the Notch ligand Jagged-1 regenerates appendicular and craniofacial bone defects[J]. NPJ Regen Med, 2: 32.

Zanotti S, Canalis E, 2016. Notch signaling and the skeleton[J]. Endocr Rev, 37(3): 223-253.

Zhang B, Li X, Zhou X, et al, 2023a. Magneto-mechanical stimulation modulates osteocyte fate via the ECM-integrin-CSK axis and wnt pathway[J]. iScience, 26(8): 107365.

Zhang J, Liu W, Zhang X, et al, 2020a. Sema3A inhibits axonal regeneration of retinal ganglion cells via ROCK2[J]. Brain Res, 1727: 146555.

Zhang L, Fu X, Ni L, et al, 2022. Hedgehog signaling controls bone homeostasis by regulating osteogenic/adipogenic fate of skeletal stem/

progenitor cells in mice[J]. J Bone Miner Res, 37(3): 559-576.

Zhang L, Zheng L, Li C, et al, 2019. Sema3a as a novel therapeutic option for high glucose-suppressed osteogenic differentiation in diabetic osteopathy[J]. Front Endocrinol (Lausanne), 10: 562.

Zhang W, Bai J, Li L, et al, 2023b. EGFL7 secreted by human bone mesenchymal stem cells promotes osteoblast differentiation partly via downregulation of Notch1-Hes1 signaling pathway[J]. Stem Cell Rev Rep, 19(4): 968-982.

Zhang X, Yang Z, Xu Q, et al, 2024. Dexamethasone induced osteocyte apoptosis in steroid-induced femoral head osteonecrosis through ROS-mediated oxidative stress[J]. Orthop Surg, 16(3): 733-744.

Zhang Y, Ma C, Liu C, et al, 2020b. NF-kappaB promotes osteoclast differentiation by overexpressing MITF via downregulating microRNA-1276 expression[J]. Life Sci, 258: 118093.

Zhao R, Tao L, Qiu S, et al, 2020a. Melatonin rescues glucocorticoid-induced inhibition of osteoblast differentiation in MC3T3-E1 cells via the PI3K/AKT and BMP/Smad signalling pathways[J]. Life Sci, 257: 118044.

Zhao S J, Kong F Q, Jie J, et al, 2020b. Macrophage MSR1 promotes BMSC osteogenic differentiation and M2-like polarizationby activating PI3K/AKT/GSK3beta/beta-catenin pathway[J]. Theranostics, 10(1): 17-35.

Zhao X, Ning L, Xie Z, et al, 2019. The novel p38 inhibitor, pamapimod, inhibits osteoclastogenesis and counteracts estrogen-dependent bone loss in mice[J]. J Bone Miner Res, 34(5): 911-922.

Zheng X, Qiu J, Gao N, et al, 2023. Paroxetine attenuates chondrocyte pyroptosis and inhibits osteoclast formation by inhibiting NF-kappaB pathway activation to delay osteoarthritis progression[J]. Drug Des Devel Ther, 17: 2383-2399.

Zhou H, Jiao G, Dong M, et al, 2019. Orthosilicic acid accelerates bone formation in human osteoblast-like cells through the PI3K-Akt-mTOR pathway[J]. Biol Trace Elem Res, 190(2): 327-335.

Zhu X, Zhou L, Liu Z, et al, 2020. Telomerase enhances osteogenic ifferentiation of sheep bone marrow mesenchymalstem cells (BMSCs) by up-regulating PI3K/Akt pathway in vitro[J]. Pol J Vet Sci, 23(3): 359-372.

Molecular
Biology
of
Osteoporosis

第四章
骨质疏松易感基因

第一节　维生素 D 受体基因

一、概述

全世界几乎有 50% 的人口受到维生素 D 不足的影响，而维生素 D 的功能是通过维生素 D 受体（vitamin D receptor，VDR）介导的，所以研究骨质疏松症机制也要重视 VDR 遗传变异对骨密度的影响。VDR 基因突变的发现确立了 VDR 作为维生素 D 激素活性唯一介质的重要作用。事实上，不同的 VDR 基因多态性对骨质疏松症的风险表现出不同的影响，目前研究最多的 VDR 多态性是 *Apa* I（RS 7975232）、*Bsm* I（rs1544410）、*Fok* I（rs2228570）和 *Taq* I（rs731236）（Ghodsi et al，2021b）。下面我们就 VDR 基因的多态性以及 VDR 多态性与骨代谢疾病等的关联进行归纳总结。

二、维生素 D 受体基因的结构

VDR 是一种位于细胞核内的亲核蛋白，属于类固醇皮质激素受体超家族。1974 年，人们首次在鸡肠道中发现 VDR，随后在甲状旁腺、肾脏和骨骼等组织发现了 VDR，并克隆了人类、鸡和大鼠的 VDR 基因。VDR 编码基因是研究最多的基因之一，是影响骨密度的主要基因位点。VDR 基因位于 12 号染色体长臂（12q12-q14）上，跨越约 75 kb 的基因组区域。该基因包括了 14 个外显子，其中八个外显子（exon2 ～ 9）编码一种含有 427 个氨基酸的蛋白质，另六个为非编码外显子（exon 1a ～ 1f），启动子位于 5′ 末端非编码区。人类 VDR 主要启动子跨越外显子 1a，其特征是缺乏 TATA 起始框、富含 GC 以及存在多种转录因子的推定结合位点（Christakos and Pike，2020）。VDR 基因中存在另外三个可选启动子，位于外显子 1f、1c 和 9，其中一些启动子具有组织特异性（Gasperini et al，2023a）。其中有三种 VDR 基因变体（rs7975232、rs1544410 和 rs731236）位于 VDR 基因的 3j 调节区，通常被标记为单倍型（Ansari et al，2021）。VDR 分为 A ～ F 六个功能区，A/B 区位于 N 末端区域，具有较弱的不依赖于配体的转录激活自主调节功能；C 区可以识别靶基因上的维生素 D 反应原件，参与 DNA 序列识别；D 区具有很高的免疫原性，可能与核定位有关，但其确切的结构和功能尚不明确；E 区为配体结合区，是 VDR 结合活性维生素的主要部位；F 区为 N 端区可变区域。尽管早期遗传性维生素 D 抵抗性佝偻病综合征（HVDRR 综合征）的病因被认为可能是由于维生素 D 发挥作用的机制存在缺陷，随着学者克隆和分析人类染色体中 VDR 基因，揭示了导致 HVDRR 综合征的 VDR 基因的一系列突变。这些 VDR 基因突变的发现也证明了 VDR 作为维生素 D 激素活性唯一介质的重要作用。

在维生素 D_3 存在的情况下，VDR/ 类视黄醇 X 受体（retinoid X receptor，RXR）复合物结合称为维生素 D 反应元件的小 DNA 序列，并启动一系列分子相互作用，调节全身组织中大量基因的转录。究其原因，$1,25\text{-}(OH)_2D_3$ 激活 VDR 可使 VDR 蛋白上产生一个结合位点，介导受体和这些共调节复合物之间的联系。值得关注的是，这些协同调节因子中的许多因子经常通过 $1,25\text{-}(OH)_2D_3$ 预先结合到调节作用位点，实现了额外 DNA 结合蛋白的预先募集。在数千个已鉴定的 VDR 结合位点中发现的 DNA 序列元素，经从头基序分析证实典型的维生素 D 反应元件（vitamin D response element，VDRE）结构中有 6bp 的保守序列（GGGTCA）组成重复序列。在保守序列之间有一定数目的碱基，被定义为间隔区。间隔区碱基数目决定了受体与 VDRE 结合的特异性。目前研究报道了多种不同类型的 VDRE，其核苷酸序列的变化对 VDR 与其结合能力影响很大。VDRE 以细胞类型特异性的方式位于启动子附近，但优先位于内含子和远端基因区域，实现 VDR 调节各种基因的转录，从而参与骨钙素和钙结合蛋白的表达等。

三、维生素 D 受体基因的多态性

VDR 单核苷酸多态性（single nucleotide polymorphism，SNP）导致的编码区和非编码区 DNA 序列的变异影响了蛋白质的稳定性、数量和活性。在人类 VDR 基因中已经报道了超过 470 个 SNP。VDR 的 SNP 具有一定的群体特异性。在 VDR 基因的不同多态性中，*Apa* Ⅰ（RS 7975232）、*Bsm* Ⅰ（RS 1544410）、*Eco* R Ⅴ（RS 4516035）、*Fok* Ⅰ（RS 2228570）和 *Taq* Ⅰ（RS 731236）被认为会改变受体的活性。这些基因型一般命名如下：*Apa* Ⅰ（等位基因 A/a）、*Bsm* Ⅰ（等位基因 B/b）、*Eco* R Ⅴ（等位基因 E/e）、*Fok* Ⅰ（等位基因 F/f）和 *Taq* Ⅰ（等位基因 T/t）。具体来说，*Apa* Ⅰ（内含子 8 中的 T → G 转换，a>A）、*Bsm* Ⅰ（内含子 8 中的 G → A 转换，b>B）、*Taq* Ⅰ（外显子 9 中的沉默 T → C 转换，T<C）和 *Fok* Ⅰ（内含子 1 和外显子 2 交接处的 C → T 转换，f>F）（Pakpahan et al，2022；Messaritakis et al，2020）。因此，编码 VDR 基因的等位基因变体 *Apa* Ⅰ（等位基因 A/a）、*Bsm* Ⅰ（等位基因 B/b）、*Fok* Ⅰ（等位基因 F/f）和 *Taq* Ⅰ（等位基因 T/t）往往由限制性内切酶识别。*Fok* Ⅰ多态性是外显子Ⅱ中两个潜在翻译起始位点中第一个位点的 T/C 转换多态性（ATG 到 ACG），通过 *Fok* Ⅰ限制性内切酶进行了定义。从位点来看，VDR 基因的 *Apa* Ⅰ、*Bsm* Ⅰ和 *Taq* Ⅰ多态性位于 3-未翻译区域，*Fok* Ⅰ多态性位于 VDR 基因的编码区（外显子 2）。*Bsm* Ⅰ和 *Taq* Ⅰ多态性之间存在强烈的连锁不平衡，也就是 B 等位基因通常与 t 等位基因相关联，导致 BB 基因型几乎等同于 tt 基因型。另外 *Taq* Ⅰ位于外显子 9，*Bsm* Ⅰ位于外显子Ⅷ和三个非编码区之间。*Bsm* Ⅰ和 *Apa* Ⅰ被确认为沉默的单核苷酸多态性，其中 *Apa* Ⅰ位于 VDR 基因 3′ 端的内含子 8 中。其实，VDR 的多态性不会改变编码蛋白质的氨基酸序列，但能通过调节信使 RNA 的稳定性来影响基因表达。维生素 D 在与 VDR 结合后介导其机体钙吸收作用，并调节几种有助于钙摄取和 / 或骨形成的靶基因的转录，VDR 基因的单核苷酸多态性也会影响 VDR 的表达和功能。

VDR 基因 SNP 对其蛋白功能的影响在很大程度上尚未明确。据报道，*Fok* Ⅰ多态性参与改变翻译起始位点、*Taq* Ⅰ改变蛋白质功能，而 *Bsm* Ⅰ和 *Apa* Ⅰ影响了蛋白质的表达（Pakpahan et al，2022；Oliveira et al，2018）。其中，*Apa* Ⅰ、*Bsm* Ⅰ和 *Taq* Ⅰ多态性也能控制基因表达并调节信使 RNA 稳定性（Jurutka et al，2001），而 *Fok* Ⅰ多态性可导致 ATG 翻译起始区的丢失，进而增强受体蛋白的活性。也有学者报道相近似的研究结果，如 *Fok* Ⅰ多态性调节 ATG 起始密码子并调节转录因子的功能，*Bsm* Ⅰ修饰蛋白质表达，而 *Apa* Ⅰ和 *Taq* Ⅰ修饰 mRNA 转录并调节 VDR mRNA 的稳定性（Zhou et al，2015）。另一方面，VDR 基因中常见的单核苷酸多态性（SNP）可能与维生素 D 的不同生物反应有关，其中 *Apa* Ⅰ的 SNP 在 VDR 基因中研究最多，因为许多研究已经证实它们与几种疾病有实质性联系（Al-Daghri et al，2017）。

遗传变异以及表观遗传修饰可以调节 VDR 表达。新的证据表明表观遗传修饰 VDR 基因，对于甄别和认识一些维生素 D 相关疾病的发生和发展大有裨益（Gasperini et al，2023）。人类 VDR 主要启动子跨越外显子 1a，其特征是缺乏 TATA 起始框、富含 GC 以及存在多种转录因子的推定结合位。在表观遗传特征中，DNA 甲基化似乎是检测和治疗人类疾病的最合适的生物标志物。DNA 甲基化主要通过 DNA 甲基转移酶（DNMT）将甲基转移到胞嘧啶的 C5 位置，形成 5-甲基胞嘧啶，能够将甲基从 S-腺苷甲硫氨酸（SAM）转移到胞嘧啶残基。根据 Bock 等人预测 VDR 甲基化可以发生在 9 个真正的 CGI 上，这些 CGI 位于启动子区域和基因体上。CGI 1062 与 CGI 1060 在人类疾病中起着至关重要的作用，CGI 1062 与外显子 1a 重叠并包含 56 个 CpG 位点，而 CGI 1060 与其中一个选择性启动子重叠。特定 CpG 中的动态 VDR 甲基化标记可能在几种 VDR 相关疾病的诊断和预后中发挥关键作用（Gasperini et al，2023）。这些表观遗传变化也可能与环境因素有关，如光照和药物等。同时，人们发现了 VDR 基因序列中 CpG 含量的复杂性，鉴定不同病理条件下 VDR 甲基化模式的特征仍然是一个有待充分探索的主要挑战。越来越多学者关注 VDR 遗传变异多态性和 DNA 甲基化在不同人类疾病中的作用，包括骨代谢疾病、自身免疫性疾病和感染性疾病、癌症等。

四、维生素是维生素 D 受体基因的多态性与骨质疏松

骨质疏松症是一种由遗传和环境因素相互作用引起的多因素疾病。环境因素，如吸烟和饮酒等可能影响骨量，而遗传因素对骨密度变化的贡献为 60%～80%。尽管四种 VDR 基因多态性（*Bsm* I、*Taq* I、*Apa* I 和 *Fok* I）的基因型之间的血清维生素 D 水平没有显著差异，但 VDR 的变异将影响骨代谢中起作用的 VDR 的作用（Marozik et al，2021）。前面提到了 VDR 在分子水平上的变化会影响蛋白质的稳定性，进而影响转录活性和抑制细胞生长。不同的 VDR 基因多态性对骨质疏松症的风险表现出不同的影响，研究最多的 VDR 多态性是 *Apa* I （RS 7975232）、*Bsm* I（rs1544410）、*Fok* I（rs2228570）和 *Taq* I（rs731236）（Ghodsi et al，2021）。廖等指出骨密度下降患者的性别与 VDR *Bsm* I 多态性的类型之间存在关系（Liao et al，2020）。已有许多研究考察了 VDR 基因多态性对女性骨密度和骨质疏松症的影响，发现绝经后妇女（51～75 岁）的 *Bsm* I AA 基因型的脊柱骨量显著低于 *Bsm* I GG 和 GA 基因型。对绝经后妇女的两项研究表明跌倒与 *Bsm* I 多态性之间存在关联。在欧洲人群中，*Bsm* I 基因型 G 和 A 以及 *Taq* I 基因型 T 和 C 的等位基因频率分别约为 60% 和 40%，*Bsm* I 基因型在日本年轻女性的骨密度中表现出显著差异；*Bsm* I AA 基因型的 OSI 低于其他基因型（Sakamoto et al，2021；Meng et al，2018）。然而，关于 VDR 基因的作用和男性骨密度的证据仍然有限。携带 *Taq* I 基因 t 等位基因的男性的骨密度水平低于携带 *Taq* I 基因 T 等位基因的男性，这与 tt 和 TT 模型中股骨颈和全身的骨密度水平显著相关。先前的一项研究表明，VDR *Taq* I 多态现象确实会影响 mRNA 的稳定性，从而导致维生素 D 的水平和生物学作用发生变化（Kow et al，2019）。这与前面提到的 VDR *Taq* I 多态性影响 mRNA 的稳定性相关，从而导致维生素 D 的水平和生物学作用发生变化。鉴于 *Fok* I 与 *Bsm* I、*Taq* I 和 *Apa* I 相比，*Fok* I 具有高转录活性，推测这是该变体与其他变体相比在骨代谢中表现出不同活性的原因之一。此外，VDR 各种基因型对骨密度的准确影响存在诸多争议，我们应该进行大规模、精确和多样化人群的研究来充分阐明维生素 D 受体基因多态性影响骨质密度。

VDR 多态性与骨质疏松的发生发展密切相关，因为维生素 D 及其代谢物在钙吸收途径和骨代谢中起重要作用。其基因分型可用于评估骨质疏松症的易感性，这样与骨密度或绝经后骨质疏松密切相关 VDR 的基因型变异可作为有效筛查和及时检测疾病的遗传标记，有助于更好地管理疾病以及减缓其进展。在人群中 VDR 多态性与骨质疏松症的易感性主要涉及骨密度的变化，

因为 VDR 基因功能区的突变会影响矿物质，尤其是钙的代谢，从而影响骨密度。近年来，进行了多项研究来调查 VDR 基因变异与骨质疏松症风险之间的相关性，表明与骨质疏松症的遗传关联中存在种族差异。Silva 等发现了 SNP（rs1168268）G/G 与骨密度增加有关，推测 G/G 基因型可能是髋关节骨质疏松患者的一个减毒因素。ApaⅠ、BsmⅠ和 TaqⅠ的 SNP 会影响 VDR 基因上 mRNA 的稳定性（Chen et al，2020），在伊朗、土耳其、中国和荷兰人群中观察到这些限制性位点（ApaⅠ、BsmⅠ和 TaqⅠ）的存在与骨密度增加、峰值骨量增加甚至骨丢失减少之间的关联（Banjabi et al，2020）。Seremak 等人发现 TaqⅠ多态性与波兰绝经后患骨质疏松症的妇女的骨密度相关，特别是携带正常（Tt）基因型的患者，其骨密度低于 tt 和 TT 基因型患者。Zhang 等人报告了 ApaⅠ的（AA）基因型与中国绝经期妇女骨质疏松症发病率之间的显著关系。Dundar 等人研究了土耳其更年期妇女中 ApaⅠ的基因型分布，AA 基因型的个体较 aa 基因型具有较低的骨密度和较高的血清钙水平。对突尼斯骨质疏松更年期妇女进行调查，发现了 ApaⅠ基因型的 aa 基因型被认为是抗骨质疏松症的保护性因素，而 Aa 基因型被认为是与骨折相关的骨质减少因素。同样，在白俄罗斯骨质疏松更年期妇女中，发现 ApaⅠ和 TaqⅠ多态性都是骨质疏松的影响因素（Ansari et al，2021）。位于 VDR 基因内含子 8 中的 SNP rs1544410 也参与 mRNA 稳定性的调节，并与 VDR 基因表达水平的增加有关（de Azevêdo Silva et al，2023）。人们调查了 VDR 单核苷酸多态性与骨质疏松症之间的关系，发现与 A/A 基因型相比，rs7975232 的 A/C 基因型受试者，在调整年龄和身体质量指数后，患骨质疏松症的风险能增加到 56%。与 C/C 基因型受试者相比，rs1544410 基因型受试者患骨质疏松症的可能性增加 60%。此外，基因型 rs731236 的 G/G 和 A/G 基因型的受试者患骨质疏松症的概率分别为 68% 和 44%。目前的研究得到众多认可的是 VDR 的 rs731236 与绝经后骨质疏松风险存在显著关联（Marozik et al，2018；Fu et al，2020）。2003 年，一项荟萃分析结果证明了 VDR 的 SNP rs1544410 与白种人患绝经后骨质疏松的风险增加有关，但与亚洲人无关（Liao et al，2020）。在沙特阿拉伯绝经后妇女中，VDR 基因变异体（rs7975232、rs1544410 和 rs731236）与骨密度降低相关。其他几项研究的结果没有观察到 VDR SNP rs1544410 与绝经后骨质疏松症风险之间的显著关联（Pedrera-Canal et al，2015；de Azevêdo Silva et al，2023）。另外，研究人员报告了 rs7975232 纯合基因型与埃及妇女骨质疏松症风险的相关性（Hassan et al，2021）。此外，Marozik 等（Marozik et al，2021）揭示 VDR 基因 ApaⅠ rs7975232、BsmⅠ rs1544410、TaqⅠ rs731236、FokⅠ rs2228570 和 Cdx2 rs11568820 变异对白俄罗斯女性骨密度（BMD）、25-羟基维生素 D 水平和 OP 风险的影响。总之，三种常见 VDR 基因多态性在绝经后骨质疏松症风险中的作用包括：成为研究结果筛查的有用遗传标记，作为早期识别高危患者的标记以及采取必要的预防措施以避免并发症的指征。

维生素 D 通过多种机制在维持骨密度方面发挥重要作用，其生物活性取决于其水平和受体，包括了 VDR 基因组的变化和非基因组，即细胞内信号通路调控。VDR 调节骨钙素、骨桥蛋白和核因子-κB 受体活化因子配体（RANKL）必需的骨代谢基因，VDR 中的 SNP 影响 VDR 蛋白的表达和功能，进而提高低骨密度和骨质疏松症的风险。VDR 在成骨细胞中表达，其激活增加了骨基质的产生和矿化。维生素 D 和 VDR 的结合导致快速调节的外泌反应，激活成骨细胞中的 Cl^- 和 Ca^{2+} 通道。虽然维生素 D_3 能够刺激骨吸收和破骨细胞的形成，但破骨细胞中并没有 VDR，而是由成骨细胞产生介导维生素 D_3 的作用。换句话说，维生素 D_3 刺激破骨的前提是需要成骨细胞和破骨细胞前体之间的细胞间接触，并调控成骨细胞中 RANKL 上调。

VDR 基因的几种常见的多态性序列变异不仅与骨质疏松有关联，而且与多种骨病，例如多发性硬化症、维生素 D 依赖性佝偻病Ⅱ型和其他复杂疾病有关。研究发现与主要的 AA 基因型相比，rs731236 多态性的次要 GG 和杂合 AG 基因型显示出显著的更高的硬化素水平，表明了 rs731236 与血清硬化素水平的相关性。硬化素作为骨形成的负调节因子和骨吸收的正调节因子，它的基因突变会导致 SOST 水平低引起骨形成增加的硬化症。由于基因的多态性可以发生在其编码或非编码部分，并导致蛋白质序列的变化；这些也会影响基因表达的程度，归因于 VDR *Apa* I（RS 7975232）多态性位于内含子 8 中，并被认为影响 mRNA 的稳定性，而 VDR *Taq* I（RS 731236）多态性位于外显子 9，并已显示影响维生素 D 的生物功能等。综上所述，由于骨密度受强遗传控制，许多研究调查了 VDR 变异体与骨病之间的关系，根据地理和种族因素得出了不同的结果，目前已广泛开展 VDR 基因多态性（包括 *Fok* I、*Apa* I、*Taq* I 和 *Bsm* I）与骨质疏松等骨病的相关性研究，但这种相关性仍缺少明确的结论，需要进一步深入研究。

五、维生素是维生素 D 受体基因的多态性与其他疾病

VDR 存在于体内几乎所有的有核细胞，并在大量组织中的表达中得到确认。维生素 D_3 在体内通过其受体 VDR 完成的生物学效应不只影响骨骼，还调节许多生物过程。几项研究表明，由 F 等位基因编码的 424 个氨基酸的短 VDR 蛋白基因型比由 f 等位基因编码的长 427 个氨基酸的 VDR 蛋白更有活性（Yang et al, 2019; Uitterlinden et al, 2004）。众所周知，3′UTR 通过影响 mRNA 的基因定位、稳定性和翻译来参与基因表达过程，而 *Apa* I 和 *Taq* I 多态性位于 VDR 基因的 3′UTR 附近，但这些基因多态性对 VDR 蛋白功能的影响仍不完全清楚（Vieira et al, 2014）。除了影响参与机体钙平衡和骨骼形成的基因外，VDR 还影响着小肠线粒体合成酶、细胞色素氧化酶、癌基因等基因的表达。此外，VDR 与细胞增殖和分化、抗炎和抗纤维化状态等功能有关，其参与了退变性骨骼肌肉疾病、糖尿病肾病、免疫性疾病、高血压和动脉粥样硬化等疾病发生与发展。

VDR 基因多态性在肌肉骨骼退变的关联备受关注，并发现 *Taq* I 多态性与腰椎间盘退变的易感性有关。当前的研究结果显示了 VDR 基因中的 *Taq* I（rs731236）多态性与腰椎间盘突出症之间存在显著关联，伴随着患者血浆 VDR 水平和 VDR 表达下降，推测 rs731236 的 TT 基因型可能通过降低 VDR 的表达而成为腰椎间盘退变发病的遗传风险（Yang et al, 2019）。其实，人们在一些退行性肌肉骨骼疾病中也发现了低血浆 VDR 水平的情况（Björk et al, 2019）。已经进行了几项关于 VDR 基因和肌肉力量的关联研究，证明了 VDR 的多态性是影响肌肉功能的重要候选基因。在基因水平上，VDR 可激活钙信号和肌肉细胞分化和增殖相关的基因转录，而且一些研究报告了 VDR 基因型与肌肉力量的差异相关。但是另一些研究中，没有发现相关证据（Walsh et al, 2016）。比如，研究人员并没有发现瑞典老年男性的肌肉力量和身体功能与 VDR 基因变异存在差异，这与先前关于 VDR 和握力之间关系的研究结果是矛盾的。这些研究的不一致结果可能是由研究人群的不同或其相对较小的样本量引起的。

早前研究已经证明了维生素 D_3 作用于免疫系统细胞（如树突状细胞、单核细胞以及 B 和 T 淋巴细胞）膜上的 VDR 来协调机体免疫稳态。如果 VDR 发生遗传变异或出现表观遗传修饰就会改变免疫状态，从而影响自身免疫性疾病的发作和进展。多发性硬化病是一种严重的慢性

系统性自身免疫性疾病，具有异常的免疫系统反应，损害中枢神经系统成分。最近的数据表明 VDR 基因的改变是这种疾病的风险因素（Scazzone et al，2021）。在白塞病发病机制研究中也关注了 VDR 基因的表观遗传变化，在白塞病患者中观察到 VDR 表达水平降低，但 VDR 基因的甲基化水平变化不明显。此外，重症肌无力的患者血清活性维生素 D_3 的水平明显低，并发现家族性重症肌无力患者 VDR *Tap* Ⅰ 位点 a 等位基因频率低于散发性重症肌无力患者以及健康对照组，而且 *Apa* Ⅰ 的位点 AA/Aa 基因型的携带者其激素短期疗效好。人们还发现 VDR 的 *Tru9* Ⅰ 位点的多态性与发病年龄 ≥ 15 岁女性的重症肌无力发生有关 Afshan et al，2021）。迄今为止，VDR 多态性与这些免疫系统疾病的研究资料还较少，其相关性尚需进一步证实。

目前的研究表明身体体重指数与 VDR 多态性有关，发现血液中的维生素 D 浓度和 VDR 基因表达水平随着身体体重指数的增加而降低。*Fok* Ⅰ 位点的遗传多态性明确了 Ff 和 FF 在正常、超重和肥胖人群中以不同的百分比存在，纯合野生型 FF 等位基因在正常组中占主导地位，其次是超重组和肥胖组，而杂合突变基因型 Ff 等位基因的百分比在肥胖组中占主导地位，其次是超重组和正常组。*Fok* Ⅰ 基因型的差异表明 Ff 占比随着身体质量指数的增加而降低，而 FF 占比则增加，揭示了身体体重指数升高抑制了维生素 D 的活性，而且身体体重指数的增加导致了 *Fok* Ⅰ 的突变，导致 FF% 等位基因的减少和 Ff% 等位基因的增加（Yang et al，2019）。在癌症方面，维生素 D_3 和受体直接或间接影响细胞增殖、分化和凋亡，以及免疫调节和血管生成过程中的 200 多个基因的表达。大多数 VDR 和癌症的研究都集中在 6 个多态性上，包括了 *Fok* Ⅰ、*Bsm* Ⅰ、*Taq* Ⅰ、*Apa* Ⅰ、*Tru9* Ⅰ 以及 3′UTR 部分的 Poly（A）单核苷酸重复序列。具有不同功能的 VDR 多态性在多种癌症发生机制中扮演不同的角色。在调查 VDR 多态性与结直肠腺瘤关系时，观察到携带 B Bsm1、f Fok1 和 u Tru91 等位基因的人群患结直肠腺瘤的风险降低了 20% ～ 80%。在重复 poly（A）基因型超过 20 次的男性中，患前列腺癌的风险增加了 4 倍以上；但也有研究者报道重复倍数少的患者的得病风险增加了 4 倍以上。调查发现 FF 基因型的人患膀胱癌的风险增加了 2 倍，携带 f 等位基因的个体患黑色素瘤的风险增加，但 *Fok* Ⅰ 的 ff 基因型与更具侵袭性的前列腺肿瘤相关。然而，具有 *Taq* Ⅰ 多态性 t 等位基因的个体患黑色素瘤的风险显著降低。VDR 与癌症相关联，人们发现了 *Bsm* Ⅰ 和 *Taq* Ⅰ 多态性与乳腺癌之间的关联在钙摄入量低的个体中风险降低最大，而 *Fok* Ⅰ 和 *Bsm* Ⅰ 与结直肠腺瘤之间的关联在膳食钙和维生素 D 摄入量低的个体中最强。此外，VDR 基因甲基化水平增加造成 VDR 的基因和蛋白质表达水平降低，进而抑制了 VDR 抗增殖作用（Pilon et al，2014）。人们观察到 VDR 超甲基化与肝细胞癌、肾上腺皮质癌、结直肠癌和乳腺癌有关（Pilon et al，2015；Abdalla et al，2018；Afshan et al，2021）。VDR 似乎对上述几种癌症很重要，但也要注意并非所有多态性都与癌症有类似的关联，癌症的部位可能进一步决定哪些多态性可能是最重要的。

维生素 D 受体介导的转录中涉及的靶基因和因子在已知受维生素 D_3 影响的众多不同系统中得到鉴定，将对维生素 D_3 通过 VDR 控制钙稳态以及调节众多系统中细胞特异性生物过程的机制产生新的见解。VDR 基因的多态性不仅影响肠道钙吸收和骨骼健康，还参与了多种疾病的发生和发展，但其参与疾病的具体机制仍不完全清楚。我们需要结合与维生素 D_3 作用中涉及的分子机制相关的研究，来解决 VDR 基因多态性生理和病理意义。这样的研究成果提供对 VDR 在钙稳态和骨骼外健康中的作用的新见解，为开发调节骨骼和其他靶组织反应的维生素 D 疗法提供依据。

（徐辉）

第二节　低密度脂蛋白受体相关蛋白 5 基因

一、概述

　　低密度脂蛋白受体相关蛋白 5（low-denisity lipoprotein receptor-related protein 5，LRP5）的胞外结构域对于 Wnt 信号通路的激活至关重要，其作为共受体参与 WNT 经典信号通路。LRP5 在骨量调节中发挥重要作用，其功能增强和其他导致 LRP5 功能增强的变异与骨量增加有关，功能丧失和其他导致 LRP5 功能减弱的变异与骨量减少有关。Wnt 信号通路参与多种过程，包括细胞命运决定、器官形成、肢体模式形成、损伤修复和多种疾病的发病机制。因此，LRP5 基因单核苷酸的突变除了与骨质疏松及 2 型糖尿病的发生和发展有关之外，很可能也增加了自身免疫性疾病的易感性，包括类风湿性关节炎和原发性干燥综合征等。已有的研究证明了 LRP5 基因型变异改变受体信号转导系统，从而影响这些疾病发生发展。

二、低密度脂蛋白受体相关蛋白 5 基因结构与功能

　　LRP5 是一种细胞膜表面蛋白，也是低密度脂蛋白受体（low-denisity lipoprotein receptor，LDLR）家族成员中一员。LDLR 家族可结合多种相应配体并使之内化，从而参与受体介导的细胞内吞作用而实现多方面的功能。LRP5 是 1998 年研究人员在染色体 11q13 位点进行 DNA 序列测序分析时发现的。该基因定位于染色体 11q13.4 上，4.9 kb cDNA 序列包含一个长约 4845 个核苷酸的开放阅读框，其包含 23 个外显子编码 1615 个氨基酸，一个终止密码，及一个多聚腺苷酸信号。被编码的 LRP5 蛋白质含有特征性的表皮生长因子（epidermal growth factor，EGF）和低密度脂蛋白受体重复序列组织结构，即一个通用的蛋白输出信号肽、四个 EGF 重复序列、三个 LDLR 重复序列结构。这些蛋白组成了 LRP 的功能单位，包括了在细胞膜外结构域，一个跨膜结构域和一个 207 个氨基酸细胞质结构域，又称为胞外区、跨膜区、胞内区。其中胞外区有六个潜在位点，位于相连 N 端糖基化残基 93、138、446、499、705 和 878，并含有 3 个基本结构域：6 个由 Tyr-Trp-Thr-Asp（YWTD）序列形成的 β-螺旋结构，每一个 β-螺旋结构后是 EGF 结构域，最后面的是 3 个连续的 LDLR 结构域。跨膜区包含从 1386 到 1408 的 23 个氨基酸，而胞质区含有 207 个氨基酸，具有丰富的脯氨酸及丝氨酸残基，几个芳香酸残基位于转换区，促进其细胞的内吞。LRP5 与 LDLR 家族其他成员比较，LRP5 与 LRP6 的同源性为 71%，两者成分非常接近，后者也含四个表皮生长因子与三个低密度脂蛋白受体重复序列。LRP5 与 LRP1 的膜外结构有 36% 同源性，LRP1 包含 7～10 个表皮生长因子重复序列及 11～13 个低密度脂蛋白受体重复序列，这些特征性序列也存在于 LRP2、gp300、LDLR、VLDLR 等蛋白结构。另一方面，LRP5 和 LRP6 的功能也有相当大的重叠，一些数据支持其相关基因中的某些变异可导致相似的病理生理表型的观点（Littman et al，2023b）。然而，两者之间也有明显的差异（Gessler et al，2022），本节重点关注 LRP5 基因的特征。

　　研究表明肝、胰、前列腺、胎盘、小肠、心、肺、骨骼肌、骨骼、肾、脾、胸腺、睾丸、结肠、脑、外周血细胞的表面都广泛存在 LRP5，其中以肝脏细胞表达水平最高。LRP5 在这些组织器官的作用并不完全明了，许多研究结果都表明它参与这些组织细胞的形成和功能。以成骨细胞为例，成骨细胞表面的 LRP5 与卷曲蛋白（frizzled，Frz）形成受体复合物，Wnt 配体进

一步结合该复合物，使 LRP5 的细胞内结构域磷酸化从而将其激活。然后，磷酸化的细胞内结构域与 Axin 蛋白结合，抑制 Axin 蛋白复合物的聚合，导致游离 β-连环蛋白的释放和积累，这可能是转移到细胞核中，通过调节 T 细胞因子 / 淋巴增强因子（T cell factor/lymphoid enhancer factor，TCF/ LEF）的 DNA 结合蛋白，激活下游目标基因并增加成骨细胞活性，说明 LRP5 在骨量调节中发挥重要作用（Zhao et al，2023；Moorer and Riddle，2018）。当前研究发现 LRP5 可介导很多分子内化，如介导富含载脂蛋白 E（apolipoprotein E，ApoE）的极低密度脂蛋白和乳糜微粒的摄取，及部分 LDL 的摄取和代谢。LRP5 可直接结合并介导尿激酶型纤溶酶原激活物（urinary-type plasminogen activator，uPA）和组织型纤溶酶原激活物（tissue-type plasminogen activator，tPA）的内化。在受体介导内吞的过程中，细胞膜上的 LRP5 可与配体结合并介导配体入胞，这个过程依赖 LDLR 的重复序列与配体结合。尽管 LRP5 包含 3 个 LDLR 重复序列，但它不影响其与配体结合的能力。LRP 可介导阿尔茨海默病中 β-淀粉样肽（β-amyloid peptide，Aβ）的摄取、降解及其清除（白鹤等，2021）。此外，LRP5 在树突状细胞、T 细胞的成熟以及 B 细胞的细胞分化过程中起着至关重要的作用（Zehra et al，2023；Roetzer et al，2018；Haseeb et al，2019）。其实由于 Wnt 诱发的细胞信号对骨和其他组织发育和体内平衡至关重要，遗传变异导致的该途径的失调，将引起骨和其他器官 / 组织病变。LRP5 不同的单基因变异导致两种完全不同表型的遗传性疾病，LRP5 基因的错义突变会产生一种骨密度显著增高的常染色体显性遗传性疾病，而基因功能缺失性突变导致一种表现为骨量低和眼发育异常的常染色体隐性遗传性疾病。因此，对 LRP5 变异体诱导必然能增强或抑制细胞内的 Wnt 信号转导，导致相关疾病或症状的发生或发展。

三、低密度脂蛋白相关蛋白 5 基因多态性

基因组聚合数据库（Genome Aggregation Database，gnomAD）列出了 LRP5 中的 700 多种罕见变体。其中 LRP5 细胞外的第一个螺旋基序的变异与高骨量关联度高，而第二个和第三个螺旋基序变异主要与低骨量表型相关。随着更多的学者报告了不遵循这些模式的变异，它的基因型变异模式受到挑战（Yang and Williams，2017）。目前学者们推测 LRP5 基因突变导致受体蛋白不同结构域的变化，这可能与疾病表型有关。例如 LRP5 外显子 2-4 编码 LRP5 蛋白胞外域的第一个 β-螺旋区域，这是与 SOST 的直接结合位点，同时影响 DKK-1 与第三个 β-螺旋区域的结合。前面说过，LRP5 蛋白的胞外结构域对于 Wnt 信号通路的激活至关重要，而 DKK-1 和 SOST 都是 Wnt 信号通路的天然拮抗剂。如果 LRP5 的第一 β-螺旋基序的氨基酸变化（D111Y、G171R、A214T、A242T、T253I 和 M282V），可能会削弱其与 DKK-1 和 SOST 的亲和力，导致 Wnt 通路激活和高骨量表型的出现。2002 年研究人员首次报道人 LRP5 基因有七个新的序列变化，两个被预测替换 LRP5 蛋白上的氨基酸（c.314A → G：Q89R，c.4037T → C：V1330A），三个在编码区是沉默突变（silent mutation）（c.2268T → C:N740N；c.3405A → G: V1119V；c.4137C → T:D1363D），两个是内含子多态性（IVS10 + 6T → C，IVS17-30G → A）。此外，LRP5 基因 rs3781590 位点的高频等位基因频率在不同的国家和地区人群分布差异不大，如韩国 0.85、日本 0.82、上海 0.828 及澳大利亚 0.84。LRP5 的多态性位点的研究变异位点存在于内含子中，而 Q89R 和 A1330V 多态性位点存在于外显子 2 和外显子 18，它们的基因型变化能改变 LRP5 氨基酸序列，很可能影响体内 LRP5 的正常功能（Fabre et al，2023）。LRP5 基因变异可引起呈常染色体隐性遗传的骨质疏松-假性神经胶质瘤综合征（osteoporosis-pseudoglioma syndrome，OPPG），这是一种以先天性或婴儿期视力丧失和严重骨质疏松为特征的疾病，说明了 LRP5 对视网膜血管的发育也至关重

要，LRP 5 的变异是 OPPG 综合征和其他家族性渗出性玻璃体视网膜病变（FEVR）患者视力丧失的原因（Charette et al，2017；Xiao et al，2019）。先前的研究显示 LRP5 杂合子变异的年轻人的眼部特征（Xiao et al，2019），但骨质疏松患者是否患有玻璃体视网膜病变或任何血管异常仍不清楚。

LRP5 变异可能导致胰岛素敏感性改变、糖耐量受损和高脂血症，LRP5 的 rs3736228（C/T 和 T/T）基因型被发现与 2 型糖尿病风险增加有关（Souza et al，2018）。此外，已有报告称 LRP5 多态性干扰 Wnt 信号通路，增加了自身免疫性疾病的易感性，包括类风湿性关节炎和原发性干燥综合征（Schiavone et al，2020；Fernández-Torres et al，2020）。骨关节炎密切相关的 LRP5 多态性位点的不同基因型产生氨基酸序列差异，从而影响 LRP5 蛋白在细胞和组织功能的发挥。例如，rs3736228 的 SNP 主要体现在 C>T 导致氨基酸的变化［1330 位由丙氨酸（A）变为缬氨酸（V）］，导致蛋白质侧链的改变。另一方面，SNP rs4988321 为 G>A，将第 667 位氨基酸缬氨酸（V）转化为蛋氨酸（M），导致蛋白质结构畸形，使蛋白质不稳定（Zehra et al，2023）。人们并未明确病变特征与 LRP5 基因变异之间的精确联系。LRP5 rs3736228 与日本随机抽样研究队列中的老年女性膝关节 / 髋关节骨关节炎和骨质疏松症患病率显著相关，对进一步明确骨关节炎发展与 LRP5 功能障碍之间的关系具有价值。已有研究报告了 LRP5 rs4988321 多态性与绝经前阶段的女性骨骼进展存在显著相关性（Souza et al，2018）。在小鼠模型中 LRP5 功能丧失会增加软骨退化，这也被认为与骨关节炎形成有关。目前对骨关节炎和 LRP5 基因变异之间的精确联系还需要深入研究，其结果将助推人们对骨关节发病机制与遗传风险因素关系的理解，有助于改善疾病预防和治疗管理。

四、低密度脂蛋白相关蛋白 5 基因多态性与骨质疏松

各种遗传因素带来骨骼的剧烈变化，包括影响骨强度并导致骨脆性增加骨折风险提高的特征性微结构退化（Cai et al，2020）。LRP5/6 基因的突变导致 Wnt 信号通路失控，从而影响骨代谢。在已发现的 400 多个与骨质疏松症相关的基因位点中，LRP5 和 LRP6 基因的多态性对骨质疏松的影响备受关注（Li et al，2023）。临床研究发现婴儿如果仅 LRP5 单独缺乏，就可导致骨质疏松（Littman et al，2023a）。因此，探讨该基因在成年型骨质疏松发生中的作用是十分必要的。

2001 年首次确认 LRP 5 的突变（包括错义、无义及移码突变），导致一种以先天性或婴儿期视力丧失和严重骨质疏松为特征的 OPPG。它由 LRP5 基因纯合子功能缺失引起，并将 LRP5 变异确定为多种表型异常和病理的原因。患有 OPPG 的儿童骨密度低、骨质疏松，且极易发生骨折和变形。OPPG 患者出生时就具有不同程度的眼损害。杂合性 LRP5 基因会使 LRP5 功能丧失，导致青少年型骨质疏松症和家族性渗出性玻璃体视网膜病变，表型不如 OPPG 严重，但杂合子功能丧失变异也与儿童期骨折增加和视网膜血管系统过早停滞导致失明风险增加有关（Stringer et al，2024）。人们开展了 28 个 OPPG 相关家庭的研究，证明了 LRP5 突变不仅导致 OPPG，也影响人成长中骨质获得。从父母双方各得一个有缺陷的 LRP5 基因的 OPPG 患者骨骼发育完整，但骨密度低。有一个正常 LRP5 基因的人（即有一个 OPPG 突变等位基因）骨密度比有两个正常基因者要低，这些调查结果表明 LRP5 蛋白是骨形成的主要调节因子。基于 LRP5 总敲除和条件敲除（KO）的动物模型一致显示骨密度降低。

LRP5 基因编码 LRP5 跨膜受体是典型 Wnt 信号通路的关键受体，越来越多的研究注意到

LRP5 变异和骨量多态性密切相关。Wnt 信号通路调节骨组织细胞的分化、迁移、极性、器官形成和干细胞更新等。研究 LRP5 跨膜受体中精氨酸被谷氨酰胺取代（p.R494Q），损害其功能并降低 Wnt 信号转导（Littman et al，2023a）。错义变体 LRP5 rs3736228（ala 1330 val）和 rs4988321（val 667 met）具有降低的骨密度和骨质疏松性骨折的风险。尽管临床调查研究似乎证明了两者的这种直接的相关性，但 LRP5 的变异除了导致骨密度改变外，还经常导致表型的变异，从轴向骨、附肢骨和颅颌面骨骼的形态发生变化到成骨细胞、骨细胞和破骨细胞功能的细胞水平紊乱。

家族渗出性玻璃体视网膜病变（familial exudative vitreoretinopathy，FEVR）是一种以视网膜血管发育紊乱为特征的疾病，患者的视网膜和骨骼表型的变化与 LRP5 基因突变相关（Littman et al，2023a）。LRP5 变异诱导的 FEVR 表现极其多变，一些患者终生无症状，另一些患者从年轻时就经历了多发性脆性骨折和视力下降甚至失明的眼部后果。如两个 LRP5 变异患有 FEVR 的兄妹，他们的骨密度显著降低，骨骼纤细，髓管变宽，皮质变薄，其中一个患有髋外翻，另一个的五颗成年牙齿的牙本质形成受损，两个患者骨骼表型不尽相同。因此，需要进一步的研究来阐明 LRP5 变异诱导的 FEVR 患者的骨骼表型。FEVR 是几种可能导致骨质疏松症、骨折和视力丧失的遗传疾病之一，但评估患有 FEVR 疾病的儿童很困难，部分原因是表现为骨量减少和骨折的罕见遗传疾病通常类似于成骨不全。临床研究发现 FEVR 的遗传异质性至少与 14 种基因的变异有关，主要是一些与 Wnt 信号通路相关的基因变异，如已发现负责 FEVR 的因子，LRP5、FZD4 和 CTNNB1 等（Tauqeer and Yonekawa，2018）。除了 OPPG 和 FEVR，也有人认为丧失功能的 LRP5 变异可导致如青少年生长延迟、骨质疏松、骨折、髋外翻和牙本质生成受损等低骨量疾病。这些骨骼表型的复杂性就源于不同 LRP5 变异的表型变异性，潜在遗传异常的骨骼特征为临床医生诊断带来了困难。

成骨细胞表面 LRP5 表达和功能的改变也影响人成长过程中骨密度以及峰值骨量。对 219 个韩国年轻男性的研究指出 Q89R 多态性位点与 Ward's 三角区骨密度是显著相关的，而 Zhang 等以及 Lau 等也发现了 Q89R 多态性位点与女性股骨颈骨密度的相关性。247 例安徽地区绝经后妇女 LRP5 基因 Q89R 和 A1330V 多态性位点与骨密度的关系的研究证明了 Q89R 多态性位点与骨密度相关，未观察到 A1330V 多态性位点与骨密度的相关性。LRP5 的 V667M 变异体被认为是致病的，携带杂合子容易早发骨质疏松症，但 LRP5 变异体在骨质疏松症表型中的作用以及引起骨脆性的机制还不完全清楚。研究人员利用携带 LRP5 p.V667M 变异体的小鼠模型明确了这种变异体与低骨密度相关，并验证了这种变异体引起骨密度降低的机制，主要涉及成骨细胞分化受损和细胞外基质的改变。一项针对 372 名早发性骨质疏松症受试者的队列研究，发现了其中 8.3% 的受试者存在罕见的 LRP5 或 LRP6 变异，且携带罕见 LRP5 或 LRP6 变异的个体中反映骨代谢中骨形成参数水平较低（Mäkitie and Zillikens，2022；Stürznickel et al，2021）。在其他方面，在 LRP5 或 LRP6 变异携带者的骨骼参数和治疗效果方面都存在明显异质性。另一项研究对比了 328 名骨质疏松症患者的 LRP5 单核苷酸多态性（rs4988300 和 rs634008），分析了骨折和非骨折患者的骨转换标志物水平，发现 rs4988300 GG 基因型和 rs634008 TT 基因型患者的骨形成标志物 PINP 水平和 BMD 低于其他基因型患者（Wang et al，2020）。然而，不同基因型之间的骨吸收标志物 β-CTX 水平没有显著差异。学者们验证了 LRP5 和 LRP6 基因在骨代谢和骨折中起作用，年龄和 rs2306862、rs2302685、rs41494349、rs2302685 及 rs10743980 单核苷酸多态性是引起骨量异常的危险因素。研究人员进一步明确了 LRP5 的遗传变异可能影响骨质疏松的发生（Li et al，2024），这些变化与抑制 Wnt 和 LRP5 跨膜受体的功能，在骨形成和重塑中的作用主要表现为直接下调成骨细胞增殖、功能或分化，干扰骨细胞介导的骨骼机械转导，以及增加吸收能力等机制相符。

五、低密度脂蛋白相关蛋白 5 基因多态性与骨硬化

低密度脂蛋白相关蛋白 5（LRP5）基因型的多态性造成 LRP5 功能异常，不仅可引起骨质疏松，也会造成骨硬化的后果。这一部分我们聚焦 LRP5 基因变异引起骨硬化的结构特征。明确 LRP5 基因变异可引起 OPPG 后，人们又发现了激活 LRP5 突变可导致 LRP5 高骨量（high bone mass，HBM）。LRP5 高骨量是 LRP5 基因突变引起的常染色体显性骨内骨质增生，替代名称包括"沃斯病""Worth 病""Worth 综合征""常染色体显性遗传性骨硬化症""常染色体显性遗传性骨内骨质增生症""LRP5 高骨量"和"常染色体显性遗传性皮质广泛性骨质增生症"等，其主要表现为下颌增大和腭骨外突，且骨骼表型差异很大。轻度患者可能没有明显症状，只在骨影像学上观察到骨密度增加；但严重的病例可能会出现严重的骨痛、神经压迫相关症状和骨密度异常升高。研究发现 19 个 LRP5 激活突变主要分布在外显子 2 ～ 4。常见的突变类型包括错义突变（17/19）、一个插入突变（c.509_514dupGGGGTG）和一个缺失突变（c.511_516delGGTGAG）。高频突变位点为 c.724G>A（6/33）、c.512G>T（5/33）和 c.758C>T（4/33）（Zhao et al，2023）。综合来看，位于外显子 3 的突变更可能导致重症表型，其他外显子突变引起的表型可能较轻，更难识别，更容易被忽视，这使得 LRP5 激活突变的检出率较低。

LRP5 基因突变激活导致骨量升高的机制主要在于突变降低 dickkopf-1 蛋白（DKK-1）和骨硬化蛋白（sclerostin，SOST）对 Wnt 通路的抑制作用，增加成骨细胞的活性而引起高骨量。DKK-1 和 SOST 都是 Wnt 信号通路的天然拮抗剂。在基因水平上，SOST 与 LRP5 的直接结合位点在编码 LRP5 蛋白胞外域的第一个 β-螺旋区域，该基因位点的突变同时影响 DKK-1 与第三个 β-螺旋区域的结合。研究证明 LRP5 的第一 β-螺旋桨区的氨基酸变化，如 D111Y、G171R、A214T、A242T、T253I 和 M282V 削弱了其与 DKK-1 和 SOST 的亲和力，从而激活 Wnt 信号通路，促进骨形成，进一步增加骨密度。早在 1955 年的时候，人们发现一种编码硬化蛋白的 SOST 基因突变引起的常染色体隐性形式疾病，用发现者命名该病为 Van Buchem 病（范布赫姆病）。范布赫姆氏病最典型的特征是中轴骨中的下颌骨、颅骨、肋骨和锁骨以及长骨的骨内膜骨质增生，并在这些骨上形成许多骨膜下骨赘，导致骨表面粗糙。患者主要的外部表现是大头畸形和下颌骨增大，下颌骨可能非常宽。患者骨骼异常是对称且渐进的，血清碱性磷酸酶升高，常伴发脑神经麻痹、神经痛、感音神经性听力损失和视力问题等神经系统问题。范布赫姆氏病以常染色体隐性模式传播，患病率非常低。比较 LRP5 和 SOST 两种基因变异引起的骨硬化有着明显差异，例如 LRP5 变异会出现温和的骨质增生形式，其特征为腭圆突、血清碱性磷酸酶（ALP）水平正常，第一次发病前没有神经系统表现，而范布赫姆氏病引起的骨硬化特点是超过一半的病例碱性磷酸酶水平升高，神经系统并发症发生率更高（Zhao et al，2023）。对 LRP5 高骨量相关的文献回顾，发现患者腭圆突和下颌突，下颌骨双侧增宽和前突并伴有角度增加而导致咬合不正，面部变化通常始于青春期，通常在青春期结束时变得明显，并随着成长而停止。但如此高的骨密度不会影响造血功能，对骨骼的外形和尺寸的影响更小，且预后良好，患者一般寿命正常。这与 Van Buchem 病的骨硬化症明显不同，后者骨硬化症的特征是骨重塑缺陷引起的畸形，通常还伴有贫血等。人们利用小鼠模型观察 LRP5 激活变异引起颌骨表型异常，而且颅颌面骨骼中骨细胞密度明显高于四肢骨骼（Littman et al，2023b）。联系骨骼重塑在面部骨骼中

比其他部位更为突出的描述，这似乎为 LRP5 变异相关高骨量表型患者中观察到的颅颌面 BMD 变化和大体形态发生改变提供了一种合理的机制。

LRP5 基因突变导致受体蛋白不同结构域的变化，这可能与疾病表型有关。由 LRP5 激活突变引起的骨硬化在中国人群中少见报道。Zhao 等（Zhao et al，2023）检测到 LRP5 的两个错义突变的患者，包括了外显子 3 中 c.586T>G 突变，即第 196 位氨基酸由色氨酸变为甘氨酸，以及外显子 20 中有 c.4240C>A 突变，导致第 1414 位氨基酸由精氨酸变为丝氨酸。其中外显子 3 中 c.586T>G 突变引起更严重的表型，患者出现了头痛、面瘫和颅骨增厚，且腰椎和股骨颈的骨密度增加，但碱性磷酸酶水平正常。这些结果反映出疾病基因型和表型之间存在相关性，拓展了 LRP5 变异激活在骨代谢调节中的作用的认识。Guo 和 Cooper 的研究表明 LRP5 胞质结构域中的 SNP c.4574T>G（p.V 1525A）增强 LRP5 与 Axin 蛋白的结合，从而促进成骨细胞的分化。罕见神经系统受累的症状一直被认为是鉴别 LRP5 激活变异引起骨内骨质增生的因素之一，De matta 等工作中发现 LRP5 外显子 4 中的 A242T 突变，该突变被预测为通过破坏 LRP5 蛋白结构的核心包装和影响第一个 β-螺旋结构域，而破坏 SOST 结合位点的稳定性。该作者等人收集了 2002 年之前有常染色体显性遗传证据的高骨量病例报告和 2002 年以来通过遗传分析证实的 LRP5 高骨量病例报告，发现 19.4% 的患者有神经系统表现，为该病的诊断增补了依据（De Mattia et al，2023）。值得注意的是，Zhao 等（2023）报道了位于外显子 20 的错义突变（R1414S）影响了 LRP5 的第一个 β-螺旋结构域以外的结构域，而外显子 20 负责编码 LRP5 共受体蛋白的胞质结构域，进而影响了 β-连环蛋白的下游释放，导致高骨量。据报道，位于外显子 2 中的 Q89R、R266C 和 R154MN198S、N198Y，外显子 3 中的 A214T 和 W196G 以及外显子 4 中的 M282V 和 A242T3 的这些致病性错义突变有与 G171V 突变类似的机制。因为 LRP5 基因的外显子 2、3 和 4 所编码第一个 β-螺旋结构域也是 SOST 的结合位点，并影响 DKK1 的结合，这几个致病性错义突变降低了与 SOST 和 DKK1 的结合亲和力，而引起了骨代谢的异常变化。由此可以看出 LRP5 基因激活变异主要集中在第一个 β-螺旋结构域的改变，而造成经典 WNT 信号的激活增加。相对于导致低骨量疾病的 LRP5 变异体的表型差异，LRP5 功能激活的变异体的临床表现差异极大，往往是从无临床症状到严重头痛和继于颅骨骨量增加的颅神经疾病（Craig et al，2023；Huybrechts et al，2020）。事实上，在一些具有常染色体显性高骨量表型的患者中检测到 LRP6 基因的致病突变，称为 LRP6 高骨量。这些局限性突变的鉴定有助于 LRP5 高骨量与其他疾病的鉴别诊断，如骨硬化症、进行性骨干发育不良（Camurati-Engelmann 病）、骨佩吉特病和致密性骨病。

总之，由于可用的诊断和治疗方法有限，LRP5 变异对骨骼产生影响的确切机制仍有争议，但对 WNT 信号通路功能的研究，已经为受骨量变化影响的患者带来了有益的治疗工具。因此，更多了解 LRP5 在调节 WNT/β-连环蛋白信号转导和骨稳态中的相关作用可能会带来更多突破。调查受这些蛋白质功能异常影响的患者，采用体内动物实验和体外细胞学研究验证 LRP5 遗传变异的分子机制。利用这些研究数据将为受 LRP5 变异引起的罕见遗传疾病影响的人，以及许多其他骨质疏松症或骨硬化的患者，开发出 LRP5 遗传变异早期诊断的生物标志物。同时，其阐释的 LRP5 基因与骨质疏松症或骨硬化症的病理及分子机制，可用于拓展开发治疗骨代谢异常的药物。

（徐辉）

第三节 甲基四氢叶酸还原酶基因

一、概述

亚甲基四氢叶酸还原酶（methylenetetrahydrofolate reductase，MTHFR）基因是影响骨质疏松及骨质疏松性骨折发病的重要候选基因之一，MTHFR 是叶酸代谢通路上参与 DNA 正常合成和甲基化的一种黄素依赖蛋白。MTHFR 是调节叶酸-甲硫氨酸代谢中的关键酶，主要作用是通过提供一碳单位参与同型半胱氨酸重新甲基化而生成甲硫氨酸，间接为 DNA 和蛋白质的甲基化提供甲基供体，使血液中的同型半胱氨酸在较低水平。MTHFR 催化 5,10-亚甲基四氢叶酸不可逆转化为 5-甲基四氢叶酸，而 MTHFR 酶活性下降会导致同型半胱氨酸（homocysteine，Hcy）蓄积。人们发现 MTHFR 基因发生突变就可改变酶活性，造成血中 Hcy 的代谢受阻而产生高同型半胱氨酸血症。机体内血清高 Hcy 促进骨质疏松的发生和发展。Hcy 现在正成为骨质疏松症发展的另一个重要风险因素，因为高同型半胱氨酸血症也是与年龄相关的慢性炎症性疾病，这与骨质疏松症这类具有慢性低度炎症的疾病背景相似。一些人群调查研究报道了 MTHFR 突变的后果往往会造成该人群的骨质疏松、心血管疾病、深静脉血栓和肺栓塞、妊娠并发症等高发情况。

二、亚甲基四氢叶酸还原酶的作用与基因多态性

MTHFR 基因普遍存在于人、动物及其他原核、真核生物体内，哺乳类动物以肝脏分布最多，是另一重要的影响骨质疏松乃至骨折发病的候选基因。人类 MTHFR 基因定位于染色体 1p36.3，全长 1980bp。它作为叶酸代谢中的关键酶之一，能将 5,10-亚甲基四氢叶酸还原为 5-亚甲基四氢叶酸，5-亚甲基四氢叶酸是叶酸的主要循环形式，为 Hcy 转变为甲硫氨酸参加代谢提供甲基，此环节受阻可导致同型半胱氨酸在体内蓄积。除了 MTHFR 之外，胱硫醚 β-合成酶（cystathionine-β-synthase，CBS）也是 Hcy 代谢的关键酶，主要参与了同型半胱氨酸的代谢，MTHFR 和 CBS 的酶活性改变都能够影响 Hcy 水平。人们发现 MTHFR 基因发生突变可改变酶活性，造成血中 Hcy 的代谢受阻而产生高同型半胱氨酸血症。目前 MTHFR 基因的三个多态性包括 C677T（rs1801133）、A1298C（rs1801131）和 A1793G（rs2274976）的基因变异位点与血清 Hcy 水平增加相关（Liu et al，2018b）。目前研究热点为 C677T 及 A1298C 位点，其多态性均与亚甲基四氢叶酸还原酶的活性密切相关。位于 MTHFR 第四外显子 677 核酸位点的 C/T 多态点中碱基 C 被 T 置换后（C677T），MTHFR 基因表达的蛋白质第 222 个氨基酸由丙氨酸转变为缬氨酸，C677T 处于 MTHFR 基因催化关键区，该位点突变导致 MTHFR 活性及稳定性下降，从而影响血浆 Hcy 代谢。另一个较常见的突变位点是 MTHFR A1298C 突变位点，该基因的 1298 位 A 碱基被 C 碱基替代，从而使基因编码的谷氨酸被丙氨酸替代，该突变使 MTHFR 酶内部结构发生改变，从而使 MTHFR 酶活性下降（Fu et al，2014）。在美国，大约 20%～40% 的白人和西班牙裔个体为 MTHFR C677T 杂合子。在北美、欧洲和澳大利亚，大约 8%～20% 的人口有 2 个 MTHFR 的 C677T 突变。在 MTHFR C677T 同源的人中，只有 30% 的人有正常酶功能。另一种称 MTHFR A1298C 的突变在北美、欧洲和澳大利亚人口中占比 7%～12%，在西班牙人占 4%～5%。研究证明了 MTHFR A1298C 纯合子导致 60% 的正常酶功能，还有人可能具有双杂合子，也就是有 1 个异常的 MTHFR 的 C677T 基因加上 1 个异常的 MTHFR 的 A1298C 基因，

也会抑制该酶功能。一些国家通过添加叶酸来弥补 MTHFR 酶活性的下降，避免高 Hcy 血症引起血栓形成和心血管疾病（Moll and Varga，2015）。迄今，一些研究发现 MTHFR 突变引起骨质疏松、心血管疾病、深静脉血栓和肺栓塞、妊娠并发症等高发情况，显示 MTHFR 突变与这些额外的疾病有关，而另一些研究则显示没有关联。因此这些研究结果应结合被研究人群的种族和地理位置等，排除可能受到的其他遗传或环境因素的影响。

MTHFR 是同型半胱氨酸代谢再甲基化途径中的关键酶，同型半胱氨酸是含硫醇的氨基酸，形成于甲硫氨酸代谢中。MTHFR 基因的遗传性突变会导致酶的活性下降，引起高半胱氨酸水平升高。轻度至中度同型半胱氨酸升高很常见，极高的同型半胱氨酸水平并不常见。具体来说，甲硫氨酸和三磷酸腺苷在腺苷转移酶催化下反应合成 *S*-腺苷甲硫氨酸，接下来 *S*-腺苷甲硫氨酸在甲基转移酶作用下去甲基化生成 *S*-腺苷同型半胱氨酸，水解酶将 *S*-腺苷同型半胱氨酸水解为腺苷和 Hcy。最终，Hcy 通过甲基化途径或转硫化途径进行分解代谢，并主要通过肾脏排泄以保持其在体内浓度的相对稳定。高同型半胱氨酸血症和 MTHFR C677T 多态性的患病率流行病学研究结果表明了 MTHFR C677T 的多态性（纯合子和杂合子）导致酶活性降低，从而诱导高同型半胱氨酸血症，通过关注于 MTHFR 多态性的研究以了解同型半胱氨酸代谢的个体差异，可为进一步研究其与相关疾病的关系提供基础。

三、MTHFR 与高同型半胱氨酸血症

同型半胱氨酸作为一种含硫氨基酸，是机体内甲硫氨酸的体内代谢正常产物，也是能量代谢和许多需甲基化反应的重要中间产物。同型半胱氨酸是人体新陈代谢必不可少的，但其高于正常水平也会对人体造成伤害。人体血液中的同型半胱氨酸水平在 10 μmol/L 以上称为高同型半胱氨酸血症（hyper-homecysternemia，H-Hcy）。当 MTHFR 的代谢功能降低时引致同型半胱氨酸在体内蓄积。相应地，体内 Hcy 代谢主要通过再甲基化途径、转硫途径以及直接释放到细胞外液。其中叶酸和维生素 B_{12} 参与再甲基化途径。在甲硫氨酸合成酶的作用下，以维生素 B_{12} 为辅助因子，5-甲基四氢叶酸为甲基供体进行再甲基化合成甲硫氨酸。另一方面，维生素 B_6 参与转硫途径，Hcy 在胱硫醚-β-合成酶作用下，以维生素 B_6 为辅酶，与丝氨酸缩合为胱硫醚，最终裂解为 α-酮丁酸和半胱氨酸，大多数半胱氨酸被氧化通过肾排出体外。维生素 B_6 是此过程中必需的辅酶因子，此途径除了合成半胱氨酸以外，还能有效降解甲基转移中不需要的过剩的 Hcy，因此维生素 B_6 的缺乏会引起高同型半胱氨酸血症（王杨等，2011）。机体内除了影响 Hcy 代谢的遗传因素，如 MTHFR、甲硫氨酸合成酶（methionine synthase，MTR）、甲硫氨酸合成酶还原酶（methionine synthase reductase，MTRR）和 CBS 等基因突变可导致体内合成和转化甲硫氨酸的关键酶活性降低，从而使血浆中的 Hcy 水平升高。吸烟、饮酒、缺乏锻炼、不合理膳食结构（如缺乏叶酸、维生素 B_6、维生素 B_{12}）也使血浆 Hcy 水平升高。此外，甲状腺功能减退症、急性淋巴细胞性白血病、胃肠道疾病等慢性消耗性疾病等也可影响 Hcy 代谢。基于 Hcy 体内代谢步骤可以看出，影响 Hcy 体内代谢最主要的因素是遗传性 CBS，MTHFR 基因的突变，叶酸、维生素缺乏。

四、MTHFR 基因多态性与骨质疏松

如前文所提，高同型半胱氨酸血症的最常见遗传缺陷是 MTHFR 基因 C677T 多态性。如果编码 MTHFR 酶的基因发生突变影响回收同型半胱氨的效率，就会导致高半胱氨酸水平升高（Liu et al，2021）。已发现血浆同型半胱氨酸升高与骨质疏松症风险增加有关，尤其是髋部和椎

骨骨折，衰老和更年期雌激素缺乏都伴随着血液中 Hcy 水平的升高，两者也是骨质疏松的易感因素（De Martinis et al，2020）。Hcy 在骨质疏松症中可能发挥作用的进一步证据来自高胱氨酸尿症特征，一种在甲硫氨酸的异化过程中缺乏胱硫醚合成酶而产生的遗传病，患者中无论是儿童还是成人，血清 Hcy 水平非常高，伴随着骨密度降低。基于这些原因，高同型半胱氨酸血症可能是骨密度降低、骨退化和骨质疏松性骨折的原因（Kim et al，2016c）。目前，关于同型半胱氨酸和骨质疏松症之间联系的科学研究还需要进一步探究和验证。

遗传性和获得性高同型半胱氨酸血症均可引起机体的重要病理改变，其中 MTHFR 基因 C677T 多态性的纯合子在欧洲的频率可达 20%，而杂合子的频率为 30% ～ 40%，导致轻度至中度高同型半胱氨酸血症的相应酶活性降低。研究表明血清同型半胱氨酸与用于骨质量评估的超声参数呈负相关。随访 502 名绝经后非卧床日本妇女 2 ～ 8 年左右考察 MTHFR 多态性（如 C677T）对日本绝经后妇女骨折易感性的影响，看到发生过骨折的患者血浆同型半胱氨酸水平、年龄和椎体骨折发生率都高于未发生骨折的人群。在骨质疏松组和非骨质疏松组中发现，TT 基因型 MTHFR 在偶发骨折患者中的患病率明显比其他基因型高；与非 TT 基因型受试者相比，TT 基因型受试者骨折发生率更高，血浆同型半胱氨酸水平更高（Liu et al，2018b）。研究发现 MTHFR 基因多态性增加的 Hcy 可抑制骨钙化过程中胶原交联，个人具有 MTHFR 的 677TT、1298CC 和 1793GG 基因型，血清 HCY 浓度显著更高，含有 677C-1298C-1793G 基因型与血清 Hcy 水平相关性更强；相比之下，677C-1298A-1793A 与血清内 HCY 低水平相关。Shin 等人也没有观察到男性或女性的 MTHFR 677CT 基因型对股骨颈和腰椎骨密度的影响（Ratajczak-Pawłowska et al，2024）。值得关注的是，MTHFR 基因型 1298 A>C 多态性可解释其对骨密度影响的易感性（Yang et al，2021）。此外，骨密度正常的骨折患者均表现出血清同型半胱氨酸水平升高，这表明高同型半胱氨酸血症不仅影响骨密度，还通过影响骨基质蛋白成分的机制导致骨脆性和骨折风险增加（Fratoni and Brandi，2015）。其他研究还证明了同型半胱氨酸对胶原蛋白翻译后修饰的直接影响，这样就能部分解释骨密度正常而发生骨折的原因。

同型半胱氨酸与骨质疏松症的发病和进展之间的关系在临床研究中有着不同的阐述。其中一些研究报告了较高的血清 Hcy 水平与老年人脆性骨折和 / 或骨密度降低的风险增加有关（Zhang，2014；Behera et al，2017），而其他研究报告了绝经后妇女腰椎或股骨骨密度与血清 Hcy 水平之间没有显著关系，也没有发现 Hcy 对骨代谢有任何显著影响（Ahn et al，2020）。实际上，机体内 Hcy 水平参与绝经后骨质疏松症发展的机制可能是多因素的，涉及各种因素的相互作用，如炎症、骨吸收增加以及维生素 B_{12} 和叶酸缺乏，这也加大了两者之间关联性研究的复杂性，一般认为研究结果矛盾的成因主要来自研究人群的异质性，其次是关于骨代谢的指标检测不全面，很多研究没有骨转换标志物和 B 族维生素的水平，更少涉及 MTHFR 突变研究。在同型半胱氨酸对骨重塑影响的研究中，体外研究表明同型半胱氨酸直接促进破骨细胞分化和存活，抑制成骨细胞活性，并通过干扰胶原交联影响骨基质。结合早前研究的报道，同型半胱氨酸可通过降低骨组织中的血流量和增加金属蛋白酶对骨骼产生有害影响。总之，机体内血清高 Hcy 不仅直接促进骨吸收和抑制新骨形成而诱发骨骼脱矿，还能够激发炎症反应，而促进骨质疏松的发生和发展。不仅如此，B 族维生素和叶酸参与了同型半胱氨酸代谢和骨转换（Bailey and van Wijngaarden，2015）。这些营养剂不仅直接作用于骨骼，保护骨细胞功能和刺激成骨细胞，还能够调节同型半胱氨酸的代谢，从而发挥提高骨量和骨强度的效应。

世界各国人群中 MTHFR C677T 的分布差异很大，C677T 多态性显示出广泛的地区和种族差异。MTHFR C677T 突变在 BMSC 的成脂分化潜能方面表现出最重要的差异，也就是 MTHFR 突变影响 BMSC 的成脂分化能力和克隆能力。在组织水平上，具有 MTHFR C677T 多态性的骨关节炎患者的 T 等位基因频率增加，这与之前报道骨关节炎患者中纯合 TT 基因型患者的发病率是其他患者的 6 倍的结果相符。这种不同基因型的分布原因不仅来自环境影响（特别是叶酸和维生素 B_{12} 丰富 / 缺乏的饮食），而且也是由于居住在世界上的不同种族群体的多样性（Vural et al，2022）。人们调查发现了骨密度降低的妇女血清叶酸水平显著低于骨密度正常的妇女。与骨密度处于正常范围的妇女相比，骨密度降低的女性组的骨吸收标志物明显增加，而骨钙素和骨碱性磷酸酶却是显著下降的。骨密度降低的女性中 MTHFR 突变的患病率显著高于骨密度正常的女性，低骨密度的绝经后妇女的血清同型半胱氨酸水平高于骨密度正常的绝经后妇女，而且 Hcy 水平较高的女性，T 评分值较低，炎症和骨吸收标志物增加，而新骨形成标志物减少。决定骨质量的因素有很多，如炎症、维生素缺乏、生活方式、遗传和环境因素，这些因素对每个患者的影响不同，相互之间的影响也不同。进一步探究到骨密度降低的女性中 MTHFR 基因突变的患病率增加，血清叶酸和维生素 B_{12} 水平降低，揭示了同型半胱氨酸在绝经后骨质疏松症发展中的作用（De Martinis et al，2020）。通过高同型半胱氨酸血症和 MTHFR C677T 多态性的患病率与其他人群的进行比较，证明了 C677T 多态性（纯合子和杂合子）导致酶活性降低，尤其是当血浆维生素 B_{12} 和叶酸水平较低时，会进一步加重诱导高 Hcy 血症。

MTHFR C677T 突变提高血清同型半胱氨酸水平，从而影响绝经后妇女骨密度的研究多数情况下很难系统分析。究其原因，一方面是专注于同型半胱氨酸升高，研究人员对人群的饮食习惯进行了研究，而对人群炎症和骨密度降低之间的联系甚少研究。另一方面，从营养学的角度只研究了维生素 D、维生素 B_{12} 和叶酸的血清水平，探究 MTHFR C677T 突变影响血清同型半胱氨酸水平和骨密度的关联，而对骨转换指标及骨微结构变化没有进行评估。因此，评估生活习惯尤其是饮食对绝经后妇女同型半胱氨酸和 T 评分水平的影响的基础上，系统分析 MTHFR C677T 突变、骨转换指标及炎症等来证明 MTHFR C677T 突变引起同型半胱氨酸和绝经后骨质疏松症之间的相关性。这样不仅可以明确同型半胱氨酸代谢失衡可能导致骨重塑紊乱，有利于骨质疏松症的发病，还能证明对同型半胱氨酸过量产生的调节可能是预防和控制骨质疏松症的额外治疗方法。

五、MTHFR 基因多态性与其他疾病

流行病学和临床实验研究证明了血浆内高水平的同型半胱氨酸浓度是心血管疾病、神经退化、糖尿病并发症的危险因素（Vural et al，2022）。人们报道了 Hcy 升高会促进血栓形成、氧化应激、炎性反应及血管内皮损伤等病理生理机制从而引起心血管疾病。此外，在不同环境和不同种族人群中高同型半胱氨酸血症是动脉粥样硬化、急性心肌梗死、脑卒中、冠状动脉病变以及外周血管病变等发病的独立危险因素。反过来，降低血液内同型半胱氨酸也可以预防对血管内皮造成损伤从而减少心脑血管疾病的发生。MTHFR 基因 A1298C 多态性中 1298CC 突变基因型携带者的血浆 Hcy 水平高于 1298AA 野生基因型携带者。早期研究表明携带 MTHFR TT 基因型的个体具有高同型半胱氨酸血症的遗传易感性，MTHFR 基因 A1298C 和 C677T 联合突变体携带者的 Hcy 水平明显高于野生型携带者（Saito and Marumo，2018）。这些 MTHFR 的突变基因型对 Hcy 代谢的影响，增加了心脑血管疾病的发病风险。

MTHFR C677T 多态性的等位基因频率和多囊卵巢综合征（polycystic ovary syndrome，PCOS）

的患病率在不同种族中存在差异（Fu et al，2014）。MTHFR 基因显性遗传模型（TT+CT 对 CC）和杂合子比较（CT 对 CC），MTHFR 677T 等位基因增加了 PCOS 的患病风险，表明 MTHFR C677T 多态性与 PCOS 易感性有关。从人群调查研究发现 MTHFR 677T 等位基因会增加欧洲人患 PCOS 的风险，对亚洲女性没有影响。对中国成年人患有溃疡性结肠炎（ulcerative colitis，UC）的患者的分析结果表明杂合子 AC 和纯合子 CC 基因型的 MTHFR 1298 在溃疡性结肠炎患者中出现的频率较高（Ratajczak-Pawłowska et al，2024）。Varzari 等人（Varzari et al，2016）报道 MTHFR 677 或 MTHFR 1298 变异与 UC 风险之间没有强关联，这些变异可能会影响 UC 的严重程度。2015 年，在摩洛哥队列研究中发现 MTHFR 的 677CT 多态性也没有调节 IBD 的风险。然而，Pan 等报道，炎症性肠病（inflammatory bowel disease，IBD）和 UC 患者的血清叶酸水平低于健康成人（尽管不是 CD 组）（Pan et al，2017）。在日本中风患者中也发现随着 Hcy 的增加髋部骨折的风险增加。此外，高同型半胱氨酸浓度与较低的股四头肌力量相关，但与肌肉质量无关。基因和环境之间的相互影响可能会导致基因型与疾病的不同关联，因此在考察基因多态性时也要关注基因-环境和基因-基因相互作用。鉴于 MTHFR 多态性在骨质疏松及其他疾病发生发展中占有重要地位，识别该基因的多态性对这些疾病形成影响的机制，有助于更好地了解骨质疏松症和相关疾病的病因学，并做到早期识别和预防。

（徐辉　于秀华）

第四节　雌激素受体基因

一、概述

雌激素（estrogen，ES），一种类固醇激素，主要由哺乳动物的卵巢合成和分泌，具有广泛的生理功能（Chou and Chen，2018；Barton et al，2020；Xu et al，2022；Meng et al，2021）。雌激素通过与其同源受体——雌激素受体（estrogen receptors，ER）结合调节其靶基因的表达而发挥作用。ER 包括核 ER（ERα 和 ERβ）和膜 ER（G 蛋白偶联 ER（GPER））。ERα 和 ERβ 属于 NR3 类核受体超家族（Kobayashi et al，2020），分别由 ESR1 和 ESR2 基因编码。ERα 和 ERβ 在结构上具有高度的同源性，在组织分布和丰度上存在差异（Tang et al，2019）。ERα 全长 595 个氨基酸，67kDa；而 ERβ 全长 530 个氨基酸，59kDa。两者之间的主要区别在于 ERβ 的氨基末端结构域较短（Fuentes and Silveyra，2019）。雌激素受体 ERα 和 ERβ 的结构由多个功能域组成，包括 A/B、C、D 和 E/F 结构域。A/B 结构域是氨基末端结构域（amino-terminal domain，NTD），它参与靶基因的转录激活，并与受体特异性相关。C 结构域，被称为 DNA 结合结构域（DNA binding domain，DBD），高度保守，它有助于雌激素受体二聚化和与染色质中的特定序列结合。这些经典序列统称为雌激素反应元件（estrogen response elements，ERE）（Kanda，2014）。D 结构域是连接 C 和 E 结构域的铰链区域，包含与热激蛋白结合并稳定 C 结构域的具有 DNA 结合功能的核定位信号。位于羧基末端 E/F 区域，也称为配体结合结构域，包含雌激素结合区，以及共激活因子和辅阻遏因子的结合位点。最后，雌激素受体转录活性的两个额外调节因子称为激活功能（activation function，AF）结构域 AF1 和 AF2，分别位于 NTD 和 DBD 内。作为一种类固醇激素，ES 能够穿过细胞质膜，与细胞内的 ERα 和 ERβ 相互作用，并通过与 DNA 序列结合来直接发挥作用。此外，雌激素也可以通过与 G 蛋白偶联雌激素受体（G protein-coupled estrogen receptor，GPER1）和 / 或 ERα 和 ERβ 相互作用来激活细胞内信号级联（Casarini and Simoni，2023）。

目前，已鉴定出由选择性基因剪接产生的几种 ERα 亚型，包括 ERα-46 和 ERα-36。ERα-46 缺少 1 ～ 173 个氨基酸，包括 AF1，并且是成骨细胞中 ERα 活性的显性阴性抑制剂。ERα-36 缺少 AF1 和 AF2，其独特的 22 个氨基酸序列取代了最后 138 个氨基酸。此外，还发现了几种 ERβ 剪接亚型（Warner et al，2021）。全长和截短的 ERβ 的 LBD 不同。特别是，ERβ1（通常称为 ERβ）是一种包含 530 个氨基酸的全长构建体。ERβ2 显示独特的 LBD 序列。这些差异导致 LBD 截断和 AF2 功能消融。因此，ERβ1 是唯一具有配体结合能力的亚型，而截短的 ERβ 无法与雌激素或其他研究的配体结合。

二、雌激素受体基因与骨代谢疾病

骨骼是身体结构的主要支撑，并为生理活动提供平台，如运动支持和内脏保护。骨稳态是通过骨形成和骨吸收之间的平衡来维持的，这与成骨细胞和破骨细胞的功能密切相关。这种平衡的破坏通常会导致骨骼疾病，包括骨质疏松症、骨关节炎和骨硬化（Ensrud and Crandall，2024）。此外，异常的骨骼活动也与侵袭性癌症晚期常见的骨转移相关联。雌激素通过与雌激素受体结合，并通过多种分子和信号通路的干扰，调控骨细胞命运和骨肿瘤细胞的进展。ES 对于维持人体的骨矿物质密度至关重要，成骨细胞和破骨细胞分别参与骨基质的合成及其降解。

ERα 和 ERβ 在成骨细胞、骨细胞和破骨细胞中高表达。它们也在免疫细胞中表达，免疫细胞对骨代谢调节至关重要（Kovats，2015）。ERα 在皮质骨中的水平高于小梁骨，而 ERβ 则相反，这表明 ERα 和 ERβ 在这些组织中可能具有相反的功能。小鼠模型研究表明，ERα 敲除可降低皮质骨矿物质密度并增加小梁骨密度。ERβ 敲除小鼠的小梁骨密度高于 ERα 敲除小鼠，这表明 ERβ 在小梁骨形成中起着至关重要的作用。

1. 骨质疏松症

骨质疏松症是一种与年龄相关的骨骼疾病，其基本特征是骨量减少，易导致脆性骨折。骨质疏松症在绝经后女性群体中常见，大约一半的女性在绝经后至少经历过一次骨质疏松性骨折（Reid，2020）。多种风险因素均会导致绝经后女性发生骨质疏松症，雌激素缺乏是主要原因。流行病学调查显示，ERA 内的单核苷酸多态性（single nucleotide polymorphism，SNP）与绝经前妇女骨密度（BMD）增加密切相关。骨骼是高度动态化组织，在正常生理条件下，成骨细胞产生新骨，而破骨细胞去除旧骨，维持其稳态和新陈代谢。这个过程被称为骨重塑，通过基本的多细胞单元（basic multicellular unit，BMU）进行（Bolamperti，2022）。雌激素通过抑制骨髓中成骨细胞和破骨细胞祖细胞的减少，促进成骨细胞和骨细胞的抗凋亡，以及促破骨细胞的凋亡来降低骨重塑的激活率，并维持骨填充和骨吸收之间的平衡。ERα 和 ERβ 在成骨细胞和成骨细胞祖细胞中均有表达。成骨细胞和破骨细胞是 ES 的主要靶细胞，ES 通过与成骨细胞和破骨细胞中的 ER 结合，发挥不同的作用，维持成骨和破骨活动平衡。

在成骨细胞方面，雌激素通过调节 c-Jun N 末端激酶或通过 ERs 的核外作用激活非受体酪氨酸激酶（Src）/Shc/ 细胞外信号调节激酶（extracellular signal-regulated kinase，ERK）信号通路来抑制成骨细胞凋亡，进而调节骨形成（Du et al，2018）。Schiavi 等（2021）的研究证实，雌激素缺乏改变了 MC3T3-E1 成骨细胞分化和基质合成，这种改变可能导致绝经后骨质疏松症和骨脆性增加。Yin 等（2015）的研究也揭示了，雌激素通过影响 ERβ 信号转导增强了 MC3T3-E1 细胞中 Wnt/β-catenin 信号转导进而促进成骨细胞分化。此外，有研究表明，小鼠骨髓间充质干细胞（BMSC）系具备成骨分化和成脂肪分化的潜力。在雌激素作用下，BMSC 能够通过 BMP-2 的诱导从而增加 ERα 和 ERβ 的表达，从而向成骨细胞谱系分化。因此，ES 对成骨分化具有积极影响，而 ER 在这一影响中发挥重要作用。

在破骨细胞方面，ES 缺失会增加破骨细胞的活性，与绝经后骨质疏松症的发生和发展密切相关。破骨细胞起源于巨噬细胞系统，是一种特殊的终末分化细胞，它可由其单核前体细胞通过多种方式融合形成巨大的多核细胞，主要参与骨吸收。破骨细胞前体在巨噬细胞集落刺激因子（macrophage colony stimulating factor 1，M-CSF）和核因子 κB 受体活化因子配体（RANKL）的刺激下向破骨细胞分化。RANKL 与其受体 RANK 结合后，通过激活多种信号传导通路，包括核因子 κB（nuclear factor kappa B，NF-κB）和丝裂原活化蛋白激酶（mitogen-activated protein kinase，MAPK）、c-JunN 末端激酶（c-Jun N-terminal kinase JNK）和 ERK 等调节破骨细胞生成。Park 等（Park et al，2021）的研究证实，雌激素通过与 ERα 结合抑制 RANKL 诱导的细胞骨架重组，以产生 ERα/SHP2/c-Src 复合物并减少骨吸收。Guo 等（Guo et al，2018）的研究表明，雌激素与 ERα 结合后，通过 microRNA-27a 抑制破骨细胞中过氧化物酶体增殖物激活受体 γ（peroxisome proliferator-activated receptor gamma，PPARγ）的表达，进而抑制破骨分化。学者使用 ERα 特异性敲除的小鼠模型证实，ERα 是 ES 调控破骨细胞凋亡并维持松质骨密度的关键结合位点。ERα 在调节破骨细胞凋亡和维持松质骨密度方面起着关键作用。此外，ERα 对破骨细胞分化影响不大，但通过调节 OPN 和整合素 β3 链的表达以及细胞骨架的改变来促进破骨细胞的黏附和迁移。采用 ERα-KO 小鼠的研究证实了 ERα 在破骨细胞中的作用，ESRRA$^{-/-}$小鼠模型出现了破骨细胞的数量和活性降低，而骨形成增加的表型。进一步的研究表明 ERα 在胆固醇代谢和骨稳态中也扮演着重要角色。胆固醇是 ERα 激活及转录的内源配体，这种作用诱导巨噬细胞的产生，并促进破骨细胞分化（Wei et al，2016）。因此，胆固醇合成抑制剂如他汀类药物和双膦酸盐也受到 ERα 的调节。除了与雌激素结合外，ERα 的转录活性还受到翻译后修饰的调节，如乙酰化和磷酸化等。这些研究结果揭示了雌激素和其受体在调节破骨细胞活性和骨质疏松发展中的重要作用。

骨细胞是骨代谢中重要的细胞，占骨细胞的 90%。这些细胞被包裹在坚硬的矿化基质中。骨细胞充当机械传感器。机械刺激后，骨细胞将机械信号转化为化学反应，从而产生一系列信号分子，包括 BMP、一氧化氮和前列腺素 E2，它们促进成骨细胞和破骨细胞活性（Klein-Nulend et al，2015）。骨细胞用来防御破骨细胞骨吸收的机制之一是细胞凋亡，它决定了破骨细胞的寿命和数量，ES 则通过调节破骨细胞存活来防止骨质流失，也证实了雌激素能够增加松质骨破骨细胞中 Fas 配体（Fas ligand，FasL）的表达，诱导自身细胞凋亡（Moon et al，2019）。Hayashi 等（Hayashi et al，2019）的研究也表明，雌激素增加骨细胞中信号素 3A 的表达，该信号素 3A 与其在骨细胞上的受体结合可以增加细胞活力并维持骨稳态。

雌激素替代疗法是目前临床上治疗绝经后骨质疏松的主要疗法之一。选择性雌激素受体调节剂（selective estrogen receptor modulator，SERM）是一类非甾体化合物，与雌激素不同，它们以组织特异性方式选择性地充当雌激素受体的拮抗剂或激动剂，可减少骨转换、改善骨密度和预防椎体骨折（Patel and Bihani，2018）。与雌激素相比，SERM 的副作用较少，不同的 SERM 具有不同的组织亲和性（Huang，2021b）。其中，雷洛昔芬是一种被批准用于预防和治疗骨质疏松性椎体骨折的药物，也可预防骨质疏松症女性和乳腺癌高危人群的乳腺癌（Pinkerton，2021）。雷洛昔芬对骨骼产生部分内质网介导的激动剂作用，可预防骨质流失和椎体骨折减少，但不对髋部或腕部骨折起作用。在几项大型临床试验中，雷洛昔芬已被证明可以增加骨质疏松症高危绝经后妇女的骨密度并预防骨折，同时降低血清胆固醇水平（总胆固醇和低密度脂蛋白），并且不刺激乳房和子宫生长。然而，雷洛昔芬治疗骨质疏松症可能会出现一些不良反应，如潮热、腿抽筋、外周水肿、关节痛和出汗等。罕见但潜在的严重不良事件包括深静脉血栓形成、肺栓塞和缺血性卒中，这些副作用与雌激素相似。因此，长期激素替代疗法的安全性和风险，例如生殖组织恶性肿瘤和血栓栓塞的风险增加，存在一定争议。在选择雌激素替代疗法时，需要权衡患者的病情和个体风险，以确定最合适的治疗方案（Lobo，2017）。

2. 骨肉瘤

骨肉瘤是骨组织中最常见的原发性恶性肿瘤，通常发生于青少年和老年人群体中，其主要特征是肿瘤细胞增殖，直接形成骨或骨样组织（Moore and Luu，2014）。男性骨肉瘤的发病率高于女性，常见于股骨远端、胫骨近端和肱骨近端。骨肉瘤的典型临床表现是骨痛、肿胀和功能障碍。由于其发病隐蔽，往往难以及早发现。骨肉瘤容易发生远处血源性转移，尤其容易发生肺转移。在诊断时，几乎所有患者都被认为有亚临床小转移性疾病，这些患者中只有15%～20%被成功检测到转移（Sheng et al，2021）。目前骨肉瘤的治疗主要是新辅助化疗和手术，由于新辅助化疗和放疗的引入，5年总生存率已提高到约70%～80%（Isakoff et al，2015）。然而，骨肉瘤患者预后较差，转移是最重要的预后因素，其次是化疗反应、肿瘤特征、复发等（Anderson，2016）。

骨肉瘤细胞起源于正常的成骨细胞或成骨细胞前体（Quist et al，2015）。与未分化的骨祖细胞相比，骨肉瘤细胞更类似于成骨细胞，但其增殖能力更强且无法分化。此外，在骨肉瘤细胞中，在成骨细胞中高表达的成骨标志物如碱性磷酸酶（alkaline phosphatase，ALP）、骨唾液酸蛋白（bone sialoprotein，BSP）和骨钙素（osteocalcin，OCN）等均不高表达。ERα和ERβ在成骨细胞和骨肉瘤细胞中均有表达，ERα和ERβ在骨肉瘤细胞系U2-OS中以1∶4的比例稳定表达。然而，在具有高转移能力的骨肉瘤细胞系143B中，仅检测到ERβ表达（Gorska et al，2016）。Solakidi等报道，在人U2OS骨肉瘤细胞中，ERα主要位于细胞核中，ERβ特异性富集在线粒体上。

近年来，雌激素及其核受体作为治疗骨肉瘤的潜在靶点备受关注。ERβ已被证明在多种肿瘤类型中扮演肿瘤抑制因子的角色。例如，在前列腺癌细胞中，ERβ促进细胞凋亡或抑制细胞生长，增强化疗药物的抗肿瘤活性。在卵巢癌细胞中，ERβ抑制细胞生长并增强化疗药物（包括顺铂和紫杉醇）的抗肿瘤活性（Schüler-Toprak et al，2017；Pinton，2018）。对于霍奇金淋巴瘤细胞，研究表明ERβ的激活可以通过诱导自噬来抑制霍奇金淋巴瘤的进展（Pierdominici et al，2017）。对于骨肉瘤细胞系，研究显示ERβ的表达量较低，暗示其可能是骨肉瘤细胞的负向调控因子。一些研究还指出，沉默ERβ基因可以促进骨肉瘤细胞的侵袭和迁移，可能通过激活Wnt信号通路实现。这些研究为雌激素及其核受体在骨肉瘤治疗中的作用提供了新的认识，为开发针对性治疗策略提供了潜在的方向（Zhang et al，2019）。

3. 其他骨代谢疾病

骨关节炎（osteoarthritis，OA）是老年人口中最常见的关节疾病，大约三分之一的65岁以上老年人患有骨关节炎，女性的发病率明显高于男性（Glyn-Jones et al，2015）。根据流行病学调查数据，随着人口老龄化和平均预期寿命的增加，OA 的发病率和患病率正在飙升（Johnson and Hunter，2014）。既往的研究证实，多种因素与 OA 的发生密切相关，例如炎性细胞因子、金属蛋白酶、细胞衰老、雌激素和生物力学失衡等（Mehana et al，2019；McCulloch et al，2017；Watt，2016）。近年来，研究表明，ER 在四肢和躯干的骨骼和软骨组织中高度表达，在维持组织稳态方面起着重要作用，其中 ERα 和 ERγ 可能在 OA 的发病机制中至关重要（Lorenzo，2017）。

ER 在 OA 的发生和发展中扮演着重要角色，ER 通过多种机制影响软骨形成和降解。Sry 型 HMGbox 转录因子 9（Sry-type high-mobility-group box transcription factor 9，Sox-9）参与软骨细胞的增殖、分化和成熟，是软骨分化和软骨形成的关键调节因子（Liu et al，2018a）。ERα 可能通过上调 Sox-9 来响应愈合信号，从而促进软骨形成（Chen et al，2014）。ERα 直接或间接上调软骨细胞中 Sox-9 基因的表达，从而促进软骨前体细胞的增殖和积累，进而诱导这些细胞分化为成熟的软骨细胞。在 ERα 基因敲除的斑马鱼胚胎模型中，Sox-9 在生长发育过程中的表达显著低于同等野生型胚胎模型，这导致胚胎的咽弓软骨在生长过程中畸形（Kim et al，2016）。其次，ERα 介导的软骨降解也与白细胞介素-1β（interleukin-1β，IL-1β）和基质金属蛋白酶-13（matrix metalloproteinase-13，MMP-13）密切相关。研究显示，当用 IL-1β 处理人 OA 软骨细胞 24h 时，ERα 的表达增加。进一步的研究证实，IL-1β 可以通过 PGE2/cAMP/PKA 信号通路刺激 ERα 的表达（Jiménez-Garduño et al，2017）。此外，ERγ 也在 OA 中发挥作用，Son 等（Son et al，2017）的研究显示，ERγ 可以通过 IL-6 介导的 MAPK/ERK 通路上调 MMP-9 和血管内皮生长因子 A（vascular endothelial growth factor A，VEGFA）的表达。在 OA 的发病机制中，VEGFA 扮演重要角色，其表达水平与 OA 的严重程度和疼痛强度显著相关（Guan et al，2020）。ERγ 通过参与 IL-6 下游的 MAPK/ERK 信号通路来调控 VEGFA 基因表达，当 ERγ 的表达被沉默或使用 GSK5182 抑制后，OA 软骨细胞中 VEGFA 的表达水平降低。总的来说，ER 在骨关节炎中通过多种机制影响软骨的生物学过程，随着基础实验研究的进展，ER 在 OA 中的作用越来越明确，但其作用机制仍需进一步研究。明确这些机制为了解 OA 的病理生理机制提供了重要线索，也为开发针对性治疗策略提供了理论基础。

三、雌激素受体与其他疾病

1. 乳腺癌

乳腺癌（breast cancer，BC）是全球女性最常见的恶性肿瘤之一，也是导致癌症死亡的第二大原因（Siegel et al，2023）。根据 ER、孕酮受体（progesterone receptor，PR）和人表皮生长因子受体 2（human epidermal growth factor receptor 2，HER2）的表达状态，乳腺癌可分为三个亚型：Luminal A/B 型（ER$^+$PR$^+$HER2$^-$）、HER2 阳性（ER$^-$P$^-$RHER2$^+$）和三阴型（ER$^-$PR$^-$HER2$^-$）。ER 在乳腺癌的发生和发展中扮演着关键角色，特别是在 Luminal A/B 型乳腺癌中。抗 ES 治疗被认为是治疗 Luminal A/B 型乳腺癌的"金标准"（Szostakowska et al，2019）。ER 通过与 ES 结合，调节乳腺癌细胞的生物学过程，并激活特定的信号通路。在乳腺癌组织中 ERα 过表达，相比健康组织，其表达水平显著升高（Huang et al，2014）。

ERα 可作为转录因子，调控与肿瘤细胞增殖和生长相关的基因，包括胰岛素样生长因子-1 受体（insulin-like growth factor-1 receptor，IGF1R）、细胞周期蛋白 D1（cyclin D1，CCND1）、抗凋亡 BCL-2 蛋白和血管内皮生长因子（vascular endothelial growth factor，VEGF）。此外，ERα 的特定磷酸化状态，如丝氨酸 118 和丝氨酸 167 的磷酸化，对于调控基因表达谱至关重要，最终影响了乳腺癌肿瘤的生长、形态以及对激素治疗的反应性（Anbalagan and Rowan，2015）。他莫昔芬等抗雌激素药物在临床抗乳腺癌治疗中具有广泛应用，其机制是通过抑制 ERα 介导的转录调控来发挥作用。由于其抗雌激素的特性，他莫昔芬可能对某些组织中产生严重副作用，如骨骼和心血管系统。相比之下，雷洛昔芬的副作用较少。此外，还有其他靶向 ERα 的药物，如托瑞米芬、氟维司群、阿那曲唑、来曲唑和依西美坦，已在乳腺癌治疗中得到临床批准（Jia，2015）。

ERβ 在乳腺癌中的作用仍然存在争议，在乳腺癌发生期间，健康组织中的 ERβ 表达水平会降低约 80%（Huang et al，2014）。在乳腺癌中，ERβ 通过抑制 MAPK 和 PI3K 信号转导通路的激活来抑制细胞增殖。ERβ 敲低不影响乳腺发育，但有时 ERβ 与乳腺癌组织中的细胞增殖有关。体外研究表明，ERβ 在乳腺癌细胞中发挥抑制细胞增殖，促进细胞凋亡的作用，并能够增加肿瘤细胞对化疗敏感性。临床研究显示，ERβ 的缺失与预后不良和对激素治疗的耐药性相关。然而，一些报告支持 ERβ 是乳腺癌的不良预后因素，其表达与增强的细胞增殖有关。一些研究人员认为，ERβ 表达与绝经女性的临床结果无关。因此，需要进一步的实验来验证我们目前对 ERβ 与乳腺癌之间联系的理解。

2. 心血管疾病

心血管疾病（cardiovascular diseases，CVD）涵盖了一系列由心脏和血管异常引起的疾病，包括心脏病、高血压、肺动脉高压和动脉粥样硬化等。流行病学研究表明，绝经期妇女的雌激素水平与心血管疾病发展的风险呈负相关，与卵巢完整女性相比，接受卵巢切除术的年轻女性冠状动脉疾病（coronary artery disease，CAD）的患病率更高（Parker et al，2009）。随着科学研究的不断深入，我们对雌激素与心血管疾病关系的理解也在逐步加深。

研究表明，雌激素对心脏具有保护作用，传统的 ER 在心脏组织的线粒体膜上表达，雌激素通过激活这些受体，可以引发细胞核和线粒体基因的转录变化，从而影响线粒体功能、细胞存活，最终影响心脏保护作用。Pavón 等人的研究发现，卵巢摘除术后成年雌性大鼠的线粒体 Ca^{2+} 保留能力减少，但在雌激素存在时恢复，暗示雌激素对缺血性损伤有保护作用。另一项研究显示，在无雌激素的情况下，雌性大鼠表现出线粒体功能障碍的增加，包括受到应激诱导的复合物 I 功能障碍的影响，以及氧化磷酸化相关蛋白（如细胞色素 c 氧化酶和 ATP 合酶）的显著变化（Pavón et al，2017）。Wang 等（Wang et al，2015）的研究显示，心肌细胞中的雌激素通过激活 ERα 降低 microRNA 22（miR-22）的水平。miR-22 水平的下降导致心肌细胞中胱硫氨酸 γ 裂解酶上调，胱硫氨酸 γ 裂解酶在雌性大鼠和接受雌激素治疗的大鼠心肌中上调，并通过增加抗氧化剂硫化氢的合成来保护心脏。此外，ERα 通过介导 AKT/GSK-3β 和 AKT/Bcl-2 途径的激活以及半胱天冬酶 3 的抑制，从而保护心肌细胞免受氧化应激损伤。

对于血管生成，雌激素在既往的研究中已被证实具备在多种组织中促进血管生成的作用。研究显示，雌激素增强了内皮祖细胞（EPC）在心脏缺血血管形成部位的掺入，从而有助于防止缺血性损伤。当使用源自 ERα 或 ERβ 基因敲除的雌性小鼠的 EPC 时，雌激素诱导内皮迁移、血管形成和黏附受损。此外，ERα 也以性别特异性方式增加血管生成和淋巴管生成标志物（如 VEGF 和 Lyve-1）的表达以及心肌梗死后梗死周围区域的新生血管形成（Mahmoodzadeh et al，2014）。虽然能否在人类中使用雌激素作为治疗剂仍然存在争议，但针对心血管系统中特定 ER 的研究可能为使用雌激素提供理论依据。

（张仲元　张敬苒　徐辉）

第五节　Ⅰ型胶原 α1 和Ⅰ型胶原 α2 基因

一、概述

　　胶原蛋白是哺乳动物蛋白质组中含量最高的蛋白质，约占总蛋白质质量的 30%，胶原蛋白通常存在于细胞外基质（extracellular matrix，ECM）中，对组织结构维持和细胞行使正常功能至关重要。目前，胶原蛋白超家族已被鉴定出的成员有 28 个，以罗马数字编号，并至少存在一个三螺旋结构域。多数胶原蛋白如Ⅰ型胶原（collagen Ⅰ）、Ⅱ型胶原（collagen Ⅱ）和Ⅲ型胶原（collagen Ⅲ）（纤维状胶原）在组织中普遍表达，少数胶原蛋白如Ⅷ型胶原（collagen Ⅷ）则具备组织特异性。Ⅰ型胶原是骨骼组织中含量最丰富的胶原蛋白类型，能够形成矿物质沉淀的支架，结合一系列在骨 ECM 中发挥不同作用的蛋白质。骨骼Ⅰ型胶原会形成直径为 80 ～ 100nm，长度为 10μm 或更大的三维结构原纤维，完全组装的三维原纤维具有一系列规则的间隙和通道，矿床会在这些间隙和通道内矿化。Ⅰ型胶原形成的这种多孔结构为胶原纤维的生长提供了空间。

1. Ⅰ型胶原蛋白的结构、合成和分泌

　　成熟的Ⅰ型胶原以异源三聚体的形式存在，由两条 α1 链和一条 α2 链组成，COLα1 是Ⅰ型胶原的主要链，由 COL1A1 基因编码。Ⅰ型胶原通常表现为长链原纤维，具有 G-X-Y 三螺旋结构，甘氨酸（G）是主链，而 X 和 Y 分别由脯氨酸和羟脯氨酸填充，是完全灵活的，纤维状Ⅰ型胶原由数个重复的 G-X-Y 三螺旋结构组成，人类Ⅰ型胶原蛋白的三螺旋具有 338 个 G-X-Y 重复序列（Kirchner，2021）。根据其化学式，人类Ⅰ型胶原蛋白的分子质量为 300kDa（Naomi et al，2021）。

　　编码Ⅰ型胶原蛋白的两个基因位于染色体的长臂上，分别为位于 17q21.3-q22 的 COL1A1 和位于 7q21.3-22.1 的 COL1A2（Yamauchi et al，2019）。这两个基因的内含子大小不同，编码Ⅰ型胶原 α2 链的 COL1A2 基因大小为 38 kb，编码Ⅰ型胶原 α1 链的 COL1A1 基因大小为 18kb（Bou-Gnarios，2020）。Ⅰ型胶原蛋白的合成涉及多个步骤，首先，细胞核中的 COL1A1 和 COL1A2 基因转录，在细胞质中合成前胶原单肽链，前胶原单肽链的三个主要组成部分是链、氨基末端肽和羧基末端肽。前胶原单肽链的三条链在粗面内质网（rough endoplasmic reticulum，RER）结合成三螺旋，去除前肽序列，羟基化赖氨酸和脯氨酸残基，前肽糖基化，形成二硫键成为单个前胶原分子。单个前胶原分子被转运到高尔基复合物并进行翻译后修饰，在那里它们被包装成颗粒并释放到细胞外环境中（Amirrah et al，2022）。前胶原蛋白前肽经过加工和组装后，经高尔基体区室的分泌囊泡包装，并分泌到细胞外。接下来，细胞外的酶会根据分泌的胶原蛋白类型对前胶原三聚体进行修饰，金属蛋白酶会从Ⅰ型前胶原中切割 N-前肽 toll 样蛋白酶（toll-like proteinases，TLPs）家族成员 ADAMTS 和 C-前肽骨形态发生蛋白 1（bone morphogenetic protein 1，BMP1），并产生原生态原蛋白。

2. 控制Ⅰ型胶原基因表达的细胞因子

　　Ⅰ型胶原蛋白在 ECM 中的合成和沉积对于维持正常的生理结缔组织至关重要，这一过程经过多个调节步骤，任何步骤出现异常都可能导致 ECM 中胶原蛋白的过度合成和积累，从而引发人类发生纤维化等疾病。迄今为止，研究人员已进行了大量的研究来识别参与Ⅰ型胶原基因转录的因子和信号转导途径。

　　转化生长因子-β（transforming growth factor β，TGF-β）是 ECM 组装和重塑的关键调节因

子，对 COL1A1 和 COL1A2 转录存在调控。TGF-β 通过激活磷酸化 Smad 超家族成员并形成转录共激活因子复合物，激活细胞核内 COL1A1 启动子转录。早期的研究构建了一系列 COL1A1 基因启动子缺失的成纤维细胞，证实了 COL1A1 的转录启动受到 TGF-β 的调控。Gaidarova 等的研究使用抑制剂 mithoxantrone 和 WP631 抑制 TGF-β 在人成纤维细胞中的表达，印证了 TGF-β 对 COL1A1 转录具有重要调控作用。Chung 等的研究也证实 TGF-β 对 COL1A2 启动子活性具有上调作用。此外，Chen 等的研究证实，Smad3 和 Smad4 是人皮肤成纤维细胞中 TGF-β 诱导的 COL1A2 转录所必需的。肿瘤坏死因子-α（tumor necrosis factor alpha，TNF-α）在类风湿性关节炎和骨关节炎等炎症性疾病中起关键作用，ECM 降解是这些疾病的标志。早期的研究显示，TNF-α 通过诱导基质胶原酶的产生或抑制结构成分（如结缔组织的主要结构成分 Ⅰ 型胶原）的合成来减少 ECM 沉积，TNF-α 还可抵消 TGF-β 刺激 Ⅰ 型胶原基因表达。这些结果反映了 TNF-α 对 Ⅰ 型胶原基因表达具备调控作用。此外，DNA 甲基转移酶（DNA methyl transferases，DNMTs）、末端核苷酸转移酶 5A（terminal nucleotidyltransferase 5A，TENT5A）、整合素 β（integrin β，ITGβ）、内吞蛋白受体 Endo180、盘状结构域受体（discoidin domain receptors，DDRs）和骨形态发生蛋白-1（bone morphogenic protein 1，BMP1）等也被证实参与 Ⅰ 型胶原基因表达调控（Devos et al，2023）。Ⅰ 型胶原蛋白的合成、转录和表达对 ECM 行使其正常功能至关重要，对于这些 Ⅰ 型胶原蛋白的这些调节机制的研究有助于我们更好地理解相关疾病的发病机制，并为治疗提供理论支持。

二、型胶原蛋白与骨骼矿化

骨骼的矿化是一个复杂的生物过程，涉及将无机盐沉积到胶原蛋白组成的网络模板上，这些模板是通过自组装形成的。天然骨骼中的矿化组织是纤维状胶原蛋白和磷酸钙复合物，柔顺的成分（胶原蛋白）与相对坚硬的夹杂物（CaP 晶体）的结合提供了广泛的组织及机械性能（Reznikov et al，2018）。骨骼中胶原蛋白矿化有两种主要方式：原纤维内矿化和原纤维外矿化。原纤维内的矿化发生在胶原纤维内部，小簇矿化物质位于胶原分子之间，这种矿化是通过生物矿化过程实现的，涉及磷酸钙沉积到胶原纤维表面。而原纤维外的矿化则发生在胶原纤维之外，空间中存在较大的矿物晶体，这种矿化是通过晶体生长过程实现的，涉及矿物晶体在细胞外基质中的聚集和生长。这两种类型的矿化对于骨骼的机械性能至关重要，受到生物和物理因素的复杂相互作用的调节，尤其是纤维外矿化更多地与病理情况相关。生物磷灰石晶体是一种没有特定取向的聚集体。然而，尽管经过多次调查，对于胶原蛋白矿化过程的认识仍然有限（Kim et al，2016a）。

骨骼矿化需要 Ⅰ 型胶原蛋白与多种蛋白质分子结合协作完成，包括：磷蛋白、糖蛋白、蛋白聚糖、糖胺聚糖、生长因子和蛋白酶等（theocharis et al，2016）。其中，酸性磷蛋白如骨涎蛋白（bone sialoprotein，BSP）、骨桥蛋白（osteopontin，OPN）、牙本质磷蛋白（dentin phosphoprotein，DPP）、牙本质涎蛋白（oentin sialoprotein，DSP）和牙本质基质蛋白 1（dentin matrix protein 1，DMP1）等（Wojtas，2020）。Ⅰ 型胶原蛋白在体内的转录、翻译调控及三维结构受到多种因子影响，任何一种因素发生变化均可能导致严重的骨骼系统疾病。

三、Ⅰ 型胶原蛋白相关疾病

Ⅰ 型胶原蛋白在维持骨骼健康方面具有重要的作用，Ⅰ 型胶原蛋白形成、结构或功能的改变可能导致一系列骨骼病变。最典型的由 Ⅰ 型胶原蛋白突变引起的骨骼疾病是成骨不全症，即编码Ⅰ型胶原蛋白的 COL1A1 或 COL1A2 基因突变，引起Ⅰ型胶原蛋白量减少或改变胶原纤维的质量，使它们更弱，更容易受到损害，进而影响骨骼质量。

1. 成骨不全症

成骨不全症（osteogenesis imperfecta，OI）是一种罕见的遗传性骨骼发育异常疾病，又被称为"脆骨病"，其在新生儿中发病率约为 1/20000～1/15000。患者常见的骨骼表型包括骨密度降低、骨脆性增加、复发性骨折和进行性骨骼畸形。此外，患者还常出现其他骨骼系统外表型，包括蓝色巩膜、牙本质生成不全症和听力障碍。OI 传统上被认为是由编码Ⅰ型胶原的基因（COL1A1 和 COL1A2）显性突变引起，根据临床表型不同，OI 患者被归类为 Sillence Ⅰ～Ⅳ型（Chan，2023）。目前，随着其他致病基因的发现，OI 被认为是与Ⅰ`型胶原"相关"的疾病，这些新发现的致病基因参与Ⅰ型胶原的翻译后修饰、加工、折叠和交联，也同时也与骨矿化和成骨细胞分化有关。

80% 以上的 OI 是由 COL1A1 和 COL1A2 基因显性突变引起的。COL1A1 基因中的无义突变、移位突变和剪接突变会导致Ⅰ型胶原蛋白的量减少，这与轻度 OI 相关，对应于 Sillence Ⅰ型。而 COL1A1 和 COL1A2 基因的错义突变，特别是Ⅰ型胶原三螺旋结构中的甘氨酸取代，破坏了三螺旋结构的稳定性，并延迟了Ⅰ型胶原折叠，导致更严重的临床表型或致死，对应 Sillence 分型中的Ⅱ～Ⅳ型。Ⅰ型胶原三螺旋结构错义突变引起的Ⅰ型胶原蛋白加工缺陷，对应 OI 分型为 Sillence Ⅷ型。如前所述，Ⅰ型胶原前体链两端的球状氨基末端和羧基末端前肽在胶原链的相互识别和结合中起重要作用，前肽中的羧基末端出现提前终止密码子（premature termination codon，PTC）时会导致无义介导的 mRNA 降解（nonsense-mediated mRNA decay，NMD）从而导致胶原链合成减少，影响Ⅰ型胶原蛋白的形成（Symoens et al，2014）。Rolvien T 等（Rolvien et al，2018）的研究证实，前胶原 C 端前肽切割位点突变导致轻度至中度严重程度的 OA，其特征是高骨量。此外，BMP1 和 ADAMT-2 对前Ⅰ型胶原的合成后修饰至关重要，BMP1 和 ADAMT-2 的突变均会导致Ⅰ型前胶原加工异常，进而引发更加严重的 Sillence Ⅷ型 OI。Steinle 等（Steinle et al，2021）的研究证实，ADAMT-2 突变会导致小鼠模型 Ehlers-Danlos 综合征，但不会引起 OI。Ⅰ型前胶原的翻译后修饰和折叠过程对Ⅰ型胶原的形成和功能至关重要，该过程需要脯氨酰 4-羟化酶 1（prolyl 4-hydroxylase 1，P4H1）、赖氨酰羟化酶 1（lysyl hydroxylase 1，LH1）和脯氨酸羟化酶复合物的参与。脯氨酸羟化酶复合物由脯氨酰 3-羟化酶 1（prolyl 3-hydroxylase 1，P3H1）、软骨相关蛋白（cartilage-associated protein，CRTAP）和亲环蛋白 B（cyclophilin B，CypB）组成，编码这些蛋白的基因位于Ⅰ型前胶原和胶原链折叠的特定 α1 链上第 986 位。CRTAP 基因突变导致 Sillence Ⅶ型 OI，而编码 P3H1 蛋白的 LEPRE1 基因突变导致 Sillence Ⅷ型 OI。这些突变都会导致胶原链折叠延迟，进而引起赖氨酸残基（如 LH1 和 P4H1）的过度羟基化以及随后的过度糖基化修饰。复合物中 CRTAP 和 P3H1 蛋白的存在相互依赖，而 CRTAP 和 LEPRE1 基因中的任何一个突变都会导致两种蛋白的活性丧失，从而产生相似的 OI 表型。另外，第三个成员 CypB 蛋白由 PPIB 基因编码，PPIB 基因突变导致 Sillence Ⅸ型 OI，这种情况非常罕见，CypB 蛋白的缺陷主要影响胶原链的折叠。由 TMEMB38 基因编码的三聚体细胞内阳离子-B（TRIC-B）通道分布于内质网中，起着调节 K 离子跨膜通量的作用，并与肌醇 1,4,5-三磷酸受体（IP3R）介导的钙离子释放协同工作，以维持内质网膜的电中性。钙离子在Ⅰ型胶原修饰和折叠中扮演辅助因子的角色，TRIC-B 通道的缺陷会导致异常的胶原修饰和折叠，进而导致 Sillence ⅩⅣ型 OI。

Ⅰ型胶原折叠和交联缺陷会导致 Sillence Ⅹ型，Ⅰ型胶原折叠和交联依赖 SERPINH1 基因编码的热激蛋白（heat shock protein，HSP47）和位于内质网上的 KDEL 受体（KDELR）结合完成，二者是相互依赖的，任何一个基因突变都会导致这两种蛋白活性丧失，进而引起 OI。前Ⅰ型胶原的结构稳定性依赖于 FKBP10 基因编码的 FKBP65 蛋白，赖氨酰羟化酶 2（Lysyl hydroxylase 2，LH2）由 PLOD2 基因编码，介导了前Ⅰ型胶原端肽的赖氨酸羟基化，这是胶原分子交联所必需的。有证据表明 FKBP65 和 LH2 之间可能存在相互作用，FKBP10 基因突变会减少前Ⅰ型胶原端肽的赖氨酸羟基化，导致细胞外基质中胶原沉积减少。然而，FKBP65 如何影响 LH2 的活性目前尚不清楚。FKBP10 基因的常染色体隐性突变导致 Sillence Ⅺ型 OI，而 LH2 的缺失主要导致 Bruck 综合征，这也会引起隐性 OI 但无分型（Otaify et al，2022）。此外，成骨细胞分化和功能缺陷以及常染色体基因如 FAM46A、CCDC134 和 MESD 基因变异也是 OI 的发病原因之一（Doyard et al，2018；Tran et al，2021；Yu et al，2018）。基于Ⅰ型胶原蛋白的 OI 研究仍是 OI 研究的热点，但至今尚未找到治愈 OI 的方法，目前的治疗通常以控制症状和提高整体骨强度为主。随着科学研究和技术的不断进步，对 OI 的分子分类将不断完善，并且我们有望在致病机制的研究中取得新的突破。这些进展将为未来的诊断和治疗提供更可靠的基础，为患者带来更有效的帮助。

2. 卡菲病

卡菲病（Caffey disease）又称为婴儿皮质骨质增生症，以急性炎症伴随骨膜下新骨形成为特征，患者常出现发热、疼痛和软组织肿胀（Dhooge et al，2021b）。症状在出生后的头几周内出现，并在两岁之前自发消退，且在 X 射线片上通常无法观察到皮质骨增生痕迹（Dhooge et al，2021a）。卡菲病遗传模式通常为家族性遗传模式，但外显率不完全，表现多变。对三个无关的家庭的卡菲病患者家族进行全基因组测序分析，发现卡菲病患者和专性携带者 COL1A1 的基因外显子 41 处发生错义突变，改变了相应多肽链三螺旋结构域中的残基 836。自 2005 年卡菲病被发现以来，文献中已报道的卡菲病患者 COL1A1 c.3040C>T 突变最为常见（Kitaoka et al，2014）。其他发现的变异包括 c.2752C>T［p.（Arg918Cys）］等，这些突变会影响胶原分子结构，形成异常的胶原纤维。Dhooge 等（Dhooge et al，2021b）报道了 28 个患有卡菲病的新家庭，在这些家族中，23 个家族检测到先前描述的 COL1A1 c.3040C>T 变体。在其他五个家族中，在 proα1（Ⅰ）三螺旋结构域内发现了一种新的 COL1A1 变体 c.2752C>T［p.（Arg918Cys）］。这两种变体都会导致前胶原分子的形成，当它们包含两条改变的 proα1（Ⅰ）链时，可以在三螺旋结构域内形成二硫键，导致超微结构胶原纤维异常。除此之外，Yap 等（Yap et al，2024）近期报道了一例产前卡菲病致死病例，其发病原因可能与 IFITM5 p.Ser40Leu 基因突变有关。迄今为止研究虽确定卡菲病的发病机制与Ⅰ型前胶原 proα1（Ⅰ）链中的 p.（Arg1014Cys）取代相关，但仍不清楚为什么 proα1（Ⅰ）p.（Arg918Cys）和 p.（Arg1014Cys）取代会引发卡菲病，卡菲病背后的具体致病机制仍然难以捉摸。有学者提出了多种假设，包括前列腺素 E（prostaglandin E，PGE）和 TGF-β，两者在上调时均可诱发皮质骨增生（Nistala et al，2014）。卡菲病患者 PGE 水平升高，前列腺素合成酶抑制剂吲哚美辛治疗可减轻症状。对这种时空限制骨病的病理机制的研究可以增强对正常和患病状态下骨形成的理解。

3. 关节松弛

关节松弛为受韧带结构以及骨骼形状和关节一致性限制的测量运动，由多种外在和内在因素（包括遗传因素）决定，广泛关节过度活动（generalised joint hypermobility，GJH）、膝关节过度伸展以及平移和旋转轴的不稳定性增加与前交叉韧带（anterior cruciate ligament，ACL）断裂的风险增加有关（Brazier et al，2023）。COL1A1 和 COL3A1 基因分别编码Ⅰ型和Ⅲ型胶原的α1 链，它们是韧带的主要结构成分。COL1A1（rs1107946 和 rs1800012）和 COL3A1（rs1800255）DNA 序列突变与 ACL 断裂和其他急性损伤有关（Collins，2018）。已有的研究证实关节松弛与编码胶原蛋白的基因的特定单核苷酸多态性（single nucleotide polymorphisms，SNP）有关，尤其是基因 COL1A1 和 COL5A1。目前仍在探究这些基因变异如何影响关节松弛及相关疾病的发病机制。

4. 埃勒斯-当洛斯综合征

埃勒斯-当洛斯综合征（Ehlers-Danlos syndrome，EDS）是一种全身性结缔组织罕见病，EDS 是一个总称，目前有 14 个不同亚型，其中 13 种是单基因突变引起的。EDS 具有关节过度活动、皮肤和血管脆性以及全身结缔组织脆性的重叠特征（Van Dijk，2024）。过度活动型 EDS 是最常描述的 EDS 类型，但到目前为止，还没有报告其潜在的遗传原因。大多数单基因 EDS 类型是由编码①蛋白质胶原Ⅰ、Ⅲ、Ⅴ或②参与其生物合成的酶或③参与蛋白多糖生物合成的酶的有害基因突变引起的（Malfait，2018）。EDS 常见特征包括关节过度活动、皮肤易瘀伤或拉伸、慢性疼痛以及易感性关节脱位或半脱位。其他可能出现的症状涉及胃肠道、心血管系统以及视听觉问题（Cortini et al，2019）。Ⅰ型胶原蛋白突变引起的 EDS 较为罕见，心脏瓣膜型 EDS（cvEDS）与 proα2（Ⅰ）和 α2（Ⅰ）缺乏相关，而 cvEDS 的分子病理学主要由 COL1A2 双等位基因突变导致功能丧失（Guarnieri et al，2019）。受影响组织内修饰胶原纤维的生物力学影响以及不同胶原蛋白亚型表达的变化在临床上区分不同的 EDS 变体中发挥着关键作用。负责编码两条Ⅰ型胶原链（COL1A1 和 COL1A2）的基因的显性或隐性突变是四种 Ehlers-Danlos 综合征（EDS）变异的根本原因。经典 EDS 主要由 COL5A1 或 COL1A1 基因变体引起的，患有经典 EDS 的儿童可能由于韧带松弛增加而出现肌张力低下，并且在新生儿期表现为韧带松弛的婴儿，随后运动发育延迟。经典 EDS 中其他鲜为人知的特征是跗伤和脊柱侧弯（Colman et a1，2021）。血管性 EDS 是由 COL3A1 基因中显性的有害变异引起的，导致Ⅲ型胶原蛋白生成减少 87.5%（Malfait et al，2017）。这些对 EDS 不同变体的了解对于准确诊断和治疗具有重要意义。

Ⅰ型胶原蛋白是 ECM 中的主要结构蛋白，在骨组织形态维持和发挥功能上占据重要作用。COL1A1 和 COL1A2 基因突变引起的胶原纤维形成、结构和功能的改变导致的不同的骨骼系统疾病，凸显了胶原蛋白在维持骨组织健康和完整性中的关键作用。随着与Ⅰ型胶原相关的罕见疾病病例数量的增加，将有更多的机会来发现并更好地了解这些遗传性疾病所涉及的遗传和表型关系以及分子机制。随着研究的深入，对这些疾病的认识将不断扩展，这将为未来的诊断和治疗提供更多的可能性。

（张仲元　张静敏）

第六节　甲状旁腺素基因

一、概述

甲状旁腺素（parathyroid hormone，PTH）的氨基末端区域与甲状旁腺素受体 1（parathyroid hormone receptor 1，PTHR1）结合，通过与 G 蛋白和腺苷酸环化酶相互作用，产生 cAMP，进一步激活成骨细胞，促进骨形成。PTH 的给药方式和时间不同而产生不同的骨代谢，例如间歇给药促进骨形成，而持续给药却加强了骨吸收。人们在 PTH 不同给药方式的研究中观察到一些细胞变化的特征和相关机制，主要表现在 PTH 促成骨作用与 PTH 诱导间充质干细胞和脂肪干细胞分化为成骨细胞有关，并促进成骨谱系的增殖、分化和抑制凋亡。此外血管生成也是 PTH 促进骨形成的重要机制之一。在连续给药诱导骨吸收方面，明确了 PTH 作用于成骨细胞和骨细胞的介导破骨细胞前体细胞分化和成熟，促进骨吸收作用。因此，本节就 PTH 对骨代谢的双重调节作用进行阐述。

二、甲状旁腺素基因组成和调节因素

甲状旁腺是体内 PTH 的唯一来源，PTH 具有维持钙稳态和钙交换的能力。PTH 基因在甲状旁腺主细胞表达，其编码基因位于 11 号染色体的短臂上。前 PTH 激素原含有最初合成时的 115 个氨基酸，N 端引导肽的 25 个氨基酸会被酶解，而将前激素原变成无活性的含有 90 个氨基酸的激素原，后者在高尔基体中切去 6 肽而成为含有 84 个肽的成熟 PTH。PTH（1 ～ 84）对低离子钙做出迅速反应而分泌入血，PTH 半衰期为 2 ～ 4min。甲状旁腺素在人体内血浆浓度呈现清晨高午后低的昼夜波动规律，作用于外周代谢器官如肾脏、肝脏和骨骼等，其中骨骼是主要靶器官。PTH 通过与骨组织细胞的 PTHR1 结合，激活 G 蛋白连接的信号系统引起细胞内钙浓度增加。细胞内钙的增加触发了甲状旁腺细胞中 PTH 的胞吐作用，PTH 调节骨吸收而造成血钙水平升高。此外 PTH 通过调节肠道和肾脏对钙的吸收，参与骨吸收与骨形成过程，使得血清甲状旁腺素浓度与骨质疏松的发生密切相关（Tally Naveh-Many，2020）。同时，甲状旁腺和肾中的钙敏感受体（calcium sensing receptor，CaSR）将血钙浓度的微小变化转换成负反馈调节甲状旁腺中 PTH 的分泌和肾中 Ca^{2+} 的排泄，从而降低血钙水平。目前研究证明刺甲状旁腺素产生的因素是血钙水平降低、血液中锰水平轻度降低和血清磷酸盐升高。相反地，PTH 分泌的抑制因素是血液中钙水平的增加和锰水平的降低。鉴于 PTH 能够是调节钙、磷代谢及骨代谢，也是决定人体骨转换率的主要因素之一，因此它在骨质疏松的发生、预防和治疗中起重要作用。

PTH 基因受多种因素调节，体外生理学中最重要的抑制 PTH 分泌和 PTH mRNA 水平的因素是血清钙。PTH 基因是由 3 个外显子和 2 个内含子组成，含有 115 氨基酸的前 PTH 原肽主要是由外显子 2 和 3 编码，但外显子 1 未翻译。外显子 2 长 90 bp，主要编码起始密码子（ATG）、前激素序列和部分激素原序列，而外显子 3 长 612 bp，编码激素原序列的剩余部分、成熟 PTH 肽和非翻译区。人 PTH 基因的调节序列在转录起始位点上游 125 bp 处含有维生素 D 反应元件（vitamin D response element，VDRE），该元件与维生素 D 受体结合而下调 PTH mRNA 转录。学者发现人、大鼠的 PTH 基因，以及人 PTH 相关蛋白（PTH-related protein，PTHrP）基因的启动子中存在负向维生素 D 反应元件（negative vitamin D response element，nVDRE）。已有的研究表明甲状旁腺功能亢进及高度增生的甲状旁腺瘤的发生发展与甲状旁腺中 VDR 的表达量降低有关。维生素 D 激活的 VDR 通过 VDR 的互作阻遏蛋白结合到负向维生素 D 反应元件上，解离组蛋白乙酰转移酶辅激活因子，随后招募组蛋白脱乙酰酶辅阻遏物，从而抑制靶基因 PTH 等的启动子的转录。VDR 通过检测和维持充足维生素 D 水平的传感器而调节甲状旁腺素的合成和释放（Küchler et al，2021）。体外实验观察到活性维生素 D_3 能显著降低牛甲状旁腺细胞中 PTH 基因的转录水平。体内实验检测给与大鼠一定量的维生素 D_3 也可显著降低 PTH mRNA 水平。另一方面，通过与钙网织蛋白共转染可增加钙网织蛋白水平，完全抑制了活性维生素 D_3 对大鼠和鸡的 PTH 启动子的作用，与反义钙网织蛋白载体共转染不会干扰维生素 D_3 对 PTH 基因转录的作用，揭示了钙网织蛋白阻止维生素 D_3 与骨钙素基因的体外结合和作用。利用凝胶阻滞分析发现了纯化的钙网织蛋白在凝胶阻滞分析中抑制了 VDR-RXR 复合物与 VDRE 的结合，这种抑制是由于 VDR 和钙网织蛋白之间的直接蛋白质相互作用。这些研究表明了活性维生素 D_3 对 PTH 基因表达的抑制作用，很可能通过与维生素 D_3 结合序列的相互作用实现。

已有研究证明了成熟的甲状旁腺肽也受到 CaSR 调节，并在高钙血症刺激调节钙敏感受体方面取得了进展。从循环中清除成熟 PTH 需要肝脏摄取和肾脏排泄。这种效应主要是甲状旁腺表达的 CaSR 介导的。甲状旁腺细胞通过细胞的 CaSR 识别血清钙的小幅变化，来调控 PTH 的分泌。PTH 基因转录以及 PTH 肽分泌也依赖于细胞外钙和磷酸盐浓度。研究发现低钙血症能够极短时间内快速增加甲状旁腺素的分泌，并能够在接下来的几天时间内增加 PTH mRNA 水平，甚至能刺激甲状旁腺细胞增殖。甲状旁腺和肾中的 CaSR 在调节机体钙稳态中发挥着至关重要的作用，它能够将血钙浓度的微小变化转换成甲状旁腺中 PTH 的分泌和肾中 Ca^{2+} 的排泄。但是慢性肾衰患者的 PTH 对血钙变化的敏感性较低，很可能是因为终末期肾病中 CaSR 蛋白在 PTH 中下调。因为最近的晶体学研究证明了 CaSR 的胞外结构域具有钙和磷酸盐的结合位点，CaSR 表达的下降直接降低其对 PTH 表达和分泌抑制效应（Geng et al，2016）。因此，在慢性肾衰患者中使用骨化三醇可降低 PTH 表达避免出现高钙血症。体内磷酸盐对 PTH 基因表达的影响与磷酸盐对血清钙和活性维生素 D_3 的影响是分开的，它主要调控 PTH 转录后水平。研究人员发现低磷饮食的大鼠甲状旁腺表达 Na^+-Pi 协同转运蛋白明显增多，推测 Na^+-Pi 协同转运蛋白明显增多在介导甲状旁腺功能方面具有一定作用。PTH 和 PTHrP 都担负着调节钙、磷代谢及骨代谢的功能，但 PTH 基因的表达也受到血钙、血磷浓度的影响。

三、甲状旁腺素基因的多态性

PTH 基因多态性研究在国内外有不少相关报道，全基因组关联研究报告了 PTH 增强子中存在 99 个 SNP。Lee 等（Lee et al，2015）总结了 PTH 基因的几个突变，其中 C18R 突变除导致溶解的信号肽酶对突变信号序列的无效切割外，还损害了新生蛋白、信号识别和易位装置之间的相互作用。在甲状旁腺瘤组织样本中检测到 R83X 突变，并检测到该患者甲状旁腺功能亢进。印度开展特发性甲状旁腺功能减退症的筛查中发现了 p.Met1_Asp6del 突变。甲状旁腺素 R56C 突变，也是成熟甲状旁腺素中的 R25C 突变，位于 PTH 的成熟生物活性区，不影响激素的合成和分泌，这种突变的 Cys 25 PTH（1-34）与膜中的 PTH 1 受体（PTH1R）结合力约为野生型 PTH（1～34）的三分之一，但这两种肽显示出相似的升钙作用（Küchler et al，2021；Lee et al，2015）。因此 PTH 突变主要在罕见疾病检测中才能被关注到，更多的是家族性甲状旁腺功能减退的研究。

家族性甲状旁腺功能减退症已经发现了几种类型的遗传突变，包括 CaSR、G α11、SOX3 或 PTH 基因本身。研究人员更在家族性甲状旁腺功能减退症患者的 PTH 基因中发现了编码丝氨酸的密码子 23 的突变，其中一个检测到外显子 2 的密码子 23 的纯合单碱基置换（T/C），导致丝氨酸被脯氨酸取代的错义突变（p.Ser23Pro），从而改变了前原甲状旁腺素蛋白切割位点的 3 个位置。在另一个患者中检测到密码子 23 的纯合单碱基置换（C/A），引起前甲状旁腺素切割位点引入终止密码子（p.Ser23Stop），使得切割得到的甲状旁腺素肽无活性。不止甲状旁腺功能减退患者中发现 PTH 基因突变，人们也在一个低钙血症和高磷血症家族中，检测到在密码子 25 处有一个精氨酸到半胱氨酸的纯合突变（p.Arg25Cys），错义替换减少了突变 PTH 与甲状旁腺素受体的结合，但受影响家庭成员的血浆甲状旁腺素水平从低到正常到明显升高不等，进一步给予重组 PTH（1～34）增加了 PTH 异常患者的尿 cAMP 排泄，明确他们并没有假性甲状旁腺功能减退症（Lee et al，2015）。此外，患者的甲状旁腺细胞不含任何翻译的甲状旁腺素产物，通过外周血淋巴细胞 mRNA 分析，发现供体剪接位点突变导致外显子跳跃，其中 PTH 基因的外显子 2 丢失，外显子 1 剪接到外显子 3。外显子 2 的缺失将导致 ATG 和信号肽序列的缺失，这两个序列分别是 PTH mRNA 翻译和 PTH 肽易位所必需的。这些 PTH 基因突变的发现加强了 PTH 功能与突变之间理解。

PTH 基因突变导致骨质量变化的研究备受关注。PTH 基因多态性与骨质疏松相关性是骨质疏松症研究热点之一。早期人们就关注到 PTH 的内含子 rs694 和 rs307247 编码基因中的两个 SNP 与反颌症相关，推测内含子变异可通过影响选择性剪接位点识别而导致骨性反颌（Lin et al，2019）。VDR 的 *Bsm* I 和 PTH 基因的 *BstB* I 的病例对照遗传关联分析表明骨质疏松女性 *Bsm* I 多态性与隐性基因型 GG 的平均 BMD 显著降低。在 *BstB* I 多态性中 AA 组骨质疏松受试者的 BMD 显著低于 GA 和 GG 组，证明了 VDR 中的 rs1544410 和 PTH 中的 rs6254 之间存在独立关联（Fernandez et al，2022）。基因组中 PTH 单个碱基对变异是常见的遗传变异类型，从本节中可以看出这些变异也呈现复杂性状的个体倾向差异，拓展了 PTH 分子遗传学知识和人类生理学新信息。

四、甲状旁腺素调控骨形成

长期以来，人们认识到给予的 PTH 刺激骨形成。PTH 作用于成骨祖细胞的增殖、活化和分化等阶段，并促进胶原合成和矿化过程。研究 PTH 是通过与 PTHR1 的结合来介导骨形成而增加骨量。PTHR1 存在于整个成骨细胞谱系的细胞中，是 G 蛋白偶联受体（GPCR），包含一个长的 N 末端胞外域、一个七跨膜域和一个在细胞内延伸的 C 末端尾，该端包含用于调节受体表达和信号转导的胞质接头和效应蛋白的蛋白质相互作用域。PTH（1～34）与 PTHR1 结合后激活两条 G 蛋白信号通路，一条是激活 Gαs 后，启动腺苷酸环化酶的信号通路，并级联下游的环磷酸腺苷（cyclic AMP，cAMP）和蛋白激酶 A（protein kinase A，PKA）活性，被认为是转导 PTH 信号的主要路径；另一条是激活 Gαq 途径，会启动磷脂酶 C（phospholipase C，PLC）、蛋白激酶 C（protein kinase C，PKC）和肌醇 1,4,5 三磷酸（IP3）通路。PTH 调节 Cbfa1、MMP-13 和骨钙素表达的机制已被认可。此外，PTH 可调节多种因子的分泌从而促进 Wnt 信号通路的 β-catenin 不被降解，而进入细胞核调控成骨因子的转录（Ambrogini and Jilka，2020）。PTH 还可以抑制 Wnt 通路的抑制剂 DKK1 和硬化蛋白表达，而促进 Wnt 通路的活化而刺激成骨细胞分化。Wnt 信号对成骨细胞的作用依赖于成骨细胞所处的分化阶段，成骨细胞前体阶段 Wnt 信号刺激细胞复制和促进细胞分化；在成熟成骨细胞，Wnt 经典信号促进 OPG 表达。

不仅如此，PTH 也能够激活 AMP 激活蛋白激酶 α1［adenosine 5-monophosphate (AMP)-activated protein kinase α1，AMPKα1］和缺氧诱导因子 1α（hypoxia inducible factor-1α，HIF-1α）调节自噬，达到防止成骨细胞凋亡，延长这些细胞的寿命的目的。PTH 可以通过直接和间接调节血管形成来促进骨形成。人们研究发现血管内皮细胞敲除 PTHR1 后，PTH 促骨形成作用消失，并且靶向激活骨祖细胞 PTH 轴通路也不能恢复这种作用，从而明确了血管内皮细胞上 PTH 信号通路也参与了甲状旁腺素刺激骨形成的效应。此外，骨再生过程中同种异体移植物附近血管的调节依赖于内皮 PTHR1 的存在，揭示 PTH 诱导成骨和调节血管生成在骨再生过程中扮演着重要角色。

人们一直将 PTH（1～34）用作治疗骨质疏松症的有效合成代谢剂，这种治疗效果的潜在机制一直是过去 30 年的主要研究焦点（Zweifler et al，2021）。PTH 通过 PKA 途径刺激骨髓间充质干细胞的增殖、成骨分化和矿化，以补充因分化为成骨细胞而损失的数量，并抑制成脂细胞的分化。值得注意的是，PTH 的抗凋亡作用是由分化早期成骨细胞的 PTH1R 介导的，对成熟细胞几乎没有影响。此外，当甲状旁腺素发挥骨吸收作用时，骨基质中的生长因子被释放；这些生长因子可以增强成骨细胞的迁移、分化和成骨作用。通过 PTH 基因敲除小鼠进一步发现，小鼠虽然可以存活，但松质骨中的成骨细胞数量明显减少，且骨小梁体积也缩小，但注射 PTH 和 PTHrP 可以改善小鼠骨质量。基于 Wnt 途径对其在骨中的合成代谢作用至关重要，因此人们研究比较多的是间歇给药 PTH（iPTH）后 Wnt 家族成员蛋白质的变化，发现 PTH 对 Wnt 的轻微变化敏感。当 Wnt 的正负调节因子都受到影响时，iPTH 的反应增加。研究证明了 N-钙黏蛋白（N-cadherin）抑制成骨细胞中 Wnt 信号和骨形成，当降低或敲除 N-钙黏蛋白基因 Cdh2 时，对 iPTH 的合成代谢反应增加。成骨细胞数量和功能是 PTH 调控骨形成的关键因素，明确了 iPTH 给药促进成骨作用之一就是其对成骨细胞的凋亡抑制作用。PTH 对成骨细胞凋亡的抑制作用也在多个小鼠骨质疏松动物模型中得到验证。研究发现骨质疏松小鼠的松质骨内成骨细胞凋亡增加，给予 iPTH 小鼠的松质骨内成骨细胞数量明显增加。这种抑制凋亡作用也在应用甲状旁腺素后的成年小鼠股骨干骺端被确认。人们也在 iPTH 施加于糖皮质素处理的小鼠，以及糖尿病小鼠的试验中观察到 iPTH 抑制成骨细胞凋亡的效用。与之相反的是，持续的甲状旁腺激素给药对成骨细胞的凋亡就没有作用。还需要注意的是，PTH 对未融合的 C3H10T1/2 以及 MC3T3-E1 细胞的凋亡抑制作用明显，但对已经生长融合的细胞呈相反的作用，提示 PTH 对不同分化阶段的成骨细胞的影响有着明显的差异，也说明新生的成骨细胞较老化的成骨细胞促骨形成作用更明显。

绝经后妇女给与 PTH 对腰椎的骨密度增加效应大于股骨颈，不难发现 iPTH 促成骨作用的机制复杂。应用 PTH 促进新骨形成，其中 20%～30% 是骨外膜增厚的直接骨形成，不是建立在骨重建的骨吸收基础上的骨形成，反映了骨衬细胞的激活。实验结果显示出 iPTH 增加了骨衬细胞转化成成骨细胞，并延迟成骨细胞向骨衬细胞分化。iPTH 给药主要作用于四肢骨中的骨小梁以及密质骨表面，少量作用于骨膜表面，通过刺激成骨细胞增殖，抑制成骨细胞凋亡，同时激活骨衬细胞，从而促进骨质形成。事实上，PTH 作用于骨骼的具体机制还有许多难题尚未完全清晰。换句话说，PTH 刺激骨形成往往涉及许多蛋白质相互作用和调节因子，多级信号交联调控才能发挥成骨作用。如果其中一部分蛋白质或因子被影响，那 PTH 的合成代谢反应就会受到不同程度的影响。

科研人员利用多种大鼠和小鼠模型中的 70 多种 PTH 基因靶标来了解 PTH 的合成代谢作用。雄性小鼠对 PTH 的反应最大，实验选择成熟期雄性小鼠，给与剂量为 30～60μg/（kg·d），治疗持续时间为 5～6 周。研究结果揭示了受影响的因子、通路和酶类，其中细胞因子包括成纤维细胞生长因子家族、Wnt 家族、骨形态发生蛋白家族、胰岛素样生长因子家族和生长激素、表皮生长因子家族。一些与骨形成相关的基因型，主要是骨小梁区的成骨效应揭示了 PTH 合成代谢的相关的关键基因。如 1α-羟化酶、双调蛋白、LRP5/6 等。其中的 1α-羟化酶是将 25-(OH)D$_3$ 转换成 1,25-(OH)$_2$D$_3$ 的关键酶，PTH 能够诱导肾脏中 1α-羟化酶基因的转录，进而加速 1,25-(OH)$_2$D$_3$ 的生成。反之，过量的 1,25-(OH)$_2$D$_3$ 则会导致肾中 1α-羟化酶和甲状旁腺中 PTH 的转录抑制。但也有些因子基因的敲除对 iPTH 合成代谢关系不大，如组织相容性复合体Ⅱ、骨形态蛋白和组蛋白脱乙酰酶 4。鉴于持续甲状旁腺素促进分解代谢，而间歇给予 PTH 可促进骨形成。研究中发现参与 iPTH 合成代谢反应的因子主要用有 AMPKα1、HIF-1α 和环氧合酶 2。这三个与细胞能量和氧代谢密切相关的因子，符合 PTH 对成骨细胞促骨形成的作用，也说明骨质疏松类代谢性疾病与能量消耗改变有关。原代成骨细胞连续暴露于 PTH 后成骨细胞的分化受抑制，但经 PTH 间歇性处理一段时间后，激发了成骨细胞的分化，这与 PTH 的体内作用相符。

五、甲状旁腺素调控骨吸收

PTH 对骨的主要生理作用是通过破骨细胞完成的，因为它提高血钙水平的主要途径是促进破骨细胞骨吸收和随后的骨钙释放来维持足够的血浆钙水平。破骨细胞表面没有 PTHR1 受体，所以 PTH 并不能直接作用于破骨细胞，而是通过成骨细胞和骨细胞分泌的骨保护素（osteoprotegerin，OPG）和核因子 κB 受体活化因子配体（receptor activator of nuclear factor-κB ligand，RANKL）等来调控骨吸收。这也就涉及骨重建中的成骨细胞和破骨细胞偶联，以及 PTH 调控破骨细胞的形成、活化和骨吸收的主要机制。探明 PTH 对破骨细胞的作用，能够深入理解 PTH 给药方法和速度不同诱导骨骼合成或分解代谢的机制。PTH 活化破骨细胞是通过作用于成骨细胞而发挥其对骨吸收的调控作用，其中成骨细胞来源的 OPG 抑制破骨细胞的激活、分化、成熟和吸收功能，还可能诱导破骨细胞凋亡；另一方面，RANKL 诱导破骨细胞分化和成熟融合而促进吸收活动。RNAKL 和 OPG 竞争性结合 RANK 信号来促进破骨细胞的分化。

虽然研究发现持续应用 PTH 会诱发骨吸收，但对 PTH 引起分解代谢增强的机制还不是很清楚。目前很多研究证明持续给予大鼠 PTH 24h 可以降低 OPG 基因水平，但 RANKL 基因表达增加，伴随着破骨细胞数量的增加。明确了 PTH 持续给药引起的分解代谢增强与 OPG 的减少和 RANKL 的快速增加密切相关。体外研究评估 PTH 对成骨细胞产生 RANKL 和 OPG 的影响，发现早期成骨细胞中 OPG 水平的显著上升引起 RANKL/OPG 的显著下降，但随着实验时间的延长，RANKL/OPG 升高主要是基于 RANKL 水平升高，且 OPG 表达下降，体现了随着成骨细胞的成熟而增加破骨细胞诱导潜能。从结果可以看出，PTH 诱导的成骨细胞产生 OPG 和 RANKL 的调节破骨细胞机制发生了转换，在成骨细胞分化的早期阶段具有骨保护作用的 OPG 占主导地位，而在成骨细胞分化的晚期阶段对破骨细胞生成的影响 RANKL 占主导地位，这也侧面反映出 RANKL/OPG 在 PTH 刺激破骨细胞性骨吸收效应方面的关键作用，也说明不同方式给予 PTH 对破骨细胞调控的多重性影响。PTH 对成骨细胞不同发育阶段的影响决定着其对骨代谢的作用效果，因此人们观察了 PTH 对小鼠原代骨髓基质细胞（BMSC）28d 的影响，明确了培养 14d 观察到早期成骨细胞分化标志 Col1 和 ALP 基因表达最高，而在 28d 后观察到分化晚期骨钙素（osteocalcin，OC）基因的表达最高。在此基础上，用 PTH 处理 28d BMSC 1 ~ 2h 的 RANKL 增加最多，证明了 PTH 对成骨细胞产生 RANKL 的早期反应性。同样地，PTH 也能在 2h 左右降低 OPG，反映出 PTH 处理成骨细胞产生破骨细胞分化因子的时间较短。

骨细胞隐藏在矿化骨基质中，它将激素和机械信号传递给骨表面的成骨细胞和破骨细胞。过去的 10 年的研究证明了骨细胞是理解骨骼对 PTH 和 PTHR1 的反应的核心。骨细胞作为骨组织中生命周期最长的细胞，主要通过分泌 RANKL 和 SOST 来分别调节破骨细胞和成骨细胞，进而在骨转换中发挥重要作用。甲状旁腺亢进引起的破骨细胞增加和骨量丢失是需要骨细胞来源的 RANKL。PTH 受体的激活可以诱导骨细胞产生和分泌 RANKL 以及提高 RANKL/OPG 来增加破骨细胞的形成。最近的证据表明骨细胞是 RANKL 和 OPG 的主要来源；骨细胞中缺乏 RANKL 的小鼠表现出骨硬化（Mannstadt and Wein，2020）。人们对 PTH 通过成骨细胞系介导破骨细胞生成的研究较多，但 PTH 通过骨细胞而影响破骨细胞分化的机制尚不清楚。比如 PTH 可以活化骨细胞表面的 PTHR1 而促进 IL-6 型细胞因子，这反过来又会刺激其他细胞中 RANKL 的表达，如成骨细胞。人工增加骨细胞内 PTH 受体信号，导致骨量的增加和高骨转换。利用基因编辑技术构建小鼠骨细胞中 PTH 受体的条件性缺失，发现小鼠胫骨骨干中的 RANKL 和 OPG 表达明显降低，但腰椎中只有 RANKL 降低，导致 RANKL/OPG 降低。这些发现明确了以皮质骨为主的骨干内骨细胞比较多，PTHR1 的失活使 RANKL 的产生降低，而 OPG 来源不局限于骨细胞和成骨细胞，在松质骨中也会有其他细胞来源。研究还证明了骨细胞中的 PTHR1 维持着 RANKL 和 OPG 的基础水平，PTHR1 主要影响是使松质骨中破骨细胞活性降低。除了破骨细胞分化因子，骨细胞比成骨细胞富含与矿化和磷酸盐代谢相关的基因，包括磷酸盐调节中性内肽酶、牙本质基质蛋白 1、基质细胞外磷酸糖蛋白以及成纤维细胞生长因子-23（fibroblast growth factor 23，FGF-23）。在肾衰竭大鼠模型中观察到 FGF-23 表达增加，但通过甲状旁腺切除术就可以阻止 FGF-23 的增加，证明了 PTH 调节 FGF-23 的作用潜能。骨细胞也参与了 PTH 调控机体钙稳态的过程，这个作用在敲除 PTHR1 后消失，表明 PTH 受体在骨细胞对于机械负荷的合成代谢的反应机制中的重要地位。

尽管 PTHR1 激活 Gsα/PKA、Gq/PLC/ PKC 和 MAPK 等信号通路，但迄今为止很难将 PTH 的成骨和破骨功能归因于选定的信号通路。持续暴露于 PTH 通过成骨细胞或骨细胞间接激活破骨细胞诱导骨吸收，而间歇性暴露于 PTH 抑制 SOST 的表达而正向调节成骨细胞的分化和骨形成。骨细胞中 PTHR1 及其下游的其他机制负责该激素在骨骼中的合成代谢还是分解代谢还不是很清楚，深入了解 PTH 骨合成及分解效应相关的蛋白质非常必要，明确这些蛋白质间的相互作用，有助于了解 PTH 发挥合成、分解效应的信号通路，掌握其机制，有利于开发更多、效果更好、副作用更小的用于治疗骨质疏松症的药物。

（徐辉）

第七节　降钙素受体基因

一、概述

降钙素（calcitonin，CT）是 Copp 及其同事在研究激素对血清钙水平的调节过程中发现的。最初的研究表明，CT 由甲状腺的滤泡旁细胞分泌，并且 CT 可以通过直接抑制破骨细胞介导的骨吸收和增强肾脏的钙排泄来维持钙稳态。人 CT 是由 32 个氨基酸残基组成的单链肽，分子质量为 3418 Da。降钙素受体（CTR）基因型和绝经后的妇女股骨颈骨密度（BMD）有关，CTR 间不同的基因型可能会影响绝经后妇女的骨丢失速率和 BMD 水平。此外，CTR 的改变还会对肾脏、中枢神经系统、乳腺癌细胞和生殖系统造成影响，并引发相关疾病。

二、降钙素受体基因及其功能

1. 降钙素

一些研究表明 CT 也存在于非甲状腺结构中，例如前列腺和中枢神经系统中。此外，在一些物种中已经确定了 CT 的蛋白质序列，它在 N 端环区高度保守，但在其余序列中表现出分化特征。人类 CT 基因家族由降钙素 I（CALC-I）至降钙素 IV（CALC-IV）组成，它们具有核苷酸序列同源性。成熟的人类 CT 起源于 11 号染色体上的 CALC-I 基因。不仅如此，CALC-I 和 CALC-II 基因还可以产生 CT 相关肽 I 型和 II 型（CGRP-I 和 II）；CALC-III 能够产生 CT 和 CGRP；CALC-IV 能够产生胰淀素（AMY）。其中，AMY 和 CTR 是治疗肥胖和骨骼疾病的靶点，CGRP 是治疗疼痛和偏头痛的靶点（Bower et al，2016a）。在降钙素原（ProCT）生物合成和折叠之后，由于激素原转化酶的作用，ProCT 进入高尔基体。经转录加工后，N 端 ProCT 片段作为一个信号，将其亲本 ProCT 分子转运到新生分泌囊泡中。在分泌囊泡中，未成熟的 CT 经过蛋白水解裂解释放成熟的 CT。嗜铬粒蛋白 B 作为一种辅助蛋白，促进反式高尔基分选进入受调节的分泌途径。在新形成的分泌物囊泡内，蛋白水解裂解释放未成熟的 CT。然后，随着酰胺化的进行，产生成熟的 CT，并逐渐集中在分泌囊泡内。CT 的生物学相关效应出现在骨骼、肾脏、中枢神经系统、乳腺细胞和生殖系统中。成熟 CT 在骨骼稳态中起着重要作用，它直接作用于破骨细胞 CTR 抑制骨吸收，是骨吸收的关键调节剂。此外，该激素可通过诱导骨细胞运动的急性静止来抑制骨吸收。

2. 降钙素受体基因简介

CT 的活性是由高亲和力 CTR 介导的。CTR 是新发现的七个跨膜结构域 G 蛋白偶联受体超家族（GPCR）的成员，该家族还包括 PTH/PTH 相关肽、分泌素、血管活性肠多肽、胰高血糖素样肽 1、生长激素释放因子、胰高血糖素、垂体腺苷酸环化酶激活多肽、促肾上腺皮质激素释放因子受体和胃抑制多肽受体。CTR 分为三个功能域：N 端胞外结构域、跨膜结构域（TM）和 C 端受体结构域。TM 和受体 C 端的胞内环与胞内蛋白相互作用，如 G 蛋白和 β-阻滞蛋白。尽管 CTR 与其他 GPCR 具有相似的结构，但它们在氨基酸序列水平上没有表现出任何相似性（Suzuki et al，2016）。1991 年首次克隆了猪 CTR cDNA。该受体的特点是在细胞外有一个很长的 NH_2 末端结构域，与甲状旁腺素（PTH）/PTH 相关肽受体和分泌素受体相似。由于基因的选择性剪接，不同的 CTR 异构体在不同的动物物种中具有不同的组织表达转录和不同的信号转导特性。在人类骨巨细胞瘤中有两种不同的同工异构体。第一个同工异构体为 GC-10，它与之前描述的卵巢-人类 CTR 基因在 5′-区域的不同之处在于它缺少一个 71bp 的片段，而在 3′-区域几乎相同。第二种为人类巨细胞肿瘤-CTR cDNA 变体，标记为 GC-2，缺乏 71bp 的 5′ 插入，但也有 48 个核苷酸编码第一个胞内结构域的一部分。CTR 亚型的差异表达可能是调节 CT 生物反应的一种机制。CTR 亚型的改变可以部分解释高周转率代谢性骨病患者对 CT 的不同反应性。

各种异构体在结构上彼此不同，在组织分布、对配体的亲和力以及这些配体激活的下游信号通路方面也不同。肾上腺髓质素（ADM）受体是一种由 CTR 样受体组成的复杂分子（CRLR），经鉴定其与 CTR 具有约 55% 的氨基酸序列同源性。与 CTR 不同，CRLR 本身不转运到细胞膜，为了形成功能性受体，它需要三种受体活性修饰蛋白（RAMP1 ～ RAMP3）之一的共表达（Naot et al，2020）。这些单跨膜结构域蛋白与 GPCR 相互作用，并通过多种机制调节其活性：① RAMP 修饰 GPCR 与其配体的结合特异性。② 受体运输：RAMP 作为伴侣，引导 CRLR 到达细胞膜。③ 受体脱敏：在配体结合后，CTR-RAMP 复合物被细胞内化。RAMPs 决定了复合物能否被引导到降解途径或再循环回到细胞表面（Klein et al，2016）。④ 对 AMY 受体（AMY1 ～ 3）的信号转导研究发现，细胞内钙生成的下游信号通路依赖于特异性相互作用的 RAMP。基于以上，我们可以通过改变 CT 对配体的亲和力以及这些配体激活的信号通路，从而发挥 CT 及 CTR 在骨骼、肾脏、中枢神经系统、乳腺癌细胞和生殖系统中的生理作用，维持机体正常运行。

3. 降钙素和降钙素受体在钙应激状态下的作用

在遗传修饰的小鼠模型中研究了 CT 和 CTR 在钙应激情况下的作用。当通过 1,25-二羟维生素 $D_3[1,25-(OH)_2D_3]$ 在 CTR 敲除（Calcr-KO）小鼠中诱导高钙血症时，与野生型对照组相比，Calcr-KO 小鼠中总血清钙的峰值水平明显更高，这表明 CTR 对于钙稳态非常重要。此外，CT 会抑制破骨细胞中钙离子的表达。不仅如此，小鼠在哺乳期也会出现钙应激的生理状况。哺乳期小鼠骨骼会迅速脱钙以补充乳汁中的钙水平，在缺乏 CT 和 CGRP 的 Calcr-KO 模型中，小鼠哺乳期间脊柱 BMD 下降了 50% 以上，而野生型对照组仅下降了 23.6%；断奶后，与野生型小鼠相比，Calcr-KO 小鼠的脊柱 BMD 恢复到基线值的速度较慢。注射 CT 后 BMD 恢复正常，而 CGRP 水平未发生改变，这表明 CT 在小鼠哺乳期间和断奶后对钙平衡和保护母体骨骼起着重要作用。哺乳期间从骨骼中动员钙的另一种机制是发生溶骨性骨质溶解，并且该过程中骨细胞已被证明会表达许多与破骨细胞相同的基因。对哺乳期结束小鼠股骨的组织形态学分析发现，Calcr-KO 小鼠的骨细胞腔隙面积大于野生型小鼠，这表明 CT 在抑制小鼠哺乳期骨细胞溶骨和保护母体骨骼方面发挥了作用（Clarke et al，2015）。

4. 降钙素与降钙素受体的生理活动

（1）骨骼

破骨细胞是 CT 作用的主要靶点。在骨髓培养中，它能够干扰破骨细胞从前体细胞分化，抑制单核前体细胞融合形成多核细胞。CT 在骨骼稳态中发挥着重要作用，是骨吸收的关键调节剂。它直接作用于 CTR，通过诱导收缩抑制骨吸收，并在 1min 内抑制破骨细胞的运动（Q 效应），随后破骨细胞逐渐收缩（R 效应）。外源环腺苷酸（cAMP）和细胞内钙都是 Q 和 R 效应的第二信使，都由 G 蛋白介导。此外，CT 还抑制破骨细胞的其他成分，如酸性磷酸酶的释放和碳酸酐酶 II 的表达。在三种不同的转基因小鼠中研究了 CTR 对骨骼生理学的贡献。由于 CTR 的整体缺失是胚胎致死性的，因此骨骼表型最初是在半合子 CTR 敲除小鼠（Calcr+/−）中研究的，其破骨细胞中 CTR 的表达水平是野生型小鼠的一半。Calcr+/−小鼠由于骨形成增加而具有较高的骨量，而在骨吸收测量中没有发现变化。这些观察结果证明了 CT 作为骨形成抑制剂的生理作用，并表明其活性是通过 CTR 介导的。第二种可行的动物模型是由于 CTR 基因不完全缺失而产生的。在该动物模型中，只有雄性小鼠的骨形成率有小幅增加，表明 CTR 在基础状态下对骨和钙稳态的生理调节起重要作用。

Keller 等人（2014）采用了一种改良的技术敲除 CTR，产生了 CTR 全缺失（CTR-KO）的活小鼠，由于骨形成增加，CTR-KO 小鼠具有高骨量，这种表型随后在 CTR 基因缺失的破骨细胞谱系的小鼠中重现。该研究进一步表明了 CT 活性的潜在机制，即通过 CTR 信号转导抑制骨形成。此外，研究还表明，破骨细胞中 CTR 的缺失会增加鞘氨醇 1 磷酸（S1P）转运体鞘脂转运体 2（Spinster2）的水平，Spinster2 是分泌 S1P 所需的一种输出蛋白，而 S1P 是骨形成的有效诱导剂。因此，该研究表明 CT 通过与破骨细胞表达的 CTR 相互作用间接抑制骨形成。虽然药理学研究发现 CT 抑制了骨吸收，但转基因动物研究表明 CT 的生理作用是抑制骨形成。在研究 PTH 对骨骼的影响时也发现了类似的差异，因为 PTH 是一种骨吸收的生理刺激物，在药理应用中可以刺激骨形成（Martin et al，2015）。因此，我们需要密切关注 CT 及 CTR 与骨之间的作用关系。

（2）肾脏

肾脏是中性内肽酶降解 CT 的主要部位。在正常男性中，CT 对肾脏的作用是利尿，增加了钠和氯化物的部分排泄率，同时 CT 也增加了尿液中钙和磷酸盐的排泄量。CTR 分布于 Henle 袢厚升支上皮、远曲小管和集管中，可以调控钙代谢相关激素如 CT 的分泌，进而维持肾脏中钙稳态。在伴有转移性骨病的高钙血症患者中，CT 通过抑制肾小管重吸收而导致血清钙迅速下降，从而对高钙血症起到治疗作用。

（3）中枢神经系统

CT 在中枢神经系统内有特定的结合位点。Bower 等人（2016b）首次报道了 CTR 蛋白在人类延髓中的表达。在孤束核（NTS）、舌下神经核、楔形外核、脊髓三叉神经核、薄束核和下橄榄核等几个离散核中可见 CTR 的分布。髓质中 CTR 的广泛表达表明，CTR 参与的功能范围比我们目前所认识的要更广泛。CTR 染色密度最大的区域位于延髓最后区（AP）和 NTS 周围，这与 AMY 在 AP 中减少食物摄入量的生理作用相一致，因此，在大鼠脑内注射 CT 会抑制其对食物和水的摄入。在人类中，大剂量的鲑鱼 CT（sCT）降低了血清中睾酮、黄体生成素和卵泡刺激素的浓度，而长期服用 CT 的偏头痛患者，其体内 β-内啡肽、促肾上腺皮质激素和皮质醇的水平均有增加，这可能与 CT 及 CTR 对下丘脑的刺激作用有关。

（4）乳腺癌细胞

已有研究发现，培养的人乳腺癌细胞经 CT 处理后，细胞增殖会受到抑制。利用放射自显影和放射性配体结合技术与碘化 CT 已经在人类乳腺癌细胞系 T47D 和 MCF-7 中发现了高亲和力的 CTR。在最近的一项研究中，有人证实 CTR mRNA 在正常导管上皮和乳腺癌细胞中持续表达。此外，CTR 表达的降低更常出现在淋巴结转移的病例中，这表明 CTR 可能在乳腺癌发展中具有重要意义。此外，CT 对 MCF-7 和 T47D 的 cAMP 代谢有深远的影响。将这些细胞与 CT 一起孵育，会导致细胞内 cAMP 水平持续升高。cAMP 的增加会抑制乳腺癌细胞的增殖，导致乳腺癌细胞倍增时间从 36h 延长到 90h。在 LLC-PK1（一种猪肾上皮细胞）细胞中也证明了类似的效果。此外，sCT 可以通过 cAMP -蛋白激酶 A 途径抑制 MCF-7 乳腺癌细胞中甲状旁腺素相关蛋白的表达，进而对乳腺癌细胞生长进行抑制。因此，CT 及 CT 类似物具有治疗乳腺癌的潜在作用。

（5）生殖系统

精子中含有的 CT 浓度大约是血清中的 40 倍。20 世纪 80 年代进行的一项研究报道了 sCT 在体外可抑制人类精子活力。不仅如此，sCT 还被证明是体内精子受精能力的内源性调节剂。125i-sCT 与人类精子特异性结合的检测表明，人类精子上存在 CTR。此外，子宫和胎盘中均可见 CT 表达，且胎盘内存在 CTR，提示 CT 在胎盘功能调节中发挥作用。尽管哺乳动物的精子在形态上是完整的，并且在离开雄性生殖器时仍具有强烈的运动能力，但它们并不能立即使卵母细胞受精。获得使卵母细胞受精的能力被称为精子获能。有人用 sCT（4ng/mL）孵育失能精子 40min，通过检查它们在氯四环素中孵育后的荧光变化来获得它们的激活数量。实验结果表明，与失能精子相比，在 sCT 中孵育的精子被激活的数量是其三倍。不仅如此，所有用 sCT 处理过的样本都比未处理的对照组表现出更强的精子活力。以上结果表明，CT 在体内作为精子受精能力的内源性调节剂，对维持生殖系统的正常功能起到关键作用。

三、降钙素受体多态性

骨质疏松症是公认的与衰老相关的疾病之一。越来越多的证据表明，基因多态性可能在调节 BMD 中发挥重要作用。研究表明，维生素 D 受体（VDR）、雌激素受体、I 型胶原蛋白和白细胞介素 6 基因位点的多态性都与骨矿物质 BMD 改变相关。由于 CTR 基因在破骨细胞介导的骨吸收中起直接作用，许多研究已经开始确定与骨质疏松症相关的 CTR 基因多态性。其中，利用 Alu I 限制性内切酶对骨质疏松症患者 CTR 进行限制性内切片段长度多态性研究，结果表明，在氨基酸 447 处，单个核苷酸替换产生了 CC 型、TT 型或杂合子基因型的 CTR 多态性。

胶原 I 型调控区 SP1 位点（COLIA1）的多态性与 BMD 和骨质疏松症风险也密切相关。有研究证实，COLIA1 多态性与年龄相关性骨质流失之间可能存在关联，而这种关联可能受到 CTR CC 基因型的影响。因此，人类 CTR 基因的多态性可能引起 BMD 发生改变，并最终导致骨质疏松症的发生。

除 CTR 447 位突变产生单核苷酸多态性（SNP）外，在 CTR 基因中发现了 10 个额外的多态性。虽然当前的研究主要集中在密码子 447 SNP，但对其他 10 个多态性的研究也是有必要的。大量证据表明非编码 SNP 与疾病有关。例如，ATP 结合盒转运体 A1 基因非编码区域的 SNP 改变了冠状动脉疾病的发生风险，肿瘤坏死因子-α308 基因 SNP 与肥胖发生有关联。也有证据表明，疾病易感性可能是多个 SNP 共同作用的结果，如钙蛋白酶 10 可以导致糖尿病发生。综上所述，CTR 基因的多态性不仅会诱发骨质疏松症，其对其他疾病的产生也需要我们密切关注。

四、降钙素受体基因与骨质疏松

骨质疏松症是一种以骨量低、骨组织退化和骨微结构破坏为特征的疾病，它可以导致患者骨强度降低和骨折风险增加，常见于老年人，尤其是绝经后妇女（Cosman et al，2014）。据估计，全世界骨质疏松性髋部骨折的患者数量超过 2 亿。在欧洲和美国，30% 的女性患有骨质疏松症，40% 的绝经后女性和 30% 的男性发生过骨质疏松性骨折（Wright et al，2014）。因此，厘清 CTR 与骨质疏松之间的关系格外重要。

1. 绝经后骨质疏松

CT 对破骨细胞吸收的控制可能是骨转换的关键调控过程。hCTR1 和 hCTR2 这两种 hCTR 同工异构体产生了结构不同的蛋白质。应用逆转录聚合酶链式反应评估了绝经前及绝经后骨质疏松妇女单核血细胞中的 hCTR mRNA 水平，发现绝经后骨质疏松症患者的 hCTR mRNA 总水平降低，并与骨生化标志物呈负相关，其中 hCTR2 亚型与低骨转换有关。因此，hCTR mRNA 及 hCTR2 表达降低可能是导致绝经后妇女发生骨质疏松症的重要因素。除 CTR 水平降低会导致骨质疏松症发生外，CTR 多态性也会导致骨质疏松的发生。CTR 存在两个等位基因：细胞内第三个 C 端结构域的碱基突变 T → C，使位于 447 位的 CCG 变为 CTG。分析这些等位基因在患有骨质疏松性骨折的绝经后白人女性中的分布情况，结果表明，与纯合亮氨酸（CC 型）基因型相比，纯合脯氨酸（TT 型）和杂合（CT 型）基因型受试者股骨 BMD 显著下降。综上所述，CTR 多态性可能与 BMD 下降导致的绝经后女性人群的骨质疏松性骨折风险增加相关。

绝经后女性 CTR 基因的基因型对于评估骨折发生风险具有重要价值。在韩国绝经后妇女（n=729）中发现了 CTR 基因的变异，并对 7 个 SNP 及其单倍型在连锁不平衡阻滞（BL_hts）中的潜在参与进行了研究。结果显示，+43147G>C（第 7 内含子）、+60644C>T（第 13 外显子，3' 非翻译区）及其单倍型 BL2_ht1 和 BL2_ht2 与椎体骨折风险显著相关。此外，多态性 +60644C>T 与腰椎和股骨颈的 BMD 高度相关，携带 SNP 为 +60644C>T 的 CC 和 CT 基因型的受试者，其腰椎和股骨的 BMD 值较低。这些结果表明，CTR 基因可能调控骨代谢，CTR 基因中的 +60644C>T 是骨质疏松发生的重要原因。

Zhang 等人（2015）对中国绝经后妇女 CTR 基因多态性与 BMD 的关系进行了荟萃分析。分析结果表明 CTR 基因的 C1377T 多态性与腰椎 BMD 有关，但与股骨颈骨 BMD 无关。因此，CTR 基因可能成为预测绝经后中国妇女骨质疏松症发生风险的遗传标记。在 *Alu* I 限制性片段长度多态性中，C 和 T 的等位基因频率分别为 86.5% 和 13.5%。每个基因型在研究人群中的患病率分别为 2.4% TT、22.2% CT 和 75.4% CC。以上结果说明，TT 基因型的女性在腰椎和股骨颈骨发生骨质疏松的风险更大，*Alu* I CTR 基因多态性与 BMD 降低和女性骨质疏松症易感性相关。此外，对意大利东北部的 663 名绝经后（48～85 岁）和 52 名围绝经期（47～53 岁）妇女的腰椎和髋部 BMD 进行测量，发现 COLIA1 基因型与髋骨 BMD 的下降显著相关，但 COLIA1 对髋骨 BMD 的影响效应在女性 60 岁才显现出来，并在此后呈现时间依赖性；COLIA1 对腰椎 BMD 的影响效应在 70 岁以上的受试者中才具有统计学意义。CTR 基因型与 CC 组 BMD 也显著相关，BMD 值在脊柱处最低，且 CTR 基因型对脊柱 BMD 的影响在围绝经期和绝经后的年轻女性中表现更加明显。因此，CTR 和 COLIA1 位点的遗传变异会增加围绝经期和绝经后妇女骨质疏松易感性。

2. 男性骨质疏松

尽管骨质疏松症在绝经后女性中更为常见，但有近三分之一的髋部骨折也发生在男性中。目前，已有大量研究证实了女性绝经后骨质疏松的遗传因素与 BMD 变化相关，但针对男性骨质疏松症的报道相对较少。评估了一些候选基因多态性与意大利男性骨质疏松症之间的关系，提示腰椎和股骨 BMD 均与 CTR 基因多态性相关。在骨质疏松男性患者中，CTR 基因的 CC 基因型具有最低的 BMD 值。此外，具有 CC 基因型的骨质疏松男性的体重指数、血清性激素结合球蛋白、雌二醇、总碱性磷酸酶和骨碱性磷酸酶水平较对照组显著降低，而游离雄激素指数水平较对照组急剧升高。综上所述，CTR 基因多态性与男性骨质疏松症发病率以及碱性磷酸酶和雌二醇水平相关，CC 基因型中较低的 BMD 抑制了骨形成，这是男性骨质疏松症产生的重要原因。

五、降钙素受体基因与其他疾病

1. 氟斑牙与氟骨症

摄入过量的氟化物会对牙齿和骨骼造成损害，从而产生氟斑牙和氟骨症。Jiang 等人（2015）探讨了 CTR 基因 1377 位 *Alu* I 多态性与重庆市居民氟斑牙发生的关系，结果解释了携带 TT 基因型的参与者更易产生氟斑牙。研究人员选取了 119 名氟中毒患者进行研究，探讨了氟过量与 CTR 基因多态性对氟骨损伤的影响，发现中度氟过量组发生氟骨损伤的概率是轻度氟过量组的 4.1 倍；重度氟过量组发生氟骨损伤的概率是轻度氟过量组的 14.1 倍。此外，携带 CT 和 TT 基因型的受试者其氟骨损伤发生率较 CC 基因型受试者提高了 2.6 倍，且 CT 和 TT 基因型与中、重度氟过量引起的骨损伤密切相关。因此，CTR 基因多态性可以作为过量氟引发骨损伤的重要依据。

2. 尿路结石

尿路结石又称尿石症，是最常见的泌尿外科疾病之一。按结石发生的部位可以分为上尿路结石［肾结石（KSD）、输尿管结石］和下尿路结石（膀胱结石和尿道结石）。Xing 等人（2019）探究了 CTR 多态性与钙石性尿石症之间的关系，结果表明 CTR rs1801197 可能与钙石性尿石症的风险增加有关。

Shakhssalim 等人（2014）对 105 例复发性 KSD 男性患者和 101 例年龄匹配的健康对照进行

了尿石症相关的血清和尿液生化检查，采用聚合酶链反应单链构象多态性方法检测 CTR 中的多态性。结果显示，结石患者体内均有 rs1042138（3′UTR +18C > T）多态性相关的 T 等位基因，该位点 T 等位基因与结石形成风险密切相关。此外，C 等位基因患者尿钙浓度均值为 117mg/L，T 等位基因患者尿钙浓度均值为 152mg/L。以上结果表明，尿石症的产生会伴随着尿钙升高，CTR 多态性是导致尿石症发生的重要原因。Mitra 等人（2017）除 rs1042138（3′UTR +18C > T）外，还探讨了 rs1801197（Leu447Pro）在 KSD 形成中的潜在作用。该团队招募了 152 例肾脏富钙结石患者和 144 例健康个体，并对受试者外周血进行采集。结果显示：与对照组相比，患者血清肌酐和尿钙水平较高，rs1042138（3′UTR +18C > T）与 KSD 无显著的关联；而 rs1801197（Leu447Pro）基因型与 KSD 有显著的相关性。值得注意的是，携带 TT 基因型的男性患者的结石形成风险更大，而在女性患者中没有观察到这种关联。综上所述，rs1801197（Leu447Pro）可以作为 KSD 形成的重要标志物之一。除成人 KSD 外，儿童 KSD 也被人们广泛关注，其在发病率和病因学方面具有地域差异。40% ～ 60% 的 KSD 患儿在临床上伴有特发性高钙尿症的发生。对 60 名健康儿童（年龄 4 ～ 6 岁）和 50 名患有 KSD 的儿童（年龄 2 ～ 14 岁）进行了检查，KSD 患儿中在 VDR 基因多态性中为 1.83，在 CTR 基因多态性中为 1.99。从以上研究可以看出 VDR（Fok-I）和 CTR 基因多态性可能是导致小儿尿路结石发生的机制之一。

3. 阿尔茨海默病

研究表明，阿尔茨海默病（AD）的产生与 AMY 受体相关。在 AD 转基因小鼠模型中使用 AMY 受体拮抗剂 AC253，结果显示 AC253 对 AD 小鼠的神经元细胞突触功能、空间记忆和学习能力产生了有益影响，并对神经炎症起到抑制作用（Soudy et al, 2016；Fu et al, 2017）。CTR 是 AMY 受体功能的关键组成部分，CTR 与 RAMP1、RAMP2 或 RAMP3 之一的二聚化产生不同亲和力的 AMY 受体（AMY1 ～ 3），进而诱导了 AD 的发生（Hay et al, 2015）。为了验证 CTR 与 AD 之间的关系，Patel 等人（2021）建立了 HetCTR + 5xFAD 与 HetCTR + TgCRND8 AD 小鼠模型，发现 AD 小鼠模型中 AMY/ CTR 的遗传缺失改善了海马突触可塑性，提升了 AD 小鼠的空间记忆。不仅如此，在 AMY/ CTR 缺失的小鼠中观察到淀粉样斑块和神经炎症标志物的减少。从临床角度来看，AMY/ CTR 缺失具有改善 AD 患者认知的潜力。

4. 心律失常

心房颤动是一种常见的心律失常疾病，难以有效治疗和管理，并且心房颤动患者可能伴有心血管相关并发症的发生，如血栓和中风。其中，心房组织纤维化是导致发生心房颤动的主要生理特征。目前，已有研究证实了 CT 对心律失常有保护作用，可以使心脏恢复到正常节律。CT 会在心房心肌细胞中大量产生，并作为旁分泌信号影响邻近的胶原生成成纤维细胞，以控制其增殖和细胞外基质蛋白的分泌。Moreira 等人（2020）通过研究发现，小鼠 CTR 信号的整体破坏，导致了小鼠心房纤维化并增加了心房颤动的易感性；而心房特异性的 CT 过表达既可以预防心房纤维化，也可以预防心房颤动。此外，持续性心房颤动患者的心肌 CT 水平是心律正常的对照个体的 1/6，并伴有成纤维细胞膜 CTR 的失活。因此，恢复受损的心肌 CT-CTR 信号转导可能为房颤患者提供新的治疗途径。

5. 乳腺癌

越来越多的证据表明，CT 会参与细胞生长、分化和组织发育。不仅如此，多种组织中都存在高亲和力的 CTR，包括人类乳腺癌细胞系 MCF-7 和 T47D。此外，CTR 也在原发性乳腺癌细胞中表达。研究 60 例原发性乳腺癌中 CTR mRNA 的表达，包括来自同一患者的 14 对匹配癌细胞和未受影响的导管上皮细胞，发现 CTR mRNA 在正常导管上皮细胞和乳腺癌上皮细胞中持续表达。在有配对样本的 14 例乳腺癌上皮细胞中，9 例乳腺癌上皮细胞（64.3%）的 CTR mRNA 表达降低，2 例（14.3%）CTR mRNA 表达升高，3 例（21.4%）CTR mRNA 表达无显著变化。CTR 表达降低的有 44 例（73.3%），而表达升高的有 10 例（16.7%），其余 6 例（10%）CTR 表达无明显变化。这些结果提示 CTR 可能对乳腺癌的产生有抑制作用，CT 和 CTR 在乳腺癌诊断中具有重要参考价值。

（陈晓雪　张振华　徐辉）

第八节　甲状旁腺相关蛋白受体基因

一、概述

人类甲状旁腺素相关蛋白（parathyroid hormone related protein，PTHrP）由 12 号染色体短臂上的单个基因编码，cDNA 主要包括 9 个外显子、7 个内含子、3 个启动子，有多种剪接方法，经剪接 C 末端产生 3 种原始翻译产物，进而编码 139、141 或 173 个氨基酸的不同亚型。早前 PTHrP 被确定为癌症患者高钙血症的原因之一，可表达于皮肤、骨髓、脑、心血管、甲状腺、甲状旁腺和骨等多种组织，主要以自分泌或旁分泌的形式发挥作用。PTHrP 与 PTH 有一定的同源性，都对骨形成有重要的调节作用，且通过相同的受体即 PTHR1 发挥相似的生物学作用。PTH 和 PTHrP 通过 PTHR1 激活细胞内 2 条途径，一条是蛋白激酶 A 信号通路（protein kinase A，PKA），另一条是蛋白激酶 C 信号通路（protein kinase C pathway，PKC），其中 PKA 通路占有主导地位。PTHrP 激活 PTHR1 可经多重并联或者平行的信号转导途径诱导成骨细胞分化，cAMP-PKA-MAPK 通路是 PTHrP 激活 PTHR1 细胞内重要途径。越来越多的研究证实 PTH 和 PTHrP 配体类似物可以诱导或稳定不同的 PTHR1 构象，从而介导不同的信号模式，也为 PTHR1 成为治疗骨质疏松症的主要临床目标提供了理论支持。此外，人们已经鉴定几种 PTHR1 基因突变引起的骨和软骨异常的疾病，加深了我们对 PTHR1 基因的结构和功能的了解。

二、甲状旁腺相关蛋白受体基因及类型

PTH 和 PTHrP 的氨基末端的两个基因部分是高度同源的，目前研究较多的是与氨基末端结合的受体，它们通过作用于单个细胞表面受体 PTHR1 介导其主要生物学作用，出现了一种受体对两种内源性配体起反应，从而控制两种不同的生理过程（Bisello and Friedman，2020）。PTHR1 对骨代谢来说是一种关键的调节分子，激素与靶细胞膜上的受体结合，通过细胞膜上的一种有转导功能的 G 蛋白激活细胞内的有关信号通路，引起靶细胞一系列生化反应与功能的改变，达到调节骨代谢的目的。不同哺乳动物物种的 PTHR1 长度为 585 ～ 593 个氨基酸，差异最大的区域位于氨基端的细胞外结构域、第一个细胞外环路和羧基端的细胞内尾区。PTH（1 ～ 34）和 PTHrP（1 ～ 36）均与 PTHR1 细胞外结构域（extracellular domain，ECD）三维晶体结构结合，前 34 个氨基酸包含足够的信息，可与 PTHR1 高度结合并有效激活下游信号反应。因此，合成的 PTH（1 ～ 34）和 PTHrP（1 ～ 34）肽通常可以模拟全长分子的大多数生物作用。分析 PTH 与 PTH 受体的结合位点，发现删去 1 ～ 6 残基可使 PTH 与受体的结合力丧失 99%，而且 PTH

的 25 ～ 34 残基区段可称为 PTH 与受体结合的主要结构域。值得注意的是，PTH 和 PTHrP 以不同的方式与 PTHR1 结合，且激活下游信号通路的效应不尽相同。PTH 与受体的结合有利于受体经历多轮 G 蛋白激活，在更长的时间内产生更多的 cAMP，这也可以解释 PTH 比 PTHrP 更能有效提高循环钙和维生素 D₃ 水平。对 PTH ／ PTHrP 受体结构和功能进行研究，PTH 形成的 α-螺旋比 PTHrP 形成的略长，导致 PTH 比 PTHrP 更紧密地结合受体。研究证明了 PTH（1 ～ 34）和 PTHrP（1 ～ 34）的结合模式确实存在差异，这种差异会导致功能效应的差异，特别是在诱导的信号反应的持续时间方面。PTHR1 调节 PTH 和 PTHrP 对矿物质离子稳态的内分泌控制和对组织发育的旁分泌控制不同，至少部分基于两种相应配体与受体结合机制的差异。

PTHR1 mRNA 在各种胎儿和成人组织中表达，包括肾上腺、胎盘、脂肪、脑、脾、肝、肺和心肌，而在成人骨和肾中观察到最强的信号。人 PTH1R 是由位于第 3 号染色体上的 14 个外显子基因编码的 593 个氨基酸残基组成，属于 B 类 GPCRs，包含了 170 个氨基酸的相对较长的 ECD、跨膜结构域（transmembrane domain，TMD）和核心区，主要结构特征为七个跨膜 α 螺旋（TMs 1 ～ 7）及其相互连接的胞外环（extracellular loop，ECL）和胞内环（ intracellular loop，ICL）。ECD 负责 PTH/PTHrP 对应残基 15 ～ 34 序列的快速结合，TMD 域是配体信号部分的核心结合口袋，与配体肽对应残基 1 ～ 14 序列结合后诱导受体的构象变化。受体胞内羧基端尾部存在 9 个磷酸化位点发生磷酸化，其磷酸化的模式决定受体激活后不同的信号转导。人们在定位基因编码肽的结构组成后，继续鉴定各部分的功能，发现去掉 PTHR 1 的 EC-1 的氨基酸残基 61 ～ 105 不影响受体的功能，而去掉 EC-1 的残基 258 ～ 278 也不会影响受体与 PTH 的结合能力。但将 EC-1 的 31 ～ 47 残基或 EC-3 的 431 ～ 440 残基去掉就会使 PTHR1 丧失了与 PTH 的结合能力。

在研究中发现 PTH 家族与还可以与靶细胞上的其他受体结合，激活细胞内的有关信息通路，从而引起靶细胞一系列生化反应与功能的改变（Gardella et al，2020）。PTHR2 早在 20 世纪 90 年代就从人脑文库中被筛选出来，发现其与人类 PTHR1 具有 51% 的同源性。研究发现 PTHR2 对 PTH 的反应较弱，对 PTHrP 没有反应，而大鼠 PTHR2 对两者都没有反应，人们推测它或可以作为 PTHR1 抑制剂使用。这些年来研究人员探究了 PTHR2 在中枢神经系统中的主要作用，表明它具有调节行为的功能，如消除过度恐惧反应，改变痛觉，并在积极的母性行为中发挥作用。如对哺乳啮齿动物的研究表明，PTHR2 可能刺激催产素的释放（Cservenák et al，2017）；睾丸组织中的 PTHR2 在精子细胞产生和生育中发挥关键作用。其他方面的研究表明 PTHR2 在皮肤的角质细胞分化、细胞外基质形成和伤口修复的调节中发挥作用，但罕见证据支持其在钙或骨代谢中的作用（Sato et al，2016）。PTHR3 存在于鸟类，但在包括人类在内的高等哺乳动物的基因组中消失，一些基于细胞的实验揭示了它具有类似于 PTHR1 的作用。总之，PTHR2 和 PTHR3 基因所存在物种明显不同，前者存在于人类和其他哺乳动物中，后者却在脊椎动物中明显缺失，PTHR3 的明显缺失表明其独特的配体和生物学作用概况。总之，PTHR1、PTHR 2 和 PTHR 3 的存在和消失体现了生物的进化特征，也为三种受体的功能变化引出了生物学重要性的问题。此外，人们还筛查了与 PTH 和 PTHrP 的羧基端结合的受体，在 ROS17-2.8 细胞发现了能与甲状旁腺素（39 ～ 84）片段结合的蛋白，并且去除了 PTHR1 的小鼠骨细胞株中诱导凋亡。PTHrP 中部或羧基端区域影响着胎盘钙转运和组织发育的。遗传学和分子生物学数据都表明了 PTH 和 PTHrP 对骨的作用主要归因于 PTHR1 的作用，但对 PTH 家族的其他受体以及羧基端受体的探究仍具有一定的意义。

三、PTHR1 信号激活机制

PTH/PTHrP 与 PTH1R 的结合诱导受体的构象变化并激活 G 蛋白，随后刺激腺苷酸环化酶（adenylyl cyclase，AC）和磷脂酰肌醇途径。要想明确 PTHR1 的激活机制必须对 G 蛋白的信号通路有所了解。G 蛋白是异源三聚体，由 α、β 和 γ 3 种亚基组成，α 亚基是独特的，而 β 和 γ 亚基则相同。G 蛋白能够结合三磷酸鸟苷（GTP）和二磷酸鸟苷（GDP），其中 GTP 和 α 亚基相结合后活化并刺激 AC 途径。一旦 PTH 或 PTHrP 与受体的结合过程终止，G 蛋白就表现出 GTP 酶的活性而分解 GTP 成为 GDP 和 Pi，随后 PTHR1 信号的传递也终止。此外，可根据 G 蛋白介导的下游信号通路不同对其进行分类，其中对 AC 起刺激或抑制作用的分别称为 Gs 或 Gi；能与磷脂酶 C 或 A 相偶联的称 Gq；能起转录蛋白作用的称 Gt；作用于其他效应器的称 Go。目前的研究证明了 PTHR1 控制细胞信号主要是通过线性信号级联将信息从细胞表面受体传播到细胞核（Mannstadt and Wein，2020）。具体来说，PTHR1 活化的 Gαs 分子会与 AC 结合并激发其催化作用，使得细胞内的 ATP 转化为 cAMP，随后激活 PKA 而触发下游信号级联反应。PKA 还激活转录因子 cAMP 反应元件结合蛋白（CREB），该蛋白调节 PTH1R 驱动的细胞过程所需的其他基因的表达（Bastepe et al，2017）。另一条途径是 Gq 激活 PLC，磷脂酶 C 水解 PIP_3 产生二酰甘油（diacylglycerol，DAG）和 IP3。IP3 与内质网上的钙通道结合，触发钙释放到细胞质中。此外，β-抑制蛋白与 PTH-PTH1R 的结合促进了受体内化，稳定了复合物，并加快了 Gαs 激活的速率，延长了 cAMP 的生成和 PTHR1 的作用时间。PTH1R 的其他信号通路包括 Gα12/13/ 磷脂酶 D/RHO A 蛋白和丝裂原活化蛋白激酶 / 细胞外信号调节激酶 1/2（mitogenactivated protein kinase/extracellular signal-regulated kinase1/2，MAPK/ERK 1/2）。ERK1/2 也可以通过 β-抑制蛋白相关的第二种机制激活。PTH（1～34）处理的 HEK293 细胞能够瞬时表达 PTHR1，磷酸化 ERK1/2 快速激活，但可被 PKA 或 PKC 抑制剂所阻止。持续的 ERK1/2 激活不依赖于 PKA 和 PKC，而是依赖于 β-抑制蛋白。PTH 刺激的 ERK1/2 激活已被证明可促进骨细胞中 DNA 的合成和增殖。可以看出 PTH1R 的激活导致两种主要三聚体 G 蛋白 Gαs 和 Gαq11 激活 cAMP-PKA 和 PLC/Ca^{2+}/PKC 通路，还通过其他 G 蛋白和 G 蛋白非依赖性途径发出信号。PTHrP 氨基端 1～36 区是 PKA 活化所必需的，它与 PTHR1 间存在多位点的接触，涉及 PTHrP（1～36）中 23、27、28、33 四个氨基酸位点。PTHrP 对 PKC 的激活位点有 2 个，分别位于 28～34 区和 107～111 区。PTHR 1 组织分布和激素局部浓度的差异可能决定着细胞的反应，PTH 或 PTHrP 的氨基末端残基激活 Gαs-cAMP-PKA 通路在 PTHR 1 信号途径中占主导地位。

虽然 PTH 与 PTHrP 均可结合 PTHR1 型受体，但前者诱导 cAMP 持续激活，后者只诱导 cAMP 短暂激活。事实上，PTHR1 在 PTH/PTHrP 信号转导过程中激活 PKA 磷酸化其他激酶也产生不同的效果。研究发现 PKA 磷酸化糖原合酶激酶 3β 并抑制其活性，从而增强骨中的 Wnt 信号转导的成骨作用。PTHR1 的前九种氨基酸就可以激活 cAMP，这种最小肽长度是使用重组束缚配体-受体方法确定的。PTH（3～34）、PTH（7～34）和 PTHrP（7～36）缺少氨基末端残基的片段，如与 PTH1R 结合，将不引起明显的 cAMP 反应。X 射线晶体和 cryo-EM 结构分析显示不同的 PTH 和 PTHrP 配体类似物可以诱导或稳定不同的 PTHR1 构象，进而介导不同的信号模式，特别是一些配体可能从内质体中诱导特别长的 cAMP 信号反应，而其他配体可能从细胞表面诱导更多的瞬时反应。这种 PTH1R 激活的时间偏倚机制成为了 PTH 家族基因作用研究的热点。短效激动剂如 PTHrP，更多的是与 PTHR1 的 G 蛋白结合（RG）构象结合，并作为细胞表面的配体受体复合物发出信号；长效激动剂（PTH）显示出与受体的 G 蛋白非结合（R0）状态更强的结合。内化的 R0 激动剂复合物很可能继续从内质体发出信号。这种反应持续时间的差异也被人们应用于药物开发。短效 RG PTHrP 类似物阿巴洛肽，可能是骨质疏松症药物的理想候选药物。长效 R0 类似物，如长效 PTH，预计更适合治疗甲状旁腺功能减退症（Cheloha et al, 2015）。PTH 与 PTHrP 类似物之间药理作用差异对细胞的后果仍有待确定。研究的深入揭示了一些新的受体信号级联网络，这些级联网络信号调节细胞的分化和功能。

四、PTHR1 信号与骨代谢

PTHrP 在骨中具有重要的合成代谢功能，成骨细胞 PTHrP 基因的选择性缺失导致骨量减少、骨形成和骨附着减少，以及成骨细胞的形成和存活减少。据报道 PTH/PTHrP 的 PTHR1 与 TGFβ Ⅱ型受体形成复合体，导致 TGFβ Ⅱ型受体-PTH/PTHrPI 型受体复合体的内吞，最终降低了细胞对 TGFβ 和 PTH 的敏感性，揭示了 TGFβ 信号通道和 PTH/PTHrP 信号通路在骨组织相互拮抗。利用 PTHrP 刺激 MG-63 细胞 Ⅰ型胶原和碱性磷酸酶表达的信号转导途径，发现处理 8h 后这两种成骨细胞分化标志物表达到最大量。使用 cAMP 抑制剂 H- 89 或蛋白激酶抑制剂都能降低 PTHrP 介导的 Ⅰ型胶原和碱性磷酸酶表达。并且 MAPK 抑制剂 B1086 也可产生类似抑制效应。人们研究 MAPK 途径在 PTHrP 影响成骨细胞功能中的作用时也发现，抑制 MAPK 途径可导致成骨细胞分化标记蛋白减少。这与 Gαs/cAMP/PKA 在介导骨同化反应和 PTH 的磷酸化反应中的主要作用是一致的。值得注意的是，分泌的 PTHrP 可以通过 PTHR1 信号转导影响成骨细胞，体内 PTIIrP 途径的缺失也会导致成骨细胞增殖和功能缺陷，并与低骨量有关。可以看出骨中 PTHrP 的一些作用还可通过分泌内信号转导介导的。杂合子 PTHrP 缺失小鼠出生时正常，但随着年龄的增长出现骨量减少。此外，成骨细胞 PTHrP 基因的选择性缺失导致骨量减少、骨形成和骨附着减少以及成骨细胞的形成和存活减少。PTHrP 对骨的合成代谢作用表明其可用于治疗骨质疏松症。事实上，对 PTHrP 注射液的研究证明了其在这方面的功效和潜在优势，它和其他特异性调节 PTHR1 活性的药物一样，可能用于治疗各种病理状态下发生的骨和钙代谢障碍，如骨质疏松症，而 PTHR1 作为一种潜在的药物靶点也备受关注。

长效 PTH（long-acting parathyroid hormone，LA-PTH）的残基 E4 与 Y195 和 R233 形成两个关键的极性相互作用（Sutkeviciute et al, 2019）。这些相互作用导致 TMD 内形成更广泛的氢键网络。在热稳定修饰的 PTH–PTHR 复合物结构中，也观察到了 E4 与 Y195 和 R233 的相同极性相互作用，但这种相互作用形成了一个更稀疏的极性网络而无法将 PTHR1 切换到其活性状态，这可能是由胞内环 ICL3 中的热稳定突变和 PGS 结构域插入所致。在非活性结构中，配基和 PTHR1 的氨基端位置相对于活性结构发生了改变。然而，PTHR1 氨基端的整体构象在两种结构中是相同的，这表明连接 PTHR1 的氨基端和 TMD 的接头在 PTHR1 氨基端的柔韧性中起着关键作用。因此，PTHR1 激活被描述为两步模型：首先，肽片段羧基端与 PTHR1 氨基端结合，随后低亲和力的 N 端肽片段与 PTHR1 的 TMD 结合，从而触发受体激活和细胞内信号事件。在长效 PTH-PTHR1-Gs 复合体的三维结构中，主要 LA-PTH 在 PTHR1 的氨基端位置不同而不同，这表明 PTHR1 胞外结构域极具灵活性。在某些骨骼疾病中发现的 PTHR1 突变也提供了对与功能相关的受体关键位点的见解，包括牙齿萌出失败病例中的功能丧失突变和功能获得突变。后一种疾病的突变揭示了位于 TMD 螺旋束底部的保守极性网络在控制受体激活和失活中的重要性（Silve and Jüppner，2020）。随着这些见解提供的观点不断深化和完善，为 PTHR1 设计新的配体类似物的能力也不断提高，提高了其作为骨和矿物质代谢疾病治疗靶点的有效性。到目前为止，美国 FDA 批准的通过 PTHR1 直接起作用的骨生成药物是 PTH（1～34）（特立帕肽）或一种改良的 PTHrP（1-34）（阿巴洛肽），可触发不同模式的 cAMP 信号转导。虽然特立帕肽和阿巴洛肽都刺激质膜上的配体-PTHR1 复合物产生瞬时 cAMP，但只有 PTH（1-34）（特立帕肽）触发 PTHR1 在 β-抑制蛋白复合物中的内化产生持续的 cAMP/PKA 信号，而阿巴洛肽可以短效刺激骨合成代谢反应。持续的 PTH 治疗容易引起高钙血症，而短时间的质膜 cAMP 反应可提供骨合成代谢益处，而不会导致高钙血症。短暂 cAMP 生成可能有利于新骨的形成，而内体的持续 cAMP 生成被认为会促进骨分解。这与 PTHR1 介导 PTH 骨代谢的双重作用相符。因此建立探究 PTHR1-cAMP 反应与其生理结果之间的可靠联系，可为骨质疏松治疗寻找到更合适的 PTH 或 PTHrP 类似物。

细胞外 Ca^{2+} 作为 PTHR1 信号转导的前馈调节器，在骨微观环境中的作用可能尤为重要。研究发现 Ca^{2+} 异位是调节 PTHR1 信号持续时间的一个新的时间决定因素，骨中储存的钙释放，造成 Ca^{2+} 浓度的动态波动可高达 40 mM，进而促进 PTH 的分解作用，以维持钙的再平衡。但是，Ca^{2+} 的这种前馈机制加速了 PTH 的分解骨作用，引起病理性甲状旁腺功能亢进或过量服用 PTH 时出现有害的高钙血症。同样地，PTH 可能通过刺激有氧糖酵解来触发成骨细胞释放 ATP，细胞外 ATP 也可以增加 PTH 的效力。因此，PTH 释放 ATP 作用于 PTHR1 的自分泌机制有利于骨细胞中 PTHR1 信号的正反馈（Kim et al，2018；Esen et al，2015）。迄今，有关 ATP/PTHR1/Ca^{2+} 三者的正反馈机制仍有待证明，这也为 PTH 和 PTHrP 调控骨质疏松提供了一条重要途径。

五、PTHR1 基因突变相关疾病

PTHR1 激活 cAMP- PKA 信号通路负责 PTH 和 PTHrP 的大多数钙营养和骨骼作用。例如人们在原发性牙齿萌出失败的患者中发现了大量 PTHR1 杂合子突变，这与 PTHR/PTHrP 信号系统在牙胚发育中的突出作用一致（Takahashi et al，2019；Ono et al，2016）。此外 PTHR1 的突变（P132L）影响受体胞外结构域中高度保守的脯氨酸，可能破坏了受体的正常折叠和或功能。最近在两名患有骨骼异常和促性腺激素非依赖性性早熟的年轻患者中发现了 PTHR1 的 Gαs 单点突变 F376V，该突变增加了 PTHR1 促进的不依赖于 PTHR 配体的信号转导（Biebermann et al，2019）。PTHR1 的晶体结构分析证明了 F376 与 α1、α5 螺旋和 β1、β2、β3 链中的非极性残基广泛接触，F376 与 β2 和 β3 链上的残基形成了更稀疏的疏水接触网络。由于从大的非极性苯丙氨酸到较小的非极性缬氨酸的突变会破坏这两种 Gαs 状态下的相互作用，这些数据预示着 Gαs 单点突变 F376V 间接破坏 GDP/GTP 结合位点，使得 GDP/GTP 交换并不依赖于配体介导的 PTHR1 激活。

PTHR1 突变会不同程度地影响钙稳态和组织器官发育，尤其是骨骼 / 牙齿这类矿物质代谢的组织器官（Silve and Jüppner，2020）。研究表明 PTHrP 诱导的 PTHR1 信号是正常牙齿形成所必需的。因此在牙齿萌出缺陷的患者中发现的 PTHR1 突变 Pro132 → Leu，也称为 Blomstrand 病，是常染色体隐性遗传病。该疾病可导致胎儿死亡，点突变影响核心 ECD 支架中的保守位点，引起骨矿化明显加速，导致骨骼成熟程度提高。这种多发性综合征的特征是四肢非常短和侏儒症，胸部狭窄和面部异常等。与之不同的是 Eiken 综合征，它是一种罕见的骨骼发育不良症，与 PTHR1 的 Arg485 → Stop 中的纯合隐性无义突变有关。这种突变会导致羧基端尾部缩短，并显著延迟骨形成，这与 Blomstrand 病相反。

内生软骨瘤病（Ollier 病 /Maffucci 综合征）也是 PTHR1 突变引起的严重软骨疾病，与四种

PTHR1 突变有关，即 Gly121 → Glu、Ala122 → Thr、Arg150 → Cys 和 Arg255→ His。这几种突变都位于受体的 ECD 或 ECL1 部分，每一种突变都会导致功能丧失表型，引起以骨软骨肿瘤为特征的罕见疾病。这些突变导致骨软骨肿瘤的机制尚不清楚，但对细胞外支架结构的影响似乎是可能的。基因突变都可能导致与细胞质效应物或支架蛋白的相互作用发生改变，从而改变亚细胞运输和信号转导。詹森干骺端软骨发育不良（Jansens metaphyseal chondrodysplasia，JMC）是一种罕见的常染色体显性疾病，其特征是短肢侏儒症和高钙血症（Silve and Jüppner，2020）。在 JMC 患者中发现了五种不同的 PTHR1 激活突变，包括了 TM2（H223R）、TM6（T410P 或 R）和 TM7（I458R 或 K）的细胞质末端，例如点突变 TM2（H223R）位于第一个胞内环和第二个跨膜结构域之间边界，TM6（T410P 或 R）位于第六个跨膜结构域。G 蛋白偶联受体的向外运动允许 G 蛋白偶联的每个突变激动非依赖性 cAMP 信号转导。利用 PTHR1 突变体瞬时转染 COS-7 细胞后，其 cAMP 积累较野生 PTHR1 增加了 2 ～ 8 倍，从侧面支持该病所引起的高钙血症等症状，推测在缺乏激动剂的情况下促进受体胞质核心的开放。这些配体对受体构象状态产生相反作用的机制尚不清楚，但这些类似物的功能特性为治疗 JMC 病提供了可能性。目前已有大量的结构、分子和细胞信息可用于分析 PTHR1 个体突变引起的信号转导和机体发育的差异。PTH 和 PTHrP 都可以与 PTH/PTHrP 受体结合并激活 PTH1R，但它们在体内的代谢、作用机制以及与受体的具体结合方式存在差异。这些差异使得它们在调节钙磷平衡、骨骼健康等方面发挥各自独特的作用。持续性和间歇性甲状旁腺功能亢进症对骨量不同影响的矛盾仍有待解决。同时，人们对 PTHR1 突变改变细胞信号和机体发育的认识，为突变引起的致命性疾病的筛查和治疗指出必要的信息和途径。

（徐辉）

第九节　钙敏感受体基因

一、概述

钙敏感受体（CaSR）是一种分子质量为 120 ～ 160 kDa 的 C 族 G 蛋白偶联受体（GPCR），在甲状旁腺和肾脏中表达最高，通过调节甲状旁腺素（PTH）分泌和尿钙排泄，在全身钙代谢中起关键作用（陆定坤等，2022）。CaSR 功能异常不仅会导致钙代谢性疾病（如甲状旁腺功能亢进症）和非钙代谢性疾病（如心血管疾病和癌症）的发展，还会对脏器造成损害并引发许多全身疾病（陆定坤等，2022）。

二、钙敏感受体

1993 年，在牛甲状旁腺中首次克隆出了 CaSR。对克隆受体序列的分析显示，CaSR 共包含 1085 个氨基酸，可划分为 3 个结构域：细胞外结构域（ECD）、七螺旋跨膜结构域（TMD）和细胞内 C 末端结构域（ICD）。人 CaSR ECD 含有 612 个氨基酸，由 Venus Fly Trap 结构域和富含半胱氨酸的结构域（CR）组成。其中，Venus Fly Trap 结构域包含了两个叶形结构域 LB1 和 LB2，由于其形似捕蝇草（Venus Fly Trap，VFT），被称为 VFT 结构域（Leach et al，2020）。VFT 是配体结合区，可与不同配体进行结合。CR 区位于 ECD 和 TMD 之间，包含 9 个保守的半胱氨酸。VFT 通过富含半胱氨酸的 CR 连接到 TMD 及其连接的细胞内和细胞外环（Chavez et al，2020）。TMD 与 ICD 相连，有助于细胞间信号转导及细胞与辅助蛋白的结合。此外，ICD 尾部残基（S875 和 T888）被预测为关键的蛋白激酶 C（PKC）磷酸化位点，用于负调控 CaSR 活性（Leach et al，2020）。

人体中血液外钙浓度（$[Ca^{2+}]o$）的生理范围被严格调控在 2.2 ～ 2.4mmol/L，大约一半的 $[Ca^{2+}]o$ 是游离的，其余的 $[Ca^{2+}]o$ 主要与白蛋白结合；当游离 $[Ca^{2+}]o$ 降至 2.2 mmol/L 以下，PTH 分泌增多，当游离 $[Ca^{2+}]o$ 升至 2.4 mmol/L 以上，PTH 被 CaSR 激活有效抑制。此外，高游离 $[Ca^{2+}]o$ 会激活肾脏 CaSR，导致 Ca^{2+} 重吸收受到抑制，肾脏 Ca^{2+} 排泄增加。PTH 对 $[Ca^{2+}]o$ 的表达至关重要，PTH 由甲状旁腺的主要细胞表达和分泌，作用于肾脏、骨骼和肠道。在肾脏中，CaSR 刺激远端肾小管中的 Ca^{2+} 和 Mg^{2+} 重吸收，而在近端肾小管中，它促进磷酸氢盐和磷酸二氢盐的排泄，从而维持尿钙平衡（Chavez et al，2020）。除 PTH 外，1α,25-二羟基维生素 D_3（1,25-D_3）和降钙素也会对 $[Ca^{2+}]$ 产生影响（Conigrave et al，2016；Uhlén et al，2015）。在肠道中，PTH 诱导 25-OHD-1α 羟化酶产生 1,25-D_3，从而促进肠道对 Ca^{2+} 的吸收，这对维持肠道中钙水平稳定至关重要。此外，高钙血症可通过 CaSR 途径预防，CaSR 可抑制 PTH 分泌并抑制骨骼重塑；而降钙素可防止高钙血症，并抑制破骨细胞的活性，从而抑制骨骼中 Ca^{2+} 的释放，维持骨骼中钙稳态（Felsenfeld et al，2015）。CaSR 在上述过程中均会发挥作用，进而维持了人体中的钙平衡，为我们的正常生理活动提供了保障。

Ca^{2+} 是我们熟知的 CaSR 内源性配体。尽管 Ca^{2+} 对 CaSR 功能至关重要，但许多其他有机阳离子也可以激活 CaSR，例如二价阳离子 Mg^{2+}、Sr^{2+}、Pb^{2+} 和 Co^{2+} 以及三价阳离子 Gd^{3+}（Cheshmedzhieva et al，2021；Huang et al，2021a；Liu et al，2019）。事实上，内源性配体对 CaSR 的激动效力取决于两个因素：离子的电荷和离子半径。因此，在具有相同电荷的离子中，具有较大半径的离子具有更大的效力，而在具有相似大小的离子中具有较大电荷的离子具有更强的效力。常见内源性 CaSR 配体效力顺序如下：$Gd^{3+}>La^{3+}>Ca^{2+}=Ba^{2+}>Sr^{2+}>Mg^{2+}$。此外，多聚氨基酸、多聚精氨酸和氨基糖苷类抗生素也可作为 CaSR 的内源性配体。

除了内源性 CaSR 配体外，CaSR 也可以被一些正向变构调节剂激活，这些正向变构调节剂与 Ca^{2+} 不竞争相同的结合位点，相反，它们可以改变受体对 Ca^{2+} 的内源性亲和力。L-芳香族氨基酸是第一个被鉴定的 CaSR 正向变构调节剂，包括 L-Phe、L-Tyr、L-His、L-Trp、LThr 和 L-Ala（Tu et al，2020）。L-氨基酸在其他激动剂如 Ca^{2+} 或 Gd^{3+} 存在的情况下可以增加 CaSR 敏感性。此外，增加 L-氨基酸表达可以激活内源性 CaSR，选择性地抑制 PTH 分泌。研究表明，pH 和离子强度在调节 CaSR 敏感性方面起着双重作用。当血液 pH 值 >7.5 或血液中离子强度降低时，CaSR 敏感性增强；当 pH 值 <7.3 或血液中离子强度升高时，会导致 CaSR 敏感性降低（Hannan et al，2019）。总之，CaSR 在 PTH 分泌和钙代谢的生理调节过程中发挥重要作用。

三、钙敏感受体基因与钙代谢疾病

骨质疏松症是一种广泛的骨骼疾病。当前，已有超过 2 亿人口患有骨质疏松症，其特征是骨密度（BMD）降低和 / 或骨骼微结构改变，从而导致患者骨骼脆性和骨折风险增加，其发病率随着年龄增加而增加，且女性发病常见于绝经后（Klein et al，2022）。刘伟等人（2020）研究了不同浓度镉离子对原代大鼠成骨细胞的影响，结果表明 2mol/L、5mol/L 和 10 mol/L 的镉离子均对成骨细胞有损伤，且随着浓度的增加及作用时间的延长，镉离子对成骨细胞的损伤逐渐严重，可能诱发骨质疏松。此外，该研究还证实了镉离子对成骨细胞的损伤与 CaSR 的过度激活有关。CaSR 的过度激活致使钙代谢和 PTH 水平紊乱是导致骨质疏松发生的重要分子机制。Bhattarai 等人（2020）发现骨质疏松患者骨骼对 PTH 的敏感性增加，骨钙释放增多而 PTH 的分泌受到抑制。不仅如此，CaSR 是将细胞外 Ca^{2+} 传递给破骨细胞前体和成熟破骨细胞的主要受体，Ca^{2+} 浓度过高时，可以通过 CaSR 直接促进破骨细胞生成（Okada et al，2020）。Liu 等人（2020）研究发现，CaSR 过表达时，核因子 κB（NF-κB）和甲状旁腺素相关蛋白（PTHrP）的表达增加，破骨细胞分化因子的表达也显著增加，从而诱导破骨细胞的分化和成熟，这些变化可能导致骨质疏松的产生。因此，抑制 CaSR 表达将会成为减少骨质疏松发生的有效手段。

原发性甲状旁腺功能亢进症（PHPT）是最常见的内分泌疾病之一，患病率为 1/1000～7/1000。据统计，女性发病率明显高于男性，平均每 100000 名成年人中有 66 名女性患者，约为男性患者 3 倍（Russell et al，2023）。此外，年龄也与 PHPT 患病率增加有关，在 50 岁至 59 岁的男性和女性中，PHPT 患病率分别为 36/100000 与 80/10000；在 70 岁至 79 岁的男性和女性中，PHTP 患病率上升为 95/100000 与 196/100000（Russell et al，2023）。在大多数 PHPT 病例中，血清 PTH 水平 >65 pg/mL（正常范围：15～65 pg/mL）。随着 PTH 水平的升高，患者肾脏中磷酸钠共转运蛋白表达下降，从而导致尿磷酸盐损失和低磷血症。在某些严重病例中，PHPT 患者的维生素 D 水平也会降低，这是因为肾脏中 PTH 介导的 1α-羟化酶活性增加，从而增加了 25-羟基维生素 D_3 向 1,25-二羟基维生素 D_3（[1,25-$(OH)_2D_3$]）的转化（Walker et al，2015）。1,25-$(OH)_2D_3$ 水平升高还会抑制皮肤和肝脏中活性维生素 D 的产生（Walker et al，2017）。此外，在成年 PHPT 患者中存在种系杂合和纯合功能丧失的 CaSR 突变（Hannan et al，2019）。在散发性 PHPT 中，未发现失活 CaSR 突变与甲状旁腺肿瘤之间的显著关系。然而，有文献表明，在大多数增生性和腺瘤性肿瘤中，CaSR 的表达均有一定程度的减少（Hannan et al，2019）。因此，CaSR 与 PHPT 之间的联系需要我们密切关注。

除 PHPT 外，新生儿甲状旁腺功能亢进症（NSHPT）也是临床上常见的与 CaSR 缺陷相关的疾病。NSHPT 是一种罕见的常染色体隐性疾病，由位于染色体 3q21.1 的 CaSR 基因纯合或杂合失活突变所引起（Hannan et al，2016）。迄今为止，已证实有超过 25 个 CaSR 突变与 NSHPT 相关（Hannan et al，2016）。NSHPT 新生儿通常会出现恶心、嗜睡、肌肉张力差等临床症状，并伴有体内总钙水平显著升高（5～8 mmol/L），PTH 升高 5～10 倍，从而导致高钙血症与甲状旁腺功能亢进性骨病（Glaudo et al，2016）。如果不及时治疗，可能会导致新生儿发育迟缓，甚至危及生命（Stokes et al，2017）。目前，主要采用静脉注射帕米膦酸盐治疗高钙血症和甲状旁腺功能亢进性骨病，对于严重的 NSHPT，需尽早对新生儿甲状腺进行切除。

继发性甲状旁腺功能亢进（SHPT）是慢性肾脏疾病（CKD）的常见并发症，CaSR 功能的改变与 CKD 患者 SHPT 的进展有关。研究发现高磷血症和 CKD 患者的 1,25-$(OH)_2D_3$ 合成减少从而导致甲状旁腺中 CaSR 失活，增加了 PTH 分泌（Hannan et al，2019）。对尿毒症大鼠的研究表明，患有 CKD 的大鼠体内 PTH 分泌增多，从而导致 CaSR 表达的减少，且 CaSR 表达的减少在晚期 SHPT 引起的结节性甲状旁腺增生中最为明显。在接受含钙药物治疗后，SHPT 大鼠体内 CaSR 表达有所上调（Hannan et al，2019）。此外，将 SHPT 患者的甲状旁腺进行切除，结果显示 CaSR 表达与甲状旁腺重量及 Ca^{2+} 介导的 PTH 释放增加呈现负相关。不仅如此，Hou 等人（2022）的研究也证实了 CDK 患者肾脏中的 CaSR 表达较正常人有所减少，并且 CaSR 的减少可以引发 SHPT。

1. 家族性低钙尿型高钙血症

家族性低钙尿型高钙血症（familial hypocalciuric hypercalcemia，FHH）是一种高度渗透性常染色体显性遗传疾病，FHH 包括家族性 1 型 FHH（FHH1）、家族性 2 型 FHH（FHH2）和家族性 3 型 FHH（FHH3）三种类型，它们分别由 CaSR、Gα11 和 AP2σ 蛋白功能受损所引起（Diao et al，2021）。

FHH1 是最常见的 FHH 类型，约占所有 FHH 病例的 65%。染色体 3q21.1 功能丧失从而导致 CaSR 基因发生突变，这是 FHH1 发病的重要机制。到目前为止，FHH1 与 300 多种 CaSR 基因的突变有关。其临床表现为轻度至中度高钙血症并伴有 PTH 轻度升高（约 20% 的患者）和低尿钙排泄（约 95% 的患者）。随着年龄的增长，FHH1 患者还有可能出现软骨钙沉着症，偶尔也会出现胰腺炎病例（Hannan et al，2016）。FHH1 在临床上常被误诊为 PHPT。因此，我们需要区分 FHH 和 PHPT。区分 PHPT 和 FHH 的第一步是测定钙-肌酐清除率（CaCrCR）。FHH 患者的 CaCrCR 通常 < 0.01，但约 20% 的 FHH 患者的 CaCrCR > 0.01。所以，当 CaCrCR 处于 0.01 ~ 0.02 之间时，很难将二者进行区分，需要医生进一步进行基因筛查（Lee et al，2018）。CaSR 基因突变的新生儿可能会出现类似 NSHPT 的临床症状，但新生儿自身将在短时间内快速升高其体内 Ca^{2+} 浓度，从而使 PTH 分泌恢复正常（Glaudo et al，2016）。因此，尽管新生儿有类似 NSHPT 的临床症状产生，但这种特殊的、自限性的低钙尿型高钙血症应归类为 FHH1。

FHH2 是一种罕见的常染色体显性遗传病，由编码 Gα11 蛋白的 GNA11 基因突变所引起。迄今为止，在 FHH2 患者中发现了四种 GNA11 基因突变（Thr54Met、Leu135Gln、Ile200Del、Phe220Ser），这些突变会损害鸟嘌呤核苷酸间的结合或抑制细胞内信号蛋白 G 蛋白激活，诱导 FHH2 产生。FHH2 患者在临床上均表现为轻度高钙血症（<2.80mmol/L）（Gorvin et al，2016）。已有研究表明，拟钙药物 cinacacet 通过 Gα11 蛋白增强信号转导过程，可以治疗由 GNA11 Phe220Ser 基因突变引起的高钙血症（Gorvin et al，2018a）。

在 FHH3 中，存在位于染色体 19q13.3 上的 AP2S1 基因的种系突变。AP2S1 基因编码 AP2σ，该亚基在网格蛋白介导的 CaSR 内吞作用中具有重要作用。已有研究证实，CaSR 在细胞表面内吞作用的减少会对体内信号转导产生负面影响（Gorvin et al，2018b）。所有报道的 AP2S1 基因突变都会影响 R15 残基（Arg15Cys、Arg15His 和 Arg15Leu），从而导致 FHH3。此外，已有研究揭示了携带 Arg15Leu 突变基因的患者，会产生重度高钙血症，其临床症状较 FHH1 与 FHH2 患者更为明显（Hannan et al，2015）。与 FHH1 患者相比，临床上 FHH3 患者通常有更严重的高钙血症、高镁血症以及更明显的低钙尿。

2. 常染色体显性低钙血症

常染色体显性低钙血症（autosomal dominant hypocalcemia，ADH）包括常染色体 1 型显性低钙血症（ADH1）和常染色体 2 型显性低钙血症（ADH2）两种类型，它们分别由 CaSR 和 Gα11 蛋白的功能突变引起（Tőke et al，2021）。ADH1 是一种罕见的疾病，患病率为 3.9/100000，约占所有 ADH 病例的 70%（Dershem et al，2020）。迄今为止，在 ADH1 患者中已鉴定出 90 多种不同的 CaSR 突变，其中约 95% 以上为 CaSR 错义突变。ADH1 患者体内 Ca^{2+} 水平下降，但尿钙排泄异常升高，临床表现为轻度至中度低钙血症，大约 50% 的 ADH 患者有症状性低钙血症，>30% 的患者有肾脏和 / 或脑内钙化，且同时伴有腕关节痉挛和癫痫发作（Tőke et al，2021）。ADH1 患者可能另外患有 Bartter 综合征 V 型，Bartter 综合征的特点是肾脏对钠和氯的再吸收不足，易发生低钾代谢性碱中毒伴继发性醛固酮增多症。Bartter 综合征的发病机制与几种离子转运蛋白和通道的基因改变与有关，其中包括 CaSR 的激活突变（Cunha et al，2018）。在 Bartter 综合征 V 型中，由于厚升支中 CaSR 的激活抑制了肾髓质外 K^+ 通道的活性，从而导致了患者产生肾盐耗、低钙血症和低镁血症，以及高肾素性高醛固酮血症和低钾性碱中毒。目前，临床上使用维生素 D 及钙补充剂对 ADH1 患者进行治疗，但这些药物的使用可能加重患者的高钙尿症、肾钙质沉着症及肾结石并导致肾功能不全（Hannan et al，2019）。

ADH2 的产生是由于杂合 GNA11 基因发生突变。GNA11 基因位于染色体 19p13.3 上，编码 G 蛋白亚基 α11（Gα11）蛋白，是 CaSR 信号转导的主要介质。到目前为止，已经报道了 8 个 GNA11 基因杂合生殖系突变。ADH2 患者的临床症状与 ADH1 患者相似，但其程度更轻，与 ADH1 患者相比，ADH2 患者尿钙排泄量显著减少（Hannan et al，2016）。Arg60Leu 基因与 Val340Met 基因是与 ADH2 发生相关的突变基因。研究表明，Arg60Leu Gα11 突变会抑制人的生长，发生 Arg60Leu 基因突变的成年人明显比未受影响的家庭成员矮（Li et al，2014）。此外，一些携带 Val340Met Gα11 突变的患者被发现患有圆锥角膜，这是一种先天性角膜疾病，严重影响了患者的视力（Piret et al，2016）。因此，Arg60Leu 基因与 Val340Met 基因突变对 ADH2 患者带来的不良影响需要我们密切关注。

3. 高钙尿和肾结石

体内 Ca^{2+} 水平的异常有 50% ～ 70% 是由基因突变决定的。A986S 突变者、R990G 突变者及 Q1011E 突变者都与普通人群比较具有较高的血钙水平（Majid et al，2015；Díaz-Soto et al，2016b）。其中，特发性高钙尿症（idiopathic hypercalciuria，IH）已被证实与 CaSR 的 R990G 突变有关（Vezzoli et al，2015；Oddsson et al，2015）。不仅如此，IH 的发生也与肾结石有关。Vezzoli 等人（Vezzoli et al，2019）研究发现，常见的 Arg990Gly-CaSR SNP 与高钙尿症肾结石的风险增加有关，而 CaSR 启动子区 SNP［rs6776158（G>a）］已被证明在体外损害 CaSR 转录活性并降低肾髓质内 CaSR 表达，可增加肾结石发生风险。Hendy 等人（Hendy et al，2016）也证实了 rs6776158 通过降低 CaSR 基因启动子 1 的转录活性及其在肾小管中的表达，进而诱导肾结石的产生。

四、钙敏感受体基因与非钙代谢性疾病

1. 神经系统

CaSR 广泛表达于中枢和外周神经系统，包括神经末梢和纤维束、少突胶质细胞、星形胶质细胞和小胶质细胞等。此外，CaSR 还在海马体、小脑颗粒细胞层、交感神经系统的发育以及 GnRH 神经元迁移中发挥作用（Hannan et al，2019）。CaSR 还可以通过调节神经元 K^+ 通道和 Na^+ 渗漏通道非选择性蛋白（NALCN）来调节海马内的神经元兴奋性。不仅如此，CaSR 可以通过感测脑内 Ca^{2+} 或聚阳离子的变化，以及通过增强趋化因子如单核细胞趋化蛋白的产生来促进神经元迁移（Tharmalingam et al，2016）。CaSR 也在穹窿下器官（SFO）中表达，该基因参与 Na^+ 传感，并且 SFO 表达的 CaSR 可能会影响体液成分（Hiyama et al，2016）。神经元 CaSR 与 GABAB 受体 1（GBR1）还可以形成异质复合物。对缺血性脑损伤小鼠模型进行研究，结果表明这些异质复合物的组成随着 CaSR 表达的上调和 GBR1 的下调而改变，从而加快缺血性神经元细胞的死亡，而溶钙治疗对脑损伤小鼠具有神经保护作用，可以提升脑损伤小鼠的学习能力与记忆能力（Kim et al，2014）。因此，CaSR 已被证明与调节神经的分化和生长有关。

CaSR 基因多态性已被发现与阿尔茨海默病（AD）密切相关。已有研究表明，在 3xTg-AD

动物模型中，CaSR 表达异常升高（Gardenal et al，2017）。CaSR 可以直接促进神经元中促炎细胞因子、T 细胞及单核细胞趋化蛋白的表达，诱导 AD 发生。不仅如此，β-淀粉样蛋白（Aβ）与 CaSR 结合可以促进新的 Aβ 低聚物的过度表达，这些低聚物在神经元中逐渐积累，对神经元细胞产生毒性作用。Aβ 与 CaSR 相互作用还可以诱导一氧化氮（NO）和血管内皮生长因子（VEGF）的合成，这两种物质都会促进 AD 的产生（Díaz-Soto et al，2016a）。由于 CaSR 直接参与神经炎症和 AD 的发生，其被认为是 AD 发病机制中的关键受体。因此，使用钙抑制剂对 AD 等神经系统疾病进行治疗将会成为一种有效手段。

2. 心血管系统

CaSR 在人血管平滑肌细胞和内皮细胞中广泛表达（Schreckenberg et al，2018）。此外，癫痫患者的心脏中也存在 CaSR 突变。对 CaSR Arg898Gln 突变的体外研究表明，这是一种功能获得性突变，可通过对血管系统的直接作用影响心血管功能（Hannan et al，2019）。Schepelmann 等人（2016）发现，CaSR 可以在血管平滑肌细胞增殖以及血压和血管张力的调节中发挥作用。研究发现，小鼠血管平滑肌细胞中 CaSR 表达下降会导致其主动脉和肠系膜动脉收缩力的内皮素依赖性降低，进而导致舒张压和平均动脉血压的降低。此外，在兔肠系膜动脉中，CaSR 刺激通过两种不同的途径诱导内皮依赖性血管舒张：一种涉及一氧化氮（NO）的产生；另一种涉及 Ca^{2+} 对钾（IKCa）通道的激活（Greenberg et al，2016）。血管平滑肌细胞中的 CaSR 还可防止血管钙化的发展。对 CKD 患者下肢动脉的组织学研究表明，钙化的内侧动脉层中 CaSR 的表达减少。这些发现在原代血管平滑肌细胞的研究中也获得了证实，在这些细胞中，CaSR 表达降低或功能丧失均可加速血管的钙化（Hannan et al，2019）。一项 CKD 患者进行血液透析的随机对照试验表明，西那卡塞（一种拟钙剂）可以治疗动脉钙化，特别是对涉及心脏瓣膜的钙化产生了有益影响。因此，CaSR 可能成为血管钙化的潜在治疗靶点。

CaSR 已被证明其在啮齿类动物心室心肌细胞中具有功能活性，还可以保护心肌细胞免受缺血性损伤。不仅如此，有研究表明，常见的 CaSR SNP Ala986Ser 与心血管疾病（如心肌梗死）的风险增加有关（Larsson et al，2017）。因此，CaSR 的失活或功能突变会对心血管系统造成严重损伤，靶向 CaSR 蛋白对心血管疾病进行治疗是一种有效方案。

3. 胃肠系统

CaSR 可以感知胃肠道管腔内营养物质的表达，如 Ca^{2+} 和芳香氨基酸，并通过调节肠道内分泌细胞的激素分泌来对这些营养物质的表达变化做出反应。肠道内分泌细胞位于整个胃肠道中，包括分泌胃泌素的 G 细胞、胃生长素分泌细胞、分泌胆囊收缩素（CCK）的 I 细胞、分泌胰高血糖素样肽-1（GLP-1）和肽 YY（PYY）的 L 细胞（Spreckley et al，2015）。对 CaSR 缺失小鼠进行研究，结果表明 CaSR 缺失抑制了胃肠道内 Ca^{2+} 和芳香族氨基酸表达，进而抑制了胃泌素分泌。CaSR 也在胃壁细胞中表达，已有研究表明，CaSR 通过影响 H^+-K^+-ATP 酶活性来增加胃酸分泌（Hannan et al，2019）。在小肠中，CaSR 的激活可以改善野生型大鼠餐后葡萄糖耐受程度，其对葡萄糖耐受程度的提高可以通过胃排空率的降低以及 CaSR 对 GLP-1 的促进作用来实现（Muramatsu et al，2014）。此外，CaSR 还可以通过调节肠内分泌激素的分泌来减少食物摄入（Alamshah et al，2017）。因此，CaSR 可以发挥厌食作用，降低血糖水平。CaSR 的激活也会导致呕吐。脱氧雪腐镰刀菌烯醇是一种引起呕吐的毒素，其作用是增加 CaSR 介导的 CCK 和 PYY 的分泌，这是恶心和呕吐等胃肠道不良反应发生的重要机制。西那卡塞是 CaSR 的激动剂，在动物体内，其被证明对大鼠的胃排空有抑制作用；在临床上，有超过 30% 接受西那卡塞治疗的患者都会产生恶心呕吐等不良反应。因此，胃肠副作用小的拟钙剂成为了研究者的研发热点。最近，埃沃卡塞作为拟钙化合物被广泛报道，其优点在于不会改变大鼠的胃部排空，并且与西那卡塞相比，降低了服药者恶心呕吐等副作用的发生概率（Kawata et al，2018）。综上所述，CaSR可以通过调节胃酸及肠内激素分泌，降低血糖水平，但其带来的胃肠副作用需要我们重点关注。

CaSR除了可以感知胃肠道内的营养物质变化，调节胃肠激素水平外，其对肠液分泌也有重要作用。在啮齿类动物研究中发现，结肠上皮细胞内CaSR的激活可抑制促分泌剂（如霍乱毒素）诱导的肠液分泌。霍乱毒素通过增加结肠上皮内的环核苷酸生成，以及通过刺激肠神经系统（ENS）释放促分泌剂（如血管活性肽），从而引起分泌性腹泻。已有研究表明，结肠中CaSR的表达升高可以激活磷酸二酯酶并抑制ENS释放促分泌剂，降解了霍乱毒素产生的环状核苷酸，这些发现揭示了CaSR是细菌毒素所致分泌性腹泻的潜在治疗靶点。

CaSR与肠上皮屏障功能的改变有关（König et al，2016）。CaSR在结肠上皮细胞和结肠肌成纤维细胞中表达，它们位于上皮的基底表面并对上皮屏障功能进行调节。研究表明，CaSR可增加骨形态发生蛋白-2（BMP-2）的分泌，从而促进结肠上皮屏障的成熟（Hannan et al，2019）。此外，CaSR还可以抑制结肠肌成纤维细胞分泌肿瘤坏死因子-α（TNF-α）。因此，CaSR可以作为预防肠道炎症的重要靶点。

对肠上皮特异性CaSR缺失小鼠的研究表明，CaSR缺失会导致小鼠肠上皮屏障功能受损，这种缺陷与肠道微生物组的组成改变有关，如有益乳酸杆菌的数量减少，脱铁杆菌科细菌增加。不仅如此，肠道微生物群的微生态失调还与肠上皮特异性CaSR缺失产生的促炎反应有关（Owen et al，2016）。与对照相比，缺少CaSR的小鼠由化学诱导的结肠炎反应更为严重，且服药后治愈率较正常小鼠更低（Hannan et al，2019）。因此，CaSR缺乏是导致肠道屏障功能受损与肠道炎症的重要原因。

4. 肺部发育及功能

研究表明生理性胎儿高钙血症是由CaSR介导的，CaSR过量表达会对胎儿肺部结构产生永久性损伤，导致胎儿产生严重的呼吸系统疾病（Brennan et al，2016）。在动物体内的研究表明，CaSR在调节肺分支形态过程中发挥重要作用。此外，CaSR在成人和小鼠气道平滑肌和支气管上皮中也有表达，并且在哮喘患者和哮喘小鼠气道中发现CaSR的表达明显增加（Yarova et al，2015）。因此，CaSR的过表达会导致支气管收缩，进而引发哮喘。已有研究显示，在过敏性哮喘小鼠模型中，采用溶钙剂治疗可明显缓解小鼠的气道高反应性咳嗽并对其肺部炎症有所改善，这些实验结果表明溶钙剂有治疗哮喘的潜力，可以作为类固醇的替代药品（Corriagn et al，2020）。不仅如此，CaSR表达水平异常升高也与特发性肺动脉高压有关，使用钙通道抑制剂已被证明可以预防这种疾病的发展，并对继发性右心室肥厚有改善作用（Hannan et al，2019）。CaSR在肺部广泛分布，上面研究表明了CaSR对肺部的生长和发育至关重要。

5. 肿瘤

据报道，癌症患者体内的CaSR水平较正常人相比会发生变化，从而表明CaSR的表达可能在不同器官中有致癌或抑癌的作用。例如，在转移性乳腺癌和前列腺癌中发现CaSR的表达增加；而在一些神经母细胞瘤和结直肠癌中发现CaSR表达缺失。当前，有研究证实，CaSR作为致癌基因可以将G蛋白偶联从Gαi转变为Gαs，从而促进了癌细胞增殖并抑制其凋亡。CaSR过度表达还会导致PTHrP表达上调，而PTHrP的增加导致细胞凋亡诱导因子AIF和细胞周期抑制剂p27kip1的表达减少，这可能是CaSR作为致癌基因诱导癌症发生的主要原因（Busic et al，

2023）。CaSR 影响乳腺肿瘤生长的机制尚不清楚，但研究显示，乳腺肿瘤大小与 CaSR 的表达之间存在显著的正相关。Ki-67 增殖指数是临床上判断乳腺癌发生的标志物。Busic 等人（2023）发现乳腺癌患者体内 Ki-67 表达升高，同时也会显著提升 CaSR 的表达。此外，与乳腺癌小鼠相比，CaSR 抑制组乳腺癌小鼠的乳腺肿瘤生长较慢，患癌后生存期更长（Busic et al，2023）。用拟钙剂刺激恶性乳腺癌细胞的体外研究表明，CaSR 增加了这些肿瘤细胞的迁移潜力，同时还促进了与乳腺癌转移有关的促血管生成因子和趋化因子的分泌（Hannan et al，2019；Hernández et al，2015）。综上所述，CaSR 过表达可能是乳腺癌发生的重要机制。乳腺癌患者骨中的 CaSR 可通过感知骨重塑过程，进而释放骨中的 Ca^{2+}，加剧了 PTHrP 介导的骨溶解。在两种人类乳腺癌细胞系 MDA-MB-231 和 MCF-7 中，CaSR 的过度激活导致了 PTHrP 的产生增加，从而激活成骨细胞中的 PTH 受体，导致破骨细胞发生骨溶解，并且加速了乳腺癌细胞进一步增殖（Wang et al，2016）。除此之外，将过表达 CaSR 的乳腺癌细胞注入 Balb/c-Nude 小鼠体内，最终发现其胫骨内溶骨病变增加（Boudot et al，2017）。因此，这些发现表明 CaSR 在乳腺癌及乳腺癌所致的骨溶解发病机制中发挥重要作用。

膳食 Ca^{2+} 摄入增多与前列腺癌发生风险增加有关，CaSR 可以调节饮食中 Ca^{2+} 水平，从而对前列腺癌的发展产生影响。据报道，体内高浓度 Ca^{2+} 作用于 CaSR 和 TRPC6 通道（其为 Ca^{2+} 可渗透通道），从而诱导了前列腺肿瘤的发生，而维生素 D_3 通过抑制 CaSR 和 TRPC6 的上调对早期前列腺肿瘤起到预防作用（Bernichtein et al，2017）。Sherman 等人（2023）发现肥胖会增加晚期前列腺癌的发生风险，CaSR 已被证明对肥胖介导的细胞炎症因子有促进作用，并且其在前列腺癌患者体内表达上调。在神经内分泌前列腺癌病例中也已经报道了钙稳态失调。研究证实，抑制 CaSR 的表达会导致神经内分泌前列腺癌细胞系 NCI-H660 中嗜铬粒蛋白及突触素等神经内分泌标志物的表达降低。在 siCaSR 转染的 PC3 和 22RV1 细胞中也观察到神经元和神经内分泌标志物的减少，而 CaSR 激活增加了 PC3 细胞中突触素的表达（Bery et al，2020）。这些结果强烈表明 CaSR 是前列腺癌细胞中神经内分泌分化的标志物和驱动因素，并提示 CaSR 靶向治疗对治愈神经内分泌前列腺癌具有重要价值。

神经母细胞瘤是儿童最常见的颅外实体瘤，其临床表现各不相同，轻者可自发消退，但复杂的神经母细胞瘤通常有转移的风险。CaSR 参与神经祖细胞的分化，并对神经系统肿瘤有抑制作用（Smith et al，2018）。研究表明，在未分化和高度恶性的神经母细胞瘤中，CaSR 水平较正常神经细胞有所下降。Myc 相关基因（MYCN）扩增是人类神经母细胞瘤中最具特征的遗传改变，对神经母细胞瘤细胞采用 TSA（一种组蛋白去乙酰化酶抑制剂）治疗，可有效抑制 MYCN 表达，并提升 CaSR 水平（Giudice et al，2019）。因此，提升患者神经细胞中 CaSR 的表达是治疗神经系统肿瘤的重要方法。目前，除组蛋白去乙酰化酶抑制剂外，拟钙剂已成为临床上治疗神经母细胞瘤的代表药物，拟钙剂可以明显减少癌细胞增殖，并且加快了癌细胞凋亡，降低了神经母细胞瘤恶化风险（Rodríguez et al，2016）。上述研究揭示了 CaSR 为神经系统肿瘤的治疗提供线索。

结肠是一种高度可再生的组织，很容易发生恶性转化。结直肠癌是西方国家最常见的恶性肿瘤之一，每年有超过 120 万的新发病例（Iamartino et al，2018）。与乳腺癌和前列腺癌相反，膳食中摄入的 Ca^{2+} 对结直肠癌具有抑制作用。一项随机临床试验发现，膳食 Ca^{2+} 可增加结肠黏膜中 CaSR 的表达。Yang 等（2018）在一项荟萃分析中发现，膳食中 Ca^{2+} 降低了 CaSR 介导的阳性结直肠肿瘤的发生风险，但发生阴性肿瘤的风险保持不变，这表明膳食中的 Ca^{2+} 通过 CaSR 发挥其抗恶性肿瘤特性。CaSR 对结直肠癌肿瘤的抑制机制已被证明：CaSR 激活非经典 Wnt 信号通路的同时对经典 Wnt 信号转导进行抑制，进而导致癌细胞增殖减慢，诱导结直肠癌症细胞的凋亡（Hannan et al，2019；Aggarwal et al，2015a；Aggarwal et al，2015b）。此外，表观遗传学机制也表明，在结直肠肿瘤发生过程中 CaSR 表达下降（Fetahu et al，2014；Fetahu et al，2016）。因此，直接使用拟钙剂作为药物靶点来预防或减少结直肠肿瘤的发生是一种很有前景的临床策略。

6. 胰岛素与葡萄糖稳态

CaSR 在胰岛 α 细胞和 β 细胞中高度表达。对分离的人胰岛和胰岛素分泌细胞系的研究表明，CaSR 激活导致磷脂酶 C（PLC）和 MAPK 介导的信号转导反应上调，与胰岛素和胰高血糖素的分泌增加有关（Hannan et al，2019）。此外，通过改变核斑点（Nuf）在小鼠体内的表达，复制了 ADH 小鼠模型。研究表明，与野生型（CaSR$^{+/+}$）小鼠相比，杂合（CaSR$^{+/Nuf}$）和纯合（CaSR$^{Nuf/Nuf}$）小鼠的 CaSR 激活与葡萄糖耐受量受损有关。这种葡萄糖耐受水平的下降可以通过溶钙治疗得到改善。CaSR$^{+/Nuf}$ 和 CaSR$^{Nuf/Nuf}$ 小鼠也表现为低胰岛素血症和胰岛质量减少，这与胰岛 β 细胞增殖减少有关。此外，CaSR$^{Nuf/Nuf}$ 小鼠缺乏葡萄糖会使胰高血糖素分泌受到抑制，这与胰岛 α 细胞膜去极化的改变有关（Babinsky et al，2017）。这些研究强调了 CaSR 在调节胰岛素及葡萄糖稳态中有重要作用。Guo 等人（2021）发现通过影响 PLCβ2 的表达，促进细胞内 Ca^{2+} 水平升高，进而刺激 GLP-1 的分泌，可以显著改善糖尿病小鼠的葡萄糖代谢，增加胰岛素、GLP-1、三磷酸肌醇表达水平；而使用 CaSR 抑制剂或 siRNA CaSR 可显著抑制 GLP-1 分泌，加重了糖尿病小鼠的病情。因此，我们可以通过 CaSR 激动剂维持胰岛素与葡萄糖稳态，进而达到对糖尿病的治疗目的。

7. 皮肤修复与衰老

Ca^{2+} 是维持完整表皮屏障所必需的。体外研究表明，Ca^{2+} 在角质形成过程中会促进细胞分化，并且 Ca^{2+} 通过皮肤表皮的 CaSR 介导皮肤伤口愈合和皮肤上皮再形成。与此相一致，研究发现，表皮特异性 CaSR 缺失小鼠的皮肤屏障功能是有缺陷的，同时角质形成细胞分化也有一定程度的损伤（Bikle et al，2016）。此外，敲除小鼠 CaSR 与维生素 D 受体，导致小鼠角质形成细胞黏附和迁移受损，进而延迟了伤口愈合（Oda et al，2017）。这些发现揭示了 Ca^{2+} 和维生素 D 信号转导对损伤后表皮再生的重要性。CaSR 表达降低可能是引发皮肤衰老的重要机制。Tu 等人（2020）发现，与年轻对照组相比，老年小鼠表皮和细胞单层中 Ca^{2+} 的水平明显降低。不仅如此，CaSR 表达在老年角质细胞中会持续下调，用 CaSR 激动剂 NPS-R568 治疗可以恢复老化角质细胞中的 Ca^{2+} 水平。Celli 等人（2021）也对这一结果进行了验证，最终发现，CaSR 表达减少导致衰老小鼠（年龄 >22 个月）表皮和老年人（年龄 >79 岁）角质形成细胞中 Ca^{2+} 信号转导受损。因此，提升老化角质细胞中 CaSR 的表达，可能是预防和改善衰老的关键途径。

（陈晓雪　徐辉）

参考文献

白鹤，王道喜，吴增丽，等，2021. LRP5 基因单核苷酸多态性与儿童糖皮质激素性骨质疏松症的相关性研究 [J]. 中华内分泌外科杂志. 398-402.

刘伟，冉迪，刘宗平，2020. 钙敏感受体参与镉致原代大鼠成骨细胞损伤 [J]. 中国兽医科学，50(10): 1311-1316.

陆定坤，郭敏捷，徐伟，等，2022. 植物化学物对钙敏感受体的影响及其机制研究进展 [J]. 中药药理与临床，38(4): 206-210.

王杨，蒋善群，秦献辉，等，2011. 亚甲基四氢叶酸还原酶基因型对叶酸降同型半胱氨酸的影响 [J]. 中华高血压杂志，019(002): 143-147.

Abdalla M, Khairy E, Louka M L, et al, 2018. Vitamin D receptor gene methylation in hepatocellular carcinoma[J], Gene, 653: 65-71.

Afshan F U, Masood A, Nissar B, et al, 2021. Promoter hypermethylation regulates vitamin D receptor (VDR) expression in colorectal cancer-A study from Kashmir valley[J], Cancer Genet, 252-253: 96-106.

Aggarwal A, Prinz-Wohlgenannt M, Gröschel C, et al, 2015b. The calcium-sensing receptor suppresses epithelial-to-mesenchymal transition and stem cell-like phenotype in the colon[J]. Mol cancer, 14: 1-15.

Aggarwal A, Prinz-Wohlgenannt M, Tennakoon S, et al, 2015a. The calcium-sensing receptor: A promising target for prevention of colorectal cancer[J]. Biochim Biophys Acta, 1853(9): 2158-2167.

Ahn T K, Kim J O, An H J, et al, 2020. 3′-UTR polymorphisms of vitamin B-related genes are associated with osteoporosis and osteoporotic vertebral compression fractures (OVCFs) in postmenopausal women[J]. Genes (Basel), 11.

Alamshah A, Spreckley E, Norton M, et al, 2017. L-phenylalanine modulates gut hormone release and glucose tolerance, and suppresses food intake through the calcium-sensing receptor in rodents[J]. Int J Obes (Lond), 41(11): 1693-1701.

Al-Daghri N M, Mohammed A K, Al-Attas OS, et al, 2017. Vitamin D receptor gene polymorphisms modify cardiometabolic response to Vitamin D supplementation in T2DM patients[J], Sci Rep, 7: 8280.

Ambrogini E, Jilka R L. Chapter 32—cellular actions of parathyroid hormone on bone[M]. Bilezikian J P, Martin T J, Clemens T L, et al. Principles of Bone Biology (Fourth Edition). Academic Press, 775-788.

Amirrah I N, Lokanathan Y, Zulkiflee I, et al, 2022. A comprehensive review on collagen type I development of biomaterials for tissue engineering: from biosynthesis to bioscaffold[M]，Biomedicines, 10(9): 2307.

Anbalagan M, Rowan B G, 2015. Estrogen receptor alpha phosphorylation and its functional impact in human breast cancer[J]. Mol Cell Endocrinol, 418 Pt 3: 264-272.

Anderson M E. 2016. Update on survival in osteosarcoma[J]. Orthop Clin North Am, 47: 283-292.

Ansari M G A, Abdul K M, Kaiser A W, et al, 2021. Vitamin D receptor gene variants susceptible to osteoporosis in arab post-menopausal women[J], Current Issues in Molecular Biology, 43: 1325-1334.

Babinsky V N, Hannan F M, Ramracheya RD, et al, 2017. Mutant mice with calcium-sensing receptor activation have hyperglycemia that is rectified by calcilytic therapy[J]. Endocrinology, 158(8): 2486-2502.

Bailey R L, Van Wijngaarden J P, 2015. The role of B-vitamins in bone health and disease in older adults[J]. Curr Osteoporos Rep, 13: 256-261.

Banjabi A A, Al-Ghafari A B, Kumosani T A, et al, 2020. Genetic influence of vitamin D receptor gene polymorphisms on osteoporosis risk[J], Int J Health Sci (Qassim), 14: 22-28.

Barton B E, Herrera G G, Anamthathmakula P, et al, 2020. Roles of steroid hormones in oviductal function[J]. Reproduction, 159: R125-r137.

Bastepe M, Turan S, He Q, 2017. Heterotrimeric G proteins in the control of parathyroid hormone actions[J]. J Mol Endocrinol, 58: R203-r224.

Behera J, Bala J, Nuru M, et al, 2017. Homocysteine as a pathological biomarker for bone disease[J]. J Cell Physiol, 232: 2704-2709.

Bernichtein S, Pigat N, Barry Delongchamps N, et al, 2017. Vitamin D3 prevents calcium-induced progression of early-stage prostate tumors by counteracting TRPC6 and calcium sensing receptor upregulation[J]. Cancer Res, 77(2): 355-365.

Bery F, Cancel M, Chantôme A, et al, 2020. The calcium-sensing receptor is a marker and potential driver of neuroendocrine differentiation in prostate cancer[J]. Cancers (Basel), 12(4): 860.

Bhattarai H K, Shrestha S, Rokka K, et al, 2020. Vitamin D, calcium, parathyroid hormone, and sex steroids in bone health and effects of aging[J]. J Osteoporos, 17 Jun, 9324505.

Biebermann H, Kleinau G, Schnabel D, et al, 2019. A new multisystem disorder caused by the gαs mutation p. F376V[J]. J Clin Endocrinol Metab, 104: 1079-1089.

Bikle D D, Jiang Y, 2016. Disruption of vitamin D and calcium signaling in keratinocytes predisposes to skin cancer[J]. Front Physiol, 7: 195871.

Bisello A, Friedman P A, 2020. Chapter 27—Parathyroid hormone and parathyroid hormone–related protein actions on bone and kidney[M]. Bilezikian J P, Martin T J, Clemens T L, et al. Principles of Bone Biology（Fourth Edition）. Academic Press, 645-689.

Björk A, Ribom E, Johansson G, et al, 2019. Variations in the vitamin D receptor gene are not associated with measures of muscle strength, physical performance, or falls in elderly men. Data from MrOS Sweden[J], J Steroid Biochem Mol Biol, 187: 160-165.

Bolamperti S, Villa I, Rubinacci A, 2022. Bone remodeling: an operational process ensuring survival and bone mechanical competence[J]. Bone Res, 10: 48.

Boudot C, Hénaut L, Thiem U, et al, 2017. Overexpression of a functional calcium-sensing receptor dramatically increases osteolytic potential of MDA-MB-231 cells in a mouse model of bone metastasis through epiregulin-mediated osteoprotegerin downregulation[J]. Oncotarget, 8(34): 56460.

Bou-Gharios G, Abraham D, De Crombrugghe B. Chapter 13 - Type I collagen structure, synthesis, and regulation[M]. Bilezikian J P, Martin T J, Clemens T L, et al. Principles of Bone Biology（Fourth Edition）. Academic Press, 295-337.

Bower R L, Eftekhari S, Waldvogel H J, et al, 2016a. Mapping the calcitonin receptor in human brain stem[J]. Am J Physiol Regul Integr Comp Physiol, 310(9)：R788-R793.

Bower R L, Hay D L, 2016b. Amylin structure–function relationships and receptor pharmacology: implications for amylin mimetic drug development[J]. Br J Pharmacol, 173(12): 1883-1898.

Brazier J, Antrobus M R, Herbert AJ, et al, 2023. Gene variants previously associated with reduced soft-tissue injury risk: Part 2—Polygenic associations with elite status in Rugby[J]. European Journal of Sport Science, 23: 1779-1788.

Brennan S C, Wilkinson W J, Tseng H E, et al, 2016. The extracellular calcium-sensing receptor regulates human fetal lung development via CFTR[J]. Sci Rep, 6(1): 21975.

Busic-Pavlek I, Dumic-Cule I, Kovacevic L, et al, 2023. Calcium-sensing receptor expression in breast cancer[J]. Int J Mol Sci, 24(14): 11678.

Cai P, Lu Z, Jiang T, et al, 2020. Syndecan-4 involves in the pathogenesis of rheumatoid arthritis by regulating the inflammatory response and apoptosis of fibroblast-like synoviocytes[J]. J ell Physiol, 235: 1746-1758.

Casarini L, Simoni M, 2023. Membrane estrogen receptor and follicle-stimulating hormone receptor[J]. Vitam Horm, 123: 555-585.

Celli A, Tu C L, Lee E, et al, 2021. Decreased calcium-sensing receptor expression controls calcium signaling and cell-to-cell adhesion defects in aged skin[J]. J Invest Dermatol, 141(11): 2577-2586.

Chan E, Devile C, Ratnamma V S, 2023. Osteogenesis imperfecta[J]. BJA Educ, 23: 182-188.

Charette J R, Earp S E, Bell B A, et al, 2017. A mutagenesis-derived Lrp5 mouse mutant with abnormal retinal vasculature and low bone mineral density[J]. Mol Vis, 23: 140-148.

Chavez-Abiega S, Mos I, Centeno PP, et al, 2020. Sensing extracellular calcium—An insight into the structure and function of the calcium-sensing receptor (CaSR)[J]. Adv Exp Med Biol, 1131: 1031-1063.

Cheloha RW, Gellman S H, Vilardaga J P, et al, 2015. PTH receptor-1 signalling-mechanistic insights and therapeutic prospects[J]. Nat Rev Endocrinol, 11: 712-724.

Chen B, Zhu W F, Mu Y Y, et al, 2020. Association between vitamin D receptor BsmI, FokI, and Cdx2 polymorphisms and osteoporosis risk: an updated meta-analysis[J], Biosci Rep, 40.

Chen X, Cai C, Liu J, et al, 2014. Impact of estrogen-related receptor α on the biological characteristics of rat mandibular condylar chondrocytes[J]. Mol Med Rep, 10: 195-202.

Cheshmedzhieva D, Ilieva S, Permyakov E A, et al, 2021. Ca^{2+}/Sr^{2+} selectivity in calcium-sensing receptor (CaSR)：implications for strontium's anti-osteoporosis effect[J]. Biomolecules, 11(11): 1576.

Chou C H, Chen M J, 2018. The Effect of steroid hormones on ovarian follicle development[J]. Vitam Horm, 107: 155-175.

Christakos S, Pike J W, 2020. Vitamin D gene regulation [M]. Bilezikian J P, Martin T J, Clemens T L, et al. Principles of Bone Biology（Fourth Edition）. Academic Press, 739-756.

Clarke M V, Russell P K, Findlay D M, et al, 2015. A role for the calcitonin receptor to limit bone loss during lactation in female mice by inhibiting osteocytic osteolysis[J]. Endocrinology, 156(9): 3203-3214.

Collins T, 2018. Market watch: Upcoming market catalysts in Q1 2018[J]. Nature Reviews Drug Discovery, 17: 8.

Colman M, Syx D, De Wandele I, et al, 2021. Clinical and molecular characteristics of 168 probands and 65 relatives with a clinical presentation of classical Ehlers-Danlos syndrome[J]. Hum Mutat, 42: 1294-1306.

Conigrave A D, 2016. The calcium-sensing receptor and the parathyroid: past, present, future[J]. Front Physiol, 7: 563.

Corrigan C J, 2020. Calcilytics: a non-steroidal replacement for inhaled steroid and SABA/LABA therapy of human asthma?[J]. Expert Rev Respir Med, 14(8): 807-816.

Cortini F, Villa C, Marinelli B, et al, 2019. Understanding the basis of Ehlers–Danlos syndrome in the era of the next-generation sequencing[J]. Archives of Dermatological Research, 311: 265-275.

Cosman F, de Beur S J, LeBoff M S, et al, 2014. Clinician's guide to prevention and treatment of osteoporosis[J]. Osteoporos Int, 25: 2359-2381.

Craig S E L, Michalski M N, Williams B O, 2023. Got WNTS? Insight into bone health from a WNT perspective[J]. Curr Top Dev Biol, 153: 327-346.

Cservenák M, Keller D, Kis V, et al, 2017. A thalamo-hypothalamic pathway that activates oxytocin neurons in social contexts in female rats[J]. Endocrinology, 158: 335-348.

Cunha T S, Heilberg I P, 2018. Bartter syndrome: causes, diagnosis, and treatment[J]. Int J Nephrol Renovasc Dis, 291-301.

de Azevêdo Silva, Jaqueline, Camilla Albertina Dantas de Lima, et al, 2023. Vitamin D receptor gene polymorphisms influence on clinical profile and bone mineral density at different skeletal sites in postmenopausal osteoporotic women[J], Int J Immunogenet 50: 75-81.

De Martinis M, Sirufo M M, Nocelli C, et al, 2020. Hyperhomocysteinemia is associated with inflammation, bone resorption, vitamin B12 and folate deficiency and MTHFR C677T polymorphism in postmenopausal women with decreased bone mineral density[J]. Int J Environ Res Public Health, 17.

De Mattia G, Maffi M, Mosca M, et al, 2023. LRP5 high bone mass（Worth-type autosomal dominant endosteal hyperostosis）: case report and historical review of the literature[J]. Arch Osteoporos, 18: 112.

Dershem R, Gorvin C M, Metpally R P R, et al, 2020. Familial hypocalciuric hypercalcemia type 1 and autosomal-dominant hypocalcemia type 1: prevalence in a large healthcare population[J]. Am J Hum Genet, 106(6): 734-747.

Devos H, Zoidakis J, Roubelakis M G, et al, 2023. Reviewing the regulators of COL1A1[J]. Int J Mol Sci, 24.

Dhooge T, Syx D, Hermanns-Lê T, et al, 2021a. Caffey disease is associated with distinct arginine to cysteine substitutions in the proα1(I) chain of type I procollagen[J]. Genetics in Medicine, 23: 2378-2385.

Dhooge T, Syx D, Hermanns-Lê T, et al, 2021b. Caffey disease is associated with distinct arginine to cysteine substitutions in the proα1(I) chain of type I procollagen[J]. Genet Med, 23: 2378-2385.

Diao J, DeBono A, Josephs TM, et al, 2021. Therapeutic opportunities of targeting allosteric binding sites on the calcium-sensing receptor[J]. ACS Pharmacol Transl Sci, 4(2): 666-679.

Díaz-Soto G, Rocher A, García-Rodríguez C, et al, 2016a. The calcium-sensing receptor in health and disease[J]. Int Rev Cell Mol Biol, 327: 321-369.

Díaz-Soto G, Romero E, Castrillón J L P, et al, 2016b. Clinical expression of calcium sensing receptor polymorphism (A986S) in normocalcemic and asymptomatic hyperparathyroidism[J]. Horm Metab Res, 48(03): 163-168.

Doyard M, Bacrot S, Huber C, et al, 2018. FAM46A mutations are responsible for autosomal recessive osteogenesis imperfecta[J]. J Med Genet, 55: 278-284.

Du D, Zhou Z, Zhu L, et al, 2018. TNF-α suppresses osteogenic differentiation of MSCs by accelerating P2Y(2) receptor in estrogen-deficiency induced osteoporosis[J]. Bone, 117: 161-170.

Ensrud K E, Crandall C J. 2024. Osteoporosis[J]. Ann Intern Med, 177: Itc1-itc16.

Esen E, Lee S Y, Wice B M, et al, 2015. PTH promotes bone anabolism by stimulating aerobic glycolysis via IGF signaling[J]. J Bone Miner Res, 30: 2137.

Fabre S, Bourmaud M, Mabilleau G, et al, 2023. Lrp5 p. Val667Met variant compromises bone mineral density and matrix properties in osteoporosis[J]. JBMR Plus, 7: e10741.

Felsenfeld A J, Levine B S, 2015. Calcitonin, the forgotten hormone: does it deserve to be forgotten?[J]. Clin Kidney J, 8(2): 180-187.

Fernandez C, Tennyson J, Priscilla A S, 2022. Osteoporosis and its association with vitamin D receptor, oestrogen α receptor, parathyroid receptor and collagen type I alpha receptor gene polymorphisms with bone mineral density: A pilot study from South Indian postmenopausal women of tamil nadu[J]. Biochem Genet, 60: 2015-2036.

Fernández-Torres J, Pérez-Hernández N, Hernández-Molina G, et al, 2020. Risk of Wnt/β-catenin signalling pathway gene polymorphisms in primary Sjögren's syndrome[J]. Rheumatology (Oxford), 59: 418-425.

Fetahu I S, Höbaus J, Aggarwal A, et al, 2014. Calcium-sensing receptor silencing in colorectal cancer is associated with promoter hypermethylation and loss of acetylation on histone 3[J]. Int J Cancer, 135(9): 2014-2023.

Fetahu I S, Tennakoon S, Lines K E, et al, 2016. miR-135b-and mi R-146b-dependent silencing of calcium-sensing receptor expression in colorectal tumors[J]. Int J Cancer, 138(1): 137-145.

Fratoni V, Brandi M L, 2015. B vitamins, homocysteine and bone health[J]. Nutrients, 7: 2176-2192.

Fu L, Ma J, Yan S, et al, 2020. A meta-analysis of VDR polymorphisms and postmenopausal osteoporosis[J], Endocr Connect, 9: 882-889.

Fu L Y, Dai L M, Li X G, et al, 2014. Association of methylenetetrahydrofolate reductase gene C677T polymorphism with polycystic ovary syndrome risk: a systematic review and meta-analysis update[J]. Eur J Obstet Gynecol Reprod Biol, 172: 56-61.

Fu W, Patel A, Kimura R, et al, 2017. Amylin receptor: a potential therapeutic target for Alzheimer's disease[J]. Trends Mol Med, 23(8): 709-720.

Fuentes N, Silveyra P, 2019. Estrogen receptor signaling mechanisms[J]. Adv Protein Chem Struct Biol, 116: 135-170.

Gardella T J, Jüppner H, Potts J T, 2020. Chapter 28—Receptors for parathyroid hormone and parathyroid hormone–related protein[M]. Bilezikian J P, Martin T J, Clemens T L, et al. Principles of Bone Biology（Fourth Edition）. Academic Press, 691-712.

Gardenal E, Chiarini A, Armato U, et al, 2017. Increased calcium-sensing receptor immunoreactivity in the hippocampus of a triple transgenic mouse model of Alzheimer's disease[J]. Front Neurosci, 11: 247948.

Gasperini B, Falvino A, Piccirilli E, et al, 2023. Methylation of the vitamin D receptor gene in human disorders[J], Int J Mol Sci, 25.

Geng Y, Mosyak L, Kurinov I, et al, 2016. Structural mechanism of ligand activation in human calcium-sensing receptor[J]. Elife, 5.

Gessler L, Kurtek C, Merholz M, et al, 2022. In adult skeletal muscles, the co-receptors of canonical Wnt signaling, Lrp5 and Lrp6, determine the distribution and size of fiber types, and structure and function of neuromuscular junctions[J]. Cells, 11(24): 3968.

Ghodsi M, Keshtkar A A, Razi F, et al, 2021. Association of vitamin D receptor gene polymorphism with the occurrence of low bone density, osteopenia, and osteoporosis in patients with type 2 diabetes[J]. J Diabetes Metab Disord, 20: 1375-1383.

Giudice M L, Mihalik B, Dinnyés A, et al, 2019. The nervous system relevance of the calcium sensing receptor in health and disease[J]. Molecules, 24(14): 2546.

Glaudo M, Letz S, Quinkler M, et al, 2016. Heterozygous inactivating CaSR mutations causing neonatal hyperparathyroidism: function, inheritance and phenotype[J]. Eur J Endocrinol, 175(5): 421-431.

Glyn-Jones S, Palmer A J, Agricola R, et al. 2015. Osteoarthritis[J]. Lancet, 386: 376-387.

Gorska M, Wyszkowska R M, Kuban-Jankowska A, et al, 2016. Impact of apparent antagonism of estrogen receptor β by fulvestrant on anticancer activity of 2-methoxyestradiol[J]. Anticancer Res, 36: 2217-2226.

Gorvin C M, Cranston T, Hannan F M, et al, 2016. A G-protein subunit-α11 loss-of-function mutation, Thr54Met, causes familial hypocalciuric hypercalcemia type 2 (FHH2)[J]. J Bone Miner Res, 31(6): 1200-1206.

Gorvin C M, Hannan F M, Cranston T, et al, 2018a. Cinacalcet rectifies hypercalcemia in a patient with familial hypocalciuric hypercalcemia type 2 (FHH2) caused by a germline loss-of-function Gα11 mutation[J]. J Bone Miner Res, 33(1): 32-41.

Gorvin C M, Rogers A, Hastoy B, et al, 2018b. AP2σ mutations impair calcium-sensing receptor trafficking and signaling, and show an endosomal pathway to spatially direct G-protein selectivity[J]. Cell Rep, 22(4): 1054-1066.

Greenberg H Z E, Shi J, Jahan K S, et al, 2016. Stimulation of calcium-sensing receptors induces endothelium-dependent vasorelaxations via nitric oxide production and activation of IKCa channels[J]. Vascul Pharmacol, 80: 75-84.

Guan M, Zhu Y, Liao B, et al, 2020. Low-intensity pulsed ultrasound inhibits VEGFA expression in chondrocytes and protects against cartilage degeneration in experimental osteoarthritis[J]. FEBS Open Bio, 10: 434-443.

Guarnieri V, Morlino S, Di Stolfo G, et al, 2019. Cardiac valvular Ehlers-Danlos syndrome is a well-defined condition due to recessive null variants in COL1A2[J]. American Journal of Medical Genetics Part A, 179: 846-851.

Guo L, Chen K, Yuan J, et al, 2018. Estrogen inhibits osteoclasts formation and bone resorption via microRNA-27a targeting PPARγ and APC[J]. J Cell Physiol, 234: 581-594.

Guo S, Yan T, Shi L, et al, 2021. Matrine, as a CaSR agonist promotes intestinal GLP-1 secretion and improves insulin resistance in diabetes mellitus[J]. Phytomedicine, 84: 153507.

Hannan F M, Babinsky V N, Thakker R V, 2016. Disorders of the calcium-sensing receptor and partner proteins: insights into the molecular basis of calcium homeostasis[J]. J Mol Endocrinol, 57(3): R127.

Hannan F M, Howles S A, Rogers A, et al, 2015. Adaptor protein-2 sigma subunit mutations causing familial hypocalciuric hypercalcaemia type 3 (FHH3) demonstrate genotype–phenotype correlations, codon bias and dominant-negative effects[J]. Hum Mol Genet, 24(18): 5079-5092.

Hannan F M, Kallay E, Chang W, et al, 2019. The calcium-sensing receptor in physiology and in calcitropic and noncalcitropic diseases[J]. Nat Rev Endocrinol, 15(1): 33-51.

Haseeb M, Pirzada R H, Ain Q U, et al, 2019. Wnt signaling in the regulation of immune cell and cancer therapeutics[J]. Cells, 8.

Hassan N E, El-Masry S A, Zarouk W A, et al, 2021. Narrative role of vitamin D receptor with osteoporosis and obesity in a sample of Egyptian females: a pilot study[J], J Genet Eng Biotechnol, 19: 115.

Hay D L, Chen S, Lutz T A, et al, 2015. Amylin: pharmacology, physiology, and clinical potential[J]. Pharmacol Rev, 67(3): 564-600.

Hayashi M, Nakashima T, Yoshimura N, et al, 2019. Autoregulation of osteocyte Sema3A orchestrates estrogen action and counteracts bone aging[J]. Cell Metab, 29: 627-637. e625.

Hendy G N, Canaff L, 2016. Calcium-sensing receptor gene: regulation of expression[J]. Front Physiol, 7: 217072.

Hernández-Bedolla M A, Carretero-Ortega J, Valadez-Sánchez M, et al, 2015. Chemotactic and proangiogenic role of calcium sensing receptor is linked to secretion of multiple cytokines and growth factors in breast cancer MDA-MB-231 cells[J]. Biochim Biophys Acta, 1853(1): 166-182.

Hiyama T Y, Noda M, 2016. Sodium sensing in the subfornical organ and body-fluid homeostasis[J]. Neurosci Res, 113: 1-11.

Hou Y C, Zheng C M, Chiu H W, et al, 2022. Role of calcimimetics in treating bone and mineral disorders related to chronic kidney disease[J]. Pharmaceuticals (Basel), 15(8): 952.

Huang B, Omoto Y, Iwase H, et al, 2014. Differential expression of estrogen receptor α, β1, and β2 in lobular and ductal breast cancer[J]. Proc Natl Acad Sci U S A, 111: 1933-1938.

Huang J L, Mo Z Y, Li Z Y, et al, 2021a. Association of lead and cadmium exposure with kidney stone incidence: a study on the non-occupational population in Nandan of China[J]. J Trace Elem Med Biol, 68: 126852.

Huang L T, Wang J H, 2021b. The Therapeutic intervention of sex steroid hormones for sarcopenia[J]. Front Med (Lausanne), 8: 739251.

Huybrechts Y, Mortier G, Boudin E, et al, 2020. WNT signaling and bone: Lessons from skeletal dysplasias and disorders[J]. Front Endocrinol (Lausanne), 11: 165.

Iamartino L, Elajnaf T, Kallay E, et al, 2018. Calcium-sensing receptor in colorectal inflammation and cancer: Current insights and future perspectives[J]. World J Gastroenterol, 24(36): 4119.

Isakoff M S, Bielack S S, Meltzer P, et al, 2015. Osteosarcoma: Current treatment and a collaborative pathway to success[J]. J Clin Oncol, 33: 3029-3035.

Jia M, Dahlman-Wright K, Gustafsson J, 2015. Estrogen receptor alpha and beta in health and disease[J]. Best Pract Res Clin Endocrinol Metab, 29: 557-568.

Jiang M, Mu L, Wang Y, et al, 2015. The relationship between Alu I polymorphisms in the calcitonin receptor gene and fluorosis endemic to Chongqing, China[J]. Med Princ Pract, 24(1): 80-83.

Jiménez-Garduño A M, Mendoza-Rodríguez M G, Urrutia-Cabrera D, et al, 2017. IL-1β induced methylation of the estrogen receptor ERα gene correlates with EMT and chemoresistance in breast cancer cells[J]. Biochem Biophys Res Commun, 490: 780-785.

Johnson V L, Hunter D J, 2014. The epidemiology of osteoarthritis[J]. Best Pract Res Clin Rheumatol, 28: 5-15.

Kanda T, Jiang X, Yokosuka O, 2014. Androgen receptor signaling in hepatocellular carcinoma and pancreatic cancers[J]. World J Gastroenterol, 20: 9229-9236.

Kawata T, Tokunaga S, Murai M, et al, 2018. A novel calcimimetic agent, evocalcet（MT-4580/KHK7580），suppresses the parathyroid cell function with little effect on the gastrointestinal tract or CYP isozymes in vivo and in vitro[J]. PLoS One, 13(4): e0195316.

Keller J, Catala-Lehnen P, Huebner AK, et al, 2014. Calcitonin controls bone formation by inhibiting the release of sphingosine 1-phosphate from osteoclasts[J]. Nat Commun, 5(1): 5215.

Kim B H, Pereverzev A, Zhu S, et al, 2018. Extracellular nucleotides enhance agonist potency at the parathyroid hormone 1 receptor[J]. Cell Signal, 46: 103-112.

Kim D, Lee B, Thomopoulos S, et al, 2016a. In situ evaluation of calcium phosphate nucleation kinetics and pathways during intra- and extrafibrillar mineralization of collagen matrices[J]. Cryst Growth Des, 16: 5359-5366.

Kim J, Im C Y, Yoo E K, et al, 2016b. Identification of selective ERRγ inverse agonists[J]. Molecules, 21: 80.

Kim J I, Moon J H, Chung H W, et al, 2016c. Association between homocysteine and bone mineral density according to age and sex in healthy adults[J]. J Bone Metab, 23: 129-134.

Kim J Y, Ho H, Kim N, et al, 2014. Calcium-sensing receptor (CaSR) as a novel target for ischemic neuroprotection[J]. Ann Clin Transl Neurol, 1(11): 851-866.

Kirchner M, Deng H, Xu Y, 2021. Heterogeneity in proline hydroxylation of fibrillar collagens observed by mass spectrometry[J]. PLoS One, 16.

Kitaoka T, Miyoshi Y, Namba N, et al, 2014. Two Japanese familial cases of Caffey disease with and without the common COL1A1 mutation and normal bone density, and review of the literature[J]. Eur J Pediatr, 173: 799-804.

Klein G L, 2022. Is calcium a link between inflammatory bone resorption and heart disease?[J]. Elife, 11: e83841.

Klein K R, Matson B C, Caron K M, 2016. The expanding repertoire of receptor activity modifying protein (RAMP) function[J]. Crit Rev Biochem Mol Biol, 51(1): 65-71.

Klein-Nulend J, Van Oers R F, Bakker A D, et al, 2015. Bone cell mechanosensitivity, estrogen deficiency, and osteoporosis[J]. J Biomech, 48: 855-865.

Kobayashi A, Azuma K, Ikeda K, et al, 2020. Mechanisms underlying the regulation of mitochondrial respiratory chain complexes by nuclear steroid receptors[J]. Int J Mol Sci, 21.

König J, Wells J, Cani P D, et al, 2016. Human intestinal barrier function in health and disease[J]. Clin Transl Gastroenterol, 7(10)：e196.

Kovats S, 2015. Estrogen receptors regulate innate immune cells and signaling pathways[J]. Cell Immunol, 294: 63-69.

Kow M E, Akam P, Singh M, et al, 2019. Vitamin D receptor (VDR) gene polymorphism and osteoporosis risk in White British men[J], Ann Hum Biol, 46: 430-433.

Küchler E C, Reis C L B, Marañón-Vásquez G, et al, 2021. Parathyroid hormone gene and genes involved in the maintenance of vitamin D levels association with mandibular retrognathism[J]. J Pers Med, 11.

Larsson S C, Burgess S, Michaëlsson K, 2017. Association of genetic variants related to serum calcium levels with coronary artery disease and myocardial infarction[J]. JAMA, 318(4): 371-380.

Leach K, Hannan F M, Josephs T M, et al, 2020. International union of basic and clinical pharmacology. CVIII. Calcium-sensing receptor nomenclature, pharmacology, and function[J]. Pharmacol Rev, 72(3): 558-604.

Lee J Y, Shoback D M, 2018. Familial hypocalciuric hypercalcemia and related disorders[J]. Best Pract Res Clin Endocrinol Metab, 32(5): 609-619.

Lee S, Mannstadt M, Guo J, et al, 2015. A homozygous [Cys25]PTH(1-84) mutation that impairs PTH/PTHrP receptor activation defines a novel form of hypoparathyroidism[J]. J Bone Miner Res, 30: 1803-1813.

Li D, Opas E E, Tuluc F, et al, 2014. Autosomal dominant hypoparathyroidism caused by germline mutation in GNA11: phenotypic and molecular characterization[J]. J Clin Endocrinol Metab, 99(9): E1774-E1783.

Li J, Li Y, Li S, et al, 2024. Relationship between polymorphisms and mutations at rs7125942 and rs3736228 of LRP5 gene and bone metabolism in postmenopausal women[J]. J Orthop Surg Res, 19: 104.

Li J, Liu Z, Ren Y, et al, 2023. LRP5-/6 gene polymorphisms and its association with risk of abnormal bone mass in postmenopausal women[J]. J Orthop Surg Res, 18: 369.

Liao J L, Qin Q, Zhou Y S, et al, 2020. Vitamin D receptor Bsm I polymorphism and osteoporosis risk in postmenopausal women: a meta-analysis from 42 studies[J], Genes Nutr, 15: 20.

Lin H, Hargreaves K A, Li R, et al, 2019. RegSNPs-intron: a computational framework for predicting pathogenic impact of intronic single nucleotide variants[J]. Genome Biol, 20: 254.

Littman J, Phornphutkul C, Saade C, et al, 2023a. Osteoporosis, fractures, and blindness due to a missense mutation in the LRP5 receptor[J]. Orthop Res Rev, 15: 39-45.

Littman J, Yang W, Olansen J, et al, 2023b. LRP5，bone mass polymorphisms and skeletal disorders[J]. Genes (Basel), 14.

Liu C, Li H, Zheng H, et al, 2019. CaSR activates PKCδ to induce cardiomyocyte apoptosis via ER stress-associated apoptotic pathways during ischemia/reperfusion[J]. Int J Mol Med, 44(3): 1117-1126.

Liu C F, Angelozzi M, Haseeb A, et al, 2018a. SOX9 is dispensable for the initiation of epigenetic remodeling and the activation of marker genes at the onset of chondrogenesis[J]. Development, 145.

Liu C T, Karasik D, Xu H, et al, 2021. Genetic variants modify the associations of concentrations of methylmalonic acid, vitamin B-12，vitamin B-6，and folate with bone mineral density[J]. Am J Clin Nutr, 114: 578-587.

Liu L, Fan Y, Chen Z, et al, 2020. CaSR induces osteoclast differentiation and promotes bone metastasis in lung adenocarcinoma[J]. Front Oncol, 10: 305.

Liu S Y, Huang Q, Gu X, et al, 2018b. Association of Bone Turnover Levels with MTHFR Gene polymorphisms among pregnant women in Wuhan, China[J]. Curr Med Sci, 38: 602-609.

Lobo R A, 2017. Hormone-replacement therapy: current thinking[J]. Nat Rev Endocrinol, 13: 220-231.

Lorenzo J, 2017. The many ways of osteoclast activation[J]. J Clin Invest, 127: 2530-2532.

Ma Y L, Cain R L, Halladay D L, et al, 2001. Catabolic effects of continuous human PTH (1-38) in vivo is associated with sustained stimulation of RANKL and inhibition of osteoprotegerin and gene-associated bone formation[J]. Endocrinology, 142: 4047-4054.

Mahmoodzadeh S, Leber J, Zhang X, et al, 2014. Cardiomyocyte-specific estrogen receptor alpha increases angiogenesis, lymphangiogenesis and reduces fibrosis in the Female Mouse Heart Post-Myocardial Infarction[J]. J Cell Sci Ther, 5: 153.

Majid H, Khan A H, Moatter T, 2015. R990G polymorphism of calcium sensing receptor gene is associated with high parathyroid hormone levels in subjects with vitamin D deficiency: a cross-sectional study[J]. Biomed Res Int, 2015.

Mäkitie O, Zillikens M C, 2022. Early-onset osteoporosis[J]. Calcif Tissue Int, 110: 546-561.

Malfait F, Francomano C, Byers P, et al. 2017. The 2017 international classification of the Ehlers-Danlos syndromes[J]. Am J Med Genet C Semin Med Genet, 175: 8-26.

Malfait F, 2018. Vascular aspects of the Ehlers-Danlos Syndromes[J]. Matrix Biol, 71-72: 380-395.

Mannstadt M, Wein M N. 2020. Chapter 52—The molecular actions of parathyroid hormone/parathyroid hormone–related protein receptor type 1 and their implications[M]. Bilezikian J P, Martin T J, Clemens T L, et al. Principles of Bone Biology（Fourth Edition）. Academic Press, 1273-1291.

Marozik P M, Tamulaitiene M, Rudenka E, et al, 2018. Association of vitamin D receptor gene variation with osteoporosis risk in Belarusian and Lithuanian postmenopausal Women[J]. Front Endocrinol (Lausanne), 9: 305.

Marozik P, Rudenka A, Kobets K, et al, 2021. Vitamin D status, bone mineral density, and VDR gene polymorphism in a cohort of belarusian postmenopausal women[J], Nutrients, 13.

Martin T J, Sims N A, 2015. Calcitonin physiology, saved by a lysophospholipid[J]. J Bone Miner Res, 30(2): 212-215.

McCulloch K, Litherland G J, Rai T S, 2017. Cellular senescence in osteoarthritis pathology[J]. Aging Cell, 16: 210-218.

Mehana E E, Khafaga A F, El-Blehi SS, 2019. The role of matrix metalloproteinases in osteoarthritis pathogenesis: An updated review[J]. Life Sci, 234: 116786.

Meng D, Ding X, Lan J, et al, 2018. Association of vitamin D receptor ApaI gene polymorphism with osteoporosis susceptibility in postmenopausal Han Chinese women in Xinjiang[J], Biomed Rep, 9: 483-490.

Meng Q, Li Y, Ji T, et al, 2021. Estrogen prevent atherosclerosis by attenuating endothelial cell pyroptosis via activation of estrogen receptor α-mediated autophagy[J]. J Adv Res, 28: 149-164.

Messaritakis I, Koulouridi A, Sfakianaki M, et al, 2020. The role of vitamin D receptor gene polymorphisms in colorectal cancer risk[J], Cancers (Basel), 12.

Mitra P, Guha M, Ghosh S, et al, 2017. Association of calcitonin receptor gene (CALCR) polymorphism with kidney stone disease in the population of West Bengal, India[J]. Gene, 622: 23-28.

Moll S, Varga EA, 2015. Homocysteine and MTHFR Mutations[J]. Circulation, 132: e6-9.

Moon Y J, Zhang Z, Bang I H, et al, 2019. Sirtuin 6 in preosteoclasts suppresses age- and estrogen deficiency-related bone loss by stabilizing estrogen receptor α[J]. Cell Death Differ, 26: 2358-2370.

Moore D D, Luu H H, 2014. Osteosarcoma[J]. Cancer Treat Res, 162: 65-92.

Moorer M C, Riddle R C, 2018. Regulation of osteoblast metabolism by Wnt signaling[J]. Endocrinol Metab (Seoul), 33: 318-330.

Moreira L M, Takawale A, Hulsurkar M, et al, 2020. Paracrine signalling by cardiac calcitonin controls atrial fibrogenesis and arrhythmia[J]. Nature, 587(7834): 460-465.

Muramatsu M, Hira T, Mitsunaga A, et al, 2014. Activation of the gut calcium-sensing receptor by peptide agonists reduces rapid elevation of plasma glucose in response to oral glucose load in rats[J]. Am J Physiol Gastrointest Liver Physiol, 306(12)：G1099-G1107.

Naomi R, Bahari H, Ridzuan P M, et al, 2021. Natural-based biomaterial for skin wound healing（Gelatin vs. Collagen）: expert review[J]. Polymers (Basel), 13.

Naot D, Musson D S, Cornish J, 2020. Calcitonin peptides[M]. Bilezikian J P, Martin T J, Clemens T L, et al. Principles of Bone Biology (Fourth Edition). Academic Press, 789-807.

Nistala H, Mäkitie O, Jüppner H, 2014. Caffey disease: new perspectives on old questions[J]. Bone, 60: 246-251.

Oda Y, Hu L, Nguyen T, et al, 2017. Combined deletion of the vitamin D receptor and calcium-sensing receptor delays wound re-epithelialization[J]. Endocrinology, 158(6): 1929-1938.

Oddsson A, Sulem P, Helgason H, et al, 2015. Common and rare variants associated with kidney stones and biochemical traits[J]. Nat Commun, 6(1): 7975.

Okada H, Okabe K, Tanaka S, 2020. Finely-tuned calcium oscillations in osteoclast differentiation and bone resorption[J]. Int J Mol Sci, 22(1): 180.

Oliveira A C R, Magalhães C A, Loures CMG, et al, 2018. BsmI polymorphism in the vitamin D receptor gene is associated with 25-hydroxy vitamin D levels in individuals with cognitive decline[J], Arq Neuropsiquiatr, 76: 760-766.

Ono W, Sakagami N, Nishimori S, et al, 2016. Parathyroid hormone receptor signalling in osterix-expressing mesenchymal progenitors is essential for tooth root formation[J]. Nat Commun, 7: 11277.

Otaify G A, Abdel-Hamid M S, Hassib N F, et al, 2022. Bruck syndrome in 13 new patients: Identification of five novel FKBP10 and PLOD2 variants and further expansion of the phenotypic spectrum[J]. Am J Med Genet A, 188: 1815-1825.

Owen J L, Cheng S X, Ge Y, et al, 2016. The role of the calcium-sensing receptor in gastrointestinal inflammation[C]//Seminars in cell & developmental biology. Academic Pres, 49: 44-51.

Pakpahan C, Wungu C D K, Agustinus A, et al, 2022. Do Vitamin D receptor gene polymorphisms affect bone mass density in men?: A meta-analysis of observational studies[J], Ageing Res Rev, 75: 101571.

Pan Y, Liu Y, Guo H, et al, 2017. Associations between folate and vitamin B12 levels and inflammatory bowel disease: A Meta-Analysis[J]. Nutrients, 9.

Park H J, Gholam-Zadeh M, Yoon S Y, et al, 2021. Estrogen decreases cytoskeletal organization by forming an ERα/SHP2/c-Src complex in osteoclasts to protect against ovariectomy-induced bone loss in mice[J]. Antioxidants (Basel), 10.

Patel A, Kimura R, Fu W, et al, 2021. Genetic depletion of amylin/calcitonin receptors improves memory and learning in transgenic Alzheimer's disease mouse models[J]. Mol Neurobiol, 58: 5369-5382.

Patel H K, Bihani T, 2018. Selective estrogen receptor modulators (SERMs) and selective estrogen receptor degraders (SERDs) in cancer treatment[J]. Pharmacol Ther, 186: 1-24.

Pavón N, Cabrera-Orefice A, Gallardo-Pérez J C, et al, 2017. In female rat heart mitochondria, oophorectomy results in loss of oxidative phosphorylation[J]. J Endocrinol, 232: 221-235.

Pedrera-Canal M, Moran J M, Vera V, et al, 2015. Lack of influence of vitamin D receptor BsmI (rs1544410) polymorphism on the rate of bone loss in a cohort of postmenopausal Spanish women affected by osteoporosis and followed for five years[J], PLoS One, 10: e0138606.

Pierdominici M, Maselli A, Locatelli S L, et al, 2017. Estrogen receptor β ligation inhibits Hodgkin lymphoma growth by inducing autophagy[J]. Oncotarget, 8: 8522-8535.

Pilon C, Urbanet R, Williams T A, et al, 2014. 1α, 25-Dihydroxyvitamin D$_3$ inhibits the human H295R cell proliferation by cell cycle arrest: a model for a protective role of vitamin D receptor against adrenocortical cancer[J], J Steroid Biochem Mol Biol, 140: 26-33.

Pilon C, Rebellato A, Urbanet R, et al, 2015. Methylation status of vitamin D receptor gene promoter in Benign and Malignant adrenal tumors[J], Int J Endocrinol, 2015: 375349.

Pinkerton J V, 2021. Selective estrogen receptor modulators in gynecology practice[J]. Clin Obstet Gynecol, 64: 803-812.

Pinton G, Nilsson S, Moro L, 2018. Targeting estrogen receptor beta (ERβ) for treatment of ovarian cancer: importance of KDM6B and SIRT1 for ERβ expression and functionality[J]. Oncogenesis, 7: 15.

Piret S E, Gorvin C M, Pagnamenta A T, et al, 2016. Identification of a G-protein subunit-α11 gain-of-function mutation, Val340Met, in a family with autosomal dominant hypocalcemia type 2 (ADH2)[J]. J Bone Miner Res, 31(6): 1207-1214.

Quist T, Jin H, Zhu J F, et al, 2015. The impact of osteoblastic differentiation on osteosarcomagenesis in the mouse[J]. Oncogene, 34: 4278-4284.

Ratajczak-Pawłowska A E, Hryhorowicz S, Szymczak-Tomczak A, et al, 2024. Genetic variants of MTHFR gene in relation to folic acid levels and bone mineral density in Polish patients with inflammatory bowel disease[J]. J Appl Genet, 65: 73-81.

Reid I R, 2020. A broader strategy for osteoporosis interventions[J]. Nat Rev Endocrinol, 16: 333-339.

Reznikov N, Bilton M, Lari L, et al, 2018. Fractal-like hierarchical organization of bone begins at the nanoscale[J]. Science, 360.

Rodríguez-Hernández C J, Mateo-Lozano S, García M, et al, 2016. Cinacalcet inhibits neuroblastoma tumor growth and upregulates cancer-testis antigens[J]. Oncotarget, 7(13): 16112.

Roetzer K M, Uyanik G, Brehm A, et al, 2018. Novel familial mutation of LRP5 causing high bone mass: Genetic analysis, clinical presentation, and characterization of bone matrix mineralization[J]. Bone, 107: 154-160.

Rolvien T, Kornak U, Stürznickel J, et al, 2018. A novel COL1A2 C-propeptide cleavage site mutation causing high bone mass osteogenesis imperfecta with a regional distribution pattern[J]. Osteoporosis International, 29: 243-246.

Russell P, 2023. Coexistence of a calcium-sensing receptor mutation and primary hyperparathyroidism[J]. Cureus, 15(10).

Saito M, Marumo K, 2018. The effects of homocysteine on the skeleton[J]. Curr Osteoporos Rep, 16: 554-560.

SakamotoY, Fumi O, Kaoruko I, et al, 2021. Relationship between vitamin D receptor gene polymorphisms（BsmI, TaqI, ApaI, and FokI） and calcium intake on bone mass in young Japanese women[J], BMC Womens Health, 21.

Sato E, Muto J, Zhang L J, et al, 2016. The parathyroid hormone second receptor PTH2R and its ligand tuberoinfundibular peptide of 39 residues TIP39 regulate intracellular calcium and influence keratinocyte differentiation[J]. J Invest Dermatol, 136: 1449-1459.

Scazzone C, Agnello L, Bivona G, et al, 2021. Vitamin D and genetic susceptibility to multiple sclerosis[J], Biochem Genet, 59: 1-30.

Schepelmann M, Yarova P L, Lopez-Fernandez I, et al, 2016. The vascular Ca^{2+}-sensing receptor regulates blood vessel tone and blood pressure[J]. Am J Physiol Cell Physiol, 310(3)：C193-C204.

Schiavi J, Fodera D M, Brennan M A, et al, 2021. Estrogen depletion alters osteogenic differentiation and matrix production by osteoblasts in vitro[J]. Exp Cell Res, 408: 112814.

Schiavone M L, Millucci L, Bernardini G, et al, 2020. Homogentisic acid affects human osteoblastic functionality by oxidative stress and alteration of the Wnt/β-catenin signaling pathway[J]. J Cell Physiol, 235: 6808-6816.

Schreckenberg R, Schlüter K D, 2018. Calcium sensing receptor expression and signalling in cardiovascular physiology and disease[J]. Vascul Pharmacol, 107: 35-42.

Schüler-Toprak S, Moehle C, Skrzypczak M, et al, 2017. Effect of estrogen receptor β agonists on proliferation and gene expression of ovarian cancer cells[J]. BMC Cancer, 17: 319.

Shakhssalim N, Basiri A, Houshmand M, et al, 2014. Genetic polymorphisms in calcitonin receptor gene and risk for recurrent kidney calcium stone disease[J]. Urol Int, 92(3): 356-362.

Sheng G, Gao Y, Yang Y, et al, 2021. Osteosarcoma and metastasis[J]. Front Oncol, 11: 780264.

Sherman B E, Calderon E, Price RS, 2023. Characterizing the role of calcium sensing receptor in the progression of obesity-mediated aggressive prostate cancer phenotype[J]. Nutr Cancer, 75(3): 960-970.

Siegel R L, Miller K D, Wagle N S, et al, 2023. Cancer statistics, 2023[J]. CA Cancer J Clin, 73: 17-48.

Silve C, Jüppner H, 2020. Chapter 57—Genetic disorders caused by mutations in the parathyroid hormone/parathyroid hormone–related peptide receptor, its ligands, and downstream effector molecules[M]. Bilezikian J P, Martin T J, Clemens T L, et al. Principles of Bone Biology（Fourth Edition）. Academic Press, 1379-1404.

Smith V, Foster J, 2018. High-risk neuroblastoma treatment review[J]. Children, 5(9): 114.

Son Y O, Park S, Kwak J S, et al. 2017. Estrogen-related receptor γ causes osteoarthritis by upregulating extracellular matrix-degrading enzymes[J]. Nat Commun, 8: 2133.

Soudy R, Patel A, Fu W, et al, 2017. Cyclic AC253，a novel amylin receptor antagonist, improves cognitive deficits in a mouse model of Alzheimer's disease[J]. Alzheimers Dement (N Y), 3(1): 44-56.

Souza K S C, Ururahy Ma G, Oliveira Y, et al, 2018. The low-density lipoprotein receptor-related protein 5 (LRP5) 4037C>T polymorphism: candidate for susceptibility to type 1 diabetes mellitus[J]. Arch Endocrinol Metab, 62: 480-484.

Spreckley E, Murphy K G, 2015. The L-cell in nutritional sensing and the regulation of appetite[J]. Front Nutr, 2: 23.

Steinle J, Hossain W A, Lovell S, et al, 2021. ADAMTSL2 gene variant in patients with features of autosomal dominant connective tissue disorders[J]. Am J Med Genet A, 185: 743-752.

Stokes V J, Nielsen M F, Hannan F M, et al, 2017. Hypercalcemic disorders in children[J]. J Bone Miner Res, 32(11): 2157-2170.

Stringer F, Sims N A, Sachithanandan N, et al, 2024. Severe osteoporosis with pathogenic LRP5 variant[J]. JCEM Case Rep, 2: luae021.

Stürznickel J, Rolvien T, Delsmann A, et al, 2021. Clinical phenotype and relevance of LRP5 and LRP6 variants in patients with early-onset osteoporosis (EOOP)[J]. J Bone Miner Res, 36: 271-282.

Sutkeviciute I, Clark L J, White A D, et al. 2019. PTH/PTHrP receptor signaling, allostery, and structures[J]. Trends Endocrinol Metab, 30: 860-874.

Suzuki N, 2016. Calcitonin[M]. Handbook of hormones. Academic Press: 232-e27A-2.

Symoens S, Hulmes D J, Bourhis J M, et al, 2014. Type I procollagen C-propeptide defects: study of genotype-phenotype correlation and predictive role of crystal structure[J]. Hum Mutat, 35: 1330-1341.

Szostakowska M, Trębińska-Stryjewska A, Grzybowska E A, et al, 2019. Resistance to endocrine therapy in breast cancer: molecular mechanisms and future goals[J]. Breast Cancer Res Treat, 173: 489-497.

Takahashi A, Nagata M, Gupta A, et al, 2019. Autocrine regulation of mesenchymal progenitor cell fates orchestrates tooth eruption[J]. Proc Natl Acad Sci U S A, 116: 575-580.

Tally Naveh-Many J S, Henry M. Kronenberg, 2020. Parathyroid hormone molecular biology[M]. Bilezikian J P, Martin T J, Clemens T L, et al. Principles of Bone Biology（Fourth Edition）. Academic Press, 575-594.

Tang Z R, Zhang R, Lian Z X, et al, 2019. Estrogen-receptor expression and function in female reproductive disease[J]. Cells, 8.

Tauqeer Z, Yonekawa Y, 2018. Familial exudative vitreoretinopathy: Pathophysiology, diagnosis, and management[J]. Asia Pac J Ophthalmol (Phila), 7: 176-182.

Tharmalingam S, Wu C, Hampson D R, 2016. The calcium-sensing receptor and integrins modulate cerebellar granule cell precursor differentiation and migration[J]. Dev Neurobiol, 76(4): 375-389.

Theocharis A D, Skandalis S S, Gialeli C, et al, 2016. Extracellular matrix structure[J]. Advanced Drug Delivery Reviews, 97: 4-27.

Tőke J, Czirják G, Enyedi P, et al, 2021. Rare diseases caused by abnormal calcium sensing and signalling[J]. Endocrine, 71: 611-617.

Tran T T, Keller R B, Guillemyn B, et al. 2021. Biallelic variants in MESD, which encodes a WNT-signaling-related protein, in four new families with recessively inherited osteogenesis imperfecta[J]. HGG Adv, 2: 100051.

Tu C L, Chang W, Shoback D M, 2020. Biology of the extracellular calcium-sensing receptor[M]. Bilezikian J P, Martin T J, Clemens T L, et al. Principles of Bone Biology（Fourth Edition）. Academic Press, 539-571.

Uhlén M, Fagerberg L, Hallström B M, et al, 2015. Tissue-based map of the human proteome[J]. Science, 347(6220): 1260419.

Van Dijk FS, Ghali N, Chandratheva A, 2024. Ehlers-Danlos syndromes: importance of defining the type[J]. Pract Neurol, 24: 90-97.

Varzari A, Deyneko I V, Tudor E, et al, 2016. Polymorphisms of glutathione S-transferase and methylenetetrahydrofolate reductase genes in Moldavian patients with ulcerative colitis: Genotype-phenotype correlation[J]. Meta Gene, 7: 76-82.

Vezzoli G, Macrina L, Magni G, et al, 2019. Calcium-sensing receptor: evidence and hypothesis for its role in nephrolithiasis[J]. Urolithiasis, 47(1): 23-33.

Vezzoli G, Scillitani A, Corbetta S, et al, 2015. Risk of nephrolithiasis in primary hyperparathyroidism is associated with two polymorphisms of the calcium-sensing receptor gene[J]. J Nephrol, 28: 67-72.

Vieira L A, De Marchi P L, dos Santos A A, et al, 2014. Analysis of FokI polymorphism of vitamin D receptor gene in intervertebral disc degeneration[J], Genet Test Mol Biomarkers, 18: 625-629.

Vural R, Çelik D, Peker E B, et al, 2022. MTHFR C677T mutation affects adipogenic differentiation abilities of human bone marrow-derived mesenchymal stem cells[J]. Turk J Biol, 46: 375-387.

Walker M D, Bilezikian J P, 2017. Vitamin D and primary hyperparathyroidism: more insights into a complex relationship[J]. Endocrine, 55: 3-5.

Walker M D, Cong E, Lee J A, et al, 2015. Vitamin D in primary hyperparathyroidism: effects on clinical, biochemical, and densitometric presentation[J]. J Clin Endocrinol Metab, 100(9): 3443-3451.

Walsh S, Ludlow A T, Metter E J, et al, 2016. Replication study of the vitamin D receptor (VDR) genotype association with skeletal muscle traits and sarcopenia[J], Aging Clin Exp Res, 28: 435-442.

Wang L, Tang Z P, Zhao W, et al, 2015. MiR-22/Sp-1 links estrogens with the up-regulation of cystathionine γ-lyase in myocardium, which contributes to estrogenic cardioprotection against oxidative stress[J]. Endocrinology, 156: 2124-2137.

Wang Q F, Bi H S, Qin Z L, et al, 2020. Associations of LRP5 gene with bone mineral density, bone turnover markers, and fractures in the elderly with osteoporosis[J]. Front Endocrinol (Lausanne), 11: 571549.

Wang X M, Wu Y W, Li Z J, et al, 2016. Polymorphisms of CASR gene increase the risk of primary hyperparathyroidism[J]. J Endocrinol Invest, 39: 617-625.

Warner M, Fan X, Strom A, et al, 2021. 25 years of ERβ: a personal journey[J]. J Mol Endocrinol, 68: R1-r9.

Watt F E, 2016. Hand osteoarthritis, menopause and menopausal hormone therapy[J]. Maturitas, 83: 13-18.

Wei W, Schwaid A G, Wang X, et al, 2016. Ligand activation of ERRα by cholesterol mediates statin and bisphosphonate effects[J]. Cell Metab, 23: 479-491.

Wojtas M, Lausch A J, Sone E D, 2020. Glycosaminoglycans accelerate biomimetic collagen mineralization in a tissue-based in vitro model[J]. Proc Natl Acad Sci U S A, 117: 12636-12642.

Wright N C, Looker A C, Saag K G, et al, 2014. The recent prevalence of osteoporosis and low bone mass in the United States based on bone mineral density at the femoral neck or lumbar spine[J]. J Bone Miner Res, 29(11): 2520-2526.

Xiao H, Tong Y, Zhu Y, et al, 2019. Familial exudative vitreoretinopathy-related disease-causing genes and norrin/β-catenin signal pathway: structure, function, and mutation spectrums[J]. J Ophthalmol, 2019: 5782536.

Xing J, Qin J, Cai Z, et al, 2019. Association between calcitonin receptor gene polymorphisms and calcium stone urolithiasis: A meta-analysis[J]. Int Braz J Urol, 45: 901-909.

Xu X L, Huang Z Y, Yu K, et al, 2022. Estrogen biosynthesis and signal transduction in ovarian disease[J]. Front Endocrinol (Lausanne), 13: 827032.

Yamauchi M, Sricholpech M, Terajima M, et al, 2019. Glycosylation of type I collagen[J]. Methods Mol Biol, 1934: 127-144.

Yang P, Wang L, Tang X, et al, 2021. The methylenetetrahydrofolate reductase 1298 A>C polymorphism is associated with an increased risk of inflammatory bowel disease: evidence from a meta-analysis[J]. Expert Rev Clin Immunol, 17: 1221-1229: 7829.

Yang Q H, Liu Y, Guan Y W, et al, 2019. Vitamin D receptor gene polymorphisms and plasma levels are associated with lumbar disc degeneration[J], Scientific Reports, 9: 7829.

Yang T, Williams B O, 2017. Low-density lipoprotein receptor-related proteins in skeletal development and disease[J]. Physiol Rev, 97:

1211-1228.

Yang W, Liu L, Masugi Y, et al, 2018. Calcium intake and risk of colorectal cancer according to expression status of calcium-sensing receptor (CASR)[J]. Gut, 67(8): 1475-1483.

Yap J Y C, Lim J Y, Bhatia A, et al, 2024. The IFITM5 Ser40Leu variant can manifest as prenatal Caffey disease[J]. Am J Med Genet A, 194: 358-362.

Yarova PL, Stewart A L, Sathish V, et al, 2015. Calcium-sensing receptor antagonists abrogate airway hyperresponsiveness and inflammation in allergic asthma[J]. Sci Transl Med, 7(284): 284ra60-284ra60.

Yin X, Wang X, Hu X, et al, 2015. ERβ induces the differentiation of cultured osteoblasts by both Wnt/β-catenin signaling pathway and estrogen signaling pathways[J]. Exp Cell Res, 335: 107-114.

Yu B, Zhang T, Xia P, et al, 2018. CCDC134 serves a crucial role in embryonic development[J]. Int J Mol Med, 41: 381-390.

Zehra S, Ghouri M, Jafari H, et al, 2023. Single nucleotide polymorphisms (rs3736228 and rs4988321) in low-density lipoprotein receptor-related protein-5 gene with predisposition to rheumatoid arthritis[J]. Gene, 851: 147025.

Zhang H, Tao X, Wu J, 2015. Association of calcitonin receptor gene polymorphism with bone mineral density in postmenopausal Chinese women: a meta-analysis[J]. Arch Gynecol Obstet, 291: 165-172.

Zhang H, Tao X, Wu J, 2014. Association of homocysteine, vitamin B12，and folate with bone mineral density in postmenopausal women: a meta-analysis[J]. Arch Gynecol Obstet, 289: 1003-1009.

Zhang Y, Yin C, Zhou X, et al, 2019. Silencing of estrogen receptor β promotes the invasion and migration of osteosarcoma cells through activating Wnt signaling pathway[J]. Onco Targets Ther, 12: 6779-6788.

Zhao D, Sun L, Zheng W, et al, 2023. Novel mutation in LRP5 gene cause rare osteosclerosis: cases studies and literature review[J]. Mol Genet Genomics, 298: 683-692.

Zhou T B, Jiang Z P, Li A H, et al, 2015. Association of vitamin D receptor BsmI (rs1544410), Fok1 (rs2228570)，TaqI (rs731236) and ApaI (rs7975232) gene polymorphism with the nephrolithiasis susceptibility[J], J Recept Signal Transduct Res, 35: 107-114.

Zweifler LE, Koh A J, Daignault-Newton S, et al, 2021. Anabolic actions of PTH in murine models: two decades of insights[J]. J Bone Miner Res, 36: 1979-1998.

Molecular
Biology
of
Osteoporosis

第五章
骨代谢相关蛋白

本章讨论与骨质疏松相关的蛋白质，包括载脂蛋白 E、Klotho 蛋白、骨形态发生蛋白、骨涎蛋白、低密度脂蛋白受体相关蛋白 5、激活蛋白-1 和骨硬化蛋白。这些蛋白质在骨骼健康和骨代谢调节中起到重要的作用。载脂蛋白 E 在骨细胞中促进胆固醇的摄取和代谢，从而维持骨细胞的功能和增殖，对骨密度的维持至关重要。Klotho 蛋白可通过调节 TRPV5 通道的稳定性和功能，影响骨骼中钙离子的吸收和骨骼的形成。骨形态发生蛋白是一类细胞外基质蛋白，参与了骨骼的形成和重塑过程。它们可以调节骨细胞的增殖和分化，并在骨骼的构建和修复中起到重要作用。骨涎蛋白在骨骼中的重要性逐渐被认识，它参与调节骨力学性能和骨密度，对维持骨骼强度和稳定性至关重要。低密度脂蛋白受体相关蛋白 5 是一种与骨代谢和胆固醇运输相关的蛋白质。它参与胆固醇和脂质代谢的调节，对骨骼的健康和功能起到重要的调节作用。激活蛋白-1 是一个关键的调节蛋白，它在骨形成和骨吸收之间的平衡中发挥着重要的作用。异常的激活蛋白-1 表达与骨质疏松的发生和进展密切相关。骨硬化蛋白是一种在骨组织中主要存在的蛋白质。它参与了骨骼的形成和稳定，对于维持骨骼的结构完整性至关重要。

通过深入研究这些与骨质疏松相关的蛋白质，我们可以更好地理解骨质疏松的发病机制，并为相关疾病的预防和治疗提供新的靶点和策略。这些研究对于提高人们的骨骼健康水平和生活质量具有重要意义。

（杨书满）

第一节　载脂蛋白 E

一、载脂蛋白 E 的概述

（一）载脂蛋白 E 的结构特点

载脂蛋白 E（apolipoprotein E，ApoE）是一种由 299 个氨基酸组成的糖蛋白，分子质量为 34 kDa。人类有三个主要的 ApoE 等位基因及其产物：$\varepsilon2$（ApoE2）、$\varepsilon3$（ApoE3）和 $\varepsilon4$（ApoE4），其中不同的等位基因赋予不同程度的疾病风险，在几乎所有的种群中，ApoE3/3 表型最常见（通常占种群的 50%～70%），$\varepsilon3$ 等位基因占 ApoE 基因库的绝大多数（通常为 70%～80%），$\varepsilon4$ 和 $\varepsilon2$ 等位基因分别仅占 10%～15% 和 5%～10%，不同国家或地区 ApoE 的等位基因和基因型频率见表 5-1。人类 ApoE 的三种主要亚型是通过 112 和 158 位氨基酸来区分，它们在胱氨酸和精氨酸之间变化（ApoE2：Cys112/Cys158；ApoE3：Cys112/Arg158；ApoE4：Arg112/Arg158）。除了相对常见的基因多态性外，还发现了各种罕见的与不同疾病相关的 ApoE 变异株，如与阿尔茨海默病（Alzheimer's disease，AD）相关的 ApoE3-R136S（ApoE3-Christchurch；ApoE3-Ch）、ApoE3-V236E（ApoE3-Jacksonville；ApoE3-Jac）和 ApoE4-R251G（Sepulveda-Falla et al，2022；Le Guen et al，2022）可以预防 PSEN1-E280A 携带者的早发性 AD 或是减轻 $\varepsilon4$ 相关的 AD 风险；对血脂异常会产生影响的 p.（Arg163Cys）和 p.（Arg165Trp）杂合载体低密度脂蛋白（low density lipoprotein，LDL）受体，都会促进合并性高脂血症（通常为异常 β 脂蛋白血症）和家族性高胆固醇血症的发生（Bea et al，2023）。

表 5-1　不同国家（种族）ApoE 的等位基因和基因型频率

国家（种族）	等位基因和表型 /%									总数
	ε3	*ε2*	*ε4*	*ε3/ε3*	*ε3/ε4*	*ε2/ε2*	*ε2/ε3*	*ε4/ε4*	*ε2/ε4*	
摩洛哥	78.3	2.2	19.6	78.3	17.3	0	2.2	2.2	0	46
日本	85.3	4.2	10.5	72.9	18	0.4	6.8	1.1	0.8	12839
中国（客家）	80.4	10.2	9.4	65.43	14.13	0.74	15.85	0.84	3.01	6907
曼哈顿	79.2	6.8	14.0	64.4	19.7	0.8	10	3.1	2.1	1243
匈牙利	80.7	10.4	8.7	65.2	15.9	2.3	15.2	0.4	2.3	302
蒙古国	80.8	3.7	15.5	65.3	25.4	0	5.7	1.9	1.7	744
中国（壮族）	79.9	15.2	4.9	68.16	5.5	4.7	17.86	0.57	3.21	873
中国（汉族）	81.4	9.2	9.4	70.7	12.23	2.54	9.23	1.15	4.15	867
巴西	80.0	6.5	13.5	63.4	21.9	0.1	11.4	1.8	1.4	1408

ApoE 在大脑中主要由神经胶质细胞（星形胶质细胞、少突胶质细胞和小胶质细胞）、周细胞、血管平滑肌细胞、脉络丛组成型产生，也由应激下的神经元或淋巴液运输的脉络丛有限地产生（Rhea et al，2020）。而外周池中的 ApoE 主要由肝细胞产生，也由巨噬细胞和脂肪细胞产生，还可以在卵巢、肾上腺和脾脏中合成（Kockx et al，2018）。血浆中的 ApoE 水平约为50 ～ 70μg/mL，而脑脊液中的 ApoE 水平在 3 ～ 10μg/mL 之间，脑脊液中的 ApoE 水平比血浆中的 ApoE 水平低约 10 倍（Chernick et al，2019）。

（二）不同 ApoE 基因型（ApoE2、ApoE3 和 ApoE4）的特点

ApoE4 主要存在于富含甘油三酯（TG）的颗粒中，如乳糜微粒（chyle microsome，CM）和极低密度脂蛋白（very low density lipoprotein，VLDL），与阿尔茨海默病有关；ApoE2 和 ApoE3 倾向于结合高密度脂蛋白（high density lipoprotein，HDL），ApoE2 与 HDL 代谢和Ⅲ型高脂蛋白血症有关，ApoE3 与乳糜微粒和低密度脂蛋白代谢有关。

ApoE 的单一氨基酸取代会使 ApoE 的功能发生巨大改变，导致结构的亚型特异性变化，从而调节多种功能，不同功能中 ApoE 亚型的效力等级顺序总结在表 5-2 中（Miao et al，2023）。多项研究发现 ApoE 表现出不同的亚型依赖性特点：①血浆 ApoE 亚型依赖性周转率的排名顺序为 ApoE4>ApoE3>ApoE2；②不同亚型对含 PIP 的膜的亲和力表现出离散的偏好，其中 ApoE4 表现出最强的结合力（ApoE4>ApoE3>ApoE2）（Lindner et al，2022）；③ ApoE 以亚型依赖性方式影响微管相关蛋白（tau 蛋白）病发病机制以及 tau 蛋白介导的神经毒性（Raulin et al，2022；Jun et al，2022）；④ ApoE 基因型特异性差异脂质组学特征与多个脂质类别的年龄相关，但性别之间没有差异。ApoE 基因型与肝脏 ApoE 含量的改变有关，在 *ε4* 携带者中，较高的 ApoE 水平与较低的骨形态发生蛋白（bone morphogenetic protein，BMP）水平相关，反映了具有 *ε4* 等位基因的人肝细胞中游离脂肪酸代谢的普遍紊乱（Almeida et al，2024）。

（三）ApoE 的生理功能

ApoE 的功能在很大程度上是由细胞类型特异性决定的（Lin et al，2018），与各种疾病的发

表5-2 不同功能中 ApoE 亚型的效力等级顺序

功能	效力等级顺序
抗氧化	ApoE2>ApoE3>ApoE4
通过与 HNE 结合起解毒作用	ApoE2>ApoE3>ApoE4
大脑中的葡萄糖代谢	ApoE2>ApoE3>ApoE4
AD 高风险	ApoE4>ApoE3>ApoE2
诱导和聚集 Aβ	ApoE4>ApoE3>ApoE2
清除 Aβ 的能力	ApoE2>ApoE3>ApoE4
促炎症作用	ApoE4>ApoE3>ApoE2
抗炎症作用	ApoE2>ApoE3>ApoE4
激活神经元信号转导	ApoE4>ApoE3>ApoE2
促进突触形成	ApoE4>ApoE3>ApoE2
血脑屏障（BBB）集成性	ApoE2/ApoE3>ApoE4

生发展密切相关，尤其是退行性疾病，如血管退行性疾病和神经退行性疾病。在冠心病或 AD 患者中，*ε4* 等位基因和 ApoE 变异的频率显著高于 *ε2* 和 *ε3* 等位基因的频率（Marais，2019），ApoE 通过活化核因子-κB（nuclear factor kappa-B，NF-κB）介导的 CXCL1（已知的免疫抑制因子）产生促进胰腺癌的免疫抑制（Kemp et al，2021）。APOE 典型功能是转运胆固醇和其他脂质，由细胞表面 ApoE 受体介导，作为血浆脂蛋白，是低密度脂蛋白受体的配体，表达于不同的细胞，包括成骨细胞，调节脂质的运输和代谢（Bos et al，2019），除此之外，ApoE 在胰岛素信号转导、葡萄糖代谢、线粒体功能、肿瘤进展、血管完整性、神经炎症、突触可塑性和蛋白稳态等多方面发挥重要作用（Chan et al，2018；Zhao et al，2018）。

1. 参与脂质代谢

脂蛋白转运脂质是脂代谢的中心环节，受到位于细胞表面的脂蛋白受体调节。ApoE 作为脂蛋白的重要组成结构及脂蛋白受体的配体，在脂代谢中扮演重要角色。当 ApoE 作为脂质转运蛋白时，负责将胆固醇和磷脂输送到全身。外周 ApoE 通过脂蛋白颗粒的形成参与脂质（如甘油三酯、胆固醇、胆固醇酯和磷脂）的再分布和代谢来维持脂质稳态（Ascone et al，2020）。在脂蛋白代谢的外源性途径中，膳食中的 TG 和胆固醇被肠细胞吸收，用于 ApoB48 的脂质化以产生 CM，CM 通过淋巴系统进入血液循环。在循环中，代谢活跃组织上的脂蛋白脂肪酶（LPL）水解这些颗粒中的 TG，释放游离脂肪酸，这些脂肪酸被这些组织（包括心脏、骨骼肌、白色脂肪组织和棕色脂肪组织）吸收。由于 LPL 介导的脂肪分解，形成了较小的乳糜微粒残余颗粒，这些颗粒富含从 HDL 获得的 ApoE。ApoE 富集可消除 LPL 的脂肪分解，并通过受体介导的低密度脂蛋白受体（low density lipoprotein receptor，LDLR）和 LDLR 相关蛋白（LRP）介导肝细胞随后摄取乳糜微粒残余物。而在内源性途径中，VLDL 颗粒通过 ApoB100 与胆固醇和甘油三酯的脂质化在肝脏中合成，并用于将内源性脂肪酸和胆固醇输送到外周组织。从肝脏分泌到血浆中后，LPL 水解 VLDL 类似于乳糜微粒，导致 VLDL 残留物的形成。ApoE 通过肝受体和结合位点介导 VLDL 残余物（也称为 IDL）的摄取，其方式与乳糜微粒残余物类似。逃脱肝脏摄取的 VLDL 残余物被 LPL 完全脂解，产生主要携带胆固醇酯的 LDL 颗粒。低密度脂蛋白中的主要载脂蛋白是载脂蛋白 ApoB100，因为所有其他载脂蛋白（包括 ApoE）在脂肪分解过程中都会丢失。低密度脂蛋白颗粒通过 LDLR 在肝脏和外周组织（如肾上腺、睾丸和卵巢）上识别 ApoB100 而被吸收，这些组织需要胆固醇来合成类固醇激素（Bos et al，2019）。

2. 与线粒体相互作用

ApoE4 可以引起线粒体功能障碍和改变线粒体相关膜，在 ApoE4 神经元中，NAD/NADH 比率降低，活性氧（ROS）增加，NAD/NADH 通路成分和氧化还原蛋白减少，氧化磷酸化受损，缺乏储备 ATP 生成能力。ApoE4 神经元的呼吸复合物亚基（例如 ATP 合酶）减少了大约 50%，并且可能增加线粒体外膜和内膜的转位酶水平，以促进细胞核编码的复合物亚基的递送（Mahley，2023）。线粒体转运蛋白中的任何一种的突变都上调了不同细胞系统中脂蛋白 ApoE 的表达和分泌。线粒体依赖性 ApoE 上调表型是由于继发于柠檬酸转运载体溶质载体家族 25 成员 1（SLC25A1）或溶质载体家族 25 成员 4（SLC25A4）诱变的电子传递链完整性丧失而发生的。同时电子传递链复合物Ⅰ、Ⅲ和Ⅳ的组装和功能的破坏也会增加 ApoE，级联中增加 ApoE 水平的主要起始事件是电子传递链完整性和功能的破坏，直接或间接损害电子传递链的两种突变都会提高 ApoE 水平（Wynne et al，2023）。

3. 参与肿瘤进展

目前可以在肿瘤组织、肿瘤转移组织和肿瘤相关体液中检测到 ApoE 的存在。越来越多的证据表明，ApoE 以不同的方式影响肿瘤的发展、侵袭和转移，可以被标记为恶性肿瘤的"双面"生物标志物。在实体瘤中，肿瘤细胞通过异常的脂质代谢和有氧糖酵解获得维持生长的能量，代谢异常与肿瘤发生密切相关（Bian et al，2021；Maan et al，2018）。一方面，ApoE 通过介导上皮-间充质转化（EMT）和 17β-雌二醇（E2）/ 雌激素受体 α（ERα）信号通路参与调节乳腺癌细胞的增殖和转移（Ben Hassen et al，2020；Bouris et al，2015），并且也能通过调节炎症和免疫反应进一步介导肿瘤进展，比如高级别胶质瘤相关小胶质细胞（HGG-AM）可通过 ApoE 介导的 NLRP1 炎症小体分泌白细胞介素-1β（interleukin-1β，IL-1β）促进肿瘤进展（Liu et al，2021）。另一方面，ApoE 对某些肿瘤的发生和转移也具有保护作用，这可能与 ApoE 基因多态性有关。基因型 ApoE4 和 ApoE2 分别在黑色素瘤中产生了不同的结果，黑色素瘤细胞中分泌的 ApoE 分别通过与黑色素瘤细胞的低密度脂蛋白受体相关蛋白 1（low-denisity lipoprotein receptor-related protein 1，LRP1）和内皮细胞低密度脂蛋白受体相关蛋白 8 受体（MER）结合来抑制侵袭和转移性内皮募集，表达人 ApoE4 等位基因的小鼠相对于 ApoE2 小鼠表现出黑色素瘤进展减慢和转移减少，ApoE4 小鼠表现出增强的抗肿瘤免疫激活，同时 T 细胞耗竭实验也表明 ApoE 基因型对黑色素瘤敏感（Ostendorf et al，2020）。ApoE 在许多肿瘤细胞中高表达，包括神经胶质瘤、卵巢肿瘤、口腔鳞状细胞癌等。然而，很少有证据证实 ApoE 对骨癌的特殊影响。

4. 对 tau 蛋白病理学的影响

阿尔茨海默病（Alzheimer's disease，AD）是一种以进行性记忆丧失为特征的神经退行性疾病，其主要病理特征包括淀粉样蛋白 β 蛋白（Aβ）在神经元外沉积形成的淀粉样斑块和神经元中由过度磷酸化的 tau 蛋白组成的神经元纤维缠结（NFT）（Khan et al，2020；Naseri et al，2019）。体内研究没有显示 ApoE 和 tau 蛋白之间的直接相互作用（Ma et al，2019）。然而，在过表达 tau 蛋白的 P301S 突变形式的转基因 ApoE 敲除或 ApoE 敲入小鼠中的研究表明，人类 ApoE 亚型确实会影响 tau 蛋白下游病理学（Shi et al，2017）。ApoE 的 E4 等位基因转化为 ApoE4 亚型，是 AD 最强的遗传危险因素，在各种类型的中枢神经系统细胞中产生的 ApoE4 在 AD 发病机制中具有多种作用（Blumenfeld et al，2024）。ApoE 对 AD 机制的区域特异性影响表明，线粒体功能障碍和细胞蛋白稳态是 AD 患者死后大脑中 AD 病理生理学的核心，表明这两个过程可能受到基因型差异和脑形态的影响（Odenkirk et al，2024）。与 ApoE3 相比，ApoE4 会破坏外泌体分泌机制快速内化、处理和释放微管相关蛋白 tau 蛋白，导致星形胶质细胞容易在细胞内积累 tau 蛋白，ApoE4 星形胶质细胞消除细胞外 tau 蛋白的能力减弱可导致致病性 tau 蛋白的积累，从而诱导线粒体功能障碍，还可以降低星形胶质细胞对致病性 tau 蛋白的恢复力阈值，使它们在神经退行性疾病（如创伤性脑损伤）的早期阶段容易受到生物能量缺陷的影响，这可能导致神经功能下降（Eisenbaum et al，2024）。

5. 参与胰岛素信号转导

ApoE 不同亚型在胰岛素受体功能中的差异作用可能是由于与受体的差异结合。在 AD 患者的脑样本中，E3 携带者大脑的提取物比 E4 携带者大脑的提取物沉淀的胰岛素受体更多（Chan et al，2018）。胰岛素与胰岛素受体相互作用的改变也可能与内体 E4 存在时胰岛素受体的捕获有关，导致胰岛素信号转导受损和线粒体呼吸受损以及胰岛素糖酵解。在 22 个月大的 E3 和 E4 小鼠的皮层和海马体中，与 E3 小鼠相比，E4 小鼠的胰岛素信号转导受损（Zhao et al，2017）。与带 E4 的 AD 患者相比，E4 非携带者的胰岛素敏感性（通过胰岛素介导的葡萄糖处理率测量）较低（即胰岛素抵抗较高）。此外，在胰岛素输注诱导的高胰岛素血症中，不携带 E4 的 AD 患者表现出更好的记忆力。研究者从接受鼻内胰岛素给药的遗忘性轻度认知障碍或疑似 AD 患者的血浆中分离出富含神经元的细胞外囊泡，发现胰岛素信号转导介质与认知表现测量之间关系的正相关仅在非 E4 携带者中可见（Mustapic et al，2019），这表明 ApoE 和胰岛素之间存在明显的重叠和相互作用。

二、ApoE 生物学：对骨的重要调节作用

ApoE 对骨量的直接影响主要是通过抑制破骨细胞（osteoclast，OC）的形成与分化（Ascone et al，2020）。RANK/RANKL/OPG 通路作为调节骨代谢平衡的重要通路，参与影响破骨细胞从分化到成熟的全过程，并与 OP 的发生变化密切相关。ApoE 抑制核因子 κB 受体活化因子配体（receptor activator for nuclear factor-κB ligand，RANKL）信号通路，直接抑制 OC 分化，此外，ApoE 还可以抑制 OC 与树突状细胞功能的协同刺激调节因子——破骨细胞相关受体（osteoclast-associated receptor，OSCAR）的表达，这可能与 OC 形成的功能被抑制相关。

ApoE 对骨量的间接影响主要是通过高脂血症影响成骨细胞（osteoblast，OB）的功能和稳态，包括 Wnt 信号转导和甲状旁腺素（parathyroid hormone，PTH）反应性降低、胰岛素抵抗和 RANKL 增加，这会导致成骨细胞活性降低和破骨细胞活性增加，最终导致骨骼健康状况不佳（Alekos et al，2020）。成骨相关基因及通路包括 Runt 相关转录因子 2（Runt-related transcription factor 2，Runx2）、转化生长因子-β（transforming growth factor-beta，TGF-β）/ BMP 和 Wnt 等通路，它们在成骨细胞分化、骨骼发育、体内平衡和重塑方面发挥着不可或缺的作用，其中 Wnt 信号通路与 BMP、TGF-β、Hedgehog 等多种信号通路之间的串扰被彻底证明是协调成骨细胞分化和骨骼发育的潜在基因调控网络（Vlashi et al，2023）。Wnt 信号通路可以分为依赖 β-连环蛋白（β-catenin）活性的经典机制和不依赖 β-连环蛋白活性的非经典机制，是整个胚胎成熟过程中骨细胞迁移和模式化、组织稳态和再生以及最显著的骨重塑和骨稳态期间所需的。Wnt/β-catenin 能够对骨髓间充质干细胞（bone mesenchymal stem cells，BMSC）到 OB 的分化过程起到促进

的作用，Wnt 和血小板源性生长因子（platelet-derived growth factor，PDGF）中 PDGF 信号通路可刺激 SMAD1/5/8/RUNX2 复合物诱导基因产生，引导骨分化（Vlashi et al，2023）。Runx2 是骨骼发育的基本转录因子，可通过直接调控 Hedgehog、Wnt 和甲状旁腺素样激素（parathyroid hormone like hormone，PTHLH）信号通路基因的表达，增强成骨细胞祖细胞的增殖，并诱导它们向成骨细胞系细胞的转化。Runx2 和 Wnt 信号也进一步诱导成骨细胞分化。在未成熟的成骨细胞中，Runx2 可调控骨基质蛋白基因的表达并诱导成骨细胞成熟。因此，Runx2 发挥着对骨骼发育至关重要的多种功能（Komori，2022）。

此外，ApoE 也能够通过调控巨噬细胞抗原呈递功能，继而调节巨噬细胞炎症因子的释放和氧化应激，从而影响骨代谢。首先，ApoE 能直接影响巨噬细胞的抗原提呈功能，干扰其炎性通路的信号转导，促进其分泌免疫抑制因子白细胞介素 10（interleukin 10，IL-10）并抑制其释放炎症因子如白细胞介素-1β（interleukin-1β，IL-1β）、白细胞介素 6（interleukin 6，IL-6）、一氧化氮（NO）和肿瘤坏死因子-α（tumor necrosis factor-α，TNF-α）等；其次，ApoE 所结合的脂质也能够和巨噬细胞膜发生直接的作用，改变巨噬细胞中炎症因子的表达；最后 ApoE 亚型对抗原呈递影响不同。

在动物和细胞水平上，ApoE 敲除小鼠表现出骨丢失可能是由于成骨减少。使用体外成骨细胞分化培养系统的结果显示出，ApoE 缺失通过下调 Runx2 非依赖途径成骨细胞特异基因，导致成骨细胞活性降低。由于 ApoE 不影响成骨细胞的增殖和细胞外基质的形成，ApoE 缺陷可能会阻碍成骨细胞的分化或矿化。ApoE 敲除小鼠成骨细胞中碱性磷酸酶（alkaline phosphatase，ALP）活性降低，骨钙结节减少，表明 ApoE 缺失减弱了细胞活性，抑制了分化的原代成骨细胞的矿化。但 ApoE 缺失时 Runx2 与成骨细胞特异基因的关系以及 ApoeE 调控成骨细胞特异基因表达的潜在机制有待进一步研究。此外，成骨细胞分泌的 RANKL 可以与破骨细胞上的 RANK 结合，刺激破骨细胞生成。APOE 基因缺失不影响 RANKL 基因的表达，然而，在 ApoE 敲除小鼠成骨细胞中 OPG 表达下调，作为一种血管保护因子，OPG 表达减少可能导致 ApoE 敲除小鼠骨量减少和高脂血症（Qi et al，2023）。

研究发现与野生型小鼠相比，用西式饮食喂养的 ApoE 敲除小鼠，会降低成骨细胞和脂肪母细胞的分化和活性，而增强小鼠的破骨细胞功能，最终导致骨量减少。静态和动态组织形态测量显示，ApoE 敲除小鼠的骨量减少归因于成骨细胞骨合成减少和破骨细胞骨吸收增加，主要调节因子 RUNX2 和 OSTERIX 的水平显著降低，并且其骨重塑 RANK、RANKL 增加，而 OPG 和 OPG/RANKL 比值降低（Papachristou et al，2018）。在基因表达谱实验中发现 3 个月的高脂肪 / 高胆固醇饮食导致从整个股骨分离的 RNA 样本中 2290 个基因下调和 992 个基因上调。下调基因许多与骨形成相关的通路有关，包括 TGF-β/BMP2 通路和 Wnt 通路，而上调基因与骨吸收的调控有关。

三、ApoE 通过调节脂蛋白代谢直接 / 间接影响骨代谢

血脂异常常见于骨质疏松症患者中，脂代谢紊乱可能是其潜在的发病原因之一。在缺乏 ApoE 的小鼠中表现出严重的高脂血症，发生自发性动脉粥样硬化病变，因此已成为研究动脉粥样硬化的广泛使用的动物模型（Zhang et al，2023c）。人 ApoE 的三种主要亚型均影响着脂蛋白代谢，不同亚型和脂质状态的 ApoE 表现出不同的结合亲和力。基于质谱的蛋白质组学分析显示，胆固醇和脂质代谢和生物合成途径的基因型依赖性降低（降低：ApoE4>ApoE3>ApoE2） （de Leeuw et al，2022）。并且 ApoE 被认为是富含胆固醇的高密度脂蛋白的成分，通过 ATP 结合盒转运蛋白 1（ABCA1）形成 HDL（Lindner et al，2022），并不成比例地大量分泌到血浆中，大小扩张最有可能通过摄取胆固醇来实现，大小收缩部分通过肝脏选择性胆固醇酯摄取，产生前 β HDL，提高循环的清除率，参与反向胆固醇转运，将外周组织中衰老细胞膜中的胆固醇转运到肝脏并代谢排出体外，使得外周组织中的胆固醇含量降低（Morton et al，2018）。所以 ApoE 作为一种重要的载脂蛋白，可通过调节脂蛋白代谢，而间接影响骨代谢。中国湖南省的流行病学研究显示，ApoE4 表型组低密度脂蛋白胆固醇（low-density lipoprotein cholesterol，LDL-C）和总胆固醇（total cholesterol，TC）浓度最高，与 ApoE2、ApoE3 表型组差异有统计学意义，并且血脂异常组和正常血脂组的 ApoE4 表型差异有统计学意义，ApoE 和 SLCO1B1 基因的基因型与 TC 和 LDL-C 的浓度相关（Long and Sun，2022）。在高脂血症诱导的骨质疏松症患者中，BMSC 分化成比成骨细胞更多的脂肪细胞，导致骨形成减少。

膳食中的脂肪类型同样会影响 ApoE 的作用：膳食不饱和脂肪能够增强 ApoE 在反胆固醇转运中的动脉粥样硬化保护作用，影响 HDL 上 ApoE 本身的代谢和分泌，使 ApoE 的不可逆去除和清除减少，使其在 HDL 循环时增强了 ApoE 在 HDL 上的保留，使 ApoE 能够继续刺激反向胆固醇运输（Sacks and Andraski，2022）。此外，膳食脂肪和胆固醇诱导的富含 ApoE 的 HDL 的增加可能通过增加 ABCA1 介导的游离胆固醇外排参与肝脏的胆固醇外流（Shinohata et al，2022）。含有 ApoE 的 HDL 亚种在循环中的停留时间比不含 ApoE 的 HDL 亚种短得多，约为 8h，ApoE 介导了全颗粒的摄取和其所驻留的 HDL 颗粒的完全去除（Morton et al，2018）。目前研究发现胆固醇在成骨细胞分化中起着双重作用，可能是通过 Hedgehog 依赖性和不依赖性机制，对 OB 的分化进行调节。李坤等研究发现基础成骨培养条件和 Wnt3a 处理下，外源性胆固醇显著抑制成骨细胞标志物 ALP 基因的活性和 mRNA 表达，同时适度激活 Hedgehog 信号转导 Gli 家族锌指蛋白 1（Gli1）的表达，外源性胆固醇抑制了相关的成骨反应，然而，伴随着 Gli1 诱导的减少，表明 Hedgehog 依赖性机制的参与（Li et al，2019）。

四、ApoE 与炎症因子、氧化应激在骨质疏松中的调节机制

巨噬细胞是哺乳动物中 ApoE 的第二大细胞来源，巨噬细胞来源的 ApoE 的表达既可以降低细胞表面炎症细胞因子和共刺激分子的表达（Bonacina et al，2018）共同限制病变炎症，也可以调节 NF-κB 信号，从而限制炎症细胞因子的产生和高脂血症小鼠的动脉粥样硬化（Li et al，2015），它们的表型可能从促炎的状态（称为 M1）转变为抗炎和促再生状态（称为 M2）（Clark et al，2020）。M1 巨噬细胞与旁分泌因子一起分泌高水平的 ROS、一氧化氮（NO）和多种促炎细胞因子（IL-1、IL-2、IL-6 和 TNFα）（Genin et al，2015）。M2 巨噬细胞通过 IL-4、IL-10 和 IL-13 激活，分泌抗炎分子，如趋化因子 CC 配体 18（CCL18）、CCL22、IL-10 和促成骨分子，包括骨形态发生蛋白 2（BMP-2）、TGF-β 和骨桥蛋白（osteopontin，OPN）（Chen et al，2020）。

常规破骨细胞分化需要巨噬细胞集落刺激因子和 RANKL 信号转导，而由于 ApoE 与高脂血症的发生关系密切，血脂水平的升高能上调多种炎症因子。血清和关节中的促炎细胞因子 TNF-α 和 IL-6 水平升高会导致过度的骨破坏。最新研究发现用 TNF-α 和 IL-6 刺激人外周血单核细胞可诱导具有骨吸收活性的破骨细胞分化（Yokota，2024）。TNF-α 作为一种多效促炎细胞因子，已被证明可以增加 OB 凋亡，并通过 B 细胞产生的 RANKL 间接刺激 OC 生成，同时，TNF-α 也可诱导独立于 RANKL 信号转导的 OC 形成（Yao et al，2021）。

除巨噬细胞产生的细胞因子被认为可以差异调节炎症，细胞外囊泡（extracellular vesicles，EVs）也已成为细胞间信号转导的新来源（Bouchareychas et al，2020；Bouchareychas et al，2021）。虽然 ApoE 的表达并不影响培养的原代巨噬细胞产生的 EVs 大小或数量，但它显著改变了它们向骨髓细胞和 T 淋巴细胞传递免疫代谢信号的能力。巨噬细胞中 ApoE 表达的缺失导致了 feko-BMDM-ev 的产生，它促进了骨髓来源树突状细胞（BMDC）的成熟，使原代巨噬细胞（BMDM）更容易受到炎症信号的影响，在 T 淋巴细胞中培养促炎症因子。反应性小胶质细胞分泌细胞因子，如 IL-1β 或 TNF-α，以诱导细胞炎症级联反应，ApoE4 星形胶质细胞中下调的两种通路是 NIK/NF-κB 和 IL-1 介导的信号转导，然而 IL-1β 处理的 ApoE3 星形胶质细胞也具有较低的 NF-κB 活性，而 NF-κB 通过蛋白质组学的途径没有观察到变化，反映出 ApoE 基因型对星形胶质细胞炎症状态的作用（de Leeuw et al，2022）。

ApoE 能够抑制氧化应激，而 ApoE 功能异常引起的炎症因子分泌增多能促进氧化应激的发生。在一项旨在评估基因型对心血管疾病风险影响的研究中阐明了基因型与吸烟之间高度显著的相互作用，载脂蛋白 E4 携带者比非载脂蛋白 E4 携带者更容易受到吸烟损害（氧化应激的一个主要来源）。在从不吸烟者中基因型对心血管疾病风险没有影响。然而在吸烟者中，不同基因型对心血管疾病风险的影响分别为 1.68（95% CI 1.01～2.83）和 3.17（95% CI 1.82～5.5）。当 ApoE 功能异常时，不能及时促进细胞摄取及清除 LDL，导致血液中增多的 LDL 会被氧化修饰成氧化性 LDL（ox LDL-C）。此外，在吸烟者中发现 ApoE4 受试者的 ox-LDL 含量增加了约30%，而载脂蛋白 E2 的总抗氧化状态比载脂蛋白 E4 高约 30%。高脂饮食除可以使 ApoE 敲除小鼠的血浆高密度脂蛋白胆固醇显著降低，低密度脂蛋白胆固醇、甘油三酯和总胆固醇显著升高外，也可以使血管中的氧化应激增加。ROS 抑制成骨家族谱系细胞的增殖分化，刺激 OB 和骨髓基质细胞的 R ANKL 的表达，促进 OC 形成和分化，对 OP 的发生起着重要促进作用。免疫荧光染色结果显示，与野生型小鼠相比，ApoE 敲除小鼠颈动脉血管中的 ROS 水平显著增加（Liu et al，2023）。APOE 能通过影响 ox LDL-C 的运输从而直接影响骨代谢，而 ox-LDL 可以在巨噬细胞中引起炎症激活并诱导炎症发生，间接对骨代谢产生作用。

五、ApoE 调节能量代谢对于骨代谢的影响

骨细胞中的能量代谢受损时，会导致骨代谢平衡紊乱，引起骨质疏松症的发展（Zhang et al，2023a）。骨细胞和破骨细胞的能量需求不同，有氧糖酵解是成骨细胞的突出代谢特征，而破骨细胞的骨吸收是一个消耗糖酵解和氧化磷酸化产生的大量三磷酸腺苷（ATP）的过程。ROS 线粒体功能障碍通常与 ROS 水平升高有关，高 ROS 线粒体的异常积累导致自噬活性的改变，ApoE4 星形胶质细胞中的自噬体增加和自噬溶酶体减少，表明自噬通量受损。超微结构和自噬通量分析表明，ApoE4 诱导的胆固醇积累会损害受损线粒体的溶酶体依赖性去除，而胆固醇失调和自噬缺陷会导致 ApoE4 星形胶质细胞中功能失调线粒体的积累（Lee et al，2023）。

许多能够调节细胞代谢的信号或分子已被证明可以调节成骨细胞和破骨细胞的功能。在参与线粒体生物发生的调控因子中，过氧化物酶体启动物激活受体共激活因子 1β（PGC-1β）的表达在破骨细胞生成过程中被显著且特异性地诱导。其作用机制如下：cAMP 反应元件结合蛋白（CREB）在破骨细胞生成过程中激活 NF-kB 的下游受体激活因子（RANK）和基于免疫受体酪氨酸的激活基序（ITAM），诱导 PGC-1β 的转录，进而刺激线粒体生物发生，导致对铁的需求增加，有利于电子传递。通过烟酰胺腺嘌呤二核苷酸磷酸氧化酶（NADPH 氧化酶）依赖性过程增加 ROS 的产生，

通过正反馈机制加速 PGC-1β 的转录。泛醌氧化还原酶铁硫蛋白 4（NDUFS4）缺乏通过抑制线粒体复合物 I 活性来抑制破骨细胞生成，导致骨吸收减少和骨量增加（Da et al，2021）。

OC 在 RANKL 诱导的分化和激活过程中利用 ROS 作为第二信使。OC 中含有大量的线粒体，线粒体是大部分总 ROS 的来源。线粒体超氧化物歧化酶 2（SOD2）的水平因 RANKL 而增加，SOD2 是一种负责减少线粒体中超氧自由基的酶。SOD2 缺失能够增加 ROS 水平并增强了 OC 分化。相反，SOD2 的过表达通过降低 ROS 水平来抑制破骨细胞生成。RANKL 增加 SOD2 的表达和活性，SOD2 对线粒体 ROS 的调节在微调 OC 分化程序中起着重要作用，从而负向调节破骨细胞的形成并防止生理性骨代谢中过度的破骨细胞形成（Kim et al，2017）。髓系细胞中 ApoE 表达会增加 microRNA-146a，从而降低 NF-κB 驱动的 GLUT1 表达和糖酵解活性。相反，ApoE 表达会降低 microRNA-142a，从而增加脂肪酸氧化和氧化磷酸化。通过 ApoE 表达改善线粒体代谢会导致巨噬细胞中三羧酸（TCA）循环代谢物和烟酰胺腺嘌呤二核苷酸（NAD）的富集。ApoE 通过 microRNA-142a/146a 调控回路增强线粒体代谢，从而抑制高脂血症患者的造血和炎症反应（Phu et al，2023）。体内研究发现，在骨质疏松症发生期间，低氧诱导因子（hypoxia-inducible factor，HIF-1）水平的增加会激活破骨细胞（Miyamoto，2015）。在体外，受缺氧刺激的破骨细胞中 HIF-1 表达上调，HIF-1 驱动的多种糖酵解酶也上调。干扰 HIF-1 不仅能抑制低氧介导的糖酵解，还能抑制骨吸收。此外，糖酵解酶抑制剂可阻断缺氧破骨细胞的酸分泌，化学抑制磷酸果糖激酶 1 和乳酸脱氢酶 A 可显著减少低氧诱导的破骨细胞形成（Tang et al，2019）。

六、ApoE 与骨密度、骨折的最新人群研究进展

许多研究调查了 ApoE 基因型与骨密度（bone mineral density，BMD）之间的关系，然而这些研究的结果并不一致。2018 年的一项绝经后巴西妇女队列研究表明，ApoE3 等位基因的存在与较高的 BMD 和较高的骨形成生物标志物（血清骨钙素和碱性磷酸酶）有关。另一方面，ApoE2 和 ApoE4 等位基因与较低的 BMD 以及较高水平的血清 C 末端胶原蛋白肽和尿脱氧吡啶类物质（骨吸收的生物标志物）相关。但当患者的基因型携带 ApoE3 等位基因时，这些对 ApoE2 或 ApoE4 等位基因中观察到的较低 BMD 和骨吸收生物标志物的影响被消除。在 5 年的随访中，ApoE3 等位基因的共显性也与这些患者骨折的较少病例相关。结果表明 ApoE4 可能与骨形成降低以及骨质疏松症和骨折风险增加有关，而 ApoE3 似乎减少绝经后妇女的 BMD 降低，它的存在似乎降低了骨质疏松症患者骨折的发生率（Souza et al，2018）。但也有研究数据不支持 ApoE 基因型与 BMD 相关的假设（Kim et al，2016）。

七、ApoE 临床意义与应用前景

（一）ApoE 与骨代谢

近几年围绕 ApoE 对 OP 的影响与相关机制的研究，拓宽了对 ApoE 生理病理作用的既往认知。ApoE 是一个潜在的新治疗靶点，可以在增强骨愈合的策略中进行探索。在人类和小鼠中，循环中的 ApoE 水平随着年龄的增长而增加，并直接损害骨折愈合和骨再生。在体内，循环 ApoE 抑制损伤部位内的骨沉积，而在体外，用分化成骨细胞的体外重组 ApoE 进行外源性治疗可抑制成骨细胞分化。通过使用靶向策略能够降低老年小鼠模型中的循环 ApoE 水平，从而改善骨再生。循环 ApoE 降低的小鼠表现出骨沉积增加，愈合骨折愈伤组织内的纤维化组织减少，机

械强度增加。黄蓉等人的研究结果表明，暂时降低 ApoE 水平可能代表了一种新的治疗方法，可以增强骨形成，以改善骨折或外科手术后骨愈合和植入物的骨整合。但相关研究较少，临床证据有限，故 ApoE 在骨折愈合和骨骼衰老中的作用仍有待研究（Huang et al，2019）。此外，ApoE 基因也可能是骨折风险的生物标志物，并预测骨质疏松症患者的 BMD 降低（Souza et al，2018）。

（二）ApoE 的潜在疗法

1. ApoE4 的基因编辑

通过 CRISPR 技术敲除 E4 等位基因，将 ApoE4 基因转化为 ApoE3/ApoE2 基因，或将 ApoE3/E4 杂合子转化为 ApoE3 纯合子，这将是治疗 AD 的理想方法。然而，ApoE4 的遗传信息尚不完全清楚，并且并非所有的靶基因拷贝信息都可以编辑可能的脱靶基因的版本和嵌合。目前还没有关于 CRISPR 在 ApoE4 小鼠中成功应用的报道，但它为我们提供了治疗 AD 患者的遗传策略（Safieh et al，2019）。

2. 靶点-ApoE 免疫疗法

HAE-4 是一种抗人 ApoE 抗体，能特异性地识别与 Aβ 共沉积的人 ApoE。已证实在表达人 ApoE4 的 5XFAD（5XE4）小鼠中具有潜在的治疗效果。HAE-4 可抑制促炎同化基因的表达，抑制反应性小胶质细胞、星形胶质细胞和脑血管的完整性和功能，以及脑淀粉样变性（Xiong et al，2021）。

3. ApoE 模拟肽

最新研究对临床高脂血症合并 OP 患者的治疗提出了新的观点，此前全长 ApoE 制备难度较大，外源性补充 ApoE 难以实现，但近年来 ApoE 模拟肽（ApoE mimic peptide）的出现使得这个问题的解决出现了转机。ApoE 模拟肽是由 ApoE 全蛋白受体结合区氨基酸残基序列合成的小分子多肽，一般由十几个氨基酸组成。最近的一项二期试验（CN-105，NCT03802396）旨在研究一种由五个氨基酸组成的小型 ApoE 模拟药物，用于预防术后认知能力下降和谵妄。ApoE 模拟物也可有效抑制 U87 多形性胶质母细胞瘤（GBM）细胞的生长。LXR/ApoE 激动剂 Abequolixron（RGX-104）也参与了一项即将进行的肺癌新研究（NCT05911308）。此外，关于 ApoE3Ch 对阿尔茨海默病耐药性的病例报告阐明了涉及 ApoE 的机制，并且 ApoE3Ch 与硫酸乙酰肝素蛋白聚糖之间的相互作用减少可能与靶标高度相关（Marino et al，2024；Arboleda-Velasquez et al，2019）。但 ApoE 模拟肽对 OP 的治疗效果目前还无人报道，还需对有关问题进行进一步研究，从而更好地指导临床应用。

（杨书满）

第二节　Klotho 蛋白

一、Klotho 蛋白的概述

（一）引言

Klotho 蛋白基因是一种新型的抗衰老基因，编码一种具有多效性作用的蛋白质。该蛋白质最初由 Kuro 及其同事于 1997 年偶然发现，并以希腊神话中纺织生命之线的女神命名。Klotho

蛋白起源于一个小鼠品系中的突变基因，该基因突变导致了 Klotho 基因 5′ 启动子区域的插入突变，从而产生了一个强低效等位基因。KL$^{-/-}$小鼠，即携带该基因突变等位基因的同源小鼠，表现出加速年龄依赖性功能丧失的特征。在 KL$^{-/-}$小鼠中，早期发育阶段（3 至 4 周龄）表现正常，但随后开始出现多种与年龄相关的疾病，包括异位钙化、皮肤萎缩、肌肉萎缩、骨质疏松症、动脉硬化和肺气肿等。这些疾病与人类常见的老年相关疾病相似。KL$^{-/-}$小鼠在两个月左右会过早死亡。相比之下，过表达 Klotho 基因的转基因小鼠比野生型小鼠寿命更长。因此，Klotho 基因可能作为一种衰老抑制基因发挥作用，当过度表达时可以延长寿命，当被破坏时会加速衰老。

（二）基本特征

1. 分子结构

Klotho 蛋白的分子质量约为 130 kDa，由 982 个氨基酸残基组成。其结构包括一个大的胞外结构域、一个跨膜结构域和一个小的胞内结构域。胞外结构域含有两个糖基化位点，通过糖基化修饰与其他蛋白相互作用。

Klotho 基因位于人类第 13 条染色体（13q12）上，大小超过 50kb，由 5 个外显子和 4 个内含子组成。小鼠 Klotho 基因的转录本约为 5.2 kb。人和大鼠 Klotho 基因转录本的大小与小鼠相似（5.2 kb）。它的启动子区域缺少一个 TATA-框，并含有 Sp1（一种参与生物体早期发育基因表达的人类转录因子）的四个潜在结合位点。

在第三个外显子中，有一个内部剪接供体位点的替代剪接。这种替代性 RNA 剪接产生了两种转录本：一种是跨膜形式的 Klotho 蛋白，另一种是分泌形式的 Klotho 蛋白。跨膜形式的 Klotho 具有全长转录本，编码 1014 个氨基酸。一旦短跨膜结构域被去除，该片段就可以释放到血液循环中（分泌型）。另一种 mRNA 剪接会产生另一种转录本即分泌型 Klotho 蛋白。它的长度只有转录本的一半，编码 550 个氨基酸，是一种截短的 Klotho 蛋白。

2. 表达形式

Klotho 蛋白存在多种表达形式，主要包括膜结合型（Klothoα）和可溶性型（Klothoβ）。它们都属于 β-糖苷酶家族，但具有不同的功能。

膜结合型 Klotho 蛋白是通过膜蛋白形式存在于细胞膜上的。它被称为 α 型是因为它包含 α 结构域。它包含一个由 10 个氨基酸组成的短胞内结构域和一个胞外（EC）结构域，EC 结构域包含两个内部重复序列（KL1 和 KL2），这两个重复序列均长约 450 个氨基酸，与Ⅰ族 β-糖苷酶具有序列同源性。Klothoα 与Ⅰ族糖苷酶的不同之处在于其 KL1 和 KL2 区域缺少两个保守的谷氨酸残基，而这两个残基对该酶家族的催化活性非常重要。据报道，Klothoα 具有硅糖苷酶和 β-葡萄糖醛酸酶活性。目前已发现 Klothoα 蛋白有以下三种主要异构体：①全长的跨膜形式（mKl）；②脱落的可溶性形式［可溶性 Klotho（sKl）］；③由 Klotho mRNA 的替代剪接产生的分泌截短形式，仅由 KL1 组成。在异构体空间，分泌型截短形式的含量可能远远低于脱落型。膜结合型 Klotho 蛋白主要在肾小管和脑组织中表达，并参与多种细胞信号转导通路的调节。作为受体或辅助受体，它与其他蛋白质相互作用，调节细胞内外的信号转导。

可溶性 Klotho 蛋白（β 型）是从细胞内膜蛋白中释放出来的，以可溶性形式存在于体液中。它被称为 β 型是因为它包含 β 结构域。可溶性（分泌型）既可由膜锚定的 ADAM10 和 ADAM17 两种膜锚定蛋白酶控制 Klotho 胞外结构域水解性裂解形成，也可通过 Klotho 基因转录增加的选择性 mRNA 剪接（亚型 70 kDa）方式形成。分泌的 Klotho 蛋白随后从细胞释放到细胞外空间，并可在血液、尿液和脑脊液（CSF）中检测到。可溶性 Klotho 蛋白通过分泌到体液中发挥作用，并与其他蛋白质相互作用，调节细胞外的信号转导和生理功能。可溶性 Klotho 可抑制介导磷酸盐吸收的高度同源和普遍表达的跨膜Ⅲ型钠依赖性磷酸共转运体（Pit1 和 Pit2）。可溶性 Klotho 蛋白在肾小管中表达较少，而在脑组织中表达较多。

3. 功能区域

Klotho 蛋白是一种单一跨膜蛋白，其 N 端为胞外结构域，C 端则为细胞内结构域。胞外结构域是 Klotho 蛋白的功能性区域，其中包含 β-葡糖苷酶（β-glycosidase）结构域和 FGF 结合区域（Lee et al，2018）。这两个结构域在 Klotho 蛋白的功能中起到关键作用。

β-葡糖苷酶结构域是 Klotho 蛋白家族中的一个共有特征，Klotho 蛋白家族中最知名的成员是 α-Klotho。这个结构域与 β-葡糖苷酶家族中的其他成员相似，具有酶活性。有研究表明肾单位中的糖基化细胞表面蛋白 TRPV5 的生物学功能可以受到细胞外的葡萄糖醛酸酶 Klotho 的调控。TRPV5 和 Klotho 在肾单位的远端部分共存，因此 Klotho 可以通过自分泌和 / 或旁分泌机制对其产生刺激作用。此外，TRPV5 和 Klotho 的表达都受到生物合成维生素 D 途径的正向调节。这种联合调控确保高钙离子运输能力并减少钙离子排泄，以在膳食中钙含量不足的情况下维持正常的血液钙离子水平。

FGF 结合区域是 Klotho 蛋白胞外结构域的另一个重要部分。这个区域是 Klotho 蛋白与成纤维细胞生长因子（FGF）的相互作用的关键结构域。研究发现，Klotho 蛋白的 FGF 结合区域与 FGF 受体结构域相互作用，形成 Klotho/FGF 受体复合物。这种复合物的形成可以增强 FGF 的生物活性，调节 FGF 信号转导，并参与多个生理过程，如细胞增殖、分化和代谢调节。

4. 组织特异性表达

Klotho 蛋白在不同组织中的表达具有特异性。Klotho 的表达仅限于少数组织，主要是肾小管、甲状旁腺和脉络丛；这种表达模式是由表观遗传调控决定的。尽管存在争议，但肾脏通常被认为是循环中 Klotho 的主要组织来源，因为它是高水平表达 Klotho 的最大器官。Klotho 在肾脏远曲小管和脑脉络丛中大量表达。它还在肾近端肾小管、甲状旁腺和包括卵巢、睾丸和胎盘在内的几个性器官中表达。

（三）生理功能及作用机制

1. 钙磷代谢调节

钙磷代谢是维持骨骼健康和神经肌肉功能正常运作所必需的生理过程。Klotho 的存在对于体内钙磷平衡的维持至关重要。1,25-(OH)$_2$D，其产生被膜 α-Klotho 抑制，激活肠钙和磷酸盐吸收。然而，活性维生素 D 刺激肾脏中 α-Klotho 的产生。与肠钙吸收和血清钙的变化无关，1,25-(OH)$_2$D 通过与维生素 D 受体结合抑制 PTH 的转录，减少磷酸盐的肾脏排泄。高水平维生素 D 也可能降低 FGF23 水平，进一步限制磷酸盐排泄。

在肾脏中，FGF23 与 FGF 受体（FGFR）及其共受体 Klotho 结合（Richter and Faul，2018）。FGF23 的细胞内作用降低了近端肾小管刷状缘膜（BBM）中磷酸盐通道（即Ⅱ型磷酸钠共转运蛋白 Npt 2a 和 Npt 2c）的膜可用性。FGF23 还下调 1-羟基化酶的活性并上调 24-羟基化酶活性，从而降低 1,25-(OH)$_2$D 的水平。功能性维生素 D 的减少限制了磷酸盐和钙在肠道中的吸收。

在肾小管上皮细胞中，Klotho 与钠磷共转运蛋白（NaPi-IIa 和 NaPi-IIc）相互作用，抑制其活性（Bian et al，2014）。这种抑制作用导致肾小管对磷酸盐的重吸收减少，促进尿液中磷酸盐的排出。通过调节肾小管对磷酸盐的重吸收，Klotho 对血液中磷酸盐的浓度起到重要的调节作用。

FGF23 主要由骨细胞产生，这使得骨被认为是一个新的内分泌器官。FGF23 在维生素 D 和钙代谢方面对 PTH 起着反调节作用。PTH 和 FGF23 都参与低磷血症的调节，它们通过抑制肾脏对磷酸盐的重吸收发出相反的信号。磷酸盐稳态环的本质是骨细胞的磷酸盐感知，其控制 FGF23 的合成和分泌。高血磷信号通过推定的磷酸盐传感器 PiT 1/Slc 20 a1 和 PiT 2/Slc 20 a2 异二聚体来启动 MAPK 刺激，其催化磷酸化级联反应，从而在 FGF23 诱导中产生活化的转录因子中间体。一旦 FGF23 被骨骼加工，它通过与肾 FGFR 1c/Klotho 辅助受体结合发挥作用，以促进磷酸尿、钙回收（Erben，2018）和抑制 CYP27B1 以及诱导 CYP24A1，后两种作用用于抑制 1,25- (OH)$_2$D 水平。所产生的磷酸盐尿和循环 1,25-(OH)$_2$D 减少纠正了磷酸盐过量（同时由于肾的重吸收而保留血清钙），并通过减少假定的 PiT 1/Slc 20 a1-PiT 2/Slc 20 a2 磷酸盐传感器的占用来关闭反馈回路，使骨细胞的 FGF23 合成和分泌受到抑制。

2. 抗氧化应激

近年来的研究表明，Klotho 蛋白具有强大的抗氧化功能，对于细胞的氧化应激和衰老过程具有重要影响。氧化应激被定义为活性氧（ROS）的产生增加，伴随着抗氧化防御系统的减弱。ROS 的积累和氧化还原失衡均导致蛋白质、核酸、碳水化合物和脂质的失调和／或氧化，从而导致细胞凋亡和坏死。

已发现蛋白 Klothoα（以下简称 Klotho）与氧化应激的出现有关。Klotho 缺乏症已被证明会增加内源性 ROS 的产生并加重氧化应激；相反，Klotho 给药可有效降低氧化应激并保护线粒体功能（Miao et al，2021；Sahu et al，2018）。Klotho 的抗氧化作用可能涉及通过表达抗氧化蛋白减少 ROS，以及抑制 ROS 相关的氧化应激信号通路。在这个意义上，Klotho 可以通过激活叉头框蛋白 O 转录因子（FoxO）蛋白（Lim et al，2017）和核因子 E2 相关因子 2（Nrf2）（Maltese et al，2017；Zhu et al，2017）来促进 Mn-SOD、过氧化氢酶（CAT）、血红素加氧酶-1（HO-1）和谷胱甘肽过氧化物酶（GSH-Px）（Chen et al，2019；Lim et al，2017）的肾脏转录。

膜锚定分泌酶 ADAM 10/17 可以切割膜 Klotho，将其细胞外结构域释放到细胞外空间中。可溶性 Klotho 通过抑制胰岛素 /IGF-1/PI 3 K/Akt/FoxO 通路，促进超氧化物歧化酶（SOD2）和过氧化氢酶（CAT）的表达来降低氧化应激。类似地，可溶性 Klotho 还通过激活核因子 E2 相关因子 2（Nrf2）途径来减少氧化应激，该途径促进与抗氧化防御相关的基因的转录，例如血红素加氧酶-1（HO-1）、SOD2、CAT 和谷胱甘肽过氧化物酶（GSH-Px）等。Klotho 的表达可以促进这些通路的激活，增强细胞的抗氧化能力，并减少氧化应激对细胞的损伤。

3. 抗衰老

Klotho 是一种跨膜蛋白，最初因其对寿命的调节而引起了广泛关注。研究表明，Klotho 蛋白具有显著的抗衰老功能，对细胞的衰老过程具有重要影响。首先，Klotho 通过调节细胞内信号通路参与抗衰老过程。Klotho 可以与多种细胞表面受体（如 insulin-like growth factor 1 receptor，IGF-1R）相互作用，并抑制相关信号通路的活性。这些信号通路包括 PI3K/Akt、mTOR 和 ERK 等，它们在细胞增殖、存活和衰老等过程中起着重要作用（Sopjani et al，2015）。Klotho 的表达可以抑制这些通路的活性，降低细胞的增殖速率，从而有助于延缓细胞的衰老进程。

Klotho 还通过抗氧化作用参与抗衰老过程。Klotho 可以增加细胞内抗氧化剂的产生，如超氧化物歧化酶和谷胱甘肽过氧化物酶等（Chen et al，2019；Lim et al，2017）。Klotho 蛋白与细胞表面 Klotho 受体的结合抑制 FoxO 磷酸化并促进其核转位。然后，核 FoxO 直接与 SOD2 启动子结合并上调其表达，从而促进活性氧的去除并赋予对氧化应激的抗性。这些抗氧化作用有助于保护细胞免受氧化损伤，从而延缓细胞的衰老过程。此外，Klotho 还可以影响 DNA 修复和细胞凋亡等关键过程，参与细胞的抗衰老机制。Klotho 的表达可以增强 DNA 修复能力，减少 DNA 损伤的累积。同时，Klotho 还可以抑制细胞凋亡的发生，保护细胞免受凋亡引起的损害。这些作用有助于维持细胞的稳定状态，延缓细胞的衰老过程。

4. 神经保护

Klotho 是一种跨膜蛋白，在人体中的多个组织和器官中都广泛表达，特别是在大脑中的神经元和神经胶质细胞中。Klotho 蛋白具有神经保护功能，对于维持神经系统的健康和功能具有重要影响。

首先，Klotho 参与调节神经元的发育和存活。研究发现，Klotho 的表达与神经元的发育和生存密切相关。Klotho 蛋白可以促进神经元的分化和成熟，并保护神经元免受损伤和死亡。此外，Klotho 还能够增加神经元的突触连接和功能，促进神经网络的正常发育和功能（Vo et al，2018）。其次，Klotho 通过抗氧化和抗炎作用发挥神经保护功能。神经系统易受氧化应激和炎症损伤。Klotho 蛋白表达水平与神经系统中的氧化应激和炎症反应呈负相关。Klotho 通过增加细胞内抗氧化剂的产生，如超氧化物歧化酶和谷胱甘肽过氧化物酶等，减少氧化应激对神经细胞的损伤（Abraham et al，2016）。同时，Klotho 还能够抑制炎症反应，减少炎性细胞因子的产生，保护神经细胞免受炎症引起的损害。此外，Klotho 还可以调节神经元的代谢和能量平衡，对于维持神经细胞的正常功能具有重要作用。研究表明，Klotho 蛋白可以影响神经元的线粒体功能和酶活性，提高能量代谢效率，减少代谢产物的积累，从而保护神经细胞免受代谢异常引起的损伤（Orellana et al，2023）。

5. 保护心血管健康

Klotho 蛋白在保护心血管健康方面发挥着重要作用。Klotho 蛋白通过多种机制参与调节心血管功能，抑制血管损伤和动脉粥样硬化的发展。

首先，Klotho 蛋白具有抗衰老和抗氧化作用。有研究显示，在人类中，40 岁后血清 α-Klotho 水平随年龄增长而降低，而 Klotho 基因缺陷则会导致早衰现象。研究发现，Klotho 蛋白能够抑制氧化应激和炎症反应，减少细胞内自由基的产生，从而保护心血管组织免受氧化应激的损伤（Guo et al，2018）。其次，Klotho 蛋白通过调节钙磷代谢对心血管健康发挥重要作用。血管平滑肌细胞的骨化转化是动脉粥样硬化的主要特征之一（Zhang et al，2021）。研究显示，Klotho 蛋白能够抑制血管平滑肌细胞的骨化转化，从而防止血管壁钙化和动脉粥样硬化的形成（Leopold，2015）。Klotho 蛋白还能够调节肾小管对磷酸盐的重吸收，维持血管内钙离子水平的稳定。此外，Klotho 蛋白在抑制炎症反应方面发挥重要作用。炎症过程在心血管疾病的发展中起着关键作用。Klotho 蛋白能够通过抑制炎症信号通路的激活，减少炎症细胞因子的生成，从而减轻血管内膜炎症和抑制血管壁增厚（Olejnik et al，2018）。Klotho 蛋白对血管功能的调节也至关重要。研究发现，Klotho 蛋白能够促进一氧化氮（NO）的产生，增强血管内皮功能，调节血管舒张和收缩（Chung et al，2017）。此外，Klotho 蛋白还可以调控离子通道的活性，影响血管平滑肌细胞的收缩和松弛（Tyurenkov et al，2021）。血管内皮功能障碍，即血管内皮细胞功能的异常，是心血管疾病（CVD）发生、发展的早期状态。发生血管内皮功能障碍的原因是血管舒张和血管收缩因子之间的不平衡，主要是由于活性氧（ROS）的形成增强了一氧化氮（NO）的失活，进而导致 NO 生物利用度降低。在人脐静脉内皮细胞（HUVECs）中，Klotho 抑制 TNF-α 诱导的黏附分子如血管细胞黏附分子-1（VCAM-1）和细胞内黏附分子-1（ICAM-1）的表达，并逆转 TNF-α 对内皮型一氧化氮合酶（eNOS）磷酸化的抑制。此外，Klotho 蛋白给药也抑制了 TNF-α 诱导的 NF-κB 活化和 IκB 磷酸化。在动脉粥样硬化的大鼠模型中，腺病毒介导的 Klotho 基因递送增加了内皮衍生的 NO 产生并改善了血管内皮功能障碍，表明 Klotho 对动脉粥样硬化疾病具有治疗潜力。此外，Klotho 蛋白抑制与动脉粥样硬化进展相关的血管内皮细胞中 H_2O_2 诱导的细胞凋亡和细胞衰老，因此 Klotho 参与动脉粥样硬化发展抑制。尽管 Klotho 不在血管中表达，但据报道，其基因递送抑制了大鼠的血压升高。血管生成（通过预先存在的成熟内皮细胞产生新血管）和血管发生（通过内皮前体细胞分化形成血管）均随年龄而受损，并且在 Klotho 杂合突变小鼠诱导缺血的情况下也受损，至少部分是通过内皮依赖性 NO 合成。因此，Klotho 可能成为治疗年龄相关新生血管损伤的新靶点。此外，在红细胞中，Klotho 参与调节自杀性红细胞死亡或红细胞凋亡，这是贫血的关键步骤。观察结果显示，与 Klotho 野生型同窝小鼠红细胞相比，Klotho$^{-/-}$ 小鼠红细胞的凋亡率较高。然而，在缺乏维生素 D 的饮食条件下，Klotho$^{-/-}$ 小鼠红细胞逆转了红细胞增多症的一些特征，因此表明 Klotho 在红细胞增多症中至少部分依赖于维生素 D 的调节发挥作用。

最后，Klotho 蛋白对心肌保护也具有重要作用。研究发现，Klotho 蛋白能够减轻心肌缺血再灌注损伤，并促进心肌细胞的存活（Olejnik et al, 2023）。这可能与 Klotho 蛋白对氧化应激、炎症反应和凋亡信号通路的调节有关。

（四）FGF23/Klotho 轴

FGF23 是一种由骨骼和肾脏产生的蛋白质，起源于 Fibroblast Growth Factor（FGF）家族。FGF23 最初被鉴定为常染色体显性遗传性低磷血症性佝偻病（ADHR）患者中的一种突变基因。它在体内扮演着重要的内分泌角色，主要调节钙磷代谢和矿物质平衡。

在过去的几十年里，对 FGF23 的研究逐渐增多。早期的研究主要关注 FGF23 在磷酸排泄和维持矿物质平衡中的作用。然而，对 FGF23 的进一步研究揭示了一个重要的发现，即 Klotho 与 FGF23 之间存在密切的关系。了解 Klotho 蛋白功能的线索是 FGF23 缺陷小鼠和 Klotho 缺陷小鼠形成相同的表型。FGF23 缺陷小鼠不仅表现出磷酸盐潴留，而且还出现多种衰老样表型，这让人想起 Klotho 缺陷小鼠。相反，Klotho 缺陷型小鼠不仅发展出早衰综合征，而且还表现出高磷酸盐血症，这让人想起 FGF23 缺陷型小鼠。这些观察结果表明 Klotho 和 FGF23 可能在共同的信号转导途径中起作用。事实上，Klotho 蛋白与几种 FGF 受体亚型（FGFR 1c、3c、4）形成组成型二元复合物，并显著增加这些 FGFR 对 FGF23 的特异性亲和力。因此，Klotho 蛋白作为 FGF23 的专性共受体发挥功能。

Klotho 最初是作为一种抗衰老蛋白而被发现的。随后的研究表明，Klotho 也在调节钙磷代谢和矿物质平衡中发挥着重要作用。进一步的实验发现，Klotho 与 FGF23 之间存在着相互作用（Tsuchiya et al, 2015）。

研究发现，Klotho 蛋白在肾小管上皮细胞中表达，并与 FGF 受体结合，形成 Klotho-FGF 受体复合物。这个复合物使 FGF23 能够更有效地与其受体结合，从而增强了 FGF23 信号的转导效应。具体来说，Klotho 的存在增强了 FGF23 与其受体结合的亲和性，提高了受体的激活程度，并进一步调节下游信号通路。

FGF23 与 Klotho 的关系还涉及 FGF23 对 Klotho 表达的调控。研究发现，FGF23 可以促进

Klotho 的产生，而 Klotho 则可以增强 FGF23 信号的转导效应。这种正反馈机制进一步加强了 FGF23 与 Klotho 之间的相互作用，形成了 FGF23/Klotho 轴。

FGF23/Klotho 轴在体内调节钙磷代谢和矿物质平衡起着重要的作用。由 FGF23 和 Klotho 介导的骨-肾内分泌轴已成为磷酸盐稳态的主要调节剂。它通过调节肾小管对磷的重吸收和活化维生素 D 的代谢来维持血清磷浓度的稳定。此外，FGF23/Klotho 轴还与骨骼生长、心血管健康和肾脏功能等方面的生理过程密切相关（Lu and Hu，2017）。

二、Klotho 蛋白与骨质疏松的研究现状

（一）Klotho 蛋白与骨代谢

Klotho 蛋白可通过多种机制参与调节骨代谢。Klotho 蛋白可能通过调节细胞内信号通路，如炎症、氧化应激和凋亡等，影响骨细胞的生存和功能。Klotho 蛋白还可通过调节骨骼中的钙磷代谢、维生素 D 激活和骨形成相关基因的表达，影响骨质疏松的发生和进展。有研究发现 Klotho 蛋白可能通过调节骨髓间充质干细胞（BMSC）的功能，对骨质疏松的发生和骨组织再生产生重要作用（Zhang et al，2015）。BMSC 是一类多潜能干细胞，具有向骨细胞、软骨细胞和脂肪细胞等方向分化的能力。有研究进行细胞含或不含 Klotho 蛋白的成骨培养基。结果表明，当 BMSC 与 Klotho 孵育时，成骨细胞特异性基因表达和矿物质沉积减少。Klotho 降低了成纤维细胞生长因子受体 1（FGFR 1）和磷酸化细胞外信号调节激酶 1/2 的表达。然而，丝裂原活化蛋白激酶激酶（MEK）和 FGFR 1 抑制剂都比 Klotho 更能延迟骨矿物质形成。这些数据表明分泌的 Klotho 蛋白通过 FGFR 1/ERK 信号转导减弱体外人类骨髓间充质干细胞（hBMSC）的成骨分化（Zhang et al，2015）。并且 Klotho 蛋白的表达水平与 BMSC 的增殖和分化能力密切相关。较高水平的 Klotho 蛋白表达能够促进 BMSC 的增殖，并促使其向骨细胞方向分化，从而有助于骨组织的再生和修复（Zhang et al，2018；Zhang et al，2015）。

除了对 BMSC 的影响，Klotho 蛋白还可能通过与其他信号通路相互作用，参与调节骨质疏松的发生和进展。例如，Klotho 蛋白与 Wnt/β-catenin 信号通路的相互作用被认为在骨代谢中起重要作用（Komaba et al，2017）。α-Klotho 与不同类型的 Wnt 配体结合以抑制下游信号转导，α-Klotho 敲除可增加小鼠中的 Wnt 信号转导。活化的 Wnt 3 信号通路通过将细胞周期阻滞在 G2/M 期并上调纤维化细胞因子来抑制细胞周期。相比之下，α-Klotho 处理的细胞绕过了这一阶段，并表现出减少的纤维化细胞因子产生。此外，重组 α-Klotho 蛋白已被证明可抑制过表达 Wnt 5A 的细胞中的 Wnt 5A 内化和信号转导。Klotho 因此可以抑制 Wnt 信号转导，从而抑制骨吸收细胞的功能，减少骨质疏松的发生（Zhang et al，2018；Xu and Sun，2015）。

Klotho 蛋白还与维生素 D 和钙磷代谢相关的信号通路有关（Portales-Castillo and Simic，2022）。研究表明，Klotho 蛋白能够影响维生素 D 的激活和代谢，调节钙磷平衡，从而影响骨质疏松的发生。

（二）体内、体外研究

有研究显示，低骨密度在 Klotho 缺陷（kl/kl）小鼠中并非直接结果，而是由肾脏 FGF23-Klotho 信号转导的破坏引起的全身性矿物质代谢紊乱的后果。Kl/Kl 小鼠的骨表型最有可能解释为高钙血症和高维生素 D 导致 PTH 分泌抑制，从而导致骨重塑减弱（Komaba et al，2017）。

Kaludjerovic 和 Lanske 回顾了多个独立研究小组对 Klotho 缺陷小鼠骨表型的研究结果。多个研究小组对 Klotho 缺陷（Kl/Kl）小鼠报告了不同的骨表型。尽管有报道称 Klotho 缺陷小鼠具有骨质疏松表现，但这些研究中的共同观察结果是 Kl/Kl 小鼠以及 Klotho$^{-/-}$ 小鼠具有高骨小梁体积。Klotho 缺陷小鼠报告的不同骨表型可能部分归因于对 Klotho 缺陷小鼠骨中不同骨区域和位点特异性变化的分析。与健康对照组相比，成熟骨细胞特异性敲除 Klotho 的研究显示，5 周龄动物的骨小梁体积和连接性显著增加（Komaba et al，2017；Komaba and Lanske，2018）。这一发现表明 Klotho 在骨中的作用与整体 Klotho 缺乏引起的骨内分泌作用相独立，并且 Klotho 在骨形成中起负调节作用。

长期以来的研究发现，成骨细胞产生的因子，如 RANKL（破骨细胞生成前受体激活剂）和 OPG（抑制性诱饵受体骨保护素），调节破骨细胞的形成和分化。因此，几个研究小组使用从 Klotho 缺陷小鼠的长骨提取的总 RNA 通过 qRT-PCR 研究了 *Rankl* 和 *Opg* mRNA 的表达水平。在 Klotho 缺陷的情况下，*Opg* 的 mRNA 水平显著升高，而 *Rankl* 的 mRNA 水平没有显著变化，导致这些小鼠的血清 OPG 水平增加了 3 倍。这些数据表明，Klotho 缺陷小鼠的低骨转换部分是由成骨细胞功能受损所驱动的。

成骨细胞分化的过程可通过细胞增殖、基质成熟和基质矿化来表征。已经使用来自 Klotho$^{-/-}$ 敲除小鼠的原代成骨细胞来展示 Klotho 的缺失加速了成骨细胞的分化，而没有伴随着细胞增殖的增加。为了更好地理解 Klotho 在基质成熟和矿化中的作用，研究对来自 Klotho 缺陷（Kl/Kl）小鼠长骨的非胶原骨基质蛋白进行了免疫定位。研究结果显示，在 Klotho 缺陷小鼠和骨细胞周围存在一种异常的微环境，这主要与骨基质蛋白（如骨细胞素、牙本质基质蛋白-1 和基质 Gla 蛋白）的异位表达有关。

首先，许多骨细胞周围有矿化基质的包围，这些矿化基质过度表达 β-1 和骨钙素。其次，类骨质是骨基质的未矿化部分，在 Klotho 缺陷的情况下，类骨质中充满了矿化骨细胞。这些骨细胞在它们的陷窝中过度表达了 Ca^{2+} 结合分子（如骨钙素和 β-1）。Feng 博士的研究小组通过敲除 Klotho 缺陷（Kl/Kl）小鼠的 Dmp1 基因，研究了 Ca^{2+} 结合分子在 Klotho 缺陷骨细胞中的作用。研究结果表明，Klotho 缺陷的骨细胞过度产生骨基质蛋白，以维持骨细胞的突起并增加其活性。

在体外研究方面，研究人员发现，将 Klotho 蛋白添加到体外培养的成骨细胞中可以促进它们的增殖并增加骨基质的沉积。这表明 Klotho 蛋白在骨细胞增殖和骨基质合成过程中发挥着正向调节作用。Klotho 蛋白在骨形成和骨吸收的调节中可能发挥积极的作用。

与此相关的是 Klotho 蛋白与成纤维细胞生长因子 23（FGF23）之间的相互作用。FGF23 是一种由骨骼产生的磷酸激素，主要由骨细胞产生，通过与 Klotho-FGF 受体复合物结合起作用，与骨骼健康密切相关。Klotho 蛋白通过与 FGF23 结合，调节其信号通路的激活，进一步调控骨密度。

FGF23 可通过 Klotho 非依赖性途径抑制组织非特异性碱性磷酸酶（TNAP）基因的转录，从而调节骨细胞和成骨细胞中的矿化过程。当 FGF23 缺乏时，TNAP 表达上调，导致骨细胞和成骨细胞中的 TNAP 活性增加。TNAP 的升高会增加磷酸盐的释放，并刺激骨细胞分泌骨桥蛋白。骨桥蛋白是一种众所周知的矿化抑制剂，它抑制了矿化过程，从而防止磷酸盐的过度沉积。因此，FGF23 的缺乏会导致矿化抑制剂的减少，进而引发磷酸盐的过度积累。相反地，当用重组 FGF23 处理成骨细胞时，它能够抑制 TNAP 的表达，从而降低 TNAP 的活性。这会导致底物焦磷酸盐的积累，进一步损害矿化过程。焦磷酸盐的过度积累可能导致磷酸盐的沉积，破坏骨骼的正常矿化过程（Moysés and Dusso，2017）。

Klotho 蛋白在这一过程中发挥着关键的作用。它作为 FGF23 的共受体，促进了 FGF23 与其相应的受体结合，并触发一系列下游信号转导通路。这些信号转导通路在骨细胞和成骨细胞中调控 TNAP 的转录和表达。Klotho 蛋白的存在使 FGF23 能够发挥其自分泌旁矿化调节因子的作用，从而维持骨骼的健康状态。因此，Klotho 蛋白与 FGF23 之间的相互作用可能在骨骼健康中起着重要的调节作用。

（三）人群研究

当前的人群研究表明，Klotho 蛋白与骨质疏松之间存在密切关联。研究发现，骨质疏松患者的血液中 Klotho 蛋白水平明显降低，而 Klotho 水平与骨质疏松严重程度呈负相关（Zheng et al，2018）。这表明 Klotho 蛋白的缺乏可能与骨质疏松的发展和进展有关。

此外，有研究还探究了 Klotho 基因多态性与骨质疏松风险的关联。研究人员发现，某些 Klotho 基因的突变与更高的骨质疏松患病风险密切相关。这些基因突变可能导致 Klotho 蛋白功能异常，从而对骨骼健康产生不利影响。有研究人员研究了两个遗传上不同的种族人群（白种人和日本人）中 Klotho 基因多态性与骨密度之间的关联，探讨了 Klotho 基因可能导致人类年龄相关性骨质流失的可能性。在人类 Klotho 基因的单核苷酸多态性（SNP）的筛选中确定了 11 个多态性，其中三个是常见的两个群体。在 1187 名白人妇女和 215 名日本绝经后妇女中研究了常见 SNP 与骨密度的关系。在白种人中，启动子区的一个 G395 A 和外显子 4 的一个 C1818 T 及其单倍型与绝经后老年妇女（≥ 65 岁）的骨密度显著相关，但与绝经前或绝经后年轻妇女的骨密度无关。这些关联也见于日本绝经后妇女。电泳迁移率变动分析表明，在培养的人肾 293 细胞中，启动子区的 G-A 取代影响 DNA-蛋白质相互作用。这些结果表明，Klotho 基因可能参与了人类衰老过程中骨丢失的病理生理学。Klotho 基因（F352V）的另一个多态性与西班牙绝经后妇女群体中较高的骨密度有关，但是在高加索绝经后女性中无相关性。这表明 Klotho 在不同种族群体中对 BMD 的作用可能不同。

研究发现，敲除 Klotho 基因可导致骨矿化缺陷，但过量浓度的 Klotho 可抑制维生素 D 对骨的矿化（Neyra and Hu，2016），这表明 Klotho 对 BMD 的影响不会随着浓度的增加而发生变化。此外，一项临床研究显示，在患有神经性厌食症的青少年女性中，Klotho 与腰椎 BMD 之间存在显著的负相关性（Wolf et al，2016）。血液透析患者的血浆 Klotho 与股骨 BMD 呈正相关，但与腰椎 BMD 呈负相关（Marchelek-Myśliwiec et al，2019）。因此，对于脊柱和四肢骨骼，Klotho 具有不同的调节作用。

三、Klotho 蛋白的临床意义与应用前景

Klotho 蛋白通过调节细胞内钙离子和磷酸盐的平衡，参与了骨细胞的分化和功能调控。此外，Klotho 蛋白还通过抑制炎症反应和氧化应激，减轻了骨吸收和骨质疏松的发生。这些基础研究的结果为进一步探讨 Klotho 蛋白在骨质疏松治疗中的临床应用提供了理论基础。另外，Klotho 蛋白在临床诊断和预测骨质疏松方面具有潜在的价值。研究发现，血清中 Klotho 蛋白的水平与骨密度呈正相关（Zhang et al，2023c；Huang et al，2024）。这意味着检测血清中 Klotho 蛋白的水平，可能对辅助医生进行骨质疏松的早期诊断和疾病进展的监测有所帮助。一些研究还发现 Klotho 基因的多态性与骨质疏松的遗传易感性相关，这为个体化的骨质疏松风险评估提

供了新的思路。基于 Klotho 蛋白的研究成果，开展相关的治疗策略和药物研发也具备广阔的应用前景。目前，一些研究已经证实，通过调节 Klotho 蛋白的表达或使用 Klotho 蛋白的衍生物，可以显著改善小鼠模型中的骨质疏松症状（Chai et al，2021）。这为开发针对 Klotho 蛋白的治疗药物提供了启示，可能为骨质疏松的治疗带来新的突破。此外，Klotho 蛋白还与其他与骨质疏松相关的生物标志物（如维生素 D、PTH 等）相互作用，可能为联合治疗提供新的策略。

（王戬萌）

第三节 骨形态发生蛋白

骨形态发生蛋白（bone morphogenetic protein，BMP）是一组具有高度保守结构和功能的多肽蛋白，属于转化生长因子 β（transforming growth factor beta，TGF-β）超家族。BMP 广泛存在于骨胶原纤维、骨膜及骨髓基质中，大部分与胶原结合，少部分与骨结合或呈游离态。在体内主要介导成骨和软骨的形成，在骨骼发育、创伤修复、组织再生等多个过程中发挥关键作用，并且调节多种类型细胞的生长和分化。BMP 可以通过直接作用于未分化的间充质细胞，促进这些细胞的定向分化，从而增加成骨细胞的数量和功能。此外，BMP 还能够影响其他多种组织的发育，如脂肪、肾脏、肝脏、神经系统的发育等。BMP 在治疗骨髓损伤、骨组织修复及矫形外科中有极其重要的临床应用价值。

BMP 的研究始于 20 世纪 60 年代，当时的科学家们开始探索从脱钙骨基质中提取的物质对成骨的影响。随后，一系列关于 BMP 的研究不断涌现，揭示了其在生理和病理过程中的复杂作用。近几年来，随着基因工程技术的广泛应用，BMP 在胚胎发育及生殖方面的研究日益受到关注。

一、不同 BMP 亚群的研究概况

BMP 家族目前已知的成员有 43 个，它们普遍存在于不同物种的胚胎、血液细胞、肾脏、脾脏等组织中，并且具有很高的同源性。BMP 不仅在骨骼健康中扮演重要角色，而且在疾病治疗和组织再生领域也有潜在的应用价值。

（一）BMP1

BMP1 亦称为金属蛋白酶，隶属于 BMP1/tolloid-like 蛋白酶（BTP）家族（N'Diaye et al，2021；Wang et al，2021），参与调控肌肉生长、体内平衡、伤口愈合及组织修复等过程。作为一种关键的细胞外基质（ECM）蛋白，BMP1 与乳腺肿瘤的高转移潜力存在关联（Anastasi et al，2020），并通过加工成熟各种 ECM 蛋白及生长因子的前体（如 TGF-β、BMP2、BMP4 和 GFD-8）来影响形态发生。在肺成纤维细胞中，BMP1 作为主要的 C 蛋白酶，负责裂解 Ⅰ 型前胶原的羧基末端前肽（CICP），其活动主要发生在细胞外间隙（N'Diaye et al，2021）。BMP1 能够维持适当的 Ⅰ 型前胶原及其活化产物水平，对维护牙周稳态和正常的牙骨质形成发挥着重要作用（Wang et al，2021）。

血小板反应蛋白-1（TSP-1）作为一种 ECM 蛋白，因其具有调节细胞-基质相互作用的能力而被分类为"基质细胞"。TSP-1 的切割可导致 BMP1 的过表达，而在富含 TSP-1 的微环境中，BMP1 既可触发细胞黏附的破坏，也能激活 TGF-β 信号通路，促进原代人角质细胞向肌成纤维细胞的分化（Anastasi et al，2020）。因此，BMP1 在软骨和骨骼形成、肌肉生长和维持稳态等多种发育和生理过程中发挥作用，BMP1 基因的突变会引起成骨不全症，表现为易骨折和骨脆性增加（Anastasi et al，2020；Wang et al，2021）。BMP1-3，作为 BMP1 基因的一种亚型，在人体血浆中循环，促进骨愈合。体外实验表明，它能增加 MC3T3-E$_1$ 成骨样细胞中 I 型胶原蛋白和骨钙素的表达，并促进骨髓间充质干细胞形成矿化骨结节。

（二）BMP2

BMP2 参与血管和心脏瓣膜的稳态调节，这是胚胎发育的关键过程。同时，BMP2 对动脉粥样硬化、肺血管疾病以及血管和瓣膜钙化的病理过程有重要影响。它通过结合 I 型（ALK-2/-3/-6）和 II 型（BMPR2、ACVR2A）受体来调控动脉粥样硬化、慢性肾病、糖尿病和瓣膜钙化等多种钙化病症状（Yang et al，2020）。BMP2/TGF-β 信号的终止可由抑制性 SMADs（如 Smad6 和 Smad7）实现，这些 SMADs 通过 BMP 信号激活和诱导，并通过多种机制关闭 BMP 信号转导（Miyazawa et al，2017）。BMP2 能促进单核细胞的浸润和动脉粥样硬化斑块的炎症反应（Simões Sato et al，2014），它通过促进炎症和促进动脉粥样硬化作用，加剧斑块形成，并且通过促进氧化应激、内皮功能障碍和成骨分化来增强这些效应。此外，BMP2 还能促进血管生成和内皮细胞（EC）的增殖与迁移，并通过依赖氧化应激和内质网（ER）应激的方式，增强成骨细胞和软骨细胞的主要转录调节因子 RUNX2 的表达，进而促进人冠状动脉平滑肌细胞的钙化。

（三）BMP3

BMP3 是成骨素的主要组成部分，在发育过程中扮演着至关重要的角色，特别是在诱导和形成早期骨骼方面具有成骨活性（Yang et al，2020），同时充当骨密度的负调节剂，抵消了成骨 BMP 诱导骨祖细胞分化和骨化的能力。由于 BMP3 在癌细胞系中高甲基化，蛋白表达水平明显下降，因此 BMP3 可被视为筛选结直肠癌（CRC）的可靠生物标志物。此外，BMP3 在致癌过程中还发挥抑制作用，通过 Act RIIB/Smad2 依赖性和 TAK1/JNK 信号通路抑制结肠肿瘤的发生（Miyazawa et al，2017）。BMP3 还能够刺激人间充质干细胞，对不同细胞类型的激活素信号具有双向调节作用。

（四）BMP4

BMP4 参与血管系统循环，能够激活血管细胞上的受体。它由内皮细胞（EC）表达以应对缺氧，并且促进血管平滑肌细胞（SMC）增殖，BMP4 不仅抑制了近端肺动脉分离的 SMC 增殖，还诱导了从远端肺动脉分离出的 SMC 增殖。此外，BMP4 似乎是血管钙化的标志物和驱动因素，特别是在动脉粥样硬化中（Scimeca et al，2019）。它还诱导血管生成、内皮细胞（EC）的增殖和迁移，并在钙化的动脉粥样硬化斑块中差异表达，是动脉粥样硬化血管钙化与正常骨形成机制之间的连接点。通过促进炎症和促进动脉粥样硬化作用，BMP4 使斑块形成增加，并促进了氧化应激、内皮功能障碍和成骨分化。

（五）BMP5

BMP5 主要在肺和肝脏中表达。当 BMP5 被沉默后，可以下调 P38/ERK 信号通路活性，从而抑制软骨细胞衰老和凋亡以及膝关节炎（OA）（Shao et al，2021）。BMP5 通过与 I 型受体

BMPR1A 和Ⅱ型受体 BMPR2 结合，启动典型 BMP 信号级联，它还通过 MAPK P38 信号级联等非典型途径触发信号，促进软骨分化。在神经嵴祖细胞中，BMP5 的特异性表达可以通过 MEK-ERK-ID3 信号级联诱导细胞增殖，而这种信号级联的中断对细胞存活没有影响（Shih et al，2017）。

（六）BMP6

BMP6 在多种发育过程中扮演着不可或缺的角色，包括软骨和骨形成。除了在骨骼发育中的功能外，BMP6 还通过充当血幼素/HJV 的配体，调节 HAMP/铁调素的表达和铁代谢。它可能通过与其受体 BMPR1A/ALK3 相互作用来促进 HAMP 表达。BMP6 与Ⅰ型受体 ACVR1 和Ⅱ型受体 ACVR2B 结合，启动典型 BMP 信号级联，ACVR1 通过磷酸化 Smad1/5/8 传播信号，这些信号进入细胞核并调节 BMP 的转录活性。此外，BMP6 还参与非经典途径，如 TAZ-Hippo 信号级联，通过调节 VEGFR2 表达影响 VEGF 信号转导。它与多种蛋白质形成相互作用，包括 SOSTDC1、Hemojuvelin/HJV、ERFE 和 BMPR1A/ALK3，展现了其在不同细胞过程中的多功能调节作用。

（七）BMP7

BMP7 参与调节癌细胞的增殖、侵袭和迁移，并与多种人类肿瘤相关。BMP7 基因敲低导致 Smad1/5/9 表达明显降低，并伴有 BMP7-Smad1/5/9 信号通路活性降低，从而逆转上皮-间质转化（EMT）过程。在肺癌中，BMP7 抑制骨转移，并诱导细胞凋亡和细胞周期阻滞。在恶性黑色素瘤中，BMP7 可以诱导间充质上皮转化，并抑制癌细胞的转移。此外，BMP7 还抑制了间质-上皮转化（EMT）相关基因表达和细胞侵袭，抑制了端粒酶活性，缩短端粒，诱导了乳腺癌细胞的衰老和凋亡。在骨转移性乳腺癌和前列腺癌模型中，BMP7 能增加细胞增殖和迁移（Sun et al，2020）。BMP7 表现出对血管的抗炎作用，可能有助于维持血管完整性。在受到血清、血小板衍生生长因子亚单位 BB（PDGF-BB）或 TGF-β1 刺激时，BMP7 抑制原发性人主动脉平滑肌细胞（SMC）的增殖，并保持血管 SMC 表型的表达。它有助于减轻血管钙化，纠正尿毒症相关的高磷血症，并刺激原位磷酸骨化沉积，同时通过直接作用于血管平滑肌细胞防止血管钙化。BMP7 结合 ALK2 或 ACVR2A/BMPR2 激发信号，该信号可通过抑制 Smads（包括 Smad6 和 Smad7）终止，这些 Smads 被 BMP 信号激活和诱导，并通过多种机制关闭 BMP 信号（Miyazawa et al，2017）。

（八）BMP8

BMP8 在生殖系统中具有调节作用，由 BMP8A 和 BMP8B 编码，通过与Ⅰ型受体 BMPR1A 和Ⅱ型受体 BMPR2 结合，启动典型的 BMP 信号级联。BMP8A 和 BMP8B 均富集于卵巢中，并在不同细胞中激活经典的 BMP 信号，如精原细胞、P19 和 293T 细胞（Wu et al，2020）。

BMP8A 主要由颗粒细胞分泌于发育中的卵泡内。它编码 TGF-β 蛋白超家族的分泌配体，以结合多种 TGF-β 受体，引发 Smad 家族转录因子的募集和激活，并调节基因表达。编码的前体蛋白经过蛋白的水解加工，生成二硫键连接的同型二聚体的亚基（Yu et al，2020）。BMP8A 蛋白激活颗粒细胞中的 Smad1/5/8 和 Smad2/3 通路，抑制促性腺激素诱导的孕激素产生和类固醇生成相关基因的表达（Wu et al，2020）。在精原细胞中，BMP8A 蛋白通过激活 Smad1/5/9 和 Smad2/3 来维持精子发生，从而在生殖系统的发育中发挥作用。此外，它还可激活透明细胞肾细胞癌（ccRCC）细胞中的 Nrf2 和 Wnt 通路，从而促进细胞增殖并抑制细胞凋亡（Yu et al，2020）。

BMP8B 由棕色/米色脂肪细胞分泌，具有增强能量耗散的功能，在脂肪组织中参与神经-血管重塑的调节，是肥胖研究的潜在靶点。它能通过中枢和外周作用增加棕色脂肪组织的产热，因此，BMP8B 有助于肾上腺素能诱导的脂肪组织神经血管网络重构，并通过脂肪细胞分泌神经调节素-4（NRG4），促进体外交感神经轴突生长和分支，还可以诱导促血管生成因子的转录和分泌谱，促进血管发芽（Pellegrinelli et al，2018）。BMP8B 还参与 caspase-3 和 9 的激活以及凋亡，抑制胰腺癌细胞生长（Cheng et al，2014）。

（九）BMP9

BMP9 又名生长分化因子 2（growth differentiation factor-2，GDF-2），它通过 ALK1 进行信号转导，以非常高的亲和力与其结合。BMP9 是维持内皮稳态的血管静止因子（Wei et al，2014），主要由肝脏中的肝细胞产生，同时在肺和脑中也有少量产生（Tillet et al，2014）。BMP9 还可诱导骨形成。具体而言，激活 ALK1 最终会导致 Smad 蛋白的磷酸化和异二聚体形成，这些 Smad 蛋白可以与 Smad4 相互作用以进行适当的核定位，这对于 BMP9 诱导的成骨分化至关重要（Mostafa et al，2019）。

二、骨形态生成蛋白受体类型与信号转导

（一）BMP 受体类型

BMP 受体为 TGFB 受体超家族成员，是一种膜蛋白受体，受体分子分为细胞外区、跨膜区和细胞内区，具有丝氨酸/苏氨酸蛋白激酶结构。目前已发现的 BMP 受体包括 I 型受体和 II 型受体两种，I 型受体和 II 型受体可以相互作用形成异聚体。

1. BMP I 型受体（BMPR I）

ALK-3（BMPR1A）是 BMP I 型受体，主要响应 BMP2、BMP4、GDF5 和 GDF6。在 BMP I 型受体中，ALK-2 和 ALK-3 在多种组织中广泛表达，而 ALK-1 则特异性地在内皮细胞（EC）中表达（Yang et al，2020）。铁调素作为铁代谢的关键调节因子，由肝细胞在铁浓度增加或炎症条件下合成并释放。BMP/ALK/SMAD 信号通路在调控铁调素表达中起核心作用，其中 ALK-2 和 ALK-3 分别调节铁依赖的铁调素上调和基础水平的铁调素表达，以防止铁调素水平过低导致的铁超载或过高，诱导铁限制性红细胞生成（Wegleiter et al，2019）。此外，ALK-3 通过与 GDF5 的相互作用促进软骨细胞的分化，并通过 GDF6 诱导脂肪生成（Traeger et al，2020）。ALK-3 蛋白在启动软骨形成、调节软骨系列的分化以及软骨内骨形成中发挥关键作用（Miyazawa et al，2017）。BMP 信号转导组件与肺动脉高压（PAH）及内皮-间质转化（End-MT）的发病机制密切相关，其中 BMPR1A 是维护内皮特性和防止过度 End-MT 的关键。因此，BMPR1A-ID2/ZEB1-TGFβR2 信号轴可能成为针对 PAH 和其他与 End-MT 相关的血管疾病的新的潜在治疗靶点（Pan et al，2017）。

2. BMP II 型受体（BMPR II）

BMP 参与软骨内骨形成和胚胎发生，其通过两种 BMP 受体异质复合物的形成来传递信号，即 I 型受体和 II 型受体。II 型受体磷酸化并激活自磷酸化的 I 型受体，然后结合并激活 Smad 转录调控因子。BMP II 型受体在心脏和肝脏中高度表达，不仅参与成骨和细胞分化，还对胚胎发生、发育以及成体组织的稳态维持起到关键作用。BMP II 型受体的 BMPR2 通路能够抑制

肺循环内平滑肌细胞（SMC）增殖，尤其是在肺小动脉内，突变的 BMPR2 与发生肺动脉高压（PAH）增加的易感性相关联（Xu et al，2021）。此外，微管蛋白的稳定需要 BMPⅡ型受体的参与，而该受体还在癌细胞中调节细胞存活信号，这一过程独立于 BMPⅠ型受体（BMPRⅠ）或 SMAD-1/5 转录因子。BMPⅡ型受体转运蛋白的突变可能导致 BMP 信号过度活跃，从而引发微管不稳定的神经疾病。抑制 BMPⅡ型受体 BMPR2 可使微管不稳定，会触发溶酶体激活，进而促进癌细胞的细胞死亡（Mondal et al，2021）。BMPR2 启动子 DNA 甲基化与瓣膜性心脏病（VHD）的严重程度呈现出强烈的相关性，这表明 BMPR2 可以作为瓣膜性心脏病（VHD）的有效生物标志物。同时，DNA 甲基化可以通过调节 BMP 信号并增加细胞凋亡，引起多环芳烃化（Li et al，2021a）。

（二）BMP 受体信号转导机制

BMP 通过促进 BMPⅠ型和Ⅱ型受体在细胞表面的异质复合物的形成来参与信号转导，不仅可以通过 Smad 蛋白直接调节基因表达，也通过非 Smad 途径实现对细胞多方面功能的精确控制。

1. Smad 依赖性途径

在 BMP 信号转导中，经典的 Smad 依赖性途径发挥着核心作用。此途径开始于 BMP 作为配体，与细胞膜上特定的 BMPⅠ型和Ⅱ型受体特异性结合。随后，活化的 BMPⅡ型受体通过磷酸化进一步激活 BMPⅠ型受体，从而触发信号向细胞内部的传递。此信号进一步激活了细胞质内的受体调节型 Smad（R-Smads），即 Smad1、Smad5 和 Smad8，在酪氨酸激酶的作用下，它们在羧基端被磷酸化。这些激活的 R-Smads 随后与共同通路型 Smad（Smad4）结合，形成复合体并迁移到细胞核内，激活或抑制相关基因的表达，从而调节细胞外基质的合成与细胞的生长、分化。在 BMP/Smad 信号转导过程中，还发现了共受体的作用，例如排斥性导向分子家族（RGMs）。RGMs 与 BMP 形成的复合体通过网格蛋白介导的内吞作用被细胞摄取，进一步促进了 Smad 的磷酸化和下游基因的转录活动。

2. Smad 非依赖性途径

BMP 信号的转导不仅仅通过 Smad 依赖性路径实现，它还涉及 Smad 非依赖性途径，其中丝裂原活化蛋白激酶（MAPK）信号通路起着至关重要的作用。在这一非经典途径中，BMP 与其特异性受体结合后触发了细胞内三级激酶级联反应，该反应将信号传递至细胞核内。此过程中参与的激酶包括细胞外信号调节激酶（ERK）、c-Jun 氨基端激酶（JNK）、P38 蛋白等（Aashaq et al，2022）。TAK1 作为另一种由 BMP 激活的激酶，能够进一步激活 JNK 和 P38 途径，参与抗炎和免疫应答过程。激活的 MAPK 进入细胞核后，与 Smad 复合体协同作用，共同调控相关基因的表达，参与细胞的分化和组织纤维化等多个重要生理过程（Peng et al，2019）。此外，BMP 也可以触发 PI3K（磷脂酰肌醇 3-激酶）-Akt 通路的激活，这一途径与细胞存活、增殖和代谢过程紧密相关。Akt 的激活有助于促进细胞生存，同时抑制程序性细胞死亡，进一步拓展了 BMP 信号作用的生物学范畴。

三、骨形态生成蛋白的生理学功能

（一）促进骨骼创伤修复

在骨形成过程中，TGF-β 和 BMP 发挥着关键作用，包括间质凝聚、骨骼形态生成、生长板发展以及成骨细胞的分化等多个方面。特别是在骨骼发展中，BMP2 和 BMP4 的内源性表达协同作用对于成骨细胞的形成和软骨细胞的增殖、分化以及凋亡必不可少。BMP7 在出生后维持关节软骨中起到至关重要的作用。BMP2/4/5/6/7/9 则显示出了显著的成骨活性（Wu et al，2016）。BMP1/2/3 在人血浆中循环，它们在急性骨折患者体内显著增加，表现了在加速骨折愈合过程中的重要临床价值。BMP1/2/3 能够提升 MC3T3-E₁ 成骨样细胞的 I 型胶原和骨钙素表达，促进骨髓间充质干细胞形成矿化骨结节形成。同时，BMP1/2/3 与 BMP7 的联合作用进一步促进骨形成，这种协同作用可能源于 BMP7 刺激细胞的增殖与分化，以及 BMP1 通过清除细胞外基质成分促进细胞迁移，共同支持骨愈合与再生。此外，在体外实验中，BMP1/2/3 增强了 C₂C₁₂ 成肌细胞中 BMP7 对 Id 基因表达活性的刺激，促进体内骨修复。BMP/1/2/3 也增加骨结节形成和成骨细胞分化。

（二）对心血管的作用

BMP 是一类关键的配体蛋白，对骨形成、心血管系统的稳态及其病理状态调节起着至关重要的作用（Goumans et al，2018；Morrell et al，2016）。来自 GDF5、BMP2/4 和 BMP7 亚群的 BMP 通过 ALK2、ALK3 或 ALK6 信号转导，增加内皮细胞的增殖和迁移，同时抑制平滑肌细胞（VSMC）的增殖，诱导 VSMC 迁移并维持其分化。它们通过作用于内皮细胞，参与血管生成激活阶段，并且通过作用于 VSMC，也在血管生成成熟阶段发挥重要作用。BMP4/6/9/10 在血管系统中通过激活血管细胞上的受体，促进血管生成、内皮细胞增殖和迁移（Nikolic et al，2019）。BMP2 和 BMP4 能够增强毛细血管形成，而 BMP9 主要通过 ALK1 途径抑制血管生成和内皮细胞的增殖与迁移。与大多数其他 BMP 不同，BMP9 不受循环中拮抗剂 noggin 的影响。作为主要的内皮刺激 BMP，BMP9 在内皮细胞中负责 Smad1/5/8 的磷酸化。鉴于其在抑制血管生成方面的作用，BMP9 被视为主要的循环血管静止因子。血液中存在具有生物活性浓度的 BMP9，意味着 BMP9 可能成为针对需重新激活血管生成的疾病（如缺血等）的促血管生成治疗的潜在靶点。因此，通过抑制循环中的静止因子 BMP9，有可能重新激活血管生成过程。但 BMP 的作用依剂量而异，低剂量 BMP9 可在体外促进内皮细胞增殖和血管形成。

BMP 通过激活 ALK2、ALK3 或 ALK6 信号转导途径，能够增加内皮细胞的增殖与迁移，同时在血管生成的不同阶段对平滑肌细胞（VSMC）的增殖进行抑制，促进其迁移并维持其分化状态。特别地，BMP2/4/6/9/10 通过与血管细胞表面的特异性受体结合，促进血管新生、内皮细胞增殖与迁移，其中 BMP2 和 BMP4 增强毛细血管形成，而 BMP9 主要通过 ALK1 途径抑制血管生成和内皮细胞的增殖与迁移，表明 BMP9 可能作为重新激活血管生成的潜在靶点，尤其是在缺血等疾病中。

BMP 在心血管疾病中的作用不仅限于细胞增殖与分化，它们在动脉粥样硬化和血管钙化的过程中通过影响成骨细胞样细胞和成软骨细胞样细胞的活化，促进钙化重塑和软骨内骨化。BMP2/4/6 通过促进氧化应激、内皮功能障碍和成骨分化，发挥促进炎症和促进动脉粥样硬化的作用，与斑块的形成增加有关（Yung et al，2015）。BMP2 通过增强成骨细胞和软骨细胞的主要转录调节因子 RUNX2 的表达，依赖于氧化应激和内质网应激，促进人类冠状血管平滑肌细胞（VSMCs）的矿化。此外，VSMCs 也可能通过 BMPr2 依赖的途径表达 BMP2 和 BMP4，促进单核细胞的浸润和动脉粥样硬化斑块的炎症反应。

（三）免疫反应调节

免疫系统的各种细胞表达 BMP 配体及其受体（Chen et al，2016），BMP 和激活素在调节免疫反应中起重要作用。

1. 树突状细胞

树突状细胞（DC）表达 BMP 配体、BMP 受体以及 Smad1/5/8 等细胞内效应物。尽管 BMP 信号在 DC 中的具体功能尚不明确，但越来越多的证据表明，BMP 支持 DC 的激活与分化。BMP 可通过上调 CD83、共刺激分子以及细胞程序性死亡配体 1（PDL1）和配体 2（PDL2）来促进 DC 成熟，并增强 IL-8 和 TNF 的产生。小分子 BMP 抑制剂 dorsomorphin 抑制内源性 BMPR I 信号，可以使 PDL1 和 PDL2 的表达降低，但不影响其他共刺激标志物的表达，这一现象主要是由干扰素调节因子 1（IRF1）的下调引起的。BMP 在调节 DC 分化和功能方面最为突出的功能在于 BMP7 推动朗格汉斯细胞（LC）的分化，LC 表达高水平的 BMP7，而 BMP7 缺陷小鼠的 LC 数量减少。在 TGFβ-TβR1 信号通路缺失的背景下，BMP7 通过 ALK3 促进 LC 的分化和增殖。

2. 巨噬细胞

巨噬细胞表达 BMP 配体、Ⅰ型和Ⅱ型受体。BMP 已被证实影响巨噬细胞极化，尤其在糖尿病前期心肌病和动脉粥样硬化等疾病模型中，BMP7 促进巨噬细胞向抗炎 M2 表型转化，表现为 IL-10 水平升高，IL-6 和 TNFα 水平降低（Singla et al，2016）。BMP4 也倾向于促进巨噬细胞向 M2 表型的转化，添加 BMP4 能够抑制促炎 M1 表型，促进以高 IL-10 和低 TNF-α 表达为特征的 M2 表型（Martínez et al，2017；Valencia et al，2019）。BMP6 调节巨噬细胞的激活、生长和细胞因子分泌，虽然其抑制细胞生长，却刺激巨噬细胞产生更多的 iNOS 和 TNF。同时，BMP6 诱导 IL-6 和 IL-10 的产生。

3. NK 细胞

BMP 信号转导已被证明可以调节人类 NK 细胞的分化。表达 ALK3 和 CD34 的早期人类胸腺内祖细胞亚群表达细胞表面标记物（CD161、IL-15RA、IL-2Rβ）和转录因子（NFIL3 和 ID3），这与 NK 细胞谱系相关。在 IL-15 信号调控的作用下，这些 ALK3[+] 前体可发育成功能性 CD56[+] NK 细胞，而小分子 BMP 抑制剂 dorsmorphin 的应用能阻断此过程。此外，胸腺 CD34[+]ALK3[-] 前体在 IL-15 的影响下也能诱导 ALK3 的表达并增加 BMP4 的产生。淋巴结中的前 NK 细胞（CD34[+]CD117[+]CD94[+]）表达高水平的 ALK3。成熟 NK 细胞不仅分泌 BMP（如 BMP2 和 BMP6），还表达 BMP 的Ⅰ型和Ⅱ型受体以及信号转导分子 Smad1、Smad5 和 Smad8。NK 细胞中的自分泌 BMP 信号促进 IFNγ 的分泌和激活标记物（CD69 和 NKp46）激活自体 DCs 的能力，从而增强了 NK 细胞功能（Robson et al，2014）。

4. B 细胞

BMP 信号转导同样调节 B 细胞的生理功能，利用 CD40L 和 IL-21 刺激体外分化的人类初级 CD27[-] B 细胞和记忆 CD27[+] B 细胞，发现 BMP 能够抑制这两种 B 细胞产生 IgM、IgG 和 IgA，但此抑制作用并非源自 BMP 诱导细胞死亡，因为只有 BMP7 具有实质性的凋亡诱导能力。在 CD40L 和 IL-21 的刺激下，初级和记忆 B 细胞均表达了 BMP Ⅰ型和Ⅱ型受体，激活了 Smad1、Smad5、Smad8 信号转导途径。在 Smad 信号的下游，BMP 对 B 细胞的抑制作用可能通过 ID2 和 ID3 的上调以及转录因子 XBP1 的潜在抑制来解释。

5. T 细胞

BMP 信号途径对 T 细胞的活化、稳态和极化至关重要，尤其在胸腺发育和 T 细胞的成熟过程中发挥关键作用。在胸腺中，由基质细胞分泌 BMP2 和 BMP4，以及 CD4⁻CD8⁻双阴性胸腺细胞中表达 BMP Ⅰ 型受体及 Smad1、Smad5、Smad8 信号分子，表明 BMP 信号通过直接和间接机制调控胸腺细胞的分化。使用 BMP 拮抗剂 Noggin 抑制胸腺上皮细胞中的 BMP 信号会导致胸腺缩小和细胞数量减少，而外源性 BMP4 的添加则抑制胸腺细胞向 CD4⁺ CD8⁺双阳性阶段的转变，从而证明 BMP 信号在胸腺细胞分化中具有剂量依赖性。

BMP 信号同样参与成熟 CD4⁺ T 细胞的激活和稳态调节。未激活的 CD4⁺ CD45RA⁺ T 细胞表达 BMP Ⅰ 型受体和 Smad 信号分子的 mRNA。在 TCR 激活后，BMP Ⅰ 型受体的表达随 CD25 的表达显著增加，表明激活的 CD4⁺ T 细胞能响应 BMP 信号（Martínez et al，2015）。BMP 信号通过调节 IFNγ、IL-2 和 CD25 的表达来影响 T 细胞的活化和功能，但 BMP 信号在调控 IL-2 信号转导中的具体作用还未完全阐明，不同的 BMP 亚型及其受体的激活可能对 IL-2 的产生和分泌有不同的影响。此外，BMP4 和 BMP7 可以降低活化 CD4⁺ T 细胞中 IFNγ 的表达（Cortez et al，2020；Huang et al，2021a）。

BMP 信号转导在外周成熟 T 细胞的分化和增殖中也起关键作用。研究发现，BMP 信号转导促进 TH17 细胞分化，抑制 Treg 细胞的产生，且对 TH2 细胞的发育影响不大。此外，BMP 通过调控关键转录调节因子 RUNX1 的磷酸化，积极调节初始 CD4⁺ T 细胞的 IL-2 产生。但不同的 BMP 亚型对 T 细胞增殖的影响各异，如 BMP4 和 BMP6 可能促进 T 细胞增殖，而 BMP2 则可能抑制。这些体外研究揭示了 BMP 在 T 细胞生物学中的未被充分认识的功能。

（四）在癌症中的作用

BMP 信号通路在癌症细胞自我更新、分化动态以及肿瘤微环境中起调控作用。它在多种癌症类型中显示出双重功能，既可以抑制肿瘤细胞增殖，也可以增强其迁移和侵袭。这种功能的双重性取决于癌症的类型和细胞环境。在肾癌的发展进程中，BMP6 和 IL-10 水平与其存在密切的负向关联，BMP6 和 IL-10 水平升高与患者生存率的降低相关。在乳腺癌中，阻断 BMP 信号能增强 CD45⁺ 免疫细胞向肿瘤微环境的浸润，并调节巨噬细胞的浸润比例，减少 M2 型巨噬细胞（Owens et al，2015）。在胶质母细胞瘤（GBM）中，BMP 信号被认为是一种肿瘤抑制因子，能够推动肿瘤干细胞向星形胶质细胞分化，从而抑制肿瘤生长。在结直肠癌中，BMP 信号通路在维持肠道上皮组织的稳态中发挥重要作用，并通过抑制干细胞活化和促进细胞分化来防止癌变。在急性髓性白血病（AML）中，BMP 信号具有保持前体细胞处于未分化状态的功能，这在治疗中可能导致耐药性。此外，BMP 信号也影响肺癌细胞的生长和存活，BMP 信号抑制剂可能是治疗肺癌的潜在靶点。在前列腺癌中，BMP 与 WNT 和 PI3K/AKT 等信号通路相互作用，促进癌症的进展和治疗抵抗（Zhou et al，2023）。

（五）对肾脏的作用

BMP7 对肾脏的发育至关重要，特别是在肾脏受损和慢性肾病（CKD）的病理过程中展现出其治疗潜力。BMP7 通过调节间质细胞、尿管芽和基质细胞群的功能，支持肾脏发育过程中的不同阶段。缺失 BMP7 会导致肾脏发育异常，如肾体积减小和肾结构组织的混乱。肾脏损伤后，BMP7 发挥着保护作用，通过促进受损肾细胞的修复和再生，防止肾功能的进一步下降。在 CKD

的背景下，BMP7 的表达会下调，这与肾脏修复能力的下降有关。通过增加 BMP7 的表达或活性，可能有助于改善或逆转 CKD 的一些病理变化，例如减缓肾纤维化进程（Manson et al，2015）。

四、BMP 与骨质疏松的研究现状

BMP 在骨质疏松症的发生和治疗中扮演着重要角色。骨质疏松症的病理状态主要是由于骨吸收速率的加快导致骨密度下降，增加骨折的风险。BMP 信号通路通过促进成骨细胞的功能和抑制破骨细胞的活动来调节骨质疏松症的发展。最新研究显示，调节 BMP 信号转导途径，特别是通过干预其在骨细胞中的作用，可能有助于开发新的治疗策略。例如，BMP 信号的一种重要作用是通过促进成骨细胞的骨形成功能和抑制破骨细胞的骨吸收功能来维持骨骼健康（Liang et al，2022）。BMP 信号在成骨细胞中呈现正向调节作用，这些成骨细胞负责骨矩阵的形成和矿化。例如，BMP2 和 BMP7 被广泛研究，用于促进骨愈合和治疗骨质疏松引起的骨折。此外，研究发现，通过操纵 BMP 信号通路的组分，如 BMP 受体和下游信号蛋白 Smad，可以改变骨细胞的行为，从而对抗骨质丢失（Du et al，2024）。

治疗骨质疏松症的策略正在不断演进，其中包括通过优化 BMP 信号途径来提高治疗效果并减少副作用。例如使用生物工程技术调节微 RNA 水平，以及开发针对特定信号途径的小分子药物，从而激活 BMP 信号通路。这些方法的协同作用可显著影响骨细胞活性，为开发针对骨质疏松症的新疗法提供了潜在靶点（Li et al，2021b）。

五、BMP 的人群研究

BMP 对于骨骼发育和修复至关重要，并已广泛应用于脊柱融合手术。尽管重组人 BMP2（rhBMP2）自 2002 年获 FDA 批准以来得到广泛应用，但其安全性仍有争议。Carragee 等人认为 rhBMP2 可能与脊柱手术后增加的并发症风险相关，如逆行射孔、骨溶解、异位骨形成和神经根炎等。然而，其他研究如 Cahill 等人和 Williams 等人报告称，在多种脊柱融合手术中，使用 BMP 的并发症发生率并无显著差异。Savage 等人利用回顾性分析研究了 5 年的腰椎融合手术的患者数据，比较了使用 BMP 与未使用 BMP 的患者在并发症和再手术率上的差异。结果显示，使用 BMP 的患者并发症发生率略低，但再手术率略高。此外，研究发现无论男女，使用 BMP 的患者总体并发症发生率均低于未使用 BMP 的患者。年龄是一个独立的风险因素，65 岁以上患者无论是否使用 BMP，其并发症发生率均高于 65 岁以下患者。然而，统计学显著性可能源于大样本量，而临床意义可能较小（Savage et al，2015）。虽然使用 BMP 不会增加腰椎融合术后并发症的总体风险，但会增加再手术的风险。因此，我们需要更多的前瞻性随机试验来评估 BMP 的安全性，外科医生应负责任地监控 BMP 的使用，特别是在高风险患者中。

六、BMP 的临床意义与应用前景

在胚胎发育过程中，BMP 作为形态学信号，通过影响间充质干细胞的迁移、增殖和分化来参与骨骼形成，是促进成人骨修复和再生的有效诱导剂。然而，骨诱导的组织反应不仅依赖于 BMP 信号，还取决于响应细胞和适宜的载体 / 支架在特定环境下的配合。多种 BMP、BMP 拮抗剂及其受体在骨折修复过程中通过调控骨形成发挥作用，而细胞外基质，如硫酸肝素蛋白聚糖和 Ⅳ 型胶原蛋白，通过与 BMP 配体相互作用进一步增强这种调节作用。目前，两种基于 BMP 的生物制剂，即 rhBMP2 和含牛胶原支架的 rhBMP7 已获批准用于临床促进局部骨形成。低剂量的 rhBMP6 结合自体凝血作为载体，能有效促进新骨形成和脊柱融合（Sampath et al，2020）。

当前，BMP 的临床应用主要集中在需要骨移植的手术，植骨手术旨在修复因创伤、肿瘤切除、病理性变化或先天性畸形等引起的骨缺损。虽然自体骨移植因其自然兼容性而为首选，但其应用受限于可用资源的稀缺性及可能伴随的额外伤害。作为一种替代方案，同种异体骨移植的可获得性更高且能提供结构支持，但因缺乏骨骼干细胞和骨诱导因子等关键成分，其融合过程较慢，需依赖宿主的活动（Salazar et al，2016）。研究表明，BMP2 是促进宿主与移植物间骨愈合的关键因素，移植物或宿主骨膜细胞缺乏 BMP2 会导致骨痂形成不足。而 BMP2 的局部增强可显著提升同种异体移植物的愈合速度，并减少纤维化风险。在脊柱融合手术中，BMP2 和 BMP7 已被证实可以作为有效的替代骨移植物，显示出与自体移植物相似的骨愈合效果，但应用时需注意并发症和实现个体化治疗。

BMP 通过 Smad 信号通路等多条途径促进成骨细胞分化，表明 BMP 作用是多信号通路的综合结果。此外，BMP 的作用不仅限于骨骼系统，也影响其他组织器官，强调了人体系统的基因共调控复杂性。BMP 在软骨分化、骨分化及肌腱韧带修复中扮演关键角色，特别是 BMP2、BMP4、BMP5、BMP6、BMP7、BMP9 促进软骨形成和骨愈合，BMP12、BMP13、BMP14 则对肌腱和韧带修复效果显著。局部高剂量 BMP 可能引起并发症，而缓慢低剂量释放则更有利于骨愈合。为此，开发能实现生长因子缓慢持续释放的多孔结构支架成为解决方案之一，骨组织工程的进展为 BMP 应用提供了新的视角，特别是在开发具备高生物活性的复合支架方面，装载 BMP 的复合材料研究为骨科疾病治疗提供了新的可能（Zhu et al，2022）。

BMP 信号通路的异常可导致多种骨疾病，包括骨关节炎、纤维性骨发育不全和 Myhre 综合征等。这些发现强调了在骨折愈合、骨质疏松症、进行性骨化性纤维发育不良等骨科疾病的治疗中调控这些信号通路的临床重要性。迄今为止，包含 BMP2 和 BMP7 的成骨生物植入物已在全球超过一百万患者中应用于治疗长骨不连、脊柱融合和急性骨折，取得了显著的治疗效果。未来十年，老龄化人口预计将翻倍增长，骨关节炎和骨质疏松症患者的数量预计将急剧增加，进而导致医疗保险成本的大幅上升。因此，深入理解骨骼健康与骨疾病的病理生理学和分子机制并开发新的治疗方法显得尤为迫切。此外，对 BMP 信号转导的进一步研究将揭示这些信号在正常和病理条件下（例如骨关节炎、骨质疏松症和骨癌转移）如何调控成骨细胞和软骨细胞的增殖、分化、成熟及其活性的具体机制。这一研究领域的进展不仅有助于深化对骨和软骨形成过程的理解，而且对于开发新的骨疾病治疗策略具有重要意义（Wu et al，2016）。

BMP 在骨科治疗领域中的应用展现了巨大的潜力，不仅在促进骨缺损的愈合和骨再生方面，还在理解和治疗复杂骨疾病的过程中发挥着重要作用。随着对 BMP 及其信号通路作用机制的进一步研究，预期将开发出更加安全、有效的治疗方法，为患者带来新的希望。

（王戬萌）

第四节　骨涎蛋白

骨涎蛋白（bone sialoprotein，BSP）是一种存在于骨组织中的蛋白质，主要由成熟的骨细胞分泌。它在骨骼生长和修复过程中发挥着重要作用。骨涎蛋白有助于促进骨形成和矿化，调节骨钙平衡，并参与骨细胞间的相互作用。此外，骨涎蛋白还被认为与胰岛素敏感性、葡萄糖代谢、能量代谢，甚至神经系统功能等多个生理过程相关联。因此，骨涎蛋白不仅在骨骼健康和骨代谢中起着关键作用，还可能对全身代谢产生影响。

一、骨涎蛋白的产生

骨涎蛋白由成骨细胞、破骨细胞、骨细胞和肥大软骨细胞生成，是一种分子质量为33kDa的糖蛋白，是一种存在于矿化组织中的主要非胶原细胞外蛋白。广泛分布于骨、牙本质、牙骨质和钙化的软骨（Holm，2014）。经过 N-和O-连接的糖基化、丝氨酸和苏氨酸磷酸化、酪氨酸硫酸化和唾液酸化等翻译后修饰，其表观分子质量可达 $60 \sim 80$kDa。BSP 谷氨酸含量高达22%，是骨形成过程中羟基磷灰石矿化的关键。骨微环境中的其他调节因子也会影响 BSP 在骨稳态中的活性。

（一）小结合素配体 N- 连接糖蛋白

骨和牙齿的细胞外基质，90%的有机层由Ⅰ型胶原蛋白和钙磷构成的矿物层组成，10%的有机层由非胶原蛋白组成。细胞外基质在骨骼形成、矿化和转化中起着核心作用，能调节有机和矿物成分，以及细胞活动和细胞-基质的相互作用，同时拥有弹性、抗阻力及应力作用（Shapiro and Landis，2024）。

小结合素配体 N-连接糖蛋白（small integrin-binding ligand N-linked glycoproteins，SIBLING）主要存在于骨和牙本质中，随着其形成被分泌到细胞外基质中，其进化过程、基因管理和多样性功能在基质矿化的过程中扮演重要角色。

SIBLING 蛋白是结构和系统发育均一的家族，包括牙本质涎磷蛋白（DSPP）、牙本质基质蛋白-1（DMP-1）、基质细胞外糖磷蛋白（MEPE）、骨桥蛋白 / 分泌型磷蛋白-1（OPN）和骨涎蛋白 / 整合素结合涎蛋白。其基因位于人类的 4q21 染色体，而在小鼠中位于 5qE5 染色体。鱼类基因组测序数据表明，SIBLING 家族基因组伴随着脊椎动物谱系中骨骼的产生而出现，突出了它们对骨组织的重要性。此外，SIBLING 家族也在脊椎动物的许多非矿化组织和器官中表达，尽管其与矿化组织几乎没有序列同源性，但 SIBLING 家族的基因和蛋白质的结构具有共同的特征，包括酸性，钙结合伸展特性、存在酸性丝氨酸-天冬氨酸富集的 MEPE 相关肽（ASARM）。ASARM 参与矿化抑制和 RGD（精氨酸-甘氨酸-天冬氨酸）模体介导的细胞黏附、整合素 β3 介导的信号转导。SIBLING 家族的活性和功能高度依赖于翻译后修饰（包括磷酸化、硫酸化、糖基化），并分布于不同的组织器官，发挥不同的作用。

到目前为止，研究人员进行了大量 SIBLING 家族基因的基因敲除小鼠实验，基于组织 / 细胞类型分布，可以明显区分为至少三组：DSPP 在非矿化组织中活跃，在牙齿中表达明显高于骨骼。MEPE 和 DMP1 均由骨细胞高度表达，成骨细胞少量表达，二者作用集中在基质矿化和磷酸盐代谢的调节上，且二者功能形成对比，MEPE 基因敲除小鼠的骨量和骨密度增加，DMP1 缺陷小鼠表现为佝偻病、骨细胞成熟缺陷和大量骨软化。BSP 和 OPN 在成骨细胞、肥大软骨细胞和破骨细胞中高度表达，并且在初级骨中特别丰富。OPN 是一种普遍存在的细胞因子，涉及许多生理（如哺乳）和病理（包括炎症、血管钙化和癌症）过程。BSP 分布局限，主要在原始骨形成部位的成骨细胞中表达最强烈。目前已知 BSP/OPN 相互作用在基质矿化中起直接作用。

（二）BSP 与骨组织

BSP 在人体中是一种含 301 个氨基酸的糖蛋白（不包括信号序列），分子质量约 70 ～ 80kDa，低 pI 和翻译后修饰使蛋白质的表观分子质量增加高达 50%。BSP 的高酸度（$pK_i=3.9$）源于其氨基酸序列中大量的谷氨酸残基，特别是 N 末端部分，该部分也富含丝氨酸残基，其中部分被磷酸化。该蛋白主要位于分子 C 端部分的酪氨酸残基以及 RGD 序列发生硫酸化。N 末端部分还包括胶原结合片段。在蛋白质序列的中心发现了几个 N- 和 O-糖基化位点。最近的模型化研究表明大部分 BSP 肽将折叠成球状结构，富含谷氨酸和磷酸丝氨酸的片段聚集并暴露在其末端，作为钙离子 / 羟基磷灰石晶体（HAP）附着的位点。球形部分还包括胶原结合部分。在 O-糖基化位点之后开始的延伸的 C 末端"尾"将展示细胞结合 RGD 序列。BSP 也参与了矿化的初始步骤，是初级骨形成部位存在的复合物的一部分。早期对纯化蛋白的体外研究强调了 BSP 启动羟基磷灰石晶体形成的能力，相反，OPN 是一种抑制剂。在胚胎发育期间，BSP 在骨形成开始时首次被检测到，其表达在初级骨矿化期间达到最大值，这与早期矿化中的作用相符。早期免疫标记和生物化学研究表明，可以发现 BSP 与骨基质的 I 型胶原支架密切相关。文森特和杜兰特模拟了 BSP 球状部分富含谷氨酸的一端静电浓缩钙离子的能力，这反过来又会吸引磷酸盐，从而促进局部无定形磷酸钙沉淀，随后二次重组为 HAP。体外研究表明，初级骨形成的进展伴随着 BSP 翻译后修饰的变化，在晶体成核阶段，HAP 中存在高度硫酸化的 BSP，而在矿物质生长过程中会出现较少硫酸化和更多高度磷酸化的变体。

然而，值得注意的是，在成骨细胞株的早期胶原和碱性磷酸酶（ALP）阴性阶段检测到了短暂的 BSP 表达。在体外，特异性抑制 BSP 的表达已被证明会损害成骨细胞的分化，而相反地，过度抑制整个 BSP 或该分子的特定片段（尤其是含有 RGD 的部分）会增强成骨细胞表型的表达，证实了其在细胞调节中的作用。此外，研究表明 BSP、OPN 及其他 SIBLING 家族均可与 H 因子结合并通过补体抑制细胞溶解。SIBLING 也可以与金属蛋白酶结合，调节其活化和活性，这可能在细胞运动和癌症侵袭中起重要作用。SIBLING 蛋白与癌症机制有关，且 BSP 在骨转移中发挥作用。因此，BSP 在骨骼组织中具有多种功能，对骨生物学（矿化）、细胞-基质关系和基质加工具有基础作用。鉴于 SIBLING 蛋白活性谱之间的部分重叠和相互关系，以及它们在生理病理学中的参与，开发工具以更好地理解 BSP 的独特作用及其功能意义非常大。

近年来，基因工程小鼠模型常作为理解 BSP 功能的工具。小鼠实验基因组学为在生物体水平上分析蛋白质的功能提供了强大的工具，如上所述，基因工程小鼠已被开发为揭示 SIBLING 蛋白质作用的工具（Bouleftour et al，2016）。这方面的大多数研究集中在 OPN。因此，已经开发了几种 OPN 敲除小鼠并对其进行了表征，并特别用于评估缺乏 OPN 对骨骼生物学的影响。转基因过表达模型也被用于解决特定问题或者研究 OPN 对其他生理系统的影响。少数研究 BSP 的小组利用通过同源重组获得的基因敲除模型（BSP）；还开发了由巨细胞病毒启动子驱动的 BSP 过表达转基因小鼠，并描述了它们的骨骼表型。最近的一篇论文引起了人们对损害 129sv ES 细胞系基因组的多种突变的关注，许多基因工程小鼠模型都是在该细胞系上开发的，包括 BSP。鉴于这种突变对突变表型的潜在混淆效应，对 BSP⁻/⁻ 及 BSP 过表达小鼠品系（在许多方面表现为"镜像表型"）的观察结果的总体一致性非常重要。

在分析了 BSP 小鼠中观察到的突变对发育和行为的影响后，我们将重点关注基因工程小鼠品系的基础骨生理学和对挑战的反应，以及体外细胞模型对阐明其表型的作用。最后，我们将探讨骨环境中 BSP 和同源因子 OPN 之间的功能性串扰。

二、骨涎蛋白的功能

BSP 既能刺激成骨细胞分化和骨修复，同时参与 RANKL 介导的破骨细胞生成、促进破骨细胞存活和吸收（Jun-ming，2023）。BSP 可以增强 NF-κB 的活化，以及减少单核巨噬细胞的凋亡，进而延长了骨髓中单核巨噬细胞的寿命。BSP 和整合素 αvβ3 的相互作用促进了上皮细胞的迁移、黏附和血管生成，而活化的上皮细胞能加强 BSP 和整合素 αvβ3 的相互作用。BSP 结合 I 型胶原，结合和激活 MMP2 并结合 CFH 从而保护细胞免受补体介导的细胞损伤溶解作用。

（一）BSP 在成骨细胞中的作用

体外细胞系研究表明，前成骨细胞中 BSP 的过表达会增加早期成骨细胞标志物（Runx2、Osterix）、晚期标志物（OCN）的表达以及基质矿化率，经由整合素 αvβ3 信号转导介导效应，诱导前成骨细胞分化为成骨细胞。如果成骨细胞培养基中存在抗 BSP 的抗体或者 BSP 表达降低时，特异性 shRNA 显示成骨细胞标志物被抑制，培养基中基质矿化减少。上述体外研究与 BSP$^{-/-}$ 小鼠的骨骼表型一致。

在成骨条件下（即含有抗坏血酸和 β-甘油磷酸）培养的贴壁骨髓细胞和颅盖骨细胞是体外初级成骨的标准模型。在 BSP 小鼠的骨髓培养物中，成纤维细胞集落（CFU-F: 集落形成单位成纤维细胞）的数量和前成骨细胞集落（CFU-ALP: 集落形成单位碱性磷酸酶阳性）的数量不受突变的影响，而形成的矿化集落（CFU-OB，也称为"骨结节"）的数量非常少，表明 BSP 的缺乏特别影响终末成骨细胞分化，但不影响祖细胞间充质募集（CFU-F）或成骨细胞途径（CFU-碱性磷酸酶）。K. Turksen 和 F. Liu 的体外实验显示，相较于颅盖骨中的骨祖细胞，骨髓骨祖细胞处于更早阶段，因此骨髓 CFU-碱性磷酸酶中的集落变小，将可以反映为颅盖骨培养物中集落数量降低，即骨髓集落中增殖细胞的"缺失"意味着后期骨集落形成单位的减少。

随着 BSP 基因被敲除，骨祖细胞的增殖和分化亦受影响。体外实验显示，在骨髓和颅盖骨 BSP$^{-/-}$ 的细胞培养基中，CFU-OB 集落和矿化均明显减少，在 BSP$^{-/-}$ 的转基因小鼠中，其颅盖骨细胞生长较野生型小鼠缓慢，但矿化增强。这证明了转基因培养中成骨细胞分化更快，表达更强，增殖减弱。在体外培养的全过程中，BSP$^{-/-}$ 的颅盖骨细胞几乎不表达成骨细胞标志物，包括绝大部分的 SIBLING 蛋白，但 OPN 除外，其表达和分泌水平明显高于野生型。

引人注目的是，以更高的接种密度培养突变细胞，部分恢复了骨标记表达、结节形成和矿化。细胞表型的密度依赖性有助于解释 BSP 小鼠确实发育出骨骼和整体正常的骨骼。涉及的机制尚不清楚，一个主要的假设是过度表达的 OPN 会抑制培养物中成骨细胞的分化和矿化。蛋白质切割可以释放活性肽，向低密度 BSP 颅盖骨细胞培养物中添加广谱蛋白酶抑制剂可刺激矿化结节的形成（Bouet et al，2015）。但需要更多的工作来确定这种机制是否在抑制骨生成中起作用，以及它如何受到细胞密度的调节。

（二）破骨细胞和骨吸收

BSP 通过与整合素 αvβ3 的连接能增强破骨细胞骨吸收过程。BSP 与核因子 κB 受体激活因子配体（RANKL）之间的协同作用，导致破骨细胞生成的调节因子活化 T 细胞核因子 2（NFATC-2）的活化，增强破骨细胞活化。相反，在小鼠颅盖器官型培养中，去磷酸化形式的 BSP 通过减少成骨细胞产生 RANKL 来抑制骨吸收。体外实验表明，BSP 和 OPN 的去磷酸化在体外调节破骨细胞的黏附。Razzouk 及其同事研究了通过在体外培养基中分别加入未磷酸化的以及不同程度磷酸化的 OPN 和 BSP 来观察破骨细胞的黏附和吸收，最终发现，尽管 RGD 是破骨细胞附着和吸收活动所必需的，但需要磷酸基团来稳定蛋白质与 HAP 的附着和 / 或结合并激活其他膜受体，从而增强骨吸收。

与野生型相比，BSP 基因敲除后的脾或骨髓细胞培养物中分化的破骨细胞数量明显减少，而转基因小鼠 BSP 过度表达时，其培养物中破骨细胞数量显著增多、吸收增强。这与小鼠实验中 BSP$^{-/-}$小鼠骨小梁体积增多，转基因 BSP 小鼠骨小梁体积减小相符合。在牙本质中 BSP$^{-/-}$破骨细胞的再吸收活动不受突变影响。

向 BSP$^{-/-}$脾细胞培养物中添加外源性 BSP 或其他含 RGD 的蛋白质可恢复多核破骨细胞的形成，这显然是通过整合素 αvβ3 信号转导实现的，但并不影响前破骨细胞数量及其基因表达谱，这表明该步骤需要内源性 BSP 参与。外源性 BSP 包被改变了 BSP$^{-/-}$破骨细胞在 HAP 上形成的吸收凹坑的大小，而 OPN 包被恢复了凹坑大小但未恢复凹坑数量，这表明这两种蛋白之间存在部分互补性。

总的来说，BSP 是一种在骨骼形成和骨吸收过程中起着关键作用的细胞因子。它能够促进两个主要细胞因子的增殖和 / 或分化以及活性，从而调节骨细胞的功能。然而，有研究发现，尽管缺乏 BSP 的小鼠（BSP$^{-/-}$小鼠）存在 BSP 的功能缺失，但它们仍能够发育出对激素和机械挑战有反应的功能性骨骼，这表明可能存在一些补偿机制。在这方面，BSP 缺失可能会引发其他细胞因子的增加或活性的改变。其中，OPN 扮演着重要的角色，值得进行深入研究。

三、BSP 与癌症的关系

BSP 和 OPN 都经历了广泛的翻译后修饰，包括 *N*-和 *O*-连接的糖基化、硫酸化、磷酸化和唾液酸化，翻译后修饰影响 OPN 在不同癌细胞中的肿瘤活性，特别是黏附和迁移。例如，未磷酸化的重组 OPN 增加了人和鼠乳腺癌细胞的黏附、迁移和侵袭。

与磷酸化水平较低的 OPN 相比，高度磷酸化的 OPN 对 MDA-MB-435 乳腺癌细胞的促黏附活性较低。大多数肿瘤细胞表达次磷酸化的 OPN，然而还不确定总磷酸化和位点特异性磷酸化是否导致肿瘤细胞黏附、迁移的改变。此外，减少 BSP 和 OPN 的磷酸化会减少破骨细胞黏附，而 OPN 的去磷酸化会增加破骨细胞迁移。OPN 糖基化的变异也可能影响这种蛋白质的肿瘤活性。在乳腺癌的鼠模型中，已确定 OPN 携带 sTn 抗原（CD175s），该抗原与化疗反应减弱和人类乳腺癌存活率降低有关。因此，翻译后修饰对于 BSP 和 OPN 在不同嗜骨恶性肿瘤中的肿瘤特异性活性可能是重要的。整合素是一个非共价结合的异二聚体跨膜受体家族，结合许多不同的配体，包括血清蛋白、细胞外基质蛋白和细胞表面蛋白，从而调节细胞黏附、分化、运动、生长、基因表达和细胞凋亡以适应细胞外刺激。OPN 激活第二信使 / 激酶级联机制已被部分阐明，而由 BSP-整联蛋白相互作用引发的细胞内信号机制尚不清楚。

整联蛋白的结合和激活促进恶性细胞发生有利于转移的变化。例如，OPN 可能通过整合素 αvβ3 结合和激活刺激肿瘤细胞中 PI3K/Akt 依赖性 NF-κB 激活和 uPA 分泌来刺激癌细胞运动、肿瘤生长和转移。此外，OPN 可以通过诱导 IKK/ERK 通路和随后的 NIK 依赖性 NF-κB 激活来刺激 uPA 依赖性 MMP9 激活。整合素 αvβ3 的 OPN 结合可能通过激活 c-Src 反式激活表皮生长因子受体（EGFR），c-Src 是非受体蛋白酪氨酸激酶家族的一员，与参与细胞黏附、迁移和黏着斑转化的黏着斑蛋白直接相关。OPN 与乳腺癌细胞（MDA-MB-231、MCF-7）中 αvβ3 的结合以及 c-Src 对 EGFR 的反式激活刺激了这些细胞中 PI3K、RAS-MAPK、PLC 和 PKC 等信号级联的激活。整合素 αvβ3 的 OPN 结合和 c-Src 的 EGFR 反式激活导致 ERK 磷酸化、AP-1 激活以及 NIK/ERK 和 MEKK1/JNK1 通路之间的交叉调节，所有这些都增强了恶性细胞的运动性、侵袭性和转移能力。OPN 可能通过结合 CD44 和 CD44 剪接变异体并随后激活 PLC-γ、PKC 和 PI3K 通路来促进恶性细胞的存活和运动。OPN 与 CD44 的结合通过 PI3K-Akt 信号通路增强了小鼠前 B 细胞 BA/F3 中 IL-3 和粒细胞/巨噬细胞集落刺激因子（GM-CSF）的促存活活性。乳腺癌细胞上 CD44 的激活上调整合素的表达，刺激整合素介导的黏附和内渗。因此，整合素（或 CD44）通过 OPN 和 BSP 在恶性细胞上的结合导致细胞内促进转移的信号级联激活。

乳腺癌、肺癌、甲状腺癌、前列腺癌易发生骨转移，BSP 在上述癌细胞中高表达。超过 80% 的晚期乳腺癌患者发生骨转移（Wang et al，2019a）。乳腺癌细胞中 BSP 的高度表达通常与病灶内微钙化存在关系，这表明 BSP 可能参与了恶性乳腺癌病灶中羟基磷灰石的沉积，且其表达与不良预后相关，而与淋巴结状态无关。雌激素受体阳性的细胞表面表达 BSP，更易发生骨转移。

癌组织的 SIBLING 家族蛋白表达有助于确定癌症患者骨转移的风险。例如，乳腺癌、肺癌、前列腺癌和甲状腺癌中 BSP 表达的增加预示着这些恶性肿瘤的骨转移。检查原发性乳腺癌组织中 BSP 水平的研究表明，该 SIBLING 家族蛋白的水平升高预示着生存期较短，并与骨转移的发展相关。在一项评估 454 名患者的肿瘤组织中 BSP 水平的回顾性研究中发现，只有 8% 的 BSP 阴性患者发生骨转移，而 22% 的 BSP 阳性患者发生骨转移（Kruger et al，2014）。非小细胞肺癌患者切除的肺组织中 BSP 的表达水平（而非 OPN 的表达水平）与骨转移相关，可用以识别高风险患者。

同样，血液中 BSP 水平的升高与几种亲骨恶性肿瘤（如乳腺癌、肺癌、前列腺癌和多发性骨髓瘤）的骨转移相关，并且可能是这些肿瘤骨转移的预测因素之一。这表明 BSP 可能在恶性肿瘤的骨转移过程中发挥着重要的作用。以前列腺癌为例，研究发现前列腺癌患者的血清 BSP 水平仅在疾病晚期才会升高。因此，尽管 BSP 在前列腺癌中被认为具有预后价值，但其应用价值有限。然而，在其他类型的恶性肿瘤中，血清 BSP 水平的升高可能是一个较早的指标，可以用于预测骨转移的风险和患者预后不良的情况。另一方面，乳腺癌中的骨转移与骨组织中 OPN 的表达和血清 OPN 水平的升高密切相关。乳腺癌组织中 OPN 的高表达和患者血清中 OPN 水平的增加被认为是乳腺癌患者预后不良的预测指标。这表明，在乳腺癌的预后评估中，OPN 可能具有潜在的临床价值。因此，对于某些嗜骨恶性肿瘤而言，SIBLING 家族蛋白（包括 BSP 和 OPN）可能具有极好的预后价值。这些蛋白质的检测和分析可以为骨转移的早期检测和预后评估提供有力的指导，并有助于制定更精准的治疗策略。

SIBLING 家族蛋白可能是治疗的有价值的靶点，因为他们在肿瘤进展的许多方面起作用，包括骨转移。在动物模型中 OPN 和 BSP 能利用抗体、小干扰 RNA（siRNA）、反义寡核苷酸（ASOs）和短发夹 RNA（shRNA）阻断 SIBLING 家族蛋白诱导的肿瘤进展和转移。在导入 MDA-MB-231 乳腺癌细胞的裸鼠中，大鼠抗人 BSP（hBSP）单克隆抗体抑制了肿瘤生长和溶骨性病变的形成。在这项研究中，在接受这些抗 hBSP 抑制性抗体治疗的大鼠中，有 75% 观察到完全缓解。此外，许多研究人员已经在动物模型中证明了 siRNA 作为抗 SIBLING 家族治疗剂的潜在用途。Reufsteck 等人证明，在用抗 hBSP 的 siRNA 治疗后，裸鼠模型中 MDA-MB-231 乳腺癌细胞的增殖显著减少。此外，尽管针对 OPN、BSP、Runx2 和整合素 β3 的 siRNA 减弱了裸鼠模型中MDA-MB-231乳腺癌细胞在体内的迁移，但针对BSP的siRNA产生了最大的抗迁移效果。最后，与对照组相比，针对BSP的siRNA减少了溶骨性骨病变；然而，与使用微型泵的全身分散相比，使用纳米颗粒递送系统使所需的有效剂量降低为1/25。使用ASOs部分沉默人乳腺癌细胞系MDA-MB-231中的BSP和OPN基因，降低了这些细胞在异种移植裸鼠中引起溶骨性骨转移的能力。使用抗OPN的shRNA减少了体外人食管鳞状细胞癌细胞的肿瘤生长和淋巴结转移。虽然使用siRNA或shRNA治疗显示出有希望的潜力，但目前还无法使用这些方法治疗人类恶性肿瘤。

总的来说，目前的证据表明，SIBLING家族蛋白，特别是BSP和OPN，在乳腺癌、前列腺癌、肺癌、甲状腺癌和多发性骨髓瘤的嗜骨恶性肿瘤的骨转移中起着重要作用。SIBLING家族蛋白直接或间接介导了大部分发生转移的条件，包括肿瘤细胞从其原发部位脱离、迁移、侵袭、细胞黏附、增殖、存活率提高、血管生成、逃避免疫监视和基因表达改变。也有学者提示OPN提供所有"癌症进展的六个特征"所需的活动。进一步研究BSP在骨转移中的作用将确定BSP介导的转移过程的机制。

四、骨组织工程

在过去的几十年里，许多研究创造了携带报告基因的特定转基因动物来研究基因调控机制。报告蛋白是一种蛋白质或酶，其表达或其催化产物的表达可以通过常规荧光、比色或发光技术容易地检测到。萤火虫荧光素酶是生物发光最常用的报告蛋白之一。与监测基因表达的传统方法（如免疫组织化学和原位杂交）相比，荧光素酶的主要优点是它能够检测非常低水平的基因表达和非侵入性监测活体动物中的基因表达。使用含有与荧光素酶报告基因相连的特定基因启动子区的转基因小鼠，可以评估所研究的基因是否可以由转录因子和生长因子调节，或者是否存在与基因表达的时空特异性有关的顺式作用DNA元件。

此外，通过产生具有不同长度启动子区域的转基因小鼠，可以精确定位组织特异性表达所需的这些顺式作用DNA元件。尽管通过将基因转染到适当的细胞系中可以获得关于组织特异性调节元件的有价值的信息，但体外方法无法复制活体动物中发生的分子和细胞变化的复杂性。一个特定的启动子序列足以进行组织特异性基因表达，最严格的证明要求，在整个发育过程中测试该序列在每一种可能的细胞类型中的功能，这是通过创建转基因动物容易实现的目标。

这些结果清楚地揭示了骨基质蛋白在体内表达受到微妙而复杂的调节。尽管通过体外实验可以提供一些关于骨基质蛋白功能的启示，但体内环境的复杂性无法完全在体外实验中复制。

BSP促进矿物晶体的初始形成，长期以来被认为是成骨分化的早期标志。因此人们特别感兴趣的是研究转录因子、生长因子和激素对BSP表达的影响。在为达到此目的的所有可用方法中，将BSP启动子-报告基因构建体整合到正常鼠基因组中使得对不同发育阶段的基因表达进行更有意义的体内分析以及对各种激素和细胞因子的基因调节进行更有意义的体内分析成为可能。

随着对细胞分化调节和基质形成的分子机制越来越多地了解，新技术应运而生，受损组织修复、口腔颌面部缺损重建可能取得崭新突破。然而，在这些方法成为临床常规技术之前，仍有许多细胞组织学知识需要去了解。作为骨基质的主要蛋白，BSP长期以来一直被用作成骨细胞分化的标志，特别是在旨在评估骨组织工程新疗法成骨作用的研究中。此外，携带BSP启动子驱动的各种外源基因的转基因小鼠模型也已被证明是骨组织工程研究领域，特别是离体研究的有力工具。

最近有研究发现，通过将雄性 ACTB-EGFP 小鼠（杰克逊实验室，美国缅因州巴尔港）与纯合子 mBSP9.0Luc 雌性小鼠杂交，创建了一种新的转基因小鼠模型（BSP-Luc/ACTB-EGFP）。这些转基因小鼠具有两个遗传标记，这为骨组织工程研究提供了许多便利。两个遗传标记中的一个是由 9.0kb 小鼠 BSP 启动子驱动的荧光素酶报告基因，这表明该小鼠模型中荧光素酶的表达限于矿化组织中的 BSP 表达。因此 BSP-Luc 嵌合基因可作为移植骨髓间充质干细胞成骨分化的可靠而敏感的标记。检测 BSP 启动子的表达反映了源自胚胎或成体干细胞的成骨细胞的功能。另一个遗传标记是由 β-肌动蛋白启动子和巨细胞病毒增强子驱动的增强型绿色荧光蛋白（EGFP）。在将从 BSP-Luc/ACTB-EGFP 转基因小鼠中分离的干细胞移植到野生型小鼠中后，这两种报告基因荧光素酶和 GFP 的整合使得能够从伤口部位存在的宿主细胞中鉴定来自移植干细胞的细胞。简而言之，GFP 染色可用于追踪所有移植干细胞的命运和迁移，而荧光素酶染色可作为移植干细胞成骨分化的标志，因为荧光素酶表达随着这些细胞分化为成骨细胞而开启。这是一个关键的方法，因为它可以确定这些细胞的来源以及它们如何进行成骨分化。

一项使用这种转基因小鼠模型的研究旨在确定来自遥远部位的 BMSC 参与组织再生的程度。在这项研究中，将从转基因小鼠 BSP-Luc/ACTB-EGFP 分离的 BMSC 移植到受辐射的野生型小鼠中，并在受体小鼠中建立人工骨伤口。除了传统的免疫组织化学染色和 RT-PCR 分析外，还使用活体 IVIS 成像系统监测荧光素酶和 GFP 的时空表达，该系统允许检测活体动物中报告基因的表达。结果表明，移植的骨髓间充质干细胞最早可在手术后两周在伤口部位检测到，并持续整个实验期间。荧光素酶的表达在手术后 2 周达到峰值，此后下降，与 BSP 的表达模式相似，而 GFP 的表达在实验期间相对稳定。通过使用这种强大而宝贵的转基因小鼠模型获得的这些结果不仅为 BMSC 在骨再生中的成骨功能提供了直接证据，还表明了它们可以被递送到再生部位的方式。

实验室开发的另一种转基因小鼠模型应用于骨组织工程研究。BSP-TVA 转基因小鼠表现出由 4.9kb BSP 启动子驱动的禽类逆转录病毒受体（TVA）基因的骨骼组织特异性表达。在这种转基因小鼠模型中，表达 BSP 的细胞也产生 ALV-A 的受体（TVA），以允许由具有复制能力的禽白血病病毒（ALV）剪接受体（RCAS）病毒载体进行选择性感染，所述病毒载体衍生自禽逆转录病毒 ALVA 亚群。在用构建体全身感染后表达突变形式的 Cbfa1/Runx2（Cbfa1mu）作为 Cbfa1/Runx2 的显性负调节因子，因为 Cbfa1mu 对 DNA 的亲和力高于 cbfa 1/run x2，但没有转录活性，BSP-TVA 小鼠在骨组织中成功表达了 cbfa 1 mu 并抑制了 BSP 的表达。此外，在这些注射了 cbfa 1 mu BSP-TVA 的小鼠中，骨骼和牙齿的形成被延迟。这些研究表明 BSP-TVA 转基因小鼠可用于将基因靶向成骨位点，证明这些转基因小鼠是研究体内骨形成相关分子事件的独特系统。使用这种多功能转基因小鼠模型可以在体内研究各种基因表达及其调控机制。

在未来的研究中，分离自 BSP-Luc/ACTB-EGFP 小鼠的 BMSC 可用于确定成骨转录因子在组织再生背景下对细胞成骨分化的影响。为了达到相同的目的，也可以在 TVA 小鼠中产生骨缺损，然后使用基因治疗方法进行病毒感染。

五、总结

骨涎蛋白（BSP）是骨中主要的非胶原细胞外基质蛋白，由破骨细胞、成骨细胞、骨细胞和肥大软骨细胞产生，长期以来被认为是成骨分化的早期标志。在携带由不同长度的 BSP 启动子驱动的报告基因的各种转基因小鼠系的帮助下，在体内彻底确定了 BSP 的时空表达模式。

此外，各种激素和细胞因子对 BSP 基因表达具有调节作用。使用这些强大的工具，在活体动物中检测干细胞起源、分化和干细胞命运的有趣结果也产生了。此外，体外研究表明，BSP可能通过其在稳态条件下成核羟基磷灰石晶体形成的能力，干预骨重塑的几个步骤，促进某些成骨细胞系的矿化，诱导成骨细胞和破骨细胞黏附并增加破骨细胞生成和骨吸收。使用BSP基因在不同水平上过度表达的转基因小鼠品系，在体内揭示了BSP在破骨细胞生成、骨吸收和溶骨性骨转移中的作用。这些转基因小鼠系作为骨和矿化组织研究中的宝贵工具，可以进一步用于未来的研究，旨在开发组织工程的新策略，开发溶骨性骨病的新疗法，以及研究骨发育和骨重塑。

（阚波）

第五节　低密度脂蛋白受体相关蛋白 5

一、介绍

骨骼系统具有人体保护性、支撑性和结构性支架的作用，其稳态是动态平衡过程。保持足够的骨密度（BMD）是实现以上功能的前提。骨密度主要取决于成骨细胞的骨形成和破骨细胞的骨降解之间的微调平衡。此外，建立和维持骨骼的形状和结构也同样重要，这依赖于无数的物理和化学刺激来促进骨的发育和形成、少年骨骼的生长以及对成人骨骼应力的重塑。由于影响骨骼生长、形成和维护的因素复杂且多样，过程中出现一个或多个异常将会导致骨骼畸形和发育不良等病理现象。

低密度脂蛋白受体相关蛋白 5（LRP 5；OMIM 603506）于 2001 年首次涉及骨骼病理学，当时确定编码 LRP5 的基因的常染色体隐性功能丧失致病变体导致骨质疏松-假性神经胶质瘤综合征（OPPG；OMIM 259770）。这是一种以先天性或婴儿期视力丧失和严重骨质疏松症为特征的疾病。2002 年首次确定 LRP5 的常染色体显性功能获得点变异，将引起特发性家族异常高骨量表型，但无形态异常或骨折发生率增加等其他异常。从这些研究以及此后出现的越来越多的LRP5 变异和骨量多态性患者的研究中，可以得出结论、导致 LRP5 功能增加的功能获得和其他变异与骨量增加相关，导致 LPR5 功能降低的功能丧失和其他变异（包括无意义变异）与骨量减少相关。然而，这种直接的相关性只是临床情况的一部分。LRP5 的变异除了导致骨密度改变外，还经常导致表型变异，从轴向、附件和颅颌面骨骼的形态发生变化到成骨细胞、骨细胞和破骨细胞功能的细胞水平紊乱，这些都将在本节中进一步详细阐述。

自 2001 年功能丧失的 LRP5 变异首次被确定为 OPPG 的致病机制以来，20 余年里，已经发表了许多相关研究，将 LRP5 变异确定为多种表型异常和病理的原因。LRP5 在骨骼形态和结构发生中具有重要作用。对 LRP5 在骨和其他身体组织中如何发挥作用的更深入了解，可以为各种病理及其潜在治疗提供理论依据，包括骨质疏松症和各种骨骼异常及可能导致视力丧失和终身残疾的先天性疾病。

二、LRP5 的结构和功能

LRP5 基因包含 23 个外显子，编码 1615 个氨基酸，位于染色体 11q13。LRP5 主要位于细胞外，包含一个跨膜区和四个细胞外 β-螺旋桨基序。有证据表明，第一个螺旋桨中的变异主要与高骨量表型相关，而第二个和第三个螺旋桨中的变异主要与低骨量表型相关。然而，随着更多不遵循这些惯例的变种的发现，这些模式不断受到挑战。LRP5 在高度保守的经典 Wnt 信号通路（也称为 Wnt/β-连环蛋白通路）中发挥重要作用，该通路参与多种过程，包括细胞生长、器官形成、肢体生长、损伤修复和多种疾病的发病机制。在该途径中，Wnt 蛋白使用 LRP5 或 LRP6 作为共受体与一种称为 Frizzled 的七跨膜蛋白质结合，导致多种下游效应，最终导致 β-连环蛋白破坏复合物的解离和 WNT 靶基因的表达。LRP5 和 LRP6 的结构具有 70% 以上的同源性，并且都是单跨膜受体，具有一个大的胞外结构域和四个串联的 β-螺旋桨重复序列。LRP5 和 LRP6 的功能也有相当大的交叉，有数据支持其相关基因中的某些变异可导致相似的病理生理表型（Craig et al，2023）。然而，两者之间也有明显的差异（Ren et al，2021），本篇主要介绍 LRP5 变异引起的异常。

在《自然医学》（*Nature Medicine*）发表的一篇关于 Wnt 信号和骨稳态的综述报告称，在每一项小鼠模型研究中，由于增加了通路激活，观察到了骨量增加，而由于增加了通路抑制，观察到了骨量减少。该研究还报告称，Wnt/β-连环蛋白信号在骨组织的成骨细胞、破骨细胞和骨细胞的合成和稳态比例调节中起重要作用。该研究进一步指出，Wnt 信号抑制间充质干细胞（MSC）向软骨细胞和成脂肪细胞谱系的分化，并增强成骨细胞谱系的分化。成骨细胞和骨细胞 Wnt/β-连环蛋白信号也通过增加骨保护素的分泌间接抑制破骨细胞分化和骨吸收。此外，骨细胞分泌的硬化素作为 LRP5 的抑制剂并促进破骨细胞分化和吸收活性，刺激成骨细胞凋亡，并被称为"骨组织中调控 Wnt 信号转导的主要负调节因子"。从这些证据中可以清楚地看出，LRP5 功能的改变和 Wnt/β-连环蛋白通路的后续干扰可能会改变成骨细胞与破骨细胞的比例，从而影响骨的骨密度稳态。这一假设已经在 LRP5 变异体的小鼠模型中得到验证。

除了上述骨中 LRP5 和 Wnt/β-连环蛋白通路的作用外，越来越多的研究表明两者都在机械转导中发挥关键作用（Choi and Robling，2021），阐明了它们可能影响骨骼形成和重塑的另一种机制。在多项研究中，LRP5 基因敲除小鼠始终表现出对机械刺激的反应减弱，而具有与高骨量表型相关的常见 LRP5 变异的敲入基因的小鼠对机械刺激表现出更强的成骨反应。最近，进一步的小鼠研究表明，骨细胞是介导 Wnt/LRP5 相关骨量调节和力学转导的主要细胞类型。这一观察结果，加上颅颌面骨骼中骨细胞密度明显高于四肢骨骼，以及骨骼重塑在面部骨骼中比其他部位更为突出的断言，为强调在 LRP5 变异相关高骨量表型患者中观察到的颅颌面 BMD 变化和大体形态发生改变提供了一种合理的机制，本节后续标题"与 LRP5 相关的高骨量表型"下将对此进行讨论。

虽然有大量数据支持 LRP5 通过规范的 Wnt/β-连环蛋白信号通路影响骨形成和体内平衡的假设，但如果不阐明其他研究指出 LRP5 对骨的作用机制完全不同，关于 LRP5 和骨的讨论就不完整。自 2008 年以来，大量证据支持 LRP5 通过 Wnt 途径非依赖性内分泌轴（涉及十二指肠来源的血清素）影响骨量的假设。然而，这一结论受到质疑，目前还不清楚如何协调这些看似不一致的结果，以全面了解 LRP5 如何影响骨骼系统。

三、与 LRP5 相关的低骨量表型

LRP5 变异引起的已知的相关疾病是 OPPG，发病时会出现严重的骨质疏松症、四肢畸形、椎骨压缩、驼背、长骨弯曲、骨皮质薄、干骺端增大，易发生骨折，许多患者从年轻时就患有多处骨折。曾有病例被报道观察到有蠕虫骨。与 OPPG 相关的眼部疾病是 LRP5 变异体诱导的

家族性渗出性玻璃体视网膜病变（FEVR），这是一种以视网膜血管发育紊乱、周边视网膜血管形成不完全为特征的疾病。临床上，FEVR表现出遗传异质性，至少有14种基因的变异与其发病机制有关，包括与WNT信号通路相关的基因变体，例如LRP5、FZD4（OMIM 604579）和CTNNB1（OMIM 617572）。此外，虽然FEVR通常以常染色体显性方式遗传，但至少有一个NDP（OMIM 300658）基因，会导致X连锁形式。除了调节视网膜血管发育外，导致FEVR的基因还与其他临床疾病有着多样而复杂的关系，例如诺里病、早产儿视网膜病和Coats病。显然，双基因和多基因因素与FEVR的病理有关，但迄今为止仅在与LRP5变异相关的病例中报告了骨量减少（Tauqeer and Yonekawa，2018）。基于此，有人提出OPPG和LRP5变异体诱导的FEVR实际上不是独立的临床事件，而应被视为同一病理生理学连续过程的一部分，OPPG代表LRP5蛋白功能完全丧失，LRP5变异体诱导的FEVR代表LRP5功能降低。

LRP5变异诱导的FEVR表现极其多变，一些患者终生无症状，另一些患者从年轻时就经历了多发性脆性骨折和视力下降甚至失明。有研究报道了两例LRP5变异诱导FEVR患儿的骨骼特征：两个兄弟的骨密度都显著降低，骨骼纤细，髓腔变宽，皮质变薄。其中一人患有髋关节外翻，另一人的五颗恒牙的牙本质受损。两人从年轻时就出现多处脆性骨折。尽管病例报道都描述了患者骨骼病变，但目前大多数文献都集中在该疾病的眼部表现上，仍需要进一步研究LRP5变异诱导的FEVR患者的骨骼表型。除了OPPG和FEVR，已有研究表明丧失功能的LRP5变异可导致其他低骨量疾病，如青少年原发性骨质疏松。深入研究LRP5的变异性，有助于为患者的靶向治疗探索方法。

四、与 LRP5 相关的高骨量表型

第一份与LRP5相关的高骨量表型的报告发表于2002年，该报告详细描述了一个家族性LRP5点变异后引起骨密度增高（其他表型正常）的病例。此后，出现了大量描述LRP5变异相关高骨量特征患者的文献。2023年发表的一篇病例报告和综述文章，总结了113例LRP5突变患者的临床特征。在43例具有腰椎骨密度数据的病例中，40例患者（93%）的Z值大于2.5，与其年龄和性别匹配的标准相比，他们的骨密度值处于第99百分位。在评估下颌骨增大的57例病例中有51例（90%）具有高骨量表型，Gregson和Duncan回顾了LRP5变异相关高骨量表型患者的大量文献，得出与上述一致的结论。与LRP5变异高骨量表型相关的疾病诊断包括骨内骨质增生、范布赫姆病和沃斯病。虽然疾病名称不同，但其表现均为高骨量、骨折风险降低和LRP5的第一个β-螺旋桨结构域发生改变，导致经典Wnt信号激活增加。功能获得性LRP5变异体的临床表现差异极大，患者可以无临床症状或出现不同严重程度疾病，如严重头痛和继发于颅骨骨量增加的颅神经疾病。

五、LRP5 以外的 Wnt 信号轴基因变异导致骨量改变

Wnt信号通路在进化过程中是保守的，这意味着它在不同物种中的功能和机制相对稳定。该信号通路在调节广泛的细胞功能方面发挥着重要作用，并通过影响β-连环蛋白破坏复合物的功能来实现。β-连环蛋白破坏复合物是一个重要的调节因子，它通过降解一些关键蛋白质来调控细胞功能。然而，当该破坏复合物的功能失调时，会导致一系列与骨骼和骨骼外表现相关的问题。这些问题可能是由LRP5或其他相关蛋白的改变引起的。进一步研究表明，LRP5在骨稳态中扮演着重要的角色。通过检查相关蛋白质改变引起的变化，我们可以提供更多关于LRP5作为

骨稳态的关键因素的证据。这些变化可能涉及与 LRP5 相互作用的其他蛋白质的改变。这些研究结果有助于我们更深入地理解 Wnt 信号通路如何通过调节 β-连环蛋白破坏复合物的功能来影响骨骼和骨骼外表现。

Axin 是 β-连环蛋白破坏复合物的一员，其中 β-连环蛋白可以磷酸化并导致泛素-蛋白酶体降解。哺乳动物有两个 Axin 基因，Axin1 和 Axin2，它们的产物相似，都是 Wnt/β-连环蛋白信号通路的负调节因子。小鼠 Axin2 基因的缺失已被证明可显著增加骨量，Axin 基因的变体与几种人类恶性肿瘤有关，这为 Axin 蛋白负调节典型 Wnt 信号转导提供了证据（Shu et al，2020）。事实上，Axin 已被证明具有参与 Wnt 信号转导的蛋白质的结合位点，包括 β-连环蛋白、GSK-3β、CK1、APC、DVL 和 LRP5。在这种蛋白复合物中，Axin 2/β-连环蛋白信号最终靶向 Bmp2/4，调节 Osx 表达并控制成骨祖细胞的成骨分化。

大肠腺瘤性息肉病（APC）和 GSK3 参与 β-连环蛋白调节。据报道，除家族性腺瘤性息肉病外，APC 基因的杂合变异和拷贝数变异也会导致骨量增加。与这一发现一致的是，用氯化锂或其他化合物抑制 GSK3 可增加骨形成。在 LRP5$^{-/-}$ 小鼠中也观察到了类似的结果，表明 LiCl 作用于 LRP 5 受体的下游。Disheveled（DVL）是 Wnt 信号通路的另一个关键组成部分。在这个家族中有三个编码 DVL 蛋白的基因，DVL1、DVL2 和 DVL3。小鼠和人类的 DVL 被认为具有功能冗余性，因此小鼠模型被广泛用于研究其生物学。与 LRP5$^{-/-}$ 小鼠不同，DVL 基因敲除小鼠没有表现出明显的骨骼缺陷。相反，DVL1 和 DVL3 的过度表达与先天性巨结肠有关。

骨硬化蛋白和迪克科普夫相关蛋白 1（DKK1）分别由 SOST 和 DKK1 基因编码，是与 LRP 受体相互作用的内源性 Wnt 信号拮抗剂（Bovolenta et al，2014）。SOST 的变体导致硬化性骨病和范布赫姆病。有趣的是，SOST 变异的杂合携带者骨密度增加，表明一个受影响的等位基因足以诱导骨骼表型，并且这种影响是主要的。DKK1 主要由成骨细胞和骨髓间充质干细胞（BMSC）表达，并抵消 Wnt 介导的 BMSC 成骨分化。Dkk1$^{-/-}$ 小鼠出生后不久死亡，并表现出发育性头部缺陷和肢体形态异常。在高骨量疾病中，SOST 蛋白与 LRP5 的第一个螺旋桨结构域结合，LRP5 的高骨量变体已被证明可以阻止 SOST 与 LRP5 结合。

六、LRP5 与骨质疏松症

骨质疏松症是一种复杂的多因素疾病，其特征是骨密度降低、骨组织微结构退化和骨折风险增加。长期以来，遗传因素被认为在骨质疏松症及其相关表型（如骨密度和骨折风险）中起着重要作用，遗传性研究表明，高达 80% 的骨密度变异是由基因决定的。一些证据表明 LRP5 基因是普通人群中骨质疏松症的易感基因，该基因参与骨密度异常的单基因疾病。此外，在特异性靶向 LRP5 基因的转基因和基因敲除小鼠模型中观察到异常的骨表型，表明 LRP5 在骨生长中起作用，骨密度数量性状位点存在于染色体 11q 12–13 携带 LRP5 的区域。然而，这种联系可能需要进一步研究证实。最近的遗传学发现证实了 LRP5 在某种程度上是骨质疏松症的病因。

（一）原发性或特发性骨质疏松症中的 LRP5

在大多数情况下，骨质疏松症与多种危险因素有关，如年龄、更年期、慢性疾病和药物治疗。相反，原发性或特发性骨质疏松症（其中不存在这些因素）不太常见。原发性骨质疏松症的机制在很大程度上是未知的，涉及的基因仍有待确定。有学者认为遗传缺陷是这种情况的主要原因，因为与对照组相比，患者的一级亲属中低骨量的患病率明显更高。

有两项遗传学研究报道了 LRP5 突变在原发性骨质疏松症中的作用。Hartikka 等人对 20 名患有原发性骨质疏松症的儿童进行了 LRP5 突变筛查，发现了三种杂合变异体：A29T 和 R1036Q 分别位于第一和第四 β-螺旋桨结构域，C913fs 位于第三结构域的表皮生长因子样重复序列。三名受影响的儿童至少有一次外周骨折史，其中两人患有严重的压缩性骨折。两人腰椎骨密度 Z 值较低。未观察到眼部表现。一项类似的队列研究纳入 66 名 20 ～ 65 岁的特发性骨质疏松症男性患者，这些患者的腰椎或股骨近端 BMD Z 值为 −2.0 或更低，并在三名特发性骨质疏松症男性患者中发现了异源性 S356L（β-propeller 2）、S455L（β-propeller 2）和 A1537T（细胞质尾）错义变异。有趣的是，S356L 和 C913fs 先前在复合杂合 OPPG 患者中有报道，正是这些变体导致功能丧失。这再次证实了一个发现，即 OPPG 突变的杂合个体可以表现为骨量减少和 / 或骨折风险增加，而不涉及任何眼部疾病。然而，由于 LRP5 突变在队列中的发生频率低，LRP5 突变不能被认为是特发性骨质疏松症的重要原因。

（二）一般人群中的 LRP5、骨密度和骨折风险

LRP5 在骨代谢中起重要作用的发现引起了人们对 LRP5 作为易感基因在调节普通人群骨密度和 / 或骨折风险中的作用的极大兴趣。最近几篇关于 LRP5 基因单核苷酸多态性（SNP）与不同骨表型之间关联的研究表明 LRP5 基因的远侧单倍型区块（包括外显子 8-21）对骨量的变化特别重要。最令人感兴趣的是两个非同义单核苷酸多态性，V667M（外显子 9；β-propeller 3）和 A1330V［外显子 18；低密度脂蛋白（LDL）-重复］。在高加索人群中，发现 V667M 多态性与腰椎参数（BMD、骨矿物质含量和骨面积）和成人身高显著相关，并与特发性男性骨质疏松症略有关联。然而，在绝经前妇女中没有观察到其与腰椎和股骨颈（FN）BMD 的相关性。到目前为止，还没有在其他种族群体中对 V667M 进行研究的报道。这可能是由于这些人群中该 SNP 的次要等位基因频率较低，如韩国年轻男性队列。对于 A1330V 多态性，在英国血统骨质疏松队列中发现与髋部骨密度和腰椎骨密度有统计学显著关联，在特发性骨质疏松症的绝经前白人女性和高加索男性中发现与腰椎和股骨颈骨密度呈正相关，在鹿特丹研究的参与者中发现与腰椎骨密度、腰椎骨面积和股骨颈宽度呈正相关。在绝经后的日本女性中，A1330V 仅与左侧桡骨的 BMD 略有关联。然而，许多研究无法证实 A1330V 与骨参数之间存在关联。

位于 LRP5 近端部分 Q89R 的多态性（外显子 2；β-propeller 1）仅在亚洲人群中进行了研究，可能是因为它在其他种族群体中的频率较低。尽管 Q89R 与韩国年轻男性的股骨颈 BMD 相关性较弱，但在中国南方绝经前女性和绝经后女性中，Q89R 与股骨颈 BMD 的相关性较强。在韩国和中国队列中，观察到 Q89R 和 A1330V 之间存在强连锁不平衡。

单体型分析也显示了 LRP5 基因座的显著相关性。有趣的是，在高加索和日本队列中，除了一项包含 A1330V 的研究外，所有包含 1330 缬氨酸等位基因的单倍型都与较低的骨密度相关。Q89R、M667V 和 A1330V 涉及氨基酸替换，可能在功能上很重要。到目前为止，还没有研究报道 LRP5 多态性相关功能的重要性。从与 LRP5 的关联研究中可以得出许多结论。第一，LRP5 基因的遗传变异不仅与 BMD 有关，还与较高年龄的骨折风险有关，一个大型澳大利亚老年女性和老年男性队列中发现了这种相关性。第二，数据表明 LRP5 基因变异导致年轻个体的骨密度变化，因此最有可能影响峰值骨量的获得，但也影响老年人的骨密度变化，老年人的骨密度变化主要是由于峰值骨量和年龄相关的骨丢失的综合遗传效应。第三，多态性对骨表型的影响，包括腰椎和股骨颈骨密度、腰椎矿物质含量、骨面积、身高和骨折风险，在男性中始终比女性更强。

尽管无法给出明确的解释，但在青春期，特异性激素（如雄激素和雌激素）存在差异，这可能直接或间接影响 LRP5 对骨表型的作用。或者，不同性别机械负荷的差异可能导致了骨表型差异。最近，我们可以证明 V667M 和 A1330V 与来自欧登塞雄激素研究的年轻丹麦男性体力活动亚组中的 LS 峰值骨量特别相关，这表明 LRP5 作为负荷诱导骨形成的介质发挥作用。

七、LRP5 的功能以及相关突变

LRP5 属于细胞表面受体的低密度脂蛋白受体（LDLR）家族。LRP5 基因跨度约 136 kb 包含 23 个外显子，编码含 1615 个氨基酸的蛋白质，具有一个大的胞外结构域、一个单跨膜结构域和一个胞质尾。胞外部分由一个信号肽和一系列四个 β-螺旋桨基序组成，通常包含六个 YWTD 基序，形成六叶 β-螺旋桨样结构。这些基序后面都有一个 EGF 样重复结构域。此外，三个 LDLR 结构域位于 23 个氨基酸的跨膜区段的侧翼。

LRP5 在典型的 Wnt 信号转导中起重要作用，因为它与 Wnt 蛋白的七次跨膜卷曲一起作为共受体，通过 β-连环蛋白调节细胞内信号转导。该途径的激活导致胞质 β-连环蛋白积累。因此，β-连环蛋白移位至细胞核，在细胞核中与 T 细胞转录因子 / 淋巴增强子结合因子转录因子结合，进而调节靶基因转录。典型的 Wnt 信号转导级联调节对细胞发育、形态和生理活动很重要。此外，该途径的失调与肿瘤发生有关。体外和体内模型证实，典型 Wnt 信号在成骨细胞分化和 / 或功能以及骨合成代谢中具有作用。

LRP5 突变的类型和位置与观察到的骨表型相关联，大多数骨质疏松患者中所见的 LRP5 变异体编码截短的蛋白质，这些蛋白质可能无法在体内合成，会导致 BMD 降低，这是由规范的 Wnt 信号转导减少所致（Choi et al, 2023）。更有功能意义的是 OPPG 错义突变，因为它们损害了 LRP5 的功能。Ai 等人研究了这种类型突变的分子机制，并表明一些突变体从体外运输到细胞膜的效率较低。最可能的解释是与中胚层发育（MESD）结合的伴侣蛋白的损害所致，伴侣蛋白在 LRP5 膜运输起重要作用。大多数 OPPG 错义变体聚集在第二个 β-螺旋桨结构域，该区域被认为在 MESD 结合中起作用，所有与骨密度增加相关的激活突变都聚集在第一个 β-螺旋桨结构域。Ai 等进一步阐明了其他 LRP5 突变蛋白以足够的量到达细胞表面。在这些情况下信号受损可能是由于配体（Wnt）结合减少，因为第二个 β-螺旋桨结构域也已被证明参与了这一过程。已经提出的这些突变的机制是 dick kopf（DKK）-1（典型 Wnt 信号调节剂的 DKK 家族成员）的细胞外抑制受损。然而，这与先前的数据不一致，这些数据表明 DKKs 和 LRP5 之间的结合发生在第三个 β-螺旋桨结构域，尽管在这一点上不能排除第一个 β-螺旋桨结构域的作用。或者，最近有证据表明骨细胞衍生的骨形成抑制剂骨硬化蛋白通过与 LRP5 的第一和 / 或第二个 β-螺旋桨结构域结合而对典型 Wnt 信号转导产生拮抗作用。骨硬化蛋白由 SOST 基因编码，在硬化性骨病和范布赫姆病这两种临床和影像学相关的硬化性骨发育不良中缺乏。骨硬化蛋白的拮抗作用最近得到了证实，即骨硬化蛋白和 LRP5 之间的结合受到 G171V 突变的损害，导致骨硬化蛋白的抑制作用缺失，从而增加了典型的 Wnt 信号转导。

八、与 LRP5 相关的当前和未来疗法

Wnt 诱发的细胞信号对骨和其他组织发育和体内平衡至关重要，由于遗传变异导致的该途径的失调（通过过度促进或抑制）会导致骨和其他器官 / 组织病变。因此，增强或抑制沿 Wnt 途径的细胞信号转导的药物具有治疗益处。目前，对 LRP5 变异体诱导的病理的大部分管理都集中

在对症治疗和预防进一步的后遗症上。例如，对于 FEVR，治疗可以包括减少脆性骨折发生率的预防措施和阻止眼部损伤发展的激光视网膜固定术。然而，目前有一些通过检查 LRP5 及其相关途径的治疗药物正在开发中。其中许多研究旨在通过模拟功能获得性 LRP5 变异患者的典型 Wnt 信号增加来治疗骨质疏松症。单克隆抗体 romosozumab 已被用于预防骨质疏松症患者的脊椎压缩性骨折，并通过阻断 LRP5 抑制剂骨硬化蛋白的活性发挥作用，导致 LRP5 介导的典型 Wnt 信号转导增强。目前正在开发的其他策略包括创建嵌合抗体，该抗体可以模拟内源性 Wnt 配体的活性并与 LRP5 和 Frizzled 受体结合，从而增强规范的 Wnt 途径并增加骨量。

九、结论

关于 LRP5 的大量数据表明，导致 LRP5 功能增强的功能获得和其他变异与骨量表型增加有关，而导致 LRP5 受体功能减弱的功能丧失和其他变异与低骨量表型相关。在构成人类生理学的复杂微环境中，这样的直接相关性对于生物学和病理生理学的贡献巨大。尽管 LRP5 对骨骼产生影响的确切机制仍有争议，但对其功能的研究（包括对经典 Wnt 途径的研究）已经为受骨量变化相关疾病（如骨质疏松症）影响的患者提供了有益的治疗工具。对 LRP5 和相关受体（如 LRP6 和 Frizzled）及其在调节 Wnt/β-连环蛋白信号转导和骨稳态中的相关作用的更多了解可能会带来更多突破。然而，还需要更多的数据。体内和体外研究，以及收集和报告受这些蛋白质功能异常影响的患者，都代表着可以进行进一步工作。这些研究有可能使那些受 LRP5 变异引起的罕见遗传疾病影响的人以及许多其他患有骨质疏松症等更常见疾病的人受益。

近年来积累的大量证据表明，个体中 LRP5 基因的遗传图谱对 BMD 有显著影响。BMD Z 值主要受致病突变的影响，或者较温和地受 LRP5 基因多态性的影响。纯合子或杂合子阶段的功能丧失突变被发现，但 LRP5 多态性也可导致骨质疏松表型。相反，激活 LRP5 第一个 β-螺旋桨结构域的错义突变会导致骨密度增加。这些突变在最初诊断为不同骨状况的病例中发现，包括高骨量表型、沃斯病、常染色体显性 I 型骨软骨病、常染色体显性骨硬化症等。然而，对所有这些疾病的临床和放射学数据的详细审查表明，没有强有力的迹象来区分它们。现在有分子证据支持，建议将这些情况统一为颅管状骨肥厚，因为主要累及颅骨和长管状骨。有趣的是，曾有一例关于范布赫姆病患者的 LRP5 突变的报道。这并不意外，因为范布赫姆病和硬化性骨病的相关表型之间的鉴别诊断通常很困难，一方面，这两种疾病都是常染色体病，另一方面，与 LRP5 突变伴骨密度增加有关的疾病，所有这些疾病都符合颅管状骨肥厚。然而，在分子水平上存在明显的差异，因为前两者是由于编码骨硬化蛋白的 SOST 基因的功能缺失突变所致。最近的功能数据强烈表明，LRP5 错义突变体可能对 Wnt 信号转导的抑制作用降低，在范布赫姆病/中更严重的表型更高的骨密度，说明了硬化性骨质疏松症是由于完全缺乏作为 Wnt 信号转导的关键抑制剂的硬化素。

总之，在常染色体显性遗传模式或常染色体隐性遗传的 SOST 功能缺失突变的情况下，具有类似于颅管状骨肥厚症的临床和影像学表现的病例在分子水平上是由 LRP5 的错义突变所致。

最后，LRP5 的天然变异体在决定骨密度和骨折风险中的作用已经在不同人群中得到证实，肯定了 LRP5 在某种程度上被认为是普通人群中骨质疏松症和随后骨折风险的易感基因的结论。然而，对大型队列的分析和已开展研究的荟萃分析与功能研究相结合，以确定真正的功能变异可能会提供进一步的支持。

（阚波）

第六节　激活蛋白-1

一、激活蛋白-1的背景、来源、发现、结构、功能

激活蛋白-1（activator protein-1，AP-1）是一种在细胞内起关键作用的转录因子，它由多个亚家族组成，包括 Jun、Fos、Maf 和 ATF 亚家族。这些家族成员共享一个保守的 bZIP 结构域，该结构域介导 DNA 结合，并形成二聚体复合物，从而调控靶基因的表达。AP-1 在细胞增殖、分化和凋亡等关键过程中发挥作用，并在多种组织中起着关键作用。

Jun 家族包括 c-Jun、JunB 和 JunD 三个成员，它们具有共同的 bZIP 结构域和负责转录活性和二聚化的转录激活（transactivation）结构域。c-Jun 在黑色素瘤发生中起着主要驱动作用，并通过 p53 途径介导紫外线照射引起的细胞凋亡。Fos 家族包括 c-Fos、FosB、Fra-1 和 Fra-2 四个成员，它们共享同一个 bZIP 域，并可以与 Jun 家族形成异源二聚体来激活其功能。

AP-1 的激活通常由细胞外信号调节激酶（ERK）和 c-Jun N 末端激酶（JNK）等丝裂原活化蛋白激酶（MAPK）途径介导。这些激酶可以磷酸化 Fos 和 Jun 家族成员，促进它们形成活性二聚体，并转移到细胞核中与 DNA 结合。AP-1 在多种细胞类型和组织中都有表达，它们在细胞信号转导和基因表达调控中起着至关重要的作用。AP-1 的异常激活与多种疾病的发生发展有关，包括癌症、炎症性疾病和神经退行性疾病等（Song et al，2023）。

AP-1 的活性可以由多种内在和外在刺激以及环境损伤所诱导。这些刺激包括细胞因子（如肿瘤坏死因子-α、白介素-1、白介素-6 等）、生长因子（如表皮生长因子、成纤维细胞生长因子等）、激素（如雌激素、雄激素等）、氧化应激、紫外线照射、病毒和细菌感染等。一旦被激活，AP-1 可以与 DNA 上的 TPA 反应元件或 cAMP 反应元件结合，从而调控染色质结构和基因转录的过程。这样的调控可以诱导基因组中的特定基因表达。AP-1 可以通过激活或抑制靶基因的转录来影响细胞增殖、分化和凋亡等生物过程。然而，AP-1 活性的失调与多种疾病的发生相关。例如，过度激活的 AP-1 与肿瘤的发生和发展密切相关。它可以促进异常细胞增殖、抑制细胞凋亡，并参与肿瘤血管生成过程。此外，AP-1 活性失调还与哮喘和自身免疫性疾病等疾病的发生有关。在哮喘中，AP-1 的过度活化可能导致炎症细胞的增殖和气道炎症的加剧。在自身免疫性疾病中，AP-1 活性的异常调节可能参与免疫细胞的功能紊乱和自身攻击。

AP-1 以二聚体形式结合 TPA 反应元件和相关的 DNA 元件如 cAMP 反应元件，从而调节一系列生理过程，并在肿瘤的发生、发展中发挥重要作用。AP-1 作为核因子-κB 受体活化因子配体/核因子-κB 受体活化因子信号通路的重要转录因子，主要通过核因子-κB 和 Jun N 末端激酶、细胞外信号调节激酶和 p38 信号通路调节破骨细胞形成，参与骨代谢过程，其与骨质疏松、骨肿瘤等代谢性骨病的发生发展相关。

除了与肿瘤的发生和发展密切相关外，AP-1 还参与调控肿瘤发生的各个方面。它在肿瘤细胞中起着重要作用，控制着细胞的增殖、侵袭、上皮间质转化（EMT）、转移和治疗耐药性等。在肿瘤细胞中，AP-1 的活性被过度激活，导致恶性细胞的异常增殖。它可以通过调控细胞周期相关基因的表达，促进细胞进入增殖阶段并抑制细胞凋亡。此外，AP-1 还参与调控细胞的侵袭和转移能力，它能够诱导肿瘤细胞的上皮间质转化（EMT），使其从黏附型细胞转变为浸润型细胞，增加其侵袭和转移的能力。同时，AP-1 还与肿瘤的治疗耐药性密切相关。在抗肿瘤治

疗过程中，肿瘤细胞可能产生 AP-1 活性增强的变异，从而导致肿瘤细胞对化疗药物的耐药性。AP-1 可以通过调控多种耐药相关基因的表达，增强肿瘤细胞对治疗药物的抵抗能力。因此，靶向 AP-1 成为了一种潜在的抗肿瘤治疗策略。通过针对 AP-1 复合物中的单个亚基进行干预，可以实现对其致癌功能的更加特异性和有效的抑制。这种策略可能会破坏 AP-1 复合物的形成或干扰其与靶基因的相互作用，从而抑制肿瘤细胞的增殖、侵袭、EMT、转移和治疗耐药性等（Bhosale et al, 2022）。由于 AP-1 在正常细胞中也起着重要的调控作用，针对 AP-1 的治疗策略可能会对正常细胞造成副作用。因此，进一步的研究还需要深入探索如何在治疗中实现对 AP-1 的精确调控，以最大限度地抑制其在肿瘤发生中的致癌作用，同时使对正常细胞的影响最小化。

二、激活蛋白-1 与骨组织、骨细胞及骨代谢的关系

骨骼是一个动态器官，具有多种功能，包括调节钙水平、为软组织提供机械支持、容纳中枢神经系统、支持造血等。这些功能是通过持续的组织更新来完成的，称为骨重塑，它发生在骨骼中数百万个微观部位。骨破坏或"吸收"是由造血衍生的破骨细胞进行的。间充质衍生的软骨细胞和成骨细胞能够通过产生细胞外基质来重建被吸收的骨骼，细胞外基质最终产生已知的矿化骨骼元素和关节及肌腱。破骨细胞的骨吸收和软骨细胞/成骨细胞的骨形成之间的协调平衡，被称为骨稳态，对维持骨功能的完整性至关重要。众所周知，破骨细胞和成骨细胞的功能失衡会对机体造成严重后果，不仅会导致骨质疏松等严重的骨骼病变，还会导致涉及免疫系统的骨骼疾病，如类风湿性关节炎（RA）和牙周病。

骨重塑是骨骼不断吸收和新合成的过程，决定了成年期骨骼的结构和质量。骨重塑的不平衡会导致骨骼结构和功能的严重扰动，从而导致骨质疏松症、骨硬化和骨石化症等病症。骨质疏松症是一种骨病，骨密度降低，骨微结构被破坏，骨中非胶原蛋白的数量改变，尽管骨量增加，但由于破骨细胞功能下降，骨骼变得更脆，骨折风险增加。相反，骨硬化症是一种以异常硬化为特征的骨骼疾病，由于骨形成的增加骨骼骨量逐渐增加。与骨质疏松症不同，这种疾病导致骨量增加的主要缺陷是由成骨细胞功能改变引起的。一些可溶性分子和转录因子，包括 Ihh、FGF18、Runx2 和 osterix（Osx），调节成骨细胞的分化。

调节骨发育的因子种类非常多，涵盖了从激素到生长因子及其受体，从黏附分子和结构成分到细胞质中的信号分子和细胞核中的转录因子的整个谱系。

（一）AP-1 与骨细胞的关系

在骨组织中，AP-1 是一种关键的转录因子，它通过调节成骨细胞和破骨细胞的功能，对骨代谢平衡产生重要影响。成骨细胞负责骨形成，而破骨细胞则负责骨吸收。这两种细胞的活动必须保持平衡，以维持正常的骨密度和结构。

AP-1 在成骨细胞中的作用主要体现在促进骨形成方面。AP-1 能调节成骨细胞中特定基因的表达，如骨钙素（osteocalcin）和骨桥蛋白（osteopontin）等，这些基因的产物对于骨基质的形成和矿化至关重要。AP-1 的激活可以促进成骨细胞的增殖和分化，从而增加骨形成速率。

另一方面，AP-1 在破骨细胞中的作用则主要体现在促进骨吸收方面。破骨细胞是骨吸收的主要执行者，它们通过分泌酸性物质和酶类，如组织蛋白酶 K（cathepsin K），来分解骨基质。AP-1 通过调节这些酶的表达，以及细胞因子和生长因子的分泌，如肿瘤坏死因子 α（TNF-α）和白细胞介素 1β（IL-1β），来增强破骨细胞的活性和功能。

AP-1 的活性变化可以影响骨代谢平衡。当 AP-1 在成骨细胞中的活性增强时，骨形成速率增加，可能导致骨密度增加。相反，当 AP-1 在破骨细胞中的活性增强时，骨吸收速率增加，可能导致骨密度降低。在骨质疏松症中，AP-1 的活性变化可能与骨代谢失衡有关，这可能是由 AP-1 在成骨细胞和破骨细胞中的活性不平衡导致的。

在骨质疏松症中，AP-1 的活性变化可能与骨细胞分化和功能的异常有关。例如，AP-1 在成骨细胞中的活性降低可能导致骨形成不足，而 AP-1 在破骨细胞中的活性增强可能导致骨吸收过度。这些变化可能导致骨密度降低和骨结构破坏，增加骨折的风险。

（二）AP-1 与骨代谢的关系

AP-1 在骨吸收和骨形成中的作用是相互拮抗的。在成骨细胞中，AP-1 通过调节骨钙素、骨桥蛋白等基因的表达，促进骨形成。而在破骨细胞中，AP-1 通过调节细胞因子和酶的表达，促进骨吸收。AP-1 的平衡对于维持骨代谢平衡至关重要。如果 AP-1 在成骨细胞中的活性过强，可能导致骨形成过度，而如果 AP-1 在破骨细胞中的活性过强，可能导致骨吸收过度。这两种情况都可能导致骨代谢失衡，进而引发骨质疏松症。

AP-1 的异常激活或抑制对于骨代谢的平衡起着至关重要的作用（Sharma et al，2021）。在成骨细胞中，AP-1 的活性下降可能导致骨形成不足。成骨细胞是负责合成和沉积骨基质的细胞，在骨发育和修复中起着关键作用。AP-1 可以调控多种与骨形成相关的基因的表达，例如胶原蛋白和骨基质蛋白等。当 AP-1 的活性降低时，这些基因的表达可能受到抑制，导致成骨细胞功能不完整，从而减少骨基质的沉积、降低骨形成的能力。另一方面，在破骨细胞中，AP-1 的活性增强可能导致骨吸收过度。破骨细胞是负责吸收和降解骨基质的细胞，在骨代谢中起着重要作用。AP-1 可以通过调控破骨细胞特异性基因的表达调控破骨细胞的分化和功能。当 AP-1 的活性过高时，破骨细胞的功能可能被过度激活，导致骨吸收增加，从而破坏骨组织的结构和完整性。这些变化可能导致骨密度降低和骨结构破坏，增加骨折的风险。例如，当骨形成不足时，骨组织的新陈代谢减慢，发生骨质疏松症的风险增加。而当骨吸收过度时，骨组织的破坏超过了新骨形成的速度，同样会导致骨质疏松症的发展。

在骨质疏松症中，AP-1 的活性变化可能与疾病的发生和发展有关（Jing et al，2022）。AP-1 在成骨细胞中的活性降低可能导致骨形成不足，而 AP-1 在破骨细胞中的活性增强可能导致骨吸收过度。这些变化可能导致骨密度降低和骨结构破坏，增加骨折的风险。因此，了解 AP-1 在骨代谢中的作用，以及如何通过调节 AP-1 的活性来治疗骨质疏松症，是未来研究的重要方向。

总之，AP-1 在骨组织中的作用是双刃剑，它既可以促进骨形成，也可以促进骨吸收。了解 AP-1 在骨代谢中的具体机制，以及如何通过调节 AP-1 的活性来治疗骨质疏松症，是未来研究的重要方向。通过深入研究 AP-1 在骨代谢中的作用，科学家们可以开发出新的治疗方法，以帮助维持或恢复骨代谢平衡，从而预防和治疗骨质疏松症。例如，可以通过药物或基因治疗来调节 AP-1 的活性，以促进骨形成或抑制骨吸收，从而维持骨代谢平衡。此外，还可以通过细胞治疗来补充或替换受损的成骨细胞或破骨细胞，以恢复骨代谢平衡。

三、激活蛋白-1 相关信号通路在骨质疏松中的作用

骨骼经历破骨细胞骨吸收和成骨细胞骨形成的循环，即骨重塑过程。破骨细胞是一种大的多核细胞，用酸和催化酶降解骨基质。破骨细胞来源于单核细胞 / 巨噬细胞谱系细胞，通过刺激

破骨细胞生成必需的细胞因子 RANKL（Ono et al，2020）。RANKL 与其相应的受体 RANK 结合，从而激活随后的破骨细胞生成信号。当破骨前体细胞表面的 RANK 与成骨细胞释放的 RANKL 结合后，在肿瘤坏死因子受体相关因子（tumor necrosis factor receptor associated factor，TRAF）的参与下，刺激 NF-κB 和 3 种丝裂原活化蛋白激酶（mitogen-activated protein kinase，MAPK）Jun N 末端激酶（Jun N-terminal kina JNK）、ERK、p38 激酶通路启动下游级联信号转导（Park et al，2017）。MAPK 属于丝氨酸-苏氨酸蛋白激酶家族，可通过高度保守的三级激酶模式依次激活，即 MAPK 被 MAPK 激酶（mitogen activated protein kinase kinase，MAPKK）磷酸化后激活，MAPKK 被 MAPKK 激酶（mitogen-activated protein kinase kinase kinase，MAPKKK）磷酸化而激活。而 MAPKKK 通过与小 GTPase 和（或）其他蛋白酶相互作用而被激活，从而将 MAPK 和细胞表面的受体以及细胞外的信号联系在一起。

（一）NF-κB 信号通路

活化 T 细胞核因子 c1（nuclear factor of activated T-cell c1，NFATc1）是活化 T 细胞核因子的成员，是体内调节破骨细胞生成的重要调节因子（Liu et al，2019）。RANKL 与 RANK 结合后，TRAF6 结合到 RANKL 的细胞质区，NF-κB 抑制物激酶（inhibitor of NF-κB kinases，IKK）被激活，启动信号通路，激活 NF-κB，活化的 NF-κB 转移到细胞核内，NF-κB 的 p50 和 p65 亚基诱导 c-fos、NFATc1 表达增加，c-Fos 与 NFATc1 相互作用，引起破骨细胞基因的转录与表达，诱导破骨细胞生成。基因芯片的全基因组分析也证实，RANKL 在体外破骨细胞生成中可诱导 NF-κB 活化，启动信号通路。NF-κB 的激活由两种特征明确的信号通路类型介导，即典型和非典型途径。这些通路主要由促炎信号或参与发育的因子激活。尽管它们在信号转导机制和生物学功能上有所不同，但它们也参与了复杂的串扰，调节 NF-κB 在特定环境中的不同功能。经典通路涉及由 p65、c-Rel 和 p50 亚基组成的 NF-κB 二聚体，需要 IKK 复合物（IKKα/β/γ）。由于 IκB 依赖性负反馈机制，该途径是快速作用且可逆的。相比之下，非经典通路主要通过 IKKα 激活 p52 和 RelB。与经典通路相比，非经典通路中的 NF-κB 活化更慢且持续时间更长（Choi et al，2019）。研究发现，缺乏 NF-κB 亚基的小鼠由于成熟破骨细胞的缺乏而表现出严重的骨质疏松，体现了 NF-κB 信号通路在破骨细胞形成中的作用。

（二）JNK 信号通路

P38/MAPK 和 JNK/MAPK 与各种肿瘤的恶性进展相关。已经确认它们参与介导细胞的凋亡。整合素受体依赖性信号通路可能激活 P38/MAPK 和 JNK/MAPK，从而促进 Bcl-2 的磷酸化，诱导肿瘤细胞凋亡。此外，先前的研究结果表明，NOV 诱导的细胞通过多种癌症的细胞凋亡或生长抑制激活 MAPK 信号转导通路。JNK 由 JNK1、JNK2 和 JNK3 3 个基因编码，是 MAPK 的一个组成部分（Liu et al，2019）。其中，JNK1 和 JNK2 在多种组织中广泛表达，而 JNK3 主要在脑、睾丸和心脏组织中表达。在 RANKL/RANK-TRAF6-JNK 信号通路中，活化的 JNK 通过磷酸化 Fos、Jun 来增强 AP-1 的转录活性，促进破骨细胞形成。破骨细胞来自骨髓的骨吸收细胞，由两种细胞因子控制：巨噬细胞集落刺激因子（M-CSF）和 RANKL。RANKL 通过与其受体 RANK 结合而起作用，RANK 属于 TNF 受体超家族。在体外，RANKL 可以被 TNF-α 取代，以诱导破骨细胞分化。RANKL 和 TNF-α 是 JNK 通路的有效激活剂。多份报告将 RANKL 介导的破骨细胞分化与 JNK 诱导的 c-Jun 磷酸化相关联，并且已经确定了破骨细胞分化的减少与 RANKL 诱导的 JNK 激活的减少之间的相关性。另有研究发现，通过使用 SP600125（JNK 抑制剂）阻断 JNK 和 c-Jun 通路，可抑制 RANKL 诱导的破骨细胞分化，表明 c-Jun 激活对 RANKL 诱导破骨细胞分化十分必要。以上这些研究数据表明，JNK1 和 c-Jun 的激活在 RANKL 诱导破骨细胞形成中必不可少。

（三）ERK 信号通路

细胞外信号调节激酶（extracellular regulated protein kinases，ERK）是 MAPK 信号通路的另一重要成员，ERK 主要以 ERK1 和 ERK2 形式存在。ERK1/2 在细胞质中被激活（即磷酸化），易位到细胞核，可激活转录因子 c-Jun 和 Fos，进而调控 AP-1 的表达，促进破骨细胞分化。AP-1 活性由丝裂原活化蛋白激酶（MAPK）控制，丝裂原活化蛋白激酶是真核生物中保守的酶家族，可调节细胞活性以响应多种环境信号（例如癌基因、细胞因子、生长因子）。这些信号通过不同靶蛋白的丝氨酸 / 苏氨酸残基上的级联磷酸化事件导致 MAPK 通路的激活，在细胞外信号调节激酶（ERK）、c-JunN 末端激酶（JNK）和 p38 激酶的激活中达到峰值。通过对上游信号转导节点 MAPKKK（MAPK 激酶激酶）和 MAPKK（MAPK 激酶）的特异性药理学抑制，可以使该途径失活。ERK（ERK1/2）通过磷酸化 Elk-1 激活属于三元复合因子（TCF）家族的转录因子。Elk-1 结合 c-Fos 的启动子并快速诱导其表达，有助于形成 Fos：Jun 之间具有转录活性的二聚体，这些二聚体表现出高反式激活潜力，可调节多种 AP-1 靶基因。ERK 还可以通过激活 Ets-1 来激活 JunB 转录，Ets-1 是一种 ETS 结构域转录因子，通过直接结合相应的基因启动子来增强 Fos 和 Jun 家族成员（例如 JunB）的表达。JNK 磷酸化反式激活结构域（ser63，ser73）的 c-Jun 和其 N 末端激活结构域（Thr63，Thr71）内的 ATF-2，从而增强这些 AP-1 成员的反式激活能力。ATF-2 还被发现是 p38 激酶（MAPK 的第三个成员）的底物，通过 Thr69 和 Thr71 的磷酸化，这对其激活具有重要意义。在 T 细胞活化过程中，通过 PI3K 和 PLC 的 TCR/CD28 信号转导产生 Ca^{2+}，通过 IP3 激活 JNK，导致 AP-1 活性增加。胰岛素也可以通过 ERK1/2 激活诱导 RANKL-RANK 的表达，促进骨髓巨噬细胞向破骨细胞的分化。此外，人类分化的破骨细胞通过辅助性 T 细胞 2（T-helper type 2 cell，Th2）受到前列腺素 D2 的攻击时发生凋亡，这也涉及 ERK1/2 信号通路，但并不能抑制 IKK/NF-κB 信号通路。因此，设计用来抑制 ERK1/2 激活的药物将被开发用于治疗那些通过 ERK1/2 激活导致基因表达失调的疾病。

（四）p38MAPK 信号通路

p38MAPK（丝裂原活化蛋白激酶）信号通路在多种生物学过程中扮演重要角色，包括细胞分化、炎症反应、细胞应激反应以及细胞死亡等。在骨质疏松症的发病机制中，p38MAPK 信号通路尤为重要，它涉及调控破骨细胞和成骨细胞的活性，这两种细胞类型的平衡对于维持骨骼健康至关重要。p38MAPK 是一类丝裂原活化蛋白激酶（MAPK），在细胞的应激反应（如对细胞因子、紫外线辐射和热休克）中起着中心作用。在骨组织中，p38MAPK 信号通路特别影响破骨细胞和成骨细胞的功能。p38MAPK 通过影响 NFATc1 和其他破骨标记物的表达，调控破骨细胞的形成和活化。NFATc1 是破骨细胞分化的关键转录因子，其活性受到 p38MAPK 路径的直接影响。p38MAPK 信号通路也影响成骨细胞的分化与活性，尽管其作用相对于破骨细胞来说研究较少。

通常，p38MAPK 被认为是成骨细胞分化过程中的负调控因子，通过抑制 Runx2（骨形态发生蛋白相关转录因子 2）的活性来延缓成骨细胞的成熟。在骨质疏松症的发病机制中，p38MAPK 信号通路的激活通常与疾病进展相关。破骨细胞过度活化：p38MAPK 通过促进

NFATc1 的活化，增强破骨细胞的形成和骨吸收活性，从而导致骨质流失，这是骨质疏松症的主要病理过程。成骨细胞功能受抑制：通过抑制成骨细胞关键转录因子如 Runx2、p38MAPK 减缓成骨细胞的分化和功能，进一步导致骨质疏松症的病情恶化。p38MAPK 由 p38MAPKα、p38MAPKβ、p38MAPKγ 和 p38MAPKδ 4 个家族成员组成，在调控细胞增殖、分化、组织发育及稳态中发挥重要作用。RANKL 与 RANK 结合后，在 TRAF6 的参与下，激活 p38MAPK 信号通路，激活后的 p38MAPK 通过磷酸化下游的信号分子肌细胞增强因子 2C（myocyte enhancer factor 2C，MEF2C）及 ATF-2，使 AP-1 复合物的表达增加，进而促进破骨前体细胞功能活化，分化生成破骨细胞。此外，p38MAPK 对成骨细胞也有重要的调节作用，有研究报道，在经典的 Wnt3a 刺激下，p38MAPK 可提高 β-catenin 转录活性，与经典的 Wnt/β-catenin 通路协同调控成骨细胞。Wnt1、Wnt2、Wnt3、Wnt3a 和 Wnt8 是经典 Wnt 信号通路的主要细胞外蛋白。Wnt3a 可通过抑制 NF-κB 诱导的 NFATc1 表达来抑制破骨细胞的形成。而在非经典 Wnt 信号通路中，Wnt4 可通过参与转化生长因子-β 活化激酶 1（transforming growth factor beta activated kinase 1，TAK1）和 NF-κB 的激活，引起破骨细胞基因的表达，进而增加骨吸收。骨形态发生蛋白（bone morphogenetic protein，BMP）可激活成骨细胞中的 p38MAPK，进而磷酸化 Smad1，使其易位入核，协同 Smad 信号通路，调控骨髓间充质干细胞向成骨细胞分化。因此，p38MAPK 是调节骨代谢的重要信号通路，该通路中任何基因发生突变都有可能出现骨质疏松、骨肿瘤等代谢性骨疾病，研究调节成骨细胞及破骨细胞活性的药物将成为未来治疗代谢性骨疾病的热点。

（五）Wnt/β-catenin 信号通路

Wnt3a 在早期骨髓巨噬细胞（BMM）破骨细胞分化培养中可减少破骨细胞的形成，而后期添加 Wnt3a 则不抑制破骨细胞的形成（Weivoda et al，2016）。早期 Wnt3a 治疗使破骨细胞祖细胞中的关键转录因子 NFATc1 失活。Wnt3a 导致核 β-连环蛋白的积累，证实了典型 Wnt 信号的激活。降低低密度脂蛋白受体相关蛋白（Lrp5）和（Lrp6）的表达可阻止 Wnt3a 诱导的 NFATc1 失活；然而，β-连环蛋白的缺失并不能阻断 Wnt3a 对 NFATc1 的失活，这表明这种作用是通过非规范途径介导的。Wnt3a 快速激活环腺苷单磷酸（cAMP）/ 蛋白激酶 A（PKA）通路，cAMP/PKA 信号的药理刺激抑制破骨细胞分化；通过抑制 PKA 和 A 型激酶锚定蛋白（AKAPs）之间的相互作用，Wnt3a 诱导的 NFATc1 磷酸化被阻断。这些数据表明，Wnt3a 通过破骨细胞前体的典型（β-连环蛋白）和非典型（cAMP/PKA）途径直接抑制破骨细胞分化。在体内，通过 RANK 启动子 Cre 重组，早期破骨细胞谱系中 LRP5 和 LRP6 的表达降低了小梁骨量，而通过组织蛋白酶 K（CTSK）启动子 Cre 重组，破坏晚期破骨细胞前体中 LRP5/6 的表达并没有改变骨骼表型。令人惊讶的是，早期破骨细胞谱系中 LRP5/6 的减少降低了破骨细胞数量和成骨细胞数量。先前发表的研究指出，β-连环蛋白信号是破骨细胞祖细胞增殖所必需的。数据表明，RANK 启动子介导的 LRP5/6 缺失可能同样抑制破骨细胞祖细胞的增殖。骨骼 Wnt 信号转导的大部分研究都集中在成骨细胞中典型 Wnt/β-连环蛋白信号转导的影响上，其中 Wnt 蛋白刺激向成骨细胞谱系的增殖和分化。成骨细胞中典型的 Wnt 信号转导也促进骨保护素（OPG）的表达，从而调节破骨细胞的分化。此外还有证据表明 Wnt 信号转导在调节破骨细胞的发生中具有直接作用。

（六）其他信号通路

RANK/RANKL 信号通路除了通过 NF-κB 及 JNK、ERK 和 p38 信号通路调节破骨细胞形成外，蛋白激酶 B 及钙调磷酸酶-活化 T 细胞核因子信号通路等也参与调节破骨细胞相关基因的表达，使骨吸收增强，引起骨质疏松。RANK/RANKL 信号通路在成骨细胞中也具有重要的作用。研究表明，破骨细胞释放表达 RANK 的细胞外囊泡，与成骨细胞上的 RANKL 相互作用可通过 RANK-RANKL 反向信号通路促进成骨细胞形成（Ikebuchi et al，2018），也可以通过上述 p38MAPK 介导的 BMP 信号通路、经典和非经典的 Wnt 信号通路调节成骨细胞的形成。因此，RANKL/RANK 信号通路是骨代谢性疾病的潜在治疗靶点。目前已研发出 RANKL 特异性人源性 IgG2 单克隆抗体德诺单抗（denosumab），用于治疗骨质疏松症、骨肉瘤，但该药物长期应用的安全性还有待于进一步的研究。

四、激活蛋白-1 在骨质疏松治疗中的潜在应用（重要性、局限性及面临挑战）及未来研究方向

（一）激活蛋白-1 在骨质疏松治疗中的应用

随着人口老龄化的加剧，骨质疏松症作为一种常见的骨骼疾病已成为全球性的健康问题。目前，骨质疏松症的治疗主要依赖于抗骨吸收药物和促骨形成药物，但这些药物存在一定的副作用和局限性。因此，寻找新的治疗靶点和药物成为骨质疏松症研究的热点。

PDGF-BB 是一种生长因子，全称为血小板衍生生长因子-BB（platelet-derived growth factor-BB），其与骨质疏松症密切相关。PDGF-BB 在体内具有多种生物学功能，主要参与细胞增殖、迁移和分化等过程。在骨组织中，PDGF-BB 可以促进骨细胞的增殖和分化，对于骨修复和再生具有重要作用。在骨质疏松症中，PDGF-BB 的表达和活性可能受到影响。PDGF-BB 可以促进成骨细胞的增殖和分化，增加骨形成，从而对骨质疏松症具有一定的治疗作用。

有研究表明，破骨细胞需要 AP-1 组分的激活才能分化，这可能成为抗骨质疏松的靶点。AP-1 被激活并介导破骨细胞特异性基因的表达。敲低 AP-1 因子中 c-Fos 或 c-Jun 均可减少损伤刺激的 PDGF-BB 分泌。此外 AP-1 能够直接激活 PDGF-BB 转录。由此可见，AP-1 除了促进破骨前细胞形成（结合 Id2 的融合抑制作用）外，还能直接促进 PDGF-BB 的表达，说明 AP-1 在破骨前细胞 PDGF-BB 产生过程中具有双重作用（Huang et al，2021b）。

AP-1 可以通过多种途径和通路去调节成骨细胞和破骨细胞的活性，影响骨代谢平衡。AP-1 的过度激活可以促进破骨细胞的分化，而抑制 AP-1 的活性则可以减少破骨细胞的形成，从而减轻骨质疏松症的症状。此外 AP-1 不仅参与调节破骨细胞的活性，还参与调节成骨细胞的活性，AP-1 的激活可以促进成骨细胞的分化，增加骨形成。因此，通过调控 AP-1 的活性，有望实现对骨代谢平衡的调节，达到治疗骨质疏松症的目的。此外，氧化应激同样是骨质疏松症发生发展的重要因素之一。AP-1 具有抗氧化作用，可以清除自由基，减轻氧化应激，对于预防骨质疏松症起重要作用。

综上所述，AP-1 在骨质疏松症的发生发展中扮演着重要角色，通过调控 AP-1 的活性，有望实现对骨代谢平衡的调节，促进骨形成，减轻炎症反应和氧化应激，从而达到治疗骨质疏松症的目的。目前，关于 AP-1 在骨质疏松症治疗中应用的研究还处于起步阶段，需要进一步的研究来探索 AP-1 在骨质疏松症治疗中的具体机制和应用前景。随着研究的深入，AP-1 有望成为骨质疏松症治疗的新靶点，为骨质疏松症的治疗提供新的思路和方法。

（二）激活蛋白-1 的局限性及未来面临的挑战

然而，AP-1 在骨质疏松症治疗中的应用也存在一定的局限性和挑战。首先，AP-1 的活性受到多种因素的影响，包括细胞类型、细胞状态、细胞所处环境等，因此调控 AP-1 的活性可能需要考虑多种因素。其次，AP-1 的过度激活或抑制都可能导致不良反应，因此需要寻找合适的调控方法和剂量。此外，AP-1 在骨质疏松症治疗中的应用还需要考虑药物的安全性和有效性，以及药物的副作用和耐受性。

因此，为了更深入地理解 AP-1 在骨质疏松症治疗中的作用机制，未来的研究将聚焦于探索 AP-1 如何精细调控成骨细胞和破骨细胞的功能，以及它如何维持骨代谢的平衡。寻找有效且安全的策略来调节 AP-1 的活性也十分重要，这可能包括药物干预、基因疗法、细胞治疗等多种手段。此外，评估 AP-1 治疗骨质疏松症的安全性和疗效也是研究的重点，特别是关注药物的副作用和患者的耐受性。最后，研究 AP-1 与其他骨质疏松症治疗方法的协同作用，如药物联合治疗、基因联合治疗和细胞联合治疗，将为这一领域的研究开辟新的方向。这些研究方向将为 AP-1 在骨质疏松症治疗中的应用提供坚实的科学基础。

总之，AP-1 在骨质疏松症治疗中的潜在应用具有重要意义，但也存在一定的局限性和挑战。未来需要进一步的研究来探索 AP-1 在骨质疏松症治疗中的具体机制和应用前景，为骨质疏松症的治疗提供新的思路和方法。

（韩庆贺）

第七节　骨硬化蛋白

一、骨硬化蛋白的背景、来源、发现、结构、功能

骨硬化蛋白（sclerostin）是 SOST 基因表达的一种含 190 个氨基酸的分泌型糖蛋白，包含在生长因子胱氨酸结中发现的高度保守的 CxGxC 和 CxC 基序。胱氨酸结构域包含 8 个半胱氨酸和 1 个甘氨酸，负责二聚化和受体结合。骨硬化蛋白中的四个二硫键决定了胱氨酸结的独特模式：C1-C4（C57-C111），C2-C5（C82-C142），C3-C6（C86-C144）和 C'-C″（C71-C125）。在骨硬化蛋白的三维结构中，其 N 端（Q1-S56）和 C 端（R146-Y190）区域具有高度的灵活性和可变性。全长硬化蛋白的中心区域有三个环，包括环 1（C57-L80）、环 2（C86-F109）和环 3（C111-A140）。环 1 和环 3 由二硫键 C'-C″（C71-C125）连接。环 2 和环 3 中的残基侧链在蛋白质的一侧形成带正电的斑块，可识别肝素结合位点。骨硬化蛋白的结构包括多个结构域，其中 Loop2 是骨硬化蛋白的一个特定结构域。Loop2 位于骨硬化蛋白的 N 端结构域中，它是一个由多个氨基酸残基组成的环状结构。Loop2 在骨硬化蛋白的结构和功能中扮演着重要角色，其结构和构象对于骨硬化蛋白的稳定性、折叠和功能至关重要。Loop2 在骨硬化蛋白对骨形成的拮抗作用中起关键作用，而 Loop2 和 Loop3 都是针对骨硬化蛋白的治疗性抗体治疗骨质疏松症的靶点。

骨硬化蛋白的发现可以追溯到 20 世纪 90 年代。当时，科学家们在研究骨代谢的机制时，发现了一种新的蛋白质，这种蛋白质在骨组织中表达，尤其是在成骨细胞和破骨细胞中。科学家们将这种蛋白质命名为骨硬化蛋白。

骨硬化蛋白最初被认为是一种在脊椎动物物种中高度保守的导致硬化的蛋白和骨形态发生蛋白（BMP）拮抗剂。后来的机制研究表明，骨硬化蛋白是一种典型的 Wnt 信号循环抑制剂，通过阻断典型 Wnt/β-catenin 信号通路（canonical Wnt/ β-catenin pathway）发挥作用（Laster et al，2023）。

骨硬化蛋白主要由骨细胞分泌，在成骨细胞的分化、增殖、迁移过程中具有抑制骨形成、促进骨吸收的作用。尽管在肾脏、心脏、主动脉和肝脏中发现了显著的骨硬化蛋白 mRNA 水平，但在这些器官中几乎检测不到骨硬化蛋白。相反，它主要在成熟骨细胞中表达，通过直接抑制骨形成和间接促进骨吸收来调节骨发育。同时骨硬化蛋白作为 SOST 基因表达的单体糖蛋白，是骨稳态的重要调节因子。SOST 基因突变导致的骨硬化蛋白缺乏可导致两种罕见的单基因常染色体隐性骨硬化疾病：硬化病和范布赫姆病。在这两种疾病中均发现表达骨硬化蛋白的 SOST 编码基因突变，且都表现为高骨量疾病。

总之，骨硬化蛋白是骨形成、骨量和骨强度的负向调节剂，大量动物实验及临床试验证实抑制骨硬化蛋白能改善骨结构、增加骨密度。骨质疏松症患者血液循环中低血清骨硬化蛋白水平和显著降低的骨密度有很好的相关性。它与骨代谢和骨质疏松症的发生和发展密切相关。骨硬化蛋白的发现和研究对于理解骨代谢的机制和开发新的治疗方法具有重要意义（Paranthaman，2024）。

二、骨硬化蛋白与骨组织、骨细胞及骨代谢的关系

（一）骨硬化蛋白在生理性钙化中的作用

在骨骼系统中，骨硬化蛋白主要由骨细胞产生，这些骨细胞占据了骨细胞总数的 90%～95%，并分布在骨基质中。在软骨、肾脏、骨髓、胰腺、肝脏、心脏以及胎盘和胎儿皮肤中都发现了 SOST 基因转录（mRNA）的产物。骨硬化蛋白在不同脊椎动物中高度保守，其氨基酸序列在小鼠、大鼠和马尾鼠中分别与人类骨硬化蛋白的相似性为 88%、89% 和 98%，这为通过动物研究更好地了解骨硬化蛋白在人类中的作用提供了机会。分泌后，骨硬化蛋白会被锚定在成骨细胞膜上的 LRP4 上，通过 LRP4，硬化蛋白被保留在骨基质微环境中。通过 Wnt 配体结合 lrp5/6-frizzzed co 受体激活 Wnt/β-catenin 途径，导致糖原合成酶激酶（GSK）-3β 抑制和 β-catenin 磷酸化降低，增加其细胞质浓度并易位。一旦进入细胞核，β-catenin 结合并激活调节淋巴细胞增强因子结合因子（LEF）/T 细胞特异性转录因子（tcf），最终导致成骨细胞骨形成的增加。骨硬化蛋白是典型 Wnt 信号通路的一种内源性抑制剂，可减少成骨细胞骨形成。

（二）骨硬化蛋白在骨代谢中的作用及其对成骨细胞分化的影响

成骨细胞起源于间充质干细胞，这些多能祖细胞能够分化为多种细胞类型，包括成骨细胞、软骨细胞、脂肪细胞、平滑肌细胞和内皮细胞。在特定的信号通路（如 Wnt/β-catenin 信号）和转录因子（如 Runx2 和 osterix）的调控下，间充质细胞向成骨细胞谱系分化。骨硬化蛋白通过抑制典型 Wnt 信号通路，直接阻碍了新成骨细胞的发育。此外，骨硬化蛋白还通过激活血小板来源的生长因子受体信号，进一步抑制成骨细胞分化。

在人成骨细胞中，骨硬化蛋白通过激活 caspase 1、3、4 和 7，以及增加促凋亡因子 Bax 的表达，诱导细胞凋亡。一些相关的动物实验表明，骨硬化蛋白是骨形成的一种有效的负调节因

子，骨细胞中持续活跃的甲状旁腺素受体-1 抑制骨硬化蛋白表达。

与成骨细胞一样，骨髓脂肪组织（BMAT）也起源于 BMSC，因此 BMSC 分化为成骨细胞与脂肪细胞之间存在竞争性。SOST 可通过抑制前脂肪细胞中的 Wnt 信号诱导脂肪生成，而 Scl-Ab 可以恢复去卵巢兔的骨髓脂肪扩张。另外，骨髓脂肪细胞可以通过脂肪因子诱导 NF-κB 途径激活的机制阻断 BMPs 信号转导，从而对 BMSC 的成骨细胞分化发挥抑制作用，但目前没有证据证明骨硬化蛋白对此过程有影响（Inagaki et al，2016）。

（三）骨细胞成熟和骨细胞溶解的调控

未成熟骨细胞位于类骨或靠近骨表面，与成骨细胞仍有许多相同的形态学特征。然而，当骨细胞在矿化骨基质中嵌入更深时，它们改变形态成为成熟的骨细胞。骨细胞成熟的过程是由基质矿化触发的。如上所述，骨硬化蛋白是基质矿化的抑制剂，因此也可能参与骨细胞成熟的调节。

在骨中，骨硬化蛋白由成熟骨细胞产生，其表达受多种因素调控，包括局部细胞因子、甲状旁腺素和雌激素等激素以及机械负荷。在卸载条件下，骨细胞产生骨硬化蛋白，通过"骨细胞溶骨"调节骨细胞腔隙的重塑。被骨硬化蛋白上调的蛋白质与破骨细胞产生的蛋白质相对应，包括碳酸酐酶 2、组织蛋白酶 K、抗酒石酸酸性磷酸酶和 C 端胶原末端肽。这一骨细胞溶骨过程对骨生理有重要影响，不仅可以从骨基质中释放钙，这在哺乳期间是至关重要的，还可以影响机械感觉和骨转换。

骨硬化蛋白能使骨衬细胞维持静止状态。骨衬细胞覆盖在骨表面。它们被认为来源于以前活跃的成骨细胞，未经历凋亡或分化为骨细胞。在正常生理过程中，活跃的骨衬细胞作为骨形成和骨吸收的协调者起着至关重要的作用。骨衬细胞活性状态的调节——要么保持静止状态，要么被重新激活为成骨细胞——至少在一定程度上是由骨硬化蛋白控制的。骨衬细胞的再激活可以解释之前静止的骨表面上成骨细胞数量的快速增加。

（四）调节骨结构、骨量与骨强度

骨硬化蛋白在骨代谢中扮演着负向调节剂的角色，它能够抑制骨形成、骨量和骨强度的增加。Scl-Ab 是一种具有拮抗骨硬化蛋白作用的蛋白，它不仅能够促进骨折愈合过程中骨痂质量与强度的增加，还能够改善骨骼微结构。具体来说，Scl-Ab 能够消除卵巢切除术导致的皮质骨中骨细胞形态和结构异常，并改善雄性食蟹猴骨小梁微结构。

（五）骨硬化蛋白在骨矿化过程中的调控作用

新骨的矿化是一个动态过程，涉及小整合素结合配体 N-连接糖蛋白，如基质细胞外磷酸糖蛋白（MEPE）。MEPE 和其他几个兄弟蛋白的一个关键特征是存在一个酸性丝氨酸天冬氨酸丰富 MEPE 相关（ASARM）基序。当被组织蛋白酶 B 切割时，ASARM 基序抑制矿化和磷酸盐摄取。磷酸调节中性内肽酶（PHEX）可以阻止 ASARM 基序的切割，该酶与全长 MEPE 结合。因此，矿化调节是由 PHEX/MEPE 比值决定的。骨硬化蛋白通过诱导 ASARM 肽的表达（抗矿化）和下调 PHEX（促矿化）参与 PHEX/MEPE 轴的调控。

（六）骨硬化蛋白在骨吸收调节中的作用

骨保护素（osteoprotegerin，OPG）是一种 Wnt/β-连环蛋白靶基因，是 RANKL 的诱骗受体，可抑制骨吸收抑制剂。因此，Wnt/β-连环蛋白信号的遗传操作导致OPG表达的显著变化，从而影响吸收。具体而言，成熟成骨细胞/骨细胞中Wnt/β-连环蛋白的失活会降低OPG的表达水平，增加破骨细胞分化和骨吸收。相反，成骨细胞中Wnt/β-连环蛋白的激活会增加OPG的表达并减少骨吸收。由于骨硬化蛋白可以拮抗Wnt/β-连环蛋白信号通路，因此SOST/硬化蛋白表达的变化也可以通过调节OPG来调节吸收。事实上，中和性抗骨硬化蛋白抗体增加了实验动物和人体的骨形成，减少了骨吸收标志物，表明骨增重效应是增强骨形成和减少骨吸收的结合。Wnt/β-连环蛋白信号通过作用于破骨细胞前体直接抑制破骨细胞的形成，因为敲除这些细胞中的β-连环蛋白可增加破骨细胞数量并增强骨吸收。在破骨细胞支持细胞中，骨硬化蛋白可能在不依赖于RANKL和OPG的情况下直接影响破骨细胞的分化。此外，体外骨硬化蛋白上调骨细胞中组织蛋白酶K、TRACP和碳酸酐酶2的表达，这些蛋白质参与骨细胞周围细胞外基质的重塑。这些表明，骨硬化蛋白也可能影响骨中矿物质的释放，这一过程被称为骨细胞溶骨。研究表明，典型的Wnt/β-连环蛋白信号是破骨细胞发生的关键调节因子。在抑制典型Wnt信号的过程中，OPG的表达减少，从而增加RANKL/OPG的比值，增加骨吸收。

（七）骨硬化蛋白在异位钙化中的作用

异位钙化通常可以通过局部和全身钙化抑制剂来预防。缺乏一种或多种这些钙化抑制剂会导致钙化的发展，这些钙化通常由磷酸钙盐（如羟基磷灰石）组成。虽然异位钙化可以发生在身体的各个部位，但心血管组织、皮肤、肾脏和肌腱似乎特别容易发生。在正常生理条件下不会钙化的组织中，钙化沉积可能导致严重的临床不良反应。

绝经后（Ⅰ型）骨质疏松症是该疾病最常见的形式，其特征是骨骼脆性增加和骨折易感性。骨量低和骨结构完整性降低，导致衰老和绝经相关的雌激素水平下降，这已被证明会增加骨硬化蛋白的表达。

血管钙化是一个积极调控的复杂过程，与骨发育和代谢有许多相似之处。在血管钙化过程中，血管平滑肌细胞失去其平滑肌细胞标志物（如α平滑肌肌动蛋白和平滑肌蛋白22α），获得骨样细胞的特征，这一过程称为骨软骨变性转分化。这伴随着矿化抑制剂的丧失、钙化基质囊泡的形成、细胞外基质的降解和血管平滑肌细胞（VSMC）的死亡。由于已知典型的Wnt信号是骨转换的关键调节因子，因此该信号通路也可能参与血管钙化。

根据在血管壁的位置不同，可以区分两种不同类型的血管钙化：与动脉粥样硬化相关的内膜钙化和中膜钙化或Mönkeberg硬化。内膜钙化常影响主动脉和大弹性动脉，其特征是脂质/胆固醇沉积附近的斑块状钙化。随着内膜钙化的进展，斑块的生长导致动脉腔狭窄，从而导致下游器官和组织缺血。另一方面，斑块纤维帽的急性破裂可导致血栓形成或梗死。钙化的存在在多大程度上影响斑块的稳定性仍然存在争议。考虑到典型的Wnt信号参与动脉粥样硬化的发生和进展，骨硬化蛋白的可能作用可能被保留。骨硬化蛋白可能具有内膜血管钙化抑制剂的功能。

在过去几年中，在血管钙化和Wnt信号转导方面受到最多关注的调节因子是骨硬化蛋白。大多数关于骨硬化蛋白在血管介质钙化中的作用的研究都是在慢性肾病（CKD）的情况下进行的。在这一患者群体中，血管钙化的快速进展与显著的发病率和死亡率相关。与健康个体相比，终末期肾病（ESRD）患者的血清骨硬化蛋白水平高出3～4倍。对这些循环骨硬化蛋白水平增加的合理解释是骨硬化蛋白的生成增强。在这种情况下，首先考虑的是骨中的骨细胞，它是骨硬化蛋白的主要产生者。然而，在疾病进一步的病程中，骨硬化蛋白的表达恢复正常。由于肾功能的恶化是随着血管介质钙化的发展而发生的，转分化的 VSMC 也可能是血清骨硬化蛋白水平升高的原因。

也有一些情况下，血清骨硬化蛋白水平升高，血管中骨硬化蛋白表达增加，但生成骨硬化蛋白的骨细胞数量没有变化。此外，在钙化反应中，一种罕见的异位矿化类型，钙化位于皮肤小动脉的内侧层，骨硬化蛋白在钙化组织中表达，血清水平升高。

循环骨硬化蛋白水平与钙化严重程度 / 心血管死亡率之间负相关也可能与骨硬化蛋白的主要作用有关，即在骨骼水平上的影响。除了对心血管死亡率的潜在影响外，通过改变血管钙化过程，血清骨硬化蛋白水平升高也会对骨骼水平产生影响。在 CKD 患者以及骨质疏松症患者中，异位血管钙化常伴有骨矿物质密度降低和骨转换紊乱。这种看似矛盾的联系被称为钙化悖论。在这一病理过程中，参与钙和磷酸盐稳态的几种分子和途径（FGF23、PTH、Vit D、Klotho）的调控受到干扰，一方面导致肾性骨营养不良 / 骨质疏松性骨质流失，另一方面导致异位钙化。此外，骨硬化蛋白也可能参与这一过程，因为据推测，在脉管系统中产生的骨硬化蛋白可以溢出到循环系统中，通过它到达骨室，在那里它抑制骨形成、矿化、周转，从而抑制骨对钙和磷酸盐的缓冲能力，并使其可沉积在血管壁（De Maré et al，2020）。

（八）骨硬化蛋白在骨骼对机械刺激的反应中的作用

骨细胞的丰富性和重要地位使其成为最适合检测刺激变化和分布信号的候选细胞，通过改变其质量、形状和微结构来适应骨骼以满足机械需求。然而，分子介质一直难以捉摸，直到证明机械负荷降低了骨细胞中骨硬化蛋白的表达。

在骨骼对机械刺激的反应中，骨硬化蛋白的表达和活性受到调节。当骨骼受到机械负荷时，骨细胞会下调骨硬化蛋白的表达，从而促进 Wnt/β-catenin 信号通路的激活。这有助于增强骨细胞的增殖和分化，促进新骨的形成，从而增强骨骼的强度和韧性。此外，骨硬化蛋白的下调还可以促进骨细胞分泌其他生长因子和细胞因子，进一步增强骨骼对机械刺激的反应（Delgado-Calle et al，2017）。

（九）骨硬化蛋白在骨转换和肌肉再生中的作用

骨骼和肌肉是人体的重要组成部分，它们的健康状况直接影响到人体的运动能力和整体健康。骨骼和肌肉的再生和修复是一个复杂的生物学过程，涉及多种细胞和分子机制的相互作用。其中，骨硬化蛋白作为一种关键的调节因子，在骨转换和肌肉再生中扮演着重要角色。

Wnt/β-catenin 信号通路在 MSC 向成熟成骨细胞分化过程中起着决定性作用。Wnt/β-catenin 信号通路的主要拮抗剂是骨硬化蛋白和 DKK-1。骨硬化蛋白还能通过作用于附近的骨细胞，使附近骨细胞分泌 RANKL 增加，从而提高 RANKL/ 骨保护素（OPG）比例，促进骨吸收。

此外，在肌肉再生过程中，骨硬化蛋白也扮演着重要角色。研究表明，骨硬化蛋白能够促进肌肉干细胞的增殖和分化，从而促进肌肉组织的修复和再生。并且骨硬化蛋白还能够促进肌肉细胞的代谢和功能，增强肌肉的强度和耐力。

总的来说，骨硬化蛋白在骨转换和肌肉再生中扮演着重要角色，通过调节 Wnt/β-catenin 信号通路和其他生长因子的分泌，促进骨骼的生长和修复，增强骨骼的强度和韧性，同时促进肌肉干细胞的增殖和分化，促进肌肉组织的修复和再生。这些过程对于维持骨骼和肌肉的健康至关重要，对于预防和治疗与骨骼和肌肉相关的疾病也具有重要意义（Moretti and Iolascon，2023）。

三、骨硬化蛋白在骨质疏松信号通路中的作用

骨硬化蛋白在骨质疏松症的研究中具有重要地位，因为它在骨骼形成和重塑的分子机制中发挥关键作用。骨硬化蛋白通过调节成骨细胞和破骨细胞的活性来影响骨的形成和吸收。它能够抑制成骨细胞的活性，减少骨生成，从而导致骨质密度降低。同时，骨硬化蛋白还可通过加速骨吸收，促进破骨细胞的活性，使得骨质流失加速。这种对骨生成和骨吸收的双重影响使骨硬化蛋白成为骨质疏松症发展的关键因素之一。

骨硬化蛋白的作用与多个关键的信号通路息息相关，包括 Wnt/β-catenin 通路、骨形态发生蛋白（bone morphogenetic protein，BMP）信号通路、RANKL/RANK/OPG 信号通路、雌激素信号通路以及炎症相关的细胞因子通路。这些通路在调节骨形成和骨吸收的过程中发挥重要作用，而骨硬化蛋白可以通过影响这些通路的活性和表达，调控骨骼的代谢过程。这种广泛的调节作用使骨硬化蛋白成为研究骨质疏松症分子机制以及开发新型治疗方法的重要靶点。

（一）Wnt/β-catenin 信号通路

Wnt/β-catenin 信号通路在骨形成和骨重塑中的作用至关重要，它通过调控骨细胞的增殖、分化和功能，影响整个骨骼系统的发育和维持。Wnt 蛋白是信号转导的起始点，它与细胞表面的卷曲蛋白受体（frizzled proteins，Frz）结合，从而促使信号传递启动。随后，Wnt/Frz 复合物与低密度脂蛋白受体相关蛋白 5/6（low-density lipoprotein receptor-related protein 5/6，LRP5/6）结合，这一步骤促进了 β-catenin 的稳定化。稳定的 β-catenin 被释放到细胞质中，并最终进入细胞核。在细胞核内，它与转录因子 TCF/LEF 结合，形成复合物，进而激活特定基因的转录。这些基因编码的蛋白质控制着骨细胞的增殖、分化和骨基质的沉积，从而影响整个骨骼的形成和结构。通过激活 Wnt/β-catenin 信号通路，可以促进骨细胞的增殖和分化，增加骨基质的沉积，从而促进骨形成。相反，当该通路被抑制时，β-catenin 会被降解，导致骨细胞增殖和分化的受阻。

骨硬化蛋白是由 SOST 基因编码的蛋白质，它是 Wnt/β-catenin 信号通路的重要负调节因子（Liu et al，2022；Iolascon et al，2023；Wang et al，2019b）。SOST 基因的突变最初在两种罕见的遗传性骨疾病——骨硬化病（sclerosteosis）和范布赫姆病（van Buchem disease）中被发现。这两种疾病都导致了骨骼的异常增生和过度硬化，这是由于 SOST 基因的突变导致了硬化蛋白的异常高水平表达。这种异常表达导致了对 Wnt/β-catenin 信号通路的过度抑制，从而影响了骨细胞的功能，导致了骨组织的异常增生。罗莫珠单抗（romosozumab）是一种人源化的单克隆抗体，自 2019 年开始在日本使用（Wu et al，2023；Lorentzon，2019；Wei et al，2023）。它的作用机制是通过结合并中和血浆中的骨硬化蛋白，从而阻断骨硬化蛋白对 Wnt 信号通路的抑制作用。这种干预可以促进骨形成并增加骨密度。这种药物被用于治疗骨质疏松症等骨骼相关疾病，旨在改善骨质疏松症患者的骨密度和减少骨折风险。

（二）骨形态发生蛋白（BMP）信号通路

BMP 信号通路是一种关键的生物通路，在骨骼发育、修复和重塑过程中发挥着重要作用（Akiyama et al，2024）。该通路由一系列 BMP 蛋白、受体以及信号转导分子组成，其主要功能是调控成骨细胞的分化、增殖和活性，从而促进骨形成。BMP 是一类转化生长因子（TGF-β）超家族的生长因子，它们通过与细胞表面的特异性受体结合来发挥作用。在 BMP 信号通路中，BMP

蛋白首先与细胞膜上的 BMP 受体 I 和 BMP 受体 II 结合，形成受体复合物。这一结合导致 BMP 受体 II 激活，并进一步磷酸化 BMP 受体 I。激活的 BMP 受体 I 进而磷酸化和激活下游信号转导分子，其中最重要的是 Smad 蛋白家族。一旦被激活，Smad 蛋白会形成复合物并转移至细胞核内，与其他转录因子结合，从而调节靶基因的表达。BMP 信号转导的目标基因涉及骨细胞的分化、增殖和骨基质的沉积。这些基因编码的蛋白质可以促进成骨细胞的成熟和功能，从而推动骨形成的进行。此外，BMP 信号通路还可以影响其他生物学过程，如胚胎发育、器官形成和免疫反应等。总的来说，BMP 信号通路对于骨骼组织的发育、维持和修复起着至关重要的作用。

骨硬化蛋白通过抑制 BMP 信号通路和 Wnt/β-catenin 信号通路的活动，可以减少成骨细胞的分化和骨形成，在一定程度上限制了骨的生长和修复，最终导致骨质疏松症的发展（Lorentzon，2019）。通过开发针对骨硬化蛋白的抗体药物，可以阻断骨硬化蛋白与 BMP 受体的结合，解除对 BMP 信号通路的抑制，从而促进骨形成，提高骨密度。

（三）RANK/RANKL/OPG 信号通路

RANK/RANKL/OPG 信号通路是骨骼代谢中调控骨吸收和骨重塑的重要信号通路。该通路通过 RANKL（核因子 κB 受体活化因子配体）、RANK（核因子 κB 受体活化因子）和 OPG 这三个关键因子进行调节（Zaidi et al，2023）。RANKL 是一种由成骨细胞和骨髓基质细胞产生的蛋白质。它是 RANK/RANKL/OPG 信号通路的关键因子之一，负责与 RANK 结合，进而激活破骨细胞的分化和功能。RANKL 的表达和活性受多种因子调控，包括性激素、炎症因子和其他信号通路。RANK 是一种受体蛋白，位于破骨细胞及其前体细胞的表面。它的主要功能是响应 RANKL 的信号，从而促进破骨细胞的分化和活化，进而增加骨吸收。当 RANKL 与 RANK 结合时，RANK 发生构象变化，从而激活与其结合的细胞内信号转导途径。这些信号转导事件引发一系列细胞内反应，最终导致破骨细胞的分化和成熟，从而促进骨吸收过程。RANK 在骨代谢过程中起着至关重要的作用。它的活化和功能增强是骨重塑和修复的关键步骤之一。然而，RANK 的异常活化可能导致过度的骨吸收，从而引发骨质疏松等骨骼疾病的发生。OPG 是 RANKL 的天然抑制剂，由成骨细胞和其他骨骼相关细胞产生。它可以与 RANKL 结合，使 RANKL 不能与其受体 RANK 结合，进而抑制破骨细胞的功能。这一机制对维持骨骼代谢平衡、预防骨质疏松症具有重要意义。该信号通路的调控在骨重塑过程中起到关键作用。RANKL 与 RANK 结合激活破骨细胞的分化和活性，导致骨吸收增加。而 OPG 通过阻断 RANKL 与 RANK 的结合，抑制破骨细胞活性，减缓骨吸收。正常情况下，这种调控确保了骨吸收与骨形成之间的平衡。

然而，当 RANK/RANKL/OPG 信号通路失衡时，骨质疏松症等骨骼疾病就可能发生。在 RANK/RANKL/OPG 信号通路中，骨硬化蛋白可以通过抑制 OPG 的表达来间接增加 RANKL 与 RANK 的结合。这种抑制作用降低了 OPG 对 RANKL 的中和作用，导致破骨细胞的分化和活性增加，从而加速骨吸收。这种骨吸收的增加会导致骨质疏松症的发展。

（四）Notch 信号通路

Notch 信号通路是一种重要的细胞信号转导系统，用于调控细胞的命运和发育过程（Ballhause et al，2021）。该通路由四种主要亚型受体 Notch1 至 Notch4 组成。Notch 信号通路的激活通常是通过细胞间的相互作用和信号传递来实现的。当 Notch 受体与其配体结合时，例如 Delta-like ligands（DLL1，DLL3，DLL4）或 Jagged ligands（JAG1，JAG2），Notch 受体会发生活化，并经历一系列的蛋白质裂解，最终导致 Notch 的活性形式释放到细胞核内。在细胞核内，活化的 Notch 与转录因子相互作用，从而调节一系列基因的转录，影响细胞的命运和功能。通过调节细胞的增殖、分化、凋亡等过程，Notch 信号通路对于胚胎发育、组织再生以及成人器官的维持和修复起着至关重要的作用。

Notch 信号通路在调控骨细胞的增殖、分化和功能中发挥着重要作用，因此它对于骨骼的生理和病理状态具有重要影响。研究表明，Notch 信号通路的异常活化或抑制可能与骨质疏松症的发生和发展相关。例如，一些研究发现（Ballhause et al，2021），在骨髓基质干细胞中过度活化的 Notch 信号通路可能导致骨髓基质干细胞向成骨细胞分化的减少，从而影响骨组织的形成和维持。此外，Notch 信号通路也与骨髓间充质干细胞（BMSC）的增殖和分化有关。BMSC 是骨骼组织的主要细胞来源之一，它们可以分化为成骨细胞和软骨细胞，从而参与骨骼的生长、修复和再生。因此，Notch 信号通路对 BMSC 的调节可能影响骨骼的发育和维持。

尚未有直接的研究证据表明骨硬化蛋白与 Notch 信号通路之间存在直接的相互作用。然而，骨硬化蛋白通过调节 Wnt/β-catenin 信号通路来影响骨骼代谢和骨细胞功能。与此同时，Notch 信号通路也被发现可以调节骨细胞的增殖和分化。因此，虽然骨硬化蛋白与 Notch 信号通路之间的关系尚不完全明确，但可以推测骨硬化蛋白可能间接影响 Notch 信号通路的活性，从而影响骨骼的生理和病理状态。

（五）雌激素信号通路

雌激素信号通路在维持骨骼健康、调节骨代谢方面发挥着重要作用。雌激素受体主要分为核受体（ERα 和 ERβ）和膜受体（GPR30 和 ER-X）。雌激素可以通过与其受体结合，调节靶基因的表达，促进成骨细胞的增殖和分化，抑制破骨细胞的活性，保持骨密度和骨质的稳定。

雌激素可以通过多种途径在细胞内发挥其作用（Cheng et al，2022）。例如，通过雌激素受体依赖的核信号途径，雌激素扩散进入细胞，与细胞质和核内的 ERα 和 ERβ 结合，形成二聚体，然后与靶基因启动子上的雌激素应答元件（EREs）结合，募集辅因子并启动靶基因的转录。此外，激活的雌激素受体还可与转录因子（如 SP-1、AP-1、NF-κB 和 c-Jun）相互作用，影响其转录活性。在雌激素受体依赖的膜信号途径中，雌激素可以与膜上的 ER 或 GPR30 结合，迅速改变酪氨酸激酶受体、胰岛素样生长因子受体或神经突触受体的活性，从而通过 Ras/Raf/MEK/ERK 或 PI3K/Akt/mTOR 信号通路影响靶基因的转录活性。雌激素还可以通过非雌激素受体依赖的途径抑制线粒体的氧化应激，减少 ROS 的产生，这一过程不需要雌激素受体的参与。在非配体依赖的 ER 激活途径中，除了雌激素以外，其他细胞因子（如神经递质、表皮生长因子和胰岛素样生长因子）也可以激活 ER。这些途径通过改变雌激素受体的构象和功能，使其在靶基因表达调控方面发挥更广泛的作用。

骨硬化蛋白的作用与雌激素信号通路相关，因为雌激素可以抑制骨硬化蛋白的表达，从而解除其对 Wnt/β-catenin 信号通路的抑制作用（Wang et al，2023）。通过这种方式，雌激素能够促进骨形成，维持骨密度，预防骨质疏松的发生。在绝经后，女性雌激素水平的下降会导致骨硬化蛋白水平升高，从而增加了 Wnt/β-catenin 信号通路的抑制。这种抑制作用可能导致骨形成减少，骨吸收增加，最终引起骨质疏松的发展。因此，雌激素替代疗法在绝经后女性中被用来恢复雌激素水平，从而降低骨硬化蛋白水平，促进骨形成，减缓骨质疏松的进展。

（六）细胞因子和炎症通路

尽管不是主流研究的焦点，但硬化蛋白与细胞因子及炎症相关的信号通路之间也可能存在一定的交互作用。这主要是因为骨组织的代谢和重塑受到全身炎症状态的影响，而骨硬化蛋白的表达和活性可能也会受到这些因素的调节（Yang et al，2021）。骨组织在炎症条件下会受到一系列细胞因子的影响，如肿瘤坏死因子 α（TNF-α）、白介素（IL-1、IL-6 等）。这些细胞因子能够调节骨细胞的活性，并影响硬化蛋白的表达。例如，某些炎症因子可能促使硬化蛋白表达增加，进而抑制 Wnt 信号通路，加剧骨丢失。此外，硬化蛋白的表达受到机械应力的调控。在炎症和机械应力的共同作用下，骨硬化蛋白的调节可能会影响骨重塑过程，尤其在慢性炎症疾病或骨质疏松症的背景下。这些炎症和细胞因子相关的通路提供了一个潜在的视角，可以进一步探索骨硬化蛋白在调节骨代谢中的复杂作用。然而，这方面的研究仍然相对较少，未来的研究可能会揭示更多的细节和具体机制。

目前对骨硬化蛋白的研究主要集中在上述提到的几个关键信号通路，这些路径在骨代谢和骨质疏松症中具有明确的影响和作用。考虑到细胞信号通路之间的广泛交互作用和复杂性，未来的研究可能会发现骨硬化蛋白与其他目前尚未充分理解或未被关注的信号通路之间的潜在联系。例如，骨硬化蛋白可能会被发现与细胞应激响应、自噬或是其他细胞生存和凋亡相关的通路有交互作用。这些通路可能在特定的生理或病理条件下显现其相关性。此外，骨硬化蛋白的影响可能在系统级别上与激素调节、免疫反应或是代谢状态改变等多个层面相交互，影响骨质疏松症以外的其他疾病。随着研究技术的进步和生物信息学的应用，人们可能会逐步揭开骨硬化蛋白在更广泛生物过程中的作用。

四、骨硬化蛋白在骨质疏松症治疗中的潜在应用（重要性、局限性及面临挑战）及未来研究方向

骨硬化蛋白与骨代谢和骨质疏松症的发生和发展密切相关，对骨硬化蛋白发现和研究对于理解骨代谢的机制和开发新的治疗方法具有重要意义。骨硬化蛋白在骨质疏松症治疗中的潜在应用包括其作为治疗靶点的可能性、其作为生物标志物的可能性以及其作为药物开发的基础。

（一）骨硬化蛋白相关骨质疏松症治疗药物

骨质疏松症可用抗骨吸收或骨合成代谢药物治疗。主要的抗吸收剂是双膦酸盐和地诺单抗，一种人源化单克隆抗 RANKl 抗体。合成代谢药物特立帕肽［甲状旁腺素（PTH）1-34］和阿巴帕肽［甲状旁腺素相关蛋白（PTHrP）1-34］用于更严重和已确定的骨质疏松症患者。2019 年，另一种合成代谢药物罗莫佐单抗（EVENITY™）被 FDA 和欧洲药品管理局（EMA）批准用于治疗绝经后骨质疏松性骨折高风险妇女。罗莫佐单抗是一种人源化单克隆抗骨硬化蛋白抗体，可阻断骨硬化蛋白介导的 Wnt 抑制，导致骨形成增加，同时抑制骨吸收。

对于绝经后患骨质疏松症的女性，与其他合成代谢和抗吸收治疗方案（如双膦酸盐或特立帕肽）相比，罗莫佐单抗可降低椎体和非椎体骨折的风险。不过尽管罗莫佐单抗最近被批准为有效的治疗性抗体用于治疗骨质疏松症，抗体治疗的长期健康风险仍有待评价（Lee et al，2021）。

此外，有研究发现骨保护素（osteoprotegerin，OPG）是一种抑制骨吸收的 RANKL 诱饵受体，OPG 基因是参与 Wnt/β-catenin 信号转导的靶基因之一。骨硬化蛋白能够剂量依赖性地

增加破骨细胞分化因子（RANKL）mRNA 表达，减少骨保护素（OPG）mRNA 的表达，上调 RANKL/OPG 的比值，通过促进破骨细胞的生成和 RANKL 依赖性破骨细胞功能激活，发挥破骨作用，并促进骨吸收（Aditya and Rattan，2021）。

（二）骨硬化蛋白在骨质疏松治疗中的重要性及局限性

骨硬化蛋白在骨代谢中扮演着重要角色，在骨形成过程中，骨硬化蛋白的表达水平与骨质疏松症的发生和发展密切相关。对于骨硬化蛋白这样一个潜在的疾病相关靶点，相关的替代干预措施如小分子药物值得研究，这可能会提供更广泛的药物选择，以满足不同患者的治疗需要。

骨硬化蛋白在骨质疏松症治疗中的应用也存在一些局限性。首先，骨硬化蛋白的表达水平受到多种因素的影响，包括遗传因素、生活方式、营养状况和激素水平等。其次，骨硬化蛋白的表达水平可能与其他骨代谢标志物存在相关性，并且骨硬化蛋白的表达水平可能受到药物治疗的影响。

（三）骨硬化蛋白在骨质疏松症治疗中的应用与挑战

在深入研究骨硬化蛋白在骨质疏松症治疗中的应用时，我们面临的关键挑战包括精确量化骨硬化蛋白的表达水平，明确其表达水平与骨质疏松症病理机制之间的关联，以及开发以骨硬化蛋白为靶点的创新治疗策略。解决这些挑战将推动骨硬化蛋白在治疗骨质疏松症中的潜在应用，包括将其作为治疗靶点、生物标志物以及药物开发的基础。总之，对骨硬化蛋白的深入研究将为骨质疏松症的治疗提供新的策略，并可能为患者带来更有效的治疗效果。

（韩庆贺）

参考文献

Aashaq S, Batool A, Mir S A, et al, 2022. TGF-β signaling: A recap of SMAD-independent and SMAD-dependent pathways[J]. Journal of Cellular Physiology, 237(1): 59-85.

Abraham C R, Mullen P C, Tucker-Zhou T, et al, 2016. Klotho is a neuroprotective and cognition-enhancing protein[J]. Vitam Horm, 101: 215-238.

Aditya S, Rattan A, 2021. Sclerostin inhibition: A novel target for the treatment of postmenopausal osteoporosis[J]. Journal of Mid-life Health, 12.

Akiyama T, Raftery L A, Wharton K A, et al, 2024. Bone morphogenetic protein signaling: the pathway and its regulation[J]. Genetics, 226.

Alagarsamy J, Jaeschke A, Hui D Y, 2022. Apolipoprotein E in cardiometabolic and neurological health and diseases[J]. Int J Mol Sci, 23: 9893.

Alekos N S, Moorer M C, Riddle R C, 2020. Dual effects of lipid metabolism on osteoblast function[J]. Front Endocrinol (Lausanne), 11: 578194.

Almeida F C, Patra K, Giannisis A, et al, 2024. APOE genotype dictates lipidomic signatures in primary human hepatocytes[J]. J Lipid Res, 65: 100498.

Anastasi C, Rousselle P, Talantikite M, et al, 2020. BMP-1 disrupts cell adhesion and enhances TGF-β activation through cleavage of the matricellular protein thrombospondin-1[J]. Science Signaling, 13(639): eaba3880.

Arboleda-Velasquez J F, Lopera F, O'Hare M, et al, 2019. Resistance to autosomal dominant Alzheimer's disease in an APOE3 Christchurch homozygote: a case report[J]. Nat Med, 25: 1680-1683.

Ascone G, Di Ceglie I, Walgreen B, et al, 2020. High LDL levels lessen bone destruction during antigen-induced arthritis by inhibiting osteoclast formation and function[J]. Bone, 130: 115140.

Ballhause T M, Jiang S, Baranowsky A, et al, 2021. Relevance of notch signaling for bone metabolism and regeneration[J]. International Journal of Molecular Sciences, 22(3): 1325.

Bea A M, Larrea-Sebal A, Marco-Benedi V, et al, 2023. Contribution of APOE genetic variants to dyslipidemia[J]. Arterioscler Thromb

Vasc Biol, 43: 1066-1077.

Ben Hassen C, Gutierrez-Pajares J L, Guimaraes C, et al, 2020. Apolipoprotein-mediated regulation of lipid metabolism induces distinctive effects in different types of breast cancer cells[J]. Breast Cancer Res, 22: 38.

Bhosale P B, Kim H H, Abusaliya A, et al, 2022. Structural and functional properties of activator protein-1 in cancer and inflammation[J]. Evidence-Based Complementary and Alternative Medicine, 2022.

Bian A, Xing C, Hu M C, 2014. Alpha Klotho and phosphate homeostasis[J]. J Endocrinol Invest, 37: 1121-1126.

Bian X, Liu R, Meng Y, et al, 2021. Lipid metabolism and cancer[J]. J Exp Med, 218.

Blumenfeld J, Yip O, Kim M J, et al, 2024. Cell type-specific roles of APOE4 in Alzheimer disease[J]. Nat Rev Neurosci, 25: 91-110.

Bonacina F, Coe D, Wang G, et al, 2018. Myeloid apolipoprotein E controls dendritic cell antigen presentation and T cell activation[J]. Nat Commun, 9: 3083.

Bos M M, Noordam R, Blauw G J, et al, 2019. The ApoE ε4 isoform: Can the risk of diseases be reduced by environmental factors?[J]. J Gerontol A Biol Sci Med Sci, 74: 99-107.

Bouchareychas L, Duong P, Covarrubias S, et al, 2020. Macrophage exosomes resolve atherosclerosis by regulating hematopoiesis and inflammation via microRNA cargo[J]. Cell Rep, 32: 107881.

Bouchareychas L, Duong P, Phu T A, et al, 2021. High glucose macrophage exosomes enhance atherosclerosis by driving cellular proliferation & hematopoiesis[J]. iScience, 24: 102847.

Bouet G, Bouleftour W, Juignet L, et al, 2015. The impairment of osteogenesis in bone sialoprotein (BSP) knockout calvaria cell cultures is cell density dependent[J]. PLoS One, 10: e0117402.

Bouleftour W, Juignet L, Bouet G, et al, 2016. The role of the SIBLING, Bone Sialoprotein in skeletal biology—Contribution of mouse experimental genetics[J]. Matrix biology, 52: 60-77.

Bouris P, Skandalis S S, Piperigkou Z, et al, 2015. Estrogen receptor alpha mediates epithelial to mesenchymal transition, expression of specific matrix effectors and functional properties of breast cancer cells[J]. Matrix Biol, 43: 42-60.

Bovolenta P, Gorny A K, Esteve P, Steinbeisser H, 2014. Secreted Wnt inhibitors or modulators[M]//Wnt Signaling in Development and Disease: Molecular Mechanisms and Biological Functions. Hoboken: Wiley. 177-193.

Chai Y, Pu X, Wu Y, et al, 2021. Inhibitory effect of Astragalus Membranaceus on osteoporosis in SAMP6 mice by regulating vitaminD/FGF23/Klotho signaling pathway[J]. Bioengineered, 12: 4464-4474.

Chan E S, Chen C, Soong T W, et al, 2018. Differential binding of human apoe isoforms to insulin receptor is associated with aberrant insulin signaling in AD brain samples[J]. Neuromolecular Med, 20: 124-132.

Chen H, Huang X, Fu C, et al, 2019. Recombinant Klotho protects human periodontal ligament stem cells by regulating mitochondrial function and the antioxidant system during H(2)O(2)-induced oxidative stress[J]. Oxid Med Cell Longev, 2019: 9261565.

Chen K, Jiao Y, Liu L, et al, 2020. Communications Between Bone Marrow Macrophages and Bone Cells in Bone Remodeling[J]. Front Cell Dev Biol, 8: 598263.

Chen W, Ten Dijke P, 2016. Immunoregulation by members of the TGFβ superfamily[J]. Nature Reviews Immunology, 16(12): 723-740.

Cheng C H, Chen L R, Chen K H, 2022. Osteoporosis due to hormone imbalance: An overview of the effects of estrogen deficiency and glucocorticoid overuse on bone turnover[J]. International Journal of Molecular Sciences, 23.

Cheng Z, Cui W, Ding Y, et al, 2014. BMP8B mediates the survival of pancreatic cancer cells and regulates the progression of pancreatic cancer[J]. Oncology Reports, 32(5): 1861-1866.

Chernick D, Ortiz-Valle S, Jeong A, et al, 2019. Peripheral versus central nervous system APOE in Alzheimer's disease: Interplay across the blood-brain barrier[J]. Neurosci Lett, 708: 134306.

Choi M C, Jo J, Park J, et al, 2019. NF-κB signaling pathways in osteoarthritic cartilage destruction[J]. Cells, 8: 734.

Choi R B, Robling A G, 2021. The Wnt pathway: an important control mechanism in bone's response to mechanical loading[J]. Bone, 153: 116087.

Choi S, Cho N, Kim K K, 2023. The implications of alternative pre-mRNA splicing in cell signal transduction[J]. Experimental & Molecular Medicine, 55: 755-766.

Chung C P, Chang Y C, Ding Y, et al, 2017. α-Klotho expression determines nitric oxide synthesis in response to FGF-23 in human aortic endothelial cells[J]. PLoS One, 12: e0176817.

Clark D, Brazina S, Yang F, et al, 2020. Age-related changes to macrophages are detrimental to fracture healing in mice[J]. Aging Cell, 19: e13112.

Cortez M A, Masrorpour F, Ivan C, et al, 2020. Bone morphogenetic protein 7 promotes resistance to immunotherapy[J]. Nature Communications, 11(1): 4840.

Craig S E, Michalski M N, Williams B O, 2023. Got WNTS? Insight into bone health from a WNT perspective[J]. Current Topics in Developmental Biology, 153: 327-346.

Da W, Tao L, Zhu Y, 2021. The role of osteoclast energy metabolism in the occurrence and development of osteoporosis[J]. Front Endocrinol (Lausanne), 12: 675385.

de Leeuw S M, Kirschner A W T, Lindner K, et al, 2022. APOE2，E3，and E4 differentially modulate cellular homeostasis, cholesterol metabolism, and inflammatory response in isogenic iPSC-derived astrocytes[J]. Stem Cell Reports, 17: 110-126.

De Maré A, D'Haese P C, Verhulst A, 2020. The role of sclerostin in bone and ectopic calcification[J]. International Journal of Molecular Sciences, 21.

Delgado-Calle J, Sato A Y, Bellido T, 2017. Role and mechanism of action of sclerostin in bone[J]. Bone, 96: 29-37.

Donate-Correa J, Martín-Carro B, Cannata-Andía J B, et al, 2023. Klotho, oxidative Stress, and mitochondrial damage in kidney disease[J]. Antioxidants (Basel), 12.

Du X, Zang C, Wang Q, 2024. Cyclin A1（CCNA1）inhibits osteoporosis by suppressing transforming growth factor-beta（TGF-beta）pathway in osteoblasts[J]. BMC musculoskeletal disorders, 25(1): 206.

Eisenbaum M, Pearson A, Ortiz C, et al, 2024. ApoE4 expression disrupts tau uptake, trafficking, and clearance in astrocytes[J]. Glia, 72: 184-205.

Erben R G, 2018. α-Klotho's effects on mineral homeostasis are fibroblast growth factor-23 dependent[J]. Curr Opin Nephrol Hypertens, 27: 229-235.

Genin M, Clement F, Fattaccioli A, et al, 2015. M1 and M2 macrophages derived from THP-1 cells differentially modulate the response of cancer cells to etoposide[J]. BMC Cancer, 15: 577.

Goumans M J, Zwijsen A, Ten Dijke P, et al, 2018. Bone morphogenetic proteins in vascular homeostasis and disease[J]. Cold Spring Harbor Perspectives in Biology, 10(2)：a031989.

Guo Y, Zhuang X, Huang Z, et al, 2018. Klotho protects the heart from hyperglycemia-induced injury by inactivating ROS and NF-κB-mediated inflammation both in vitro and in vivo[J]. Biochim Biophys Acta Mol Basis Dis, 1864: 238-251.

Holm E M, 2014. Bone sialoprotein and osteopontin mediate bone development[C]. The University of Western Ontario (Canada).

Huang F, Hu L, Zhang Y, et al, 2021a. BMP4 moderates glycolysis and regulates activation and interferon-gamma production in CD4+ T cells[J]. Frontiers in Immunology, 12: 702211.

Huang J, Li Y Y, Xia K, et al, 2021b. Harmine targets inhibitor of DNA binding-2 and activator protein-1 to promote preosteoclast PDGF-BB production[J]. Journal of Cellular and Molecular Medicine, 25: 5525-5533.

Huang R, Zong X, Nadesan P, et al, 2019. Lowering circulating apolipoprotein E levels improves aged bone fracture healing[J]. JCI Insight, 4.

Huang T, He Y, Li Y, et al, 2024. The relationship between serum fibroblast growth factor 23 and Klotho protein and low bone mineral density in middle-aged and elderly patients with end-Stage renal disease[J]. Horm Metab Res, 56: 142-149.

Ikebuchi Y, Aoki S, Honma M, et al, 2018. Coupling of bone resorption and formation by RANKL reverse signalling[J]. Nature, 561: 195-200.

Inagaki Y, Hookway E S, Kashima T G, et al, 2016. Sclerostin expression in bone tumours and tumour-like lesions[J]. Histopathology, 69: 470-478.

Iolascon G, Liguori S, Paoletta M, et al, 2023. Anti-sclerostin antibodies: a new frontier in fragility fractures treatment[J]. Therapeutic Advances in Musculoskeletal Disease, 15.

Jing W, Feng L, Peng K, et al, 2022. Formononetin attenuates osteoclast differentiation and calcium loss by mediating transcription factor AP-1 in type I diabetic mice[J]. Journal of Biochemical and Molecular Toxicology, 36: e23042.

Jun G R, You Y, Zhu C, et al, 2022. Protein phosphatase 2A and complement component 4 are linked to the protective effect of APOE ε2 for Alzheimer's disease[J]. Alzheimers Dement, 18: 2042-2054.

Jun-ming Z, Xiao-ning H, 2023. Research progress of bone sialoprotein in osteoclast differentiation and bone resorption[J]. Journal of Hainan Medical University, 29.

Kemp S B, Carpenter E S, Steele N G, et al, 2021. Apolipoprotein E promotes immune suppression in pancreatic cancer through NF-κB-mediated production of CXCL1[J]. Cancer Res, 81: 4305-4318.

Khan S, Barve K H, Kumar M S, 2020. Recent advancements in pathogenesis, diagnostics and treatment of Alzheimer's disease[J]. Curr Neuropharmacol, 18: 1106-1125.

Kim H, Lee Y D, Kim H J, et al, 2017. SOD2 and Sirt3 control osteoclastogenesis by regulating mitochondrial ROS[J]. J Bone Miner Res, 32: 397-406.

Kim S A, Kweon S S, Choi J S, et al, 2016. Association of APOE genotype with bone mineral density in men and women: The Dong-gu and Namwon Studies[J]. Chonnam Med J, 52: 59-63.

Kockx M, Traini M, Kritharides L, 2018. Cell-specific production, secretion, and function of apolipoprotein E[J]. J Mol Med (Berl), 96: 361-371.

Komaba H, Kaludjerovic J, Hu D Z, et al, 2017. Klotho expression in osteocytes regulates bone metabolism and controls bone formation[J]. Kidney Int, 92: 599-611.

Komaba H, Lanske B, 2018. Role of Klotho in bone and implication for CKD[J]. Curr Opin Nephrol Hypertens, 27: 298-304.

Komori T, 2022. Whole aspect of Runx2 functions in skeletal development[J]. Int J Mol Sci, 23.

Kruger T E, Miller A H, Godwin A K, Wang J, 2014. Bone sialoprotein and osteopontin in bone metastasis of osteotropic cancers[J]. Critical reviews in oncology/hematology, 89: 330-341.

Laster M, Pereira R C, Noche K, et al, 2023. Sclerostin, osteocytes, and Wnt signaling in pediatric renal osteodystrophy[J]. Nutrients, 15.

Le Guen Y, Belloy M E, Grenier-Boley B, et al, 2022. Association of rare APOE missense variants V236E and R251G with risk of Alzheimer disease[J]. JAMA Neurol, 79: 652-663.

Lee C C, Hung C M, Chen C H, et al, 2021. Novel aptamer-based small-molecule drug screening assay to identify potential sclerostin inhibitors against osteoporosis[J]. International Journal of Molecular Sciences, 22.

Lee H, Cho S, Kim M J, et al, 2023. ApoE4-dependent lysosomal cholesterol accumulation impairs mitochondrial homeostasis and oxidative phosphorylation in human astrocytes[J]. Cell Rep, 42: 113183.

Lee S, Choi J, Mohanty J, et al, 2018. Structures of β-klotho reveal a 'zip code'-like mechanism for endocrine FGF signalling[J]. Nature, 553: 501-505.

Leopold J A, 2015. Vascular calcification: Mechanisms of vascular smooth muscle cell calcification[J]. Trends Cardiovasc Med, 25: 267-274.

Li K, Ching D, Luk F S, et al, 2015. Apolipoprotein E enhances microRNA-146a in monocytes and macrophages to suppress nuclear factor-κB-driven inflammation and atherosclerosis[J]. Circ Res, 117: e1-e11.

Li K, Xiu C, Zhou Q, et al, 2019. A dual role of cholesterol in osteogenic differentiation of bone marrow stromal cells[J]. J Cell Physiol, 234: 2058-2066.

Li N, Zhu L, Zhu C, et al, 2021a. BMPR2 promoter methylation and its expression in valvular heart disease complicated with pulmonary artery hypertension[J]. Aging, 13(22): 24580-24604.

Li S S, He S H, Xie P Y, et al, 2021b. Recent progresses in the treatment of osteoporosis[J]. Frontiers in Pharmacology, 12: 717065.

Liang B, Burley G, Lin S, et al, 2022. Osteoporosis pathogenesis and treatment: existing and emerging avenues[J]. Cellular & Molecular Biology Letters, 27(1): 72.

Lim S W, Jin L, Luo K, et al, 2017. Klotho enhances FoxO3-mediated manganese superoxide dismutase expression by negatively regulating PI3K/AKT pathway during tacrolimus-induced oxidative stress[J]. Cell Death Dis, 8: e2972.

Lin Y T, Seo J, Gao F, et al, 2018. APOE4 causes widespread molecular and cellular alterations associated with Alzheimer's disease phenotypes in human iPSC-derived brain cell types[J]. Neuron, 98: 1141-1154. e1147.

Lindner K, Beckenbauer K, van Ek L C, et al, 2022. Isoform- and cell-state-specific lipidation of ApoE in astrocytes[J]. Cell Rep, 38: 110435.

Liu B, Fang L, Mo P, et al, 2023. Apoe-knockout induces strong vascular oxidative stress and significant changes in the gene expression profile related to the pathways implicated in redox, inflammation, and endothelial function[J]. Cell Signal, 108: 110696.

Liu H, Sun Y, Zhang Q, et al, 2021. Pro-inflammatory and proliferative microglia drive progression of glioblastoma[J]. Cell Rep, 36: 109718.

Liu J, Xiao Q, Xiao J, et al, 2022. Wnt/β-catenin signalling: function, biological mechanisms, and therapeutic opportunities[J]. Signal Transduction and Targeted Therapy, 7.

Liu Y, Wang C, Wang G, et al, 2019. Loureirin B suppresses RANKL-induced osteoclastogenesis and ovariectomized osteoporosis via attenuating NFATc1 and ROS activities[J]. Theranostics, 9: 4648.

Long L, Sun Q, 2022. Analysis of APOE and SLCO1B1 Gene polymorphism and correlation with dyslipidemia in China[J]. Clin Lab, 68.

Lorentzon M, 2019. Treating osteoporosis to prevent fractures: current concepts and future developments[J]. Journal of Internal Medicine, 285: 381-394.

Lu X, Hu M C, 2017. Klotho/FGF23 axis in chronic kidney disease and cardiovascular disease[J]. Kidney Diseases, 3: 15-23.

Ma Y, Jun G R, Zhang X, et al, 2019. Analysis of whole-exome sequencing data for Alzheimer Disease stratified by APOE genotype[J]. JAMA Neurol, 76: 1099-1108.

Maan M, Peters J M, Dutta M, Patterson A D, 2018. Lipid metabolism and lipophagy in cancer[J]. Biochem Biophys Res Commun, 504:

582-589.

Mahley R W, 2023. Apolipoprotein E4 targets mitochondria and the mitochondria-associated membrane complex in neuropathology, including Alzheimer's disease[J]. Curr Opin Neurobiol, 79: 102684.

Maltese G, Psefteli P M, Rizzo B, et al, 2017. The anti-ageing hormone klotho induces Nrf2-mediated antioxidant defences in human aortic smooth muscle cells[J]. J Cell Mol Med, 21: 621-627.

Manson S R, Austin P F, Guo Q, et al, 2015. BMP-7 signaling and its critical roles in kidney development, the responses to renal injury, and chronic kidney disease[J]. Vitamins and Hormones, 99: 91-144.

Marais A D, 2019. Apolipoprotein E in lipoprotein metabolism, health and cardiovascular disease[J]. Pathology, 51: 165-176.

Marchelek-Myśliwiec M, Dziedziejko V, Nowosiad-Magda M, et al, 2019. Bone metabolism parameters in hemodialysis patients with chronic kidney disease and in patients after kidney transplantation[J]. Physiol Res, 68: 947-954.

Marino C, Perez-Corredor P, O'Hare M, et al, 2024. APOE Christchurch-mimetic therapeutic antibody reduces APOE-mediated toxicity and tau phosphorylation[J]. Alzheimers Dement, 20: 819-836.

Martínez V G, Rubio C, Martínez-Fernández M, et al, 2017. BMP4 induces M2 macrophage polarization and favors tumor progression in bladder cancer[J]. Clinical Cancer Research: An Official Journal of the American Association for Cancer Research, 23(23): 7388-7399.

Miao G, Zhuo D, Han X, et al, 2023. From degenerative disease to malignant tumors: Insight to the function of ApoE[J]. Biomed Pharmacother, 158: 114127.

Miao J, Huang J, Luo C, et al, 2021. Klotho retards renal fibrosis through targeting mitochondrial dysfunction and cellular senescence in renal tubular cells[J]. Physiol Rep, 9: e14696.

Miyamoto T, 2015. Mechanism underlying post-menopausal osteoporosis: HIF1α is required for osteoclast activation by estrogen deficiency[J]. Keio J Med, 64: 44-47.

Miyazawa K, Miyazono K, 2017. Regulation of TGF-β family signaling by inhibitory smads[J]. Cold Spring Harbor Perspectives in Biology, 9(3): a022095.

Mondal A, NeMoyer R, Vora M, et al, 2021. Bone morphogenetic protein receptor 2 inhibition destabilizes microtubules promoting the activation of lysosomes and cell death of lung cancer cells[J]. Cell communication and signaling: CCS, 19(1): 97.

Moretti A, Iolascon G, 2023. Sclerostin: clinical insights in muscle–bone crosstalk[J]. Journal of International Medical Research, 51.

Morrell N W, Bloch D B, ten Dijke P, et al, 2016. Targeting BMP signalling in cardiovascular disease and anaemia[J]. Nature Reviews. Cardiology, 13(2): 106-120.

Morton A M, Koch M, Mendivil C O, et al, 2018. Apolipoproteins E and CIII interact to regulate HDL metabolism and coronary heart disease risk[J]. JCI Insight, 3.

Mostafa S, Pakvasa M, Coalson E, et al, 2019. The wonders of BMP9: From mesenchymal stem cell differentiation, angiogenesis, neurogenesis, tumorigenesis, and metabolism to regenerative medicine[J]. Genes & Diseases, 6(3): 201-223.

Moysés R M A, Dusso A, 2017. Is osteocyte Klotho bad for bone health?[J]. Kidney Int, 92: 540-543.

Mustapic M, Tran J, Craft S, et al, 2019. Extracellular vesicle biomarkers track cognitive changes following intranasal insulin in Alzheimer's Disease[J]. J Alzheimers Dis, 69: 489-498.

N'Diaye E N, Cook R, Wang H, et al, 2021. Extracellular BMP1 is the major proteinase for COOH-terminal proteolysis of type I procollagen in lung fibroblasts[J]. American Journal of Physiology. Cell Physiology, 320(2)：C162-C174.

Naseri N N, Wang H, Guo J, et al, 2019. The complexity of tau in Alzheimer's disease[J]. Neurosci Lett, 705: 183-194.

Neyra J, Hu M C, 2016. αKlotho and chronic kidney disease[J]. Vitamins & Hormones, 101: 257-310.

Nikolic I, Yung L M, Yang P, et al, 2019. Bone morphogenetic protein 9 is a mechanistic biomarker of portopulmonary hypertension[J]. American Journal of Respiratory and Critical Care Medicine, 199(7): 891-902.

Odenkirk M T, Zheng X, Kyle J E, et al, 2024. Deciphering ApoE genotype-driven proteomic and lipidomic alterations in Alzheimer's disease across distinct brain regions[J]. J Proteome Res .

Olejnik A, Franczak A, Krzywonos-Zawadzka A, et al, 2018. The biological role of klotho protein in the development of cardiovascular diseases. Biomed Res Int[J], 2018: 5171945.

Olejnik A, Radajewska A, Krzywonos-Zawadzka A, et al, 2023. Klotho inhibits IGF1R/PI3K/AKT signalling pathway and protects the heart from oxidative stress during ischemia/reperfusion injury. Sci Rep[J], 13: 20312.

Ono T, Hayashi M, Sasaki F, Nakashima T, 2020. RANKL biology: bone metabolism, the immune system, and beyond[J]. Inflamm Regen, 40: 2.

Orellana A M, Mazucanti C H, Dos Anjos L P, et al, 2023. Klotho increases antioxidant defenses in astrocytes and ubiquitin-proteasome activity in neurons[J]. Sci Rep, 13: 15080.

Ostendorf B N, Bilanovic J, Adaku N, et al, 2020. Common germline variants of the human APOE gene modulate melanoma progression and survival[J]. Nat Med, 26: 1048-1053.

Owens P, Pickup M W, Novitskiy S V, et al, 2015. Inhibition of BMP signaling suppresses metastasis in mammary cancer[J]. Oncogene, 34(19): 2437-2449.

Pan H, Zhang H, Abraham P, et al, 2017. BmpR1A is a major type 1 BMP receptor for BMP-Smad signaling during skull development[J]. Developmental Biology, 429(1): 260-270.

Papachristou N I, Blair H C, Kalyvioti E S, et al, 2018. Western-type diet differentially modulates osteoblast, osteoclast, and lipoblast differentiation and activation in a background of APOE deficiency[J]. Lab Invest, 98: 1516-1526.

Paranthaman M, 2024. Serum sclerostin levels as a diagnostic marker for osteoporosis[J]. Bioinformation, 20: 54-58.

Park J H, Lee N K, Lee S Y, 2017. Current understanding of RANK signaling in osteoclast differentiation and maturation[J]. Molecules and cells, 40: 706-713.

Pellegrinelli V, Peirce V J, Howard L, et al, 2018. Adipocyte-secreted BMP8b mediates adrenergic-induced remodeling of the neuro-vascular network in adipose tissue[J]. Nature Communications, 9(1): 4974.

Peng F, Li H, Li S, et al, 2019. Micheliolide ameliorates renal fibrosis by suppressing the Mtdh/BMP/MAPK pathway[J]. Laboratory Investigation; a Journal of Technical Methods and Pathology, 99(8): 1092-1106.

Phu T A, Vu N K, Ng M, et al, 2023. ApoE enhances mitochondrial metabolism via microRNA-142a/146a-regulated circuits that suppress hematopoiesis and inflammation in hyperlipidemia[J]. Cell Rep, 42: 113206.

Portales-Castillo I, Simic P, 2022. PTH, FGF-23，Klotho and Vitamin D as regulators of calcium and phosphorus: Genetics, epigenetics and beyond[J]. Front Endocrinol (Lausanne), 13: 992666.

Qi Q, Xu Y, Sun H, et al, 2023. Apolipoprotein E deficiency attenuated osteogenesis via down-regulating osterix[J]. Drug Discov Ther, 17: 270-278.

Raulin A C, Martens Y A, Bu G, 2022. Lipoproteins in the central nervous system: From biology to pathobiology[J]. Annu Rev Biochem, 91: 731-759.

Ren Q, Chen J, Liu Y, 2021. LRP5 and LRP6 in Wnt signaling: similarity and divergence[J]. Frontiers in cell and developmental biology, 9: 670960.

Rhea E M, Raber J, Banks W A, 2020. ApoE and cerebral insulin: Trafficking, receptors, and resistance[J]. Neurobiol Dis, 137: 104755.

Richter B, Faul C, 2018. FGF23 actions on target tissues-with and without Klotho[J]. Front Endocrinol (Lausanne), 9: 189.

Robson N C, Hidalgo L, Mc Alpine T, et al, 2014. Optimal effector functions in human natural killer cells rely upon autocrine bone morphogenetic protein signaling[J]. Cancer Research, 74(18): 5019-5031.

Sacks F M, Andraski A B, 2022. Dietary fat and carbohydrate affect the metabolism of protein-based high-density lipoprotein subspecies[J]. Curr Opin Lipidol, 33: 1-15.

Safieh M, Korczyn A D, Michaelson D M, 2019. ApoE4: an emerging therapeutic target for Alzheimer's disease[J]. BMC Med, 17: 64.

Sahu A, Mamiya H, Shinde S N, et al, 2018. Age-related declines in α-Klotho drive progenitor cell mitochondrial dysfunction and impaired muscle regeneration[J]. Nat Commun, 9: 4859.

Salazar V S, Gamer L W, Rosen V, 2016. BMP signalling in skeletal development, disease and repair[J]. Nature Reviews. Endocrinology, 12(4): 203-221.

Sampath T K, Vukicevic S, 2020. Biology of bone morphogenetic protein in bone repair and regeneration: A role for autologous blood coagulum as carrier[J]. Bone, 141: 115602.

Savage J W, Kelly M P, Ellison S A, et al, 2015. A population-based review of bone morphogenetic protein: associated complication and reoperation rates after lumbar spinal fusion[J]. Neurosurgical Focus, 39(4)：E13.

Scimeca M, Anemona L, Granaglia A, et al, 2019. Plaque calcification is driven by different mechanisms of mineralization associated with specific cardiovascular risk factors[J]. Nutrition, metabolism, and cardiovascular diseases: NMCD, 29(12): 1330-1336.

Sepulveda-Falla D, Sanchez J S, Almeida M C, et al, 2022. Distinct tau neuropathology and cellular profiles of an APOE3 Christchurch homozygote protected against autosomal dominant Alzheimer's dementia[J]. Acta Neuropathol, 144: 589-601.

Shao Y, Zhao C, Pan J, et al, 2021. BMP5 silencing inhibits chondrocyte senescence and apoptosis as well as osteoarthritis progression in mice[J]. Aging, 13(7): 9646-9664.

Shapiro I M, Landis W J, 2024. The role of non-collagenous proteins and other matrix molecules in vertebrate mineralization[C]// mechanisms of mineralization of vertebrate skeletal and dental tissues. Springer, 343-401.

Sharma A, Sharma L, Goyal R, 2021. Molecular signaling pathways and essential metabolic elements in bone remodeling: An implication of therapeutic targets for bone diseases[J]. Current Drug Targets, 22: 77-104.

Shi Y, Yamada K, Liddelow S A, et al, 2017. ApoE4 markedly exacerbates tau-mediated neurodegeneration in a mouse model of tauopathy[J]. Nature, 549: 523-527.

Shih H Y, Hsu S Y, Ouyang P, et al, 2017. Bmp5 regulates neural crest cell survival and proliferation via two different signaling pathways[J]. Stem Cells (Dayton, Ohio), 35(4): 1003-1014.

Shinohata R, Shibakura M, Arao Y, et al, 2022. A high-fat/high-cholesterol diet, but not high-cholesterol alone, increases free cholesterol and apoE-rich HDL serum levels in rats and upregulates hepatic ABCA1 expression[J]. Biochimie, 197: 49-58.

Shu B, Zhao Y, Zhao S, et al, 2020. Inhibition of Axin1 in osteoblast precursor cells leads to defects in postnatal bone growth through suppressing osteoclast formation[J]. Bone research, 8: 31.

Simões Sato A Y, Bub G L, Campos A H, 2014. BMP-2 and -4 produced by vascular smooth muscle cells from atherosclerotic lesions induce monocyte chemotaxis through direct BMPRII activation[J]. Atherosclerosis, 235(1): 45-55.

Singla D K, Singla R, Wang J, 2016. BMP-7 treatment increases M2 macrophage differentiation and reduces inflammation and plaque formation in Apo E-/- Mice[J]. PloS One, 11(1): e0147897.

Song D, Lian Y, Zhang L, 2023. The potential of activator protein 1（AP-1）in cancer targeted therapy[J]. Frontiers in Immunology, 14: 1224892.

Sopjani M, Rinnerthaler M, Kruja J, Dermaku-Sopjani M, 2015. Intracellular signaling of the aging suppressor protein Klotho[J]. Curr Mol Med, 15: 27-37.

Souza L S, Rochette N F, Pedrosa D F, et al, 2018. Role of APOE gene in bone mineral density and incidence of bone fractures in brazilian postmenopausal women[J]. J Clin Densitom, 21: 227-235.

Sun R, Guan H, Liu W, et al, 2020. Expression of BMP7 in cervical cancer and inhibition of epithelial-mesenchymal transition by BMP7 knockdown in HeLa cells[J]. International Journal of Molecular Medicine, 45(5): 1417-1424.

Tang Y, Zhu J, Huang D, et al, 2019. Mandibular osteotomy-induced hypoxia enhances osteoclast activation and acid secretion by increasing glycolysis[J]. J Cell Physiol, 234: 11165-11175.

Tauqeer Z, Yonekawa Y, 2018. Familial exudative vitreoretinopathy: pathophysiology, diagnosis, and management[J]. Asia-Pacific journal of ophthalmology, 7: 176-182.

Tillet E, Bailly S, 2014. Emerging roles of BMP9 and BMP10 in hereditary hemorrhagic telangiectasia[J]. Frontiers in Genetics, 5: 456.

Traeger L, Schnittker J, Dogan D Y, et al, 2020. HFE and ALK3 act in the same signaling pathway[J]. Free Radical Biology & Medicine, 160: 501-505.

Tsuchiya K, Nagano N, Nitta K, 2015. Klotho/FGF23 Axis in CKD[J]. Contrib Nephrol, 185: 56-65.

Tyurenkov I N, Perfilova V N, Nesterova A A, et al, 2021. Klotho Protein and Cardio-Vascular System[J]. Biochemistry (Mosc), 86: 132-145.

Valencia J, M Fernández-Sevilla L, Fraile-Ramos A, et al, 2019. Acute lymphoblastic leukaemia cells impair dendritic cell and macrophage differentiation: Role of BMP4[J]. Cells, 8(7): 722.

Vlashi R, Zhang X, Wu M, Chen G, 2023. Wnt signaling: Essential roles in osteoblast differentiation, bone metabolism and therapeutic implications for bone and skeletal disorders[J]. Genes Dis, 10: 1291-1317.

Vo H T, Laszczyk A M, King G D, 2018. Klotho, the key to healthy brain aging[J]? Brain Plast, 3: 183-194.

Wang J, Xie X, Muench N A, et al, 2021. Proteinase bone morphogenetic protein 1, but not tolloid-like 1, plays a dominant role in maintaining periodontal homeostasis[J]. Journal of Periodontology, 92(7): 1018-1029.

Wang L, Song L, Li J, et al, 2019a. Bone sialoprotein-αvβ3 integrin axis promotes breast cancer metastasis to the bone[J]. Cancer science, 110: 3157-3172.

Wang L-T, Chen L-R, Chen K-H, 2023. Hormone-related and drug-induced osteoporosis: a cellular and molecular overview[J]. International Journal of Molecular Sciences, 24.

Wang Z, Liu C-H, Huang S, Chen J, 2019b. Wnt Signaling in vascular eye diseases[J]. Progress in Retinal and Eye Research, 70: 110-133.

Wegleiter T, Buthey K, Gonzalez-Bohorquez D, et al, 2019. Palmitoylation of BMPR1a regulates neural stem cell fate[J]. Proceedings of the National Academy of Sciences of the United States of America, 116(51): 25688-25696.

Wei F-L, Gao Q-Y, Zhu K-L, et al, 2023. Efficacy and safety of pharmacologic therapies for prevention of osteoporotic vertebral fractures in postmenopausal women[J]. Heliyon, 9.

Wei Z, Salmon R M, Upton P D, et al, 2014. Regulation of bone morphogenetic protein 9（BMP9）by redox-dependent proteolysis[J]. The Journal of Biological Chemistry, 289(45): 31150-31159.

Weivoda M M, Ruan M, Hachfeld C M, et al, 2016. Wnt signaling inhibits osteoclast differentiation by activating canonical and noncanonical cAMP/PKA pathways[J]. Journal of Bone and Mineral Research, 31: 65-75.

Wolf I, Stein D, Shahmoon S, et al, 2016. Alteration in serum klotho levels in anorexia nervosa patients[J]. Clin Nutr, 35: 958-962.

Wu D, Li L L, Wen Z, Wang G, 2023. Romosozumab in osteoporosis: yesterday, today and tomorrow[J]. Journal of Translational Medicine, 21.

Wu F J, Wang Y W, Luo C W, 2020. Human BMP8A suppresses luteinization of rat granulosa cells via the SMAD1/5/8 pathway[J]. Reproduction（Cambridge, England），159(3): 315-324.

Wu M, Chen G, Li Y P, 2016. TGF-β and BMP signaling in osteoblast, skeletal development, and bone formation, homeostasis and disease[J]. Bone Research, 4: 16009.

Wynne M E, Ogunbona O, Lane A R, et al, 2023. APOE expression and secretion are modulated by mitochondrial dysfunction[J]. Elife, 12.

Xiong M, Jiang H, Serrano J R, et al, 2021. APOE immunotherapy reduces cerebral amyloid angiopathy and amyloid plaques while improving cerebrovascular function[J]. Sci Transl Med, 13.

Xu B, Xu G, Yu Y, et al, 2021. The role of TGF-β or BMPR2 signaling pathway-related miRNA in pulmonary arterial hypertension and systemic sclerosis[J]. Arthritis Research & Therapy, 23(1): 288.

Xu Y, Sun Z, 2015. Molecular basis of Klotho: from gene to function in aging[J]. Endocr Rev, 36: 174-193.

Yang P, Troncone L, Augur Z M, et al, 2020. The role of bone morphogenetic protein signaling in vascular calcification[J]. Bone, 141: 115542.

Yang Y, Cheng R, Liu J, et al, 2021. Linarin protects against cadmium-induced osteoporosis via reducing oxidative stress and inflammation and altering RANK/RANKL/OPG pathway[J]. Biological Trace Element Research, 200: 3688-3700.

Yao Z, Getting S J, Locke I C, 2021. Regulation of TNF-induced osteoclast differentiation[J]. Cells, 11.

Yokota K, 2024. Osteoclast differentiation in rheumatoid arthritis[J]. Immunol Med, 47: 6-11.

Yu Y P, Cai L C, Wang X Y, et al, 2020. BMP8A promotes survival and drug resistance via Nrf2/TRIM24 signaling pathway in clear cell renal cell carcinoma[J]. Cancer Science, 111(5): 1555-1566.

Yung L M, Sánchez-Duffhues G, Ten Dijke P, et al, 2015. Bone morphogenetic protein 6 and oxidized low-density lipoprotein synergistically recruit osteogenic differentiation in endothelial cells[J]. Cardiovascular Research, 108(2): 278-287.

Zaidi M, Kim S-M, Mathew M, et al, 2023. Bone circuitry and interorgan skeletal crosstalk[J]. eLife, 12.

Zhang F, Guo X, Xia Y, Mao L, 2021. An update on the phenotypic switching of vascular smooth muscle cells in the pathogenesis of atherosclerosis[J]. Cell Mol Life Sci, 79: 6.

Zhang F, Wan X, Cao Y Z, et al, 2018. Klotho gene-modified BMSCs showed elevated antifibrotic effects by inhibiting the Wnt/β-catenin pathway in kidneys after acute injury[J]. Cell Biol Int, 42: 1670-1679.

Zhang L, Jiao G, You Y, et al, 2023a. Arginine methylation of PPP1CA by CARM1 regulates glucose metabolism and affects osteogenic differentiation and osteoclastic differentiation[J]. Clin Transl Med, 13: e1369.

Zhang W, Xue D, Hu D, et al, 2015. Secreted klotho protein attenuates osteogenic differentiation of human bone marrow mesenchymal stem cells in vitro via inactivation of the FGFR1/ERK signaling pathway[J]. Growth Factors, 33: 356-365.

Zhang Y, Cheng Z, Hong L, et al, 2023b. Apolipoprotein E (ApoE) orchestrates adipose tissue inflammation and metabolic disorders through NLRP3 inflammasome[J]. Mol Biomed, 4: 47.

Zhang Y, Zhao C, Zhang H, et al, 2023c. Association between serum soluble α-klotho and bone mineral density (BMD) in middle-aged and older adults in the United States: a population-based cross-sectional study[J]. Aging Clin Exp Res, 35: 2039-2049.

Zhao N, Liu C C, Qiao W, et al, 2018. Apolipoprotein E, receptors, and modulation of Alzheimer's disease[J]. Biol Psychiatry, 83: 347-357.

Zhao N, Liu C C, Van Ingelgom A J, et al, 2017. Apolipoprotein E4 impairs neuronal insulin signaling by trapping insulin receptor in the endosomes[J]. Neuron, 96: 115-129. e115.

Zheng S, Chen Y, Zheng Y, et al, 2018. Correlation of serum levels of fibroblast growth factor 23 and Klotho protein levels with bone mineral density in maintenance hemodialysis patients[J]. Eur J Med Res, 23: 18.

Zhou W, Yan K, Xi Q, 2023. BMP signaling in cancer stemness and differentiation[J]. Cell Regeneration（London, England），12(1): 37.

Zhu H, Gao Y, Zhu S, et al, 2017. Klotho improves cardiac function by suppressing reactive oxygen species (ROS) mediated apoptosis by modulating Mapks/Nrf2 signaling in doxorubicin-induced cardiotoxicity[J]. Med Sci Monit, 23: 5283-5293.

Zhu L, Liu Y, Wang A, et al, 2022. Application of BMP in bone tissue engineering[J]. Frontiers in Bioengineering and Biotechnology, 10: 810880.

Molecular
Biology
of
Osteoporosis

第六章
骨代谢受体关联

第一节　维生素 D 受体

维生素 D 受体（vitamin D receptor，VDR）为类固醇激素 / 甲状腺激素受体超家族成员之一，其本质是一种核转录因子。

一、维生素 D 受体的分子结构

维生素 D 受体（VDR）是一种核受体，其结构包括几个主要的功能域。这些功能域包括激活函数域（AF）、DNA 结合域（DBD）、维生素 D 结合域（LBD）等。以下是维生素 D 受体的主要结构组成。

（一）激活函数域（AF）

激活函数域分为两个子域：AF-1 和 AF-2。这些域在调节 VDR 与共激活因子或共抑制因子相互作用中起重要作用。

（二）DNA 结合域（DBD）

DNA 结合域是 VDR 的核心部分，它使 VDR 能够与 DNA 结合，并识别 VDRE（维生素 D 响应元件）序列。

（三）维生素 D 结合域（LBD）

维生素 D 结合域是 VDR 的 C 端区域，它与维生素 D 结合，并通过这种结合来改变 VDR 的构象，使其能够与共激活因子或共抑制因子相互作用，并激活或抑制靶基因的转录。

（四）核定位信号（NLS）

这是 VDR 中一个重要的功能域，它在调节 VDR 进入细胞核的过程中起作用。

（五）激活和抑制的结合位点

这些位点位于 VDR 的结构中，使其能够与共激活因子或共抑制因子相互作用，从而调节基因的转录。

二、维生素 D 受体的分布

维生素 D 受体的结构使其能够与维生素 D 及其激活后的复合物相互作用，并将这种信号传递到靶基因上，从而调节基因的转录和表达。主要在骨、肌肉、肠道、甲状旁腺以及肾脏的细胞表面上表达，在细胞分化和调控不同类型细胞的增殖中起关键作用。其中，位于骨细胞上的 VDR 能够增加骨钙素、骨桥蛋白的生成；VDR 在小肠上皮细胞上能够促进钙、磷在肠道的吸收；位于甲状旁腺细胞上的 VDR 对甲状旁腺素的合成和释放具有抑制作用；位于肾脏细胞表面的 VDR 可以增加钙通道基因的活性，进而增加对钙、磷的吸收。

三、维生素 D 受体的下游信号通路

维生素 D 受体（VDR）激活后，其下游信号通路可以通过多种机制影响细胞的生物学功能。这些下游信号通路涉及多种细胞信号转导途径和调节因子，常见的如下：

（一）钙平衡调节

维生素 D/VDR 信号通路通过调节钙离子的吸收和利用，参与维持钙平衡。在肠道中，VDR 的激活可以促进钙的吸收，而在骨骼中，它可以影响骨骼细胞的功能，例如增强成骨细胞的活性。

（二）免疫调节

维生素 D/VDR 信号通路可以调节免疫细胞的活性，包括抑制 T 细胞、B 细胞和抗原呈递细胞的活动，从而调节免疫反应的强度。

（三）细胞增殖和分化

维生素 D/VDR 信号通路通过影响细胞周期调节、凋亡和分化等过程，参与调节细胞的增殖和分化。这在多种类型细胞中都具有重要作用，包括肿瘤细胞和正常细胞。

（四）炎症调节

维生素 D/VDR 信号通路可以调节炎症反应，包括通过抑制炎症因子的产生和调节炎症信号途径的活性来减轻炎症。

综上所述，维生素 D/VDR 信号通路通过多种机制调节细胞的生物学功能，包括钙平衡调节、免疫调节（徐腾姣等，2022）、细胞增殖和分化、炎症调节（钟子安等，2023）等，从而影响整个机体的生理和病理过程。VDR 相应下游通路涉及运动系统、消化系统（陈文妹等，2022）、泌尿系统、神经系统及心血管系统（周海纯等，2023）等。运动系统主要为骨骼肌系统，涉及通路为 Wnt/β-catenin 信号通路、OPG/RANKL/RANK（范志梁等，2023）通路、Notch 通路、smads 通路（汪小飞等，2019）；如骨坏死涉及通路有 Nox4/NLRP3、PI3K/Akt/NF-κB。内分泌与代谢病（杨耀堂等，2023）如糖尿病方面涉及 AMPK/mTOR 信号通路、TLR4/NF-κB 通路、PPARγ 通路。泌尿系统（吴雍真等，2021）主要涉及 TGF-β1/Smad3（徐腾姣等，2022）、Traf6/TAK1、p38MAPK/ERK 信号。消化系统主要涉及 LR4/MyD88/NF-κB、TLR4/NF-κB 信号通路。

四、信号通路异常与骨代谢疾病

VDR 信号通路的活性异常或缺陷可能导致多种骨代谢疾病，其中一些主要的疾病如下。

（一）骨软化症（软骨病）

骨软化症是由维生素 D 缺乏或 VDR 功能受损而导致的骨骼系统疾病。在这种情况下，由于维生素 D 受体信号通路异常，钙的吸收受到影响，导致骨骼中的钙含量减少，进而影响骨质的形成和硬度，从而导致骨骼软化。骨软化症是一种骨骼系统疾病，主要特征是骨骼中的骨组织变得软化和脆弱，通常伴随着骨痛、畸形和易骨折。VDR 信号通路异常与骨软化症之间的关系如下。

1. 维生素 D 的代谢和吸收受阻

维生素 D 在肠道中被吸收和代谢成活性形式，从而参与钙的吸收和骨骼健康。如果 VDR 信号通路发生异常，导致维生素 D 的代谢和吸收受到阻碍，那么骨骼中的钙含量就会下降，进而影响骨骼的硬度和稳定性。

2. 骨形成受抑制

维生素 D/VDR 信号通路对成骨细胞（骨形成细胞）的活性具有重要作用。当信号通路受阻时，成骨细胞的功能可能受到影响，导致骨质形成减少或减慢，从而使骨骼变得软化。

3. 骨吸收增强

异常的维生素 D/VDR 信号通路也可能导致破骨细胞（骨吸收细胞）的活性增强，从而促进骨质的破坏和骨钙的释放。这加剧了骨质的流失和骨组织的损伤。

4. 钙平衡紊乱

骨软化症的发生部分是由体内钙平衡紊乱所致。VDR 信号通路异常可能导致钙的吸收不足或利用不良，使得血液中的钙含量下降，从而引发次生性甲状旁腺功能亢进，进一步加剧骨质的流失和骨软化的发生。

（二）骨质疏松症

骨质疏松症是一种常见的骨代谢性疾病，其特征是骨密度下降，易于骨折。VDR 信号通路的活性异常或缺陷可能导致骨质疏松症的发生（张帆等，2021）。

1. 骨形成减少

维生素 D/VDR 信号通路对于骨形成过程中的成骨细胞活性具有调节作用。如果该信号通路发生异常，可能导致成骨细胞功能受损，进而影响新骨组织的生成和沉积。因此，骨质疏松症患者的骨形成能力减弱，导致骨质的不足和骨密度的下降。

2. 骨吸收增加

维生素 D/VDR 信号通路异常也可能导致破骨细胞活性增加，进而促进骨质的破坏和骨钙的释放。这会加速骨质流失，导致骨骼的变薄和易碎。

3. 钙平衡紊乱

VDR 信号通路异常可能导致体内钙平衡紊乱，其中维生素 D 缺乏会影响钙的吸收和利用，导致血液中钙的含量下降。此外，VDR 信号通路异常也可能引发次生性甲状旁腺功能亢进，进一步加剧钙的流失和骨质疏松的发生。

4. 骨细胞凋亡增加

维生素 D/VDR 信号通路异常还可能导致骨细胞凋亡率的增加，这对于骨骼的健康和稳定性也是一种负面影响。凋亡增加可能导致骨组织的进一步流失和骨质的变薄。

5. 骨微结构异常

VDR 信号通路异常可能导致骨微结构的异常，如骨小梁的稀疏和连续性受损，这会使骨骼更加脆弱，易于骨折。

综上所述，VDR 信号通路异常可能通过多种机制导致骨质疏松症的发生，包括骨形成减少、骨吸收增加、钙平衡紊乱、骨细胞凋亡增加和骨微结构异常等因素。因此，维持 VDR 信号通路的正常功能对于维持骨骼健康至关重要。

（三）低钙血症

低钙血症（hypocalcemia）是指血液中钙离子浓度低于正常范围的一种病理状态。当 VDR 信号通路异常，可能导致特发性低钙血症的发生。

1. 维生素 D 的代谢和吸收受阻

VDR 信号通路异常可能导致维生素 D 的代谢和吸收受阻。维生素 D 是促进肠道吸收钙的重要因子，如果 VDR 信号通路异常，将影响维生素 D 的代谢和活性，进而影响钙的吸收。

2. 甲状旁腺素（PTH）水平异常

PTH 是调节钙离子平衡的关键激素之一，它通过促进肾脏排泄磷酸盐和促进骨骼释放钙离子来调节血液中的钙离子浓度。如果 VDR 信号通路异常，可能导致 PTH 的分泌异常，从而影响钙离子的代谢和在血液中的浓度。

3. 钙吸收和排泄的平衡紊乱

维生素 D 通过促进肠道吸收钙和减少肾脏排泄钙来维持钙离子的平衡。如果 VDR 信号通路异常，将影响维生素 D 的功能，进而影响钙的吸收和排泄的平衡，最终导致血液中钙离子浓度下降。

4. 神经肌肉功能障碍

特发性低钙血症会影响神经和肌肉的正常功能。低钙血症会导致神经兴奋性增加，表现为手足搐搦、痉挛、抽搐等。

5. 心脏功能异常

低钙血症还可能导致心脏功能异常。钙离子是维持心肌收缩和传导的重要离子之一，当血液中钙离子浓度下降到阈值以下时，会影响心肌细胞的兴奋性和传导功能。

（四）肾性骨病

肾性骨病是一种由慢性肾脏疾病引起的骨代谢紊乱性疾病。肾脏在维持体内钙、磷等电解质平衡以及合成活性维生素 D（1,25-二羟维生素 D_3）等方面起着重要作用。因此，慢性肾病影响了这些功能，导致了肾性骨病的发生。在正常情况下，肾脏通过将 25-羟维生素 D_3 转化为其活性形式 1,25-二羟维生素 D_3 来调节钙和磷的代谢。活性维生素 D_3 与 VDR 结合后，进一步调节钙和磷的吸收和利用，从而影响骨骼的健康。然而，在慢性肾脏疾病中，肾脏功能受损，导致活性维生素 D_3 的合成减少，使得钙和磷的代谢受到影响。

VDR 功能的异常也可能是肾性骨病发生的因素之一。VDR 信号路发生异常（吴雍真等，2021），即使体内有足够的活性维生素 D_3，也可能无法有效地与 VDR 结合，进而影响其对靶基因的调节作用，导致骨骼健康受损。

（五）骨骼发育不良

当 VDR 信号通路出现异常时，可能影响骨骼的正常发育，导致骨骼发育不良或骨骼形态异常。这种异常可能出现在胎儿期、婴幼儿期或青少年期，对骨骼的发育和形态造成持久性的影响。

1. 胎儿期和婴幼儿期骨骼发育不良

在胎儿期和婴幼儿期，骨骼的发育主要依赖于维生素 D 的正常代谢和 VDR 信号通路的功能。如果 VDR 信号通路异常，会影响细胞对维生素 D 的响应，从而干扰骨骼的发育。这可能导致骨骼发育不良，如软骨发育不全、骨骼畸形等。

2. 青少年期骨骼发育不良

在青少年期，骨骼处于快速生长和发育阶段，维生素 D 和 VDR 信号通路对于维持骨骼的健康至关重要。如果 VDR 信号通路异常，会影响骨骼的生长和形态，可能导致骨骼畸形、骨质疏松等问题，进而影响身体的姿态和功能。

3. 骨骼形态异常

VDR 信号通路异常可能导致骨骼形态的异常。这包括骨骼畸形，如弯曲、错位或过度生长，以及骨骼的不对称性。这些异常可能影响骨骼的结构和功能，从而影响身体的姿态和运动功能。

4. 骨骼功能障碍

VDR 信号通路异常可能影响骨骼的功能，使其无法正常承担支撑和运动的作用。这可能导致骨骼发育不良或骨骼形态异常的表现，如站立和行走困难、姿势不正、骨折风险增加等。

总的来说，VDR 信号通路在骨代谢中的异常活性或缺陷可能导致多种骨代谢疾病的发生，包括骨软化症、骨质疏松症、低钙血症、肾性骨病以及骨骼发育不良等。

（六）VDR 对骨细胞增殖、分化、功能的调控作用

VDR 对体内成骨细胞、破骨细胞、骨髓间充质细胞等具有调控增殖分化等作用。

1. 成骨细胞

维生素 D/VDR 信号通路对成骨细胞的调控起着重要作用，对骨骼的形成和维持至关重要。

（1）促进骨形成

维生素 D/VDR 通路直接或间接地促进骨形成。VDR 被激活后，它与核内靶基因的 VDRE（维生素 D 响应元件）结合，从而调节骨形成相关基因的转录，如骨钙蛋白（osteocalcin）、碱性磷酸酶（alkaline phosphatase）等。这些基因的表达促进了骨基质的合成和沉积，进而促进骨骼的形成。

（2）调节骨基质合成

维生素 D/VDR 通路通过影响骨基质蛋白的合成调节成骨细胞的功能。成骨细胞合成和分泌骨基质蛋白，如胶原蛋白和磷酸钙等，这些蛋白质是骨组织的主要部分。VDR 被激活后，可增强这些骨基质蛋白的合成，从而促进骨基质的沉积和骨骼的形成。

（3）调节细胞分化和增殖

维生素 D/VDR 通路参与调节成骨细胞的分化和增殖。维生素 D 的活化可以影响成骨细胞的分化，使其向成熟的骨细胞转化，并增强其对骨基质蛋白的合成能力。此外，维生素 D 还可以调节成骨细胞的增殖，促进骨细胞的数量增加，从而增强骨组织的形成和修复能力。

（4）调节骨代谢平衡

维生素 D/VDR 通路还参与调节骨代谢平衡。它可以影响成骨细胞和破骨细胞之间的相互作用，调节骨骼的吸收和释放过程，从而维持骨代谢的平衡状态。这对于骨组织的健康和稳态至关重要。

综上所述，维生素 D/VDR 通路通过调节骨形成相关基因的转录、调节骨基质合成、调节成骨细胞的分化和增殖以及调节骨代谢平衡等多种方式影响成骨细胞的功能和活性，从而对骨骼的形成和维持发挥着关键作用。

2. 破骨细胞

维生素 D/VDR 通路对破骨细胞的调控作用同样具有重要意义，主要在调节骨骼的吸收和重

塑过程中发挥作用。以下是维生素 D/VDR 通路对破骨细胞的调控作用的几个方面。

（1）抑制骨吸收

维生素 D/VDR 通路通过抑制破骨细胞的活性，降低骨骼的吸收速率。激活 VDR 后，它可以影响多种破骨细胞相关基因的表达，如骨吸收相关的基因，包括干扰素调节因子 6（IRF6）基因、细胞因子参与者 1（Cfz1）基因、干扰素诱导蛋白（Ifit1）基因等。这些基因的调节会降低破骨细胞的活性，从而降低骨骼的吸收速率，维持骨骼的稳态。

（2）调节破骨细胞的分化和功能

维生素 D/VDR 通路参与调节破骨细胞的分化和功能。破骨细胞的分化和活性受到 VDR 信号通路的调节，从而影响其对骨基质的降解能力。维生素 D 的活化可以抑制破骨细胞的分化和活性，减少其对骨基质蛋白的降解，从而降低骨骼的吸收速率。

（3）调节骨质重塑过程

维生素 D/VDR 通路对骨质重塑过程的调节起着重要作用。破骨细胞参与了骨质重塑的过程，通过吸收和降解老化或受损的骨组织，从而促进新骨组织的形成。维生素 D 的活化可以影响破骨细胞的活性，调节其对骨基质的降解速率，从而影响骨质重塑的过程。

（4）影响骨代谢平衡

维生素 D/VDR 通路也参与调节骨代谢平衡。它可以影响破骨细胞和成骨细胞之间的相互作用，调节骨骼的吸收和释放过程，从而维持骨代谢的平衡状态。这对于骨组织的健康和稳态至关重要。

综上，维生素 D/VDR 通路通过抑制破骨细胞的活性、调节破骨细胞的分化和功能、影响骨质重塑过程以及调节骨代谢平衡等多种方式影响破骨细胞的功能和活性，从而对骨骼的吸收和重塑发挥着重要作用。

3. 骨髓间充质细胞

骨髓间充质细胞包括骨髓间充质干细胞、脂肪细胞和成骨细胞等，维生素 D/VDR 通路对这些细胞的功能和活性的作用阐述如下。

（1）骨髓间充质干细胞（BMSC）

维生素 D/VDR 通路可以促进骨髓间充质干细胞向成骨细胞的分化。激活 VDR 后，它可以调节多种分化相关基因的表达，如碱性磷酸酶（alkaline phosphatase）、骨钙蛋白（osteocalcin）等，从而促进骨骼细胞的形成，增强其功能。

（2）脂肪细胞（adipocytes）

维生素 D/VDR 通路在一定程度上可以抑制骨髓间充质干细胞向脂肪细胞的分化。维生素 D 的活化可能通过抑制脂肪分化相关基因的表达，如脂肪酸结合蛋白（FABP4）基因、脂联素（adiponectin）基因等，从而减少脂肪细胞的形成。

（3）成骨细胞（osteoblasts）

维生素 D/VDR 通路通过直接或间接地增加成骨细胞的活性，促进骨基质的合成和沉积，从而促进骨骼的形成和修复。成骨细胞合成和分泌骨基质蛋白，如胶原蛋白和磷酸钙等，这些蛋白质组成了骨组织的主要部分。

综上所述，维生素 D/VDR 通路通过调节骨髓间充质干细胞的分化、抑制成脂细胞的形成以及增加成骨细胞的活性等多种方式，对骨骼的形成、修复和代谢发挥着重要作用。

4. 软骨细胞

维生素 D/VDR 通路对软骨细胞的调控作用在维持软骨组织的稳态和影响骨骼发育、生长、修复等方面起着重要作用。软骨细胞是软骨组织的主要构成细胞，参与了软骨的形成、维持和修复。

（1）抑制软骨细胞的分化和功能

维生素 D/VDR 通路可以抑制软骨细胞的分化和功能，从而影响软骨的形成和维持。激活 VDR 后，它可以调节多种软骨相关基因的表达，如胶原类型Ⅱ（collagen type Ⅱ）基因、聚集蛋白聚糖（aggrecan）基因、硫酸软骨糖蛋白（chondroitin sulfate proteoglycans）基因等，从而抑制软骨细胞的活性，减少软骨基质的合成和沉积。

（2）影响软骨细胞代谢

维生素 D/VDR 通路可以影响软骨细胞的代谢活性，从而影响软骨组织的稳态。激活 VDR 后，它可以调节软骨细胞代谢相关蛋白的合成，如软骨素 X、骨形态发生蛋白（BMP）、血管生成素（VEGF）等，从而影响软骨细胞的代谢和功能。

（3）调节软骨细胞的增殖

维生素 D/VDR 通路可以影响软骨细胞的增殖能力，从而影响软骨组织的生长和修复。激活 VDR 后，它可以调节细胞增殖相关蛋白的合成，如细胞周期调节蛋白（cyclin）、细胞周期蛋白依赖激酶（CDK）等，从而影响软骨细胞的增殖速率。

（4）调节软骨细胞的凋亡

维生素 D/VDR 通路可能还参与调节软骨细胞的凋亡过程，从而影响软骨组织的稳态和修复。激活 VDR 后，它可能调节凋亡相关蛋白的合成，如 Bcl-2 家族蛋白、半胱氨酸蛋白酶（caspase）等，从而影响软骨细胞的凋亡率。

（七）VDR 在骨质疏松动物模型中的调控作用

VDR 对骨骼健康和骨细胞群的调控具有重要作用。

1. 骨密度和骨结构的调节

VDR 的活化可以促进骨密度的增加和骨结构的改善。在动物模型中，激活 VDR 通常能够增加骨密度，并提高骨骼的强度和稳定性。这种效应有助于预防和治疗骨质疏松症。

2. 骨细胞功能的调节

VDR 通过调节骨细胞群的功能，影响骨骼的形成、修复和重塑过程。在骨质疏松动物模型中，激活 VDR 通常能够增加成骨细胞的活性，促进新骨组织的形成，并抑制破骨细胞的活性，减少骨质的吸收。

3. 骨细胞群的平衡调节

VDR 参与调节成骨细胞和破骨细胞的相对比例，维持骨骼的正常重塑和代谢。在骨质疏松动物模型中，激活 VDR 通常能够促进成骨细胞的增殖和功能，同时抑制破骨细胞的活性，从而维持骨骼的健康状态。

4. 炎症和免疫调节

VDR 在调节炎症和免疫反应中也发挥作用，影响骨骼健康。在骨质疏松动物模型中，激活 VDR 通常能够抑制炎症因子的释放，减轻骨质疏松的程度，并提高骨骼的稳定性。

综上所述，VDR 在以骨质疏松为主的动物模型中通过调节骨密度、骨结构、骨细胞功能以及平衡骨细胞群等方式发挥着重要作用。这些研究结果为理解骨质疏松的发病机制提供了重要线索，并为开发新的治疗策略提供理论基础。

（八）维生素 D 受体药物的研发

1. 活性代谢物（active metabolites）

维生素 D 的活性代谢物，如骨化三醇（calcitriol），是最早被用于临床治疗的 VDR 激动剂。骨化三醇，可直接与 VDR 结合并激活其信号通路，从而影响骨骼健康和钙磷代谢。

2. 合成类似物（synthetic analogues）

合成类似物是通过对维生素 D 结构进行修改和优化而设计的化合物，以增强其活性和选择性。其中，最常用的合成类似物包括钙泊三醇（calcipotriol）和阿法骨化醇（alfacalcidol）等。

3. 选择性 VDR 激动剂（selective VDR agonists）

选择性 VDR 激动剂具有更高的选择性，可以更精确地调节 VDR 的活性，从而减少不良反应的发生。这些药物的研发主要侧重于提高药物的特异性，如艾地骨化醇（eldecalcitol）就是一种选择性 VDR 激动剂。

4. 组合制剂（combination preparations）

将 VDR 激动剂与其他药物进行组合制剂，可以增强治疗效果，并减少不良反应。例如，维生素 D 和钙的组合制剂常用于治疗骨质疏松症和骨骼相关疾病。

除了已上市的药物外，科研人员还在不断研发新的药物候选化合物，以发现更安全、有效的 VDR 激动剂。这些候选化合物可能具有更高的选择性、更强的活性或更低的毒副作用，有望成为未来治疗骨骼疾病和其他疾病的新药物。

（李晓明　赵云超）

第二节　降钙素受体

降钙素受体（calcitonin receptor，CTR）信号通路是调节钙离子代谢的重要途径之一，对于维持骨骼健康和钙平衡至关重要，该信号通路与骨代谢疾病密切相关。

一、降钙素受体基本信息

降钙素受体（CTR）属于 G 蛋白偶联受体家族 B 族，它的分子质量为 85～90kDa，具有一个大的 N 端胞外结构域（ECD）、三个胞外环（ECL1、ECL2、ECL3）、7 个跨膜结构域（TM）、三个胞内环（ICL1、ICL2 和 ICL3）和一个胞内 C 端。跨膜区两侧为氨基端和羧基端，氨基端为细胞外功能区（e1-e4），羧基端为细胞内功能区（i1-i4）。氨基端功能区的 e2 区是降钙素的结合区，其中第 3 和第 6 个跨膜区是受体激活部位的关键。

1986 年 Nicholson 通过放射自显影在大鼠和人的破骨细胞中发现了 CTR，发现每个破骨细胞表达数百万个受体，并对破骨细胞中腺苷酸环化酶的调节进行了研究。

CTR 主要存在于骨、肾以及某些肿瘤组织中，研究发现在肝、肺等组织有 CTR 的表达。目前已在包括人乳腺癌细胞系（T47D 和 MCF-7）、大脑、睾丸，以及某些肿瘤细胞在内的各种组织中鉴定出 CTR。近年来，许多研究表明，软骨细胞上存在 CTR。Sondergaard 等研究发现，降钙素处理后，软骨细胞的第二信使腺苷酸环化酶显著升高，表明 CTR 的存在。此外，Karsdal 等人也证实了 CTR 在关节软骨中的蛋白质和 mRNA 表达。

二、降钙素受体基因多态性

CTR 基因定位于人第 7 号染色体（7q213）上（Dal Maso et al, 2018），基因序列号为：AC007078，研究发现，CTR 基因存在 11 个多态性位点，其中 10 个位点出现了单核苷酸多态性（SNP）突变。研究指出，位于第 1377 位的 CTR 基因，若发生 C 到 T 的核苷酸突变，则会导致相应蛋白质的编码从脯氨酸（CCG）变为亮氨酸（CTG），形成三种不同的基因型：纯脯氨酸型（CC）、纯亮氨酸型（TT）以及脯氨酸和亮氨酸的杂合型（TC）。这类突变可能会改变受体与其配体的结合能力，并转变信号传递路径，进而影响细胞对降钙素的响应，最终对骨代谢产生影响。该基因的突变影响到与相应配体的结合且改变了受体信号的转导方向，从而影响了靶细胞对降钙素的反应，最终影响骨代谢反应。国内外学者对 CTR 基因多态性与骨质疏松症的相关性进行了许多研究，认为杂合子基因型对骨质疏松可有一定保护作用，但是研究人群地区与人种不同，结论存在一定的差异。有研究证实，亮氨酸多态性与东亚人群骨质疏松的风险增加有关。1998 年，Taboulet 等研究了 215 名法国绝经后女性 CTR 基因多态性与骨折风险的关系，结果表明 CTR 基因中 CT 基因型比 TT 基因型更有助于降低绝经后女性的骨折风险。Bandrés 等对维生素 D 受体（VDR）、Ⅰ型胶原（COL1A1）、降钙素受体（CTR）以及雌激素受体（ER）的基因型与西班牙绝经后妇女的骨密度相关性进行了研究，并发现 CTR 基因的多态性与骨密度有统计学上显著的相关性，这种相关性还同骨质疏松性骨折的发生率密切相关。绝经后意大利妇女常见的 CTR 基因型为 TC 和 CC，显示与 CC 相比，TT 基因型的腰椎骨密度较低。

Sexton 等人从大鼠下丘脑文库中通过 cDNA 克隆鉴定了 CT 受体，发现了 CT 受体的两种同种异构体。这两种形式，被称为 Cla 和 Clb，在结构上不同，Clb 在第二细胞外结构域具有 37 个氨基酸序列，而 Clb 形式不存在。这是 CT 受体异质性的第一个直接证据。

人类的 CTR 基因在转录过程中，其 mRNA 至少存在五种不同的异构体形式。其中，hCTR1 和 hCTR2 这两种异构体是由 CTR 基因中一个特定的外显子（该外显子含有 48 个核苷酸），经过不同的剪接方式产生的。这种剪接差异导致了 hCTR1 和 hCTR2 在 i1 区域存在显著的差异：hCTR1 没有 16 个氨基酸片段的插入，而 hCTR2 则具有这一插入片段。这种结构差异对 hCTR1 和 hCTR2 所编码蛋白质的功能特性产生了深远影响。两者虽然都具备激活腺苷酸环化酶的能力，但在信号转导机制上却展现出截然不同的特性。hCTR2 不仅能激活腺苷酸环化酶，还能通过磷脂酶 C 途径介导信号转导，这种双重功能赋予了它在细胞信号转导中的独特地位。相比之下，hCTR1 虽然能激活腺苷酸环化酶，却缺乏通过磷脂酶 C 途径进行信号转导的能力。因此，hCTR1 和 hCTR2 作为 CTR 基因剪接的不同产物，不仅结构上有所区别，更在功能上呈现出独特的信号转导特性。这种功能多样性不仅丰富了 CTR 基因的表达谱，也为我们深入探索细胞信号转导的复杂机制提供了宝贵的线索。通过进一步研究这些异构体，我们有望更全面地理解 CTR 基因在生理和病理过程中的作用，为相关疾病的治疗提供新的思路和方法。

研究表明，CTR 的表达水平随着个体的成长逐渐展现出退化趋势。在幼年阶段，CTR 处于高表达状态，这是由于幼年个体的骨代谢活动尤为旺盛。在这一时期，CTR 通过抑制骨吸收等机制，对骨生长发挥着至关重要的作用，确保了骨骼的正常发育和健康生长。然而，随着个体进入成年阶段，骨代谢速率逐渐减缓，CTR 的作用也相应地变得不再那么明显。这种退化趋势可能是身体为了适应不同生理阶段的需求而作出的自然调整。因此，CTR 的表达变化与个体的成长阶段及骨代谢状态密切相关（Tsukamoto et al，2016）。

三、降钙素受体与配体及生理功能

降钙素受体的配体是降钙素（calcitonin，CT），当 CT 与受体结合时，受体发生构象变化，激活其内部信号转导通路。降钙素与破骨细胞膜上的 CTR 具有高度高亲和力，降钙素对破骨细胞的骨吸收功能表现出明显的抑制作用。CTR 的一个生理作用是在钙胁迫下保护骨骼，特别是在高钙血症和高钙需求状态下，如哺乳期。研究发现，与对照组相比，$1,25-(OH)_2D_3$ 治疗诱导的高钙血症，导致破骨细胞特异性，CTR 敲除小鼠产生更大的高钙血症反应，这是由于骨吸收增加，这表明降钙素对高钙血症的保护作用主要是通过破骨细胞上的 CTR 实现。

降钙素是一种含有 32 个氨基酸的单链多肽激素。它在第 1 和第 7 位的半胱氨酸残基之间形成一个二硫键，构成 7 个氨基酸的环状结构，并且在 C 末端有一个酰胺化的肽链。降钙素的生理作用是通过受体介导的过程实现的，涉及 N 末端环和 C 末端在受体结合和信号转导中起作用。降钙素是由甲状腺滤泡旁细胞（又称 C 细胞）分泌，是一种选择性的破骨细胞活性抑制剂，被认为是骨质疏松的二线治疗药物。

降钙素具备调控破骨细胞形成的能力，能够有效减少破骨细胞的数量。这一作用进而控制了破骨细胞的分化过程，降低了破骨细胞的活力，最终促进了破骨细胞的凋亡，从而严格控制骨的吸收。同时，它还能积极促进成骨细胞的生长，有力推动了骨质的生成过程。这种双向调节的作用在抑制骨溶解和促进骨形成方面发挥着至关重要的作用，进而有效预防了骨质疏松以及其引起的骨折。其不良反应包括鼻腔不良反应、低钙血症和前列腺癌（Song et al，2022）。

破骨细胞为骨细胞的一种，来源于单核巨噬细胞前体，约占骨细胞的 1% ～ 2%，主要发挥骨吸收的作用，溶骨能力极强，在骨再建过程中起着启动和先锋作用，与成骨细胞通过相互作用，协同作用于骨的生成与吸收，不断使骨进行新陈代谢。降钙素的主要作用机制：①干扰破骨细胞从前体细胞中分化，并能够通过影响单核细胞减少破骨细胞的形成。②通过抑制碳酸酐酶的表达来发挥作用。③抑制破骨细胞中的酸性磷酸酶等其他成分生成，抑制溶骨作用。降钙素抑制溶骨作用的出现时间很快，应用大剂量降钙素约 15min 内，破骨细胞的活力即减弱 70%。

破骨细胞的数量及其活性是决定骨转换状态与骨量多少的关键因素。当破骨细胞的寿命延长时，其数量相对增加，进而强化破骨性骨吸收过程，最终导致骨质疏松的发生。在降钙素的作用下，破骨细胞会经历一系列变化。首先，$Na^+-K^+-ATPase$ 受到抑制，导致波状缘伸展活动的限制，形态迅速变化。这一过程中，细胞合成活动在数分钟内停止，体积缩小，并从骨表面撤回皱褶缘，从而使破骨细胞无法继续附着于骨面。酸脱矿是破骨细胞进行骨吸收的关键步骤，降钙素抑制碳酸酐酶 II 的活性，减少酸的分泌从而抑制破骨细胞功能。早期研究表明，大剂量降钙素能够通过抑制破骨细胞的形成，减少破骨细胞数量，进而抑制骨吸收。然而，近期的研究显示，低剂量降钙素并不影响破骨细胞的数量，但能够减少新生成破骨细胞的细胞核数量，从而影响其活性。此外，降钙素在骨形成和骨矿化过程中也发挥着重要作用，对软骨形成、骨基质合成及骨生长具有合成代谢效应。另外，降钙素还能促进骨组织中环磷酸腺苷水平的提升，进一步增强其对骨吸收的抑制作用。

降钙素未干预破骨细胞之前，破骨细胞活跃，细胞质在宽伪足突（板足突）后面前进，显示出强烈的皱褶活动。CT 会在几分钟内导致活动停止，随后片基逐渐碎裂并缩回。浓度高于 50pg/mL 的 CT 可定期诱导破骨细胞完全静止，浓度低至 10pg/mL 时可诱导较小程度的静止。从培养基中移除 CT 后，这种静止状态就会逆转，而且事先用胰蛋白酶处理破骨细胞也会使这种静止状态消失。静止状态并不会降低细胞在培养液中的寿命，也不会影响它们抵抗胰蛋白酶从玻璃上移除的能力。CT 对破骨细胞、腹腔巨噬细胞或炎症巨细胞的假结节活性没有影响。破骨细胞的静止可能是一种可逆状态，是由 CT 与破骨细胞上存在的对胰蛋白酶敏感的 CT 受体相互作用而诱发的。诱导部分破骨细胞静止的浓度范围在人体血清浓度的生理范围内，这表明 CT 在破骨细胞的调节中发挥着生理作用。

降钙素对破骨细胞的直接影响主要涉及两个部分：静息期和骨吸收期。这两个阶段都是骨重建所必需的。在降钙素的干预下，破骨细胞的细胞形态发生快速变化，导致 Q 和 R 相互作用。Q 相互作用由霍乱毒素敏感的 GS 偶联腺苷酸环化酶介导，破骨细胞通过该酶可在几分钟内终止代谢活动。另一方面，R 相互作用通过偶联百日咳毒素敏感的 G 蛋白介导，导致细胞质中钙浓度升高。此外，R 相互作用还会进一步诱导破骨细胞从骨表面的刷状边缘收缩，变成小圆的不可移动的细胞。根据生化分析，环磷酸腺苷（cAMP）和细胞内钙离子是 Q 和 R 相互作用的第二信使。另外，降钙素通过调节破骨细胞的增殖和凋亡，减少破骨细胞的数量，抑制破骨细胞的活性。同时降钙素能够阻止骨髓单核细胞（前破骨细胞）的融合，从而抑制破骨细胞的产生。降钙素对骨吸收的抑制作用也是通过诱导破骨细胞分裂成单个核细胞并缩短其寿命来实现的。对降钙素的溶骨抑制仍然可以通过抑制破骨细胞内的酸性磷酸酶等其他成分来实现。由于降钙素对 cAMP、RANK/RANKL、Sre 和酪氨酸激酶 Pyk2 的作用，破骨细胞的运动受到抑制。

四、降钙素受体在破骨细胞内的信号转导过程

CTR 介导多种信号转导途径，其中最重要的途径之一是与 cAMP 信号转导耦合，cAMP 和细胞内钙离子是 CT 减缓破骨细胞活动的第二信使。降钙素通过与分布在骨骼中的破骨细胞及其前体细胞膜上的 CTR 结合发挥调节钙磷代谢作用，其作用在 1min 内开始，并随后通过降低破骨细胞内的 cAMP 和钙离子水平来进一步减缓其活动，抑制破骨细胞生成，增加骨密度，促进骨骼再生。另外还可以与磷脂酶 C（PLC）耦合，与 cAMP 途径一样，PLC 途径可以通过多个 G 蛋白的耦合而启动，PLC 的激活可引起钙离子从细胞内释放，并不仅只影响外部钙的流入。此外，CTR 能够激活磷脂酶 D（PLD）。CTR 介导的有丝分裂原活化蛋白激酶（MAPK）途径的激活已被报道。MAPK 是一组丝氨酸/苏氨酸蛋白激酶，可被几种不同类型的细胞表面受体激活，包括 G 蛋白偶联受体和酪氨酸激酶。MAPK 在整合细胞外信号对多种细胞功能（包括分化、转化和增殖）的影响方面发挥重要作用，当 CT 与 CTR 结合时，会刺激 MAPK Erk1/2 的 shc 酪氨酸磷酸化，这激活 Erk1/2，进而磷酸化其特定的底物。进一步的数据表明，Erk1/2 的活化和磷酸化依赖于 CT/CTR 介导的胞质钙的增加。

降钙素通过增加细胞内的 cAMP 水平，诱导破骨细胞从活跃状态进入静止状态，从而减少骨吸收。这一过程依赖于 cAMP 信号机制，对于维持骨骼健康和治疗骨质疏松等疾病具有重要意义。对封闭区脱离机制的研究发现，降钙素调节 Src 和酪氨酸激酶 Pyk2 的磷酸化和细胞内分布，酪氨酸激酶 Pyk2 在破骨细胞中高度表达，主要定位于封闭区。用鲑鱼降钙素（sCT）对成熟小鼠破骨细胞进行短暂预处理，对培养中形成的单核或多核破骨细胞的数量没有影响，但会降低预处理细胞吸收骨的能力。经 sCT 预处理的细胞产生的小坑比对照细胞小，表明 sCT 对破骨细胞运动有持久的抑制作用。

五、降钙素受体与成骨细胞

降钙素能直接调节成骨细胞，促进骨形成和矿化过程，从而增加骨密度并提高骨骼的生物力学稳定性。此外，降钙素通过提升成骨细胞内碱性磷酸酶（bone alkaline phosphatase，BALP）活性，进一步促进了这些细胞的增殖与分化。降钙素对松质骨骨密度的增加尤为显著，它可以使腰椎的 BMD 略有提升，并适度降低骨转换水平，以此降低绝经后妇女因骨质疏松症导致的椎骨骨折风险。

许多体外和体内研究考察了降钙素对成骨细胞增殖和骨形成的影响。在早期的一项研究中发现，在骨形成的初始阶段给予降钙素可刺激成骨细胞增殖和骨形成，但在骨形成开始后给予降钙素则有抑制作用。在给予降钙素治疗 1h 后，成骨细胞活力显著增强，骨组织中钙磷的释放减缓并且这一效应可以持续数天。随后的研究发现，降钙素对成骨细胞增殖有直接刺激作用，并增加骨形成指标。相反，有研究表明 CTR 在成骨细胞中不表达。降钙素在成骨细胞中表现出活性的可能机制是，由于使用的肽浓度高，降钙素与 CTR 以外的受体发生非特异性相互作用。此外，有可能原代成骨细胞培养中含有一定比例的其他骨细胞，并间接影响成骨细胞。后来的研究使用转基因动物，产生证据表明降钙素调节骨形成，但不是对成骨细胞的直接影响，这种活动是通过破骨细胞和骨细胞介导的。

六、降钙素受体与疾病

（一）骨质疏松症

CTR 在骨质疏松症的发生和发展中扮演重要角色。CTR 的异常表达或功能异常可能导致骨质疏松症的发生，例如，受体敏感性降低可导致骨质流失增加。降钙素结合其受体来抑制破骨细胞的生物活性或减少其数量、降低其功能，进而促进骨形成、抑制骨转化过程。

（二）骨关节炎

降钙素作用于骨关节炎，可抑制 β-catenin 的表达，从而抑制了软骨细胞的损伤。相关研究表明，口服鲑鱼降钙素可抵消软骨厚度损失，显著降低软骨下骨损伤评分，减少 II 型胶原降解，并可以提高骨关节炎患者的关节运动功能，在软骨基质的降解过程中起到明显的抑制作用。根据以上结果，降钙素能够对软骨起到一定的保护作用，其机制可能是对软骨基质中重要成分的合成和代谢进行调节。

（三）肿瘤骨转移

疼痛是骨骼破坏的结果，随着破坏的加剧，患者会感到疼痛加剧。由于肿瘤生长和骨皮质变形引起的骨膜狭窄会引起疼痛。神经根病、神经丛病和脊神经因肿瘤生长和骨折而萎缩是患者的常见症状。这种情况使诊断和治疗变得更加复杂，限制了患者的活动能力，限制他们卧床休息，从而使患者身体虚弱，并增加血栓栓塞性疾病、高钙血症、肺不张（部分或全部肺正常扩张失败）和肺炎（肋骨转移所致）的风险。单纯从机械的角度来解释骨痛是过于简单的，因为骨转移是通过疼痛来表现的，这种疼痛甚至可以在放射学检测到损伤之前出现。肿瘤细胞释放 P 物质（神经肽）、缓激肽、前列腺素和其他细胞因子，导致骨内 c 型纤维受到刺激，也会引起疼痛。

CTR 在骨转移性肿瘤中也发挥着重要作用。一些肿瘤细胞能够表达 CTR，其激活可影响肿瘤细胞在骨组织中的生长和浸润，从而加重骨骼破坏。

七、降钙素在临床中的应用

降钙素是一种治疗骨质疏松症和其他相关骨疾病的药物，具有能够降低血钙水平和调节骨代谢的作用。降钙素通过减少破骨细胞的生成及活性，减少骨髓破坏，促进钙的尿排泄，从而达到降低血钙的目的。在市场上，可以找到多种形式的降钙素衍生药物，包括鱼类降钙素（如鲑鱼降钙素）和人降钙素。鲑鱼降钙素（salcatonin）是一种合成肽类药物，可以通过皮下注射、肌内注射或鼻喷雾的形式给药。人降钙素（human calcitonin）是与人自体产生的降钙素具有相同氨基酸序列的药物。与鲑鱼降钙素相比，由于其药效和亲和力更低。人降钙素的使用比较少。

八、总结

正常的骨骼代谢是在破骨细胞和成骨细胞的调控下处于骨吸收和骨形成的动态平衡状态。成年人可以正常保持稳定的骨量和生理活动，骨质疏松是一种高发疾病，常见于老年男性、绝经后妇女和长期接受糖皮质激素治疗的患者。骨质疏松患者是骨折的高危人群。据相关研究统计，预估到 2050 年髋部骨折的人数可能会上升到 630 万，是 1990 年的 37 倍。因此，从公共卫生和人民大众健康的角度来努力恢复骨骼稳态显得尤为重要（Eastell et al, 2016; Rizzoli et al, 2015; Yu et al, 2021）。

总的来说，降钙素受体信号通路通过调节骨细胞的活性和功能，参与调节骨骼代谢和钙离子平衡，与多种骨代谢疾病的发生和发展密切相关。深入研究降钙素受体信号通路及其调节机制有助于揭示骨代谢疾病的病理生理机制，并为相关疾病的治疗提供新的靶点和策略。

（赵建勇　周婷婷　刘欢）

第三节　甲状旁腺素及甲状旁腺素相关蛋白及其受体

本节就甲状旁腺素和甲状旁腺素相关蛋白及其受体的基本作用和骨代谢疾病是否与该受体通路、配体相关及其机制进行探究与讨论。

一、甲状旁腺素

甲状旁腺素（parathyroid hormone，PTH）是甲状旁腺主细胞分泌的碱性单链多肽类激素。它的主要功能是调节脊椎动物体内钙和磷的代谢，促使血钙水平升高，血磷水平下降。PTH 是体内维持血钙稳态的主要激素，总的效应是升高血钙和降低血磷水平。摘除实验动物的甲状旁腺后，血钙浓度逐渐降低，而血磷含量则逐渐升高，直至动物死亡。如在甲状腺手术中不慎误将人类甲状旁腺摘除，可引起严重的低钙血症（hypocalcemia）。钙离子对维持神经和肌肉组织的正常兴奋性有重要作用，血钙浓度降低时，神经和肌肉的兴奋性异常增高，可发生手足搐搦，严重时可引起呼吸肌痉挛而造成窒息。PTH 促使血浆钙离子浓度升高，其作用的主要靶器官是骨和肾脏。它动员骨钙入血，促进肾小管对钙离子的重吸收和磷酸盐的排泄，使血钙浓度增加和血磷浓度下降。此外，PTH 还间接促进肠道对钙离子的吸收。PTH 的分泌主要受血浆钙离子浓度的调节。血浆钙离子浓度升高，PTH 的分泌即受到抑制；血浆钙离子浓度降低，则刺激 PTH 的分泌。PTH 的检测方法有化学发光免疫测定法、放射免疫法和酶联免疫法。

二、甲状旁腺素相关蛋白及其受体

甲状旁腺素相关蛋白（ parathyroid hormone related protein，PTHrP）已经被证实分布于人体的多种器官和组织，如牙齿、骨骼、皮肤等。甲状旁腺素相关蛋白是对软骨内成骨有重要调节作用的生长调节因子，它和甲状旁腺素同族且有相似的活性和 G 蛋白偶连 I 型 PTHrP/PTH 受体，PTHrP 是从一种与高钙血症相关的恶性肿瘤组织中分离出的具有全身作用的体液因子，由于其与 PTH 在编码基因、分子结构和受体功能上有诸多相似之处，故称为 PTHrP。PTHrP 最初被描述为肿瘤产生的一种分泌因子，可导致副肿瘤性高钙血症。此后，它已被证明参与多种细胞过程，包括细胞内钙的调节、增殖 / 肥大和分化。这些不同的功能可能是由于成熟的 PTHrP 被加工成至少三种活性肽，这些活性肽被认为通过自分泌、旁分泌和内分泌途径独立起作用。PTHrP 亚型由恶性细胞产生和分泌，包括具有完整 N 末端的部分以及中间区域片段。研究最广泛的 N 端肽 PTHrP 1-34 以自分泌 / 旁分泌方式与甲状旁腺素受体 1（PTHR1）结合，激活下游效应子，如 ERK、PKA PKC、AKT 和 Cyclin D1，以及 RUNX 和 CREB 转录因子。甲状旁腺素相关蛋白抗体（Pthlh）表达的上游驱动因素包括通过 SMAD 转录因子发出信号的 TGF-β 超家族成员，通过 ETS 转录因子发出信号的 RAS 家族，以及 EGF 和 IGF-1 等有丝分裂促进剂。

三、受体蛋白的结构、作用及其下游信号通路

间歇性小剂量 PTH 对骨骼的合成代谢作用涉及多种机制。这些涉及不同的信号通路和不同的靶点。与其他 G 蛋白偶联受体（GPCR）一样，甲状旁腺激素 1 型受体（PTH1R）下游的信号级联反应最显著的包括环磷酸腺苷（cAMP）或腺苷酸环化酶和磷脂酶 C（PLC）。主要的生理途径涉及 cAMP 的刺激，导致蛋白激酶 A（PKA）的磷酸化和活化；这反过来可以调节多种细胞过程。此外，PTH1R 激活可导致 PLC 裂解磷脂酰肌醇二磷酸（PIP2）产生肌醇三磷酸（IP3）和二酰基甘油（DAG）。两者都能分别增加成骨细胞的细胞内钙和激活蛋白激酶 C（protein kinase C，PKC）。有趣的是，PLC 通路的激活仅在高（微摩尔）浓度下给予激动剂时发生，而 cAMP 在纳摩尔浓度下（即在生理 PTH 范围内）被激活。这尤其值得注意，因为它可能代表了细胞通过高浓度局部 PTHrP 优先激活 PLC 通路的一种方式，如在生长板中观察到的那样。虽然这些途径相对于成骨细胞功能已被广泛研究，但由于两者都是细胞内代谢的关键调节因子，在检查 PTH-PTH1R 信号转导时，它们经常被忽视。成骨细胞谱系的细胞包含 cAMP/PKA 和 PLC 通路的机制。PTH 信号转导通过靶向对骨形成很重要的基因 / 蛋白来深刻影响这些细胞，之前已有报道，包括肝配蛋白 B2、胰岛素样生长因子（insulin-like growth factor，IGF-1）、成纤维细胞生长因子（fibro-blast-growth factor，FGF-2）、盐诱导激酶（salt inducible kinase，SIK2）、Wnt/β-catenin 和基质金属蛋白酶（matrix metalloproteinase，MMP-13）（Qiu et al，2018）在成骨细胞谱系胞中，通过这些途径发出信号可导致骨内膜细胞活化、矿化基质沉积增加和细胞凋亡抑制。例如，PTH 可以激活骨内膜细胞，导致骨表面成骨细胞数量的增加，并延缓成骨细胞到骨内膜细胞的转变，这种转变可能发生在重塑后期。除了成骨细胞数量增加外，PTH 还促进增强的基质沉积，使每个成骨细胞形成更多的骨（Lee et al，2015）。这些细胞过程的基础是骨形成成骨细胞获取和利用底物产生细胞能量或三磷酸腺苷（ATP）的能力（Xiao et al，2018）。在这方面，PTH 的合成代

谢作用需要成骨细胞中 ATP 的协调和产生，以有效增强骨形成，同时激活骨内膜。

四、甲状旁腺素及其受体的信号通路与骨代谢的关系

甲状旁腺素（PTH）与骨骼之间的关系十分复杂（Chen et al，2020），但从转化的角度来看，它已被证明是非常有益的。PTH 或特立帕肽（Mohanakrishnan et al，2018）于 2001 年获得批准，是 FDA 批准的首个用于治疗重度骨质疏松症的骨合成代谢药物（Ishtiaq et al，2015）。在 19 世纪末，解剖病理学家 Virchow 和 Erdeheim 就描述了骨病患者的甲状旁腺肿大。然而，经过 20 世纪初的反复试验，确定甲状旁腺功能亢进症患者患有严重的骨病，导致多处骨折，甲状旁腺功能减退症与较轻的骨表型相关。尽管如此，有些自相矛盾的是，Selye 在 1932 年报道说，PTH 也可以刺激成骨。值得注意的是，这一发现多年来一直被低估。直到 20 世纪 90 年代后期，这种"重新发现"才得到重新证实；现在人们普遍认为，在所谓的"合成代谢窗口"中，间歇性给予 PTH 对骨形成的刺激大于骨吸收。该窗口持续约 6 个月，最终导致骨的合成代谢作用，导致骨密度（BMD）增加和骨质疏松性骨折减少，使其成为治疗骨质疏松症的理想治疗药物。相反，在 PTH 慢性升高期间，如甲状旁腺功能亢进症，这种骨合成代谢作用被分解代谢功能升高或骨质流失所抵消。随着骨生物学研究领域的不断成熟，骨细胞代谢编程已成为一个具有挑衅性的研究领域。因此，PTH 诱导的成骨细胞"工作量"或骨形成的增加还必须包括对细胞代谢的一些调节，以为这些细胞提供燃料。

五、该受体通路对骨细胞的调控作用

骨骼作为一种动态组织，经历持续的重塑，包括破骨细胞、成骨细胞和基质嵌入的机械感应骨细胞。成骨细胞的骨形成始于一种主要称为类骨质的 I 型胶原基质的分泌，该基质基本上为矿化的发生提供了模板。它可促进羟基磷灰石晶体矿化，提供了钙储存库。在这种情况下，当细胞外钙水平较低时，钙敏感受体（calcium-sensing receptor，CaSR）会促进 PTH 释放到循环中。然后，PTH 通过 RANKL 途径的成骨细胞释放来刺激骨吸收，从而驱动破骨细胞生成（Goltzman et al，2018）。哺乳动物破骨细胞是否以物种特异性方式表达 PTH1R 仍存在争议。这增加了对破骨细胞有直接 PTH 作用以增强骨吸收的可能性。然而，这种间接机制对于理解 PTH 的骨骼作用至关重要，在这种情况下，PTH 可以被认为是一种"超级重塑者"，因为它刺激了新的骨骼形成，但与骨吸收的增加有关。PTH 直接刺激成骨细胞和骨形成；如果长期持续，形成趋于平稳，随后由于 RANKL 增强，骨吸收增加。相反，当骨形成超过骨吸收时，PTH 的间歇性给药利用了短暂的"合成代谢"窗口，导致骨的净增益。最后，鉴于 PTH 与骨重塑之间的关系，从目的论的角度来看，如果实际上骨骼吸收和钙释放是最终目标，为什么 PTH 会刺激骨形成，目前尚不清楚。一些研究人员推测，PTH 触发成骨细胞生成的最初反应是保护骨骼免受急性钙化作用。PTH 也有可能首先向成骨细胞发出信号，用新合成的类骨质"启动"骨骼，该类骨质能够在吸收后提供所需钙。虽然这个过程尚不清楚，但这是一个有趣的概念，需要进一步研究。有大量证据表明，成骨细胞分泌基质蛋白和矿化囊泡导致骨形成是一个耗能过程。ATP 是支持这些过程所必需的，这些过程被描述为细胞"生物能量学"，包括一系列连续反应。Denton 和 McCormack 的平行激活模式进一步支持了 PTH 诱导的成骨细胞活性变化，即能量需求的增加导致生物能量容量的增加。以胶原蛋白的合成和分泌为例，这些指标被证明严重依赖于细胞 ATP/ADP 比值。如果进一步考虑翻译由 50 个氨基酸组成的蛋白质需要约 199 个 ATP，而 I 型胶原蛋白是 1465 个

氨基酸，则需要 5830 个 ATP 分子来制造 1 条胶原蛋白链。由于胶原蛋白以紧密的三螺旋结构或原纤维存在，因此整个过程需要 17492 个 ATP。此外，为了在骨基质中合成额外的蛋白质（例如骨钙素、骨唾液蛋白和骨桥蛋白）以及协调矿化囊泡的适当分泌，集体"骨形成"将需要额外量的 ATP，这强调了成骨细胞生物能量状态与合成代谢治疗相关的重要性。

成骨细胞的成骨能力通常被认为是在两种机制的框架内，即糖酵解和通过线粒体呼吸的氧化磷酸化。这些过程依赖于葡萄糖，前者仅依赖葡萄糖，后者依赖于葡萄糖和脂肪酸。最初确定 PTH 通过增加成骨细胞 MC3T3-E1 细胞的有氧糖酵解来调节细胞内代谢（Esen et al，2015）。该研究的重点是 PTH-IGF1-mTORC2 轴，当处理 48h 时，葡萄糖通过有氧糖酵解代谢。然而，由于骨重塑过程中成骨细胞分化的动态性质，生物能量底物可能存在时间相关的变化。Misra 的实验室证明，氧化磷酸化在基质细胞分化早期占主导地位，而糖酵解是成骨细胞分化后期的主要代谢途径（Misra et al，2021）。虽然调节这种开关的机制尚不清楚，但它可能是氧气可用性的函数。在这种能力下，氧化磷酸化依赖于氧气，这些基质/未分化的成骨细胞被认为主要位于靠近血液供应的地方，而成熟的成骨细胞预计会在骨生态位附近和骨小梁内经历局部缺氧（Lee et al，2018）。应该注意的是，尽管成熟的成骨细胞确实表现出糖酵解的增加，但氧化磷酸化仍然活跃，并被认为有助于 ATP 形成。

如前所述，间充质干细胞分化为成熟的成骨细胞是一个动态过程，不仅在转录谱方面，而且在底物利用方面。因此，成骨细胞在特定活动阶段，需要不同数量的 ATP 分子。在这种能力下，尽管成骨细胞部分依赖有氧糖酵解来产生 ATP，但脂肪酸在分解代谢时每个分子产生的能量高于葡萄糖。尽管关于 PTH 和脂肪酸氧化的数据很少，但已经证实脂肪酸是正常骨形成和合成代谢刺激 WNT-LRP5 信号转导的重要底物来源（Tencerova et al，2019）。这是进一步探索的关键点（Frey et al，2015），因为成骨细胞已被证明利用细胞内脂滴和外源脂肪酸作为能量产生来源（Rendina-Ruedy et al，2017）。最后，PTH 还可以增加成骨细胞氨基酸即脯氨酸和谷氨酰胺的摄取，以增强胶原蛋白的合成。可以想象，这些氨基酸也能够改变成骨细胞的生物能量学，因为谷氨酰胺（Stegen et al，2021）先前已被证明通过 α-酮戊二酸的产生支持 TCA 循环和脯氨酸协调电子传递链的反应（Tanner et al，2018）。许多对这些机制的研究是使用细胞系、骨髓基质细胞来源的成骨细胞和/或颅骨成骨细胞在体外进行的，应保持谨慎，因为这些系统会引入人为的环境因素。尽管如此，PTH 暴露后燃料利用的时间和顺序在生理上是相关的（Hollinshead et al，2018），因为成骨细胞努力在受限和缺氧的环境中增加其工作量。

除了对底物利用的研究外，鉴于成骨细胞中 PTH1R 下游的信号通路，还必须参与调节成骨细胞的其他功能，以促进 PTH 诱导的骨形成和矿化。例如，PTH 治疗已被证明可以在体外改变线粒体膜电位。这可能通过 PTH 介导的线粒体钙（Ca）的变化发生。如前所述，PTH 与 PTH1R 的结合导致成骨细胞中涉及 PLC 通路的信号级联反应。下游靶标（如 IP3）充当位于内质网的 IP3 受体（IP3R）的配体，这导致 Ca^{2+} 释放进入线粒体。一旦进入线粒体，Ca^{2+} 氧化磷酸化的激活发生在多个水平上，包括：①产生 TCA 循环中间体丙酮酸脱氢酶、异柠檬酸脱氢酶和 α-酮戊二酸脱氢酶；②刺激 ATP 合酶；③刺激 α-甘油磷酸脱氢酶；④刺激腺嘌呤核苷酸转位酶（ANT）（Boyman et al，2020）。先前的报道进一步支持了该途径激活的潜在相关性，即 PTH-PTH1R-PLC 是适当的骨骼稳态所必需的，特别是在"应激"生理条件下。在这方面，表达 PTH1R 的转基因小鼠被修饰为通过腺苷酸环化酶正常发出信号，但减毒 PLC（DESL 小鼠）喂食低钙食物，表现出骨小梁体积分数降低以及成骨细胞生成受损。

除 PLC 通路外，通过 PTH-PTH1R 激活发出信号的显性通路 cAMP-PKA 也被发现可调节代谢（London et al，2020）。因此，成骨细胞中两种途径的激活极有可能有助于促进 PTH 诱导骨形成。当然，PTH 具有细胞自主作用，通过该作用影响成骨细胞生物能量学。但是，应注意三点。首先，如前所述，成骨细胞的能量利用在时间上是依赖于支持各种底物（例如葡萄糖、脂肪酸或谷氨酸）能量利用的体外数据，可能会错过体内发生的燃料利用的关键开关。其次，在这方面，PTH 对成骨细胞内强制性核苷酸合成的磷酸戊糖途径的相对影响尚未得到研究。再次，全身代谢变化也可能导致成骨细胞中的次级细胞非自主变化，从而导致骨骼重塑增强。尽管如此，还需要更多的研究来充分了解 PTH 对成骨细胞能量代谢的影响，特别是与急性和慢性暴露、活性氧（ROS）生成、线粒体生物发生和线粒体自噬有关的影响（Hedesan et al，2019）。

六、以此受体为靶点的药物研发及其对疾病的影响

abaloparatide 是一种新型合成肽，是甲状旁腺素受体（PTH1 受体）的一种选择性激活剂，具有促进骨骼形成的作用。由于其具有良好的成骨活性，被推进临床开发，用于伴有骨折高风险的绝经后女性骨质疏松症的治疗。在 ACTIVE 临床试验（18 个月的数据）与 ACTIVExtend 临床试验（前 6 个月的数据）中，abaloparatide 的疗效得到了确认。研究人员发现，与安慰剂相比，abaloparatide 能使新发椎体骨折的风险降低 86%，非椎体骨折的风险也能降低 43%。此外，新发椎体骨折与非椎体骨折的绝对风险也分别降低了 36% 与 20%。

综上所述，甲状旁腺素（parathyroid hormone，PTH）和甲状旁腺素相关蛋白（parathyroid hormone related protein，PTHrP）及其受体对骨代谢具有相关调控作用。

（李晓明　周婷婷　杜长宇）

第四节　雌激素受体

雌激素对骨代谢起着重要的调节作用，既可以促进成骨细胞活性、增加骨形成，又可以抑制破骨细胞活性、减少骨吸收，并且还能促使血中钙离子在骨骼中沉积，对维持骨骼健康至关重要（李微等，2017）。绝经后女性雌激素水平的下降，会加速骨质的流失，增加骨质疏松和骨折的发病风险。雌激素对骨代谢的调控作用，主要通过雌激素受体的介导来实现。

一、雌激素受体

雌激素受体（estrogen receptor，ER）是介导雌激素发挥细胞效应的蛋白质分子，主要分布在子宫、阴道、乳房、盆腔（韧带与结缔组织）以及皮肤、膀胱、尿道、骨骼和大脑等组织。雌激素受体包括经典的核受体和膜性受体两大类：经典的核受体主要位于细胞核内，包括 ERα 和 ERβ（ER），它们通过调节特异性靶基因的转录而发挥"基因组"调节效应；膜受体介导快速的非基因组效应，包括经典核受体的膜成分及 G 蛋白偶联受体（GPER），如 GPR30、Gαq-ER 和 ER-X 等，通过第二信使系统发挥间接的转录调控功能。这两类受体在机体内的分布具有组织和细胞特异性，参与了对于代谢、生殖、学习、记忆、认知等多种功能的调节。此外，还有一类在线粒体中的雌激素相关受体（ERR），包含 ERRα、EERβ 和 EERγ 受体，因为其无法结合雌激素配体，或通过 DNA 上的雌激素受体应答元件（ERE）驱动基因表达，所以也称为孤儿核受体，

它们在能量代谢中发挥重要作用，可通过非传统的基因途径或第二信使途径来调控基因表达。

二、雌激素受体的基因结构

雌激素核受体ERα和ERβ是核受体超家族中的NR3类受体，分别由*ESR1*和*ESR2*基因编码，它们的结构高度相似，并包含N端结构域（A/B区）、DNA结合结构域（C区）、铰链区（D区）和配体结合结构域（E/F）等几个功能区域（刘海等，2016）。

A/B区的非配体依赖的转录激活区（AF1），能够独立于雌激素的激活而发挥生理作用，在调节雌激素与受体的结合以及雌激素应答基因的转录过程中起关键作用。C区是两种受体中最为保守的区域，具有90%的序列同源性，含有共同的外显子和双锌指结构，共同调节与特定DNA序列的结合，进而触发靶基因的转录。D区是与DNA结合的区域，影响受体蛋白质与DNA结合位点的结构。此外，D区还是C区和E区之间的铰合区，能确保受体蛋白的正确折叠和功能的实现。E/F区共同构成配体结合域，E区功能多样，主要调节ER与配体的结合、受体二聚化、核定位，以及与辅助激活因子或辅助抑制因子的相互作用。AF2是依赖配体的转录激活区，该区域能够与不同的雌激素结合并显示不同的构象，进而决定与哪些辅助因子结合以激活或抑制靶基因的转录。

ERα和ERβ的AF1功能区，无论是长度还是氨基酸序列都存在一定差异，人源的这两种受体在该区域的氨基酸同源性仅为12%。ERα的AF1结构域在促进雌激素应答元件与报告基因形成复合体的过程中非常活跃，而ERβ的AF1结构域在此方面的活性可以忽略不计。另一个显著区别是，它们对不同雌激素样配体的反应不同，有些配体可能是ERα的激动剂，但可能是ERβ的拮抗剂。E/F区共同构成了配体结合区，尽管ERα和ERβ在此区域具有相似的结构，但它们的氨基酸序列只有34%的一致性，而且虽然两种受体的配体结合区域具有非常相似的三维结构，但配体结合腔内的氨基酸位置不同，ERβ的配体结合腔比ERα小约20%。这些氨基酸序列和空间结构的差异，是两种受体亚型响应不同雌激素配体、表现不同亲和力以及生物学作用差异的主要原因（Phan et al，2015）。

尽管ERR与雌激素不结合，但是ERR与ER具有显著的同源性，DBD是最保守的区域，在该区域ERR与ER有69%～72%的氨基酸序列一致，而在第二保守的LBD区域氨基酸序列的一致性为31%～37%。两类受体在D区和F区的差异性较大。整体上，ERα和ERβ具有44%的同源性，而ERRα、ERRβ和ERRγ与ERα分别具有34%、31%和32%的同源性，与ERβ分别具有35%、26%、28%的同源性。

三、雌激素受体的作用方式

根据雌激素受体种类的不同，雌激素通过雌激素受体调控基因转录的方式分为两大类：一类是与ER或GPER结合的基因组或非基因组调控方式，另一类是与ERR结合的转录调控方式（Yoh et al，2023）。

基因组途径是雌激素的主要作用方式，当雌激素与ER结合后，诱导受体构型发生改变，形成受体二聚体，并招募共激活因子或共抑制因子组成配体-受体复合物，通过与DNA上的ERE或其他特异性转录因子，如转录激活蛋白1（activator protein 1，AP-1）或特异性蛋白（specificity protein 1，Sp-1），调节基因转录。雌激素也可以不与ER直接结合，而是通过激活蛋白-激酶级联反应，促进ER的磷酸化和二聚化，通过与ERE结合调控基因转录（Klinge，2020）。除了核雌激素受体在转录调控方面的作用，雌激素还能快速激活细胞膜上的信号分子如 G 蛋白偶联受体（如 GPR30）以及微囊蛋白（如 Caveolin-1）等，通过非基因组途径调控基因转录。一旦激活，会触发如 MAPK 或 PI3K 等信号转导激酶的级联放大效应，进而引发细胞内钙流的变化以及环磷酸腺苷的生成等一系列生物化学反应（任志华等，2022）。

目前，还没有发现雌激素受体相关受体（ERR）的配体，内源性胆固醇可能是其潜在配体。PGC-1α（peroxisome proliferator-activated receptor gamma coactivator 1 alpha）是 ERR 的共激活因子，具有内源正向调节配体的功能。PGC-1α 能与 ERRα 的 LBD 区域结合，当其表达量低的时候，ERRα 的转录激活作用较弱，当其过表达的时候，ERRα 表现出强有力的转录激活作用。PGC-1α 与 ERRα 结合能形成受体二聚体，具有促进 ERRα 与启动子结合的稳定性并促进其转录活性的作用。NCOR1（nuclear receptor co-repressor 1）在 ERRα 转录活性调控方面具有负向的调控作用，它与 ERRα 的 LBD 的结合会导致 ERRα 介导的转录活性在某些生理条件下被抑制。另外，ERRα 的转录活性也会因与 RIP140（receptor interacting protein 140）和 PROX1 蛋白的相互作用而受到抑制（Tripathi et al，2020）。

四、雌激素受体与骨代谢

经典雌激素受体包含 ERα 和 ERβ 两种，ERα 又分为 ERα36、ERα46、ERα66 三种亚型。ERα 主要分布于性器官，如乳房、子宫、卵巢、睾丸及附睾，同时也在其他组织如肝脏、肾脏、肾上腺、脑下垂体和下丘脑等有所分布。而 ERβ 虽然也在性器官前列腺有少量分布，但更广泛表达于皮肤、骨骼、大脑、肺部、膀胱、血管、淋巴系统以及脂肪组织等部位。

ERα 和 ERβ 在成骨细胞、破骨细胞、骨细胞均有表达，也在参与骨代谢的免疫 T 细胞和单核细胞中表达（Khalid and Krum，2016）。ERα 在皮质骨中的表达高于松质骨，而 ERβ 与之相反，在松质骨中表达更高。在小鼠体内 ERα 和 ERβ 基因敲除的研究发现，ERα 基因敲除的雌性和雄性小鼠，骨转换率均下降，皮质骨骨密度均下降，松质骨骨体积均增加，而松质骨骨密度在雄性小鼠中增加；ERβ 基因敲除，对雄性小鼠的骨无显著影响，而雌性小鼠的骨吸收下降、松质骨骨体积增加；ERα 和 ERβ 基因均敲除的小鼠，只有雌性小鼠松质骨骨体积大幅下降，骨转换率下降；ERα 基因敲除会影响循环系统中雌激素 / 睾酮的含量，间接影响骨代谢，而 ERβ 基因敲除对激素无影响。因此研究表明，在雄性小鼠中参与雌激素调控骨代谢的主要受体是 ERα，而在雌性小鼠中，ERα 和 ERβ 均参与雌激素的骨调控作用。

成骨祖细胞和间充质细胞特异性敲除 ERα 基因（ERα^{fl/fl}，Osx1-Cre；ERα^{fl/fl}，PRX1-Cre）的雌性小鼠，股骨骨密度和皮质骨厚度显著下降，松质骨体积无显著变化，而在成熟的成骨细胞中特异性敲除 ERα 基因（ERα^{fl/fl}，Col1a1-Cre），对小鼠松质骨骨体积和皮质骨骨厚度均无显著影响，研究结果表明，雌激素受体 ERα 基因主要通过成骨祖细胞而不是成熟的成骨细胞调控骨形成（Khalid and Krum，2016）。在单核细胞 / 巨噬细胞中特异性敲除 ERα 基因的雌性小鼠，骨髓中破骨祖细胞和松质骨中的破骨细胞增加了 2 倍，破骨细胞凋亡下降，松质骨质量下降，皮质骨与对照组无显著差异，结果说明雌激素可以通过 ERα 抑制破骨细胞的生成和寿命，而对皮质骨的维持，说明成骨细胞、骨细胞或其他细胞也参与骨调节过程，弥补了 ERα 缺失对皮质骨的影响（Khalid and Krum，2016）。在骨祖细胞中特异性敲除 ERβ 基因（ERβ^{fl/fl}，PRX1-Cre）的雌性小鼠，在 6 周和 12 周小梁骨容积（BV/TV）、小梁骨数量（TbN）显著增加，而皮质骨无明显变化，血清雌激素水平无变化，由 ERβ^{fl/fl} 小鼠骨髓细胞体外培养的成骨细胞 / 成纤维细胞的比值增加，促进骨祖细胞向成骨细胞的分化，实验结果表明 ERβ 具有抑制成骨祖细胞分化及小梁骨形成的作用（Nicks et al，2016）。

ERα 和 ERβ 也分布在关节软骨细胞和生长板软骨细胞中，在软骨细胞的分化过程中，ERα 和 ERβ 的表达均显著上调。有研究表明，6 月龄雌性小鼠中敲除 ERα 和 ERβ 受体，可以显著增加关节软骨骨赘的形成、降低外侧软骨板的厚度，但是当敲除任何单一受体时，软骨损伤、骨赘形成及软骨下骨板厚度均无显著变化，提示两种受体在调控关节软骨中可能存在一定的代偿功能。在软骨 RCJ31C518 细胞中，利用 ERα 特异性抑制剂甲基派啶吡唑（methyl piperidinopyrazole），可以抑制软骨细胞的增殖和分化，而利用 ERβ 的特异性抑制剂 R,R-tetrahydrochrysene，可以促进软骨细胞增殖和分化，结果表明，正常状态下，ERβ 对软骨的生长有抑制作用。ERα 基因敲除可以促进雌性 16～19 月龄小鼠的骨纵向生长，并且增加软骨细胞生长板的高度，而 ERα AF1 敲除的小鼠，可以破坏软骨细胞增殖 / 凋亡的平衡，使生长板闭合，结果表明 ERα 具有诱导生长板闭合的活性，而 AF1 可能对这种活性具有拮抗作用。

ERα36 是 ERα（即 ERα66）的一个变体，缺少 ERα 的 AF1 和 AF2 功能域，但保留了 DNA 结合区、二聚化区及配体结合区。ERα36 在乳腺癌细胞、子宫内膜癌细胞、结肠癌细胞及小鼠子宫中都有表达，在绝经后女性的成骨细胞和破骨细胞中高表达。ERα36 主要分布在细胞膜上，对雌激素具有较高的敏感性。在绝经后女性雌激素水平较低的情况下，ERα36 可以启动成骨细胞中快速、瞬时的 MAPK/ERK 信号通路，调节成骨细胞的增殖、凋亡和分化，也可以启动破骨细胞中有力、长效的 MARK/ERK 信号通路，诱导 ROS 参与的破骨细胞的促凋亡活性。

ERα46 是人体内 46kDa 的一个蛋白质，是 ERα 的另一个变体，与 ERα 相比，缺少 AF1 功能区，但保留了 AF2 功能区。它可以自身形成同源二聚体，并且形成 DNA-蛋白复合物，也可以与 ERα 或 ERβ 形成异源二聚体。ERα46 在成骨细胞和骨髓基质细胞中均有表达，且在成骨细胞中表达水平与 ERα 相当。雌激素可以通过降低任意一种受体通过 F1 启动子的转录而下调这两种受体的表达。当与 ERα 共转染后，ERα46 可以抑制雌激素通过雌激素受体 ERα 在成骨细胞 SaOs 中的增殖活性。ERα 缺失 AF1 功能区（相当于 ERα46）的小鼠，给予不同剂量的雌激素对子宫和对小梁骨均无显著影响，说明雌激素对子宫和小梁骨起作用依赖于 AF1 功能区，也说明 ERα46 与 ERα 在不同组织中对雌激素的响应不同（Fontaine et al，2020）。

五、膜 G 蛋白偶联受体 GPERs 与骨代谢

G 蛋白雌激素受体 1（GPER1），又称 G 蛋白偶联受体 30（GPR30），是一种雌激素的膜受体，主要分布于内质网等细胞的膜结构上，可以通过快速的非基因组信号途径调控转录。在雌性和雄性小鼠中，GPR30 高表达于脑、骨骼肌和肾脏，低表达于心、肺和肝脏。GPR30 在成骨细胞、破骨细胞、骨细胞、软骨细胞中也均有表达。

在雌性小鼠中，GPR30 基因敲除对子宫重量无影响，但可以限制小鼠骨骼的生长，顶臀长及长骨长度都下降，而 GPR30 基因敲除的雄性小鼠，骨骼不受影响。利用 GPR30 敲除的去卵巢动物模型，在体内雌激素水平较低时给予每只小鼠不同剂量的雌激素（160ng/d，830ng/d），4 周后，雌激素对皮质骨面积、骨矿物质含量、骨厚度等参数的作用与未敲除 GPR30 的去卵巢动物无差别，说明雌激素对骨的保护作用与 GPR30 无关。在正常雌激素水平下，雌激素仅对正常动物的生长板和股骨长度有抑制作用，而对 GPR30 敲除的动物无此作用，说明 GPR30 是雌激素调控长骨和生长板所必需的，其可能与核受体 ERs 一起调控骨生长。此外，GPR30 还可以下调糖

皮质激素受体，通过调节能量代谢影响骨骼发育，也能与维生素 D 产生交互作用影响骨代谢（冯源和王佐林，2023）。

六、雌激素受体相关受体与骨代谢

雌激素受体相关受体（ERR）作为核受体亚家族 NR3B 的成员，涵盖 ERRα、EERβ 和 EERγ 三种亚型。雌激素无法与 ERR 结合，也无法调控其表达和转录活性。ERR 与 ER 的 DNA 结合区是相对保守的，有 68% 的相似性，而配体结合区的相似性只有 36%，这也在一定程度上解释了为什么雌激素不能与 ERR 结合。至今，尚未发现 ERR 在体内的明确配体，因此，它也被学术界称为孤儿受体。ERRα 和 EERγ 主要分布于心脏、棕色脂肪、小脑、肠道及肝脏，ERRα 也表达于成骨细胞、骨膜细胞、骨被覆细胞及破骨细胞。ERRα 参与调控线粒体活性、生物发生和转换，以及脂肪分解、骨骼和肌肉的发育和功能等生理过程（Tripathi et al, 2020）。

ERRα 在骨形成中的增殖和分化阶段都发挥作用。在大鼠颅骨细胞增殖或分化过程中阻断 ERRα，会抑制骨形成晚期矿化结节的形成，而过表达 ERRα 会促进成骨细胞分化和骨形成。已报道的 ERRα 在骨组织中的靶基因有 OPN（osteopontin）基因、乳铁蛋白（lactoferrin）基因、TRα（甲状腺素受体 α，thyroid hormone receptor α）基因、芳香化酶（aromatase）基因、一氧化氮合成酶（eNOS）基因、Runx2（与 RUNT 相关的转录因子 2，runt-related transcription factor 2）基因、BSP（骨涎蛋白，bone sialoprotien）基因和 OCN（骨钙素，osteocalcin）基因。OPN 是一种非胶原骨基质蛋白，在骨吸收和骨形成过程中均发挥作用，ERRα 可以与 OPN 基因启动子中的类固醇因子 1 应答元件（steroid factor 1 response element, SFREs）结合并启动转录。乳铁蛋白（lactoferrin）是一种铁结合糖蛋白，它可以增加成骨细胞的增殖和分化活性，抑制破骨细胞的生成，促进骨的合成代谢，ERRα 可能通过乳铁蛋白调控骨代谢。甲状腺激素受体（TRα）与成长及骨骺发育均相关，ERRα 可以通过与 c-erbA1 基因启动子中的 SFRE 结合和反式激活，上调细胞中 TR 的表达。芳香化酶（aromatase）基因敲除的小鼠松质骨体积和厚度都显著下降，会诱发骨质疏松，ERRα 可以与芳香化酶结合并激活其转录。一氧化氮合成酶（eNOS）在成骨细胞、破骨细胞和骨细胞中均有表达，eNOS 敲除小鼠在胫骨和股骨中表现出生长缺陷，体内成骨细胞的数量、合成和矿化活性均下降，转换率增高，骨形成和骨体积均减少。ERRα 具有上调牛肺动脉内皮细胞 eNOS 基因和蛋白表达的作用，在骨细胞中作用虽然还未报到，但具有通过 eNOS 调节成骨的潜在作用。

七、针对雌激素受体的骨治疗药物

鉴于雌激素在骨代谢中的重要调控作用，雌激素补充疗法曾用于治疗绝经后骨质疏松长达 30 年，其可以显著减低 24% ～ 39% 的骨质疏松骨折发生率（Rani et al, 2023）。女性健康倡议（Women's Health Initiative, WHI）的首次发布，揭示了使用雌激素虽然降低了髋部骨折的风险，但是增加了中风、浸润性乳腺癌、肺癌的发病风险，激素联合治疗的总体健康风险超过了收益，随后雌激素治疗的使用率开始下降。在对 WHI 数据重新分析发现，绝经后十年内激素治疗是安全的，除非患有禁忌证。也有研究使用了超低剂量的激素治疗方案，如口服联合雌激素 0.3mg，雌二醇 0.5mg，也可以有效地增加绝经后早期和晚期的骨密度。

选择性雌激素受体调节剂（SERMs）是一类非甾体化合物，能够与 ER 结合，依据靶组织雌激素受体和激素内环境的不同，表现为雌激素激动剂或雌激素拮抗剂，发挥选择性的雌激素效应，而产生最小的与激素疗法相关的副作用（Wong et al，2019），已经广泛用于绝经后骨质疏松的治疗。目前为止，已经有三代 SERMs 面世，分别为他莫昔芬（tamoxifen）、雷洛昔芬（raloxifene）和巴多昔芬（bazedoxifene）。他莫昔芬是第一代 SERMs，在乳腺组织中具有 ER 拮抗作用，用于乳腺癌的治疗，而在骨组织和子宫中，他莫昔芬具有 ER 激动作用，可以促进骨质的增加，但也会增加子宫内膜癌的发病风险。雷洛昔芬是第二代 SERMs，最初研发也是用于乳腺癌的治疗，在骨组织中雷洛昔芬表现为 ER 激动作用，降低绝经后骨质疏松发病率，并且对子宫内膜癌也有抑制作用。巴多昔芬是第三代 SERMs，在骨组织中发挥 ER 激动剂作用，而在乳腺和子宫中都发挥 ER 拮抗作用，其在子宫中的 ER 拮抗作用强于雷洛昔芬（Matsushima-Nishiwaki et al，2022）。当前，雷洛昔芬和巴多昔芬是临床上安全的用于绝经后骨质疏松治疗的药物。

八、小结

雌激素受体在体内分布广泛，是雌激素发挥生理作用不可或缺的组成部分，因为基因型的不同，不同雌激素受体在配体结合、DNA 应答元件、转录方式、信号途径方面都存在一定的差异，雌激素受体类型的不同及组织分布的差异，导致同一配体在不同组织中呈现不同的生理作用。在骨代谢中，年龄、性别、雌激素浓度等因素都对雌激素受体的表达和活性有影响，进而影响骨代谢，因此在雌激素受体相关的骨疾病治疗药物的研发和使用中，疗效及多组织安全性的考察是必不可少的环节。

（肖辉辉　朱玉欣　曾玮婷）

第五节　胰岛素样生长因子 1 受体

胰岛素样生长因子 1 受体（insulin-like growth factor-1 receptor，IGF-1R），属于跨膜受体，是酪氨酸激酶受体的一类，可以被胰岛素样生长因子 1（IGF-1）和 2（IGF-2）两种配体激活，其与 IGF-1 的亲和力高于 IGF-2（Li et al，2019）。IGF-1R 参与细胞增殖和分化、代谢调控、组织再生和修复等生理过程，具有调控骨骼生长、神经发育、肌肉生长等生理作用，也是乳腺癌防治的靶点之一（Ekyalongo and Yee，2017）。

一、IGF-1R 的基因结构

IGF-1R 的基因位于 15 号染色体上，长度大于 100kb，含有 21 个外显子，分为 α 亚单元（α-subunit）和 β 亚单元（β-subunit）。IGF-1R 与胰岛素受体（IR）无论在基因长度还是单个外显子的大小上都保持高度的同源性，这也导致在蛋白鉴定的时候，很难区分 IGF-1R 和 IR，直到 1986 年，Ullrich 等研究者才第一次报道了 IGF-1R cDNA 的克隆。IGF-1R 是一个由二硫键连接的四元二聚体，含有两个 α 亚单元和两个 β 亚单元。α 亚单元是一种胞外结构，其含有两个同源结构域 L1 和 L2，由富含半胱氨酸的配体结合结构域相连，能与特殊配体结合。而 β 亚单元是具有酪氨酸激酶活性的跨膜蛋白，分为近膜结构域、酪氨酸激酶结构域和 C 末端结构域（Girnita et al，2014）。IGF-1R 除了本身可以形成四元二聚体，也可以与 IR 形成四元二聚体，IR 有 IRA 和 IRB 两种亚型，IGF-1R 可以与任一 IR 形成四元二聚体（IGF-1R/IRA，IGF-1R/IRB）（Hakuno and Takahashi，2018）。IGR-1R 的基因结构如图 6-1 所示。

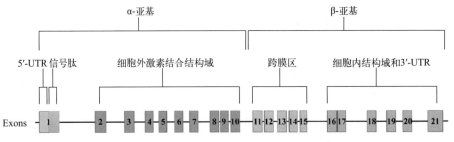

图 6-1　IGF-1R 的基因结构

二、IGF-1R 的信号通路

胰岛素样生长因子 IGF-1 和 IGF-2，是与胰岛素结构和功能类似的多肽类内分泌激素，广泛分布于肝、肾、肺、心、脑、肠、骨等几乎所有组织。IGF-1 和 IGF-2 都可以作为配体与 IGF-1R 结合。无论是 IGF-1R 本身形成的四元二聚体还是与 IR 形成的杂合四元二聚体，都可以与 IGF-1、IGF-2 及胰岛素结合，但 IGF-1R 与 IGF-1 具有较高的亲和性，而与 IGF-2 和胰岛素的亲和力较弱（Ekyalongo and Yee，2017）。

尽管 IGF-1R 与 IR 信号通路非常相似，但它们具有不同的生理功能。在产前发育阶段，IGF-1R 的表达水平显著上升，而出生后其表达水平则有所降低。在肝脏、肌肉和脂肪组织中，胰岛素受体的表达更为突出。肝脏和脂肪组织生成的 IGF 主要通过内分泌方式发挥作用，而其他组织产生的 IGF 则通过旁分泌或自分泌的方式影响细胞。此外，胰岛素的分泌在进食后呈现短暂的高峰，而 IGF 的分泌则相对恒定，因此 IGF 具有调控细胞命运的长期效应，而胰岛素主要具有调控代谢的活性（Hakuno and Takahashi，2018）。

在 IGF-1R 信号通路中，IGF- 结合蛋白（IGF-binding proteins，IGFBP）可以在细胞外液转运 IGF-1 和 IGF-2，调节配体和受体之间的相互作用。当配体与 IGF-1R 细胞外的 α 亚单元结合后，会引起 β 亚单元构象的变化，激活酪氨酸激酶。β 亚单元含有多种酪氨酸残基，当四聚体中的一个 β 亚单元被激活后，会引起另外一个 β 亚单元的酪氨酸磷酸化，发生自体磷酸化，而自体磷酸化会进一步激活 β 亚单元的酪氨酸激酶活性，进而激活细胞内的信号通路。

IGF-1R 激活后，可以引起特定底物的磷酸化，这些底物包括胰岛素受体底物（IRS）和 Shc 转化蛋白（SH2 domain-containing transforming protein），其中 IRS 主要是指 IRS1 和 IRS2。磷酸化的底物，可以通过磷酸化酪氨酸依赖的方式与含 SH2（Src homology 2）结构域的蛋白质高效结合。这些蛋白质包括 PI3K Ⅰ 类（磷脂酰肌醇 3-激酶 Ⅰ 类）、生长因子受体结合蛋白 2（Grb2）、SH-PTP2（一种含有 2 个 SH2 结构域的酪氨酸磷酸酶）等。IRS 也可以通过磷酸化酪氨酸非依赖的方式与其他蛋白结合，如 53BP2S、HSP90、钙调蛋白等。即使在没有 IGF 或 IS 激活的情况下，IRS 也能与这些蛋白质形成高分子复合物，该复合物能够调节 IFG-1R 对 IRS 的利用度。

在 PI3K 信号通路中，IRS 与 p85 亚单元相互作用，引起 PI3K 的 p110 亚单元的催化，诱导磷脂产物（磷脂酰肌醇三磷酸，PIP_3）合成，随后蛋白激酶 B（AKT）与这些磷脂相互作用，并发生位移，转运到细胞内膜，并被膜附近的 3- 磷酸肌醇依赖蛋白激酶（PDK）激活，AKT 发生 Thr308 和 Ser473 的磷酸化充分激活后，会激活 AS160 调节细胞代谢、磷酸化 p21 刺激细胞增殖，抑制促凋亡蛋白 Bad 和 caspase 9 促进细胞存活，调节 TSC1s 和 mTOR 信号通路控制细胞生长

（Girnita et al，2014；Hakuno and Takahashi，2018）。

IGFR-1R 磷酸化后，Shc 在 5 ～ 10min 可以达到最大磷酸化。Shc 蛋白在 N 末端含有磷酸化酪氨酸结合结构域，在 C 末端含有 SH2 结构域。Crb2 含有一个 SH2 结构域和 2 个 SH3 结构域，可以通过 SH2 结构域直接与磷酸化的 IRS 或 Shc 结合而发生激活，通过 SH3 结构域与 Sos 蛋白（son of sevenless）的相互作用，刺激 GDP（二磷酸鸟苷）的释放，以及 GTP（三磷酸鸟苷）与 Ras 的结合，诱导 Raf 活化，进一步激活 MEK/ERK（细胞外信号调节激酶），调节 MAPK 信号通路，该信号通路是 IGF 诱导的 DNA 合成和细胞存活所必需的通路（Girnita et al，2014）。

三、IGF-1R 与生长发育

尽管 IGF-1R 与 IR 具有很类似的基因序列和蛋白结构，但通过基因突变方式对 50 多个 IR 基因进行了功能研究，而 IRG-1R 基因的功能研究较少，主要是因为 IGF-1R 基因缺失会引起鼠类产前的生长抑制，出生体重只有正常出生体重的 45%，而且出生后也会因为呼吸抑制而死亡。因此推测如果人类 IGF-1R 完全缺失，会引起严重的疾病，甚至死亡（Stróżewska et al，2022）。

Stróżewska 等人，对 2022 年之前临床发现的所有 IGF-1R 基因突变进行了总结，发现 9 种基因突变都与子宫内发育迟缓和身材矮小相关，这些突变包括：ARG108GLN，rs121912426；LYS115ASN，rs121912427；ARG59TER，rs121912428；ARG709GLN，rs121012429；ARG481GLN，rs33958176；GLU121LYS，rs1555434208；GLU234LYS，rs1253103806；ARG10LEU，rs1409058783 和 EX10，rs1555460945，c2201G-T（Stróżewska et al，2022）。Abuzzahab 等人对 42 个宫内发育迟缓和身材矮小的队列，以及 50 个身材矮小但血中循环系统 IGF-1 浓度增加的队列进行研究，发现 2 例出生缺陷和身材矮小的个体发生 IGF-1R 基因突变，突变的外显子 2 或者无义 Arg59stop 会影响成纤维细胞的 IGF-1R 的受体功能或受体数量。Kawashima 等人开展了 21 例子宫内发育迟缓及身材矮小的儿童 IGF-1R 基因异常的测定，发现 2 例 R709Q 突变的个体，这种突变阻断 IGF-1R 前体向成熟 IGF-1R 发展的进程，进而引起子宫内发育迟缓及出生后身材矮小。Inagaki 等研究发现，1 例 IGF-1R 基因中 R481Q 突变的 13 岁女孩及其 2 位家庭成员，均具有子宫内发育迟缓及出生后身材矮小症状，随后的 NIH-3T3 细胞过表达精氨酸 481，降低了 IGF-1R 的 β 亚基、ERK1/2 及 Akt 的磷酸化，抑制了细胞的增殖，从体外验证了 R481Q 对生长发育的重要作用。Fang 等人对具有子宫内发育迟缓及出生后身材矮小症状的一名男性及其家人的研究中发现，兄妹二人携带 IGF-1R 受体 E121K（外显子 2）和 E234K（外显子 3）的突变，体外重建结果显示这两种外显子的任一种都不影响 IGF-1R 前肽的表达，但会降低患者成纤维细胞中 α 亚基和 β 亚基的蛋白水解、功能性的 IGF-1R 表达和 IGF-1 诱导的 IGF-1R 信号通路。

动物研究表明，*Igf-1r* 基因敲除（*Igf-1r⁻ᐟ⁻*）的小鼠与 *Igf-1* 基因敲除（*Igf-1⁻ᐟ⁻*）的小鼠类似，幼崽出生时比对照组要小且器官发育不全，并且在出生后不久就会死亡。此外，与对照组相比，*Igf-1r⁻ᐟ⁻* 缺失小鼠的颅骨和面部骨骼的初级骨化中心出现得更晚。*Igf-1r⁺ᐟ⁻* 杂合子小鼠无论雌雄，均比野生型小鼠寿命长，但身高、能量代谢、营养吸收、生育力和繁殖力均与野生型无差别。选择性清除小鼠成骨细胞的 *igf-1r* 基因，会引起小鼠骨体积、连接密度和松质骨数量的显著下降。在前成骨细胞中特异性敲除 *igf-1r* 基因的小鼠，与野生型小鼠比较，具有更低的骨量和矿物沉积率。这些研究表明，在发育早期和成长过程中，IGF-1R 不同的基因突变都可能引起身高和体重的缺陷，当 IGF-1R 完全缺失时会引起死亡，揭示了 IGF-1R 在生长发育中的重要作用。

四、IGF-1R 信号通路与骨代谢

IGF-1R 信号通路的激活，需要 IGF 或 IS 的参与。IGF 中的 IGF-2 主要控制宫内的生长，IGF-1 对产前和产后的生长都很重要，而且是成人骨骼中占主导地位的 IGF，且 IGF-1 与 IGF-1R 具有最高的亲和力。IGF-1 主要由生长激素刺激产生，当脑垂体前叶分泌生长激素后，可以促进肝细胞在数分钟内合成 IGF-1。此外，局部组织也能合成一定的 IGF-1，成骨细胞、软骨细胞和骨细胞都可以合成 IGF，并且存储在骨髓中，通过自分泌和旁分泌的方式发挥生理作用。

（一）循环系统中的 IGF-1 与骨代谢

循环系统的 IGF-1 作为内分泌因子，对骨骼发育具有重要的调控作用。对具有不同遗传背景的纯系小鼠的研究表明，血清 IGF-1 水平较低的 C57BL/6J 小鼠，其骨密度和皮质厚度较低，而血清 IGF-1 水平较高的 C3H/HeJ 小鼠，骨密度和股骨皮质厚度都较高。此外，当 B6C3H6T 小鼠血清 IGF-1 减少 40%，会引起骨密度下降和发育延迟。

肝脏合成血清中 75% 的 IGF-1，为了量化血清 IGF-1 对骨骼生长和发育的影响，研究者们构建了肝脏特异性 *Igf-1* 基因缺陷小鼠（LID）和肝脏特异性 *Igf-1* 基因过表达小鼠（HIT）。对 LID 小鼠的研究表明，血清 IGF-1 下降 80%，体重无显著变化，但从第 3 周开始体重显著下降。另一项研究表明，从出生开始的 IGF-1 持续缺失，会引起青春期后小鼠体重的显著下降，从出生第 8 周开始，股骨总面积、皮质骨面积和极惯性矩均显著下降，使得股骨更细、弯曲的弹性和强度都下降。在 HIT 小鼠中，血清中 IGF-1 增加了两到三倍，体重、体长、股骨长度和股骨总面积、皮质骨面积、极惯性矩及强度都相应的增加，而小梁骨参数中仅有小梁骨厚度在 16 周龄时有所增加。这些实验说明血清中 IGF-1 主要作用于皮质骨。

对生长激素受体基因缺陷的患者的临床研究表明，儿童时期生长激素缺乏并且未接受治疗的成年人，和正常人群比较，血清 IGF-1 水平较低，腰椎、股骨颈、前臂和全身骨骼的骨密度都较低。另一项临床研究表明，儿童时期特发性生长激素缺乏症和多种垂体激素缺乏症，会极大地影响成人身高和骨矿物质含量，并且血清 IGF-1 的水平较低。但是因为研究中生长激素缺失也是一种因素，因此很难得出 IGF-1 与骨参数的直接关系。对一些绝经后女性的临床研究表明，绝经后女性的骨密度降低，均伴随 IGF-1 的降低，且 IGF-1 与骨密度显著正相关（叶黎鸣等，2023）。另有临床研究表明，由促肾上腺素分泌性脑瘤引起的库欣病患者中（年龄小于 50 岁），有 48.37% 的患者骨密度较低，伴有较低的 IGF-1 指数，且 IGF 指数与椎骨和股骨胫骨密度显著正相关（Sun et al, 2023）。对儿童期急性白血病痊愈后的儿童进行的临床骨测量显示，214 个纳入的儿童中，有 15% 骨密度较低，线性分析显示 IGF-1 增加与减少的椎骨骨密度下降相关（Kim et al, 2024）。

综合动物实验及临床研究表明，生长过程中和绝经后血清中 IGF-1 的含量与骨骼的强健至关重要，生长过程中血清中 IGF-1 水平的增加会促进所有骨骼的发育，而衰老后 IGF-1 仍然可能发挥骨骼保护作用。

（二）骨组织中 IGF-1 与骨代谢

因为多种骨细胞都可以合成 IGF，因此，在骨组织中，除了循环系统 IGF-1 对骨代谢的影响，也存在骨组织自身合成的 IGF-1 对骨代谢的调控作用。

在软骨细胞 IGF-1 合成阻断的雌、雄小鼠模型中，从第 4 周开始，两种性别动物的体重、

体长、全身骨密度、股骨长度均显著下降。在成骨细胞中特异性敲除 *Igf-1r* 基因的小鼠，远端干骺端的小梁骨参数，如骨容积（BV/TV）、骨厚度（TbTh）、骨数量（TbN）以及矿化沉积率（MAR）显著下降，而类骨质表面积和体积显著增加。在成骨细胞骨钙素启动子过表达 *Igf-1* 基因的小鼠，生长到 16 周时，血液中的 IGF-1 水平和体重无变化，但松质骨和皮质骨骨密度以及松质骨体积和厚度显著增加；骨形成率在第 3 周时是对照组动物的 2 倍，第 6 周时显著高于对照组，而第 16 周和 24 周无显著差异。在成年人长骨中，IGF-1 在骨髓基质细胞（BMSC）和巨核细胞 / 血小板（MK/PLT）中表达最高，敲除 BMSC 中的 *Igf-1* 基因会导致骨形成下降、骨再生受损、骨髓脂肪生成增加；而敲除 MK/PLT 中的 *Igf-1* 基因仅影响骨形成和骨再生，而对骨髓脂肪生成无影响；血小板特异性敲除 *Igf-1* 基因（Pf4-Cre；*Igf-1*^f/f）的小鼠血浆，促进成骨的作用消失。上述研究表明，不同骨组织细胞中合成的 IGF-1 对松质骨和皮质骨的骨结构和矿化均具有重要的调节作用。

在全身敲除 *Igf-1* 基因而肝脏过表达 *Igf-1* 基因的小鼠（KO-HIH）中，肝脏是 IGF-1 的唯一来源，其他所有组织中 *Igf-1* 都处于缺失状态，因此 KO-HIT 小鼠和 HIT 小鼠之间的表型差异，代表了从出生起组织中 *Igf-1* 基因缺失的情况。研究结果表明，KO-HIT 小鼠的血清 IGF-1 水平与 HIT 小鼠相同，比对照组小鼠高出三倍，KO-HIT 小鼠的体重和体长并未增加。形态学分析表明，KO-HIT 小鼠在发育早期（8 周前），股骨长度和股骨总面积、皮质骨面积显著降低，从 8 周龄开始到 16 周，KO-HIT 小鼠的骨骼特征逐渐恢复至对照组水平。在另一项研究中，在 *Igf-1* 敲除小鼠中重新表达了肝脏 *Igf-1*，可以使出生时低于对照组的血清 IGF-1 水平和体重，在出生后部分恢复。这些研究表明，骨组织自身合成的 IGF-1，对出生后和青春期早期皮质骨的发育至关重要，而血清 IGF-1 可以促进青春期后期骨骼的生长。

在 *Igfals* 基因敲除（ALSKO）而血清 IGF-1 降低的 C57BL/6J 小鼠中，在 2 岁龄时，与野生型比较，ALSKO 小鼠的皮质骨组织只有小幅度的与年龄相关的下降，且皮质孔隙率下降，股骨生物力学如强度和最大载荷增加。ALSKO 小鼠的血清 IGF-1 在 52 周、80 周和 104 周时均显著低于野生型小鼠。该研究表明，血清中 IGF-1 的减少会损害骨骼发育，并且参与老龄皮质骨重塑和骨强度保持。

（三）其他组织中 IGF-1 与骨代谢

在骨骼肌中过表达 IGF-1 的转基因小鼠中，与对照组比较，小鼠的体重、胫骨重量和长度均增加，胫骨和股骨的皮质骨面积（CtBAr）、皮质骨矿物质含量（CtBMC）、皮质骨厚度（CtTh）、皮质骨密度（CtBMD）均显著增加，而松质骨只有骨面积有所增加。骨骼肌 IGF-1 过表达小鼠的血清 IGF-1 水平与对照组小鼠无显著差异，说明 IGF-1 发挥的是局部的调节作用，且主要影响的是皮质骨的生长。

性成熟的无菌（GF）雌性小鼠，进行 SPF（无特定病原体，specific pathogen-free）小鼠粪便的移植一个月后，与 GF 小鼠比较，松质骨密度下降，而松质骨单位面积骨形成率（BFR/BS）和骨矿物质沉积率（MAR）、生长板厚度显著增加，肝脏合成的 IGF-1 含量增加，而肝脏的质量无变化。此外，粪便移植后 GF 小鼠骨髓中 *Igf-1* 的转录水平显著增加，而对骨质和骨骺中的 IGF-1 和 IGF-1R 无影响。研究表明，肠菌转移可以增加循环系统及组织内的 IGF-1 合成，但对循环系统 IGF-1 的合成影响更显著（Yan et al，2016）。

在母亲患有 1 型糖尿病的儿童中，与正常儿童比较，男孩和女孩的血清 IGF-1、骨密度、肌肉质量均无显著差异，但女孩的脂肪质量显著增加。通过 IGF-1 的变化可以推测瘦体重（lean mass），而瘦体重又可以推测骨矿物质含量 / 身高比值（BMC/height），而去掉瘦体重这个中间因素，则 IGF-1 与 BMC/height 无显著相关。研究结果表明瘦体重是 IGF-1 与骨骼的中介因素，瘦体重与 IGF-1 和骨骼生长均相关（Jensen et al，2021）。

五、研究展望

IGF-1/IGF-1R 在骨代谢中扮演着多重角色，它们不仅参与骨骼的形成、维护和修复，还影响骨骼的生长和脂肪生成。IGF-1R 是孕期和出生后生长发育必不可少的受体，IGF-1R 基因敲除会导致动物出生前死亡或成长中死亡，IGF-1R 的直接功能研究因此受限。IGF-1 是 IGF-1R 的主要配体，通过 IGF-1 的生理功能研究，可以在一定程度上反应 IGF-1R 的生理作用。但 IGF-1 也可以与 IGF-1R/IRA 和 IGF-1R/IRB 结合，IGF-2 和 IR 也可以与 IGF-1R 结合，且 IGF-1 结合蛋白也可以影响骨代谢，因此对 IGF-1 的研究，不能完全反映 IGF-1R 对骨代谢的影响。对 IGF-1R 的研究，有待继续深入。

另外 IGF-1R 在乳腺癌的发生、发展和治疗抵抗中发挥着关键作用，是乳腺癌治疗的重要靶标。IGF-1R 对 PI3K/Akt、MAPK/ERK 等信号通路的激活和对代谢的调控，会促进乳腺癌细胞的生长和存活（Ekyalongo and Yee，2017）。因此在针对 IGF-1R 的药物研究中，应考虑骨骼和乳腺组织的综合安全因素。

（肖辉辉　乔露　朱玉欣）

第六节　钙受体

钙受体（calcium receptor，CaR）又称钙感受器（calcium sensor，CaS）或钙感受器受体（calcium-sensing receptor，CasR），是一种以细胞外液钙离子为配体的受体蛋白。同时也是一种位于细胞膜上的七次跨膜蛋白质。它的主要功能是感知和调节细胞内外钙离子的浓度。CaR 在多个组织和器官中都有表达，包括甲状旁腺、肾脏、肠道、骨骼等。CaR 是 G 蛋白偶联受体家族的成员，在人体中长度为 1078 个氨基酸。该分子的氨基末端部分含有大约 600 个氨基酸残基，形成一个非常大的细胞外结构域。CaR 的这一部分中的酸性氨基酸簇被认为与细胞外钙离子相互作用，从而调节受体激活和信号转导的水平。但是，CaR 的配体结合细节以及负责配体 - 受体相互作用的细胞外结构域中的具体位点尚待确定。虽然钙离子在体内代表 CaR 的生理相关配体，但是在体外，一些二价、三价和多价阳离子以及各种氨基酸也可以激活 CaR。在骨骼系统中，CaR 通过感知细胞外钙离子的浓度，调节成骨细胞和破骨细胞的功能，从而影响骨代谢的平衡。具体来说，CaR 的激活可以促进成骨细胞的增殖和分化，增加骨组织的形成，同时也可能影响破骨细胞的活性，调节骨吸收的程度。

CaR 在骨骼生物学中起着重要的调节作用，对于维持骨骼的结构和功能具有关键性意义。因此，CaR 及其信号通路的研究对于理解骨骼疾病的发生机制，以及开发相关的治疗方法具有重要意义。

一、钙受体的结构

CaR 结构包括细胞外 N 端区域、跨膜结构域和细胞内 C 端区域（Woll et al，2022）。细胞外

N 端区域含有丰富的酸性氨基酸残基，用于与细胞外的钙离子相互作用，调节 CaR 的活性。跨膜结构域包括七个跨膜 α 螺旋，贯穿细胞膜，并参与信号转导过程。细胞内 C 端区域含有与细胞内信号转导通路相关的结构，如磷酸化位点，能够调节 CaR 的活性。CaR 通过感知细胞外钙离子浓度，参与调节细胞内外钙离子平衡，在骨骼生物学和多种生理过程中发挥着重要作用。

细胞外结构域：CaR 的细胞外结构域是指位于细胞膜外侧的一部分结构，主要包括胞外 N 端区域。这一区域是 CaR 与细胞外环境相互作用的关键部位，对于感知细胞外钙离子浓度并调节 CaR 活性至关重要。CaR 的细胞外结构域通常较大，含有约 600 个氨基酸残基，形成一个大型的外胞膜结构。这个区域包括了与细胞外环境相互作用的部分，特别是与钙离子的结合。在 CaR 的细胞外结构域中，通常存在酸性氨基酸簇，这些簇被认为与细胞外的钙离子相互作用，从而调节 CaR 的激活水平和信号转导。CaR 的细胞外结构域在多个位点进行 N-糖基化，这一过程影响了受体在细胞膜内的定位和受体激活水平。细胞外结构域中的半胱氨酸残基参与受体二聚体的形成，进一步修改受体功能。细胞外结构域还包含了 CaR 与配体相互作用的配体结合位点。通常情况下，CaR 通过与细胞外的钙离子结合来激活。除了钙离子外，还有其他一些离子和分子，如镁离子、氨基酸等，也可以与 CaR 的细胞外结构域相互作用，影响 CaR 的活性（Chen et al，2021）。

CaR 的细胞外结构域是与细胞外环境相互作用的关键部位，对于感知细胞外钙离子浓度并调节 CaR 活性具有重要作用。

跨膜结构域：CaR 的跨膜结构域是指位于细胞膜内外的跨膜部分，包括七个跨膜 α 螺旋和连接这些螺旋的环状结构。这些跨膜结构是 CaR 与细胞内外环境之间信号传递的关键部位。跨膜结构域的七个跨膜 α 螺旋贯穿细胞膜，它们之间通过环状结构相连，形成一个完整的跨膜结构。这些跨膜螺旋能够在不同的构象状态下，感知细胞外环境的信号，并将这些信号传递到细胞内部。在 CaR 的跨膜结构域中，主要包括了配体结合位点、G 蛋白结合位点和其他信号转导相关的结构。配体结合位点位于细胞外的跨膜结构域，用于与配体（如钙离子）结合，从而激活 CaR。G 蛋白结合位点则位于跨膜结构域的细胞内侧，用于与 G 蛋白发生相互作用，启动细胞内的信号转导通路。跨膜结构域的构象变化和信号传递过程是 CaR 活性调节的关键。这些跨膜结构域通过穿过细胞膜，连接着细胞外的结构域和细胞内的结构域。CaR 的中间部分含有大约 250 个氨基酸。第二和第三个细胞内环的选定部分参与受体磷酸化，但目前尚不清楚这是否需要与细胞内结构域的硬性相互作用。当 CaR 与配体结合时，跨膜结构域可能发生构象改变，从而引发信号转导的启动（Islam，2020）。这些跨膜结构域的功能和相互作用对于 CaR 的正常活性和细胞功能至关重要。

细胞内结构域：CaR 的细胞内结构域是指位于细胞内侧的部分，包括胞内 C 端区域。这一区域是 CaR 与细胞内信号转导通路相互作用的关键部位，对于调节 CaR 的活性和功能至关重要。

CaR 的细胞内结构域通常比较短，通常包括胞内 C 端区域，它含有约 200 个氨基酸残基，形成一个胞内结构。这一区域包含了一些重要的信号转导元件，如与蛋白激酶 C（protein kinase C，PKC）和蛋白激酶 A（protein kinase A，PKA）相互作用的磷酸化位点（Gorvin，2023）。PKC 和 PKA 是一类重要的信号转导蛋白激酶，它们能够磷酸化 CaR，从而调节其活性和功能。蛋白激酶 C 磷酸化 CaR 会降低受体激活水平，蛋白激酶 A 磷酸化的生理作用尚不清楚。对细胞内结构域的广泛截短会完全废除受体活性，而对该分子的这一部分进行较小的结构改变会产生不同的效应。这些修改影响了受体定位到细胞表面的位置，CaR 对细胞外钙离子的表观亲和力，受体在配体结合后介导信号转导的协同作用以及受体在配体诱导激活后的脱敏化。

此外，细胞内结构域还包含了一些其他信号转导相关的结构，如参与 CaR 与其他蛋白质相互作用的结构域。这些结构域能够与其他信号分子或细胞内信号转导通路的组分发生相互作用，从而调节 CaR 的功能和细胞内信号转导通路的激活。

细胞内结构域的功能和相互作用对于 CaR 的正常活性和细胞功能至关重要。通过与细胞内信号转导通路相互作用，CaR 能够调节细胞内外钙离子浓度的平衡，并参与多种细胞功能的调节。

二、CaR 的组成与分布

CaR 是一种由蛋白质组成的受体，在人类中通常由约 1,078 个氨基酸残基构成。这些氨基酸残基通过化学键相互连接，形成了 CaR 的三维结构。然而，除了氨基酸残基外，CaR 的组成还可能包括其他物质（Zhang et al，2016）。

首先，CaR 的细胞外结构域通常会发生糖基化修饰，即添加糖基团到蛋白质分子上。这些糖基团可以影响 CaR 的稳定性、活性和信号转导。其次，CaR 可能与其他蛋白质或小分子结合，形成蛋白质复合物或配体 - 受体复合物。这些共结合分子可以影响 CaR 的功能和信号转导（Dong，2023；Riccardi et al，2016）。

因此，CaR 的组成包括氨基酸残基、糖基化修饰物和共结合分子。这些物质组成共同影响着 CaR 的结构、功能和调节机制。这些组成部分共同参与了 CaR 在细胞内外的信号转导和调节过程。

同时 CaR 在体内分布广泛，不仅分布在直接与钙平衡调节有关的组织或器官如甲状旁腺、肾脏、甲状腺、肠、骨，还分布在与细胞外钙平衡的调控似乎无明显作用的组织和细胞上，诸如脑、胰腺、角化细胞、晶状体上皮细胞，从而预示 CaR 在不同的组织中具有其他生理功能（表 6-1）。

表 6-1 CaR 的分布与功能

组织或器官	细胞类型	功能
甲状旁腺	主细胞	PTH 合成 // 分泌 / 细胞增生
肾	近端小管细胞	转运功能（如 Na^+/K^+-ATP 酶）
	髓袢升支粗段细胞	控制尿 CA^{2+} 的排出
	远侧肾单位	尿浓缩与 Ca^{2+} 的重吸收
甲状腺	c 细胞	活化引起降钙素释放
骨骼	破骨细胞	破骨细胞发生与骨吸收
	成骨细胞	细胞增殖 / 有丝分裂原表达
	软骨细胞	调节基因的表达（如蛋白聚糖）
胃肠道	胃腔上皮细胞	黏膜增殖
	胃泌素分泌细胞	胃泌素的释放
	小肠近端细胞	上皮增生 / 分化 / 分泌 / 吸收功能
	结肠上皮细胞	上皮分化 /Ca^{2+} 吸收 / 液体转运

近年发现，除 CaR 外，还在成骨细胞和破骨细胞中存在其他类型的 Ca^{2*} 感受体。有些促代谢型谷氨酸受体（metabotropic glutamate receptor，mGLUR）除主要作为谷氨酸的受体外，还能接受细胞外液 Ca^{2+} 浓度的变化信号。

三、CaR 的下游信号通路

CaR 的下游信号通路可以通过不同的机制调节细胞的生理功能，主要包括以下几种。

G 蛋白偶联受体信号转导途径：CaR 是 G 蛋白偶联受体家族的成员，当 CaR 受到外部钙离子的结合后，可以通过激活 G 蛋白来启动下游信号转导途径。这通常涉及 G 蛋白激活腺苷酸环化酶（adenylatecyclase）或磷脂酶 C（phospholipase C），导致环磷酸腺苷（cAMP）或二酰甘油（DAG）/ 肌醇三磷酸（IP3）的产生，进而调节细胞内钙离子水平和其他信号通路。这些途径包括 Gq/11、Gi/o 和 Gs 等，进而影响细胞内的二级信号分子产生，如 cAMP、IP3 等。

蛋白激酶信号转导：CaR 的活化还可以通过激活多种蛋白激酶，如 PKA、PKC 和丝裂原活化蛋白激酶（mitogen-activated protein kinase，MAPK）等，进而影响细胞的生物学效应。蛋白激酶 A（PKA）是一种重要的细胞信号转导分子，其活化可以促进细胞代谢、增强细胞内钙离子浓度等生物学效应。在 CaR 信号转导中，PKA 的活化通常涉及 G 蛋白偶联受体的激活，从而介导 CaR 的下游信号转导。蛋白激酶 C（PKC）是一类钙依赖性蛋白激酶，其活化可以调节多种细胞过程，包括细胞增殖、分化、凋亡等。在 CaR 信号转导中，PKC 的活化可能通过直接或间接作用于 CaR 及其下游分子，从而影响细胞的生物学效应。MAPK 通常参与调节细胞的增殖、分化、凋亡等生物学过程。在 CaR 信号转导中，MAPK 通常被激活并参与调节细胞的响应，可能通过调节基因转录和翻译等机制影响细胞的功能。

细胞钙调素途径：CaR 激活可以导致细胞内游离钙离子浓度的上升，进而影响细胞钙调素（calcineurin）的活性，从而调节一系列细胞功能。CaR 通过细胞钙调素途径调节细胞内钙离子浓度。这个过程涉及细胞内的钙调素蛋白，这些蛋白负责调节细胞内的游离钙离子水平。钙调素蛋白（calmodulin，CaM）包括钙调素 A、钙调素 B 等。CaR 细胞钙调素途径的过程顺序为：CaR 活化→ CaR 信号转导→钙调素激活→钙调素的活化效应→细胞响应。在此过程中当外部的刺激或信号（比如细胞外的钙离子浓度变化）激活 CaR 时，下游信号转导通路会被激活，如 G 蛋白偶联受体的激活，进而引发细胞内的二级信号转导。同时 CaR 活化会导致细胞内钙离子浓度的增加，这些钙离子结合到钙调素蛋白上，如钙调素 B。活化的钙调素会调节多种细胞功能。例如，钙调素 B 会激活钙 / 钙调素依赖性酶，如钙 / 钙调素依赖性蛋白激酶（calcium/calmodulin-dependent protein kinase, CaMK），进而调节细胞内的其他蛋白质活性。钙调素激活后，会触发细胞内的一系列响应，如细胞代谢的调节、基因转录的变化等，从而影响细胞的生理功能。CaR 通过细胞钙调素途径调节细胞内钙离子浓度，并通过调节钙调素蛋白的活性来影响细胞的生物学效应。这个过程对于维持细胞内钙离子平衡和调节细胞功能至关重要。

磷脂酰肌醇 3- 激酶（PI3K）途径：CaR 的激活往往会通过多种途径影响 PI3K 途径进而调节细胞增殖、存活和代谢。

Wnt/β- 连环蛋白途径：CaR 可以通过 Wnt/β- 连环蛋白途径参与细胞信号转导和调节。Wnt 是一类细胞外信号分子，可以通过与细胞表面的受体结合活化进而触发信号转导。Wnt 的活化可以由细胞外的 Wnt 蛋白直接激活，也可以通过其他细胞因子间接激活。此时 CaR 作为重要角色参与到 Wnt 的活化过程中，它可以与 Wnt 受体和其他信号分子相互作用，从而调节 Wnt 信号通路的激活和信号转导。Wnt 信号激活后，可以导致细胞内 β- 连环蛋白的稳定性增加，阻止其被降解，从而促进其在细胞内的积累。积累的 β- 连环蛋白可以进入细胞核并与转录因子结合，调节基因的转录活性。这些基因可以影响细胞增殖、分化、存活等生物学过程。Wnt/β- 连环蛋白途径的激活可以触发一系列细胞生物学效应,包括细胞增殖、干细胞命运决定、器官发育等(Liang et al,2019)。

CaR 的下游信号通路涉及多种细胞信号转导途径,可以调节细胞的生长、分化、凋亡、代谢和其他重要生理功能。这些通路的活性和相互作用可能在多种生理和病理过程中发挥关键作用。这些下游信号通路的激活可以调节细胞的生长、分化、凋亡、代谢和信号转导等多种生理功能,对于维持骨代谢和骨组织的健康具有重要意义。

四、CaR 与临床骨代谢疾病

CaR 及其信号通路异常以及作用于该受体的配体的代谢异常与骨代谢疾病之间存在密切相关性。CaR 在骨代谢中具有重要的调节作用,其活性异常或信号转导通路的异常都可能导致骨代谢紊乱,从而引发或加重多种骨代谢疾病,诸如骨质疏松症、骨折、骨肿瘤、骨代谢异常等。而这个过程往往是相互影响的,体现在 CaR 表达与骨代谢疾病的各个环节。

(一) CaR 及其信号通路异常对骨代谢疾病的影响

钙调素信号通路异常与骨代谢疾病关系密切,众所周知,钙调素是一种重要的 CaR,在钙依赖性细胞信号转导中发挥关键作用。其信号通路异常可能与骨代谢疾病的发生和发展密切相关。例如,钙调素信号通路的过度活化可能导致骨吸收过程增加,从而引发骨质疏松症等疾病(Cianferotti et al,2015)。

CaMK 信号通路异常与骨代谢疾病:CaMK 是另一个重要的 CaR 信号通路,与骨细胞的增殖、分化等过程密切相关。其异常活化或失活可能影响骨细胞的功能,导致骨代谢紊乱,甚至导致骨质疏松等骨骼疾病(Matikainen et al,2021)。

配体异常与骨代谢疾病:有些配体的代谢异常可能直接影响 CaR 的功能,从而影响骨代谢。例如,维生素 D 是一种重要的配体,其代谢异常可能导致维生素 D 受体(VDR)信号通路异常,进而影响骨钙平衡,导致骨质疏松等骨骼疾病。

(二) 骨代谢疾病对 CaR 及其信号通路、配体的影响

首先骨代谢疾病的发生往往会影响 CaR 信号转导通路的稳定性和活性,骨代谢疾病发病过程中由于代谢途径的改变,往往会导致蛋白质的翻译转录异常,并最终引起信号转导的异常,并进而调节 CaR 的表达水平:某些骨代谢疾病尤其是骨质疏松在其发病过程中可能会影响 CaR 在骨细胞中的表达水平,会抑制或激活 CaR 的表达,进而影响其发挥作用。

除了直接影响 CaR 的表达,骨代谢疾病往往还会干扰配体与 CaR 的结合,如改变配体的结构或增加其浓度,导致 CaR 信号转导的异常,从而影响或者改变其功能或者作用途径。当 CaR 的合成和表达受到影响时会进一步影响胞内信号转导途径,如 PI3K/AKT、MAPK 等途径,间接影响 CaR 信号通路的活性。这些改变最终会改变骨细胞的生理功能,由于 CaR 及其信号通路在调节骨细胞的增殖、分化和功能中发挥重要作用,因此当骨代谢疾病发生时可能通过不同途径,直接或间接地影响 CaR 的功能。

骨代谢疾病可能通过多种途径影响 CaR 及其信号通路、配体的稳定性和活性,进而影响骨细胞的功能和骨代谢的调节。深入了解这些影响机制有助于更好地理解骨代谢疾病的发生和发展过程,为相关疾病的预防、诊断和治疗提供理论基础。

五、CaR 对不同骨细胞的影响

CaR 对骨细胞具有重要的调节作用，其整体作用包括促进骨形成、调节骨吸收、维持骨代谢平衡、影响骨髓间充质干细胞（bone marrow stromal cell，BMSC）的分化等。CaR 的激活能够促进成骨细胞的增殖和分化，增加骨基质的沉积和骨组织的形成。这有助于维持骨骼的结构和强度。CaR 通过影响破骨细胞的活性，调节骨吸收的程度。在 CaR 激活的情况下，可能促进破骨细胞的形成和活化，增加骨吸收；相反，在 CaR 不活化的情况下，则可能减少骨吸收。CaR 参与调节骨骼的代谢平衡，包括骨形成和骨吸收的平衡。它能够感知和调节体内外钙离子的水平，从而保持骨骼组织中钙离子的稳定状态。CaR 的激活可以影响 BMSC 向成骨细胞的分化方向，从而影响骨组织的形成和修复。CaR 对于骨细胞的整体作用是通过调节成骨细胞和破骨细胞的功能来维持骨代谢的平衡，以确保骨骼结构的稳定性和功能的正常发挥。CaR 在骨骼生物学中的作用机制对于理解骨骼疾病的发生和治疗骨骼疾病具有重要意义。对于不同骨细胞也发挥着不同作用。

（一）成骨细胞

增殖和分化：CaR 通路的活化可以促进成骨细胞的增殖和分化。例如，钙调素（calmodulin）激活的 CaMK 信号通路参与调控成骨细胞的增殖和分化过程。基质沉积：CaR 通路的活化有助于调节成骨细胞的基质沉积，促进骨基质蛋白的合成和沉积，从而促进骨组织的形成和修复。

（二）破骨细胞

增殖和分化：CaR 通路也参与调节破骨细胞的增殖和分化。例如，钙调蛋白（calcineurin）信号通路的活化可能调节破骨细胞的形成和活性。骨吸收：CaR 通路的异常活化可能导致破骨细胞的过度活化和骨吸收增加，进而引发骨质疏松等骨骼疾病。

（三）骨细胞

维持骨质稳态：CaR 通路在骨细胞中也扮演重要角色，有助于维持骨质稳态。例如，钙调素信号通路可能参与调节骨细胞的代谢和功能，维持骨骼的健康状态（Cianferotti et al，2015）。

（四）骨髓间充质细胞

分化：CaR 通路的活化可能影响骨髓间充质细胞的分化能力，促进其向成骨细胞或软骨细胞方向分化。

（五）软骨细胞

增殖和分化：CaR 通路的活化也可以影响软骨细胞的增殖和分化。例如，钙调素信号通路可能参与调节软骨细胞的增殖和胶原蛋白的合成（Cheng et al，2020）。CaR 通路对于各种类型的骨细胞的增殖、分化和功能都具有重要的调控作用（McDonough et al，2021）。这些调控作用有助于维持骨组织的稳态，参与骨的形成、修复和再生等生理过程（Goltzman et al，2015）。

六、研究展望

CaR 在骨科疾病中展现出广阔的应用前景。CaR 的信号通路调节剂有望成为治疗骨质疏松症、骨折愈合障碍等疾病的新药靶点，为新药研发提供新的方向。而 CaR 基因的存在的多态性可作为个性化治疗的依据，为骨代谢疾病的个体化治疗提供支持。CaR 信号通路的调节剂也有望促进骨折愈合过程，提高治疗效果。此外，通过监测 CaR 的活性和表达水平，还可以早期发现和诊断骨代谢疾病，并采取预防措施。最后，对 CaR 进行研究还可指导生物材料的改进，提高人工骨骼材料与宿主骨组织的融合和愈合效果。CaR 在骨科疾病治疗和预防中具有重要的应用价值，有望为未来的骨科医学带来新的突破和进展。

（张忠勇　刘志龙　李梦）

第七节　成纤维细胞生长因子受体

一、蛋白结构、组成及分布

成纤维细胞生长因子受体（fibroblast growth factor receptor，FGFR）是一类重要的跨膜受体酪氨酸激酶，参与调节多种生物学过程，包括细胞增殖、分化、迁移和存活。FGFR 家族包括四种成员：FGFR1、FGFR2、FGFR3 和 FGFR4。它们与多种成纤维细胞生长因子（fibroblast growth factor，FGF）结合，通过调节 FGF 信号通路实现细胞功能的调控。成纤维细胞生长因子受体蛋白结构和组成包括以下主要部分。

① 外周区域（extracellular domain）：FGFR 的外周区域包括三个免疫球蛋白样结构域（immunoglobulin-like domains，Ig-like domains）和一个酪氨酸激酶结构域（kinase domain）。这些结构域通过 FGF 配体结合，启动 FGFR 的信号转导。外周区域的组成使得 FGFR 能够与 FGF 结合并形成激活复合物。

② 跨膜区域（transmembrane domain）：FGFR 的跨膜区域包含一个跨膜 α 螺旋（transmembrane helix），用于将受体嵌入细胞膜中。跨膜区域的结构保证了 FGFR 的位置和稳定性，并使其能够接收细胞外的信号。

③ 细胞内区域（intracellular domain）：FGFR 的细胞内区域包括一个酪氨酸激酶结构域（tyrosine kinase domain），这一结构域在外界信号诱导下被激活，并开始磷酸化下游信号分子，启动细胞内信号转导通路。细胞内区域的结构和功能使得 FGFR 能够传递信号并调节细胞生理过程。

④ 配体结合位点（ligand binding site）：FGFR 的外周区域中含有与成纤维细胞生长因子结合的特定结构域，这些结构域包括 FGF 结合位点和配体识别位点。配体结合位点的特异性决定了 FGFR 与不同类型的 FGF 配体之间的亲和力和选择性。总的来说，FGFR 的蛋白结构和组成使其能够有效地感知外界信号并启动细胞内信号转导通路，从而调控细胞生长、分化和存活等生物学过程。

FGFR1 在早期肢芽、骨骺生长板、软骨膜以及前增生性和增生性软骨细胞、成骨细胞和骨细胞中表达。FGFR2 表达于早期肢芽的凝聚间质，随后作为软骨前凝聚的标志物出现。在骨发育过程中，FGFR2 主要局限于在骨膜周组织和骨膜组织表达，其表达高于骨膜内组织和骨小梁，FGFR2 在颅底软骨和生长板中强烈表达。FGFR2 在颅缝中，主要表达于成骨细胞和分化成骨细胞中，在骨骼发育中有重要的作用。FGFR3 在软骨细胞中表达，最初从间质凝聚的核心分化而来，随着骨骺生长板的形成，FGFR3 在储备和增殖软骨细胞中表达，在颅骨骨骼发育过程中成熟的成骨细胞和骨细胞低水平表达，在晚期的成骨前沿以低水平表达。FGFR4 除了在生长板的静止区和增殖区表达外，也在初级膜性骨中高表达，并严格定位于骨膜层和内膜层之间的成骨细胞。

二、上下游信号通路

FGFR 是一类重要的细胞膜受体，在细胞生长、分化和存活等多种生物学过程中发挥着关键作用。在 FGF/FGFR 激活的信号通路中，FGFR 诱导二聚化、激酶激活和 FGFR 酪氨酸残基的转磷酸化，导致下游信号通路的激活。FGF/FGFR 信号可刺激多种通路，FGFR 的信号通路包括上游和下游的分子，这些分子共同调控着细胞的功能和命运。下面将详细介绍 FGFR 的上下游信号通路。

（1）FGFR 的上游信号通路

FGF 家族的结合：FGF 是 FGFR 的配体，当 FGF 结合到 FGFR 时，会引发 FGFR 的激活。FGF 家族包括多种成员，如 FGF1、FGF2 等，它们在细胞增殖、迁移和分化中起到关键作用。硫酸乙酰肝素蛋白聚糖（heparan sulfate proteoglycans，HSPGs）是由核心蛋白和与之相连的硫酸乙酰肝素糖链组成，广泛分布于细胞膜与细胞外基质中。HSPGs 位于细胞表面，并能够与 FGF 形成复合物，增强 FGF 与 FGFR 之间的结合，从而促进 FGFR 的激活。FGFR 的自磷酸化：FGFR 在配体结合后会自身磷酸化，这是 FGFR 激活的重要步骤之一，自磷酸化会激活 FGFR 的酪氨酸激酶活性。共受体的作用：除了 FGFR 外，还有一些共受体（co-receptors）也参与了 FGFR 信号通路的调控，例如，αKlotho 可以与 FGFR 结合，调节 FGF23 的信号转导。

（2）FGFR 的下游信号通路

① RAS-MAPK 通路：激活的 FGFR 可以激活 RAS 蛋白，进而激活 MAP 激酶级联反应（MAPK），包括 ERK1/2 等，这会促进细胞增殖、迁移和生存。② PI3K-AKT 通路：FGFR 激活还可以激活磷脂酰肌醇 3- 激酶（PI3K），PI3K 进一步激活蛋白激酶 B（AKT），这个通路参与调节细胞生长、增殖和存活。③ STAT 通路：激活的 FGFR 还可以激活信号转导和转录激活因子（STAT）通路，STAT 被磷酸化后可以进入细胞核，调节基因的转录，影响细胞的生长和分化。④ PI3K-RAC1 通路：PI3K 也能够激活 RAC1，这个通路在细胞极性、迁移和细胞骨架的重塑中发挥作用。⑤ PLCγ-Ca^{2+} 通路：FGFR 活化还可以活化磷脂酶 Cγ（PLCγ），导致胞质钙离子水平升高，影响细胞内的信号转导和细胞功能。

一些蛋白质如 PTEN、Sprouty、Sef 等起到负向调节 FGFR 信号通路的作用，阻断过度的信号转导。FGFR 信号通路参与调节细胞周期的进程，包括细胞周期蛋白激酶（cyclin-dependent kinases，CDK）家族的调节，影响细胞的生长和分裂。

三、成纤维细胞生长因子受体及其配体与骨代谢疾病相关

FGF/FGFR 信号在骨骼发育和疾病中起重要作用，FGF 和其受体之间的结合需要一个配体，这个配体可以是 FGF 本身或其他分子，如肝素和其他多糖。FGF 的配体与其受体结合后，激活了一系列的信号转导通路，从而调节了细胞的生物学功能。FGF/FGFR 信号转导也是维持成人骨稳态的重要途径，人类 FGF 和 FGFR 的错义突变可引起各种先天性骨病，包括软骨发育不良综合征、颅缝早闭综合征和磷酸盐代谢失调综合征。Simsa-Maziel 等发现促炎细胞因子 IL-1β 在许多儿童慢性炎症性疾病和肥胖症中升高，并可能与生长迟缓有关。IL-1β 可以通过直接扰乱生长板中的正常细胞活动和信号转导来影响骨骼生长，导致增殖区的增殖增加和扩大，肥厚区变得杂乱无章，基质结构受损，细胞凋亡和破骨细胞活性增加。IL-1β 增加可以引起 ATDC5 软骨细胞细胞周期的 G1-to-S 相移，伴有成纤维细胞生长因子受体-3（FGFR-3）及其下游基因、细

胞周期抑制剂 p21 及其家族成员 p57 的减少，而细胞周期启动子 E2F-2 增加。FGFR-3、p21 和 p57 的减少随后是细胞分化延迟，表现为蛋白多糖合成、矿化、碱性磷酸酶活性降低以及 Sox9、RunX2、Ⅱ型胶原、Ⅹ型胶原和其他基质蛋白的表达降低。其研究结果表明了 IL-1β 通过下调 FGFR-3 和 p21 的机制改变正常的软骨生成和骨骼生长。

FGF2 是 FGF 多肽家族中最早发现的成员之一，在肢体芽、软骨细胞、成骨细胞等大多数细胞和组织中均有表达。FGF2 储存在细胞外基质中。FGF2 有助于肢体的生长和定型。FGF2 在小鼠中过度表达（TgFGF2）会导致侏儒症、长骨缩短和变平，并伴有中度大头畸形。*Stat1* 的缺失导致 TgFGF2 小鼠软骨发育不良表型的显著纠正。这些结果表明 STAT1 在 FGF 介导的骨骺生长板的调节中起重要作用。FGF2 敲除小鼠四肢正常。FGF2 正常的小鼠实验表明，FGF2 的功能可能被 FGF8 和 FGF4 取代；FGF4 在肢体芽中表达。FGF2 在骨稳态中也起重要作用。小鼠 FGF2 缺失导致骨量减少、骨形成和矿化减少。

成纤维生长因子受体 3（FGFR3）信号转导异常会破坏软骨细胞增殖和生长板大小及结构，导致各种软骨发育不良或骨过度生长。生长板软骨细胞成熟过程中 FGFR 信号转导的持续时间、强度和细胞背景需要严格控制才能实现适当的骨伸长。研究发现神经纤维蛋白是一种由 *Nf1* 编码的 Ras-GAP，在软骨内骨化过程中与增生前软骨细胞中的 FGFR1 和 FGFR3 以及肥厚软骨细胞中的 FGFR1 具有重叠的表达模式。有证据表明 FGFR1 激活的小鼠和 Col2a1 阳性软骨细胞中 *Nf1* 缺陷的小鼠之间存在相似的表型，FGFR1 缺陷软骨细胞中的 *Nf1* 消融重新激活了肥厚软骨细胞中的 Ras-ERK1/2 信号转导，并逆转了在 Col2a1 阳性软骨细胞中缺乏 FGFR1 的小鼠中观察到的肥大区的扩张。神经纤维蛋白通过抑制 Rankl 表达，减弱肥厚软骨细胞中促破骨细胞生成 FGFR1 信号转导。另有研究发现活化的 FGFR3 通过调节成骨细胞和破骨细胞活性导致骨量少。缺乏 FGFR3 的小鼠也出现骨矿物质密度降低和骨质减少。FGFR3 可以抑制骨髓间充质干细胞的体外增殖。FGFR3 的缺失和激活都会导致破骨细胞分化增加，但会抑制成骨细胞的矿化，引发骨质疏松。

四、成纤维细胞生长因子受体对骨细胞增殖、分化、功能等的调控作用

FGFR 是骨细胞形成的重要调节因子，在骨细胞的增殖、分化和功能调控中起着重要作用。FGFR 是一类受体酪氨酸激酶，通过与 FGF 结合，触发细胞内信号转导通路，从而影响骨细胞的生物学行为。

Jacob 等发现缺乏 FGFR1 的成年小鼠表现出增加的骨质量。在小鼠的软骨祖细胞中删除 FGFR1（通过 Col2-cre）导致增殖增强、分化延迟以及成骨细胞的基质矿化增加。相反，在已分化的成骨细胞中失活 FGFR1 导致矿化分化加速。据推测，FGFR1 促进间充质祖细胞向成骨前体细胞的分化，同时抑制间充质祖细胞的增殖以及成骨细胞的成熟和矿化。另外，成骨细胞中 FGFR1 缺乏引起的骨吸收细胞活性受损也是增加骨质量的原因之一。为了探究 FGFR1 对成骨细胞的直接影响，Lu 等使用 LysM-cre 在骨髓单核细胞和成骨细胞中定向删除了 FGFR1。这些突变小鼠表现出骨质量增加、成骨细胞形成和活性受损，表明 FGFR1 对成骨细胞的正调控作用。

FGFR2 调节缝合线发育的机制，研究人员建立了几种模拟人类颅缝紧闭的功能获得突变小鼠模型。FGFR21/S252Wnull 模拟人类动脉粥样硬化（AS）的突变小鼠体型较小，中线缝合线缺损和颅缝闭合，成骨细胞增殖和分化异常。FGFR21/S252Wnull 小鼠在中线矢状缝合线处也出现软骨异位，颅底、鼻甲和气管软骨增多。小鼠颅底联合软骨和长骨生长板生长迟缓，软骨细胞增殖减少，这可能是 FGFR2 突变小鼠体型变小和颅底缩短的原因。FGFR2 Ⅲ c 是膜内骨化的积

极调节因子。在突变小鼠中，成骨因子的增殖和成熟成骨细胞的功能受损。

FGFR3 通过影响软骨细胞的增殖活性和分化，负向调节长骨的软骨形成。许多报道表明，FGFR3 信号通过诱导细胞周期抑制基因（如 CDK 抑制剂 p21）的表达。在软骨形成过程中，FGFR3 通路的活性和信号转导结果也受到许多细胞内和细胞外信号的影响。激活的 FGFR3 抑制出生后小鼠生长板中 BMP4 的表达。FGFR3 和 / 或其下游途径是治疗靶点。另外研究（Wen et al, 2016）表明软骨细胞中 FGFR3 缺失后，成骨细胞数量和骨形成显著增强。软骨细胞 - 成骨细胞共培养试验进一步表明，软骨细胞中 FGFR3 缺乏通过上调 *Ihh*、*Bmp2*、*Bmp4*、*Bmp7*、*Wnt4* 和 *Tgf-β1* 的表达以及下调 *Nog* 表达来促进成骨细胞的分化和矿化。此外，MUT 小鼠的破骨细胞生成也受损，小梁骨内破骨细胞数量减少，这可能与 FGFR3 缺陷软骨细胞 RANKL 和骨保护素（OPG）的比例降低有关。总的来说，FGFR 在骨细胞中调控了增殖、分化和功能等多个方面，对于维持骨骼结构的稳态和修复骨折等过程至关重要。

五、临床上以成纤维细胞生长因子受体为靶点的药物研发

在临床研究中，针对 FGFR 的药物已成为研究人员关注的焦点，用于调控骨代谢。这些药物涵盖了多种类型，包括以下几种。

FGFR 抑制剂：这类药物的作用是抑制 FGFR 的活性，从而调节骨细胞的功能，例如增殖和分化。一些多酰胺化合物已被发现对 FGFR 具有抑制作用，正在研究用于治疗骨肿瘤以及骨质疏松风和湿性关节炎等疾病。研究发现（Meng et al, 2024），FGF 通路在复发 RA 患者的内衬滑膜成纤维细胞（FLS）中被高度激活，mIHC 证实了 FGF10 的表达增加。虽然 I 型干扰素通路在内膜 FLS 中也被激活，但体外刺激实验表明它与 FGF10 通路无关。用小干扰 RNA 敲除 FLS 中的 FGF10 能显著降低 RANKL 的表达。此外，重组 FGF10 蛋白增强了原代人源性脓疱细胞培养中的骨侵蚀，而 FGFR1 制剂则减弱了这一过程。最后，在 CIA 大鼠模型中施用 FGFR1 抑制剂显示出治疗效果。证明 FGF 通路是复发 RA 的关键信号通路。靶向性组织特异性抑制 FGF10/FGFR 可为治疗复发的 RA 患者提供新的机会。Kang 等（2019）在研究骨肿瘤和基质区室实验中发现，添加来自 MDA-MB-134-VIFGFR 扩增的乳腺癌细胞的培养上清液可激活成骨细胞中的 FGFR 细胞，包括增加 RANKL、M-CSF 和 OPG 的表达。目前正在进行乳腺癌临床试验的 FGFR 抑制剂 AZD4547 降低了小鼠骨髓单核细胞的 RANKL 和 M-CSF，以及随后的 RANKL 和 M-CSF 依赖性破骨细胞生成。此外，AZD4547 使用 FGFR 非扩增的 MDA-MB-231 细胞抑制了原位乳腺癌骨转移小鼠模型中的破骨细胞生成和肿瘤诱导的骨溶解。证明 FGFR 抑制剂抑制骨微环境基质细胞，包括成骨细胞和破骨细胞，并有效抑制骨转移的肿瘤和基质区室。郑超等（2019）发现阻断表皮生长因子受体 3 或下游效应物的磷酸化来抑制表皮生长因子受体 3 信号，有利于 slc26a2$^{-/-}$ 软骨培养物从生长受损、细胞增殖和凋亡失衡中恢复。此外，给妊娠女性服用表皮生长因子受体抑制剂对 slc26a2$^{-/-}$ 新生儿的病理特征有治疗作用。通过分析 Col2a1-Cre；slc26a2fl/fl 小鼠品系，证实了 SLC26A2 全基因缺失的骨骼特异性致死性和病理学，揭示了 ACG1B 和 AO2 之前未被发现的致病机制，并支持将抑制 FGFR3 信号转导作为治疗 SLC26A2 相关软骨发育不良症的一种有前景的方法。Balek 等（2017）在研究新型 FGFR 抑制剂 ARQ087 在软骨中 FGFR3 信号异常的实验模型中的作用时发现，在培养的软骨细胞中，ARQ087 能有效缓解病理性 FGFR3 激活的所有主要影响，即抑制软骨细胞增殖、细胞外基质流失和诱导过早衰老。在体内外胫骨器官培养中，ARQ087 恢复了正常的生长板结构，并消除了 FGFR3 对软骨细胞肥大分

化的抑制作用，这表明它专门针对 FGFR3 通路，即不干扰其他促生长通路。此外，ARQ087 还能抑制与 Pfeiffer、Apert 和 Beare-Stevenson 颅骨发育不良相关的 FGFR1 和 FGFR2 突变体的活性，并能挽救 FGFR 驱动的小鼠间充质微量培养物或体外颅骨器官培养物的过度成骨分化。有必要进一步开发 ARQ087，将其用于活化 FGFR 突变引起的骨骼疾病的临床治疗。c 型利钠肽是一种新发现的 FGFR3 信号的潜在治疗拮抗剂，通过抑制 FGFR3/MAPK 通路，减轻模仿人类软骨发育不全（ACH）的小鼠的侏儒症表型。另有研究发现一种新的 FGFR3 信号抑制肽，该肽可缓解模仿人类Ⅱ型致死性骨发育不全（TDⅡ）小鼠骨萌芽中的骨生长迟缓，并逆转 TDII 小鼠的新生儿死亡率。

FGF23 抗体：FGF23 是一种与 FGFR 相关的配体，其水平过高与骨代谢异常相关。因此，抗 FGF23 抗体已成为研究的焦点，作为治疗骨质疏松和佝偻病的潜在药。Fukumoto 发现抑制 FGF23 活性可改善由 FGF23 过度作用引起的低磷血症性佝偻病 / 骨软化症。此外，抗 FGF23 抗体在 X 连锁低磷血症佝偻病成人患者中的Ⅰ-Ⅱ期临床试验表明，该抗体可增强肾小管磷酸盐重吸收并增加血清磷酸盐。其研究结果表明，FGF23-FGF 受体 /Klotho 通路可以成为磷酸盐和骨代谢紊乱的新药物靶点。

FGFR 激动剂：这类药物可以激活 FGFR 信号通路，促进骨细胞的增殖、分化，增强其功能。这些药物可能有助于治疗骨折愈合和骨缺损修复等骨骼疾病。有人采用 MC3T3-E1 和原代成骨细胞、受体酪氨酸激酶（RTK）的特异性抑制剂和 Western 印迹分析来描述成骨细胞中 CaSR 依赖性机制的特征。发现 FGF 受体抑制剂明显抑制了 SrRan 在成骨细胞中诱导的细胞生长。SrRan 能快速激活 FGFR 信号通路，如 PLCγ、FRS2、Akt、ERK1/2 和 p38 通路。在使用其他阳离子时也能观察到 FGFR 依赖性刺激成骨细胞生长，但在使用选择性 CaSR 激动剂新霉素时却观察不到。证明激活 FGFR 是锶刺激成骨细胞生长的一种新的潜在机制。在对其他阳离子的反应中也观察到了依赖于 FGFR 的细胞生长激活，这表明 FGF 受体的激活是成骨细胞中一种新的阳离子感应机制。目前，这些药物的临床研究处于不同阶段，包括前期临床研究和临床试验阶段。虽然这些药物的研究仍在进行中，但以 FGFR 为靶点的药物已成为治疗和预防骨代谢疾病的重要研究方向之一，为未来的治疗提供了希望。

总的来说，FGFR 信号通路通过影响骨细胞活性，从而影响骨质量和骨密度，调节骨细胞的增殖和分化，对骨吸收、骨生长起着关键作用，另外 FGFR 还调节干细胞的增殖和分化，促进骨细胞的再生和修复，FGFR 的异常活化或抑制可能导致骨代谢紊乱，如骨质疏松和骨折。

（张忠勇　刘志龙　李梦）

第八节　生长激素受体

一、生长激素受体结构与信号转导

（一）生长激素受体结构

生长激素受体（growth hormone receptor，GHR）属于促生长激素、催乳素、细胞因子、促红细胞生成素受体超家族成员，首次从兔肝脏中分离出来。相关研究表明，人类 GHR 位于 5 号染色体上，编码由 638 个氨基酸组成的单链跨膜糖蛋白，其中包括一个由 18 个氨基酸组成的信号肽。人类成熟的 GHR 分子则是一个含 620 个氨基酸的单链糖蛋白，分子质量为 70kDa，分为 3 个结构域：胞外结构域、跨膜结构域和胞内结构域。在胞外结构域，N 端 246 个氨基酸含 5 个保守的糖基化位点，构成生长激素（growth hormone，GH）结合结构域，其特定位置上有 7 个半胱氨酸残基，其中 6 个半胱氨酸残基形成二硫键，维持着 GHR 胞外结构域特定空间结构。在胞外结构域近细胞膜位置上有 WSxWS 样基序，即由 Trp-Ser-Xxx-Trp-Ser 等 5 个氨基酸残基组成的保守序列（其中 Xxx 代表任意氨基酸），这一结构在 GH 与 GHR 结合过程中起着稳定空间的作用，对于 GH 和 GHR 结合以及之后激活的信号转导都是非常重要的。第 247 ~ 270 位为强疏水性氨基酸构成的跨膜结构域（transmembrane domain，TMD），有专家认为，GHR 的二聚化是由受体的 TMD 介导的，GH 与之结合后，引起 GHR 二聚物构象的改变，进而激活下游的信号转导。C 端 350 个氨基酸位于胞内构成胞内信号转导结构域，在胞内结构域，人们发现了两段富含脯氨酸的保守序列 Box1、Box2，它们在 GHR 介导的信号转导过程中起着关键作用，如果这两段保守序列编码的某一个氨基酸残基发生突变，GH 将失去其促进生长的作用。

（二）生长激素受体信号转导机制

GHR 是 GH 发挥作用的生理基础，GH 必须与靶细胞表面的 GHR 结合，诱导 GHR 分子同源二聚化，然后才能激活细胞内的信号转导。利用荧光共振能量转移、生物发光共振能量转移及晶体结构研究等技术发现，一个 GH 可以结合两个 GHR。GH 与靶细胞表面特定受体 GHR 结合后，GHR 构象会发生变化，细胞内酪氨酸激酶活性激活，JAK2 激酶结合到 GHR 的胞内结构域上。JAK2 进一步磷酸化 GHR 的酪氨酸残基，导致信号转导及转录激活蛋白（signal transducer and activator of transcription，STAT）的磷酸化，这些磷酸化的 STAT 蛋白随后进入细胞核，与特定的 DNA 结合位点相互作用，从而调节基因转录，影响合成代谢、骨骼生长、免疫应答等多种生理过程。GH 激活的 JAK/STAT 通路受磷酸酪氨酸磷酸酶（protein tyrosine phosphatases，PTP）和细胞因子信号转导抑制因子（suppressor of cytokine signaling，SOCS）的负调控。在 GH 结合和细胞内信号激活后，GHR 通过泛素依赖性机制被内化和降解。GH 与 GHR 结合还可能导致胰岛素受体底物（insulin receptor substrate，IRS）蛋白 1、2 和 3 的磷酸化，继而激活 PI3K/AKT 通路和黏着斑激酶（focal adhesion kinase，FAK），促进多种类型的细胞骨架重组。GH 与 GHR 的结合不仅可以激活经典的 JAK2/STAT5 信号通路，还可以激活 Src 家族激酶，随后磷酸化细胞外信号调节激酶（extracellular signal-regulated kinase，ERK）1、2。

二、生长激素及其受体异常导致的骨代谢疾病

生长激素（growth hormone，GH），又称促生长激素，是一种由垂体前叶促生长激素细胞释放的多肽类激素。GH 不仅参与骨骼、肌肉和脂肪组织的生长和再生，还参与调节体内的能量代谢、脂质代谢和碳水化合物代谢。GH 分泌异常可能会导致多种疾病，当 GH 分泌不足时可能导致 Laron 综合征、骨质疏松症，而当 GH 分泌过多则可能导致巨人症或肢端肥大症。

（一）Laron 综合征

Laron 综合征（Laron syndrome），也称为垂体性侏儒Ⅱ型或原发性生长激素不敏感综合征，是一种罕见的常染色体隐性遗传疾病。这种疾病的主要是因为基因突变，导致 GHR 或 GHR 信

号通路上相关基因的缺陷，从而使得 GH 的作用降低或缺失。Laron 综合征最早由以色列医生 ZviLaron 于 1966 年首次报道。Laron 综合征的主要临床表现包括生长发育迟缓，影响骨骼肌肉系统、生殖系统等多个系统。患者的典型特征包括前额突出、鞍鼻、小下颌，以及生长迟缓和骨骼成熟延迟。患者出生时体重和身长可能正常或略低，但随后会出现严重的生长缓慢。此外，患者还可能伴有低血糖、骨质疏松和肥胖等症状。

（二）骨质疏松症

骨质疏松症（osteoporosis, OP）是以骨量和骨强度减少、骨组织微结构破坏为特征，致使骨的脆性增加及易于发生骨折的一种代谢性骨骼疾病，在老年人群中更为多见，是导致老年人致残的主要原因之一。在骨质疏松症患者中，GH/IGF-1 轴的功能异常可能导致成骨细胞和破骨细胞之间的平衡被打破，进而影响骨密度和骨质量。GH 和胰岛素样生长因子 -1（insulin like growth factor-1，IGF-1）对骨代谢的调节作用显著，它们能够维持骨密度，被认为是合成代谢因子。当 GH 分泌减少和 IGF-1 表达水平下降时，会导致骨密度减少，最终可能发展为骨质疏松症。

（三）肢端肥大症

肢端肥大症（acromegaly）也被称为垂体前叶功能亢进症，是一种由于腺垂体分泌过多 GH 引起的内分泌和代谢性疾病。它通常由垂体腺瘤引起，导致垂体分泌过多生长激素。这会导致身体组织和骨骼过度生长，表现为手指、脚趾、鼻子和下巴等肢端部位的肥大。这种疾病的主要特征是 GH 及其外周靶激素 IGF-1 的持续超量，导致全身软组织、骨和软骨过度增生。在成年人中，这种过度分泌的 GH 和 IGF-1 会导致典型的肢端肥大症状和体征，如面部和肢体的异常增大。此外，肢端肥大症还可能引起呼吸系统、心血管系统、消化系统和糖代谢等多器官多系统的并发症。

三、生长激素及其受体对骨细胞的调节作用

GH 在骨代谢中扮演着重要角色，与体内其他激素一起参与骨的重塑、骨生长、骨矿物质含量维持以及骨密度调节。GHR 对骨骼生长和重塑有影响，异常可能导致骨质疏松、骨折等骨骼疾病。当垂体分泌 GH 不足时，就会导致生长激素缺乏症（growth hormone deficiency，GHD），它会导致骨骼生长缓慢、骨代谢率降低、骨更新低下，临床表现为骨量明显减少、骨质疏松、骨密度降低；早期接受 GH 治疗可有效增加身高并促进骨骼和肌肉发育（Yang et al，2019a）。人体的骨骼系统在胚胎发育的早期阶段就开始形成，并通过复杂的分化和转变过程最终形成成熟的骨骼，在这个过程中成骨细胞、破骨细胞、软骨细胞、间充质干细胞等协同工作来维持骨骼的矿物质组成和结构（Yang et al，2019a）。

（一）成骨细胞与破骨细胞

成骨细胞（osteoblast，OB）和破骨细胞（osteoclast，OC）是骨骼系统中两种关键的细胞类型，它们在骨骼的生长、发育和重塑过程中起着重要作用。成骨细胞和破骨细胞之间的平衡是维持骨骼健康的关键，如果成骨细胞活性低于破骨细胞，可能会导致骨质疏松症等疾病；反之，如果成骨细胞活性过高，可能会导致骨骼过度生长或其他异常。这两种细胞在骨骼的动态平衡中起着至关重要的作用，确保骨骼能够适应身体的生理需求和外部环境的变化。GH 和 IGF-1 是骨

稳态的重要调节因子，在骨代谢中发挥着重要的作用。GH 可通过 GHR 介导直接作用于骨骼细胞，也可以通过影响 IGF-1 的合成对骨骼细胞进行调控，循环的和骨骼局部的 IGF-1 在骨形成以及骨量的维护上起重要作用。GH 和 IGF-1 除了对骨形成有积极作用外，还影响骨吸收。一方面，IGF-1 刺激 RANKL 的表达，促进破骨细胞的活化，另一方面，GH 刺激骨保护素的表达，减弱破骨细胞的激活。除此之外，GH 还能够增加成骨细胞对钙离子的吸收和利用，促进骨钙化和矿物质沉积，维持骨的正常代谢平衡。GH 能刺激多种细胞因子的合成，包括白细胞介素-1（interleukin-1β，IL-1β）、白细胞介素-6（interleukin 6，IL-6）和肿瘤坏死因子-α（tumor necrosis factor-α，TNF-α），从而促进破骨细胞增殖和激活。人体内骨生长和骨重塑的结合会促进骨量的积累，骨重塑是成骨细胞形成新骨和破骨细胞吸收骨的过程，骨生长是成骨细胞和破骨细胞活动之间的平衡，这种双重活性的累积净效应有利于骨骼形成。在临床研究中，GH 在骨重塑和骨量维持中的调节作用已经被明确，在成年期 GHD 患者被发现有继发性骨质疏松症，其特征是骨量减少，骨折风险增加，骨重塑减少。根据相关生化指标评估，GHD 患者的 GH 替代治疗诱导骨重塑的剂量依赖性增加，在治疗开始后 3～6 个月达到峰值，并在 2 年的观察时间内保持升高。肢端肥大症患者的慢性全身性 GH 和 IGF-1 过量，其特点是骨转换、骨形成和骨吸收的生化标志物增加，这些标志物与循环 GH 和 IGF-1 水平相关，这表明成骨细胞和破骨细胞的激活都在调节骨转换。

（二）软骨细胞

软骨细胞（chondrocytes）是存在于软骨组织中的细胞，它们负责维护和产生软骨基质。GH 通过作用于 GHR，对软骨细胞的增殖、分化、代谢和凋亡进行调节，从而在骨骼生长发育中发挥重要作用，这些调节作用不仅对儿童和青少年的正常生长发育至关重要，也对成年后的骨骼健康和预防骨质疏松等疾病有重要意义。迄今为止，几乎所有的骨骼研究都集中在 GH 对发育过程中生长板软骨中软骨细胞增殖的作用上面。研究表明，GH 通过 IGF-1 来启动和维持生长过程，IGF-1 是一种导致软骨细胞肥大和基质细胞生长的生长因子（Paschou et al，2019）。周围软骨膜中的局部因素也影响骨骼生长，促进软骨细胞肥大和成骨细胞入侵。骨形成蛋白（bone morphogenetic protein，BMP）、成纤维细胞生长因子（fibroblast growth factors，FGF）（Ornitz et al，2015）和 Wnt 信号通路（Usami et al，2016）等因素都参与了软骨膜细胞和软骨细胞之间的信号转导，这些途径以及营养物质等外部因素的相互作用共同促进生长。生长分化因子 5（growth differentiation factor 5，GDF5）是 BMP 家族的成员，在早期四肢发育的软骨原基中表达（Lv et al，2022）。IGF-1 作为 GH 的介质，通过其受体（IGF-1R）发挥其作用，通过刺激细胞外基质产生和增加骨矿物质密度来调节骨骼生长（Dixit et al，2021a）。GH/IGF-1 轴对骨骼生长和骨量维持至关重要，IGF-1 的分泌、IGF-1R 的激活以及 GDF5 活性增加可能改善骨骼生长（Qiu et al，2018）。在青春期前，GH 和 IGF-1 是纵向骨生长、骨骼成熟和骨量获得的决定因素，而在成人中，它们也是维持骨量的重要因素。纵向骨生长的决定因素是由长骨骨骺生长板内软骨细胞的增殖分化，促进软骨细胞成骨。在生长板内，软骨细胞增殖、肥大和分化导致软骨形成（Yang et al，2019b），新形成的软骨被血管侵入，形成骨小梁模型，这个过程被称为软骨内成骨，此过程受遗传因素、激素因素、细胞环境和营养调节的影响。尽管 GH 在生长板中起着重要作用，但人们对 GH 在生长过程中或软骨维持过程中对关节软骨的影响或其对关节退行性变的影响知之甚少。最新研究首次发现，关节软骨中的软骨细胞大量表达 GHR，并在 GH 刺激时启动 JAK/STAT5 信号级联反应（Zhu et al, 2023）。这些结果表明，GH 可能直接作用于关节软骨，促进软骨细胞病理性肥大改变，进而导致软骨变性。

（三）骨髓间充质干细胞

骨髓间充质干细胞（bone marrow mesenchymal stem cell，BMSC）是一种多功能干细胞，具有自我更新能力和多向分化的潜能，可以分化为骨骼、软骨、脂肪和肌肉等多种类型细胞并且表达生长激素受体。在来源于不同成体组织的间充质干细胞（mesenchymal stem cell，MSC）中，GH 抑制成脂分化，有利于 MSC 分化成骨，GH 的这种活性表明其对身体成分的调节已经在组织祖细胞中开始，这些发现拓展了对使用 GH 治疗的间充质干细胞缺乏或延迟骨修复病理研究中的可能用途。有专家认为 Wnt 信号通路在 GH 调节 MSC 过程中发挥作用，并且 Wnt 信号通路在偏向骨形成方面促进 MSC 分化发挥着关键作用。最近在来源于人类骨小梁的 MSC 中已经证实，GH 与 BMSC 表面 GHR 结合后通过 JAK2/STAT5 途径抑制 MSC 向脂肪细胞分化。这项研究中，MSC 在脂肪生成培养基中培养 14d 后，生理水平的 GH 抑制了细胞脂质积累，成脂基因 C/EBPα 和脂联素以及脂肪生成相关酶脂蛋白脂肪酶和乙酰辅酶 A 羧化酶的表达降低，而成骨因子 Osterix 和骨保护素的表达增加；同时，Wnt 抑制剂减少，Wnt 激活剂增加，β-连环蛋白在细胞核中积累。为了从机制上证明 Wnt 通路参与 GH 的抗脂肪生成作用，研究人员将 β-连环蛋白沉默，Wnt 细胞内级联出现的阻断反应可以证明 GH 抑制了这些前体的脂肪形成分化。这项研究进一步支持了 GH 抗脂肪生成作用涉及 Wnt 信号激活的假设（Bolamperti et al, 2018）。MSC 中 GH 活性的下降也可能与衰老过程中骨髓脂肪成分的增加有关，当 GH 水平随着年龄的增长而下降时，MSC 分化会以牺牲成骨细胞生成和骨形成为代价转向脂肪生成，从而造成老年人骨量的减少。GH 也可以与其他生长因子协同作用来调节间充质干细胞的转化，GH 和 BMP9 的联合治疗在小鼠 MSC 细胞系中诱导了更高的早期、晚期成骨标志物的表达。此外，BMP9 是小鼠多能祖细胞成骨的强激活剂，直接刺激 GH 基因转录，表明 GH 在这些细胞中可能具有自分泌活性。但是在异位骨形成模型中，与单独使用 BMP9 相比，小鼠 MSC 细胞系的 BMP9 和 GH 共刺激诱导的异位成熟骨形成更多，并且通过抑制 GH 表达或使用 JAK/STAT 信号通路抑制剂可以抑制这种作用。综上所述，Wnt 信号通路是 MSC 成骨分化的主要参与者，GH 在 MSC 调节中的主要作用是通过激活 Wnt 信号通路抑制 MSC 向脂肪细胞的分化。此外，GH 促进间充质干细胞的成骨分化，并且这种作用与其他生长因子联合使用时得到增强，这些发现表明，独立于组织来源的 MSC 是 GH 活性的靶标，通过调节其转化，可以影响机体其他生长因子。GH 对 MSC 的调节作用在组织工程、再生医学和骨骼系统疾病的治疗中具有重要的应用价值。进一步研究生长激素受体对间充质干细胞的调节机制，可以为相关疾病的治疗和组织修复提供新的思路和方法。

四、生长激素及其受体实验研究进展

GH 在刺激成骨细胞分化、线状骨生长、增加骨密度方面发挥着重要的作用。GH/IGF-1 轴改变的小鼠系被用来评估 GH 对骨获取和代谢的作用。研究表明，过量的 GH 会导致骨骼生长增强，而 GH/IGF-1 轴作用的减少导致小鼠骨骼获得减少。在 GHR-KO 小鼠中观察到的 GH 作用减少导致小鼠体型缩小约 50%～60%（List et al, 2019），除了纵向生长减少外，3 个月大的 GHR-KO 小鼠还表现出骨小梁体积减小，皮质骨总横截面积、骨面积、皮质骨厚度、骨膜/骨内周长减少，骨密度和骨矿物质含量降低。除此之外，GHR-KO 小鼠骨骼生长减少与生长板过早闭合、软骨细胞增殖、骨转换和骨膜骨附着减少有关。为了研究出生后 GH 作用降低的影响，报道了 6 月龄时敲除 GHR 的小鼠（Duran-Ortiz et al，2021），在成年时全面破坏其 GHR 会导致更纤细的骨骼、骨髓腔的扩张、骨细胞腔隙数量的减少、腔隙体积的增加和小管连通性的丧失（Dixit et al，2021b），然而，矿物与基质比没有改变。为了研究 GH 对骨骼的特异性作用，研究人员培育了一种仅在骨骼中破坏 GHR 的小鼠系，这些小鼠被称为牙本质基质蛋白（DMP-GHRKO）小鼠。结果发现骨骼对 GH 有抗性，但对 IGF-1 有反应。DMP-GHRKO 小鼠骨形成、矿物质沉积率降低，皮质和小梁面积减少，破骨细胞和成骨细胞数量分别增加和减少（Liu et al，2016）。尽管它们在骨骼获取方面表现出差异，但在体重、组成和生长方面没有任何显著变化，这些结果表明 GH 作用减少导致骨骼生长受损和骨矿物质密度降低。以上研究表明，种系与出生后 GH 的减少会损害骨骼的形态和发育。迄今为止，GH 治疗对肌肉减少症和骨关节炎的具体益处的证据很少，而对于其他疾病如骨质疏松症的数据也不一致。此外，GH 耐药性、治疗方案、持续时间、治疗年龄和性别都是尚未得到适当评估的重要变量。在未来，GH、肌肉骨骼系统、新陈代谢和寿命之间错综复杂的关系有进一步研究的空间。

五、以生长激素受体为靶点的药物研发进展

目前已有多款以 GHR 作为靶点的药物在临床阶段或已获批上市，这些药物对骨代谢产生了显著影响。以 GHR 为靶点的药物大概分为三类，分别为 GHR 激动剂、GHR 拮抗剂、GHR 调节剂。已批准上市的药物中 Somatrogon、Somapacitan、Pegvisomant、Somatropin、Recombinant human somatropin 可以用于治疗皮肤肌肉骨骼疾病。其中 Pegvisomant 是唯一一种临床批准的 GHR 拮抗剂，并已被 FDA 批准用于治疗肢端肥大症。它是一种化学修饰的聚乙二醇化类似物，在约翰·科奇克的实验室发现，由辉瑞公司开发。这些药物的研发和应用对骨代谢产生了重要影响，GHR 作为药物靶点的研发在临床上有重要应用，特别是在治疗生长激素缺乏症和相关骨代谢疾病方面。目前针对 GHR 信号最成功的策略是基于蛋白质的治疗，而在未来，反义寡核苷酸和抗体治疗等方法也将提供更优的选择性。一个尚未充分开发的途径是开发针对受体的小分子治疗剂，在这方面，GHR 是一个具有挑战性的靶标，因为它的配体结合表面涉及一个复杂的、相对无特征的蛋白质-蛋白质界面，缺乏激酶结构域。随着研究的深入，未来可能会有更多高效、安全的长效 GHR 疗法问世。

（张起越　张岩）

第九节　骨形态发生蛋白受体

一、骨形态生成蛋白

骨形态发生蛋白（bone morphogenetic protein，BMP）又称骨形成蛋白，是一组具有类似结构的高度保守的功能蛋白，属于转化生长因子-β（transformation growth factor-β，TGF-β）家族，参与很多基础且重要的细胞过程。BMP 能刺激 DNA 的合成和细胞的复制，从而促进间充质干细胞定向分化为骨细胞，它还是体内诱导骨和软骨形成的主要因子，在肢体生长、软骨内骨化、骨折早期、软骨修复时表达，对骨骼的胚胎发育和再生修复起重要作用。BMP 通过结合其受体，

在细胞内触发一系列信号转导通路，最终调控靶基因的表达，影响细胞增殖、分化和凋亡等生物过程。作为重要的多功能细胞因子，在骨骼生物学领域具有重要作用，对于骨骼发育、骨折愈合和骨质疾病的研究具有重要意义。

二、骨形态发生蛋白受体类型与信号转导

（一）BMP 受体类型

BMP 受体为 TGF-β 受体超家族成员，其本质为膜蛋白受体，具有丝氨酸/苏氨酸激酶结构。目前已发现的 BMP 受体有两类，即 I 型（BMPR I）和 II 型受体（BMPR II）。I 型受体包括激活素受体样激酶 1（activin A receptor type I /activin-like kinase 1, ACVR1/ALK1）、激活素激酶 1 型（activin A receptor type I /activin-like kinase 2，ACVR1/ALK2）、BMP 受体 1a 型（BMPR1a/ALK3）和 BMPR1b/ALK6。II 型受体包括 BMP 受体 II 型（BMPR II）、ACVR2A 和 ACVR2B。这两类受体共同介导着 BMP 的信号转导。

（二）BMP 受体信号转导

BMP 是同二聚体或异二聚体，可与两种 I 型和 II 型受体的选择性异聚体复合物相互作用。BMP 与 I 型或 II 型受体结合较弱，但当 BMP 与 I 型和 II 型异质复合物结合时，其亲和力得到提升（Sánchez-Duffhues et al，2020）。这两类受体结合成一种复合物，启动下游的信号转导。BMP 配体激活 BMPR II，然后 BMPR II 磷酸化 BMPR I。活化的 BMPR I 激活 Smad 依赖性和非 Smad 依赖性的信号通路，然后将信号转导至细胞核并控制成骨基因的表达。一方面，活化的 BMPR I 磷酸化 Smad 依赖性的信号通路，包括 Smad 1、Smad 5 和 Smad 8，然后与 Smad 4 结合形成复合物，该复合物被转运到细胞核并调节靶基因转录。Smad 6 或 Smad 7 通过抑制活化的 Smad 受体磷酸化负调控 Smad 信号通路，抑制成骨细胞相关基因的表达并抑制成骨细胞的分化。另一方面，BMP 还可以通过非典型通路发出信号，该通路涉及 I 型和 II 型受体的激活，但随后独立于 Smad 蛋白进行。BMP 受体激活非 Smad 依赖性信号通路，即 p38 丝裂原活化蛋白激酶（mitogen-activated protein kinase，MAPK）、细胞外信号调节激酶（extracellular signal-regulated kinase，ERK）和 c-Jun N 末端激酶（c-Jun N-terminal kinase，JNK）信号通路。BMP 可以刺激主要成骨转录因子 Runx2、Dlx5 和 osterix 的表达，Runx2 在诱导成骨中起着关键作用。此外，TGF-β、Wnt、Hedgehog、Notch、成纤维细胞生长因子等在 BMP 信号通路也发挥作用。在细胞中，BMP 作为配体存在于各种细胞的膜上，如成骨细胞、破骨细胞、脂肪干细胞、间充质干细胞和肌腱成纤维细胞，通过浓度梯度进行扩散。当这些细胞的受体被激活时，它们会诱导细胞分化和增殖。

三、骨形态发生蛋白及其受体在骨骼组织中的生物学功能研究进展

（一）成骨细胞和软骨细胞

BMP 在骨发育过程中发挥着重要作用。BMP-2 和 BMP-4 对成骨细胞生成以及骨骼发育过程中软骨细胞增殖、分化和凋亡至关重要。BMP-2 能够增加骨钙素的表达。BMP-2 添加到培养基中可快速诱导离体小鼠骨髓间充质干细胞（BMSC）的扩增。BMP-2 CKO 的小鼠会出现骨折无法

愈合的情况，而在 BMP-4 CKO 或 BMP-7 CKO 小鼠中均未观察到这种情况。BMP-2/-4 DKO 小鼠的肢体极度畸形，成骨功能严重受损，而 BMP-2/-7 DKO 小鼠则没有这种情况。此外，BMP-2 CKO 和 BMP-2/4 DKO 小鼠在生长板区域内表现出严重的软骨细胞紊乱现象。BMP-7 能诱导成骨细胞分化标志物碱性磷酸酶（alkaline phosphatase, ALP）的表达并加速钙矿化，在关节软骨的维护中起着关键作用。BMP-7 基因缺失的小鼠出生后不久即死亡，并表现出肋骨、头骨和后肢的骨骼形态缺陷。而关节内注射重组人 BMP-7（rhBMP7）能显著抑制关节软骨退化，并阻止滑膜产生炎性细胞因子白介素 -1β。然而 BMP7f/fPrx1-Cre 小鼠和 BMPR1af/fGdf5-Cre 小鼠会表现出关节软骨退化现象，并患上骨关节炎。BMP-3 是一种"非经典"BMP 分子，可转导 ACVR 2B-Smad2/3 信号以对抗其他 BMP 的成骨功能（Wu et al, 2016）。在体内，BMP-3 主要由成骨细胞和破骨细胞产生，并对体内骨量负向调节。

BMP 可以通过 I 型受体发挥其成骨信号转导作用。激活 ACVR1 突变体会导致小鼠和人类疾病中的异位骨化。在机制上，ACVR1 的激活可诱导上皮向充质转化，并通过经典的 Smad1/5 信号转导促进异位成骨细胞生成。另一方面，通过在成骨细胞中过表达 DN-BMPR II 或缺失 BMPR1a 来阻断 BMP 信号转导会导致骨量降低。BMPR1a 和 BMPR1b 在软骨细胞凝聚和发育中的骨骼中具有相似的表达，ACVR1 在整个生长板中表达。BMPR1b 对雏鸡软骨细胞凝聚至关重要，并且 BMPR1a、BMPR1b 和 ACVR1 都能够促进软骨生成，单独缺少其中一个基因只会导致轻度骨骼缺陷或导致某些骨骼元素的缺失。相比之下，BMPR1a/BMPR1b DKO 小鼠、ACVR1/BMPR1a DKO 小鼠和 ACVR1/BMPR1b DKO 小鼠表现出比任何突变基因缺失后更严重的全身性软骨发育不良（Rigueur et al, 2015）。Sox 蛋白（Sox-5、Sox-6 和 Sox-9）表达受损时，也会导致 BMPR1a 和 BMPR1b 的缺失，会阻断软骨细胞凝聚、增殖、分化。

（二）破骨细胞

BMP-2 和 BMP-4 是两种具有高成骨潜力的配体，也被证明以剂量依赖性方式刺激离体大鼠破骨细胞的骨吸收。BMP-2 加速 RANKL 介导的小鼠破骨细胞前体细胞的存活、增殖和分化。BMP-4 可促进体外破骨细胞的形成，BMP-4 在成骨细胞（Col1a-BMP-4 转基因小鼠）或肝脏细胞（AAV8-BMP-4 小鼠）中的过表达导致破骨细胞数量升高，从而导致骨质流失（Holien et al, 2018）。与 BMP-2 相比，BMP-5 和 BMP-6 在双相曲线中效力较低且增强破骨细胞形成：在高剂量（>300mg/dL）下，BMP-5 和 BMP-6 减少，在较低剂量（10～100mg/dL）下增加小鼠破骨细胞形成。BMP-7 可增强 RANKL 诱导的骨髓前体破骨细胞生成，并提高破骨细胞的骨吸收活性。BMP-9 能够通过激活人脐带血单核细胞衍生的破骨细胞的 Smad 和 ERK1/2 信号转导来刺激破骨细胞的存活和增加破骨细胞的活性。

BMP 受体在破骨细胞发育过程中的表达调控机制比较复杂。通过分析转基因小鼠模型及其破骨细胞或前体细胞，发现 I 型和 II 型 BMP 受体在破骨细胞形成和骨吸收过程中发挥着不同的作用。ACVR1 诱导的 Smad 依赖性 BMP 信号转导可以通过激活破骨细胞主调节因子 NFATc1 导致 RANKL 诱导的破骨细胞生成。BMPR1b 敲除小鼠的破骨细胞前体细胞显示出分化和存活能力增强，但吸收活性降低。在成熟的破骨细胞（BMPR1afl/fl；Ctsk-Cre 小鼠，8 周龄，雄性）和髓样破骨细胞前体细胞（BMPR1afl/fl；LysM-Cre 小鼠，8～10 周龄，雄性）中缺失 BMPR1a 会导致骨吸收减少而导致骨小梁增生，这表明 BMPR1a 可以正向调节破骨细胞的形成且可以减弱破骨细胞的活性（Li et al, 2017）。在骨髓性破骨细胞前体（BMPRIIfl/fl；LysM-Cre 小鼠，12 周龄，雄性）中条件性地敲除 BMPR2 会导致破骨细胞形成和细胞活性减弱而导致骨小梁增生。骨髓衍生的 BMPR2 缺陷破骨细胞显示出分化和吸收活性受损，提示 BMPR2 在破骨细胞生成过程中发挥着重要作用。因此，Ⅰ型和Ⅱ型 BMP 受体对于破骨细胞形成和骨吸收过程都至关重要。在受体的下游，体外遗传性消减破骨细胞前体中的 Smad1/5 或 Smad4 会导致形成更少、更小的多核破骨细胞。破骨细胞前体中条件性 Smad1/5 基因敲除的小鼠（Smad1fl/fl；Smad5fl/fl；c-Fms-Cre 小鼠，12 周龄，雄性）由于骨吸收和骨形成减少，表现出轻度骨质增生（Tasca et al，2018）。在成熟破骨细胞（Smad4fl/fl；Ctsk-Cre 小鼠，8 周龄，雌性）中缺失 Smad4 会增加破骨细胞的形成和骨吸收，表现出骨质疏松症的表型，但这是由 TGF-β 信号转导中断引起的，与 BMP 通路无关（Lademann et al，2020）。

（三）骨髓间充质干细胞

间充质干细胞是在骨髓中发现的成体干细胞，与所有其他类型的干细胞一样，具有独特的自我更新能力，并分化为各种中胚层细胞谱系，包括成骨细胞、软骨细胞、肌细胞和脂肪细胞，以及非中胚层组织。

在成骨 BMP 中，最先对 BMP-2 和 BMP-7 进行深入研究。BMP-2 和 BMP-7 都具有在体内诱导成骨的能力。在各种动物模型中，用 BMP-2 或 BMP-7 转导的 BMSC 和其他祖细胞类型可诱导骨形成。将腺病毒 BMP-2（Adenoviral-mediated delivery of BMP-2，AdBMP-2）直接注射到大鼠大腿肌肉中，通过 CT、数字 X 射线和平面放射性核素显像观察到，BMP 基因治疗能诱导注射部位骨的形成。当 AdBMP-7 转导的人和大鼠成纤维细胞皮下植入小鼠体内时，非成骨细胞可分化为成骨细胞并诱导骨形成。AdBMP-6 转导的马 BMSC 发挥的效应与 AdBMP-2 类似，通过增加 ALP 活性、矿化和骨特异性蛋白（Ⅰ型胶原蛋白、骨生成素和骨钙素）表达来增强成骨细胞分化。在兔子模型中，含 rhBMP-6 细胞外基质的自体骨髓造骨细胞可诱导骨形成并增强脊柱融合。在兔子尺骨截骨模型中，将 AdBMP-6 注射到小鼠的小腿肌肉中可加速尺骨形成和矿化，促进骨形成。BMP-9 在许多研究中都显示出有效的骨诱导作用，体内研究证实 BMP-9 是骨形成的有效诱导因子。BMP-9 转导到 C2C12 细胞中并注射到小鼠股四头肌中，都显示出显著的原位骨形成效果。与 BMP-2 和 BMP-7 对照组相比，将 AdBMP-9 直接注射到小鼠和大鼠的股四头肌中，促进了类骨质和成熟板状骨的形成，表明骨骼肌可能含有多功能的 BMSC 或成骨细胞祖细胞。在动物模型中，BMP-9 在非愈合骨折修复和诱导脊柱融合方面具有疗效。经皮脊柱旁注射 AdBMP-9 转导的 BMSC 可成功实现脊柱融合。通过注射将 AdBMP-2 和 BMP-9 转导到小鼠 C2C12 细胞中，BMP-9 可诱导成骨标志物 ALP 的增加。BMP-9 诱导的成骨过程类似于骨折修复过程中发生的软骨内骨化的生理阶段：将 AdBMP-9 注射到小鼠和大鼠的股四头肌中时，在 6 天时可以看到原始成软骨细胞分泌松散的细胞外基质，在 9 天时可以观察到软骨细胞，12 天时可以发现组织学上与骺端板相似的肥大软骨细胞区域，在 12 天和 19 天之间可以看到网状骨，在 3 个月时可以看到成熟的板层骨。虽然 BMP-9 介导的成骨的具体机制仍有待确定，但 BMP-9 中介导的成骨性途径似乎与 BMP 家族的其他成员不同，可能为骨再生提供更有效的生理治疗途径。

四、骨形态发生蛋白及其受体在骨代谢疾病中的生物学功能研究进展

BMP 相关的骨病可分为两种，即骨的流失（低骨量）或增加（高骨量）。在骨丢失过程中，

BMP 信号在成骨细胞中受损，而 BMP 会增加骨吸收细胞的活性。另一方面，骨量增加的特点是骨形成细胞的活性超过正常水平，并依赖 BMP 增加。

（一）骨质疏松症

最突出和最普遍的低骨量疾病是骨质疏松症，骨质疏松症是一种全身性骨病，其特征是骨量低和骨微结构恶化，随之而来的是骨脆性和骨折风险增加。

已经在几个水平上观察到与骨质疏松症相关的 BMP 信号的下调：在患者和动物模型的骨质疏松骨组织中，BMP 的细胞外生物利用度降低。这可能是由于缺乏全身性 BMP 诱导激素，如甲状旁腺素（parathyroid hormone, PTH）或雌激素，这两种激素都诱导 BMP 在骨组织中表达（Sánchez-Duffhues et al，2015）。因此，使用合成代谢激素来提高局部 BMP 的生物利用度似乎是治疗骨质疏松症的一种很有前途的策略。PTH 治疗能增强了 Smad1 的磷酸化，也能明显抑制 BMP 诱导的 Smad6 表达和恢复老年大鼠 BMP 的骨形成能力。此外，PTH 治疗还抑制 BMP 拮抗剂 sclerostin、chordin 和 dickkopf1 的表达，从而减少骨质流失。

对人骨骼的骨质疏松症样本进行转录谱分析显示，MAB21L2 和骨硬化蛋白等几种 BMP 细胞内转录抑制因子也上调。然而，目前尚不清楚 BMP 信号转导基因改变是否直接导致骨质疏松症。一些研究表明，新的候选基因（如 BMP-15）的单核苷酸多态性可使患者易患骨质疏松症。在人骨质疏松症骨祖细胞中，Smad 信号转导正常，而非 Smad MAPK 通路的 BMP 反应性受损。与这些发现一致，在间充质干细胞中，BMP 诱导成骨细胞相关基因（如 ALP 和骨桥蛋白）的表达需要 MAPK 和 PI3K 通路的激活。骨质疏松症患者的 BMSC 在 BMP-2 或 BMP-7 刺激后迁移和侵袭显著减少，这表明 BMP 诱导的分化和募集可能都起了积极作用（Haasters et al，2014）。另一项研究表明，骨质疏松症中 BMP 信号受损是由于 B 细胞合成的体液抗体（抗 BMP-2）的免疫抑制作用。因此，骨质疏松症也被认为可能是一种自身免疫疾病，能够产生抗 BMP-2 的活性，阻碍骨前体细胞的成骨分化。综上所述，由于骨祖细胞中 BMP 信号受损，年龄增长、全身性激素的缺乏和骨祖细胞中 BMP 信号受损与骨质疏松症发生之间存在着密切的关联性。为了充分了解其分子基础，需要对骨质疏松动物模型和人骨祖细胞中的 BMP 信号转导进行更多的研究。

（二）骨折

骨折是一个最为常见的骨科相关损伤类型，在骨质疏松症的老年人群中具有较高的发病率。内源性骨折愈合是一个由 BMP 蛋白参与协调的过程。骨愈合过程传统上分为三个阶段：早期炎症阶段、修复阶段和晚期重塑阶段。而在早期愈合阶段，即膜内骨化有助于暂时稳定骨折，并促进软骨形成，其特点是 BMSC 的募集和连续的软骨生成，加速软组织损伤愈合。BMP 增强了 BMSC 向软骨母细胞和成骨细胞分化。在小鼠骨折愈合研究中显示，BMP-2 通过其 mRNA 表达在骨折后 24h 达到高峰，启动修复级联反应。在小鼠 BMSC 分化实验中，BMP-2 调节 BMP-3、BMP-4、BMP-5、BMP-6 的表达，对于 BMSC 成功分化为成骨细胞至关重要。BMP-3、BMP-4、BMP-7、BMP-8 在骨修复的成骨阶段表达，此时钙化软骨的吸收、成骨细胞募集和骨形成最为明显。BMP-5 和 BMP-6 在小鼠骨折愈合期间的第 3 天至第 21 天持续表达，表明它们在膜内和软骨内骨化中可能发挥着积极作用。尽管 BMP-8 具有很高的成骨潜力，但 BMP-2、BMP-6 和 BMP-9 是 BMSC 分化为成骨细胞的最有效诱导因子，而其他 BMP 主要促进成骨细胞的成熟。在愈合后期存在足够的血管生成的情况下，软骨组织被网状骨取代，经过重塑以恢复骨的正常功能。Kloen 等首次报道了接受外科手术的复杂性骨折患者在人类愈伤组织中获得的 BMP 信号转导。免疫组织化学分析显示，在软骨内骨化区域，尤其是在新形成的类骨质之间，BMP-2 和 BMP-4 的染色增加。相比之下，BMP-3 和 BMP-7 在新形成的骨基质组织内的成骨细胞中大量表达。除了 BMP-3，骨吸收细胞没有显示出 BMP 的显著表达，因此 BMP-3 被认为是常规 BMP 效应的拮抗剂。BMPR1a 和 BMPR1b 存在于所有相关的细胞中，主要是成纤维细胞、成骨细胞、软骨细胞和破骨细胞，而 BMPR Ⅱ 的染色在成骨细胞和软骨组织中的表达较低。进一步研究了 BMP 抑制剂在骨折愈伤组织中的表达。抑制 noggin 和 chordin 可增加小鼠和人间充质干细胞的成骨分化。在愈合组织中，BMP-2、BMP-4、noggin 和 chordin 在软骨内骨化区域的表达增加，证实了 BMP 信号在骨修复这一阶段的核心作用（Dumic-Cule et al，2018）。

（三）异位骨化

进行性骨化纤维发育不良（fibrodysplasia ossificans progressiva，FOP）是一种罕见的致残性先天性疾病，其特征是在软组织（包括筋膜、韧带、肌腱和骨骼肌）内偶发性形成软骨内异位骨化，同时常伴有拇指的畸形。这种罕见病的发病率约为（88～136）/1000000（Baujat et al，2017；Pignolo et al，2023），既往研究未发现该病有性别、年龄、人种、地缘学的差异。2006 年发现 ACVR1 是 FOP 的致病基因，并发现与 ACVR1 基因 Arg206His（R206H）相对应的 c617G>A 突变与这种疾病有普遍联系（Valer et al，2019）。这种突变位于 ACVR1 受体的细胞内 GS-rich 结构域，大多数 FOP 患者体内都存在这种突变，并表现出典型的临床特征。在全球不同人群、不同地域组别的研究中，R206H 基因突变始终显示出与 FOP 的相关性。迄今为止，已发现多达 14 种不同的突变可导致 FOP，所有这些突变都位于 ACVR1 基因中。据估计，超过 95% 的 FOP 患者是由 R206H 突变引起的。

ACVR1 基因敲入小鼠（ACVR1$^{R206H/+}$）模型的开发推动了针对 FOP 的体内研究（Kaplan et al，2020）。虽然在小鼠中 ACVR1 的生殖细胞传递会导致围产期死亡，但具有 70%～90% ACVR1 细胞的小鼠表现出 FOP 的临床特征，表现在胚胎骨骼畸形和出生后异位骨化，这些都体现了人 FOP 疾病的特征。此外，敲入 ACVR1 基因的小鼠也会发展出自发性和受伤诱导的病变，这些病变会通过细胞级联事件逐渐发展成成熟的异位骨，这一进展过程与 FOP 疾病的患者身上发现的进展过程完全相同。因此这些小鼠模型验证了 ACVR1 是导致 FOP 的直接遗传因子，且可以复制人类疾病的异位软骨骨化。

ACVR1^{R206H} 能够调节 FOP 患者早期软骨的形成（Culbert et al，2014）。由于 ACVR1 细胞对低水平的 BMP 配体敏感性增强，导致软骨源分化加速，Sox9 表达增加。在软骨细胞出现之前，已在患者早期纤维瘤性 FOP 结节病变组织中检测到 BMP-4，这表明该突变与内源性 BMP 及其他非经典配体一起，可能会引导细胞系向软骨方向发展。

五、骨形态发生蛋白及其受体的临床应用的研究进展

BMP 具有诱导成骨作用，是异位骨诱导所必需的，也是恢复大型原位骨缺损的强效药物。rhBMP-2 和 rhBMP-7 是 FDA 批准的骨科手术诱导的成骨佐剂，应用于开放性骨折、不愈合骨折、椎体融合和颌面骨修复（Cecchi et al，2015）。在临床应用于急性开放性胫骨骨折患者中，rhBMP-2 和 rhBMP-7 可以促进非联合愈合并缩短患者的恢复时间，并且 BMP 治疗的愈合效果优于常规药物治疗（Zhu et al，2022）。

此外，研究发现用 rhBMP2 或（和）rhBMP7 复合载体植入骨缺损部位，可以获得更好的治疗效果。载体应具有良好的力学性能、生物相容性、耐腐蚀性、耐磨性和良好的骨结合能力等特性。载体能否与周围组织相容，以及它们能否有效地促进骨形成是骨科研究的焦点。目前，许多复合 BMP 的生物材料已用于治疗骨科疾病，并取得了良好的效果。虽然 rhBMP2 和 rhBMP7 已广泛应用于临床治疗中，但在应用 BMP 的过程中，我们应注意预防并发症，并对成人和儿童进行个体化治疗。如何在低剂量下实现 BMP 的缓慢和持续释放是一个难题。如何将 BMP 复合到合适的支架上，使其能够在骨折愈合过程中持续缓慢释放并刺激成骨作用，这是 BMP 在骨组织工程中进一步的研究方向。

（夏师慧　张岩）

第十节　前列腺素受体

前列腺素（prostaglandin，PG）是一种有效的、多功能的骨代谢调节剂，它们是 C_{20} 不饱和脂肪酸在环氧合酶催化下产生的代谢产物。在响应到细胞中的刺激后，前列腺素类物质会被立刻合成并释放出来，维持局部稳态。骨组织是 PG 产生的丰富来源，因此内源性 PG 可能在骨骼生理和病理生理中发挥重要作用。近年来的研究表明，骨组织中 PG 有多种作用途径和受体，在骨代谢中发挥关键作用。

一、前列腺素的产生

PG 是由花生四烯酸（arachidonic acid，AA）产生的脂质介质，在调节人类的各种生物学功能中发挥着重要作用。AA 是一种多不饱和脂肪酸，以膜磷脂的形式存在于细胞上。在细胞因子、生长因子和其他促炎因子刺激下，磷脂酶 A_2（phospholipase A_2，PLA_2）等水解磷脂释放 AA，然后通过环氧合酶（cyclooxygenase，COX-1/2）途径转化为 PG。COX 催化环氧合酶和内过氧化物酶反应，导致 AA 通过前列腺素 G_2（prostaglandin G_2，PGG_2）产生前列腺素 H_2（prostaglandin H_2，PGH_2）。生成的 PGH_2 可通过相应的酶和异构酶转化为前列腺素 E_2（prostaglandin E_2，PGE_2）、前列腺素 D_2（prostaglandin D_2，PGD_2）、前列腺素 I_2（prostaglandin I_2，PGI_2）、前列腺素 $F_{2\alpha}$（prostaglandin $F_{2\alpha}$，$PGF_{2\alpha}$）和血栓素 A_2（thromboxane A_2，TXA_2），包括 PGE 合成酶、PGD 合成酶、PGI 合成酶、PGF 合成酶和 TXA 合成酶。

PG 通过激活前列腺素受体亚家族发挥其作用，该亚家族由八个成员组成：前列腺素 D 受体 1（prostaglandin d receptor 1，DP1）、前列腺素 E 受体 1～4（prostaglandin E receptor 1-4，EP1～EP4）、前列腺素 F 受体（prostaglandin F receptor，FP）、前列腺素 I 受体（prostaglandin I receptor，IP）和血栓素受体（thromboxane A_2 receptor，TP）。此外，在 Th2 细胞上表达的化学引诱受体同源分子（chemoattractant receptor-homologous molecule expressed on Th2 cells/prostaglandin D receptor 2，CRTH2 或 DP2）对 PGD_2 有反应，但属于 *N*-甲酰基-甲硫酰基-亮氨酰-苯丙氨酸趋化受体的超家族。目前关于 PGE_2 及其受体 EP1～EP4 在骨代谢中被广泛报道，这是本节介绍的重点。

二、前列腺素 E_2 受体及相关信号转导

PGE_2 通过激活四种跨膜 G 蛋白偶联受体（EP1～EP4）发挥其作用，每种受体具有不同的

配体亲和力和下游信号通路（Kawahara et al，2015）。通过这四种功能受体，PGE_2广泛参与各种生理和细胞过程，如炎症、免疫反应和疼痛调节。EP1～EP4受体具有不同但相似的结构，由一个细胞外配体结合域、七个跨膜结构域和一个促进G蛋白偶联的细胞质C端尾部组成。在与不同的G蛋白偶联后，每个受体激活不同的下游效应因子。

1. EP1受体

EP1受体主要与$G\alpha_q$蛋白偶联激活磷脂酶C（phospholipase C，PLC），PLC活化后将磷脂酰肌醇-4,5-二磷酸（phosphatidylinositol 4,5-bisphosphate, PIP2）分解为两个第二信使，即肌醇1,4,5-三磷酸（inositol 1,4,5-triphosphate, IP3）和二酰甘油（diacylglycerol, DAG），分别通过触发钙动员和激活蛋白激酶C（protein kinase C, PKC）从而发挥生物学功能（Marković et al，2017）。EP1受体主要分布于子宫平滑肌、结肠、肺静脉、肥大细胞、皮肤和肾脏（Lebender et al，2018）。PGE_2-EP1参与应激反应，包括促肾上腺皮质激素分泌和应激行为。EP1受体的激活促进了人骨肉瘤细胞系MG63细胞的增殖并促进体内细胞凋亡，使其成为骨肉瘤关键致癌因子（Niu et al，2019）。最近的研究发现，EP1/PKC通路的激活会诱导与细胞迁移和侵袭相关的基因转录和蛋白质合成。经PGE_2激活的EP1受体的信号转导已被证明可增强整合素的表达，诱导癌细胞中聚合黏附激酶（focal adhesion kinase, FAK）的磷酸化和活化，以及诱导非受体酪氨酸激酶活化、表皮生长因子受体（epidermal growth factor receptor，EGFR）活化和环磷酸腺苷（cyclic adenosine monophosphate，cAMP）反应元件结合蛋白（cAMP-response element binding protein，CREB）磷酸化来激活下游信号通路（Bai et al，2014）。

2. EP2受体

EP2受体主要与$G\alpha_s$蛋白偶联，导致腺苷酸环化酶（adenylate cyclase，AC）活化并产生作为第二信使的环磷酸腺苷（cyclic adenosine monophosphate，cAMP）（Marković et al，2017）。它主要在白细胞、中枢神经系统、平滑肌、骨骼和生殖系统中表达（Sakai-Takemura et al，2020）。以往的研究阐明了PGE_2-EP2在保护大脑、抗神经炎症、调节胶原诱导的关节炎中的炎症起关键作用（Yang et al，2024）。EP2受体激活与急性和慢性炎症以及自身免疫性疾病有关（Hunter and Bierma-Zeinstra，2019）。此外，EP2可以通过形成EP2-β-arrestin复合物来激活下游信号通路。EP2可以与β-arrestin结合，调控下游PI3K、AKT、SRC、ERK、JNK和EGFR等信号通路，在肿瘤增长和转移等过程中发挥重要作用（Shu et al，2017）。EGFR位于细胞表面，通过与配体结合从而激活EGF和TGF-α。EP2可以促进EGFR的反式激活，EGFR的激活可以激活ERK、PI3K-Akt等多种信号通路，调控细胞增殖、分化、迁移和存活。

3. EP3受体

EP3受体主要与$G\alpha_i$蛋白结合，抑制AC的活性，从而抑制cAMP的产生（Marković et al，2017）。它主要在中枢神经系统、肾脏、心血管系统、膀胱和生殖系统中表达（Eskilsson et al，2021）。EP3受体参与各种生理过程，包括应激反应、血栓形成、新生血管形成、胰岛素抵抗和疼痛感知（Yang et al，2024；Lv et al，2021；Ceddia et al，2016）。PGE_2-EP3受体信号转导的主要作用是抑制AC并激活Ras/Raf和MAPK信号导致细胞迁移和增殖以及细胞凋亡减少（O'Callaghan and Houston，2015；Rodriguez-Aguayo et al，2019）。此外，EP3受体的激活抑制蛋白激酶A/β-连环蛋白/Notch信号通路，对血管生成发挥重要作用（Chen et al，2017）。

4. EP4受体

EP4受体主要在白细胞、心血管系统、骨骼和平滑肌中表达（Xue et al，2021）。EP4偶联

Gα$_s$ 蛋白，促进细胞内 cAMP 的水平提高（Markovič et al，2017）。在血管调控中，EP4 可以通过 PKAC、cAMP、eNOS 和 PKA 介导血管舒张和血管生成。CREB 可以被 PKA 和 MAPK 磷酸化。在髓样细胞的分化过程中，PGE$_2$ 可以通过 EP4 激活 PKA-CREB 信号通路发挥作用。在单核细胞中，EP4 通过激活 CREB 和与趋化因子受体 CCR7 的启动子结合，促进单核细胞的迁移。EP4 还可以通过 cAMP 激活的交换蛋白 Epac 来发挥作用。Epac-1 和 Epac-2 是鸟嘌呤核苷酸交换因子，连接 cAMP 和 Ras 超家族成员，调控细胞增殖和分化。而在足细胞中，PGE$_2$ 可以通过 EP4 调控其下游的 AMP 激活蛋白激酶（AMP-activated protein kinase，AMPK）来发挥作用。因此，PGE$_2$-EP4 能够激活依赖 cAMP 信号转导的多种途径，例如 AMPK、Epac 和 PKA，这些信号转导途径可能协同发挥作用或以交替方式介导 EP4 下游信号转导。EP4 的 C 末端具有 G 蛋白偶联受体激酶和 PKA 潜在的磷酸化位点，并可能为其他信号分子（例如 Arrestins 或 EP4 相关蛋白）提供额外的相互作用位点。EP4 磷酸化后会招募 β-arrestin1，激活 c-Src 调控表皮生长因子受体，通过 PI3K 和 Akt 传递信号。

EP4 也可以偶联 Gα$_i$ 蛋白（Markovič et al，2017），这也会引起在 HEK293 细胞中过表达 EP4 使 PI3K / ERK 信号通路激活。EP4 还可以调控小鼠体内神经系统和血管系统的形成，在体外，EP4 可以通过 ERK 调控内皮细胞迁移和血管形成。在脑缺血小鼠模型中，EP4 通过 Akt/eNOS 信号通路发挥保护作用。EP4 对于树突状细胞迁移有着重要调控作用，通过调控树突细胞产生基质金属蛋白酶 9（matrix metalloproteinase-9，MMP9）来发挥作用。PGE$_2$ 通过 EP4 调节巨噬细胞和抗原呈递细胞的功能，并通过促进 Th1 分化和 Th17 增殖来促进免疫炎症发生（Wang et al，2018）。树突状细胞在 LPS 诱导的情况下，EP4 可以促进其分泌 IL-23，反过来，树突状细胞可以分泌多种细胞因子促进 T 细胞分泌 IL-17。在未成熟的 T 细胞中，EP4 可以促进其 IL-23 和 IL-1 受体的表达。此外在小鼠中，EP4 拮抗剂 ONO-AE3-208 对自身免疫性脑脊髓炎和接触性超敏反应有很好的治疗作用，并可以减少局部淋巴结中 IL-17 的产生。EP4 可以抑制人类细胞样树突状细胞干扰素-β 的产生。在 PGE$_2$ 刺激下，成熟的树突状细胞会促进 Th2 极化，并产生吸引 Th2 的趋化因子，这表明 EP4 在过敏性致敏反应中起关键作用。

三、前列腺素受体在骨代谢中的作用

1. EP1 受体与骨代谢

研究发现，EP1 敲除小鼠的骨折愈合能力增强，皮质骨更强壮，骨小梁体积增加，体内骨形成增加，表明 EP1 是骨形成的负调节分子（Feigenson et al，2017），EP1 敲除小鼠表现出增强的骨折修复和增加的骨形成，从 EP1 敲除小鼠骨髓中分离的间充质干细胞（mesenchymal stem cells，MSC）具有更高的成骨细胞分化能力，体外加速骨结节的形成和矿化。机制研究表明，EP1 受体通过调节间充质干细胞生物能量学来调节 MSC 分化，EP1 受体的激活使 MSC 保持在祖细胞的状态，并介导 MSC 分化的"刹车"，通过维持高 HIF1α 活性来减少线粒体氧化磷酸化水平，氧化磷酸化的增加会阻断线粒体活性并抑制成骨细胞分化（Feigenson et al，2017；Shum et al，2016）。EP1 缺失导致 HIF1α 失活，从而在骨髓间充质干细胞（BMSC）中保持较低的氧化磷酸化速率，最终增加成骨细胞分化（Feigenson et al，2017）。此外，EP1 也在破骨细胞前体和成熟的破骨细胞中大量积累。然而，研究表明，EP1 的特异性激动剂不会刺激破骨前体细胞转化，对破骨细胞的形成没有影响（Lisowska et al，2018）。PGE$_2$ 可能通过 EP1 作用于已分化破骨细胞的成熟或存活。

2. EP2 受体与骨代谢

EP2 激动剂被发现可以增强成骨细胞的分化，而在缺乏 EP2 受体的敲除小鼠的细胞培养中没有观察到这种作用。PGE$_2$ 对骨骼的合成代谢作用与 cAMP 水平升高有关。在新生小鼠颅骨的成骨细胞系 MC3T3-E1 中，PGE$_2$ 可刺激细胞增殖和分化，这些作用机制与 EP2 导致 cAMP 的增加有关。然而 EP2 和 EP4 都与 Gα_s 相耦合，区别 EP2 或 EP4 的作用将格外重要。Sakuma 等研究了不同的选择性前列腺素受体激动剂在 NS-398 存在下诱导小鼠颅骨成骨细胞 cAMP 和 COX-2 的能力，EP2 激动剂在刺激 cAMP 和 COX-2 产生方面与 EP4 相比效果更好。有报道称 COX-2 在骨修复中起关键作用，因为缺乏 COX-2 的稳定胫骨骨折小鼠表现出延迟愈合。老年小鼠股骨骨折修复模型中 COX-2 的诱导程度和峰值表达也比年轻小鼠骨折中的表达有所降低。此外，PGE$_2$ 信号通过关节软骨细胞中的 EP2 受体促进软骨生长。例如，在兔软骨缺损模型中，EP2 受体的关节内刺激促进 II 型胶原和 EP2[+] 增殖细胞核抗原[+] 软骨细胞的再生。另一项研究观察到，EP2 受体的激活促进了 5-溴-2-脱氧尿嘧啶在关节软骨细胞中的整合。此外，大鼠股骨的器官培养在关节软骨细胞中表现出增殖细胞核抗原染色的增加。

缺乏 EP2 受体的小鼠细胞已被用于研究其对破骨细胞生成的影响。在 PGE$_2$ 的作用下，缺乏 EP2 受体的破骨细胞样细胞表现出破骨细胞生成减少。成骨细胞上的 EP2 受体通过 RANKL 激活途径介导破骨细胞分化。此外，PGE$_2$ 通过 EP2 受体增加细胞癌基因 Fos（cellular oncogene fos，c-Fos）的表达，c-Fos 控制成骨细胞和破骨细胞的分化。总的来说，激活 EP2 受体可以促进成骨细胞和破骨细胞分化，然而 EP2 对成骨细胞和破骨细胞的调节作用明显低于 EP4 受体。

3. EP3 受体与骨代谢

由于 AC 的抑制和有限的 cAMP 合成，PGE$_2$ 与 EP3 结合会产生相反的效果（Lisowska et al，2018）。在 EP3 下游信号中，ERK1/2 和 PI3K-Akt 激活参与了 NF-κB 信号通路，表明 EP3 在促炎反应中发挥作用（Obayashi et al，2022）。研究认为，EP3 部分参与抗成骨作用（Noack et al，2015）。此外，在脊索细胞中通过 TNF-α 诱导 PGE$_2$ 抑制 EP3 受体信号转导从而控制 Wnt/β-catenin 信号转导的激活来抑制椎间盘变性（Hiyama et al，2015）。然而 EP3 激动剂对破骨细胞形成没有影响（Lisowska et al，2018）。

4. EP4 受体与骨代谢

PGE$_2$-EP4 介导骨骼疾病的骨形成，并促进骨关节炎进展和疼痛敏感性（Li et al，2021；Liu et al，2021）。在全身敲除 EP1-EP4 受体小鼠中，仅有 EP4-KO 小鼠骨表型发生变化，这为 EP4 在 PGE$_2$ 诱导的骨代谢中发挥关键作用提供了证据。

与其他受体相比，EP4 受体在免疫调控和骨形成方面受到更广泛的关注。大鼠原代培养的骨源性成骨细胞和各种成骨细胞系表达大量 EP4 受体，而未检测到 EP2 受体。更重要的是，EP4 受体在人成骨细胞原代培养中也有表达。PGE$_2$ 能刺激大鼠骨髓基质细胞的成骨细胞分化，并表明这种刺激可以通过 EP4 拮抗剂使 EP4 受体失活来消除。成骨细胞中 EP4 的条件敲除不会损害骨表型，感觉神经中 EP4 的敲除增加了脂肪生成并降低了成骨作用以及 MSC 分化为成纤维细胞集落形成单位（colony-forming unit-fibroblast，CFU-F）的能力。EP4 在 MSC 分化的感觉神经调节中的作用表明了 PGE$_2$ 诱导的骨形成的可能机制（Hu et al，2020）。PGE$_2$ 可被 15-羟基前列腺素脱氢酶（15-hydroxyprostaglandin dehydrogenase，15-PGDH）降解。Zhang 等人开发的一种小分子 SW033291 可能会抑制 15-PGDH 活性，从而间接增加某些微环境中 PGE$_2$ 的积累（Zhang et al，2015）。特异性敲除感觉神经 EP4 受体基因实验证明，注射 SW033291 降解 15-PGDH 通过

EP4 感觉神经轴显著增加骨量并促进骨再生（Chen et al，2019）。此外，通过钙成像检测到 PGE$_2$ 干预后的小鼠背根神经节神经元数量更多，而感觉神经中 EP4 敲除的背根神经节神经元数量明显较少。下丘脑腹内侧核中的 PGE$_2$/EP4 上行互感活动激活了 cAMP 反应元件结合信号转导，从而提高酪氨酸羟化酶的表达，下调作为下行互感途径的交感神经活动而诱导骨髓间充质干细胞/基质细胞的成骨分化导致骨量增加（Chen et al，2019）。这一作用模式也部分解释了当微重力或持续失重条件下，PGE$_2$ 介导的下丘脑上行内感受信号减少，通过 PGE$_2$-EP4 驱动的骨骼内感受调节骨骼重塑和代谢减少，进而增加骨质流失（Guo et al，2023）。

另外，PGE$_2$ 在响应机械刺激时，对间隙连接蛋白 43（connexin 43，Cx43）半通道也有调节作用。打开的 Cx43 半通道介导细胞内 PGE$_2$ 的输出，其合成因机械载荷而大大增加。在机械负载下，在骨细胞表面表达的整合素 α5β1 将被激活以改变其扩展的细胞外结构域并触发 Cx43 半通道的打开。打开的半通道将以自分泌/旁分泌方式释放发挥作用的 PGE$_2$，并通过 EP2/EP4 受体降低骨硬化蛋白（SOST）的表达量，并且可以激活 cAMP/PKA 和 PI3k/Akt 通路（Zhao et al，2023），从而防止骨细胞凋亡并促进骨细胞中 β-catenin 的核易位和积累（Zhao et al，2022a；Zhao et al，2022b），骨细胞中 β-catenin 的增加促进 Cx43 表达、间隙连接形成、机械敏感性和骨细胞存活。抑制 SOST 分泌促进成骨细胞活性并抑制破骨细胞活性。而细胞外 PGE$_2$ 作用于 EP2、EP4 受体以激活 ERK 信号转导，其直接磷酸化 Cx43 以促进 Cx43 半通道的关闭（Riquelme et al，2015）。总之，当机械刺激后，EP4 受体通过自分泌/旁分泌作用，增加 β-catenin 并抑制骨细胞中的 SOST 表达调节骨代谢。

破骨细胞也大量表达 EP4，体外使用选择性 EP4 激动剂显示出很强的吸收作用，与破骨细胞生成增加和破骨细胞分化增强有关。刺激骨吸收是通过成纤维细胞上的 EP4 受体发出信号转导上调 RANKL 实现的。数据表明，EP4 激动剂比 EP2 激动剂更能促进骨吸收。在使用不同 EP4 激动剂的小鼠细胞培养中也产生了类似的结果。

四、前列腺素 E$_2$ 受体与骨代谢疾病

1. 前列腺素 E$_2$ 受体与骨质疏松症

在健康状态下，骨吸收和骨形成是平衡的，但随着年龄的增长，这种平衡被破坏，吸收可能开始超过形成，导致净骨质流失，最终导致骨质疏松。双膦酸盐是目前治疗骨质疏松症最重要的药物之一，通过抑制骨吸收过程起作用。双膦酸盐与羟基磷灰石紧密且几乎不可逆地结合，但在吸收过程中缓慢释放，抑制破骨细胞附着骨和释放吸收所需酸的能力。但这种治疗骨质疏松症的药物（如阿仑膦酸钠）通常要等到大量骨质流失才会用于治疗，虽然它们可能会阻止骨质流失的进展，但它们并不能显著逆转骨质流失。近年来已经报道了许多强效和高选择性的 EP4 受体激动剂，其中一些已被证明在体内给药时可以模拟 PGE$_2$ 对骨骼的合成代谢作用。不幸的是，EP4 选择性激动剂在体内会产生副作用（包括血管舒张和胃肠道紊乱），这使得它们不能直接用作骨合成代谢药物。为了避免此类副作用并提供持续和局部的效果，Liu 等人（2015）通过连接分子将抗骨吸收化合物阿仑膦酸钠与合成代谢药物 EP4 受体激动剂化学连接，形成偶联化合物。这使得阿仑膦酸钠的骨靶向能力能够将 EP4 受体激动剂递送至骨骼部位，并减轻 EP4 受体激动剂的全身副作用，同时还促进了抗骨吸收和合成代谢的双重作用。并在绝经后骨质疏松大鼠模型中得到了验证。Xie 等人（2017）在此基础上设计合成了新型偶联物，这种偶联物在血液中相对稳定，以便有时间到达骨腔室，然后作为一个完整的实体与骨结合。总之，这种偶

联物有望成为治疗骨质疏松症等骨疾病的潜在疗法。

2. 前列腺素 E_2 受体与骨关节炎

与组织损伤相关（例如骨关节炎中）的炎症可导致多种细胞因子和类花生酸（例如 PGE_2）等多种神经调节介质的释放，它们可以由许多不同的免疫细胞和非免疫细胞（例如成骨细胞和骨细胞）产生。这些神经调节介质可以通过抑制伤害感受器神经元响应受体（例如钠离子通道 Nav18）的激活从而调控痛觉的产生。在生理条件下介导疼痛信号的 DRG 神经元表达了许多不同类型的受体（例如离子通道和 G 蛋白偶联受体），这些受体可以增加神经元的兴奋性。尽管这些机制对疼痛的调控可能因人而异，但或许可以作为抑制疼痛的治疗策略。最近有研究表明发生骨关节炎后，软骨下骨组织中的成骨细胞会分泌大量 PGE_2，从而激活 DRG 神经元上的 EP4，调控 NaV18 的表达，促进骨关节炎中痛觉的产生。这也表明，PGE_2-EP4 信号通路在骨关节炎痛觉的调控中发挥重要作用（Zhu et al，2020）。因此，EP4 拮抗剂可能在关节炎中具有镇痛和消炎的作用。

PGE_2 和 EP4 在软骨稳态和骨关节炎中有着重要的作用。在骨关节炎患者的关节软骨中，PGE_2 可以通过 EP4 抑制蛋白聚糖的合成并促进细胞外基质的降解。EP4 的特异性小分子拮抗剂 grapiprant 也被 FDA 批准用于治疗宠物狗骨关节炎（Rausch-Derra et al，2016）。这表明 EP4 可以成为治疗骨关节炎的新的靶点。软骨细胞的合成代谢作用与分解代谢作用之间的不平衡导致软骨变性。有研究表明 EP2 在骨关节炎中同样发挥重要作用，但与 EP4 不同，EP2 会抑制关节软骨的分解代谢，抑制 MMP-1、MMP-3、MMP-13 和 ADAMTS5 等蛋白酶和 IL-1β、TNFα 等炎性因子的产生。这些结果表明，EP2 在骨关节炎软骨细胞中具有"抗分解"作用。但也有研究表明，EP2 对关节软骨具有抑制合成代谢的作用。例如，据报道，EP2 会抑制软骨细胞中蛋白聚糖合成，以及下调软骨细胞单层软骨中蛋白聚糖的表达。EP2 激动剂可以调控 cAMP-PKA 抑制软骨细胞 MMP-13 的表达，但 EP2 对于软骨细胞增殖和凋亡并没有调控作用。EP2 是否能够成为新的治疗骨关节炎的靶点，仍然存在疑问。

（徐源　张岩）

参考文献

陈文妹，邝继孙，邱敏霞，等，2022. 基于 TLR4/MyD88/NF-κB 信号通路观察维生素 D_3 对大鼠炎症性肠病的改善作用 [J]. 免疫学杂志，38(07): 581-589.

范志梁，田兴中，顾春松，等，2023. 黄芪调节维生素 D 介导 OPG/RANKL/RANK 信号通路对维甲酸诱导骨质疏松 C57BL/6J 小鼠股骨的影响 [J]. 时珍国医国药，34(04): 831-834.

冯源，王佐林，2023. G 蛋白偶联雌激素受体 1 在骨代谢中作用的研究进展 [J]. 口腔颌面外科杂志，33(3): 194-197.

李微，张博，张雨薇，等，2017. 雌激素调节骨代谢作用的研究进展 [J]. 中国骨质疏松杂志，23(2): 262-266.

刘海，李林福，施伟梅，等，2016. 雌激素受体在骨形成代谢中的研究进展 [J]. 基因组学与应用生物学，35(7): 1656-1661.

任志华，杨晓溪，孙振东，等，2022. 环境内分泌干扰物对雌激素受体表达与转录激活的调控效应及分析技术 [J]. 化学进展，34(10): 2121-2133.

汪小飞，李晶晶，2019. 淫羊藿总黄酮对老年骨质疏松大鼠 Notch 和 Smads 通路蛋白表达的影响 [J]. 中国中医骨伤科杂志，27(02):1-5.

吴雍真，李倩，管连城，等，2021. 黄芪多糖调节维生素 D/p38MAPK/ERK 信号通路改善庆大霉素致肾小管上皮细胞损伤的机制 [J]. 时珍国医国药，32(10): 2312-2315.

徐腾姣，何小解，母兴语，等，2022. 维生素 D 治疗小鼠狼疮性肾炎的机制：基于上调 miR145 的表达进而抑制 TGF-β1/Smad3 通路 [J]. 皮肤性病诊疗学杂志，29(06): 497-504.

杨耀堂，孙绪敏，于德娟，2023. 维生素 D3 通过调控 AMPK/mTOR 信号通路对糖尿病肾病肾小管上皮细胞转分化的影响 [J]. 中国中西医结合肾病杂志，24(02): 144-147.

叶黎鸣，周秀丹，王存丽，2023. 绝经后骨质疏松症患者血清 1,25-二羟维生素 D_3 胰岛素样生长因子-1 及三酰甘油的水平与意义 [J]. 中国妇幼保健，38(24): 4807-4810.

张帆，梁清洋，韩超，等，2021. Wnt/β-catenin 信号通路调控成骨细胞、破骨细胞在骨质疏松中的作用探讨 [J]. 中国骨质疏松杂志，27(10): 1540-1544.

钟子安，刘娟，杨柳，等，2023. 基于 Nox4/NLRP3 通路探讨桃叶珊瑚苷干预动脉粥样硬化的作用机制 [J]. 中西医结合心脑血管病杂志，21(13): 2405-2411.

周海纯，佟春雪，宋志强，等，2023. 针刺结合颈通康通过 PI3K/Akt/NF-κB 信号通路减轻大鼠颈动脉狭窄机制研究 [J]. 针灸临床杂志，39(01): 73-81.

Bai X, Wang J, Guo Y, et al, 2014. Prostaglandin E2 stimulates β1-integrin expression in hepatocellular carcinoma through the EP1 receptor/PKC/NF-κB pathway[J]. Sci Rep, 4: 6538.

Balek L, Gudernova I, Vesela I, et al, 2017. ARQ 087 inhibits FGFR signaling and rescues aberrant cell proliferation and differentiation in experimental models of craniosynostoses and chondrodysplasias caused by activating mutations in FGFR1, FGFR2 and FGFR3[J]. Bone, 105: 57-66.

Baujat G, Choquet R, Bouée S, et al, 2017. Cormier-Daire V Prevalence of fibrodysplasia ossificans progressiva (FOP) in France: an estimate based on a record linkage of two national databases[J]. Orphanet J Rare Dis, 12(1): 123 .

Bolamperti S, Signo M, Spinello A, et al, 2018. GH prevents adipogenic differentiation of mesenchymal stromal stem cells derived from human trabecular bone via canonical Wnt signaling[J]. Bone, 112: 136-144.

Boyman L, Karbowski M, Lederer W J, 2020. Regulation of mitochondrial ATP production: Ca^{2+} signaling and quality control[J]. Trends Mol Med, 26(1): 21-39.

Cecchi S, Bennet S J, Arora M, 2015. Bone morphogenetic protein-7: Review of signalling and efficacy in fracture healing[J]. J Orthop Translat, 4: 28-34.

Ceddia R P, Lee D, Maulis M F, et al, 2016. The PGE2 EP3 receptor regulates diet-induced adiposity in male mice [J]. Endocrinology, 157: 220-232.

Chen D, Tang J, Wan Q, et al, 2017. E-Prostanoid 3 receptor mediates sprouting angiogenesis through suppression of the protein kinase A/β-catenin/Notch pathway[J]. ArteriosclerThrombVasc Biol, 37: 856-866.

Chen H, Hu B, Lv X, et al, 2019. Prostaglandin E2 mediates sensory nerve regulation of bone homeostasis[J]. Nat Commun, 10: 181.

Chen S, Yang L, He S, et al, 2020. Preactivation of β-catenin in osteoblasts improves the osteoanabolic effect of PTH in type 1 diabetic mice[J]. J Cell Physiol, 235(2): 1480-1493.

Chen X, Wang L, Cui Q, et al, 2021. Structural insights into the activation of human calcium-sensing receptor[J]. Elife, 10: e68578.

Cheng Z, Li A, Tu C L, et al, 2020. Calcium-sensing receptors in chondrocytes and osteoblasts are required for callus maturation and fracture healing in mice[J]. J Bone Miner Res, 35(1): 143-154.

Cianferotti L, Gomes A R, Fabbri S, et al, 2015. The calcium-sensing receptor in bone metabolism: from bench to bedside and back[J]. Osteoporos Int, 26(8): 2055-2071.

Culbert A L, Chakkalakal S A, Theosmy E G, et al, 2014. Alk2 regulates early chondrogenic fate in fibrodysplasia ossificans progressiva heterotopic endochondral ossification[J]. Stem Cells, 32: 1289-1300.

Dal Maso E, Just R, Hick C, et al, 2018. Characterization of signalling and regulation of common calcitonin receptor splice variants and polymorphisms[J]. Biochemical Pharmacology, 148: 111-129.

Dixit M, Duran-Ortiz S, Yildirim G, et al, 2021a. Induction of somatopause in adult mice compromises bone morphology and exacerbates bone loss during aging[J]. Aging cell, 20(12): e13505

Dixit M, Poudel S B, Yakar S, 2021b. Effects of GH/IGF axis on bone and cartilage[J]. Molecular and cellular endocrinology, 519: 111052.

Dong X Y, 2023. Calcium Ion Channels in *Saccharomyces cerevisiae*[J]. J Fungi (Basel), 9(5).

Dumic-Cule I, Peric M, Kucko L, et al, 2018. Bone morphogenetic proteins in fracture repair[J]. Int Orthop, 42(11): 2619-2626.

Duran-Ortiz S, List E O, Ikeno Y, et al, 2021.Growth hormone receptor gene disruption in mature‐adult mice improves male insulin sensitivity and extends female lifespan[J]. Aging cell, 20(12): e13506.

Eastell R, O'Neill T W, Hofbauer L C, et al, 2016. Postmenopausal osteoporosis [J]. Nat Rev Dis Primers, 2, 16069.

Ekyalongo RC, Yee D, 2017. Revisiting the IGF-1R as a breast cancer target[J]. NPJ precision oncology, 1(1): 1-7.

Esen E, Lee S Y, Wice B M, et al, 2015. PTH promotes bone anabolism by stimulating aerobic glycolysis via IGF signaling[J]. J Bone

Miner Res, 30(11): 1959-1968.

Eskilsson A, Shionoya K, Engblom D, et al, 2021. Fever during localized inflammation in mice is elicited by a humoral pathway and depends on brain endothelial interleukin-1 and interleukin-6 signaling and central EP(3) receptors [J]. J Neurosci, 41: 5206-5218.

Feigenson M, Eliseev R A, Jonason J H, et al, 2017. PGE2 receptor subtype 1 (EP1) regulates mesenchymal stromal cell osteogenic differentiation by modulating cellular energy metabolism [J]. J Cell Biochem, 118: 4383-4393.

Fontaine C, Buscato M, Vinel A, et al, 2020. The tissue-specific effects of different 17β-estradiol doses reveal the key sensitizing role of AF1 domain in ERα activity[J]. Molecular and cellular endocrinology, 505: 110741-110741.

FreyJ L, Li Z, Ellis J M, et al, 2015. Wnt-Lrp5 signaling regulates fatty acid metabolism in the osteoblast[J]. Mol Cell Biol, 35(11), 1979-1991.

Girnita L, Worrall C, Takahashi S I, et al, 2014. Something old, something new and something borrowed: emerging paradigm of insulin-like growth factor type 1 receptor (IGF-1R) signaling regulation[J]. Cellular and molecular life sciences : CMLS, 71(13): 2403-2427.

Goltzman D, Hendy G N, 2015. The calcium-sensing receptor in bone--mechanistic and therapeutic insights[J]. Nat Rev Endocrinol, 11(5): 298-307.

Goltzman D, Mannstadt M, Marcocci C, et al, 2018. Physiology of the calcium-parathyroid hormone-vitamin D axis[J]. Front Horm Res, 50: 1-13.

Gorvin C M, 2023. Recent advances in calcium-sensing receptor structures and signaling pathways[J]. Prog Mol Biol Transl Sci, 195: 121-135.

Guo Q, Chen N, Patel K, et al, 2023. Unloading-induced skeletal interoception alters hypothalamic signaling to promote bone loss and fat metabolism [J]. Adv Sci (Weinh), 10: e2305042.

Haasters F, Docheva D, Gassner C, et al, 2014. Mesenchymal stem cells from osteoporotic patients reveal reduced migration and invasion upon stimulation with BMP-2 or BMP-7[J]. BiochemBiophys Res Commun, 452(1): 118-123.

Hakuno F, Takahashi S I, 2018. IGF1 receptor signaling pathways[J]. Journal of molecular endocrinology, 61(1): T69-T86.

Hedesan O C, Fenzl A, Digruber A, et al, 2019. Parathyroid hormone induces a browning program in human white adipocytes[J]. Int J Obes (Lond), 43(6): 1319-1324.

Hiyama A, Yokoyama K, Nukaga T, et al, 2015. Response to tumor necrosis factor-α mediated inflammation involving activation of prostaglandin E2 and Wnt signaling in nucleus pulposus cells [J]. J Orthop Res, 33: 1756-1768.

Holien T, Westhrin M, Moen S H, et al, 2018. BMP4 gene therapy inhibits myeloma tumor growth, but has a negative impact on bone[J]. Blood, 132: 1928-1928.

Hollinshead K E R, Munford H, Eales K L, et al, 2018. Oncogenic IDH1 Mutations promote enhanced proline synthesis through PYCR1 to support the maintenance of mitochondrial redox homeostasis[J]. Cell Rep, 22(12): 3107-3114.

Hu B, Lv X, Chen H, et al, 2020. Sensory nerves regulate mesenchymal stromal cell lineage commitment by tuning sympathetic tones [J]. J Clin Invest, 130: 3483-3498.

Hunter D J, Bierma-Zeinstra S, 2019. Osteoarthritis [J]. Lancet, 393: 1745-1759.

Ishtiaq S, Fogelman I, Hampson G, 2015. Treatment of post-menopausal osteoporosis: beyond bisphosphonates[J]. J Endocrinol Invest, 38(1): 13-29.

Islam M S, 2020. Calcium signaling: From basic to bedside[J]. Adv Exp Med Biol, 1131, 1-6.

Jensen R B, Bytoft B, Lohse Z, et al, 2021. Impact of lean body mass and insulin sensitivity on the IGF-1–bone mass axis in adolescence: the EPICOM Study[J]. The journal of clinical endocrinology and metabolism, 106(2): e772-e781.

Kang J, Choi Y J, Seo B Y, et al, 2019. A selective FGFR inhibitor AZD4547 suppresses RANKL/M-CSF/OPG-dependent ostoclastogenesis and breast cancer growth in the metastatic bone microenvironment[J]. Sci Rep, 9(1): 8726.

Kaplan F S, Al Mukaddam M, Stanley A, et al, 2020. Fibrodysplasia ossificans progressiva (FOP): A disorder of osteochondrogenesis[J]. Bone, 140: 115539.

Kawahara K, Hohjoh H, Inazumi T, et al, 2015. Prostaglandin E2-induced inflammation: Relevance of prostaglandin E receptors [J]. BiochimBiophys Acta, 1851: 414-421.

Khalid A B, Krum S A, 2016. Estrogen receptors alpha and beta in bone[J]. Bone, 87: 130-135.

Kim S, Yoo J W, Lee J W, et al, 2024. Association of insulin-like growth factor-1 (igf-1) with bone mineral density (bmd) in survivors of childhood acute leukemia[J]. Cancers, 16(7): 1296.

Klinge C M, 2020. Estrogenic control of mitochondrial function[J]. Redox biology, 31: 101435-101435.

Lademann F, Hofbauer L C, Rauner M, 2020. The bone morphogenetic protein pathway: The osteoclastic perspective[J]. Front Cell Dev Biol, 8: 586031.

Lebender L F, Prünte L, Rumzhum N N, et al, 2018. Selectively targeting prostanoid E (EP) receptor-mediated cell signalling pathways: Implications for lung health and disease [J]. PulmPharmacol Ther, 49: 75-87.

Lee D J, Southgate R D, Farhat Y M, et al, 2015. Parathyroid hormone 1-34 enhances extracellular matrix deposition and organization during flexor tendon repair[J]. J Orthop Res, 33(1): 17-24.

Lee S Y, Abel E D, Long F, 2018. Glucose metabolism induced by Bmp signaling is essential for murine skeletal development[J]. Nat Commun, 9(1): 4831.

Li A, Cong Q, Xia X, et al, 2017. Pharmacologic calcitriol inhibits osteoclast lineage commitment via the BMP-Smad1 and IκB-NF-κB pathways[J].J Bone Miner Res, 32(7): 1406-1420.

Li J, Choi E, Yu H, et al, 2019. Structural basis of the activation of type 1 insulin-like growth factor receptor[J]. Nature communications, 10(1): 4567-4511.

Li YH, Zhu D, Yang T, et al, 2021. Crosstalk between the COX2-PGE2-EP4 signaling pathway and primary cilia in osteoblasts after mechanical stimulation [J]. J Cell Physiol, 236: 4764-4777.

Liang D, Wu Y, Zhou L, et al, 2019. LRP5 controls cardiac QT interval by modulating the metabolic homeostasis of L-type calcium channel[J]. Int J Cardiol, 275: 120-128.

Lisowska B, Kosson D, Domaracka K, 2018. Lights and shadows of NSAIDs in bone healing: the role of prostaglandins in bone metabolism [J]. Drug Des Devel Ther, 12: 1753-1758.

List E O, Berryman D E, Buchman M, et al, 2019. GH knockout mice have increased subcutaneous adipose tissue with decreased fibrosis and enhanced insulin sensitivity[J]. Endocrinology, 160(7): 1743-1756.

Liu C C, Hu S, Chen G, et al, 2015. Novel EP4 receptor agonist-bisphosphonate conjugate drug (C1) promotes bone formation and improves vertebral mechanical properties in the ovariectomized rat model of postmenopausal bone loss [J]. J Bone Miner Res, 30: 670-680.

Liu S, Wang Q, Li Z, et al, 2021. TRPV1 channel activated by the PGE2/EP4 pathway mediates spinal hypersensitivity in a mouse model of vertebral endplate degeneration [J]. Oxid Med Cell Longev, 2021: 9965737.

Liu Z, Kennedy O D, Cardoso L, et al, 2016. DMP-1-mediated Ghr gene recombination compromises skeletal development and impairs skeletal response to intermittent PTH[J]. The FASEB Journal, 30(2): 635.

London E, Bloyd M, Stratakis C A, et al, 2020. PKA functions in metabolism and resistance to obesity: lessons from mouse and human studies[J]. J Endocrinol, 246(3):R51-R64.

Lv B, Gan W, Cheng Z, et al, 2022. Current insights into the maintenance of structure and function of intervertebral disc: A review of the regulatory role of growth and differentiation factor-5[J]. Frontiers in Pharmacology, 13: 842525.

Lv L, Bai D, Ma Y, et al, 2021. The PGE2 receptor EP3 plays a positive role in the activation of hypothalamic-pituitary-adrenal axis and neuronal activity in the hypothalamus under immobilization stress [J]. Brain Res Bull, 168: 45-51.

Markovič T, Jakopin Ž, Dolenc M S, et al, 2017. Structural features of subtype-selective EP receptor modulators [J]. Drug Discov Today, 22: 57-71.

Matikainen N, Pekkarinen T, Ryhänen E M, et al, 2021. Physiology of calcium homeostasis: An overview[J]. Endocrinol Metab Clin North Am, 50(4): 575-590.

Matsushima-Nishiwaki R, Yamada N, Hattori Y, et al, 2022. SERMs (selective estrogen receptor modulator), acting as estrogen receptor β agonists in hepatocellular carcinoma cells, inhibit the transforming growth factor-α-induced migration via specific inhibition of AKT signaling pathway[J]. PloS one, 17(1): e0262485-e0262485.

McDonough R C, Gilbert R M, Gleghorn J P, et al, 2021. Targeted Gq-GPCR activation drives ER-dependent calcium oscillations in chondrocytes[J]. Cell Calcium, 94: 102363.

Meng X, Chen Z, Li T, et al, 2024. Role and therapeutic potential for targeting fibroblast growth factor 10/FGFR1 in relapsed rheumatoid arthritis[J]. Arthritis Rheumatol, 76(1): 32-47.

Misra B B, Jayapalan S, Richards A K, et al, 2021. Untargeted metabolomics in primary murine bone marrow stromal cells reveals distinct profile throughout osteoblast differentiation[J]. Metabolomics, 17(10): 86.

Mohanakrishnan V, Balasubramanian A, Mahalingam G, et al, 2018. Parathyroid hormone-induced down-regulation of miR-532-5p for matrix metalloproteinase-13 expression in rat osteoblasts[J]. J Cell Biochem, 119(7), 6181-6193.

Nicks K M, Fujita K, Fraser D, et al, 2016. Deletion of estrogen receptor beta in osteoprogenitor cells increases trabecular but not cortical bone mass in female mice[J]. Journal of bone and mineral research, 31(3): 606-614.

Niu J C, Ma N, Liu W, et al, 2019. EP1 receptor is involved in prostaglandin E2-induced osteosarcoma growth[J]. Bosn J Basic Med Sci,

19: 265-273.

Noack C, Hempel U, Preissler C, et al, 2015. Prostaglandin E2 impairs osteogenic and facilitates adipogenic differentiation of human bone marrow stromal cells [J]. Prostaglandins Leukot Essent Fatty Acids, 94: 91-98.

Obayashi K, Yoshida K, Ito M A, et al, 2022. Synergistic Cytokine Production by ATP and PGE(2) via P2X4 and EP(3) Receptors in Mouse Bone-Marrow-Derived Mast Cells [J]. Cells,11(4): 616.

O'Callaghan G, Houston A, 2015. Prostaglandin E2 and the EP receptors in malignancy: possible therapeutic targets [J]. Br J Pharmacol, 172: 5239-5250.

Ornitz D M, Marie P J, 2015. Fibroblast growth factor signaling in skeletal development and disease[J]. Genes & development, 29(14): 1463-1486.

Paschou S A, Kanaka-Gantenbein C, Chrousos G P, et al, 2019. Growth hormone axis in patients with chronic kidney disease[J]. Hormones, 18: 71-73.

Phan A, Suschkov S, Molinaro L, et al, 2015. Rapid increases in immature synapses parallel estrogen-induced hippocampal learning enhancements[J]. 112(52): 16018-16023.

Pignolo R J, Kimel M, Whalen J, et al, 2023. The fibrodysplasia ossificans progressiva physical function questionnaire (FOP-PFQ): A patient-reported, disease-specific measure[J]. Bone, 168: 116642.

Qiu T, Crane J L, Xie L, et al, 2018. IGF-I induced phosphorylation of PTH receptor enhances osteoblast to osteocyte transition[J]. Bone research, 6(1): 5.

Rani J, Swati S, Meeta M, et al, 2023. Postmenopausal osteoporosis: menopause hormone therapy and selective estrogen receptor modulators[J]. Indian journal of orthopaedics, 57(Suppl 1): 105-114.

Rausch-Derra L C, Rhodes L, Freshwater L, et al, 2016. Pharmacokinetic comparison of oral tablet and suspension formulations of grapiprant, a novel therapeutic for the pain and inflammation of osteoarthritis in dogs [J]. J Vet Pharmacol Ther, 39: 566-571.

Rendina-Ruedy E, Guntur A R, Rosen CJ, 2017. Intracellular lipid droplets support osteoblast function[J]. Adipocyte, 6(3): 250-258.

Riccardi D, Valenti G, 2016. Localization and function of the renal calcium-sensing receptor[J]. Nat Rev Nephrol, 12(7): 414-25.

Rigueur D, Brugger S, Anbarchian T, et al, 2015. The type I BMP receptor ACVR1/ALK2 is required for chondrogenesis during development[J]. J Bone Miner Res, 30: 733-741.

Riquelme M A, Burra S, Kar R, et al, 2015. Mitogen-activated protein kinase (MAPK) activated by prostaglandin E2 phosphorylates connexin 43 and closes osteocytic hemichannels in response to continuous flow shear stress [J]. J Biol Chem, 290: 28321-28328.

Rizzoli R, Biver E, 2015. Glucocorticoid-induced osteoporosis: who to treat with what agent[J]. Nature Reviews Rheumatology, 11(2): 98-109.

Rodriguez-Aguayo C, Bayraktar E, Ivan C, et al, 2019. PTGER3 induces ovary tumorigenesis and confers resistance to cisplatin therapy through up-regulation Ras-MAPK/Erk-ETS1-ELK1/CFTR1 axis [J]. EBioMedicine, 40: 290-304.

Sakai-Takemura F, Nogami K, Elhussieny A, et al, 2020. Prostaglandin EP2 receptor downstream of Notch signaling inhibits differentiation of human skeletal muscle progenitors in differentiation conditions [J]. Commun Biol, 3: 182.

Sánchez-Duffhues G, Hiepen C, Knaus P, et al, 2015. Bone morphogenetic protein signaling in bone homeostasis[J]. Bone, 80: 43-59.

Sanchez-Duffhues G, Williams E, Goumans M J, et al, 2020. Bone morphogenetic protein receptors: Structure, function and targeting by selective small molecule kinase inhibitors[J]. Bone, 138: 115472.

Shu J, Zhang F, Zhang L, et al, 2017. G protein coupled receptors signaling pathways implicate in inflammatory and immune response of rheumatoid arthritis [J]. Inflamm Res, 66: 379-387.

Shum L C, White N S, Nadtochiy S M, et al, 2016. Cyclophilin D knock-out mice show enhanced resistance to osteoporosis and to metabolic changes observed in aging bone [J]. PLoS One, 11: e0155709.

Song S, Guo Y, Yang Y, et al, 2022. Advances in pathogenesis and therapeutic strategies for osteoporosis[J]. Pharmacology & therapeutics, 237: 108168.

Stegen S, Devignes C S, TorrekensS, et al, 2021. Glutamine metabolism in osteoprogenitors is required for bone mass accrual and PTH-induced bone anabolism in male mice[J]. J Bone Miner Res, 36(3), 604-616.

Stróżewska W, Durda-Masny M, Szwed A, 2022. Mutations in GHR and IGF1R genes as a potential reason for the lack of catch-up growth in SGA children[J]. Genes, 13(5): 856.

Sun W, Sun Q, Cui Q, et al, 2023. Association of IGF-1 Level with low bone mass in young patients with Cushing's disease[J]. International journal of endocrinology, 2023: 3334982-3334989.

Tanner J J, Fendt S M, Becker D F, 2018. The proline cycle as a potential cancer therapy target[J]. Biochemistry, 57(25): 3433-3444.

Tasca A, Astleford K, Blixt N C, et al, 2018. SMAD1/5 signaling in osteoclasts regulates bone formation via coupling factors[J]. PLoS One, 201, 13(9): e0203404.

Tencerova M, Rendina-Ruedy E, Neess D, et al, 2019. Metabolic programming determines the lineage-differentiation fate of murine bone marrow stromal progenitor cells[J]. Bone Res, 7, 35.

Tripathi M, Yen P M, Singh B K, 2020. Estrogen-related receptor alpha: an under-appreciated potential target for the treatment of metabolic diseases[J]. International journal of molecular sciences, 21(5): 1645.

Tsukamoto M, Menuki K, Murai T, et al, 2016. Elcatonin prevents bone loss caused by skeletal unloading by inhibiting preosteoclast fusion through the unloading-induced high expression of calcitonin receptors in bone marrow cells[J]. Bone, 85: 70-80.

Usami Y, Gunawardena A T, Iwamoto M, et al, 2016. Wnt signaling in cartilage development and diseases: lessons from animal studies[J]. Laboratory investigation, 96(2): 186-196.

Valer J A, Sánchez-de-Diego C, Pimenta-Lopes C, et al, 2019. ACVR1 function in health and disease[J]. Cells, 8(11): 1366.

Wang J, Zhang L, Kang D, et al, 2018. Activation of PGE2/EP2 and PGE2/EP4 signaling pathways positively regulate the level of PD-1 in infiltrating CD8(+) T cells in patients with lung cancer[J]. Oncol Lett, 15: 552-558.

Wein M N, Liang Y, Goransson O, et al, 2016. SIKs control osteocyte responses to parathyroid hormone[J]. Nat Commun, 7, 13176.

Wen X, Li X, Tang Y, et al, 2016. Chondrocyte FGFR3 regulates bone mass by inhibiting osteogenesis[J]. J Biol Chem, 291(48): 24912-24921.

Woll K A, Van Petegem F, 2022. Calcium-release channels: structure and function of IP3 receptors and ryanodine receptors[J]. Physiol Rev, 102(1): 209-268.

Wong S K, Mohamad N V, Jayusman P A, et al, 2019. The use of selective estrogen receptor modulators on bone health in men[J]. The aging male, 22(2): 89-101.

Wu M, Chen G, Li Y P, 2016. TGF-β and BMP signaling in osteoblast, skeletal development, and bone formation, homeostasis and disease[J]. Bone Res, 4: 16009.

Xiao L, Fei Y, Hurley M M, 2018. FGF2 crosstalk with Wnt signaling in mediating the anabolic action of PTH on bone formation[J]. Bone Rep, 9: 136-144.

Xie H, Chen G, Young R N, 2017. Design, synthesis, and pharmacokinetics of a bone-targeting dual-action prodrug for the treatment of osteoporosis [J]. J Med Chem, 60: 7012-7028.

Xue P, Wang S, Lyu X, et al, 2021. PGE2/EP4 skeleton interoception activity reduces vertebral endplate porosity and spinal pain with low-dose celecoxib [J]. Bone Res, 9: 36.

Yan J, Herzog J W, Tsang K, et al, 2016. Gut microbiota induce IGF-1 and promote bone formation and growth[J]. Proceedings of the national academy of sciences of the United States of America, 113(47): E7554.

Yang D, Xu K, Xu X, et al, 2024. Revisiting prostaglandin E2: A promising therapeutic target for osteoarthritis [J]. Clin Immunol, 260: 109904.

Yang H J, Kim M J, Qiu J Y, et al, 2019a. Rice porridge containing welsh onion root water extract alleviates osteoarthritis-related pain behaviors, glucose levels, and bone metabolism in osteoarthritis-induced ovariectomized rats[J]. Nutrients,11(7): 1503.

Yang Y, Bai X, Yuan X, et al, 2019b. Efficacy and safety of long-acting growth hormone in children with short stature: a systematic review and meta-analysis[J]. Endocrine, 65: 25-34.

Yoh K, Ikeda K, Horie K, et al, 2023. Roles of estrogen, estrogen receptors, and estrogen-related receptors in skeletal muscle: regulation of mitochondrial function[J]. International journal of molecular sciences, 24(3): 1853.

Yu P, Liu Y, Xie J, et al, 2021. Spatiotemporally controlled calcitonin delivery: Long-term and targeted therapy of skeletal diseases[J]. Journal of Controlled Release, 338: 486-504.

Zhang C, Miller C L, Gorkhali R, et al, 2016. Molecular basis of the extracellular ligands mediated signaling by the calcium sensing receptor[J]. Front Physiol, 30;7: 441.

ZhangY, Desai A, Yang S Y, et al, 2015. Tissue regeneration inhibition of the prostaglandin-degrading enzyme 15-PGDH potentiates tissue regeneration [J]. Science, 348: aaa2340.

Zhao D, Hua R, Riquelme M A, et al, 2022a. Osteocytes regulate bone anabolic response to mechanical loading in male mice via activation of integrin α5 [J]. Bone Res, 10: 49.

Zhao D, Riquelme M A, Guda T, et al, 2022b. Connexin hemichannels with prostaglandin release in anabolic function of bone to mechanical loading [J]. Elife, 11: e74365.

Zhao D, Wu J, Acosta F M, et al, 2023. Connexin 43 hemichannels and prostaglandin E(2) release in anabolic function of the skeletal tissue to mechanical stimulation [J]. Front Cell Dev Biol, 11: 1151838.

Zheng C, Lin X, Xu X, et al, 2019. Suppressing UPR-dependent overactivation of FGFR3 signaling ameliorates SLC26A2-deficient chondrodysplasias[J]. EBioMedicine, 40: 695-709.

Zhu J, Zhen G, An S, et al, 2020. Aberrant subchondral osteoblastic metabolism modifies Na(V)18 for osteoarthritis [J]. Elife, 9:e57656.

Zhu L, Liu Y, Wang A, et al, 2022. Application of BMP in bone tissue engineering[J]. Front BioengBiotechnol, 10: 810880.

Zhu S, Liu H, Davis T, et al, 2023. Promotion of joint degeneration and chondrocyte metabolic dysfunction by excessive growth hormone in mice[J]. Arthritis & Rheumatology, 75(7): 1139-1151.

Molecular
Biology
of
Osteoporosis

第七章
骨质疏松与干细胞

第一节　干细胞基本论述

一、定义与特性

干细胞是一类具有分裂增殖能力，能保持不分化状态，并能分化产生一种以上"专业细胞"的原始细胞。它们在组织发生、生长、修复以及疾病治疗中扮演着重要角色。干细胞按来源和分化潜能可分为多种类型，包括胚胎干细胞（embryonic stem cell，ESC）、成体干细胞（adult stem cell，ASC）、诱导多能干细胞（induced pluripotent stem cell，iPSC）、极小胚胎样干细胞（very small embryonic-like stem cell，VSEL）和核转移干细胞（nuclear transfer stem cell，NTSC）。ESC 来源于早期胚胎，具有分化成体内所有细胞类型的能力；ASC 存在于成体组织中，通常具有有限的分化潜能（Zhao et al，2021）；iPSC 则是通过将成体细胞重编程获得，具有与 ESC 相似的多能性（Flosdorf and Zenke，2022）；VSEL 是成人组织中的小型早期发育干细胞，直径只有 ESC 的一半；NTSC 是通过体细胞核移植技术将来自另一个完全分化的体细胞（如成纤维细胞）的供体细胞核植入去核的卵母细胞（即细胞质供体或去核的卵子供体）所合成的干细胞。

在过去几十年的大量基础研究中，干细胞的定义和特性得以明确。自我更新分化潜能是干细胞最基本最关键的特性，自我更新指的是在不失去分化潜能的情况下进行细胞增殖的能力；而分化潜能，即能够分化为多种类型的细胞，这一特性为组织工程和再生医学提供了无限的可能性。正因为干细胞有着这样的特性，我们得以在此基础上进行各种各样的实验和研究，这极大地推动了人类医疗事业的发展。

二、干细胞的分类

（一）胚胎干细胞

人胚胎干细胞是人胚胎发育早期——囊胚（受精后约 5 ～ 7d）中未分化的细胞。人类胚胎干细胞是最早应用于研究的干细胞，目前仍用于临床试验。

在卵细胞受精后，受精卵经过桑葚胚阶段，进入囊胚阶段。囊胚中的细胞可以分为两个大类：滋养层细胞和内细胞团。滋养层的细胞会分化为胚胎外的组织，比如胎盘；内细胞团的细胞则会分化成胚胎的其余结构，分离内细胞团细胞并进行体外培养，即可取得胚胎干细胞。

胚胎干细胞拥有分化为三个胚层细胞的潜能，或者说在一般情况下能分化形成除了胎盘之外的所有胚胎结构，此为胚胎干细胞多能性的具体体现。

1981 年，英国剑桥大学遗传学部的，两个分别由马丁·埃文斯（Martin Evans）以及马修·考夫曼（Matthew Kaufman）率领的研究团队各自在体外建立了小鼠胚胎干细胞系。而胚胎干细胞这一术语则是由加州大学旧金山分校（UCSF）解剖学部的教授盖尔·马丁（Gail R. Martin）于当年 12 月的一篇论文中首次提出。1998 年，威斯康星大学教授詹姆斯·汤姆森（James Thomson）等人成功建立了人胚胎干细胞系，自此人类在干细胞的研究旅程中跨出了重大的一步，越来越多的研究者也得以在此基础上进行数不胜数的研究和创新。

（二）成体干细胞

成体干细胞（也称为体细胞干细胞）是一类具有自我更新和分化成多种细胞类型能力的细

胞，存在于成体组织中。它们在维持组织稳态和修复受损组织中发挥重要作用。成体干细胞按其来源和分化潜能可以分为几种主要类型。①造血干细胞：存在于骨髓中，能够分化成各种血细胞类型，如红细胞、白细胞和血小板。②间充质干细胞：可从多种组织中提取，包括骨髓、脂肪、牙髓和胎盘等。它们能分化成骨骼、软骨、肌肉和脂肪等多种类型的细胞。③神经干细胞：主要存在于大脑的特定区域，如脑室周围区和海马区，能够分化成神经元、星形胶质细胞和少突胶质细胞等神经系统的细胞类型。④皮肤干细胞：存在于皮肤的基底层和毛囊中，负责皮肤的持续更新和修复。它们可以分化成表皮细胞、毛发和皮脂腺等皮肤组织。⑤肝干细胞：能够分化成肝细胞（肝实质细胞）和胆管细胞，参与肝脏的再生和修复。⑥肠干细胞：位于小肠和大肠的隐窝基底部，负责维持肠道上皮的持续更新。这些成体干细胞类型按其分化潜能可以分为多能干细胞、旁分化干细胞和单一分化干细胞等。多能干细胞可以分化成身体内几乎所有类型的细胞，而旁分化干细胞和单一分化干细胞的分化潜能较为有限，通常仅限于特定的细胞类型或组织。

成体干细胞中最重要的亚类是间充质干细胞（mesenchymal stem cell，MSC），目前被广泛应用于各种科学研究当中。MSC最初是从骨髓中分离出来的，但越来越多的研究发现MSC也可来源于其他众多不同的组织。人间充质干细胞的主要来源是脐带血、骨髓、脂肪、胎盘和羊水以及经血。与胚胎干细胞不同，成体干细胞通常具有较为有限的分化潜能，意味着它们分化成特定类型细胞的能力更加受限。已经在体外和动物模型中对骨髓干细胞进行了广泛的研究，但临床试验显示其有效性有限。但就对于骨质疏松症的相关研究而言，成体干细胞足以分化为常见的成骨细胞、软骨细胞、肌肉细胞、神经细胞及脂肪细胞等，并因其来源广、取材易、涉及的伦理争议相对较少而成为最常用的实验材料。

（三）诱导多能干细胞

诱导性多能干细胞（iPSC）是通过将成体细胞重新编程成为类似胚胎干细胞的状态来获得的干细胞。这种重新编程通常是通过引入特定的基因来实现的，这些基因能够触发细胞恢复到多能状态，即能够分化成体内任何类型的细胞。iPSC技术为再生医学、疾病模型的构建以及个性化医疗提供了新的可能性，因为它允许从患者自己的细胞中产生干细胞，这减少了免疫排斥反应的风险，并提供了一种研究遗传疾病的有效工具。自2006年Yamanaka和他的同事首次研究出iPSC以来，总的来说，重编程技术已经取得了重大进展。对于直接重编程方法，特别是在体外和体内，通过使用谱系限制转录因子、RNA信号修饰和小分子或化学物质来产生特定的组织谱系，这些直接方法跳过了产生更精确细胞的iPSC步骤，如诱导神经祖细胞（induced neural progenitor cell，iNPC），它更接近目标细胞谱系，如神经细胞和随后的运动神经元。因此，神经干细胞（neuralprogenitor cell，NPC）是通过应用任何人工实验室方法对原代细胞的遗传信号进行重编程而获得的，这些方法不包括体细胞核移植（somatic cell nuclear transfer，SCNT）技术。

为了克服与人胚胎干细胞（hESC）相关的伦理和免疫原性挑战，iPSC有望成为另一种替代方案。这是因为多能干细胞来源于成人体细胞组织，而hiPSC的来源，如血液、皮肤和尿液，是丰富的。此外，由于hiPSC可以从个体患者身上采集，当它们被自体移植（自我供体）时，可以避免免疫排斥。因此，hiPSC在个性化医疗方面具有巨大的潜力。iPSC的来源多种多样。理论上，人体内几乎任何成熟细胞类型，包括脐带血细胞、骨髓细胞、外周血细胞、成纤维细胞、角质形成细胞，甚至尿液中的细胞，都可以被重编程为iPSC，然后分化为所需谱系的组织特异性细胞（Murray et al，2014；Sousa et al，2013；Ariyasinghe et al，2023）。需要明确的是，成熟（又名"成体"）干细胞指的是细胞本身的分化状态，而不是从中获取它们的身体的成熟（或成体状态）。脐带血或骨髓干细胞被认为是"随时可用"的，因为它们可以直接用于移植而无须重新编程。

（四）极小胚胎样干细胞

极小胚胎样干细胞（VSEL）是成人组织中的小型早期发育干细胞，表达多能性标记，根据其原始形态和基因表达特征称其为 VSEL。一般的人胚胎干细胞直径约为 14μm，而鼠胚胎干细胞直径约为 8μm。而在形态上，VSEL 是小细胞，相当于囊胚内细胞团中的细胞，在小鼠中约为 3 ～ 5μm，在人类中约为 5 ～ 7μm（略小于红细胞）。在基因表达特征上，VSEL 表达某些 ESC 标记，如 SSEA、核 Oct-4A、Nanog 和 Rex1。VSEL 还表达几种迁移原始生殖细胞的标记，如 Stella 和 Fragilis。此外，VSEL 单细胞 cDNA 库显示了小鼠骨髓分离的生物标志物，如非常小的 Sca-1+lin-CD45-细胞。因此，VSEL 的发育起源可能与胚胎发育期间器官中的生殖系沉积物相关。Ratajczak 在 2019 年提出了一个 VSEL 的发展和功能模型。根据这个模型，VSEL 源于原始生殖细胞，并进一步分化为三种潜在细胞——间充质干细胞、血管造血干细胞（包括造血干细胞和内皮祖细胞）和组织特定干细胞。因此，作为一种多能干细胞，VSEL 可能具有在成年动物或人类中跨胚层分化的潜在优势。这些细胞可能作为成人中单能组织特定干细胞的替代品。VSEL 可能克服了 ESC（伦理争议）和 iPSC（畸胎瘤形成）在未来干细胞研究和临床应用中的若干问题。

（五）核转移干细胞

体细胞核移植（somatic cell nuclear transfer，SCNT）技术最初于 1996 年被创造，经过逐步发展，现在可以产生核转移干细胞（NTSC）。SCNT 首先将来自另一个完全分化的体细胞（如成纤维细胞）的供体细胞核（即核供体）植入去核的卵母细胞（即细胞质供体或去核的卵子供体）。然后，新的宿主卵细胞触发供体细胞核的基因重编程。随后，这个单细胞在培养中进行多次有丝分裂，形成胚泡，胚泡在早期胚胎中约有 100 个细胞。最终的结果产生了一个与原始生物体几乎完全相同的生物体——一个核供体的克隆体。这种核供体克隆是一种显性的基因型和表型，而细胞质供体或卵子供体在这种新的整个生物体中也具有一些基因型和表型。这个过程可以产生治疗性和生殖性克隆。1996 年 7 月，多利羊（Dolly the Sheep）是在英国苏格兰进行的第一次成功的哺乳动物生殖克隆。到目前为止，已经克隆了大约 24 个其他物种。在 2018 年 1 月，中国科学家宣布成功使用胚胎成纤维细胞通过 SCNT 克隆了两只雌性猕猴，从而创造了第一个通过 SCNT 克隆的灵长类动物。相对于其他干细胞方法，SCNT 的独特之处在于它可以生成一个完整的活体，而不是 ESC 和 iPSC 协议可以生成的细胞、组织和器官碎片。

因此，从生物生理功能的角度来看，SCNT 在基础研究和临床应用方面比 ESC 和 iPSC 具有优势。

三、干细胞的生物学基础

（一）自我更新机制

自我更新是干细胞最基本的特性之一，指的是在不失去分化潜能的情况下进行细胞分裂的能力。目前干细胞的自我更新机制仍未完全探明，但已有研究表明关键转录因子如 Oct4、Sox2

和 Nanog 在维持干细胞多能性中起着核心作用。同时，Wnt、Notch 和 Hedgehog 等信号通路对干细胞的自我更新和分化同样重要。Oct4 在胚胎着床前表达，并在成年小鼠的生殖细胞前体中重新出现（Guo et al，2022）。缺少 Oct4 的胚胎可以在桑葚胚期存活，但体内不能形成内细胞团，体外不能形成 ESC 集落，这表明 Oct4 在 ESC 维持中起重要作用。Oct4 与 DNA 的八聚体基序（50-ATGCAAAT-30）结合，控制多能性相关基因的表达，并在许多情况下与 Sox2 协同作用（Saini and Selokar et al，2017）。Oct4 也是用于在小鼠、大鼠和人体内生成诱导多能干细胞（iPSC）的转录因子之一，已证明其具有诱导 ESC 样状态的能力。有趣的是，Oct4 的表达水平必须精确调控，因为 Oct4 过多或过少都会导致 ESC 分化。Karwacki-Neisius 等人还发现，Oct4 表达降低的小鼠 ESC 显示出 Oct4 全基因组结合增加，特别是在多能性相关增强子处，从而导致多能性因子的均匀表达和自我更新的改善（Karwacki-Neisius et al，2013）。此外，Oct4 并不只在外胚层中表达，因此仅 Oct4 本身不足以满足多能性规范。这些观察结果使 Oct4 在自我更新中的确切作用变得更加复杂（Hiew and Teoh，2022）。

Sox2 属于 Sox 家族转录因子，具有高度保守的 HMG（high-mobility group）DNA 结合域。Sox2 广泛分布于发育中的胚胎，包括 ICM、外胚层、中枢神经系统。Sox2-null 胚胎在着床后立即死亡。Sox2 对于 ESC 自我更新和多能性至关重要，因为 Sox2 的敲低或条件缺失会导致滋养层细胞分化。这种表型与 Oct4 缺失引起的表型相似，因为 Sox2 经常作为异源二聚体与 Oct4 一起调节重要基因的转录，如 Fgf4（Chang et al，2017）、Nanog（Tsai et al，2019）以及 Oct4 和 Sox2 本身等。

Nanog 是一种含有同源结构域的蛋白，与 Oct4 和 Sox2 协同作用，是干细胞的分子标志。Nanog 在小鼠 ESC 中的表达水平波动很大，导致群体异质性（Ji，2021）。在小鼠 ESC 中，Nanog 的过表达通过独立于生长因子或小分子的自我更新来稳定未分化状态（Carey et al，2015），而在人类 ESC 中，Nanog 可以在无饲料的情况下进行多次传代。Nanog-null 胚胎最初似乎能够产生多能细胞，但这些细胞立即分化为胚胎外内胚层谱系。Nanog 敲低实验在小鼠和人 ESC 中产生相似的表型（Wang et al，2014a），这可以部分解释为原始内胚层降解物 Gata6 的负调控。Nanog 结合位点的全基因组定位已经鉴定出许多多能性基因，包括 Esrrb、Rif1、Foxd3 和 REST 基因。例如，Esrrb 基因已被证明是 Nanog 的直接靶点：在 Nanog$^{-/-}$ ESC 中，Esrrb 基因的过表达导致了细胞因子不依赖的自我更新，而其缺失则消除了 Nanog 过表达的作用。有趣的是，正如从 Nanog$^{-/-}$ 体细胞中衍生出 Nanog$^{-/-}$ ESC 和 iPSC 所表明的那样，维持或建立多能性并不严格需要 Nanog$^{-/-}$ 体细胞。

重要的是，许多自我更新因素相互合作以维持多能性。例如，Sall4 和 Esrrb 已被证明与 Nanog 物理相互作用，并共同占据小鼠 ESC 中的 Nanog 基因组位点。这些因子也作为外部信号通路和内在多能性决定因素之间的枢纽。使用高通量 ChIP-seq 技术，Chen 及其同事试图绘制 13 个序列特异性多能因子的基因组占位图，并鉴定出包含 Nanog、Oct4、Sox2、SMAD1 和 STAT3 的蛋白簇。结果显示，87.4% 的 SMAD1 和 56.8% 的 stat3 结合位点与 Oct4-Sox2-Nanog 核心因子结合位点相关；它们也有许多共同的调控协调子，包括 Klf4、Esrrb、c-myc 和 Tcfcp2l1。考虑到小鼠 ESC 可以在 LIF/BMP 条件下维持，SMAD1 和 STAT3 激活并结合到基因组位点，这一观察结果提供了 LIF/BMP 信号通过加强核心多能性回路支持自我更新的直接证据。

胚胎干细胞的自我更新和分化与表观遗传学途径有密不可分的联系。首先是组蛋白的化学修饰，在胚胎干细胞中，与自我更新相关的基因所在区域组蛋白 H3K27 高度乙酰化，这些区域中既有组蛋白乙酰基转移酶，也有去乙酰化酶。这两种作用效果完全相反的酶使 H3K27 的乙酰化水平维持动态平衡，便于基因能在外界信号发生改变时迅速关闭。另外，PRC1 与 PRC2 两种重要的蛋白质会使 H3K27、H3K4 发生甲基化而沉默与分化相关的基因，使其不表达。胚胎干细胞多能性的维持与 RNA 干扰也有紧密联系。比如，PRC1 与 PRC2 还会沉默编码与分化相关的 miRNA，使胚胎干细胞维持多能性；而 let-7（一种 miRNA）的表达则会使胚胎干细胞开始分化。受精卵发育早期，基因组所有的 DNA 甲基化都会由甲基转移酶 Dmnt1 消除；而与胚胎干细胞自我更新有关的基因区域会在分化过程中再次甲基化，这些基因的表达也随之停止。

　　胚胎干细胞多能性的维持还需要依靠胞外微环境提供适宜的信号，否则，胚胎干细胞很容易分化为其他类型的细胞。过去，胚胎干细胞的培养需要在有一层喂养层细胞的培养基上进行。喂养层细胞一般是经丝裂霉素等有丝分裂阻断剂处理过的胚胎成纤维细胞，这些细胞能分泌特定的信号分子模拟早期胚胎发育的微环境，使胚胎干细胞维持不分化的状态。目前，在培养基内加入白血病抑制因子（LIF）等细胞信号分子就能够在无喂养层的培养基上培养胚胎干细胞（Jensen et al，2018）。

（二）分化潜能

　　干细胞的分化潜能是指干细胞分化成体内其他类型细胞的能力。根据其分化潜能的范围，干细胞可分为：全能干细胞、多能干细胞和单能干细胞三种类型。全能干细胞能够分化成体内所有类型的细胞，包括形成整个有机体所需的所有组织和器官的细胞以及支持胚胎发展所需的胚胎外细胞（如胎盘），受精卵及其最初几次分裂后形成的细胞中，包括合子和 2 至 8 细胞期的细胞为全能干细胞。这些细胞在哺乳动物中的全能阶段不同。例如，小鼠的合子和 2 细胞期是全能的，而人类、绵羊、牛和猪的合子到 8 细胞期是全能的，随着干细胞研究技术的发展和成熟，TSC 被证明是通过多能干细胞（PSC）重编程获得的。例如，Liu 实验室通过信号通路抑制剂从小鼠 4 细胞和 8 细胞卵裂球中获得的扩增潜能干细胞（L-EPSCs）（Yang et al，2017），通过重新激活内源性逆转录病毒转录从小鼠胚胎干细胞（ESC）中获得的 2C 样细胞（2ClC）（Hendrickson et al，2017；Chen et al，2019b），Deng 实验室利用化学混合物的条件从人或小鼠 PSC 中获得的扩展多能干细胞（D-EPSCs），以及通过剪接体抑制小鼠 ESC 产生的全能卵裂球样细胞（TBLCs）（Shen et al，2021），接近早期胚胎细胞的全能性。多能干细胞可以分化成多种但不是所有类型的细胞，多能干细胞可以分化成来自三个胚层（内胚层、中胚层和外胚层）的任何细胞类型，基本上是体内存在的所有类型的细胞，但它们不能分化成胚胎外组织（如胎盘等），它包括从早期胚胎（如胚胎干细胞）获取的细胞，以及通过遗传重编程技术从成体细胞获得的诱导多能干细胞（iPSC）。多能干细胞具有分化成几乎所有类型体细胞的潜力，但它们缺乏形成完整个体的能力，因为它们不能形成胚胎外结构（Cai et al，2022）。Hu 等通过化学方式进行细胞重编程方法将人体体细胞转化为多能干细胞，经过四个复杂的阶段，加入 CHIR99021、616452（也称为 Reparixin）、TTNPB（一种视黄酸类似物）、SAG（Smoothened Agonist）、ABT-869（也称为 Linifanib）、Y-27632。JNKIN8、Tranylcypromine、5-azacytidine 等小分子成功将体细胞转化为多能干细胞（Hu et al，2023）。单能干细胞仅能分化成特定的一种类型细胞，常见于成体组织中，如成肌细胞专门负责肌肉细胞的再生，表皮干细胞可以分化成表皮细胞，毛囊干细胞参与毛发的生长和再生，造血干细胞中的单能细胞只能分化成红细胞。这种潜能使干细胞在组织修复、再生医学和疾病模型研究中具有重要价值。

四、干细胞的提取与培养

（一）常见的干细胞提取来源

1. 骨髓

骨髓中包含两种类型的干细胞。一种是造血干细胞，用于白血病的治疗。一种是间充质干细胞，起初用于治疗造血干细胞移植后发生的移植物抗宿主病，后来发现间充质干细胞是多能干细胞，能够分化为肝脏、大脑、上皮、心肌等多系统的功能细胞，对冠心病、糖尿病、神经损伤、自身免疫性疾病等慢性病都有治疗作用。小鼠来源的骨髓干细胞是最常用的实验干细胞，骨髓造血干细胞和骨髓间充质干细胞都是用同样的方式从小鼠的骨髓腔冲出，随后再进行标记和分离，具体的方式是：切除经安乐死的小鼠后肢，通常包括股骨（femur）和胫骨（tibia），用PBS（磷酸盐缓冲盐水）或其他适合的溶液清洗骨骼，去除附着的肌肉和组织，使用小剪刀或针头在骨骼一端切开，露出骨髓腔，使用 1mL 针筒装载适当的培养基（如 PBS 加 EDTA）从一端注入，从另一端将骨髓冲入预先准备的离心管中。对于股骨和胫骨，可从两端进行操作以确保骨髓被完全冲洗出来。将含有骨髓的离心管在室温下离心，以收集细胞，通常使用红细胞裂解缓冲液去除骨髓中的红细胞，以免它们影响后续的细胞分析和培养，再通过细胞过滤器（通常为 40～70μm 孔径）过滤细胞悬液，去除大的碎片和凝聚物，最后使用细胞计数板或自动细胞计数仪进行细胞计数，并根据需要进行流式细胞仪等方式分析或进一步的细胞分选。

对于骨髓细胞的分离如今已经非常成熟，对于试剂的选择，亦可根据实验目标和条件进行微调，如 Burke 等人（2018）通过用含 1g/L 牛血清白蛋白的 HBSS 从股骨和胫骨中冲洗来收集骨髓，并经 70μm 的细胞滤网过滤出细胞悬浮液，在 6℃ 下以 500g 离心 5min，吸去上清液，然后细胞在 1 倍浓度的 PharmLyse 溶液中重悬 5min，再通过添加过量的 HBSS +1g/L 牛血清白蛋白来停止红细胞的裂解。细胞再次在 6℃ 下以 500g 离心 5min，吸去上清液。细胞在 1mL 的 HBSS+1g/L 牛血清白蛋白中重悬，并用正常山羊血清阻断。细胞再次在 6℃ 下以 500g 离心 5min，吸去上清液。骨髓在 4mL 的 HBSS+1g/L 牛血清白蛋白中重悬，获取到骨髓造血干细胞。获得的干细胞通常培养至第三代时便可进行目标细胞的诱导分化。

2. 外周血

与骨髓类似，外周血中也含有造血干细胞和间充质干细胞，但比例和数量均低于骨髓。因此需要刺激干细胞从骨髓进入血液循环，然后从血液样本中收集这些细胞。这通常通过给予小鼠特定的药物或生长因子完成，如促粒细胞集落刺激因子（G-CSF）或 CXCR4 拮抗剂（如AMD3100），这些药物能够增加血液中干细胞的数量，使其更容易被采集，然后通过心脏穿刺、尾静脉采血或其他合适的方法采集血液。采集的血量取决于实验设计和所需的细胞数量。采集到的血液需要与抗凝剂混合，如肝素或 EDTA，以防止血液凝固。然后，可能需要通过红细胞裂解缓冲液处理样本，以去除红细胞并减少样本的体积。随后便可进行标记、筛选和分离所需的干细胞。

3. 脂肪

将人体内的脂肪组织进行消化培养后，可以生长出大量的干细胞。经鉴定发现，干细胞的类型主要是间充质干细胞。常见的脂肪组织来源包括腹部、皮下和大腿区域脂肪。将收集到的脂肪组织在无菌条件下用 PBS（磷酸盐缓冲盐水）清洗，以去除血液和杂质，切碎脂肪组织以提高酶解效率，将切碎的脂肪组织转移到含有胶原酶（通常使用胶原酶Ⅰ或Ⅱ）的消化液中，在37℃条件下轻轻摇动，使组织分解。消化时间根据组织量和胶原酶浓度而定，通常为1～2h。消化结束后，通过加入含有胎牛血清（FBS）的DMEM（Dulbecco's modified eagle medium）或其他培养基来中和胶原酶的活性。将酶解液通过70μm细胞过滤器过滤，去除未消化的组织块和大颗粒，然后将过滤液在室温下离心（如300g，5～10min）以收集细胞。

若有必要，可以使用红细胞裂解缓冲液处理细胞悬液，去除红细胞，再次离心，并用新鲜培养基重悬细胞沉淀，即可获得脂肪来源的干细胞悬液。将细胞悬液转移到含有适当培养基的培养容器中，一般使用含有10% FBS的DMEM。将细胞置于37℃、5% CO_2的培养箱中。初次培养24～48h后，更换培养基以去除未附着的细胞和残留的红细胞。继续培养，根据细胞密度和生长情况进行传代。

4. 经血

经血中能提取的干细胞类型主要是间充质干细胞，有研究报道能用于妇科疾病的治疗，如卵巢功能早衰、子宫内膜损伤等。然而，经血的量通常很有限，所提取的干细胞数量比较少。另外，经血很难保证无菌，一旦发生细菌污染，就不能使用了。

5. 尿液

从尿液中提取干细胞是一种相对较新的技术，主要用于获得尿液来源的干细胞（urine-derived stem cells，USC）。这些细胞表现出多能性特征，可以分化成多种细胞类型。以下是提取尿液干细胞的基本步骤：收集新鲜尿样，最好是第一次早晨排出的中段尿以减少污染。尿液收集量通常在50～200mL。尽快处理尿液样本，以避免细菌生长和细胞降解。将尿液通过70μm细胞过滤器过滤以去除大颗粒和可能的污染物。将过滤后的尿液在室温下离心（400～600g，10min），以沉淀尿中的细胞。去除上清液，用预热的细胞培养基（如DMEM/F12）重悬细胞沉淀。培养基通常含有抗生素（如青霉素-链霉素）和10%胎牛血清（FBS）以促进细胞生长和抑制细菌污染。将细胞悬液接种到细胞培养板中，并将其放置在37℃、5% CO_2的细胞培养箱中。24～48 h后，轻轻换掉培养基以移除未附着的细胞和可能的污染物。之后，定期更换新鲜培养基。观察细胞附着和生长情况，尿液干细胞通常呈现纤维样形态。当细胞达到70%～80%的融合度时，进行传代，使用适当的细胞分离液（如0.25%的胰酶-EDTA溶液）分离细胞，并继续培养，再进行鉴定和筛选即可获得尿液干细胞。

6. 胎盘和脐带

脐带中提取的干细胞类型是间充质干细胞，在临床研究已广泛用于白血病、冠心病、中风、肝硬化、肠炎、自身免疫性疾病等几十种慢性病的治疗。胎盘体积大，含有更加丰富的干细胞。韩忠朝院士团队率先从胎盘中分离4种类型的干细胞：亚全能干细胞、间充质干细胞、母亲干细胞、造血干细胞。这些类型的干细胞分别在抗衰老、治疗慢性病、治疗产后疾病、治疗白血病等方面具有广阔的应用前景。从骨髓、外周血和脂肪中提取干细胞，均必须进行有创性操作，需要从身体中抽吸骨髓、外周血和脂肪，可能会对人体造成伤害，而且数量有限。从经血和尿液中提取干细胞，数量更加有限，而且很容易发生细菌污染。从脐带和胎盘，尤其是胎盘，提取干细胞，不仅数量巨大，而且活性高、易于标准化制备、不易发生污染。通过将脐带血进行离心和胎盘组织酶解即可获得脐带血干细胞（UCBSCs）、脐带间充质干细胞（UCMSCs），以及胎盘衍生的干细胞，如胎盘间充质干细胞（PMSCs），但目前较少用于骨质疏松症的相关研究。

（二）干细胞的分离与培养

分离培养干细胞是对其进行实验研究的关键，由于目前尚无干细胞的特异性标志，对干细胞的特征描述及其分离方法都是以一个细胞群体的形式进行的。目前用于分离干细胞的方法主要有4种，即密度梯度离心法、流式细胞仪分离法、贴壁筛选法和免疫磁珠分选法。流式分选及磁珠分选等方法对设备及试剂要求高，应用局限。全骨髓贴壁培养法及密度梯度离心法较为常用，但仍有全骨髓贴壁法细胞长出速度较慢、密度梯度离心法所需离心时间较长等不足。其中在研究骨质疏松症方面的实验中，骨髓间充质干细胞是最常用的材料。

1968年Frieden等首次成功提取骨髓间充质干细胞，而后关于如何提取骨髓间充质干细胞的研究逐渐成为热点。正常成年人骨髓组织中，骨髓间充质干细胞占有核细胞总数的0.001%～0.1%，且随年龄的增加其比例逐渐减少（李宪哲等，2019）。若想高效获取原代骨髓间充质干细胞，需优化提取手段。全骨髓贴壁培养法将采集的骨髓与培养基混匀后接种至培养瓶，利用骨髓中不同细胞贴壁性能差异及培养基筛选作用，提取骨髓间充质干细胞，但培养体系易受红细胞代谢的影响（Bornes et al，2015），同时所获取干细胞不纯。

1. 贴壁培养法

贴壁培养法是一种细胞培养技术，用于依赖于附着在固体或半固体表面上才能生长和繁殖的细胞，这些细胞通常被称为贴壁细胞。这种方法是在实验室内进行细胞生物学研究的基本技术之一，特别是对于哺乳动物细胞的研究。在贴壁培养法中，细胞被播种到特制的容器中，如培养皿、瓶或者板（如6孔板、24孔板等），这些容器的表面经过特殊处理以促进细胞的附着和生长。处理方法可能包括涂覆胶原蛋白、纤维连接蛋白或其他类型的细胞外基质成分，这些成分模仿了细胞在体内的自然环境，有助于细胞的黏附、扩散和功能表达。

一旦细胞附着在容器表面，它们就会展开并形成一个单层或多层的细胞膜，这依赖于细胞类型和培养条件。培养过程中，细胞被置于含有适当营养成分、生长因子和维持pH稳定的气体环境（如5% CO_2）的培养基中。细胞会根据其生长特性进行分裂，当它们达到一定密度（常称为"成为对数期"或"接近融合"）时，可能需要通过胰酶或其他非酶方法进行传代，以避免过度生长导致的细胞死亡或分化失常。

骨髓间充质干细胞：5mL骨髓及5mL人骨髓间充质干细胞无血清培养基（添加2%人血小板裂解液）于离心管中吹打混匀后接种至T75培养瓶中，7d后换液，得到原代细胞。分离培养的第3代细胞各$1×10^7$个，用700μL PBS重悬后分装至7个1.5mL EP管中，按照人骨髓间充质干细胞流式鉴定试剂盒的使用要求，向各管中加入相应量的抗体，冰上孵育30min后离心去上清，用500μL PBS清洗1遍，而后加入100μL PBS重悬细胞后进行流式鉴定。

人脐带间充质干细胞：将手术室取下的健康足月生产的婴儿脐带放入无菌生物取样袋中，浸泡于胎盘运输液，通过冷藏生物安全运输箱尽快送达生物实验室进行提取操作。超净台内取出脐带，1%双抗-PBS充分洗涤残留的血渍，用组织剪剪碎至1～3mm^{2}大小组织块，参考Jensen等人的组织块贴壁培养方法（Jensen et al，2018），预先用3mL含体积分数20%胎牛血清的LG-DMEM完全培养基润湿10cm培养皿，将一部分组织块用镊子分散接种于培养皿中，注意不要出现组织块漂浮。分离的细胞均放置在37℃细胞培养箱内培养，倒置相差显微镜下每天观察，每天更换1次培养基。组织块贴壁法培养，待细胞出现集落生长融合至80%以上，弃组织块，用0.25%胰蛋白酶消化传代，以1∶3比例传代，第3代细胞形态均一呈梭形，用作后续实验。

2. 密度梯度离心法

密度梯度离心法是一种生物化学分离技术，用于分离混合物中的分子或颗粒，如蛋白质、核酸、病毒、细胞等。该方法利用离心力和分子或颗粒在不同密度介质中的沉降速率差异来实现分离。在密度梯度离心法中，首先在离心管中制备一个密度梯度，这通常是通过使用不同浓度的糖（如蔗糖、甘露醇）或盐（如氯化铯）溶液层层叠加来实现的。然后，将含有待分离物的样品轻轻覆盖在密度梯度的顶部，并将其放入离心机中旋转。在高速旋转过程中，样品中的分子或颗粒会根据其大小和密度，穿过梯度介质并在特定的密度区域聚集，形成清晰的带或层。最后，通过收集不同密度区域的物质，可以实现对混合物中各组分的分离。

密度梯度离心法是一种高度精确的分离技术，尤其适用于需要保持生物活性或结构完整性的样品。这种方法广泛应用于分子生物学、细胞生物学和生物化学等研究领域。

3. 流式细胞仪分选

流式细胞仪分选是一种利用流式细胞仪进行的细胞分选技术，允许研究者根据细胞的特定物理和化学特性对它们进行快速分离和纯化。这种方法特别适用于需要对细胞进行精确分析和分离的实验中。

在流式细胞仪分选过程中，细胞样本首先被染色，使用的染料可以是荧光染料或其他可以标记细胞特定特征（如表面蛋白、DNA 含量、细胞大小、细胞复杂性等）的标记物。然后，染色后的细胞被稀释到适当的浓度，以便在流式细胞仪中单个细胞可以通过检测区域。

细胞流经检测区域时，它们被一个或多个激光束照射。激光激发细胞中的荧光染料，产生荧光信号，同时也可以收集细胞散射激光的信号，这些信号反映了细胞的大小和复杂性。基于这些信号，流式细胞仪可以对细胞进行实时分析，并根据预设的参数决定是否分选特定的细胞。当细胞通过检测区域并被识别为目标细胞时，流式细胞仪会使用电磁或机械装置将这些细胞分离出来，通常是通过改变细胞流动路径或将其引导到收集容器中。这样，研究者可以收集纯化的细胞样本，用于后续的实验分析或培养。

4. 免疫磁珠分选

免疫磁珠分选（immunomagnetic separation，IMS）是一种利用磁力技术进行细胞或其他生物分子的分离和纯化的方法。这项技术基于特异性抗体与其靶标分子（如细胞表面蛋白）的结合能力，将这些靶标分子与涂有磁性颗粒（磁珠）的抗体相结合，从而使目标细胞或分子具有磁性。然后通过施加磁场，可以轻松地将这些带有磁性的细胞或分子从非磁性的背景样本中分离出来。免疫磁珠分选的步骤通常包括：

① 靶标识别和标记。首先选择针对目标分子（如特定的细胞表面标志物）的特异性抗体，并将这些抗体与微小的磁珠耦合。这些磁珠通常非常小，直径仅为几纳米到几微米，使得它们可以轻松地与目标分子结合而不影响细胞的生理状态。

② 样本处理。将带有抗体的磁珠添加到含有目标细胞的样本中，使其与目标细胞表面的分子特异性结合。

③ 磁性分离。处理过的样本放置在磁场中（通常是通过将样本管放置在磁性分离器中实现）。磁珠及其结合的目标细胞会被吸引到磁性分离器的边缘，而未标记的细胞和其他成分则保留在样本中。然后可以通过移除磁场和洗涤步骤收集纯化的细胞或分子。免疫磁珠分选具有许多优点，包括操作简便、快速、可扩展性强以及能够保持细胞的活性和功能。

（三）干细胞的分化

1. 骨髓间充质干细胞诱导分化

在骨髓间充质干细胞培养液中，加入地塞米松（dexamethasone）、β-甘油磷酸盐（β-glycerophosphate，β-GP）、维生素 C 等可诱导 BMSC 定向分化成成骨细胞（Bornes et al，2015）。另外一些生长因子如：软骨衍生形态发生蛋白-1/2（cartilage-derived morphogenetic proteins1/2，CDMP-1/CDMP-2）、骨形成蛋白-6（bone morphogenetic protein6，BMP-6）、成骨蛋白（osteogenic protein 1，OP-1）、碱性成纤维细胞生长因子（basic fibroblast growth factor，bFGF）、转化生长因子-β1（transforming growth factor-β1，TGF-β1）和 BMP-2,4 也可诱导 BMSC 分化成成骨细胞（王望等，2000）。

第三代骨髓间充质干细胞在 1×10^8 细胞 /L 的密度下，在 6 孔培养板中培养。当细胞达到 80% 的合并度时，将培养基更换为含有 0.1mol/L 地塞米松、50 mg/L 维生素 C、10mmol/L β-甘油磷酸钠的成骨诱导培养基，在 37℃和 5% CO_2 的条件下培养。每 3 天更换一次诱导培养基。在分化的第 21 天，吸去成骨诱导培养基，用 PBS 洗涤细胞，然后用 95% 乙醇固定 10min，用茜素红染色。在 CKX41 倒置相差显微镜（Olympus，日本东京）下观察橙红色结节的大小、数量和染色分布。结节分布代表成骨细胞中钙结节的分布（Huang et al，2013）。

2. 成软骨诱导分化

研究表明，培养前将分离出的 BMSC 低速离心，使细胞形成细胞微团，将其加入无血清培养体系中，在 TGF-3 存在下，BMSC 可向软骨分化。此外，软骨衍生形态发生蛋白-1（cartilage-derived morphogenetic protein-1，CDMP-1）及整联蛋白均可促使 BMSC 向软骨分化。

3. 成脂诱导分化

BMSC 在 1-甲基-3-异丁基黄嘌呤、地塞米松、胰岛素和消炎药等诱导下可向脂肪组织分化。分化的细胞表达过氧化物酶体增殖激活的受体-2（PPAR-2）、脂蛋白脂酶和脂肪酶结合蛋白 Ap2，细胞内出现富集的脂质小泡。该培养条件下，约 95% 的细胞向此系分化，细胞内的脂质小泡持续增加直至充满细胞。

第三代骨髓间充质干细胞在 1×10^8 细胞 /L 的密度下，在 6 孔培养板中培养。制备细胞切片并培养 24h。然后，用含有 DMEM/ 营养混合液 F-12、0.25μmol/L 地塞米松、50μmol/L 吲哚美辛、0.5mmol/L IBMX、10mg/L 牛胰岛素和 10% 胎牛血清（Sigma）的成脂诱导培养基在 37℃和 5% CO_2 的条件下培养细胞。每 3 天更换一次诱导培养基。分化后的第 14 天，移除培养基，用 PBS 洗涤细胞，并用 10% 中性福尔马林在室温下固定 1h。进行油红 O 染色以检测脂肪沉积。在 CKX41 倒置相差显微镜（Olympus）下观察红色脂质滴的分布，以确定脂质滴的分布和脂肪分泌情况。

4. 神经诱导分化

体外实验发现，在无血清的培养基中加入 β-巯基乙醇、硫代甘油等试剂诱导 5h 后，大部分 BMSC 转变为表达 NSE、NF 的神经元样（neurolike）细胞，并有轴突和树突出现，多个神经元之间可形成网络。

在 6 孔培养板中培养密度为 2×10^7 细胞 /L 的 3 代骨髓间充质干细胞。使用含 10% 胎牛血清、20μg/L 表皮生长因子（Sigma）和 20μg/L 碱性成纤维细胞生长因子（Sigma）的 DMEM 预诱导 24h，然后完全更换培养基，用 PBS 冲洗细胞两次。细胞先用无血清 DMEM 培养 5h 至 6d，然后用 Neurobasal Medium/B27 培养基培养。两种培养基均含有 20μg/L 碱性成纤维细胞生长因子和 20μg/L 表皮生长因子。每天观察细胞的形态和数量（Huang et al，2013）。

5. 成肌分化

在培养体系中加入两性霉素 B 可使 BMSC 分化为肌细胞。此外，1999 年 Makino 等首次体外诱导 BMSC 定向肌细胞分化成功，发现 5-氮杂胞苷及 5-氮胞苷和 5-氮杂-2′-脱氧胞苷（5-Aza-2′-deoxycytidine）在两性霉素 B 作用下均可促使 BMSC 向肌细胞和肌小管分化。其中王劲通过比对发现 5μmol/L、10μmol/L 浓度的 5-氮杂胞苷为刺激 BMSC 增殖分化的最佳浓度。有关肌细胞及肌腱的诱导分化的方法还不成熟，有待进一步研究。

（四）干细胞的鉴定

自干细胞研究开始以来，鉴定干细胞的方法和标准已经不断发展和完善。早期，干细胞的鉴定主要依赖于形态学观察和细胞分化的能力。随着分子生物学技术的发展，人们开始通过特定的干细胞标志物和基因表达模式来鉴定干细胞。近年来，随着高通量测序和单细胞分析技术的进步，干细胞鉴定的精确度和深度进一步提高。干细胞鉴定的常用方法：①形态学观察：通过显微镜观察细胞形态，干细胞通常呈现出特定的形态特征，如胚胎干细胞（ES 细胞）通常形成紧密、具有高核质比的集落。②细胞分化能力检测：验证细胞是否能够分化成多种细胞类型。例如，通过诱导体外分化实验，检测细胞是否能够分化成神经细胞、心肌细胞等。③标志物表达分析：检测干细胞特有的表面标志物和内在基因的表达。例如，多能干细胞常用的标志物包括 Oct4、Sox2、Nanog 等。④功能性实验：如软琼脂集落形成实验、细胞球体形成实验等，用于评估干细胞的自我更新能力和多能性。⑤基因组学和转录组学分析：利用高通量测序技术，全面分析干细胞的基因表达模式和表观遗传状态，以鉴定和对干细胞进行分类。

不同细胞的鉴定标准也不尽相同，比如人类胚胎干细胞鉴定标准包括细胞形态（紧密集落）、特定干细胞标志物的表达（如 Oct4、Sox2、Nanog）、体外三胚层分化能力、体内畸胎瘤形成能力。而诱导多能干细胞（iPSC）除了与人类胚胎干细胞相同的鉴定标准外，还需验证重编程因子的沉默以及基因组的稳定性。

如今，干细胞的鉴定和分离依赖于特定的分子特征和表面抗原标记。鉴于干细胞群体的高度异质性和复杂性，寻找新标记并非易事，而这个列表还在不断扩展。干细胞标记通常分为两大类，根据它们的功能和细胞定位分为转录因子和细胞表面标记。转录因子是负责胚胎干细胞特征的网络核心，调节干细胞路径。细胞表面标记是对多能细胞特征识别和分离特别有效的工具，因为这些分子易于抗体识别，例如特异性胚胎抗原（SSEA-1、SSEA-3、SSEA-4）、TRA-1-60 和 TRA-1-81。此外，成体干细胞标记也有被报道，例如 CD133 是一个常见的造血干细胞标记。

国际细胞和基因治疗学会于 2006 年规范的间充质干细胞的鉴定标准：①贴壁生长；②表达阳性表面标志物 CD105、CD73、CD90，不表达 CD45、CD34、CD14 或 CD11b、CD79a 或 CD19、HLA-DR；③具有成骨、成脂肪、成软骨等多向分化潜能。在干细胞的分离与培养后，需基于目标细胞的鉴定标准要求进行观测。

（黄宏兴　万雷　黄佳纯）

第二节　干细胞研究进展

一、干细胞的应用

（一）再生医学

再生医学是一门新的多学科技术，它使用不同的策略，包括基于细胞的治疗、组织工程和基因治疗，来修复、再生和替换细胞、组织或器官，以实现或建立正常的功能（Kabelitz et al，2020）。基于细胞的治疗是再生医学中一种很有前途的治疗方法，可以治愈或治疗各种疾病（Zhu et al，2021）。

基于细胞类型的细胞治疗可分为两种类型：未分化干细胞治疗和完全分化细胞治疗。干细胞是一种非特化细胞，既可以自我更新（分裂繁殖），也可以分化为更特化的细胞。在生命过程中，干细胞理论上从第一个受精细胞（受精卵）到死亡一直存在。

随着再生医学和干细胞技术的发展，一些特定的术语被引入，包括转分化、去分化、重编程和可塑性。转分化，也称为直接细胞重新编程，指的是一个分化的（成熟）细胞直接转化为另一个成熟细胞，而不是通过多能中间状态过渡。去分化是指完全分化的细胞在同一谱系中反向发育到较低分化阶段的过程。重新编程代表了成熟的分化细胞转化为具有多能特性的细胞过程。干细胞可塑性指的是干细胞改变其身份和状态的假定能力，或者换句话说，获得不同于原始组织的细胞类型命运的能力。

1. 人胚胎干细胞

人胚胎干细胞（hESC）是从囊胚期人类胚胎的内细胞团中获得的多能细胞，在培养的很长一段时间内能够增殖而不分化。已知它们产生三个初级胚层（外胚层、中胚层和内胚层）的细胞和组织。尽管胚胎干细胞在治愈和治疗大多数疾病方面具有独特的潜力，但由于一些限制，包括伦理和宗教问题、免疫耐受和畸胎瘤形成的风险，胚胎干细胞的应用受到限制或被禁止（Deinsberger et al，2020）。

2. 诱导多能干细胞

诱导多能干细胞（iPSC）是实验室培养的来源于成体细胞的多能细胞，具有成体细胞和干细胞的生物学优势，可用于治疗多种疾病（Gois Beghini et al，2020）。iPSC 是通过转导和异位表达特定转录因子如 Oct3/4、Sox2、c-Myc、Nanog 和 KLF4 而产生的细胞。关于它们的无限增殖能力，类似于胚胎干细胞，绕过了伦理和免疫原性问题，这些细胞可以在各种疾病中有广泛的应用。iPSC 可广泛用于各种损伤或退行性疾病患者的移植，包括神经疾病（Yu et al，2019）、视网膜变性（Sugita et al，2020b）、肝脏疾病（Sugita et al，2020a）、糖尿病（Maxwellet et al，2021）、心血管缺陷（Yousefi-Ahmadipour et al，2022）、肺部疾病（Alvarez-Palomo et al，2020）、皮肤病（Liu et al，2019 b）、移植物抗宿主病（GvHD）和组织移植（Ozay et al，2019）、不孕不育（Rahmani et al，2019）、血液疾病（Suzuki et al，2020）、肾脏缺陷（Ahmadi et al，2019）、胃肠道疾病（Kitano et al，2017）、肌肉骨骼系统疾病（Iberite et al，2022）。值得注意的是，畸胎瘤的形成是 iPSC 管理的一个重大风险。因此，iPSC 来源的细胞和组织不能致瘤，所有多能细胞在移植前必须完全分化。

3. 人羊膜上皮细胞

人羊膜上皮细胞（hAEC）是一种围产期干细胞，可以很容易地从胎盘最内层分离出来。人羊膜上皮细胞（hAEC）具备胚胎干细胞样的增殖和分化能力，同时展现出成年干细胞样的免疫调节特性，具有易于分离、数量多、无伦理问题、无免疫原性和无致瘤性等优点（Xu et al，2019a）。与 MSC 一样，hAEC 基于细胞间的直接接触和旁分泌机制发挥其保护和再生功能，被认为是基于细胞和无细胞的治疗方法（Fathi et al，2022）。越来越多的证据表明，hAEC 在组织再生和治疗脑等免疫相关和退行性疾病方面具有很高的治疗潜力。同时对神经系统疾病（多发性硬化症、帕金森病、脑出血、脑损伤、痉挛脑瘫），肺部疾病（新冠肺炎相关性急性呼吸窘迫综合征、肺纤维化、支气管瘘、支气管肺发育不良）和肝部疾病（肝纤维化、脂肪性肝炎、肝硬化）损伤，角膜损伤，糖尿病，急性肾功能衰竭，心血管疾病（包括心肌梗死和中风），炎症和自身免疫性疾病（全身炎症、移植物抗宿主病、自身免疫性卵巢疾病、甲状腺炎），其他疾病包括：慢性肾功能不全（如克罗恩病、系统性红斑狼疮）、代谢性疾病（糖尿病）、伤口愈合、Ⅲ期压疮的愈合、骨不连、跟腱损伤以及生殖障碍［卵巢功能早衰、宫腔粘连和阿什曼（Asherman）综合征］等方面都具有治疗潜能（Zhang et al，2020a）。此外，hAEC 的应用已被表明在同种异体移植之前或之后取得了有益的治疗效果（Zhang et al，2020b）。

4. 间充质干细胞

间充质干细胞（MSC）是一种多能基质细胞，可以更新和分化为各种类型的细胞，在免疫调节、组织愈合和再生医学中发挥着关键作用。在动物模型和人类临床试验中，骨髓间充质干细胞在修复各种退行性疾病和免疫介导性疾病的受损组织方面取得了有希望的效果（Markov et al，2021）。MSC 可来源于围产期和成人的几种组织，如骨髓、脂肪、肝、脾、滑液、皮肤、牙髓、牙龈、角膜缘、外周血和月经血、胎盘、脐血、羊水、绒毛膜和华通胶（Markov et al，2021）。骨髓间充质干细胞作为应用最广泛的干细胞类型之一，具有广泛的可获得性和易获得性、低免疫原性风险、高再生能力和免疫调节功能等优点，在各种疾病和条件下具有治疗潜力。MSC 通过三种机制表现其治疗效果：细胞间直接接触、旁分泌活性和分化。MSC 表现出归巢特性并迁移到损伤部位，它们可以分化为损伤部位的局部成分，并释放有助于组织再生的分泌因子，如细胞外小泡、趋化因子、细胞因子和生长因子（Markov et al，2021）。已进行了许多临床试验，用于治疗各种疾病，如中枢神经系统（CNS）相关损伤和神经系统疾病（多发性硬化症、脊髓损伤、中风、脑瘫、孤独症谱系障碍、肌萎缩侧索硬化症、帕金森病、阿尔茨海默病）、肺部疾病［急性呼吸窘迫综合征（ARDS）、支气管肺发育不良（COPD）、慢性阻塞性肺发育不良（IPF）、特发性肺纤维化（新冠肺炎）］、糖尿病、皮肤病（烧伤、伤口）、卵巢功能不全、心血管疾病（心力衰竭、缺血性心肌病、非缺血性扩张型心肌病、严重缺血性心力衰竭、顽固性心绞痛）、消化系统疾病、肝脏疾病、免疫系统疾病（自身免疫难治性癫痫、系统性红斑狼疮）、移植物抗宿主疾病、肌肉骨骼疾病、眼部疾病和肾脏疾病（Hoang et al，2022；Galderisi et al，2022）。

5. 造血干细胞

造血干细胞（HSC）是从骨髓、外周血和脐带血中分离的其他多能细胞（Carrera et al，2019）。与其他干细胞类似，造血干细胞可以自我更新，并能够发育成所有血细胞和免疫细胞，包括红细胞（RBC）、白细胞（WBC）和血小板。造血干细胞通过对称或不对称的细胞分裂在一生中持续维持一定数量。有人假设，利用造血干细胞可以治疗或治愈所有的血液学和免疫系统疾病（Chabannon et al，2018）。造血干细胞通过（反式）分化、产生营养因子和替换丢失或受损的细胞群发挥其治疗作用（Carrera et al，2019）。自体和异体造血干细胞移植通常用于治疗恶性和非恶性血液病、自身免疫性和遗传性代谢疾病。造血干细胞已显示出分化为许多非造血细胞的奇妙潜能，如内皮祖细胞、脑小胶质细胞和大胶质细胞、肝细胞、骨骼肌和心肌细胞（Mosaad et al，2014）。

造血干细胞已应用于在各种血液系统恶性肿瘤，包括霍奇金淋巴瘤、非霍奇金淋巴瘤（NHL）、急性和慢性淋巴细胞性白血病（ALL）、多发性骨髓瘤、急性和慢性髓系白血病（AML、CML）、单核细胞白血病和骨髓增生异常（NCT03613727）的临床治疗中（Gary et al，2020）。此外，还在实体肿瘤，如乳腺癌、神经母细胞瘤、肾细胞癌、尤因、肾母细胞瘤、视网膜母细胞瘤、骨肉瘤、生殖细胞肿瘤和软组织肉瘤（横纹肌肉瘤）方面进行了造血干细胞治疗的临床研究（Mosaad et al，2014）。

已尝试通过自体造血干细胞移植治疗的免疫性疾病有多发性硬化症（MS）、系统性硬化症（SSC）、克罗恩病、胰岛素依赖型糖尿病（IDD）、系统性红斑狼疮（SLE）、类风湿性关节炎和幼年特发性关节炎（Alexander et al，2022）。造血干细胞显示出独特的用于治疗血细胞疾病的潜力（Morgan et al，2017）。应用 HSC 还被认为是治疗人类艾滋病、中枢神经系统疾病（包括中风、创伤性脑损伤和神经退行性疾病［肌萎缩侧索硬化症（ALS）和僵人综合征］（Xiong et al，2017）以及肝脏损伤、心脏、胰腺和肾脏损伤（Mosaad et al，2014）的有价值的干预措施。基因工程和 iPSC 来源的 HSC 被认为是治疗方法和再生医学中有前景的完整 HSC 的替代品。

6. 神经干细胞

神经干细胞（NSC）是一种多潜能的中枢神经系统干细胞，具有良好的自我更新和分化为主要 CNS 细胞类型（神经元、星形胶质细胞和少突胶质细胞）的能力，通过补偿内源性神经元和神经胶质细胞的丢失或不足在维持细胞动态平衡方面发挥关键作用（Zhang et al，2019c）。基于神经干细胞的治疗策略被认为是治疗神经退行性疾病、中风、脑和脊髓损伤等难以治疗的神经疾病的一种有前途的方法（Zhu et al，2021）。神经干细胞的神经退行性变和神经保护作用被认为是由不同的机制介导的，如神经营养免疫因子/炎症调节、神经元可塑性和细胞替代（De et al，2020）。神经干细胞在临床上的应用有几个局限性，包括伦理问题，获取人类神经干细胞的挑战，以及与低存活率、分化和增殖相关的问题。随着干细胞领域新技术的发展和进步，可以不受限制地从 iPSC 或体细胞转分化获得足够数量和质量的 NSC（De et al，2020）。为了评估基于神经干细胞的治疗的可靠性和有效性，一些临床试验针对神经疾病和损伤，如中风、肌萎缩侧索硬化症（ALS）、老年性黄斑变性（AMD）、脑瘫（CP）、缺氧缺血性脑病（HIE）、帕金森病（PD）、进行性多发性硬化症（P-MS）和脊髓损伤（SCI）（Pluchino et al，2022）做了相应的研究。

7. 血管干/祖细胞

血管干/祖细胞（VSPC）驻留在血管中，并产生血管构建、维持、修复和重塑所需的多种类型的血管细胞（Tao et al，2022）。VSPC 的 4 种主要类型是内皮祖细胞、平滑肌祖细胞（SMPC）、周细胞和间充质干细胞，它们在血管生成中发挥重要作用（Lu et al，2018）。

内皮祖细胞被定义为一组干细胞，具有典型的克隆增殖和分化为成熟内皮细胞（ECs）的能力，这些细胞存在于各种组织中，包括骨髓、脾、血管壁、脂肪和胎盘（Tao et al，2022）。内皮祖细胞通过直接和间接旁分泌活动显示血管再生功能，这些活动涉及血管生成、动脉生成（侧枝生长）和新生血管生成（新毛细血管的生长）（Pyšná et al，2019）。已经进行了几项临床试验，以评估内皮祖细胞在外周动脉疾病、冠状动脉疾病、扩张性心肌病、缺血性中风、顽固性心绞痛、动脉粥样硬化、严重肢体缺血、肺动脉高压、糖尿病足、肝硬化、淋巴水肿、勃起功能障碍、骨缺损等方面的治疗潜力（Keighron et al，2018）。

SMPC 可以分化为成熟的血管平滑肌细胞（SMCs），这是收缩血管、调节血管扩张和血压所必需的（Tao et al，2022）。骨髓、血液、血管壁、骨骼肌、肾脏和血管外基质是 SMPC 的主要来源（Lu et al，2018）。在不同的条件、机械影响和生长因子刺激下，SMPC 可以表现出不同的表型，如合成或增殖、炎症、成骨、内吞和其他表型。一些血管疾病的发病机制，如动脉粥样硬化、血管机械损伤和修复，以及血管再狭窄，都被认为与 SMPC 的增殖和向平滑肌细胞的分化有关，这些细胞通过稳定动脉粥样硬化斑块和新的内膜形成而导致血管再狭窄。

周细胞是基底膜内的多功能血管周细胞，显示干细胞特性，具有产生多种细胞类型的能力（Courtney et al，2020）。已经证明，周细胞参与分化为其他类型的细胞、血管生成、维持血管结构的完整性、介导炎性反应（细胞因子和趋化因子的分泌）以及碎片吞噬（Courtney et al，2020）。由于周细胞的多功能性，周细胞已被引入作为一种有吸引力的治疗选择，特别是对于缺血性和血管功能障碍相关的疾病。

8. 表皮干细胞

人皮肤表皮干细胞（EpiSC）是具有无限增殖潜能以及多向分化能力的专能干细胞，广泛存在于表皮基底层以及毛囊隆突部位（Tao et al，2022）。作为一种具有无限增殖潜能的细胞群，EpiSC 不断产生功能细胞，以取代受损或死亡的细胞，用于皮肤的再生、新陈代谢和伤口修复。具有潜在抗衰老特性的 EpiSC（Sohn et al，2018）可用于治疗烧伤、先天性皮肤损伤、慢性伤口、大疱性表皮松解症、白癜风、角膜缘干细胞缺乏症、脱发和尿路再生。

（二）在疾病治疗中的应用

干细胞（SC）在医学和生物学上具有巨大潜力和广阔的应用前景，由于 ESC 存在着移植免疫排斥的限制和伦理学方面的问题，使相关研究和应用均受到极大的限制。直接从患者自身获得的精原干细胞（SSC）应用于本人相关疾病的研究和治疗，而 SSC 只能在体外有限扩增，由于 SSC 的多系分化能力较弱，通过体外的扩增培养虽能够提高转化效率，但是体外的扩增培养后是否会引起 SC 遗传特性的改变而降低细胞功能，目前尚不完全清楚。可以说 ESC 和 SSC 研究对生命科学领域具有极重要的意义。

1. ESC 是研究个体发育的良好材料

来源于胚胎的 ESC 具有发育全能性、无限扩增性及可操作性，ESC 为在分子水平和细胞水平上研究个体发育中的极早期事件提供了良好的材料。由于现代分子生物学的快速发展，通过比较 ESC 不同发育阶段的 SC 和分化细胞的基因转录和表达，可研究胚胎发育和细胞分化的分子机制，并可进一步发现新的基因（郑良栋等，2016）。

2. SC 细胞移植治疗疾病、构建人工组织或器官

从理论上，SC 可用于临床细胞移植而治疗各种疾病和构建人工组织或器官。最适宜治疗的疾病有组织坏死性疾病，如缺血造成的退行性病变和自身免疫性疾病等。应用 SC 治疗疾病较传统方法有很多优点，如低毒性或无毒性，长期有效；应用自身 SC 移植还可避免产生免疫排斥反应等（王巍等，2017）。

3. ESC 的克隆研究

将 ESC 分离并使它们向特定的方向分化，进而形成健康组织，健康组织再逐渐替代病变组

织，从而治疗由变性组织引起的疾病和并发症。以 ESC 作为核供体进行核移植后，短期内即可获得大量基因型和表型均完全相同的个体。ESC 与胚胎嵌合生产克隆动物，能够解决哺乳动物远缘杂交困难的问题。

最近有报告指出，将一种药物推向市场的最终价格约为 10 亿美元，研究所需时间长达数年（Fatehullah et al，2016）。SC 可用于新研发药物的药物毒理、药理药效、药物代谢等细胞水平的研究。利用 ESC 体外分化的细胞组织进行检验筛选新药，可以明显减少药物实验所需实验动物及其人群数量需求（徐梦莎等，2017）。随着 iPSC 的发展，越来越多的研究使用该技术动态模拟人类中枢系统疾病的进程和病理变化（沈露萍等，2018）。据报道由 SC 衍生的小肠可构成一个极好的新药物研究模型，可以识别新的分子途径，探讨新的治疗方法；由 SC 衍生的小肠三维有机体模型，能更好地反映活体肠上皮的生物学特性，使其成为高通量筛选候选药物的生理平台（Mochel et al，2017）。

4. 利用 SC 生产转基因动物的高效载体

日本京都大学的研究人员利用 iPSC 制作出能产生多巴胺的神经细胞，而后移植到患有帕金森病的猴子脑部，这些利用 iPSC 产生的神经细胞，在帕金森病猴子脑中存活长达半年多并持续释放多巴胺，极大减轻了患病猴子的症状。iPSC 由成人体细胞重组而得，可以最大程度避免免疫学的组织不相容性，但是目前产生阿尔茨海默病患者特异性细胞的效率较低，并且可能导致肿瘤发生，这些都阻碍了其在临床试验中的应用（张喻等，2015）。在小鼠实验中利用 iPSC 产生成釉细胞，将老鼠齿源性上皮细胞与来自小鼠的 iPSC 混合培养，使 95% iPSC 转化成成釉细胞。有学者将 ESC 分化为视网膜色素细胞后移植至视网膜，治疗两例分别因老年性黄斑变性和 Stargardt 病视力严重下降患者，4 个月后随访患者视力均改善，并未发生癌变和排斥反应。

二、干细胞研究的现状

（一）临床研究与应用现状

干细胞治疗的优势明显，如安全、治疗材料来源充足、治疗疾病范围广等，许多国家均将其作为重要的研究发展方向，目前已上市的干细胞临床药物多集中在西方国家，其中又以美国最多。

临床需求给市场带来更大的发展空间。根据疾病的不同，全球干细胞治疗市场主要针对地中海贫血、脑瘫、糖尿病、白血病、孤独症等疾病（潘霖等，2023；Zhou et al，2022；何正义等，2022；Ye et al，2023；Zeng et al，2022）。随着糖尿病等疾病发病率的逐年上升，增加了对干细胞的临床需求，从而推动了干细胞治疗市场的发展。全球知名调研机构 Technavio 发布的报告指出，2020 年至 2024 年全球干细胞治疗市场有望增长约 5.8 亿美元，预计将以 7% 的复合年增长率增长。

国际干细胞库也飞速发展。1990 年至 2009 年，全世界约有 40 万份脐带血储存于国际公共干细胞库中，其中约 1.4 万份用于无亲缘关系一体的临床治疗。而储存在自体库中的约 90 万份脐带血，仅有约 100 份应用于自体移植。全球主要国家已建立 100 多家公共脐带血库和超过 300 家的家庭脐带血库，保存无关供者脐带血干细胞超过 30 万份，自体储存脐带血超过 150 万份。

2015 年，国家食品药品监督管理总局颁布了首个针对干细胞临床研究管理的规范性文件《干细胞临床研究管理办法（试行）》，对我国干细胞行业进行逐步规范。根据国家药品监督管理局公布的信息，截至 2019 年 9 月，我国已备案的干细胞临床研究机构有 103 家，进行项目 73 个。由于我国专利产品转化能力相对较弱，根据《体细胞治疗临床研究和转化应用管理办法（试行）》的指示，允许经临床证明安全、有效的细胞治疗项目备案后在相关医疗机构进入转化应用（项楠等，2020）。截至 2021 年 8 月，国家药品监督管理局批准进行临床研究的干细胞制剂共 16 个。

（二）干细胞治疗立法与监管现状

美国将干细胞归入药物范畴进行管理，并出台相关法规。2005 年后，美国先后通过《干细胞研究促进法案 2005》《干细胞研究促进法案 2007》，意味着联邦政府对胚胎干细胞研究的限制有所放松；直到 2009 年，贝拉克·奥巴马总统签署并发布了 13505 号总统行政令（EO），即《消除人类干细胞科学研究的障碍》，这是美国在干细胞领域大力发展的里程碑。目前，美国有《美国食品、药品和化妆品法案》《公共卫生服务法案》《联邦规章典集》两部法律和一部法规，促进了干细胞产品在美国的安全、稳定发展。同时，还颁布了《人体细胞及组织产品的管理规定》《细胞和基因治疗产品的有效性试验指南》《细胞治疗与基因治疗产品的早期临床试验设计的考虑指南》等 19 个指南，涵盖了干细胞产品的临床前研究、生产企业资格认定、生产设备、细胞提供者、使用和控制、使用后不良反应等方面。除 FDA 颁布的以上指南外，美国环境保护署、美国国家科学院、美国人类研究保护办公室、美国卫生和人类服务部、美国国家卫生研究院均是其法律意义上的监管主体，同样发布了干细胞相关的法律法规或监管原则（陈云等，2018a）。

欧洲联盟（简称欧盟）将干细胞归入药物范畴管理，专门成立了先进技术疗法委员会（CAT），对干细胞药品进行集中化审评管理（吴曙霞等，2016）。1993 年颁布的《医疗器械法》及 2001 年颁布的《医药产品法》对欧盟干细胞生物学研究、干细胞临床试验及转化应用方面均有指导作用（Salmikangas et al，2015）。为确保涉及细胞疗法的药物受到适当的授权、监督和管理，欧洲药品管理局（EMA）于 2007 年颁布了《先进技术治疗医学产品法规》以降低管理的风险（谈在祥等，2021）。

韩国颁布的《药事法》《药事法实施条例》对干细胞治疗产品在研发的各个阶段、审批及上市后的管理进行监督。日本出台的《再生医学安全法》对所有安全性、有效性尚不确定的细胞医疗技术进行监管，同时还颁布了《医药品、医疗器械法》，对生产和销售再生医学产品和细胞治疗产品的公司进行监管（陈云等，2018b）。

我国卫生部于 1998 年 10 月组织国内相关专家研讨、制定并草拟了有关我国脐带血造血干细胞库建立的管理方法，并于 1999 年 7 月正式颁布，实现了我国脐带血造血干细胞库建立的宏观调控、总体布局与发展规划的指导。但一些不法医疗机构利用法律和监管漏洞为患者提供未经批准的干细胞治疗（Petersen et al，2014），导致乱象频发。经过一段时间治理后，主管部门对 2011 年前的干细胞临床研究与治疗领域颁布禁令，暂停了所有干细胞的临床试验与申请，随后我国干细胞产业进入了停滞期。直至 2015 年，国家卫生和计划生育委员会与国家食品药品监督管理总局共同颁布了《干细胞临床研究管理办法（试行）》《干细胞制剂质量控制及临床前研究指导原则（试行）》，重新规范了再生医学的临床研究与应用，成为指导我国干细胞产业专项监督检查的主要文件。2017 年，国家食品药品监督管理总局颁布了《细胞治疗产品研究与评价技术指导原则（试行）》，对干细胞治疗产品的原材料、制造过程、质量和安全性评估的研究及开发进行了强调，为干细胞产品的临床转化提供了坚实的法律支撑。

三、中医药与干细胞

（一）中医理论与干细胞

现阶段，随着国内外老龄化趋势的加剧，因年龄增长产生的受损组织再生和替换的需求正在不断扩大。针对此类需求，利用活检获取已分化细胞是临床选择之一。这类细胞在适当的支架上扩增后能够用于受损组织的修复。但该方法体外培养效率低下。干细胞具有高度增殖能力，是解决上述问题的有效方法之一（Bacakova et al，2018）。

传统中医药文化是中华民族智慧的结晶，是在中医药理论的指导下利用天然药物保护与增进人类健康，预防与治疗疾病的医学科学。传统中医药理论中并没有对再生医学有明确的理解和叙述，但两者"治本"的基本理念和"治病"的临床实践是高度相似的。生机是机体自我调节和修复再生能力的表现，是维持人体健康的根本，属于中医概念中"神"的范畴。古籍中有云"神者，生之制也""失神者死，得神者生也"。因此，中医多是从整体出发，基于人体自身再生能力和自我调控机制使用中药或自然方法预防和治疗疾病。而维护生机也是再生医学治疗疾病的关键理念，亦是预防疾病和健康长寿的秘诀所在。

中医"肾精"理论与再生医学观念也存在相通点。《医学正传》中提到："肾元盛则寿延，肾元衰则寿夭。"外邪入侵或机体衰老的内在表现也是精气神的虚衰，肾精的亏虚（集川原，2022）。NSC与中医"肾精"相似，甚至被认为是"肾精"在细胞层面的特殊表现（招远祺等，2015）。古籍中有云："人始生，先成精，精成而脑髓充。"人体中封藏于肾的"肾精"是形成"神"的基本物质。而NSC能分化为神经元和星形胶质细胞等，是多种脑细胞的前体细胞，也是中枢神经系统分化完整的基本条件。其次，NSC可促进神经细胞的增殖和造血相关细胞的分化，影响个体生命的发育和成熟。这与"肾主生殖""肾藏精，精生血"的中医理论不谋而合。人体之"精"又分为"先天之精"和"后天之精"。男女两精结合是人体生命产生和发展的本源（王波等，2018）。《黄帝内经》曰"夫精者，身之本也""两神相搏，合而成形，常先身生，是谓精"。"先天之精"禀受于父母，经过水谷之精的滋润、滋养使其在肾脏藏而化生。在再生医学中干细胞是促进创伤修复和调控组织再生的关键。其中胚胎干细胞来源于胚胎，分化为整个生命个体，类似于生命发生时藏于肾脏的"先天之精"。成体干细胞是存在于已分化组织（肝、脾等）中的干细胞群体，类似于贮藏在脏腑的先天之精（脏腑之精）（王波等，2018）。藏于各大脏腑中的"肾精"经过"肾气"的激发或中药的干预可进一步弥补器官的生理性损伤和组织缺失，故古书中有云："肾为先天之本。"除此之外，机体内还存在"骨髓之精"，类似于调控氧化应激的骨髓干细胞。因而，"肾精"的充盈是机体具备再生作用的关键基础，故中医常突出强调"先天禀赋"的重要性。先天禀赋好的个体，后天所具备的再生修复能力强，表现为不易患病或患病后能快速康复。

阴阳学说也体现着机体再生功能的制约和平衡。人体内阴阳双方可在生理和病理状态下调节平衡，因此有学者认为：人体的再生修复功能也是阴阳自和的作用体现（王波等，2018）。正常生理条件下，细胞和组织自然衰老凋亡，由崭新细胞和组织补充以维持原有结构和功能，这体现了机体系统内部的自我调节的能力。这也正是中医理论中阴平阳秘和阴阳自和的自然过程。此外，五行学说中的生克制化也体现了脏腑之间相互滋生、制约的平衡状态。依据中医药相关理论，确定治则治法，确定中药类别和干细胞类型，选择具体中药和干细胞进行协同治疗会更加准确、有效。

（二）依据中医药理论调控干细胞的生理功能

中药是在中医药理论指导下使用的天然药物，是中医药的主要应用形式和体现，也是化学物质的重要来源。现阶段，有研究证明中医药理论中不同的治则治法对干细胞功能有着不同影响（Wang et al，2022b）。由于国际上越来越多的研究聚焦于中药及活性成分对干细胞的影响，因此以下针对现阶段科研上常用的干细胞类型阐述中医药在其中的干预调节作用。

1. 依据"扶正""调和"调控 ESC 增殖、分化

ESC 是再生医学的重要细胞来源，具有高度自我更新和多向分化的潜能，理论上可以分化为机体内几乎所有细胞类型，在临床治疗中有广泛的应用。ESC 被认为是人体在肾脏藏而化生的"先天之精"（王波等，2018）。因此，体外分化存在影响，补肾方的含药血清可明显促进拟胚体分化为类卵泡结构（周天秀，2016）。而生半夏汤的含药血清能够诱导小鼠 ESC 的晚期凋亡，但干姜和半夏配伍组合能够抑制晚期凋亡并促进 ESC 的增殖和分化（张志伟，2016）。另外，中药方剂扶正化瘀方处理后，可引起 ESC 细胞内白蛋白、代谢酶和转运蛋白的表达增加以及胞内 Wnt 信号通路的激活，使其趋向于肝细胞分化（Chen et al，2016）。此外，缩泉丸（Xu et al，2018）、川芎（Wang et al，2019）、赤芍（Xu et al，2017）等中药对 ESC 的增殖也存在影响。

2. 依据"补法""活血化瘀法"调控 MSC

MSC 是非造血、多能的成人干细胞，可从骨髓、脐带、脂肪组织、大脑甚至牙龈中获取（Hade et al，2021；Kim et al，2021），能定向分化为软骨细胞和骨细胞并分泌外泌体和生物小分子参与组织的再生与修复。例如：MSC 分泌过表达低氧诱导因子 1α（hypoxia inducible factor 1α，HIF-1α）的外泌体，促进心肌梗死模型中因缺氧受损的内皮细胞血管生成能力的恢复（Sun et al，2020）；改良后的人骨髓 MSC 分泌的外泌体也可抑制心肌细胞的细胞焦亡（Mao et al，2019）等。

（1）依据"补法"调控 MSC 的增殖和分化

现代医学中的 MSC 与中医"髓"的概念相呼应。中医认为"肾藏精，主骨生髓，肾精足则脑髓充养"。因此具有"补肾益精""补气养血""舒筋活络""强筋骨"等功效的中药或处方多用于调节间充质干细胞活力和增殖。金匮肾气丸和六味地黄丸等中药补肾强骨名方的含药血清刺激衰老骨髓中的 MSC 后，细胞中Ⅰ型胶原蛋白和碱性磷酸酶表达升高，促进了体内的成骨分化（黄勇等，2022）。扶芳藤含药血清能激活胞内 Notch1 通路刺激骨髓 MSC 的增殖，促进 MSC 胞内胰岛素的释放，修复炎症损伤引起的胰岛素功能损伤（吴玲玲，2022）。而七方痹敏汤在 MSCs 治疗过敏性鼻炎中具有额外的治疗作用（Fu et al，2019），使用七方痹敏汤刺激 MSC 后再注射会显著抑制卵清蛋白诱导的过敏性鼻炎的症状，减轻鼻黏膜病理变化（Fu et al，2019）。

除此之外，中药复方冠心丹参方（Han et al，2019）、中成药参附注射液（Chen et al，2022a）等，中药地黄（Lian et al，2021；Zhu et al，2019）、铁皮石斛（Peng et al，2019）均可促进间充质干细胞的分化和增殖。中药成分白藜芦醇（Choi et al，2019）、姜黄素（Deng et al，2021）、灵芝酸-D（Yuan et al，2022）、人参皂苷 Rg1（Wang et al，2021a）、淫羊藿苷（蔡叶等，2023；Zeng et al，2023）、樟脑醌（Maharajan et al，2021）、当归多糖（任春贞等，2020）、黄芪多糖（舍雅莉等，2019）、细辛脂素（He et al，2021）、黄芩苷（Tian et al，2018）等也均可维持间充质干细胞活力和功能，促进其增殖。

（2）依据"活血化瘀"法调控 MSC 外泌体的分泌和迁移

"活血化瘀"法是中医八大法中的消法。《血证论》记载："盖瘀血去则新血已生。新血生而

瘀血自去"。认为"生新"是活血化瘀法的本质。这与 MSC 动员入血、衍生出外泌体修复损伤的过程高度吻合。因此，中药是依据"生新"和"活血"理论调动 MSC 及其外泌体发挥治疗作用的。例如：中药复方象皮生肌膏预处理后的骨髓 MSC 衍生的外泌体就能够促进人脐静脉内皮细胞（human umbilical veinendothelial cells，HUVECs）增殖、迁移、小管形成以及血管内皮生长因子的表达（刘颖等，2023）。活血化瘀名方速效救心丸的含药血清可增强 MSC 衍生的外泌体迁移能力和对心肌梗死的治疗作用（曹玮龙，2022）。此复方以 GTPase 依赖性的方式上调心脏间充质细胞中 Rab27bmRNA 水平、促进 Rab27b 蛋白产生，诱导外泌体分泌以调节心脏稳态，保护心肌细胞、促进心脏修复（Ruan et al，2018）。而经复方通心络预处理过的 MSC 衍生外泌体可以迁移到大鼠心脏的梗死区域，显著改善左心室射血分数，减少梗死面积（Xiong et al，2022）。

3. 依据"精气血互生"理论调控 HSC 增殖、分化

HSC 是存在于造血组织中的原始细胞，是大多数造血细胞和免疫细胞的起源。出生后，骨髓成为 HSC 的主要来源。在胚胎迅速生长中的骨髓中造血干细胞多处于增殖周期，而在成年人骨髓中多处于静止期。

临床上中医学者多是基于"精气血互生"理论调控 HSC 功能的。其中扶正补血食疗方的含药血清能抑制 HSC 的凋亡，促进 HSC 增殖，并通过影响 Notch 信号发挥抗化疗后的骨髓抑制作用（汪旭，2022）。该方本身就具有补血养血的功效，所以对机体内的造血相关细胞具有一定的影响。而龟鹿二仙胶滋阴填精，益气壮阳，其含药血清显著下调 β-gal，p16INK4a、p53 和 p21Cip/Waf1 蛋白表达以延缓环氧酰胺诱导的 HSC 衰老（Wang et al，2020a）。方中药物少有补血功效，反而多以补气填精为主，却最终起到了延缓 HSC 衰老，维持正常造血的作用。此研究验证了"气"能鼓动"精"等物质转化为"血"暂时弥补身体中血不足的现象，也印证了"精血同源""气能生血"的中医理论。复方阿胶浆气血双补，补气能行血、摄血以推动和维持血液在脉管中正常运行。而补血能增加血液对气的濡养作用，两者相互影响、相互作用。因此该方能够参与机体造血功能的调节。有实验证实，在给予复方阿胶浆 10 d 后，骨髓抑制小鼠的 HSC 的占比显著增加，造血祖细胞向所有谱系细胞的分化增强，加速了体内造血功能的恢复（Zhang et al，2019a）。此外，中医认为，"气为血之帅"，气是血液生成的动力，能参与、促进血液的化生。例如：补气代表药黄芪中的黄芪多糖能与骨髓中的 HSC 直接结合，增强细胞中 FOS 表达，保护HSC 免受环磷酰胺等化疗诱导的骨髓抑制（Bao et al，2021）。并且黄芪多糖与当归多糖共同使用还能激活 RAS-MAPK 信号通路调控骨髓 HSC 增殖、分化（许卓，2020）。

现阶段，HSC 在移植领域取得重大进展，但对于在术后促进恢复方面的应用仍很有限。HSC 移植后会在患者体内引发移植物抗宿主病导致死亡。研究人员认为这种外源性造血干细胞的侵入引起的 T 淋巴细胞激活会是患者体内的"邪毒"。"五行"理论中认为："邪毒"伤肾起始，肾精亏虚，无法鼓动五脏正气，逐渐累及其余五脏，机能减退，病邪丛生（李慧等，2018）。中医药在分阶段干预多发性骨髓瘤患者自体 HSC 移植过程中具有协同、互补的作用，促进造血系统的重新构建、减少不良反应的发生。其中益髓解毒方益精填髓，显著提高骨髓瘤患者的完全缓解率和深度缓解率，有效预防相关并发症的发生（王晓晨，2020；李宗宏，2021）。在移植HSC 治疗重型再生障碍性贫血过程中，补肾活血化瘀类中药相较于非中药制剂更能降低移植的失败率和治疗相关的死亡率，并提高移植患者的总生存率（Ye et al，2014）。此外，中药补气药黄芪（Li et al，2021b）、补血药当归（Liu et al，2019）及地榆（Song et al，2021）也能增强和保护造血干细胞功能。

4. 中医药和再生医学发展前景

（1）中药作为生物材料影响干细胞功能

中药提取物及其天然分子也可作为功能材料和信号分子在生物科学领域中发挥作用。与现代医学材料相比，中药提取物倾向于被制成具有较好生物兼容性的生物材料。主要是由于中药提取物本身就是多成分的，包括细胞所需的诸多营养物质，不依赖外源性营养物质的加入便可以一定程度上促进干细胞的增殖和分化，例如中药牛骨（Luo et al，2021；Ayala-Ham et al，2022）。这也是在调控干细胞层面，中医药的另一大优势。

伤口愈合是一个高度协调的过程，涉及多种细胞的参与。围绕此方面开发出包含中药成分的生物材料是可行的策略。例如：在机械力的作用下，可制备出聚氨酯天麻素与纳米羟基磷灰石结合的复合材料，用于伤口愈合。使用这种复合材料体外共同培养 RAW 264.7 骨髓 MSC、巨噬细胞以及 HUVECs，可使巨噬细胞趋向于 M2 型分化并提高骨髓 MSC 中 BMP-2、ALP 等成骨相关因子的表达，加速成骨、血管生成以及伤口愈合（Li et al，2022）。除此之外，具有良好生物相容性的中药鱼胶原蛋白膜也可用于 MSC 的增殖和分化（Li et al，2022）。蛋白膜由于木黄酮、淫羊藿苷及柚皮苷等中药成分的加入，其自身的溶解性和体外生物降解性得到增强，并且在此类胶原膜上培养 MSC 会提高细胞增殖调控基因水平和增殖速率（Li et al，2022）。

中医根据中医药理论选择有效的中药，但中药及其提取物的作用机制需要进一步的研究。其中各成分的功能鉴定是制备生物材料的前提。以目前的技术，也很难解决这个巨大难题。这也导致生物材料制备所用的中药多是以中药成分的形式出现，而非提取物。但探索中药与现代医学融合的研究仍在继续，有希望产生包含中药提取物的新型生物材料。

（2）iPSC 可能是中医药和再生医学发展的新工具

iPSC 是使用多种载体在终末分化的体细胞中导入 Oct4、Sox2、Klf4 等转录因子，重编程后获得的一类多能干细胞。自 2007 年山中伸弥首次成功将体细胞重编程为具自我更新能力的干细胞以来，相关研究和应用不断被挖掘（Aboul-Soud et al，2021）。iPSC 分化为特定细胞群的过程冗杂多变（诱导分化过程的突变和畸形瘤的形成），但却能规避胚胎干细胞应用附带的伦理和法律问题。在理想情况下，来源于个体患者的 iPSC 可产生多种类型的细胞、组织以及器官从而进行疾病建模和治疗。例如：基于 iPSC 技术的肝病、心肌梗死以及阿尔茨海默病的疾病建模和药物筛选（Chen et al，2014）；使用嵌合抗原受体（chimeric antigen receptor，CAR）工程编辑后，iPSC 衍生 CAR-T（van et al，2024）、CAR-NK（Siegler et al，2018）和 CAR-巨噬细胞（Zhang et al，2020a）治疗肿瘤等。

中药也能解决 iPSC 所面临的问题。在 iPSC 定向分化为特定细胞的过程中，畸形瘤的产生是重大疑难问题。近期研究表明，中药蜂毒和黄连醇提物都能抑制畸形瘤的产生，但是两者发挥作用的机制不同。前者通过钙蛋白酶途径去除 iPSC 中致畸性的细胞亚群，降低畸形瘤产生的风险（Kim et al，2020）。而后者是通过选择性诱导未分化的 iPSC 中的 DNA 损伤和活性氧的产生，降低细胞活力诱导细胞凋亡（Kim et al，2023）。除此之外，部分中药也可调节 iPSC 的分化。活血化瘀药丹参，味苦、性寒，有活血化瘀、清心除烦、养心安神的功效。经证实，丹参能促进 iPSC 分化为神经元（Shu et al，2014），并且其中丹酚酸 B 还可保护 iPSC 衍生的 NSC 免受过氧化氢造成的损伤（Shu et al，2015），维持正常脑功能。

现如今，iPSC 技术在多个领域中快速更新发展，但与中医药的结合却很少。目前的大多数研究也仅是围绕中药成分在 iPSC 分化为神经或心脏细胞中起到的相关作用开展探讨，研究的范围比较局限。比如利用 iPSC 进行中医证候相关的疾病建模，或者是阐述中医的"精气血互生""阴阳五行"理论的科学性等都是较好的想法，但鲜有人付诸实践。因此中医药与干细胞之间仍然存在巨大的应用潜力和可能，等待发掘。

5. 中医药与再生医学发展面临新挑战

衰老和疾病引起组织器官衰竭、缺损或功能障碍的人数正在逐年上涨。据统计，现阶段我国一线城市心力衰竭的治疗费用就给患者带来巨大的经济负担，其中手术费用和住院费用占据多数，进而造成患者的心理负担（宣建伟等，2017）。与此同时，每年常见的烧伤、烫伤群体也非常庞大。而烫烧伤的传统治疗方法已无法满足现阶段人民对健康保健的需求。虽然《干细胞临床研究管理办法（试行）》《干细胞制剂质量控制及临床前研究指导原则（试行）》和《干细胞制剂制备与质检行业标准（试行）》等法规的颁布，加大了对中医药和干细胞的扶持力度，但仍只有少数人从事干细胞与中医药的相关研究。除此之外，中药种类繁多、成分复杂、产地分散、各种替代品层出不穷，加之中药生长环境、采收季节以及炮制工艺的差异，都会造成化学成分的变化，使中药的标准化和质量控制成为难以跨越的障碍，阻碍中医药与再生医学的结合发展（李红梅，2022）。

四、我国干细胞产业发展面临的问题与未来趋势

（一）伦理问题

建立健全的干细胞临床研究伦理委员会是干细胞临床研究顺利进行的必要条件，但我国干细胞临床研究伦理委员会组织建设相对滞后。主要表现为以下两方面：①未设专门的干细胞伦理委员会对干细胞临床研究进行审查。相较于国外的伦理委员会体系，每个研究院所均有相应的指南或标准对涉及伦理问题进行规范，我国对干细胞"是否为生命体"这一问题的争议较少，故我国尚未建立相关的伦理体系。②为限制干细胞相关的不道德研究和治疗，国际上将《世界医学协会赫尔辛基宣言》《贝尔蒙特报告》作为干细胞研究的基本伦理原则，但仅部分国家承认并严格遵守，目前我国严格遵守该文件的研究机构较少。若干细胞人体试验只能在已有伦理准则下实行，还存在隐私和知情问题，干细胞来源于人体，含有个人大量的遗传信息和研究数据信息，若将人体或其细胞、组织用于研究项目时，必须征得参与者的知情和同意。

（二）立法问题

目前，我国干细胞领域并无统一立法，这也是制约我国干细胞产业有序发展的重要原因。《中华人民共和国民法典》第一千零九条规定首次在立法层面上对人体基因、人体胚胎等问题进行立法规范，但仅限于不得危害人体健康、违背伦理道德及损害公共利益基本的科研底线，并未对干细胞领域的应用、产业发展等问题进行规定。政府针对干细胞领域颁布的文件多以部门规章或政策、指南为主，并未在法律层面对干细胞领域的发展及应用作出相关规定，故对干细胞发展的规范效力较弱。2015 年颁布的《干细胞临床研究管理办法（试行）》《干细胞制剂质量控制及临床前研究指导原则（试行）》以及 2017 年颁布的《细胞治疗产品研究与评价技术指导原则（试行）》是目前指导我国干细胞领域发展的规范性文件，虽然规范了干细胞临床研究行为，促进了干细胞研究的健康发展，但其约束能力较小，对违法活动的惩戒较局限（姜天娇等，2016）。

（三）监管问题

2017年，国家食品药品监督管理总局受理了超过40项细胞治疗产品的审批。2019年初，国家卫生健康委员会发布《生物医学新技术临床应用管理条例（征求意见稿）》，将干细胞产品列为高风险生物医学新技术，该类产品虽属研发能力较强的创新型企业研发产品，但开展干细胞临床研究的机构水平参差不齐。至今，细胞类产品被列为生物制药Ⅰ类，《中华人民共和国药典》中仍无相应的质量评价标准，严格监管、审批干细胞治疗项目及产品是我国政府面临的挑战。

（四）当前的挑战

在干细胞疗法快速发展的当前阶段，仍然重要的是不要忽视它们带来的一些问题。首先要考虑的问题是供应链的来源，因为存在伦理和法律方面的考虑（King et al，2014）。胚胎干细胞的使用受到伦理争论和法律限制，而成人干细胞的获取和放大在技术上是棘手的，并存在质量控制问题（Chen et al，2020b）。长时间连续培养引起的另一个问题是细胞活力的丧失，导致增殖和分化能力降低。解决这一问题需要使用新材料，如二氧化硅纳米颗粒，以长期保存干燥状态下的干细胞（Gallina et al，2015）。其次，干细胞分化的效率和方向是一个主要问题，因为这决定了治疗的有效性。定向分化是一个复杂的过程，我们尚未完全了解，许多因素，如细胞培养条件、细胞因子和信号通路可以影响这一过程（Kim et al，2016）。因此，仍然需要更多的研究来更好地控制干细胞的分化方向和质量，以防止不良事件，如肿瘤发生（Andrews et al，2022）。干细胞治疗的另一个关键决定因素是靶向细胞迁移的能力。在承担其分化作用之前，干细胞必须被有效地输送到预定的部位。目前，大多数干细胞治疗方法采用静脉给药，这在促进从血液循环到组织的靶向迁移方面显示出有限的效果（Liu et al，2020）。干细胞移植后的存活是干细胞治疗面临的另一个主要问题。干细胞治疗的特点是MHC和HLA的低表达，具有降低免疫原性和显著增强对移植物抗宿主反应的抑制潜力。然而，由于与干细胞治疗相关的预扩张技术的限制，其免疫豁免权逐渐受到损害。在注入人体后，体内炎症因子的存在进一步增强了干细胞的免疫原性，从而增加了排斥反应的风险（Barrachina et al，2017）。移植后细胞的存活和生长受到宿主免疫系统的影响，因为宿主对异基因造血细胞的免疫反应直接导致了移植排斥反应（Sanz-Ruiz et al，2018）。同种排斥的一种可能的解决方案是通过基因编辑敲除免疫相关基因，以产生免疫相容的干细胞（Ye et al，2020）。需要进一步的研究来解决这些和其他挑战，才能成功地将干细胞疗法转化到临床上。

（五）未来展望

自从1868年Ernst Haeckel首次发现干细胞以来，这些细胞的发展经历了几个关键阶段。最初，干细胞是从不同的组织中分离和鉴定出来的，随后是iPSC的发展和基因编辑与干细胞的结合，导致干细胞治疗的逐步完善。干细胞最直接的应用是基于细胞的治疗，因为它们具有多向分化的能力。这种方法包括将干细胞注射到疾病或损伤部位，包括同种异体干细胞和转基因自体干细胞，以促进组织再生和功能恢复。在一项临床试验中，由一种心脏生长因子诱导的心脏干细胞注射有效地增强了慢性心力衰竭患者的心功能。值得注意的是，在受试者中没有观察到对心脏的不良影响或全身毒性（Bartunek et al，2013）。芳基硫酸酯酶A（ARSA）是一种遗传性疾病，称为异染性脑白质营养不良（MLD），可通过体外慢病毒转导携带ARSA基因的自体造血干细胞来治疗。这种方法导致 ARSA 活性增强和脑损伤减少（Fumagalli et al, 2022）。另一种应用是无细胞治疗，利用干细胞的分泌能力也是一种关键的方法。干细胞分泌因子可以调节靶组织细胞和微环境，包括免疫微环境和血管生成。同种异体扩增脂肪间充质干细胞（Cx601）已被证明能分泌免疫调节剂和抗炎因子，并在治疗炎症性肠病，特别是治疗克罗恩病患者的肛瘘方面具有一定的潜力（Panés et al, 2018）。最新的治疗方法是利用干细胞作为载体，将效应器、药物和基因靶向输送到受损组织或肿瘤中，以发挥适当的调节作用。由于血脑屏障的存在，溶瘤腺病毒抗肿瘤治疗的潜力在中枢神经系统肿瘤中是有限的。然而，一项临床试验表明，通过神经干细胞（NSC）输送有助于将溶瘤腺病毒安全有效地运送到肿瘤部位（Fares et al, 2021）。

然而，干细胞疗法也面临着一些安全问题。同种异体干细胞可以触发患者的免疫系统，导致移植排斥反应，而移植的干细胞过度增殖和分化可能导致肿瘤形成。因此，确保干细胞治疗的安全性是一个重大挑战。在干细胞治疗中，确保干细胞能够定向分化为靶细胞类型并保持其功能和稳定性也是至关重要的。需要进一步的研究和改进的分化技术来确保分化后的细胞具有所需的特征。

传统中医与现代医学具有不同的理论思维模式，但随着人类对健康需求的高质化，中医和现代医学走向融合是未来发展趋势。中医药使用各种手段，调动人体的再生潜能以恢复机体的整体平衡，其中就包括运用中药成分，单味药以及复方干预干细胞的过程。而干细胞应用广泛，可作为验证中医理论和用药科学性的重要工具。然而，还有大量的问题有待解决。包括中药发挥作用的具体成分和机制，干细胞归巢和分化与"归经"理论的关系等。

总之，干细胞是再生医学的核心内容，而非全部内容。现阶段快速发展的 3D 打印技术和纳米生物材料也是再生医学的组成部分。新颖的纳米材料可以将药物和干细胞送至体内损伤部位，实现靶向递送和干细胞的诱导分化。而 3D 生物打印技术能模拟体内细胞生长环境，为干细胞分化成高度复杂的组织结构提供了更多可能。总之，3D 打印技术和纳米生物材料均是作为辅助角色服务于干细胞应用的。因此在再生医学和中医药调控干细胞的研究中，引入这种国际新技术、新方法是必要的，这也可能是中医药和再生医学发展的未来方向。

（黄宏兴　万雷　黄佳纯）

第三节　干细胞参与骨代谢调节

一、干细胞和骨代谢的基本概念

人类骨骼系统是身体的基础支撑结构，不仅承担着支撑和保护内脏器官的重要功能，还参与了血液生成、矿物贮存和酸碱平衡等生理过程。然而，骨骼系统的持续健康与发育需要良好的骨代谢调节，这一过程由多种细胞类型和分子信号协同完成。近年来，干细胞在骨代谢调节中的作用备受研究者关注，为我们揭示了骨组织形成、修复和再生的新机制。

间充质干细胞（mesenchymal stem cell, MSC）是一类具有自我更新和多向分化潜能的细胞，能够不断分裂产生多种细胞类型，包括骨细胞、软骨细胞和脂肪细胞等。同时一部分细胞保持为干细胞的状态，这种特性使得干细胞在维持组织和器官的稳态以及修复损伤组织方面发挥着重要作用（Sousa-Victor et al, 2014）。

骨代谢是指骨组织在生长、发育、维持和修复过程中发生的生化反应和变化。这包括骨形成、骨吸收和骨重建等过程。骨代谢的平衡对于骨骼系统的健康和功能至关重要，失衡可能导致骨质疏松、骨折等骨骼系统疾病的发生（Qadir et al，2020）。

在骨骼系统中，干细胞扮演着关键的角色，参与了骨组织的形成、维持和修复。特别是，骨髓中的造血干细胞（hematopoietic stem cell，HSC）和骨髓间充质干细胞（bone marrow stromal stem cell，BMSC）被认为是骨代谢调节的主要细胞，它们能够分化为成骨细胞和成软骨细胞，促进骨组织的形成和修复过程。干细胞的增殖分化、衰老死亡等均与骨代谢息息相关。此外，干细胞还通过分泌细胞因子和调节因子等多种分子信号参与了骨代谢调节的调控。

二、骨代谢的主要过程

（一）骨形成过程

骨形成是通过成骨细胞（osteoblasts）完成的，其主要过程包括合成和分泌骨基质成分。成骨细胞主要来源于间充质干细胞，调节并影响骨的形成和重建过程。Wnt/β-catenin 信号通路是促进骨髓间充质干细胞向成骨细胞分化途径中的重要信号通路之一，信号通路激活后可通过干细胞更新、诱导成骨细胞生成、抑制成骨细胞凋亡，促进骨形成，在骨稳态和骨修复中起重要作用。Wnt 家族蛋白通过自分泌或旁分泌的形式激活下游信号分子蓬乱蛋白（dishevelled，Dsh/Dvl）并抑制糖原合成酶激酶 3（glycogen synthase kinase-3，GSK-3）的活化，使 β-catenin 在细胞内积聚并与 Wnt 通路的转录效应子 T 细胞因子淋巴细胞增强因子（T cell factor/lymphoid enhancer factor，TCF/LEF）结合，影响干细胞靶基因表达进而调节骨代谢（Wang et al，2021b；Han et al，2022）。BMP 信号通路也是调节骨骼发育和再生的关键通路，参与多种生物学过程的调控。BMP/Smad 信号通路包括骨形态发生蛋白（bone morphogenetic protein，BMP）、BMP 受体、Smad 蛋白（drosophila mothers against decapentaplegic protein，Samd）和其他相关转录因子（刘淏文等，2024）。BMP 蛋白作为转化生长因子 β 超家族的一员，具有促进成骨、诱导骨髓干细胞分化为成骨细胞等功能。BMP 家族成员通过结合 Ⅰ 型和 Ⅱ 型丝氨酸/苏氨酸激酶受体形成多聚体受体-配体复合物，启动经典 BMP 信号转导。磷酸化的 Ⅱ 型 BMP 受体激活 Ⅰ 型 BMP 受体，后者通过磷酸化 Smad1/5/8 传递 BMP 信号，磷酸化的 Smad1/5/8 与 Smad4 形成复合物，进入细胞核，调节靶基因转录，从而影响骨代谢（赵怡心等，2021）。

成骨细胞合成并分泌骨基质的主要成分，包括胶原蛋白和骨钙磷盐，这一过程称为骨基质的沉积。骨基质中的胶原蛋白提供骨组织的结构支持，保留了一定的柔韧性，而骨钙磷盐会在胶原蛋白纤维之间逐渐矿化，形成坚硬的骨基质。此外，成骨细胞不仅参与骨基质的合成，还通过细胞表面的 RANKL 和 OPG 系统调节破骨细胞的活动。OPG 的释放可抑制 RANKL 对破骨细胞的刺激，从而调节骨吸收的过程。成骨细胞还可能继续分化为骨细胞，这是一种相对静止状态的细胞，一般嵌套在骨基质中。骨细胞通过分泌酶类物质，如碱性磷酸酶，参与调控骨基质的降解和重新建模过程，保持骨组织的稳态。

（二）骨吸收过程

骨吸收是由破骨细胞（osteoclasts）介导的生物学过程，它涉及降解骨基质的活动，释放出矿物质和胶原蛋白。破骨细胞主要起源于骨髓，是由干细胞分化而来的大型多核巨噬细胞。干细胞先分化为破骨前体细胞，随后在各种信号因子的刺激下，促进单核巨噬细胞相互融合形成多核破骨细胞（Koga et al，2019）。

RANK/RANKL/OPG 通路是骨代谢中的经典通路，通过诱导破骨细胞的生成、分化和激活等，对骨代谢的维持和调节具有关键作用。破骨细胞表面的核因子 κB 受体活化因子（receptor activator of NF-κB，RANK）是属于肿瘤坏死因子受体（tumor necrosis factor receptor，TNFR）超家族分子的一种 Ⅰ 型跨膜蛋白。成骨细胞分泌的核因子 κB 受体活化因子配体（receptor activator of nuclear factor kappa B-ligand，RANKL）与 RANK 相结合促进破骨细胞分化、成熟，增加破骨细胞存活时间，激活破骨细胞骨吸收能力（赵常红等，2021）。而骨保护素（osteoprotegerin，OPG）是由骨髓基质细胞和成骨细胞分泌，可与 RANKL 竞争性结合以阻断 RANKL 与 RANK 的结合，调控破骨细胞的形成和功能，进而调节骨的构建与重塑。此外，在破骨细胞分化过程中 RANK/RANKL 信号传递到下游通路，主要是 IKKβ 及经典的 NF-κB 信号通路。有研究发现，NF-κB 上调 RANKL 和其他破骨细胞因子诱导的 RANK 表达，促进破骨细胞前体分化为 TRACP$^+$ 破骨细胞。成熟的破骨细胞通过其表面的吸附结构与骨基质的表面结合，使得破骨细胞能够紧密贴附于骨基质表面，形成骨吸附带。然后，破骨细胞分泌酸性的质子和骨吸收相关的蛋白酶，如酸性磷酸酶，将骨基质中的无机磷酸钙和有机胶原蛋白降解为溶质。破骨细胞通过胞吐（endocytosis）将降解产物包裹在胞吐小泡中，这些小泡随后融合到细胞膜，将产物释放到骨表面或体液中。

（三）骨代谢调节的特点

骨代谢调节能维持骨质稳态。这意味着骨骼在不断经历骨吸收和骨形成过程，但总体上骨量保持相对稳定。当骨吸收增加时，骨形成也会相应增加，以保持骨密度和结构的稳定。确保这种骨稳态主要依靠细胞间的调控机制。成骨细胞和破骨细胞之间存在一定的相互作用，通过多种信号分子的介导而实现。这种动态平衡决定了整个骨组织的质量和结构，是骨代谢调节的一个重要特征。

骨代谢调节具有局部调节机制，允许不同部位的骨骼组织根据需求进行不同程度的骨吸收和骨形成。例如，骨细胞在受到机械应力刺激后，通过分泌 PGE2 和 NO 等信号分子来促进前体骨细胞的分化成熟（詹红伟等，2024）。这种局部调节机制使骨骼能够适应各种环境和生理条件的变化。

性别和年龄是影响骨代谢调节的重要因素。雌激素在骨代谢中起着重要作用，因此女性在更年期后，由于雌激素水平的下降，更容易出现骨质疏松症（崔裕博等，2022）。此外，在不同的年龄阶段，骨吸收和骨形成的相对水平会发生变化。例如，在儿童期和青少年时期，骨形成相对较为活跃，而在老年期则容易出现骨吸收速度逐渐超过骨形成速度，导致骨量减少，骨密度降低，出现骨质疏松、骨折等问题。

激素和细胞因子在骨代谢调节中发挥着重要作用。激素如甲状旁腺素（parathyroid hormone，PTH）、降钙素等对骨代谢具有重要影响，PTH 促使骨吸收，增加血中钙离子浓度，而降钙素则抑制骨吸收，降低血中钙离子浓度，维持钙磷代谢的平衡，调节骨吸收和骨形成的平衡。细胞因子如 RANKL、OPG、BMP 等，均参与调节破骨细胞和成骨细胞的活性，从而维持了骨动态平衡。

环境因素如营养、运动、药物等也会影响骨代谢调节。钙、磷、维生素 D 等营养因素对于骨代谢有着直接的影响，缺乏这些营养因素可能会导致骨密度下降，增加骨折的风险。不良的生活方式和营养状况可能导致骨代谢紊乱，影响骨健康。适度的有氧与阻力运动能够刺激骨形成，增加骨密度，预防骨质疏松症等骨相关疾病。随着骨质疏松研究的不断发展，大量的药物被广泛用于骨代谢调节的干预。例如，抑制骨吸收的药物（如双膦酸盐类药物）、促进骨形成的药物（如 PTH 类药物）等（吴芷若等，2023）。

总的来说，骨代谢调节具有动态平衡、局部调节、受性别差异和年龄因素影响、受激素和细胞因子调节、受环境因素影响等特点。深入理解这些特点有助于预防和治疗骨相关疾病，保护骨骼健康。

三、干细胞参与骨代谢

（一）干细胞增殖与骨代谢

1. 干细胞的增殖

在骨代谢调节中，干细胞的增殖是一个关键的生物学过程，直接影响骨组织的形成、修复和维持。干细胞的增殖过程主要涉及细胞周期的调控，包括 G1 期、S 期、G2 期和有丝分裂期。干细胞在 G1 期处于非分裂状态，进行生长和准备复制 DNA，进入 S 期合成新的 DNA，确保新生成的细胞拥有完整的遗传信息，然后进入 G2 期准备进行分裂。在有丝分裂期，干细胞的 DNA 被复制，细胞核分裂成两个子核，最终产生两个具有相同遗传信息的子细胞（Jiang，2015）。这一过程是维持干细胞数量的基本机制，确保骨髓中有足够的干细胞储备。部分干细胞在分裂后可以进行自我更新，即一个细胞分裂为两个细胞后，其中一个仍然保持干性状态，而另一个分化为其他细胞类型。

2. 干细胞增殖的动态平衡与骨代谢

干细胞的增殖与分化在骨代谢中保持着动态平衡，维护骨组织的健康状态。干细胞增殖过程保障了骨髓中有足够的干细胞储备，同时，分化过程使其能够向成骨细胞或其他骨代谢相关细胞分化，参与骨形成和骨吸收过程。在体外干细胞增殖能力也会随培养时间和传代次数的增加而下降，这一改变体现在端粒酶活性的下降与细胞形态的改变（Rady et al，2020）。干细胞增殖不足或分化异常可能导致骨形成减少，影响骨密度和骨质。

3. 干细胞增殖与骨代谢的年龄相关变化

随着年龄的增长，由于细胞周期调控机制的紊乱、DNA 损伤的累积等因素，干细胞的增殖能力逐渐下降，细胞周期延长，这可能是导致骨密度减少和骨折风险增加的一个因素。此外，年龄增加伴随着一系列生理和分子机制的变化，如 Wnt 信号通路的下调、生长因子的减少等，这些因素直接或间接地影响干细胞的增殖。

4. 干细胞增殖调节骨代谢的分子机制

足够来源的成骨细胞是保证机体骨骼重建，维持骨代谢平衡的关键。通过比较萎缩性骨不连患者与多发性创伤者两类人群的骨髓间充质干细胞发现，在萎缩性骨不连组患者获得的间充质干细胞所产生的储存量远低于多发性创伤组患者，这可能是由于在骨祖细胞中特异性下调 Notch 信号导致骨髓间充质干细胞群失去祖始状态，最终骨髓间充质干细胞储量耗尽，骨更新速度减慢，进而骨骼愈合延迟发展为骨不连。干细胞增殖分化不足造成骨髓的更新活性、新骨形成率和骨折修复率显著降低，是引发骨骼愈合延迟、骨丢失和骨关节炎等骨组织退行性病变与骨质疏松症等代谢性骨病的重要诱因。同时，干细胞异常增殖也会破坏骨代谢的平衡。研究发现，当干细胞鸟苷酸结合蛋白α活性刺激肽（guanine nucleotide-binding protein alpha-stimulating activity polypeptide，GNAS）发生基因突变，导致环磷腺苷-环磷腺苷效应元件结合蛋白（cyclic adenosine monophosphate-cAMP-response element binding protein，cAMP-CREB）通路的激活，从而使干细胞表现为高增殖活性并影响干细胞成骨分化能力，使骨代谢紊乱（肖涛，2018）。

（二）干细胞衰老与骨代谢

1. 干细胞的衰老

在骨代谢调节中，干细胞的衰老是一个重要的生物学过程，它直接影响到骨组织的修复、再生和维持。随年龄增长而出现的自然衰老和由疾病损伤等原因造成的复制性与应激性衰老导致骨髓间充质干细胞的形态学、染色质结构、迁移归巢、再生分化、代谢平衡和旁分泌等细胞特性发生显著改变，造成其有益功能急剧下降并诱发慢性炎症（于淼瑛等，2023）。

2. 干细胞衰老机制

衰老导致干细胞的增殖能力下降，这与细胞周期出现阻滞以及染色质结构改变密切相关。研究发现，衰老干细胞中，多能性转录因子和细胞周期调控基因的表达发生显著变化，引起细胞周期 G1/G0 期阻滞和 S 期缩短（Chen et al，2019a；Kapetanos et al，2021）。衰老干细胞中，染色质上出现大量密集紧缩转录不活跃的衰老相关异染色质灶（senescence-associated heterochromatin foci，SAHF）（于淼瑛等，2023）。OP 大鼠来源的干细胞也表现为成骨分化能力显著降低，衰老分泌相关表型明显增加，其线粒体功能也遭到明显破坏（Lu et al，2021a）。另外，干细胞的衰老与细胞内的氧化应激水平密切相关。烟酰胺腺嘌呤二核苷酸（nicotinamide adenine dinucleotide，NAD^+）和烟酰胺腺嘌呤二核苷酸还原型（nicotinamide adenine dinucleotide reduction，NADH）是细胞内的两种重要的辅因子，主要是参与氧化还原反应，特别在糖酵解、三羧酸循环和线粒体呼吸链中，帮助细胞产生 ATP 能量。NAD^+ 及 NAD^+/NADH 的比例是调节自由基氧化重要的介质，在衰老干细胞中检测到 NAD^+ 及 NAD^+/NADH 比例明显升高；对衰老的干细胞进行外源性 NAD^+ 补充后，其成骨分化可以得到明显改善，这可能与激活 AMPK 信号通路抑制细胞内活性氧的产生，从而逆转干细胞衰老有关（王洁，2020）。衰老直接影响到骨髓间充质干细胞的数量和更新速度，从而导致成骨分化不足，影响骨代谢平衡。

3. 干细胞衰老导致骨代谢中成骨与成脂分化失衡

干细胞作为成骨细胞和骨髓脂肪细胞的共同祖细胞，其成骨与脂肪分化平衡对维持骨脂平衡、骨稳态和骨重建至关重要。随着年龄增长，氧化应激和 DNA 损伤积累在干细胞中诱发其分化向脂肪方向倾斜，*Runx2/CBFα1*、*Osterix*、*Alp* 和 *Ocn* 等成骨分化基因的表达和钙沉积形成显著降低，而 *C/EBP*、*PPARγ* 和 *Lpl* 等脂肪分化基因的表达和脂滴形成显著增加（Pierce et al，2019；Aung et al，2020；Rendina-Ruedy，2020）。衰老干细胞的自我更新和成骨分化逐渐降低甚至丧失，而成脂分化明显增加，造成骨组织稳态紊乱和再生受损；同时，衰老干细胞产生的衰老相关因子（senescence-associated secretory phenotype，SASP）导致破骨细胞增加和成骨细胞减少，破坏成骨细胞的骨形成和破骨细胞的骨吸收之间的平衡，加剧骨形成损伤并引发骨丢失和骨质疏松症等病变。衰老骨髓间充质干细胞的积累造成骨髓的更新活性、新骨形成率和骨折修复率显著降低，引发骨骼愈合延迟、骨丢失和骨关节炎等骨组织退行性病变，是骨质疏松症等代谢性骨病和高龄体重增加以及机体衰老的核心诱因（Sanghani-Kerai et al，2018）。研究显示，

OP 大鼠不仅出现骨代谢紊乱，其来源的干细胞也出现衰老相关基因 *p16* 表达增加、线粒体皱缩等明显衰老特征（Li et al，2020；Chen et al，2022b）。端粒是染色体末端的 DNA 序列，随着细胞分裂次数的增加而逐渐缩短，并到达某个长度后细胞停止分裂。端粒酶在细胞中则主要发挥端粒延长的作用，端粒酶生物学障碍的干细胞的增殖能力明显降低，且细胞更倾向于向脂肪细胞和纤维细胞方向分化（Luna et al，2021）。这可能与端粒通过促进线粒体损伤引起能量代谢异常，从而加速干细胞衰老有关。

（三）干细胞与凋亡

细胞凋亡，也称为程序性细胞死亡，是一种生物学现象，指细胞经历一个预定的死亡程序自行死亡的过程（Soysa et al，2019）。对于干细胞而言，凋亡十分重要，它帮助去除受损或功能不全的干细胞，确保只有健康和功能正常的干细胞参与组织的修复和再生。凋亡对于干细胞种群的稳定和健康是必不可少的，过多或过少的干细胞凋亡都可能导致疾病的发生。

1. 干细胞成骨分化与凋亡

干细胞成骨分化中的凋亡可能与糖皮质激素诱导的骨流失密切相关，比如有研究发现，经过地塞米松诱导后，干细胞增殖和分化为成骨细胞的数量和 MC3T3-E1 细胞增殖的数量减少并且凋亡增加，并且减弱了干细胞的成骨分化能力。这可能是因为经过地塞米松处理后，细胞内 ROS 水平显著升高，下调了 p-PI3K 和 p-AKT 的表达，进一步抑制了干细胞和 MC3T3-E1 细胞中 PI3K/AKT 通路的激活，且处理后干细胞和 MC3T3-E1 细胞中 GSK3β 基因的表达明显上调。而将 GSK3β 基因敲除后，Bax、半胱天冬酶 3（CASP3）、半胱天冬酶 9（CASP9）的凋亡相关蛋白表达降低，而 Bcl-2 自噬相关蛋白表达增加，减轻了地塞米松诱导的干细胞和 MC3T3-E1 细胞凋亡。

干细胞成骨分化中的凋亡与氧化应激相关，并可通过自噬来调节氧化应激导致的凋亡。有研究表明（Li et al，2023），晚期氧化蛋白产物（AOPP）可以诱导烟酰胺腺嘌呤二核苷酸磷酸氧化酶（NOX）产生活性氧（ROS），引起线粒体膜电位去极化，触发线粒体依赖性内源性细胞凋亡途径，并导致干细胞成骨分化过程中成骨细胞凋亡，最终导致骨质减少和骨微结构破坏，这说明高 ROS 水平和线粒体受损是 AOPP 诱导的细胞凋亡的关键因素。同时有体外研究表明，雷帕霉素可以通过 PINK1/Parkin 途径激活 AOPP 刺激的 MC3T3-E1 细胞中的线粒体自噬，并通过自噬减轻 AOPP 诱导的高 ROS 水平和线粒体受损导致的细胞凋亡，且可以降低血浆中 AOPP 浓度，改善 AOPP 积累相关的骨质流失、骨微观结构破坏和骨密度（BMD）降低。

干细胞成骨分化中的凋亡与铁稳态相关。铁稳态是指铁离子在体内的吸收、利用、存储和排泄过程中维持的平衡状态。这一过程对于生物体的健康至关重要，包括氧气的运输、DNA 合成、电子传递链中的能量产生，以及许多酶的催化作用。铁过载指的是体内铁含量超过正常水平，被认为是骨质疏松症的常见危险因素。有研究发现（Che et al，2021），骨质疏松症患者骨组织中存在铁蓄积，而 REPIN1 为一种起源特异性 DNA 结合蛋白，经过 REPIN1 干预后可以缓解铁过载诱导的骨质流失。这可能是因为 REPIN1 激活了 Lcn2 的表达，且调控 Bcl2 和 Bax 水平，从而降低了干细胞内铁过载的毒性作用。

干细胞成骨分化中的凋亡同样受到表观遗传调控，有研究发现（Song et al，2022），ITGA10 基因在骨质疏松症患者中下调，且通过生物信息学分析确定为骨质疏松症的关键基因。miR-4739 是 ITGA10 的潜在上游 miRNA，而使用 miR-4739 抑制剂后，ITGA10 的表达增加，并激活

PI3K/AKT 信号通路来促进干细胞增殖和分化为成骨细胞并抑制干细胞凋亡。另外有研究发现（Wang et al，2021c），miR-34a 通过靶向 FGFR 基因逆转了流体剪切应力（FSS）诱导的干细胞成骨分化并促进凋亡。且 lncRNA TUG1 作为竞争性内源性 RNA（ceRNA）也可以与 miR-34a 相互作用并上调 FGFR1 蛋白表达，促进干细胞增殖和分化为成骨细胞并抑制干细胞凋亡。此外有研究显示，小鼠转染 miR-142 类似物或抑制剂后，MC3T3-E1 细胞的活力分别受到抑制或促进。与对照组相比，使用 miR-142 类似物显著提高了细胞凋亡率，而使用 miR-142 抑制剂则降低了凋亡率，且发现 Bcl-2 的表达在 miR-142 类似物组中下调，caspase-3 和 Bax 水平上升，在 miR-142 抑制剂组则相反。且 Runx2 和 Osteocalcin 蛋白的表达变化表明 miR-142 抑制了干细胞成骨分化。此外还发现 BMP2 的过表达抑制了 miR-142 类似物的凋亡作用，而将 BMP2 基因敲除后情况则相反，说明 miR-142 可能通过调节 BMP2 和 BMP/Smad 信号转导来影响干细胞增殖和分化为成骨细胞的能力。

干细胞成骨分化中的凋亡受到中药提取物的影响，有研究发现（Zhan et al，2020），大蒜素可以通过激活 PI3K/AKT 通路来抑制地塞米松诱导的 CASP3、CASP3、Bax、细胞色素 c 和 Bcl-2 的异常表达，进一步诱导干细胞成骨分化中的凋亡。Micro-CT、苏木精-伊红染色和免疫组化分析结果表明，大蒜素可通过抑制干细胞成骨分化中的凋亡有效抑制大鼠的骨骼相关疾病的进展。另外一项研究表明（Zhang et al，2019b），金丝桃苷通过肿瘤坏死因子配体超家族成员 12（TWEAK）-丝裂原活化蛋白激酶 11（p38）通路调控 CASP3、BAX、Bcl-2 和细胞肿瘤抗原 p53，以及自噬相关基因 *Beclin1* 和 *LC3-Ⅱ* 的表达，保护干细胞免受钛颗粒诱导的凋亡，这表明金丝桃苷具有作为骨骼保护剂的潜力。

2. 干细胞破骨分化与凋亡

干细胞破骨分化中的凋亡受到中药提取物的影响，在一项研究中，七指蕨的提取物 ugonin-L，被证明以浓度依赖性方式减少 RANKL 诱导的干细胞破骨分化过程中生成的受体激活剂。ugonin-L 处理后抑制了破骨细胞标志物的 mRNA 表达。且还被证明可以促进干细胞破骨分化过程中的细胞凋亡并抑制 RANKL 诱导的 ERK、p38、JNK 和 NF-κB 活化。此外有研究发现（Wu et al，2016），原儿茶酸剂量依赖性地降低 RANKL 诱导的抗酒石酸酸性磷酸酶（TRACP）活性和多核破骨细胞的形成。并通过降低 ROS 和脂质过氧化物水平来抑制氧化应激。并且下调了干细胞破骨分化中特异性标志物表达（MMP、c-Src、TRACP、TRAF-6、组织蛋白酶）和转录因子 AP-1 和 NFATc1 的表达。此外，MAPK 激酶和炎症蛋白（如 NF-κB 和 COX-2 表达）也受到了下调，增强了 Nrf-2 向细胞核的易位，这说明在干细胞破骨分化中，原儿茶酸通过诱导线粒体膜电位、细胞色素 c 释放和半胱天冬酶活化来诱导干细胞凋亡。另一项研究表明（Devi et al，2023），天然植物提取物甘草素应用于卵巢切除术小鼠模型和成骨细胞前体细胞 MC3T3-E1 的实验中，对骨骼表型进行显微 CT 和组织学染色以及透射电子显微镜扫描显示，甘草素可防止骨质流失，增加体内和体外的成骨分化，并在一定程度上抑制干细胞增殖和分化为破骨细胞。电子显微镜扫描结果表明，甘草素可以改善卵巢切除术模型小鼠骨细胞和 MC3T3-E1 细胞内的自身溶酶体降解。甘草素显著缓解了与氯喹诱导的相关的溶酶体的异常状态，降低了细胞凋亡的水平，并避免了由于自溶酶体降解阻断而导致的异常成骨分化。

干细胞破骨分化中的凋亡受到胆红素和胆汁酸的调控。有研究发现（Jurado et al，2022），随着胆红素浓度的增加，RAW264.7 细胞分化的破骨细胞的活力逐渐增加并减少细胞凋亡，并过表达破骨细胞 miR-21 和 miR-148a。一项研究表明（Huang et al，2018），高密度脂蛋白（HDL）

促进破骨细胞的胆固醇外流并诱导其细胞凋亡，当用 HDL（600ng/mL）处理细胞时，破骨细胞的最大直径和融合指数降低抗酒石酸酸性磷酸酶阳性染色和显微镜测定显示高密度脂蛋白以浓度和时间依赖性方式增强破骨细胞的细胞胆固醇外排，结果表明，HDL3 上调 ABCG1 表达并促进破骨细胞的胆固醇外流，损害破骨细胞中的胆固醇稳态，从而增强破骨细胞凋亡，降低干细胞分化为破骨细胞的能力。

干细胞破骨分化中受到铁稳态调控。有研究发现（Ma et al，2022），用柠檬酸铁铵（FAC）和去铁胺（DFO）处理小鼠 MLO-Y4 骨细胞样细胞和原代骨细胞，Raw264.7 细胞和骨髓来源的巨噬细胞（BMDM）共培养后，诱导它们分化为破骨细胞。通过检测骨细胞凋亡、破骨细胞分化、骨细胞基因表达和 RANKL 及骨保护素（OPG）受体激活剂的蛋白分泌，发现过量的铁对 MLO-Y4 骨细胞样细胞有毒性作用，对破骨细胞的形成、分化相关基因表达和破骨细胞骨吸收能力显著增加有作用，且增加了 RANKL 的基因表达和蛋白质分泌。而使用 RANKL 阻断抗体则抵消了这种作用。

（四）干细胞与自噬

自噬（autophagy）是真核细胞在增殖、分化和成熟过程中高度保守的自我降解和能量动态循环过程，通过降解胞质错误折叠或聚集的蛋白质、受损的细胞器或大分子，为细胞稳态和生存提供能量和基础物质（林雪等，2023）。在哺乳动物细胞中，自噬主要有三种类型：微自噬、巨自噬和伴侣介导的自噬，它们最终都可以将细胞质物质传递给溶酶体进行降解和再循环，通过分解溶酶体并回收其内部的损坏细胞器和蛋白质。这对于维持干细胞的正常功能和健康状态，以及干细胞内环境的稳定性至关重要（Ichimiya et al，2020）。

1. 干细胞成骨分化与自噬

适度的自噬可以促进干细胞增殖和分化为成骨细胞的能力。骨髓间充质干细胞成骨分化需要能量，而自噬体降解的产物可以被线粒体氧化，为其分化提供合适的能量。同时自噬可以帮助干细胞成骨分化清除受损的细胞器和蛋白质，防止细胞内环境紊乱，从而为干细胞成骨分化提供稳定的内部环境。同时自噬与程序性细胞死亡（凋亡）紧密相连，能够在一定程度上决定干细胞的生死命运。

目前已有研究证明，干细胞成骨分化的早期与晚期分别涉及 amp 活化蛋白激酶（AMPK）/mTOR 信号通路以及蛋白激酶 B（Akt）/mTOR 信号通路，提高自噬水平（Gao et al，2018），这说明自噬水平与干细胞成骨分化相关。自噬水平的降低会抑制骨髓间充质干细胞的功能，进一步导致骨质疏松症的发生。当干细胞完全分化为成骨细胞时，自噬几乎被完全抑制，但分化后的成骨细胞仍具有自噬能力。

有体外研究表明，FIP200 基因的敲除诱导的自噬缺陷会导致干细胞成骨分化障碍。此外，自噬标志物（如 LC3-Ⅱ 和 ATG7）表达的下调已被证明会导致干细胞成骨分化受到抑制。此外，自噬还直接参与干细胞成骨分化的矿化过程。Brás 等（Brás et al，2015）的研究表明，小鼠中敲除自噬相关基因 Fip200 和 Atg5 后，也导致小鼠骨的矿化能力降低和骨量减少。这些结果表明，自噬参与了干细胞成骨分化的矿化过程，这可能是由于磷灰石晶体需要自噬囊泡作为载体并分泌到细胞外基质来发挥作用。

同时有研究表明，自噬可以通过调节氧化应激水平来促进干细胞成骨分化。高糖环境、糖皮质激素或雌激素缺乏会导致活性氧（ROS）水平增加，从而损害干细胞的线粒体功能。但随着 ROS 水平的提高，自噬被激活，进一步通过负反馈来调节活性氧水平，降低对干细胞的损害。Sarraf 等（Sarraf et al，2013）研究发现高糖环境增加了 MC3T3-E1 细胞的蛋白质氧化和 ROS 水平，从而激活了细胞自噬，进一步减少了高糖环境对干细胞成骨分化的影响，改善了干细胞成骨分化功能，而抑制自噬则增加了干细胞凋亡。此外，在晚期糖基化终产物（AGE）处理的干细胞中观察到，ROS 水平升高导致自噬标志物 LC3 Ⅱ /LC3 Ⅰ 比值升高，p62/SQSTMI 降低，这都表明高 ROS 水平会激活自噬。有研究报道，小鼠衰老或卵巢切除会导致干细胞 ROS 水平升高，线粒体肿胀，LC3 Ⅱ 水平下降。同时有研究表明，小鼠干细胞的自噬缺陷会导致衰老加剧和雌激素缺乏相关的骨质流失。相反，雌二醇可增加干细胞中 ULK1、Beclin1 和 LC3 Ⅱ 等自噬相关蛋白水平，降低氧化应激水平，并通过 ER-ERK-mTOR 途径显著降低凋亡生物标志物的表达。因此，自噬可能是防止氧化应激或 ROS 损伤的重要潜在机制。

此外，自噬可以循环利用细胞内成分，在维持细胞功能和稳态中起到重要作用。Piedmontese 等（Piemontese et al，2016）研究通过转基因技术在小鼠中删除 *Atg7* 基因，抑制了干细胞自噬水平，发现自噬被抑制后会导致内质网和线粒体积聚，损伤内质网和线粒体功能，导致 *Atg7* 基因缺陷小鼠与正常小鼠相比骨量降低，骨折发生率增加。

另外，干细胞成骨分化能力受糖皮质激素的剂量依赖性调节。在 Nixon（2013）的研究中，低剂量地塞米松会促进干细胞自噬，保护干细胞成骨分化免受活性氧影响，并减少干细胞凋亡。然而，随着地塞米松剂量和作用时间增加，自噬的抗氧化作用被覆盖，从而导致干细胞凋亡。

综上所述，自噬通过多种途径与干细胞成骨分化密切相关，适度的自噬会促进干细胞成骨分化，而自噬水平的降低会抑制干细胞成骨分化的能力。

2. 干细胞破骨分化与自噬

破骨细胞从骨髓中的造血单核干细胞分化而来，研究发现（Yamano et al，2013），在缺氧条件下生成的缺氧诱导因子 1（HIF1-a）通过上调 Bcl2 相互作用蛋白 3（BNIP3），使 Beclin1 自噬蛋白水平升高，进而提高自噬水平，并上调自噬相关基因的表达（ATGs），从而激活 CTSK、NFATC1 和 MMP9 基因等破骨相关基因，导致破骨细胞数量增加。另一项研究表明，微重力环境（旋转细胞培养系统）也会增加破骨细胞的自噬，从而促进干细胞破骨分化。此外，Beclin1 自噬蛋白在干细胞破骨分化过程中水平升高，而 Beclin1 缺陷小鼠组织蛋白酶 K（CTSK）表达减少，进一步影响干细胞破骨分化能力，导致皮质骨厚度的增加。而 Beclin1 自噬蛋白的过表达可以提升破骨细胞的自噬水平，诱导干细胞破骨分化并促进骨吸收。有研究认为，TRAF6 介导的 Beclin1-K117 位点的 k63 连接泛素化参与了 RANKL 诱导的干细胞破骨分化。这说明干细胞破骨分化过程中的自噬易受缺氧应激和微重力等环境因素的影响，从而进一步调节干细胞增殖和分化为破骨细胞能力。

除了在干细胞增殖与分化为破骨细胞中的作用外，自噬也被证明在调节干细胞破骨分化能力中是必不可少的。破骨细胞通过 F-肌动蛋白、踝蛋白（talin）、黏着斑蛋白（vinculin）和 a-肌动蛋白紧密附着在骨表面，然后溶酶体迁移到骨表面并吸收骨。自噬相关蛋白 ATG4B、ATG5、ATG7 和 LC3 都被证明在促进骨吸收活性中发挥重要作用（Eiyama et al，2015）。例如，破骨细胞中 ATG5 和 ATG7 基因的敲除已被证明可以显著降低骨吸收坑的深度和体积，并影响溶酶体功能。溶酶体的分泌功能需要 ATG5-ATG12 偶联，以促进 LC3 与磷脂酰乙醇胺的结合。ATG5 缺乏抑制了 LC3 Ⅱ 的产生和 CTSK 的定位，进一步导致破骨细胞功能下降。

同时自噬也可通过调节活性氧水平来影响干细胞破骨分化中破骨细胞的形成与分化。活性氧在破骨细胞分化过程中起着细胞内信号介质的作用。RANKL 刺激破骨细胞前体细胞增加细胞内 ROS 水平，而经过 *N*-乙酰半胱氨酸（NAC）处理会降低 RANKL 诱导的 ROS 水平，并下调 MAPK、ERK 等信号通路，从而导致干细胞破骨分化能力减弱。糖皮质激素或炎症引起的高水平 ROS 会促进自噬，并进一步促进干细胞增殖和分化为破骨细胞。同样有研究报道，通过脂多糖刺激后，ROS 的产生促进自噬并促进干细胞增殖和分化为破骨细胞，而 siNOX1 和 siNOX2 减少 ROS 可显著降低 LC3 Ⅱ 水平的积累以及破骨细胞特异性基因的表达（Tong et al，2019）。同时有研究发现，高剂量的糖皮质激素可上调干细胞生成破骨细胞的数量，但低剂量则没有影响（Cai et al，2018）。这说明高糖皮质激素水平下会导致细胞内 ROS 的积累，而使用 ROS 清除剂 *N*-乙酰半胱氨酸（NAC）可以逆转这一情况。

综上所述，自噬的过表达同样会促进破骨细胞形成，进一步增加骨吸收，而自噬的抑制会降低破骨细胞的功能。

（五）干细胞分化与骨代谢

骨髓间充质干细胞是一类存在于骨髓中的多能干细胞，具有自我更新和多向分化的能力。它们可以朝多个不同的方向分化，包括成骨分化、成脂分化和成血管分化等。骨髓间充质干细胞分化的过程是一个复杂而精细调控的过程，受到许多细胞因子、信号通路和基因的调控（Kajimura et al，2013）。

1. 干细胞成骨-成脂分化与骨代谢

干细胞向成骨细胞和脂肪细胞分化是一个相互竞争的过程。在某些情况下，这两个过程会受到系统性和局部性因素的共同调控。例如，由激素和细胞因子调节，如脂肪组织分泌的脂连蛋白（adiponectin）可提高成骨细胞分化和活性，并减少脂肪细胞的形成。在细胞分化过程中，细胞的命运选择受到特定转录因子的控制。成骨分化受到 Runx2 和 Osterix 等转录因子的激活，而 PPARγ 是调节成脂分化的关键转录因子。这些转录因子不仅启动特定基因的表达，从而推动各自细胞系的形成，同时还可以通过抑制竞争细胞系的关键因子来影响细胞分化路径的选择。其中 RUNX2 是成骨细胞分化的主导转录因子，它能够激活骨特异性基因的表达，比如骨钙素和 Ⅰ 型胶原，这些都是骨形成的基本要素。与此同时，PPARγ 作为一个关键的转录因子调节脂肪细胞分化。当干细胞在成脂分化途径上分化时，PPARγ 的表达水平上调，引导干细胞向脂肪细胞命运发展。成骨-成脂分化的过程不仅影响组织形成和能量存储，而且对骨代谢和骨质疏松症的发展具有重要意义。在干细胞分化的早期阶段，成骨和成脂的信号通路会共存，但随着分化过程深入，一个信号的增强通常伴随着另一个信号的减弱。例如，激活 Wnt/β-catenin 信号通路可以促进成骨分化同时抑制成脂分化。Wnt/β-catenin 信号途径在成骨细胞分化和骨代谢中起着至关重要的作用。研究显示，激活 Wnt/β-catenin 通路可促进 RUNX2 的表达，从而增强成骨过程。相反，干扰 Wnt/β-catenin 信号会抑制成骨细胞的形成，可能导致骨质疏松症等骨病变。Wnt 蛋白家族通过激活细胞表面的特定受体，进而激活 β-catenin，导致其在细胞核内积累，并调节成骨相关基因的表达。此过程在促进成骨细胞的成熟和骨形成方面发挥了关键作用。干扰此通路的适当激活可能导致骨质疏松症等骨质异常（Baron et al，2013）。因此，Wnt/β-catenin 通路的调节剂被视为潜在的骨质疏松症治疗药物。

此外，骨形态发生蛋白（BMP）等生长因子也对成骨细胞的分化起积极作用，并可能通过不同机制抑制成脂分化。BMP 是一组生长因子，通过激活其特定的 BMP 受体，可以促进干细胞的成骨分化。它们在骨愈合和重建损伤骨骼中的作用使其成为治疗骨折和骨缺损的潜在目标（Wu et al，2016）。BMP 已经被证实在骨愈合中具有显著的治疗潜力，与其他信号通路（如 Wnt 通路）协同作用，可以实现对干细胞命运的精确控制（Wang et al，2014b）。

甲状旁腺素（PTH）是一种由甲状旁腺产生的肽类激素，其主要功能是调节血钙和磷的浓度。PTH 通过促进肾脏的钙重吸收、减少磷的重吸收，以及促进活性维生素 D 的形成来提高血钙水平。此外，PTH 还可以刺激骨骼释放钙质，进而提高血液中的钙水平。甲状旁腺素相关蛋白（PTHrP）是一种与 PTH 结构相似的蛋白质，也在体内调节钙的代谢，但它产生于多种组织，包括乳腺、肺、皮肤和许多肿瘤细胞，并且在胚胎发育、胚胎内钙代谢调节和骨骼发育中具有重要作用。PTHrP 通过模仿 PTH 在甲状旁腺素受体上的作用来调节这些过程。PTH 和 PTHrP 通过共有的受体对成骨细胞的分化和行为进行调节，从而对骨代谢和骨密度维持产生影响。PTH 的间歇性应用被证实可以促进骨形成，因此已用于治疗骨质疏松。这些发现强调了 PTH 通路在骨髓内维持成骨-成脂平衡中的作用，为相关治疗策略的发展提供了科学依据。

Notch 信号通路能调节干细胞分化的方向。在成骨细胞分化中，Notch 信号的激活伴随着成骨相关基因的抑制，这意味着 Notch 信号的激活抑制了干细胞朝着成骨细胞分化。特别是 Notch 的活化会导致成骨细胞分化的抑制，并且与 Wnt 通路产生互作，负面调控骨形成。这个特性使 Notch 信号成为调节干细胞分化和骨代谢的另一目标（Canalis，2018）。

2. 干细胞成骨-成血管分化与骨代谢

干细胞与血管形成之间存在密切联系。最新的研究表明，干细胞来源的内皮祖细胞在血管生成中发挥着关键作用。干细胞通过成骨-成血管分化影响骨代谢。成骨分化与成血管分化是干细胞参与骨修复和再生的两个主要途径。这一过程涉及多种细胞信号通路、生长因子和机械力的影响。间充质干细胞和造血干细胞具有自我更新和多向分化的潜能，使它们成为骨修复和再生的关键元素。干细胞通过成血管分化影响骨代谢，进而影响骨的形成和功能。

成血管分化是干细胞向内皮细胞分化的路径，这在新生骨组织的血管化中起着关键作用。血管内皮生长因子（VEGF）是调节干细胞成血管分化的主要生长因子之一。VEGF 是影响血管形成的关键因子，它在成血管细胞的分化过程中发挥主导作用，并能够支持成骨细胞的生存和功能表达。在低氧环境下低氧诱导因子（HIF）的积累也能够激活 VEGF 表达，从而诱导成血管分化过程。THrP 可以通过 PTH1R 对干细胞的分化命运产生影响，这一通路对骨代谢和骨肉联合过程中的平衡起到重要作用。干细胞可以改变微环境并通过分泌因子如 CXCL12 参与调控成血管细胞的功能。成骨和成血管过程是相互关联和协调进行的。骨形成需要充分的血液供应来提供必需的营养和氧气，而新的血管形成则需要富含钙的基质来支撑和引导。干细胞在这一点上起到关键作用，既能分化成成骨细胞也能分化成内皮细胞，同时通过分泌既促进成骨又促进成血管的因子（如 VEGF 和 BMP）来调节这一微妙平衡。

3. 机械力对干细胞分化的影响

机械力是调节干细胞分化的决定性因素之一。压力、拉力、流体剪切应力等力学刺激可促进干细胞的成骨分化而抑制脂肪分化，可能通过 YAP/TAZ 等机械敏感因子的激活来实现。此外，力学环境也影响血管生成和成熟，通过在不同力学条件下调节干细胞的行为来实现。无论是在骨折治疗或是骨质疏松的治疗上，干细胞的成骨-成血管分化都被寄予厚望。通过探明干细胞在成骨与成血管中的作用，我们可以更好地理解与骨代谢有关的疾病，并可能发展出新的治疗策略。

（六）干细胞免疫功能与骨代谢

1. 干细胞与免疫失调

干细胞在免疫调节和骨代谢中扮演了重要角色，影响着组织修复和再生。干细胞特别是间充质干细胞在调节免疫反应中扮演着重要的角色。它们在几乎所有组织中存在，有助于组织的再生和维持内部环境的稳定。免疫失调是指免疫系统的功能异常，有时表现为对外界侵入物质的反应缺乏或过度，亦可能反映在对自身组织的错误攻击（自身免疫病）上。免疫失调可以因为遗传因素、环境因素、自身疾病或药物使用等多种因素引起。在组织修复和再生的背景下，免疫失调可能会阻碍干细胞正常的增殖、分化和功能，影响正常的骨代谢和其他组织的修复（Sattler et al，2016）。间充质干细胞影响了多种免疫细胞的功能，包括 T 细胞、B 细胞和巨噬细胞等。例如，间充质干细胞能够通过 FAS 配体 /FAS 介导的 T 细胞凋亡来实现免疫调节。同时，干细胞可以调控 B 淋巴细胞功能，进而通过程序化细胞死亡蛋白 1 来实现免疫抑制（Liu et al，2013）。炎症因子诱导的细胞间黏附分子-1 和血管细胞黏附分子-1 在间充质干细胞中的表达对于免疫抑制至关重要。间充质干细胞通过这些机制，能够在免疫应答中发挥平衡作用，从而有利于改善慢性炎症状态并提升组织的再生能力。其中，细胞因子和化学信号分子在间充质干细胞介导的免疫调节中起着至关重要的桥梁作用。例如，白细胞介素-17 可以促进间充质干细胞通过一氧化氮依赖的方式表达 PDL1，从而参与免疫调节（Wang et al，2020c）。当在体外扩增后，间充质干细胞作为治疗剂在自身免疫疾病和器官衰竭治疗中应用，参与免疫调节：间充质干细胞能够通过 FAS 配体 /FAS 途径介导的 T 细胞凋亡来实现调节免疫系统反应；间充质干细胞还能诱导成熟的树突状细胞转化为 Jagged-2 依赖的调节性树突状细胞群体，有助于抑制免疫反应。间充质干细胞通过分泌诸如 PGE2 等物质清除凋亡细胞，这也帮助减少免疫反应（Zhang et al，2019d）；生产 IFN-α 改良的间充质干细胞使得 T 细胞具有更强的抗肿瘤免疫力（Zhang et al，2022a）。

从这些研发活动中可以看出，间充质干细胞在免疫调节中的可塑性以及它们在治疗各种疾病中可能的应用前景（Wang et al，2014c）。在免疫调节方面，免疫细胞与间充质干细胞的相互作用导致免疫失调：实验室研究表明，间充质干细胞和免疫细胞（如 T 细胞）之间的相互作用可能在炎症和骨质疏松症之间起到桥梁作用（Zhang et al，2021b）。

间充质干细胞可以通过 IDO-1 等酶促进色氨酸的分解，产生抑制 T 细胞增殖和功能的代谢产物，而这种代谢途径的改变也能影响炎症反应和骨代谢。间充质干细胞通过分泌因子和与免疫细胞的直接接触来施加影响。它们释放的溶酶体酶、前列腺素 E2、氮氧合酶以及多种细胞因子和化学趋化因子能够调节 T 细胞、B 细胞、巨噬细胞以及自然杀伤细胞的功能。间充质干细胞在抑制免疫应答方面有潜力，但是在一些情况下，免疫细胞可能会抵消间充质干细胞的这种效应，导致持续的炎症反应，这也可能会导致骨密度的降低。而 Wnt/β-连环蛋白信号通路不仅仅在骨代谢和干细胞的骨分化中起着至关重要的作用；Wnt 蛋白通过与成骨细胞表面特定的受体复合体结合，启动 β-连环蛋白介导的转录过程，进而促进骨形成。这种信号转导同样可以调节免疫细胞的功能，影响免疫反应（Jiang et al，2022）。在炎症和骨代谢的交叉作用中，调节过程复杂且相互关联。系统性疾病如糖尿病和类风湿性关节炎患者中都观察到骨骼损害与免疫失调间的联系。在这些情况下，炎症因子如肿瘤坏死因子（TNF）和白细胞介素（IL-1）可与成骨细胞和破骨细胞相互作用，并影响骨代谢。具体而言，TNF 和 IL-1 可以通过激活 NF-κB 信号通路抑制成骨细胞的增殖和分化；同时，这些炎症因子也提升成骨细胞凋亡的发生率，并且降低它们生成骨基质的能力，比如减少胶原蛋白的合成。在破骨细胞方面，TNF 和 IL-1 通过上调 RANKL 的表达并压制骨保护素来促进破骨细胞的形成和激活，增强它们的骨吸收功能。这些细胞因子的共同作用导致了骨质的丧失和骨质疏松的风险增加，这是多种炎症性疾病患者常遭受的并发症。

2. 干细胞与免疫失调参与骨代谢的信号通路

干细胞、免疫失调和骨代谢之间的相互作用中，有几个关键的信号通路和机制被认为是中心环节。这些通路通常涉及细胞因子的释放、细胞间直接相互作用以及调节因子的表达。骨形态发生蛋白（BMP）信号通路：BMP 是一类重要的生长因子，它们能够调节间充质干细胞的增殖和分化，特别是对成骨细胞的分化有促进作用。在炎症环境中，BMP 的信号可能被调节，进而影响 MSC 对免疫细胞的响应，以及骨代谢。间充质干细胞能够分泌多种免疫抑制分子和抗炎细胞因子，比如转化生长因子 β（TGF-β）、前列腺素 E2（PGE2）和白细胞介素 10（IL-10）。TGF-β 是一种增强细胞外基质（ECM）合成能力和减少炎症的关键因子，能够促进软骨和骨组织的修复。TGF-β/SMAD 信号通路：TGF-β 在调节免疫系统和骨骼形成中具有双重作用。其通过 SMAD 蛋白家族介导的信号传递，对间充质干细胞的分化起着重要影响，并且 TGF-β 可以通过调节炎症反应来影响骨修复过程（Meng et al，2016）。PGE2 具有免疫调节作用，可抑制炎症细胞如巨噬细胞和 T 细胞的功能，并促进 Treg 细胞的分化。IL-10 是一种强效的抗炎细胞因子，能抑制促炎细胞因子的产生，例如 TNF 和 IL-1，进而降低炎症反应并间接促进骨组织的再生。炎症因子 IL-17 和 TNF-α：这些细胞因子在自身免疫疾病中大量产生，并直接作用于骨代谢。IL-17 能够促进破骨细胞的形成，导致骨吸收，而 TNF-α 能够抑制成骨细胞的功能并促进炎症进程。

干细胞，尤其是间充质干细胞，在骨骼形成和免疫调节中扮演关键角色。这些细胞能够分化成多种细胞类型，如成骨细胞、软骨细胞、脂肪细胞和内皮细胞，从而影响骨代谢和免疫系统。骨代谢方面，干细胞通过特定信号路径，如 Wnt/β-catenin、BMP 和 Notch 等，调节成骨和成脂的平衡。这些信号通路影响成骨细胞和脂肪细胞的分化，对抗骨质疏松症和其他骨病变具有重要意义。同时，PTH 和 PTHrP 等激素通过调节间充质干细胞的分化，影响骨密度和骨代谢。在成骨-成血管过程中，间充质干细胞在新生骨组织的血管化中发挥重要作用。成骨和成血管分化是相互依赖的过程，其中 VEGF、HIF 等因子在这一过程中起关键作用。此外，间充质干细胞在免疫调节中也具有显著作用。它们能够通过与免疫细胞的相互作用，如通过 IDO-1 等途径，调节 T 细胞的功能和炎症反应。此外，免疫失调和骨代谢之间存在复杂的相互作用，涉及多个信号通路和细胞因子，如 TGF-β、PGE2、IL-10、IL-17 和 TNF-α 等。

综上所述，干细胞通过参与多个生物过程和信号通路，对骨代谢和免疫调节具有深远的影响。未来的研究可能会发展出基于干细胞的新疗法，用于治疗骨质疏松症、骨折、免疫相关疾病以及其他与骨代谢和免疫系统相关的疾病。

（七）干细胞迁移与骨代谢

1. 干细胞迁移概念

干细胞迁移是指干细胞从其原始位置移动到目标位置或特定组织的过程（Fu et al，2019）。干细胞的迁移通常在各种活性因子的诱导下，这些活性因子与干细胞表面上的受体结合，触发细胞内信号转导途径，从而引导干细胞朝向化学梯度的方向移动，同时微环境中的黏附分子促进干细胞与基质之间的黏附，基质金属蛋白酶（matrix metalloproteinase，MMP）重塑细胞外基质，使干细胞能定向迁移至受损区参与组织的再生与修复过程（Naji et al，2019）。

2. 趋化因子调控干细胞迁移影响骨代谢

趋化因子家族及其受体是调控干细胞迁移的关键信号通路，其中基质细胞衍生因子-1（stromal cell-derived factor 1，SDF-1）/C-X-C 型趋化因子受体 4（C-X-C motif chemokine receptor 4，CXCR4）、巨噬细胞炎性蛋白-1α（macrophage inflammatory proteins-1α，MIP-1α）/C-C 趋化因子受体 1（C-C motif chemokine receptor 1，CCR1）、单核细胞趋化蛋白-1（monocyte chemotactic protein-1，MCP-1）/CC 趋化因子受体 2（C-C motif chemokine receptor 2，CCR2）是干细胞迁移调控骨代谢的主要调控因子（Gahmberg et al，2022）。SDF-1/CXCR4 信号通路是目前研究较为深入的干细胞迁移机制，SDF-1 是一种在体内广泛分布于多种组织和细胞类型中的趋化因子，骨髓内 SDF-1 主要由骨内膜成骨细胞、内皮细胞和网状细胞分泌，骨内膜内 SDF-1 水平较其他部位明显高，它与干细胞膜上 CXCR4 结合，使干细胞聚集于骨髓腔内（Zhao et al，2022）。当局部组织微环境发生改变并分泌 SDF-1 入血后，导致外周血 SDF-1 浓度升高，干细胞随着 SDF-1 化学梯度动员入血，这种导向性迁移使得干细胞能够根据 SDF-1 在体内形成的浓度梯度，从而靶向定位到特定的组织或器官（Zhu et al，2020；Zhang et al，2021a）。除了导向性迁移外，SDF-1/CXCR4 信号通路还可以影响干细胞与基质以及其他细胞之间的相互作用，如细胞的黏附、解离和运动，从而影响干细胞在体内的定位和迁移（Gilchrist，2020）。总的来说，SDF-1/CXCR4 轴通过调节十细胞的导向性迁移、定位和细胞间相互作用，对干细胞迁移过程起着重要调节作用。研究发现通过调控 SDF-1 浓度、抑制 SDF-1 活性、干预 CXCR4 的表达及拮抗 SDF-1 与 CXCR4 相结合，均可影响干细胞的迁移（Wen et al，2016）。同时 SDF-1/CXCR4 信号通路与 FAK、PI3K、GSK3β、β-catenin 信号通路互相作用，共同调控干细胞的迁移（Li et al，2017）。研究人员发现在骨缺损模型大鼠中，骨受损区内 SDF-1 高度表达，并募集循环系统或损伤部位留存的 CXCR4[+] 间充质细胞及前体细胞定向迁移至骨受损区（董苑等，2020）。干细胞迁移至受损区域或需要修复的骨组织区域后，上调成骨相关基因与成骨细胞迁移相关基因表达并分泌相关活性因子，分化为成骨细胞或成骨样细胞并提高成骨细胞增殖能力与成骨矿化能力，使周围的成骨细胞趋化迁移到骨损伤部位，从而参与骨重建与血管形成的耦合过程以修复骨缺损（Ling et al，2022）。然而，迁移后的干细胞成骨分化后，其迁移能力将会降低，这种现象可能与细胞外基质的沉积及基质金属蛋白酶的分泌使 SDF-1 失活有关（Li et al，2021）。

3. 黏附分子影响干细胞迁移干预骨代谢

黏附分子与干细胞迁移也有密切关联（Yuan et al，2022）。在黏附分子介导下，活化的干细胞黏附于毛细血管壁跨内皮细胞层归巢至目标组织，干细胞和细胞外基质通过表达细胞黏附分子配体与细胞黏附分子结合，介导干细胞迁移到特定的靶点，在此过程中基质金属蛋白酶以及趋化因子发挥重要的作用（Cabral-Pacheco et al，2020；Kim et al，2021b）。研究发现部分中药提取物（如麝香酮、柚皮苷、川芎嗪）能影响黏附分子的释放促进干细胞迁移，其机制与其上调基质金属蛋白酶的表达相关（王俊等，2016；侯费祎等，2017；梁慧琦等，2023；宁宇等，2023）。

4. 细胞微环境影响干细胞迁移调控骨代谢

除了受趋化因子的影响，干细胞的迁移也与细胞微环境密切相关（武小斐等，2024）。细胞微环境，是由干细胞周围的各种细胞、细胞外基质以及多种细胞因子等所形成（杨卓衡等，2023）。微环境不仅给干细胞提供养分，同时还影响干细胞的分化与功能，从而重塑相关细胞功能，修复组织的退变与损伤，维持组织内微环境的稳态（敖英芳等，2021）。微环境的改变是干细胞归巢的始动因素，当机体微环境处于炎症、缺氧、缺血等情况时，组织损伤局部表达多种趋化因子、黏附因子、生长因子等各种信号分子，不同的信号分子吸引干细胞迁移至损伤处并通过不同信号途径调控干细胞以及微环境内细胞发挥特定的功能（Huang et al，2022）。在正常的骨微环境中，干细胞通过分泌趋化因子 MCP-1，趋化迁移 T 淋巴细胞并促进 T 细胞的凋亡，以抑制过度的炎症反应维持正常骨代谢（Zhang et al，2022）。研究发现在骨质疏松环境中，炎症因子积累使干细胞过表达 miR-887-3P，导致趋化因子 MCP-1 表达减少，进而使干细胞诱导 T 淋巴细胞的趋化迁移及凋亡能力下降，微环境中活化 T 淋巴细胞增加异常，导致 T 淋巴细胞分泌的肿瘤坏死因子 α（tumor necrosis factor α，TNF-α）、γ 干扰素（interferon γ，IFN-γ）、白细胞介素 1β（interleukin 1β，IL-1β）等炎性因子增加，使局部微环境处于高炎症反应状态，从而促进破骨细胞生成，进一步加剧骨质破坏（Mishra et al，2020；Shrestha et al，2021；Wang et al，2022b；秦杰等，2023）。研究发现，干细胞迁移至炎症微环境中，通过调节 T 细胞和 B 细胞的比例和功能、分泌骨代谢因子并向软骨细胞分化，促进软骨损伤修复，改善关节炎模型大鼠的关节炎症（Gao et al，2020）。

在衰老状态下，细胞分泌的衰老表型相关分泌物（SASP）通过激活 NF-κB 信号通路进而构建出一个慢性炎症性微环境，从而导致干细胞的迁移功能障碍（Khosla et al，2020）。另一项研究发现随着微环境中晚期糖基化终产物（advanced glycation end products，AGEs）的积累，趋化因子配体的表达量升高，干细胞迁移的速率越慢，衰老模型大鼠体内的干细胞表达的 miR-708-5p 明显下降，通过上调 miR-708-5p 的表达可以重新促进干细胞在体内的迁移，这可能与过表达 miR-708-5p 后，抑制靶基因跨膜蛋白 88（TMEM88），上调 β-catenin 表达并激活 Wnt/β-catenin 信号通路表达相关（黎侥等，2015）。缺氧是诱导干细胞动员的重要因素，其主要通过调控低氧诱导因子（hypoxia inducible factor，HIF）水平影响干细胞动员。在缺氧的微环境中，低氧诱导因子与希佩尔-林道蛋白结合受抑制，促进下游血管内皮生长因子（vascular endothelial growth factor，VEGF）、SDF-1、CXCR4 靶基因的表达，从而促进干细胞动员（Xu et al，2019b）。

5. 干细胞旁分泌功能与干细胞迁移相互作用

干细胞旁分泌功能与干细胞迁移及骨代谢也有一定的关联。干细胞释放到微环境中的活性转化生长因子-β（transforming growth factor-β，TGF-β）除了对干细胞的增殖、分化和凋亡有影响，对干细胞的迁移也有重要的意义。TGF-β 信号通路可以诱导干细胞迁移到靶向区域并分化为成骨细胞，同时在高浓度的 TGF-β 环境下，能够阻止破骨细胞前体的进一步募集，保护其在骨重塑的逆转阶段不被进一步吸收，维持骨代谢的平衡（Nam et al，2020）。同时多种旁分泌活性因子如胰岛素样生长因子-1（IGF-1）、17β-雌二醇等活性因子能够提高干细胞表面 CXCR4 蛋白的表达，进而提高 SDF-1 对干细胞的趋化作用并增强成骨细胞的功能和骨基质的重塑（Sobacchi et al，2017）。

综合来看，干细胞迁移是一个复杂的过程，受到多种因素的调控和影响，了解这些因素对于优化干细胞治疗和组织工程的效果至关重要（Ullah et al，2019）。因此，研究人员正在努力深入探究干细胞迁移的机制，并寻找更有效的方法来引导和调控干细胞的迁移行为。

（黄宏兴　李颖　黄佳纯）

第四节　干细胞治疗骨质疏松症的前景

一、引言

　　骨质疏松症（OP）是一种以骨密度降低、骨微结构破坏、骨折风险增加为特征的慢性疾病。当前，骨质疏松症的治疗主要包括药物治疗、饮食调理和适当的运动。药物治疗：药物包括钙剂、维生素 D 补充剂、双膦酸盐、选择性雌激素受体调节剂（SERM）、甲状旁腺素（PTH）类药物等。这些药物可以有效减缓骨质流失、增加骨密度、降低骨折风险。然而，长期用药可能伴随不良反应，如双膦酸盐相关的颌骨坏死、SERM 的血栓风险等。饮食调理和运动：合理的饮食和适度的运动对于预防和治疗骨质疏松症都有积极作用。然而，仅靠饮食和运动对于已经发展到中晚期的骨质疏松症患者来说，效果有限。

　　传统治疗方法的局限性和长期用药的副作用促使科研人员寻找更安全、更有效的治疗方案。干细胞治疗提供了一种从根本上解决骨质疏松问题的新思路。干细胞作为一种具有分化潜能的细胞，在骨稳态中起着重要的作用。已有大量动物实验证明，干细胞移植能从本质上改变低骨质量的现状，促进骨形成的同时提高骨质量，在治疗 OP 方面潜力无穷（谢鸿倩等，2021）。干细胞治疗有望实现骨组织的有效修复和再生，不仅可以提高骨密度，还能改善骨微结构，从而降低骨折风险。此外，通过个性化的治疗方案，干细胞治疗还可以提高患者的治疗安全性和有效性。

　　因此，本节旨在通过回顾干细胞治疗技术的最新进展，包括干细胞的来源、分化以及应用策略，详细分析干细胞治疗对骨质疏松症治疗可能带来的变革，包括提高骨密度、改善骨微结构、降低骨折风险等方面，以及其在骨质疏松治疗中的潜在优势和未来发展方向。

二、技术突破与创新

（一）干细胞来源的多样化

　　胚胎干细胞（ESC）（来自囊胚的内细胞团）和诱导多能干细胞（iPSC）（从成体细胞重新编程的胚胎样干细胞）能向成骨细胞和骨细胞的分化。与细胞（成骨细胞）一样，一些研究表明，由于伦理问题，这些最著名的多能干细胞在骨质疏松症治疗中的应用受到限制。最近，采用非常小的胚胎样干细胞（VSEL）（表达胚胎特征标记并在器官和组织的形成过程中储存的非造血多能细胞）进行自体治疗，以减少导致骨质疏松症和其他疾病的衰老过程。然而，根据一些研究，VSEL 数量会随着年龄的增长而减少（Arjmand et al，2020）。

　　在骨质疏松症中，内源性间充质干细胞（MSC）具有增殖、分化，从而导致骨形成的功能。因此，它们是骨质疏松症治疗中最常见的干细胞类型。它们是普遍存在于骨髓、脐带血、脂肪、肝脏等组织中且具有多向分化潜能的原始细胞，有着极强的自我增殖和更新能力，其中人骨髓、脐带血和脂肪组织是获得成人间充质干细胞最常用的来源。具有高成骨分化能力的骨髓间充质干细胞（BMSC）是用于治疗骨质疏松症的最常见的间充质干细胞类型。

1. 骨髓间充质干细胞

　　BMSC 在组织修复方面具有多种生物学优势，其成骨分化能力强，广泛应用于骨和软骨损伤的修复。以往的研究主要集中在阐明 BMSC 在促进成骨方面的积极作用（Chen et al，2021）。

将骨髓间充质干细胞和抗骨质疏松药物雷洛昔芬分别用于大鼠骨质疏松动物模型，结果发现骨髓间充质干细胞干预组大鼠股骨骨密度及各项力学性能的效果明显高于雷洛昔芬组，表明了骨髓间充质干细胞对骨质疏松症的治疗作用优于传统骨质疏松药物（唐志宏等，2022）。将BMSC衍生的外泌体植入到去卵巢骨质疏松模型小鼠中发现，肺腺癌转移相关转录本1的BMSC衍生的外泌体增强了成骨细胞活性，从而影响骨重塑微环境，达到治疗骨质疏松症的目的（Yang et al，2019）。为模仿癌症患者放疗后的骨损伤，建立了大鼠左胫骨放射性骨损伤模型，在照射后对其分别移植了BMSC和BMSC衍生的外泌体，结果表明两者均可以减轻辐射引起的骨丢失，同时发现外泌体移植方法相较于BMSC有更低的免疫原性，且便于储存和管理（Zuo et al，2019）。骨质疏松动物模型研究结果表明，自体和异体BMSC均可通过局部或全身细胞移植应用于骨质疏松症的治疗。在糖皮质激素诱导的骨质疏松模型小鼠中，证明了全身注入同种异体BMSC可促进成骨细胞的生成和维持骨的形成，防止骨量和骨强度下降。BMSC移植后骨重塑分化的调控中微小RNA（miRNA）起着表观遗传修饰的作用（Wu et al，2021），在miR-188的调节下，BMSC分化成脂肪细胞而不是向成骨细胞分化，这可能因为miR-188在调节BMSC向成骨或脂肪细胞分化时发挥了与年龄相关的调节作用（黄越等，2023）。骨质疏松动物模型通过以骨髓间充质干细胞干预后，血清生物学指标Ca、ALP、骨密度指标和骨的强度及韧性可以得到一定的恢复（李云龙等，2021）。

2. 脂肪间充质干细胞

脂肪间充质干细胞（ADSC）存在于脂肪组织中，大量实验研究证明了ADSC在成骨分化、自我更新、快速增殖等方面的潜力及改善OP的有效性（Shafaei et al，2020）。另外，在骨质疏松动物模型中提取的ADSC具有和健康动物的ADSC相似的成骨分化潜能。

研究人员从棕熊的体内提取出ADSC并进行体外单层培养，结果发现在没有特定诱导剂的情况下ADSC也能在体外自发进行成骨分化。此外，从去势骨质疏松动物模型皮下脂肪组织中获取的ADSC，经过体外培养，其成骨分化潜能与健康动物相似。由此可见，ADSC在体外有良好的成骨分化能力。大量动物实验证明，ADSC无论通过局部移植还是系统移植均能有效地增加骨密度，改善OP。研究表明，在去势骨质疏松大鼠股骨近端植入自体ADSC，可促进骨再生，增加骨强度。同时，从去势兔股骨远端植入自体ADSC，其成骨细胞分化能力显著增强，新骨形成明显增多，骨密度增加。也有研究也发现自体ADSC胫内移植可使骨质疏松大鼠骨小梁数量增加，骨密度显著升高。由此可见，局部自体移植ADSC能改善骨的微细结构，增加成骨能力，从而改善OP。另外，ADSC的系统移植也被应用于治疗OP。研究发现，通过尾静脉注射将ADSC移植到去势骨质疏松模型大鼠体内，骨矿盐含量提高，骨形态改善，骨密度增加。因此，全身ADSC移植后能够改善去势骨质疏松大鼠的骨量流失，对骨质疏松具有预防作用。同时，经尾静脉注射ADSC可以有效促进去势大鼠的骨形成，抑制破骨细胞活性，改善骨质疏松病理结构，对去势大鼠骨质疏松具有一定的治疗作用。另外，将ADSC系统移植到去势小鼠体内可发现ADSC能分泌多种骨细胞激活因子，包括干细胞生长因子和细胞外基质因子，从而防止骨丢失。这些研究支持ADSC作为一种基于自体细胞的方法来治疗OP（赵娟等，2022）。

3. 人脐带间充质干细胞

根据脐带的组成结构，人脐带间充质干细胞（human umbilical cord mesenchymal stem cell，HUC-MSC）主要存在于脐带华通胶、脐带血及脐带血管周围组织。不同结构中的HUC-MSC表面所含的白细胞分化抗原、免疫原性、细胞含量及增殖传代能力等特性不同，目前临床上较常用的 HUC-MSC 主要来源于脐带华通胶和脐带血。HUC-MSC 目前存在的优点有：①收集无创性和无伦理纠纷问题；②感染风险较低；③致癌风险低；④多能性；⑤具有比其他类型的 MSC 更好的分化、迁移和保护特性。

HUC-MSC 具有强大的成骨分化潜能，或可应用于骨质疏松症的治疗。相关学者对 HUC-MSC 治疗骨质疏松症的可行性进行了积极探索。对卵巢切除术诱导的骨质疏松症大鼠进行 HUC-MSC 治疗效果的研究，发现治疗 2 个月后，大鼠杆状小梁骨显著增加。体外研究结果显示，HUC-MSC 可增加小鼠骨髓中 RUNX 家族转录因子 2（RUNX family transcription factor 2，RUNX2）、Osterix 和碱性磷酸酶（alkaline phosphatase，ALP）的 mRNA 表达水平，提高骨细胞的存活率，表明 HUC-MSC 移植可有效预防去卵巢诱导的小鼠骨量衰减，使骨小梁参数有所改善。卫莹等（卫莹等，2022）采用 HUC-MSC 对去卵巢诱导的骨质疏松大鼠模型进行干预，结果显示，干预后的大鼠血清中钙、ALP 含量和骨髓内 β-连环蛋白、RUNX2 的含量增高，骨小梁结构明显改善，提示 HUC-MSC 可改善骨质疏松大鼠模型的骨质疏松状况。此外，探索并构建了新型可注射强化型磷酸钙骨水泥复合物／脐带间充质干细胞凝胶组织工程骨，发现其力学性能满足松质骨要求且具有良好的成骨能力。以上研究均表明，HUC-MSC 在骨质疏松症的治疗中具有良好的效果（廖贵等，2023）。

（二）分化调控机制的深入化

治疗骨质疏松症的策略通常涉及通过调控干细胞的分化过程，以及通过干细胞的直接移植增强骨形成。干细胞可以通过自我分化为靶组织，并通过分泌各种蛋白质、酶和因子促进组织祖细胞分化为靶组织。通过细胞之间的直接相互作用促进其他细胞分化为靶组织，这些因子使干细胞能够修复受损组织。基于细胞的再生医学通过骨吸收调节、降低骨折易感性和减少骨丢失，在骨质疏松症治疗中具有不可估量的价值。这些可以通过增加祖干细胞的数量并改善干细胞的功能（增殖和分化为骨形成细胞）来实现。由于骨组织修复级联可以通过诱导骨祖细胞迁移、分化、增殖、血运重建和细胞外基质产生而受到来自各种细胞因子和生长因子的局部信号的控制，因此干细胞（尤其是 MSC）可以通过分泌 IGF-1、TGF-β、血管内皮生长因子（VEGF）、血管生成素、肝细胞生长因子（HGF）、IL-6 等生物活性分子来支持骨再生（Arjmand et al，2020）。

在干细胞移植治疗骨质疏松症的过程中，一个重要的环节是干细胞在体内的归巢。干细胞移植后，可归巢到 OP 局部损伤区域。

1. 干细胞的归巢机制

干细胞的归巢是指循环干细胞或外源性干细胞定位并进入相应损伤部位的能力，其归巢能力对其治疗效果存在巨大的影响（唐志宏等，2022）。但目前干细胞移植后存在归巢效率不佳的问题，从而限制了干细胞的治疗效果，成为干细胞治疗 OP 的瓶颈之一。归巢是一个协调的多步骤过程，包括滚动、内皮细胞黏附及最终由选择素和整合素介导的跨内皮细胞迁移（余富勇等，2021）。骨髓间充质干细胞（BMSC）最常用于 OP 的治疗，众所周知，BMSC 从原来的微环境迁入外周血并随外周血循环到达损伤处，发挥局部功能和修复作用，这称为 BMSC 的归巢作用，也是骨修复的起始步骤。首先，BMSC 在外界刺激下进入外周血循环，多种细胞因子共同作用使 BMSC 发生卷曲形变并与血管内皮细胞接触。附着在内皮细胞上的 BMSC 与 G 蛋白偶联受体相结合，随后与整合素受体相结合，激活后的 BMSC 穿过内皮细胞到达基底膜，在损伤部位通过软骨内骨化和膜内骨化参与骨形成过程（谢高倩等，2021）。

然而，人体的衰老破坏了体内代谢系统，使 BMSC 进入自我更新能力受损和分化能力异常的衰老状态，此时 BMSC 的归巢功能受损，很难保证足够的间充质干细胞能够到达受损组织，从而阻碍了骨修复，增加了老年人群 OP 的发生率（Wang et al，2020b）。为了让 BMSC 正常发挥其归巢功能，也可通过 BMSC 移植来增加 BMSC 的总数，或通过基因修饰增强 BMSC 的归巢。

2. 基因修饰的间充质干细胞移植

为了提高移植细胞的成骨和血管生成能力，在骨髓间充质干细胞移植前已经考虑了重要的成骨和（或）血管生成基因的基因修饰。根据纳入的研究，一般采用了五种策略：①过表达成骨相关基因，包括 BMP2 基因、BMP6 基因、RUNX2 基因和 OSX 基因；②敲除骨破坏基因，如核因子受体激活因子 КBFc（Rankfc）基因，抑制破骨细胞活化；③过表达血管生成基因，如编码成纤维细胞生长因子 2（FGF2）和编码血小板源生长因子 B 亚基（PDGFB）的基因，促进血管生成，促进成骨；④修饰，如激活 CXCR4，提高骨髓间充质干细胞的归巢和迁移；⑤努力延缓骨髓间充质干细胞的衰老，如激活端粒酶逆转录酶（TERT）来延长或稳定端粒（Jiang et al，2021）。

间充质干细胞归巢到骨损伤处是骨形成的起始环节，增强 MSC 的归巢能力对骨形成意义重大（李汪洋等，2020）。基于 MSC 迁移在骨疾病治疗中的应用，未来前景可能包括：①构建荧光标记的 MSC，并使用成像系统实时观察 MSC 在体内的迁移，这可以直接证明 MSC 在体内的迁移过程。②使用内源性和原生 MSC 作为骨疾病治疗的细胞来源：第一，内源性 MSC 避免了免疫相容性的风险；第二，内源性细胞比外源性细胞更容易获取、更安全、更有效；第三，不引入额外的外科手术，损伤最小。③制定并尝试研究更多的策略来改善骨疾病。通过增强 MSC 向骨表面的迁移和聚集来证明其在骨疾病治疗中的有效性，因为当前研究中使用的 MSC 是从组织中分离出来的，在体外扩张，然后通过静脉注射或局部注射移植到动物体内，这些过程显著降低了治疗效率（许磊等，2022）。MSC 由于获取简便、遗传相对稳定、较低的免疫原性、强大的免疫调节能力以及对组织修复的治疗特性，在骨质疏松症治疗上有着良好的应用前景（黄越等，2023）。

（三）技术的创新化

1. 干细胞衍生的细胞外囊泡治疗骨质疏松症

研究发现，间充质干细胞主要通过释放细胞外囊泡对疾病发挥作用（Zhang et al，2021c）。与 MSC 相比，细胞外囊泡（EVs）具有优越的属性，包括免疫静止、非致癌性、增强的稳定性、细胞和组织特异性靶向以及无血管阻塞。EVs 主要通过三种离散机制调节受体细胞的功能：① EVs 膜上存在的跨膜蛋白与细胞膜上相应受体的相互作用，从而启动影响靶细胞的信号级联反应；② EVs 与细胞膜融合，促进生物活性成分转运至细胞质，从而调节或改变细胞内信号通路；③ EVs 通过胞吞作用内化到细胞中，最终将其"货物"释放到指定的细胞器中。融合后，通过 EVs 转移的 mRNA 可以翻译成蛋白质，而传递的 microRNA（miRNA）调节 mRNA 翻译并参与各种生物过程，包括促进成骨、骨再生和矿化以及血管网络形成（Zhao et al，2020）。EVs 对 OP 的治疗作用主要体现在促进血管生成、调节免疫反应和炎症、刺激成骨细胞增殖和分化、抑制破骨细胞增殖和分化。EVs 克服了与细胞疗法和传统疗法相关的各种限制。它们不仅参与细胞间串扰、调节不同微环境的稳态，而且还表现出免疫调节和血管生成功能（Chen et al，2024）。

MSC 由于种类繁多、来源广泛，加之其不错的分化潜能，在 SCs-EVs 治疗 OP 的研究中一直占据重要地位，而骨髓间充质干细胞（BMSC）作为最直接与成骨分化相关的 SCs，其来源的

EVs 研究热度一直居高不下（傅德皓等，2023）。研究发现 BMSC-EVs 可以减轻辐射诱导的大鼠骨丢失，机制可能与减轻氧化应激反应、加速 DNA 损伤修复、减少与抑制增殖和细胞衰老相关的蛋白以及激活 Wnt/β-catenin 通路相关（Zuo et al，2019）。研究表明，BMSC-EVs 通过 MALAT1 介导 miR-34c/SATB2 轴增强了骨质疏松小鼠的成骨细胞活性，可减轻骨丢失（Yang et al，2019）。

MSC 来源的 EVs 提供了一种无细胞的 MSC 治疗策略，与其恶性转化风险较低的亲本细胞相比，具有更大的治疗潜力（Lu et al，2021b）。

2. 静磁场：控制干细胞命运的潜在工具

近年来，间充质干细胞疗法为骨质疏松症的治疗带来了一定的希望，但归巢困难、治疗效果不稳定等缺点限制了其广泛应用。因此，寻找有效可靠的干细胞辅助治疗手段 / 药物或开发新的研究技术迫在眉睫。据报道，静磁场（SMF）对多种骨病有一定的缓解和治疗作用，也在一定程度上促进不同组织来源的间充质干细胞的增殖和成骨分化。

磁场是人类生存环境的重要组成部分。随着人类改造自然技术的提高，人类接触各种磁场的机会增多。根据磁感应强度、方向和来源，磁场可分为静磁场（SMF）、脉冲磁场、旋转磁场和交变磁场。SMF 是磁场的基本形式，也是其他形式电磁场的基础。大量研究报道 SMF 对机体有一定的影响，SMF 对骨相关疾病和研究，特别是与骨折、骨质疏松性骨折、骨愈合等相关的疾病和研究有着重要的影响。研究人员对 SMF 对骨相关细胞（成骨细胞、破骨细胞、骨细胞、间充质干细胞）的一些生物学效应和机制进行了研究。随着磁生物学的发展，许多研究证明 SMF 通过影响增殖、细胞周期、自分泌 / 旁分泌等影响 BMSC 的分化。

SMF 可以成为控制 MSC 命运的有用物理兴奋剂。不同的磁场与 MSC 的功能密切相关。研究表明 0.45T SMF 会导致细胞存活率低、因子分泌效率低。然而，与低频相比，SMF 与高频 SMF 相结合可以更好地促进 MSC 分泌血管生成因子 VEGF-A，这为通过使受损组织血运重建或抑制血管生成等多种疾病的非侵入性治疗选择提供了有吸引力的前景。单一物理来源 SMF 的安全性高，作为干细胞治疗骨质疏松症研究的辅助工具，可减少干细胞使用量 / 剂量或缩短患者症状持续时间，为骨质疏松症患者提供保护（Wang et al，2023）。

3. 干细胞结合 3D 打印技术改善骨整合

新型互连 3D（I3D）管状结构的植入物，称为"I3D"植入物。I3D 结构允许骨骼生长到植入物中，在骨骼和植入物之间形成机械连接。成骨细胞与种植体的附着是影响骨整合的另一个关键因素。然而，骨中成骨细胞的数量可能有限，并且手术后只有少量成骨细胞附着到植入物上。干细胞是存在于不同组织中的未分化细胞，它们参与身体的修复和补充机制。在组织源性干细胞中，间充质干细胞（MSC）已被证明具有很强的成骨能力。最近针对招募内源性 MSC 进行组织再生的研究引起了广泛关注。合理地认为，将内源性 MSC 招募到植入物中可以成为改善骨整合的一种手段，因为植入手术产生的骨伤口微环境可以诱导招募的干细胞进行骨再生。据报道，许多化学引诱剂可以招募 MSC，基质细胞衍生因子 1α（SDF-1α）是最重要的干细胞归巢因子，它可用于招募干细胞。使用 3D 打印整合干细胞招募技术，可制造能够快速形成和维持强骨整合的患者特异性植入物。使用基于 LPBF 的 3D 打印技术可以轻松制造具有互联开放管状通道设计的金属植入物；这种 I3D 管状结构可以作为化学引诱剂的储存库，缓慢释放，有利于干细胞的募集；动物体内研究表明，用 SDF-1α 装载 I3D 植入物可改善骨整合（Bollman et al，2020）。

4. SDF-1α/OPF/BP 复合材料增强间充质干细胞的迁移和成骨能力

原位细胞募集是一种有前途的再生医学策略，其目的是在不进行干细胞移植的情况下实现组织再生。这种基于趋化性的策略旨在通过释放促进愈合细胞群的位点特异性迁移的趋化因子来确保恢复环境。基质细胞衍生因子-1α（SDF-1α）是一种关键的趋化因子，可以调节间充质干细胞（MSC）的迁移。有研究对负载 SDF-1α 的微孔低聚［聚（乙二醇）富马酸酯］/ 双［2-（甲基丙烯酰氧基）乙基］磷酸复合材料（SDF-1α/OPF/BP）进行了设计和探索。

复合材料中释放的 SDF-1α 显著促进 BMSC 的归巢和成骨能力，SDF-1α 的最佳浓度为 100ng/mL。依赖干细胞移植的组织工程技术广泛应用于骨再生。基于细胞移植的方法存在费用高昂、浪费时间、潜在感染和细胞存活率低（2%～4%）等缺点，限制了其进一步的临床应用（Arjmand et al，2020；Shafaei et al，2020）。细胞引导方法可以促进干细胞的迁移和归巢，是一种替代方法。自体 MSC 引导被认为是一种可行的替代治疗方法，因为它不需要大量的体外细胞增殖。许多趋化因子或趋化药物已被证明具有招募自体细胞以促进组织再生的能力。促进细胞迁移的一个有希望的因素是 SDF-1α。将 OPF/BP 与 SDF-1α 结合开发的复合材料能够诱导矿物质沉积增加，并显著增加 Runx2、OCN、OPN 和 ALP（代表早期和晚期的四种重要成骨蛋白）的表达水平。SDF-1α 在骨再生后期具有促进间充质干细胞成骨分化的能力（Li et al，2021a）。

三、临床试验与应用的拓展

（一）大规模、长期的试验验证

干细胞治疗是指利用特殊技术将干细胞移植到体内，以替代或修复受损的细胞、组织或器官。研究人员为确定华通胶源性间充质干细胞（WJMSC）和特立帕肽（parathyroid hormone 1-34，PTH）在骨质疏松性椎体压缩骨折（OVCF）治疗中的可行性、安全性和有效性，进行了一场为期 12 个月的临床试验。在 12 个月的随访中，WJMSC 和 PTH 的联合治疗使 OVCF 患者的疼痛缓解，生活质量得到改善。因此，WJMSC 和 PTH 的联合治疗是可行且可耐受的，并且通过促进骨结构对骨折愈合具有临床益处（Shim et al，2021）。

（二）MSC 与其他治疗方法的结合

联合使用一些药物或者物理刺激手段，能起到增强 BMSC 治疗效果的作用。甲状旁腺素类似物 PTH（1-34）是唯一一种促进成骨的临床药物，研究发现 PTH 通过多种细胞因子及（SDF-1）/（CXCR4）轴调控骨骼代谢，影响 BMSC 的动员，间歇性小剂量使用 PTH（1-34），起到促进 BMSC 的增殖和成骨分化的作用（Osagie-Clouard et al，2019）。临床常用的药物骨肽原液，通过上调 ALP 基因、Runx2 基因、OCN 基因、OPN 基因等成骨相关基因，促进 Runx2、OCN 等成骨相关蛋白的表达，发挥促进 BMSC 成骨活性的作用（张媛等，2020）。一些中药提取物、中药含药血清也起到促进 BMSC 向成骨细胞分化的效果（宋敏等，2020）。另外，一些物理刺激手段同样能协同 BMSC 的治疗。通过采用不同剂量径向冲击波处理体外培养的 MSC，并移植到兔体内观察其对软骨缺损的修复作用，结果表明，冲击波能显著促进 MSC 的增殖和自我更新，加速软骨修复过程，显示出良好的临床效果。对靶组织行脉冲式聚焦超声（pFUS）联合静脉注射 MSC，能明显促进细胞归巢，这可能由于脉冲聚焦超声作用于靶组织上调了调节细胞归巢的局部化学因子，改变了血管通透性，促进 MSC 向靶组织迁移（冼群泽等，2021）。

除了传统的药物治疗和物理刺激手段，干细胞治疗还可以与其他先进的医疗技术相结合，以进一步提高治疗效果。例如，基因编辑技术如成簇规则间隔短回文重复序列 / 相关核酸酶

Cas-9（CRISPR-Cas9）技术可以用于修饰干细胞，增强其成骨分化能力或提高其治疗特定疾病的能力。RNA 引导的 CRISPR-Cas9 介导的基因组编辑为靶基因的功能丧失和功能获得提供了快速、灵活和有效的工具（Wu et al，2024）。CRISPR-Cas9 是一种有效的基因编辑工具，比现有工具（例如锌指核酸酶和转录激活剂样效应核酸酶）更高效、更快速。通过激活（CRISPRa）或抑制（CRISPRi），CRISPR-Cas9 已被用于修饰从细菌到脊椎动物的生物体基因组。使用 CRISPR-Cas9 技术对 MSC 进行基因编辑，使其过表达骨形态发生蛋白 9（BMP-9），从而生成 iMSCs-VPRBMP-9+。证明 MSC 可以经过基因改造以过度表达 BMP-9，从而产生成骨细胞分化潜力增加的细胞谱系，促进骨形成。这项研究结果支持开发基因编辑细胞的细胞疗法，用于在具有挑战性的部位再生骨组织（Freitas et al，2021）。

（三）拓展应用领域

基于干细胞的再生医学和组织工程技术为构建骨缺损的修复材料提供了新的途径。通过结合生物材料科学和干细胞生物学，可以开发出具有骨传导和骨诱导能力的生物活性材料。这些材料能够模拟天然骨组织的结构和功能，为干细胞的生长、分化和骨组织形成提供适宜的环境。其中，生物材料如生物陶瓷、生物降解高分子材料等已被广泛应用于骨缺损的修复。通过将这些材料与干细胞相结合，可以进一步提高骨缺损修复的效果。例如，利用三维打印技术可以制造出具有复杂结构和高度的孔隙率的生物材料支架，为干细胞的生长和分化提供足够的空间和支持。同时，通过调控支架的微观结构和表面性质，可以进一步促进干细胞的黏附、增殖和分化，从而加速骨组织的再生和修复。此外，基于干细胞的再生医学还可以通过基因编辑和组织工程技术来优化生物活性材料的性能。例如，通过基因编辑技术可以修饰干细胞的基因表达，使其分泌更多的生长因子和生物活性物质，从而增强生物活性材料的骨传导和骨诱导能力。同时，通过组织工程技术可以构建出具有特定形态和功能的组织工程骨，为骨缺损的修复提供更加精准和个性化的解决方案。

总之，基于干细胞的再生医学为骨缺损的修复和骨再生的促进提供了新的思路和方法。通过结合生物材料科学、干细胞生物学、基因编辑和组织工程等技术手段，可以构建出具有骨传导和骨诱导能力的生物活性材料，为骨缺损的修复提供更加有效和可靠的治疗手段。同时，这些技术的发展也将为其他领域的再生医学提供有益的借鉴和启示。

四、干细胞治疗骨质疏松的未来展望

（一）技术的不断创新与突破

近年来，随着我国在干细胞研究领域的不断探索，干细胞治疗技术在骨质疏松领域的应用正不断取得创新与突破。主要体现在以下两方面。一是细胞来源的优化与分化能力的提升。近年来，研究人员在干细胞的来源和分化能力的研究方面取得了显著进展。BMSC 移植尤其是外源性的 BMSC 移植由于细胞自身所具有的强大增殖和多向分化潜能、抗炎及免疫调节特点，加之表面抗原不明显，异体移植排异较轻的良好特性，近年来已成为研究热点，在心脏、肺、神经系统、造血系统疾病和移植物抗宿主病，以及肌腱、韧带和肌肉骨骼组织的修复治疗方面得到广泛关注，相关基础研究也取得较为满意的结果，展现出强大的临床应用前景（Nehlin et al，2019）。其在治疗骨质疏松症方面的相关研究不断增多，并获得确切疗效（Tang et al，2018；Xu et al，2016）。

为提高干细胞分化能力，亦有通过调节细胞分化的分子机制改变，对干细胞分化方向的精准调控，使其能够更加高效地分化为成骨细胞，进而促进骨组织的再生和修复，从而对骨质疏松症治疗更可靠和更有效（Phetfong et al，2016；Infante et al，2018；Oryan et al，2017）。二是随着组织工程和再生医学的发展，干细胞移植的方法也在不断优化。传统的移植方法往往存在细胞存活率低、植入后分化效果不理想等问题。目前研究中发现（Fu et al，2018；卫莹等，2022），采用 HUC-MSC 移植治疗骨质疏松取得了一定的疗效。同时，也有学者通过优化移植材料提高干细胞治疗骨质疏松的疗效，如 Saito 等（Saito et al，2018）研究发现来自脐带华通胶提取物的上清液可改善骨髓 MSC 对绝经后骨质疏松症的治疗效果，我国学者探索并构建了新型可注射强化型磷酸钙骨水泥复合物／脐带间充质干细胞凝胶组织工程骨，发现其力学性能满足松质骨要求且具有良好的成骨能力。此外，亦有学者通过干细胞与生物活性分子［如 IGF1、TGFβ、血管内皮生长因子（VEGF）、肝细胞生长因子（HGF）、IL-6 等］的共同移植，从而促进骨再生，进而提高疗效。未来随着更多新型移植技术的应用，如 3D 生物打印等，能够更加精准地将干细胞植入到受损部位，提高细胞存活率和分化效果，从而使干细胞治疗骨质疏松症的疗效得到提高。

我国在干细胞治疗骨质疏松领域的突破，不仅为患者带来了实实在在的好处，还为全球干细胞研究提供了宝贵的经验和借鉴。当前，我国干细胞治疗骨质疏松技术已处于世界领先水平，为全球患者提供了更多治疗选择。总之，随着科技的不断创新和突破，干细胞治疗骨质疏松的效果得到了显著提高，相信在不久的将来随着我国干细胞产业政策的不断完善，通过改进生产工艺和优化干细胞制剂，干细胞治疗骨质疏松的成本也逐步降低。这无疑为众多骨质疏松患者带来了福音，也为我国干细胞产业的发展注入了强大动力。

（二）治疗的广泛应用与普及

干细胞治疗骨质疏松症的临床应用是一个备受关注的研究领域。骨质疏松症传统的治疗方法主要通过药物治疗，但这些药物往往伴随一些副作用。近年来，干细胞治疗为骨质疏松症的治疗提供了新的思路和方法。在干细胞治疗中，MSC 的应用尤为突出。这些细胞具有多向分化潜能和自我更新能力，能够分化成骨、软骨、肌肉等多种细胞类型。因此，MSC 在促进骨质疏松症患者的骨再生和血管生成方面展现出了巨大的潜力。最近的一项 Meta 分析也证实了间充质干细胞治疗骨质疏松症是一种很有前途的治疗方法（He et al，2023）。此外，韩国的沈正弦团队也发表了关于脐带间充质干细胞在骨质疏松性椎体压缩骨折患者中的应用研究报告。研究显示（Shim et al，2021），脐带间充质干细胞有助于骨质疏松性椎体压缩骨折患者改善身体功能。然而，尽管干细胞治疗在骨质疏松症的临床应用中取得了一定的成果，但仍有许多问题需要解决。例如，干细胞的来源、分化机制、安全性等方面的问题都需要进一步研究和探讨。总的来说，干细胞治疗为骨质疏松症的治疗提供了新的方法和思路。随着研究的深入和技术的不断发展，相信干细胞治疗将在骨质疏松症的临床应用中发挥更大的作用。

公众的认知和接受度是干细胞治疗普及的关键。需要通过科普宣传、媒体报道等方式提高公众对干细胞治疗的了解和认识，消除其疑虑和误解，从而增加其接受度。干细胞治疗骨质疏松领域的发展不仅涉及技术研究，还关乎伦理、法律等多方面问题。在这一领域中，社会舆论的监督与引导至关重要，可以确保干细胞治疗能够在健康的环境中发展，为患者带来真正的好处。首先，舆论监督有助于揭示干细胞治疗骨质疏松领域存在的问题，促进行业的自我完善。例如，舆论可以关注干细胞治疗过程中的道德伦理问题、患者权益保障、数据造假等现象。通过舆论的监督，可以促使行业加强自律，提高研究质量和治疗效果。其次，舆论引导有助于树立正确的干细胞治疗观念，提高公众的认识和接受度。通过科普宣传、媒体报道等方式，舆论可以引导公众了解干细胞治疗的基本原理、技术优势和适用范围，消除恐慌和误解。这有助于促进干细胞治疗的普及和应用。再次，舆论监督和引导可以促进干细胞治疗领域的政策完善和法规建设。政府和监管部门可以根据舆论反馈，及时调整政策方向，制定更为合理和严格的法规，确保干细胞治疗的规范进行。此外，舆论还可以推动干细胞治疗领域的国际合作与交流。在全球范围内，干细胞治疗面临着相似的伦理、法律等问题。通过国际的交流与合作，可以共同探讨干细胞治疗的规范发展路径，为全球患者提供更好的治疗选择。为了实现干细胞治疗骨质疏松领域健康的发展，社会各界应共同努力，营造良好的舆论环境。政府、研究机构、医疗机构、企业等各方应主动接受舆论监督，积极回应社会关切，树立行业形象。同时，舆论传播媒体应承担起社会责任，客观、公正地报道干细胞治疗领域的进展和问题，为公众提供准确的信息。这将使得干细胞治疗骨质疏松领域实现健康、可持续的发展。在未来的发展中，各方应携手共进，共创干细胞治疗骨质疏松领域的美好未来。

（三）学科的深入合作与交流

干细胞治疗作为一种具有广泛应用前景的生物技术，在骨质疏松症治疗领域的应用正逐渐受到关注。MSC 与材料学、再生医学、组织工程等多种学科相交叉，例如基于 MSC 的石墨烯衍生物用于骨再生（Kang et al，2021），通过组织工程技术将锶（Sr）植入 MSC 支架为治疗骨质疏松、骨缺损提供了新的思路（Wu et al，2020），这些技术为干细胞治疗骨质疏松症提供了有力的科学支撑。为进一步推动干细胞治疗在骨质疏松症领域的深入发展，医学、生物学、工程学、伦理学等多个领域需要加强学科间的深入合作与交流，共同解决干细胞治疗中的技术难题和伦理问题。首先，基础研究与临床实践应紧密结合。基础研究为临床实践提供了理论依据，而临床实践又能为基础研究提供丰富的病例和数据。在骨质疏松症治疗中，基础研究可以深入探讨干细胞的分化机制、信号通路等，为临床实践提供指导。而临床实践则可以为基础研究提供反馈，以便优化干细胞治疗方案，提高治疗效果。其次，跨学科合作至关重要。骨质疏松症的治疗不仅仅涉及生物学领域，还与材料科学、化学、物理学等领域密切相关。跨学科合作有助于突破单一领域的局限，从多角度、多层次探讨干细胞治疗骨质疏松症的可能性。例如，材料科学可以为干细胞培养提供具有骨诱导性的生物材料，化学和物理学则可以用于研究干细胞分化的调控机制。再次，国际的交流与合作不可或缺。全球范围内的干细胞研究取得了许多重要成果，我国应积极借鉴和学习国际先进经验，加快干细胞治疗骨质疏松症的研究步伐。同时，通过国际交流与合作，也有助于提高我国干细胞治疗骨质疏松症在国际上的地位，为全球骨质疏松症治疗贡献力量。最后，政策支持与资金投入也至关重要。政府应制定有利于干细胞研究发展的政策，为干细胞治疗骨质疏松症提供良好的发展环境。同时，加大资金投入，支持具有潜力的干细胞治疗项目，推动产业快速发展。

（四）政策的逐渐完善与优化

随着科学技术的进步，干细胞研究已经成为生物医学领域最热门、最前沿的研究方向之一。然而，由于干细胞研究的复杂性和敏感性，各国对其的法律和监管框架呈现出多样性和复杂性的特点。首先，美国（陈云等，2018a）的干细胞研究法律环境较为复杂。在联邦层面，使用联邦资金进行涉及人类胚胎干细胞的研究受到严格的监管，包括对胚胎干细胞系的来源和审批程序的限制。这种限制主要是出于伦理和道德方面的考虑，旨在保护人类胚胎不受滥用和破坏。然而，在州层面，一些州政府对干细胞研究的监管则相对宽松，这为科研人员提供了更多的灵活性和自主权。相比之下，英国和瑞典等欧洲国家（吴瞩霞等，2016；Salmikangasp et al，2015；谈在祥等，2021）采取了更加宽松的监管环境。这些国家建立了明确的胚胎干细胞获取和使用框架，允许进行负责任的研究，同时解决伦理问题。这种相对自由的监管环境为干细胞研究的发展提供了有利条件，促进了科学研究的进展和创新。

我国在干细胞领域虽然起步较晚，但迅速意识到其潜在价值。政府将干细胞研究技术作为重点技术领域写入国家重大科技战略发展计划，并积极推动干细胞技术的研发和推广。近年来，我国干细胞研究持续升温，并诞生了一批具有国际影响力的原创成果。据 CDE 官网显示，2023年至今，已有 27 款干细胞新药获审评受理。这些成果充分展示了我国在干细胞研究领域的实力和潜力。为了规范干细胞行业的发展，我国也出台了一系列相关政策。例如，《关于开展干细胞临床研究和应用自查自纠工作的通知》《干细胞临床研究管理办法（试行）》和《干细胞制剂质量控制及临床前研究指导原则（试行）》等政策的发布，为我国干细胞行业逐步建立了行业规范，促进了干细胞行业的健康发展。然而，我国在干细胞研究方面仍面临一些挑战。例如，干细胞研究的伦理和法律问题仍需要深入探讨和完善；干细胞技术的安全性和有效性还需要进一步验证和评估；同时，干细胞技术的资金投入和应用范围也需要进一步扩大。

未来，随着干细胞技术的持续进步与重大突破，我国必将进一步加强对干细胞技术的政策支持，致力于完善并优化技术研究与应用领域的政策环境。同时，我们期待通过国际的深入合作达成广泛共识，各国能共享最佳实践经验，共同推进全球干细胞研究的繁荣与发展，从而为人类的健康与福祉作出更加卓越的贡献。

五、结论

展望未来，科技进步与创新将成为推动干细胞治疗技术在骨质疏松领域取得更多突破和进展的关键动力。随着新型干细胞来源的发现、分化技术的优化、移植方法的改进以及临床应用的拓展，干细胞治疗技术有望在骨质疏松治疗中发挥更加重要的作用。在干细胞来源方面，科研人员正致力于探索更多类型的干细胞，包括胚胎干细胞、成体干细胞以及诱导多能干细胞等。这些干细胞具有自我更新和多向分化的潜能，为骨质疏松治疗提供了更多的选择。在分化技术方面，随着基因编辑、细胞信号转导等技术的不断进步，科研人员能够更精确地调控干细胞的分化方向，使其更好地模拟和替代受损的骨组织。这将为骨质疏松患者提供更加有效和个性化的治疗方案。在移植方法方面，安全性一直是首要考虑的因素。通过组织工程、免疫调节等领域的深入研究，科研人员正努力解决免疫排斥、细胞存活率低等问题，以提高干细胞移植的安全性和可靠性。此外，随着干细胞治疗技术的不断发展，伦理和法律框架的完善也至关重要。各国政府和科研机构正积极制定和完善相关法规，以确保干细胞治疗技术的合规性和患者的权益。

综上所述，干细胞治疗技术在骨质疏松领域的应用前景广阔。随着科研人员的深入研究和不懈努力，以及科技进步和创新的推动，相信干细胞治疗将成为骨质疏松治疗领域的重要发展方向。这将为广大患者带来更加有效和安全的治疗手段，同时也将推动医学、生物学、工程学等多个学科的发展。

（黄宏兴　张志海　黄佳纯）

参考文献

敖英芳，曹宸喜，2021. 解析与重塑软骨组织修复再生微环境 [J]. 北京大学学报（医学版），53(5): 819-822.

蔡叶，王明飞，张磊，等，2023. 淫羊藿苷对衰老骨髓间充质干细胞成骨的影响 [J]. 中国骨质疏松杂志，29(2): 162-167.

曹玮龙，2022. 基于间充质干细胞外泌体探究速效救心丸防治心肌梗死的作用机制 [D]. 天津：天津中医药大学.

陈云，邹宜谊，邵蓉，等，2018a. 美国干细胞产业发展政策与监管及对我国的启示 [J]. 中国医药工业杂志，49(12): 1733-1741.

陈云，邹宜谊，张晓慧，等，2018b. 韩国与日本干细胞药品审批、监管及对我国的启示 [J]. 中国新药杂志，27(3): 267-272.

崔裕博，林丽琼，张怡元，等，2022. 绝经后骨质疏松症的中医研究进展 [J]. 中国现代医生，60(27): 147-150.

董苑，李彩霞，赵娴，等，2020. 小鼠股骨缺损模型的构建及 SDF-1 表达的检测 [J]. 昆明医科大学学报，41(5): 29-32.

傅德皓，汪泱，车奔驰，2023. 干细胞外囊泡：一种有前途的骨质疏松症替代疗法 [J]. 中国骨与关节杂志，12(6): 401-403.

何正义，邹征伟，罗耀玲，等，2022. 脂肪间充质干细胞治疗脑瘫大鼠的作用机理研究 [J]. 江西医药，57(7): 681-686, 689.

侯费祎，谢兴文，李慎松，等，2017. 麝香酮对外源性骨髓间充质干细胞在颅骨缺损大鼠体内迁移的影响 [J]. 中国组织工程研究，21(13): 2043-2048.

黄勇，董克芳，王凡，等，2022. 三种补肾方含药血清对衰老骨髓间充质干细胞中 COL I 和 ALP 的影响 [J]. 湖南中医药大学学报，42(7): 1082-1086.

黄越，范海明，郑倩，等，2023. 间充质干细胞治疗骨质疏松症的研究进展 [J]. 江苏医药，2023, 49(10): 1067-1070.

集川原，2022. 基于气络学说精气神理论探讨八子补肾胶囊防治早衰、脑衰老的作用机制研究 [D]. 南京：南京中医药大学.

姜天娇，孙金海，2016. 国外干细胞产品监管现状及对我国的启示 [J]. 中国社会医学杂志，33(2): 117-120.

黎佼，刘宁宁，胡明，等，2015. miR-708-5p 通过抑制 TMEM88 表达促进人骨髓间充质干细胞迁移 [J]. 中国病理生理杂志，31(2): 239-244.

李红梅，2022. 临床科研融合模式下中医再生医学的机遇与挑战 [J]. 中华中医药杂志，37(10): 5558-5563.

李慧，李达，2018. 李达中医药介入造血干细胞围移植期思路与经验 [J]. 中华中医药杂志，33(10): 4494-4498.

李汪洋，熊辉，2020. 间充质干细胞归巢及其在骨科疾病中的研究 [J]. 中国骨伤，33(7): 689-692.

李宪哲，谢明颢，练磊，2019. 间充质干细胞治疗炎症性肠病的应用及前景 [J]. 中华细胞与干细胞杂志（电子版），9(4): 236-241.

李云龙，黄炳哲，李正伟，等，2021. 骨髓间充质干细胞干预治疗骨质疏松症中的骨组织生物力学性能 [J]. 北京生物医学工程，40(1): 74-78.

李宗宏，2021. 中医药全程分阶段干预多发性骨髓瘤自体造血干细胞移植临床疗效观察 [D]. 济南：山东中医药大学.

梁慧琦，李琳，杨琰，等，2023. 川芎嗪调控 miR-139-5p/CXCR4 通路促进骨髓间充质干细胞迁移 [J]. 浙江中医药大学学报，47(7): 703-711.

廖贵，邹专，潘崧木，等，2023. 人脐带间充质干细胞在骨科疾病中的应用研究进展 [J]. 广西医学，45(18): 2265-2270.

林雪，田佳，欧阳仁俊，等，2023. 自噬在不同类型骨质疏松症中的研究进展 [J]. 海南医学，34(8): 1201-1204.

刘淏文，乔卫平，孟志成，等，2024. 骨形态发生蛋白 /Wnt 信号通路调控成骨：揭示骨骼形成和重塑的分子机制 [J/OL]. 中国组织工程研究，https://doi.org/10.12307/2024.697.

刘颖，尹园缘，邹巍莹，等，2023. 象皮生肌膏预处理的骨髓间充质干细胞源外泌体对人脐静脉内皮细胞血管生成的影响 [J]. 湖南中医药大学学报，43(2): 249-256.

宁宇，汪伟，何继文，等，2023. 柚皮苷联合 Ad-SDF-1α 对极度低氧环境下 MSC 成骨分化及迁移的影响 [J]. 山东医药，63(16): 36-41.

潘霖，谢燕妮，甘钊萍，等，2023. 构建重型 β 地中海贫血患者造血干细胞移植后出现巨细胞病毒感染风险的预测模型 [J]. 广西医科大学学报，40(4): 657-662.

秦杰，张燕，2023. miR-877-3p 抑制小鼠骨髓间充质干细胞分泌 MCP-1 及 T 淋巴细胞趋化及凋亡引起小鼠骨质疏松 [J]. 细胞与分子免疫学杂志，39(6): 481-487.

任春贞，安涛，赵信科，等，2020. 当归多糖对炎性微环境中骨髓间充质干细胞增殖及 STAT3 信号通路的影响 [J]. 中华中医药杂志，35(10): 5274-5278.

舍雅莉，刘永琦，孙少伯，等，2019. 黄芪多糖对甲醛染毒人骨髓间充质干细胞 DNA 损伤的保护作用 [J]. 中草药，50(12): 2928-2933.

沈露萍，董颖，张莎莎，等，2018. 诱导多能干细胞在神经系统精神疾病研究中的应用 [J]. 中国细胞生物学学报，40(9): 1445-1455.

宋敏，巩彦龙，董万涛，等，2020. 固本增骨方含药血清对骨髓间充质干细胞成骨分化的影响 [J]. 中国骨质疏松杂志，26(4): 511-514.

谈在祥，蒋雨彤，2021. 我国干细胞临床研究与应用的规制及监管研究 [J]. 卫生经济研究，38(7): 33-37.

唐志宏，段浩，钟宗雨，等，2022. 间充质干细胞移植治疗骨质疏松症的机制 [J]. 中国组织工程研究，26(19): 3090-3094.

汪旭，2022. 扶正补血食疗方含药血清干预 Notch 通路调控骨髓造血干细胞化疗后损伤的机制研究 [D]. 南京：南京中医药大学.

王波，王洪武，董明振，等，2018. 试论中医精气、阴阳五行对中医再生医学的启示 [J]. 中国中医药信息杂志，25(7): 5-7.

王洁，2020. 外源 NAD$^+$ 对衰老骨髓间充质干细胞的影响及相关分子机理研究 [D]. 重庆：重庆大学 .

王俊，曲铁兵，储利胜，等，2016. 川芎嗪上调 MMP-2、MMP-9 表达促进骨髓间充质干细胞迁移 [J]. 中国中西医结合杂志，
　　36(6): 718-723.

王巍，付茂忠，唐慧，等，2017. 体细胞核移植技术的研究进展 [J]. 中国草食动物科学，37(2): 44-47.

王晓晨，2020. 益髓解毒方在多发性骨髓瘤自体造血干细胞移植中的临床应用研究 [D]. 济南：山东中医药大学 .

卫莹，刘师伟，段瑞雪，等，2022. 人脐带充质干细胞通过调控 OPG/RANKL 比值对骨质疏松大鼠的影响及机制研究 [J]. 重庆
　　医科大学学报，47(5): 503-510.

吴玲玲，2022. 扶芳藤含药血清促进 BMSC 增殖的作用机制及预处理后加强与 INS-1 共培养抗炎作用的研究 [D]. 南宁：广西中医
　　药大学 .

吴曙霞，杨淑娇，吴祖泽，2016. 美国、欧盟、日本细胞治疗监管政策研究 [J]. 中国医药生物技术，11(6): 491-496.

吴芷若，霍亚南，甘萍，等，2023. 抗骨质疏松症药物序贯治疗研究现状 [J]. 中国骨质疏松杂志，29(1): 134-138.

武小斐，张怡，柯洪敏，等，2024. 模拟角膜缘干细胞微环境诱导人多潜能干细胞分化为角膜上皮细胞的研究 [J]. 国际眼科杂志，
　　(1): 30-35.

冼群泽，李兴华，霍建忠，等，2021. 骨髓间充质干细胞对骨质疏松的治疗作用 [J]. 中国骨质疏松杂志，27(11): 1694-1698.

项楠，汪国生，厉小梅，2020. 我国干细胞临床研究现状分析、政策回顾及展望 [J]. 中华细胞与干细胞杂志（电子版），10(5):
　　303-309.

肖涛，2018. cAMP-CREB1-HDAC8 通路调控颌骨骨纤维异常增殖症 BMSCs 的增殖与分化 [D]. 南京：南京医科大学 .

谢高倩，高玉海，魏朋，等，2021. 骨髓间充质干细胞移植治疗骨质疏松的研究进展 [J]. 生物医学转化，2(4): 75-79.

徐梦莎，华允芬，2017. 干细胞药物筛选模型研究进展 [J]. 中国细胞生物学学报，39(4): 504-509.

许磊，韩晓强，冯超，等，2022. 间充质干细胞治疗骨质疏松症 [J]. 中华骨质疏松和骨矿盐疾病杂志，15(4): 428-434.

许卓，2020. 当归多糖联合黄芪多糖对骨髓抑制小鼠骨髓造血干细胞 RAS-MAPK 信号系统影响的实验研究 [D]. 沈阳：辽宁中医
　　药大学 .

宣建伟，朱水清，王韶屏，等，2017. 我国一线城市心力衰竭患者住院费用调查及其影响因素分析 [J]. 中国医疗保险，(12): 52-56.

杨卓衡，余路阳，2023. 组织纤维化与细胞微环境 [J]. 生命的化学，43(7): 1100-1107.

于淼瑛，宋晓东，王艳辉，等，2023. 骨髓间充质干细胞衰老研究进展 [J]. 中国骨质疏松杂志，29(12): 1844-1850.

余富勇，余翔，乡晓岚，等，2021. 补肾法促干细胞归巢在骨质疏松中的应用 [J]. 中国骨质疏松杂志，27(11): 1711-1716.

詹红伟，王倩，移植，等，2024. 机械应力下骨干细胞行为变化的研究进展 [J]. 中国骨质疏松杂志，30(2): 250-256.

张喻，肇玉明，王晓良，等，2015. 干细胞治疗阿尔茨海默病的研究进展及挑战 [J]. 中国药理学通报，31(7): 889-894.

张媛，吴彦霖，纳涛，等，2020. 骨肽原液对骨髓间充质干细胞成骨分化作用的影响 [J]. 中国药理学通报，36(6): 791-797.

张志伟，2016. 生半夏不同配伍含药血清对小鼠胚胎干细胞增殖及分化的影响 [D]. 南京：南京中医药大学 .

招远祺，袁龙健，乔利军，等，2015. 从中医"精气神"学说探讨针刺与神经干细胞移植在脑病治疗中的应用 [J]. 辽宁中医杂志，
　　42(7): 1331-1334.

赵常红，李世昌，李沛鸿，等，2021. 调节破骨细胞功能的相关信号分子的研究进展 [J]. 中国骨质疏松杂志，27(9): 1361-1365.

赵娟，舒晴，田峻，2022. 脂肪源性间充质干细胞治疗绝经后骨质疏松症的研究进展 [J]. 华中科技大学学报（医学版），51(5):
　　725-731.

赵怡心，曾继涛，涂小林，等，2021. 激活 BMP 信号的骨细胞对骨髓基质细胞成骨及成脂分化的作用研究 [J]. 中国骨质疏松杂志，
　　27(5): 694-698.

郑良栋，冯涛，何雪梅，等，2016. 乳腺癌细胞-干细胞共培养上清液对乳腺癌细胞的体外抗肿瘤作用研究 [J]. 药学学报，51(4):
　　552-557.

周天秀，2016. 补肾中药诱导人胚胎干细胞分化为类卵泡结构的研究 [D]. 成都：成都中医药大学 .

Aboul-Soud M A M, Alzahrani A J, Mahmoud A, 2021. Induced Pluripotent Stem Cells (iPSCs)—Roles in regenerative therapies, disease
　　modelling and drug screening[J]. Cells, 10(9): 2319.

Ahmadi A, Moghadasali R, Ezzatizadeh V, et al, 2019. Transplantation of mouse induced pluripotent stem cell-derived podocytes in a
　　mouse model of membranous nephropathy attenuates proteinuria[J]. Sci Rep, 9(1): 15467.

Alexander T, Greco R, 2022. Hematopoietic stem cell transplantation and cellular therapies for autoimmune diseases: overview and future
　　considerations from the Autoimmune Diseases Working Party (ADWP) of the European Society for Blood and Marrow Transplantation
　　(EBMT)[J]. Bone Marrow Transplant, 57(7): 1055-1062.

Alvarez-Palomo B, Sanchez-Lopez L I, Moodley Y, et al, 2020. Induced pluripotent stem cell-derived lung alveolar epithelial type II cells reduce damage in bleomycin-induced lung fibrosis[J]. Stem Cell Res Ther, 11(1): 213.

Andrews P W, Barbaric I, Benvenisty N, et al, 2022. The consequences of recurrent genetic and epigenetic variants in human pluripotent stem cells[J]. Cell Stem Cell, 29(12): 1624-1636.

Ariyasinghe N R，de Souza Santos R, Gross A, et al, 2023. Proteomics of novel induced pluripotent stem cell-derived vascular endothelial cells reveal extensive similarity with an immortalized human endothelial cell line[J]. Physiol Genomics, 55(8): 324-337.

Arjmand B, Sarvari M, Alavi-Moghadam S, et al, 2020. Prospect of stem cell therapy and regenerative medicine in osteoporosis[J]. Front Endocrinol (Lausanne), 11: 430.

Aung K T, Akiyama K, Kunitomo M, et al, 2020. Aging-affected MSC functions and severity of periodontal tissue destruction in a ligature-induced mouse periodontitis Model[J]. Int J Mol Sci, 21(21): 8103.

Ayala-Ham A, Aguilar-Medina M, León-Félix J, et al, 2022. Extracellular matrix hydrogel derived from bovine bone is biocompatible in vitro and in vivo[J]. Biomed Mater Eng, 33(6): 491-504.

Bacakova L, Zarubova J, Travnickova M, et al, 2018. Stem cells: their source, potency and use in regenerative therapies with focus on adipose-derived stem cells-a review[J]. Biotechnol Adv, 36(4): 1111-1126.

Bao W, Zhang Q, Zheng H, et al, 2021. Radix Astragali polysaccharide RAP directly protects hematopoietic stem cells from chemotherapy-induced myelosuppression by increasing FOS expression[J]. Int J Biol Macromol, 183: 1715-1722.

Baron R, Kneissel M, 2013. WNT signaling in bone homeostasis and disease: from human mutations to treatments[J]. Nat Med, 19(2): 179-192.

Barrachina L, Remacha A R, Romero A, et al, 2017. Priming equine bone marrow-derived mesenchymal stem cells with proinflammatory cytokines: implications in immunomodulation-immunogenicity balance, cell viability, and differentiation potential[J]. Stem Cells Dev, 26(1): 15-24.

Bartunek J, Behfar A, Dolatabadi D, et al, 2013. Cardiopoietic stem cell therapy in heart failure: the C-CURE（cardiopoietic stem cell therapy in heart failURE）multicenter randomized trial with lineage-specified biologics[J]. J Am Coll Cardiol, 61(23): 2329-2338.

Bollman M, Malbrue R, Li C, et al, 2020. Improvement of osseointegration by recruiting stem cells to titanium implants fabricated with 3D printing[J]. Ann N Y Acad Sci, 1463(1): 37-44.

Bornes T D，Jomha N, Mulet-Sierra A, et al, 2015. Porous scaffold seeding and chondrogenic differentiation of BMSC-seeded scaffolds[J]. Bio Protoc, 5(24): e1693.

Brás J, Guerreiro R, Hardy J, 2015. SnapShot: genetics of Parkinson's disease[J]. Cell, 160(3): 570.

Burke A C, Sutherland B G, Telford D E, et al, 2018. Intervention with citrus flavonoids reverses obesity and improves metabolic syndrome and atherosclerosis in obese Ldlr?/? mice[J]. Journal of Lipid Research, 59(9): 1714-1728.

Cabral-Pacheco G A, Garza-Veloz I, Castruita-De L R C, et al, 2020. The roles of matrix metalloproteinases and their inhibitors in human diseases[J]. Int J Mol Sci, 21(24): 9739.

Cai J, Chen H, Xie S, et al, 2022. Research progress of totipotent stem cells[J]. Stem Cells Dev, 31(13-14): 335-345.

Cai Z Y, Yang B, Shi Y X, et al, 2018. High glucose downregulates the effects of autophagy on osteoclastogenesis via the AMPK/mTOR/ULK1 pathway[J]. Biochem Biophys Res Commun, 503(2): 428-435.

Canalis E, 2018. Notch in skeletal physiology and disease[J]. Osteoporos Int, 29(12): 2611-2621.

Carey T S, CaoZ, Choi I, et al, 2015. BRG1 governs Nanog transcription in early mouse embryos and embryonic stem cells via antagonism of Histone H3 Lysine 9/14 acetylation[J]. Mol Cell Biol 35 (24): 4158-4169.

Carreras E, Dufour C, Mohty M, et al, 2019. The EBMT handbook: Hematopoietic stem cell transplantation and cellular therapies [M]. 7th ed. Cham (CH): Springer.

Chabannon C, Kuball J, Bondanza A, et al, 2018. Hematopoietic stem cell transplantation in its 60s: A platform for cellular therapies[J]. Sci Transl Med, 10(436)：eaap9630.

Chang Y K, SrivastavaY, Hu C, et al, 2017. Quantitative profiling of selective Sox/POU pairing on hundreds of sequences in parallel by Coop-seq[J]. Nucleic Acids Res 45 (2): 832-845.

Che J, Lv H, Yang J, et al, 2021. Iron overload induces apoptosis of osteoblast cells via eliciting ER stress-mediated mitochondrial dysfunction and p-eIF2α/ATF4/CHOP pathway in vitro[J]. Cell Signal, 84: 110024.

Chen J, Gao W, Zhou P, et al, 2016. Enhancement of hepatocyte differentiation from human embryonic stem cells by Chinese medicine Fuzhenghuayu[J]. Sci Rep, 2016, 6: 18841.

Chen J, Zhou L, Pan S Y, 2014. A brief review of recent advances in stem cell biology[J]. Neural Regen Res, 9(7): 684-687.

Chen Q, Kang L, Li Y, et al, 2022a. Effect of Shenfu Injection on differentiation of bone marrow mesenchymal stem cells into pacemaker-like cells and improvement of pacing function of sinoatrial node[J]. Oxid Med Cell Longev, 4299892.

Chen R, Li L, Feng L, et al, 2020b. Biomaterial-assisted scalable cell production for cell therapy[J]. Biomaterials, 2020, 230: 119627.

Chen T, Yang T, Zhang W, et al, 2021. The therapeutic potential of mesenchymal stem cells in treating osteoporosis[J]. Biol Res, 54(1): 42.

Chen W, Lv N, Liu H, et al, 2022b. Melatonin Improves the resistance of oxidative stress-induced cellular senescencein osteoporotic bone marrow mesenchymal stem cells[J]. Oxid Med Cell Longev, 2022: 7420726.

Chen X, Wang L, Hou J, et al, 2019a. Study on the dynamic biological characteristics of human bone marrow mesenchymal stem cell senescence[J]. Stem Cells Int, 2019: 9271595.

Chen Y, Huang Y, Li J, et al, 2024. Enhancing osteoporosis treatment with engineered mesenchymal stem cell-derived extracellular vesicles: mechanisms and advances[J]. Cell Death Dis, 15(2): 119.

Chen Z and Zhang Y, 2019b. Loss of DUX causes minordefects in zygotic genome activation and is compatible with mouse development[J]. Nat Genet, 51: 947-951.

Choi Y, Yoon D S, Lee K M, et al, 2019. Enhancement of mesenchymal stem cell-driven bone regeneration by resveratrol-mediated SOX2 regulation[J]. Aging Dis, 10(4): 818-833.

Courtney J M, Sutherland B A, 2020. Harnessing the stem cell properties of pericytes to repair the brain[J]. Neural Regen Res, 15(6): 1021-1022.

De Gioia R, Biella F, Citterio G, et al, 2020. Neural stem cell transplantation for neurodegenerative diseases[J]. Int J Mol Sci, 21(9): 3103.

Deinsberger J, Reisinger D, Weber B, 2020. Global trends in clinical trials involving pluripotent stem cells: a systematic multi-database analysis[J]. NPJ Regen Med, 2020, 5: 15.

Deng J, Ouyang P, Li W, et al, 2021. Curcumin alleviates the senescence of canine bone marrow mesenchymal stem cells during in vitro expansion by activating the autophagy pathway[J]. Int J Mol Sci, 22(21): 11356.

Devi K, Shanmugarajan T S, 2023. Therapeutic potential of plant metabolites in bone apoptosis: A review[J]. Curr Drug Targets, 24(11): 857-869.

Eiyama A, Okamoto K, 2015. PINK1/Parkin-mediated mitophagy in mammalian cells[J]. Curr Opin Cell Biol, 33: 95-101.

Esquijarosa H M, Richard S A, 2022. Edifying the focal factors influencing mesenchymal stem cells by the microenvironment of intervertebral disc degeneration in low back pain[J]. Pain Res Manag, 2022: 6235400.

Fares J, Ahmed A U, Ulasov I V, et al, 2021. Neural stem cell delivery of an oncolytic adenovirus in newly diagnosed malignant glioma: a first-in-human, phase 1，dose-escalation trial[J]. Lancet Oncol, 22(8): 1103-1114.

Fatehullah A, Tan S H, Barker N, 2016. Organoids as an in vitro model of human development and disease[J]. Nat Cell Biol, 18(3): 246-254.

Fathi I, Miki T, 2022. Human amniotic epithelial cells secretome: Components, bioactivity, and challenges[J]. Front Med (Lausanne), 8: 763141.

Flosdorf N, Zenke M, 2022. Dendritic cells generated from induced pluripotent stem cells and by direct reprogramming of somatic cells[J]. Eur J Immunol, 52(12): 1880-1888.

Freitas G P, Lopes H B, Souza A, et al, 2021. Mesenchymal stem cells overexpressing BMP-9 by CRISPR-Cas9 present high in vitro osteogenic potential and enhance in vivo bone formation[J]. Gene Ther, 28(12): 748-759.

Fu X, Liu G, Halim A, et al, 2019. Mesenchymal stem cell migration and tissue repair[J]. Cells, 8(8): 784.

Fu Y S, Lu C H, Chu K A, et al, 2018. Xenograft of human umbilical mesenchymal stem cells from Wharton's Jelly differentiating into osteocytes and reducing osteoclast activity reverses osteoporosis in ovariectomized rats[J]. Cell Transplant, 27(1): 194-208.

Fumagalli F, Calbi V, Natali Sora M G, et al, 2022. Lentiviralhaematopoietic stem-cell gene therapy for early-onset metachromatic leukodystrophy: long-term results from a non-randomised, open-label, phase 1/2 trial and expanded access[J]. Lancet, 399(10322): 372-383.

Gahmberg C G, Gronholm M, 2022. How integrin phosphorylations regulate cell adhesion and signaling[J]. Trends Biochem Sci, 47(3): 265-278.

Galderisi U, Peluso G, Di Bernardo G, 2022. Clinical trials based on mesenchymal stromal cells are exponentially increasing: Where are we in recent years?[J]. Stem Cell Rev Rep, 18(1): 23-36.

Gallina C, Capelôa T, Saviozzi S, et al, 2015. Human mesenchymal stem cells labelled with dye-loaded amorphous silica nanoparticles: long-term biosafety, stemness preservation and traceability in the beating heart[J]. J Nanobiotechnology, 13: 77.

Gao J, Feng Z, Wang X, et al, 2018. SIRT3/SOD2 maintains osteoblast differentiation and bone formation by regulating mitochondrial stress[J]. Cell Death Differ, 25(2): 229-240.

Gao J, Zhang G, Xu K, et al, 2020. Bone marrow mesenchymal stem cells improve bone erosion in collagen-induced arthritis by inhibiting osteoclasia-related factors and differentiating intochondrocytes[J]. Stem Cell Res Ther, 11(1): 171.

Gilchrist A, 2020. Chemokines and bone[J]. Handb Exp Pharmacol, 262: 231-258.

Gois Beghini D, Iwao Horita S, Cascabulho C M, et al, 2020. Induced pluripotent stem cells: Hope in the treatment of diseases, including muscular dystrophies[J]. Int J Mol Sci, 21(15): 5467.

Guo Y, Yang L L and Qi H Y, 2022. Transcriptome analysis of mouse male germline stem cells reveals characteristics of mature spermatogonial stem cells[J]. Yi Chuan, 44(7): 591-608.

Hade M D, Suire C N, Suo Z, 2021. Mesenchymal stem cell-derived exosomes: Applications in regenerative medicine[J]. Cells, 10(8): 1959.

Han L, Wu J, Wang M, et al, 2022. RNA modification-related genetic variants in genomic loci associated with bone mineral density and fracture[J]. Genes (Basel), 13(10): 1892.

Han X J, Li H, Liu C B, et al, 2019. Guanxin Danshen Formulation improved the effect of mesenchymal stem cells transplantation for the treatment of myocardial infarction probably via enhancing the engraftment[J]. Life Sci, 233: 116740.

He H, Yang T, Li F, et al, 2021. A novel study on the immunomodulatory effect of umbilical cord derived mesenchymal stem cells pretreated with traditional Chinese medicine Asarinin[J]. Int Immunopharmacol, 100: 108054.

He X, Wang Y, Liu Z, et al, 2023. Osteoporosis treatment using stem cell-derived exosomes: a systematic review andmeta-analysis of preclinical studies[J]. Stem Cell Res Ther, 14(1): 72.

Hendrickson P G, Dorais J A, Grow E J, et al, 2017. Conserved roles of mouse DUX and human DUX4 in activating cleavage-stage genes and MERVL/HERVL retrotransposons[J]. Nat Genet, 49: 925-934.

Hiew V V and Teoh P L, 2022. Collagen modulates the biological characteristics of WJ-MSCs in basal and osteoinduced conditions[J]. Stem Cells Int, 2022: 2116367.

Hoang D M, Pham P T, Bach T Q, et al, 2022. Stem cell-based therapy for human diseases[J]. Signal Transduct Target Ther, 7(1): 272.

Hu Y, Yang Y, Tan P, et al, 2023. Induction of mouse totipotent stem cells by a defined chemical cocktail[J]. Nature, 617(7962): 792-797.

Huang X, Lv Y, He P, et al, 2018. HDL impairs osteoclastogenesis and induces osteoclast apoptosis via upregulation of ABCG1 expression[J]. Acta Biochim Biophys Sin (Shanghai), 50(9): 853-861.

Huang Y, Wu Q, Tam P, 2022. Immunomodulatory mechanisms of mesenchymal stem cells and their potential clinical applications[J]. Int J Mol Sci, 23(17): 10023.

Huang Y, Lu M, Guo W, et al, 2013. Thrombospondin 1 promotes synaptic formation in bone marrow-derived neuron-like cells[J]. Neural Regen Res, 8(10): 869-881.

Iberite F, Gruppioni E, Ricotti L, 2022. Skeletal muscle differentiation of human iPSCs meets bioengineering strategies: perspectives and challenges[J]. NPJ Regen Med, 7(1): 23.

Ichimiya T, Yamakawa T, Hirano T, et al, 2020. Autophagy and autophagy-related diseases: A review[J]. Int J Mol Sci, 21(23): 8974.

Infante A, Rodriguez C I, 2018. Osteogenesis and aging: lessons from mesenchymal stem cells[J]. Stem Cell Res Ther, 9(1): 244.

Jensen A R, Drucker N A, Ferkowicz M J, et al, 2018. Umbilical mesenchymal stromal cells provide intestinal protection through nitric oxide dependent pathways[J]. Journal of Surgical Research, 224: 148-155.

Ji G, Zhou W, Du J, et al, 2021. PCGF1 promotes epigenetic activation of stemness markers and colorectal cancerstem cell enrichment[J]. Cell Death Dis 12 (7): 633.

Jiang P, Wei K, Chang C, et al, 2022. SFRP1 Negatively modulates pyroptosis of fibroblast-like synoviocytes in rheumatoid arthritis: A Review[J]. Front Immunol, 13: 903475.

Jiang Y, Tuan R S, 2015. Origin and function of cartilage stem/progenitor cells in osteoarthritis[J]. Nat Rev rheumatol, 11(4): 206-212.

Jiang Y, Zhang P, Zhang X, et al, 2021. Advances in mesenchymal stem cell transplantation for the treatment of osteoporosis[J]. Cell Prolif, 54(1): e12956.

Jurado S, Parés A, Peris P, et al, 2022. Bilirubin increases viability and decreases osteoclast apoptosis contributing toosteoporosis in advanced liver diseases[J]. Bone, 162: 116483.

Kabelitz D, Serrano R, Kouakanou L, et al, 2020. Cancer immunotherapy with γδ T cells: many paths ahead of us[J]. Cell Mol Immunol, 17(9): 925-939.

Kajimura D, Lee H W, Riley K J, et al, 2013. Adiponectin regulates bone mass via opposite central and peripheral mechanisms through FoxO1[J]. Cell Metab, 17(6): 901-915.

Kang E S, Kim H, Han Y, et al, 2021. Enhancing osteogenesis of adipose-derived mesenchymal stem cells using gold nanostructure/ peptide-nanopatterned graphene oxide[J]. Colloids Surf B Biointerfaces, 204: 111807.

Kapetanos K, Asimakopoulos D, Christodoulou N, et al, 2021. Chronological age affects MSC senescence in vitro—A systematic review[J].

Int J Mol Sci, 22(15): 7945.

Karwacki-Neisius V, Göke J, Osorno R, et al, 2013. Reduced Oct4 expression directs a robust pluripotent state with distinct signaling activity and increased enhancer occupancy by Oct4 and Nanog[J]. Cell Stem Cell, 12(5): 531-545.

Keighron C, Lyons C J, Creane M, et al, 2018. Recent advances in endothelial progenitor cells toward their use in clinical translation[J]. Front Med (Lausanne), 5: 354.

Khosla S, Farr J N, Tchkonia T, et al, 2020. The role of cellular senescence in ageing and endocrine disease[J]. Nat Rev Endocrinol, 16(5): 263-275.

Kim A, Baek S J, Shin S, et al, 2023. An ethanol extract of coptidisrhizoma induces apoptotic cell death in induced pluripotent stem cells and suppresses teratoma formation[J]. Nutrients, 15(10): 2364.

Kim A, Lee S Y, Kim B Y, et al, 2020. Elimination of teratogenic human induced pluripotent stem cells by bee venom via calcium-calpain pathway[J]. Int J Mol Sci, 21(9): 3265.

Kim D, Lee A E, Xu Q, et al, 2021. Gingiva-derived mesenchymal stem cells: Potential application in tissue engineering and regenerative medicine-a comprehensive review[J]. Front Immunol, 12: 667221.

Kim E H, Kim E S, Shin D, et al, 2021b. Carnosine protects against cerebral ischemic injury by inhibiting matrix-metalloproteinases[J]. Int J Mol Sci, 22(14): 7495.

Kim H D, Lee E A, Choi Y H, et al, 2016. High throughput approaches for controlled stem cell differentiation[J]. Acta Biomater, 34: 21-29.

King N M, Perrin J, 2014. Ethical issues in stem cell research and therapy[J]. Stem Cell Res Ther, 5(4): 85.

Kitano K, Schwartz D M, Zhou H, et al, 2017. Bioengineering of functional human induced pluripotent stem cell-derived intestinal grafts[J]. Nat Commun, 8(1): 765.

Koga Y, Tsurumaki H, Aoki-Saito H, et al, 2019. Roles of cyclic AMP response element binding activation in the ERK1/2 and p38MAPK signalling pathway in central nervous system, cardiovascular system, osteoclast differentiation and mucin and cytokine production[J]. Int J Mol Sci, 20(6): 1346.

Li C, Liu Y, Deng M, et al, 2024. Comparison of the therapeutic effects of mesenchymal stem cells derived from human dental pulp (DP), adipose tissue (AD), placental amniotic membrane (PM), and umbilical cord (UC) on postmenopausal osteoporosis. Front Pharmacol, 15: 1349199.

Li L M, Li Q, Gui L, et al, 2022. Sequential gastrodin release PU / nHA composite scaffolds reprogram macrophages for improved osteogenesis and angiogenesis[J]. Bioact Mater, 19: 24-37.

Li L, Liu X, Gaihre B, et al, 2021a. SDF-1alpha/OPF/BP composites enhance the migrating and osteogenic abilities of mesenchymal stem cells[J]. Stem Cells Int, 2021: 1938819.

Li L, Liu X, Gaihre B, et al, 2021b. Mesenchymal stem cell spheroids incorporated with collagen and black phosphorus promote osteogenesis of biodegradable hydrogels[J]. Mater Sci Eng C Mater Biol Appl, 121: 111812.

Li L, Wang B, Li Y, et al, 2020. Celastrol regulates bone marrow mesenchymal stem cell fate and bone-fat balancein osteoporosis and skeletal aging by inducing PGC-1alpha signaling[J]. Aging（Albany NY）, 12(17): 16887-16898.

Li M, Sun X, Ma L, et al, 2017. SDF-1/CXCR4 axis induces human dental pulp stem cell migration through FAK/PI3K/Akt and GSK3beta/beta-catenin pathways[J]. Sci Rep, 7: 40161.

Li W, Jiang W S, Su Y R, et al, 2023. PINK1/Parkin-mediated mitophagy inhibits osteoblast apoptosis induced by advanced oxidation protein products[J]. Cell Death Dis, 14(2): 88.

Li X, Jin L, Tan Y, 2021. Different roles of matrix metalloproteinase 2 in osteolysis of skeletal dysplasia and bone metastasis (Review)[J]. Mol Med Rep, 23(1): 70.

Lian X L, Ji L M, Zhang L N, 2021. Mannotriose induced differentiation of mesenchymal stem cells into neuron-like cells[J]. J Integr Neurosci, 20(1): 125-130.

Ling L, Hou J, Liu D, et al, 2022. Important role of the SDF-1/CXCR4 axis in the homing of systemically transplanted human amnion-derived mesenchymal stem cells（hAD-MSCs）to ovaries in rats with chemotherapy-induced premature ovarian insufficiency (POI)[J]. Stem Cell Res Ther, 13(1): 79.

Liu J, Wei J, Wang C, et al, 2019a. The combination of Radix Astragali and Radix Angelicae Sinensis attenuates the IFN-γ-induced immune destruction of hematopoiesis in bone marrow cells[J]. BMC Complement Altern Med, 2019, 19(1): 356.

Liu L P, Li Y M, Guo N N, et al, 2019b. Therapeutic potential of patient iPSC-derived iMelanocytesin autologous transplantation[J]. Cell Rep, 2019, 27(2): 455-466. e5.

Liu O, Xu J, Ding G, et al, 2013. Periodontal ligament stem cells regulate B lymphocyte function via programmed cell death protein 1[J].

Stem Cells, 31(7): 1371-1382.

Liu Z, Mikrani R, Zubair H M, et al, 2020. Systemic and local delivery of mesenchymal stem cells for heart renovation: Challenges and innovations[J]. Eur J Pharmacol, 876: 173049.

Lu C H, Chen Y A, Ke C C, et al, 2021a. Mesenchymal stem cell-derived extracellular vesicle: A promising alternative therapy for osteoporosis[J]. Int J Mol Sci, 22(23): 12750.

Lu J, Zhang Y, Liang J, et al, 2021b. Role of exosomal microRNAs and their crosstalk with oxidative stress in the pathogenesis of osteoporosis[J]. Oxid Med Cell Longev, 6301433.

Lu W, Li X, 2018. Vascular stem/progenitor cells: functions and signaling pathways[J]. Cell Mol Life Sci, 75(5): 859-869.

Luna G, Oehlmeyer T L, Brandao G, et al, 2021. Use of human bone marrow mesenchymal stem cells immortalized by the expression of telomerase in wound healing in diabetic rats[J]. Braz J Med Biol Res, 54(11)：e11352.

Luo L, Li P, Ren H, et al, 2021. Effects of bovine cancellous bone powder/poly amino acid composites on cellular behaviors and osteogenic performances[J]. Biomed Mater, 16(5): 10.

Ma J, Wang A, Zhang H, et al, 2022. Iron overload induced osteocytes apoptosis and led to bone loss in Hepcidin（-/-）mice through increasing sclerostin and RANKL/OPG[J]. Bone, 164: 116511.

Maharajan N, Cho G W, 2021. Camphorquinone promotes the antisenescence effect via activating AMPK/SIRT1 in stem cells and D-galactose-induced aging mice[J]. Antioxidants (Basel), 2021, 10(12): 1916.

Mao Q, Liang X L, Zhang C L, et al, 2019. LncRNA KLF3-AS1 in human mesenchymal stem cell-derived exosomes ameliorates pyroptosis of cardiomyocytes and myocardial infarction through miR-138-5p/Sirt1 axis[J]. Stem Cell Res Ther, 2019, 10(1): 393.

Markov A, Thangavelu L, Aravindhan S, et al, 2021. Mesenchymal stem/stromal cells as a valuable source for the treatment of immune-mediated disorders[J]. Stem Cell Res Ther, 12(1): 192.

Maxwell K G, Millman J R, 2021. Applications of iPSC-derived beta cells from patients with diabetes[J]. Cell Rep Med, 2(4): 100238.

Meng X M, Nikolic-Paterson D J, Lan H Y, 2016. TGF-beta: the master regulator of fibrosis[J]. Nat Rev Nephrol, 12(6): 325-338.

Mishra V K, Shih H H, Parveen F, et al, 2020. Identifying the therapeutic significance of mesenchymal stem cells[J]. Cells, 9(5): 1145.

Mochel J P, Jergens A E, Kingsbury D, et al, 2017. Intestinal stem cells to advance drug development, precision, and regenerative medicine: A paradigm shift in translational research[J]. AAPS J, 20(1): 17.

Morgan R A, Gray D, Lomova A, et al, 2017. Hematopoietic stem cell gene therapy: Progress and lessons learned[J]. Cell Stem Cell, 21(5): 574-590.

Mosaad Y M, 2014. Hematopoietic stem cells: an overview[J]. Transfus Apher Sci, 51(3): 68-82.

Murray I R, West C C, Hardy W R, et al, 2014. Natural history of mesenchymal stem cells, from vessel walls to culture vessels[J]. Cell Mol Life Sci, 71(8): 1353-1374.

Naji A, Eitoku M, Favier B, et al, 2019. Biological functions of mesenchymal stem cells and clinical implications[J]. Cell Mol Life Sci, 76(17): 3323-3348.

Nam D, Park A, Dubon M J, et al, 2020. Coordinated regulation of mesenchymal stem cell migration by various chemotactic stimuli[J]. Int J Mol Sci, 21(22): 8561.

Nehlin J O, Jafari A, Tencerova M, et al, 2019. Aging and lineage allocation changes of bone marrow skeletal (stromal) stemcells[J]. Bone, 123: 265-273.

Nixon R A, 2013. The role of autophagy in neurodegenerative disease[J]. Nat Med, 19(8): 983-997.

Oryan A, Kamali A, Moshiri A, et al, 2017. Role of of mesenchymal stem cells in bone regenerative medicine: What is the evidence?[J]. Cells Tissues Organs, 204(2): 59-83.

Osagie-Clouard L, Sanghani-Kerai A, Coathup M, et al, 2019. The influence of parathyroid hormone 1-34 on the osteogenic characteristics of dipose- and bone-marrow-derived mesenchymal stem cells from juvenile andovarectomized rats[J]. Bone Joint Res, 8(8): 397-404.

Ozay E I, Vijayaraghavan J, Gonzalez-Perez G, et al, 2019. Cymerus™ iPSC-MSCs significantly prolong survival in a pre-clinical, humanized mouse model of Graft-vs-host disease[J]. Stem Cell Res, 35: 101401.

Panés J, García-Olmo D, Van Assche G, et al, 2018. ADMIRE CD study group collaborators. Long-term efficacy and safety of stem cell therapy（Cx601）for complex perianal fistulas in patients with Crohn's disease[J]. Gastroenterology, 154(5): 1334-1342. e4.

Peng H, Yang M, Guo Q, et al, 2014. Dendrobium officinale polysaccharides regulate age-related lineage commitment between osteogenic and adipogenic differentiation[J]. Cell Prolif, 2019, 52(4): e12624.

Petersen A, Seear K, Munsie M. Therapeutic journeys: the hopeful travails of stem cell tourists[J]. Sociol Health Illn, 36(5): 670-685.

Phetfong J, Sanvoranart T, Nartprayut K, et al, 2016. Osteoporosis: the current status of mesenchymal stem cell-based therapy[J]. Cell Mol

Biol Lett, 21: 12.

Piemontese M, Onal M, Xiong J, et al, 2016. Low bone mass and changes in the osteocyte network in mice lacking autophagy inthe osteoblast lineage[J]. Sci Rep, 6: 24262.

Pierce J L, Begun D L, Westendorf J J, et al, 2019. Defining osteoblast and adipocyte lineages in the bone marrow[J]. Bone, 118: 2-7.

Pluchino S, Smith J A, Peruzzotti-Jametti L, 2020. Promises and limitations of neural stem cell therapies for progressive multiple sclerosis[J]. Trends Mol Med, 26(10): 898-912.

Pyšná A, Bém R, Němcová A, et al, 2019. Endothelial progenitor cells biology in diabetes mellitus and peripheral arterial disease and their therapeutic potential[J]. Stem Cell Rev Rep, 15(2): 157-165.

Qadir A, Liang S, Wu Z, et al, 2020. Senile Osteoporosis: The involvement of differentiation and senescence of bone marrow stromal cells[J]. Int J Mol Sci, 21(1): 349.

Rady D, Abbass M, El-Rashidy A A, et al, 2020. Mesenchymal stem/progenitor cells: The prospect of human clinical translation[J]. Stem Cells Int, 2020: 8837654.

Rahmani F, Movahedin M, Mazaheri Z, et al, 2019. Transplantation of mouse iPSCs into testis of azoospermic mouse model: in vivo and in vitro study[J]. Artif Cells Nanomed Biotechnol, 47(1): 1585-1594.

Rendina-Ruedy E, Rosen C J, 2020. Lipids in the bone marrow: An evolving perspective[J]. Cell Metab, 31(2): 219-231.

Ruan X F, Ju C W, Shen Y, et al, 2018. SuxiaoJiuxin pill promotes exosome secretion from mouse cardiac mesenchymal stem cells in vitro[J]. Acta Pharmacol Sin, 39(4): 569-578.

Saini M, Selokar N L, Agrawal H, et al, 2017. Treatment of donor cells and reconstructed embryos with a combination of trichostatin-A and 5-aza-2'-deoxycytidine improves the developmental competenceand quality of buffalo embryos produced by handmade cloning and alters their epigenetic status and gene expression[J]. Cell Reprogram, 19(3): 208-215.

Saito A, Nagaishi K, Iba K, et al, 2018. Umbilical cord extracts improve osteoporotic abnormalities of bone marrow-derived mesenchymal stem cells and promote their therapeutic effects on ovariectomizedrats[J]. Sci Rep, 8(1): 1161.

Salmikangas P, Schuessler-Lenz M, Ruiz S, et al, 2015. Marketing regulatory oversight of advanced therapy medicinal products (ATMPs) inEurope: The EMA/CAT perspective[J]. Adv Exp Med Biol, 871: 103-130.

Salmikangas P, Schuessler-Lenz M, Ruiz S, et al, 2015. Marketing regulatory oversight of advanced therapy medicinal products (ATMPs) in Europe: The EMA/CAT perspective[J]. Adv Exp Med Biol, 871: 103-130.

Sanghani-Kerai A, Osagie-Clouard L, Blunn G, et al, 2018. The influence of age and osteoporosis on bone marrow stem cells from rats[J]. Bone Joint Res, 7(4): 289-297.

Sanz-Ruiz R, Fernández-Avilés F, 2018. Autologous and allogeneic cardiac stem cell therapy for cardiovascular diseases[J]. Pharmacol Res, 127: 92-100.

Sarraf S A, Raman M, Guarani-Pereira V, et al, 2013. Landscape of the PARKIN-dependent ubiquitylome in response to mitochondrial depolarization[J]. Nature, 496(7445): 372-376.

Sattler S, Rosenthal N, 2016. The neonate versus adult mammalian immune system in cardiac repair and regeneration[J]. Biochim Biophys Acta, 1863（7 Pt B）: 1813-1821.

Shafaei H, Kalarestaghi H, 2020. Adipose-derived stem cells: An appropriate selection for osteogenicdifferentiation[J]. J Cell Physiol, 235(11): 8371-8386.

Shen H, Yang M, Li S, et al, 2021. Mouse totipotent stemcells captured and maintained through spliceosomal repression[J]. Cell, 184: 2843-2859. e20.

Shim J, Kim K T, Kim K G, et al, 2021. Safety and efficacy of Wharton's jelly-derived mesenchymal stem cells with teriparatide for osteoporotic vertebral fractures: A phase I/IIa study[J]. Stem Cells Transl Med, 10(4): 554-567.

Shrestha M, Nguyen T T, Park J, et al, 2021. Immunomodulation effect of mesenchymal stem cells in islet transplantation[J]. Biomed Pharmacother, 142: 112042.

Shu T, Pang M, Rong L, et al, 2014. Effects of Salvia miltiorrhiza on neural differentiation of induced pluripotent stem cells[J]. J Ethnopharmacol, 153(1): 233-241.

Shu T, Pang M, Rong L, et al, 2015. Protective effects and mechanisms of salvianolic Acid B against H_2O_2-induced injury in induced pluripotent stem cell-derived neural stem cells[J]. Neurochem Res, 40(6): 1133-1143.

Siegler E L, Zhu Y, Wang P, et al, 2018. Off-the-shelf CAR-NK cells for cancer immunotherapy[J]. Cell Stem Cell, 23(2): 160-161.

Sobacchi C, Palagano E, Villa A, et al, 2017. Soluble factors on stage to direct mesenchymal stem cells fate[J]. Front Bioeng Biotechnol, 5: 32.

Sohn S J, Yu J M, Lee E Y, et al, 2018. Anti-aging properties of conditioned media of epidermal progenitor cells derived from mesenchymal stem cells[J]. Dermatol Ther (Heidelb), 8(2): 229-244.

Song T, Wang H, Liu Y, et al, 2021. TPGS-modified long-circulating liposomes loading ziyuglycoside I for enhanced therapy of myelosuppression[J]. Int J Nanomedicine, 16: 6281-6295.

Song Y, Meng Z, Zhang S, et al, 2022. miR-4739/ITGA10/PI3K signaling regulates differentiation and apoptosis of osteoblast[J]. Regen Ther, 21: 342-350.

Sousa B R, Parreira R C, Fonseca E A, et al, 2013. Human adult stem cells from diverse origins: an overview from multiparametric immunophenotyping to clinical applications[J]. Cytometry A, 85(1): p. 43-77.

Sousa-Victor P, Gutarra S, Garcia-Prat L, et al, 2014. Geriatric muscle stem cells switch reversible quiescence into senescence[J]. Nature, 506(7488): 316-321.

Soysa N S, Alles N, 2019. Positive and negative regulators of osteoclast apoptosis[J]. Bone Rep, 11: 100225.

Sugita S, Mandai M, Hirami Y, et al, 2020a. Hepatic spheroids derived from human induced pluripotent stem cells in bio-artificial liver rescue porcine acute liver failure[J]. Cell Res, 30(1): 95-97.

Sugita S, Mandai M, Hirami Y, et al, 2020b. HLA-matched allogeneic iPS cells-derived RPE transplantation for macular degeneration[J]. J Clin Med, 9(7): 2217.

Sui B, Hu C, Jin Y. 2016. Mitochondrial metabolic failure in telomere attrition-provoked aging of bone marrow mesenchymal stem cells[J]. Biogerontology, 17(2): 267-279.

Sun J, Shen H, Shao L, et al, 2020. HIF-1α overexpression in mesenchymal stem cell-derived exosomes mediates cardioprotection in myocardial infarction by enhanced angiogenesis[J]. Stem Cell Res Ther, 11(1): 373.

Suzuki D, Flahou C, Yoshikawa N, et al, 2020. iPSC-derived platelets depleted of HLA class I are inert to anti-HLA class I and natural killer cell immunity[J]. Stem Cell Reports, 14(1): 49-59.

Tang D, Ju C, Liu Y, et al, 2018. Therapeutic effect of icariin combined with stem cells on postmenopausal osteoporosis in rats[J]. J Bone Miner Metab, 36(2): 180-188.

Tao J, Cao X, Yu B, et al, 2022. Vascular stem/progenitor cells in vessel injury and repair[J]. Front Cardiovasc Med, 9: 845070.

Tian Y, Li X, Xie H, et al, 2018. Protective mechanism of the antioxidant baicalein toward hydroxyl radical-treated bone marrow-Derived mesenchymal stem cells[J]. Molecules, 23(1): 223.

Tong X, Gu J, Song R, et al, 2019. Osteoprotegerin inhibit osteoclast differentiation and bone resorption byenhancing autophagy via AMPK/mTOR/p70S6K signaling pathway in vitro[J]. J Cell Biochem, 120(2): 1630-1642.

Tsai P H and ChienY, et al, 2019. Ash2l interacts with Oct4-stemness circuitry to promote super-enhancer-driven pluripotency network[J]. Nucleic Acids Res 47 (19): 10115-10133.

Ullah M, Liu D D, Thakor A S, 2019. Mesenchymal stromal cell homing: Mechanisms and strategies for improvement[J]. iScience, 15: 421-438.

van der Stegen S J C, Lindenbergh P L, Petrovic R M, et al, 2024. Author correction: Generation of T-cell-receptor-negative CD8αβ-positive CAR T cells from T-cell-derived induced pluripotent stem cells[J]. Nat Biomed Eng, Feb 12. doi: 10.1038/s41551-024-01181-y.

Wang C, Chen Q, Xu H, 2021. Wnt/beta-catenin signal transduction pathway in prostate cancer and associated drug resistance[J]. Discov Oncol, 12(1): 40.

Wang H, Bao Q, Yi H, et al, 2019. The evaluation of embryotoxicity of *Ligusticum chuanxiong* on mice and embryonic stem cells[J]. J Ethnopharmacol, 239: 111895.

Wang J, Shang P, 2023. Static magnetic field: A potential tool of controlling stem cells fates for stemcell therapy in osteoporosis[J]. Prog Biophys Mol Biol, 178: 91-102.

Wang J, Ying Y Y, Chen Z H, et al, 2020a. Guilu Erxian Glue（龟鹿二仙胶）inhibits chemotherapy-induced bone marrow hematopoietic stem cell senescence in mice may via p16INK4a-Rb signaling pathway[J]. Chin J Integr Med, 26(11): 819-824.

Wang L, Du Y, Ward J M, et al, 2014a. INO80 facilitates pluripotency gene activation in embryonic stem cell self-renewal, reprogramming, and blastocyst development[J]. Cell Stem Cell 14 (5): 575-91.

Wang R N, Green J, Wang Z, et al. 2014b. Bone Morphogenetic Protein (BMP) signaling in development and human diseases[J]. Genes Dis, 1(1): 87-105.

Wang R, Wang Y, Zhu L, et al, 2020b. Epigenetic regulation in mesenchymal stem cell aging and differentiation and osteoporosis[J]. Stem Cells Int, 2020: 8836258.

Wang S, Wang G, Zhang L, et al, 2020c. Interleukin-17 promotes nitric oxide-dependent expression of PD-L1 in mesenchymalstem cells[J].

Cell Biosci, 10: 73.

Wang X, He J, Wang H, et al, 2021b. Fluid shear stress regulates osteoblast proliferation and apoptosis via the lncRNA TUG1/miR-34a/ FGFR1 axis[J]. J Cell Mol Med, 25(18): 8734-8747.

Wang X, Wang K, Yu M, et al, 2022a. Engineered immunomodulatory accessory cells improve experimental allogeneic islet transplantation without immunosuppression[J]. Sci Adv, 8(29): eabn71.

Wang Y, Chen X, Cao W, et al, 2014c. Plasticity of mesenchymal stem cells in immunomodulation: pathological and therapeutic implications[J]. Nat Immunol, 15(11): 1009-1016.

Wang Y, Xue Y, Guo H D, 2022b. Intervention effects of traditional Chinese medicine on stem cell therapy of myocardial infarction[J]. Front Pharmacol, 13: 1013740.

Wang Z, Wang L, Jiang R, et al, 2021c. Ginsenoside Rg1 prevents bone marrow mesenchymal stem cell senescence via NRF2 and PI3K/ Akt signaling[J]. Free Radic Biol Med, 174: 182-194.

Wen Q, Zhao Y M, Wang Y Y, et al, 2016. Effects of stromal cell-derived factor-1 on proliferation, migration, and odontoblastic differentiation of human dental pulp stem cells[J]. Beijing Da Xue Xue Bao Yi Xue Ban, 48(1): 23-29.

Wu H, Wang Y, Wang H, 2024. Workflow for performing genetic manipulation in human trophoblast stem cells using CRISPR/Cas9 technology[J]. Methods Mol Biol, 2767: 53-62.

Wu JC, Sun J, Xu JC, et al, 2021. Down-regulated microRNA-199a-3p enhances osteogenic differentiation of bone marrow mesenchymal stem cells by targeting Kdm3a in ovariectomized rats[J]. Biochem J, 478(4): 721-734.

Wu M, Chen G, Li Y P, 2016. TGF-beta and BMP signaling in osteoblast, skeletal development, and bone formation, homeostasis and disease[J]. Bone Res, 4: 16009.

Wu Q, Wang X, Jiang F, et al, 2020. Study of Sr-Ca-Si-based scaffolds for bone regeneration in osteoporotic models[J]. Int J Oral Sci, 12(1): 25.

Wu YX, Wu TY, Xu BB, et al, 2016. Protocatechuic acid inhibits osteoclast differentiation and stimulates apoptosisin mature osteoclasts[J]. Biomed Pharmacother, 82: 399-405.

Xiong L L, Liu F, Deng S K, et al, 2017. Transplantation of hematopoietic stem cells promotes functional improvement associated with NT-3-MEK-1 activation in spinal cord-transected rats[J]. Front Cell Neurosci, 11: 213.

Xiong Y, Tang R, Xu J, et al, 2022. Tongxinluo-pretreated mesenchymal stem cells facilitate cardiac repair via exosomal transfer of miR-146a-5p targeting IRAK1/NF-κB p65 pathway[J]. Stem Cell Res Ther, 13(1): 289.

Xu H, Zhang J, Tsang K S, et al, 2019a. Therapeutic potential of human amniotic epithelial cells on injuries and disorders in the central nervous system[J]. Stem Cells Int, 2019: 5432301.

Xu J J, Huang P, Xiang Y Y, et al, 2018. Effect of the serum of rats treated with Suo Quan pill on embryonic stem cells[J]. Pak J Pharm Sci, 31(Suppl1): 263-268.

Xu R, Fu Z, Liu X, et al, 2016. Transplantation of osteoporotic bone marrow stromal cells rejuvenated by the overexpression of SATB2 prevents alveolar bone loss in ovariectomized rats[J]. Exp Gerontol, 84: 71-79.

Xu W, Xu L, Deng B, et al, 2017. The potential impact of radix paeoniae alba in embryonic development of mice[J]. Phytother Res, 31(9): 1376-1383.

Xu W, Xu R, Li Z, et al, 2019b. Hypoxia changes chemotaxis behaviour of mesenchymal stem cells via HIF-1alpha signalling[J]. J Cell Mol Med, 23(3): 1899-1907.

Yamano K, Youle R J, 2013. PINK1 is degraded through the N-end rule pathway[J]. Autophagy, 9(11): 1758-1769.

Yang J, Ryan D J, Wang W, et al, 2017. Establishment ofmouse expanded potential stem cells[J]. Nature, 550: 393-397.

Yang X, Yang J, Lei P, et al, 2019. LncRNA MALAT1 shuttled by bone marrow-derived mesenchymal stem cells-secreted exosomes alleviates osteoporosis through mediating microRNA-34c/SATB2 axis[J]. Aging (Albany NY), 11(20): 8777-8791.

Ye B D, Zhang X, Shao K D, et al, 2014. Combined use of Chinese medicine with allogeneic hematopoietic stem cell transplantation for severe aplastic anemia patients[J]. Chin J Integr Med, 20(12): 903-909.

Ye P, Lin Q, Jin M, et al, 2023. Successful allogeneic stem cell transplantation with Ruxolitinib maintenance therapy for CSF3R T618I mutant chronic neutrophilic leukemia[J]. Turk J Haematol, 40(1): 73-74.

Ye Q, Sung T C, Yang J M, et al, 2020. Generation of universal and hypoimmunogenic human pluripotent stem cells[J]. Cell Prolif, 53(12): e12946.

Yousefi-Ahmadipour A, Asadi F, Pirsadeghi A, et al, 2022. Current status of stem cell therapy and nanofibrous scaffolds in cardiovascular tissue engineering regen[J]. EngTranslMed, 8: 248-268.

Yu S P, Tung J K, Wei Z Z, et al, 2019. Optochemogenetic stimulation of transplanted iPS-NPCs enhances neuronal repair and functional recovery after ischemic stroke[J]. J Neurosci, 39(33): 6571-6594.

Yuan M, Hu X, Yao L, et al, 2022. Mesenchymal stem cell homing to improve therapeutic efficacy in liver disease[J]. Stem Cell Res Ther, 13(1): 179.

Zeng J, Liang Y, Sun R, et al, 2022. Hematopoietic stem cell transplantation ameliorates maternal diabetes-mediated gastrointestinal symptoms and autism-like behavior in mouse offspring[J]. Ann N Y Acad Sci, 1512(1): 98-113.

Zeng J, Sun P, Zhao Y, et al, 2023. Bone mesenchymal stem cell-derived exosomes involved co-delivery and synergism effect with icariin via mussel-inspired multifunctional hydrogel for cartilage protection[J]. Asian J Pharm Sci, 18(3): 100799.

Zhan J, Yan Z, Zhao M, et al, 2020. Allicin inhibits osteoblast apoptosis and steroid-induced necrosis of femoralhead progression by activating the PI3K/AKT pathway[J]. Food Funct, 11(9): 7830-7841.

Zhang G L, Zhu Z H, Wang Y Z, 2019a. Neural stem cell transplantation therapy for brain ischemic stroke: Review and perspectives[J]. World J Stem Cells, 11(10): 817-830.

Zhang H, Li X, Li J, et al, 2021a. SDF-1 mediates mesenchymal stem cell recruitment and migration via theSDF-1/CXCR4 axis in bone defect[J]. J Bone Miner Metab, 39(2): 126-138.

Zhang L, Tian L, Dai X, et al, 2020a. Pluripotent stem cell-derived CAR-macrophage cells with antigen-dependent anti-cancer cell functions[J]. J Hematol Oncol, 13(1): 153.

Zhang M, Johnson-Stephenson T K, Wang W, et al, 2022a. Mesenchymal stem cell-derived exosome-educated macrophages alleviate systemic lupus erythematosus by promoting efferocytosis and recruitment of IL-17(+)regulatory T cell[J]. Stem Cell Res Ther, 13(1): 484.

Zhang Q, Lai D, 2020b. Application of human amniotic epithelial cells in regenerative medicine: a systematic review[J]. Stem Cell Res Ther, 11(1): 439.

Zhang Q, Zhang X, 2019b. Hyperoside decreases the apoptosis and autophagy rates of osteoblast MC3T3-E1 cells by regulating TNF-like weak inducer of apoptosis and the p38mitogen activated protein kinase pathway[J]. Mol Med Rep, 19(1): 41-50.

Zhang S, et al, 2019c. OCT4 and PAX6 determine the dual function of SOX2 in human ESCs as a key pluripotent or neural factor[J]. Stem Cell Res Ther, 10(1): 122.

Zhang T, Wang Y, Li Q, et al, 2022b. Mesenchymal stromal cells equipped by IFNalpha empower T cells with potent anti-tumor immunity[J]. Oncogene, 41(13): 1866-1881.

Zhang Y, Pan Y, Liu Y, et al, 2021b. Exosomes derived from human umbilical cord blood mesenchymal stem cells stimulate regenerative wound healing via transforming growth factor-beta receptor inhibition[J]. Stem Cell Res Ther, 12(1): 434.

Zhang Z, Chen X, Gao B, et al, 2021c. PLD1 knockdown reduces metastasis and inflammation of fibroblast-like synoviocytes in rheumatoid arthritis by modulating NF-kappaB and Wnt/beta-catenin pathways[J]. Autoimmunity, 54(7): 398-405.

Zhang Z, Huang S, Wu S, et al, 2019d. Clearance of apoptotic cells by mesenchymal stem cells contributes toimmuno suppression via PGE2[J]. EBioMedicine, 45: 341-350.

Zhao A G, Shah K, Cromer B, et al, 2020. Mesenchymal stem cell-derived extracellular vesicles and their therapeutic potential[J]. Stem Cells Int, 2020: 8825771.

Zhao L, Gao X, Zheng Y, et al, 2021. Establishment of bovine expanded potential stem cells. Proc Natl Acad Sci U S A, 118(15).

Zhao Y, Pu G, Li Y, et al, 2022. Serum levels of CXCR4, SDF-1, MCP-1, NF-kappaB and ERK1/2 in patients with skeletal fluorosis[J]. Int J Environ Res Public Health, 19(24): 16555.

Zhou Y, Luo J, 2022. Relationship between Iron deposition and T lymphocytes in children with β-thalassemia with haematopoietic stem cell transplantation[J]. Front Pediatr, 10: 939157.

Zhu G Q, Jeon S H, Lee K W, et al, 2020. Engineered stem cells improve neurogenic bladder by overexpressing SDF-1 in a pelvic nerve injury rat model[J]. Cell Transplant, 29: 2138895170.

Zhu Y, Huang R, Wu Z, et al, 2021. Deep learning-based predictive identification of neural stem cell differentiation[J]. Nat Commun, 12(1): 2614.

Zhu Y, Wang Y, Jia Y, et al, 2019. Catalpol promotes the osteogenic differentiation of bone marrow mesenchymal stem cells via the Wnt/β-catenin pathway[J]. Stem Cell Res Ther, 10(1): 37.

Zuo R, Liu M, Wang Y, et al, 2019. BM-MSC-derived exosomes alleviate radiation-induced bone loss by restoring the function of recipient BM-MSCs and activating Wnt/beta-catenin signaling[J]. Stem Cell Res Ther, 10(1): 30.

Molecular
Biology
of
Osteoporosis

第八章
骨质疏松免疫机制

第一节　骨质疏松与骨免疫概述

一、骨骼系统概述

　　骨是骨骼系统的重要组成部分，是人或动物肢体中坚硬的组织部分。骨与骨之间通过肌肉、关节、韧带等相互连接，从而使其发挥运动、支持和保护身体的功能。除了支持脊椎动物的运动功能外，骨也是一个多功能器官。骨的成分之一是矿物质化的骨骼组织，其内部是坚硬的蜂巢状立体结构，可以沉积钙和磷酸盐等矿物质并维持其代谢稳态。此外，位于长骨的骨髓腔和骨松质间隙内的骨髓还含有造血干细胞和成熟的免疫细胞，包括 B 细胞、巨噬细胞和少量 T 细胞。成年人通常有 206 块骨头，根据骨形态大致分为长骨和扁骨。在胎儿发育过程中，长骨通过软骨内成骨，其中由软骨细胞形成的软骨被生长板边缘的骨所取代。间充质来源软骨对于软骨的形成和维持至关重要。颅骨和锁骨等扁平骨是通过膜内成骨形成的，成骨细胞直接形成骨。骨由围绕骨髓的小梁骨和皮质骨组成。骨基质由有机成分组成，包括 I 型胶原和各种非胶原蛋白（如骨钙素和骨桥蛋白），以及无机成分羟基磷灰石 $[Ca_{10}(PO_4)_6(OH)_2]$。除了细胞外基质，骨还含有骨髓细胞以及位于骨基质上或骨基质内的细胞，包括软骨细胞、成骨细胞、骨细胞和破骨细胞。骨髓中的细胞主要是 B 细胞、少量 T 细胞、巨噬细胞、造血细胞和基质细胞。即使在骨形成之后，骨组织也会通过称为骨重建的动态过程不断更新，这一过程主要是由破骨细胞介导的骨吸收及成骨细胞介导的骨形成所组成的。骨细胞被认为可以感知来自骨骼外部的信号并调节破骨细胞和成骨细胞等效应细胞。破骨细胞是唯一的骨吸收细胞，源自造血来源的单核细胞 / 巨噬细胞祖细胞。它们位于骨表面，牢固地附着在骨基质上并参与骨基质的降解。骨吸收是通过质子和基质降解酶 [例如组织蛋白酶 K 和基质金属蛋白酶（matrix metalloproteinase，MMP）] 介导的脱钙和蛋白质降解来实现的。破骨细胞分化依赖于巨噬细胞集落刺激因子（macrophage colony-stimulating factor，M-CSF）和核因子 κB 受体活化因子配体（receptor activator for nuclear factor-κ B ligand，RANKL）以及免疫球蛋白样受体诱导的共刺激信号，包括破骨细胞相关受体（osteoclast-associated receptor，OSCAR）和髓系细胞触发受体 2（triggering receptor expressed in myeloid cells 2，TREM-2）。这些受体的激活会刺激活化 T 细胞核因子 1（nuclear factor-activated T cell 1，NFATc1）（破骨细胞生成的主要转录因子）自动扩增所需的钙信号转导。成骨细胞是源自骨髓中间充质干细胞的骨形成细胞。它们位于骨基质表面并产生由骨基质蛋白（如 I 型胶原蛋白）组成类骨质。成骨细胞还通过分泌基质囊泡和碱性磷酸酶介导类骨钙化。成骨细胞前体细胞响应细胞因子 [例如胰岛素样生长因子-I（insulin-like growth factor-I，IGF-I）和转化生长因子-β（transforming growth factor-β，TGF-β）] 而被募集和增殖。成骨细胞分化受到成骨细胞因子，例如骨形态发生蛋白（bone morphogenetic protein，BMP）和 Wnt 的刺激，并受到 Wnt 拮抗剂卷曲蛋白（frizzled）和骨硬化蛋白（sclerostin）的抑制。成骨细胞分化由转录因子 Runt 相关转录因子 2（Runt-related transcription factor 2，Runx2）和 Osterix 控制。成熟的成骨细胞嵌入到骨基质中，并发育成为骨细胞。骨细胞是骨骼中最丰富的细胞，具有树突状突起并相互连接，从而在骨基质内形成网络（Kalajzic et al，2013）。骨细胞充当破骨细胞和成骨细胞的指挥官。它们被认为是机械应力的目标，并且已知可以塑造或形成骨骼，并且实际上对甲状旁腺素（parathyroid hormone，PTH）等极其重要的信号刺激做出反应。骨细胞控制破骨细胞和成骨细的分子机制尚未完全阐明，但骨硬化素和 RANKL 是骨细胞产生的最重要的调节因子之一。

参与骨重建的细胞与骨髓中的各种造血细胞和间充质谱系细胞共享骨髓微环境（Morrison and Scadden，2014）。因此，软骨细胞、成骨细胞、骨细胞和破骨细胞与骨髓中的其他细胞具有多种相互作用，并且参与这些细胞之间的细胞因子一直是重要的研究目标。此外，这些骨细胞和骨髓中的其他细胞可能相互发挥转分化作用。这些细胞也有可能相互支持，这一点在造血干细胞生态位的研究中得到证实。目前对细胞相互作用和转分化活性知之甚少，因此这方面仍然是未来研究的关键目标。

二、从进化角度探究骨与免疫的关系

2000 多年前，人类就发现曾在瘟疫流行中患过某种传染病而康复的人，对这种疾病的再次感染具有抵抗力，称为免疫（immunity）。immunity 这个词来自拉丁文"immunitas"，原意为豁免徭役或兵役，后引申为对疾病尤其是传染性疾病的免疫力。免疫系统是一种宿主防御系统，能够将入侵的病原微生物以及机体内突变的细胞和衰老、死亡细胞认为是"非己"的物质，并通过消除这些"非己"物质来维持多细胞生物体的完整性。免疫系统的主要功能包括机体识别和清除外来入侵抗原及体内突变或衰老细胞并维持机体内环境稳定的免疫防御功能；随时发现和清除体内"非己"成分的免疫监视功能；通过自身免疫耐受和免疫调节两种主要的机制来达到机体内环境稳定的免疫自稳功能。一旦免疫耐受被打破，免疫调节功能紊乱，会导致自身免疫病和过敏性疾病的发生。此外，免疫系统与神经系统和内分泌系统一起组成了神经-内分泌-免疫网络，在调节整个机体内环境的稳定中发挥重要作用。

高度发达的脊椎动物免疫系统既需要功能特化的免疫细胞，也需要参与这些细胞生成和维持的组织，如胸腺、淋巴结、脾脏和骨髓。免疫细胞通过迁移到组织并与局部细胞相互作用来影响组织功能，有人认为骨骼和获得性免疫系统出现在脊椎动物进化的同一阶段不仅仅是巧合。生命起源于大约 40 亿年前的深海，主要在水下环境进行进化（Weiss et al，2016）。从 3.85 亿年前开始，水生脊椎动物迁移到陆地上，骨骼系统也朝着支持陆地生存与活动的方向进化。由于钙离子在神经冲动的产生、肌肉功能、细胞膜电位的调节、凝血以及硬组织（如牙齿、骨骼和蛋壳）的形成中起着重要作用，动物血清的钙浓度必须严格控制在一定范围内。海水钙浓度约为 10mmol/L，远高于其在海洋动物细胞外液体中的浓度。迁移到陆地环境中后，因为缺乏海水中的富钙环境，动物通过促钙激素（如甲状旁腺素和维生素 D）维持体内的钙储存，并通过钙的储存形成坚实的骨骼结构来支撑姿势和运动（Bouillon and Suda，2014）。

免疫系统在动物从水中到陆地转移后迅速进化的确切原因尚不清楚，拥有硬质骨的两栖鱼类的某些免疫系统相关基因能够抵御陆地病原体的侵袭，或许是陆地环境比水生环境的微生物多样性更为复杂，从而推动了复杂免疫系统的出现（Costello and Chaudhary，2017；You et al，2014）。获得性免疫和骨骼系统同时进化的推测可以解释为什么一些分子（如 RANKL）在这两个系统中都发挥作用，并使这两个系统产生关联。RANKL 及其受体 RANK 不仅对破骨细胞生成至关重要，还有助于免疫系统重要组成部分（如胸腺髓质、淋巴结和肠道扁平细胞）的发育（Tsukasaki et al，2017；Mueller and Hess，2012；Onder et al，2017；Nagashima et al，2017）。RANKL/RANK 的功能也已在骨骼和免疫系统以外的生物系统中得到证实。而 RANKL/RANK 是从软骨鱼中保留下来的，在这些软骨鱼中首次出现了具有 T 细胞和 B 细胞的获得性免疫系统（Venkatesh et al，2014）。

对破骨细胞生成中 RANKL/RANK 下游信号通路的研究揭示了骨和免疫细胞之间共同的分子和信号机制。RANKL 与破骨细胞前体细胞表达的 RANK 结合引起下游信号的激活，包括通过接头蛋白 TRAF6 介导的丝裂原激活蛋白激酶和核因子 κB 通路。RANKL 也能与含有免疫球蛋白样受体（例如 TREM2、SIRPβ1、OSCAR、PIR-A 和 FcγR Ⅲ）的免疫受体酪氨酸激活基序（immunoreceptor tyrosine-based activation motif，ITAM）的信号转导配合。酪氨酸激酶 SYK、BTK 和 TEC，以及衔接分子 BLNK 和 SLP76 等信号分子在 RANK 和 ITAM 下游被激活，并导致磷脂酶 Cγ 介导的钙信号激活。这些细胞内信号级联最终导致 NFATc1 的诱导和激活，该转录因子是破骨细胞生成的主要调节因子。在免疫细胞发育和信号转导的研究中，这些信号分子得到了深入的探索。例如，NFAT 转录因子家族是在 T 细胞中发现的，该家族成员似乎具有多样功能。相比之下，破骨细胞和 T 细胞中表达的 NFATc1 似乎在破骨细胞中通过形成自动扩增循环，维持破骨细胞的终末分化过程中 NFATc1 介导的相关基因表达。免疫球蛋白样受体主要由自然杀伤（natural killer，NK）细胞和巨噬细胞等先天免疫细胞表达，并对这些细胞的激活具有调节作用。在破骨细胞中，免疫球蛋白样受体通过其 ITAM 为 RANK 信号转导提供共刺激信号，从而导致钙信号转导和 NFATc1 的持续激活（Negishi-Koga et al，2015）。酪氨酸激酶 TEC 家族对于 B 细胞成熟和免疫球蛋白产生至关重要，并且在破骨细胞中 RANK 和 ITAM 信号交互方面发挥着关键作用。因此，破骨细胞可以使用确定的分子以不同于免疫细胞的方式在免疫调节中发挥关键作用。

Schofield 在 1978 年提出骨髓造血干细胞（haematopoietic stem cell，HSC）生态位（niche）的概念，生态位由血管、神经和多种细胞［主要是间充质干细胞（mesenchymal stem cell，MSC）和内皮细胞（endothelial cell，EC）］组成，这些细胞构成维持干细胞的微环境（Morrison and Scadden，2014；Kapp et al，2018）。骨髓造血干细胞生态位调控了 HSC 的自我更新、成熟、凋亡、静息和迁移，HSC 生态位的位置因物种而异。在水生动物中，黑素细胞"伞"保护其 HSC 生态位免受紫外线（UV）引起的 DNA 损伤，而在陆生动物中，皮质骨为骨髓中的 HSC 生态位提供屏蔽，使其免受紫外线照射（Kapp et al，2018）。也有人提出，骨髓微环境中骨吸收导致的高钙水平参与了 HSC 的维持。与陆生动物的其他组织相比，骨髓相对缺氧，这可能对于 HSC 的维持具有重要作用（Spencer et al，2014）。这些发现表明，陆地环境中较高水平的紫外线和氧气以及较低水平的钙可能是导致造血干细胞归巢到骨髓的进化因素。鉴于骨骼和免疫系统在脊椎动物进化过程中出现在同一阶段并同步发育，因此有理由相信免疫系统和骨骼系统之间的密切关系是进化决定的。

免疫系统在进化过程中将骨的某些活性成分作为其基本功能单位的一部分，骨骼和免疫细胞之间的相互作用存在特殊之处。骨髓中的细胞在功能上分为参与骨代谢的细胞和参与免疫反应的造血细胞，并且这两种细胞被认为分别受到内分泌和免疫系统的控制。事实上，骨髓中的骨细胞和造血细胞共享相同的微环境，并相互作用，协同完成骨的功能活动，即身体支撑、造血和控制矿物质代谢。每当进行与骨骼或免疫系统相关的任何研究时，都应该牢记骨与免疫系统之间的关系，时刻想到两者都不会完全孤立地运转。

三、骨免疫学及其研究内容

骨免疫学领域的发展是为了研究与炎症性疾病骨破坏相关的分子机制。1972 年，Horton 等人首次报道的牙周炎中细菌抗原刺激免疫细胞产生破骨细胞活化因子揭示了免疫细胞与骨细胞之间可以发生相互作用。2000 年，Arron 和 Choi 创造了"骨免疫学"这一术语，以强调自身免疫性关节炎中 T 细胞对破骨细胞生成的调节作用。

虽然该领域的早期研究致力于搞清楚病理条件下免疫细胞在骨破坏中扮演怎样的角色，但生理条件下缺乏各种免疫调节因子的转基因小鼠的骨骼系统给研究人员带来了不一样的惊喜。通过对这些转基因小鼠的研究发现，免疫系统和骨骼系统共享多种分子，包括细胞因子、趋化因子、转录因子和信号分子，越来越多的证据也证明骨细胞与免疫细胞之间存在相互调节作用。从进化的角度来看，获得性免疫和骨骼系统的协同发展可能是导致骨骼和免疫细胞之间共用细胞因子及相互作用的原因之一。现在已经确定许多免疫细胞因子能够影响骨细胞活性和骨量，RANKL 是已经明确的连接这两个系统的重要分子之一。RANKL 最初被认为是由刺激树突状细胞的 T 细胞表达的肿瘤坏死因子（tumor necrosis factor，TNF）超家族成员，随后被证明是破骨细胞分化的重要因子。迄今为止，RANKL 已被证明具有多种免疫功能，并且对 RANKL 信号转导的研究进一步揭示了许多免疫相关信号转导分子和转录因子参与破骨细胞生成的调节。而且破骨细胞的免疫调节与类风湿性关节炎（rheumatoid arthritis，RA）等疾病的发病机制密切相关，越来越多的证据表明 RA 患者的骨质破坏是由破骨细胞活性增强引起的，而破骨细胞活性增强是由于特殊的辅助 T 细胞亚群 Th17 细胞的激活所致。目前，人们越来越关注骨髓微环境中骨细胞生成信号对造血的调节。骨骼和免疫系统中骨髓细胞的功能关系和个体发育显然不像以前认为的那么简单。骨髓细胞间的细胞相互作用和细胞因子的鉴定也引起了相当多的关注。骨免疫学所研究的范围对于开发与骨和免疫系统相关的各种疾病的治疗策略变得越来越重要。

（史晓林　唐彬彬）

第二节　免疫物质与骨代谢关联

免疫物质是免疫系统发挥免疫功能的重要参与者，是主要由免疫器官、免疫组织、免疫细胞等产生的、参与免疫功能运行的效应分子。该类效应分子多为参与介导免疫细胞对抗原识别、清除以及免疫细胞间相互作用的免疫分子，如免疫球蛋白、补体、T 细胞相关免疫物质、B 细胞相关免疫物质及细胞因子等。

骨骼是一个动态的器官，骨的动态过程由骨祖细胞和成骨细胞、骨细胞和破骨细胞共同调节和维持。破骨细胞介导的骨吸收和成骨细胞介导的骨形成共同主导着骨代谢的发生。多种免疫物质均与骨代谢的发生有着重要联系，相关免疫物质可通过干预成骨细胞和破骨细胞的生长、分化和成熟等过程影响骨代谢。

一、免疫系统

免疫系统（immune system）由免疫器官和组织、免疫细胞（如淋巴细胞、树突状细胞、自然杀伤细胞、单核-巨噬细胞、粒细胞、肥大细胞等）及免疫分子（如免疫球蛋白、补体、各种膜分子及细胞因子等）组成，其主要作用是执行免疫功能。

免疫组织（immune tissue）又称为淋巴组织（lymphoid tissue），在人体广泛分布，其中胃肠道、呼吸道、泌尿生殖道等的黏膜下含有大量弥散淋巴组织和淋巴小结（lymphoid nodule），在黏膜抗感染免疫中发挥主要作用。骨髓、胸腺、脾脏、淋巴结等属于免疫器官（immune organ），又称为淋巴器官（lymphoid organ）。免疫器官按其功能不同，可分为中枢免疫器官和外周免疫器官，二者通过血液循环及淋巴循环互相联系并构成免疫系统的完整网络。中枢免疫器官包括骨髓和胸腺，是免疫细胞发生、分化、发育和成熟的场所。外周免疫器官包括淋巴结、脾及消化道、呼吸道、泌尿生殖道黏膜相关淋巴组织等，是成熟 T 细胞和 B 细胞定居的场所及产生免疫应答的部位。

（一）中枢免疫器官

1. 骨髓

骨髓（bone marrow）是各类血细胞（包括免疫细胞）的发源地，是人类和其他哺乳动物 B 细胞发育成熟的场所，同时也是骨和免疫系统的联系枢纽。

（1）骨髓的结构和细胞组成

骨髓位于骨髓腔内，分为红骨髓和黄骨髓。红骨髓具有活跃的造血功能，由造血组织和血窦构成。造血组织主要由造血细胞和基质细胞组成。基质细胞包括网状细胞、成纤维细胞、血窦内皮细胞、巨细胞等。由基质细胞及其所分泌的多种造血生长因子（如 IL-3、IL-4、IL-6、IL-7、SCF、GM-CSF 等）与细胞外基质共同构成了造血细胞赖以生存、生长发育和成熟的环境，称为造血诱导微环境。

骨髓中的造血干细胞（hematopoietic stem cell，HSC）是具有高度自我更新能力和多能分化潜能的造血前体细胞，体内血细胞均由其分化而来。血细胞在骨髓中生长、分裂及分化的过程称为造血（hematopoiesis）。人体内的造血功能首现于 2～3 周胚龄的卵黄囊，在胚胎早期（第 2～3 个月）HSC 从卵黄囊迁移至胎肝，继而入脾，肝和脾成为胚胎第 3～7 个月的主要造血器官。随后，HSC 又迁至骨髓，使骨髓成为胚胎末期直到出生后的造血器官。HSC 在造血组织中所占比例极低，形态学上难以与其他单个核细胞相区别，人 HSC 的主要表面标志为 CD34 和 CD117，不表达各种成熟血细胞谱系相关的表面标志。

（2）骨髓的功能

① 各类血细胞和免疫细胞发生的场所：在骨髓造血诱导微环境中，HSC 最初分化为定向干细胞，包括髓样干细胞（myeloid stem cell，MSC）和淋巴样干细胞（lymphoid stem cell，LSC）。髓样干细胞最终分化为粒细胞、单核细胞、红细胞和血小板等。淋巴样干细胞分化为祖 B 细胞（pro-B cell）和祖 T 细胞（prO-T cell）。祖 B 细胞在骨髓中继续分化为成熟 B 细胞；祖 T 细胞则经血液循环迁移至胸腺，在胸腺微环境诱导下进一步分化为成熟 T 细胞。成熟的 B 细胞、T 细胞离开骨髓或胸腺，经血液循环迁移并定居于外周免疫器官。尚未接触过抗原的成熟 T、B 细胞被称为初始淋巴细胞（narve lymphocyte）。树突状细胞来自髓样干细胞和淋巴样干细胞。

② B 细胞和 NK 细胞分化成熟的场所：在骨髓造血微环境中，祖 B 细胞（pro-B）经历前 B 细胞（pre-B cell）、未成熟 B 细胞，最终发育为成熟 B 细胞。NK 细胞也在骨髓中发育成熟。

③ 体液免疫应答发生的场所：骨髓是发生再次体液免疫应答后产生抗体的主要部位。记忆 B 细胞在外周免疫器官受抗原再次刺激而被活化，随后经淋巴液和血液迁移至骨髓，在此分化为成熟浆细胞，持久地产生大量抗体（主要是 IgG，其次为 IgA 等）并释放至血液循环，成为血清抗体的主要来源。而在外周免疫器官发生的再次免疫应答，其抗体产生速度快，但持续时间相对较短。骨髓功能缺陷时，不仅会严重损害机体的造血功能，而且导致严重的细胞免疫和体液免疫功能缺陷。如大剂量放射线照射可使机体的造血功能和免疫功能同时受到抑制或丧失，这

时只有植入正常骨髓才能重建造血和免疫功能。将免疫功能正常个体的造血干细胞或淋巴干细胞移植给免疫缺陷个体，使后者的造血功能和免疫功能全部或部分得到恢复，可治疗免疫缺陷病和白血病等。

2. 胸腺

胸腺（thymus）是 T 细胞分化、发育、成熟的场所。老年期胸腺明显缩小，皮质和髓质被脂肪组织取代，胸腺微环境改变，T 细胞发育成熟减少，导致老年人的免疫功能减退。

（1）胸腺微环境

胸腺微环境（thymic microenvironment）主要由胸腺基质细胞、细胞外基质及局部活性因子组成，是决定 T 细胞分化、增殖和选择性发育的重要条件。胸腺上皮细胞是胸腺微环境最重要的组分，其以两种方式影响胸腺细胞的分化、发育。

① 分泌细胞因子和胸腺肽类分子：胸腺上皮细胞可产生 SCF、IL-1、IL-2、IL-6、IL-7、TNF-α、CM-CSF 和趋化因子等多种细胞因子，这些细胞因子通过与胸腺细胞表面相应的一些因子受体结合，调节胸腺细胞的发育和细胞间相互作用。胸腺上皮细胞分泌的胸腺肽类分子具有促进胸腺细胞增殖、分化和发育等功能。

② 细胞-细胞间相互接触：胸腺上皮细胞与胸腺细胞间可通过细胞表面分子的相互作用，诱导和促进胸腺细胞的分化、发育和成熟。

（2）胸腺的功能

① T 细胞分化、成熟的场所：胸腺是 T 细胞发育的主要场所。从骨髓迁入胸腺的 T 细胞前体（胸腺细胞）循被膜下→皮质→髓质移行，在胸腺微环境中，经过阳性选择和阴性选择过程，约90% 以上的胸腺细胞发生凋亡，少部分胸腺细胞获得 MHC 限制性和自身免疫耐受，发育成熟为初始 T 细胞，离开胸腺经血液循环至外周免疫器官。若胸腺发育不全或缺失，则导致 T 细胞缺乏和细胞免疫功能缺陷。

② 免疫调节作用：胸腺基质细胞所产生的多种细胞因子和胸腺肽类分子，不仅能调控胸腺细胞的分化、发育，而且对外周免疫器官和免疫细胞也有调节作用。

③ 自身免疫耐受的建立与维持：T 细胞在胸腺发育过程中，自身反应性 T 细胞通过其抗原受体（TCR）与胸腺基质细胞表面表达的自身抗原肽-MHC 复合物发生高亲和力结合，引发阴性选择，启动细胞程序性死亡，导致自身反应性 T 细胞克隆消除或被抑制，形成对自身抗原的中枢免疫耐受。

（二）外周免疫器官

1. 淋巴结

淋巴结（lymph node）是结构最完备的外周免疫器官，广泛分布于全身非黏膜部位的淋巴通道汇集处。身体浅表部位的淋巴结常位于凹陷隐蔽处（如颈部、腋窝、腹股沟等）；内脏的淋巴结多成群分布于器官门附近，沿血管干排列，如肺门淋巴结。组织或器官的淋巴液均引流至局部淋巴结，局部淋巴结肿大或疼痛通常提示引流区域内的器官或组织发生炎症或其他病变。

（1）淋巴结的结构

淋巴结实质分为皮质区和髓质区两个部分。

① 皮质：皮质分为浅皮质区和深皮质区。靠近被膜下为浅皮质区，是 B 细胞定居的场所，称为非胸腺依赖区（thymus-independent area）。在该区内，大量 B 细胞聚集成初级淋巴滤泡

（primary lymphoid follicle），或称淋巴小结（lymphoid nodule）。初级淋巴滤泡主要含未受抗原刺激的初始 B 细胞，无生发中心。受抗原刺激后，淋巴滤泡内出现生发中心（germinal center，GC），称为次级淋巴滤泡（secondary lymphoid follicle），内含大量增殖分化的 B 淋巴母细胞，后者可向内转移至淋巴结中心部髓质的髓索，分化为浆细胞并产生抗体。B 细胞缺陷时，皮质缺乏初级淋巴滤泡和生发中心。

浅皮质区与髓质之间的深皮质区又称副皮质区（paracortex），是 T 细胞定居的场所，也称为胸腺依赖区（thymus-dependent area）。副皮质区含有自组织迁移而来的 DC，高表达 MHC Ⅱ类分子，是专职的抗原提呈细胞。副皮质区有由内皮细胞组成的、呈非连续状的毛细血管后微静脉（post-capillary venule，PCV），也称高内皮微静脉（high endothelial venule，HEV），是沟通血液循环和淋巴循环的重要通道，血液中的淋巴细胞由此部位可进入淋巴结实质。

② 髓质：髓质由髓索和髓窦组成。髓索由致密聚集的淋巴细胞组成，主要为 B 细胞和浆细胞，也含部分 T 细胞及巨噬细胞。髓窦内富含巨噬细胞，有较强的捕捉、清除病原体的作用。

（2）淋巴结的功能

① T 细胞和 B 细胞定居的场所：淋巴结是成熟 T 细胞和 B 细胞的主要定居部位。其中，T 细胞约占淋巴结内淋巴细胞总数的 75%，B 细胞约占 25%。

② 免疫应答场所：淋巴结是淋巴细胞接受抗原刺激、发生适应性免疫应答的主要部位之一。存在于组织中的游离抗原经淋巴液进入局部引流淋巴结，可被副皮质区内 APC 摄取，或抗原在组织中被 APC 摄取，随后 APC 迁移至副皮质区，将加工后的抗原提呈给 T 细胞，使其活化、增殖，分化为效应性 Th 细胞；通过 T-B 细胞的相互作用，B 细胞在浅皮质区大量增殖形成生发中心，并分化为浆细胞。浆细胞一部分迁移至髓质区并分泌抗体，其寿命较短，而大部分浆细胞则经输出淋巴管-胸导管-血液循环，迁移至骨髓，长期、持续性产生高亲和力抗体，成为抗体的主要来源。效应 T 细胞除在淋巴结内发挥免疫效应外，也是经输出淋巴管-胸导管，进入血液循环并分布于全身，发挥免疫效应。

③ 过滤作用：淋巴结是淋巴液的有效过滤器。侵入机体的病原微生物、毒素或其他有害异物，通常随淋巴液进入局部引流淋巴结。淋巴液在淋巴窦中缓慢移动，有利于窦内巨噬细胞吞噬、杀伤病原微生物，清除抗原性异物，从而起到净化淋巴液、防止病原体扩散的作用。

④ 参与淋巴细胞再循环：淋巴结副皮质区的 HEV 在淋巴细胞再循环中起重要作用。随血流而来的 T 细胞和 B 细胞穿过 HEV，分别进入副皮质区和浅皮质区，再迁移至髓窦，经输出淋巴管汇入胸导管，最终经左锁骨下静脉返回血液循环。

2. 脾

脾（spleen）是胚胎时期的造血器官，自骨髓开始造血后，脾演变成人体最大的外周免疫器官。脾在结构上不与淋巴管道相连，也无淋巴窦，但含有大量血窦。

（1）脾的结构

脾外层为结缔组织被膜，被膜向脾内伸展形成若干小梁，后者在脾内反复分支，形成纤维网状结构，对脾内的淋巴组织（白髓）和充满血液的红髓起支持作用。脾实质可分为白髓和红髓。

① 白髓（white pulp）：白髓为密集的淋巴组织，由围绕中央动脉而分布的动脉周围淋巴鞘（periarteriolar lymphoid sheaths，PALS）、脾小结（splenic nodule）和边缘区（marginal zone）组成，相当于淋巴结的皮质。脾动脉入脾后，分支成为小梁动脉，小梁动脉继续分支进入脾实质，称为中央动脉。包裹中央动脉的 PALS 是厚层弥散淋巴组织，由密集的 T 细胞、少量 DC 及巨噬

细胞构成，为 T 细胞区。PALS 的旁侧有脾小结，内含大量 B 细胞及少量巨噬细胞和滤泡树突状细胞（FDC），为 B 细胞区。未受抗原刺激时脾小结为初级淋巴滤泡，受抗原刺激后中央部出现生发中心，为次级淋巴滤泡。

白髓与红髓交界的狭窄区域为边缘区，内含 T 细胞、B 细胞和较多巨噬细胞。中央动脉的侧支末端在此处膨大形成边缘窦（marginal sinus）。边缘窦内皮细胞之间存在间隙，是淋巴细胞由血液进入淋巴组织的重要通道。T 细胞经边缘窦迁入 PALS，而 B 细胞则迁入脾小结和脾索。白髓内的淋巴细胞也可进入边缘窦，参与淋巴细胞再循环。

② 红髓：白髓和边缘区外侧的广大区域为红髓，由脾索和脾血窦（splenic sinus）组成。脾索为索条状组织，主要含 B 细胞、浆细胞、巨噬细胞和 DC。脾索之间为脾血窦，其内充满血液。脾血窦汇入小梁静脉，再于脾门汇合为脾静脉出脾。脾索和脾血窦中的巨噬细胞能吞噬和清除衰老的血细胞、抗原抗体复合物或其他异物，并具有抗原提呈作用。

（2）脾的功能

① T 细胞和 B 细胞定居的场所：脾是成熟淋巴细胞定居的场所。其中，B 细胞约占脾淋巴细胞总数的 60%，T 细胞约占 40%。

② 免疫应答发生的场所：脾也是淋巴细胞接受抗原刺激并发生免疫应答的重要部位。作为外周免疫器官，脾与淋巴结的主要区别在于：脾是对血源性抗原产生免疫应答的主要场所，而淋巴结主要对由引流淋巴液而来的抗原产生应答。脾是体内产生抗体的主要器官，在机体的防御、免疫应答中具有重要地位。

③ 合成生物活性物质：脾可合成并分泌某些重要生物活性物质，如补体成分和细胞因子等。

④ 过滤作用：体内约 90% 的循环血液流经脾，脾内的巨噬细胞和 DC 均有较强的吞噬作用，可清除血液中的病原体、衰老死亡的自身血细胞、免疫复合物以及其他异物，从而发挥过滤作用，使血液得到净化。

（三）黏膜相关淋巴组织

黏膜相关淋巴组织（mucosal-associated lymphoid tissue，MALT）亦称黏膜免疫系统（mucosal immune system，MIS），主要指胃肠道、呼吸道及泌尿生殖道黏膜固有层和上皮细胞下散在的淋巴组织，以及带有生发中心的淋巴组织，如扁桃体、小肠派尔集合淋巴结（Peyer patches，PP）及阑尾等，是发生黏膜免疫应答的主要部位。黏膜是病原体等抗原性异物入侵机体的主要部位，人体黏膜表面积约 400m²，机体近 50% 的淋巴组织分布于黏膜系统，故 MALT 构成了人体重要的防御屏障。MALT 主要包括肠相关淋巴组织、鼻相关淋巴组织和支气管相关淋巴组织等。主要行使黏膜局部免疫应答和产生分泌型 IgA 的作用。

（四）免疫系统作用原理

免疫系统将入侵的病原微生物以及机体内突变的细胞和衰老、死亡细胞认为是"非己"的物质。免疫应答（immune response）是指免疫系统识别和清除"非己"物质的整个过程，可分为固有免疫（innate immunity）和适应性免疫（adaptive immunity）两大类。固有免疫又称先天性免疫（natural immunity or native immunity）或非特异性免疫（non-specific immunity），适应性免疫又称获得性免疫（acquired immunity）或特异性免疫（specific immunity）。

人类的身体抵御病原体入侵的第一道防线是几道物理屏障。病毒、细菌、寄生虫和真菌等病原体只有攻破物理防线，才会给身体造成麻烦。一直以来，皮肤都被视作最主要的物理屏障，但实际上覆盖我们体表的皮肤总面积仅有 $2m^2$ 左右。与之相比，衬覆于消化系统、呼吸系统和生殖系统表面的黏膜总面积达到了惊人的约 $400m^2$，相当于两个标准网球场的面积。总之，身体需要防范的边界是非常广阔的。

固有免疫是生物在长期进化中逐渐形成的，是机体抵御病原体入侵的第一道防线。参与固有免疫的细胞如单核 / 巨噬细胞、树突状细胞（dendritic cell，DC）、粒细胞、NK 细胞（natural killer cell）和 NKT 细胞等，其识别抗原虽然不像 T 细胞和 B 细胞那样具有高度的特异性，但可通过一类模式识别受体（pattern recognition receptor，PRR）去识别病原生物表达的称为病原体相关模式分子（pathogen associated molecular pattern，PAMP）的结构。例如，许多革兰氏阴性菌细胞壁成分脂多糖（LPS）可被单核 / 巨噬细胞和树突状细胞等细胞表面的 Toll 样受体 4（TLR-4）识别，从而产生固有免疫应答。

适应性免疫应答是指体内 T、B 淋巴细胞接受"非己"的物质刺激后，自身活化、增殖、分化为效应细胞，产生一系列生物学效应（包括清除抗原等）的全过程。与固有免疫相比，适应性免疫有三个主要特点，即特异性、耐受性、记忆性。适应性免疫包括体液免疫（humoral immunity）和细胞介导的免疫（cell-mediated immunity）两类。体液免疫由 B 细胞产生的抗体介导，主要针对胞外病原体和毒素；细胞介导的免疫又称为细胞免疫（cellular immunity），由 T 细胞介导，主要针对胞内病原体（如胞内寄生菌和病毒等）。

固有免疫和适应性免疫关系密切。固有免疫是适应性免疫的先决条件和启动因素，比如，固有免疫能够提供适应性免疫应答所需的活化信号；适应性免疫的效应分子也可大幅度促进固有免疫应答。固有免疫和适应性免疫是有序发生的。外源病原体入侵时，先是非特异性的固有免疫发挥作用，当固有免疫无法清除时，随后更具有针对性的、功能更加强大的适应性免疫发挥作用，以彻底清除入侵的病原体，并产生免疫记忆。

二、骨代谢系统

骨是由骨组织、骨膜和骨髓等构成的坚硬器官，在机体中主要起支持、运动和保护作用，同时也发挥着重要的造血和免疫功能。骨中含大量钙、磷等矿物质，是机体的钙、磷贮存库。骨发生于中胚层间充质。自胚胎第 8 周开始，间充质呈膜状分布，并逐渐骨化，称膜化骨；或首先发育为软骨，继续骨化称软骨化骨。骨是一个发生新陈代谢的活组织，骨代谢即是骨不断发生骨吸收和骨形成的代谢重建过程。

（一）骨的发生和发育

1. 软骨的形成

早在第 5 胚胎周，间叶细胞逐渐增大，变得更为密集，并分化为一层细胞，称为前软骨（precar-tilage）。然后，基质沉积在细胞之间。这种基质含有原纤维（fibril），原纤维是特有的一种类型，具有软骨特有的功能。在透明软骨内，因为基质显现清晰，而结构相似，原纤维不能用普通的染色方法显示出来。在弹性软骨内，可见黄色弹性纤维。在纤维软骨内，可见较粗的白色纤维，并沉积在基质中。通过内、外生长，可使软骨的厚度增加。内生长是通过软骨细胞的增殖，产生新的基质；外生长（周围生长）是通过软骨膜内层细胞转化为软骨细胞。

2. 骨的形成

自第 7 胚胎周以后，骨就开始形成，且持续进行至青春期骨发育成熟为止。膜内化骨一般是直接由密集的间叶雏形转化而成（如颅骨和面骨等）。多数颅骨是由间叶雏形先转变为软骨雏形然后再通过下列几种方式形成骨化结构：先有原发性骨领（primary osseous collar）形成，其后血管侵入，形成初级骨化中心（primary ossification centre），初级骨化中心将成为骨干和干骺端；以后，骺部血管组织间接地骨化，形成次级骨化中心（secondary ossification centre）。骺与骨干交界处称为生长板（growth plates），在初级和次级骨化中心之间生长，具有较快的横向和纵向生长能力。最先形成的软骨雏形逐渐被骨化组织代替，称为软骨内成骨或骨化（endochondral ossification）。软骨内成骨和膜内成骨（intramembranous ossification）是骨形成的两种类型，软骨内成骨含有和骨膜平行生长的膜内成骨。同样，膜内成骨也可能经历其后软骨内成骨的演变过程进行生长。

（1）膜内成骨

原发性膜内成骨认为是最主要的成骨形式，成骨限制在颅骨、面骨、部分锁骨和下颌骨。间叶和结缔组织膜先形成颅骨和面骨的原始雏形，然后，膜内成骨在一个或数个骨化中心开始。这些骨化中心总是邻近血管区，其特征是出现骨母细胞，骨母细胞沉积在骨小梁网中，呈放射状向各处扩散。外周间叶组织分化成为纤维鞘（即骨膜），纤维鞘内壁分化骨母细胞，骨母细胞沉积形成平行的密质骨板（即板层骨），这种膜内成骨构成了颅骨的内板和外板。骨小梁主要沿最大的应力线（stress line）排列。

某些中轴骨和四肢骨的成分也与膜内成骨有关，骨干和干骺端骨皮质来自内衬软骨雏形的特殊间叶组织（即骨膜）。这个过程很能说明小儿骨髓炎，其原始骨干变为死骨，被掀起的骨膜形成由新骨生成的完整性包亮，这完全是原始的膜内成骨过程。

（2）软骨成骨

软骨雏形形成：在将要成骨的部位间充质细胞聚集、分化为骨祖细胞，继而分化为成软骨细胞，成软骨细胞进一步转变为软骨细胞，后者不断增殖分裂并分泌软骨基质，形成一块透明软骨，因其外形与将要发生的长骨相似，故称软骨雏形（cartilage model）。软骨周围的间充质则分化为软骨膜。骨领形成：在软骨雏形中段，软骨膜内的骨祖细胞增殖分化为成骨细胞，后者贴附在软骨组织表面形成薄层原始骨组织。这层骨组织呈领圈状包绕软骨雏形中段，故名骨领。骨领形成后，其表面的软骨膜改称骨膜。初级骨化中心与骨髓腔形成：软骨雏形中央的软骨细胞停止分裂，体积增大，软骨细胞逐渐凋亡，周围的软骨基质钙化。骨膜中的血管穿越骨领，进入钙化的软骨区，破骨细胞、成骨细胞和间充质细胞也一并进入。破骨细胞以打隧道的方式溶解吸收退化的软骨组织，形成许多与软骨雏形长轴方向较为一致的隧道，成骨细胞则贴附于残存的软骨基质表面成骨，形成以钙化的软骨基质为中轴、表面包绕新生骨组织的条索状结构，称过渡型骨小梁。出现过渡型骨小梁的部位称初级骨化中心。过渡型骨小梁之间的腔隙称初级骨髓腔，间充质细胞在此分化为网状细胞，形成网状组织。造血干细胞进入并增殖分化，形成骨髓。次级骨化中心与骨骺形成：次级骨化中心出现在骨干两端的软骨组织中央，此处将形成骨骺，出现的时间因骨而异，大多在出生后数月或数年。次级骨化中心成骨的过程与初级骨化中心相似，但是，它们的骨化是呈放射状向四周扩展，供应血管来自软骨外的骺动脉，最终由骨组织取代软骨，形成骨骺，骨化完成后，骺端表面残留的薄层软骨即为关节软骨，在骨骺与骨干之间，仍保持一片盘形软骨，称为骺板。

（二）骨代谢

骨代谢的发生主要由成骨细胞介导的骨形成和破骨细胞介导的骨吸收共同维持。成骨细胞（osteoblast）可分泌骨基质的有机成分，即类骨质。成骨细胞还分泌多种细胞因子，调节骨组织的形成和吸收、促进骨组织钙化。随着分泌的类骨质增多，成骨细胞便逐渐转变为骨细胞。破骨细胞（osteoclast）分布于骨组织表面，可释放多种水解酶和有机酸，溶解骨盐，分解有机成分。破骨细胞和成骨细胞相辅相成，共同参与骨的生长、重建及改建等骨代谢过程。

1. 无机物代谢

钙盐是相对不溶性的，特别是磷酸盐和碳酸盐。但磷酸钙是可溶性的，离子浓度大于 10^{-3} mol/L，这种形式的离子浓度，在细胞外液循环中大约占一半。当第三种形式的磷酸钙（例如骨的磷灰石结晶）以 Ca^{2+} 和 HPO_4^{2-} 形式加入溶液中时，这种离子将会附着于骨的晶体上。

钙是许多器官的络合物，特别是蛋白质，对增强和调节细胞膜的通透性起重要作用。对于功能正常的细胞，细胞内钙离子浓度必须维持在 10^{-7} mol/L 之内，pH 也必须维持正常。Ca^{2+} 和 HPO_4^{2-} 的浓度，不应超过 10^{-3} mol/L 的范围，以防止磷酸钙沉积在细胞内。

钙在细胞内的环境中保持稳定的情况，表明细胞外液的钙离子浓度与细胞内液之间相比差异较大，还表明细胞膜对二价离子是相对不可渗透的。但是，钙离子却能不断地进入细胞内，或许与线粒体的存在与确切地控制细胞内钙离子的浓度有关。钙泵（calclum pump）位于细胞膜，具有运送钙离子对抗细胞外化学梯度的功能。

钙离子由小肠黏膜吸收，或肾小球滤过由肾小管吸收后，通过细胞本身运输，很快泵出细胞，防止阻碍细胞的代谢过程。从理论上说，在线粒体的控制下，钙离子能很快地通过渗透膜，然后，通过泵很快地排出细胞，不会引起细胞内钙离子高于允许的限度。

在血浆中，钙的浓度约为 2.5mmol/L，可弥散的钙离子，是没有被不能弥散的血浆蛋白络合的部分，稍多于总量的 50%，或 1.25 ~ 1.5mmol/L，约为 1.5×10^{-3} mol/L，这样保持钙离子浓度低于溶液产生磷酸钙盐的水平。这些离子和另外一些细胞膜的络合物之间的平衡，维持了细胞外离子浓度的恒定。当这种平衡改变时，会引起高血钙或低血钙等临床病理改变，产生离子经细胞膜排出或反方向运动。

血钙水平受其他因素的影响，钙离子在小肠上段吸收，经肾小球滤过后，又被肾小管吸收，形成不休止地进出骨的液体间隙的现象。整个血浆钙和骨间隙液中的钙每 20min 交换一次。

骨内矿物质不断吸收和沉积，发挥了保持钙环境稳定的重要作用。此外，某些内在因素例如激素（甲状旁腺素、降钙素）、肾脏（肾小管）和维生素 D 的代谢，对维持血浆钙浓度的平衡也起重要作用。

活跃的骨组织被一层细胞所覆盖，形成一动力接触面，使液体与骨和细胞外液的细胞间成分获得相互交流。在幼年动物，几乎 100% 的骨面被覆盖；而老年大约 40% 的骨面未覆盖，这些区域不参与细胞外液钙含量的消耗。

这种细胞间相互交流的方式，维持了钙离子在两个液体间隙之间的差异（即骨和细胞外液）。细胞表面的"钙泵"的作用，可使离子进入细胞外液的速度和滤过细胞之间进入骨间隙液的速度一样快。

胃、小肠和肾脏的钙离子通过细胞输运至细胞外液，肠内钙离子经饮食摄取，肾小管经肾小球滤过获得钙离子并进行输运。由骨表面覆盖的细胞获得钙离子，经细胞间的管道进入骨间隙液。

正常小肠有调节钙吸收的功能，钙摄入量多时，减少吸收量，钙摄入量少时，增加吸收量。小肠吸收钙离子也取决于饮食的来源和其他因素的影响，例如维生素 D 的代谢影响吸收过程。胆汁盐使脂肪乳化，便于脂溶性维生素 D 的吸收。此外还有甲状旁腺素和降钙素。肾小管吸收钙的量，绝不会超过肾小球滤过的 100%。如果细胞外液的钙来源受限时，可通过骨的吸收增加骨间隙液的钙含量。

小肠调节功能减弱在老年性骨质疏松的发病中起重要作用，老年人钙吸收量降低，与小肠调节功能减弱有一定关系。有研究表明，小肠对钙吸收的调节功能随年龄增长而减弱，高盐摄入也损伤小肠钙吸收的调节功能。过多的钠摄入影响肾脏对钙的重吸收功能，导致高尿钙。因此，有高钠摄入习惯者，易患骨质疏松。

2. 骨代谢相关细胞

（1）骨髓间充质干细胞

骨髓间充质干细胞（bone marrow mesenchymal stem cells，BMSC）起源于中胚层细胞，是一种具有多谱系分化、增殖能力强且易于基因转染等特点的多潜能干细胞，在不同条件下可分化为成骨细胞、软骨细胞、脂肪细胞、神经细胞等。对间充质干细胞的首次描述是 Friedenstein 等在 20 世纪 70 年代初描述的集落形成成纤维细胞。Friedenstein 及其同事发表了一系列论文，描述了一小群克隆成纤维细胞骨髓细胞的特征，这些细胞可以因其黏附在培养血管上的特性而从骨髓中分离出来，并显示出它们的成骨分化能力。对这些细胞的进一步研究表明，它们具有分化为不同细胞谱系的能力，1999 年，Pittenger 等研究表明，同质细胞群可以通过黏附分离，这些细胞能够分化成骨、软骨生成和脂肪生成谱系。间充质干细胞（MSC）可以从许多组织中分离出来，其特点是能够分化成许多不同的间充质细胞谱系。公认的间充质干细胞定义是国际细胞治疗学会规定的：间充质干细胞必须是塑料贴壁的，95% 或更多的细胞必须表达 CD105、CD73 和 CD90，少于 2% 的细胞可以表达 CD45、CD434、CD14、CD11b、CD79α、CD19 或 HLA Ⅱ 类，间充质干细胞必须能够形成至少成骨、软骨和脂肪生成谱系的细胞（Gardner et al，2015）。

骨髓间充质干细胞是脂肪细胞和成骨细胞共同的祖细胞。MSC 的分化是一个两步过程，即定向分化（MSC 分化为各细胞系前体），以及成熟（细胞系前体分化为特定细胞类型）。研究表明，多条关键信号通路参与调控骨髓间充质干细胞的分化定向，包括转化生长因子 β（TGF-β）/骨形态蛋白（BMP）信号通路、Wingless 样 MMTV 整合位点（Wnt）信号通路、Hedgehog（Hh）信号通路、Notch 信号通路以及纤维细胞生长因子（FGFs）信号通路。Runx2 和 Osterix 被认为是调节 MSC 成骨分化的主要转录因子。在成骨细胞分化过程中，研究的大多数信号通路都针对 Runx2。间充质干细胞中 Runx2 的上调促进了它们分化为未成熟成骨细胞的潜力，同时抑制了它们向脂肪细胞的定向分化。此外，Runx2 已被证明用于诱导未成熟成骨细胞中的主要骨基质基因，而对于维持成熟成骨细胞中的这些基因则是不必要的。一项研究表明，Runx2 和 Glut1（一种葡萄糖转运蛋白）之间的前馈调节促进了成骨细胞分化的启动。另一方面，成骨细胞的成熟需要 Osterix 和 β-catenin，而 Runx2 在成熟过程中减少（Chen et al，2016）。

BMSC 是骨组织工程中最常用的细胞来源，它可以通过分化直接参与组织修复与再生。目前，BMSC 已经成功地参与了骨缺损、骨关节炎（OA）、骨坏死、骨折重塑等的重建。

（2）骨细胞

骨细胞（osteocyte）是位于骨组织内部有多个细长突起的细胞，比较均匀地分散于骨板之间或骨板内，由成骨细胞转变而成。细胞体所在腔隙称骨陷窝，突起所在腔隙称骨小管。

骨细胞的结构和功能与其成熟度有关，刚转变的骨细胞仍有分泌功能，随着细胞成熟，分泌能力逐渐减弱直至停止。在此过程中，胞体进一步变小，呈扁椭圆形，细胞器减少，突起延长。相邻骨细胞的突起以缝隙连接相连，借此可传递信息。此处的骨小管也彼此相通，骨陷窝和骨小管内含少量组织液。骨组织内的骨陷窝骨小管互相连通，构成了骨组织内部的物质输送通道。

（3）成骨细胞

成骨细胞作为骨形成的主要细胞，其来源主要是在骨髓间充质细胞受到胰岛素样生长因子1（insulinlike growth factor-1，IGF-1）和转化生长因子β（transforming growth factor-β，TGF-β）等细胞因子的刺激下发生成骨细胞前体的募集和增殖，然后在骨形态发生蛋白（bone morphogenetic protein，BMP）和Wnt信号通路的调节下进一步分化成熟（Kalajzic et al，2013）。成熟的成骨细胞所分泌的白细胞介素7（interleukin 7，IL-7）和CXC趋化因子配体12（CXC motif chemokine ligand 12，CXCL 12）对B细胞的分化至关重要，在清除成骨细胞的小鼠中，因缺乏*Rag2*基因导致淋巴祖细胞的转化受到阻碍，从而不能分化为成熟的B细胞。

（4）破骨细胞

破骨细胞的分化作为骨重建过程的开端，其来源是在巨噬细胞集落刺激因子（macrophage-stimulating factor，M-CSF）和RANKL的作用下从造血干细胞的单核细胞-巨噬细胞系中产生，由单核前体发展而来，融合后形成多核的成熟破骨细胞，从而具有骨吸收的作用（Buck et al，2012）。抗酒石酸酸性磷酸酶（tartrate-resistant acid phosphatase，TRACP）、降钙素受体、组织蛋白酶K、破骨细胞相关受体（osteoclast-associated receptor，OSCAR）、基质金属蛋白酶9（matrix metalloproteinase 9，MMP9）和树突状细胞特异性跨膜蛋白（dendritic cell-specific transmembrane protein，DC-STAMP）等细胞因子可刺激多种破骨细胞特异性基因转录的发生（Cappariello et al，2014）。此外，破骨细胞可以分泌组织蛋白酶K，此种功能蛋白可以切割基质细胞衍生因子-1（stromal-derived factor-1，SDF1）、骨桥蛋白（osteopontin，OPN）和干细胞因子（stem cell factor，SCF），使骨生态位失去造血干细胞结合位点，导致造血干细胞被动员到外周血循环中，不再保持静止（Ponzetti et al，2019）。

（5）T细胞

T细胞作为免疫反应中的关键细胞，其由多能骨髓造血干细胞在胸腺分化成熟而来。T细胞可分为细胞毒性T细胞（cytotoxic T cell，Tc）、辅助性T细胞（helper T cell，Th）和调节性T细胞（regulatory T cell，Treg）三种亚型，它们的功能分别是：Tc摧毁病毒感染的宿主细胞，Th产生多种细胞因子，Treg阻止过度活化的免疫反应。T细胞与骨生物学之间有着密切的联系，各种亚型的T细胞均能够影响骨细胞，主要表现为Th17和Treg所表达的IL-17、IL-22、IL-26和干扰素-γ等细胞因子可以进一步诱导M-CSF、RANKL及肿瘤坏死因子α（tumor necrosis factor-α，TNF-α）表达增加，对破骨细胞的成熟具有强力的诱导作用。

（6）巨噬细胞

巨噬细胞是单核髓系免疫细胞，存在于全身组织器官中，具有吞噬杀菌、参与炎症反应、加工提呈抗原和免疫调节等多种功能。巨噬细胞有驻留和游走两类，其中骨驻留组织巨噬细胞被称为骨巨噬细胞，主要位于成骨细胞附近，骨巨噬细胞可能通过清除凋亡骨细胞来和促进成骨细胞矿物质沉积对成骨发挥重要作用。骨巨噬细胞亚群与成骨细胞和巨核细胞合作，对造血祖细胞和造血干细胞的功能具有促进作用，且新生颅骨成骨细胞的高度纯化骨巨噬细胞还可以分化为 TRACP 阳性破骨细胞促进骨吸收（Mohamad et al，2017）。

不同的组织微环境决定了组织常驻型和单核细胞来源型巨噬细胞的不同表型。除了参与炎症反应外，巨噬细胞还有助于损伤后的组织修复，并维持组织稳态。巨噬细胞具有很强的可塑性，可以根据微环境在 M1 和 M2 表型之间进行转换，从而保证其功能活性。M1 是经典活化巨噬细胞（炎症表型），M2 是替代活化巨噬细胞（修复表型）。巨噬细胞极化驱动骨重建。促炎细胞因子如 TNF-α 和 IL-6 可以刺激 M1 巨噬细胞极化，而抗炎细胞因子如 IL-4 和 IL-13 可以刺激 M2 巨噬细胞极化（Dou et al，2018），通常分别与骨吸收和骨形成相关。但不同的细胞因子刺激下，所表现出的功能也会有所不同，如在病理情况下，研究发现 RANKL 诱导的 M1 巨噬细胞通过增加成骨基因如 OPN、RUNX2 等的表达来诱导骨形成，并有助于增强 MSC 的成骨能力，而 LPS 和 IFN-γ 诱导的 M1 巨噬细胞则表现出骨破坏活性（Fischer et al，2022）。

大量研究表明 M2 巨噬细胞在成骨中的作用。两组研究表明，M2 极化的巨噬细胞可以在体外刺激 OB 细胞的前体 MSC 形成成熟 OB 细胞并增加骨矿化（Balan et al，2019）。此外，研究还发现，将前成骨细胞与巨噬细胞共培养可提高前成骨细胞的成骨能力，并且巨噬细胞从 M1 型向 M2 型转变可增强这一特性（Toniolo et al，2015）。基于这一观察，我们认为短暂的炎症期对增强骨形成至关重要。

M1 巨噬细胞作为破骨细胞的前体，当巨噬细胞被已知的 M1 表型诱导剂刺激时，BMP-2 和 BMP-6 等骨诱导介质减少（Bozec et al，2017）。M1 诱导剂（如 LPS）诱导大量促炎细胞因子的产生，并以依赖或不依赖 RANKL 的方式触发破骨细胞生成，导致骨吸收增强。巨噬细胞的多核化是由 RANKL 依赖或不依赖的信号通路驱动的，这些信号通路对多核破骨细胞分化和形成产生了重要的影响（Batoon et al，2021；Huang et al，2016）。巨噬细胞向破骨细胞分化过程中，能量代谢的变化是必要的和关键。一项使用 RAW 264.7 小鼠巨噬细胞系和骨髓源性巨噬细胞的报告表明，赖氨酸促进 M1 和 M2 的激活，而酪氨酸和苯丙氨酸具有相反的作用。另一份报告表明，分化的破骨细胞富含赖氨酸降解蛋白，酪氨酸和苯丙氨酸的生物合成增强（Abildgaard et al，2020）。这两篇报告提示抑制巨噬细胞极化可促进破骨细胞分化。此外，在 RANKL 介导的破骨细胞形成中线粒体生成增加。因此，氧化磷酸化的增加允许破骨细胞增加骨吸收。在另一份报告中，观察到在破骨细胞分化过程中 GLUT1 和其他糖酵解酶增加。因此，糖酵解和氧化磷酸化在破骨细胞发生中也起着重要作用。最近的证据表明葡萄糖转运蛋白的表达依赖于 RANKL，这就解释了为什么巨噬细胞向破骨细胞分化和骨吸收与能量代谢的增加有关（Tyagi et al，2014；Zhao，2013）。一项研究表明，卵巢切除（OVX）骨质疏松小鼠骨髓中 M1 巨噬细胞 /M2 巨噬细胞比例升高。在缺乏雌激素的情况下，M2 巨噬细胞在 RANKL 刺激下向破骨细胞分化（Kim et al，2021）。因此，雌激素可以保护 M2 巨噬细胞免受 RANKL 的刺激。这也证明了 M1/M2 比值和雌激素与绝经后骨质疏松的发病机制有关。

随着衰老的发生，巨噬细胞表现出一系列功能障碍，包括自噬缺陷、形态改变和促炎细胞因子生成失调，导致与年龄相关的免疫功能障碍（Li et al，2021）。衰老的巨噬细胞显示出炎症介质生成的增加（Baek et al，2020）。因此，来自老年人的巨噬细胞表现出炎症表型的增加和慢性炎症状态（Tomay et al，2018）。巨噬细胞失调导致衰老过程中的慢性炎症状态，通常与骨质疏松症有密切的联系。

除了炎症反应外，最近的研究发现了巨噬细胞在骨质疏松症中的新的调节机制。对 RANKL 和 CSF1 处理与未处理的骨髓基质细胞进行的微阵列研究发现，circRNA_28313 在处理后细胞中被显著诱导。进一步敲低 circRNA_28313 可显著抑制体外巨噬细胞向 OC 的分化和 OVX 小鼠体内的骨吸收。生物信息学分析显示，在未处理的细胞中，mir-195a microRNA 与 CSF1 的 3'UTR 相互作用。然而，circRNA_28313 通过充当竞争内源性 RNA 缓解 mir-195 介导的对 CSF1 的抑制，调节 BMM 细胞中的破骨细胞分化。而 miR-128 通过 miR-128/SIRT1/ NF-κB 信号轴调节 BMM 的破骨细胞生成，过表达或抑制 miR-128 可增加或减少巨噬细胞来源的 OC。进一步的研究发现，miR-506-3p 可以选择性地抑制 RANKL 诱导的大鼠活化 BMM 中的 NFATc1，并减少骨吸收酶的释放。巨噬细胞的异质性和可塑性使其在骨稳态中发挥重要作用。巨噬细胞在免疫疏松症中的作用有待更深入的研究，巨噬细胞表型的调节可能是治疗骨质疏松症的潜在靶点。

（7）单核细胞

单核细胞占人类白细胞总数的 10%，占小鼠白细胞总数的 24%，其前体起源于骨髓中的 HSC，最终分化成为单核细胞前体（common monocyte progenitor，cMoP）。与巨噬细胞类似，单核细胞也以不同的亚群存在，表现出不同的表型和功能。不同的单核细胞亚群在稳态和炎症状态下表现出不同的功能。炎症单核细胞表达高水平的 C-C 趋化因子受体 2（C-C chemokine receptor 2，CCR2）和低水平的 CXC3 趋化因子受体 1（CXC3 chemokine receptor 1，CX3CR1），而巡逻单核细胞显示相反的表达（Schmitt et al，2013）。传统上认为，单核细胞从血管外渗到炎症部位并分化为巨噬细胞或树突状细胞，并参与炎症过程及修复（Bulati et al，2017）。最近的报道表明，除了主要的造血干细胞来源的单核细胞外，红髓系祖细胞衍生的单核细胞（emp monocyte）也对循环单核细胞库做出了贡献（Lu et al，2022；Rendra et al，2019）。出生后存在于成人脾脏中的 emp-单核细胞会转移到骨髓，在那里它们与 HSC 衍生的 OC 一起分化为功能性 OC，并有助于骨折情况下的骨修复（Lecka-Czernik，2017）。与巨噬细胞类似，单核细胞在分化为破骨细胞的过程中也会发生代谢变化，如葡萄糖摄取增加、氧化磷酸化等（Rizwan et al，2020）。不同的环境因素驱动不同的代谢变化，因此单核细胞的反应不同。报告显示，非经典人类单核细胞表达依赖呼吸链代谢产生的 ATP，而经典单核细胞依赖于碳水化合物代谢，并且更倾向于无氧能量代谢（Hu et al，2020）。

在感染情况下，中间型单核细胞率先成为高骨吸收破骨细胞，并可能导致骨质减弱，这表明单核细胞也可能在骨疾病中发挥关键作用。研究证实，单核细胞与高加索妇女绝经后骨质疏松症的关系，外周血单核细胞（PBM）基于网络的蛋白质组学分析显示，由 LOC654188、PPIA、TAGLN2、YWHAB 四个基因编码的蛋白质显著下调，而由 LMNB1、ANXA2P2、ANXA2 三个基因编码的蛋白质在极低骨密度和高骨密度受试者中上调（Nagareddy et al，2013）。低骨密度受试者 PBM 的蛋白质组学分析显示 ANXA2 蛋白上调，细胞研究表明，ANXA2 在单核细胞跨越内皮屏障的迁移中起重要作用，ANXA2 的升高可能刺激单核细胞从血液到骨组织的迁移速率增加，然后分化为 OC 而促进骨吸收活性（Menegazzo et al，2015）。

此外，一项关于人类循环单核细胞的微阵列研究表明，CCR3、HDC（组氨酸脱羧酶，一种组胺合成酶）和 GCR（糖皮质激素受体）基因这三个基因可能与骨代谢和体内平衡有关，这三个基因在低骨密度的受试者中表达上调（Thimmappa et al，2022），这些基因介导单核细胞趋化性（可导致单核细胞浸润骨组织）、组胺产生（诱导局部炎症并可介导 OC 形成）以及糖皮质激素敏感性（可促进 OC 形成）。人单核细胞体内基因表达谱显示，低骨密度组 STAT1 和 IFN 通路基因上调（Rabelo et al，2019）。研究人员认为在外周血中，STAT1 介导的 IFN 刺激循环单核细胞产生细胞因子（如 IL-1、TNF、CXCL10 和 IL-15），从而增加破骨细胞的骨吸收功能。进一步的单核细胞蛋白质组学揭示了磷酸化热激蛋白 27（HSP27）在低骨密度受试者中的作用，低骨密度受试者单核细胞中总磷酸化 HSP27（pHSP27）升高，并证实 pHSP27 本身不是化学引诱剂，而是肌动蛋白重组剂，能够促进迁移。由于 Hsp27 抑制应激诱导的细胞凋亡，并且破骨细胞的形成涉及 ROS 的生成，因此 pHSP27 的抗凋亡活性可能促进单核细胞存活，从而促进破骨细胞前体的形成。转录组研究发现，在低骨密度受试者中，两种凋亡诱导基因——死亡相关蛋白 6（DAXX）基因和 polo 样激酶 3（PLK3）基因下调，即由于单核细胞存活，更多的前体细胞促进破骨细胞的发生从而加重骨质疏松症（Kavazovic et al，2022）。

研究发现，导致 SDS（Shwachman-Diamond 综合征，骨骼缺陷）的 *Sbds* 基因在破骨细胞生成前的单核细胞迁移和融合中起作用。*Sbds* 突变体显示 Rac2（细胞骨架重塑迁移所需的 GTP 酶）和 RANKL 介导的 DC-STAMP（破骨细胞前体融合所需物质）水平降低。这种融合缺陷减少了破骨细胞的发生。破骨细胞生成减少预期会出现骨硬化病表型，而 SDS 患者表现出骨质疏松表型。对这一现象的解释是，由于 TRACP 阳性的多核 OC 数量减少，骨重塑稳态没有完全解耦，这可能引发 MSC 向脂肪细胞谱系而不是成骨细胞的转变。

（8）树突状细胞

树突状细胞（dendritic cell，DC）主要是抗原呈递细胞（antigen-presenting cell，APC），具有激活获得性免疫反应的能力。树突状细胞表达高水平的 MHC Ⅱ类和共刺激分子（如 CD80 和 CD86），这是抗原呈递所必需的。DC 分布在全身，可分为三个亚群：源自淋巴样祖细胞的浆细胞样树突状细胞（plasmacytoid DC，pDC），源自淋巴样或髓样祖细胞的经典或传统树突状细胞（classical or conventional DC，cDC），以及源自单核细胞的树突状细胞（monocyte-derived DC，moDC）（Ip et al，2016）。除了 pDC，cDC 和 moDC 在防御其他微生物方面也发挥着作用，近年来 DC 对骨代谢的深远影响也得到充分的证明，且树突状细胞促进炎症介导的破骨细胞生成并参与炎性骨病的发生。体内试验报道了 DC 的溶骨潜能，树突状细胞能够聚集到骨骼炎症部位并参与骨吸收。此外，DC 可以作为 APC 激活 T 细胞，激活的 T 细胞通过产生细胞因子和可溶性因子驱动骨重建（Song et al，2020）。DC 也可以直接与 T 细胞相互作用形成聚集体，在滑膜炎和牙周炎等骨病变中发挥作用（Chen et al，2021；Gu et al，2022）。DC 也在 OVX 小鼠骨质疏松症中发挥重要作用，已知雌激素可调节表达 IL-7 和 IL-15 的 DC 的数量，在缺乏雌激素的情况下 DC 可长时间存活并表达更多的 IL-7 和 IL-15，进一步通过诱导记忆 T 细胞亚群以抗原不依赖的方式产生 IL-17A 和 TNF-α，而这些细胞因子在炎症介导的骨质流失过程中发挥了重要作用（Cho et al，2014）。DC 也可在破骨细胞形成中直接发挥作用。DC 可以分化和融合形成 OC，这种融合比单核细胞融合更快、更有效。从单核细胞分化的 OC 的 3997 个基因表达下调，3821 个基因表达上调。而当未成熟 DC 分化为 OC 时，只有 2107 个基因下调，而 1966 个基因上调，这表明 DC 与 OC 的关系比单核细胞与 OC 的关系更密切。新形成的 OC 可以通过诱导 DC 的趋化性召集更多的 DC，从而形成 OC-DC 循环加速骨破坏（Yuan et al，2021）。

（9）中性粒细胞

粒细胞是涉及中性粒细胞、嗜碱性粒细胞和嗜酸性粒细胞的多形核（PMN）细胞。在这三种免疫细胞中，中性粒细胞是血液中观察到的主要粒细胞类型，占人体血液中白细胞的 40%～60%，其作为人体内最有效的吞噬性细胞，在防止细菌感染等固有免疫方面起着至关重要的作用。成熟的中性粒细胞是终末分化的短寿命细胞，含有大量颗粒并在血液中循环，能够迅速被募集到感染和炎症部位，通过吞噬作用、脱粒和中性粒细胞胞外陷阱（NET）消除病原体。中性粒细胞对病原体的清除方式主要分为两类，一类是非氧依赖性的机制，另一类则是氧依赖性的机制（呼吸爆发）。非氧依赖性的机制主要与中性粒细胞中的颗粒成分有关，中性粒细胞可以通过脱粒作用分泌溶菌酶、胶原酶、蛋白酶、过氧化物酶等对细菌进行远程杀伤，而这些物质同时也会水解邻近组织中的蛋白质、胶原等成分，造成组织破坏（Italiani et al，2014）。氧依赖的呼吸爆发机制则指的是中性粒细胞通过产生大量活性氧（reactive oxygen specie，ROS）来诱导细菌的细胞膜、蛋白质及 DNA 的损伤，从而达到杀灭细菌的目的。中性粒细胞还可以合成炎症介质，例如 CXC 和 CC 趋化因子，从而使其能够与其他细胞（包括骨细胞）进行交流。凋亡的中性粒细胞通常会向单核 / 巨噬细胞等吞噬细胞发出信号，诱导巨噬细胞前来吞噬并清除自己，同时这些凋亡的细胞可以诱导单核 / 巨噬细胞分泌 IL-10、TGF-β 等抗炎因子并下调单核 / 巨噬细胞中 IL-23 等炎症因子的释放，抑制组织对中性粒细胞的募集以及 Th1 和 Th17 细胞的激活，从而控制炎症进展、避免组织损伤。

体外研究表明，雌激素可以影响中性粒细胞的活性、趋化性、细胞凋亡以及 ROS 和 NO 的产生。活化的中性粒细胞表达模型 RANKL（mRANKL），可作用于破骨细胞及其单核前体，将它们转化为有助于骨吸收的成熟和功能性破骨细胞。Ⅰ 型白细胞黏附缺陷（LAD-Ⅰ）小鼠模型中，由于相关黏附分子的表达或功能存在缺陷，可导致中性粒细胞的募集缺陷，继而导致 IL-17 驱动的炎症性骨丢失。中性粒细胞的缺失进一步致使巨噬细胞无限制地产生 IL-23，进而触发 T 细胞产生 IL-17，并可以驱动 IL-17 介导的炎症性骨丢失（Moutsopoulos et al，2014）。另一份研究支持中性粒细胞在预防炎症介导的骨丢失中的作用。Gif1 是造血谱系发育中的一个分子，它的突变会导致严重的先天性中性粒细胞减少症（SCN），根据病原体负荷和全身炎症，这种情况可诱发骨质疏松症，升高的炎性细胞因子包括例如 IL-1β、IL-6 和 TNF-α，均具有促破骨细胞生成活性（Geissler et al，2018）。最新的研究观察到中性粒细胞增强了骨髓细胞和成骨细胞共培养物中维生素 D_3 诱导的破骨细胞分化。此外，发现中性粒细胞通过分泌弹性蛋白酶作为 NET 的成分，促进 OPG 的降解，增强了骨髓细胞中的破骨细胞生成，从而表明中性粒细胞在炎症性骨丢失中的重要作用（Sugisaki et al，2020）。

中性粒细胞也影响成骨细胞，因为中性粒细胞、内皮细胞和成骨细胞的体外共培养模型显示中性粒细胞诱导成骨标志物的表达，包括成骨细胞中的碱性磷酸酶、骨钙素、Ⅰ 型胶原蛋白、BMP 和 TGF-β，并具有增加的矿物质沉积（Herath et al，2018）。当 MSC 暴露于活化的中性粒细胞并进行成骨分化诱导时，受到 IL-1α 和 TGF-β 细胞因子水平改变的影响。进一步的体外实验表明，中性粒细胞抑制 MSC 的数量并致使细胞外基质的合成减少（Bastian et al，2018）。中性粒细胞产生的 ROS 还可以在体外诱导成骨细胞的凋亡（Singh et al，2012）。在骨折愈合的情况下，中性粒细胞通过合成纤连蛋白阳性的 ECM 促进骨再生，因此骨折后中性粒细胞的募集对于促进骨再生的下游反应至关重要（Bastian et al，2016；Kovtun et al，2016）。

在炎症条件下，中性粒细胞与淋巴细胞的比率（NLR）是一类多种炎症疾病相关的有效炎症标志物。在人群研究中，绝经后女性表现出 NLR 增加，这与低 BMD 有关，并可用作骨质疏松症发生的预测因子。另一项研究报告称，与吸烟者和健康对照组相比，慢性阻塞性肺病（COPD）（Yilmaz et al，2014）患者血液中的 RANKL 阳性中性粒细胞增加，这与低 BMD 有关（Hu et al，2017）。RANKL 阳性嗜中性粒细胞的增加与炎症性疾病状况和 BMD 的降低之间存在很强的相关性。中性粒细胞表达和分泌炎症介质，可直接或间接影响间充质干细胞、成骨细胞和破骨细胞，这很大程度上取决于中性粒细胞的激活状态。因此，中性粒细胞可能是骨质疏松症发生发展中一个非常关键的参与者，需要进一步的研究来阐明骨骼中细胞串扰的分子机制，特别是在雌激素缺乏的情况下。

三、免疫与骨代谢

（一）T细胞与骨代谢

T淋巴细胞是适应性功能的调节因子，是细胞介导免疫的主要效应子。由IL-12诱导的Th1细胞在宿主防御细胞内病原体和病毒中起着关键作用。Th1细胞的标志性细胞因子是IFN-γ，可增强自然杀伤（NK）细胞的抗原呈递、巨噬细胞杀菌活性和细胞毒性。由于IFN-γ是RANKL诱导的破骨细胞分化的强抑制剂之一，Th1细胞对破骨细胞生成具有有效的抑制作用。Th1细胞对破骨细胞生成的抑制作用在IFN-γ受体缺陷的破骨细胞祖细胞上被完全消除，表明IFN-γ负责Th1细胞介导的破骨细胞生成抑制。从机制上讲，IFN-γ通过泛素-蛋白酶体介导的TRAF63降解抑制下游RANK的细胞内信号通路。实验表明T细胞可以增加间充质干细胞碱性磷酸酶活性，促进间充质干细胞的成骨分化。干扰素通过上调成骨细胞特异性转录因子、碱性磷酸酶和骨钙素等成骨作用因子来促进颅骨成骨细胞的形成。IFN-γ增加了成骨细胞分化基因的表达，如Runt相关转录因子2（Runx2）、成骨细胞特异性转录因子（Osterix）、碱性磷酸酶（ALP）和骨钙素基因。敲除IFN-γ受体的小鼠显示成骨细胞分化降低，用抗体阻断IFN-γ后，成骨活性增加。其中人骨髓间充质干细胞也产生IFN-γ来促进自身的成骨分化。

Th2细胞分泌IL-4、IL-5和IL-13，并有助于体液免疫和宿主防御细胞外病原体。当与破骨细胞前体细胞共培养时，Th2细胞通过STAT6介导的细胞因子（如IL-4和IL-13）直接抑制RANKL诱导的破骨细胞生成。IL-4以STAT6依赖性方式阻断RANKL诱导的NF-κB激活和NFATc1表达。IL-13和IL-4部分共享相同的受体，因此诱导相似的细胞内信号通路。IL-4与IL-4Rα/共γ链（γc）或IL-4Rα/IL-13Rα1的异二聚体受体复合物结合；IL-13与IL-4Rα/IL-13Rα1复合物结合。因此，IL-13也直接抑制破骨细胞分化，但其作用低于IL-4。Th2相关细胞因子对破骨细胞的间接影响也有报道。IL-4和IL-13通过STAT6激活诱导内皮细胞和成骨细胞中的OPG表达，并通过抑制成骨细胞中前列腺素的合成来抑制IL-1α的骨吸收活性。

IL-17由CD4⁺T细胞、执行固有免疫功能（γδ）T细胞、自然杀伤细胞、恒定自然杀伤T细胞、固有淋巴细胞和CD8⁺T细胞产生。Th17细胞产生IL-17A、IL-17F、IL-21、IL-22和TNF，作用于内皮细胞、上皮细胞和成纤维细胞等多种结构细胞，产生趋化因子和炎性细胞因子，进一步促进免疫细胞的活化和募集。IL-17作用于滑膜细胞和成骨细胞，可导致滑膜炎和骨破坏。IL-17也能诱导成骨细胞产生RANKL的受体激活剂。IL-17可将骨髓间充质干细胞分化从成脂分化转换为成骨分化，并诱导成骨细胞前细胞的成骨分化。IL-17家族由六个成员组成，从IL-17A到IL-17F。IL-17A和IL-17F是显性促炎细胞因子，具有最高程度的序列同源性。IL-17A是Th17细胞的主要细胞因子，通过涉及前列腺素E2（PGE2）合成的机制直接诱导滑膜成纤维细胞上的RANKL表达，IL-17A通过依赖TRAF6-Act1-Rac1GTPase通路产生ROS来促进成骨细胞祖细胞的增殖。IL-17F细胞因子于2001年首次报道，并在Th17、自然杀伤细胞、单核细胞和T细胞中表达。有研究结果表明，IL-17F对颅骨来源的大鼠成骨细胞具有促成骨作用。IL-17F处理显著促进了成骨细胞ALP活性和矿化结节表达，代表了分化和矿化能力。BMP-2是研究最广泛的BMP之一，具有最强的骨诱导活性，据报道可诱导体外成骨分化和体内骨形成。BMP-2

信号转导通路是骨稳态的重要正调节因子。BMP-2 与其受体结合可调节靶标基因，例如 Runx2 和 Osterix。本研究与对照组相比，IL-17F 处理大鼠成骨细胞 BMP-2、Runx2 和 Osterix mRNA 表达水平升高，而 BMP-2 是研究最广泛的 BMP 之一，具有最强的骨诱导活性，据报道其可诱导体外成骨分化和体内骨形成。IL-17F 则通过刺激 BMP-2、Runx2 和 Osterix 信号通路表达而对成骨细胞产生促进作用（Zhang et al，2021）。激活 MAPK/ERK1/2 信号通路对于 IL-17F 对成骨细胞的影响至关重要。总之，IL-17F 促进了成骨，包括提高成骨细胞的增殖、分化和矿化活性。促骨作用与 BMP-2/Runx2/Osterix 表达的上调和 Noggin 表达的下调有关。IL-17 受体 IL-17RA 和 IL-17RC 参与了这一过程。IL-17F 通过 MAPK/ERK1/2 介导的信号通路促进成骨细胞成骨。IL-23 是诱发 Th17 细胞扩增和致病性的关键细胞因子。IL-23 可以通过 Th17 细胞扩增发挥促骨细胞生成活性。

Treg 细胞是免疫抑制性 CD4$^+$T 细胞的一个特殊亚群，对维持免疫自我耐受和免疫稳态至关重要。Treg 细胞可以通过抵消 Th17 型反应来负调控破骨细胞分化。Treg 细胞在不影响效应 T 细胞的情况下阻断破骨细胞生成，通过产生抗破骨细胞因子（如 TGF-β 和 IL-10）或通过 CTLA4-CD80/86 相互作用直接抑制破骨细胞生成。有研究发现 Treg 以细胞因子依赖性方式抑制外周血单核细胞的成骨细胞分化，Th2 细胞分泌的 TGF 和 IL-4 细胞因子可能是负责 Treg 抑制功能的关键细胞因子，Th2 细胞维持成骨细胞的合成代谢活性，通过影响甲状旁腺素（PTH）的产生来对抗炎症，Treg 还可能直接与骨形成细胞、成骨细胞或其祖细胞相互作用。一些研究表明，PTH 通过增加 Treg 的数量来发挥其骨合成代谢活性。阻断 Treg 增加也被证明会阻碍 PTH 诱导的骨形成和小梁骨体积和结构。通过 Treg 介导的 CD8 T 细胞产生成骨因子 Wnt10b 的调节来调节骨合成代谢。此外，Treg 通过分泌细胞因子和激活诱导间充质干细胞分化为成骨细胞的下游效应子，直接促进成骨细胞的增殖和分化，在骨形成中发挥作用。

非常规 T 细胞和固有淋巴样细胞（ILC）有助于健康和疾病状态下的骨骼调节。在骨折愈合过程中，产生 IL-17A 的 γδT 细胞通过刺激损伤骨周围的 PSGFα$^+$Sca1$^+$MSC 并诱导成骨来促进骨再生。

IL-18 主要在活化的巨噬细胞中表达，但也在某些非免疫细胞中表达，包括成骨细胞。IL-18 通过促进 T 细胞产生 GM-CSF（Th1 细胞高度表达的细胞因子之一）来抑制破骨细胞生成。GM-CSF 作用于单核细胞 / 巨噬细胞前体细胞，通过减少 c-Fos 来抑制破骨细胞分化，同时诱导树突状细胞分化。IL-18 还具有诱导成骨细胞中 OPG 产生和骨髓细胞中 IFN-γ 产生的能力。

有研究说明骨质疏松患者的 T 细胞外泌体能通过下调骨形成必需基因如 Runx2、Ⅰ 型胶原蛋细胞、骨矿蛋白和骨钙蛋白等的表达，影响骨细胞的功能（碱性磷酸酶活性）和基因表达，从而促进骨细胞向骨吸收细胞分化（Omidvar et al，2022）。与此同时，用非骨质疏松患者的 T 细胞外泌体处理骨细胞能上调负责骨形成的上述基因的表达水平，促进骨形成。

树突状细胞（DC）是高度分化的抗原呈递细胞（APC），在 T 细胞对病原体和肿瘤免疫的启动和调节中起着关键作用，同时阻止针对自身组织或环境抗原的免疫反应。在正常情况下，DC 很少局限于骨骼本身或邻近的基质中，它们似乎对骨重塑没有贡献。但有明确记录表明，类风湿性关节炎和牙周炎的活动性病变含有成熟和未成熟的 DC，位于受影响的滑膜和牙周组织的不同隔室中，这些区域被骨包围。在类风湿性关节炎和牙周炎的活动性疾病部位，DC 可以与炎症病灶中的 T 细胞形成聚集体，从而它们可以通过体内的 RANK/RANKL 信号转导相互作用，并且它们被描述为通过调节 T 细胞活性影响炎症诱导的骨质流失的间接参与者。在体外 M-CSF

和 RANKL 存在下，人外周血单核细胞衍生的 DC 可以转分化为 OC，这表明 DC 可能直接促进破骨细胞生成。有结果表明：小鼠 CD11c⁺DC 在骨环境中与 CD4T 细胞和微生物产物或蛋白 Ags 的免疫相互作用过程中可以发育成功能性 OC（DDOC），DDOC 可以在体内过继移植到 NOD/SCID 小鼠颅骨上后诱导骨吸收。这些发现表明，CD11c⁺DC 亚群对与炎症性骨病相关的破骨细胞生成升高有潜在的关键贡献，它们不仅作为免疫激活和调节的有效 APC，而且是骨破坏的直接贡献者。DC 还促进多发性骨髓瘤（MM）骨病中破骨细胞过度活跃地生成，因为它们的数量在侵蚀性间隙中更高。此外，成熟的 DC 可能在肿瘤部位驱动 Th 17 克隆的扩增，导致 IL-17 过量产生，从而增强破骨细胞生成。

（二）B 细胞与骨代谢

B 细胞是来源于骨髓的多能干细胞，可对骨代谢产生调控作用，其生理状态下分泌骨保护素（OPG），OPG 通过高亲和力与 RANKL 结合，阻断 RANKL 与 RANK 的相互作用，从而主动抑制骨质受到侵蚀，由此对抗破骨细胞生成因子从而促进成骨。B 细胞可通过上调 CD40 共刺激信号促进骨保护素的产生。B 调节性淋巴细胞（Breg）因其在骨稳态中的免疫调节作用而越来越受到认可。包括 TGF-β1、IL-10 和 IL-35 在内的多种 Breg 细胞因子已被证明可调节成骨分化。如 IL-10 通过调节 miR-7025-5p/IGF1R 轴对间充质干细胞在体外和体内的成骨分化均有正向作用（Xiong et al，2020）。在骨髓环境中，B 淋巴细胞和浆细胞通过诱导破骨细胞和成骨细胞分化以及基质降解，产生有助于调节骨代谢的因子。由活化的 B 淋巴细胞产生的 RANKL 与 RANK 结合并促进破骨细胞祖细胞（OCP）分化。诱饵受体骨保护素（OPG）干扰 RANKL 结合并抑制骨吸收。此外，RANKL 以细胞自主方式促进 B 淋巴细胞生成。促炎细胞因子和趋化因子（包括 TNF-α、IL-6、CCL3、CCL7）抑制基质细胞（SC）分化和成骨细胞（OB）功能。这些因子与基质金属蛋白酶（MMP）一起刺激骨吸收和基质降解。免疫调节细胞因子（IL-10 和 TGF-β）通过抑制破骨细胞分化来减少骨吸收，但也减轻骨再生过程中的炎症和祖细胞积累。终末分化的浆细胞产生的自身抗体（autolg），特别是针对破骨细胞表面瓜氨酸化波形蛋白的自身抗体，直接刺激破骨细胞活化。此外，通过产生免疫复合物，自身抗体可增强炎症和细胞因子分泌。B 淋巴细胞还表达 Wingless1（Wntl），这是 Wnt 家族糖蛋白之一，对成骨细胞功能和骨形成很重要。另一方面，受刺激的 B 淋巴细胞增强了骨祖细胞中的 Notch 信号转导，抑制了成骨细胞分化。故 B 淋巴细胞对骨代谢具有多种影响，通常是相互矛盾的，这取决于特定的生理和病理情况（Grčević et al，2023）。

B 细胞与骨细胞有着密切的多方面关系。B 细胞与造血干细胞（HSC）分化为骨内膜骨表面的支持性生态位。成骨细胞谱系中的细胞在这些生态位中维持 HSC 和 B 细胞分化。B 细胞分化至少部分地受到一系列转录因子的调节，这些转录因子以时间方式发挥作用。虽然这些转录因子是 B 细胞分化所必需的，但它们的缺失会导致骨表型发生深刻变化。B 细胞和多发性骨髓瘤（MM）中的 B 细胞来源的浆细胞被报道具有支持破骨细胞生成的潜力，可能通过直接表达 RANKL、诱饵受体 3（DcR3），或促进 IL-7 分泌，刺激骨吸收。MM 中恶性 B 细胞来源的浆细胞也产生抑制成骨细胞（OB）分化的不同细胞因子，如硬化蛋白和 DKK1。此外，在雌激素缺乏期间会刺激 B 淋巴细胞生成，而雌激素治疗下调 B 淋巴细胞生成，但上调免疫球蛋白表达。因此，B 系细胞被认为在卵巢切除术诱导的骨质流失中起作用。在发现 RANKL 作为关键的破骨细胞因子后，B 谱系细胞（B220⁺ 细胞，在骨髓中代表早期 B 细胞前体、未成熟 B 细胞和成熟 B 细胞的多个群体）在卵巢切除小鼠中比在假手术小鼠中表达该因子更丰富。从雌激素缺乏的绝经后妇女骨髓中分离的 B 细胞中可分离出 RANKL 证明 B 细胞可分泌 RANKL，为 B 细胞在雌激素缺乏-骨质流失中的作用提供了合理的机制。外周血 B 细胞在人类破骨细胞生成的体外模型中抑制 OC 的形成，部分通过分泌 TGF 诱导 OC 凋亡，据报道，这会刺激 OPG 的产生。在牙周炎动物模型中，体内 B 细胞的耗竭也会加重骨质流失，这表明 B 细胞可能在某些病理条件下限制骨吸收。

B 细胞的突出作用在 HIV-1 感染的动物模型中被记录，特别是在骨骼稳态方面。B 细胞可能通过影响骨代谢的相关因子，如骨保护素和 RANK 配体，来调节骨形成和骨吸收的平衡。这种平衡的维持对于骨骼的健康至关重要，因为骨形成和骨吸收之间的不平衡会导致骨质疏松等骨骼疾病。

此外，B 细胞与 T 细胞的串扰可能调节 B 细胞产生骨活性细胞因子，因为 B 细胞在被 Th1 细胞因子激活时抑制破骨细胞生成，而在 Th2 细胞因子刺激时促进破骨细胞生成。据报道，在体外用活化抗体连接人扁桃体衍生的 B 细胞上的共刺激分子 CD40 可刺激 B 细胞产生 OPG。在生理学上，CD40 与其同源配体 CD40 配体（CD40L）相互作用，CD40L 是一种在抗原呈递细胞（如 B 细胞、巨噬细胞和树突状细胞）呈递抗原期间在活化的 T 细胞上表达的分子，并启动幼稚 CD8 细胞。

T 细胞和 B 细胞都参与基底骨更新的过程。除了淋巴细胞在病理条件下骨破坏中的作用外，T 细胞和 B 细胞协同作用在限制体内基底骨吸收方面发挥关键作用。这种保护作用集中在一种机制上，该机制涉及 B 系细胞产生 OPG，并通过 CD40/CD40L 共刺激由 T 细胞增强。

（三）巨噬细胞与骨代谢

间充质干细胞与成骨细胞的分化是骨折修复和骨形成的最关键部分。间充质干细胞的成骨分化过程受两个关键通路的调节：BMP 信号转导和 Wnt 信号转导。BMP 通过激活 Smad 蛋白和 Runx2 转录因子诱导成骨，Runx2 转录因子是各种成骨基因转录的主要调节因子。典型的 Wnt/β-catenin 信号转导既可以是骨刺激性的，也可以是骨抑制性的。对于骨刺激，它抑制 PPARγ 和 CCAAT/ 增强子结合蛋白 α 表达以抑制脂肪生成，同时诱导 Runx2、Dlx5 和 Osterix 的表达。免疫细胞及其细胞因子通常通过这两种途径调节成骨细胞的形成。研究表明，免疫细胞通过可溶性因子作用来调节间充质干细胞的成骨分化，用免疫调节剂刺激人外周血单核细胞可增加间充质干细胞的 ALP 活性和成骨作用。巨噬细胞是研究最多和描述最充分的免疫细胞，因为它们对间充质干细胞的影响是驱动成骨的。有人认为，巨噬细胞的所有表型都上调 ALP 活性、基质矿化和 MSC 的成骨分化。巨噬细胞产生 BMP-2、BMP-6 和 TGFβ1 以刺激成骨特异性基因，如 Runx2 和 ALP。根据局部骨微环境，巨噬细胞可极化为经典活化型（M1）和交替活化型（M2）。M1 巨噬细胞可被 LPS 或促炎细胞因子激活，参与宿主防御过程。M2 巨噬细胞可被 IL-4 激活，在促进组织修复中发挥作用。研究表明，未极化和激活的 M1 和 M2 巨噬细胞产生抑癌素 M（OSM），其通过激活 MSC 中 Cbfa1 和 ALP 的表达来诱导成骨细胞分化程序。据报道，OSM 通过激活 MSC 中的 STAT3、JAK2、JAK3 和 MEK-ERK 通路发挥促成骨和抗脂肪生成作用。由于 M1 巨噬细胞具有促炎作用，一些研究也表明了它们的抗成骨作用，尽管它们具有更明确的"破骨细胞"作用。M1 巨噬细胞分泌 TNFα、IL-1β 和 IFNγ，抑制 Runx2 和 ALP，导致成骨减少。M1 巨噬细胞抑制成骨也被认为是骨质疏松症骨质流失的间接原因。M1 巨噬细胞主要与不同促炎细胞因子的分泌有关，这些促炎细胞因子被证明以浓度依赖性方式影响成骨细胞的形成。TNFα 和

IL-1β 是 M1 巨噬细胞分泌的关键分子，通过不同的信号转导机制影响 MSC 的成骨分化。高水平的 TNFα 激活 Wnt/β-catenin 通路，导致 Runx2、Osx、ALP、OPN 和 OCN 的表达下调，从而抑制 MSC 的成骨分化。TNF-α 还激活 NF-κB，其通过抑制 BMP/Smad 通路或通过诱导 Smurf1 和 Smurf2 促进 β-连环蛋白降解来影响成骨分化。越来越多的证据表明，IL-1β 还对间充质干细胞的成骨分化产生积极和消极影响。IL-1β 通过 FoxD3/miR496 下调 Wnt/β-catenin 信号转导，并降低 Runx2、ALP、Osx 和 Ocn 的表达以及矿化结核的形成。然而，它也可以通过激活较低剂量的 BMP/Smad 信号来促进成骨分化。巨噬细胞根据外界环境改变其表型。在干扰素（IFN）、活性氧（ROS）、白细胞介素-12（IL-12）和肿瘤坏死因子（TNF）等细胞因子存在下，巨噬细胞极化为 M1 型。在白细胞介素-4（IL-4）、白细胞介素-10（IL-10）、白细胞介素-13（IL-13）和其他细胞因子的作用下，巨噬细胞可以极化为 M2 型。巨噬细胞在不同的极化状态下可以产生具有相反作用的细胞因子。M1 巨噬细胞能分泌细胞因子，如肿瘤坏死因子-α（TNF-α）、白细胞介素-6（IL-6）、白细胞介素-1（IL-1）等，一般具有激活破骨细胞和促进骨吸收的作用。M2 巨噬细胞可分泌细胞因子，如 IL-10、骨形态发生蛋白-2（BMP-2）、转化生长因子-β1（TGF-β1）等，大部分可抑制破骨细胞骨吸收。M2 巨噬细胞主要存在于炎症的消退期，它们负责产生抗炎细胞因子和清除凋亡细胞。暴露于抗炎细胞因子（IL-4、IL-10 和 IL-13）、IL-1 受体配体或免疫复合体和 Toll 样受体（TLR）可通过 STAT6 和 IRF4 导致 M2 巨噬细胞极化。M2 巨噬细胞可产生抗炎细胞因子，如趋化因子（C-C 基序）配体 18（CCL-18）、CCL-22、IL-10 和少量 IL-12 家族成员。此外，M2 巨噬细胞可产生大量成骨生长因子，如骨形态发生蛋白-2（BMP-2）、TGF-β、骨桥蛋白和 1,25-二羟基维生素 D_3，BMP-2 是 TGF-β 家族的一个亚类，也是 MSC 成骨分化的有效促进因子。M1 巨噬细胞相关细胞因子（如 TNF-α、IL-6 和 IL-1β）可诱导破骨细胞生成，而 M2 巨噬细胞相关细胞因子（如 IL-4 和 IL-10）可通过下调 NFATc1 来抑制破骨细胞生成（Sun et al，2021）。

造血干细胞（HSC）来源的共同髓系祖细胞产生肌细胞、巨噬细胞和破骨细胞。胎儿红髓祖细胞（EMP）也产生破骨细胞和组织驻留巨噬细胞。巨噬细胞功能活动影响破骨细胞分化和骨重塑。巨噬细胞产生的炎症介质（包括 IFN-γ、TNF-α 和 IL-6）可促进破骨细胞前细胞的增殖或破骨细胞分化。此外，促炎巨噬细胞因子（如 TNF-α、IL-6）可促进骨细胞凋亡。大量研究支持巨噬细胞可以促进骨髓基质细胞的成骨细胞分化以及成骨细胞的增殖、分化和存活。巨噬细胞产生的 BMP2、TGF-β 和 Wnt/LRP5 信号转导的诱导有助于骨形成。抑癌素（oncostatin M，OSM）也可促进骨形成；然而，LPS 预处理的巨噬细胞在体外刺激骨形成的能力较弱。在不同情况下由不同的巨噬细胞亚群或非活化的巨噬细胞产生 OSM 也促进了骨的形成。重编程巨噬细胞可能具有治疗潜力，可能通过表观遗传机制促进骨骼稳态，并可能有助于膜内骨再生和骨折修复。

除了巨噬细胞对骨重塑的局部和旁分泌作用外，证据还支持巨噬细胞产生影响骨骼的全身变化。例如，在小鼠模型中，巨噬细胞在白色脂肪组织中产生的骨桥蛋白以内分泌方式促进骨吸收。同样，骨髓巨噬细胞产生的网状定位素-2 会增加骨髓脂肪细胞的分解，增强淋巴细胞生成，并促进骨形成。巨噬细胞衍生因子（包括外泌体）可以在体外促进成骨。M1 巨噬细胞和促炎细胞因子在成骨分化中具有双重作用，M2 巨噬细胞具有积极成骨作用。M2 巨噬细胞通过激活 Smad1 信号转导和分泌 BMP-2 及 VEGF 直接促进成骨分化，以增加成骨细胞的形成和血管生成，这对骨愈合具有协同作用。源自 M2 巨噬细胞外泌体的 miR-365-2-5p 可以通过 OLFML1 促进 MC3T3-E1 的成骨。M1 巨噬细胞可能是募集间充质干细胞和骨祖细胞及其在骨折愈合部位分化为成骨细胞所必需的。随后从M1到M2巨噬细胞表型的转变支持骨修复的后期阶段（Mahajan and Bhattacharyya，2023）。

骨巨噬细胞是骨驻留巨噬细胞的一个亚群，位于成骨细胞旁边，它们控制骨骼生成并在骨骼的稳态中发挥各种作用。众所周知，骨巨噬细胞可以支持成骨细胞的功能并促进骨合成代谢，骨髓祖细胞产生破骨细胞和骨巨噬细胞，但研究结果表明，破骨细胞的形成是髓系分化的更强大或更可取的途径。尽管骨巨噬细胞在RANKL和M-CSF的刺激下可以变成破骨细胞，但已发现单核细胞和其他髓系祖细胞更易形成破骨细胞，骨巨噬细胞独立于破骨细胞，呈F4/80阳性，但TRACP阴性。正如最近的研究所报道的，骨巨噬细胞被证明表现出巨噬细胞样CD68的典型膜抗原和更特化的抗原，如Mac-3和CD169。这些发现表明，骨巨噬细胞是一种具有可塑性但独特的细胞类型，在骨髓的微环境中具有特殊作用。然而，骨膜巨噬细胞确实可以影响破骨细胞。最近的一项研究发现，骨巨噬细胞在促进破骨细胞活性方面发挥着独特的作用，也是它们参与骨质疏松症发病机制的第一个证据。此外，骨巨噬细胞还参与PTH对破骨细胞的影响。当受到局部刺激时，骨巨噬细胞倾向于释放促和抗破骨细胞生成因子，如TNF-α、IL-6、IL-1或IFN-β，调节破骨细胞的产生和活性。但是，骨巨噬细胞和破骨细胞之间的关系需要进一步探索。

（四）中性粒细胞与骨代谢

中性粒细胞是哺乳动物中含量最丰富的白细胞类型，是先天免疫系统的重要组成部分。中性粒细胞通常存在于血液中。在炎症的起始（急性）期，特别是由于细菌感染和一些癌症，嗜中性粒细胞是炎性细胞向炎症部位迁移的首要反应者之一。人类和动物模型中骨性病变的部位显示原型炎症细胞中性粒细胞的大量浸润。中性粒细胞也与人类牙周炎以及几种关节炎有关。值得注意的是，虽然传统上被认为是合成能力有限的短寿命细胞，但活化的中性粒细胞已被证明可以合成大量参与炎症过程的蛋白质和脂质。在来自炎症部位的人中性粒细胞中，表达高水平的RANKL。人和小鼠中性粒细胞在LPS刺激后强烈上调其膜RANKL的表达，因此具有通过中性粒细胞-OC相互作用激活破骨细胞骨吸收的能力。中性粒细胞通过释放RANKL促进破骨细胞的分化与活化。通过人和小鼠活化的中性粒细胞（纯度＞95%）证明，培养纯化的中性粒细胞，培养上清液中未检测到分泌的RANKL。因此，中性粒细胞中RANKL的表达与活化的CD3淋巴细胞中的表达不同，CD3淋巴细胞同时表达细胞表面和可溶性RANKL。此外，中性粒细胞可影响接受慢性糖皮质激素治疗的儿童以及痛风患者，导致骨形成减少和骨吸收增加。

此外，miRNA参与各种细胞的成骨分化。如miR-1224-5p通过rap1信号通路靶向ADCY2促进成骨细胞分化。来源于间充质干细胞的外泌体miR-19b通过WWP1/Smurf2介导的KLF5/β-catenin信号通路增强BMSC的成骨。

（五）补体

补体（complement，C）系统包括30余种组分，广泛存在于血清、组织液和细胞膜表面，是一个具有精密调控机制的蛋白质反应系统。一般情况下，血浆中多数补体成分仅在被激活后才具有生物学功能。多种微生物成分、抗原-抗体复合物以及其他外源性或内源性物质可循三条既独立又交叉的途径，通过启动一系列丝氨酸蛋白酶的级联酶解反应而激活补体，所形成的活化产物具有调理吞噬、溶解细胞、介导炎症、调节免疫应答和清除免疫复合物等生物学功能。补体不仅是机体固有免疫防御体系的重要组分，也是抗体发挥免疫效应的重要机制之一，并在不同环节参与适应性免疫应答及其调节。补体缺陷、功能障碍或过度活化与多种疾病的发生和发展过程密切相关。

补体系统作为固有免疫的重要组成部分，与骨骼系统有着紧密的联系，在骨骼发育、维持骨重塑平衡以及骨折愈合过程中起着重要的调节作用。补体系统是固有免疫系统的重要成分，与骨骼系统也有着紧密的联系，补体 C3、C5，补体受体 C3aR、C5aR 以及膜结合调节蛋白 CD46、CD55、CD59 在人骨髓间充质干细胞、成骨细胞以及破骨细胞等中均有表达。在骨代谢过程中，其发生过程主要由破骨细胞介导的骨吸收和成骨细胞介导的骨形成共同维持。在骨代谢中，破骨细胞所介导的骨吸收需要由成骨细胞进行填补以维持骨质、骨量和骨结构的稳定。补体可以通过直接和间接途径影响破骨细胞的生成与分化。补体还可以调节炎症环境中成骨细胞对炎症的反应，并通过改变成骨细胞增殖分化过程中所产生的细胞因子影响破骨细胞的增殖，从而达到参与调控骨代谢的目的。

1. 补体系统概述

（1）补体系统的组成

补体系统是一种参与机体精准调控的蛋白质反应系统，为人体自身免疫提供了重要的支持。补体是由体液中多种可溶性蛋白、膜蛋白等组成的免疫体系。其主要来源于肝细胞和巨噬细胞，在血清、组织液、细胞膜等部位广泛分布。根据功能特性不同，补体系统的组成主要分为以下三类。

① 补体成分：主要来源于活化途径上的各种蛋白质。例如经典途径的 C1s、C2d；旁路途径的 B 因子、D 因子；凝集素途径的甘露糖结合凝集素（MBL）、甘露聚糖结合凝集素相关丝氨酸蛋白酶（MASP）；以及 3 条激活途径中共同的补体成分 C3、C5、C6 等。

② 补体调节蛋白：是调控补体活化途径中关键酶的蛋白质分子，例如 S 蛋白、H 因子、CD59 等。

③ 补体受体：是一类可以与补体活性物质特异性结合，进而产生相关生物效应的跨膜蛋白，主要存在于细胞表面。主要包括 C1qR、CR1 ～ CR5、C3aR 和 C5aR 等。

（2）补体系统的激活

补体初期一般以无活性前体物质的形式存在，被某些因子激活后发生级联酶促反应，通过相应受体结合，最终发挥免疫监测、坏死组织清除、维持细胞内环境稳态等功能。补体系统的激活是免疫系统发挥作用的重要环节，其激活大体上可以分为两个过程。其中，关键的上游反应是级联反应启动到补体 C3 激活的过程。补体系统的激活途径可以分为 3 种：经典途径（CP）、旁路途径（AP）和凝集素途径（LP）。这些机制各自扮演着不同的角色，并且在调节补体蛋白的功能方面发挥着重要的作用。

① 经典途径（CP）：经典途径是最先发现的激活途径，主要参与机体特异性免疫的过程。该途径由 C1 复合体与靶细胞上的抗原结合的补体抗体启动。C1 复合体由 C1q、C1r 和 C1s 三个亚基组成，C1q 作为识别头部，与抗体-抗原复合物中抗体的 Fc 结构域结合，C1r 和 C1s 在 C1q 上组装组成复合主体。C1r 切割并激活 C1s，激活的 C1s 分别将 C4 和 C2 切割成 C4b 和 C2a。C4b 和 C2a 形成 C3 转化酶（C4bC2a）启动激活途径。

② 替代途径（AP）：替代途径又称旁路途径，其激活由于 C3 内部硫脂键的水解而自发缓慢启动。硫脂键水解会产生少量 C3（H_2O），该分子在 B 因子、D 因子的辅助下，通过正反馈机制迅速扩增，从而启动激活途径。其余补体激活途径也可以调控代替途径。在 CP、LP 两种途径中，通过硫脂键与病原体表面的 C3b 和 B 因子连接，在 D 因子的进一步作用下，B 因子裂解为

Ba 和 Bb。Bb 可以与 C3b 结合形成 C 转化酶（C3bBb），进而引起级联反应。

③ 凝集素途径（LP）：凝集素途径发现较晚。它的启动依赖于模式识别分子（PRMs），比如甘露糖结合凝集素（MBL），集合素 10/11、纤维凝胶蛋白等物质。C 型凝集素和纤维凝胶蛋白是通过调节丝氨酸蛋白酶（MASP-1、MASP-2、MASP-3）发挥作用。甘露糖结合凝集素、纤维凝胶蛋白通过与靶向分子结合，依次激活 MASP-1、MASP-2。MASP-2 进而裂解补体 C2、C4，最终形成 C3 转化酶（C3bBb）裂解 C3 组分。

3 条不同的补体激活途径都将形成 C3 转化酶（C3bBb），通过裂解补体 C3，发挥相应生物学作用。后续过程中，C3 裂解产物可以与 C3 转化酶（C3bBb）结合形成 C5 转化酶（C4b2a3b 或 C3bBb3b）并将 C5 进一步裂解为 C5a 和 C5b。其中，C5a 和 C3a 是两种非常重要的炎性介质，它们能够与特定的受体产生互动，从而促进或刺激机体的炎性反应；而 C5b 则能够与 C6、C7、C8、C9 等的磷脂双分子层紧密结合，从而构建出一种具有抗炎性的膜修饰复合物（MAC）。MAC 特殊的"外层疏水，内部亲水"的结构，可以破坏细胞质子跨膜梯度，发挥溶解效应来消灭病原体，进而维持机体免疫环境的稳态。

2. 补体 C3

补体 C3 作为 3 条补体激活途径的枢纽，同时也与骨代谢、骨重塑以及骨折愈合存在着密切的联系。补体 C3 是补体系统的核心成分，是人血液中含量最丰富的补体蛋白，可达 1 ～ 1.5mg/mL，由 1663 个氨基酸组成。在此基础上构成 α、β 链两条链，41 个外显子。两条链间通过一个二硫键连接，α 链的 N 端和 C 端之间也有一个链内二硫键连接，一共有 13 对二硫键。目前，虽然 C3 的结构已经通过晶体衍射技术得到一定的揭示，但有部分结构仍未明确，有待进一步的探索。补体 C3 由精氨酸将 α、β 两条氨基酸链连接起来，经过高尔基体翻译和修饰，最终转化为双链的形式分泌出细胞。

补体 C3 位于经典途径、旁路途径、凝集素激活途径的交汇处，在免疫应答和机体防御中具有关键作用。补体途径激活后，补体 C3 被 C3 转化酶等蛋白水解激活，裂解为炎症介导毒素 C3a 和 C3b，C3a 可以促进病原体吞噬作用。C3b 通过与病原体结合，激活 C3 转化酶，产生补体级联放大作用。补体级联反应是机体抵御外界微生物感染的一种重要免疫措施，但过度激活时往往会引起强烈的自身免疫反应，引起局部组织受损。

1991 年，Sato 等使用 1α,25-二羟基维生素 D_3 处理小鼠骨髓来源的基质细胞，发现培养液中测得补体 C3 含量增加，同时首次发现了补体 C3 可以诱导破骨祖细胞向破骨细胞的分化、成熟。在后续的不断探索中发现，C3 由间充质干细胞（MSC）和造血干细胞谱系的各种细胞类型分泌。其中，成骨细胞产生的 C3 可以影响破骨细胞，但破骨细胞衍生的 C3a 也可以促进成骨细胞分化。另外，C3 被转化酶切割产生 C3a，C3a 通过其同源受体 C3a 受体（C3aR）的信号转导诱导炎症作用，这种促炎环境会破坏骨代谢的平衡，导致相关骨代谢疾病发生，如骨质疏松症、骨关节炎等。

（1）补体 C3 促进破骨细胞的分化、成熟

补体 C3 可通过直接调控和间接调控两种途径促进破骨细胞分化、成熟。补体 C3 在 C3 转化酶的作用下，可裂解为 C3a 和 C3b。C3a 通过增强成骨细胞中的炎症反应，例如骨愈合过程中或炎症性骨病中的炎症反应，进而调控 RANKL 和 OPG 的表达来间接调节破骨细胞的分化。补体 C3a 和炎症因子白细胞介素 1b（IL-1b）可共同诱导成骨细胞分泌更多的炎症因子，比如白细胞介素 6/ 白细胞介素 8（IL-6 和 IL-8）。提示补体 C3 可能通过调节细胞炎症环境，进而调控破

骨细胞的分化；C3a 无法激活免疫因子的产生和释放，但是当 IL-1b 与 C3a 特异性结合时，炎症因子的产生量会显著增加，引发成骨细胞的炎症反应，从而通过干预 RANKL 和 OPG 的表达来间接调节破骨细胞的分化。

此外，补体 C3a 不影响间充质干细胞的成骨分化，但是，在缺乏核因子-κB 受体活化因子配体（RANKL）和巨噬细胞集落刺激因子（M-CSF）的情况下，仍能诱导破骨细胞的形成，即补体 C3 可直接促进破骨细胞的分化、形成。

（2）补体 C3 促进成骨细胞的生长、分化

MSC 表达补体受体 C3aR 和 C5aR，并能在其细胞表面局部产生 C3a 和 C5a；MSC 在没有 C3a 和 C5a 时可以完成成骨分化，但存在 C3a 和 C5a 时，可使 MSC 的成骨分化加速。

3. 补体通过特异性受体及共同受体发挥作用

补体受体存在于不同细胞膜表面，能与补体激活过程中所形成的活性片段相结合，介导多种生物学效应。在骨代谢中，补体可通过其特异性受体在多种骨细胞中发挥作用。体外研究显示，破骨细胞能表达补体受体 C3aR、C5aR1 和 C5aR2，还能够通过将 C5 切割成其活性形式 C5a 来激活补体。来源于间充质干细胞的成骨细胞，表达补体受体 C3aR 和 C5aR，并且可以在其细胞表面局部产生 C3a 和 C5a。C3aR 属于细胞膜表面的 G 蛋白偶联受体，在 B 细胞和 T 细胞上表达，参与调节 T 细胞介导的免疫反应。C5aR/C5aR1 相互作用与炎症性疾病的发病机制有关。补体 C3 与其受体 C3aR 结合可以影响 M-SCF 以及 RANKL 和 OPG 表达，补体 C5a 也可参与 RANKL/RANK/OPG 下游信号丝裂原活化蛋白激酶 MAPK 的基因调节。MAPK 是信号从细胞表面传导到细胞核内部的重要传递者，在巨噬细胞和嗜中性粒细胞中以 C5a 依赖性方式激活 MAPK，抑制 MAPK 信号，可阻断巨噬细胞系向破骨细胞分化。此外，证据显示 C5aR1 可刺激中性粒细胞引起 ERK1/2 和 MAPK 通路上重要的信号分子 p38 磷酸化从而产生 IL-6 等细胞因子，促进破骨细胞的生成，从而增加骨吸收。

补体除了作用于自身特异性受体外，还可以作为共同配体作用于其他细胞膜受体，如晚期糖基化终产物的受体 RAGE。RAGE 是一种涉及多种慢性炎症状态的多配体模式识别受体，在骨髓间充质干细胞、成骨细胞及破骨细胞中均有表达。RAGE 及其配体，不仅在固有免疫反应中起重要作用，对破骨细胞的分化、成熟以及骨重建也有调节作用。补体活性片段 C3a 即为 RAGE 的高亲和性配体之一。由此推测，作为高亲和配体的 C3a 也可能通过 C3a 激活下游信号通路进而调节骨偶联。然而，C3a-RAGE 结合效应在机制和治疗靶点方面仍有待进一步探究。

补体调控骨形成信号通路中的重要信号分子，调节骨代谢相关多种细胞因子，参与骨代谢过程中成骨细胞和破骨细胞的生成、分化、增殖，对维持骨骼结构完整及健康状态有重要作用。

（六）免疫细胞因子

机体免疫细胞之间存在高度有序的分工合作与协调，这一过程依赖于有效的细胞间信息交换，细胞因子是免疫细胞之间传递信息的重要介质之一。细胞因子（cytokine）是由免疫细胞及组织细胞分泌的在细胞间发挥相互调控作用的一类小分子可溶性蛋白质，通过结合相应受体调节细胞生长分化和效应，调控免疫应答，在一定条件下也参与炎症等多种疾病的发生。淋巴细胞、单核/巨噬细胞、树突状细胞、粒细胞、成纤维细胞、内皮细胞等均可产生细胞因子。自 1957 年干扰素被发现以来，已发现 200 余种细胞因子。

细胞因子可支持和调节骨代谢。IL-1、IL-6、γ 干扰素（interferon γ，IFN-γ）、TNF-α 等细胞

因子可启动骨再生愈合过程，并在短时间内介导炎症反应，提供生长因子和细胞因子信号，细胞和分子动员对后续修复机制至关重要，炎症反应及时终止从而启动后期的骨再生阶段，包括血管生成和软骨内骨化的发生。细胞因子通过炎症细胞和骨形成细胞之间的交联协调影响骨代谢的过程。

1. 细胞因子共同特点

（1）细胞因子的基本特征

小分子可溶性蛋白质（8～30kDa），多为糖蛋白；高效性，一般在较低浓度下（pmol/L）即有生物学活性；通过结合细胞表面相应受体发挥生物学效应；可诱导产生，且合成具有自限性；半衰期短；效应范围小，绝大多数为近距离发挥作用。

（2）细胞因子的作用方式

① 自分泌（autocrine）方式：作用于分泌细胞自身，例如 T 细胞产生白细胞介素-2（IL-2）可刺激 T 细胞自身的生长，表现为自分泌作用。②旁分泌（paracrine）方式：对邻近细胞发挥作用，例如树突状细胞（DC）产生的白细胞介素 12（IL-12）刺激邻近的 T 细胞分化，表现为旁分泌作用。③内分泌（endocrine）方式：少数细胞因子通过循环系统对远距离的靶细胞发挥作用，例如肿瘤坏死因子（TNF）在高浓度时可通过血流作用于远处的靶细胞，表现为内分泌作用。

（3）细胞因子的功能特点

① 多效性（pleiotropism）：一种细胞因子可以对不同的细胞发挥不同作用，例如 IL-4 可活化 B 细胞并促进 B 细胞的增殖和分化，也可刺激胸腺细胞和肥大细胞的增殖。②重叠性（redundancy）：两种或两种以上的细胞因子具有同样或类似的生物学作用，例如 IL-2、IL-7 和 IL-15 均可刺激 T 细胞增殖。③协同性（synergy）：一种细胞因子可增强另一种细胞因子的功能，例如 IL-5 可增强 IL-4 诱导 B 细胞分泌的抗体类别向 IgE 转换。④拮抗性（antagonism）：一种细胞因子可抑制另一种细胞因子的功能，例如 IFN-γ 可阻断 IL-4 诱导 B 细胞分泌的抗体类别向 IgE 转换。⑤网络性（network）：在免疫应答过程中，免疫细胞之间通过具有不同生物学效应的细胞因子相互刺激、彼此约束，形成复杂而有序的细胞因子网络，对免疫应答进行调节，维持免疫系统的稳态平衡。例如 T 辅助细胞（Th）是调节免疫应答的主要细胞，其核心作用主要通过复杂的细胞因子调节网络实现。

2. 细胞因子的分类

细胞因子种类繁多，命名的方法也不尽相同。例如，根据细胞来源，可将细胞因子分为淋巴因子（lymphokine）、单核因子（monokine）、脂肪因子（adipokine）等。根据结构和功能可将其分为六大类：白细胞介素（interleukin，IL）、集落刺激因子（colony-stimulating factor，CSF）、干扰素（interferon，IFN）、肿瘤坏死因子（tumor necrosis factor，TNF）家族、生长因子（growth factor，GF）及趋化因子（chemokine）。如前所述，免疫细胞和其所分泌的细胞因子与骨代谢有着密切的关系，而这些免疫因子又可以分为促炎症因子和抗炎症因子。炎症是由感染性或非感染性致病因素引起的一种机体防御和损伤修复的反应，而免疫细胞在对抗炎症中起着关键作用。研究者们观察到一些慢性炎症性疾病的患者如类风湿关节炎、系统性红斑狼疮及牙周炎等，均存在全身或局部骨量丢失现象，并且具有骨折的高风险性。因此，学术界将继发于上述炎症性疾病的骨丢失称为"炎症性骨丢失"。在炎性状态下的骨免疫微环境中，促炎细胞因子水平明显升高，包括上述提到的 TNF、IL、IFN 和一些蛋白分子如 C-反应蛋白和血清淀粉样蛋白等，而此时若炎症持续或延长，尽管其本来作用为抵抗感染和外来病原体，但还是被认为是原发性骨质疏松的危险因素。因此，近年来原发性骨质疏松症也作为"炎症性骨丢失"的一类疾病得到关注。通常，炎症环境下的骨丢失被认为是破骨细胞过度激活导致骨过度吸收的结果，但细胞因子种类繁多，其通过调控炎症水平影响骨代谢的具体机制有待探讨。接下来我们将总结一些常见的及在骨免疫领域具有重要作用的细胞因子在骨代谢中的调控作用。

3. 细胞因子在骨代谢中的作用

（1）IL

早期发现细胞因子是由白细胞产生又在白细胞间发挥调节作用，故命名为白细胞介素（IL）。按照其发现顺序给予序号（如 IL-1、IL-2 等）并命名，目前已经命名 38 种（IL-1 ～ IL-38）。

IL-1 是一种高度促炎细胞因子，在大多数全身性炎症疾病中，IL-1 家族中的 IL-1β 发挥主要作用，一般在促炎刺激或自身诱导下由髓系细胞如巨噬细胞、中性粒细胞和肥大细胞产生。首先，IL-1 可以增加趋化因子 CCL19、CCL21 及其受体趋化性细胞因子受体 7（C-C motif chemokine receptor 7，CCR）的表达从而促进破骨细胞的迁移和激活；其次，通过激活转录因子 NF-κB 和激活蛋白-1（activator protein-1，AP-1）促进 RANKL 依赖的破骨细胞分化。在 IL-1 缺失的 TNF 转基因小鼠中研究发现，TNF-α 诱导的局部骨质破坏和全身炎症性骨丢失一定程度上依赖于 IL-1 的存在，因此 IL-1 受体拮抗剂也可以抑制 TNF-α 诱导的骨丢失。在雌激素缺乏引起的骨质流失中起重要作用；绝经后其水平升高，并通过雌激素替代治疗逆转。缺乏 IL-1 受体的小鼠在卵巢切除术后不会发生骨质流失，并且用 IL-1 受体拮抗剂治疗可减少 OC 的形成和活性。最近的一项研究表明，阻断 IL-1 可减少绝经后骨质疏松症患者的骨吸收。IL-1 通过增加骨髓基质细胞的 RANKL 表达起作用，并直接靶向 OC 前体，在存在允许水平的 RANKL 的情况下促进 OC 分化。TNF-对破骨细胞生成的影响被 IL-1 上调。此外，IL-1β 可抑制成骨细胞募集。其次，IL-1 可通过 Smad 和 STAT 介导的信号通路抑制 ALP，下调成骨细胞活性，减弱骨的矿化和胶原纤维的合成（Okamoto et al，2017）。另有研究表明，IL-1α 可以通过激活 JNK 和 p38/MAPK 通路诱导成骨细胞凋亡。

IL-7 以其刺激 T 细胞和 B 细胞数量增加以及对抗原刺激的反应的能力而闻名。最近，IL-7 在骨重塑中的作用也被提出。在人类中，有人认为 IL-7 在银屑病关节炎和实体瘤中具有破骨作用，在健康志愿者中也是如此，T 淋巴细胞上 IL-7 受体的表达与其诱导人单核细胞破骨细胞生成的能力相关。

IL-17 家族成员主要由一种人辅助性 T 细胞（Th17）表达，其中以 IL-17A 为主，可以激活多个下游级联信号，包括 MAPK、细胞外调节蛋白激酶（extracellular regulated protein kinase，ERK）、STAT3，进一步上调炎症细胞因子和趋化因子，继而激活并募集中性粒细胞、巨噬细胞和淋巴细胞，增强炎症反应，是介导强直性脊柱炎的关键因素。现在认为，这种细胞因子在炎症和自身免疫性疾病（如类风湿性关节炎）的发展中起着至关重要的作用；然而，其在骨侵蚀发展中的作用机制，与其他已知的关键细胞因子（如 IL-1、TNF-和RANKL）有关。IL-17 被认为通过增加 RANKL 的释放来参与炎症中 OC 形成的上调，RANKL 可能与 IL-1 和 TNF 协同作用。研究证明，IL-17 能够诱导成骨细胞、滑膜细胞和间充质干细胞表达 RANKL，改变 RANKL/OPG 的比值，增强破骨细胞生成，导致局部或全身骨质破坏（Tang et al，2021）。另一项研究证明，在关节炎大鼠中 IL-17 可通过调节成纤维细胞样滑膜细胞蛋白酪氨酸磷酸酶（SHP-2）表达和 IL-17/IL-17RA/STAT3 信号通路促进炎症因子和 RANKL 的产生。IL-17 合成的刺激之一是 IL-23，IL-23 由活化的树突状细胞和巨噬细胞产生。IL-23 驱动辅助性 T 蛋白 1 反应，与自身免疫性疾病有关；因此，IL-23/IL-17 轴对于控制炎症性骨质流失至关重要。IL-23 诱导的骨质流失并不完全由 IL-17 介导，且 IL-23 可以直接刺激 OC 促进 OC 形成。此外，IL-23 还可通过 T 细胞抑制 OC 形成。在生理条件下（与炎症性疾病不同），IL-23 通过限制生长板下方未成熟骨形成的吸收，使长骨中有较高的骨量。以上表明细胞因子在控制生理或炎症骨转换方面发挥着不同的作用。IL-27 可通过对 OC 的直接作用和对 T 辅助细胞亚群的间接作用来抑制破骨细胞生成。在 OC 前体上，IL-27 通过消除 RANKL 介导的 NFATc1 诱导和抑制近端 RANK 信号转导，降低了分化为完全成熟的吸收细胞的能力。在辅助性 T 细胞（Th）亚群上，它有利于 Th1 细胞中 T 细胞的分化，促进调节性 T 细胞的分化，并减少 Th17 细胞的分化，从而抑制炎症条件下的破骨细胞生成。此外，IL-17 对于成骨细胞也具有一定的影响，其可同时刺激间充质干细胞成骨分化和破骨相关蛋白表达破坏骨代谢平衡。但不同的是，IL-17A 反而可通过激活 JAK2/STAT3 诱导强直性脊柱炎模型中的成骨细胞分化；同样，在牙周炎中，IL-17 是骨保护因子还是骨破坏因子也仍存在争议。

IL-6 作为一种重要的促炎细胞因子，其对 OC 具有重要的影响。IL-6 在 CXC 趋化因子配体 8（C-X-C motif chemokine ligand 8，CXCL8）、趋化因子配体 20（C-C motif chemokine ligand，CCL20）的刺激下（Pathak et al，2015），由单核细胞、巨噬细胞、T 细胞、B 细胞和成纤维细胞等产生，其受体分为膜结合和可溶性受体，可以造成局部或全身炎症反应，与新冠肺炎、类风湿性关节炎、强直性脊柱炎、系统性硬化病、巨细胞动脉炎及青少年特发性关节炎等疾病的发病机制相关。IL-6 作用于 IL-6 受体及共受体糖蛋白（glycoprotein，GP）130，直接激活 JAK 激酶（Janus kinase）/ 信号转导及转录激活蛋白（signal transducer and activator of transcription，STAT）信号通路和 MAPK 信号通路促进破骨细胞相关蛋白的转录以及炎症因子的释放，而释放的炎症因子又作 NF-κB 通路的刺激因素，使炎症持续发生形成正反馈回路。IL-6 及 GP130 介导的上述信号通路被认为是调节破骨细胞生成的关键机制，其在雌激素剥夺引起的骨质流失中具有特殊作用。然而，在 IL-6 敲除小鼠（IL6KO）以及 GP 130 缺陷小鼠中，没有发现 OC 形成和功能的降低。这些数据可能表明 IL-6 对骨吸收不是必需的。然而，IL6KO 小鼠受到保护，减缓了卵巢切除术诱导的骨质流失，这一发现，可能说明 IL-6 介导的炎症反应对于 OC 的破骨活性至关重要，因此 IL6KO 的去势小鼠体现了抵抗骨量下降的表型。IL-6 还被证明与加速骨更新相关的其他疾病有关，如佩吉特骨病、多发性骨髓瘤、类风湿性关节炎和肾性骨营养不良。

IL-6 的增加也可间接地通过诱导成骨细胞产生 RANKL 促进破骨细胞生成。此外，IL-6 可上调破骨前体细胞表面鞘氨醇-1-磷酸受体 2（sphingosine-1-phosphate receptor 2，S1PR2）的表达，并帮助其从骨髓中迁移至血液，因此在全身性骨丢失中发挥重要作用（Okamoto et al，2017）。正常条件下，成骨细胞表面的 IL-6 受体低表达；在类风湿性关节炎中，IL-6 与循环中过量表达的可溶性受体结合后与成骨细胞膜融合，通过 JAK/ STAT3 通路分泌破骨细胞刺激因子 RANKL、IL-1、甲状旁腺素相关蛋白（PTHrP）和前列腺素 E2（prostaglandin E2，PGE2）等（Li et al，2016），其中 IL-1 和 TNF-α 可以正反馈刺激 IL-6 的产生。另外，IL-6 能够通过 PI3K/AKT2 和 MEK/ERK 通路减少成骨细胞分化相关基因的表达，包括碱性磷酸酶（alkaline phosphate，ALP）、Runx2 和骨钙素，损害骨髓间充质干细胞成骨分化能力，降低新生骨矿化。

除了上述能够抑制成骨细胞功能并诱导破骨细胞分化和激活促炎性细胞因子外，IL 家族还存在许多抗炎细胞因子，这些抗炎细胞因子具有抑制破骨和抗骨吸收作用的能力。比如，IL-3 可激活 STAT5 通路增强 Id 基因表达，进而抑制 RANKL，最终使破骨细胞生成相关蛋白表达降低（Lee et al，2018）。IL-13 和 IL-27 可以通过 STAT1 抑制 RANKL 表达进而抑制 c-Fos 基因，从而抑制破骨细胞前体增殖、分化。IL-4 可使破骨细胞 NF-κB 和 MAPK 失活抑制活化 T 细胞核因子 1（nuclear factor of activated T cells 1，NFATc1），以减弱 RANKL 诱导的破骨细胞生成。据报道，IL-4 和 IL-13 均可增强成骨细胞 OPG 的产生，其中 IL-4 较 IL-13 拥有更强的促成骨细胞分化的能力。IFN-γ、IL-12 和 IL-18 等可以诱导成骨细胞表达 FasL 作用于 Fas 导致破骨细胞前体凋亡（Wang et al，2023）。

IL-37 是另一种特殊的 IL 家族成员，其既可反映炎症程度，又可充当免疫抑制剂。IL-37 实际上是一种 IL-1 家族细胞因子。研究显示，脂多糖（lipopolysaccharide，LPS）、三酰脂肽（Pam3CSK4）、转化生长因子 β1（transforming growth factor β1，TGF-β1）、IL-1β、IL-18、TNF-α、IFN-γ 等可刺激外周血单个核细胞、上皮细胞、巨噬细胞等产生 IL-37，而 IL-4 联合 M-CSF 可以抑制 IL-37 的表达。诱导产生的 IL-37 可以下调促炎性细胞因子，如 IL-6、IL-1α、IL-1β、LPS 刺激来源的 TNF-α、IL-17、巨噬细胞炎性蛋白等的表达水平，从而起到抗炎作用。IL-37 作为一种抗炎因子，在类风湿性关节炎、强直性脊柱炎、痛风性关节炎、侵蚀性骨关节炎的患者血液中均有明显增加。特别是在急性期和非急性期强直性脊柱炎患者的外周血中具有统计学差异，这表明，检测外周血 IL-37 表达量未来或许可以作为强直性脊柱炎、骨关节炎中不同亚型（或分期）鉴别诊断的检查方法，并用于疾病分型。

（2）CSF

CSF 是指能够刺激多能造血干细胞和不同发育分化阶段的造血祖细胞分化、增殖的细胞因子。主要包括粒细胞-巨噬细胞集落刺激因子（GM-CSF）、巨噬细胞集落刺激因子（M-CSF）、粒细胞集落刺激因子（G-CSF）、红细胞生成素（EPO）、干细胞因子（SCF）和血小板生成素（TPO）等，它们分别诱导造血干细胞或祖细胞分化、增殖成为相应的细胞。IL-3 诱导早期造血祖细胞分化、增殖为多种血细胞。

M-CSF 是一种同源二聚体糖蛋白，由 OB 和骨髓基质细胞产生，可与单核细胞/巨噬细胞谱系细胞上表达的高亲和力受体（c-fms）结合。M-CSF 编码序列的纯合破坏在 op/op 小鼠中严重抑制了巨噬细胞的产生。编码 M-CSF 的基因中存在一个突变，导致它不能生成有功能的 M-CSF。M-CSF 诱导 OC 前体的增殖，其分化并增加成熟 OC 的，存活当单核细胞被必需的破骨细胞生成因子 M-CSF 和 RANKL 共刺激时，就会发生 OC 形成。

事实上，通过动物研究发现，M-CSF 受体耗尽的小鼠表现出破骨细胞数量减少，这与骨代谢疾病风险增加有关。此外，在包括骨质疏松症、炎症性骨丢失和类风湿性关节炎在内的病理性骨骼疾病中，经常观察到高水平的 M-CSF，并伴有破骨细胞数量的增加。在炎症性骨丢失模型中，TNF-α 诱导的基质细胞产生的 M-CSF 有助于增加破骨细胞的生成。另一方面，使用单抗阻断 M-CSF 能够显著缓解小鼠关节炎疾病中的炎症和关节炎疼痛。靶向 M-CSF 似乎是限制破骨细胞过度激活的另一种方法。然而，由于其在巨噬细胞极化中同样具有重要作用，而众所周知，巨噬细胞的 M1 和 M2 型极化可以分别促进炎症和抵抗炎症，因此，使用 M-CSF 类的中和抗体或抑制剂进行破骨细胞生成的免疫调节时应特别谨慎，综合考虑整体因素，以避免严重的免疫抑制。

（3）IFN

IFN 因具有干扰病毒复制的功能而得名。IFN 在调节针对感染的先天和获得性免疫反应方面至关重要，根据其结构特征及生物学活性可分为 Ⅰ 型、Ⅱ 型和 Ⅲ 型。Ⅰ 型 IFN 主要包括 IFN-α、

IFN-β，主要由病毒感染的细胞、pDC 细胞等产生；Ⅱ型 IFN 即 INF-γ，主要由活化 T 细胞和 NK 细胞产生。Ⅲ型 IFN 包括 IFN-λ1（Ⅱ-29）、IFN-λ2（IL-28A）和 IFN-λ3（IL-28B），主要由 DC 细胞产生。IFN 具有抗病毒、抗细胞增殖、抗肿瘤和免疫调节等作用。目前已发现 10 余种干扰素家族的细胞因子。

Ⅰ型 IFN 对小鼠 OC 的形成具有重要的调控作用。c-Fos 和 TRAF6 的诱导激活了 NF-κB 和 JNK 通路，从而促进 OC 产生 IFN-β，然而，众所周知，IFN-β 可以启动负反馈调节，从而反过来降低 c-Fos 的活性，进而抑制 OC 的生成（Kim et al，2005）。研究表明，注射 IFN-β 改善了去卵巢骨质疏松小鼠的骨丢失，可见这种负反馈调节机制对骨骼动态平衡很重要，因为反馈受损的 IFNAR1 或 IFN-β 缺陷小鼠往往会出现骨量减少。此外，有研究还发现，基因表达谱显示在体外培养的人源破骨细胞中，加入 IFN-β 上调了 CXCL11，这是一种可以进一步抑制破骨细胞生成的趋化因子，因此进一步改善骨丢失。

IFN 对 OC 形成和活性的影响是有争议的。IFN 在体外表现得像抗破骨细胞因子，在裸鼠体内和在敲除模型中，与野生型对照相比，胶原诱导的关节炎的发作更快。这些模型表明雌激素缺乏期间 IFN 水平升高。IFN 与麻风病和类风湿性关节炎的骨侵蚀呈正相关，IFN 不能预防类风湿性关节炎的骨质流失。在治疗石骨症时，IFN 能够促进骨吸收。这些差异可以解释为 IFN 直接阻断靶向 OC 的形成，并诱导抗原呈递，从而诱导体内 T 细胞活化。因此，当体内 IFN 水平升高时，活化的 T 细胞会分泌破骨细胞因子，这种活性抵消了其抗破骨细胞作用。这种具有促进和抑制破骨双重作用的 IFN 中的一个典型代表就是 IFN-γ。由 T 细胞产生的 IFN-γ 对 JAK-STAT1 信号通路具有强烈的加速作用，进而可以诱导 TRAF6 的快速降解，从而干扰 RANKL-RANK 信号通路，抑制破骨细胞的形成。此外，IFN-γ 还可以减少破骨细胞前体表面 c-fms 和 RANK 的表达，从而与 Toll 样受体 TLRs 等其他因素协同抑制破骨细胞的生成。有趣的是，IFN-γ 不仅可以直接抑制 OC 的分化，而且还可以通过促进一氧化氮合成，通过 FasL/Fas 信号通路诱导 OC 凋亡，从而减少 OC 的生成（Wang et al，2015）。然而，另一方面，IFN-γ 可以通过诱导树突状细胞特异性跨膜蛋白的表达来促进 OC 前体的融合，而树突状细胞特异性跨膜蛋白通常是未成熟的 OC 融合所必需的。体内研究进一步支持 IFN-γ 对 OC 形成的二元作用，在 IFN-γ 或 IFN-γ 受体缺陷的小鼠中，骨体积显著减少，而外源性 IFN-γ 可导致骨质疏松小鼠严重的骨丢失。

（4）TNF

TNF 家族肿瘤坏死因子因最初被发现其能造成肿瘤组织坏死而得名，包括 TNF-α 和 TNF-β，前者主要由活化的单核/巨噬细胞产生，后者主要由活化的 T 细胞产生，又称淋巴毒素（lymphotoxin，LT）。TNF 家族目前已经发现 TRAIL（TNF 相关的凋亡诱导配体，TNF related apoptosis-inducing ligand）、FasL、CD40L 等 30 余种细胞因子。TNF 家族成员在调节免疫应答、杀伤靶细胞和诱导细胞凋亡等过程中发挥重要作用。它能够作用于大多数细胞表面的肿瘤坏死因子受体 1（tumor necrosis factor receptor-1，TNFR1）和 TNFR2，通过激活破骨细胞内 NF-κB、蛋白酶、c-Jun N 末端激酶（c-Jun N-terminal kinase，JNK）和丝裂原活化蛋白激酶（mitogen-activated protein kinase，MAPK）等信号通路释放多种细胞因子、趋化因子并激活免疫细胞，进一步促进炎症反应的发生。

TNF 通过上调 RANKL 和 M-CSF 的产生以及通过增强 OC 前体对 RANKL 的反应性来促进 OC 的形成。TNF 直接诱导骨髓前体分化为 OC。TNF 通过 NF-κB 和 AP-1 信号转导的协同相互作用增加 RANKL 成骨活性。此外，TNF 和 RANKL 协同上调 RANK 表达。绝经后骨质疏松症患者 TNF 的体内阻断可降低骨吸收；TNF-α 增加可能是导致绝经后骨质流失的机制之一。TNF 主要由活化的 T 细胞产生，它还参与炎症和癌症引起的全身和局部骨质流失。研究证明，TNF-α 不能直接刺激破骨细胞分化，但可以通过上调 RANKL 和 M-CSF 的基质细胞产生来发挥作用，以增强 OC 前体对 RANKL 的反应性，进而增强 OC 的形成。首先，TNF-α 直接刺激成骨细胞等细胞 RANKL 的表达促进破骨细胞生成；其次，TNF-α 使 Dickkopf 相关蛋白 1（Dickkopf-related protein 1，DKK-1）或骨硬化蛋白（sclerostin，SOST）等 Wnt/β-catenin 信号通路的抑制蛋白表达增加，通过干扰成骨细胞功能，而阻断 DKK-1 或 SOST 则可保护 Wnt 信号通路，诱导 OPG 增加，使破骨细胞生成减少。因此，TNF-α 通过改变 RANKL/OPG 比例使骨吸收效应增强。此外，TNF-α 还可以作用于巨噬细胞集落刺激因子（macrophage colony-stimulating factor 1，M-CSF）通过磷脂酰肌醇 3-激酶（phosphoinositide 3-kinase，PI3K）/ 蛋白激酶 B（protein kinase B，AKT）通路协同 RANKL 促进破骨细胞生成。

TNF-α、IL-1、IL-6 均为 DKK-1 和 SOST 分泌的刺激因子，过度表达的 DKK-1 通过结合低密度脂蛋白受体相关蛋白 5/6（low density lipoprotein receptor-related protein 5/6，LRP5/6）抑制成骨细胞 Wnt 信号通路进而抑制局部骨的生成。另外，TNF-α 还可通过抑制促成骨分化的转录因子特异 AT 序列结合蛋白 2（special AT-rich sequence binding protein 2，SATB2）、Runx2 和 osterix 表达，直接抑制成骨细胞分化。

（5）GF

GF 泛指一类可促进相应细胞生长和分化的细胞因子。其种类较多，包括转化生长因子-B（transforming growth factor-β，TGF-β）、血管内皮细胞生长因子（VEGF）、表皮生长因子（EGF）、成纤维细胞生长因子（FGF）、神经生长因子（NGF）、血小板生长因子（PDGF）等。

TGF 在破骨细胞生成中起着复杂的作用。它具有广泛的影响，可能在生长的骨架中起着关键作用，有助于 OB 和 OC 之间的偶合。已经描述的 TGF 三种亚型（TGF1 ～ 3），它们都与相同的受体复合物相互作用。TGF1 主要在淋巴器官和血清中表达。相反，TGF2 和 TGF3 主要在间充质组织和骨骼中表达。TGF 由许多细胞类型产生，包括骨髓细胞、OB 和基质细胞，并以潜伏形式分泌，必须被激活才能发挥其作用。尽管已经提出了几种体内激活机制，但该过程的确切机制尚不清楚。体外和体内研究表明，TGF1 ～ 3 对骨骼有复杂的作用，它们刺激或抑制 OB 和 OC 的增殖或形成，具体取决于所使用的细胞类型和培养条件。具有 OB 特异性 TGF2 过表达的小鼠发生高周转性骨质疏松症。

TGF 也与卵巢切除术诱导的骨质流失的发病机制有关，因为局部注射 TGF1 和 TGF2 可防止卵巢切除术大鼠注射部位的骨质流失。此外，已知雌激素会上调小鼠 OB、骨提取物和骨髓细胞中 TGF 的表达，并且长期体内雌激素治疗已被证明可以增加人类血清 TGF1 和 TGF2 水平。潜伏 TGF 大量存在于骨基质中，在骨吸收过程中被释放和激活，并反馈以调节 OB 和 OC 活性。特别是 TGF 被认为可诱导体内骨吸收后的 OC 凋亡。

骨细胞以及存在于骨髓区室中的许多其他细胞会产生许多生长因子和细胞因子，这些生长因子和细胞因子以自分泌和旁分泌方式作用于 OB，以控制细胞增殖、分化和存活。这些分泌因子和信号通路促进或抑制对 OB 分化至关重要的转录因子的表达。

TGF-β1 在骨形成中具有多种广泛认可的作用。例如，TGF-β1 增强 OB 增殖，阻断 OB 的凋亡，并通过趋化吸引将成骨细胞前体或产生基质的 OB 募集到该位点。此外，TGF-β1 在 OB 分化的早期阶段增强了 OB 对细胞外骨基质蛋白的产生。另一方面，TGF-1 抑制 OB 增殖和矿化的后期阶段。先前有报道称，在 OB 分化过程中，小鼠、大鼠和人 OB 中的 TGF 受体 I 和受体 II 表达均降低，这可能意味着 OB 在分化的后期对 TGF-β1 的敏感性较低。后期阶段由骨形态发生蛋白（BMP）正向调节，BMP 是 TGF 超家族的成员。因此，TGF-β1 与 BMP 协同调控 OB 的分化。

骨形态发生蛋白（BMP）属于 TGF 超家族，最初被鉴定为骨提取物中能够诱导异位骨形成的活性成分。BMP 在骨骼中表达，是骨骼发育和维持成人骨稳态所必需的，在骨折愈合中起着重要作用。遗传学研究表明，BMP2 和 BMP4 在促进 OB 分化和功能方面发挥重要作用。BMP3 可以通过某种机制抑制 BMP2 或 BMP4 的信号转导，从而对 OB 分化产生负调节作用。

成纤维细胞生长因子（FGF）是一个大型蛋白质家族（23 种不同的配体），它们通过四种 FGF 受体（FGFR）之一转导其信号。FGF 启动间充质的凝聚和祖细胞的增殖。特别是，FGF2 对 OB 的增殖和成熟很重要，而 FGF18 在成熟的 OB 形成中是必不可少的。

（6）趋化因子

趋化因子是脊椎动物特有的一组 8 ~ 12kDa 的小蛋白分子，通过对细胞迁移、增殖、激活、分化和存活的作用，在获得性免疫系统中发挥关键作用。所有的趋化因子都具有类似的三级结构，包括一个由 6 ~ 10 个氨基酸组成的无序 N 端，然后是一个长环（N 环）、一个 310 螺旋、一个三链 β-折叠和一个 C 末端 α-螺旋。根据保守的半胱氨酸残基的间距，趋化因子分为四个家族，其中有两个主要的亚家族，CC（两个半胱氨酸相邻）和 CXC（两个半胱氨酸由一个氨基酸隔开），以及两个次要的亚家族，CX3C（两个半胱氨酸由三个氨基酸隔开）和 XC（缺少第一个半胱氨酸）。总共有 27 个 CC 趋化因子，17 个 CXC 趋化因子，2 个 XC 趋化因子和 1 个 CX3C 趋化因子。

趋化因子受体通过 G 蛋白依赖性途径和 G 蛋白非依赖性途径激活细胞。在 G 蛋白依赖的信号转导中，趋化因子的结合导致 G 蛋白 α 亚基上的 GDP/GTP 交换。这导致异源三聚体 G-αβγ 解离为活性的 G-α 和 G-βγ 二聚体，进而激活其下游信号通路，如细胞内钙的动员，Rac、Rho 和 CDc42 的激活以及腺苷酸环化酶的抑制。除了通过 G 蛋白传递信号外，激活的趋化因子受体还招募 β-arrestin 蛋白，从而导致 Akt、p38MAPK 和 ERK1/2 能够不依赖于 G 蛋白进行激活。

骨形成与骨吸收组成的骨稳态中，受到多种局部和系统因素的控制，其中就包括趋化因子的调控作用。目前已经得到证实的几种趋化因子及其受体在维持骨吸收和骨形成之间的平衡方面起着关键作用。例如，许多趋化因子可以招募 OC 前体聚集、融合或直接刺激 OC 生成，这些趋化因子包括 CCL2、CCL3、CCl4、CXCL8 和 CXCL12（Bianchi and Mezzapelle，2020；Deniz et al，2023）。例如，CCL3 通过促进 OC 迁移和激活，促进了骨关节炎大鼠模型中软骨下骨中 OC 的生成，而 CCL11/CCR3 能够在体外诱导 OC 前体迁移，并最终促进骨吸收（Yu et al，2023）。CCL19 和 CCL21 在类风湿性关节炎患者的外周血清中的表达增加，相似的是，其受体 CCR7 在 OC 前体中表达增加。CCR1 基因敲除动物的骨小梁较少且较薄，其 OB 也随之表现出分化缺陷。另一项研究表明，培养的 CCR1$^{-/-}$ 骨髓巨噬细胞，由于缺少趋化因子提供的"动力"，细胞间融合减少，进而产生的破骨细胞也较少，这些细胞也没有显示出骨吸收活性。上述几种趋化因子也被证明在生理和病理条件下影响骨骼重塑。

此外，一些新的趋化因子对于骨稳态的作用也逐渐被关注。有研究表明，CXCL13 趋化因子可能在多发性骨髓瘤溶骨微环境、巨噬细胞极化和肿瘤进展方面是一个新的参与者，研究者发现其可以通过调控巨噬细胞极化调控炎症水平，进而调节成骨和破骨活动的平衡。如前所述，骨稳态与免疫密不可分，中性粒细胞对骨再生和骨重建同样具有至关重要的作用。而其他研究表明，许多炎症疾病模型中，都观察到了因趋化因子表达的变化而导致的中性粒细胞靶向趋化功能受损，这可能部分解释了类风湿性关节炎、人类免疫缺陷病毒感染、牙周感染和克罗恩病中继发引起的骨量丢失。不仅是中性粒细胞，有研究者表明，与正常人群相比，在类风湿性关节炎患者的外周血清中单核细胞、T 细胞、B 细胞、巨噬细胞、树突状细胞都分别检测到了不同的高表达的趋化因子，不止于此，包括在这些患者的滑膜内皮细胞、成纤维细胞样滑膜细胞和软骨细胞中，都检测到了高表达的不同类别的趋化因子。可见，趋化因子对炎症介导的骨免疫相关疾病有着重要的影响。

（7）RANKL/RANK/OPG 系统

该系统是指成骨细胞分泌的骨保护素（OPG）和破骨细胞前体上的核因子 κB 受体活化因子配体（RANK ligand，RANKL）竞争性结合破骨细胞前体上的核因子 κB 受体活化因子（RANK），RANKL/RANK 信号通路激活核因子 κB（NF-κB）、JNK 及 c-Myc 等，促进破骨细胞分化和功能。而 OPG 与 RANKL 竞争性结合 RANK，抑制破骨细胞分化和细胞功能，因此，OPG/RANKL 的比值可提示骨吸收过程的状态，比值增大提示骨吸收抑制，比值减小提示骨吸收亢进。

OPG 属于 TNF 受体超家族（TNFRS），可预防 RANKL 的生物学影响。又称 TNFRS 成员 11B（TNFRS11B）、破骨细胞生成抑制因子（OCIF）和托品还原酶 1（TR1），是一种高度表达的可溶性蛋白，与 CD40 密切相关，能够与 CD40 配体（CD40L）结合。在成人肺、心脏、肾脏、肝脏、胸腺、淋巴结、骨髓、成骨细胞、血管平滑肌细胞、B 淋巴细胞和关节软骨细胞中产生。OPG 的过度表达导致骨质疏松症。维生素 D_3、白细胞介素（IL）-1α、IL-1β、TNFα、TNFβ、BMP2、转化生长因子 β（TGF-β）和 17 雌二醇及 Wnt 信号通路促进成骨细胞中的 OPG 表达。前列腺素 E2（PGE2）、甲状旁腺素（PTH）、糖皮质激素和胰岛素样生长因子-1（IGF-1）抑制其表达

RANKL 属于 TNF 超家族，在骨、肺、骨髓和淋巴组织中表达，以 3 种亚型存在：RANKL1、2 和 3。这种 II 型同源三聚体跨膜蛋白的这三种亚型可以差异地调节破骨细胞生成，并以可溶性和膜性形式存在。可溶性形式产生破骨细胞的能力低。通常在成骨细胞和活化的 T 细胞中以膜结合形式表达，并在基质金属蛋白酶（MMP3 或 7）或分解素和金属肽酶（ADAM）的蛋白水解裂解后分泌。它在类风湿性关节炎患者中通过滑膜细胞和活化的 T 细胞表达，与 TNF 一起导致关节破坏。RANKL 刺激未成熟的破骨细胞祖细胞释放到循环中。对 RANKL 启动子的分析显示存在维生素 D 和糖皮质激素（刺激剂）的结合位点。

RANK 属于 TNFR 超家族，合成为 I 型同源三聚体跨膜蛋白，由骨骼肌、胸腺、肝脏、结肠、乳腺、前列腺、胰腺等不同组织表达，以及单核细胞/巨噬细胞谱系细胞（前体和成熟破骨细胞、BandT 细胞、树突状细胞、成纤维细胞和关节软骨细胞）等均有表达。成骨细胞产生的 RANKL 与破骨细胞表面的 RANK 结合，募集与 RANK 细胞质结构域结合的肿瘤坏死因子受体相关因子（TRAF）2、TRAF 5 和 TRAF 6，导致 NF-κB 激活并易位到细胞核。NF-κB 促进 c-Fos 表达，c-Fos 与 NFATc1 相互作用以触发破骨基因转录。据研究，NFATc1 为破骨细胞生成的主要调节因子。

（七）Wnt 信号通路

1. Wnt 信号通路的组成及转导

Wnt1 基因最初被命名为 Int-1，于 1982 年被鉴定为由小鼠乳腺肿瘤病毒外源性脱氧核糖核

酸整合激活的基因。大多数哺乳动物的基因组，包括人类的基因组，有 19 个 Wnt 基因，分属 12 个保守的 Wnt 亚家族。Wnt 蛋白的大小为 40 kDa，含有许多保守的半胱氨酸。Wnts 是细胞外分泌的乙二醇蛋白，由 19 种人类蛋白质构成。Wnt 信号通路在干细胞再生、增殖、分裂、迁移、细胞极性、细胞命运机制中发挥关键作用（Hayat et al，2022）。Wnt/β-连环蛋白（β-catenin）途径包括四个部分：细胞外信号段、细胞膜段、细胞质段和细胞核段。细胞外信号主要由 Wnt 蛋白介导，包括 Wnt3a、Wnt1 和 Wnt5a。细胞膜段主要包含 Wnt 受体特异性七次跨膜的卷曲蛋白（Fzd）和低密度脂蛋白受体相关蛋白 5/6（LRP5/6）。细胞质段主要包括 β-catenin、糖原合成酶激酶-3β（GSK-3β）、细胞质折叠蛋白（DVL）、轴蛋白（axin）、腺瘤性结肠息肉（APC）蛋白和酪蛋白激酶 1（CK1）。细胞核部分不仅包括易位到细胞核的 β-catenin，还包括 β-catenin 下游靶基因和转录因子、T 细胞因子（TCF）/ 淋巴样增强因子（LEF）家族成员等，它们共同参与细胞的生长、分化和疾病发生过程（Liu et al，2022）。Wnt 信号通路分为经典通路和非经典通路。经典通路的激活由 Wnt 配体与 Fzd 受体和两个 LRP5/6 结合启动，形成三方复合物。进而募集 β-catenin 破坏复合物到膜，触发信号体的多蛋白复合物的组装。信号体能够释放 β-catenin 并将其易位到细胞核。进而 β-catenin 通过与称为增强针体的第三种多蛋白复合物的相互作用介导基因转录。非经典的 Wnt 信号通路是指由 Wnt 配体触发但不介导 β-catenin 的信号通路，是通过 Wnt/Ca2$^+$ 途径激活细胞内钙的释放和钙依赖性，还通过 Wnt/ 平面细胞极性（PCP）通路驱动建立细胞极性，调整细胞骨架，促进细胞迁移（Lojk et al，2021）。Wnt 抑制因子靶向 Wnt 脂质部分从而阻止 Fzd 受体结合抑制 Wnt 信号通路传导，是负性调节因子（Agostino et al，2020）。Wnt/β-catenin 信号通路在伤口愈合、骨骼疾病、神经退行性疾病等进程中发挥重要机制，同时该通路对于细胞增殖、迁移、侵袭和炎症具有重要的调节作用。

2. Wnt 信号通路在免疫细胞中的作用

（1）树突状细胞

树突状细胞（dendritic cell，DC）是驱动选择性适应性免疫反应的重要免疫细胞子集。Wnt 和 Notch 信号在体外和体内均可促进小鼠和人 DC 分化。有报道称，特异性消融 DC 中表达的 β-catenin 可促进 T 辅助细胞 1/17（Th1/Th17）反应，同时抑制 Treg 反应，提示在小鼠葡聚糖硫酸钠（dextran sodium sulfate，DSS）结肠炎模型中，β-catenin 在肠道 DC 中发挥耐受性作用，控制结肠炎的发展。在单独的研究中，通过表达 IL-10 和维生素 A 代谢酶，在小鼠中与其他信号分子如 PI3K/Akt、TLRs、MAPKs、Fas 和 PLCg2 合作，实现了 β-catenin 介导的 DC 免疫耐受（Manoharan et al，2014；Capietto et al，2013）。β-catenin 介导的 DC 免疫耐受诱导的另一种机制是通过破坏亲同性 E-钙黏蛋白（E-cadherin）相互作用激活 β-catenin。这种破坏导致人 DC 成熟，但不能产生促炎细胞因子，导致产生 IL-10 的 CD4$^+$ T 细胞分化。由于磷酸化的 E-钙黏蛋白与细胞 β-catenin 结合，从而作为细胞 β-catenin 的储存库，在人胚胎肾（HEK）293T 和 Madin-Darby 犬肾（MDCK）细胞中，通过蛋白中三个丝氨酸残基的点突变破坏人 E-钙黏蛋白磷酸化，以 Wnt 独立的方式将 β-catenin 释放到细胞质中（McEwen et al，2014）。Wnt 信号通路通过重编程 DC 对脂多糖（LPS）的反应，Wnt 配体有助于诱导耐受原，防止产生过度的免疫反应和自身免疫性疾病。这一过程包括 Wnt 配体与受体结合后引发的细胞内信号转导级联反应，最终影响 DC 的功能和反应性。然而，最近有研究表明，黑色素瘤通过 Wnt5a 介导的机制诱导 DC 介导的耐受性，从而阻碍小鼠有效的免疫治疗（Zhao et al，2018）。黑色素瘤来源的 Wnt5a 通过 β-catenin 和 PPAR-g 触发 DC 中的脂肪酸氧化（FAO），诱导耐受原性 DC 促进 Treg 的生成。这表明靶向

Wnt 配体在癌症免疫学中的前景广阔。

Wnt 信号在神经元炎症中的作用已经被提出。研究表明，DC 中 Wnt 受体 LRP5/6 的缺失会降低 IL-10 和 TGF-β 的表达，但会增加骨髓源性 DC 中 IL-12、TNF-α 和 IL-6 蛋白的表达。在实验性自身免疫性脑脊髓炎（EAE）模型中，会加重 Th1/Th17 细胞介导的中枢神经系统（CNS）炎症，这可以通过 CNS 源性 CD4$^+$ T 细胞中 IFN-γ 和 IL-17 分泌浓度升高以及临床病理评分升高来证明（Suryawanshi et al，2015）。与这一发现一致的是，与野生型荷瘤小鼠相比，DC 特异性 LRP5/6 缺失小鼠的 DC 中 LRP5/6 缺失诱导的抗肿瘤免疫增强是通过减少 Treg 细胞扩增和增加效应 CD8$^+$ T 细胞功能，从而导致胸腺瘤（EL4）、黑色素瘤（B16F10）和 Lewis 肺癌（LLC）小鼠模型中的肿瘤生长减少（Hong et al，2016）。

DC 衍生的 Wnt 配体可以调节 B 细胞和 T 细胞介导的免疫反应。例如，来自人类扁桃体的滤泡树突状细胞（FDC）可以表达 Wnt5a。具体而言，FDC 来源的 Wnt5a 在体外无血清情况下通过 Ca^{2+} 激活防止生发中心（GC）的 B 细胞死亡，同时诱导 CD40 和干扰素调节因子（IRF4）mRNA 表达。DC 来源的 Wnt5a 也能够在人类样本中诱导表达 IFN-γ 的 CD4$^+$ T 细胞。在人单核细胞来源的 DC 中，使用 siRNA 敲低 Wnt5a 会损害 IL-12 的分泌，而 IL-12 是 CD4$^+$ T 细胞向表达 IFN-γ 的 CD4$^+$ T 细胞分化的重要过程（Valencia et al，2014）。

（2）巨噬细胞

由于巨噬细胞在许多器官组织损伤后建立了组织修复程序，因此巨噬细胞中 Wnt 配体或 Wnt 信号的表达被认为对组织再生和纤维化至关重要（Vannella et al，2017）。最近的一项研究表明，β-catenin 在未损伤小鼠肺的肺泡巨噬细胞（alveolar macrophages，AMs）中被激活（Sennello et al，2017）。先前的研究报道了 Wnt5A 和用于胶原合成的基质金属蛋白酶（MMP）-7 在人肺上皮细胞系（BEAS-2B）、人脓毒症患者肺活检样本和小鼠盲肠结扎穿孔脓毒症模型中的早期表达。由于伤口愈合是由胶原合成介导的，研究提示 Wnt5A 参与组织修复（Villar et al，2014）。另一项研究表明，小鼠腹腔巨噬细胞感染土拉弗朗西斯菌可诱导 GSK-3β 在体内和体外活化。具体来说，抑制 GSK-3β 导致兔吸虫病小鼠模型中抗炎细胞因子（如 IL-6、TNF-α、IL-12p40）的产生显著减少。最近的两项研究表明，使用 LRP5 缺陷小鼠抑制 Wnt/β-catenin 通路可减少肺纤维化，巨噬细胞中 β-catenin 的条件性基因消融可改善博来霉素诱导的小鼠模型肺损伤中器官纤维化的消退（Lam et al，2014）。

在肠道中，巨噬细胞特异性缺失豪猪蛋白（Wnt 配体棕榈酰化所需的一种蛋白质）未能使肠道干细胞免于辐射诱导的细胞死亡，并导致相对于对照组，巨噬细胞衍生的 Wnt 配体对辐射诱导的损伤的易感性增加，这表明巨噬细胞来源的 Wnt 配体可能对小鼠的组织修复很重要（Saha et al，2016）。在另一项研究中，在 TNBS（2,4,6-三硝基苯磺酸）诱导的结肠炎小鼠模型中，Stat6 缺乏降低了黏膜和固有层细胞中 Wnt 配体 Wnt2b、Wnt7b 和 Wnt10a 的 mRNA 表达。与对照组相比，过继性转移 M2a 巨噬细胞或给予 Wnt 激动剂可加速 TNBS 诱导结肠炎小鼠的伤口愈合（Cosin-Roger et al，2016）。Wnt7b 在巨噬细胞中具有重要的修复功能，在小鼠缺血再灌注损伤模型中，巨噬细胞中 Wnt7b 第三外显子的体细胞缺失阻止了肾脏的正常组织修复和再生。此外，据报道，在小鼠成年胆道再生过程中，巨噬细胞吞噬肝细胞碎片，成为肝脏中 Wnt 配体（包括 Wnt3a）的来源。这一过程反过来又促使小鼠肝祖细胞（HPCs）在小鼠体内通过 β-catenin 特异性途径进入肝细胞（Boulter et al，2012）。另一个例子是 Wnt7B，其蛋白在骨髓细胞，包括肿瘤相关巨噬细胞（tumor associated macrophages，TAMs）中的表达，可以作为小鼠和人类血管生成和巨噬细胞介导的肺转移的分子开关。研究发现，WNT7B 在人乳腺肿瘤中高表达，并与肿瘤相关巨噬细胞的存在相关。此外，在 MMTV-PyMT 小鼠模型中，骨髓细胞中 Wnt7b 基因的基因消融导致乳腺肿瘤的质量和体积相对于野生型小鼠减少（Yeo et al，2014）。

其他报道表明，巨噬细胞中非规范 Wnt 配体如 Wnt5a 的异常表达可能与人类和小鼠败血症、癌症、肥胖和动脉粥样硬化中的代谢性炎症有关（Shao et al，2016）。据报道推测，Wnt5a 在巨噬细胞中具有促炎作用，在 CD14 受体识别和内化大肠杆菌或 CHPV 感染后，Wnt5a-Frz5-Rac1-p65 信号轴导致小鼠 RAW 264.7 巨噬细胞系和骨髓源性巨噬细胞（bone marrow-derived macrophage，BMDM）中随后出现 toll 样受体（TLR）信号转导。这使得巨噬细胞能够在该信号轴激活后执行其免疫功能并确保细胞存活（BCL-2 表达增加）（Naskar et al，2014）。Wnt5a 可能并不总是在器官损伤 / 修复和感染中具有促炎作用，例如有报道指出，Wnt5a 可诱导小鼠和人体内产生免疫抑制性巨噬细胞。Wnt5a 通过抑制 NF-κB 通路抑制人 M1 型巨噬细胞分化，同时诱导产生免疫抑制细胞因子（如 IL-10 和 TGF-β），从而表现出 M2 样巨噬细胞表型。在人乳腺癌患者组织微阵列和免疫组织化学分析中，Wnt5a 在乳腺肿瘤中的表达与免疫抑制性 CD163$^+$TAMs 的存在相关。综上所述，研究表明，在诱导下巨噬细胞中的 Wnt 配体可以在组织损伤和修复中发挥修复作用。事实上，并不是所有的 Wnt 配体都表现出相似的生物学功能和活性。因此，需要更广泛的研究来评估每种 Wnt 配体和 Wnt 信号成分的作用机制，以全面了解它们在巨噬细胞中的功能作用，以及这些作用是否具有物种特异性。

（3）CD8$^+$ T 细胞

在单核细胞增生李斯特菌（*Listeria monocytogenes*）表达 OVA（LM-OVA）感染小鼠中，记忆性 CD8$^+$ T 细胞的分化和持续似乎分别受到 Wnt 通路转录因子如 T 细胞因子（TCF）-1 和淋巴细胞增强因子（LEF）-1 的调节。与野生型小鼠相比，CD8$^+$ T 细胞中 TCF-1 和 LEF-1 的缺乏显著使杀伤细胞凝集素样受体 G1（KLRG1）IL-7Rα$^+$ 记忆 T 细胞前体群体数减少，导致对感染的回忆反应较差，这一点可以从与表达 TCF-1 和 LEF-1 的 CD8$^+$ T 细胞相比，TCF-1 和 LEF-1 的记忆 T 细胞群体数量不足和功能低下中得到证明，此外 CD8$^+$ T 细胞还能够介导继发性反应。这些研究表明 TCF-1 和 LEF-1 对小鼠记忆性 CD8$^+$ T 细胞的成熟、寿命和继发性扩增具有重要作用。

最近的一系列研究评估了 TCF-1 在 CD8$^+$ T 细胞中的作用机制。在小鼠急性单核细胞增生乳杆菌或 LCMV（Armstrong 株）感染中评估 TCF-1 在 CD8$^+$ 记忆 T 细胞生成和效应功能中的作用。感染后的前三次 CD8$^+$ T 细胞分裂产生子细胞，形成记忆细胞池。与效应易感细胞一起表现出更强劲增殖能力的子细胞成为 TCF-1 阴性细胞，而 TCF-1 阳性子细胞在急性感染消退后表现出干细胞样表型，具有自我更新活性（Lin et al，2016）。TCF-1 参与细胞毒性 CD8$^+$ T 细胞和 Tfh 细胞相关基因表达的调控。CD8$^+$ T 细胞中 Runx3 缺乏导致 *Bcl-6* 和 *Tcf7* 基因表达异常升高，从而抑制 LCMV 或单核增生乳杆菌感染小鼠的效应 CD8$^+$ T 细胞中细胞毒性分子（如颗粒酶 B 和 perforin）的上调。此外，在 Runx3 缺陷的 CD8$^+$ 效应 T 细胞中，消融 *Tcf7* 可阻断 Tfh 相关基因 *Bcl-6* 和 *IL-21* 的上调。这表明 Runx3 介导的 *Tcf7* 基因抑制可能上调细胞毒蛋白的表达，从而加强细胞毒功能的获得。虽然没有直接的测试，但可能的潜在机制可能是通过阻止向 Tfh 谱系分化来保护细胞毒性谱系的完整性，并暗示 TCF-1 驱动细胞分化和细胞毒性（Shan et al，2017）。不同启动子的使用和选择性剪接已被证明在小鼠胸腺细胞中产生多种 TCF-1 亚型（Xu et al，2017a）。虽然 TCF-1 短异构体（缺乏 β-catenin 结合域）最初被认为是阴性或无功能的，但后来对 TCF-1 长异构体（p45$^{-/-}$）缺陷小鼠的研究显示，TCF-1 短异构体足以支持胸腺细胞发育并调节大部分 TCF-1 介导的基因调控，尽管胸腺输出量会适度减少（Van et al，1996）。研究指出，在使用 TCF-1 长亚型缺陷小鼠的急性 LCMV 感染模型中，TCF-1 长亚型促进了中央记忆 CD8$^+$ T 细胞成熟和二次扩增（Gullicksrud et al，2017）。这项研究表明，TCF-1 亚型可能具有不同的功能，并代表了一种进化上保守的手段，以确保 T 细胞反应的适当编程，如在病毒感染的情况下。最近的报告发现，在慢性 LCMV 感染和 3-甲基胆色素（MCA）诱导的纤维肉瘤模型中，TCF-1^{hi} 抗原特异性 CXCR5$^+$CD8$^+$ T 细胞群可以在 PD-1 抑制途径阻断后增殖（Im et al，2016）。这些研究表明，抗原特异性 TCF-1^{hi} CD8$^+$ 细胞与抑制性免疫检查点相关，在 Bcl-6 表达时表现出较少的衰竭，并且比 TCF-1^{lo}CD8$^+$ T 细胞具有更多的干细胞样表型，这似乎抵消了 Ⅰ 型 IFN 介导的 CD8$^+$ T 细胞衰竭，导致 TCF-1^{hi} CD8$^+$ T 细胞数量增加（Wu et al，2016）。这些研究具有重要意义，因为它们表明 TCF-1 的高表达和 TCF-1/Bcl-6 途径的激活可能对体内抗原特异性效应反应的产生很重要。

至于 β-catenin，其作用可能是赋予 CD8$^+$ T 更多的干细胞样特性，类似于 TCF-1 的功能，即 TCF-1 的表达导致干细胞样和未分化表型（Lin et al，2016）。因此，β-catenin 在 T 细胞中不断被降解，并且通过腺病毒转导 β-catenin 突变体在小鼠体内稳定 β-catenin 的表达被证明可以在体外负向调节近端 T 细胞激活事件。另外两项独立研究报道，β-catenin 介导的 CD8$^+$ T 细胞激活可以限制效应细胞分化，同时允许维持同基因肿瘤和异种移植间皮瘤小鼠模型中的干细胞样表型。这些研究表明，β-连环蛋白介导的 CD8$^+$ T 细胞活化可能保留更多的记忆 T 细胞样表型。然而，需要注意的是，Wnt/β-catenin 通路对于记忆性 CD8$^+$ T 细胞的生成是不可缺少的，但这需要更多的实验以确定 β-catenin 在 CD8$^+$ T 细胞分化和功能中的确切作用。

总之，这些结果表明 Wnt 信号蛋白在不同环境下调节 CD8$^+$ T 细胞效应功能和在记忆 T 细胞池生成中的调节作用。首先，TCF-1/β-catenin 的表达可导致干细胞样表型形成记忆性 CD8$^+$ T 细胞或向 Tfh 细胞样基因表达谱分化。这种转换可能在实现效应 CD8$^+$ T 细胞（表达低 TCF-1）和记忆 CD8$^+$ T 细胞之间的平衡中具有潜在的重要意义，并可能有助于确定病毒感染和（或）其他情况下最佳的原发性和继发性免疫反应的结果。然而，由于使用不同的实验系统，β-catenin 介导的 CD8$^+$ T 细胞免疫应答的功能调节仍然存在争议。这表明在不同实验条件下获得的结果需要谨慎解释。因此，有必要进行广泛的研究，以精确确定各种典型的 Wnt 配体，是否在病毒感染时上调，并有效影响 CD8$^+$ T 细胞功能。

（4）CD4$^+$T 细胞

CD4$^+$ T 细胞分化为 5 种辅助性 T 细胞类型，包括滤泡辅助性 T 细胞（Tfh 细胞）和调节性 T 细胞（Treg 细胞）。Tfh 细胞对体液免疫至关重要，而 Treg 细胞则可以维持人类和小鼠的免疫耐受（Qi et al，2016）。

LCMV 慢性感染小鼠模型的 CD4$^+$ T 细胞中发现记忆 Th1 和记忆 Tfh 细胞的产生依赖于 TCF-1 长亚型（Gullicksrud et al，2017）。此外，TCF-1 可以直接诱导 2 型 T 辅助细胞（Th2）分化为 Gata-3-1b 亚型，在 TCF-1 缺乏的情况下，通过抑制哮喘小鼠肺部 Th2 细胞反应，减轻哮喘小鼠的气道炎症，从而保护小鼠免受 OVA 诱导的哮喘影响（Yu et al，2009）。据报道，在人脐带血里的 CD4$^+$ T 细胞中，除了 β-catenin 外，Wnt3a 还通过染色质组织者 SATB1（特殊的富含 AT 的序列结合蛋白-1）促进 Th2 细胞分化。一份报告也显示，Wnt10b 缺乏加剧了屋尘螨（house dust mite，HDM）诱导的小鼠哮喘，这表明 Wnt10b 可能潜在地调节 2 型炎症和 Th2 细胞活化（Trischler et al，2016）。

进一步的研究表明，选择性消融 TCF-1 或 LEF-1 通过两种可能的机制导致 LCMV 急性感染模型中的 Tfh 缺陷。具体来说，TCF-1 和 LEF-1 均在 Tfh 细胞分化的早期阶段使 CD4[+] T 细胞成为 Tfh 细胞，维持 IL-6Rα 和 gp130 的表达。这反过来促进了 Tfh 细胞转录因子 Bcl-6 的表达（Choi et al，2015）。另一项研究也表明，在 Tfh 细胞标志物 CXCR5 表达之前，TCF-1 调节了 LCMV 急性病毒感染的早期阶段病毒特异性 Tfh 细胞反应（Wu et al，2015）。虽然本研究提示 Wnt 信号可能在转录水平上参与 Tfh 细胞分化，但没有实验证据表明 Wnt 配体引发了典型的 Wnt 信号。

在使用髓鞘少突胶质细胞糖蛋白（myelin oligodendrocyte glycoprotein，MOG）的 EAE 小鼠模型中，TCF-1 缺乏导致平均临床评分升高，据报道这种结果是由产生 IL-17 的 CD4[+] T 细胞（Th17 细胞）介导的。具体而言，TCF-1 直接结合 EAE 中 Il 17 基因的调控区域，可驱动 Th17 细胞分化。然而，在最近的一篇报道中观察到一个不同的结果，CD4[+] T 细胞中 β-catenin 的过表达诱导了 CNS 浸润过程中整合素 α4β1 的表达，并促进了 Th1 细胞介导的小鼠进行性致死性神经系统表现（Sorcini et al，2015）。另一项使用抗原特异性酪氨酸相关蛋白（TRP）小鼠肿瘤模型的研究发现 Th17 细胞中存在 Wnt 通路激活，通过将 TRP 特异性 Th17 细胞过继转移到受体小鼠中实现肿瘤排斥反应。这些 Th17 细胞有效地根除肿瘤，寿命长，具有类似于早期记忆 CD8[+] T 细胞的干细胞样分子特征，表达高水平的 Wnt 信号通路蛋白（如 β-catenin，TCF-7）。

Wnt5a 也被发现能影响 T 细胞的迁移。趋化因子 CXCL12 已被证明可以诱导 Wnt5a 在人 CD4[+]T 细胞中表达，并且在体外趋化性实验中是实现 T 细胞迁移所必需的。基于这些证据，Wnt 配体和 Wnt 蛋白能够调节 T 细胞分化和效应功能，并在某些情况下调节迁移。值得注意的是，Wnt 通路蛋白如 β-catenin 和 GSK3-β 可以通过生长因子如 FGF 或 EGF 介导 Wnt 非依赖性信号通路（Wang et al，2016；Hao et al，2016）。这可能反过来表明，非 Wnt 配体也可能通过 CD4[+] T 细胞中的典型 Wnt 信号通路发出信号，但这仍有待确定。

从另一个角度来看，Treg 是 CD4[+] T 细胞的一个重要亚群，可以在外周（pTreg）和胸腺（tTreg）中产生。最近的研究发现 Treg 的一个亚群可以调节 GC 中 B 细胞和 Tfh 细胞介导的应答，提示其在自身免疫和感染性疾病中具有控制体液免疫应答的功能作用（Sage et al，2015）。Bcl-6 介导的滤泡调节性 T（Tfr）细胞生成是由 mTORC1 介导的 Stat3 磷酸化触发的。Stat3 结合 Tcf7 基因，使 TCF-1 在小鼠急性 LCMV 感染或 OVA 蛋白免疫时进一步诱导 Bcl-6 的表达（Xu et al，2017b）。与胸腺 TCF-1 对 tTreg 生成的负调控作用类似，在 T 细胞介导的结肠炎小鼠模型和类风湿性关节炎患者血液样本的炎症条件下，Wnt 激动剂（Wnt3a）可以抑制 Treg 细胞的功能。然而，通过药理 GSK-3β 抑制或逆转录病毒 β-catenin 在 Treg 中过表达激活 Wnt/β-catenin 通路，可增强异体胰岛移植和炎症性肠病（IBD）小鼠模型中的 Treg 功能。APC 是 Wnt/β-catenin 通路的负调节因子，Treg 特异性消融 APC 导致自身免疫性表型脾肿大，Treg 中的 APC[/Min+] 突变改变其抑制功能，促进小鼠肠道肿瘤发生，并暗示 APC 参与 Treg 的发育和功能（Chae et al，2015）。进一步的研究表明，APC 可以调节小鼠 NFAT 驱动的 T 细胞信号转导，其中 APC[/Min+] 小鼠 Treg 的分化和 IL-10 的产生相对于野生型有所减少，这对于抑制 APC[/Min+] 结直肠癌小鼠模型中的肠道炎症至关重要（Aguera-Gonzalez et al，2017；Dennis et al，2015）。从这些发现可以推测，TCF-1 和 β-catenin 在 CD4[+] T 细胞和 Treg 分化和功能中的作用并不一定是多余的，因为关于 TCF-1 和 β-catenin 的功能研究在表型上没有显示出高度的一致性。

Wnt 通路信号蛋白的作用已经被单独和孤立地进行剖析，而 Wnt/β-catenin 信号通路在 T 细胞功能、分化和 Treg 细胞发育中的综合和假定作用仍有待研究。需要测试给定的微环境中是否存在足够的 Wnt 激动剂和拮抗剂，也需要评估 Wnt 通路与其他信号通路之间的潜在串扰。此外，应该更加仔细地考虑各种可以利用 Wnt 蛋白的细胞外刺激，以确定 Wnt 蛋白是否可以通过其他炎症微环境介导细胞内信号转导。

（八）PI3K/AKT 信号通路与骨免疫

磷脂酰肌醇 3-激酶（phosphatidylinositide 3-kinase，PI3K）/丝氨酸/苏氨酸激酶（serine/threonine kinase，AKT）信号通路在各种细胞的生命周期和生理活动中发挥着极其重要的作用，此通路可以在生理条件下被胰岛素样生长因子（insulin like growth factor，IGF）激活，参与调节多种细胞内信号转导和细胞生物学过程，如细胞生长、细胞分化、转录调节、蛋白质合成、细胞代谢、细胞自噬、细胞增殖、细胞凋亡、血管生成和细胞骨架重组等过程。已有多项研究表明其在骨稳态中发挥了重要的调节作用。而经过前文所述，我们已经了解到骨稳态和免疫系统密不可分，骨免疫是一个复杂的整体调节系统。因此，本部分就 PI3K/AKT 信号通路和其在骨免疫系统相关疾病中发挥的作用进行介绍。

1. PI3K/AKT 信号通路的活化与生理功能

正如该信号通路名称描述，PI3K 和 AKT 是该通路最重要的两个标志物。PI3K 是一个由 p110 催化亚基和一个 p85 调节亚基组成的异源二聚体（Mabuchi et al，2015）。根据其结构和功能的不同，PI3K 可以分为 I、II、III 3 种类型，其中研究最广泛的为 I 类 PI3K，即 PI3K I。I 类 PI3K 根据其调节模式被进一步分为 I A 类和 I B 亚类。I A 类 PI3K 是含有 p110 催化亚基和 p85 调节亚基的杂二聚体。I A 类 PI3K 包含由 PIK3CA 基因编码的 P110-α 催化亚基（PI3Kα）、由 PIK3CB 基因编码的 p110-β 催化亚基（PI3Kβ）、由 PIK3CD 基因编码的 p110-δ 催化亚基（PI3Kδ）。隶属于 I B 类的 p110-γ 催化亚基由 PIK3CG（PI3Kγ）基因负责编码（Dornan and Burke，2018）。胰岛素生长因子、葡萄糖、成纤维细胞生长因子、血管内皮生长因子等多种分子可通过 G 蛋白偶联受体和蛋白酪氨酸激酶受体激活 PI3K（De Santis et al，2019）。P13K 通过两种方式激活，一种是通过改变其二聚体构象而激活，其机制在于 PI3K 与这些具有磷酸化酪氨酸残基的生长因子受体或连接蛋白间相互作用；另一种是通过 Ras 和 p110 直接结合，导致 PI3K 的活化（张行等，2019）。激活的 PI3K 可以将磷脂酰肌醇-4,5-二磷酸（phosphatidylinositol-4,5-bisphosphate，PIP2）转化为磷脂酰肌醇 3,4,5-三磷酸（phosphatidylinositol 3,4,5-triphosphate，PIP3），而 PIP3 可以与磷脂酰肌醇依赖激酶 1（phosphatidylinositol-dependent kinase 1，PDK1）结合，使得 AKT 磷酸化并激活（Liu et al，2019）。PIP3 将 AKT 活化后，后者可以发挥激酶作用，可以将下游多种效应分子磷酸化并激活，进而激活了多种生物过程，例如在细胞增殖、分化、凋亡以及糖代谢等多种功能的调控中 PI3K/AKT 信号通路都发挥了关键作用。在这个过程中，存在一个重要的负调控因子，即磷酸酶和紧张素同源物（phosphatase and tensin homologue，PTEN），PTEN 可以将 PIP3 逆转为 PIP2，可见 PTEN 就像是这一进程的"刹车片"，以限制这一信号通路的进程和强度（Lee et al，2018）。

AKT，或称为蛋白激酶 B（protein kinase B，PKB），迄今为止已知有 Akt1/PKBα、Akt2/PKBβ、Akt3/PKBγ 三种 AKT 家族成员。AKT 由 N 端（PH 结构域）、中心催化结构域、C 端组成。其中 AKT 的活化与 PH 结构域密切相关。AKT 的 PH 结构域可以与 PIP3 结合使其自身向细胞质膜转位的同时也获得催化活性，催化自身的 Ser124 和 Thr450 使它们磷酸化。而同时 PDK1

由于 PIP3 的活化也被定位于细胞膜，PDK1 可以进一步催化 AKT 的 Ser473 和 Thr308 使它们磷酸化，由此，AKT 被完全活化（Tian et al，2023）。作为 PI3K 信号通路的重要下游靶点，活化的 AKT 被转移到细胞质和细胞核，在那里它可以通过磷酸化和去磷酸化激活或抑制基质金属蛋白酶、环磷酸腺苷依赖蛋白激酶、叉头框蛋白 O1 等多种下游底物，从而影响细胞的各种信号通路和代谢途径，调控细胞的各种正常或异常的生命活动（De Santis et al，2019）。

2. PI3K/AKT 信号通路在骨免疫系统相关疾病中的调控

研究表明，PI3K/AKT 信号通路与多种骨代谢疾病的发生发展密切相关，包括类风湿性关节炎（RA）和骨关节炎等。而如前面章节所描述，骨稳态与免疫系统密不可分。因此，本节将重点从骨免疫角度对 PI3K/AKT 信号通路在疾病中的作用进行阐述。

（1）类风湿性关节炎

研究表明，PI3K/AKT 信号通路与 RA 的发生发展密切相关。PI3K/AKT 作用于哺乳动物雷帕霉素靶蛋白（mammalian target of rapamycin，mTOR），抑制滑膜成纤维细胞自噬，促进滑膜细胞持续增生，加重病情（Ba et al，2021）。使用 PI3K/AKT 信号通路抑制剂或上调该信号通路中的内源性负性调节蛋白的表达，可逆转类风湿性关节炎中滑膜细胞的过度增殖。此外，PI3K/AKT 信号通路参与调控炎症因子的释放、促进破骨细胞的生成，影响类风湿性关节炎的病程。

除了滑膜细胞增殖外，滑膜组织的炎性浸润也是类风湿性关节炎的重要病理之一。炎症反应是免疫细胞及其分泌的炎症因子共同作用的结果。而近年来也发现，PI3K/AKT 信号通路在对促炎因子的产生及发挥效应过程中具有重要作用。白细胞介素（interleukin，IL）-17 是滑膜炎症反应的重要调节剂，主要由活化的 $CD4^+T$ 淋巴细胞分泌，诱导包括 IL-6、IL-1β 及肿瘤坏死因子（tumor necrosis factor，TNF）α 在内的促炎因子生成，刺激趋化因子产生，使炎症反应级联扩大，逐渐发展为慢性炎症状态。前期研究在类风湿性关节炎患者和动物模型中已经证明了 IL-17 的高表达和促炎活性。Kim 等人通过分离来自类风湿性关节炎患者的外周血单核细胞，检测到 IL-17 高表达，而在 PI3K/AKT 抑制剂渥曼青霉素和 LY294002 存在下，通过活化的单核细胞产生的 IL-17 却被完全或部分阻断，研究人员从而得出结论，证明 IL-17 的产生依赖于 PI3K/AKT 途径。另一项研究发现，骨桥蛋白可以促进成骨细胞中 IL-17 的表达，并通过 PI3K/AKT 信号转导途径增强单核细胞迁移，进一步造成炎性浸润（Mao et al，2023）。IL-21 作为另一种重要的炎症因子，主要由 Th17 细胞在类风湿性关节炎进展期大量分泌（Dinesh and Rasool，2019）。IL-21 可以在患者的滑膜、关节液和血清中以及在胶原诱导的类风湿性关节炎小鼠模型的滑膜和血清中上调，在小鼠模型中，诱导小鼠和患者混合关节液中 $CD4^+T$ 细胞中的核因子 κB 受体活化因子配体（receptor activator of NF-κB ligand，RANKL）高表达（Xing et al，2016）。而 RANKL 可以与核因子 κB 受体活化因子（receptor activator of NF-κB，RANK）结合，促进破骨前体细胞分化为成熟的破骨细胞，从而促进破骨活动。另一项研究认为，IL-21 和其受体相互作用，通过 PI3K/AKT 信号通路，能够促进成纤维细胞样滑膜细胞的增殖和存活，并且能够促进 TNF-α 和 IL-6 的分泌（Zhang et al，2018）。另一种不可忽视的炎症因子是 IL-22，主要由 Th17 细胞产生。IL-22 主要通过刺激成纤维细胞样滑膜细胞增殖并刺激 IL-6 产生，进而促进幼稚 T 细胞向 Th17 细胞分化，使得炎症水平加剧。PI3K/AKT 信号级联反应与 IL-22 诱导的成纤维细胞样滑膜细胞增殖及滑膜炎症密切相关。研究表明，IL-22 诱导的成纤维细胞样滑膜细胞增殖能够被 PI3K/AKT 信号通路抑制剂有效抑制（Tang et al，2021）。

除了上述病理过程以外，软骨破坏与骨侵蚀贯穿整个类风湿性关节炎病变过程，并最终导致关节畸形、继发性骨质疏松及活动障碍，严重影响患者生活水平。而这与破骨细胞介导的骨吸收活动加强密不可分。PI3K/AKT 信号通路被认为介导了上述病理过程，并发挥了重要作用。研究表明，在类风湿性关节炎动物模型中，成纤维细胞样滑膜细胞分泌的 SPP1 能够通过 PI3K/AKT 信号通路促进破骨细胞的形成，因此调节成纤维细胞样滑膜细胞 *Spp1* 基因的表达可能是潜在的治疗关键（Cai et al，2022）。另一项研究报道了烟豆根茎的提取物 glytabastan B，通过研究发现其能够显著减轻 IL-1 诱导的人滑膜细胞的炎症反应，因为观察到 glytabastan B 可以显著降低促炎介质和基质金属蛋白酶的水平；此外，glytabastan B 还可以抑制 RANKL 诱导的破骨细胞生成，减少破骨细胞标志物如 NFATc1、MMP9 的表达，并减少破骨细胞介导的骨吸收；进一步的研究表明，这些有益的作用与 glytabastan B 阻断 PI3K/AKT 信号通路密切相关（Tu et al，2022）。相似的是，另一种从烟豆中分离的化合物 dolichosin A，也被报道能够抑制人类滑膜细胞的 IL-1β 诱导的炎症，并能够通过抑制 PI3K/AKT 信号通路，进而抑制 RANKL 诱导的破骨细胞生成（Tu et al，2020）。有研究表明，局部血液循环中巨噬细胞表面的巨噬细胞清道夫受体（macrophage scavenger receptor 1，MSR1）能够通过激活 PI3K/AKT 通路，促进骨髓间充质干细胞成骨分化和巨噬细胞 M2 极化，从而发挥免疫抑制的作用，这也为抵抗炎症因子主导的骨丢失提供了潜在治疗靶点（Zhao et al，2020）。

综上所述，在类风湿性关节炎中，PI3K/AKT 信号通路在免疫细胞和炎症因子介导的滑膜细胞增殖、滑膜细胞炎症浸润及破骨细胞主导的骨质破坏过程中，具有重要的调控作用。相关的炎症因子如 TNF-α、IL-17 等，可以参与滑膜与软骨细胞的炎性浸润及破坏、破骨细胞分化与生成，并趋化破骨细胞迁移，破坏骨质，最终导致关节畸形、僵硬，骨量下降。

（2）骨关节炎

骨关节炎又称为退行性关节病、增生性骨关节炎，是一种很常见的中老年人骨骼肌肉疾病。骨关节炎是全球十大致残原因之一，对患者正常生活有重大影响。由于关节软骨的磨损及逐渐丧失，患者会历经关节肿痛、僵硬、畸形和活动受限等，严重影响了患者的生活质量。与类风湿性关节炎类似，骨关节炎的病理特征也是关节软骨、滑膜组织和软骨下骨的破坏性改变，这些改变导致疼痛、关节功能障碍和组织完整性丧失。到目前为止，非手术治疗，例如非甾体抗炎药和物理疗法并没有逆转该病的进程。目前的证据表明，骨关节炎会导致整个关节的进行性退变和功能障碍，伴随着软骨细胞丢失、炎症反应和细胞外基质内环境的失衡。这些被认为是由复杂的生物信号网络所调节。特别是，PI3K/AKT 信号通路作为联系众多生物功能的经典信号通路，对维持骨关节健康是必不可少的，并与骨性关节炎的发病相关（颜春鲁等，2020）。

对于骨关节炎来说，软骨状态保持动态平衡至关重要。软骨动态平衡是指软骨细胞外基质的合成和降解达到平衡的状态。软骨内稳态的破坏，以基质金属蛋白酶、带有血栓反应蛋白基序的去整合素和金属蛋白酶以及Ⅱ型胶原和聚集素的减少为标志，是骨关节炎发病的"导火索"和"助推器"。PI3K/AKT 通路是软骨维持自稳所必需的。之前的分析表明，与正常软骨相比，骨性关节炎患者的软骨组织中 PI3K/AKT 通路表达下调（Iwasa et al，2014）。在暴露于 IL-1β 和 TNF-α 的类骨关节炎软骨细胞中，也发现了类似的 PI3K/AKT 途径活性降低的现象。这说明炎症水平升高，可以抑制生理状态下 PI3K/AKT 通路（Liu et al，2023）。IGF-1 是 AKT 磷酸化的强激活剂，可以激活 AKT，促进Ⅱ型胶原的合成。此外，IGF-1 还可抑制 IL-1β 诱导的人软骨细胞中与软骨降解密切相关的核因子 κB（nuclear factor kappa-B，NF-κB）的激活，这种抑制作用可被 PI3K 或 AKT 抑制剂所消除（Greene and Loeser，2015）。

另一方面，除了软骨内稳态失衡外，在骨关节炎的进展过程中，受影响的软骨细胞和滑膜细胞还会产生过量的炎症因子，如 IL-1β 和一氧化氮，以加速软骨降解（Sun et al，2020）。IL-1β 可以通过激活 PI3K/AKT 信号和与 IL-1β 诱导的炎症密切相关的复杂信号通路网络，来触发强烈的炎症反应。大量研究表明，在 IL-1β 的刺激下，PI3K 和 AKT 迅速被磷酸化（Hu et al，2019；Xue et al，2017）。此外，一些生物和化学化合物对 IL-1β 诱导的 PI3K、AKT 和 NF-κB 的磷酸化，及相关炎症反应都有抑制作用，这表明了 PI3K/AKT 信号通路和 NF-κB 信号通路可能介导了炎症反应的启动。有研究报道了一种从葫芦科植物提取到的化合物 cucurbitacin E，研究发现其可以通过抑制骨关节炎软骨细胞的 PI3K/AKT 途径来减少 IL-1β 诱导的炎症水平和软骨变性，因此对骨关节炎具有潜在治疗作用（Wang et al，2023）。还有研究表明，尼达尼布，作为一种酪氨酸激酶抑制剂，可以通过 PI3K/AKT 途径，抑制滑膜巨噬细胞 M1 极化，从而抑制了滑膜炎症和纤维化，因此减轻了关节软骨的退变，尼达尼布也同样具有一定的治疗潜力（Yan et al，2023）。无独有偶，其他研究者报道的樱花素，也具有通过抑制 PI3K/AKT/NF-κB 途径，减轻骨关节炎的炎症和软骨细胞功能障碍的能力（Deng et al，2024）。从信号通路机制上讲，PI3K/AKT 信号通路与炎症因子产生关系密切，因为 NF-κB 是骨性关节炎相关炎症介质的主要调节因子，主要由 IκB 激酶介导的 IκBα 降解和 p65 磷酸化激活，而 AKT 可以通过影响其上游的 IκB 通路来激活 NF-κB。因此，活化的 PI3K 和 AKT 参与了 NF-κB 和 p65 的磷酸化和核转位，进而促进了炎症因子的产生。此外，PI3K/AKT 除了调节细胞增殖外，还可以通过阻止软骨细胞死亡来减少软骨退变。关节软骨细胞中炎症因子一氧化氮的过量产生，可以通过调节包括 PI3K/AKT 信号在内的多种细胞内信号转导过程，来诱导细胞凋亡，进而加剧软骨的破坏（He et al，2021）。而另一种与 PI3K/AKT 信号通路密切相关的生命活动是细胞自噬。细胞自噬是能量利用和营养物质新陈代谢的重要调节器，可以清除功能失调和受损的大分子和器官。mTOR 途径是自噬的关键抑制因子，受 PI3K/AKT 上游信号通路的集中调控。有研究表明 mTOR 调节的自噬与炎症反应相关。与滑膜炎相关的炎症活动伴随着骨关节炎患者外周血单核细胞中 mTOR 表达的增加。受到促炎细胞因子 IL-1β 刺激，也可以导致人骨关节炎软骨细胞 mTOR 表达明显增加。抑制自噬已被证明可以增强炎症反应，而促进自噬则限制了 IL-1β 的产生（Shi et al，2020）。

除了软骨以外，软骨下骨的作用也不容忽视。最近，越来越多的研究表明，软骨下骨和软骨间复杂的串扰对骨关节炎的发生具有重要的调节作用（Zhang et al，2024）。软骨下骨可以支撑关节软骨，并将机械载荷分散到关节表面。因此，软骨下骨的骨稳态要是发生改变，可能会导致软骨失稳，进而导致软骨退变，最终导致骨关节炎的发生。研究发现，在骨关节炎患者和小鼠的软骨下骨成骨前体细胞中，PI3K/AKT 信号通路被抑制，mTORC1 被激活，而成骨细胞中 mTORC1 的激活导致了成骨细胞自噬增加，在炎症状态下促进成骨细胞的增殖和分化，从而导致了软骨下骨硬化，加重了骨关节炎（林创鑫，2018）。

（九）骨免疫相关前沿研究

众多的研究强调了免疫系统在骨质疏松病理生理中的作用。多种因素能够调节免疫系统的发育，其中肠道微生物群（gut microbiota，GM）在固有免疫和适应性免疫系统的发育中起着至关重要的作用。GM 是栖息在动物和人类体内的微生物，统称为微生物群。GM 与免疫系统之间的相互作用被认为对于各种免疫介导的疾病是有益的，其中就包括骨质疏松症（Bhardwaj et al，

2021）。GM 能够通过产生 IL6 和 IL-1β 细胞因子促进产生 IL-10 的调节性 B 细胞（Breg 细胞）的发育，并且在 RA 中 GM 的生态失调损害了 Breg 细胞的免疫抑制能力（Rosser et al，2014；Rosser et al，2020）。GM 的菌群失调和肠道通透性丧失也被认为是骨质疏松症发生的根本原因。通过益生菌（一种活的微生物）对 GM 进行调节，可能是调节骨健康的潜在治疗策略。在各种免疫细胞中，Treg 和 Th17 细胞之间错综复杂的平衡在骨稳态中发挥着至关重要的作用。益生菌即嗜酸乳杆菌、克劳氏芽孢杆菌和鼠李糖乳杆菌等可以通过调节 Th17/Treg 细胞平衡减轻骨质疏松小鼠模型中的炎症性骨质流失（Dar et al，2018a；Dar et al，2018b；Sapra et al，2021）。

在生理条件下，幼稚 T 细胞向 Treg 和 Th17 细胞的分化受到 Breg 细胞的进一步调节。Breg 细胞通过 IL-10 和 TGF-β 细胞因子抑制 Th17 细胞的分化，同时诱导 Foxp3+ Treg 细胞的分化。在小鼠和人类研究中，观察到 Breg 细胞的免疫抑制表型受到 AhR 转录因子表达的控制。AhR 是一种配体刺激的转录因子，可感知来自微生物、饮食和代谢刺激的信号，并与 Breg 细胞中的 IL-10 基因位点结合。一项研究进一步支持了 AhR 在诱导 Breg 细胞中的相关性，特异性敲除 AhR 基因的 B 细胞能够通过减少 Treg 细胞的分化以及促进 Th17 细胞的生成来加重模型鼠的关节炎（Piper et al，2019）。微生物产生的短链脂肪酸（SCFA）能促进 AhR 的激活和 B 细胞向 Breg 细胞的分化。其他 SCFA（例如乙酸盐和戊酸盐）也能增强 B 细胞产生 IL-10。乙酸通过增强乙酰辅酶 A 的产生，增加小鼠 B1a 细胞和人类 CD19+CD24hiCD27+ B 细胞的 IL-10 产生，最终促进三羧酸（tricarboxylic acid，TCA）循环能量代谢。此外，富含纤维的饮食干预还可以提高乙酸盐水平，从而提高人类外周血单个核细胞（PBMC）中 B10 Breg 细胞的分化。戊酸盐通过增强 B 细胞中的糖酵解和 mTOR 激活来增强 CpG 刺激小鼠 B 细胞中 IL-10 的产生。通过这些代谢物激活 Breg 细胞，进一步增强 Treg 细胞的下游分化并抑制 Th17 细胞。综上，饮食习惯的调节可以作为一种新颖、安全、有效的方法来调节骨质疏松症中关键的"Breg-Treg-Th17"细胞轴。

1995 年，Marcel Roberfroid 和 Glenn Gibson 提出了益生元的概念，益生元被描述为一种不易消化的食物，通过促进结肠中肠道微生物物种的生长和活性来对宿主产生有益影响，从而维持宿主的健康。与益生菌相比，益生元的使用被认为更有价值，因为益生菌的敏感性和脆弱性在面对较大环境压力（例如温度等）时显然存在劣势（Yang et al，2016）。在临床前及临床研究中，益生元增强了肠道中钙、无机磷以及镁的吸收。这些作用主要是由益生元和 GM 在大肠中的相互作用造成的。益生元通过调节宿主的各种修饰（包括 GM 组成、短链脂肪酸产生、免疫细胞调节、改变肠道 pH 值等）来增强肠道中矿物质的吸收。益生元包括非消化性低聚糖，例如低聚半乳糖、菊粉型果聚糖、低聚果糖等，具有调节骨骼健康的潜力（Whisner and Castillo，2018）。这些益生元具有刺激双歧杆菌生长的潜力，并在较小程度上刺激乳酸菌的生长。低聚果糖治疗可通过提高血清中的丁酸盐水平，显著增强去卵巢大鼠的骨骼健康（Porwal et al，2020）。

为了克服益生菌的生存困难，进一步引入了合生元的概念。合生元是益生元和益生菌的混合物，通过增强肠道微生物群的存活能力和功能活性，对宿主产生有益的影响。

细菌基因负责编码产生代谢物的酶，例如 SCFA、支链脂肪助剂、维生素和胆汁酸衍生物。有趣的是，这些代谢物的产生取决于益生元和转基因产生的底物的可及性。一项研究调查了含有副干酪乳杆菌和菊粉的合生元发酵奶对绝经后骨质疏松女性骨骼健康的影响，结果显示食用合生元发酵奶后食用大豆可显著增加异黄酮的生物利用度，从而进一步改善绝经后妇女的雌激素代谢和骨骼健康，减少患骨质疏松症的风险（Timan et al，2014）。总而言之，这些研究提供了潜在的研究方向，可以作为骨质疏松症治疗和管理的靶点之一。

（十）小结

许多常见分子将免疫系统和骨骼系统联系起来。对骨细胞对造血干细胞调节作用的深入了解为骨骼和免疫疾病的研究提供了一个新领域。骨质疏松症比任何其他炎症性骨病（例如骨关节炎和类风湿性关节炎）更普遍。50岁以上的女性人群中约有60%以及少量的男性人群面临着这种痛苦的状况。目前疗法的主要局限性在于它们只能暂时缓解炎症，但给患者带来的舒适感有限。因此，需要新的、有效的治疗靶点来长期缓解炎症性骨疾病。需要进行一项全面的研究，以了解不同免疫细胞对骨骼的影响。免疫系统和骨骼系统的相互关系可能有助于制订更好的疾病治疗方案。同样，必须开发转基因动物模型来同时评估这两个系统。这将有助于更深入地了解细胞谱系规格，研究治疗自身免疫性疾病的药物靶点。一些新抗体的研制已经在临床前水平取得了成功，但它们缺乏临床证据。也有部分抗体已经作为抗骨质疏松药物进入临床阶段，但许多患者由于不良事件的发生率较高而不愿接受这些药物。有必要更好地了解其相关分子机制，以阐明骨质疏松免疫疗法心血管疾病发病率增加的原因。骨免疫学和分子骨生物学方面的进展也将有助于确定新的靶点，为治疗骨平衡紊乱和免疫疾病提供新方法。

免疫系统和骨质疏松之间的关系是一个复杂且吸引人的研究领域。近年来，越来越多的证据表明，免疫系统在骨质疏松的发生和发展中起着至关重要的作用。炎症是骨质疏松的一个关键病理过程，而免疫系统则通过释放炎症介质和细胞因子来调控这一过程。当免疫系统过度活跃时，可能导致慢性炎症，进而破坏骨质的平衡，加速骨质疏松的进程。破骨细胞和成骨细胞是维持骨质平衡的关键细胞，而它们的功能受到免疫细胞的调控。免疫细胞的异常激活或功能失调可能影响破骨细胞和成骨细胞的平衡，从而导致骨质疏松。此外，自身免疫性疾病与骨质疏松之间存在密切的联系。许多自身免疫性疾病，如类风湿性关节炎、系统性红斑狼疮等，都伴随着骨质疏松的风险增加。这可能是因为这些疾病导致免疫系统异常，进而影响到骨质的健康。

在过去的二十年中，骨免疫学领域的不断进步增强了我们对免疫和骨细胞在维持骨骼健康方面的相互关系的理解。现有的研究主要集中于观察到的固有免疫和适应性免疫在骨质疏松症骨破坏中的作用，但有研究间接指出记忆T细胞和自身抗体在骨质疏松症病理生理学中的作用。这些研究表明骨质疏松症可能涉及自身免疫成分，但需要进一步的研究来证实这一点。

目前可用于治疗骨质疏松症的疗法会对健康产生不利影响。最近，FDA批准Evenity®（romosozumab-aqqg）用于治疗骨质疏松。它是一种单克隆抗体，可阻断骨硬化蛋白（由骨细胞分泌以抑制骨形成），从而增强骨形成。然而，据观察，它也可能增加心血管疾病和中风的风险，因此对于有心脏病史的患者使用应谨慎。最近，一项研究还强调了硬化蛋白在调节骨髓炎症和骨髓生成中的新作用。据观察，短期骨硬化蛋白的消耗会影响骨髓和脾脏中免疫细胞的发育。此外，骨硬化蛋白的消耗与炎症细胞因子（如MCP-1、TNF-α等）水平的增强相关，因此，骨硬化蛋白在绝经后骨质疏松症患者中的使用受到质疑。一般来说，生物素（益生元、益生菌或合生元）通过调节GM发挥作用，并且GM在免疫系统的调节中的重要性已经确定。各种证据表明，GM在维持先天性淋巴细胞（ILC）不同亚群的稳态平衡中发挥着至关重要的作用。肠道屏障完整性的破坏也是导致骨质疏松症发病和进展的主要因素之一，表明"ILC1-ILC2-ILC3-ILCreg"轴失调会增加患骨质疏松症的风险。总之，我们得出的结论是，改变饮食干预措施将是通过调节"肠道-免疫-骨骼"轴来增强骨骼健康的更好策略。

总之，免疫系统和骨质疏松之间存在着密切的相互作用。通过深入研究免疫系统在骨质疏松中的作用机制，有望为骨质疏松的预防和治疗提供新的思路和方法。同时，对于自身免疫性疾病患者，应密切关注骨质健康，采取积极的预防措施，以降低骨质疏松的风险。

（唐彬彬　刘康　梁博程）

第三节　骨免疫学前景

　　骨髓是造血的主要场所，其中包含着造血干细胞（haematopoietic stem cell，HSC）、淋巴样祖细胞（lymphoid progenitor）和髓系祖细胞（myeloid progenitor）。此外，骨髓中还存在着成熟的免疫细胞，例如 B 细胞、中性粒细胞、巨噬细胞和 T 细胞（Okamoto et al，2017）。骨骼和免疫细胞共享相同的微环境，它们之间相互作用，共同行使"骨免疫系统"的功能，在这一系统中包括了骨髓中的所有细胞。

　　骨免疫学（osteoimmunology）是一个交叉学科，其研究范畴是免疫系统与骨骼系统之间的相互作用，内容涵盖骨骼系统和免疫系统的诸多方面。骨免疫学领域的发展是为了研究与炎症性疾病相关的骨破坏的分子机制。1972 年 Horton 等人首次发现在牙周炎中，细菌抗原能刺激免疫细胞产生破骨细胞活化因子，揭示了免疫细胞与骨细胞之间存在着相互作用的关系。2000 年，Arron 和 Choi 首次提出"骨免疫学"这一术语，以强调 T 细胞对自身免疫性关节炎中破骨细胞生成的调节作用。该领域的早期研究多集中于免疫细胞在病理条件下在骨损伤中的作用，随着研究的深入，发现免疫系统和骨骼系统之间共享多种分子，包括细胞因子、趋化因子、转录因子和信号分子。从人类进化的角度来看，获得性免疫和骨骼系统的不协调发展，会导致骨细胞和免疫细胞之间的共享机制格外活跃。

一、免疫疗法

　　免疫疗法是指利用细胞因子、改造的免疫细胞（如 CAR-T 细胞）、抗体阻断剂（阻断免疫检查点）等方法直接或间接激发、调动或恢复机体的免疫系统，增强肿瘤微环境中免疫细胞识别、攻击、杀伤肿瘤细胞的能力（Yoshida et al，2020）。免疫疗法主要包括 CAR-T 细胞疗法、免疫检查点阻断疗法、NK 细胞输注疗法和溶瘤病毒疗法等。CAR-T 细胞是一种人工改造的 T 细胞，其表面表达嵌合抗原受体可识别肿瘤细胞表面的肿瘤抗原或靶抗原，因而 CAR-T 细胞疗法具有特异性杀伤肿瘤细胞的效应。免疫检查点是指表达于 T 细胞、抗原提呈细胞或肿瘤细胞等靶细胞表面的免疫抑制分子（受体或配体），这些配体或受体的结合可以抑制 T 细胞杀伤靶细胞的功能，也是肿瘤细胞逃避免疫攻击的主要机制（Yoshida et al，2020）。而免疫检查点阻断疗法是采用免疫阻断剂阻断肿瘤细胞与免疫细胞间免疫抑制分子的结合，从而恢复免疫细胞杀伤肿瘤细胞的功能（Heymann et al，2021）。NK 细胞输注疗法是指通过回输纯化的自体或修饰过的 NK 细胞来增强抗肿瘤的免疫疗法。溶瘤病毒疗法是指给予机体能裂解肿瘤细胞的病毒野毒株或人工改造的低毒株，其可直接溶解肿瘤细胞或激活免疫反应达到间接抗肿瘤免疫的效应（Delaunay et al，2018）。目前，几种免疫检查点阻断疗法、CAR-T 细胞疗法、溶瘤病毒疗法已获 FDA 批准上市。

二、免疫疗法与相关骨病

（一）类风湿性关节炎

类风湿性关节炎（rheumatoid arthritis，RA）是最常见的自身免疫性疾病之一，是一种典型的骨免疫疾病，其特点是滑膜的炎症和多处关节骨的破坏。CD4⁺ T 细胞在 RA 中的重要性可以从疾病易感性与 T 细胞相关基因（如 *HLA-DR*、*PTPN22* 和 *CCR6*）的特定变异的关联中得到明显体现。实验证实，当对 T 细胞的生物功能进行抑制或是 T 细胞缺陷时，实验动物可免受关节炎的侵害（Okada et al，2014）。因此，了解 CD4⁺ T 细胞的激活如何导致破骨细胞引起的骨侵蚀十分重要。

CD4⁺ T 细胞亚群在 RA 中引起骨侵蚀的定义一直存在争议。最初，RA 被认为是一种由炎性 T 辅助 1（T helper 1，Th1）细胞介导的疾病。然而，Th1 细胞所分泌的促炎细胞因子 IFNγ 4 会强烈抑制破骨细胞形成。RA 患者滑膜中的 T 细胞不被认为是常规活化的 T 细胞，但经常表现出衰竭表型并产生低水平的 IFNγ。最终，通过小鼠模型发现 Th17 细胞是促进破骨细胞形成的唯一 CD4⁺ T 细胞亚群，其主要是通过 IL-17 的分泌进而促进滑膜成纤维细胞的 RANKL 表达。在关节炎患者中，已发现 Th17 细胞在滑膜液中存在着大量积聚现象。IL-17 可放大局部炎症及 TNF、IL-6 等炎性细胞因子的产生，进而增加 RANKL 的表达，并与 RANKL 协同刺激破骨细胞生成。T 细胞表达的 RANKL 可能具有累加效应，但这并不能充分解释 RA 中破骨细胞为何会过度生成的问题（Danks et al，2016）。据报道，Th17 细胞也可以通过增加骨髓间充质基质细胞的趋化因子产生来刺激破骨细胞祖细胞的募集（Ciucci et al，2015）。

目前发现一种特殊类型的 Th17 细胞，它来源于 FOXP3⁺T 细胞（称为 exFoxp3Th17 细胞），比传统的 Th17 细胞具有更强的破骨活性。FOXP3 是调节性 T 细胞发育和功能所必需的转录因子，CD25loFoxp3⁺T 细胞在关节炎条件下不表达 FOXP3 并转化为 TH17 细胞，尤其是在滑膜成纤维细胞产生的 IL-6 的作用下。重要的是，FOXP3⁺IL-17⁺ 细胞被认为是向 exFoxp3TH17 细胞转化过程中的过渡状态，且经常在活动性 RA 患者的滑膜组织中能观察到 FOXP3⁺IL-17⁺ 细胞，而在非活动性 RA 患者中却没有，这表明 exFoxp3Th17 细胞在 RA 中起到相当重要的致病作用（Komatsu et al，2014）。

B 细胞在 RA 中的重要性体现在使用 CD20 单克隆抗体 rituximab 治疗 RA 患者的临床疗效中。高水平的血清类风湿因子（rheumatoid factor，RF）和抗瓜氨酸蛋白抗体（anti-citrullinated protein antibodies，ACPA）与侵袭性骨损伤疾病病程相关，免疫复合物可以通过激活破骨细胞前体上的 Fcγ 受体来刺激破骨细胞的分化（Harre et al，2015）。其中 ACPA 可以通过 Fab 片段加速破骨细胞的形成，这是由于 ACPA 能与破骨细胞祖细胞上的瓜氨酸化表位相结合，刺激 TNF 和 IL-8 的产生，进而以自分泌的方式促进破骨细胞的分化成熟（Krishnamurthy et al，2016）。

研究发现，RA 中的抗体数量和质量似乎会受到 CD4⁺T 细胞的影响，例如 Th17 细胞所产生的 IL-22 和 IL-21 会抑制 B 细胞中编码唾液转移酶的基因 *St6gal1* 的表达，导致去唾液化免疫球蛋白 G 的积累，而去唾液化免疫球蛋白 G 比唾液化的 IgG 具有更高的促进炎症和破骨细胞生成的能力（Pfeifle et al，2017）。此外，PD-1ʰⁱCXCR5⁻CD4⁺T 细胞被称为外周辅助性 CD4⁺T 细胞，被发现在 RA 患者的滑膜中扩增，并能增强 B 细胞反应以及出现炎症的滑膜内的抗体产生（Rao et al，2017）。

滑膜成纤维细胞是关节炎中炎症发生和骨破坏的关键因素，它们能产生炎症细胞因子、趋化因子以及降解软骨和骨的基质金属蛋白酶。它们所产生的趋化因子 CCL20 能促进表达 CC 趋化因子受体 6（CC-chemokine receptor 6，CCR6）的 Th17 细胞募集到炎症环境中。此外，滑膜成纤维细胞还会产生 IL-6 和 IL-7 以支持 Th17 细胞的生成及 T 细胞的扩增。值得注意的是，来自滑膜成纤维细胞的 IL-6 能促进 FOXP3$^+$ T 细胞转化为 exFoxp3Th17 细胞，然而，由 Th17 细胞和 exFoxp3Th17 细胞所产生的 IL-17 又能刺激滑膜成纤维细胞产生 CCL20、IL-6 和 RANKL 进一步加重局部炎症反应和关节的破坏（Hirota et al，2018）。因此，滑膜成纤维细胞和骨损伤 T 细胞之间的相互作用形成了一个恶性循环。除此之外，滑膜成纤维细胞中的 TNF 受体信号对于 TNF 过表达的小鼠关节炎发展是必不可少的（Armaka et al，2018）。单细胞 RNA 测序分析发现，RA 患者的滑膜成纤维细胞群体之间存在异质性，其中 CD34$^-$THY1$^+$Podoplanin$^+$cadherin-11$^+$ 亚群呈现出显著的扩增，这些成纤维细胞位于炎症滑膜的血管周围区，具有增生性和侵袭性（Stephenson et al，2018；Mizoguchi et al，2018）。

研究发现，在关节炎小鼠和 RA 患者的滑膜组织中存在着先天性淋巴细胞（innate lymphoid cell，ILC），它和滑膜成纤维细胞所产生的粒细胞-巨噬细胞集落刺激因子在关节炎的发展过程中具有促进作用（Omata et al，2018）。然而，在其他的报道中对此持有不同的观点，认为 2 型 ILC（ILC2）能通过产生 IL-4 和 IL-3 来减轻关节炎的炎症反应，滑膜中的 ILC2 受到 IL-9 的刺激能激活 Treg 细胞，进而诱导炎症的消退（Rauber et al，2017）。此外还有研究发现，IL-9 在 RA 中能延长中性粒细胞的存活时长，增加其蛋白酶的产生并促进 Th17 细胞的分化（Chowdhury et al，2018）。这些研究均表明 ILC2 参与了 RA 的发生和消退过程，但仍需进一步了解 ILC2 对骨细胞的直接作用和其他 ILC 亚群在骨骼疾病中的作用。

这些骨免疫学研究极大地促进了类风湿性关节炎诊疗策略的进步，其中 IL-6 受体和 TNF 阻断抗体已被证明能通过抑制炎症以及直接通过抑制破骨细胞的形成而对 RA 达到治疗效果。抗 RANKL 抗体 denosumab 已经在日本被批准用于临床治疗 RA 患者的骨退化，同时也在全球范围内被批准用于治疗骨质疏松症和转移性骨癌（Okamoto et al，2017）。鉴于风湿性疾病的发病机制是异质性的，进一步细化患者亚群并制定不同的治疗策略是很重要的。

（二）牙周炎

牙周炎是人类最常见的感染性疾病之一，是一种典型的骨免疫疾病，其特点是牙周组织的炎症和随后的牙槽破坏（Hajishengallis，2015）。牙龈卟啉单胞菌是一种经常从牙周炎患者中分离出来的细菌，可能通过诱导口腔生态失调而导致发病（Maekawa et al，2014）。单纯的由于口腔不卫生而引起的与牙齿相关生物膜的积累并不足以诱发牙周炎，还需自身免疫反应对牙周组织产生破坏方能诱发牙周炎。

虽然 CD4$^+$T 细胞长期以来被认为在牙周炎诱导的骨质流失中起着关键作用，但是由于缺乏合适的动物模型，T 细胞介导的牙周炎骨损伤的确切机制尚不清楚。在小鼠牙周炎模型中发现，Th17 细胞和 exFoxp3Th17 细胞在牙周炎的病变过程中得到了显著的积累，而这些细胞的积累依赖于牙周韧带细胞所产生的 IL-6。虽然口腔黏膜中的 Th17 细胞产生归因于生理条件下咀嚼引起的机械损伤，但在牙周炎中 Th17 细胞的积累严重依赖于口腔微生物（Tsukasaki et al，2018；Dutzan et al，2017）。Th17 细胞和 exFoxp3Th17 细胞所产生的 IL-17 可诱导成骨细胞和牙周韧带细胞中膜结合形式的 RANKL 的表达，其他的炎症因子及细菌成分也会增加牙周组织中 RANKL/

OPG 的比例，加速牙槽骨中的破骨细胞的骨吸收（Akiyama et al，2014）。临床研究证实 Th17 细胞和 exFoxp3Th17 细胞在牙周炎发病中扮演着重要的角色，发现 IL-17$^+$CD4$^+$T 细胞在人类牙周病变中得以扩增，并且 Th17 细胞分化遗传缺陷的患者似乎免受牙周炎和骨破坏（Dutzan et al，2018）。重度牙周炎患者的牙周病变中也常见 FOXP3$^+$IL-17$^+$ 细胞。Tocilizumab 作为一种 IL-6R 抑制剂，已被证明可以显著抑制 RA 患者的牙周炎症状（Kobayashi et al，2014）。由于口腔黏膜中的 Th17 细胞异常扩增，1 型白细胞黏附缺陷患者容易发展为严重的牙周炎，导致几乎所有该类型的患者在成年后牙齿完全脱落。Ustekinumab 作为一种结合 IL-23 和 IL-12 的 p40 亚基抗体，已被证明可以通过抑制牙周 Th17 细胞的激活进而达到改善 1 型白细胞黏附缺陷患者的牙周炎症状（Moutsopoulos et al，2017）。这些研究发现表明，在针对骨免疫系统的治疗方法上，适当进行感染控制，可能会是预防感染减轻骨损伤的一种更佳治疗策略。

在牙周炎发生的情况下，Th17 细胞和 exFoxp3Th17 细胞会以两种不同方式帮助宿主防御口腔细菌。首先，它们会引发抗菌反应，诱导牙龈上皮细胞产生抗菌肽和中性粒细胞的化学引诱剂；其次，它们通过促进破骨细胞的骨吸收来阻止长时间的感染和炎症，从而使患病牙齿得以排出。这种以牙齿脱落终止牙周炎的方式会引起局部炎症和口腔微生物群传播至全身，对患者全身状态产生不利影响。如果患病牙齿没有脱落，就有可能发展为长期感染，甚或发展为危及生命的颌骨骨髓炎，这种情况下可以通过拔除患病牙齿同时结合抗生素进行治疗。此外，药物相关性颌骨坏死（medication-related osteonecrosis of the jaw，MRONJ）是预防骨质流失治疗中使用抗骨吸收药物后出现的最严重副作用之一。虽然有学者认为拔牙是诱导 MRONJ 发生的潜在诱因，但目前的研究表明发生 MRONJ 的关键风险因素是局部的感染，而不是拔牙的本身（Otto et al，2015）。

从进化的角度来看，大多数脊椎动物都是多齿动物，能够不断地更换牙齿。在古代爬行动物中也观察到感染导致的牙齿脱落，这表明炎症性骨破坏可能是一种原始的宿主防御系统，以阻止长期感染，这是一种进化的保守系统。

（三）原发性恶性骨肿瘤

原发性恶性骨肿瘤如骨肉瘤、尤因肉瘤、软骨肉瘤、脊索瘤等可发生于人类各个年龄段。骨肉瘤在儿童和青少年中尤为常见，占儿童期所有癌症的 6%，同时占儿童及青少年期恶性骨肿瘤的 56%，而在成年人所有恶性骨肿瘤中，软骨肉瘤占比达 40% 以上（Siegel et al，2018）。在针对恶性骨肿瘤的外科分期及治疗措施的指南中指出：Ⅱ/Ⅲ期的恶性骨肿瘤予以手术切除并辅以放疗或化疗（环磷酰胺、氨甲蝶呤、阿霉素为主）的疗法。这些治疗手段虽然一定程度上可以提高恶性骨肿瘤患者的 5 年生存率，但化疗药物的耐药性使疗效降低。鉴于这种情况，在原发性恶性骨肿瘤的治疗研究中尝试了肿瘤免疫疗法，如嵌合抗原受体 T 细胞（chimeric antigen receptor T cell，CAR-T）疗法、免疫检查点阻断疗法、自然杀伤（natural killer，NK）细胞输注疗法和溶瘤病毒疗法，来解决肿瘤免疫逃逸、肿瘤细胞对浸润的免疫细胞免疫抑制的问题（Mahoney et al，2015；Heymann et al，2021）。

已有靶向 CD19、HER-2、NY-ESO-1、B7-H3 肿瘤抗原的 CAR-T 疗法应用于血液系统肿瘤。针对恶性骨肿瘤的治疗，目前主要是通过靶向 HER-2、NY-ESO-1、GD2、IGF1R、IL-11Rα、CD166、NKG2D 的 CAR-T 细胞疗法。HER-2 虽然参与了骨肉瘤及其他恶性肿瘤骨转移的发生，但其表达水平与骨肉瘤预后的关系仍存在争议（Day et al，2017；Park et al，2020；Gorlick et al，

2014）。靶向 HER-2 的 CAR-T 细胞可以在体外对 HER-2 的骨肉瘤细胞进行杀伤，其主要是通过 HER-2 特异性 T 细胞的增殖来产生免疫刺激性 T 辅助 1 细胞因子来识别并杀伤 HER-2 骨肉瘤细胞。在临床研究中，靶向 HER2 的一代 CAR-T 细胞疗法用于骨肉瘤及尤因肉瘤治疗时引起严重的呼吸衰竭，而二代 CAR-T 细胞疗法用于 HER-2 表达阳性的骨肉瘤和尤因肉瘤时，在复发性或难治性骨源性肉瘤患者中表现出了较高的安全性（Ahmed et al，2015）。NY-ESO-1 在各种肉瘤中高表达，针对该靶点的 CAR-T 细胞疗法在血液系统肿瘤治疗中取得了较好的结果，其在骨源性肉瘤治疗中的临床试验已经进行。GD2 是表达在某些肿瘤细胞表面的鞘糖脂，其过表达会增加骨肉瘤的恶性程度（Roth et al，2014）。为了避免常规 CAR-T 细胞疗法带来的潜在副作用（细胞因子风暴、肿瘤裂解综合征、反应不可控性），建立了一种靶向 GD2 的广谱性 CAR-T（universal CAR-T，UniCAR-T）细胞的模块化 CAR 技术。通过双特异性分子靶标模块化结构，UniCAR-T 细胞的活性可以根据需要被灵活地"打开"或"关闭"，分子靶标模块一端识别结合 UniCAR-T 细胞表面的分子，另外一端结合肿瘤细胞表面的 GD2 存在时，可以高效杀伤尤因肉瘤细胞，而分子靶标模块不存在时，UniCAR-T 细胞失去了杀伤肿瘤细胞的能力（Mitwasi et al，2017）。此外，研究发现，靶向 GD2 的 CAR-T 细胞与阿霉素联合使用可以有效杀死骨肉瘤细胞（Chulanetra et al，2020），靶向 GD2 的 CAR-T 细胞与肝细胞生长因子受体中和抗体 AMG102 联合使用可以协同抑制小鼠体内尤因肉瘤的增殖和转移（Charan et al，2020）。IGF1R 主要表达于尤因肉瘤、骨肉瘤等实体瘤细胞，靶向 CAR-T 细胞疗法可以治疗严重免疫缺陷小鼠体内的肉瘤细胞，延长小鼠的生存期（Huang et al，2015）。IL-11Rα 在骨肉瘤细胞中表达，且在骨肉瘤肺转移的患者中高表达。通过药物阻断 IL-11Rα 的表达可以抑制小鼠体内骨肉瘤细胞的增殖和肺转移（Lewis et al，2017）。靶向 IL11-Rα 的 CAR-T 细胞作用于骨肉瘤细胞时，对骨肉瘤细胞有杀伤作用，且靶向 IL11-R-α 的 CAR-T 细胞治疗引起的细胞毒性与肿瘤细胞 IL-11Rα 的表达水平有关，且该治疗可以抑制小鼠体外骨肉瘤肺转移而无器官毒性。CD166 在骨肉瘤细胞中非特异性表达，且研究证明，靶向 CD166 的 CAR-T 细胞对小鼠体内移植的骨肉瘤细胞有杀伤作用（Wang et al，2019a）。

程序性细胞死亡蛋白 1（programmed cell deathprotein 1，PD-1）表达于细胞毒性 T 细胞（活化的 CD4$^+$T 细胞）表面。PD-1 与表达于肿瘤细胞表面的程序性死亡因子 1 配体（programmed cell deathprotein 1 ligand，PD-L1）结合后可抑制 T 细胞对肿瘤细胞的杀伤作用（Medina et al，2016；Wunder et al，2020）。临床前研究表明，小鼠骨肉瘤细胞表面 PD-L1 的表达水平与小鼠预后（生存率）呈负相关（Lussier et al，2015）。采用抗 PD-1 单抗治疗可使小鼠 CD4$^+$T 细胞和 CD8$^+$T 细胞数量增加并增强 CD8$^+$T 细胞的杀伤细胞活性，从而抑制骨肉瘤转移，提高了小鼠的存活率（Zheng et al，2018）。在两项对骨肉瘤患者和骨软骨肉瘤患者采用 PD-1 阻断剂疗法的临床研究中，PD-1 阻断疗法对半数骨肉瘤患者和骨软骨肉瘤患者有效（Paoluzzi et al，2016；Wagner et al，2018）。复发性转移性尤因肉瘤患者经抗 PD-1 阻断剂治疗后也得到了临床和放射学上的缓解。但是，在采用 PD-1 抑制剂对晚期软组织肉瘤及骨肉瘤治疗的 II 期临床研究中，40 名恶性骨肿瘤患者中只有 2 名患者的病情有所缓解，9 名患者出现了肾上腺功能不全、肾炎、肺炎及免疫相关的严重不良事件（Tawbi et al，2017）。目前，还有大量临床试验正在进行中。这些临床研究表明，PD-1 阻断剂在恶性骨肿瘤中的应用因对肝、肾等脏器的功能损伤而具有相应的临床禁忌证。而有研究表明，甲基化岛 CpG 可以作为患者是否适用 PD-1/PDL1 阻断疗法的生物学标志（Xue et al，2019），将有助于今后对患者实施精准治疗及个体化治疗。PD-L1 表达于肿瘤细胞等表面，与表达于 T 细胞表面的 PD-1 结合可抑制 T 细胞对肿瘤细胞的杀伤作用（Medina et al，2016）。

Meta 分析表明，PD-L1/PD-1 的过表达与骨肉瘤转移显著相关，且显著增加患者的死亡风险。针对 PD-L1 阻断剂疗法，已经进行了大量临床前研究，PD-L1 阻断剂可以通过细胞毒性作用增强 NK 杀伤脊索瘤细胞的作用（Fujii et al，2016）。但使用 PD-L1 阻断剂后，细胞毒性 T 细胞表面的免疫抑制性抗原细胞毒性 T 淋巴细胞相关抗原- 4（cytotoxic T lymphocyte antigen 4，CTLA-4）会代偿性增加，使骨肉瘤细胞获得免疫逃逸能力，可以引起巨噬细胞 M1/M2 的比值降低，降低机体的抗肿瘤免疫（Markel et al，2018）。而 CTLA-4 和 PD-L1 的阻断剂联合使用可使大多数小鼠转移性骨肉瘤完全消除（Lussier et al，2015）。此外，阿霉素与 PD-L1 阻断剂联合治疗对小鼠体外移植的骨肉瘤也有明显的抑制作用（Wang et al，2019b）。一项包括恶性骨肉瘤的实体瘤放疗、手术治疗与 PD-L1 单抗联合治疗的临床试验正在进行（NCT03474094）。PD-L1 阻断剂单一疗法效果有限，近年来更多的联合治疗正在尝试克服单药治疗存在的不足。CTLA-4 是一类主要表达于调节性 T 细胞和记忆性 T 细胞表面的跨膜糖蛋白受体，其配体是靶细胞、抗原提呈细胞和肿瘤细胞表面的 B7-1/2（CD80/86）（Callahan et al，2015）。B7-1/2 与 CTLA-4 的结合可抑制 T 细胞对肿瘤细胞的杀伤。而 CTLA-4 的多态性与患骨肉瘤风险也有密切的联系（Zhang et al，2016）。临床前研究表明，放射治疗与抗 PD-L1 抗体、抗 CTLA-4 抗体治疗联合使用可以提供更远距离效应，增强局部抗肿瘤免疫（Lussier et al，2015；Behjati et al，2017）。但是，一项包括 8 名难治性复发性骨肉瘤的临床研究表明，CTLA-4 阻断剂的使用虽提高了患者的总体生存率，但引起了免疫相关不良反应（Merchant et al，2016），这也是单药临床应用中存在的主要问题。而在联合治疗的研究中，PD-1 单抗阻断剂与 CTLA-4 单抗阻断剂联合治疗的转移性肉瘤患者的病情并没有明显改善，反而出现 3 级或更严重的不良事件（D'Angelo et al，2018）。通过对大量骨肉瘤临床标本的研究，发现了一些新的肿瘤抗原如 B7-H3、LAG-3、HLA-G（Dancsok et al，2019）。B7-H3 表达于肿瘤细胞且在正常组织中低表达，B7-H3 抑制肿瘤浸润性淋巴细胞从而使肿瘤的侵袭性增加。针对 B7-H3 靶点的 CAR-T 治疗在体外移植骨肉瘤小鼠中被证实是有效的（Tang et al，2019）。研究表明，抗 LAG-3 抗体可以调节肿瘤浸润的 CD4$^+$T 细胞和 CD8$^+$T 细胞的功能，且延缓了 MCA205 纤维肉瘤小鼠体内肿瘤的生长（Que et al，2019）。HLA-G 通过抑制 NK 细胞和 T 细胞的功能介导免疫逃逸（Spurny et al，2018）。

输注纯化的 NK 细胞可以抑制肿瘤细胞的增殖。但 NK 数量不足、归巢至肿瘤部位失败、效应器功能障碍和衰竭，导致肿瘤细胞免疫逃逸是制约 NK 细胞输注疗法的因素（Leung et al，2014）。研究表明，NK 细胞以 NKG2D 受体 /NKG2DL 配体相互作用的方式杀伤骨肉瘤细胞（Fernández et al，2015）。表达 NKG2D 受体的 NK 细胞对尤因肉瘤细胞具有杀伤作用。改造的靶向 GD2 基因的 NK 细胞并不能有效清除尤因肉瘤细胞，且与 CAR-T 细胞疗法相比，针对 NK 细胞的嵌合抗原受体治疗并未表现出优势（Kailayangiri et al，2017）。

溶瘤病毒疗法为晚期恶性骨肿瘤患者的治疗带来希望。携带增强绿色荧光蛋白的塞姆利基森林溶瘤病毒 VA7-EGFP 对裸鼠体内移植的人骨肉瘤具有较敏感的杀伤作用，且与广谱的溶瘤病毒 Ad5$^\Delta$ 24 相比，VA7-EGFP 溶瘤病毒具有更好的溶瘤效果。此外，溶瘤腺病毒 VCN-01 对小鼠胫骨内及肺转移性骨肉瘤细胞有杀伤作用，且安全性高，有望作为儿童骨肉瘤的一种治疗方法（Martínez-Vélez et al，2016）。

（四）自身炎症性疾病

自身炎症性疾病是由先天免疫细胞异常激活引起的慢性炎症，不具有自身免疫的特征。慢性复发性多灶性骨髓炎（chronic recurrent multifocal osteomyelitis，CRMO），以骨炎症、破坏和畸形为特征，尽管其病因尚不清楚，但在小鼠 CRMO 模型的研究中发现，中性粒细胞过量产生的 IL-1 在骨病理中起关键作用（Lukens et al，2014a；Lukens et al，2014b）。据报道，巨噬细胞产生的 MIP1α 增加可能有助于 CRMO 小鼠模型中的破骨细胞活化。

另一种与 IL-1 有关的疾病是 IL-1 受体拮抗剂缺乏症，这是一种常染色体隐性遗传病，由 IL-1 受体拮抗剂基因的功能丧失突变引起。它的特点是新生儿容易发生灶性骨髓炎、骨膜炎和皮肤脓疱病等。IL-1 受体拮抗剂缺乏的小鼠由于产生 IL-17 的 CCR2$^+$Vγ6$^+$γδT 细胞异常激活而自发发生关节炎（Bader-Meunier et al，2018）。遗传性的自身炎症疾病小天使病，是由编码信号接头蛋白 SH3BP2 基因的杂合突变引起的，其特点是颌骨纤维骨性病变的双侧扩张，通常在青春期后消退。小天使病增强了巨噬细胞对 Toll 样受体配体的反应性，导致 TNF 过量产生致使骨骼发生炎症反应（Yoshitaka et al，2014）。大量 Toll 样受体配体的存在，可能与口腔微生物群产生的病原体相关分子和牙齿出牙时释放的危险相关分子之间有着密不可分的关联，这解释了病变的颌骨特异性发展及其年龄依赖性消退。尽管 TNF 在小鼠小天使病模型的发病机制中起着至关重要的作用，但据报道，抗 TNF 治疗对预防或治疗人类小天使病病变并不有效，需要进一步的研究来开发新的治疗策略。

许多其他自身炎症性疾病也有骨异常的报道，如 Majeed 综合征、滑膜炎、痤疮、脓疱病、Singleton-Merten 综合征、Blau 病、多神经病变、器官肿大、内分泌病变、化脓性关节炎和 Nakajo-Nishimura 综合征等，但这些自身炎症性疾病与骨代谢异常之间的确切机制尚不清楚，这需要进一步的骨免疫学研究来了解自身炎症疾病中骨破坏的分子基础。

（五）其他感染性疾病

疟疾是一种由疟原虫引起的威胁生命的疾病，在疟疾患者中也有骨病理学的报道。在疟原虫感染的急性期，体循环系统中的 IL-4、IL-10、IL-13 和 IFNγ 等细胞因子水平升高，导致骨重塑受到抑制。在疟疾的慢性阶段，即使寄生虫被系统清除，疟原虫产物（包括蛋白质、核酸和疟疾色素）仍留在骨髓中，并促进慢性炎症和破骨细胞骨吸收（Lee et al，2017a）。这可能会导致疟疾患者头盖骨、脊柱、肱骨和股骨颈的多孔性骨病变发生率增加（Smith-Guzman et al，2015）。

病毒可直接感染骨细胞，影响骨代谢。例如，麻疹病毒感染破骨细胞与 Paget 骨病机制有关，具有破骨细胞特异性表达麻疹病毒核衣壳蛋白的转基因小鼠会表现出 Paget 骨病样骨病变。HIV 也可直接感染破骨细胞，增强破骨细胞骨吸收，感染 HIV 的患者常表现为骨密度降低，骨折发生率增高（Raynaud-Messina et al，2018）。CCR5（病毒进入细胞的一种辅助受体）的激活能正向调控破骨细胞的功能，表明 HIV 能直接刺激破骨细胞的骨吸收（Lee et al，2017b）。此外，病毒也可能通过激活免疫细胞间接影响骨代谢，感染淋巴细胞性脉络丛脑膜炎病毒或肺炎病毒的小鼠其循环炎症细胞因子水平升高，从而抑制成骨细胞的生成影响骨形成（Maltby et al，2018）。

三、小结

骨免疫学领域从研究免疫系统对骨骼的影响开始，二十多年来，骨免疫学见证了骨骼系统在免疫系统调节中发挥的作用，强调了骨骼系统与免疫系统之间不可分割的联系。在探索疾病机制或设计涉及骨骼和（或）免疫系统的治疗策略时，必须考虑两个系统之间相互依赖的关系。随着人类和小鼠基因组测序的完成，进入了通过基因靶向对单个基因进行功能分析的时代，现在生物医学科学的重点正在转向有机体水平的复杂生物系统。以骨免疫学为代表的对生物系统间关系机制的研究，将是理解整个生物体的关键，也是在器官间串扰时代开发新的治疗方法的关键。

（史晓林　刘康）

参考文献

林创鑫，2018. 软骨下骨 PI3K/AKT/mTORC1 信号通路活性在骨关节炎发病中的作用及机制研究 [D]. 广州：南方医科大学 .

颜春鲁，李盛华，安方玉，等，2020. 右归丸通过 PI3K/Akt/mTOR 信号通路对膝骨关节炎模型鼠软骨组织保护作用的研究 [J]. 中国骨质疏松杂志，26: 318-322+327.

张行，保国锋，崔志明，2019. PI3K/AKT 信号通路在类风湿关节炎发病机制中的研究进展 [J]. 东南大学学报（医学版），38: 358-363.

Abildgaard J, Tingsted, J, Zhao Y, et al, 2020. Increased systemic inflammation and altered distribution of T-cell subsets in postmenopausal women[J]. PLoS One, 15(6): e235174.

Agostino M, Pohl S O, 2020. The structural biology of canonical Wnt signalling[J]. Biochem Soc Trans, 48(4): 1765-1780.

Aguera-Gonzalez S, Burton O T, Vazquez-Chavez E, et al, 2017. Adenomatous polyposis coli defines Treg differentiation and anti-inflammatory function through Microtubule-Mediated NFAT localization[J]. Cell Rep, 21(1): 181-194.

Ahmed N, Brawley V S, Hegde M, et al, 2015. Human epidermal growth factor receptor 2 (HER2) -Specific chimeric antigen receptor-modified T cells for the immunotherapy of HER2-positive sarcoma[J]. J Clin Oncol, 33(15): 1688-1696.

Akiyama T, Miyamoto Y, Yoshimura K, et al, 2014. *Porphyromonas gingivalis*-derived lysine gingipain enhances osteoclast differentiation induced by tumor necrosis factor-alpha and interleukin-1beta but suppresses that by interleukin-17A: importance of proteolytic degradation of osteoprotegerin by lysine gingipain[J]. J Biol Chem, 289(22): 15621-15630.

Armaka M, Ospelt C, Pasparakis M, et al, 2018. The p55TNFR-IKK2-Ripk3 axis orchestrates arthritis by regulating death and inflammatory pathways in synovial fibroblasts[J]. Nat Commun, 9(1): 618.

Ba X, Huang Y, Shen P, et al, 2021. WTD attenuating rheumatoid arthritis via suppressing angiogenesis and modulating the PI3K/AKT/mTOR/HIF-1α Pathway[J]. Front Pharmacol 12: 696802.

Bader-Meunier B, Van Nieuwenhove E, Breton S, et al, 2018. Bone involvement in monogenic autoinflammatory syndromes[J]. Rheumatology (Oxford), 57(4): 606-618.

Baek K W, Lee D I, Jeong M J, et al, 2020. Effects of lifelong spontaneous exercise on the M1/M2 macrophage polarization ratio and gene expression in adipose tissue of super-aged mice[J]. Exp Gerontol, 141: 111091.

Balan S, Saxena M, Bhardwaj N, 2019. Dendritic cell subsets and locations[J]. Int Rev Cell Mol Biol, 348: 1-68.

Bastian O W, Croes M, Alblas J, et al, 2018. Neutrophils inhibit synthesis of mineralized extracellular matrix by human bone marrow-derived stromal cells in vitro[J]. Front Immunol, 9: 945.

Bastian O W, Koenderman L, Alblas J, et al, 2016. Neutrophils contribute to fracture healing by synthesizing fibronectin+ extracellular matrix rapidly after injury[J]. Clin Immunol, 164: 78-84.

Batoon L, Millard S M, Raggatt L J, et al, 2021. Osteal macrophages support osteoclast-mediated resorption and contribute to bone pathology in a postmenopausal osteoporosis mouse model[J]. J Bone Miner Res, 36(11): 2214-2228.

Behjati S, Tarpey P S, Haase K, et al, 2017. Recurrent mutation of IGF signalling genes and distinct patterns of genomic rearrangement in osteosarcoma[J]. Nat Commun, 8:15936.

Bhardwaj A, Sapra L, Tiwari A, et al, 2021. "Osteomicrobiology": The Nexus Between Bone and Bugs[J]. Front Microbiol, 12: 812466.

Bouillon R, Suda T, 2014. Vitamin D: calcium and bone homeostasis during evolution[J]. Bonekey Rep, 3: 480.

Boulter L, Govaere O, Bird T G, et al, 2012. Macrophage-derived Wnt opposes Notch signaling to specify hepatic progenitor cellfate in chronic liver disease[J]. Nat Med, 18(4): 572-579.

Bozec A, Soulat D, 2017. Latest perspectives on macrophages in bone homeostasis[J]. Pflugers Arch, 469(3-4): 517-525.

Buck D N, Dumanian G A, 2012. Bone biology and physiology: Part I. The fundamentals[J]. Plast Reconstr Surg, 129(6): 1314-1320.

Bulati, M, Caruso, C, Colonna-Romano, G, 2017. From lymphopoiesis to plasma cells differentiation, the age-related modifications of B cell compartment are influenced by "inflammageing"[J]. Ageing Res Rev, 36: 125-136.

Cai X, Zheng Y, Ren F, et al, 2022. Secretory phosphoprotein 1 secreted by fibroblast-like synoviocytes promotes osteoclasts formation via PI3K/AKT signaling in collagen-induced arthritis[J]. Biomed Pharmacother 155: 113687.

Callahan M K, Postow M A, Wolchok J D, 2014. CTLA-4 and PD-1 pathway blockade: Combinations in the clinic[J]. Front Oncol, 4:385.

Cappariello, A, Maurizi, A, Veeriah, V, et al, 2014. The great beauty of the osteoclast[J]. Arch BiochemBiophys, 558: 70-78.

Chae W J, Bothwell A L, 2015. Spontaneous intestinal tumorigenesis in Apc (/Min+) mice requires altered T cell Development with IL-17A[J]. J Immunol Res, 2015:860106.

Charan M, Dravid P, Cam M, et al, 2020. GD2-directed CAR-T cells in combination with HGF-targeted neutralizing antibody(AMG102) prevent primary tumor growth and metastasis in Ewing sarcoma[J]. Int J Cancer, 146(11): 3184-3195.

Chen Q, Shou P, Zheng C, et al, 2016. Fate decision of mesenchymal stem cells: adipocytes or osteoblasts?[J]. Cell Death Differ, 23: 1128-1139.

Chen X, Wang S, Chen G, et al, 2021. The immunomodulatory effects of CarapaxTrionycis ultrafine powder on cyclophosphamide-induced immunosuppression in Balb/c mice[J]. J Sci Food Agric, 101(5): 2014-2026.

Cho D I, Kim M R, Jeong H Y, et al, 2014. Mesenchymal stem cells reciprocally regulate the M1/M2 balance in mouse bone marrow-derived macrophages[J]. Exp Mol Med, 46(1): e70.

Choi Y S, Gullicksrud J A, Xing S, et al, 2015. LEF-1 and TCF-1 orchestrate T(FH) differentiation by regulating differentiation circuits upstream of the transcriptional repressor Bcl6[J]. Nat Immunol, 16(9): 980-990.

Chowdhury K, Kumar U, Das S, et al, 2018. Synovial IL-9 facilitates neutrophil survival, function and differentiation of Th17 cells in rheumatoid arthritis[J]. Arthritis Res Ther, 20(1): 18.

Chulanetra M, Morchang A, Sayour E, et al, 2020. GD2 chimeric antigen receptor modified T cells in synergy with sub-toxic level of doxorubicin targeting osteosarcomas[J]. Am J Cancer Res, 10(2): 674-687.

Ciucci T, Ibanez L, Boucoiran A, et al, 2015. Bone marrow Th17 TNFalpha cells induce osteoclast differentiation, and link bone destructionto IBD[J]. Gut, 64(7): 1072-1081.

Cosin-Roger J, Ortiz-Masia D, Calatayud S, et al, 2016. The activation of Wnt signaling by a STAT6-dependent macrophage phenotype promotes mucosal repair in murine IBD[J]. Mucosal Immunol, 9(4): 986-998.

Costello M J, Chaudhary C, 2017. Marine biodiversity, biogeography, deep-sea gradients, and Conservation[J]. Curr Biol, 27: R511-r527.

Dancsok A R, Setsu N, Gao D, et al, 2019. Expression of lymphocyte immunoregulatory biomarkers in bone and soft-tissue sarcomas[J]. Mod Pathol, 32(12): 1772-1785.

D'Angelo S P, Mahoney M R, Van Tine B A, et al, 2018. Nivolumab with or without ipilimumab treatment for metastatic sarcoma (Alliance A091401): two open-label, non-comparative, randomised, phase 2 trials[J]. Lancet Oncol, 19(3): 416-426.

Danks L, Komatsu N, Guerrini M M, et al, 2016. RANKL expressed on synovial fibroblasts is primarily responsible for bone erosions during joint inflammation[J]. Ann Rheum Dis, 75(6): 1187-1195.

Dar H Y, Pal S, Shukla P, et al, 2018a. Bacillus clausii inhibits bone loss by skewing Treg-Th17 cell equilibrium in postmenopausal osteoporotic mice model[J]. Nutrition, 54: 118-128.

Dar H Y, Shukla P, Mishra P K, et al, 2018b. *Lactobacillus acidophilus* inhibits bone loss and increases bone heterogeneity in osteoporotic mice via modulating Treg-Th17 cell balance[J]. Bone Rep, 8: 46-56.

Day K C, Lorenzatti H G, Kozminsky M, et al, 2017. HER2 and EGFR overexpression support metastatic progression of prostate cancer to Bone[J]. Cancer Res, 77(1): 74-85.

De Santis M C, Gulluni F, Campa C C, et al, 2019. Targeting PI3K signaling in cancer: Challenges and advances[J]. Biochim Biophys Acta Rev Cancer 1871: 361-366.

Delaunay T, Violland M, Boisgerault N, et al, 2018. Oncolytic viruses sensitize human tumor cells for NY-ESO-1 tumor antigen recognition by CD4+ effector T cells[J]. Oncoimmunology, 7(3): e1407897.

Deng X, Qu Y, Li M, et al, 2024. Sakuranetin reduces inflammation and chondrocyte dysfunction in osteoarthritis by inhibiting the PI3K/AKT/NF-κB pathway[J]. Biomed Pharmacother 171: 116194.

Dennis K L, Saadalla A, Blatner N R, et al, 2015. T-cell expression of IL10 is essential for tumor immune surveillance in the smallIntestine[J]. Cancer Immunol Res, 3(7): 806-814.

Dinesh P, Rasool M, 2019. Berberine mitigates IL-21/IL-21R mediated autophagic influx in fibroblast-like synoviocytes and regulates Th17/Treg imbalance in rheumatoid arthritis[J]. Apoptosis 24: 644-661.

Dornan G L, Burke J E, 2018. Molecular mechanisms of human disease mediated by oncogenic and primary immunodeficiency mutations in class IA phosphoinositide 3-kinases[J]. Front Immunol, 9: 575.

Dou C, Ding N, Zhao C, et al, 2018. Estrogen deficiency-mediated M2 macrophage osteoclastogenesis contributes to M1/M2 ratio alteration in ovariectomized osteoporotic mice[J]. J Bone Miner Res, 33(5): 899-908.

Dutzan N, Abusleme L, Bridgeman H, et al, 2017. On-going mechanical damage from mastication drives homeostatic Th17 cell responses at the oral barrier[J]. Immunity, 46(1): 133-147.

Dutzan N, Kajikawa T, Abusleme L, et al, 2018. A dysbiotic microbiome triggers T(H)17 cells to mediate oral mucosal immunopathology in mice and humans[J]. Sci Transl Med, 10(463).

Fernández L, Valentin J, Zalacain M, et al, 2015. Activated and expanded natural killer cells target osteosarcoma tumor initiating cells in an NKG2D-NKG2DL dependent manner[J]. Cancer Lett, 368(1): 54-63.

Fischer V, Haffner-Luntzer M, 2022. Interaction between bone and immune cells: Implications for postmenopausal osteoporosis[J]. Semin Cell Dev Biol, 123: 14-21.

Fujii R, Friedman E R, Richards J, et al, 2016. Enhanced killing of chordoma cells by antibody-dependent cell-mediated cytotoxicity employing the novel anti-PD-L1 antibody avelumab[J]. Oncotarget, 7(23): 33498-33511.

Gardner O F, Alini M, Stoddart M J, 2015. Mesenchymal stem cells derived from human bone marrow[J]. Methods Mol Biol, 1340: 41-52.

Geissler, S, Textor, M, Stumpp, S, et al, 2018. Loss of murine Gfi1 causes neutropenia and induces osteoporosis depending on the pathogen load and systemic inflammation[J]. PLoS One, 13(6): e198510.

Gorlick S, Barkauskas D A, Krailo M, et al, 2014. HER-2 expression is not prognostic in osteosarcoma; a Children's Oncology Group prospective biology study[J]. Pediatr Blood Cancer, 61(9): 1558-1564.

Grčević D, Sanjay A, Lorenzo J, 2023. Interactions of B-lymphocytes and bone cells in health and disease[J]. Bone, 168: 116296.

Greene M A, Loeser R F, 2015. Function of the chondrocyte PI-3 kinase-Akt signaling pathway is stimulus dependent[J]. Osteoarthritis Cartilage 23: 949-956.

Gu F, Zhang K, Li J, et al, 2022. Changes of migration, immunoregulation and osteogenic differentiation of mesenchymal stem cells in different stages of inflammation[J]. Int J Med Sci, 19(1): 25-33.

Gullicksrud J A, Li F, Xing S, et al, 2017. Differential requirements for Tcf1 long isoforms in CD8(+) and CD4(+) T cell responses to acute viral infection[J]. J Immunol, 199(3): 911-919.

Hajishengallis G, 2015. Periodontitis: from microbial immune subversion to systemic inflammation[J]. Nat Rev Immunol, 15(1): 30-44.

Hao H, Li X, Li Q, et al, 2016. FGF23 promotes myocardial fibrosis in mice through activation of beta-catenin[J]. Oncotarget, 7(40): 64649-64664.

Harre U, Lang S C, Pfeifle R, et al, 2015. Glycosylation of immunoglobulin G determines osteoclast differentiation and boneloss[J]. Nat Commun, 6:6651.

Hayat R, Manzoor M, Hussain A, 2022. Wnt signaling pathway: A comprehensive review[J]. Cell Biol Int, 46(6): 863-877.

He L, Pan Y, Yu J, et al, 2021. Decursin alleviates the aggravation of osteoarthritis via inhibiting PI3K-Akt and NF-kB signal pathway[J]. Int Immunopharmacol 97: 107657.

Herath T, Larbi A, Teoh S H, et al, 2018. Neutrophil-mediated enhancement of angiogenesis and osteogenesis in a novel triple cell co-culture model with endothelial cells and osteoblasts[J]. J Tissue Eng Regen Med, 12(2): e1221-e1236.

Heymann M F, Schiavone K, Heymann D, 2021. Bone sarcomas in the immunotherapy era[J]. Br J Pharmacol, 178(9): 1955-1972.

Hirota K, Hashimoto M, Ito Y, et al, 2018. Autoimmune Th17 cells induced synovial stromal and innate lymphoid cell secretion of the cytokine GM-CSF to initiate and augment autoimmune arthritis[J]. Immunity, 48(6): 1220-1232.

Hong Y, Manoharan I, Suryawanshi A, et al, 2016. Deletion of LRP5 and LRP6 in dendritic cells enhances antitumor immunity[J]. Oncoimmunology, 5(4): e1115941.

Hu J, Zhang L, Liechty C, et al, 2020. Long noncoding RNA GAS5 regulates macrophage polarization and diabetic wound healing[J]. J Invest Dermatol, 140(8): 1629-1638.

Hu X, Sun Y, Xu W, et al, 2017. Expression of RANKL by peripheral neutrophils and its association with bone mineral density in COPD[J]. Respirology, 22(1): 126-132.

Hu Z C, Gong L F, Li X B, et al, 2019. Inhibition of PI3K/Akt/NF-κB signaling with leonurine for ameliorating the progression of osteoarthritis: In vitro and in vivo studies[J]. J Cell Physiol 234: 6940-6950.

Huang X, Park H, Greene J, et al, 2015. IGF1R- and ROR1-Specific CAR T Cells as a Potential Therapy for High Risk Sarcomas[J]. PLoS One, 10(7): e133152.

Huang C, Li S, 2016. Association of blood neutrophil lymphocyte ratio in the patients with postmenopausal osteoporosis[J]. Pak J Med Sci, 32(3): 762-765.

Im S J, Hashimoto M, Gerner M Y, et al, 2016. Defining CD8+ T cells that provide the proliferative burst after PD-1 therapy[J]. Nature,

537(7620): 417-421.

Ip B, Cilfone N A, Belkina A C, et al, 2016. Th17 cytokines differentiate obesity from obesity-associated type 2 diabetes andpromote TNFalpha production[J]. Obesity (Silver Spring), 24(1): 102-112.

Italiani P, Boraschi D, 2014. From monocytes to M1/M2 macrophages: Phenotypical vs. functional differentiation[J]. Front Immunol, 5: 514.

Iwasa K, Hayashi S, Fujishiro T, et al, 2014. PTEN regulates matrix synthesis in adult human chondrocytes under oxidative stress[J]. J Orthop Res 32: 231-237.

Kailayangiri S, Altvater B, Spurny C, et al, 2017. Targeting Ewing sarcoma with activated and GD2-specific chimeric antigen receptor-engineered human NK cells induces upregulation of immune-inhibitory HLA-G[J]. Oncoimmunology, 6(1): e1250050.

Kalajzic I, Matthews B G, Torreggiani E, et al, 2013. In vitro and in vivo approaches to study osteocyte biology[J]. Bone, 54: 296-306.

Kapp F G, Perlin J R, Hagedorn E J, et al, 2018. Protection from UV light is an evolutionarily conserved feature of the haematopoietic niche[J]. Nature, 558: 445-448.

Kavazovic I, Krapic M, Beumer-Chuwonpad A, et al, 2022. Hyperglycemia and Not hyperinsulinemia mediates diabetes-induced memory CD8T-cell dysfunction[J]. Diabetes, 71(4): 706-721.

Kim K W, Kim B M, Won J Y, et al, 2021. Regulation of osteoclastogenesis by mast cell in rheumatoid arthritis[J]. Arthritis Res Ther, 23(1): 124.

Kobayashi T, Yokoyama T, Ito S, et al, 2014. Periodontal and serum protein profiles in patients with rheumatoid arthritistreated with tumor necrosis factor inhibitor adalimumab[J]. J Periodontol, 85(11): 1480-1488.

Komatsu N, Okamoto K, Sawa S, et al, 2014. Pathogenic conversion of Foxp3+ T cells into TH17 cells in autoimmune arthritis[J]. Nat Med, 20(1): 62-68.

Kovtun, A, Bergdolt, S, Wiegner, R, et al, 2016. The crucial role of neutrophil granulocytes in bone fracture healing[J]. Eur Cell Mater, 32: 152-162.

Krishnamurthy A, Joshua V, Haj H A, et al, 2016. Identification of a novel chemokine-dependent molecular mechanism underlying rheumatoid arthritis-associated autoantibody-mediated bone loss[J]. Ann Rheum Dis, 75(4): 721-729.

Lam A P, Herazo-Maya J D, Sennello J A, et al, 2014. Wnt coreceptor Lrp5 is a driver of idiopathic pulmonary fibrosis[J]. Am J Respir Crit Care Med, 190(2): 185-195.

Lecka-Czernik B, 2017. Diabetes, bone and glucose-lowering agents: basic biology[J]. Diabetologia, 60(7): 1163-1169.

Lee J W, Hoshino A, Inoue K, et al, 2017a. The HIV co-receptor CCR5 regulates osteoclast function[J]. Nat Commun, 8(1): 2226.

Lee M, Maruyama K, Fujita Y, et al, 2017b. Plasmodium products persist in the bone marrow and promote chronic bone loss[J]. Sci Immunol, 2(12).

Lee YR, Chen M, Pandolfi PP, 2018. The functions and regulation of the PTEN tumour suppressor: new modes and prospects[J]. Nat Rev Mol Cell Biol 19: 547-562.

Leung W, 2014. Infusions of allogeneic natural killer cells as cancer therapy[J]. Clin Cancer Res, 20(13): 3390-3400.

Lewis V O, Devarajan E, Cardo-Vila M, et al, 2017. BMTP-11 is active in preclinical models of human osteosarcoma and a candidate targeted drug for clinical translation[J]. Proc Natl Acad Sci U S A, 114(30): 8065-8070.

Li C J, Xiao Y, Sun Y C, et al, 2021. Senescent immune cells release grancalcin to promote skeletal aging[J]. Cell Metab, 33(10): 1957-1973.

Lin W W, Nish S A, Yen B, et al, 2016. CD8(+) T lymphocyte self-renewal during effector cell determination[J]. Cell Rep, 17(7): 1773-1782.

Liu J, Xiao Q, Xiao J, et al, 2022. Wnt/beta-catenin signalling: function, biological mechanisms, and therapeutic opportunities[J]. Signal Transduct Target Ther, 7(1): 3.

Liu J, Jia S, Yang Y, et al, 2023. Exercise induced meteorin-like protects chondrocytes against inflammation and pyroptosis in osteoarthritis by inhibiting PI3K/Akt/NF-κB and NLRP3/caspase-1/GSDMD signaling[J]. Biomed Pharmacother, 158: 114118.

Liu L, Meng T, Zheng X, et al, 2019. Transgelin 2 promotes paclitaxel resistance, migration, and invasion of breast cancer by directly interacting with PTEN and activating PI3K/Akt/GSK-3β pathway[J]. Mol Cancer Ther 18: 2457-2468.

Lojk J, Marc J, 2021. Roles of non-canonical Wnt signalling pathways in bone biology[J]. Int J Mol Sci, 22(19).

Lu Y, Liu S, Yang P, et al, 2022. Exendin-4 and eldecalcitol synergistically promote osteogenic differentiation of bone marrow mesenchymal stem cells through M2 macrophages polarization via PI3K/AKT pathway[J]. Stem Cell Res Ther, 13(1): 113.

Lukens J R, Gross J M, Calabrese C, et al, 2014a. Critical role for inflammasome-independent IL-1beta production in osteomyelitis[J]. Proc Natl Acad Sci U S A, 111(3): 1066-1071.

Lukens J R, Gurung P, Vogel P, et al, 2014b. Dietary modulation of the microbiome affects autoinflammatory disease[J]. Nature, 516(7530):

246-249.

Lussier D M, Johnson J L, Hingorani P, et al, 2015. Combination immunotherapy with alpha-CTLA-4 and alpha-PD-L1 antibody blockade prevents immune escape and leads to complete control of metastatic osteosarcoma[J]. J Immunother Cancer, 3:21.

Lussier D M, O'Neill L, Nieves L M, et al, 2015. Enhanced T-cell immunity to osteosarcoma through antibody blockade of PD-1/PD-L1interactions[J]. J Immunother, 38(3): 96-106.

Mabuchi S, Kuroda H, Takahashi R, et al, 2015. The PI3K/AKT/mTOR pathway as a therapeutic target in ovarian cancer[J]. Gynecol Oncol, 137, 173-179.

Maekawa T, Krauss J L, Abe T, et al, 2014. *Porphyromonas gingivalis* manipulates complement and TLR signaling to uncouplebacterial clearance from inflammation and promote dysbiosis[J]. Cell Host Microbe, 15(6): 768-778.

Mahajan A, Bhattacharyya S, 2023. Immunomodulation by mesenchymal stem cells during osteogenic differentiation: Clinical implications during bone regeneration[J]. Mol Immunol, 164: 143-152.

Mahoney K M, Rennert P D, Freeman G J, 2015. Combination cancer immunotherapy and new immunomodulatory targets[J]. Nat Rev Drug Discov, 14(8): 561-584.

Maltby S, Lochrin A J, Bartlett B, et al, 2018. Osteoblasts are rapidly ablated by virus-induced systemic inflammation following lymphocytic choriomeningitis virus or pneumonia virus of mice infection in mice[J]. J Immunol, 200(2): 632-642.

Manoharan I, Hong Y, Suryawanshi A, et al, 2014. TLR2-dependent activation of beta-catenin pathway in dendritic cells induces regulatory responses and attenuates autoimmune inflammation[J]. J Immunol, 193(8): 4203-4213.

Mao D, Jiang H, Zhang F, et al, 2023. HDAC2 exacerbates rheumatoid arthritis progression via the IL-17-CCL7 signaling pathway[J]. Environ Toxicol 38, 1743-1755.

Markel J E, Noore J, Emery E J, et al, 2018. Using the spleen as an in vivo systemic immune barometer alongside osteosarcoma disease progression and immunotherapy with alpha-PD-L1[J]. Sarcoma, 2018:8694397.

Martínez-Vélez N, Xipell E, Vera B, et al, 2016. The oncolytic adenovirus VCN-01 as therapeutic approach against pediatric osteosarcoma[J]. Clin Cancer Res, 22(9): 2217-2225.

McCaughan G J, Fulham M J, Mahar A, et al, 2016. Programmed cell death-1 blockade in recurrent disseminated Ewing sarcoma[J]. J Hematol Oncol, 9(1): 48.

McEwen A E, Maher M T, Mo R, et al, 2014. E-cadherin phosphorylation occurs during its biosynthesis to promote its cellsurface stability and adhesion[J]. Mol Biol Cell, 25(16): 2365-2374.

Medina P J, Adams V R, 2016. PD-1 Pathway inhibitors: Immuno-oncology agents for restoring antitumor immune responses[J]. Pharmacotherapy, 36(3): 317-334.

Menegazzo L, Ciciliot S, Poncina N, et al, 2015. NETosis is induced by high glucose and associated with type 2 diabetes[J]. Acta Diabetol, 52(3), 497-503.

Merchant M S, Wright M, Baird K, et al, 2016. Phase I clinical trial of ipilimumab in pediatric patients with advanced solid tumors[J]. Clin Cancer Res, 22(6): 1364-1370.

Mitwasi N, Feldmann A, Bergmann R, et al, 2017. Development of novel target modules for retargeting of UniCAR T cells to GD2 positive tumor cells[J]. Oncotarget, 8(65): 108584-108603.

Mizoguchi F, Slowikowski K, Wei K, et al, 2018. Functionally distinct disease-associated fibroblast subsets in rheumatoid arthritis[J]. Nat Commun, 9(1): 789.

Mohamad S F, Xu L, Ghosh J, et al, 2017. Osteomacs interact with megakaryocytes and osteoblasts to regulate murine hematopoietic stem cell function[J]. Blood Adv, 1(26), 2520-2528.

Morrison S J, Scadden D T, 2014. The bone marrow niche for haematopoietic stem cells[J]. Nature, 505: 327-334.

Moutsopoulos N M, Zerbe C S, Wild T, et al, 2017. Interleukin-12 and Interleukin-23 Blockade in Leukocyte Adhesion Deficiency Type1[J]. N Engl J Med, 376(12): 1141-1146.

Moutsopoulos N M, Konkel J, Sarmadi M, et al, 2014. Defective neutrophil recruitment in leukocyte adhesion deficiency type I disease causes local IL-17-driven inflammatory bone loss[J]. Sci Transl Med, 6(229), 229ra40.

Mueller C G, Hess E, 2012. Emerging functions of RANKL in lymphoid tissues[J]. Front Immunol, 3: 261.

Nagashima K, Sawa S, Nitta T, et al, 2017. Identification of subepithelial mesenchymal cells that induce IgA and diversify gut microbiota[J]. Nat Immunol, 18: 675-682.

Naskar D, Maiti G, Chakraborty A, et al, 2014. Wnt5a-Rac1-NF-kappaB homeostatic circuitry sustains innate immune functions inmacrophages[J]. J Immunol, 192(9): 4386-4397.

Negishi-Koga T, Gober H J, Sumiya E, et al, 2015. Immune complexes regulate bone metabolism through FcR γ signalling[J]. Nat Commun, 6: 6637.

Okada Y, Wu D, Trynka G, et al, 2014. Genetics of rheumatoid arthritis contributes to biology and drug discovery[J]. Nature, 506(7488): 376-381.

Okamoto K, Nakashima T, Shinohara M, et al, 2017. Osteoimmunology: The conceptual framework unifying the immune and skeletal systems[J]. Physiol Rev, 97(4): 1295-1349.

Omata Y, Frech M, Primbs T, et al, 2018. Group 2 innate lymphoid cells attenuate inflammatory arthritis and protect from bone destruction in mice[J]. Cell Rep, 24(1): 169-180.

Omidvar M H, Soltani-Zangbar M S, Zamani M, et al, 2022. The effect of osteoporotic and non-osteoporotic individuals' T cell-derived exosomes on osteoblast cells' bone remodeling related genes expression and alkaline phosphatase activity[J]. BMC Res Notes [J], 15: 272.

Onder L, Mörbe U, Pikor N, et al, 2017. Lymphatic endothelial cells control initiation of lymph Node Organogenesis[J]. Immunity, 47: 80-92.e84.

Otto S, Troltzsch M, Jambrovic V, et al, 2015. Tooth extraction in patients receiving oral or intravenous bisphosphonate administration: A trigger for BRONJ development?[J]. J Craniomaxillofac Surg, 43(6): 847-854.

Paoluzzi L, Cacavio A, Ghesani M, et al, 2016. Response to anti-PD1 therapy with nivolumab in metastatic sarcomas[J]. Clin Sarcoma Res, 6:24.

Park J A, Cheung N V, 2020. GD2 or HER2 targeting T cell engaging bispecific antibodies to treat osteosarcoma[J]. J Hematol Oncol, 13(1): 172.

Pfeifle R, Rothe T, Ipseiz N, et al, 2017. Regulation of autoantibody activity by the IL-23-T(H)17 axis determines the onset of autoimmune disease[J]. Nat Immunol, 18(1): 104-113.

Ponzetti M, Rucci N, 2019. Updates on osteoimmunology: What's new on the cross-talk between bone and immune system[J]. Front Endocrinol (Lausanne), 10: 236.

Porwal K, Pal S, Kulkarni C, et al, 2020. A prebiotic, short-chain fructo-oligosaccharides promotes peak bone mass and maintains bone mass in ovariectomized rats by an osteogenic mechanism[J]. Biomed Pharmacother, 129: 110448.

Qi H, 2016. T follicular helper cells in space-time[J]. Nat Rev Immunol, 16(10): 612-625.

Que Y, Fang Z, Guan Y, et al, 2019. LAG-3 expression on tumor-infiltrating T cells in soft tissue sarcoma correlates with poor survival[J]. Cancer Biol Med, 16(2): 331-340.

Rabelo M S, El-Awady A, Moura F A, et al, 2019. Influence of T2DM and prediabetes on blood DC subsets and function in subjects with periodontitis[J]. Oral Dis, 25(8): 2020-2029.

Rao D A, Gurish M F, Marshall J L, et al, 2017. Pathologically expanded peripheral T helper cell subset drives B cells inrheumatoid arthritis[J]. Nature, 542(7639): 110-114.

Rauber S, Luber M, Weber S, et al, 2017. Resolution of inflammation by interleukin-9-producing type 2 innate lymphoid cells[J]. Nat Med, 23(8): 938-944.

Raynaud-Messina B, Bracq L, Dupont M, et al, 2018. Bone degradation machinery of osteoclasts: An HIV-1 target that contributes tobone loss[J]. Proc Natl Acad Sci U S A, 115(11): E2556-E2565.

Rendra E, Riabov V, Mossel D M, et al, 2019. Reactive oxygen species (ROS) in macrophage activation and function in diabetes[J]. Immunobiology, 224(2): 242-253.

Rizwan H, Pal S, Sabnam S, et al, 2020. High glucose augments ROS generation regulates mitochondrial dysfunction and apoptosis via stress signalling cascades in keratinocytes[J]. Life Sci, 241: 117148.

Rosser E C, Oleinika K, Tonon S, et al, 2014. Regulatory B cells are induced by gut microbiota-driven interleukin-1β and interleukin-6 production[J]. Nat Med, 20: 1334-1339.

Rosser E C, Piper C J M, Matei D E, et al, 2020. Microbiota-derived metabolites suppress arthritis by amplifying aryl-hydrocarbon receptor activation in regulatory B cells[J]. Cell Metab, 31: 837-851.e810.

Roth M, Linkowski M, Tarim J, et al, 2014. Ganglioside GD2 as a therapeutic target for antibody-mediated therapy in patients with osteosarcoma[J]. Cancer, 120(4): 548-554.

Sage P T, Sharpe A H, 2015. T follicular regulatory cells in the regulation of B cell responses[J]. Trends Immunol, 36(7): 410-418.

Saha S, Aranda E, Hayakawa Y, et al, 2016. Macrophage-derived extracellular vesicle-packaged WNTs rescue intestinal stemcells and enhance survival after radiation injury[J]. Nat Commun, 7:13096.

Sapra L, Dar H Y, Bhardwaj A, et al, 2021. *Lactobacillus rhamnosus* attenuates bone loss and maintains bone health by skewing Treg-Th17 cell balance in Ovx mice[J]. Sci Rep, 11: 1807.

Sennello J A, Misharin A V, Flozak A S, et al, 2017. Lrp5/beta-catenin signaling controls lung macrophage differentiation and inhibits resolution of fibrosis[J]. Am J Respir Cell Mol Biol, 56(2): 191-201.

Shan Q, Zeng Z, Xing S, et al, 2017. The transcription factor Runx3 guards cytotoxic CD8(+) effector T cells against deviation towards follicular helper T cell lineage[J]. Nat Immunol, 18(8): 931-939.

Shao Y, Zheng Q, Wang W, et al, 2016. Biological functions of macrophage-derived Wnt5a, and its roles in human diseases[J]. Oncotarget, 7(41): 67674-67684.

Shi C, Wu T, HeY, et al, 2020. Recent advances in bone-targeted therapy[J]. Pharmacol Ther, 207: 107473.

Siegel R L, Miller K D, Jemal A, 2018. Cancer statistics, 2018[J]. CA Cancer J Clin, 68(1): 7-30.

Singh P, Hu P, Hoggatt J, et al, 2012. Expansion of bone marrow neutrophils following G-CSF administration in mice results in osteolineage cell apoptosis and mobilization of hematopoietic stem and progenitor cells[J]. Leukemia, 26(11): 2375-2383.

Smith-Guzman N E, 2015. The skeletal manifestation of malaria: An epidemiological approach using documented skeletal collections[J]. Am J Phys Anthropol, 158(4): 624-635.

Song L, Cao L, Liu R, et al, 2020. The critical role of T cells in glucocorticoid-induced osteoporosis[J]. Cell Death Dis, 12(1): 45.

Sorcini D, Bruscoli S, Frammartino T, et al, 2017. Wnt/beta-catenin signaling induces integrin alpha4beta1 in T Cells and promotes a progressive neuroinflammatory disease in mice[J]. J Immunol, 199(9): 3031-3041.

Spencer J A, Ferraro F, Roussakis E, et al, 2014. Direct measurement of local oxygen concentration in the bone marrow of live animals[J]. Nature, 508: 269-273.

Spurny C, Kailayangiri S, Altvater B, et al, 2018. T cell infiltration into Ewing sarcomas is associated with local expression of immune-inhibitory HLA-G[J]. Oncotarget, 9(5): 6536-6549.

Stephenson W, Donlin L T, Butler A, et al, 2018. Single-cell RNA-seq of rheumatoid arthritis synovial tissue using low-cost microfluidic instrumentation[J]. Nat Commun, 9(1): 791.

Sugisaki R, Miyamoto Y, Yoshimura K, et al, 2020. Possible involvement of elastase in enhanced osteoclast differentiation by neutrophils through degradation of osteoprotegerin[J]. Bone, 132: 115216.

Sun Y, LI J, XIE X, et al, 2021. Macrophage-osteoclast associations: Origin, polarization, and subgroups[J]. Front Immunol, 12: 778078.

Sun K, Luo J, Guo J, et al, 2020. The PI3K/AKT/mTOR signaling pathway in osteoarthritis: a narrative review[J]. Osteoarthritis Cartilage, 28: 400-409.

Suryawanshi A, Manoharan I, Hong Y, et al, 2015. Canonical wnt signaling in dendritic cells regulates Th1/Th17 responses and suppresses autoimmune neuroinflammation[J]. J Immunol, 194(7): 3295-3304.

Tang X, Zhao S, Zhang Y, et al, 2019. B7-H3 as a novel CAR-T therapeutic target for glioblastoma[J]. Mol Ther Oncolytics, 14:279-287.

Tang L, Wu M, Lu S, et al, 2021. Fgf9 negatively regulates bone mass by inhibiting osteogenesis and promoting osteoclastogenesis via MAPK and PI3K/AKT signaling[J]. J Bone Miner Res, 36: 779-791.

Tawbi H A, Burgess M, Bolejack V, et al, 2017. Pembrolizumab in advanced soft-tissue sarcoma and bone sarcoma (SARC028): amulticentre, two-cohort, single-arm, open-label, phase 2 trial[J]. Lancet Oncol, 18(11): 1493-1501.

Thimmappa P Y, Nair A S, Najar M A, et al, 2022. Quantitative phosphoproteomics reveals diverse stimuli activate distinct signaling pathways during neutrophil activation[J]. Cell Tissue Res, 389(2): 241-257.

Tian L Y, Smit D J, Jücker M, 2023. The role of PI3K/AKT/mTOR signaling in hepatocellular carcinoma metabolism[J]. Int J Mol Sci, 24.

Timan P, Rojanasthien N, Manorot M, et al, 2014. Effect of synbiotic fermented milk on oral bioavailability of isoflavones in postmenopausal women[J]. Int J Food Sci Nutr, 65: 761-767.

Tomay F, Wells K, Duong L, et al, 2018. Aged neutrophils accumulate in lymphoid tissues from healthy elderly mice andinfiltrate T- and B-cell zones[J]. Immunol Cell Biol, 96(8): 831-840.

Toniolo A, Fadin, G P, Tedesco S, et al, 2015. Alternative activation of human macrophages is rescued by estrogen treatment in vitro and impaired by menopausal status[J]. J Clin Endocrinol Metab, 100(1): E50-E58.

Trischler J, Shiomi T, Turner D L, et al, 2016. Immune Modulation of the T Cell Response in Asthma through Wnt10b[J]. Am J Respir Cell Mol Biol, 54(4): 584-593.

Tsukasaki M, Hamada K, Okamoto K, et al, 2017. LOX fails to substitute for RANKL in osteoclastogenesis[J]. J Bone Miner Res, 32: 434-439.

Tsukasaki M, Komatsu N, Nagashima K, et al, 2018. Host defense against oral microbiota by bone-damaging T cells[J]. Nat Commun, 9(1): 701.

Tu Y, Tan L, Lu T, et al, 2022. Glytabastan B, a coumestan isolated from Glycine tabacina, alleviated synovial inflammation, osteoclastogenesis and collagen-induced arthritis through inhibiting MAPK and PI3K/AKT pathways[J]. BiochemPharmacol, 197: 114912.

Tu Y, Wang K, Tan L, et al, 2020. Dolichosin A, a coumestan isolated from Glycine tabacina, inhibits IL-1β-induced inflammation in SW982 human synovial cells and suppresses RANKL-induced osteoclastogenesis: From network pharmacology to experimental pharmacology[J]. J Ethnopharmacol, 258: 112855.

Tyagi A M, Mansoori M N, Srivastava K, et al, 2014. Enhanced immunoprotective effects by anti-IL-17 antibody translates to improved skeletal parameters under estrogen deficiency compared with anti-RANKL and anti-TNF-alpha antibodies[J]. J Bone Miner Res, 29(9): 1981-1992.

Valencia J, Martinez V G, Hidalgo L, et al, 2014. Wnt5a signaling increases IL-12 secretion by human dendritic cells and enhances IFN-gamma production by CD4+ T cells[J]. Immunol Lett, 162(1 Pt A): 188-199.

Vannella K M, Wynn T A, 2017. Mechanisms of organ injury and repair by macrophages[J]. Annu Rev Physiol, 79:593-617.

Venkatesh B, Lee A P, Ravi V, et al, 2014. Elephant shark genome provides unique insights into gnathostome evolution[J]. Nature, 505: 174-179.

Villar J, Cabrera-Benitez N E, Ramos-Nuez A, et al, 2014. Early activation of pro-fibrotic WNT5A in sepsis-induced acute lung injury[J]. Crit Care, 18(5): 568.

Wagner M J, Ricciotti R W, Mantilla J, et al, 2018. Response to PD1 inhibition in conventional chondrosarcoma[J]. J Immunother Cancer, 6(1): 94.

Wang J, Hu C, Wang J, et al, 2019a. Checkpoint blockade in combination with doxorubicin augments tumor cell apoptosis in osteosarcoma[J]. J Immunother, 42(9): 321-330.

Wang S, Zhang Y, Wang Y, et al, 2016. Amphiregulin confers regulatory T cell suppressive function and tumor invasionvia the EGFR/GSK-3beta/Foxp3 axis[J]. J Biol Chem, 291(40): 21085-21095.

Wang Y, Li J J, Ba H J, et al, 2019b. Down regulation of c-FLIP(L) enhance PD-1 blockade efficacy in B16 melanoma[J]. Front Oncol, 9:857.

Wang L, Xu H, Li X, et al, 2023. Cucurbitacin E reduces IL-1β-induced inflammation and cartilage degeneration by inhibiting the PI3K/Akt pathway in osteoarthritic chondrocytes[J]. J Transl Med, 21: 880.

Weiss M C, Sousa F L, Mrnjavac N, et al, 2016. The physiology and habitat of the last universal common ancestor[J]. Nat Microbiol, 1: 16116.

Whisner C M, Castillo L F, 2018. Prebiotics, bone and mineral metabolism[J]. Calcif Tissue Int, 102: 443-479.

Wu T, Ji Y, Moseman E A, et al, 2016. The TCF1-Bcl6 axis counteracts type I interferon to repress exhaustion and maintain T cell stemness[J]. Sci Immunol, 1(6).

Wu T, Shin H M, Moseman E A, et al, 2015. TCF1 is required for the T follicular helper cell response to viral infection[J]. Cell Rep, 12(12): 2099-2110.

Wunder J S, Lee M J, Nam J, et al, 2020. Osteosarcoma and soft-tissue sarcomas with an immune infiltrate express PD-L1: relation to clinical outcome and Th1 pathway activation[J]. Oncoimmunology, 9(1): 1737385.

Xing R, Zhang Y, Li C, et al, 2016. Interleukin-21 promotes osteoclastogenesis in RAW264.7 cells through the PI3K/AKT signaling pathway independently of RANKL[J]. Int J Mol Med, 38, 1125-1134.

Xiong Y, Yan C, Chen L, et al, 2020. IL-10 induces MC3T3-E1 cells differentiation towards osteoblastic fate in murine model[J]. J Cell Mol Med, 24: 1076-1086.

Xu L, Huang Q, Wang H, et al, 2017a. The kinase mTORC1 promotes the generation and suppressive function of follicular regulatory T Cells[J]. Immunity, 47(3): 538-551.

Xu Z, Xing S, Shan Q, et al, 2017b. Cutting edge: beta-catenin-interacting Tcf1 isoforms are essential for thymocyte survival but dispensable for thymic maturation transitions[J]. J Immunol, 198(9): 3404-3409.

Xue G, Cui Z J, Zhou X H, et al, 2019. DNA methylation biomarkers predict objective responses to PD-1/PD-L1 inhibition blockade[J]. Front Genet, 10:724.

Xue J F, Shi Z M, Zou J, et al, 2017. Inhibition of PI3K/AKT/mTOR signaling pathway promotes autophagy of articular chondrocytes and attenuates inflammatory response in rats with osteoarthritis[J]. Biomed Pharmacother, 89: 1252-1261.

Yan J, Feng G, Yang Y, et al, 2023. Nintedanib ameliorates osteoarthritis in mice by inhibiting synovial inflammation and fibrosis caused by M1 polarization of synovial macrophages via the MAPK/PI3K-AKT pathway[J]. Faseb j, 37: e23177.

Yang L, Wang L, Wang X, et al, 2016. A possible role of intestinal microbiota in the pathogenesis of ankylosing spondylitis[J]. Int J Mol Sci, 17.

Yeo E J, Cassetta L, Qian B Z, et al, 2014. Myeloid WNT7b mediates the angiogenic switch and metastasis in breast cancer[J]. Cancer Res, 74(11): 2962-2973.

Yilmaz H, Uyfun M, Yilmaz T S, et al, 2014. Neutrophil-lymphocyte ratio may be superior to C-reactive protein for predicting the occurrence of postmenopausal osteoporosis[J]. EndocrRegul, 48(1): 25-33.

Yoshida K, Okamoto M, Sasaki J, 2020. Anti-PD-1 antibody decreases tumour-infiltrating regulatory T cells[J]. BMC Cancer, 20(1): 25.

Yoshitaka T, Mukai T, Kittaka M, et al, 2014. Enhanced TLR-MYD88 signaling stimulates autoinflammation in SH3BP2 cherubism mice and defines the etiology of cherubism[J]. Cell Rep, 8(6): 1752-1766.

You X, Bian C, Zan Q, et al, 2014. Mudskipper genomes provide insights into the terrestrial adaptation of amphibious fishes[J]. Nat Commun, 5: 5594.

Yuan Y, Yuan L, Li L, et al, 2021. Mitochondrial transfer from mesenchymal stem cells to macrophages restricts inflammation and alleviates kidney injury in diabetic nephropathy mice via PGC-1alpha activation[J]. Stem Cells, 39(7): 913-928.

Zhang C, Hou W H, Ding X X, et al, 2016. Association of cytotoxic T-lymphocyte antigen-4 polymorphisms with malignant bone tumor risk: A meta-analysis[J]. Asian Pac J Cancer Prev, 17(8): 3785-3791.

Zhang N, Cui M, Liu X, et al, 2021. IL-17F promotes osteoblastic osteogenesis via the MAPK/ERK1/2 signaling pathway[J]. Exp Ther Med, 22: 1052.

Zhang G, Liu H B, Zhou L, et al, 2018. CCL3 participates in the development of rheumatoid arthritis by activating AKT[J]. Eur Rev Med Pharmacol Sci 22: 6625-6632.

Zhang Y, Li D, Liu Y, et al, 2024. 3D-bioprinted anisotropic bicellular living hydrogels boost osteochondral regeneration via reconstruction of cartilage-bone interface[J]. Innovation (Camb) 5: 100542.

Zhao F, Xiao C, Evans K S, et al, 2018. Paracrine Wnt5a-beta-Catenin signaling triggers a metabolic program that drives dendritic cell tolerization[J]. Immunity, 48(1): 147-160.

Zhao R, 2013. Immune regulation of bone loss by Th17 cells in oestrogen-deficient osteoporosis[J]. Eur J Clin Invest, 43(11): 1195-1202.

Zhao S J, Kong F Q, Jie J, et al, 2020. Macrophage MSR1 promotes BMSC osteogenic differentiation and M2-like polarization by activating PI3K/AKT/GSK3β/β-catenin pathway[J]. Theranostics, 10: 17-35.

Zheng B, Ren T, Huang Y, et al, 2018. Correction to: PD-1 axis expression in musculoskeletal tumors and antitumor effect of nivolumab in osteosarcoma model of humanized mouse[J]. J Hematol Oncol, 11(1): 37.

Molecular
Biology
of
Osteoporosis

第九章
骨质疏松与人体激素

第一节　甲状旁腺素

一、甲状旁腺素的合成及化学结构

（一）甲状旁腺素的化学结构

甲状旁腺素（parathyroid hormone，PTH）分子式为 $C_{147}H_{234}N_{46}O_{39}S_2$；分子量为 9500。

（二）PTH 的合成

PTH 是由甲状旁腺主细胞合成分泌的、含有 84 个氨基酸的碱性单链多肽，对维持机体钙磷平衡和调节骨代谢起着重要作用。PTH 与骨、肾等组织表面的受体结合，促使血钙水平升高，血磷水平下降（张萌萌，2020a）。PTH 可精细调节骨的合成、分解代谢，对成骨细胞和破骨细胞的分化、成熟、凋亡发挥重要作用。

人的 PTH 基因定位在 11 号染色体短臂（11p15）。PTH 基因经转录、翻译，在甲状旁腺主细胞内首先合成前甲状旁腺素原，即 PTH 的第一前身物质，含 115 个氨基酸，前甲状旁腺素原在细胞内裂解为含有 90 个氨基酸的第二前身物质甲状旁腺素原，后者在细胞内裂解成为含 84 个氨基酸残基的成熟 PTH（张萌萌，2017）。

在人的血液循环中，有多种 PTH 片段，具有生物活性的有 PTH_{1-84} 和 PTH 的 N 端片段（2～3kDa），无生物活性的有 PTH 的 C 端片段（6～7kDa）及中段氨基酸序列片段。PTH 的 N 端氨基酸序列高度保守，为 PTH 的活性端，能与靶细胞受体结合，半衰期极短，几乎不存在于血液循环中。PTH 的 C 端片段不具有生物活性，但具有免疫活性，且半衰期长（廖二元等，2013a）。

二、甲状旁腺素的代谢与分泌调节

肝脏和肾脏是 PTH 的主要外周代谢器官。血液循环中 70%～95% 的 PTH 是没有活性的 C 端片段，5%～30% 为 PTH_{1-84}。分泌的 PTH_{1-84} 在肝脏（约占 70%）和肾脏（约占 20%）快速分解成 PTH_{1-34}、PTH-M 和 PTH-C。$PTH-N（PTH_{1-34}）$ 具有与 PTH_{1-84} 一样的生物活性，可能是肝脏水解 PTH_{1-84} 的产物。肝脏产生的 PTH-N 迅速在原位降解。PTH-M 和 PTH-C2 经肾小球滤过被清除。PTH 以脉冲方式分泌，其分泌有一定的昼夜节律性，晨起高，午后低，但水平起伏不大。PTH 分泌受多种因素的调节，如维生素 D、钙、磷、蛋白激酶、性腺类固醇类激素等（张萌萌等，2024）。

高血钙抑制 PTH 分泌，低血钙上调 PTH 表达。钙离子水平与 PTH 的分泌呈陡峭的 S 形曲线关系，血钙离子微小的变化就会带来 PTH 显著的变化。血钙离子可通过多种机制影响 PTH 的分泌。短期细胞外钙离子浓度的增加可使甲状旁腺细胞内自由钙水平升高，从而激活钙敏感蛋白酶，PTH 分解增加。长期血钙离子浓度较低可导致 PTH mRNA 表达增加，导致分泌 PTH 的甲状旁腺细胞数量增加。甲状旁腺细胞膜表面有丰富的钙敏感受体（calcium-sensing receptor，CaSR），它可以感知细胞外钙离子浓度的变化。钙离子水平的增加能抑制 PTH 的分泌，而细胞外钙离子水平的减少能促进 PTH 的分泌。

活性维生素 D 可抑制 PTH 基因转录，使 PTH 分泌减少。维生素 D 可诱导维生素 D 受体与

PTH 基因启动子负调控元件的结合及维生素 D 受体与转录抑制因子的结合。磷可通过影响维生素 D、血钙或直接影响 PTH 基因表达，高磷血症使血磷与血浆钙离子结合降低血钙水平从而刺激 PTH 的合成、分泌及甲状旁腺细胞增多，而血磷也可通过稳定 PTH mRNA 直接影响甲状旁腺，增加 PTH 的表达（张萌萌等，2023）。

PTH 作用的靶器官主要是骨骼、肾脏和小肠。PTH 通过与靶器官上的特异性受体结合发挥生理作用，作用机制复杂，主要通过自分泌与旁分泌形式对靶细胞进行调控。PTH 通过对骨、肾脏、小肠的作用来调节体内的钙磷代谢平衡，是调节血钙、血磷水平的主要激素之一，总的效应是升高血钙和降低血磷。

PTH 受体是 G 蛋白偶联受体，分为 Ⅰ 型甲状旁腺素受体（PTH R1）、Ⅱ 型甲状旁腺素受体-2（PTH R2）、Ⅲ 型甲状旁腺素受体-3（PTH R3）三类，其中 PTH R1 最为重要。PTH 主要是通过三条信号通路作用于靶细胞膜上 PTH R1 发挥生物学作用，这三条通路是 cAMP/PKA 通路、PLC/PKC 通路、nonPLC/PKC 通路（Cupp et al，2013）。

其中，最主要的信号转导途径是腺苷酸环化酶（adenylate cyclase，AC）-环磷酸腺苷（cyclic AMP，cAMP）-蛋白激酶 A（protein kinase A，PKA）通路。PTH 作用于靶细胞膜激活环磷酸腺苷，增加胞质内 cAMP 及焦磷酸盐的水平。cAMP 促进线粒体内 Ca^{2+} 向胞质透出，焦磷酸盐则作用于细胞膜外侧，增加 Ca^{2+} 向细胞内透入，使细胞质 Ca^{2+} 浓度升高，激活细胞膜上的"Ca^{2+}-ATP 酶"（钙泵），将细胞内 Ca^{2+} 大量输送到细胞外液，使血钙升高，血磷降低，维持血钙平衡。

PTH 还可通过磷脂酶 C（phospholipase C，PLC）-二酰甘油（diacylglycerol，DAG）-蛋白激酶 C（protein kinase C，PKC）信号转导途径发挥生理作用，PLC 催化磷脂酰肌醇 4,5-二磷酸（PIP2）分子，水解成磷酸肌醇（IP）和 DAG，引起胞内钙离子的释放，进而激活 PKC，PLC/PKC 信号通路对 PTH 破骨作用有辅助增强的功能。PTH 可通过非 PLC 依赖 PKC 激活途径（PTH/nonPLC/PKC）进行成骨调节作用。此外，PTH 也可通过 β-arrestin 通路等信号途径，调节血钙平衡。

三、甲状旁腺素与骨质疏松

（一）甲状旁腺素对骨代谢的调节

PTH 主要通过对骨骼、肾脏和肠道中血清钙、磷水平的调节作用从而参与到骨代谢中，主要表现在以下方面：PTH 对肾脏的直接作用是促进远曲小管对 Ca^{2+} 的重吸收，减少 Ca^{2+} 从尿中排泄，使血钙升高。抑制近曲小管对磷的重吸收，尿中磷酸盐增加，血磷降低。

PTH 增强肾 1-α 羟化酶活性，活化维生素 D_3，使 25-羟维生素 D_3 转化为 1,25-双羟维生素 D_3，1,25-$(OH)_2D_3$ 进入小肠黏膜内，生成与钙亲和力很强的钙结合蛋白 D，间接增加肠道对 Ca^{2+} 的吸收。PTH 对破骨细胞的形成也具有促进作用，从而使得溶骨加强，促进血钙升高。PTH 促进骨吸收和骨转换，动员骨钙入血，血钙升高。PTH 对各型骨细胞均有影响。首先 PTH 直接刺激破骨前体细胞，增加成熟的破骨细胞数量，破骨功能增强，骨吸收增加。PTH 也可通过从成骨或基质细胞来的信号促进破骨细胞的增殖和分化。其次，PTH 与成骨细胞或成骨细胞前体细胞结合，抑制其活性，包括抑制 Ⅰ 型胶原的合成和骨基质蛋白的合成。

PTH 对骨具有促进骨吸收和骨形成的双重生理作用，其促进骨吸收主要是增加破骨细胞的活性和数量，具体表现为：①激活破骨细胞，成熟的破骨细胞对 PTH 没有反应，当有成骨细胞存在时，其就会对 PTH 作出反应，产生骨吸收效能；②可直接刺激破骨前体细胞，增加成熟破骨细胞的数量，也可间接通过成骨细胞或基质细胞的某些因子促进破骨细胞的增殖与分化；③ PTH 抑制成骨细胞分化和成熟，抑制 Ⅰ 型胶原和骨基质蛋白的合成（陈玉书等，2021）。

PTH 的生物效应取决于其作用模式，在持续大剂量 PTH 的作用下，破骨细胞活性超过成骨细胞，导致骨丢失大于骨形成（陈玉书等，2021）。间歇性小剂量 PTH 促进骨形成。持续大剂量给予 PTH 时，一方面 PTH 通过 RANKL/OPG/RANK 受体信号通路，上调破骨细胞 RANKL 的表达，诱导成熟的破骨细胞形成，明显提高破骨细胞生物活性，抑制破骨细胞凋亡，加快骨吸收。另一方面成骨细胞内特异性转录因子、骨钙素、骨唾液蛋白和 Ⅰ 型胶原蛋白的表达下调，抑制成骨细胞的功能（Ben-awadh et al，2014；李月等，2015）。间歇性小剂量给药时，PTH 的氨基末端区域与 PTH R1 结合，通过与 G 蛋白和腺苷酸环化酶相互作用，产生 cAMP，进一步磷酸化活化蛋白激酶 C，激活成骨细胞。cAMP 还可上调成骨细胞内 c-fos 基因的表达水平，c-fos 基因编码的 c-Fos 蛋白可以促进与骨生长发育有关基因的转录和表达，增加成骨细胞数量，促进骨重建。

研究发现，PTH 可提高骨形态发生蛋白 2（BMP2）的表达并增强其功能，BMP2 是促进成骨分化信号通路中的重要因子，与 PTH 协同作用促进成骨细胞分化，刺激骨形成，并促使骨髓中的骨髓间充质干细胞（BMSC）移行至骨小梁表面，分化为成骨细胞，同时抑制 BMSC 分化为脂肪细胞，从而增加 BMSC 向成骨细胞分化的数量。PTH 提高骨密度、增加骨量，降低骨折风险的同时，可以增强软骨内成骨、膜内成骨与骨痂重建，加快骨组织修复，促进骨折愈合。

（二）甲状旁腺素的临床研究

血清 PTH 是诊断 PTH 相关性骨病的最重要指标。PTH 增高，见于原发性甲状旁腺功能亢进、异位性甲状旁腺功能亢进、继发于肾病的甲状旁腺功能亢进、假性甲状旁腺功能减退等。PTH 降低，见于甲状腺手术切除所致的甲状旁腺功能减退症、肾功能衰竭和甲状腺功能亢进所致的非甲状旁腺性高钙血症等。在判断和鉴别原发性和继发性甲旁亢时，可结合血钙、PTH、血磷和维生素 D 水平一起分析。

PTH 是诊断骨质疏松的重要骨代谢调节激素。PTH 可有效调节人体血浆 Ca^{2+} 水平，同时 PTH 的分泌受血浆 Ca^{2+} 浓度的反馈调节，血浆 Ca^{2+} 浓度升高，PTH 的分泌受到抑制；血浆 Ca^{2+} 浓度降低，则刺激 PTH 的分泌。临床骨质疏松诊断与鉴别诊断，需检测 PTH 水平。绝经期妇女，体内雌激素水平降低，对 PTH 促骨吸收作用的抑制减弱；老年男性患者，体内雄激素分泌严重不足，肾功能显著减退，PTH 分泌明显增加，骨吸收增加，骨密度降低，从而诱发骨质疏松。

软骨细胞在软骨内骨化的过程中，均经历增殖、成熟、肥大、凋亡 4 个生理阶段的演变，其中，PTH 在软骨细胞的增殖与肥大方面的调控作用特别显著，因为 PTH1R 贯穿于整个软骨细胞的增殖与前肥大演变过程，特别是在前肥大阶段过渡至肥大阶段时，其表达水平最高。间歇与连续给予 PTH 对软骨细胞增殖和分化的作用表明，连续给予 PTH 可促进软骨细胞的增殖，抑制其分化。观察 PTH（1-34）治疗木瓜蛋白酶诱导的大鼠 OA 模型发现，PTH 能逆转 OA 引起的糖胺聚糖和 Ⅱ 型胶原减少、X 型胶原增加以及软骨细胞凋亡，但是其不影响健康软骨细胞的功能。

谢海燕（2015）的临床研究探讨 25-羟基维生素 D_3、骨钙素、甲状旁腺素检测在骨质疏松症诊断中的应用价值，结果表明骨质疏松患者血清 PTH 水平异常升高，血清骨钙素、25-羟基维生素 D_3 水平异常降低，临床上可以将 PTH 作为骨质疏松诊断的主要参考指标。甲状旁腺素在内皮祖细胞和 BMSC 的双重作用实验表明，PTH 可以明显增加 BMSC 的增殖率，减少其衰老与凋亡，维持其基因组的完整性。李朦（2013）的骨质疏松相关激素与骨密度相关性研究结果显示，血清 PTH 水平与骨密度呈负相关，可以作为较好的骨质疏松诊断指标，早期发现骨质疏松。

对比不同水平 PTH 患者各区域骨质疏松的发生情况，不同 PTH 水平患者各区域骨质疏松发生关系，结果提示高水平的 PTH 患者腰椎、股骨颈、股骨粗隆、Ward 三角区 BMD 水平明显更高，这可能是由于 PTH 促进局部骨质代谢，进而影响患者骨质疏松的发生和发展（方钧等，2015；历宝国等，2014）。因季节更迭、人种、年龄等不同 PTH 可发生变化。美国黑人女性 PTH 临界值为 38 pg/mL，而白人女性为 35pg/mL；体质量指数增加 PTH 也增加；吸烟、饮酒、补充维生素 D 均可降低 PTH。夏、秋季 PTH 低于冬季，运动后会降低 PTH，随着年龄增长 PTH 也增加。王健等（2018）研究结果证实血清中 PTH、骨碱性磷酸酶（BLAP）是患者骨质疏松发生的重要风险因素，对于老年患者监测 BLAP、PTH 水平可能有助于预测患者病情的发展。陈浩等（2013）研究发现，老年骨质疏松性骨折患者中有 30% 的人甲状旁腺素水平升高。Ben-awadh 等（2014）研究表明 PTH 可通过甲状旁腺素受体信号通路，上调破骨细胞 RANKL 的表达，从而诱导骨吸收。

张伟等（2016）研究发现血清 PTH 与骨质疏松程度呈正相关，可将 25-(OH)D 及 PTH 水平作为骨质疏松诊断的有效指标。许海琦等（2018）则研究证实 2 型糖尿病患者 PTH 水平与骨密度呈显著负相关。PTH 对骨质疏松患者 BMSC 的增殖与成骨分化有显著的效应。PTH 诱导 BMSC 形成独特的骨髓基质利基发现，PTH 有利于 BMSC 向成骨细胞分化。应用相同剂量不同片段的 PTHrP 处理 BMSC 分化的研究发现，PTHrP（107-139）有利于 BMSC 向成脂肪细胞分化，而 PTHrP（1-36）则抑制 BMSC 向脂肪细胞分化，并诱导其向成骨细胞分化。刘海蔚等（2014）研究发现，PTH（1-34）能增加绝经后骨质疏松症妇女腰椎骨密度，升高骨转换指标。测定每日甲状旁腺素间歇性给药的患者 1 个月前后的骨密度，发现给药后的骨密度明显增加。

临床诊断骨质疏松时，当血钙异常为查找原因常检测 PTH，而当血钙正常时，通常不常规检测 PTH，但血钙正常 PTH 也有升高现象。在应用双膦酸盐类药物治疗骨质疏松时，由于其抑制破骨细胞的作用，使得血钙降低，PTH 分泌增加，血中 PTH 轻度升高，同时激发维生素 D 合成增加。PTH 通过环磷酸腺苷响应元件结合蛋白和胰岛素样生长因子 1 信号通路上调 CYP27B1 的表达，进而刺激老年人 BMSC 的成骨分化，增加骨密度。PTH 增强 BMSC 向成骨细胞系分化的效应是通过依赖甲状旁腺素受体／低密度脂蛋白受体相关蛋白 6 复合受体细胞内吞作用的信号途径实现的。

PTH 还可以调控多种细胞参与成骨分化过程，其中 T 细胞可表达 PTH 相关受体，在缺少 T 细胞的情况下，间歇性 PTH 的骨合成代谢反应减弱（张妍等，2023）。Li 等（Li et al，2020a）研究表明，PTH 可诱导 CD8$^+$T 细胞产生 Wnt10b，激活前成骨细胞中的经典 Wnt 信号转导，促进 OB 增殖和分化。Yu 等（Yu et al，2018）选取 40 名成年女性接受 PTH（1-34）治疗，通过检测外周血中调节性 T 细胞（Treg）水平发现，PTH（1-34）治疗组明显高于对照组；动物实验同样显示，间歇性应用 PTH 增强 CD4$^+$T 细胞对 TGF-β 的敏感性，促进 CD4$^+$T 细胞向 Treg 的分化，Treg 在成骨细胞祖细胞分化为 OB 的过程中发挥着重要作用。Li 等（2020）抽取再生障碍性贫血患者外周及骨髓中血液并进行细胞培养发现，CD8$^+$T 细胞中 PTH1R 的表达水平降低、对 PTH 的刺激减弱，导致 T 细胞产生的 Wnt 配体减少，减弱 MSC 向 OB 分化过程。

（毛未贤 马倩倩 张萌萌）

第二节　甲状腺激素与骨质疏松

甲状腺疾病是内分泌系统常见病，也是引起继发性骨质疏松的重要病因之一。适当水平的甲状腺激素（thyroid hormone，TH）对骨骼的生长发育和骨重建至关重要，部分甲状腺疾病如甲状腺功能亢进症（hyperthyroidism）、甲状腺功能减退症（hypothyroidism）以及促甲状腺激素（thyroid-stimulating hormone，TSH）外源性抑制治疗时，因正常骨代谢受到干扰，骨质疏松和骨折风险增加。甲状腺疾病继发的骨代谢异常日益受到临床医生重视。

一、甲状腺

甲状腺（thyroid gland）为人体内最表浅的内分泌腺体。正常成人的甲状腺形如"H"，可分为左右两个侧叶，中间以峡部相连，大多数人尚有锥状叶，为一舌状的突出，由峡部向上伸展形成。甲状腺分泌甲状腺激素，主要调节体内的各种代谢，从而影响机体的生长和发育。另外，在滤泡上皮旁或滤泡间的间质组织中，散在有滤泡旁细胞（parafollicular cell，又称 C 细胞），分泌另一类激素降钙素（calcitonin，CT），主要调节机体的骨代谢。

甲状腺的基本组织结构和功能单位是甲状腺滤泡。滤泡呈球形，直径 $15 \sim 500 \mu m$，滤泡中间为泡腔，内含粉红色黏胶样物——胶质体，外周为一层排列较整齐的上皮细胞，称为甲状腺滤泡细胞或腺细胞。滤泡细胞的高度依甲状腺功能状态而变化：处于功能亢进时，多呈柱状，线粒体集聚于近滤泡腔的胞质膜顶端，并可见空泡；功能静止时，滤泡细胞呈扁平状，胞核位于基底部。电镜下，甲状腺滤泡上皮细胞呈立方体形、扁平状或矮柱状。细胞膜厚约 7nm，两相邻细胞的间隙宽约 15nm，可见桥粒小体及隙间连接，顶缘处的细胞间隙还有闭锁堤连接。滤泡上皮的顶部呈圆顶状，可见许多微绒毛，高约 0.35μm，宽 0.07μm。微绒毛内存在直径约 60nm 的小泡状结构。在底部的基底膜厚约 40nm，与毛细血管基底膜相邻，毛细血管内皮层的微孔直径约 45nm，并与滤泡上皮细胞的基底膜接触。滤泡上皮细胞质内的线粒体发达，多位于核周。粗面内质网分布于整个细胞中，内质网与高尔基复合体相通。高尔基体多位于细胞核与细胞顶部之间，高尔基体内的小泡为分泌颗粒。溶酶体亦多分布于此区域，圆形或椭圆形，电子密度高。胶质滴多为圆形，电子密度低，边缘整齐（张萌萌，2020b）。溶酶体内含甲状腺球蛋白，被细胞再吸收后，可分解为三碘甲状腺原氨酸（triiodothyronine，T_3）、总甲状腺素（total thyroxine，T_4，也称四碘甲状腺原氨酸），经滤泡上皮细胞基底膜、毛细血管内皮细胞及其基底膜而进入毛细血管管腔中。细胞核圆形，可见核孔。核染色质多，可见核仁，常位于核内近中心处。滤泡细胞旁有少量体积较大的滤泡旁细胞（C 细胞）。滤泡腔内含有大量胶质体，胶质内贮存有滤泡细胞分泌的甲状腺球蛋白（thyrogolbulin，Tg）。在正常情况下，贮存在 Tg 中的 TH 可供应 100d 左右的代谢需要。

二、促甲状腺激素

（一）促甲状腺激素的合成及化学结构

促甲状腺激素（TSH）是腺垂体分泌的促进甲状腺生长、调节其功能的激素。

1. TSH 的化学结构

人促甲状腺激素是糖蛋白激素家族成员之一，由 211 个氨基酸残基组成，分子量约为 28000，由两个不同的亚单位 α、β 构成，每一个亚单位包括 1 个多肽核心，该核心由内部二硫键和特异残基糖基化来稳定。各 TSH 的 α 亚单位是相同的且不同种属 TSH 有高度保守性；β 亚单位决定了激素的特异性。然而单独分离出的 α 和 β 亚单位无生物活性。

2. TSH 的合成

编码 TSH 的 α 亚单位和 β 亚单位的基因分别位于人的第 6 号染色体和 1 号染色体，因此 TSH 的基因转录需要不同的 DNA 调节元件来调控。TSH 本身可通过激活特异性转录调节因子来刺激 2 个亚单位的基因转录，而 T_3 能引起亚单位基因转录的快速下降。在对 TSH 的调控中，β 亚单位的合成似乎是限速步骤和主要调节点。有研究报道，在 α 和 β 亚单位基因中已发现了 T_3 抑制基因转录的调控区（即负性 T_3 反应元件，TREs）。TSH 受体（TSHR）是 G 蛋白偶联受体超家族成员之一，人 TSHR（hTSHR）基因定位于 14q31 上。当 TSH 与受体结合后，可刺激受体与 Gs 蛋白的 α 亚单位结合，从而激活腺苷酸环化酶，使细胞内 cAMP 增加，激活蛋白激酶 A。当 TSH 水平较高时，其受体可能同其他 G 蛋白结合，激活细胞内其他信号途径，如 Ca^{2+}、磷酸磷脂酰肌醇、PKC 级联反应途径等。通过比较黄体生成素（luteinizing hormone，LH）、卵泡刺激素（follicle stimulating hormone，FSH）、TSH 和人绒毛膜促性腺激素（human chorionic gonadotropin，hCG）受体的序列，找出几种受体的保守序列，并以此为探针，从 TSH 的 cDNA 文库中筛选出 TSH 受体，并进行了克隆。TSH 受体位于第 14 号染色体，含 10 个外显子，其脱辅基核心蛋白质分子量为 84500。其功能重组受体已能稳定表达于被转染的中国仓鼠卵细胞，并且能用于 TSH 生物分析及甲状腺刺激免疫球蛋白活性分析。

TSHR 存在于多种组织和细胞中，主要分布于甲状腺滤泡上皮细胞膜上，也分布于人和鼠的骨肉瘤细胞系、大脑、睾丸、肾脏、心肌、骨骼、胸腺、淋巴细胞、脂肪组织、纤维母细胞、肝细胞以及鼠的棕色脂肪组织等多种甲状腺外组织和细胞上。早在 1998 年，Inoue 等就在研究鼠骨肉瘤的类成骨细胞时发现 TSHR，并用 ^{125}I 标记的 TSH 与之结合，发现了具有不同亲和力的特异性结合位点。重组 TSH 能够增加人骨肉瘤的类成骨细胞和鼠初级成骨细胞 cAMP 的表达，表明成骨细胞存在有功能的 TSHR。随后，在成骨细胞和破骨细胞上发现了 TSHR mRNA 和蛋白质的表达，而在其前体细胞上未发现 TSHα 和 TSHβ 的表达。

在机体中腺垂体分泌 TSH，主要受两方面影响，一方面是受下丘脑分泌的 TSH 释放激素的正性调节影响，而一方面又受到 TH 负性反馈的抑制性影响，它在甲状腺激素调节轴中发挥着极其重要的作用（甘超等，2021）。一般人血中 TSH 的半衰期为 30 ～ 70min，主要在肾内降解，肝内降解只占少数。

（二）TSH 对甲状腺的调节

1. TSH 促进碘代谢

TSH 作用于碘代谢的所有环节，如促进甲状腺球蛋白水解，I^- 的转运、活化，酪氨酸的碘化和碘泵活性等。其中 I^- 的活化和酪氨酸碘化是在同一过氧化物酶的催化下完成的，且必须有辅因子 NADPH 的参与，故凡可抑制此酶活性的药物、生物碱及其他化学物质均可拮抗 TSH 的作用。另一方面，除大剂量碘盐外，其他与 I^- 离子大小接近的阴离子如 SCN^-、ClO_4^- 等都可与 I^- 竞争转运蛋白而阻碍甲状腺的聚碘功能。一般认为，TSH 可促进钠 / 碘转运蛋白（sodium/iodide symporter，NIS）的基因表达，故在 TSH 的作用下，甲状腺摄碘明显增多。

2. TSH 促进 T_3、T_4 的合成

在正常情况下，TSH 是 T_3、T_4 合成与分泌的主要调节激素。TSH 的作用是通过其 β 链与甲状腺滤泡膜上的 TSH 受体结合而发挥的。保持 TSH 活性的必备条件是 α 与 β 两条链为结合状态。TSH 对甲状腺的作用表现在以下几个方面：①与膜受体结合后，激活腺苷酸环化酶，使细胞内的 cAMP 生成增多；②促进 Tg 的碘化（H_2O_2 生成增多）；③促进细胞内 Tg 向滤泡腔的释放；④滤泡细胞顶部边缘假足增多，伴胶质的胞饮，吞噬溶酶体的形成及 T_3、T_4 的分泌；⑤长期受过量 TSH 的刺激，甲状腺细胞加生肥大并导致弥漫性甲状腺肿，但 TSH 不是致甲状腺肿的唯一因素；⑥甲状腺内的葡萄糖氧化加快。以上作用的总效果是甲状腺功能增强，TH 的合成和分泌增多。

（三）TSH 对骨代谢的调节

垂体 TSH 对成骨细胞和破骨细胞均有负性调节作用，且主要通过 TSHR 起作用。对 TSHR 基因敲除鼠的研究表明，TSH 对骨的再塑、成骨细胞的骨形成作用、破骨细胞的骨吸收作用是通过成骨细胞、破骨细胞前体中的 TSHR 发挥的。TSH 与成骨细胞和破骨细胞上的 TSHR 结合，导致骨形成和骨吸收下降，是高 T_3、T_4 水平导致低 TSH 水平引起骨量丢失的机制。TSH 水平降低对成骨细胞和破骨细胞的抑制作用减弱，因而可促进骨重建。

TSH 与甲状腺滤泡细胞基底外侧膜上表达的促甲状腺激素受体（TSHR）结合发挥生物学效应（Chiamolera et al，2019）。TSHR 是一种 G 蛋白偶联受体，可通过 cAMP 发挥生理效应。TSHR 含有 4 个亚基，各自作用不同，引起不同的生物学效应。TSHR 在软骨细胞、成骨细胞及破骨细胞中均有表达（Endo et al，2013）。

1. TSH 与软骨细胞

软骨细胞是骨骼发育中最早出现的细胞，在早期胚胎发育中，间质前体浓缩并形成未来骨的雏形，间充质干细胞分化为软骨细胞，后者分泌募集蛋白聚糖、弹性蛋白和 II 型胶原，形成软骨原基或骨骼的模型。多种细胞因子参与调节软骨细胞的形成及钙化，如骨形成蛋白（BMP）、SOX9、SOX5、SOX6 等。

目前关于软骨细胞与 TSH 的研究资料有限。骨髓间充质干细胞具有多向分化潜能，可分化为神经细胞、成骨细胞、软骨细胞、心肌细胞、脂肪细胞，TSH 促进间充质细胞自我更新和软骨标志基因的表达，提示 TSH 可刺激软骨细胞分化（Craft et al，2013）。生长板软骨和体外培养的软骨细胞中表达 TSHR，研究显示，TSH 处理的原代软骨细胞 cAMP 活性增加，SOX9 和 II A 型胶原表达降低。因此，目前的证据提示 TSH 可能通过 TSHR 信号通路增加 cAMP 表达，抑制软骨细胞分化，而要得出确切的结论仍需更多的研究数据支持。

2. TSH 与成骨细胞

促甲状腺激素对成骨细胞的作用尚不明确。部分研究显示，TSH 可抑制成骨细胞的分化。Morimura 等研究发现，人骨肉瘤类成骨细胞（SaOS-2）在含有 TSH 的培养液中培养 6 h，SaOS-2 中的 cAMP 蓄积随着 TSH 水平的升高而升高，提示 TSHR 通过与 G 蛋白偶联，激活 SaOS-2 细胞中的腺苷酸环化酶。SaOS-2 和正常人类成骨细胞（NHOst）均有 TSHR mRNA 的表达，且 SaOS-2 和 NHOst 细胞中的 2 型脱碘酶（D2）mRNA 及其活性随着细胞培养液中 TSH 水平的升高而升高，这表明 SaOS-2 和 NHOst 细胞中 D2 的表达水平受 TSH 的调节。而 D2 可以增加局部 T_3 的浓度，在调节细胞内 T_3 的浓度中起关键作用，并且是细胞内 T_4 转化为 T_3 的关键酶。

研究显示，TSHR 通过与 G 蛋白结合，诱导与成骨细胞活性相关的 IL-11 基因、骨桥蛋白基

因和碱性磷酸酶基因上调；刺激 β-抑制蛋白 1 信号转导及介导 TSH、IGF-1 作用于 TSHR/IGF-1 受体诱导人前成骨细胞分化（Boutin et al, 2020）。

对 TSHR 基因敲除小鼠的研究发现，其成骨细胞成熟及矿化增加，骨胶原蛋白 I、骨唾液酸糖蛋白及骨钙蛋白 mRNA 表达增加；用 TSH 处理野生型细胞可以抑制成骨细胞成熟和骨胶原蛋白 I、骨唾液酸糖蛋白、骨钙蛋白的表达，而 cAMP 没有显著变化。

Boutin 等（2014）研究过表达 TSHR 的人成骨细胞结果显示，TSH 刺激 β-arrestin 1 表达，进而激活细胞外信号调节激酶（extracellular signal-regulated protein kinase，ERK）、p38 丝裂原活化蛋白激酶（p38 mitogen-activated protein kinase，p38 MAPK）、蛋白激酶 B（protein kinase B，AKT）信号通路，促进成骨细胞分化。TSH 诱导骨髓产生的 Wnt5a 在促进成骨细胞分化中起关键作用。也有研究表明，成骨细胞只表达低水平的 TSHR，TSH 和 TSHR 刺激性抗体未能诱导成骨细胞产生 cAMP，即 TSH 对成骨细胞分化及功能没有影响。

尽管临床研究和动物实验都支持 TSH 对成骨细胞有影响，细胞体外培养的研究结果仍有争议，有待进一步研究。

3. TSH 与破骨细胞

研究表明，TSH 通过与破骨细胞上 TSH 受体结合，抑制破骨细胞的形成和存活，从而抑制破骨细胞的功能，抑制骨转换。Zhang 等（2014）的实验也证实不同浓度的 TSH 呈剂量依赖性地抑制破骨细胞分化，下调破骨细胞形成标志物如抗酒石酸酸性磷酸酶（tartrate-resistant acid phosphatase，TRAP）、基质金属蛋白酶-9（matrix metallo-proteinase-9，MMP-9）和组织蛋白酶 K（cathepsin K，CASK）的表达水平。用重组人 TSH 处理单核细胞前体细胞，结果显示破骨细胞的生成及骨吸收水平亦随之降低。同样地，TSH 和 TSHR 刺激性抗体也可抑制巨噬细胞集落刺激因子（macrophage colony stimulating factor，M-CSF）、核因子-κB 受体活化因子配体（receptor activator of NF-κB ligand，RANKL）、维生素 D 和地塞米松培养的小鼠胚胎干细胞向破骨细胞分化。

TSHR 基因敲除小鼠由于缺乏 TSHR 信号的负调节作用，可导致破骨细胞的形成增加。通过对 TSHR 基因敲除小鼠的研究发现，TSH 可以与表达于破骨细胞前体细胞上的 TSHR 相结合，抑制其向破骨细胞分化，同时可以抑制破骨细胞的活化。进一步研究表明，TSH 通过激活 protein1 和 RANKL/NF-κB 信号通路抑制转化生长因子 α（transforming growth factor-α，TNF-α）表达，从而抑制体外培养的破骨细胞分化。以往的研究显示，TSH 可刺激成骨细胞中 TNF-α 的表达。有学者据此提出 TNF-α 在抑制破骨细胞分化、刺激成骨细胞形成中的调节机制（Sun et al, 2013）。TSH 的抗破骨细胞作用可因核转录因子-κ（nuclear factor kappa，NF-κB）和 JunN 末端激酶（Jun N-terminal kinase，JNK）信号减少，也可因破骨细胞刺激因子、TNF-α 生成减少引起。近年的研究显示，TSHR 调节 TNF-α 过程中涉及两个高迁移率族蛋白，即高迁移率蛋白 B1（high mobility group box 1 protein，HMGB1）、高迁移率蛋白 B2（high mobility group box 2 protein，HMGB2），二者结合并作用于 TNF-α 基因启动子，在转录水平刺激 TNF-α 的表达。TSHR$^{-/-}$小鼠的 TNF-α 基因缺失，从而促进纯合子小鼠的破骨细胞形成。这些遗传学和药理学证据均证实了 TSH 可抑制破骨细胞形成。总之，TSH 抑制破骨细胞的生成和功能涉及一系列复杂的机制，TNF-α 在其中起到重要作用。

（四）TSH 与骨质疏松

TSH 可以调节破骨细胞和成骨细胞的功能及数量，其缺乏将导致高转换型骨质疏松。因此，循环中的 TSH 可通过抗骨吸收作用引起骨量增加，但其总体作用将取决于是否同时合并骨形成的减少。

甲亢患者常常伴随骨量减少，骨折风险增加，尤其是绝经后女性患者。甲亢主要影响皮质骨，以前臂远端的桡骨为甚，其次为腰椎、髋关节和股骨颈。甲状腺激素过量一直被认为是甲亢患者骨量减少的原因。正常成人骨重建周期为 150 ~ 200d，而甲亢患者骨重建周期缩短一半，仅 3 ~ 4 个月，因此，骨转换加速，破骨细胞重吸收部位增加，骨吸收大于骨形成，最终导致骨质疏松。

然而，甲状腺激素水平正常、TSH 水平降低的亚临床甲亢患者，亦表现出骨量减少，骨密度降低。有报道，与年龄、体重、绝经状态等相匹配的正常女性相比，内源性亚临床甲亢女性患者骨转换增加，骨量减少，主要累及皮质骨，在绝经后亚临床甲亢女性中尤甚。内源性亚临床甲亢的绝经后女性骨转换标记升高、骨密度下降。内源性亚临床甲亢对男性骨密度的影响，研究相对较少。

与内源性亚临床甲亢相比，左旋甲状腺激素（L-T4）替代治疗引起的外源性亚临床甲亢，对骨代谢的影响相对轻微。外源性亚临床甲亢对绝经后女性骨量具有负性作用，患者骨转换标记亦升高，但骨密度没有明显变化；在男性和绝经前女性中，未见外源性亚临床甲亢引起骨量显著减少（Gorka et al，2013）。

在研究甲亢病情严重程度与骨量丢失多少及骨质疏松风险高低之间的关系时，发现 TSH 被抑制的程度，而非游离甲状腺激素升高的程度，与骨代谢受损严重性相关。低 TSH 与骨转换率增加、骨密度下降、骨折风险增加相关。横断面调查发现，TSH < 0.5mIU/L 时，骨密度显著下降；而在 TSH < 0.1mIU/L 时，这一相关性更为明显；TSH > 0.5mIU/L 的甲亢患者，骨密度与对照组比较无显著差别。对美国国家健康与营养调查委员会（NHANES）的数据分析发现，绝经后女性，正常参考值范围内的 TSH 水平亦与骨密度状态相关。在校正了年龄、种族、体重指数、T_4、雌激素替代治疗、吸烟、体力活动等因素后，TSH 处于 0.39 ~ 1.8mIU/L 与 1.8 ~ 4.5mIU/L 相比，骨质疏松和骨量减少的风险比分别为 3.4 和 2.2；在正常参考值范围内，随着 TSH 水平的升高，骨密度亦明显升高，提示 TSH 对绝经后女性具有独立的骨保护作用。

在骨折风险方面，亦发现低 TSH 与骨折风险增加呈明显量效关系。TSH 在骨的重塑中发挥着重要作用（van Vliet et al，2018）。研究认为 TSH 的下降和骨质疏松性骨折有关。

研究发现 TSH 水平较低的女性椎骨骨折发生率高于 TSH 水平正常或较高的女性，该研究在调整了年龄、游离四碘甲状腺原氨酸（FT_4）、BMI 等因素后，认为低 TSH 为椎骨骨折的危险因素，其风险比为 2.80（Klein et al，2019）。女性 TSH 水平在 0.35 ~ 1.6mIU/L 时，髋部骨折风险显著增加，提示绝经后女性正常范围内 TSH 下降更容易发生骨折。一项对大于 65 岁女性随访 4 年的前瞻性队列研究显示，与 TSH > 0.5mIU/L 的正常对照比较，TSH < 0.1mIU/L 者，椎体骨折和髋关节骨折风险分别增加 4.5 和 3.6 倍；TSH 水平较高者（0.1 ~ 0.5mIU/L），骨折风险则明显减少。另一项研究也显示，对 65 岁以上女性随访 3 ~ 4 年，结果表明，TSH < 0.1mIU/L 的女性相比 TSH 为 0.5 ~ 5.5mIU/L 的女性椎体和髋关节骨折风险均有显著升高。进行 L-T4 替代治疗的老年患者中，TSH ≤ 0.03mIU/L 者骨折风险是 TSH 为 0.4 ~ 4.0mIU/L 者的 3 倍（Dagli et al，2018）。

一项观察性队列研究对 17684 例长期服用 L-T4 替代治疗的患者随访平均 4.5 年，发现与 TSH 为 0.4 ~ 4.0mIU/L 的正常组比较，TSH 为 0.04 ~ 0.4mIU/L 低浓度组骨折风险未见明显增加，而 TSH 未检出组（≤ 0.03mIU/L），骨折风险增加 2 倍。Leader 等（2014）调查了 14325 名 65 岁以上的甲状腺功能正常者，发现低 TSH（$0.35 \sim 1.6\text{mIU/L}$）与女性而非男性的髋部骨折风险增加显著相关。以上研究结果提示绝经后女性以及 TSH 水平下降是绝经后女性骨折的危险因素。

三、甲状腺激素

甲状腺激素（TH）是酪氨酸的碘化物，主要包括三碘甲状腺原氨酸（T_3）和四碘甲状腺原氨酸（T_4）两种形式。

（一）TH 的合成及化学结构

1. TH 的化学结构

三碘甲状腺原氨酸的化学结构式如图 9-1 所示。

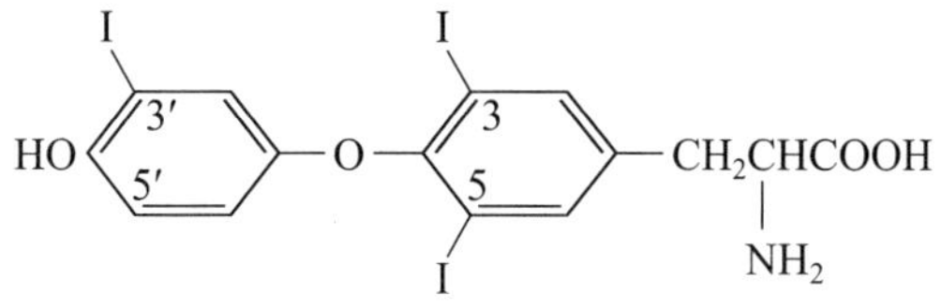

图 9-1　三碘甲状腺原氨酸（T_3）的化学结构式

2. TH 的合成与结构特点

（1）碘化物的氧化和碘的有机结合

碘化物进入甲状腺滤泡细胞后，被迅速氧化为活性碘元素（I^0），碘化物的氧化需要甲状腺过氧化物酶（thyroid peroxidase，TPO）的参与，TPO 的底物 H_2O_2 可能由 NADPH 提供。

（2）元素碘与酪氨酸结合形成单碘酪氨酸或双碘酪氨酸

该步骤即甲状腺球蛋白的碘化反应，需在过氧化物酶的催化下进行。现认为，甲状腺球蛋白上的酪氨酸碘化反应在甲状腺滤泡细胞的顶端表面进行。酪氨酸碘化形成的是双碘酪氨酸（diiodotyrosine，DIT）或单碘酪氨酸（monoiodotyrosine，MIT），主要与甲状腺球蛋白的主体构象及甲状腺功能状况有关。

（3）TH 的贮存和分泌

合成的 TH 以 Tg 形式储存于甲状腺滤泡腔内，这是内分泌腺中激素储存于分泌激素的细胞外的唯一现象，此可能有利于机体储存更多的 TH 供缺碘时需要。

TH 分泌的前提是先将 Tg 从滤泡腔中转运到滤泡细胞内。在蛋白水解酶的作用下，释放出 T_3 和 T_4。被水解的少量 MIT、DIT 及未被水解的微量 Tg 也可进入血循环。其中 Tg 在甲状腺的变化过程是：①滤泡细胞顶部形成伪足伸入滤泡腔胶质中；②通过大型胞饮作用（macropinocytosis）将胶质吞饮至滤泡细胞内；③进入滤泡细胞内的胶质滴被胞膜包裹；④溶酶体移至细胞顶部并微胞饮（micropinocytosis）胶质滴，形成吞噬溶酶体复合体（phagolysosomes）；⑤复合体内的蛋白水解酶水解 Tg 并释放出 T_3、T_4；⑥ T_3、T_4 扩散到细胞外液并进入循环血液中。其中释放出的 MIT 和 DIT 在脱碘酶的作用下释出游离的无机碘，后者可重新碘化 Tg 上的酪氨酸或扩散至血液中。

（4）T_3 的生成

正常情况下，甲状腺除分泌少量 T_3 外，也有一部分 T_4 可以转换为 T_3。在甲状腺以外的组织中，T_4 脱碘反应如发生在外环（酚基环），则生成 T_3（$3, 5, 3'\text{-}T_3$）；如发生在内环（酪氨酰环），则生成反 T_3（$3, 3', 5'\text{-}T_3$，rT_3）。

（二）T₃受体及其分布

TH 几乎作用于机体的所有器官和组织，对生长、发育、代谢、生殖和组织分化等各种功能均有影响。TH 的作用主要是 T_3 同受体以及其他相关蛋白质相互作用后，调控靶基因的转录和蛋白质的表达而实现的。三碘甲腺原氨酸 T_3 受体（T_3R）在胞质中合成后，转移到细胞核，以单体、同二聚体或异二聚体形式与靶基因结合。T_3R 属于类固醇激素 /TH 受体超级家族。这个超级家族包括雄激素、雌激素、孕激素、糖皮质激素、盐皮质激素和维生素 D 等受体成员。T_3R 可分为数种亚型，如 $T_3R\alpha_1$（48kDa 蛋白）、$T_3R\alpha_2$（58kDa 蛋白）、$T_3R\beta_1$（55kDa、52kDa 蛋白和45kDa 蛋白）和 $T_3R\beta_2$（58kDa 蛋白）等数种。$T_3R\alpha_2$ mRNA 还有 5.7kb 和 3.2kb 的两种次亚型，而 $T_3R\beta_2$ mRNA 具有 6.6kb、5.2kb、2.5 kb 和 2.4kb 的多种次亚型。心肌的 $T_3R\beta_2$ 仅 1kb。$T_3R\alpha_1$ 主要在心肌、脑、肾和骨骼肌中表达；$T_3R\alpha_2$ 的表达以胎盘和肺组织为主，骨骼肌、心肌和肾脏也有较高的表达量；$T_3R\beta_1$（52kDa）几乎存在于所有组织（除肾和脾外）中，胎盘、肺、心肌和骨骼肌还表达 55kDa 的 $T_3R\beta_1$。$TR\alpha_1$、$TR\beta_2$ 及 $TR\beta_1$ 为 TH 功能性受体。在骨组织中，$TR\alpha_1$ 表达高于 $TR\beta_1$，提示骨是 $TR\alpha_1$ 反应性 T_3 靶组织，T_3 主要通过骨细胞的 $TR\alpha_1$ 介导骨的线性生长和矿化速率，调控骨的生长发育及骨量维持（Bassett et al，2016）。

甲状腺激素也可以通过非基因组途径发挥作用。同基因组机制相比，非基因组途径需要的时间较短。①甲状腺激素经核受体的非基因组作用。甲状腺激素可通过其核受体 $TR\beta$ 而激活 PI3K 信号系统，这是一种快速非基因组作用。如果破坏 $TR\beta$ 的配体结合域，可消除甲状腺激素激活 PI3K 信号系统的作用。如果破坏 $TR\beta$ 的 DNA 结合域，则不能消除此种作用。②甲状腺激素的经膜作用机制。甲状腺激素可与一种称为 $\alpha V\beta_3$ 的整合素相结合。整合素 $\alpha V\beta_3$ 为膜蛋白，甲状腺激素与其结合后可激活 MAPK，并产生相应的效应（如血管生成等）。与核受体不同的是，T_4 与 $\alpha V\beta_3$ 的亲和力超过 T_3。③甲状腺激素可能通过作用于线粒体甲状腺激素受体而调节线粒体基因的转录。甲状腺激素的非基因组作用与包括 cAMP、磷脂酰肌醇和蛋白激酶在内的细胞信号转导通路有关，涉及细胞呼吸、细胞形态学、血管紧张度和离子动态平衡。

（三）TH 作用机理

TH 的生物学作用主要是 T_3 同结合到 DNA 基因调节部位的 T_3R 及其与相关蛋白的相互作用，通过调控靶基因的转录和表达而实现的。T_3R 在胞质合成后，转移到细胞核，以同二聚体、异二聚体或单体等形式与靶基因上的 TRE 结合，而不是像其他类固醇激素受体那样，以激素-受体复合物形式进入细胞核。在结合过程中，尚需与受体的辅助蛋白（TRAP）作用。比较突变型与野生型 T_3R 的 DNA 结合特点，发现 T_3 对受体同二聚体的结合反应无影响，对 T_3R 类视黄醇受体-α异二聚体的结合亲和性亦无影响，突变型 T_3R 的同二聚体可降低与 DNA 的结合亲和性。遗传性 TH 不敏感综合征患者的临床表现具有明显的组织特异性（如脑发育不良、痴呆、生长异常、肝损害、骨龄延迟等），其机制不明，似乎不是由于组织的 T_3R 与受体辅助蛋白形成异二聚体的差异引起的，可能主要与突变型 T_3R 与 TH 结合亲和性下降有关。此外，与野生型 T_3R 不同，突变型 T_3R（$T_3R\beta$）以一种"优势负性抑制"（dominant negative inhibition）方式发生作用。突变型受体与 DNA 结合前，先与受体辅助蛋白形成异二聚体，后者与野生型受体复合物竞争 DNA 的结合部位，使 T_3 不能发挥生理作用。

在已知的 α 和 β 两类 T_3R 中，突变型 T_3 受体对它们的优势负性抑制是不同的，可能因此而

表现出 T_3 抵抗综合征的不同组织特异性。

核受体（包括 T_3R）的作用部位可能在基因的增强子或与增强子转录有关的调节段，作用时尚需有调节蛋白的参与。同激活物（coactivators）使组蛋白乙酰化后，启动基因转录；同抑制物（corepressors）在无配基（激素）或激素拮抗物时发挥作用，通过去乙酰化作用而稳定染色质。核染色质再经过重建（remodeling）机制而恢复激素作用前状态。

在 T_3R 的各亚型中，α_1、β_1 和 β_2 亚型受体结合区与 DNA 结合区大致相同，但 β_2 亚型 T_3R 在活化反应元件方面不依赖于 T_3 的作用下，与同激活物 CBP、SRC-1 及 pCIP 等结合。

许多化学物质、细胞因子和药物均可干扰 T_3 的生物作用，它们作用的部位各不相同。胺碘酮可致甲状腺肿和甲减，在心肌则具有良好的抗心律失常作用。Shahrara 等发现，经胺碘酮处理的小鼠心肌细胞的 $T_3\alpha$ 和 β 亚型受体的 mRNA 水平明显下降，提示其抗心律失常作用依赖于 T_3R 亚型表达的选择性抑制。

在整体水平上，T_3R 表达主要受 TH 的调节。甲亢时，垂体 T_3R 的 β_1 mRNA 增加，而 β_2 mRNA 降低，心、肾组织中的 α_1 mRNA 也下降；甲减时，垂体 TSH 细胞和 GH 细胞主要表达 β_2 mRNA。低 T_3 综合征患者的血细胞和肝细胞中的 T_3R mRNA 增加，此可能是一种代偿反应。

（四）TH 的代谢调节

TH 的主要生物学作用是促进物质和能量代谢以及机体的生长与发育。已分化和未完全分化组织对 TH 的反应不同，而且不同组织对 TH 的敏感性也有差异。TH 的下述作用是通过核受体作用及非核受体作用实现的。T_3 的核受体作用已如前述，T_3 的非核受体作用是指不依赖于核受体而表现出来的生物效应。这是 T_3 作用于各种细胞器、细胞膜、细胞骨架和胞质，改变溶质（Ca^{2+}、Na^+、葡萄糖等）转运、激酶（蛋白激酶 C、cAMP 依赖性蛋白激酶、PKM_2 等）活性、调节特异性 mRNA 翻译和半衰期、线粒体呼吸链功能、肌动蛋白多聚化等生化过程，从而改变细胞的活性和功能。

1. 对机体代谢的影响

（1）产热效应

TH 提高大多数组织的耗氧量，使产热增加。据测量，$1mg$ T_4 可增加产热 $1000kcal$❶，其效果十分显著。在人体内脏的白色脂肪细胞中，已发现有 β_3-肾上腺素能受体和解偶联蛋白（uncoupling protein，UCP）。UCP 为一种质子转运蛋白，存在于线粒体膜中，主要在棕色脂肪组织中表达。UCP 被激活后，线粒体膜内外的质子电化学梯度减小（或消失），ATP 生成"短路"，化学能不能用于 ATP 生成而以热能释放。T_3 可能促进 UCP 的激活（或生成），故甲亢患者有不耐热、乏力和消瘦等表现。另一方面，人类 UCP 基因多态性的某些类型，由于 UCP 活力下降，可致肥胖。T_3 加速线粒体呼吸过程，促进 Na^+/K^+-ATP 酶活性，并直接促进 UCP 基因的编码和翻译过程。TH 的产热作用也发生于骨骼肌、心肌、肝、肾等组织，而其他一些重要组织，如脑、肺、性腺、皮肤等的耗氧量并不受 TH 的影响。脑组织很特殊，在胎儿期对 TH 很敏感，但当出生后，大脑对 TH 的反应能力明显减弱。

UCP 有多种，如 UCP1、UCP2、UCP3 及 UCP4 等。UCP1 与热能调节和脂肪代谢有密切关系。UCP2 和 UCP3 是从线粒体中发现的新的 UCP。UCP1 仅存在于棕色脂肪中；UCP2 的组织分布十

---

❶ $1kcal=4.1868kJ$。

分广泛；UCP3 主要在骨骼肌中表达，其表达与体重指数有相关关系。TH 可增加 UCP2 和 UCP3 基因的表达，β_3 肾上腺素能受体激动剂和糖皮质激素也主要影响 UCP2 和 UCP3 的基因表达。

（2）物质代谢

TH 作用于物质代谢的不同环节，对糖、脂肪、蛋白质、矿物质、水与电解质、维生素等的代谢均有影响。T_3 还可调节血管平滑肌细胞的收缩元件（contractile elements）。例如，在心肌细胞，T_3 可促进 Na^+ 内流；在红细胞中，T_3 增加 Ca^{2+} 浓度。另一方面，T_3 也通过影响胞质中的某些生物大分子的结合、激活、偶联、变构等对信号转导系统有调节作用，PKM2 单体可与 T_3 结合而阻滞其四聚化，并且与 T_3 的核受体作用及其受体后信号转导有着密切的相互联系。TH 的非基因（核受体）作用是指 T_3、T_4 与质膜、细胞器膜、细胞骨架蛋白等的作用，改变 Ca^{2+}、Na^+、葡萄糖等的转运和代谢，调节蛋白激酶 C、PKM2 等的功能；T_3 还可调节血管平滑肌细胞的功能。TH 的许多作用又必须有离子和葡萄糖的参与。

① 糖代谢：TH 使糖代谢速率加快，糖的吸收、利用，糖原的合成与分解均加速。大剂量 TH 促进糖的吸收，促进肝糖原分解，甚者可升高血糖，产生"继发性糖尿病"。另一方面，TH 亦加速外周组织对糖的利用，因此，多数轻型甲亢患者的血糖或口服葡萄糖耐量试验（OGTT）可维持在正常范围内，而重症患者可出现高血糖症或糖耐量降低。

② 脂肪代谢：TH 加速脂肪代谢。胆固醇的合成和分解均加快，但分解大于合成。故甲亢者的血总胆固醇降低；反之，甲减时则升高。

③ 蛋白质代谢：生理量的 TH 促进 mRNA 转录（无明显特异性），增加蛋白质（包括酶类、受体等）的合成，机体呈氮的正平衡。

在病理情况下，TH 过多对蛋白质代谢的影响与其生理作用有质的差异，过多的 TH 使蛋白质分解明显加强，肌肉消瘦无力，并可导致甲亢性肌病、甲亢性蛋白质营养不良综合征等。而 TH 缺乏时，蛋白质合成亦减少，细胞间黏蛋白增多。

④ 对其他代谢的影响：甲亢患者的尿肌酸排泄量常明显增多，伴尿肌酐排泄量减少。机体内的肌酸主要存在于肌肉组织中，并主要以磷酸肌酸的形式贮存能量，肌肉收缩供能后，肌酸游离，可能由于 TH 的"解偶联"作用，游离肌酸增多并经肾脏排出体外。生理剂量的 TH 有利钠排水作用。甲减时，水钠潴留，组织间隙中含大量黏蛋白，具亲水性，黏蛋白大量积聚于皮下，吸附水分和盐类，出现特征性的黏液性水肿。

2. 对人体生长发育的影响

脑的发育依赖于碘的供应充足和正常的 T_3 浓度。脑组织中的 T_3 主要在局部经 T_4 转换而来，星形细胞中的碘化酪氨酸脱碘酶活性很高，保证了脑组织的 T_3 水平。与成年人比较，胎儿组织中的 T_3 较低，但 rT_3 和各种碘化酪氨酸的硫化合物（硫化 T_4、硫化 T_3、硫化 rT_3、硫化 $3,3'\text{-}T_2$ 等）是明显升高的，这是由于脑（也包括肝）组织的 3 型脱碘酶活性很高，内环脱碘远超过外环所致。硫化反应是可逆的，可根据游离 T_3、T_4 的浓度，随时调节硫化酶和灭活 T_3 的酶活性，使脑组织的 T_3 恒定在生理范围内，保证脑发育的需要。

T_3 是神经细胞分化、增殖、移行，神经树突和触突以及神经鞘膜等发育和生长的必需激素之一。而且每一种神经结构的发育均有其特定的时期，因而一旦缺乏 T_3，其损害多是不可逆性的。自胎儿至出生后半年内（特别是出生后数周内），TH 对生长发育的影响十分明显，严重缺乏者出现呆小病（克汀病，cretinism）。先天性甲状腺不发育的胎儿，在宫内因有母体供给 TH，故胎儿发育可基本正常。但至出生后，常于 3～4 个月内出现智力迟钝、骨骼生长停滞。现已证明，神经细胞和胶质细胞的生长、神经系统功能的发生与成熟、脑血流量的正常供应等均有赖于正常水平的 TH；骨的生长发育也依赖 TH 的刺激，长骨的二次骨化中心出现时间、骨化速度均受 TH 的调控。

3. 对神经系统的影响

TH 对成熟的神经系统的影响主要表现为中枢神经系统的兴奋作用。如患甲亢或使用过量 TH 时，可表现为注意力分散、情绪激动、失眠好动，甚至出现幻觉、狂躁或惊厥。TH 对神经系统的兴奋作用机制未明。神经系统的正常兴奋性亦须有 TH 的存在。

TH 对神经细胞前体细胞的分化、增殖、凋亡和重建（remodeling）等均有调节作用。TH 对脑发育来说，T_3 的作用具有很强的代偿性，通过 T_3 受体的亚型，神经因子、细胞因子的调节保证脑的发育，但长期的缺乏可导致永久性智力低下。成年人的脑细胞对 T_3、T_4 不甚敏感，TH 对成人脑的生理作用未明。有人证明，脑细胞核中的 T_3R、血管紧张素原 mRNA 和 5′ D-Ⅱ 的活性均受 T_3 调节，细胞内的一些信号传递蛋白如 G 蛋白 α 亚基、蛋白激酶 A 和 C 也受 T_3 的调控，以适应机体的需要，并使脑细胞对葡萄糖、氨基酸和脂肪酸的代谢维持在正常范围内。T_3 还可通过非核受体作用途径，增加去极化突触体内 Ca^{2+} 浓度，增强一氧化氮合成酶的活性。这些作用与甲亢时的神经兴奋及过多 T_3 激发的氧化应激有关。

TH 具有 β-肾上腺素能样作用，使肾上腺素能受体表达增加，这种作用在 TH 过多时表现得较突出。例如甲亢时的心动过速、心悸、出汗、不耐热、脉压差增大、第一心音亢进、手抖及部分眼征等均与 TH 的这一作用有关。

4. 对其他器官和组织的作用

（1）心肌

心脏是 TH 的最重要靶器官。TH 过多可降低周围血管阻力，增加心肌收缩力，心率加速，心输出量增加。

（2）肝

血总胆固醇与血 TH 浓度有反向消长关系，甲亢时血胆固醇降低，而甲减时升高。TH 既促进脂肪生成，也刺激其分解。T_3 可诱导多种脂肪代谢酶（苹果酸脱氢酶、葡萄糖 6-磷酸脱氢酶、脂肪合成酶等）的合成。

（3）胃肠道

胃肠蠕动和消化吸收功能均受 TH 的影响。TH 对胃肠功能的影响多是通过神经系统、胃肠激素或其他内分泌功能而发挥作用的。甲亢时，胃肠蠕动加速，胃排空加快，肠吸收减少，甚至出现顽固性吸收不良性腹泻。相反，甲减时，可出现腹胀和便秘。

（4）血液组织

生理条件下，TH 对血液组织无明显影响。TH 过多或过少均可导致贫血。

5. TH 对骨转换的影响

（1）TH 促进软骨细胞增殖分化

适当水平的甲状腺激素对骨骼的生长和发育起到重要作用。目前研究发现甲状腺激素可能主要通过骨细胞的 TRα 受体来介导细胞内成骨和软骨内成骨、肥大化软骨细胞分化和软骨血管浸润，进而对骨的生长和维持进行调节。涉及的机制如下：① Ihh-PTHrP 负反馈通路可控制软骨细胞生长和代谢。切除甲状腺的甲减大鼠肥大性软骨细胞分化受到抑制，甲状旁腺素相关蛋白（PTHrP）mRNA 增加，而高剂量补充 T_4 的甲亢大鼠甲状旁腺素相关蛋白受体（PTHrP-R） mRNA 表达减少，PTHrP 作为一个负性调控信号抑制肥大化软骨细胞分化进而致生长迟缓，而 PTHrP-R 的缺失导致未接收到 PTHrP 的负性调节从而促进肥大化软骨细胞分化和加速线性生长。② IGF-1 和胰岛素触发了软骨细胞成熟的第一步，$TR\alpha^{-/-}$ 小鼠生长板生长激素受体（growth hormone receptor，GHR）、IGF-1R、信号转导及转录激活因子（signal transducer and activator of transcription，STAT）和蛋白激酶 B 表达减少，而 $TR\beta^{-/-}$ 小鼠 GHR、IGF-1R 表达上升，表明 T_3 可通过 GH-IGF1 信号通路调控骨骼生长。细胞实验中发现 IGF 可提高成骨细胞分化功能，促进骨形成。③作为膜酪氨酸激酶受体的 FGFR 在胚胎发育期广泛表达，在早期的胚胎发育、正常骨骼发育、骨形成和骨重塑中起重要作用。有 3 种成纤维生长因子受体（fibroblast growth factor receptor，FGFR）对骨骼生长非常重要，发育中的躯干间充质主要表达 FGFR1，在间质缩合期主要表达 FGFR2，FGFR3 主要限于生长板增殖和前肥大软骨细胞表达。FGFR1 和 FGFR2 在发育中的颅盖骨也有表达。FGFR3 突变造成软骨发育不全，FGFR1 在 $TR\alpha^{-/-}$ 小鼠体内表达减少，FGFR3 合成也减少而 $TR\beta^{pv}$ 小鼠 FGFR3 分泌增加。④ Wnt-4 为生长板软骨细胞最终分化起到正性调控的关键分子，T_3 通过促进髌板软骨细胞 Wnt-4、β-catenin、Runx2/cbfa1 分子的表达使 X 型胶原形成增加，促进关节软骨分化（Randau et al，2013）；而用 Frzb/sFRP3 或者 Dkk1 等 Wnt 拮抗剂时 T_3 的促关节软骨分化作用则被阻断，说明经典 Wnt/β-catenin 通路是 T_3 介导生长板软骨细胞最终分化的主要机制之一。

（2）TH 促进破骨细胞增殖分化

目前对 TH 维持成年个体骨代谢的作用机制了解甚少，特别是 T_3 在破骨细胞中的转运、转化及代谢情况等方面存在研究空白。T_3 可增加与成骨细胞分化增殖相关的因子如骨钙素、骨桥蛋白、IGF-1 及其结合蛋白、白细胞介素-6（interleukin-6，IL-6）和白细胞介素-8（interleukin-8，IL-8）、MMP9 和 MMP13、FGFR1 等的表达，这些分化增殖相关因子不仅刺激成骨细胞自身活化，且可偶联 IL-6 和 IL-8 直接影响破骨细胞的增殖分化。虽然单核细胞来源的破骨样细胞有 TRα1 和 TRβ1mRNA 的表达，但相应蛋白表达情况未知。无论动物实验还是临床研究均表明甲状腺激素可使破骨细胞分化增强，破骨相关的骨吸收增强，但甲状腺激素对破骨细胞是直接起作用还是通过成骨细胞间接发挥影响目前还不甚明确。一方面，T_3 对单独培养的破骨细胞没有促进分化作用，但与混合骨细胞共培养时 T_3 与骨吸收存在明显相关性，或用 T_3 前处理过的成骨细胞和破骨细胞共同培养时，在没有 T_3 刺激下骨吸收仍进行；T_3 刺激成骨细胞中 IL-6 和 IL-8 表达，通过这些可溶性介质刺激破骨细胞分化，这表明 T_3 间接刺激破骨细胞的分化。但另一方面，T_3 诱导破骨细胞增殖分化及破骨样细胞膜 TRα1 和 TRβ1mRNA 的表达，表明 T_3 作用于破骨细胞可能是直接的。

（3）TH 促进成骨细胞增殖分化

体内及体外研究证实 T_3 刺激成骨细胞增殖分化及骨基质合成、修饰和矿化。T_3 增加骨钙素、骨桥蛋白、I 型胶原蛋白、碱性磷酸酶、IGF-1 及其结合蛋白、IL-6 和 IL-8、MMP9 和 MMP13、FGFR1 表达，导致 MAPK 通路的激活，并调控 Wnt 通路（Bassett et al，2016）。用 T_3 刺激 MC3T3 细胞后碱性磷酸酶（alkaline phosphatase，ALP）浓度上升，增殖加速（Cray et al，2013）。也有研究发现 T_3 通过激活 MAPK，导致 p38 MAPK 通路的激活，从而刺激 MC3T3 细胞分泌骨钙素（Kondo et al，2013），甚至发现 IGFBP-6 与 TRα1 直接结合从而抑制 T_3 刺激导致的 ALP 和骨钙素水平提高。因此 T_3 可通过多种生长因子和细胞因子通路直接或间接刺激成骨细胞活性。同时，T_3 还可能通过调节 PTH/PTHrP 受体的表达，增强成骨细胞对 PTH 的反应。

T_3 可通过 Wnt 通路抑制剂 DKK1、骨硬化蛋白的减少，促进成骨细胞的增殖与分化（Tsourdi

et al，2015）。Wnt 通路是原发性及其他类型继发性 OP 的经典致病机制，Wnt 通路内生的抑制剂有 DKK1、骨硬化蛋白及卷曲相关蛋白 1。最近研究发现甲亢小鼠骨转换增加，Wnt 通路下的抑制剂 DKK1 血清表达减少，而甲减小鼠骨转换下降，DKK1 表达升高。然而，有意思的是 Wnt 通路的另一抑制剂骨硬化蛋白在两种模型中的表达都升高，但是在甲亢小鼠血清增高幅度更大，由此说明甲状腺激素诱导相关的骨转换失衡与 Wnt 通路的抑制因子 DKK1、骨硬化蛋白相关，可能成为治疗此类骨质疏松的潜在靶标（Tsourdi et al，2015）。

尽管在成骨细胞中发现了许多潜在的 T_3 靶基因，但关于其表达调控机制的信息很少，T_3 调控可能涉及其他信号通路。例如，在体外实验中，T_3 可调节成骨细胞的形态、细胞骨架和细胞之间的相互接触。此外，T_3 可通过抑制 Src 刺激骨钙素。总的来说，大量关于成骨细胞的研究表明 T_3 对骨骼所产生作用的复杂性，并强调研究中细胞系统的重要性。T_3 的许多作用涉及骨基质、旁分泌和自分泌因子的相互影响，但具体机制目前尚未确定。

（五）甲状腺功能亢进症与骨质疏松

甲状腺功能亢进症简称甲亢，系指由多种病因导致体内 TH 分泌过多，引起以神经、循环、消化等系统兴奋性增高和代谢亢进为主要表现的一组疾病的总称，其病因包括毒性弥漫性甲状腺肿（Graves disease，GD，也称格雷夫斯病）、结节性毒性甲状腺肿和甲状腺自主高功能腺瘤等。甲亢的患病率约为 1%，其中 80% 以上是 GD 引起。长期的甲状腺毒症（thyrotoxicosis）可导致钙、磷、镁等矿物质代谢紊乱和骨病，包括甲亢性骨质疏松症（hyperthyroid osteoporosis）和纤维囊性骨炎，甚至发生病理性骨折；其中，合并纤维囊性骨炎和高钙血症者，应注意是否存在甲状旁腺功能亢进。

1. 甲状腺功能亢进症致骨质疏松的可能机制

（1）高骨转换

TH 升高可致破骨细胞和成骨细胞活性均增加，但由于破骨细胞活性占主导，结果导致骨量丢失，即甲亢所造成的骨质疏松源自高骨转换。研究发现甲亢患者的血清碱性磷酸酶、骨钙素和 I 型前胶原氨基末端前肽水平增加，提示甲亢时成骨细胞活性增强；同时，血 I 型胶原交联羧基末端肽水平明显升高，尿钙、尿吡啶啉和脱氧吡啶啉排泄均增加，说明甲亢同时伴有过度骨吸收，导致高骨转换性骨质疏松。

（2）负钙平衡

甲亢患者处于高代谢状态，代谢亢进促进蛋白质分解排泄，亦消耗了钙、磷、镁等元素，使之呈负平衡状态。高尿钙在甲亢患者中非常常见，同时肠内钙吸收减少，粪便钙排出增加，其净作用是导致钙的负平衡。机体为维持正常血钙浓度，动员骨钙入血，造成骨吸收增加。甲亢患者 OP 组血清钙、磷高于骨量减少组及骨量正常组（彭可，2021）。也有研究发现（郑家深等，2020）甲亢患者血清钙、磷与健康对照组无明显差异。促骨吸收细胞因子增加甲亢时，促进骨吸收的多种细胞因子（如 IL-1、IL-6 和 TNF-α 等）水平升高。IL-6 对骨转换有重要影响，可通过与成骨细胞胞膜上的受体结合后发生信息传递，引起 Ras-Map 激酶级联反应，最终激活多种转录因子，调节多种细胞因子合成与分泌，使得破骨细胞分化因子表达增加，从而诱导破骨细胞分化成熟，导致骨吸收增加。

（3）TSH 水平受抑制

有研究者认为 TSH 可以抑制骨吸收，甲亢性骨质疏松可能与 TSH 水平受抑制有关；也有一些动物实验和人群中的研究不支持此观点，认为极低的 TSH 水平对骨代谢无明显不良影响。

（4）乙酰化／去乙酰化

乙酰化是近年代谢性疾病发病机制的研究热点之一，乙酰化修饰具有快速、准确调节代谢相关酶或相关蛋白分子的特点。Yan 等（2015）首次发现 GD 初发患者的外周血单核细胞中组蛋白乙酰化修饰异常，与正常组相比，GD 患者组蛋白 H4 乙酰化水平低，而组蛋白去乙酰化酶 HDAC1、HDAC2mRNA 表达高。已有研究表明乙酰化修饰异常与多种甲状腺疾病以及骨代谢性疾病相关，乙酰化异常可能是对甲状腺异常相关疾病病因的又一重要补充。甲状腺激素抵抗综合征是 TRβ 基因突变引起配体结合区构象异常，与 T_3 结合能力降低，募集辅激活因子能力下降导致组蛋白修饰异常，目标基因表达抑制而表现为 T_3/T_4 的异常升高，但甲状腺功能减退的临床表现，应用 HDAC 抑制剂后往往可以恢复转录活性，并对抗甲状腺功能减退的症状（Kim et al，2014）。在骨代谢疾病方面，研究发现几种 HDAC 酶通过结合成骨细胞分化转录因子参与成骨细胞分化调节。不同的 HDAC 在不同的分化阶段及细胞中表达水平不同，如 HDAC3、HDAC7 在细胞分化的各阶段表达水平无显著差异（Makinistoglu et al，2015），而 HDAC1 则在间充质干细胞中表达最高，HDAC4、HDAC5、HDAC6 则与 HDAC1 相反，高表达于成熟的成骨细胞中。与成骨细胞相比，对破骨细胞分化相关的乙酰化研究较少，对参与破骨细胞分化的去乙酰化酶了解甚少。HDAC7、HDAC9 均表现为通过结合相应的破骨细胞分化相关因子，促进或抑制下游的转录因子从而抑制破骨细胞的分化，抑制骨吸收，而选择性敲除破骨细胞酶基因则表现为骨吸收增加（Stemig et al，2015）。

（5）其他

甲状腺功能亢进症致骨质疏松，还可能与雌激素水平、维生素 D 代谢及遗传背景等有关。有研究发现 TSH 受体基因多态性与骨密度之间可能存在一定关联，在健康人群中的流行病学调查中发现 TSHR-Glu727 等位基因的携带者（基因型为 G/G 或 A/A）较非携带者（基因型为 A/A）具有相对较高的股骨颈骨密度水平。有关维生素 D 受体多态性与甲亢所致骨质疏松症易患性之间关联的研究目前尚无定论，针对日本妇女的研究报道 VDR-Fok I 等位基因 F 与骨质疏松发病风险增高有关。基因组研究发现与循环血 FT_3、FT_4 及 TSH 水平相关的多个特定基因位点，提示甲状腺功能状况受多基因遗传影响。

2. 甲亢性骨质疏松症的诊断

（1）症状和体征

本病多见于女性，男女之比约为 1∶（4～6），有报道在非甲状腺肿流行区，男性与女性之比为 1∶7。GD 甲亢起病一般较缓慢，多在起病后 6 个月至 1 年内就诊，也有起病后数年就诊者。少数可在精神创伤和感染等应激后急性起病，或因妊娠而诱发本病。在表现典型时，高代谢症群、甲状腺肿和眼征三方面的表现均较明显，但如病情较轻可与神经症相混淆。老年和儿童患者的表现常不典型。由于诊断水平的提高，轻症和不典型患者的发现已日益增多。典型病例常有下列表现。

① 神经系统：患者易激动、精神过敏、伸舌和双手向前平举时可见细震颤、多言多动、失眠紧张、思想不集中、焦虑烦躁、多猜疑等，有时出现幻觉，甚至亚狂躁症，但也有寡言、抑郁不欢者。腱反射活跃，反射时间缩短。

② 高代谢综合征：患者怕热多汗，皮肤、手掌、面、颈、腋下皮肤红润多汗。常有低热，发生危象时可出现高热，患者常有心动过速、心悸、体重下降、疲乏无力症状。

③ 甲状腺肿：多数患者以甲状腺肿大为主诉。呈弥漫性对称性肿大、质软，吞咽时上下移动。少数患者的甲状腺肿大不对称或肿大不明显。由于甲状腺的血流量增多，故在上、下叶外侧可闻及血管杂音和触及震颤，尤以腺体上部较明显。

④ 眼征：本病中有以下两种特殊的眼征。a. 非浸润性突眼。又称良性突眼，占大多数，主要改变为眼睑及眼外部的表现，球后组织改变不大。眼征有以下几种：上眼睑挛缩；眼裂增宽（Dalrymple 征）；上眼睑移动滞缓（von Graefe 征），眼睛向下看时上眼睑不能及时随眼球向下移动，可在角膜上缘看到白色巩膜；瞬目减少和凝视（Stellwag 征）；惊恐眼神（staring of frightened expression）；向上看时，前额皮肤不能皱起（Joffroy 征）；两眼内聚减退或不能（Mobius 征）。b. 浸润性突眼。较少见，病情较严重。也可见于甲状腺功能亢进症状不明显或无高代谢症的患者中，主要由眼外肌和球后组织体积增加、淋巴细胞浸润和水肿所致。

⑤ 心血管系统：可有心悸、气促、稍事活动即可明显加剧。重症者常有心律不齐、心脏扩大、心力衰竭等严重表现。

⑥ 消化系统：食欲亢进，体重却明显下降，两者伴随常提示本病或同时有糖尿病的可能。过多甲状腺激素可兴奋肠蠕动以致大便次数增多，有时因脂肪吸收不良而类似脂肪痢。甲状腺激素对肝脏也可有直接毒性作用，致肝大和 BSP 潴留、ALT 增高等。

⑦ 血液和造血系统：周围血液中白细胞总数偏低，淋巴细胞及单核细胞增多，血小板生存期也较短，有时可出现紫癜症。由于消耗增加、营养不良和铁的利用障碍偶可引起贫血。

⑧ 运动系统：主要表现为肌肉软弱无力，少数可表现为"甲亢性肌病"。

⑨ 生殖系统：女性患者常有月经减少，周期延长，甚至闭经，但部分患者仍能妊娠、生育。男性多有阳痿，偶见乳房发育。

⑩ 皮肤和肢端表现：约 5% 患者有典型对称性黏液性水肿，常与浸润性突眼同时或之后发生，有时不伴甲亢而单独存在。多见于小腿胫前下 1/3 部位，称为胫前黏液性水肿，是本病的特异性表现之一。黏液性水肿性皮肤损害也可见于足背和膝部、面部、上肢，甚至头部。

⑪ 内分泌系统：甲状腺激素过多除可影响性腺功能外，肾上腺皮质功能于本病早期常较活跃，而在重症（特别是危象）患者中，其功能可呈相对减退，甚或不全；垂体分泌促肾上腺皮质激素（ACTH）增多，血浆皮质醇的浓度正常，但其清除率加速，说明其运转和利用增快。

若病情迁延反复，特别是伴有性功能减退者（女性表现为月经减少或闭经，男性多有阳痿），可出现全身骨痛，严重者可发生病理性骨折。

（2）甲状腺功能亢进症与骨质疏松研究进展

峰值骨量（peak bone mass，PBM）达到的时期和骨量的高低是影响骨质疏松发生的又一重要决定因素，TH 在 PBM 的获得中起重要作用。与相匹配的对照组相比，处于 PBM 时期的 GD 患者 BMD 要低而骨质疏松 / 骨量丢失发生率要高；但在平均 TSH 抑制治疗期 14.2 年的青年甲状腺癌术后患者中并未发现其 PBM 低于同龄人（Mendonca Monteiro De Barros et al，2016）。从作用机制看过量 TH 可使个体提早达到 PBM，骨重建负平衡则可使总 PBM 低于正常，但目前国内外尚无有关甲亢与 PBM 关系的前瞻性或回顾性队列研究，以很好地支持两者之间的关系。

研究发现甲亢组的骨量减少及骨质疏松发生率高于对照组，且甲状腺功能状态与骨代谢过程相关，BMD 分别与 TH、TSH 水平呈正负相关（Biswas et al，2015）；TSH 受体抗体水平与骨转换代谢指标及腰椎 Z 值负相关（Ercolano et al，2013；Cho et al，2015），间接提示免疫炎性过程可能影响骨细胞代谢平衡。国外研究报道女性患者中更易发生骨骼的不良影响，但国内多数研究未发现各部位骨密度在性别之间的差异（Cho et al，2015）。甲亢是明显具有性别倾向的自身免疫性疾病，而骨质疏松发病率在各年龄阶段女性亦明显高于男性，约为 2:1，甲亢性骨质疏松在性别之间的差异需进一步研究证实；绝经前后女性均较正常对照组骨密度低，且绝经后较绝经前更低，这表明低雌激素水平与高 TH（或低 TSH 水平）之间存在协同作用致骨质疏松。

3. 甲亢患者不同病程与骨代谢关系

正在发育的骨骼对甲状腺激素极敏感，青少年时期骨骼呈线性生长，甲亢可以促进骨骼发育和生长，随着骨龄的提高可能导致生长板过早融合和早期停止生长，加速骨骼发育和骨矿物质沉积，导致身材的矮小。也有严重的儿童甲亢颅骨缝线的早期闭合可导致颅骨肌萎缩的报道，可见青少年时期正常的甲状腺激素水平，对于在成年早期建立峰值骨量和强度是必不可少的。有资料显示，绝经后妇女的骨折风险增加，Tsevis 等选取 188 例绝经后妇女进行研究，T_4、T_3 与 T、Z-评分及骨密度呈显著负相关。绝经后雌激素降低，对破骨细胞的抑制作用减弱，破骨细胞的数量增加、细胞凋亡减少、寿命延长导致其骨吸收功能增强。骨重建活跃和失衡致使小梁骨变细或断裂，皮质骨孔隙度增加，导致骨强度下降。另外，雌激素减少可以降低骨骼对力学刺激的敏感性，导致骨骼呈现类似于失用性骨丢失的病理变化。

4. 甲亢性骨质疏松的骨折风险

一项 Meta 分析则认为应用 BMD 计算 Z 值可以预测骨折风险，但不能识别真正骨折患者；无独有偶的是，基于回顾及前瞻性队列研究亦表明甲亢的病史仍是未来增加脆性骨折的风险因素之一（Blum et al，2015）。一项 Meta 分析显示运用 Z 值预测表明未治疗甲亢患者的骨折风险远高于治疗之后，药物、^{131}I 或手术均能降低骨折风险至正常水平，但也有研究显示 ^{131}I 治疗或能增加其风险。由此可见，在甲亢患者中 BMD 值作为衡量骨量、诊断骨质疏松的指标，尚不能完全反映骨微结构及骨质量变化情况；另一方面，BMD 的恢复未能使骨小梁之间恢复完整的桥梁连接而使其脆性骨折风险仍然存在。甲亢是否会增加未来骨折风险，是否会加速甲状腺功能正常后期的骨量丢失，根据已有的研究无法得出一个确切的结论，但从目前看，甲亢患者有必要在治疗前后及痊愈后定期随访 BMD 情况。

（六）甲状腺功能减退症与骨质疏松

甲状腺功能减退症，简称甲减，是指组织的甲状腺激素作用不足或缺如的一种病理状态，即是指甲状腺激素的合成、分泌或生物效应不足所致的一组内分泌疾病。国外报告的临床甲减患病率为 0.8% ~ 1.0%，发病率为 3.5/1000；我国学者报告的临床甲减患病率是 1.0%，发病率为 2.9/1000。

根据病变部位可将甲状腺功能减退症分为原发性甲减、中枢性甲减、甲状腺激素抵抗综合征。原发性甲减占全部甲减的 95% 以上，且 90% 以上原发性甲减是由自身免疫、甲状腺手术和甲亢 ^{131}I 治疗所致。甲减可累及骨代谢，导致骨质疏松，称为甲减性骨质疏松症（hypothyroid osteoporosis）。有关甲减患者的骨密度水平变化，目前仍缺乏大型的流行病学资料。

本病女性较男性多见，且随年龄增加，其患病率逐渐上升。美国对新生儿进行 T_4 及 TSH 筛查，发现约 1:4000 的新生儿发生甲减。青春期甲减发病率降低，成年期后则再次上升。亚临床型甲减的患病率女性为 7.5% ~ 13.6% 不等，男性 2.8% ~ 5.7%，以年龄较大的年轻人多见。TSH 的升高及甲状腺过氧化物酶抗体（TPOAb）的出现是最后发生临床型甲减的两个独立因子。Vanderpump 等经过 20 年的随访发现，女性每年临床型甲减发病率为 3.5:1000，男性为 0.6:1000；

60 岁以后比例明显升高；伴 TSH 升高及甲状腺抗体阳性者发生临床型甲减的机会更高。对有地方性克汀病和缺碘地区的妊娠前半期孕妇的血清 T_4、T_3、TSH 进行检测，发现有 50% 的孕妇有明显的临床或亚临床型甲减。

1. 甲状腺功能减退症致骨质疏松的相关机制

（1）甲状腺激素对成骨细胞、破骨细胞的刺激作用均减弱

低含量的甲状腺激素对成骨细胞及破骨细胞的刺激作用均减弱，功能性成骨细胞数目减少，骨转化减慢，骨矿化周期延长。甲减患者功能性成骨细胞数目减少，血清 BGP 降低，同时破骨细胞活性也降低，骨吸收速度减慢，引起低转化型骨质疏松。影像学检查则表现为骨密度下降，骨量丢失。

研究发现，甲减时反映破骨细胞活性的尿吡啶啉（urinary pyridinoline，U-Pyr）水平较低，甲状腺激素亦可通过细胞因子介导破骨细胞活性。在一定范围内，甲状腺功能亢进时成骨细胞活性随之增加，反之则活性降低，亦反映了甲状腺激素能直接刺激成骨细胞的兴奋性（梁利波等，2014）。另一项研究发现，甲状腺功能减退患者的促甲状腺激素水平越高或游离三碘甲状腺原氨酸、游离四碘甲状腺原氨酸水平越低，血清骨钙素（bone gla protein，BGP）水平越低（王艳等，2015）。

（2）甲状腺功能减退常协同体内低浓度降钙素水平

降钙素含量下降促使骨代谢速率减慢。一方面，降钙素能抑制肾小管对钙磷的重吸收，减缓骨矿化速率，使得骨量下降；另一方面，降钙素能促进成骨作用，抑制功能性破骨细胞数目及活性而抑制骨吸收。因此，降钙素水平下降，使得全身骨质表现为低转换型骨质疏松症。

（3）促成骨类激素（如生长激素）分泌紊乱

甲状腺激素缺乏，对生长激素（GH）刺激减弱，GH 夜间分泌减少，骨骼发育减慢。此外，胰岛素生长因子-1（IGF-1）缺乏，以及机体对胰岛素生长因子-1 的应答下降，导致骨祖细胞生成减少，骨细胞的分化与增殖产生障碍。

（4）性腺激素（雄激素、雌激素）与骨质疏松症

雄激素缺乏使调控骨量代谢的细胞因子平衡紊乱，是导致男性骨形成降低和骨量丢失的原因之一。雄激素一方面能直接作用于成骨细胞的雄激素受体产生生物学效应，另一方面需经芳香化酶作用转变为雌激素再作用于雌激素受体。研究表明，前列腺癌患者接受去势治疗后，体内睾酮水平迅速下降，同时睾酮可在芳香化酶作用下，氧化脱去自身的 19-甲基，使 A 环芳香化（反应以后增加了苯环），转变成 C_{18} 雌激素（雌酮和雌二醇）。因此，去势治疗也减少了雌二醇水平，最终出现性功能障碍、激素代谢紊乱、骨质疏松症等一系列临床症状。雌激素可与成骨细胞中雌激素受体结合发挥生物效应。较低的雌激素水平促使成骨细胞分泌 BGP 数量减少，而刺激破骨细胞对 I 型胶原吡啶啉交联氨基末端肽（pyridinoline cross-linked N-telopeptides of type I collagen，NTx）分泌增多，最终导致骨吸收与骨形成动态机制失衡，发展为骨质疏松症。性腺激素水平低下，能通过降低 CT 水平，增加骨组织对甲状旁腺素的敏感性等多种途径，协同导致破骨细胞活性增加，增强骨吸收速率，骨丢失加快。还可通过激活 IL-6 等炎症因子刺激破骨细胞活性，诱导骨吸收。

（5）甲状腺功能减退常协同体内高浓度催乳素水平

促甲状腺激素释放激素（thyrotropin releasing hormone，TRH）、催乳素释放因子（prolactin releasing factor，PRF）均由下丘脑分泌。TRH 和 PRF 作用于垂体前叶及后叶，分别分泌促 TSH

和催乳素（prolactin，PRL）。甲状腺素水平降低可通过负反馈调节机制刺激下丘脑，促进 TSH、PRL 的释放，进而引起高浓度催乳素水平。催乳素可作用于成骨样细胞，使某些成骨细胞介导的溶骨因子表达上调，导致骨量丢失。一方面，高浓度的 PRL 能抑制成骨细胞中的 PRL 受体，使得成骨细胞活性下降，减缓骨的形成与矿化过程；另一方面，PRL 可以通过负反馈机制，使下丘脑促性腺激素释放激素（gonadotropin-releasing hormone，GnRH）的分泌失调，进而导致促性腺激素及性腺激素（雌激素、雄激素）的缺乏。

甲状腺激素还可与 PTH、1,25-$(OH)_2D_3$ 等多种因子协同调节机体内钙、磷动态平衡，控制骨骼的吸收与形成。但也有学者在对比患有甲状腺功能减退症与甲状腺功能亢进症的绝经前妇女骨代谢及骨密度指标变化的临床研究中发现，甲状腺功能亢进症患者骨代谢及骨密度 6 个月后均明显降低，但甲状腺功能减退症患者与正常对照组女性相比，骨代谢指标与腰椎及股骨颈部位骨密度没有明显统计学差异。

2. 甲减性骨质疏松症的临床特点

原发性甲减血清 TSH 增高，TT_4 和 FT_4 均降低。甲状腺过氧化物酶抗体（TPOAb）、甲状腺球蛋白抗体（TgAb）是确定原发性甲减病因的重要指标和诊断自身免疫性甲状腺炎的主要指标。骨形成指标如血 BGP、B-ALP 和骨吸收指标如尿 Dpd 均明显降低，呈低转换型骨质疏松改变；原发性甲减者，血 BGP 水平与 TSH 呈负相关。

（七）亚临床甲状腺功能异常对骨代谢的影响

在亚临床甲状腺疾病中，亚临床甲亢研究较多。众所周知，亚临床甲亢与低骨密度和骨折风险有关，尤其是在老年患者、围绝经期及绝经后妇女中。Garin 等（2014）对心血管健康研究中的 4936 名 65 岁及以上美国人进行长达 12 年随访，发现无论是男性还是女性中，亚临床甲亢对腰椎、全髋及股骨颈的骨密度均无明显影响。而 Leader 等（2014）的报道明确指出，在甲状腺功能正常的老年女性人群中（≥ 65 岁），TSH 处于正常低值时会增加该类人群髋骨骨折的风险，但在男性中无此种联系。在中国一项收集了 1097 例 T_3、T_4 水平正常的老年患者的回顾性横断面调查研究中，校正年龄、体质量指数，采用多元 Logistic 回归分析发现，女性骨折风险高于男性，而 TSH 较低的女性股骨颈骨密度较低，骨质疏松和骨量减少的发生率较高，对腰椎影响较小，可能是过量的甲状腺激素导致骨小梁和骨皮质内吸收，对骨皮质的影响大于骨小梁，使皮质变薄，长骨（如股骨）骨丢失（Ding et al，2016），与 Leader 等研究结果一致。在韩国 65 岁及以上男性和女性的队列研究中发现（Lee et al，2016），低 TSH 但 T_3、T_4 水平正常的老年女性股骨近端骨密度下降和骨皮质几何形态恶化，骨折风险增加，绝经后妇女椎体骨折发生率高，与中国横断面研究结果相似。亚临床甲亢女性患者骨折风险与甲状腺功能正常者相比无明显差异，而男性患者发生髋骨骨折风险比甲状腺功能正常者增加 4.9 倍。2014 年同时发表在 JCEM 上的两篇文章又将此问题激化。65 岁以上女性，亚临床甲亢患者的骨折发生率有所升高，当 TSH < 0.10mU/L 时，椎骨骨折的发生率增加 4 倍，髋骨骨折的发生率增加 3 倍。

目前关于亚临床甲亢引起骨质疏松的机制尚不清楚，可能与以下因素有关。①骨转换增加：虽然亚临床甲亢患者游离 T_3、游离 T_4 处于正常范围，但仍高于甲状腺功能正常者，尤其是游离 T_4。甲状腺激素水平升高可同时激活成骨细胞和破骨细胞，缩短骨重建周期，直接导致骨转换加速，但破骨细胞活性占主导，结果导致骨量丢失。② TSH 降低：前已叙及，TSH 对骨形成和骨吸收均有抑制作用，亚临床甲亢患者骨质疏松可能与 TSH 水平受抑制有关。也有一些动物实验和人群中的研究不支持此观点，认为再低的 TSH 水平对骨代谢也无明显不良影响。③负钙平衡：亚临床甲亢患者处于高代谢状态，各类物质代谢分解均大于合成，亦使钙、磷、镁等元素处于负平衡状态。尿钙排泄和粪便钙排出均增加，同时肠内钙吸收减少，共同导致机体钙的负平衡。机体为维持正常血钙水平，动员骨钙入血，加快骨吸收过程。④体重下降：既往流行病学研究显示，升高的体重与骨量的增加相关，且减重后可引起不同程度的骨量丢失。亚临床甲亢患者由于基础代谢率升高，常伴有明显的体重下降。持续性的体重减轻，存在骨骼畸形的风险，尤其是负重部位的骨量丢失。

关于亚临床甲减患者的 TSH 水平对骨密度的影响，国内、外的研究报道尚不一致。国外有研究表明，老年男性亚临床甲减患者髋部骨折风险较同年龄健康者有所增加。另外，先天性甲减患儿骨生长变慢甚至停滞，但若能及时发现并予以甲状腺激素替代治疗能够有效改善骨生长并提高骨密度。但又一项研究证实，与甲状腺功能正常者相比，无论是老年男性还是老年女性，亚临床甲减并未引起髋部骨折的发生率增加，也没有引起腰椎、髋部、股骨颈处骨密度下降（Garin et al，2014）。国内研究发现，与同年龄健康组相比，老年亚临床甲减患者的骨密度降低，提示有不同程度的骨质疏松改变和骨折倾向。一项来自挪威的研究表明，在 40 岁以上的女性人群中，当 TSH ＜ 0.5mU/L 或 ＞ 3.5mU/L 时，髋骨骨折风险轻微升高，而当 TSH ＞ 4.0mU/L 且甲状腺过氧化物酶抗体阴性时，髋骨骨折风险明显升高（Svare et al，2013）。Noh 等（2015）研究 756 名甲状腺功能正常的韩国女性的腰椎骨密度，发现正常范围内的 TSH 与腰椎骨密度呈正相关，提示低浓度的 TSH 可能是非肥胖老年女性发生腰椎骨质疏松的危险因素。

亚临床甲减引起骨质疏松的可能机制包括：①亚临床甲减患者体内甲状腺激素水平相对下降，对成骨细胞及破骨细胞的刺激作用均减弱，骨转换周期延长，骨转化减慢。有文献报道甲减患者功能性成骨细胞数目减少，破骨细胞活性也降低，骨吸收速度减慢，引起低转化型骨质疏松。②亚临床甲减通常会引起脂代谢异常，诸如总胆固醇、甘油三酯、低密度脂蛋白-胆固醇、极低密度脂蛋白水平升高，高密度脂蛋白-胆固醇水平下降，而血脂紊乱是动脉粥样硬化的独立危险因素，可促进血管钙化。甲状腺激素的相对缺乏减弱其对生长激素的刺激和允许作用，使生长激素的分泌量和作用效果均下降。③血浆中胰岛素样生长因子 1 的浓度和活性减低。近年一些研究证明骨质疏松与血管钙化之间存在联系，骨密度低下者，发生心血管事件的风险增加，而心血管疾病患者骨折风险亦增加。随着研究的深入，甚至有人提出了骨-血管轴的概念，即脉管系统营养支持骨骼肌肉系统发挥功能，而骨源性细胞的种类及其内分泌、旁分泌产生的信号影响血管健康。亚临床甲减可能通过影响血管钙化间接促进骨质疏松的发生。

（八）TSH 的外源性抑制治疗与骨质疏松

促甲状腺激素的主要生理作用为促进甲状腺激素的合成及刺激甲状腺滤泡上皮细胞的增生，故同样也可以刺激甲状腺肿瘤组织的生长，因此 TSH 抑制治疗可以抑制残留肿瘤组织的生长。国内外指南建议分化型甲状腺癌（DTC）患者在行甲状腺癌根治术后需长期服用左旋甲状腺激素，通过负反馈作用抑制 TSH 的生成，从而降低甲状腺癌的复发率。大部分甲状腺癌患者术后通过外源性给予超生理剂量的甲状腺激素，使 TSH 低于正常水平，有部分患者出现骨质疏松等症状，特别是对于绝经后女性，发生骨质疏松或骨折的风险大大增加。然而，也有研究否认 TSH 抑制治疗会对骨密度造成影响。

在多项临床研究中显示，低 TSH 水平与骨质疏松、骨折的关系密切。在一项流行病学研究中显示，当血清 TSH 水平＜ 0.1mIU/L 时，椎体骨折及非椎体骨折发生的概率分别增加了 4.5 倍及 3.2 倍。同样有研究显示，受试者血清 TSH 水平较低时，BMD 会明显降低。血清 TSH 水平较高时，BMD 则会明显升高；当 TSH 水平处于正常范围时，TSH 与 BMD 没有表现出相关性。甲状腺癌术后行 TSH 抑制治疗的患者，骨吸收标志物组织蛋白酶 K 有所增加。此外，NHANES 的数据也显示低水平 TSH 与骨质疏松关系密切。

也有一些研究，否认了 TSH 抑制治疗会影响 BMD，并增加骨折风险。讨论其原因，一方面甲状腺术后患者的钙剂补充会明显增加，另一方面甲状腺术后患者的甲状旁腺会或多或少受到影响，从而影响 PTH 的分泌，进而影响骨的新陈代谢。Kim 等（2015）对 124 例接受 TSH 抑制治疗的甲状腺癌术后患者进行分析，在研究 TSH 抑制治疗与骨代谢的关系时，将甲状旁腺的功能也考虑在其中，结果显示绝经前和绝经后女性的 BMD 并无明显的改变。当将入组患者以是否具有甲状旁腺功能减退进行分组，发现甲状旁腺功能减退组的患者的 BMD 明显高于甲状旁腺功能正常组的患者。

分化型甲状腺术后患者在行 TSH 抑制治疗过程中，骨代谢调节受到多方面的影响。TSH 对骨代谢有直接的影响作用，可以抑制破骨细胞的活动，进而产生抗骨吸收的作用。甲状腺激素对骨代谢有重要的调节作用，过高的甲状腺激素会导致骨的重构加速，进而导致负钙平衡与骨量丢失。大部分甲状腺癌术后患者通过外源性给予超生理剂量的甲状腺激素，使 TSH 低于正常水平，这共同导致了 TSH 抑制治疗中易发生骨质疏松的风险。此外，甲状旁腺功能、性激素水平、吸烟、血脂、体质量指数等诸多其他因素影响 TSH 抑制下患者骨代谢的变化。临床医师应根据患者的情况，审慎调整左旋甲状腺素用量，将 TSH 抑制在适当范围内，有助于降低患者骨质疏松和骨折风险。

（九）自身免疫性甲状腺疾病与骨代谢

免疫介质在大多数自身免疫紊乱中起着重要的作用，也可能与骨丢失有关。新骨形成过程中破骨细胞活动的紊乱可能是慢性炎症性自身免疫性疾病导致骨密度降低的原因，炎性细胞因子是骨破坏的重要调节因子。炎症性疾病中骨丢失的机制从影响全身控制骨重塑到免疫细胞直接攻击骨细胞。在慢性炎症过程中，骨形成和吸收之间的平衡倾向于破骨细胞介导的骨吸收。

1. Graves 眼病

有研究发现，促甲状腺激素受体抗体（TRAb）对 Graves 眼病（GO）妇女腰椎和股骨颈密度可能有负面影响。甲亢稳定后骨密度恢复，TRAb 的存在可能是 Graves 眼病甲亢期骨损害的一个重要标志（Amashukeli et al，2013）。Siderova 等（2018）最新研究发现，TRAb 在 GO 患者中常处于高滴度状态，可能有骨保护作用，研究通过选取 47 例甲亢患者（23 例甲亢，24 例 GO），与健康女性相对照，发现 GO 患者腰椎和髋部骨密度高于甲亢组，可能因为 GO 组激素治疗时间短，激素累积量少。骨丢失在糖皮质激素开始后迅速开始，主要发生在治疗的前 6 个月。但鉴于 TSH 受体信号转导在骨中起着重要作用，认为 TRAb 也可能影响骨代谢，且目前有证据表明，促甲状腺激素受体在眶前脂肪细胞、成纤维细胞中均有表达，在 GO 的发病过程中起着重要的作用。因此，对于 TRAb 的骨效应，是骨丢失还是骨保护，仍需进一步探究。

2. 桥本甲状腺炎

桥本甲状腺炎（Hashimoto's thyroiditis，HT）对骨代谢的影响尚不明确，HT 在儿童时期可能与生长停滞和持续矮小直接相关，但对成年人的影响则不明显。Poloniva 等（2017）提出，甲状腺过氧化物酶与绝经后骨密度降低和骨折风险增加有关。Tsevis 等（2018）通过对照实验认为，HT 对骨密度产生负面影响。HT 对骨健康的潜在影响可能是循环抗甲状腺抗体的结果。桥本甲状腺炎也与维生素 D 缺乏有关，维生素 D 缺乏症被认为是骨吸收的一个独立危险因素。

（毛未贤　马倩倩　张萌萌）

第三节　降钙素

一、降钙素的合成及化学结构

（一）降钙素的命名与化学结构

降钙素化学名称为 1-丁酸-7-（L-2-氨基丁酸）-26-L-门冬氨酸-27-L-缬氨酸-29-L-丙氨酸降钙素（鲑），分子式为 $C_{148}H_{244}N_{42}O_{47}$，其化学结构式见图 9-2。

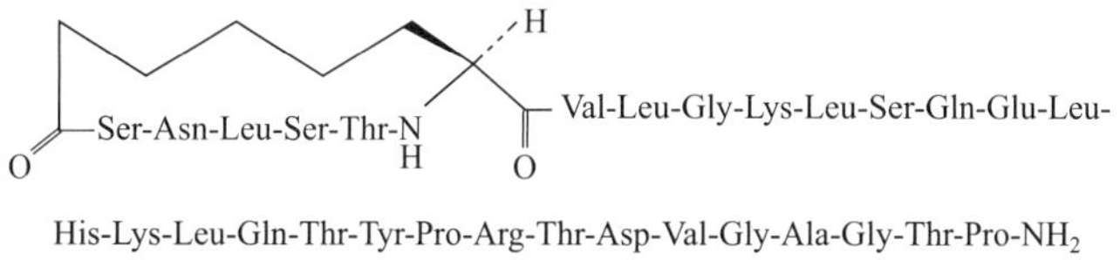
H
Ser-Asn-Leu-Ser-Thr-N
H
O
O
Val-Leu-Gly-Lys-Leu-Ser-Gln-Glu-Leu-
His-Lys-Leu-Gln-Thr-Tyr-Pro-Arg-Thr-Asp-Val-Gly-Ala-Gly-Thr-Pro-NH2

图 9-2　降钙素的化学结构式

1961 年，Coop 首先命名能降低血钙的激素为“降钙素”。1963 年，Hirsc 研究证实降钙素由甲状腺滤泡旁细胞分泌。1969 年，Guttmann 等合成了鲑鱼降钙素。1985 年，美国食品药品监督管理局批准合成鲑鱼降钙素用于治疗骨质疏松症。目前，能够人工合成的降钙素有 4 种，即鲑鱼降钙素、鳗鱼降钙素、人降钙素和猪降钙素，前两种比较常用。

（二）降钙素的合成

降钙素（calcitonin，CT）由甲状腺滤泡旁细胞产生和分泌，其产生过程是甲状腺 C 细胞首先合成由 N 端的 82 个氨基酸、活性降钙素（32 肽）和降钙蛋白（21 肽）三部分组成的前降钙素原（张萌萌，2020），前降钙素原进入内质网，经糖基化和酶切除前导肽转变为降钙素原，降钙素原（pro-calcitonin，pCT）由内质网合成后，经过高尔基体水解加工，在致密核的分泌囊泡形成分泌颗粒，分泌囊泡通过细胞内微管系统迁移至细胞外表面，与胞质膜的顶端部分结合，以胞吐的方式释放内容物（廖二元，2013b）。降钙素原经不同蛋白酶分别作用，先切除 N 端肽形成 57 肽，再进一步降解，即生成成熟降钙素和降钙蛋白，成熟降钙素的 C 末端酰胺化形成活性降钙素。此外，甲状旁腺、胸腺、乳腺组织也可分泌少量降钙素。

降钙素是降钙素基因相关肽家族成员之一，除降钙素外，降钙素基因相关肽家族还包括降钙素基因相关肽（calcitonin gene-related peptide，CGRP）、胰淀素（Amylin；又称胰淀粉样多肽，islet amyloid polypeptide，IAPP）及肾上腺髓质素（adrenomedullin，AM）。降钙素基因相关肽家族通过与降钙素受体（calcitonin receptor，CTR）或和降钙素受体样受体（calcitonin receptor-like receptor，CRLR）结合发挥生物学作用，其生理作用广泛，各成员之间有部分生物学作用重叠。

人类降钙素基因复合物由两个已知的 α 和 β 基因组成，位于 11 号染色体的过氧化氢酶与甲状旁腺素基因之间。α 基因有 6 个外显子，其中前 3 个与降钙素基因相关肽共有，外显子 5、6 为降钙素基因相关肽专有。β 基因除 3′ 端和 5′ 端的非编码区与 α 基因不同外，其余均相同。

二、降钙素的代谢与分泌调节

降钙素是一种重要的参与钙磷代谢调节的多肽类激素。其主要生理作用是降低破骨细胞的数量、抑制破骨细胞的活性，减少骨吸收；抑制小肠对钙离子的吸收，降低体内血钙浓度，使血中游离钙向骨组织中转化；抑制肾小管远端对钙磷的重吸收，增加尿钙流失；还可直接作用于人成骨细胞，刺激成骨细胞增殖和分化（张萌萌，2014）。此外，降钙素对许多骨代谢疾病所引起的骨痛症状也具有良好的缓解作用。

降钙素是 Copp 等研究者于 1961 年首次发现，后来 Kumar 和 Foster 等进一步证明哺乳动物的降钙素由甲状腺分泌，鱼类降钙素产生于其后部腮腺。1963 年，Hirsh 等首次报道降钙素具有钙、磷代谢调节作用。此后，国内外众多研究者对降钙素的合成、分泌、提取、生物学功能、药理作用等进行了大量深入的研究。

在生物体内，根据降钙素结构与生物学作用相似性，主要将其分为三类：①灵长类（如人）降钙素、啮齿类（如大鼠）降钙素；②偶蹄类（如猪、牛、犬和羊）降钙素；③硬骨鱼类（如鲑鱼和鳗鱼）降钙素、禽类（如鸡）降钙素。不同来源的降钙素结构相似，均是由单链、排列顺序不同的 32 个氨基酸残基组成，氨基末端有保守的 1,7 位半胱氨酸所生成的二硫键，羧基末端为脯氨酰胺，同种族间的降钙素结构较保守，而不同种族间的结构差异较大，不同来源降钙素间只有几个氨基酸是相同的，氨基酸的排列顺序取决于物种。其生理作用基本相似，但抑制破骨细胞骨吸收能力不同，硬骨鱼类降钙素抑制骨吸收能力最强，偶蹄类降钙素次之，人类来源的降钙素抑制骨吸收能力最弱（张萌萌，2020）。鱼降钙素与哺乳动物降钙素受体的结合能力远超过哺乳动物的降钙素，基于这一原因，目前临床应用的均为鱼降钙素。其中鲑鱼降钙素的生物活性比人源高 50 倍左右。

三、降钙素与骨质疏松

（一）降钙素对骨代谢的调节

1. 降钙素对破骨细胞的调节作用

降钙素对破骨细胞的骨吸收功能有明显的抑制作用，成熟的降钙素是骨吸收的关键调节剂。

降钙素与分布在破骨细胞上的降钙素受体特异性结合（Moreira et al，2020），降钙素对破骨细胞的直接作用分为 Q 作用和 R 作用两部分：Q 作用是通过霍乱毒素敏感性 Gs 偶联腺苷酸环化酶介导，细胞在数分钟内停止代谢，R 作用通过偶联百日咳毒素敏感性 G 蛋白，导致胞质游离钙离子浓度增加，破骨细胞从骨表面的刷状缘皱缩，最后形成小圆形的、不能运动的细胞。cAMP 和细胞内钙离子是 Q 作用及 R 作用的第二信使。Q 作用是通过霍乱毒素敏感性 Gs 偶联腺苷酸环化酶介导，而 R 作用通过偶联百日咳毒素敏感性 G 蛋白，导致胞质游离钙离子浓度增加。通过对破骨细胞的增殖和凋亡进行调节，降钙素抑制破骨细胞的活性和增生，使破骨细胞数量减少，也可能由于其使破骨细胞分裂为单核细胞，使破骨细胞寿命缩短，或通过阻止骨髓单核细胞（前破骨细胞）的融合而降低破骨细胞的形成率，从而抑制骨吸收（Cao et al，2022）。

降钙素还可抑制破骨细胞的其他成分如酸性磷酸酶等生成。降钙素抑制溶骨作用的出现时间很快，应用大剂量降钙素约 15 min 内，破骨细胞的活力即减弱 70%。在给予降钙素 1 h 后，成骨细胞的活力增强，骨组织释放的钙磷减少，且可持续数天。

2. 降钙素对成骨细胞的调节作用

降钙素对成骨细胞亦有直接作用。降钙素可以增加成骨细胞碱性磷酸酶（ALP）的活性，促进骨的形成和矿化过程。降钙素对成骨细胞合成代谢的影响可能是在维持骨形成率环节上，它可增加大鼠和兔皮质骨的生长，亦可间接地促进成骨细胞的增殖。通过对成骨细胞的调节，促进成骨细胞增殖和分化，有利于骨形成，增加骨密度，提高骨骼的生物力学稳定性（Xie et al，2020）。

降钙素可增加骨密度（尤其是松质骨骨量），降低绝经后骨质疏松发生椎骨骨折的危险性，使腰椎 BMD 少量增加，并适度降低骨转换。

3. 降钙素与血钙调节

降钙素与甲状旁腺素（PTH）共同参与体内钙代谢的调节，但它们对血钙的调节作用相反，形成双重激素调节机制。与 PTH 相似，降钙素的分泌主要受血钙水平的调节。甲状腺滤泡旁细胞上存在钙受体（CaR），降钙素的调节就是通过钙受体完成的。放射免疫法测定证实，当血钙水平达到约 95mg/L（2.37mmol/L）时，降钙素开始分泌，分泌水平与血钙水平成正比，随着血钙的升高，降钙素的分泌增加，从而降低血钙。对于成人，外源性降钙素调节血钙的作用很弱，因为继发性血钙水平下降，可强烈刺激 PTH 分泌，PTH 的分泌可抵消降钙素的效应。在儿童期，由于骨的更新速度快，通过破骨细胞的活动，每天可向细胞外液提供 5g 以上的钙，相当于细胞外液总钙量的 5 ～ 10 倍，故降钙素对儿童血钙的调节较重要。有人提出，降钙素主要功能是防止新生儿的餐后高钙血症，在机体需要钙量高（如生长发育、妊娠或哺乳）时，起着保持骨质的钙磷含量，减少流失以保护骨骼的钙磷储备的作用。与甲状旁腺素相比，降钙素对血钙的调节作用快速而短暂，即启动快，在 1h 内就可达到高峰，但是持续作用时间较短，很快被 PTH 的代偿作用所抵消。基于降钙素的这些作用特点，CT 能快速调节高钙饮食所引起的血钙升高，使血钙恢复到正常水平。

降钙素通过与靶细胞膜上的降钙素受体特异性结合而产生作用，研究表明，每个破骨细胞上约有 100 万个降钙素受体，此外，降钙素和降钙素受体在骨组织外如肾皮质表层及髓质外层细胞、大脑内及下丘脑的细胞，生殖腺、乳腺及某些肿瘤组织中也都有表达（张萌萌等，2024）。人的降钙素受体（hCTR）基因位于 7q21.3，长约 4.2kb，CTR 基因的 cDNA 编码产生一种含 490 个氨基酸残基的蛋白质，分子质量为 85 ～ 90kDa，为 G 蛋白受体家族成员。降钙素受体为 7 次跨膜受体，连接穿膜段 4 个细胞外功能区（e1 ～ e4）和 4 个细胞内功能区（i1 ～ i4）。属于 PTH-/PTHrp/ 降钙素 / 肾上腺素受体超家族。

降钙素与降钙素受体高亲和力结合，激活霍乱毒素敏感蛋白，进而通过 G 蛋白偶联途径激活腺苷酸环化酶，使 cAMP 的水平增高，cAMP 作为第二信使，激活细胞内的蛋白激酶 A，并进一步作用于下游的信号分子。此外，还可通过 Ca^{2+} 为第二信使的信号途径，引起胞质游离 Ca^{2+} 水平升高（Zhang et al，2015）。降钙素的受体主要分布在骨和肾，其基本生理作用是降低血钙和血磷，降钙素的作用是通过直接抑制破骨细胞的活性和增加尿中钙、磷的排泄而实现的。

（二）降钙素的临床研究

血清降钙素测定可用于诊断降钙素缺乏症。血降钙素升高的常见原因：①甲状腺髓样癌，血降钙素水平明显升高；②产生降钙素的异位肿瘤（如支气管癌、胰腺癌、上额窦癌、前列腺癌、子宫癌、膀胱癌、乳腺癌、肺癌、肝癌及类癌等）均可引起降钙素升高；③原发性甲亢可引起降钙素轻度增高；④肾病，尤其是慢性肾病引起降钙素升高更为明显；⑤原发性甲旁腺功能减退症时甲状腺 C 细胞增生，使降钙素分泌增加，或者甲状旁腺功能减退症时，促甲状腺激素（TSH）升高，而 TSH 有促进 C 细胞分泌降钙素的作用，使 CT 升高，但也可正常甚至降低；⑥肢端肥大症降钙素可轻度增高；⑦其他如恶性贫血、高钙血症、脑膜炎、胰腺炎等，某些内分泌激素如胰高血糖素和胃泌素升高，也可使降钙素水平升高。

降钙素水平降低，见于重度甲状腺功能亢进、甲状腺手术切除等（Kotwal et al，2021）。

有研究指出（Sugimoto et al，2019），每周注射一次 20 单位的 CT，可显著增加腰椎骨密度，但对降低骨折的发生率没有影响。另外，研究结果显示（Iimura et al，2020），在绝经后骨质疏松症大鼠模型中慢性电刺激喉上神经可以诱导释放 CT，并能提高骨密度，提示内源性 CT 也可能有助于缓解骨破坏，改善骨质情况。

探讨降钙素和低频脉冲电磁场治疗骨质疏松伴腰椎管狭窄的疗效，发现降钙素治疗明显改善骨质疏松伴腰椎管狭窄神经性间歇性跛行患者的临床症状，提高步行能力，减轻腰腿痛。通过依降钙素、钙及维生素 D 联合治疗骨质疏松症患者，观察到可有效改善患者的临床症状、抑制疼痛，并增加患者的骨密度，进而降低骨折风险。并且依降钙素应用时不良反应较少，可长期应用。流行病学研究表明，降钙素可使绝经后骨质疏松妇女腰椎骨密度有微小的提高，使新的椎体骨折发生患者数明显降低。降钙素不仅可以有效地治疗骨质疏松性疼痛，还可以增加腰椎 BMD，降低椎体骨折风险。

鲑降钙素 50 IU 联合碳酸钙和活性维生素 D，3 次 / 周，可以有效地保持骨密度，防止维持性血液透析（MHD）患者的骨丢失，且患者的耐受性良好，治疗 12 个月后，股骨颈骨及腰椎骨密度较治疗前增加，骨痛程度明显减轻。

冬梅（2017）探讨鳗鱼降钙素治疗长期应用糖皮质激素引起的骨质疏松症的临床疗效，结果显示，与治疗前相比，观察组与对照组患者治疗后骨密度均有所提升，与对照组相比，观察组骨量提升情况明显较好。

白杨（2019）探讨鲑鱼降钙素联合阿仑膦酸钠治疗老年骨质疏松的效果，结果显示，鲑鱼降钙素联合阿仑膦酸钠治疗老年骨质疏松效果较好，可快速缓解患者骨痛，提高骨密度，且安全性佳。

张炜（2014）对绝经 1 年以上 43 例骨质疏松妇女，给予降钙素治疗，结果显示，患者 2 周后骨痛症状明显好转，半年后腰椎及股骨颈 BMD 值升高，说明降钙素能在较短时间内改善骨痛症状，半年后可增加骨密度，是治疗绝经后骨质疏松症较理想的药物。

胡小华等（2023）的研究结果显示，骨化三醇联合鲑降钙素治疗 6 个月后，治疗组患者的骨密度值高于治疗前和对照组，差异具有统计学意义（$P < 0.01$）；治疗后，治疗组的 VAS 评分均明显低于治疗前和对照组（$P < 0.01$），证实了骨化三醇联合鲑降钙素治疗维持性血液透析合并骨质疏松患者的有效性。

蒋建新等（2019）探讨绝经后妇女骨关节炎合并骨质疏松三联治疗的临床效果，非甾体类药物（NSAID）＋玻璃酸钠＋依降钙素联合应用于绝经后妇女骨关节炎合并骨质疏松治疗，不仅可提高治疗效果，改善膝关节功能，还能提高活动度及患者生活质量，应用于临床可起到积极作用。

Meleleo 等（2016）观察研究发现降钙素联合钙剂，可提高骨关节炎合并骨质疏松的治疗效果，减少机体骨量丢失，单用钙剂虽能抑制甲状旁腺素分泌，但是不能促进血钙向骨钙转移，因此联合使用依降钙素及钙剂，可起到协同治疗作用，减少骨丢失。一项长达 5 年的随机双盲安慰剂对照研究表明，对 1225 名绝经期骨质疏松女患者行降钙素治疗，可使脊柱骨折率下降 36%，加用钙剂和维生素 D 可明显增加对骨的保护作用。

刘芳等（2024）研究结果显示，治疗 1 年后，加用降钙素组股骨颈、胸椎骨密度大于唑来膦酸组，表明鲑鱼降钙素联合唑来膦酸治疗老年骨质疏松症患者可有效缓解患者疼痛，改善骨标志物，促进骨转换，增加骨密度。

降钙素除了具有直接抑制骨吸收、促进骨生成作用外，还可以作用于神经中枢特异性受体，升高 β-内啡肽水平，抑制疼痛介质合成，有效缓解骨质疏松或骨折引起的疼痛。

Bandeira 等（2016）的研究说明依降钙素为一种人工合成的新型降钙素类药物，通过结构修饰后，化学稳定性较高，可在室温下长期保存，在机体中的药效更为稳定，药理学研究证明其用药 3d 后，残存活性率可达 50%，因而具有较好的治疗骨质疏松效果。

Karponis 等（2015）对骨质疏松并发椎体压缩性骨折患者进行脊椎成形术后，给予鲑鱼降钙素进行治疗，患者术后骨痛改善显著。

降钙素是第一个用于治疗变形性骨炎（Paget 骨病）的药物，可抑制 Paget 骨病由于破骨细胞数量和活性增加引起的骨吸收增加，减轻 Paget 骨病骨吸收及新骨形成无规则导致的骨变形，减轻骨痛，使 Paget 骨病骨损害达到影像学上的治愈。

冯帅等（2023）的研究结果显示骨质疏松压缩性脊柱骨折患者采用鲑降钙素结合经皮椎体成形术治疗效果显著，可调节患者的血清指标，增加骨密度，稳定脊柱，改善功能障碍，减轻患者的疼痛感。

降钙素治疗绝经后女性骨质疏松性椎体骨折，治疗 1 个月后降钙素组血骨钙素明显高于治疗前；尿羟脯氨酸 / 尿肌酐比值明显低于治疗前。治疗后 4 ～ 6 周复查 X 射线摄影显示降钙素组骨折愈合率达 96.1%，对照组愈合率为 79.5%，差异有显著性。说明降钙素能抑制骨质疏松患者的骨代谢，对骨吸收抑制的作用也很强；降钙素能够促进骨质疏松性椎体骨折的愈合，并能迅速改善腰背疼痛症状。

燕太强等（2023）对明确诊断变形性骨炎的患者给予降钙素和二膦酸盐等药物治疗。平均随访 16 个月，结果所有患者症状和体征均未加重，能继续从事原工作，X 射线摄影复查未见明显变化。说明对于变形性骨炎患者早期给予降钙素和二膦酸盐等药物治疗，可有效控制疾病的恶性转化，防止心血管、眼、皮肤、消化道、泌尿道、关节等严重合并症的发生。

金龙等（2017）探讨鲑鱼降钙素在骨质疏松患者椎体压缩性骨折椎体成形术后的临床疗效，鲑鱼降钙素对缓解骨质疏松椎体压缩性骨折患者的疼痛效果显著，且患者术后恢复快，有利于患者术后正常生活。

王彦鹏等（2017）探究鲑鱼降钙素对伴骨质疏松髋部骨折骨密度的影响，结果显示，对伴骨质疏松髋部骨折患者采取鲑鱼降钙素治疗，能显著增加骨密度，治疗效果更显著。

降钙素是调节体内钙磷代谢调节的重要激素。具有抑制破骨细胞骨吸收、促进成骨细胞增殖分化的作用；同时抑制小肠对于钙离子的吸收，降低体内血钙浓度，使血中游离钙向骨组织中转化；抑制肾小管对钙和磷的重吸收，增加尿钙流失；此外，降钙素具有良好的缓解骨质疏松症骨痛的作用，对临床骨质疏松、骨质疏松性骨折及变形性骨炎的治疗具有重要作用。

（马倩倩　毛未贤　张萌萌）

第四节　维生素 D₃

一、维生素 D₃ 的合成及化学结构

（一）维生素 D₃ 的化学结构

维生素 D（vitamin D，又名钙化醇、骨化醇）为环戊烷多氢菲类化合物，属类固醇衍生物，不仅仅是一种必需营养素，也是激素的前体，不但参与体内的钙、磷代谢调节，也参与细胞代谢与组织功能代谢的调节。人体内维生素 D 的来源有两个，内源维生素 D 来自皮肤 7-脱氢胆固醇（7-dehydrocholesterol）合成，外源维生素 D 经由小肠上段吸收，外源维生素 D 包括两种结构形式的甾体衍生分子：来自蔬菜、菌类食物的维生素 D₂（麦角钙化醇，ergocalciferol）和来自鱼肝、蛋黄、乳类食物的维生素 D₃（胆钙化醇，cholecalciferol）。麦角骨化醇和 7-脱氢胆固醇被称为维生素 D 原（张萌萌，2020d）。

（二）维生素 D₃ 的合成

人体内维生素 D 的来源有内源合成和外源吸收两种。

内源合成：在阳光或紫外线照射下，存在于大多数高等动物表皮组织的 7-脱氢胆固醇经光化学反应转化成维生素 D₃。高强度紫外线照射 15min 后，每克皮肤可形成 12.8U（0.32μg）维生素 D₃。与所形成的维生素 D₃ 血浆中维生素 D₃ 结合蛋白（DBP）相结合，部分由 β 脂蛋白携带，从皮肤输送至肝脏为机体所利用（刘忠厚，2015）。

外源吸收：膳食摄取的维生素 D₃ 在空肠与回肠同脂肪一起吸收，胆汁为吸收所必需的。慢性胰腺炎、脂肪痢及囊性纤维化等疾病，脂肪吸收受到干扰时，均影响维生素 D 的吸收（刘忠厚，2015）。

皮肤合成与膳食摄取的维生素 D₃ 被转运至肝脏，在肝细胞内质网上的 25-羟化酶作用下，第 25 碳处羟基化形成 25-羟维生素 D₃［25-(OH)D₃］，25-(OH)D₃ 半衰期约为 15d，是维生素 D₃ 的主要循环形式。血浆中的 25-(OH)D₃ 与维生素 D₃ 结合蛋白结合运载至肾脏。在肾近端小管细胞的线粒体 1α 羟化酶［25-(OH)D-1α 羟化酶］和 25-(OH)D-24α 羟化酶，将第 1 碳或第 24 碳羟化，催化下生成 1,25-二羟维生素 D₃［1,25-(OH)₂D₃］或 24,25-二羟维生素 D₃［24,25-(OH)₂D₃］。25(OH)D-1α 羟化酶的活性受血钙水平的调节，血钙水平下降，甲状旁腺素分泌增加，25(OH)D-1α 羟化酶活性增加，1α 羟化过程增强，1,25-(OH)₂D₃ 合成增加。1,25-(OH)₂D₃ 为机体主要的生物活性形式，通过维生素 D₃ 受体（VDR）介导发挥其调节钙、磷代谢的经典作用。

影响皮肤合成维生素 D₃ 的因素包括环境因素（日照、地理纬度、空气微粒、吸入性氧化剂等）、年龄因素、皮肤因素、种族、人工紫外线（UVR）等。

日光紫外线是影响维生素 D₃ 合成的一个重要环境因素，多项研究表明，冬季阳光照射时间短，且通过大气层的紫外线 B 减少，尤其高纬度地区日照时间少，人们又缺少户外活动，都影响维生素 D₃ 合成。居住地区纬度影响维生素 D₃ 合成，并与人群骨折发生有关。每离开赤道 10°，髋部骨折风险增加 0.6%。

研究表明，随年龄增大，皮肤中 7-脱氢胆固醇水平下降，维生素 D₃ 合成减少。女性 25-(OH)D₃

水平低于男性，这与女性长期使用防晒霜和防晒用品，户外活动较少，尤其是上班族早出晚归，中年妇女则以操持家务时间居多等因素有关。有报道（JukiC et al，2015）指出，有近50%的骨量减少或骨质疏松症女性存在维生素D不足。维生素D缺乏可导致绝经后骨质疏松症患者出现负钙平衡，其主要原因是肠道钙吸收障碍。

此外，饮食结构、季节因素、海拔高度等也能影响皮肤维生素D_3的合成。

二、维生素 D_3 的代谢与分泌调节

维生素D_3是自然存在的脂溶性维生素，属类固醇激素。在人类30余种细胞及组织器官如小肠、骨骼、牙齿、肾脏、甲状旁腺、胰腺、B细胞、T细胞、卵巢组织、乳腺上皮细胞、附睾上皮细胞、某些神经组织、早幼粒细胞及多种癌细胞中都发现了维生素D_3受体（VDR）的表达。

维生素D_3是所有生物活性物质中一种非常独特的成分，具有多重作用，它是维生素，但本质上是激素，还可能是细胞因子，参与免疫应答、细胞生长、分化、凋亡等生理和病理学过程（张萌萌，2014）。

维生素D主要储存在脂肪组织和骨骼肌中，其次为肝脏、大脑、肺、脾、骨、皮肤。组织中维生素D及$25\text{-(OH)}D_3$含量高于血浆。体内靶组织需要时，贮存的维生素D及$25\text{-(OH)}D_3$被释放出来，$25\text{-(OH)}D_3$为血液循环中维生素D的主要储存形式。

血清$1,25\text{-(OH)}_2D_3$可反映体内活性维生素D绝对含量，但其在体内代谢快、半衰期短（6～8h，5～7d）、储存少，血浓度仅相当于$25\text{-(OH)}D_3$的1/24～1/4，血清$1,25\text{-(OH)}_2D_3$含量的测定方法难度较大，而$25\text{-(OH)}D_3$在血中含量相对较高、半衰期较长（2～3个月，15～45d）、最稳定，同时又是合成$1,25\text{-(OH)}_2D_3$的前体，因此，$25\text{-(OH)}D_3$是人体内维生素D的主要储存形式，是反映机体维生素D代谢最好、最重要的指标，临床上一般通过监测血清$25\text{-(OH)}D_3$的含量来反映血液维生素D_3水平（张萌萌等，2024），见表9-1。

表9-1　维生素D及其代谢产物的生物学特征

名称	血液浓度 /（ng/mL）	血中半衰期	活性 / 倍
维生素 D_3	2.3±1.6	36 d	1
维生素 D_2	1.2±1.4	—	1
$25\text{-(OH)}D_3$	27.6±9.2	28 d	2～5
$25\text{-(OH)}D_2$	—		2～5
$1,25\text{-(OH)}_2D_3$	31.0±9.0	2～4h	10

注：表转引自刘忠厚《骨内科学》（化学工业出版社，2015）。

此外，维生素D_3通过与维生素受体结合，对皮肤组织、骨骼肌、免疫系统、神经组织、心血管、生殖器官等具有骨外作用。

$1,25\text{-(OH)}_2D_3$可调节单核 / 巨噬细胞、T淋巴细胞、B淋巴细胞等免疫细胞的增殖、分化及细胞因子的分泌，发挥免疫调节作用，有利于机体维持自身的"自我耐受"，可作为免疫调节剂用于类风湿性关节炎（RA）、系统性红斑狼疮（SLE）、多发性硬化症（MS）等自身免疫性疾病（孔菲菲等，2013），既可达到防治效果，又避免了免疫抑制剂造成的副作用。

神经细胞也有特异性VDR表达，$1,25\text{-(OH)}_2D_3$可以影响多种神经递质与神经营养因子的合成，调节中枢神经系统发育（Gezen-Ak et al，2013）。维生素D_3缺乏引起神经障碍出现抑郁症、

多发性硬化、纤维性肌痛、精神障碍或 Parkinson 病等。研究发现给予 1,25-(OH)$_2$D$_3$ 干预后可以提高海马区域突触生长速度，从而对抑郁症有一定治疗作用。

1,25-(OH)$_2$D$_3$ 可促进皮肤角质细胞分化，抑制角质细胞增生。同时防止紫外线照射引起人永生化表皮细胞（HaCaT 细胞）的应激损伤。1,25-(OH)$_2$D$_3$ 还可通过缩短细胞周期，调节抗凋亡基因及凋亡前基因的表达，抑制皮肤肿瘤的发生。

研究发现维生素 D$_3$ 与糖尿病相关。1,25-(OH)$_2$D$_3$ 可与胰岛细胞表面的 VDR 结合，促进胰岛素分泌、增加胰岛素敏感性、改善胰岛素抵抗。维生素 D$_3$ 的摄入量与 2 型糖尿病发病的危险性呈明显负相关。孕早期 25-(OH)D$_3$ 水平降低增加了妊娠期糖尿病的发病的风险，维生素 D$_3$ 缺乏是妊娠期糖尿病发病的重要危险因素；同时维生素 D$_3$ 缺乏时，子代出现胰岛素自身抗体，增加先兆子痫风险。

维生素 D 受体高度表达于多种人类肿瘤细胞，大量体内外研究证明它具有抑制肿瘤细胞生长，促进肿瘤细胞分化，诱导肿瘤细胞凋亡等作用。维生素 D$_3$ 缺乏与患癌症风险的增加相关，同时维生素 D$_3$ 能减缓癌症的进展。

维生素 D$_3$ 对心血管系统具有重要保护作用。维生素 D$_3$ 可抑制肾素合成与分泌，抑制肾素-血管紧张素-醛固酮系统（RAAS 系统），降低血压，从而起到防治高血压的作用（秦晓伟等，2013）。同时 1,25-(OH)$_2$D$_3$ 可调节血容量，减少斑块破裂，改善血管和心肌重塑等，并降低对胰岛素的耐药性，减少胰岛素的耐药性导致的心脏病的发生。

活性维生素 D$_3$ 具有抑制肾小球系膜细胞增殖、减轻肾小球损伤、减少肾小球硬化、减少细胞外基质沉积、减轻肾间质纤维化、减少蛋白尿和延缓肾功能减退等生物学效应。维生素 D$_3$ 缺乏时，可导致慢性肾病、蛋白尿。

维生素 D$_3$ 作为一种作用广泛的内分泌激素和旁分泌激素，对机体具有重要的生物学作用。

三、维生素 D$_3$ 与骨质疏松

（一）维生素 D$_3$ 对骨代谢的调节

骨重建伴随人一生，骨重建是由破骨细胞吸收旧骨、成骨细胞生成等量新骨取代的骨转换过程。当骨吸收增加、骨形成减少时，骨重建脱偶联，发生骨质疏松。而骨形成过程中，维生素 D$_3$ 发挥重要调节作用，是骨代谢重要的调节激素（张萌萌，2016）。维生素 D$_3$ 缺乏可导致钙、磷和骨代谢异常，2002—2004 年美国国家健康与营养调查委员会（NHANES）指出当血清 25-(OH)D$_3$ 浓度 < 15ng/mL 时，会诱发甲状旁腺功能亢进，代偿性骨钙释放增加，同时肾脏磷排泄增加，PTH 分泌增多，PTH 介导的破骨细胞活性增强，骨吸收病灶增多，骨强度下降、骨密度降低，血磷降低又导致骨骼矿化受损。维生素 D$_3$ 缺乏是骨质疏松的危险因素，也是骨质疏松性骨折的危险因素。维生素 D 缺乏还可引起肌肉乏力，肌力下降，儿童出现行走和站立困难，老人摇摆加重，容易跌倒，从而导致骨折风险增加。

1,25-(OH)$_2$D$_3$ 能够促进小肠黏膜细胞合成钙结合蛋白，增加小肠黏膜对钙的吸收，增加磷吸收。在肾脏，1,25-(OH)$_2$D$_3$ 能够增加近端肾小管对钙、磷的重吸收，升高血钙水平，增加骨密度。在骨组织中，1,25-(OH)$_2$D$_3$ 直接作用于骨的矿物质代谢，促进骨基质形成及类骨质矿化。

1,25-(OH)$_2$D$_3$ 对骨代谢具有两种作用。

生理剂量下，1,25-(OH)$_2$D$_3$ 通过与成骨细胞表面表达的维生素 D 受体（VDR）结合，活化和抑制相关转录因子，调节成骨细胞中多靶基因表达，促进成骨细胞的增殖、提高成骨细胞活性、加快骨矿化，促进骨基质形成。当血钙降低时，1,25-$(OH)_2D_3$ 与甲状旁腺素（PTH）协同作用，通过破骨细胞作用使骨盐溶解，维持血浆钙磷的正常浓度。维生素 D 缺乏时，对快速生长期的骨骼影响最大（张萌萌等，2021）。维生素 D_3 缺乏，成骨细胞增殖分化低下，骨形成减少。大剂量时，1,25-$(OH)_2D_3$ 是破骨细胞（OC）成熟的主要激活因子，1,25-$(OH)_2D_3$-VDR 复合物增加成骨细胞的 RANKL 表达，RANKL 与其受体 RANK 作用，诱导 OC 分化，使 OC 前体细胞成为成熟 OC，促进 OC 的分化，促进骨吸收。

维生素 D_3 还可作为骨基质蛋白基因转录调节因子，调节 I 型胶原和骨钙素等的合成。

维生素 D_3 可改善骨骼肌细胞钙代谢，提高平衡能力，减少跌倒，研究显示，每日口服 800U 维生素 D_3，可显著降低老年人跌倒风险。

维生素 D 在维持骨骼发育过程中起重要作用，婴幼儿时期缺乏维生素 D 会导致佝偻病的发生，而成人长期缺乏维生素 D 可引起甲状旁腺素水平上升，出现代偿性甲状旁腺功能亢进，导致骨转换水平增加，骨量丢失，增加脆性骨折的风险（Rai et al，2021）。

（二）维生素 D_3 的临床研究

维生素 D_3 参与细胞生长、分化、凋亡的分子机制，维生素 D_3 受体介导成骨细胞基因表达，与人类多种疾病的发生机制相关。维生素 D_3 缺乏与心血管病、肿瘤、糖尿病、慢性肾病、自身免疫性疾病密切相关。国内外众多学者对维生素 D_3 进行了大量的研究。

维生素 D_3 缺乏或不足，可导致继发性甲旁亢，间歇性小剂量 PTH 促进骨形成，持续大剂量 PTH 会促进骨吸收，加快骨转换。维生素 D_3 缺乏与多种疾病相关（张萌萌等，2020）。

长期维生素 D 严重不足，导致少年儿童骨骼中矿物质沉积较少，骨骼矿化受损引起各种骨骼畸形被称为佝偻病，血清 25-$(OH)D_3$ 水平是维生素 D 缺乏性佝偻病的可靠诊断指标。对成年人，骨骺已愈合，长期维生素 D 严重不足可导致骨骼矿化不足而引起软骨病和骨质疏松。

国内外多项流行病学研究结果显示，维生素 D_3 不足的发生率高达 30%～80%，老年人、较贫困地区的发病率可能更高，全球近 10 亿人维生素 D_3 缺乏或不足，且逐年上升。40%～100% 欧美老人存在维生素 D_3 缺乏；50% 绝经后骨质疏松妇女药物治疗时存在维生素 D_3 不足［25-$(OH)D_3$ 水平小于 30ng/mL（75nmol/L）］。维生素 D_3 缺乏已成为世界范围的公共健康问题。

一项 18 个国家 2589 名绝经后骨质疏松患者维生素 D_3 临床研究显示，所有国家和地区普遍存在维生素 D_3 不足或缺乏。发病率：拉丁美洲 53.4%，欧洲 57.7%，中东 81.8%，亚洲 71.4%，澳大利亚 60.3%。

根据《原发性骨质疏松症诊疗指南（2022）》的数据，我国 60 岁以上人口有 2.64 亿，65 岁以上人口超过 1.9 亿。骨质疏松症患者超过 9000 万。维生素 D_3 缺乏是骨质疏松的危险因素，也是骨质疏松性骨折的危险因素，研究发现（Tanaka et al，2014），当血清中 25-$(OH)D_3$ 水平超过 30ng/mL 时，骨折风险降低，且与维生素 D_3 摄入剂量呈明显正相关。维生素 D_3 可改善肌肉强度和平衡能力，减少跌倒发生。瑞士苏黎世大学一项荟萃分析显示，维生素 D_3 显著降低者跌倒风险达 22%。

张萌萌等（2015）对吉林省（43°N 地区）20～80 岁健康人群 25-$(OH)D_3$ 水平进行调查，并与国内、外不同地理纬度国家、地区对比研究，结果显示：上海（31.7°N 地区）20～49 岁健康男性 25-$(OH)D_3$ 水平高于北京（39.9°N 地区）同年龄段健康男性；广州（23.1°N 地区）、贵阳（26.5°N 地区）20～59 岁健康人群 25-(OH)D$_3$ 水平高于上海、北京同年龄段人群。吉林健康男性、女性血清 25-(OH)D$_3$ 水平低于上海、北京、广州、贵阳、岳阳健康人群，低于白俄罗斯（53°N 地区）、波兰（50.3°N 地区）、乌克兰（47.3°N 地区）、匈牙利（47.5°N 地区）、西班牙（18.1°N 地区）健康人群。

维生素 D$_3$ 缺乏或不足在中国妊娠妇女中十分普遍（陈春梅等，2022），对孕妇的维生素 D$_3$ 流行病学调查显示，＞90.5% 研究组内孕妇维生素 D$_3$ 水平低于 30ng/mL，其中，维生素 D$_3$ 不足（20～29ng/mL）占 21.9%，维生素 D$_3$ 缺乏（＜20ng/mL）占 68.6%，维生素 D$_3$ 充足仅占 9.5%。维生素 D 缺乏可导致不良妊娠结局的发生，应考虑对妊娠妇女实施基础的筛查及预防性措施。通过调整生活方式和饮食预防、维生素 D 补充等方式加以纠正，进一步改善妊娠结局。

人体需要的维生素 D$_3$ 主要接受日照后由皮肤合成，极少量来自食物。对缺乏日照及维生素 D$_3$ 吸收不充分者常有维生素 D$_3$ 不足甚至缺乏，需补充足够的维生素 D$_3$，用于维生素 D$_3$ 缺乏相关疾病的预防与治疗。国际骨质疏松基金会（IOF）建议，补充维生素 D 的剂量取决于个体用药前 25-(OH)D$_3$ 水平、BMI 和有效日照。每日 40IU 的维生素 D 可使血 25-(OH)D$_3$ 水平升高 1ng/mL，临床监测下，1000～2000U/d 的维生素 D 摄入都是安全的，对于大部分成年人来说，每日摄入不产生毒副作用的最大剂量为 2000U。对 50 岁及以上老年人的维生素 D 推荐剂量为 800～1000U/d，可使血 25-(OH)D$_3$ 水平达 30ng/mL 以上。对于严重缺乏维生素 D 的患者（佝偻病或骨软化），需要补充 50000U/d 剂量的维生素 D 2～4 周，此后每周 1 次或 2 次，每月或每 3 个月监测一次血 25-(OH)D$_3$。对于骨质疏松患者建议每日补充 800～1200U 的维生素 D$_3$（张萌萌，2016）。

近年来，国外许多流行病学和临床研究显示，维生素 D 缺乏和心血管疾病之间有很强的相关性，维生素 D 缺乏可致包括动脉粥样硬化在内的心血管病风险增大，有研究报道体内维生素 D 的不足与冠心病的发病具有相关性。血液中 25-(OH)D$_3$ 只有达到 43ng/mL 时可以有效减少心脏病的死亡率，25-(OH)D$_3$ 不足或缺乏与心血管病死亡率显著相关。

维生素 D 是一组内分泌激素，近年来研究发现维生素 D 缺乏与 1 型糖尿病、2 型糖尿病、妊娠糖尿病及其他类型糖尿病之间均存在着密不可分的关系（程亮等，2013）。维生素 D 对糖尿病发生及血糖的控制发挥着重要作用，郁静嘉等（2015）人的研究显示 2 型糖尿病中维生素 D 不足及缺乏的比例占 92%。维生素 D 通过抑制炎症反应、抑制自身免疫反应、促进胰岛素合成及分泌、增加胰岛素敏感性及维生素 D 相关基因多态性等多种作用机制对糖尿病的发病及血糖的控制发挥着重要作用。良好的维生素 D 营养状况能减少胰岛素依赖性糖尿病的危险性，维生素 D 缺乏，可能增加胰岛素抵抗，并与代谢综合征相关。

维生素 D 缺乏在慢性肾脏病（CKD）患者中普遍存在，肾功不全时，肾脏 1α 羟化酶缺乏或功能受限，使 1,25-(OH)$_2$D$_3$ 生成减少，肠钙吸收减少，引起血钙降低，同时肾小球滤过率逐渐下降，尿磷排泄障碍，出现血磷升高，钙磷代谢失衡。肾脏功能损伤是 25-(OH)D$_3$ 水平降低的危险因素，新近研究证实 1,25-(OH)$_2$D$_3$ 不足是 CKD 患者的明显危险因素，二者互为因果，形成恶性循环。补充活性维生素 D，维持血中 1,25-(OH)$_2$D$_3$ 的水平是治疗慢性肾脏病（CKD）引发的继发性甲状旁腺功能亢进和肾性骨营养不良的关键。慢性肾病监测血中 25-(OH)D$_3$ 水平可作为诊断依据，及时监测血浆 25-(OH)D$_3$ 水平可以诊断慢性肾病，也可以指导维生素 D 的摄入量，个性化给药可以更好地治疗慢性肾病。

维生素 D 是一种脂溶性维生素，肥胖患者体内的维生素 D 多分布于脂肪组织而使血清维生素 D 水平相对下降，导致继发性甲状旁腺功能亢进。维生素 D 缺乏导致甲状旁腺素水平升高，可以作用于脂肪细胞增加其钙离子内流，从而使脂肪细胞内脂质生成增加，而且 $1,25-(OH)_2D_3$ 作用于维生素 D 受体可以抑制脂肪细胞分化的一些关键因子，所以维生素 D 水平下降可以导致更多的前脂肪细胞分化成脂肪细胞，从而增加体脂含量（刘明鑫等，2022）。

大量的临床研究发现维生素 D 在肿瘤发病及肿瘤预防中扮演着重要角色，维生素 D 缺乏或不足时，即 $25-(OH)D_3$ 低于 20ng/mL 时，十几种癌症的发病率可能上升（其中临床证据较多的肿瘤是乳腺癌、结肠癌、前列腺癌），而且也与癌症复发和转移有关。维生素 D 抑制肿瘤的作用机制可能是：维生素 D 对机体内多种组织、细胞具有明显的抗增殖、诱导分化、促凋亡的作用，同时对于肿瘤组织还具有抗血管生成和抑制侵袭转移效应；活性维生素 D 能促进巨噬细胞释放肿瘤坏死因子而产生广泛的抗肿瘤效应。体外实验也证明 $25-(OH)D_3$ 可以抑制癌细胞生长，促进癌细胞的分化和凋亡。尤其可抑制乳腺癌细胞增殖，并促进其分化和凋亡，乳腺癌患者体内维生素 D 水平随疾病进展而变化，晚期患者的血清 $1,25-(OH)_2D_3$ 水平显著低于早期患者。

一项针对西班牙人群的调查研究显示，低血清维生素 D 水平导致的血清高 PTH 状态与髋部骨量丢失密切相关，维生素 D 不足的临界值为 30ng/mL（Olmos et al，2016）。另一项研究也发现维生素 D 低于 25ng/mL 是长骨骨折的危险因素（Tanaka et al，2014）。

维生素 D_3 多种活性作用与人类健康密切相关，维生素 D_3 缺乏已成为国内乃至全球的公共健康问题，严重影响人们的生活质量，深入研究维生素 D_3 与人类疾病发生的机制，研究维生素 D_3 缺乏导致的骨质疏松及其与维生素 D_3 代谢相关疾病的预防、治疗具有重要的、深远的意义。

（马倩倩　毛未贤　张萌萌）

第五节　女性激素

一、女性激素的合成及化学结构

（一）女性激素的化学结构

女性激素指雌性激素，是一类主要的女性荷尔蒙。女性激素分为天然雌激素类、半合成雌激素类、合成雌激素类。女性激素通常指天然雌激素类，即体内分泌的天然雌激素制剂，主要包括雌激素（estrogen，E）和孕激素（progesterone，PT）两大类。雌激素由 18 个碳组成的甾体类固醇类激素，促进女性附性器官成熟及第二性征出现，并维持正常性欲及生殖功能（张萌萌，2020e）。

（二）女性激素的合成

女性体内的雌激素和孕激素主要由卵巢合成、分泌，属于类固醇激素，由胆固醇开始合成，合成的通路涉及 10 余种酶（廖二元等，2013b）。

二、女性激素的代谢与分泌调节

雌激素主要由卵巢的卵泡细胞等分泌，胎盘也会分泌雌性激素。雌激素可以使皮肤保持水分，促进皮肤新陈代谢及血液循环，使皮肤柔嫩、细致，还会使乳腺增生，产生乳房、乳晕，并将脂肪选择性地集中在乳房、大腿、臀部，以此让女性的身材优美且有曲线，产生并维持女性的第二性征。在女性体内有雌酮（E1）、雌二醇（E2）、雌三醇（E3）三种。其中，雌二醇的生物活性最强，目前临床常用的雌激素类药物多是以雌二醇为母体人工合成的衍生物。

孕激素是由卵巢的黄体细胞分泌，主要包括黄体酮、异炔诺酮、甲炔诺酮、己酸孕酮等，以孕酮（黄体酮）为主。孕激素是盐皮质激素和糖皮质激素的前体，在肝脏中灭活成雌二醇后与葡萄糖醛酸结合经尿排出体外。由于孕激素是雄激素、雌激素、肾上腺皮质激素等生物合成的重要中间体，因此不同程度上具有上述各类激素的作用。

雌激素的生理作用主要是通过作用于组织细胞的雌激素受体（estrogen receptor, ER）进而调控靶基因的转录翻译来完成，具有广泛而重要的生物活性。孕激素往往在雌激素作用基础上产生效用，主要生理功能为：抑制排卵，促使子宫内膜分泌，以利受精卵植入，并降低子宫肌肉兴奋度，保证妊娠的安全进行；促进乳腺腺泡的生长，为泌乳做准备；提高体温并使血管和消化道平滑肌松弛。

正常女性卵巢激素（雌激素和孕激素）的分泌随着卵巢的周期变化而变化。女性进入青春期后，卵巢开始分泌雌性激素，以促进阴道、子宫、输卵管和卵巢本身的发育，同时子宫内膜增生而产生月经。

排卵前的雌激素主要由卵泡内膜分泌，排卵后的雌激素和孕激素主要由黄体细胞分泌，其分泌的功能随着卵巢功能周期性变化而波动。卵巢主要合成雌二醇（E2）及雌酮（E1）两种雌激素，但在血液循环内尚有雌三醇（E3）。雌二醇是女性体内生物活性最强的雌激素。雌三醇是雌二醇和雌酮的降解产物，活性最弱。

排卵后孕激素的分泌量开始增加，在排卵后 7 ~ 8d 黄体成熟时，分泌量达高峰，以后逐渐下降，到月经来潮时恢复到排卵前的水平。

孕酮是卵巢分泌的具有生物活性的主要孕激素。在排卵前孕酮的产生每天为 2 ~ 3mg，主要来自肾上腺，排卵后，上升为每天 20 ~ 30mg，绝大多数由卵巢内黄体分泌。

人工合成的某些雌激素和孕激素及其类似物在临床上主要用于不孕症、先兆流产及习惯性流产、子宫内膜异位、功能性子宫出血、闭经、更年期综合征、骨质疏松等，并可用于子宫内膜癌和前列腺癌及癌症化疗时促使白细胞升高。

三、女性激素与骨质疏松

（一）雌激素对骨代谢的调节

骨骼是一个动态的结构，是由不断重复并相互耦联的骨吸收和骨形成过程维持。雌激素是骨稳态的重要调节因子。骨组织是雌激素作用的重要靶组织，雌激素受体 α 和 β 在骨和骨髓中广泛表达，研究表明，雌激素主要通过与雌激素受体 α 作用发挥骨代谢调节作用。

雌激素与雌激素受体结合后，通过多种途径调节成骨细胞和破骨细胞活性，参与骨代谢活动，可促进成骨细胞增殖，促进胶原合成，提高骨矿化，抑制破骨细胞活性，诱导破骨细胞凋亡，维持骨密度，保护骨组织（刘忠厚，2015）。此外，雌激素还可通过钙代谢调节系统影响骨代谢活动。

1. 雌激素对成骨细胞的生物学作用

雌激素通过与 ERα 结合，促进间充质干细胞（MSC）向成骨细胞前体细胞的方向增殖和分化，同时增加成骨细胞的活性（李立军等，2022）。众多研究表明，雌激素对成骨细胞增殖、编码转录因子基因和骨基质蛋白（Ⅰ型胶原、骨钙素、碱性磷酸酶）的表达等有直接作用。雌激素可通过与成骨细胞上的雌激素受体结合形成受体-配体复合物，变构后进入细胞核与特异的 DNA 序列结合，激活 ER 相关信号转导途径，促进特异的 mRNA 合成；也可通过与成骨细胞上的雌激素受体结合，促进成骨细胞分泌肿瘤坏死因子-α（TNF-α），白介素 1、6（IL-1，IL-6）等诱导单核破骨细胞前体分化为具有较强骨吸收能力的多核破骨细胞（林思文等，2016；周翊飞，2018；吴双燕等，2014）。所产生的生物学效应，通过以下几种机制促进成骨细胞增殖、分化，延长成骨细胞生存周期，提高成骨细胞活性，促进骨形成。

（1）抑制成骨细胞凋亡

在绝经后骨质疏松症的发病进程中，成骨细胞的平均生存周期起关键作用。雌激素对成骨细胞凋亡的抑制，对于骨骼系统的保护作用十分重要，涉及多方面的分子生物学机制。有研究表明，雌激素可通过细胞外信号调节激酶（extracellular regulating kinase，ERK）通路调控成骨细胞转录活性，抑制成骨细胞凋亡，延长成骨细胞生存时间。另外，雌激素可促进成骨细胞分泌转化生长因子-β（TGF-β），抑制成骨细胞凋亡。

（2）抗氧化作用，抑制氧化应激反应

氧化应激是指由于活性氧（ROS）的产生和抗氧化反应之间的不平衡，过量的自由基压倒了机体的正常抗氧化能力，造成脂质氧化、细胞膜结构改变、蛋白质和核酸氧化，导致细胞的损伤，最终影响细胞功能（Domazetovic et al，2017）。ROS 的积累已被确定为雌激素缺乏诱导骨丢失的重要通路。氧化应激可改变骨重塑过程，导致破骨细胞和成骨细胞活性的不平衡，这可能导致骨质疏松和代谢性骨疾病。

雌激素具有抗氧化作用，可阻止过多 ROS 的产生。绝经后女性雌激素水平下降，可能导致细胞内还原型烟酰胺腺嘌呤二核苷酸磷酸（NADPH）氧化酶的增加。NADPH 氧化酶是一种完整的膜蛋白，可使电子从膜一侧的 NADPH 传递到另一侧，传递到氧上，产生过氧化氢。NADPH 氧化酶家族包含 7 种亚型，其中 NOX4 是体内 ROS 的重要来源。

雌激素能够通过成骨细胞的正调控蛋白 WNT-β-catenin（无翅果蝇基因 *Wingless* 与小鼠基因 *Int1* 结合的基因-β 链蛋白）信号通路，抑制氧化应激反应，促进成骨细胞增殖（Han et al，2016）。

（3）促进骨形态发生蛋白（BMP）合成

雌激素与 ER 结合后，可上调骨形成蛋白通路，增加 BMP-mRNA 的表达，促进成骨细胞增殖、分化。此外，雌激素可促进成骨细胞分泌胶原酶，释放细胞因子，促进骨形成。

2. 雌激素对破骨细胞的生物学作用

雌激素对破骨细胞的抑制作用可分为直接作用和间接作用。

直接作用是通过雌激素与雌激素受体结合介导产生的。雌激素与 ERα 结合能激活破骨细胞 Fas/FasL 通路，Fas 属于肿瘤坏死因子受体（TNFR）家族的一种膜受体，其配体 FasL（CD95L）属于 TNF 家族，Fas/ FasL 系统激活后可诱导成熟破骨细胞发生凋亡（沈国蔚等，2018）。另外，雌激素可诱导雌激素受体 α 结合于骨架蛋白 1（BCAR1）上，阻断核因子 κB（NF-κB）受体活化因子配体（receptor activator of nuclear foctor-κB ligand，RANKL）/ 巨噬细胞集落刺激因子介导的转录，阻断其诱导的破骨作用，抑制 RANKL 诱导的破骨细胞分化，从而抑制破骨细胞功能、加快破骨细胞凋亡、缩短破骨细胞的存活时间。

间接作用主要是利用成骨细胞与免疫细胞分泌的细胞因子，如负调控炎症因子（如白细胞介素 1、肿瘤坏死因子 α）的产生，以及上调转化生长因子 β 的表达，间接抑制破骨细胞的增殖、分化，抑制破骨细胞的活性。雌激素也可通过雌激素与 ERα 结合，上调骨保护素（osteoprotegerin，OPG）的表达（李伟娟等，2017），OPG 一方面直接促进破骨细胞凋亡，另一方面与核因子κB 受体活化因子（receptor activator of nuclear foctor-κB，RANK）竞争性结合 RANKL，阻断 RANKL 与 RANK 的结合，通过对 OPG/RANK/RANKL 系统的调节，延缓破骨细胞前体的分化，抑制破骨细胞的生成，减少骨吸收活性，促进破骨细胞的凋亡。

ROS 可作为第二信使参与核因子κB、丝裂原活化蛋白激酶（MAPK）和 Ca^{2+} 介导的信号通路（Wang et al，2017）。有证据表明，ROS 通过介导核因子κB 抑制因子（IκBα）的磷酸化和降解，激活核因子κB，促进破骨细胞增殖。

长期以来骨衬细胞一直被认为是雌激素调控骨吸收的"守门人"，可直接控制破骨细胞的骨吸收。实验表明，雌激素主要通过以 ERα 依赖的方式，调节骨衬细胞中 RANKL 的表达，从而调节骨转换。

3. 雌激素对钙磷代谢的调节作用

雌激素可促进降钙素（CT）分泌，抑制破骨细胞功能；同时雌激素能够间接地调控甲状腺激素通路，降低甲状旁腺素（PTH）的骨吸收作用；并能提高肾 1α 羟化酶的活性，增加 $1,25-(OH)_2D_3$ 的合成，$1,25-(OH)_2D_3$ 与维生素 D 受体（VDR）结合后，发挥生物学作用，促进骨形成。

（二）孕激素对骨代谢的调节

孕激素与骨代谢调节密切相关，孕激素对皮质骨骨量的调节作用大于雌激素，而对松质骨的作用相对较小（张萌萌等，2020）。

孕激素主要通过与靶器官细胞核中的孕激素受体（PR）结合产生生物学效应，孕激素受体结构与皮质激素受体结构类似。成骨细胞和骨原细胞上存在孕激素的 A、B 两种亚型受体，它们来源于同一基因。生理条件下，这些细胞同时受孕激素的调节。孕激素受体因受雌激素刺激而增加。孕激素促进成骨细胞骨钙素 mRNA 的表达，有助于骨形成。孕激素具有较弱的抗骨吸收作用，在一定条件下，能增强雌激素的抗骨质疏松作用。

1. 孕激素对成骨细胞的生物学作用

成骨细胞是孕激素作用的直接靶细胞，孕激素对成骨细胞的增殖和分化均产生影响。孕激素能够刺激成骨细胞 DNA 合成，促进成骨细胞增殖，还可通过其在成骨细胞膜的非基因组作用调节成骨细胞活性。雌激素与孕激素联合应用可促使成骨细胞的 DNA 合成进一步增加，比单独使用孕激素对成骨细胞增殖所起的作用大。

2. 孕激素对破骨细胞的生物学作用

孕激素可以竞争性结合破骨细胞的前体细胞（单核细胞与吞噬细胞）上的皮质激素受体，刺激降钙素分泌，间接影响骨吸收。

3. 孕激素调节骨代谢的间接途径

研究表明，在骨的生长发育过程中，雌激素与孕激素对骨转换的作用是不同的。孕激素可促进骨形成，而雌激素能减少骨转换。

孕激素可通过多种间接途径影响骨代谢过程。

孕激素可以在体内转化为雌激素而发挥作用，体外实验中发现，醋酸甲羟孕酮可以转化为1-甲基睾丸酮，之后再转化为雌激素样物质而发挥作用。

孕激素与糖皮质激素具有相互拮抗作用。糖皮质激素主要通过增加破骨细胞的数量，增加骨吸收作用，临床研究发现，外源性使用糖皮质激素或某些疾病导致的内源性糖皮质激素增加超过生理剂量，可促进破骨细胞骨吸收作用，从而诱发骨质疏松。孕激素能与可的松、皮质醇、地塞米松等竞争性结合人单核细胞系统上的糖皮质激素受体，拮抗糖皮质激素的作用，阻碍糖皮质激素介导的巨噬细胞向破骨细胞转化，减少破骨细胞数量。

孕激素与降钙素有协同作用，孕激素能刺激降钙素的分泌，降钙素是甲状腺滤泡旁细胞分泌的单链肽类激素，可抑制破骨细胞骨吸收活性，促进成骨细胞成骨作用，孕激素能增强其抑制骨吸收作用。

（三）雌激素的临床研究

雌激素是维持正常骨骼骨量和骨结构的必需激素，雌激素在维持骨吸收和骨形成中起的主要作用是：①雌激素刺激骨骺生长板中的软骨发生，促进骨的纵向生长；②雌激素的浓度决定了男女性骨骺融合的时间；③直接影响个体峰值骨量的获得；④在生育年龄段，维持正常骨量和正常的骨结构；⑤在雌激素作用下，骨骼向女性型表型发育和生长；⑥成年期，雌激素促进骨的成熟和骨髓生长板融合（刘忠厚，2015）。

在卵泡开始发育时，雌激素的分泌量很少，随着卵泡渐趋成熟，雌性激素的分泌也逐渐增加，于排卵前形成一高峰，排卵后分泌稍减少，约在排卵后 7 ~ 8d 黄体成熟时，形成又一高峰，黄体萎缩时，雌激素水平急剧下降，在月经前达到最低水平。

雌激素自然缺乏（如绝经后女性）或病理性缺乏（如卵巢切除、卵巢早衰等），循环雌激素水平明显下降，机体处于持续的雌激素缺乏状态，不仅生殖器官会发生明显变化，对其他组织也会产生显著影响，最明显的变化之一是骨量丢失。

自骨骼成熟后，骨骼亦不断地进行更新和改造，即一直处于骨重建过程中，雌激素在骨重建过程中具有重要调节作用，它能够提高成骨细胞分化，促进破骨细胞凋亡，维持正常的骨量。主要原因是雌激素水平降低，骨形成受抑制，骨吸收兴奋，即骨形成减少伴骨吸收增多（Kalkan et al，2018）。雌激素作用的机制研究、骨质疏松与雌激素及雌激素受体的相关性研究一直是各国学者们研究的热点。

雌激素缺乏是绝经后骨质疏松症发生的主要原因（Arceo et al，2021）。雌激素能维持并增加绝经后妇女的骨量，且发现绝经后 5 ~ 10 年应用激素补充治疗能降低 50% 的骨质疏松性骨折的发生。大量研究证明，应用雌激素治疗，可降低绝经后女性骨转换率，显著提高椎骨、髋骨骨密度，降低骨质疏松性骨折的发生。

Rozenberg 等（2020）研究对 60 岁以上的老年女性给予结合型雌激素治疗，以钙剂治疗的骨质疏松老年女性为对照组，1 年后研究组患者的骨密度、血清骨钙素水平均高于对照组，证明补充雌激素有助于改善老年女性的骨质疏松。

Pardhe 等（2017）对尼泊尔 496 名健康女性的调查研究显示，与绝经前女性相比，绝经后女性血清钙水平和雌二醇水平显著降低。绝经后妇女的钙和雌二醇之间存在显著的正相关，而雌二醇和骨标志物之间没有显著的相关性。

伍海艳等（2021）研究分析雌激素代谢紊乱对老年女性骨质疏松患者的影响，发现雌激素低表达、白细胞介素-6 过表达、白细胞介素-2 过表达、肿瘤坏死因子-α 过表达、骨保护素低表达均是老年女性骨质疏松发生发展的影响因素。

林雪完等（2017）探讨雌激素（促卵泡成熟激素、促黄体生成激素）和骨标志物（总骨 I 型前胶原氨基酸延长链、β-胶原降解产物、骨钙素）与绝经后骨质疏松的关系，证明雌激素和骨代谢标志物与骨质疏松呈明显正相关，监测雌激素和骨代谢标志物可及早发现骨代谢异常，有助于绝经后骨质疏松的防治。

Lambert 等（2017）对雌激素缺乏的围绝经期和绝经后女性骨质疏松患者使用异黄酮制剂（植物性雌激素）治疗，对骨吸收影响的荟萃分析显示，异黄酮可显著提高患者的腰椎与股骨颈骨密度，对雌激素缺乏性骨质疏松具有治疗作用。

徐春芳等（2017）对围绝经期女性雌激素水平与骨代谢指标变化的相关性进行研究，围绝经期女性机体内雌激素水平变化，可激活破骨信号通路，增强破骨细胞活性，促进骨组织的吸收，最终引起骨密度的降低而引发骨质疏松症。

Chou 等（2016）对 107 名 45 岁以上绝经后女性外周血雌激素受体 mRNA（ERα mRNA）表达水平与骨质疏松的相关性研究表明，骨密度降低和骨质疏松组外周血 ERαmRNA 表达水平与年龄呈负相关，与雌激素水平呈正相关，骨密度正常组无此相关性，外周血 ERαmRNA 水平可作为绝经后骨质疏松的独立危险因素。

目前已证实雌激素在男性骨代谢中也具有重要作用（Vilaca et al，2022）。当体内芳香化酶表达不足时，尽管血睾酮仍处于正常水平，但由于缺乏芳香化酶，无法催化睾酮转变为雌二醇，体内雌激素水平较低，也会引起骨质疏松（Cooke et al，2017）。对于雌激素缺乏的骨质疏松老年男性患者，采用低剂量的雌二醇或雌激素受体调节剂治疗，有效提高雌激素水平，患者的骨密度明显增加（Russell et al，2021）。

有文献（Geng et al，2019）报道，男性血雌激素正常水平为 66 ～ 147pmol/L，当血雌激素水平低于 40pmol/L 时，发生骨质疏松症以及继发骨折的风险增加 1.76 倍。Yeap 等（2020）研究分析血清游离雌二醇水平与骨质疏松椎体压缩性骨折的关系，结果发现血清游离雌二醇水平与骨折风险呈非线性负相关；血睾酮水平与骨折呈 U 形关联，若雌二醇水平正常但睾酮水平降低，未见明显骨折风险。

（四）孕激素的临床研究

孕激素（PT）于排卵后分泌量开始增加，在排卵后 7 ～ 8d 黄体成熟时，分泌量达高峰，以后逐渐下降，到月经来潮时恢复到排卵前的水平。孕激素能阻止子宫内膜过度增生，防止子宫内膜癌的发生。孕激素最初用于绝经后骨质疏松是为了预防雌激素的副作用，目前的研究发现孕激素不仅与雌激素有协同作用，而且在一定程度上可治疗骨质疏松。

孕激素与绝经后骨质疏松的发生、发展相关。孕激素通过与孕激素受体结合，发挥调节骨代谢作用，调节靶基因的表达，促进骨形成，防止骨丢失（张萌萌等，2024）。孕激素比雌激素对皮质骨骨量的调节作用大，而对松质骨的作用相对较小。绝经后女性雌激素、孕激素同时缺乏，骨吸收作用大于成骨细胞的骨形成作用，说明骨质疏松的发生可能不只与雌激素的缺乏有关，还与孕激素的减少有关。孕激素通过与破骨细胞上的孕激素受体相结合，促进破骨细胞的分化与增殖。

孕激素与骨的生长发育及骨代谢密切相关。单纯采用孕激素能缓解部分更年期症状，促进骨形成，增加骨量，天然孕激素对血脂代谢无明显影响，为绝经后妇女，特别是禁忌使用雌激素替代治疗的妇女提供了有效的性激素替代治疗方案。

暴蕾等（2015）探讨天然孕激素对绝经早期妇女骨密度的影响，在治疗 3 个月及 6 个月后，试验组及对照组 ALP 值均有升高，且治疗后试验组 ALP 值显著高于对照组，说明绝经早期孕酮联合维生素 D 及钙比单纯给予维生素 D 及钙在骨形成方面效果更好。

Komm 等（2014）将巴多昔芬（bazedoxifene，BZA），一种选择性雌激素受体调节剂，与结合雌激素（conjugated estrogen，CE）联合应用，试验结果表明，与单独使用选择性雌激素受体调节剂或结合雌激素相比，BZA 与 CE 联合使用，在用药 12 和 24 个月后，可降低绝经后女性骨转换率，显著提高椎骨、髋骨骨密度，降低骨质疏松性骨折的发生，减轻副作用。

Zhu 等（2018）对中国 123 名早期绝经期妇女使用含孕激素的标准或半剂量雌激素药物，为期一年的前瞻性随机试验显示，半剂量和标准剂量的雌激素与孕激素联合使用对于早期绝经期妇女的骨密度具有保护作用，低剂量雌激素效果不佳。

Prior 等（2017）的一项荟萃研究显示，与单独雌激素治疗相比，雌激素-孕激素（EPT）疗法治疗骨质疏松，可使椎体骨密度增加更明显。

雌激素和孕激素在骨骼系统的生长、发育过程中起主要作用，对骨组织具有保护作用。监测机体不同生理时期的雌激素与孕激素水平，对代谢性骨病的预防和治疗具有作用。雌激素与雌激素受体结合后通过多种作用机制，促进成骨细胞的骨形成、抑制破骨细胞的骨吸收（张萌萌，2019）。雌激素治疗骨质疏松效果显著，可降低骨质疏松性骨折的发生，但也存在诱发子宫内膜增生，冠状动脉疾病（CAD）和静脉血栓栓塞（VTE）等相关疾病的风险（Levin et al，2018），而孕激素能减少雌激素的副作用，所以目前临床上多采用雌激素-孕激素联合治疗的方法，治疗骨质疏松效果显著，且能减少副作用，对乳房和子宫内膜具有一定的保护作用，是治疗绝经后骨质疏松的重要策略之一。

（马倩倩　毛未贤　张萌萌）

第六节　男性激素

男性激素又称雄性激素（male hormones），属于性腺类固醇激素，主要是由性腺（睾丸）合成的一类内分泌激素，男性体内主要的性腺激素是睾酮（testosterone，T）。雌激素、雄激素和孕激素是主要的性腺类固醇激素，以往认为性激素仅调节生殖器官的活性，但性激素的受体广泛分布于全身，包括骨组织，目前已认识到性激素在调节成骨细胞和破骨细胞活性及它们之间作用的偶联方面发挥了重要作用。性激素对骨的整体作用是保持骨代谢稳态，防止骨量丢失。在原发性男性骨质疏松症中，性激素起着非常重要的作用。其中，雄激素的减少与原发性男性骨质疏松及骨折关系密切（张萌萌，2020f）。

一、雄激素的合成及化学结构

（一）睾酮的化学结构式

睾酮的化学结构式见图 9-3，睾酮分子式：$C_{19}H_{28}O_2$。

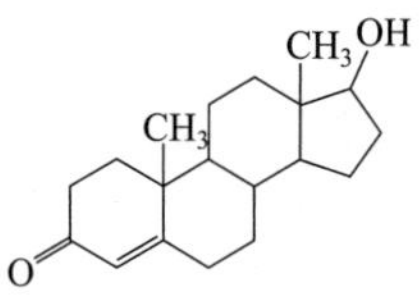

图 9-3　睾酮的化学结构式

（二）雄性激素的合成

性腺类固醇激素由胆固醇开始合成，通路涉及 10 余种酶。血中性激素的水平主要由其合成速率控制。睾丸合成雄性激素的细胞是间质细胞，睾酮是主要的分泌产物，在靶组织如性腺、脑和骨中，睾酮转化成活性更高的代谢产物而发挥作用，5α 还原酶可逆性地催化睾酮生成双氢睾酮，而芳香化酶则可逆性地催化睾酮生成雌激素（廖二元等，2013c）。此外，肾上腺皮质也能合成一定量的雄性激素，卵巢也能合成微量的雄性激素。

二、雄激素的代谢与分泌调节

睾酮分泌水平有规律性变化，当进入青春期后睾酮分泌水平会逐渐增高，在 20 ～ 30 岁时达到最高峰，之后随着年龄的增长，男性体内睾酮的分泌会逐渐下降（张萌萌，2020f）。据估计，60 ～ 80 岁老年男性 20% 有睾酮下降。80 岁以上男性中约 30% 处于雄激素缺乏状态。国外大样本流行病学调查表明，老年男性血清睾酮水平随年龄增长而降低，大约每增长 10 岁降低 4nmol/L，但存在显著的个体差异。

正常成年男性每天分泌睾酮 8（4 ～ 12）mg，个体差异很大。男性释放在血中的睾酮其中95% 来自睾丸。女性释放在血中的睾酮，主要来自肾上腺皮质。睾酮的释放呈昼夜节律性，早晨释放最多，午夜最少。

血液中的睾酮，因其脂溶性，大部分是与一种特殊的 α-球蛋白，即皮质类固醇结合球蛋白（CBG）或称睾酮结合球蛋白（TBG）结合而进行运输的，少数睾酮与白蛋白非特异结合或以游离形式存在于血液中。游离的睾酮具有生物活性，与白蛋白松散结合的睾酮在组织中容易离解，释放出具有生物活性的睾酮。因而将游离的及与白蛋白结合的睾酮统称为生物可利用睾酮，可进入靶细胞，而与球蛋白结合的则不能进入靶细胞。性激素进入靶细胞是以单纯扩散方式进入的。

在循环血液中，性激素结合球蛋白（sex hormone binding globulin，SHBG）占 40% ～ 50%，白蛋白结合睾酮占 30% ～ 50%，游离睾酮占 1% ～ 2%，但有生物学活性的是白蛋白结合睾酮和游离睾酮（肖海英等，2016）。

三、雄激素与骨质疏松

雄激素具有维持男性肌肉强度及质量，维持骨密度与骨强度，维持体内钙平衡与骨矿化作用。

（一）雄激素对骨代谢的调节

雄激素在骨骼的生长代谢、骨量维持及抗骨量丢失方面均起着重要作用。儿童期表现尤为突出，如促进骨骼肌发育、促进骨骼中钙盐沉着，使骨骼增厚生长等；青春期，雄激素主要增加骨松质与骨皮质的骨量，对达骨峰值起着重要作用；成年后，雄激素则主要促进骨形成并抑制骨吸收，并与其他调节骨代谢的激素共同维持骨量，调节骨代谢（张萌萌，2020f）。

雄激素通过被动弥散作用进入细胞，在靶细胞内与雄激素受体（AR）结合形成复合物，受体与激素结合后可活化受体分子，使受体能高亲和力地与染色质中的组织特异性激素调节元件结合，以转录因子形式调节基因转录，或作用于转录后过程改变基因和蛋白的基础表达。

AR 存在于细胞核中，基因定位于 X 染色体上，ARmRNA 主要存在于雄激素相关组织中，给予雄激素可产生下调。雄激素受体的 DNA 结合区有 82% 与孕激素受体的相同。雄激素受体与睾酮和双氢睾酮都有强亲和力。人 AR 有 918 个氨基酸。AR 可与睾酮、双氢睾酮（DHT）结合，进入细胞核作用于 DNA，产生生物学效应，但 AR 与双氢睾酮的亲和力比睾酮强数倍，且 DHT-AR 复合物更稳定，因此 DHT 的生物学作用比睾酮强。男性附性器官细胞中含高密度 AR，而骨细胞中亦表达 AR。雄激素通过 AR 作用于骨骼组织的靶细胞，调节和维持骨代谢（Barzi et al，2019），缺乏时引起骨丢失和骨质疏松。

雄激素可能通过以下 3 条途径作用于骨：①人体内成骨细胞和破骨细胞上均存在雄激素受体，其主要位于细胞核内及核周围。雄激素可以与细胞上的雄激素受体结合，从而发挥作用，以此种方式作用于成骨细胞，包括成骨细胞的增殖、分化、合成、分泌各种生长因子和细胞因子如转化生长因子 β、胰岛素样生长因子等，以及产生骨基质蛋白，如骨胶原、骨钙素、骨桥蛋白等；②睾酮首先在 5α-还原酶的作用下，转化为与雄激素受体有高亲和力的双氢睾酮，之后再与雄激素受体结合而产生作用。双氢睾酮为雄激素受体结合配体，是骨细胞中亲和力最强的配体，作用于成骨细胞后可使雄激素受体数量增加 2 ～ 4 倍，雄激素与成骨细胞的结合力也同时相应增加 4 倍；③雄激素可以经芳香化而转变成雌激素，再与雌激素受体结合，对骨代谢进行生理调节。雄激素对男性或雄性动物骨生长、骨折愈合和骨量维持等的促进作用在动物实验和细胞实验中均得到证实（Mohamad et al，2016）。

1. 雄激素对成骨细胞的作用

目前认为雄激素可刺激成骨细胞的增殖、分化，主要通过成骨细胞（OB）调节骨代谢。转化生长因子 β（TGF-β）是骨骼中含量最丰富的生长因子，由骨微环境中成骨细胞和成骨样细胞生成，对骨有强大的调节作用。雄激素增加成骨细胞 TGF-β 的合成及活性，从而刺激成骨细胞的增殖、分化且能诱导软骨细胞生成。TGF-β 是灭活破骨细胞的主要细胞因子，由于灭活破骨细胞，从而抑制破骨细胞性骨吸收。此外，雄激素亦可增加 OB 对成纤维生长因子的敏感性。

2. 雄激素对破骨细胞的作用

雄激素除了作用于成骨细胞外，亦可作用于破骨细胞（OC）。雄激素可通过抑制 IL-1、IL-3、IL-6、IL-11、TNF 等的产生而对破骨细胞发挥间接作用。这些因子可以通过成骨细胞、基质细胞及破骨细胞之间的 ODF-OPG-RANK 信号转导系统调节破骨细胞的分化、成熟及其功能从而参加骨代谢的调节。IL-6 是介导破骨细胞骨吸收的关键细胞因子之一，有明显的促骨吸收作用。雄雌激素可直接通过作用于 NF-κB 配体（RANKL）途径而抑制破骨细胞形成，降低其骨吸收能力，故性激素的缺失可导致这种对破骨细胞直接或间接的抑制作用减弱而引起原发性骨质疏松症。

3. 通过动物实验研究雄激素对骨代谢的作用

雄激素对骨骼的重要作用可以通过小鼠去势模型和 AR 基因敲除模型来观察。动物实验表明，雄激素对骨骼生长及骨量维持均发挥重要作用。雄激素替代治疗逆转睾丸切除术后小鼠的松质骨和密质骨流失，但对 AR 敲除（AR knockout，ARKO）小鼠的骨量丢失没有影响或仅轻微减轻。

外源性补充睾酮抑制睾丸切除雄性大鼠破骨细胞的作用被 AR 抑制剂氟他胺（flutamide）减弱或逆转（Steffens et al，2015）。双氢睾酮显著增加体外培养的雄性野生型新生小鼠颅骨的骨细胞和骨衬细胞数量、缝宽和钙化面积，但对 ARKO 新生雄性小鼠该作用显著减弱，表明雄激素抑制破骨细胞、促进成骨细胞分化和矿化的作用是通过 AR 介导的。

一项雌雄激素对体外培养去睾丸大鼠骨髓基质细胞（bone marrow stromal cell，BMSC）上清液转化生长因子 TGF-β1 水平影响的实验研究，表明雌雄激素干预均能增加去睾丸大鼠 BMSC TGF-β1 的蛋白水平，进而预防去睾丸引起的骨质丢失。

Sinnesael（2013）等对雄激素受体敲除小鼠模型的研究表明，与对照组相比，去势小鼠的松质骨量和皮质骨厚度分别下降 71% 和 8%；AR 基因敲除小鼠的松质骨量和皮质骨厚度分别下降 68% 和 13%。研究表明，雄激素对维持雄性小鼠的松质骨量很重要；雌激素和雄激素对维持雄性小鼠的皮质厚度都很重要。

无论幼龄鼠抑或老龄鼠，雄激素缺乏均引起骨转换加速、皮质骨骨量和松质骨骨量丢失。有人认为这种效应可能是雄激素芳香化转化为雌激素所介导的，但用 DHT 治疗可预防去势大鼠骨丢失，而 DHT 是不能被芳香化的，说明雄激素可直接对骨代谢产生影响。另外，用雄激素拮抗剂羟氟他胺处理雌性大鼠，可诱发大鼠骨丢失，说明雄激素对雌鼠骨量的维持亦产生直接作用（Steffens et al，2015）。

（二）雄激素的临床研究

雄激素对骨发育和骨代谢有重要作用。老年男性性腺功能低下与股骨骨折及椎骨骨质疏松有强相关性。临床研究表明，睾丸功能减退使男性骨质疏松（OP）的发病率增高，用雄激素治疗后有预防作用，而对 OP 女性用雄激素治疗可提高患者的骨密度。因为男性和女性血中均有雄激素和雌激素，所以雄激素可能同样影响女性骨代谢的稳定，但绝经前雌激素所起的作用更显著，而绝经后雄激素对骨代谢的影响可能较为突出。

男性睾酮的测定有助于睾丸功能障碍的诊断；女性睾酮的测定有助于评价多毛症、脱发和月经异常。

男性血清睾酮升高可见于睾丸间质细胞瘤、真性性早熟、家族性不完全假两性畸形 II 型、完全或不完全性睾丸女性化、男性不育综合征、Reifenstein 综合征等疾病（张萌萌，2020f）。

男性血清睾酮降低可见于先天性曲细精管发育不全（Klinefelter 综合征）、无睾症、隐睾症、间质细胞发育不全或不发育等原发性男性性功能减退症；促性腺激素分泌低下性性腺功能减退症、单纯性 LH 缺乏症、肥胖性生殖无能综合征等下丘脑-垂体性疾病；高泌乳素血症，皮质醇增多症，因 3β-羟类固醇脱氢酶、17-羟化酶等酶的缺乏所致的先天性肾上腺皮质增生。

研究表明，雄激素参与骨骼的吸收和转换，可以一定程度上保证骨量，而雄激素的减少对于骨质疏松会产生十分重大的影响（陈泽钦等，2019）。

部分多囊卵巢综合征、卵泡膜细胞增生症、卵巢男性化肿瘤、先天性 21-羟化酶及 11-β 羟化酶缺乏症所致的肾上腺皮质增生等女性患者可出现血清睾酮水平升高。

1 型糖尿病和 2 型糖尿病患者血清 T 水平可明显降低，且血清 T 水平与血糖浓度和病程呈负相关。研究发现，睾酮具有显著的胰岛细胞保护作用，T 不仅可增加受 IL-1β 抑制的胰岛细胞的分泌，而且可以明显地促进胰岛素的合成。

雄激素对骨骼的作用会因部位、性别和年龄的不同而异，但雄激素具有保持松质骨骨量和完整性的作用，与年龄和性别无关。男性骨量的变化与女性不同，男性骨量高于相同阶段女性的骨量，且男性骨量丢失的开始时间明显晚于女性。雄激素与男性原发性骨质疏松症的关系逐步受到重视。

对 31 个老年男性骨质疏松症患者及 35 个年龄相当的对照组患者进行研究,发现骨质疏松症组患者的有效总睾酮水平显著下降。

学者曾进行一项研究,对 62 例 45 岁到 75 岁的男性原发性骨质疏松症患者进行骨密度和性激素测定后,发现睾酮与骨质疏松关系密切,部分患者经睾酮替代治疗后能提高骨密度。

徐荣华等研究老年男性骨质疏松症患者 1,25-(OH)$_2$D$_3$、胰岛素样因子、睾酮的表达及其与骨代谢指标的相关性,表明老年男性骨质疏松患者 1,25-(OH)$_2$D$_3$、胰岛素样因子、睾酮的水平较低,且其表达与骨质流失呈负相关(徐荣华等,2020)。

有研究对老年男性骨质疏松症患者血清 IL-2、IL-8 和睾酮、雌二醇进行联合检测,结果显示老年男性骨质疏松症患者血清睾酮水平降低,且与 IL-2 水平呈正相关(何维栋等,2013)。

严重的性腺机能减退症会增加男性的骨折风险,在一项 235 例前列腺癌患者的研究中,接受去势手术治疗的患者($n=59$),手术之后 14% 发生了骨质疏松骨折,而没有行去势手术的患者($n=176$)只有 1% 发生了骨质疏松骨折。

一项对老年男性骨转化生化标志物及性激素与骨质疏松症的相关性研究结果提示,老年男性骨量异常组雌二醇、睾酮水平比骨量正常组低,差异有统计学意义($P<0.05$),且睾酮与髋关节 Neck 部位骨密度呈正相关(帕力达·阿不力孜等,2016)。

研究发现,对性腺功能减退的男性骨质疏松患者采用睾酮替代疗法(TRT)治疗后,其骨密度明显升高,腰椎骨密度值比安慰剂组高 8.9%。

男性体内的雄激素与骨骼系统、肌肉及脂肪的代谢均存在重要的联系。睾酮水平的降低是骨质疏松发生发展的重要危险因素。正常的睾酮水平可以维持骨密度,减少骨质疏松症的发生。睾酮可以增加瘦素而增加肌肉力量,睾酮也可以控制体内脂肪量,对健康起着重要作用。

(毛未贤 马倩倩 张萌萌)

第七节 前列腺素

一、前列腺素的合成及化学结构

(一)前列腺素的化学结构

1930 年,Von Euler 和 Goldblatt 发现人、猴、羊的精液中存在一种使平滑肌兴奋、血压降低的活性物质,具有五元脂肪环,带有两个侧链(上侧链 7 个碳原子、下侧链 8 个碳原子),20 个碳的酸。当时设想此物质可能是由前列腺分泌,命名为前列腺素(PG)。前列腺素是前列烷酸的衍生物,属 20 烷类化合物,PGE$_2$、PGF$_{2\alpha}$、PGI$_2$、PGD$_2$ 及血栓素 A$_2$(thromboxaneA$_2$,TxA$_2$)均由前列烷酸衍生而来(图 9-4)。

(二)前列腺素的合成

前列腺素是二十碳不饱和脂肪酸——花生四烯酸经酶促代谢产生的一类脂质介质,可分为 A、B、C、D、E、F、G、H、I 等类型,是最早发现的对全身生理活动起调节作用的局部因子。

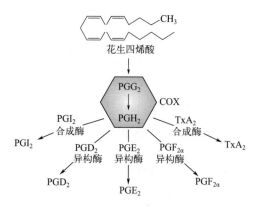

图 9-4 PGE$_2$、PGF$_{2\alpha}$、PGI$_2$、PGD$_2$ 及 TxA$_2$ 的衍生过程

其中 PGE$_2$ 是 PG 家族中主要的一员，PGE$_2$ 可产生于人体所有细胞，在人体内广泛存在。花生四烯酸在各种生理和病理刺激下经磷脂酶 A$_2$（phopholipase A$_2$，PLA$_2$）催化，经细胞膜磷脂释放，在前列腺素 H 合成酶（prostaglandin H synthase，PGHS），又称环氧化酶（cyclooxygenase，COX）的环氧化活性和过氧化活性的作用下，依次转变为前列腺素中间代谢产物 PGG$_2$ 和 PGH$_2$，然后经过下游不同的前列腺素合成酶的作用代谢生成各种有生物活性的前列腺素，包括 PGI$_2$、PGE$_2$、PGF$_{2\alpha}$、PGD$_2$、血栓素 A$_2$（thromboxane A$_2$，TxA$_2$）（陈昊，2017）。前列腺素合成酶包括 PGI$_2$ 合成酶、PGE$_2$ 合成酶、PGF$_{2\alpha}$ 合成酶、PGD$_2$ 合成酶、TxA$_2$ 合成酶，分别负责合成 PGI$_2$、PGE$_2$、PGF$_{2\alpha}$、PGD$_2$、TxA$_2$（Elefteriou et al，2008）。COX 是前列腺素合成过程中的关键酶，有 COX-1 和 COX-2 两种同工型，以同源二聚体或异源二聚体的形式存在于内质网膜上和核膜上。COX-1 和 COX-2 在功能上既有差别，又相互联系，同时参与维持体内稳态和炎症时的前列腺素合成（张萌萌，2020g）。

迄今的研究证实 PG 由骨细胞及其相邻的骨髓细胞、骨膜组织在炎症、受力等情况下产生，受多种参与骨代谢调节的全身激素、生长因子的影响，多种骨调节因子参与并与其相互作用。如白细胞介素-1（IL-1）的作用很大程度上依赖于 PGE$_2$（刘忠厚，2015）。前列腺素的半衰期很短，因而前列腺素合成后迅速释放到细胞外，以自分泌或旁分泌的方式与它们产生部位邻近的膜受体结合而发挥作用。

二、前列腺素与骨质疏松

（一）前列腺素对骨代谢的调节

前列腺素是骨代谢过程中一个重要因子，影响骨代谢的前列腺素主要由成骨细胞产生，培养的骨细胞和器官主要产生 PGE$_2$、PGF$_{2\alpha}$、PGI$_2$ 及 PGI$_2$ 的代谢产物 6-酮-PGF$_{2\alpha}$，在骨组织中，PGE$_2$ 含量最多，PGI$_2$ 次之，外源性 PGF$_{2\alpha}$ 通过内源性 PGE$_2$ 促进骨吸收。

前列腺素是花生四烯酸的酶促代谢产物，在骨改建周期中，破骨细胞介导的骨吸收与成骨细胞介导的骨形成密切相关。PGE$_2$ 作为 PG 家族成员之一，通过 4 种 G 蛋白偶联受体亚型（EP1、EP2、EP3、EP4）参与调控各种炎症和骨改建（Hiki ji et al，2008）。PGE$_2$ 是骨改建中的重要调控因子，对骨改建发挥双向调控作用，这种双向调控作用可能与 PGE$_2$ 的四个特异性受体、组织特异性、细胞来源、miRNA 等相关（刘芸等，2021）。

1970 年在胎鼠长骨培养中，首次发现 PGE$_2$ 能增加 cAMP 的含量和促进骨吸收。PG 在骨代谢中的作用最初是在临床上观察到的，发现心脏病的患儿应用 PG 治疗后骨量有增加。此后，许多研究发现 PG 对骨的形成既有抑制又有促进作用；对骨的吸收亦有抑制和促进双重作用。

1. 前列腺素和骨形成

在骨器官培养中，PG（主要是 PGE$_2$）对胶原合成既有促进作用又有抑制作用。低浓度或肾上腺皮质激素存在时，PGE$_2$ 促进胶原合成；高浓度时，PGE$_2$ 抑制胶原合成。对胶原合成的抑制作用仅限于成熟的成骨细胞，抑制作用与蛋白激酶 C 的激活有关。PG 也能抑制用白细胞介素-1（IL-1）处理的滑膜细胞和纤维母细胞中的胶原合成，这是炎症时骨和结缔组织丢失的一个重要原因。

PGE$_2$ 可通过蛋白激酶 A（protein kinase A，PKA）和 ERK 信号转导途径诱导 COX-2 表达和 PGE$_2$ 的产生，并增加原代小鼠成骨细胞中的细胞外钙浓度。

在有可的松的器官培养中，原始成骨细胞的合成作用与复制和分化增强有关。用阻止 DNA 合成的试剂 aphidicolin 处理培养细胞，PGE$_2$ 依旧促进胶原合成，因此细胞有丝分裂和分化是独立的（Ortuno et al，2016）。PG 促进培养骨的细胞分化，加速体外骨结节的矿化。

成骨细胞与细胞外基质成分（包括 I 型胶原、纤连蛋白和骨唾液蛋白）之间的黏附作用对于成骨细胞的存活、增殖和分化很重要。研究显示，PGE$_2$ 可增强小鼠成骨细胞中胶原的合成以及大鼠成骨细胞中纤连蛋白的产生。并且 PGE$_2$ 还能刺激大鼠成骨细胞中骨唾液蛋白 mRNA 的转录。

PGE$_2$ 促进原始成骨细胞复制。PGE$_2$ 对成骨细胞 DNA 合成和碱性磷酸酶（ALP）活性表现出双相性。低浓度时，PGE$_2$ 通过促进 cAMP 的合成提高 ALP 的活性（Yadav et al，2009）；通过激活蛋白酶 C，促进 DNA 合成（Oury et al，2010）。在器官培养中，PG 通过 cAMP，促进 IGF-1 的合成，PGE$_2$ 的合成作用由 IGF-1 传递。然而用胰岛素样生长因子（IGF）黏附蛋白阻滞外源性 IGF-1 和 IGF-2 后，PGE$_2$ 的促合成作用依然存在，同时，PGE$_2$ 能促进骨基质中的 IGF 阻滞蛋白的释放。动物或人服用 PG，主要效应是促进骨的形成。在骨折修复过程中，PG 促进骨痂形成。

核心结合因子 α1（Runx2/Cbfα1）是成骨细胞分化过程中不可或缺的转录因子。研究表明，PGE$_2$ 通过 EP4 受体诱导小鼠成骨细胞 Runx2/Cbfα1 的表达，从而导致矿化结节形成的增强，促进人间充质干细胞向成骨细胞分化。

2. 前列腺素和骨吸收

PGE$_2$ 骨吸收活性最强，PGI$_2$ 最弱，外源性 PGF$_{2\alpha}$ 需通过内源性 PGE$_2$ 才能促进骨的吸收。动物和人的体内研究表明，PG 是牙周病和骨关节炎等疾病骨丢失的主要原因。

在细胞培养中，高浓度的 PG 抑制破骨细胞形成，这种类似于降钙素的作用，是由于高浓度 PG 促进了环磷酸腺苷（cAMP）的合成。原始破骨细胞复制和分化，形成破骨细胞，引起骨吸收的过程是缓慢而持续的；而高浓度 PG 的抑制作用是快速而短暂的。在骨髓培养中，外源性 PG 促进破骨细胞类多核细胞的合成，同时，非甾体类消炎药（NSAIDs）如消炎痛能够抑制破骨细胞形成的激活反应，因此内源性 PG 在骨吸收中起着一定的作用。

细胞因子和生长因子的骨吸收活性部分依赖于 PG，绝大多数骨吸收促进因子含有不依赖于 PG 而起作用的成分，表明 PG 是细胞因子和生长因子骨吸收活性的增强剂。研究显示，PGE$_2$ 可通过 cAMP-PKA 依赖途径促进 IL-6 和 IL-1β 表达诱导破骨细胞的形成，而 IL-6 和 IL-1β 还可增加 COX-2 表达和 PGE$_2$ 产生。

（二）前列腺素的临床研究

前列腺素 E_2 作为机体内的一种常见的炎症反应性递质，是前列腺素家族中对骨代谢影响最大的一种前列腺素，在骨骼中主要由骨细胞及相邻的骨髓细胞、骨膜组织在遭受炎症、压力等情况下产生，受多种参与骨代谢的激素或细胞因子影响。

前列腺素 E_2 可以通过不同的信号转导途径，对成骨细胞和破骨细胞的形成和功能的调节产生重要作用。不同浓度的前列腺素 E_2 对骨的作用不同，有研究显示低浓度的前列腺素 E_2 可以促进骨的生成，而高浓度前列腺素 E_2 可以促进骨的吸收（廖二元等，2013b）。与骨形成有关的前列腺素 E_2 受体主要是 EP2 和 EP4，其与前列腺素 E_2 结合后能通过激活型 G 蛋白偶联激活细胞的腺苷酸环化酶导致细胞内 cAMP 增加，进而激发蛋白激酶 A 及其下游的信号转导分子，促进骨的形成。PGE_2 可通过激活 EP4 刺激小鼠颅骨成骨细胞的分化。EP4 缺陷小鼠尽管体重和骨大小正常，但其骨质结构强度和骨小梁体积降低。缺乏 EP2 的小鼠骨也十分脆弱。然而，外源性 PGE_2 对 EP4 缺陷小鼠的骨骼作用无效。

Yamamoto 等（2014）发现前列腺素 E_2 浓度下降可以抑制成骨细胞内 p44/p42 活化蛋白激酶、p38 活化蛋白激酶等，使骨保护蛋白释放减少。另外，前列腺素 E_2 可以使 cAMP 的水平增高，从而解除其对破骨细胞的抑制作用，使破骨细胞激活而发挥作用。动物实验证实通过塞来昔布抑制前列腺素 E_2 的生成后，骨的溶解吸收明显减少（冯尔宥等，2012）。

前列腺素 E_2 对骨中钙的含量的影响也十分明显。以往的研究已经证实前列腺素 E_2 对骨的碱性磷酸酶（ALP）的活性有重要影响，而 ALP 是成骨细胞活动的重要标志之一，与骨中钙的含量有非常密切的关系。Delaine-Smith 等（2014）研究表明，当骨受到流体剪切应力时释放前列腺素 E_2，可明显影响骨骼中钙等矿物质的沉积。在大鼠体内也发现前列腺素 E_2 浓度与骨密度显著相关（孙影等，2011）。

组织学研究表明，骨骼系统中存在大量的神经相关酶以及神经肽，并且神经因子相关的受体也都在骨骼相关细胞，如成骨细胞、破骨细胞及骨细胞中有表达。感觉神经中，降钙素基因相关肽（CGRP）是较为常见被释放的神经肽，在骨代谢中的成骨作用已经被充分证明。CGRP 可以通过与成骨细胞上其相应的受体结合，促进成骨细胞内 cAMP 及钙浓度的增加，并伴有钾离子快速外流，可以导致细胞的形态和功能受到影响。另外，CGRP 可以加快成骨细胞增殖，促进生长因子如 IGF-1 的合成、胶原合成及骨形成。这些证据表明，感觉神经可以通过自身释放的神经调节肽作用在骨相关细胞上并促进骨形成。研究发现，前列腺素 E_2（PGE_2）可能在这一过程中起到桥梁连接的作用，并通过感觉神经的信号传递作用反馈调节骨代谢的平衡稳态（陈昊，2017）。

前列腺素 E_2 可对骨与关节创伤后骨的修复产生重要影响。前列腺素 E_2 诱导产生的炎症对骨折的愈合有明显的促进作用。前列腺素 E_2 刺激骨细胞增殖，并使骨髓间充质干细胞分化成为成骨前体细胞，成骨前体细胞在调节蛋白的作用下分化为成骨细胞，成骨细胞分泌骨基质形成骨痂，骨痂经过改建完成骨折的修复。Yang 等（2010）研究发现，低强度脉冲超声能使成骨细胞内的前列腺素 E_2 和 COX-2 含量增加，而前列腺素 E_2 的增加加快了骨折修复的速度。对创伤组织来说，前列腺素 E_2 是一个非常典型的促进生长的因子，对周围软骨细胞的再分化及胶原的合成具有明显的促进作用，这一作用对骨关节炎的治疗具有重要意义。前列腺素 E_2 也可以直接促进细胞的增殖和物质的合成，其对髌骨肌腱成纤维细胞的增殖作用和对胶原合成的促进作用已在多年前被发现。但是也有研究认为，前列腺素 E_2 对组织生长和修复并不全是促进作用，不同

浓度的前列腺素 E_2 可能对细胞迁移的影响有所不同（王建华等，2016）。有研究发现，$10\mu g/L$ 的前列腺素 E_2 可明显抑制体外培养的滑膜细胞和后交叉韧带细胞的迁移能力（陈荣富等，2012）。

　　创伤骨折后周围组织合成和释放多种化学物质和细胞因子（如前列腺素、缓激肽、组胺等）激活并调节痛觉感受器，从而产生痛觉。前列腺素 E_2 是导致炎性疼痛的重要递质之一，通过药物抑制前列腺素 E_2 的产生以减轻疼痛的治疗方法已广泛应用于临床并且取得较满意的效果（朱旭等，2015）。创伤后血浆中前列腺素 E_2 浓度升高的主要原因是巨噬细胞等免疫细胞受到刺激后大量分泌前列腺素 E_2。巨噬细胞既能够在受伤部位分泌大量的前列腺素 E_2，同时又作为前列腺素 E_2 的受体细胞发挥自分泌作用，在创伤部位及周围痛觉以及炎症的产生过程中发挥重要作用。前列腺素 E_2 不仅和疼痛的产生有关，还对创伤后疼痛消退有非常重要的影响。Kras 等（2014）研究发现，脊柱创伤后 1d 内脊髓内炎症部位产生的前列腺素 E_2 有明显的升高，前列腺素 E_2 对创伤早期疼痛的产生有明显的作用，发现前列腺素 E_2 的水平还与疼痛消退阈值有明显的相关性，但是这一现象仅在有痛觉的关节中出现。

　　骨折发生后前列腺素 E_2 诱导创伤周围组织产生轻度到中度的炎症，这种炎症反应对发起组织修复和新骨形成起到非常重要的作用。前列腺素 E_2 主要有 4 种受体，即 EP1、EP2、EP3、EP4。在炎症反应过程中，EP3 对炎症的增强起到重要作用，EP2 在神经元氧化损伤中发挥重要作用，并引起神经元周围炎症反应。此外，创伤对前列腺素 E_2 受体的表达也有明显的影响。当椎间关节受到创伤后可以立即引起背根神经节上的 EP2 表达明显增加，并维持高表达水平，而创伤周围的炎症也对疼痛的起始和维持发挥重要作用（Kras et al，2013）。有研究认为前列腺素 E_2 有一定的抗炎作用，但是这一结论未得到广泛证实。

　　很多研究表明，COX-2 表达的升高和前列腺素产物的产生是机械应力引起骨细胞变化的早期主要反应。通过 NSAIDs 抑制前列腺素的产生可以抑制应力引起的新生骨形成。同时，这些研究还指出，COX-2 升高可能是通过启动了骨细胞中 Wnt/β-catanin 信号通路而起作用。通过对 ptgs2 敲除小鼠的骨髓细胞培养或通过 COX-2 抑制剂研究发现，内源性前列腺素可以增强破骨细胞的分化。而这一现象的出现目前被认为主要是通过间接上调了成骨细胞中 RANKL 的表达，并抑制了骨保护素（osteoprotegerin，OPG）的表达。同时有研究表明，由于造血细胞中存在 PGE_2 的受体，PGE_2 对于破骨细胞也可能直接通过与造血细胞系细胞上的 PGE_2 受体结合后发挥作用。有研究发现，外源性核因子 κB 受体活化因子配体（RANKL）刺激后，PGE_2 使小鼠来源的 RAW264.7 单核细胞向破骨细胞的分化增加，但是，在人来源外周血单核细胞，PGE_2 起到了抑制破骨细胞分化的作用。

（马倩倩　毛未贤　张萌萌）

第八节　生长激素

一、生长激素的合成及化学结构

（一）生长激素的化学结构

　　人生长激素（growth hormone，GH）是由脑垂体前叶含有嗜酸性颗粒的生长激素分泌细胞所分泌，为191个氨基酸构成的肽类激素。在53位与165位及182位与189位之间由二硫键连接，分子量为22125，分子式为 $C_{990}H_{1529}N_{263}O_{299}S_7$。

（二）生长激素的合成

人的生长激素是腺垂体合成量最多的一种蛋白质激素，正常成人垂体含 $5\sim10mg$。GH 的基因家族分为 GH-1、GH-2、绒毛膜促生长素-1（chorionic somatomammotropin，CS-1）、CS-2 和 CS-P 5 种。在人类第 17 号染色体长臂上的 60kb 区域内，含有 GH-1（GH-N）、GH-2（GH-V）、CS-1（CS-A）、CS-2（CS-B）和 CS-P（CS-L）5 种 GH 相关基因，垂体 GH 细胞表达 GH-1，其他 4 种基因由胎盘的滋养层细胞表达（张萌萌，2020h）。垂体和循环中 GH 的分子形式呈非均一性，包括多种形式的单体、同（异）多聚体、分子片段及单体与其结合蛋白的复合体等；其中最主要的 GH 形式是分子质量为 22124Da（约 22kDa）的单体。22kDa 单体为一肽链组成的球形蛋白，等电点为 5.1，由 191 个氨基酸残基组成，含 4 个半胱氨酸残基，形成两个分子内二硫键，使分子具有大小两个环。

GH 的分子结构与 PRL 相似，故属于 GH/PRL 家族中的成员。22kDa 的 GH 占垂体 GH 的 $70\%\sim75\%$，而只占循环血中 GH 的 43%。第二丰富的 GH 单体为 20kDa，含 176 个氨基酸残基，与 22kDa 的 GH 的区别是缺乏 22kDa 的 GH 的 GH 中第 32~46 位氨基酸，这种分子在电泳中泳动速率较快。脱氨和乙酰化 22kDa 的 GH 在垂体和循环血中的 GH 中约占 5%。此外，在垂体和循环血中还有 GH 多聚体，这些多聚体是 $2\sim5$ 个同种或异种单体分子的聚合体。血浆中的 GH 至少有 20kDa（16%）、22kDa（76%）、酸性 GH（8%）；单体 GH（55%），二聚体 GH（27%），三、四、五聚体 GH（18%）；22kDa 的 GH 复合物（45%）及 20kDa 的 GH 复合物（25%）等组分（袁人飞等，2016）。

二、生长激素的代谢与分泌调节

生长激素是机体组织细胞的生长、发育和代谢的调节因素之一，起十分重要的促细胞分化增殖作用。在骨组织中，骨重建离不开各种生长因子和细胞因子的调节。许多代谢性骨病的发病伴有生长因子和细胞因子的调节紊乱，旁分泌/自分泌激素的结构或功能异常会导致有些代谢性骨病的发生（刘忠厚，2015）。

GH 以脉冲方式分泌入血，受下丘脑 GHRH 和 GIH 的双重调节。另外，循环血中的 IGF-1 和 GH 也对垂体 GH 分泌和下丘脑 GHRH/GIH 分泌有反馈抑制作用或调控影响。生长抑素还具有抑制 ACTH 细胞作用，被认为是一种促肾上腺皮质激素释放抑制激素（廖二元等，2013d）。GH 可能有直接和间接（通过 IGF）作用两条途径。人类胎儿的垂体在胚胎第 3 个月末开始分泌 GH，以后胎儿血清 GH 水平明显升高，但足月胎儿血清 GH 水平是低的，未成熟胎儿血清 GH 水平反而升高，这可能与生长抑素调节系统成熟较晚有关。出生以后，血中 GH 水平随年龄、性别而改变，每天有昼夜节律性变化，并受代谢物质的影响。平均血浆半衰期为 9~27min。

三、生长激素与骨质疏松

（一）生长激素对骨代谢的调节

除了内分泌激素作用以外，GH 具有促进骨的线性生长、骨重建、骨骼肌生长和免疫调节作用（廖二元等，2013d）。儿童至青春期发育成熟的骨骼（长骨）线性生长主要由 GH、IGF-1、糖皮质激素和甲状腺激素调节。儿童的躯体线性增长速度是了解有无 GH 缺乏或 GH 作用障碍的简单而特异的诊断线索，加用基础血 IGF-1 测定，或 GH 兴奋试验可证实诊断。生长激素缺乏（GHD）是一种生长发育障碍疾病，由生长激素分泌不足所致，主要临床表现为生长缓慢、身材矮小等，患病同时常会伴脂代谢、糖代谢及骨代谢异常（李鑫等，2017）。研究表明，生长激素可直接、间接地对破骨细胞的前体细胞与成熟破骨细胞进行作用，并对骨吸收进行调控，同时也可对前体细胞向成骨细胞分化进行刺激，从而更好地促进软骨细胞和骨细胞增殖（于萍等，2015；李莉，2016）。另外，药用 GH（rh-GH）可用于多种疾病的治疗。

（二）生长激素的临床研究

近年来有研究认为，GH 可直接作用于骨骼细胞，但更多的是通过影响 IGF-1 的合成进行控制的。胚胎时期，存在着一个软骨内骨化的过程，生长板内的软骨细胞增殖、生长并分化形成新的软骨，新形成的软骨被血管入侵，然后形成骨小梁，这个过程受基因、激素、环境和营养等控制。这一时期胎儿生长主要是由局部分泌的胰岛素样生长因子和非垂体的胎儿组织分泌 GH 控制，此时 IGF-1 的促生长作用独立于 GH 之外。GH 和 IGF-1 在出生后的整个青春期中的纵骨生长过程中都扮演着一个重要的角色，纵骨生长是由软骨组织增生和纵骨生长板细胞分化引起的软骨内骨化所决定的（Bouchoucha et al，2013；Yakar et al，2012）。

儿童和青少年 GH 缺乏（包括原发性和继发性）会使纵向生长相比骨龄较为迟缓，导致躯体生长受阻，骨骼发育不全，性器官及第二性征发育受阻。如果未伴有甲状腺功能减退，智力大多正常，有别于呆小症（朱洁茹等，2016）。成人若有严重的 GH 缺乏会出现肌力减退、骨量减少、胰岛素灵敏度下降、腹部肥胖和心血管危险因素升高（袁人飞等，2016）。

GH 的过度分泌会导致巨人症和肢端肥大症，但是二者的起病年龄不一样：在生长发育期 GH 过度分泌可致巨人症，而成年后 GH 过度分泌则可形成肢端肥大症。如果 GH 持续过度分泌，巨人症亦可发展为肢端肥大症。病因多为垂体腺瘤、腺癌或垂体嗜酸细胞异常增生。

下丘脑分泌的生长激素释放激素（growth hormone-releasing hormone，GHRH）控制着 GH 合成细胞的生长，以及 GH 的合成和分泌。大鼠中的 GHRH 基因有 126 个碱基对，建立动物模型时，使用 Neor 代替了 GHRH 基因中内含子 2 的一部分和外显子 3 的大部分，获得了 GHRH 基因突变的 GHD 大鼠模型。在研究中，杂合子（+/−）的杂交育种得到 25.8% 的正常后代（+/+），以及 52.8% 的杂合子（+/−）后代，21.4% 的突变后代（−/−），说明 GHRH 基因的变异在大鼠身上未表现出致命性。出生 3 周后，（−/−）大鼠开始表现出了较为明显的生长阻碍；12 周后，突变鼠的体重仅为正常鼠的 60%。

唐秀平等将 90 例 ISS（特发性矮身材）患儿，随机分为观察组与对照组，每组 45 例。另选相同性别、年龄段的健康体检儿童 45 例作为正常组。对照组采用 rhGH 治疗，观察组采用 rhGH 加钙尔奇 D 治疗。结果显示，ISS 患儿存在骨代谢异常及 IGF-1、25-(OH)D 低水平现象，钙尔奇 D 辅助 rhGH 治疗可改善患儿的骨代谢状态并提高 IGF-1（胰岛素样生长因子-1）、25-(OH)D 水平，从而改善生长状况（唐秀平等，2019）。

IGF-受多种因素的影响，Akanji 等（2012）认为血液中的 IGF-1 含量依赖于血液中 GH 的水平。GH 对骨骼的影响是通过间接刺激肝脏合成 IGF-1 来发挥作用的。这些作用大部分是通过 GH 介导骨骼中 IGF-1 的表达和活动来完成的。IGF-1 基因突变的 55 岁患者，与相同年龄的正常人相比，股骨颈和腰椎的骨密度降低了 4-5 个标准差。由此可见，IGF-1 对骨代谢有重要调节作用。

陈羽峰等（2017）研究认为，胃生长激素释放素（ghrelin）（生长激素促分泌素受体的内源性配体）参与了调节垂体生长激素的释放、调节能量代谢、调节炎症反应及参与骨形成等多种生物学功能；ghrelin 对成骨细胞的分化增殖有促进作用，并可由软骨细胞分泌，参与骨代谢与生长，ghrelin 可作为骨骼生长的一个重要靶点。

老年人常有肌无力，虚弱，运动能力减退，血脂异常、腹部脂肪增加，骨骼肌含量减少和骨密度降低等表现，与 GH 缺乏症的年轻患者的临床表现相似，因此不少学者推测老年人可能存在与增龄相关的 GH 不足。早期的研究表明与健康年轻人相比，老年人 GH 的分泌随增龄而改变。在青春期上升，青春期后期达高峰，以后逐渐下降。青春期后期、21 ～ 30 岁、31 ～ 60 岁及 60 岁以上人群的 24h 血 GH 平均水平分别为青春期前的 130% ～ 210%、58% ～ 60%、35% ～ 47% 和 23% ～ 40%。60 岁以上人群老年人的 GH 分泌量不到青春期峰值的 1/67。许多因素与老年人 GH 分泌减少有关，包括性激素（睾酮、雌激素）分泌减少，营养不良，脂肪比例增加，睡眠模式的改变以及活动量减少等（Quik et al，2012）。老年 GH 分泌减少与下丘脑-GH-IGF-1 轴的功能降低有关。正常情况下，IGF-1 下降反射性引起垂体 GH 释放，而 IGF-1 增高可反馈抑制 GH 释放，但随着年龄的增加这种反射活动受到破坏。与年轻人比较，老年人的 IGF-1 对 GH 分泌的负反馈调节作用减弱，表明衰老减弱 IGF-1 对 GH 分泌的负反馈调节。GH 负反馈调节可诱发高振幅的 GH 脉冲分泌，老年人 GH 负反馈调节作用减弱，可能影响 GH 脉冲的振幅。随着年龄增加 GH 细胞对 GHRH 的反应性下降，或对生长抑素的敏感性增加，或生长抑素的释放增加，导致 GH 分泌减少。因此认为老龄并非处于 GH 缺乏的状态而是与年轻人相比 GH 水平相对较低。

甲状旁腺素（PTH）刺激成骨细胞分化，同时介导破骨细胞溶解骨钙吸收骨基质。PTH 合成和释放过多使骨质溶解加速，骨质普遍性脱钙，进而引发骨质疏松症。生长激素能够提高 PTH 对 Ca^{2+} 的敏感性，并增加了感受器对 PTH 的敏感性，从而影响血液中 PTH 的浓度。在小鼠实验中发现体内 PTH 对骨形成的作用也是依赖小鼠体内的 GH 水平。

甲状腺激素（TH）主要促进蛋白质合成，特别是使骨、骨骼肌、肝等的蛋白质合成明显增加。研究显示（Xing et al，2012）TH 是 GH 表达的主要调节者，特别是在生长的最佳时期，在 TH 缺乏的基因小鼠试验中发现血清 IGF-1 水平降低了 50% 以上，导致肝脏和骨中 IGF-1 的表达也降低。中老年人甲状腺功能减退（甲减）可造成垂体及血清 GH 水平降低，并导致对生长激素释放激素（GHRH）反应异常。相反，也有研究发现甲亢患者血清 GH 水平升高，可能与甲状腺激素增强生长激素基因表达及提高生长激素脉冲释放频率有关。

降钙素的分泌与甲状腺的血钙浓度有关，直接抑制破骨细胞的骨吸收，使骨骼释放钙减少，同时促进骨骼吸收血浆中的钙，使血钙降低。降钙素可降低 PTH 促进骨吸收的作用并使血磷降低。GH 可以促进降钙素的分泌，增加其在血液中的浓度。

雄激素（T）和雌激素（E2）参与骨代谢，对骨生成、骨量维持起重要作用。成骨细胞有雄激素受体和雌激素受体，T 和 E2 可以诱导 GH 的分泌，这与血清中 IGF-1 水平有关。可能是性激素刺激 IGF-1 的分泌和增加 GH 分泌脉冲释放频率，在青春期表现更为明显。随着增龄，男性睾丸机能下降，研究显示 T 和 E2 随年龄增长而降低，老年骨质疏松组 T 和 E2 明显低于老年非骨质疏松组，且 T 和 E2 与骨密度呈正相关，提示老年骨量丢失与雄激素和雌激素水平降低有关。

生长激素在维持骨骼健康中起着重要作用，GH 分泌不足是引起中老年人骨质疏松的重要原因之一。生长激素分泌不足者骨密度较正常人低，随着年龄的增加，生长激素分泌水平逐渐下降，骨密度也随之降低。GH 分泌不足者骨折的风险增加，同时骨质疏松症的发病率明显增高。国外文献 meta 分析结果显示约 80% 的中老年人骨折与骨质疏松有关（Vestergaard，2013）。对 50 岁以上的股骨颈骨折患者进行长期回顾性分析，结果显示股骨颈骨折患者中高达 86.2% 伴有骨质疏松症。

生长激素在 60 岁以上老年人中的治疗作用：GH 治疗组 IGF-1、瘦组织和腰椎骨密度增加，后两者分别比非治疗组增加 8.8% 和 1.6%。GH 治疗骨质疏松已引起广泛重视，如今能用重组 DNA 技术合成 GH，从而为临床应用创造了更有利条件。GH 直接刺激骨细胞的增殖及分化，影响 GH-IGF-1 轴，血清 IGF-1 水平升高，使老年人新骨生成增加，从而治疗老年骨质疏松症。骨质疏松患者血生长激素、IGF-1 水平下降。动物模型研究表明，注射生长激素可以加速骨重建，增加骨量和骨强度，促进骨折愈合。Elbornsson 等（2012）研究也表明给予 GH 缺乏的骨质疏松患者小剂量 GH 或者 IGF-1 治疗 15 年后，受试者骨密度明显增加（+2%；$P < 0.001$），腰椎骨密度增加 5%（$P < 0.001$）。

综上所述，随着社会老龄化的加剧，中老年人的身心健康问题受到关注。目前 GH 被认为是治疗骨质疏松十分有前途的药物。虽然生长激素补充治疗骨质疏松的研究目前已取得长足的进步，但是仍有很多问题有待探讨：治疗的最佳剂量、是否引发恶性肿瘤及不良反应等。深入研究针对骨质疏松症的 GH 替代治疗方法，在临床治疗骨质疏松症中将具有重要的指导意义。

（马倩倩　毛未贤　张萌萌）

参考文献

白杨，2019. 鲑鱼降钙素联合阿仑膦酸钠治疗老年骨质疏松的效果观察 [J]. 医学理论与实践，32(5): 694-695.

暴蕾，王国庆，叶连红，等，2015. 天然孕激素对绝经早期妇女骨密度的影响 [J]. 山西医药杂志，44(22): 2612-2614.

陈春梅，张静，任玲，2022. 维生素 D 缺乏与不良妊娠的关系研究进展 [J]. 中国医药科学，12(13): 66-70.

陈昊，2017. 前列腺素 E2 通过感觉神经反馈调控骨代谢机制研究 [D]. 苏州：苏州大学.

陈浩，冯飞，朱富强，等，2013. 老年骨折患者 25-羟基维生素 D 和甲状旁腺素与骨质疏松程度的相关性 [J]. 中华骨质疏松和骨矿盐疾病杂志，6(1): 20-27.

陈荣富，王春莉，谢静，等，2012. 前列腺素 E2 干预后交叉韧带成纤维细胞和滑膜细胞的迁移 [J]. 中国组织工程研究，16(28): 5160-5164.

陈羽峰，杨惠林，邹俊，2017. Ghrelin 对生长激素释放、成骨细胞增殖及骨生长的效应 [J]. 中国组织工程研究，21(32): 5209-5214.

陈玉书，谢峰峰，张燕红，等，2021. 甲状旁腺激素在骨软骨组织中的应用进展 [J]. 中华关节外科杂志（电子版），15(2): 214-218.

陈泽钦，洪友钦，高斌，等，2019. 激素水平和老年男性骨质疏松性髋部骨折的相关性研究 [J]. 中国实用医药，14(34): 88-89.

程亮，俞伟男，胡文，等，2013. 新诊断 2 型糖尿病患者血清 25-羟维生素 D₃ 的临床意义 [J]. 医学研究杂志，42(8): 117-119.

冬梅，2017. 鳗鱼降钙素治疗糖皮质激素性骨质疏松症的临床疗效观察 [J]. 内蒙古医学杂志，49(1): 64-66.

方钧，郑季南，洪庆南，等，2015. 鲑鱼降钙素联合阿仑膦酸钠治疗老年性骨质疏松的部分机制研究 [J]. 中国骨质疏松杂志，21(7): 835-839.

冯尔宥，林煜，林飞太，等，2012. 塞米昔布抑制大鼠颅骨内钛微粒引起骨溶解的实验研究 [J]. 中国骨与关节损伤杂志，27(8): 705-707.

冯帅，谭云宾，赵玺，2023. 鲑降钙素结合 PVP 术治疗骨质疏松压缩性脊柱骨折的疗效观察 [J]. 中国处方药，21(9): 104-106.

甘超，王晨怡，吕海宏，2021. 甲状腺素及促甲状腺素对骨代谢的影响 [J]. 国际检验医学杂志，42(18): 2272-2276.

何维栋，刘建，王东岩，2013. 老年男性骨质疏松症患者血清细胞因子和性激素水平检测的临床意义 [J]. 山西医药杂志，42(11): 1299-1300.

胡小华，郝晓萍，邹碧波，等，2023. 鲑降钙素联合骨化三醇对维持性血液透析合并骨质疏松患者骨代谢的影响 [J]. 临床医学研究与实践，8(15): 21-24.

蒋建新，柴益民，虞申，等，2019. 绝经后妇女骨关节炎合并骨质疏松三联治疗的临床观察 [J]. 中国骨质疏松杂志，25(2): 236-239, 245.

金龙，张彤，孙川江，2017. 鲑鱼降钙素在骨质疏松患者椎体压缩性骨折椎体成形术后的临床疗效 [J]. 医学综述，23(23): 4781-4784.

孔菲菲，厉小梅，2013. 1,25-二羟基维生素 D_3 的免疫调节作用新进展 [J]. 细胞与分子免疫学杂志，29(5): 553-555.

李立军，倪东馗，2022. 雌激素缺乏在 PMO 发病中的作用机制研究进展 [J]. 天津医科大学学报，28(5): 560-562.

李莉，2016. 血清 IGF-1、IGFBP-3 与生长激素治疗 SGA 矮小患儿的疗效 [J]. 热带医学杂志，16(4): 493-495.

李朦，2013. 骨质疏松相关激素与骨密度相关性研究 [D]. 重庆：重庆医科大学.

李伟娟，谢保平，石丽颖，等，2017. 从 ERα/RANK 通路探讨淫羊藿苷抑制破骨细胞分化作用 [J]. 中国实验方剂学杂志，23(7): 121-126.

李鑫，邵倩，张艳红，等，2017. 生长激素缺乏症与 COL11A2 基因单核苷酸多态性的相关性 [J]. 中国儿童保健杂志，25(4): 350-353.

李月，冯正平，2015. 重组人甲状旁腺素防治骨质疏松的机制 [J]. 中华骨质疏松和骨矿盐疾病杂志，8(4): 358-362.

历宝国，齐秀杰，闫立娜，等，2014. 阿仑膦酸钠与降钙素配合骨质疏松治疗仪治疗骨质疏松的疗效观察与护理 [J]. 临床合理用药杂志，7(8A): 68-69.

梁利波，王佑娟，张玫，等，2014. 亚临床甲状腺功能减退症与骨密度及骨代谢指标的相关性研究 [J]. 四川大学学报（医学版），45(1): 66-69, 83.

廖二元，曹旭，2013a. 湘雅代谢性骨病学 [M]. 北京：科学出版社，165-167.

廖二元，曹旭，2013b. 湘雅代谢性骨病学 [M]. 北京：科学出版社，184-186.

廖二元，曹旭，2013c. 湘雅代谢性骨病学 [M]. 北京：科学出版社，171-181.

廖二元，曹旭，2013d. 湘雅代谢性骨病学 [M]. 北京：科学出版社，189-194.

林思文，王丽丽，施剑明，等，2016. 骨髓间充质干细胞成骨分化中信号转导途径与雌激素受体的关系 [J]. 中国老年学杂志，36(5): 1267-1270.

林雪完，王娟，2017. 雌激素和骨标志物与绝经后妇女骨质疏松的关系 [J]. 中国老年学杂志，37(2): 378-379.

刘芳，高传树，许文腾，等，2024. 鲑鱼降钙素联合唑来膦酸治疗老年骨质疏松症的疗效及对骨代谢和骨密度的影响 [J]. 临床合理用药，17(3): 30-33.

刘海蔚，严励，高勇义，等，2014. 重组人甲状旁腺素（1-34）对绝经后妇女骨质疏松症治疗的有效性及对骨代谢标志物水平的影响 [J]. 现代预防医学，41(8): 1490-1493.

刘明鑫，郑明丽，周怡君，等，2022. 维生素 D 与肥胖关系的研究进展 [J]. 中西医结合研究，14(4): 253-258.

刘芸，和红兵，2021. 前列腺素 E2 对骨改建作用的研究进展 [J]. 昆明医科大学学报，42 (9): 149-155.

刘忠厚，2015. 骨内科学 [M]. 北京：化学工业出版社.

帕力达·阿不力孜，艾克拜·艾合麦提，周晓辉，等，2016. 新疆老年男性骨转化生化标志物及性激素与骨质疏松症的相关性研究 [J]. 中国骨质疏松杂志，22(10): 1241-1245.

彭可，2021. 甲状腺功能亢进症患者血清甲状腺激素、钙磷水平与骨质疏松的相关性 [J]. 吉林医学，42(10): 2414-2416.

秦晓伟，韩璐，徐新娟，2013. 维生素D3 对自发性高血压大鼠肾素-血管紧张素-醛固酮系统的影响 [J]. 中华实用诊断与治疗杂志，27(3): 228-230.

沈国蔚，成心锟，颜世昌，等，2018. CFTR 在雌激素诱导破骨细胞凋亡中的作用机制研究 [J]. 中国骨与关节损伤杂志，33(11): 1150-1152.

孙影，杨丽，吕辰鹏，等，2011. 骨碎补总黄酮对去卵巢骨质疏松模型大鼠血清中瘦素、白细胞介素 6、前列腺素 E2 及骨组织中 B2-肾上腺素受体的影响 [J]. 中国病理生理杂志，27(4): 755-758.

唐秀平，李玲，闫保瑞，2019. 钙尔奇 D 联合重组人生长激素对特发性矮身材儿童骨代谢及血清 IGF-1、25-(OH)D 水平变化的影响研究 [J]. 中国儿童保健杂志，7(27): 34-37.

王建华，宋华，2016. 前列腺素 E2 与创伤性骨折研究进展 [J]. 中国骨与关节损伤杂志，31(9): 1006-1008.

王健，张于刚，2018. 老年患者血清中甲状旁腺激素和骨型碱性磷酸酶水平与骨质疏松骨折及临床预后的关系 [J]. 中国卫生检验杂志，28(7): 833-835.

王彦鹏，王婷，魏兵，2017. 鲑鱼降钙素对伴骨质疏松髋部骨折骨密度的影响观察 [J]. 临床医学，11: 50-51.

王艳，杨维，2015. 甲状腺功能减退症与骨代谢的相关性研究 [J]. 河南医学研究，(8): 16-19.

吴双燕，钱慕周，2014. 雌激素受体与血液透析患者骨质疏松的关系 [J]. 工企医刊，(6): 1161-1163.

伍海艳，吴荣艳，钟凤元，等，2021. 雌激素代谢紊乱对老年女性骨质疏松患者的影响 [J]. 中国老年学杂志，41(12): 2567-2569.

肖海英，卢艳慧，龚燕平，等，2016. 老年男性血清性激素水平与代谢综合征的相关性 [J]. 中华医学杂志，96(9): 702-706.

谢海燕，2015. 25-羟基维生素 D_3、骨钙素和甲状旁腺素检测在骨质疏松症诊断中的应用价值 [J]. 临床合理用药，8(7): 101-102.

徐春芳，王立中，2017. 围绝经期女性雌激素水平与骨代谢指标变化的相关性研究 [J]. 中国妇幼保健，32(6): 1229-1232.

徐荣华，林德飞，何银红，2020. 老年男性骨质疏松症患者 1,25-$(OH)_2D_3$、胰岛素样因子、睾酮的表达及其与骨代谢指标的相关性 [J]. 颈腰痛杂志，41(6): 697-700.

许海琦，杨历新，朱沁芳，等，2018. 2 型糖尿病患者血清 PTH、25-羟维生素 D 水平变化及与骨密度关系研究 [J]. 现代中西医结合杂志，27(8): 840-843.

燕太强，郭卫，沈丹华，2023. 畸形性骨炎 [J]. 中华骨科杂志，2002, 22(2): 100-102. 中国处方药，21(9): 104-107.

于萍，侯佳彤，陈适，等，2015. 重组人生长激素的替代治疗对颅内肿瘤复发的研究进展 [J]. 中华临床医师杂志（电子版），9(1): 113-116.

郁静嘉，赵点点，王筱婧，等，2015. 血清 25-羟维生素 D 和甲状旁腺激素水平与 2 型糖尿病患者骨密度的关系 [J]. 中华内分泌代谢杂志，31(4): 306-310.

袁人飞，邓伟民，韩丽萍，等，2016. 成年生长激素缺乏动物模型与骨代谢相关研究进展 [J]. 中国实验动物学报，24(2): 208-212.

张萌萌，2014. 骨代谢生化指标临床应用专家共识 [J]. 中国骨质疏松杂志，20(11): 1263-1272.

张萌萌，2016. 生命、骨骼、维生素 D_3[J]. 中国骨质疏松杂志，22(11): 1496-1500.

张萌萌，2017. 甲状旁腺素的生物学研究与成骨作用 [J]. 中国骨质疏松杂志，23(12): 1648-1653.

张萌萌，2019. 雌激素与雌激素受体的骨代谢调节作用 [J]. 中国骨质疏松杂志，25(5): 704-708.

张萌萌，2020a. 骨代谢实验诊断 [M]. 北京：化学工业出版社，67-71.

张萌萌，2020b. 骨代谢实验诊断 [M]. 北京：化学工业出版社，72-91.

张萌萌，2020c. 骨代谢实验诊断 [M]. 北京：化学工业出版社，95-101.

张萌萌，2020d. 骨代谢实验诊断 [M]. 北京：化学工业出版社，102-111.

张萌萌，2020e. 骨代谢实验诊断 [M]. 北京：化学工业出版社，112-119.

张萌萌，2020f. 骨代谢实验诊断 [M]. 北京：化学工业出版社，120-123.

张萌萌，2020g. 骨代谢实验诊断 [M]. 北京：化学工业出版社，124-126.

张萌萌，2020h. 骨代谢实验诊断 [M]. 北京：化学工业出版社，129-135.

张萌萌，马倩倩，毛未贤，2023. 骨代谢生化指标临床应用专家共识（2023 修订版）[J]. 中国骨质疏松杂志，29(4): 469-476.

张萌萌，毛未贤，马倩倩，等，2015. 吉林省北纬 43°地区 20-80 岁健康人群 25(OH)D_3 水平及其与 Ca、P 的相关性 [J]. 中国骨质疏松杂志，21(5): 579-585.

张萌萌，毛未贤，马倩倩，2024. 骨质疏松分子生物学研究专家共识 [J]. 中国骨质疏松杂志，30(2) :157-162.

张萌萌，张秀珍，邓伟民，等，2020. 骨代谢生化指标临床应用专家共识 (2020)[J]. 中国骨质疏松杂志，26(6): 781-796.

张萌萌，张岩，吴涤，等，2021. 骨代谢生化指标实验推荐方案 [J]. 中国骨质疏松杂志，27(10): 1405- 1412.

张伟，宋世锋，李超艺，2016. 老年骨折患者血清 25-羟基维生素和甲状旁腺激素水平与骨质疏松程度的关系 [J]. 中国老年学杂志，36(10): 2480-2481.

张炜，2014. 鲑鱼降钙素治疗骨质疏松症的临床疗效观察 [J]. 中国实用医药，9(7): 152-153.

张妍，温国琛，侯甜，等，2023. 甲状旁腺素调控骨重建过程中成骨分化的研究 [J]. 中国骨质疏松杂志，29(3): 458-463.

郑家深，张源，杨培庆，等，2020. 甲状腺功能异常对男性骨密度影响的研究 [J]. 中国骨质疏松杂志，26(6): 885-888.

周翊飞，2018. Wnt/β-catenin 信号通路在雌激素作用下对人牙周膜干细胞 (hPDLSCs) 成骨分化中的调控作用 [D]. 泸州：西南医科大学.

朱洁茹，欧建平，2016. 生长激素对卵巢功能影响的研究进展 [J] 生殖与避孕，36(6): 489-494.

朱旭，张星火，刘亮，等，2015. 全膝关节置换术后多模式镇痛的临床研究 [J]. 中国骨与关节损伤杂志，30(2): 169-171.

Akanji A O, Smith R J, 2012. The insulin-ike growth faclorsyslem, metabolicsyndrome, and cardiovascular disease risk[J]. Metabolic Syndrome and Related Disorders, 10(1): 3-13.

Amashukeli M, Korinteli M, Zerekidze T, et al, 2013. The negative correlation between thyrotropin receptor-stimulating antibodies and bone mineral density in postmenopausal patients with Graves' disease[J]. J Investig Med, 61(5): 842-847.

Arceo R M, Camacho P M, 2021. Postmenopausal osteoporosis: latest guidelines[J]. Endocrinol Metab Clin North Am, 50(2): 167-178.

Bandeira L, Lewiecki E M, Bilezikian J P, 2016. Pharmacodynamics and pharmacokinetics of oral salmon calcitonin in the treatment of osteoporosis[J]. Toxicology, 12(6): 1.

Barzi A, Hershman D L, Till C, et al, 2019. Osteoporosis in colorectal cancer survivors:analysis of the linkage between SWOG trial enrollees and medicareclaims[J]. Arch Osteoporos, 14(1): 83.

Bassett J H, Williams G R, 2016. Role of thyroid hormones in skeletal development and bone maintenance[J]. Endocr Rev, 37(2): 135-187.

Ben-awadh A N, Delgado-Calle J, Tu X, et al, 2014. Parathyroid hormone receptor signaling induces bone resorption in the adult skeleton by directly regulating the RANKL gene in osteocytes[J]. Endocrinology, 155: 2797-2809.

Ben-awadh A N, Delgado-Calle J, Tu X, et al, 2014. Parathyroid hormone receptor signaling induces bone resorption in the adult skeleton by directly regulating the RANKL gene in osteocytes[J]. Endocrinology, 155: 2797-2809.

Biswas D, Dutta D, Maisnam I, et al, 2015. Occurrence of osteoporosis & factors determining bone mineral loss in young adults with Graves' disease[J]. Indian J Med Res, 141(3): 322-329.

Blum M R, Bauer D C, Collet T H, et al, 2015. Subclinical thyroid dysfunction and fracture risk: a meta-analysis[J]. JAMA, 313(20): 2055-2065.

Bouchoucha Y X, Charnay P, Gilardi-Hebenstreit P, 2013. Ablation of Egr2-positive cells in male mouse anterior pituitary leads to atypical isolated GH deficiency[J]. Endocrinology, 154(1): 270-282.

Boutin A, Eliseeva E, Gershengorn M C, et al, 2014. beta-Arrestin-1 mediates thyrotropin-enhanced osteoblast differentiation[J]. Faseb J, 28(8): 3446-3455.

Boutin A, Gershengorn M C, Neumann S, 2020. β-Arrestin 1 in thyrotropin receptor signaling in bone：Studies in osteoblast-like cells[J]. Front Endocrinol (Lausanne), 11: 312.

Cao J, Belousoff M J, Liang Y L, et al, 2022. A structural basis for amylin receptor phenotype[J]. Science, 375(6587): 9609-9622.

Chiamolera M, Wondisford F, 2019. Minireview: thy-rotropin-releasing hormone and the thyroid hormone feedback mechanism[J]. Endocrinology, 150 (3): 1091-1096.

Cho S W, Bae J H, Noh G W, et al, 2015. The presence of thyroid-stimulation blocking antibody prevents high bone turnover in untreated premenopausal patients with graves' disease[J]. PLoS One, 10(12): e0144599.

Chou C W, Chiang T I, Chang I C, et al, 2016. Expression levels of estrogen receptor α mRNA in peripheral blood cells are an independent biomarker for postmenopausal osteoporosis[J]. BBA Clin, 5: 124-129.

Cooke P S, Nanjappa M K, Ko C, et al, 2017. Estrogens in male physiology[J]. Physiol Rev, 97(3): 995-1043.

Craft A M, Ahmed N, Rockel J S, et al, 2013. Specification of chondrocytes and cartilage tissues from embryonic stem cells[J]. Development, 140(12): 2597-2610.

Cray J J, Khaksarfard K, Weinberg S M, et al, 2013. Effects of thyroxine exposure on osteogenesis in mouse calvarial pre-osteoblasts[J]. PLoS One, 8(7): e69067.

Cupp M E, Nayak S K, Adem A S, et al, 2013. Parathyroid hormone(PTH) and PTH-related peptide domains contributing to activation of different PTH receptor-mediated signaling pathways[J]. Pharmacol Exp Ther, 345(3): 404-418.

Dagli M, Kutlucan A, Abusoglu S, et al, 2018. Evaluation of bone mineral density (BMD) and indicators of bone turnover in patients with hemophilia[J]. Bosn J Basic Med Sc, 18 (2): 206-210.

Delaine-Smith R M, Sittichokechaiwut A, Reilly G C, 2014. Primary ciliarespond to fluid shear stress and mediate flow-induced calcium deposition in osteoblasts[J]. FASEBJ, 28(1): 430-439.

Ding B, Zhang Y, Li Q, et al, 2016. Low Thyroid stimulating hormone levels are associated with low bone mineral density in femoral neck in elderly women[J]. Arch Med Res, 47(4): 310-314.

Domazetovic V, Marcucci G, Iantomasi T, et al, 2017. Oxidative stress in bone remodeling：role of antioxidants[J]. Clin Cases Miner Bone Metab, 2017, 14(2): 209-216.

Elbornsson M, Gotherstrom G, Bosaus I, et al, 2012. Fifteen years of growth hormone (GH) replacement increases bone mineral density in hypopituitary patients with adult onset GH deficiency[J]. Eur J Endocrinol, 166(5): 787795.

Elefteriou F, 2008. Regulation of bone remodeling by the central and peripheral nervoussystem[J]. Archives of Biochemistry and Biophysics, 473(2): 231-236.

Endo T, Kobayashi T, 2013. Excess TSH causes abnormal skeletal development in young mice with hypothyroidism via suppressive effects on the growth plate[J]. Am J Physiol Endocrinol Metab, 305(5)：E660-666.

Ercolano M A, Drnovsek M L, Silva Croome M C, et al, 2013. Negative correlation between bone mineral density and TSH receptor antibodies in long-term euthyroid postmenopausal women with treated Graves'disease[J]. Thyroid Res, 6(1): 11.

Garin MC, Arnold AM, Lee JS, et al, 2014. Subclinical thyroid dysfunction and hip fracture and bone mineral density in older adults: the cardiovascular health study[J]. J Clin Endocrinol Metab, 99(8): 2657-2664.

Geng Q, Gao H, Yang R, et al, 2019. Pyrroloquinoline quinone prevents estrogen deficiency- induced osteoporosis by inhibiting oxidative stress and osteocyte senescence[J]. Int J Biol Sci, 15(1): 58-68.

Gezen-Ak D, Dursun E, Yilmazer S, 2013. Vitamin D inquiry in hippocampal neurons:consequences of vitamin D-VDR pathway disruption on calcium channel and the vitamin D requirement[J]. Neurological Sciences, 34(8): 1453-1458.

Gorka J, Taylor-Gjevre R M, Arnason T, 2013. Metabolic and clinical consequences of hyperthyroidism on bone density[J]. International Journal of Endocrinology, 2013: 638727.

Han X G, Wang D W, Bi Z G, et al, 2016. Regulatory effect of estrogen receeotor-α-mediated Wnt/β-catenin signaling pathway on osteoblast proliferation[J]. J Biol RegulHomeost Agents, 30(2): 381-387.

Hikiji H, Takato T, Shimizu T, et al, 2008. The roles of prostanoids, leukotrienes, and platelet- activating factor in bone metabolism and disease[J]. Prog Lipid Res, 47(2): 107-126.

Iimura K, Watanabe N, Milliken P, et al, 2020. Chronic electrical stimulation of the superior laryngeal nerve in the rat: A potential therapeutic approach for postmenopausal osteoporosis[J]. Biomedicines, 8(9): 369-382.

JukiC A M, Steiner A Z, Baird D D, 2015. Association between serum 25-hydroxyvitamin D and ovarian reserve in premenopausal women[J]. Menopause, 22(3): 312-316.

Kalkan R, Tulay P, 2018. The Interactions between Bone Remodelling, Estrogen Hormone and EPH Family Genes[J]. Crit Rev Eukaryot Gene Expr, 28(2): 135-138.

Karponis A, Rizou S, Pallis D, et al, 2015. Analgesic effect of nasalsalmoncalcitonin during the early post-fracture period of the distal radius fracture[J]. Musculoskelet Neuronal interact, 15(2): 186-189.

Kim C W, Hong S, Oh S H, et al, 2015. Change of bone mineral density and biochemical markers of bone turnover in patients on suppressive levothyroxine therapy for differentiated thyroid carcinoma[J]. J Bone Metab, 22(3): 135-141.

Kim D W, Park J W, Willingham M C, et al, 2014. A histone deacetylase inhibitor improves hypothyroidism caused by a TRalpha1 mutant[J]. Hum Mol Genet, 23(10): 2651-2664.

Klein D A, Paradise S L, Reeder R M, 2019. Amenorrhea: a systematic approach to diagnosis and management[J]. Am Fam Physician, 100(1): 39-48.

Komm B S, Mirkin S, Jenkins S N, 2014. Development of conjugated ostrogens/bazedoxifene, the first tissue selective estrogen complex(TSEC)for management of menopausal hot flashes and postmenopausal bone loss[J]. Steroids, 90: 71-81.

Kondo A, Otsuka T, Kato K, et al, 2013. AMP-activated protein kinase regulates thyroid hormone-stimulated osteocalcin synthesis in osteoblasts[J]. Int J Mol Med, 31(6): 1457-1462.

Kotwal A, Erickson D, Geske J R, et al, 2021. Predicting outcomes in sporadic and hereditary medullary thyroid carcinoma over two decades[J]. Thyroid, 31(4): 616-626.

Kras J V, Dong L, Winkelstein B A, 2014. Increased interleukin-1α and prostaglandin E2 expression in the spinal cord at 1 day after painful facet joint injury:evidence of early spinal inflammation[J]. Spine (PhilaPa 1976), 39(3): 207-212.

Kras J V, Dong L, Winkelstein B A, 2013. The prostaglandin E2 rec eptor, EP2，is upregulated in the dorsal root ganglion after painful cervicalfacet joint injury in the ral[J]. Spine (Phila Pa 1976), 38(3): 217-222.

Lambert M N T, Hu L M, Jeppesen P B, 2017. A systematic review and meta-analysis ofthe effects of isoflavone formulations against estrogen-deficient bone resorption in peri- and postmenopausal women[J]. Am J Clin Nutr, 106(3): 801-811.

Leader A, Ayzenfeld R H, Lishner M, et al, 2014. Thyrotropin levels within the lower normal range are associated with an increased risk of hip fractures in euthyroid women, but not men, over the age of 65 years[J]. The Journal of Clinical Endocrinology & Metabolism, 99(8): 2665-2673.

Lee S J, Kim K M, Lee E Y, et al, 2016. Low Normal TSH levels are Associated with ImpairedBMD and Hip Geometry in the Elderly[J]. Aging Dis, 7(6): 734-743.

Lems W F, Dijkmans B A, 2000. Effect of anti-osteoporosis agents on theincidence of vertebral fractures[J]. Ned Ti jdschrGeneeskd, 144(41): 1941-1945.

Levin V A, Jiang X, Kagan R, 2018. Estrogen therapy for osteoporosis in the modern era[J]. Osteoporos Int, 29(5): 1049-1055.

Li J Y, Yu M, Pal S, et al, 2020a. Parathyroid hormone-dependent bone formation requires butyrate production by intestinal microbiota[J]. J Clin Invest, 130(4): 1767-1781.

Li S, Qin M, Wu R, et al, 2020b. Insensitive to PTH of CD8 + T cells regulate bone marrow mesenchymal stromal cell in aplastic anemia patients[J]. Int J Med Sci, 17(12): 1665.

Makinistoglu M P, Karsenty G, 2015. The class II histone deacetylase HDAC4 regulates cognitive, metabolic and endocrine functions through its expression in osteoblasts[J]. Mol Metab, 4(1): 64-69.

Meleleo D, Picciarelli V, 2016. Effect of calcium ions on human calcitonin. Possible implications for bone resorption by osteoclasts[J].

Biometals, 29(1): 61-79.

Mendonca Monteiro De Barros G, Madeira M, Vieira Neto L, et al, 2016. Bone mineral density and bone microarchitecture after long-term suppressive levothyroxine treatment of differentiated thyroid carcinoma in young adult patients[J]. J Bone Miner Metab, 34(4): 417-421.

Mohamad N V, Soelaiman I N, Chin K Y, 2016. A concise review of testosterone and bone health[J]. Clin Interv Aging, 11(11): 1317-1324.

Moreira L M, Takawale A, Hulsurkar M, et al, 2020. Paracrine signalling by cardiac calcitonin control satrial fibrogenesis and arrhythmia[J]. Nature, 587(7834): 460-465.

Noh H M, Park Y S, Lee J, et al, 2015. A cross-sectional study to examine the correlation between serum TSH levels and the osteoporosis of the lumbar spine in healthy women with normal thyroid function[J]. Osteoporos Int, 26(3): 997-1003.

Olmos J M, Hernández J L, García-Velasco P, et al, 2016. Serum 25-hydroxyvitamin D, parathyroid hormone, calcium intake, and bone mineral density in Spanish adults[J]. Osteoporos Int, 27 (1): 105-113.

Ortuno M J, Robinson S T, Subramanyam P, et al, 2016. Serotonin-reuptake inhibitors actcentrally to cause bone loss in mice by counteracting a local anti-resorptive effect[J]. Naturemedicine, 22(10): 1170-1179.

Oury F, Yadav V K, Wang Y et al, 2010. CREB mediates brain serotonin regulation of bone mass through its expression in ventromedial hypothalamic neurons[J]. Genes & Development, 24(20): 2330-2342.

Pardhe B D, Pathak S, Bhetwal A, et al, 2017. Effect of age and estrogen on biochemical markers of bone turnover in postmenopausal women: a population-based study from Nepal[J]. Int J Womens Health, 9: 781-788.

Polovina S P, Miljic D, Zivojinovic S, et al, 2017. The impact of thyroid autoimmunity (TPOAb) on bone density and fracture risk in postmenopausal women[J]. Hormones (Athens), 16(1): 54-61.

Prior J C, Seifert-Klauss V R, Giustini D, et al, 2017. Estrogen-progestin therapy causes a greater increase in spinal bone mineral density than estrogen therapy — a systematic review and meta-analysis of controlled trials with direct randomization[J]. J Musculoskelet Neuronal Interact, 17(3): 146-154.

Quik E H, Conemans E B, Valk G D, et al, 2012. Cognitive performance in older males is associated with growth hormone secretion[J]. Neurobiol Aging, 33(3): 582-587.

Rai A D, Sherpa M L, Singh A, et al, 2021. Bone alkaline phosphatase and urine hydroxyproline assay in pre and postmenopausal women in the State of Sikkim and its correlation with bone mineral density[J]. J Midlife Health, 12 (4): 304-309.

Randau T M, Schildberg F A, Alini M, et al, 2013. The effect of dexamethasone and triiodothyronine on terminal differentiation of primary bovine chondrocytes and chondrogenically differentiated mesenchymal stem cells[J]. PLoS One, 8(8): e72973.

Rozenberg S, Daghri N, Aubertin M, et al, 2020. Is there a role for menopausal hormone therapy in the management of postmenopausal osteoporosis[J]. Osteoporos Int, 31(12): 2271-2286.

Russell N, Hoermann R, Cheung A S, et al, 2021. Effects of estradiol on fat in men undergoing androgen deprivation therapy: a randomized trial[J]. Eur J Endocrinol, 186(1): 9-23.

Siderova M, Hristozov K, Tsukeva A, 2018. TSH-receptor antibodies may prevent bone loss in pre-and postmenopausal women with Graves' disease and Graves' orbitopathy[J]. Arch Endocrinol Metab, 62(2): 221-226.

Sinnesael M, Claessens F, Boonen S, et al, 2013. Novel insights in the regulation and mechanism of androgen action on bone[J]. Curr Opin Endocrinol Diabetes Obes, 20(3): 240-244.

Steffens J P, Coimbra L S, Rossa C J, et al, 2015. Androgen receptors and experimental bonelossan in vivo and in vitro study[J]. Bone, 81(4): 683-690.

Stemig M, Astelford K, Emery A, et al, 2015. Deletion of histone deacetylase 7 in osteoclasts decreases bone mass in mice by interactions with MITF[J]. PLoS One, 10(4): e0123843.

Sugimoto T, Shiraki M, Nakano T, et al, 2019. A randomized, double-blind, placebo-controlled study of once weekly elcatonin in primary postmenopausal osteoporosis[J]. Curr Med Res Opin, 35(3): 447-454.

Sun L, Zhu L L, Lu P, et al, 2013. Genetic confirmation for a central role for TNFα in the direct action of thyroid stimulating hormone on the skeleton[J]. Proc Natl Acad Sci U S A, 110(24): 9891-9896.

Svare A, Nilsen T I, Asvold B O, et al, 2013. Does thyroid function influence fracture risk? Prospective data from the HUNT2 study, Norway[J]. Eur J Endocrinol, 169(6): 845-852.

Tanaka S, Kuroda T, Yamazaki Y, et al, 2014. Serum 25-hydroxyvitamin D below 25ng/ml is a risk factor for long bone fracture comparable to bone mineral density in Japanese postmenopausal women[J]. J Bone Miner Metab, 32(5): 514-523.

Tsevis K, Trakakis E, Pergialiotis V, et al, 2018. The influence of thyroid disorders on bone density and biochemical markers of bone metabolism[J]. Horm Mol Biol Clin Investig, 35(1).

Tsourdi E, Rijntjes E, Kohrle J, et al, 2015. Hyperthyroidism and hypothyroidism in male mice and their effects on bone mass, bone turnover, and the Wnt inhibitors sclerostin and dickkopf-1[J]. Endocrinology, 156(10): 3517-3527.

van Vliet N A, Noordam R, van Klinken J B, et al, 2018. Thyroid stimulating hormone and bone mineral density: evidence from a two sample mendelian randomization study and a candidate gene association study[J]. J Bone Miner Res, 33 (7): 1318-1325.

Vestergaard P, 2013. Bone diseases:Incidentfraclures during treatment for osteoporosis[J]. Nat Rev Rheumatol, 13.

Vilaca T, Eastell R, Schini M, 2022. Osteoporosis in men[J]. Lancet Diabetes Endocrinol, 10(4): 273-283.

Wang C, Xiao F, Qu X, et al, 2017. Sitagliptin, an anti-diabetic drug, suppresses estrogen deficiency-induced osteoporosis in vivo and inhibits rankl-induced osteoclast formation and bone resorption in vitro[J]. Front Pharmacol, 8: 407.

Xie J, Guo J, Kanwal Z, Wu M, et al, 2020. Calcitonin and bone physiology: In vitro, in vivo, and clinical investigations[J]. Int J Endocrinol, 2020: 3236828.

Xing W, Govoni K, Donahue L R, et al, 2012. Genetic evidence that thyroid hormone is indispensable for prepubertal IGF-I expression and bone acquisition in mice[J]. Journal of Bone Miner Research, 27(5): 1067-1079.

Yadav V K, Oury F, Suda N, et al, 2009. A serotonin-dependent mechanism explains the leptin regulation of bone mass, appetite, and energy expenditure[J]. Cell, 138(5): 976-989.

Yakar S, Adamo M L, 2012. Insulin-like growth factor 1 physiology:lessons from mouse models[J]. Endocrinol Metab Clin North Am, 41(2): 231-247.

Yamamoto N, Tokuda H, Kuroyanagi G, et al, 2014. Regulation by resveratrol of prostaglandin E2-stimulated osteoprotegerin synthesis in osteoblasts[J]. Int J Mol Med, 34(5): 1439-1445.

Yan N, Zhou J Z, Zhang J A, et al, 2015. Histone hypoacetylation and increased histone deacetylases in peripheral blood mononuclear cells from patients with Graves' disease[J]. Mol Cell Endocrinol, 414: 143-147.

Yang M H, Lim KT, Choung P H, et al, 2010. Application of ultrasound stimulation in bone tissue engineering[J]. Int J Stem Cells, 3(2): 74-79.

Yeap B B, Alfonso H, Chubb S A P, et al, 2020. U-Shaped association of plasma testosterone, and no association of plasma estradiol, with incidence of fractures in men[J]. J Clin Endocrinol Metab, 105(5): 115-120.

Yu M, D'Amelio P, Tyagi A M, et al, 2018. Regulatory T cells are expanded by teriparatide treatment in humans and mediate intermittent PTH-induced bone anabolism in mice[J]. EMBO Rep, 19(1): 156-171.

Zhang H, Tao X, Wu J, 2015. Association of calcitonin receptor gene polymorphism with bone mineral density in postmenopausal Chinese women: a meta -analysis[J]. Arch Gynecol Obstet, 291(1): 165-172.

Zhang W, Zhang Y, Liu Y, et al, 2014. Thyroid-stimulating hormone maintains bone mass and strength by suppressing osteoclast differentiation[J]. J Biomech, 47(6): 1307-1314.

Zhu S Y, Deng Y, Wang Y F, et al, 2018. Bone protection for early menopausal women in China: standard or half-dose estrogen with progestin? A one-year prospective randomized trail[J]. Gynecol Endocrinol, 19: 1-5.

第十章

骨代谢细胞因子

第一节　白细胞介素

白细胞介素是由多种细胞产生并作用于多种细胞的一类细胞因子。最初是由白细胞产生又在白细胞间发挥作用，由此得名，现仍一直沿用。白细胞介素最初是指白细胞产生又在白细胞间起调节作用的细胞因子，现在指一类分子结构和生物学功能已基本明确、具有重要调节作用而统一命名的细胞因子，白细胞介素与血细胞生长因子相互协调、相互作用，共同完成造血和免疫调节功能。在白细胞介素众多的家族成员中，与骨代谢性疾病密切相关的主要有 IL-1、IL-4、IL-6、IL-7、IL-10、IL-11、IL-13、IL-17、IL-18、IL-23、IL-31、IL-33 等（张萌萌，2020a）。

一、白细胞介素的合成及化学结构

白细胞介素的家族成员很多，在传递信息，激活与调节免疫细胞，介导 T 细胞和 B 细胞活化、增殖与分化及在炎症反应中起重要作用。

1979 年，第二届国际淋巴因子专题会议为了避免命名的混乱，将免疫应答过程中白细胞间相互作用的细胞因子统一命名为白细胞介素（interleukin，IL），在名称后加阿拉伯数字编号以示区别，例如 IL-1、IL-2……，新确定的因子依次命名。细胞因子只有取得克隆化的基因、明确产物的性质和活性才能得到国际会议的认可。

1987 年人 IL-3 克隆成功，并产生重组 IL-3。1995 年国际免疫学会联合会根据 IL-16 基本结构和基因顺序，对 IL-16 正式命名。2001 年，Lee 等首先报道了 IL-17E 的 cDNA 和氨基酸序列。截至 2013 年 12 月，得到承认的成员至少达 38 个。

白细胞介素的主要功能是免疫反应的调节，这种调节有来源于淋巴细胞或巨噬细胞等的许多因子参与。来源于淋巴细胞的有淋巴细胞活素，来源于巨噬细胞的总称为单核因子（monokine），其中的各个因子的生物活性各有不同（例如促进巨噬细胞活化，促进 T 细胞繁殖等）。

白细胞介素家族成员众多，本章重点介绍与骨代谢性疾病密切相关的 IL-1、IL-4、IL-6、IL-7、IL-10、IL-11、IL-13、IL-17、IL-18、IL-23、IL-31、IL-33 等。

（一）白细胞介素-1（IL-1）

白细胞介素-1 又名淋巴细胞刺激因子，可由间充质细胞、成骨细胞、活化的单核-巨噬细胞产生，骨髓中的巨噬细胞也可合成少量 IL-1。此外几乎所有的有核细胞，如 B 细胞、NK 细胞、体外培养的 T 细胞、角质细胞、树突状细胞、星形细胞、成纤维细胞、中性粒细胞、内皮细胞以及平滑肌细胞均可产生 IL-1。人 IL-1 基因位于第 2 号染色体。绝大多数细胞在受到外来抗原或丝裂原刺激后才能合成和分泌 IL-1。正常情况下只有皮肤、汗液和尿液中含有一定量的 IL-1（廖二元，2013a）。IL-1 对人体具有十分广泛的生理调节功能。

IL-1 可分为 IL-1α 和 IL-1β 两种活性形式，由不同的基因分别编码。IL-1α，由 159 个氨基酸组成；IL-1β，由 153 个氨基酸组成；IL-1α 和 IL-1β 氨基酸顺序仅有 26% 的同源性，但 IL-1α 和 IL-1β 活性与作用特点相同或相近，二者以同样的亲和力结合于相同的细胞表面受体，发挥相同的生物学作用。

IL-1 通过与 IL-1 受体结合发挥生物学作用。IL-1 受体（IL-1R）几乎存在于所有有核细胞表面，每个细胞的 IL-1R 数目不等，少则几十个（如 T 细胞），多则数千个（如成纤维细胞）。IL-1R

主要有两种类型：一种为 IL-1R1，其分子伸入胞质内的肽链部分较长，起着传递活化信号的作用；另一种为 IL-1R2，胞内部分的肽段较短，不能有效地传递信号，而是将胞外部分的肽链释放到细胞外液中，以游离形式与 IL-1 结合，发挥反馈抑制作用。粒细胞-巨噬细胞集落刺激因子（GM-CSF）、粒细胞集落刺激因子（G-CSF）及 IL-1 自身均可提高细胞 IL-1R 的表达水平，而转化生长因子（TGF）及皮质类固醇能降低 IL-1R 的表达水平。

（二）白细胞介素-4（IL-4）

人白细胞介素-4 基因位于第 5 号染色体上，由 129 个氨基酸组成。白细胞介素-4 主要由活化性辅助性 T 细胞（由抗原或丝裂原刺激的 CD4$^+$T 细胞，Th2 细胞）、单核细胞、活化的肥大细胞及嗜碱性粒细胞产生。IL-4 为分子质量 15 ～ 19kDa 的糖蛋白，蛋白质结构与生长激素、粒细胞-巨噬细胞集落刺激因子（GM-CSF）相似。白细胞介素-4 受体约 140kDa，单链约含 800 个氨基酸残基。

（三）白细胞介素-6（IL-6）

人类白细胞介素-6 基因位于第 7 号染色体上，IL-6 分子质量在 21 ～ 30kDa。可由多种细胞合成，包括活化的 T 细胞和 B 细胞、单核-巨噬细胞、内皮细胞、上皮细胞、成纤维细胞、骨髓基质细胞和成骨细胞等，通过影响破骨细胞的 IL-6 作用的靶细胞很多，包括巨噬细胞、肝细胞、静止的 T 细胞、活化的 B 细胞和浆细胞等。

（四）白细胞介素-7（IL-7）

白细胞介素-7 是由淋巴细胞或骨髓基质细胞分泌的糖蛋白，分子质量为 25kDa；IL-7 基因位于第 8 号染色体。

（五）白细胞介素-10（IL-10）

白细胞介素-10 主要由辅助性 T 细胞 2（TH2 细胞）产生，也可由单核细胞、巨噬细胞、角质细胞及活化的 B 细胞产生，分子质量为 35 ～ 40kDa，通常为二聚体。

（六）白细胞介素-11（IL-11）

IL-11 由骨髓基质细胞和成骨细胞分泌，分子质量约为 23kDa，是造血微环境中一个多功能的调节因子。IL-11 受体与 IL-6 受体有 24% 的同源性。

（七）白细胞介素-13（IL-13）

IL-13 由辅助性 T 细胞 TH2 细胞产生，分子质量约 10 kDa。

（八）白细胞介素-17（IL-17）

白细胞介素-17 是 T 细胞来源的细胞因子，该家族包括 6 个成员的配体（IL-17A 至 IL-17F）和 5 个受体（IL-17RA 至 IL-17RD 和 SEF）。IL-17 是一种主要由活化的 CD4$^+$ T 细胞（辅助性 T 细胞 17，Th17 细胞亚群）分泌的致炎细胞因子，是 Th17 细胞的主要效应因子。IL-17 是含有 155 个氨基酸的 N 末端信号肽，分子质量 20 ～ 30kDa，属于糖蛋白。是一种促炎性细胞因子。

（九）白细胞介素-18（IL-18）

白细胞介素-18属于IL-1配体家族，结构与IL-1蛋白家族相似。IL-18基因位于染色体11q22.2-22.3，由6个外显子和5个内含子组成，cDNA全长约1.1kb。人IL-18cDNA编码193个氨基酸，半胱天冬酶在N端将其水解为成熟的IL-18，发挥其生物学活性。

（十）白细胞介素-23（IL-23）

白细胞介素-23与IL-12有同源性，定位于染色体12q13，其分子是一种异型二聚体，结构中含有α链和β链，2个亚基通过二硫键相连接。

（十一）白细胞介素-31（IL-31）

白细胞介素-31是新发现的免疫因子。IL-31是一种螺旋状分子，属于gp130/IL-6家族，该家族还包括IL-6、IL-1、IL-27、制瘤素M（oncostatin M，OSM）等。IL-31多由Th2表型的活化记忆CD45 RO⁺T淋巴细胞表达。IL-31基因表达受到IL-4和IL-33的调控，免疫球蛋白E和神经肽P物质的刺激能增强其从肥大细胞的分泌。

（十二）白细胞介素-33（IL-33）

IL-33基因定位于人9号染色体（9p24.1），是孤儿受体ST2的配体。IL-33是一种Th2细胞因子，主要由促炎刺激后的基质细胞表达。在人和小鼠的多种组织中均可检测到IL-33的mRNA。IL-33是IL-1家族的新成员，是炎症反应的重要调节因子之一，主要诱导Th2型免疫。IL-33正常情况下存于细胞核中，作为转录因子发挥作用，当细胞受到损伤时可分泌IL-33至胞外后与受体ST2结合，从而作为细胞因子发挥作用。

二、白细胞介素的代谢与分泌调节

（一）白细胞介素-1（IL-1）的代谢与分泌调节

白细胞介素-1是一种具有调节多种细胞因子和组织功能作用的典型促炎细胞因子，主要由中性粒细胞、单核巨噬细胞等分泌，具有免疫调节、介导炎症反应、调节组织代谢等功能，在类风湿性关节炎、骨质疏松等病理性骨破坏中有关键作用（夏维波等，2019）。IL-1可通过局部作用和全身性作用对机体产生生理作用。

（1）IL-1的全身性作用

动物实验证明，IL-1的大量分泌或注射可以通过血液循环引起全身反应。①刺激下丘脑释放促肾上腺皮质素释放激素，使垂体释放促肾上腺素，促进肾上腺释放糖皮质激素，对IL-1有反馈调节作用。②作用于下丘脑可引起发热，具有较强的致热作用。这种作用与细菌内毒素明显不同：IL-1致热曲线为单向、潜伏期200min左右，而内毒素致热曲线为双向，潜伏期至少为1h；IL-1对热敏感、易被破坏，而内毒素耐热；给家兔反复注射内毒素可出现耐受，但对IL-1不会耐受。③使骨髓细胞库的中性粒细胞释放到血液，并使之活化；增强其杀伤病原微生物的能力和游走能力。④作用于肝细胞使其摄取氨基酸的能力增强，进而合成和分泌大量急性期蛋白，如α2球蛋白、纤维蛋白原、C-反应蛋白等。⑤与集落刺激因子（CSF）协同可提高骨髓造血祖细胞增殖能力，使之形成巨大的集落；还可诱导骨髓基质细胞产生多种 CSF 并表达相应受体，从而促使造血细胞定向分化。

（2）IL-1 的局部作用

局部低浓度的 IL-1 主要发挥免疫调节作用。①与抗原协同作用，可使 CD4$^+$T 细胞活化，IL-2R 表达；②促进 B 细胞生长和分化，可使脾细胞的溶血空斑数（PFC）增加 100 倍，说明 IL-1 也促进抗体的形成；③吸引中性粒细胞，引起炎症介质释放；④促进单核-巨噬细胞等抗原提呈细胞（APC）的抗原递呈能力；⑤与 IL-2 或干扰素协同可以增强自然杀伤细胞（NK 细胞）活性；⑥可刺激多种不同的间质细胞释放蛋白分解酶并产生一些效应，例如类风湿性关节炎的滑膜病变（胶原破坏、骨质重吸收等）就是由关节囊内 Mφ 受刺激后活化并分泌 IL-1，使局部组织间质细胞分泌大量的前列腺素和胶原酶，分解破坏滑膜所致；⑦IL-1 对软骨细胞、成纤维细胞和骨代谢也有一定影响。

（3）IL-1 对骨代谢的影响

IL-1 与骨重建的稳态有关，是一种重要的骨吸收因子，多通过其他激素或因子介导生物学效应。IL-1 既可促进成骨性谱系细胞 RANKL 的生成，又可直接作用于破骨细胞。IL-1 可直接加强破骨细胞的活性及抑制成熟破骨细胞的凋亡，延长成熟破骨细胞的寿命。

当雌激素水平降低时，可通过 IL-1 和 TNF-α 促进成骨细胞 / 基质细胞产生前列腺素 E$_2$（PGE$_2$），进而刺激前 B 细胞和基质细胞表达 RANKL，通过 RANKL/RANK/OPG 系统增加破骨细胞形成和分化，促进破骨细胞前体分化及成熟的破骨细胞的功能。IL-1 可降低骨保护素的表达，抑制骨形成。IL-1 也可直接通过 RANKL 影响破骨细胞的增殖，分化、成熟。

IL-1 是巨噬细胞集落刺激因子（M-CSF）、IL-6、粒细胞-巨噬细胞集落刺激因子（GM-CSF）的强有力的刺激因子，而 M-CSF、IL-6、GM-CSF 可刺激破骨细胞前体的增殖及分化。IL-1 是破骨细胞的重要激活因子，也是决定骨密度的重要因素，是破骨细胞性骨吸收的强有力刺激因子，在雌激素缺乏情况下 IL-1 增加，伴随 IL-1 产物和 IL-1Rα 阻抑的增加，在骨质疏松演变中具有重要作用。

IL-1 还可促进基质金属蛋白酶及其他分解产物的释放，激活破骨细胞，促进破骨细胞分化，从而促进骨丢失。大量的临床研究表明，雌激素能够抑制 IL-1 的分泌，绝经前女性与经雌激素治疗的绝经后骨质疏松患者外周血单核细胞分泌的 IL-1 水平低于未经治疗的绝经后骨质疏松患者。IL-1β 和 IL-6 等可作用于软骨细胞诱导基质金属蛋白酶、促分解代谢因子和其他炎症因子基因的表达，引起软骨基质的降解。

IL-1 在绝经后骨质疏松的发生发展中具有独特的作用及意义，有可能作为绝经后骨质疏松的血浆生物标志物（俸玉等，2022）。IL-1 作为免疫反应与炎症反应的因子之一，通过介导肠道微生态失衡引起菌群失调，导致机体免疫及炎症反应，加快骨吸收，导致骨质大量丢失（董万涛等，2018）。

（二）白细胞介素-4（IL-4）的代谢与分泌调节

白细胞介素-4 生物学功能广泛，IL-4 作为一种经典的适应性免疫调节细胞因子，不仅参与免疫功能的调节，在皮炎、过敏、哮喘、肿瘤等疾病中发挥作用，还通过多种途径直接或间接参与骨改建的调控，在很多骨相关疾病中发挥重要作用（唐榕，2023）。

IL-4 可通过信号通路直接影响成骨细胞和破骨细胞，还可通过影响 T 细胞、B 细胞和巨噬细胞间接调控骨改建，且参与骨相关疾病（关节炎、骨质疏松症、牙周炎、骨移植不良反应）的发生、发展主要的生物学过程。

IL-4 的生物学作用主要包括以下几个方面。

（1）对破骨细胞的影响

IL-4 抑制破骨性谱系细胞生成，抑制破骨细胞活性，拮抗 IL-1、肿瘤坏死因子 α（TNF-α）、1,25-羟维生素 D_3 [1,25-(OH)D_3]、前列腺素 E_2（PGE_2）对骨重建的活性，抑制骨重建。

IL-4 通过作用于破骨细胞前体，使其向巨噬细胞分化，从而减少破骨细胞的形成。IL-4 对成熟破骨细胞的生成具有抑制作用。Wei 等研究发现，IL-4 以 STAT6 依赖的方式可逆地阻止破骨细胞生成，通过阻止 NF-κB 抑制蛋白的磷酸化，阻止 NF-κB 活化以及阻断 c-Jun N 末端激酶（JNK）、p38 蛋白激酶（p38）和细胞外调节蛋白激酶（ERK）3 个丝裂原活化蛋白激酶（MAPK），对破骨细胞生成发挥抑制作用。

体外培养人源和鼠源的破骨细胞，发现 IL-4 通过 STAT6 依赖性方式抑制破骨前体细胞核因子 κB（NF-κB）受体激活蛋白（RANK）基因的表达，抑制破骨细胞的生成。

（2）对成骨细胞的影响

研究表明，IL-4 对成骨细胞具有抑制作用，可通过下调甲状旁腺素（PTH）诱导的 MC3T3-E1 的碱性磷酸酶活性，来抑制成骨细胞的生成。有研究表明，向小鼠胚胎成骨细胞前体细胞（MC3T3-E1）中添加 IL-4 和 IL-13 都能够抑制其向成骨细胞分化（Amarasekara et al, 2021）。IL-4 还可以通过影响间充质干细胞（MSC）实现对成骨的调节。

（3）通过其他途径影响骨重建

① IL-4 是一种作用多向性细胞因子，能促使抗原或丝裂原活化的 B 细胞增殖、分化，但其作用远弱于 IL-2；IL-4 能促使静止的 B 细胞表达 MHC Ⅱ 类分子，增强 B 细胞的抗原递呈能力，因此曾称为 B 细胞刺激因子。IL-4 是 Ig 重链基因类转换的主要调节因子，能促使 B 细胞表达和分泌 IgE。此外，IL-4 还能诱导 B 细胞表达低亲和力 Fc 受体。研究认为 IL-4 能够以 STAT6 依赖性的方式，调控记忆 B 细胞分化相关转录因子 Hhex、Bac（Duan et al, 2021），也能够通过 MAPK 通路促进 B 细胞的增殖。B 细胞和浆细胞均可通过呈递 RANKL 来调节破骨细胞生成（Komatsu et al, 2021）。有研究表明，B 细胞通过激活 ERK 和 NF-κB 信号通路来抑制成骨细胞分化（Sun et al, 2018）。

② 通过调控 T 细胞影响骨重建。IL-4 能够与细胞膜上的 IL-4R 结合，激活 STAT6 以及下游的 GATA 结合蛋白 3，从而促进 Th0 细胞向 Th2 细胞分化。Th2 细胞能够分泌 IL-4、IL-5、IL-6、IL-10 及 IL-13 等，这些细胞因子能够促进 Th2 细胞增殖，进而辅助 B 细胞活化，同时抑制 Th1 细胞增殖。现有证据表明 Th2 细胞可能起到骨保护作用。活性 Th2 细胞通过增强 PTH 的产生来维持成骨细胞活性。此外，IL-4 激活的 STAT6 与转录因子叉头蛋白 P3 启动子的非编码片段结合，能够抑制 Th0 细胞向 Treg 细胞分化。当 TGF-β 和 IL-4 共同存在时能够诱导 Th0 向 Th9 分化，TGF-β 单独诱导 Th2 细胞也能产生 Th9 细胞，其主要分泌 IL-9 和 IL-10，对破骨细胞具有抑制作用。

③ IL-4 可与集落刺激因子协同作用，促进骨髓造血前体细胞的增殖，诱导髓样细胞定向分化

④ IL-4 与 IL-3 协同，维持和促进肥大细胞的增殖，在某些过敏反应性疾病发生中具有一定的意义。

⑤ IL-4 对胶原诱导性关节炎（collagen-induced arthritis）动物有抑制骨吸收的作用。

⑥ IL-4 可增强巨噬细胞的功能；巨噬细胞受刺激后Ⅱ类抗原和 fcγr 的表达量均明显增加；

巨噬细胞递呈抗原的能力及对肿瘤细胞的细胞毒素作用也显著增强。

⑦ IL-4 可诱导内皮细胞表达血管细胞黏附分子-1（VCAM-1），对淋巴细胞的迁移具有一定意义。

⑧ IL-4 是 CD4$^+$T 细胞的自分泌性生长因子，还能增加细胞毒性 T 细胞（Tc 细胞）的活性。IL-4 可以通过影响破骨细胞和成骨细胞的平衡调节骨改建，从而实现对骨质疏松症的影响，因此 IL-4 可能作为骨质疏松症治疗的新靶点。

（三）白细胞介素-6（IL-6）的代谢与分泌调节

白细胞介素-6 生物效应也十分复杂，曾称为 B 细胞刺激因子 2（bsf-2）、B 细胞分化因子（bCDf）、肝细胞刺激因子（hsf）等。能够刺激活化 B 细胞增殖，分泌抗体；刺激 T 细胞增殖及细胞毒性 T 淋巴细胞（CTL）活化；刺激肝细胞合成急性期蛋白，参与炎症反应；促进血细胞发育（张萌萌，2020a）。

IL-6 主要生物学功能：① IL-6 在原发性骨质疏松的发病机制中具有重要作用。通过调节破骨细胞和成骨细胞发育和功能实现对骨代谢的调节作用。IL-6 可直接作用于成骨细胞，提高 RANKL 的表达。IL-6 属前吸收性细胞因子，刺激破骨细胞前体细胞（osteoclast precursor cell，OPC）的增殖及分化，促进破骨细胞生成，加强破骨细胞功能，刺激破骨细胞活性。同时促进骨基质的降解，抑制成骨细胞活性，从而加强骨吸收，促进骨量流失，诱发骨质疏松。② IL-6 上调糖皮质激素受体（GR）的表达，IL-6 还可以自分泌方式调节成骨细胞糖皮质激素受体 α（GRα）的活性，是糖皮质激素性骨质疏松发生的诱因之一。糖皮质激素也下调成骨细胞 IL-6 的表达，患者应用糖皮质激素后，可在一定范围内降低高浓度的血清糖皮质激素水平。③甲状旁腺素（PTH）上调成骨细胞 IL-6 的表达，血清 PTH 升高（如原发性甲旁亢患者），血清 IL-6 的水平也升高。④ IL-6 能刺激角质细胞生长，并能增强骨髓造血的功能。⑤ IL-6 的作用可被雌激素拮抗，IL-6 与雌激素对骨代谢的影响相反。⑥促进 T 细胞表面 IL-2R 的表达，增强 IL-1 和 TNF 对 TH 细胞的致有丝分裂作用。⑦ IL-6 与可溶性 IL-6 受体结合后，启动经典酪氨酸激酶-信号转导和转录激活因子（JAK-STAT）信号转导途径，使 STAT3 磷酸化形成二聚体，再转入细胞核，促使孤独核受体 γt（RORγt）合成并表达，进而激活破骨细胞、Th17 细胞的基因产生效应分子，促进骨吸收。⑧作为肝细胞刺激因子，在感染或外伤引起的急性炎症反应中诱导急性期反应蛋白的合成，其中以淀粉状蛋白 a 和 C-反应蛋白增加尤为明显。⑨ IL-6 能有效地促进 TNF 和 IL-1 诱导的恶病质，促进糖皮质激素合成。IL-6 不能刺激相应细胞分泌其他细胞因子，在生理浓度下对免疫细胞的自分泌作用亦比较弱，提示其主要免疫学功能是加强其他细胞因子的效果。⑩促进 B 细胞增殖、分化并产生抗体；多发性骨髓瘤的恶变 B 细胞既能产生 IL-6，又能对 IL-6 发生应答，提示 IL-6 可能作为这些细胞的自分泌性生长因子。

（四）白细胞介素-7（IL-7）的代谢与分泌调节

白细胞介素-7 的靶细胞主要为淋巴细胞，对来自人或小鼠骨髓的 B 祖细胞、胸腺细胞及外周成熟的 T 细胞等均有促生长活性。① IL-7 可诱导破骨细胞前体细胞的分化，促进破骨细胞生成，从而促进骨吸收。② IL-7 与干细胞生长因子（SCF）协同能够刺激 B 细胞前体发生有丝分裂，但对 B 祖细胞（pro-b）的生长没有明显作用。③ IL-7 能刺激髓样前体细胞和巨核细胞产生集落形成单位和血小板，使机体从环磷酰胺的免疫抑制作用中恢复过来；在较高浓度时，IL-7 还能增强巨噬细胞的细胞毒活性，诱导单核细胞分泌细胞因子。④促进双阴性胸腺细胞的成熟，提供胚胎胸腺细胞发育过程中 *tcr* 基因重组的始动信号；但对成熟 T 细胞无明显作用。⑤诱导胸腺细胞或外周血淋巴细胞产生淋巴因子激活的杀伤（LAK）细胞活性，其效应细胞主要为 CD8$^+$ 亚群；但 IL-7 诱导的 LAK 细胞不具有 NK 活性。

（五）白细胞介素-10（IL-10）的代谢与分泌调节

白细胞介素-10 是骨吸收抑制因子。IL-10 能够抑制活化的 T 细胞产生细胞因子，因此曾称为细胞因子合成抑制因子（csif），特别是抑制辅助性 T 细胞 1（TH1 细胞）产生 IL-2、干扰素 γ（IFN-γ）等细胞因子，从而抑制细胞免疫应答。IL-10 可降低单核-巨噬细胞表面 MHC Ⅱ 类分子的表达水平，破坏抗原提呈细胞（APC）的抗原递呈能力，可能是其抑制细胞介导免疫的原因。此外，IL-10 还能抑制自然杀伤细胞（NK 细胞）活性，干扰 NK 细胞和巨噬细胞产生细胞因子；但可刺激 B 细胞分化增殖，促进抗体生成。

（六）白细胞介素-11（IL-11）的代谢与分泌调节

白细胞介素-11 是前吸收性细胞因子，雌激素缺乏时，IL-11 是诱导破骨细胞活性的主要细胞因子。IL-11 还可刺激浆细胞增殖及 T 细胞依赖的 B 细胞发育；促进巨核细胞的形成及成熟，提高外周血血小板数目；与 IL-3 和 IL-4 协同作用刺激休止期造血干细胞的增殖；影响红细胞的生成及分化；调节肝细胞血浆蛋白基因的表达，诱导急性期蛋白生成。

（七）白细胞介素-13（IL-13）的代谢与分泌调节

白细胞介素-13 生物学活性与 IL-4 相同。IL-13 可促进成骨细胞表达碱性磷酸酶（ALP），抑制甲状旁腺素对成骨细胞和破骨细胞的作用。IL-13 还可诱导单核细胞分化，增强其 MHC Ⅱ 类分子的表达；诱导 B 细胞增殖及合成 IgE 类抗体，增强 B 细胞表面 MHC Ⅱ 类分子、CD23 及 CD72 的表达；抑制细菌脂多糖（LPS）诱导的单核因子分泌，控制炎症反应；协同 IL-2 刺激 NK 细胞产生干扰素（IFN），从而促进单核-巨噬细胞活化和辅助性 T 细胞 TH1 型细胞免疫反应。IL-13 还具有抑制艾滋病病毒（HIV-1）在巨噬细胞内复制，诱导中性粒细胞中 IL-1Rα 基因表达和蛋白质合成等多种功能。

（八）白细胞介素-17（IL-17）的代谢与分泌调节

白细胞介素-17 能够诱导促进 T 细胞的活化，刺激上皮细胞、内皮细胞、成纤维细胞合成分泌多种细胞因子如 IL-6、IL-8、粒细胞刺激因子（G-CSF）、粒细胞-巨噬细胞刺激因子（GM-CSF）、前列腺素 E$_2$（PGE$_2$），促进细胞黏附分子 1（cellular adhesion molecule 1，CAM-1）的表达，从而导致炎症的产生。IL-17 是 T 细胞诱导的炎症反应的早期启动因子，可以通过促进释放前炎性细胞因子来放大炎症反应。IL-17 与受体结合后，可通过 MAP 激酶途径和核转录因子 κB（nuclear factor κB，NF-κB）途径发挥其生物学作用。Th17 细胞产生的 IL-17 能有效地介导中性粒细胞动员的兴奋过程，从而有效地介导了组织的炎症反应。Th17 细胞能够分泌产生 IL-17A、IL-17F、IL-6 以及肿瘤坏死因子 α（tumor necrosis factora，TNF-α）等，这些细胞因子可以集体动员、募集及活化中性粒细胞。IL-17 在类风湿性关节炎和其他一些疾病中可介导骨破坏，IL-17 是导致类风湿性关节炎和软骨损伤的重要因子之一，IL-17 可协同肿瘤坏死因子 α 的作用，诱导软骨降解。

（九）白细胞介素-18（IL-18）的代谢与分泌调节

白细胞介素-18是一种作用强大的前炎症细胞因子，最具特征的功能是调节细胞增生、分化及细胞外基质生成，可调节多种细胞发育及细胞因子分泌。IL-18是独特的依赖细胞因子周围环境而刺激辅助性T细胞亚群（Th1和Th2亚群细胞）反应的细胞因子。IL-18是抑制骨吸收的细胞因子。IL-18能促进外周单个核细胞产生干扰素-γ（IFN-γ）、IL-2和粒细胞-巨噬细胞集落刺激因子等细胞因子，增强自然杀伤细胞（NK细胞）和辅助性T细胞（Th1细胞）的细胞毒作用，促进T细胞的增殖，并在Th1细胞分化和免疫反应中有促进和调节作用。在免疫调节、抗感染、抗肿瘤及慢性炎症性疾病发病过程中起着重要作用。IL-18在糖尿病肾病（DN）的发生、发展中也起重要作用。

（十）白细胞介素-23（IL-23）的代谢与分泌调节

白细胞介素-23经信号转导和转录激活因子4(Stat4)活化植物血凝素（PHA）刺激的T细胞，促进其增殖和γ干扰素产生，并诱导记忆性T细胞的增殖。IL-23是介导骨吸收的细胞因子，能引起骨破坏，诱发骨质疏松。但IL-23介导的骨质破坏必须依赖IL-17才能发挥作用，IL-23是Th17细胞的生存维持因子和直接刺激因子，IL-23与IL-6、转化生长因子-β（TGF-β）共同存在时，可调节T细胞分化成Th17细胞，间接促进IL-17分泌，通过IL-17调节破骨细胞的分化。

（十一）白细胞介素-31（IL-31）的代谢与分泌调节

IL-31能刺激促炎性细胞因子、趋化因子和基质金属蛋白酶的分泌，也可以在无巨噬细胞的系统中对Th1和Th17的分化产生正向和负向影响。IL-31通过调节抗原呈递细胞或直接调节T细胞自身来调节免疫应答的潜在功能。IL-31在呼吸道炎症、变态反应、皮肤病理、炎症性肠病和某些类型的肿瘤的进程中都起一定生物学作用（Nattkemper et al，2016）。

IL-31可能通过以下机制影响骨骼代谢：① IL-31可以诱导单核细胞和巨噬细胞的活化，导致基质金属蛋白酶的生成，增加促炎因子基因的转录，促进促炎因子IL-1β、IL-6和趋化因子CXCL1、CXCL8、CCL2、CCL18的释放，这些因子都是破骨细胞招募、分化所必需的（Stott et al，2013；Schnittker et al，2013；Rosine et al，2018）。② IL-31可以在无APC的系统中对Th1和Th17的分化产生正负双向影响。IL-31可能通过调节抗原呈递细胞或直接调节T细胞本身来调节免疫反应和炎症，IL-31/IL-31R信号转导系统可以负调控预防骨质疏松炎症反应的发生，促进破骨细胞介导的骨吸收。③女性绝经后活性氧自由基（reactive oxygen species，ROS）的产生会增加，ROS诱导IL-31在单核细胞、树突状细胞和T淋巴细胞中的表达，从而促进骨质疏松症发生（Liew et al，2016）。

（十二）白细胞介素-33（IL-33）的代谢与分泌调节

IL-33是一种兼有促炎与抑炎功能的细胞因子，通过其特异性受体——肿瘤抑制因子2（suppressor of tumorigenicity 2，ST2）实现信号转导。IL-33/ST2信号通路的激活根据细胞类型的差异，调控NF-κB、TNFα、Wnt等信号通路，进而引发炎症反应以及影响干细胞的干性与分化能力。IL-33可以介导过敏性呼吸道炎症，导致动脉粥样硬化，对某些类型的感染具有保护作用。IL-33在自身免疫性和传染性疾病、糖尿病、动脉粥样硬化和癌症的发展中也起着关键作用。

IL-33 抑制核因子 κB 受体活化因子配体依赖性破骨细胞的形成，对骨吸收、骨形成具有直接刺激作用，IL-33 可反映患者骨质疏松严重程度（Zhu et al，2017）。IL-33 可以抑制 RANKL 依赖性破骨细胞的形成，预防炎性骨质流失（Zhu et al，2017）。IL-33 还通过诱导减少破骨细胞生成细胞因子如粒细胞-巨噬细胞集落刺激因子（GM-CSF）、IL-10、IL-4 和 IFN-γ 生成，以及抑制破骨细胞前体巨噬细胞和树突状细胞的分化和激活来抑制破骨细胞形成。

三、白细胞介素与骨质疏松

IL-1 是绝经后骨质疏松的诱因之一。IL-1 作为骨吸收的强刺激炎症因子，其介导骨形成-骨吸收偶联是一个复杂的生理过程，相关研究发现 IL-1 可以通过参与免疫反应、肠道菌群失调与炎症反应，加剧氧化应激，诱导破骨细胞的生成，抑制成骨细胞发挥功能，引起骨重建失衡，调控绝经后骨质疏松发病的过程。而免疫反应、肠道微生态失衡及氧化应激等可以促进 IL-1 的表达，影响骨代谢，改变骨重塑方向，参与绝经后骨质疏松的发病机制（俸玉 等，2022）。绝经后骨质疏松患者体内的 IL-1、TNF-α 等炎症因子的异常表达会破坏肠道微生物群稳态和肠道免疫功能，骨丢失加速；同时，肠道菌群失衡诱导 Th17 细胞分化，Th17 分泌 OC 生成因子 IL-1、TNF-α 等，进而调节骨代谢，IL-1 表达水平升高可导致绝经后骨质疏松症（postmenopausal osteoporosis，PMOP）的患者风险增加（Chedid et al，2020；Hao et al，2019）。

正常情况下，人体血清 IL-1 水平较低，骨关节炎（osteoarthritis，OA）患者滑液中 IL-1β 的含量平均可达（90.51±5.03）pg/mL。探讨 IL-1α 和 β 基因多态性与类风湿性关节炎（RA）疾病活动性和骨代谢的相关性以及 IL-1 基因多态性与 RA 优势基因（motif gene）之间的相关关系，IL-1 基因多态性与类风湿性关节炎显著相关，特别是 IL-1β 等位基因 2 与骨密度及类风湿性关节炎病情活动直接相关。

分析在特定无病原体条件下饲养的 IL-1α 缺陷型、IL-1β 缺陷型和 IL-1α/β 双缺陷型 KO 小鼠，阐述 IL-1 在生理性骨代谢中的作用。显示与野生型（WT）小鼠相比，所有缺陷型小鼠的股骨骨密度、骨小梁质量和皮质厚度显著增加，骨小梁中破骨细胞的数量减少，表明 IL-1 通过调节破骨细胞形成来调节骨代谢，IL-1 可直接激活 RANK 信号转导，而不是诱导 RANKL 促进破骨细胞生成，在骨代谢调节中起重要作用。去卵巢小鼠的实验证明持续稳定浓度注射 IL-1Rα，IL-1Rα 可以有效阻断卵巢切除所致的大鼠骨量丢失，证实 IL-1 是雌激素缺乏所致骨质疏松的因素之一，IL-1Rα 可以拮抗 IL-1，维护骨代谢。

在硬皮病、多发性硬化症、自身免疫甲状腺疾病、炎性肠道疾病、支气管哮喘、特异性皮炎等变态反应过敏性疾病发生时，机体的 IL-4 水平显著增加。通过测定人体外周血、体液或培养上清液中 IL-4 水平可辅助临床某些疾病的诊断。IL-4 可用于抗肿瘤治疗，IL-4 受体在淋巴母细胞性白血病、多发性骨髓瘤、非霍奇金病、急性早幼粒白血病和某些实体瘤等相当多的瘤细胞上表达。IL-4 治疗可抑制肿瘤细胞生长，临床上用 IL-4 治疗霍奇金病、非霍奇金病、慢性淋巴细胞白血病都有一定疗效。IL-4 对破骨细胞前体细胞分化为成熟破骨细胞过程有抑制作用，减少破骨细胞形成，抑制破骨细胞活性。研究表明过度表达 IL-4 的小鼠出现类似人类骨质疏松症的全身性骨丢失，在小鼠体内观察到骨改建活动减弱，成骨细胞和破骨细胞募集受到抑制，IL-4 的水平或 IL-4 调节信息的异常，可影响骨代谢过程。

IL-6 与骨质疏松症的发生相关。IL-6 升高可作为机体破骨细胞功能活跃的标志。探讨白细胞介素-6（IL-6）、肿瘤坏死因子-α（TNF-α）在绝经后骨质疏松症（PMOP）发病机制中的作用，绝经后骨质疏松妇女血清 IL-6、TNF-α 水平升高。血清 IL-6、TNF-α 水平升高，可能与绝经后骨质疏松症的发生有关。变形性骨炎（Paget 骨病）患者的破骨细胞分泌过多的 IL-6 和 IL-6 受体，血清 IL-6 水平显著升高。经治疗后，IL-6 受体水平明显下降。IL-6 是变形性骨炎患者破骨细胞活性升高和骨吸收增强的主要原因。IL-6 水平升高也见于多发性骨髓瘤、银屑病。

IL-6 是与骨质疏松发生、发展相关的细胞因子，根据绝经后女性的血清 IL-6 表达水平能预测骨量的丢失。实验研究显示，骨质疏松组外周血血清中 IL-6 的表达水平升高，与骨质疏松患者骨密度降低程度呈正相关。探讨女性骨质疏松患者的血清中 IL-6、骨钙素与雌二醇等的水平与骨代谢的关系，寻找骨质疏松症发生发展的可能有关因素。显示骨质疏松患者 IL-6 明显高于健康体检者，IL-6、骨钙素、尿吡啶啉、雌二醇在骨质疏松的发生、发展的过程中起重要的作用。在骨质疏松患者治疗和康复过程中调节 IL-6、骨钙素、尿吡啶啉、雌二醇的水平是非常必要的。

IL-7 可诱导破骨细胞前体细胞的分化，促进破骨细胞生成，从而促进骨吸收，诱导骨质疏松。类风湿性关节炎发生时 IL-7 分泌量增加。抑制 IL-7、IL-17 等细胞因子的释放，可延缓关节病变的进展。

IL-10 是一种抗炎性因子，发挥下调炎症反应、拮抗炎性介质的作用。①在感染流感病毒 A 的过敏性体质患者中，外周血 IL-10 水平明显减少；肾小球疾病患者 IL-10 水平上调，慢性肾衰竭尿毒症患者中 IL-10 明显升高，且透析后较透析前明显增加，可能对尿毒症患者肾功能改善有意义。② IL-10 与自身免疫性疾病相关：IL-10 具有很强免疫抑制、免疫调控作用，在类风湿性关节炎的发病中起一定作用。胶原诱导的关节炎中 IL-10 水平升高，中和 IL-10 后关节炎加重，予以 IL-10 治疗能明显抑制关节的炎症。此外，系统性红斑狼疮患者急性期白细胞介素-10 mRNA 表达量明显增高，缓解期水平则降低，IL-10 可作为系统性红斑狼疮病情程度、治疗效果、预后分析的一项指标，有助于临床采用合适的免疫调节剂治疗系统性红斑狼疮，用白细胞介素-10 拮抗剂治疗系统性红斑狼疮将取得良好的效果。③ IL-10 是某些肿瘤细胞的生长因子。大量研究已证实许多恶性肿瘤组织或细胞均可产生 IL-10，如恶性黑色素瘤、结直肠癌、卵巢癌、肺癌、脑胶质瘤等的组织或细胞。IL-10 还可能与肿瘤转移有关。④ IL-10 参与调节移植排异反应，其表达水平与移植物存活时间呈正相关，用人 IL-10 基因转染大鼠的心脏，进行异种移植，明显延长移植心脏存活时间。⑤ IL-10 是一种骨吸收抑制因子，可作为骨质疏松诊断的观察指标之一，在骨质疏松患者中 IL-10 水平降低。

IL-11 是前吸收性细胞因子，可促进骨吸收，在雌激素缺乏时，IL-11 是诱导破骨细胞活性的细胞因子。

IL-13 可抑制单核细胞产生各种炎症性细胞因子，同时上调抗炎因子 IL-1 Rα，可作为一种抗炎因子用于抗炎治疗。IL-13 可促进成骨细胞表达 ALP，抑制甲状旁腺素对成骨细胞和破骨细胞的作用，促进成骨功能，是抑制骨吸收的细胞因子。

IL-17 在肿瘤部位促进 IL-6 表达。IL-17 可促进宫颈癌细胞分泌 IL-6 和 IL-8，IL-6 可能参与宫颈癌的发生和发展，可刺激正常宫颈细胞、宫颈癌相关细胞株生长一致。IL-17 也可能具有促进肿瘤血管生成的作用，虽然不直接促进血管内皮细胞生长，但可促进血管内皮细胞的迁移，明显上调由成纤维细胞或肿瘤细胞生成的前血管生成因子的表达。有研究表明，治疗前的宫颈癌患者宫颈脱落细胞中 IL-17 的表达百分率明显高于治疗后的百分率。因此，IL-17 在宫颈癌的诊断、治疗及预后判断上有一定的价值。

IL-17 是促进骨吸收的细胞因子，有研究证明 IL-17 能直接刺激破骨细胞分化，抑制成骨细胞分化，抑制骨基质矿化，增加成骨细胞分泌 RANK。Lin 等研究发现 IL-17 能通过抑制骨保护素（OPG）的分泌，使 RANKL/OPG 比值增大，促进破骨细胞的生成（Lin et al，2014）。Jamali 等评估了维生素 D 与血清细胞因子 IL-6、IL-10、IL-12、IL-17 和 IFN-γ 水平之间的关系，结果显示 IL-10、IL-17、IFN-γ 是骨代谢的重要介质，维生素 D 至少部分地通过免疫系统影响骨代谢（Jamali et al，2013）。

Talaat 等研究说明辅助性 T 细胞 17（Th17 细胞）和其细胞因子链 IL-6、IL-17、IL-23 升高，调节性 T 细胞（Treg 细胞）和其细胞因子链 IL-10、TGF-β 降低，对骨质疏松的发生、发展具有重要作用（Talaat et al，2015）。在小鼠胶原诱导性关节炎（CIA）动物模型中发现，IL-17 可促进骨量的流失。在联合 IL-17、RANKL、M-CSF 共同培养骨髓基质细胞时，发现 IL-17 能诱导骨髓基质细胞向破骨细胞方向分化。IL-17 可以直接刺激外周血单核细胞形成破骨细胞，并促进破骨细胞成熟时所出现的肌动蛋白环的形成。

IL-18 属 IL-1 家族，能诱导 Th1 细胞产生细胞因子，促进 NK 细胞的细胞毒活性，促进 T 细胞增殖，与 IL-12 产生协同作用。可调节细胞外基质生成，属于抑制骨吸收的细胞因子。可采用双抗体夹心酶联免疫吸附法（ELISA 法）定量测定人血清中 IL-18 含量。

IL-23 是 Th17 细胞的生存维持因子和直接刺激因子，可调节 T 细胞分化成 Th17 细胞，间接促进 IL-17 分泌，通过 IL-17 调节破骨细胞的分化。IL-23 是介导骨吸收的细胞因子，能引起骨破坏，诱发骨质疏松。可采用双抗体夹心酶联免疫吸附法（ELISA 法）定量测定人血清中 IL-23 含量。

IL-23/IL-17 调节轴在炎症导致的骨量丢失中有重要作用，IL-23 可在局部通过 IL-17 调节破骨细胞的分化。在类风湿性关节炎患者的关节滑液中 IL-23 的表达水平与 RANKL 的表达水平呈正相关，是 Th17 细胞行使调节骨代谢功能的必需因子。观察到类风湿性关节炎骨破坏（关节局灶性、关节周围及全身性骨量丢失）的 3 种形式中都有 IL-23 的过度表达，说明 IL-23 能引起骨破坏，造成骨质疏松。

IL-33/IL-31 轴对骨骼的影响很复杂（Brylka et al，2019）。骨质疏松症中，IL-31 水平与骨质疏松的程度呈正相关，IL-33 却呈负相关。可能是由于骨质疏松症的发生过程不仅取决于免疫因素，还有代谢紊乱、肠道菌群、营养状况、合并症、药物摄入等许多其他因素参与其中。

杜娇娇等（2021）研究结果表明，IL-31 为绝经后骨质疏松的可能危险因素，而 IL-33 为其可能的保护因素，提示 IL-31 和 IL-33 作为重要的免疫因子，在绝经后骨质疏松症的发生发展中起重要作用，为发现治疗 PMOP 的新靶点提供方向。王雅纯等（2020）探索血清白细胞介素-33（IL-33）与绝经后骨质疏松女性骨密度和骨代谢指标相关性，结果显示，绝经后骨质疏松症患者的血清 IL-33 水平显著降低，IL-33 和血清 PTH 水平呈负相关，IL-33 与骨形成和重吸收标志物之间呈负相关，血清 IL-33 降低是绝经后骨质疏松患者股骨颈和腰椎骨密度降低和骨转换增速的危险因素。研究表明，绝经后骨质疏松人群血清 IL-33 和骨转移标志物水平与骨折风险具有关联性（殷乐等，2023）。

细胞因子在破骨细胞参与的骨吸收和成骨细胞参与的骨形成中具有重要作用。白细胞介素是由多种细胞产生并作用于多种细胞的一类细胞因子，是骨重建过程中的重要调节因子，IL-1、IL-6、IL-7、IL-11、IL-17、IL-23、IL-31 等是促进骨吸收的细胞因子；IL-4、IL-10、IL-13、IL-18、IL-33 等是抑制骨吸收的细胞因子。研究血清白细胞介素水平，可对机体骨代谢状况进行评价，对代谢性骨病的预防、诊断与鉴别诊断、治疗效果的评价，具有重要的临床意义。

（毛未贤　马倩倩　张萌萌）

第二节　肿瘤坏死因子

一、肿瘤坏死因子的合成及化学结构

肿瘤坏死因子（tumor necrosis factor，TNF）是一种能够直接杀伤肿瘤细胞而对正常细胞无明显毒性的多功能生物活性因子，肿瘤坏死因子有 α（TNF-α）和 β（TNF-β）两种亚型。人类 TNF-α 基因定位于 6p21.4，长约 3.6 kbp，有 4 个外显子和 3 个内含子，与主要组织相容性复合体（MHC）基因紧密连锁位于 HLA-B 和 HLA-C2 位点之间的 MHC3 类基因区内，由 *TNFA* 和 *TNFB* 组成，分别编码 TNF-α 和 TNF-β。TNF 基因编码的 mRNA 约 1.7 kbp，在其 3′ 非翻译区有一段许多细胞因子都具有的保守 TTATTTAT 序列（AU 富含元件，ARE）。人 TNF-α 前体由 233 个氨基酸组成（26kDa），其中包含由 76 个氨基酸残基组成的信号肽，在 TNF-α 转化酶（tumor necrosis factor α converting enzyme，TACE）的作用下，切除信号肽，形成成熟的 157 个氨基酸残基的 TNF-α（17 kDa）（张萌萌，2020b）。

二、肿瘤坏死因子的代谢与分泌调节

肿瘤坏死因子主要由单核巨噬细胞产生，活化的 T 细胞、自然杀伤细胞、肥大细胞、软骨细胞也能分泌此种细胞因子。TNF-α 主要由活化的单核巨噬细胞产生，又称恶液质素（cachectin），其活性占 TNF 总活性的 70%～95%，目前常说的 TNF 多指 TNF-α。TNF-α 具有分泌型 TNF-α（sTNF-α）和膜结合/跨膜型 TNF-α（mTNF-α）两种，其蛋白结构一般以二聚体、三聚体和五聚体形式存在，同源的三聚体是 TNF-α 具有生物活性的天然形式（贾子跃等，2022）。TNF-β 由活化 T 淋巴细胞产生，仅以分泌型存在，其他细胞也可表达低水平的 TNF-β。TNF-β 与 TNF-α 有 30% 左右的同源性，并与 TNF-α 有共同的受体。

TNF 存在两类细胞膜受体，Ⅰ型 TNFR（又称 TNFR1、CD120a、p55），含 439 个氨基酸残基，55kDa，其对应的 mRNA 有 4.5kbp，可表达于所有类型的细胞上，在溶细胞活性上起主要作用；Ⅱ型 TNFR（又称 TNFR2、CD120b、p75），含 426 个氨基酸残基，75kDa，其对应的 mRNA 有 3kbp，仅表达于免疫和内皮细胞上，与信号传递和 T 细胞增殖有关。两类 TNFR 都为糖蛋白，多数情况下，两类受体是转导 TNF 信号所必需的，但有些作用只需激活任意型受体即可（廖二元等，2013b）。TNFR1 在细胞中普遍表达，具有保守的死亡结构域，可被 sTNF-α 和 mTNF-α 激活，TNFR2 仅在特定细胞中表达，如神经元、免疫细胞和内皮细胞等，TNFR2 缺乏死亡结构域，因此不能直接诱导程序性细胞死亡，主要由 mTNF-α 激活（Kalliolias et al，2016）。

TNF-α 在体内的多种器官及组织都能够产生或表达。在生理条件下，肝、脾、肺、肾及胸腺的组织均有 TNF-αmRNA 的表达；在脂多糖刺激后，生理条件下不产生 TNF-α 的如心脏、胰腺、子宫及输卵管等多脏器均能高表达 TNF-αmRNA 并且快速合成 TNF-α 蛋白质，使其含量增加（Everhardt Queen et al，2016）。新合成的 TNF-α 最初表达为Ⅱ型跨膜蛋白，需要基质金属蛋白酶（MMPs）和 TNF-α 转化酶（TACE）水解切割来释放 sTNF-α（Uversky et al，2017）。

TNF-α 作为体内最主要的炎性细胞因子之一，具有广泛的生物活性，包括影响细胞的增殖、分化及生存，参与机体各种生理病理反应。其中 TNF-α 引起骨吸收并抑制关节炎和衰老过程中的骨形成（Gilbert et al，2013），与骨质疏松关系密切。

三、肿瘤坏死因子与骨质疏松

(一)肿瘤坏死因子对骨代谢的调节

TNF-α 是骨质疏松中关键炎性因子和炎症介质之一,其在破骨细胞生成及破骨细胞介导的局部骨丢失过程中都起着重要作用。过量的 TNF-α 在体内形成了复杂的细胞因子网络,调控不同信号通路、蛋白及基因表达,在骨质疏松中发挥作用。目前认为,雌激素缺乏、衰老、氧化应激和铁负载是骨质疏松主要发病机制,雌激素缺乏可改变雌激素靶基因的表达,增加 TNF-α、白细胞介素-1(interleukin-1,IL-1)和白细胞介素-6(interleukin-6,IL-6)的分泌,TNF-α 水平与氧化应激水平呈正相关,铁负载可促进 TNF-α 的表达。TNF-α 可抑制骨髓间充质干细胞成骨分化、降低成骨细胞骨矿化能力和促进破骨细胞形成,介导骨质疏松的发生发展(袁剑等,2023)。总的来说,TNF-α 是骨分解作用的动因,一方面促进骨吸收,另一方面抑制骨重建,最终导致骨量减少。

1. TNF-α 对破骨细胞的作用

破骨细胞的分化、成熟过程受到多种转录因子的调控。早期的骨髓祖细胞在巨噬细胞集落刺激因子(macrophage colony stimulating factor,M-CSF)的作用下分化为破骨细胞前体(osteoclast precursors,OCP)或单核-巨噬细胞,TNF-α、白细胞介素以及细胞核因子-κB 受体活化因子配体(RANKL)等细胞因子可促进 OCP 向功能型破骨细胞分化,诱导破骨细胞形成(侯君艺等,2015)。TNF-α 是十分重要的破骨细胞激活因子。

TNF-α 可诱导间质细胞中 M-CSF 基因表达,以增加体内破骨细胞前体数量,可刺激骨髓基质细胞产生 M-CSF 和 RANKL,增强破骨细胞前体对 RANKL 的敏感性、诱导转录因子 I 型神经纤维瘤蛋白(NF-1)表达、活化 T 细胞核因子 1(NFATc1)和血清核转录因子激活蛋白-1(AP-1)以增加破骨细胞前体向破骨细胞分化,还可促进破骨细胞前体表面 RANK 和巨噬细胞集落刺激因子受体(c-Fms)的表达,增强 RANKL 和 M-CSF 信号转导,共同促进破骨细胞生成和介导骨吸收过程(Kotrych et al,2016)。

TNF-α 对破骨细胞的影响与 RANKL 具有协同加强的效应。在 RANKL 存在下,TNF-α 以剂量依赖性方式增加破骨细胞分化,单独用最小剂量的 TNF-α 或 RANKL 对破骨细胞分化没有影响,而同时用相同的最小剂量的 TNF-α 和 RANKL 则显著增加了破骨细胞的分化程度(褚赞波等,2018)。

一方面,TNF-α 可直接促进破骨细胞前体细胞的有丝分裂及破骨祖细胞的分化,刺激前祖细胞产生新的破骨细胞;另一方面,TNF-α 还可介导基质细胞和成骨细胞分泌参与破骨细胞分化所必需的"下游"细胞因子,如 M-CSF、IL-6、IL-11、RANKL 等,间接促进破骨祖细胞的增殖(Kitaure et al,2013)。除此以外,TNF-α 对成熟破骨细胞的骨吸收功能也有促进作用,TNF-α 可间接激活成熟的破骨细胞形成骨吸收陷窝,导致破骨细胞性骨吸收的增强,同时抑制破骨细胞的凋亡,呈现出对骨的快速分解效果。

有研究报道 TNF-α 可通过诱导 Dickkopf 相关蛋白 1(dickkopf-related protein 1,DKK-1)的表达,从而抑制骨保护素(osteoprotegerin,OPG)产生,导致 RANKL/OPG 比例增加(陈宇雄等,2018)。而 RANKL/OPG 比例处于信号通路调控骨吸收的中心环节,通过影响破骨细胞活性和功能来调节骨代谢(Cutando et al,2014)。RANKL/OPG 比例降低,破骨细胞活性处于静息状态，RANKL/OPG 比例增加，破骨细胞吸收加速而出现骨丢失（Arauújo et al，2013）。

还有研究表明 TNF-α 也可以直接或间接作用于骨钙素前体，诱导成熟骨钙素分化，增强骨吸收能力，从而使骨形成减少（Lin et al，2016），诱发骨质疏松。

2. TNF-α 对成骨细胞的作用

成骨细胞起源于骨髓间充质干细胞，是由间充质干细胞经骨原细胞和前成骨细胞分化而来，间充质干细胞分化成骨细胞对维持合成骨基质和生成新骨具有很重要的作用。TNF-α 可减弱成骨细胞分化和存活使骨稳态失衡而增加骨质疏松进展。

间充质干细胞的成骨分化受到许多因子的调节。首先是骨原细胞扩增，产生大量组蛋白、纤连蛋白和 I 型胶原等蛋白质；然后编码碱性磷酸酶、骨涎蛋白和 I 型胶原蛋白的基因表达，形成骨基质；最后，骨钙素、骨桥蛋白以及胶原酶等释放到细胞外，完成细胞外基质的矿化。这一复杂的基因表达和细胞分化过程受到多种转录因子的共同调控（雷栓虎等，2013）。

BMP-Smad 通路是通过骨形态发生蛋白（BMP）、信号途径和靶细胞基因组成的一个完整信号系统，发挥成骨诱导作用，BMP 是该通路核心和启动位点，TNF-α 可抑制 BMP 诱导的 Smad 水平和 ALP 活性，上调 Smad6 表达，抑制 Smad1/5/8 磷酸化，从而减弱 BMP 相关基因转录，降低成骨细胞分化和骨矿化能力，还可上调成骨细胞中 Smurf1/2 表达，促进 Runx2 降解，抑制成骨细胞分化。

TNF-α 抑制成骨的作用表现在对骨髓间充质干细胞的成骨分化、成骨细胞矿化有显著的抑制功能。有研究表明 TNF-α 抑制成骨细胞分化源于其对胰岛素样生长因子-1（IGF-1）、Osx（osterix）以及 Runx 2 的抑制作用。Smad 泛素化调节因子 1（Smad ubiquitination regulatory factor 1，Smurf1）是成骨分化的负调控因子，它在 TNF-α 的诱导作用下表达上调并降解 Runx2（Lee et al，2013）。另一项研究也证明了 TNF-α 对 Runx2 和胶原表达有抑制作用，并同时观察到了碱性磷酸酶活性增强和基质矿化的现象。

有研究（Yang et al，2020）发现用 TNF-α 干预后大鼠骨钙素和 Runx2 的表达被抑制，BMSC 活性及成骨分化能力显著降低。分泌型糖蛋白/β-连环蛋白（Wnt/β-catenin）信号通路是 BMSC 成骨分化的经典通路，可促进 BMSC 成骨分化，增加骨形成。TNF-α 可显著降低 Wnt/β-catenin 信号转导相关蛋白 Dickkopf-1（DKK-1）、糖原合成酶激酶 3β（GSK3β）和 β-catenin 的表达，抑制 BMSC 成骨分化（Sang et al，2016）。

TNF-α 通过与细胞膜上的肿瘤坏死因子受体结合，激活多条信号通路，引起细胞内一连串信号转导，从而引起细胞炎性反应或者诱导细胞凋亡（Ma et al，2015）。有研究表明 TNF-α 能够抑制成骨细胞增殖，可能是通过降低成骨细胞的 RIP3、MLKL 蛋白表达，促进成骨细胞发生程序性坏死（刘凯等，2018）。高浓度的 TNF-α 能够诱导成骨细胞的凋亡，而低浓度的 TNF-α 抑制成骨细胞的增殖。Wang 等（2019c）研究表明，TNF-α 也可通过与白细胞介素-6（IL-6）协同诱导骨细胞凋亡，加重糖皮质激素性骨质疏松的发展。

TNF-α 诱导活性氧积累可显著抑制 BMSC 成骨分化，导致骨形成障碍和骨重建失衡。用 TNF-α 干预 BMSC 后发现，活性氧生成显著增加，抗氧化酶超氧化物歧化酶 1（SOD1）和过氧化氢酶（CAT）活性及 Runx2 和骨桥蛋白表达降低，BMSC 成骨分化被抑制（Qiu et al，2019）。此外，TNF-α 还可激活丝裂原活化蛋白激酶（MAPK）和 NRF2 途径诱导 BMSC 氧化损伤，抑制其骨形成（Wu et al，2019）。

（二）肿瘤坏死因子的临床研究

TNF-α 具有调节免疫、杀伤靶细胞和诱导细胞凋亡等作用，可以保护机体。当机体出现炎症性疾病或者免疫性疾病时，患者血清中 TNF-α 则会显著升高（张璐等，2014；汤荣华等，2013）。许多肿瘤细胞可产生 TNF-α，因此多种肿瘤患者机体内 TNF-α 表达明显升高。类风湿性关节炎患者的滑膜中大量表达 TNF-α，荷兰学者用 TNF-α 阻断剂对活动性类风湿患者进行治疗，发现治疗组较对照组骨吸收被抑制，骨丢失停止。此外，TNF-α 与移植排斥反应密切相关，在患者的血清或尿液中 TNF-α 的表达与排斥反应程度呈正相关。测定血清或其他体液中 TNF-α 浓度，对原发性或继发性肾小球疾病、器官移植性排异、肿瘤、重症感染等疾病有诊断意义，可作为治疗效果以及预后评估指标。

在病理性骨缺失如老年性骨质疏松、慢性炎症引起的骨吸收组织中，TNF-α 浓度均有提高，说明 TNF-α 是调节骨代谢的重要因子。在骨质疏松患者和骨质疏松模型大鼠体内，无论在血液中，还是在骨骼局部均显著升高。在绝经后骨质疏松病例中，TNF-α 水平上升或有上升倾向，这些研究都提示 TNF-α 水平变化是骨质疏松等骨代谢疾病的重要原因之一。李凝旭等（2017）研究发现绝经后骨质疏松患者和绝经后骨量减少者血清 TNF-α 和 IL-6 水平均明显高于正常者，差异有显著性。提示 TNF-α 和 IL-6 可作用于破骨细胞，刺激骨吸收作用。

糖尿病患者由于长期高血糖作用，体内各种蛋白糖基化形成的糖基化产物，易被体内单核巨噬细胞识别、吞噬，同时分泌 TNF-α，因而血中 TNF-α 水平升高。糖尿病患者的血清 TNF-α 浓度增高，合并骨质疏松者升高更为显著。2 型糖尿病引起的骨质疏松患者血清中 TNF-α 的水平有升高。综上，糖尿病患者血清 TNF-α 升高，导致破骨细胞性骨吸收增强，造成骨丢失，这可能是糖尿病引起骨质疏松发生的机制之一。

绝经后妇女雌激素减少可以使 TNF-α 水平升高，增加破骨细胞和外周血中的前破骨细胞，从而增加骨吸收，导致骨质疏松。雌激素减少，可通过 IFN-γ、IL-7 和转移生长因子 β 等复合机制诱导 T 细胞分泌更多的 TNF-α，而 TNF-α 可直接活化破骨细胞或通过激活 RANKL 系统活化破骨细胞，导致骨吸收。

陈鹏等（2019）在研究中发现，TNF-α 在绝经后骨质疏松症患者中显著上调，并且 TNF-α 可通过激活 NF-κB 促进 RNAKL 诱导的体外破骨细胞形成，说明 TNF-α 在绝经后骨质疏松症发展中发挥重要作用。

Dischereit 等（2014）研究炎症因子对骨代谢与骨折的影响，发现老年人血浆中 TNF-α 含量明显高于青年人，TNF-α 与骨矿物质含量呈显著负相关性。

Zhu 等（2018）对 TNF-α 和 IL-6 基因敲除小鼠预防骨质流失与骨代谢调节机制中的作用的研究显示，TNF-α 或 IL-6 基因的敲除可显著上调成骨细胞相关基因（*Runx2* 和 *Col1a1*）的mRNA 表达，并下调破骨细胞相关抗酒石酸酸性磷酸酶（TRAP）、基质金属蛋白酶 9（MMP-9）和组织蛋白酶 K（CTSK）mRNA 的表达。

朱书涛等（2016）在去卵巢大鼠的研究中发现，骨质疏松组大鼠骨组织中 TNF-α 及 IL-6 水平明显高于对照组，且差异均具有统计学意义（$P < 0.05$），提示 TNF-α 及 IL-6 细胞因子水平可能与骨质疏松的发生有关联。

在炎性感染的情况下，多种细菌代谢产物及其他刺激因素，使得大量 TNF-α 产生并聚集远高于正常水平，在体外实验对于 RANKL 与 TNF-α 的研究表明，通过二者的结合可介导破骨细胞的分化并且对于骨祖细胞向成骨细胞进行分化有抑制作用，同时影响着骨祖细胞成骨细胞基质的钙化（Wang et al，2016；Huang et al，2014）。

总之，骨质疏松是一种骨代谢平衡失调性疾病，TNF-α 是骨质疏松中关键炎性因子和炎症介质之一，是重要的破骨细胞调节因子，在骨质疏松发病机理中形成复杂的网络机制，调控着骨质疏松的发生与发展。

（马倩倩　毛未贤　张萌萌）

第三节　转化生长因子-β

一、转化生长因子-β 的合成及化学结构

转化生长因子-β（transforming growth factor-β，TGF-β）是结构相同或相似、分子量为 12500 的两个单体通过二硫键结合形成的二聚体多肽，前体蛋白是不具有生物活性的大分子复合物。TGF-β 的命名是根据这种细胞因子能使正常的成纤维细胞的表型发生转化，即在表皮生长因子（EGF）同时存在的条件下，改变成纤维细胞内壁生长特性，获得在琼脂中生长的能力，并失去生长中密度信赖的抑制作用。TGF-β 与早先报道的非洲绿猴肾上皮细胞 BSC-1 所分泌的生长抑制因子是同一细胞因子（张萌萌，2020c）。

转化生长因子-β 属于一组调节细胞生长和分化的 TGF-β 超家族，除 TGF-β 外，还有活化素（activins）、抑制素（inhibins）、米勒管抑制物（Müllerian tube inhibitor substance，MIS）和骨形态发生蛋白（bone morphogenetic protein，BMP）。这些家族成员氨基酸序列具有不同程度的同源性，具有高度保守的 7 个半胱氨酸残基，其中 6 个相互靠近，形成链内二硫键，二硫键是将几个 β 片层结构连接在一起的刚性结构，而第 7 个半胱氨酸残基形成链间二硫键，可借共价键形成具有生物活性的同二聚体（廖二元等，2013a）。TGF-β 超家族受体结构相似，是丝氨酸 / 苏氨酸激酶受体家族，与受体结合后的信号转导机制也基本相同，其信号可以通过 SMAD 信号通路和 / 或 DAXX 信号通路传递。

目前 TGF-β 已知的亚型有 6 种，TGF-β1、TGF-β2 及 TGF-β3 是哺乳动物特有的 3 个亚型，3 种亚型 64% ～ 82% 的氨基酸序列相同而高度同源，TGF-β1 与 TGF-β2 有 71% 氨基酸同源性，TGF-β1 与 TGF-β3 有 77% 同源性，TGF-β2 与 TGF-β3 有 80% 同源性。同源区是由 8 个半胱氨酸形成的氨基酸簇，所以结构呈现出一定的相关性，羧基端序列不同造成了各亚型之间作用机制的不同（郭晓光等，2018）。

人类 TGF-β1、TGF-β2 和 TGF-β3 的基因分别定位于染色体 19q3、1q41 和 14q24，均含有 7 个外显子，核苷酸序列有高度同源性，所编码的前体分子 C 端具有 9 个保守的半胱氨酸 Cys，提示 TGF-β1、TGF-β2 和 TGF-β3 基因可能来自一个共同的祖先基因。转化生长因子-β 基因有 100kbp，编码两条相同或相近的含 112 个氨基酸的多肽链（卢浩等，2014）。这两个分子量相同的、12500Da 的亚基通过二硫键联结形成二聚体，组成一组分子质量为 25kDa 的同源双链多肽蛋白，含 224 个氨基酸。

转化生长因子-β 可以从骨、血小板、肾、胎盘组织、T 和 B 淋巴细胞等组织和细胞中提取，其中血小板和骨组织中 TGF-β 含量最为丰富，骨基质中 TGF-β 的含量为 0.1mg/kg（以干重计）。

机体多种细胞均可分泌非活性状态的 TGF-β。在体外，非活性状态的 TGF-β 又称为 LAP（潜伏期相关肽，latency associated peptide），通过酸处理可被活化。在体内，酸性环境可存在于骨折位点附近和正在愈合的伤口附近，使非活性状态的 TGF-β 转化成活性状态的 TGF-β。蛋白质本身的裂解作用也可使 TGF-β 复合体变为活化 TGF-β（张萌萌，2020c）。

一般在细胞分化活跃的组织和细胞中常含有较高水平的 TGF-β，如成骨细胞、肾脏、骨髓和胎肝的造血细胞。活化后 T 细胞或 B 细胞产生的 TGF-β 水平比静止细胞高。几乎所有肿瘤细胞内可检测到 TGF-β mRNA。神经胶质细胞瘤在体内可分泌较高水平的 TGF-β。

二、转化生长因子 β 的代谢与分泌调节

转化生长因子-β 是一种多功能蛋白质，可以影响多种细胞的生长、分化、细胞凋亡及免疫调节等功能，属于转化生长因子-β 超家族蛋白。转化生长因子-β 可以与细胞表面的转化生长因子-β 受体结合而激活其受体，发挥其生理作用。转化生长因子对细胞的生长、发育、增殖、分化、凋亡、转型等均具有重要的生理调节作用。

TGF-β1 是 TGF-β 多功能超家族中最为重要的成员，主要在内皮细胞和结缔组织中表达，其表达时间较 TGF-β2 和 TGF-β3 长，对骨质再建及骨基再生过程的调控意义重大。TGF-β1 还能有效地刺激胶原纤维和其他细胞外因子的生成与积聚，促进多种器官纤维化。

TGF-β2 属于成骨细胞趋化因子，主要在分化成熟的上皮细胞中表达，能通过促进细胞外基质的合成调节骨基质形成，具有诱导成骨的潜力（蓝天等，2015）。TGF-β2 在直接刺激骨祖细胞增殖的同时，在 ERK/丝裂原活化蛋白激酶（MAPK）活化过程中也具有诱导作用，间接促进骨祖细胞向成骨细胞的分化，与骨组织的生长发育密切相关。TGF-β2 还具有促炎性细胞因子的功能，能在机体氧化应激状态下迅速作出应答（Du et al，2017），发挥自身免疫调节作用，使机体尽快适应内环境在短时间内的改变。

TGF-β3 主要来源于骨质，成骨细胞及关节软骨也是 TGF-β3 的生成场所，最初生成的 TGF-β3 不具有任何活性，贮存在基质中，在机体创伤愈合过程中由于体内酸碱环境发生改变被相应的蛋白激酶激活，从而在后期可以调节成骨细胞的增殖，促进骨质的形成和成熟。

人类 TGF-β1、TGF-β2 和 TGF-β3 功能相似，TGF-β 是一种多功能的细胞因子，一般来说，TGF-β 对间充质起源的细胞起刺激作用，而对上皮或神经外胚层来源的细胞起抑制作用。TGF-β 在治疗伤口愈合、促进软骨和骨修复以及通过免疫抑制治疗自身免疫性疾病和移植排斥等方面有潜在的应用前景。

三、转化生长因子-β 与骨质疏松

骨代谢是由成骨细胞和破骨细胞主导，多种细胞因子共同参与的生理过程，转化生长因子-β 在骨代谢过程中对成骨细胞和破骨细胞具有双重调节作用（Bartelt et al，2018；Fennen et al，2016），在维持骨吸收与骨形成的平衡状态中具有重要意义。

（一）转化生长因子-β 对骨代谢的调节

（1）转化生长因子-β 对成骨细胞的调节

转化生长因子-β 与骨形成密切相关，可作用于成骨细胞，调节成骨细胞增殖、分化，在骨形成和骨组织修复过程中起十分重要的调节作用。骨组织表达的转化生长因子-β 主要为 TGF-β1

和 TGF-β2。

　　成骨细胞合成并分泌大量的 TGF-β，然后与细胞膜上的特异性受体结合后又作用于自身，促进细胞外基质的合成，影响成骨细胞的增殖分化。TGF-β 可调节骨形成细胞（bone-forming cell）的募集和化学制动期，刺激骨形成细胞的前体细胞募集于骨形成部位。TGF-β 还可作用于成骨细胞的前体细胞，即骨髓中成骨细胞祖细胞，当机体 TGF-β 水平降低或人为进行 TGF-β 抗体干预后，成骨细胞前体细胞的增殖活力明显受到抑制，导致成骨细胞数量减少（王凯等，2020）。TGF-β 还可抑制成骨细胞凋亡。

　　TGF-β 通过 Smad 蛋白介导的 TGF-β/Smad 信号通路，导致特定靶基因的转录与表达，调控成骨细胞的增殖、分化及Ⅰ型胶原蛋白的合成（陈伟健等，2017），从而促进骨的形成。

　　TGF-β 能够诱导激活促使雌激素受体发生磷酸化的活化激酶，从而提高雌激素受体的表达水平，雌激素与成骨细胞内的 ERα 及 ERβ 受体结合后刺激成骨细胞释放生物活性因子并分泌胶原酶，通过提高Ⅰ型胶原 mRNA 在成骨细胞中的表达水平促进成骨细胞的增殖分化，增强其成骨能力，优化骨组织重建（张萌萌，2018）。

　　（2）转化生长因子-β 对破骨细胞的调节

　　转化生长因子-β 对破骨细胞具有促进和抑制的双相作用。在鼠骨髓培养基中，低浓度的 TGF-β 能促进破骨细胞的繁殖，而在高浓度时则抑制其繁殖。

　　TGF-β 可抑制破骨细胞的形成和分化，还能诱导破骨细胞的程序性死亡（Yu et al，2018），是强有力的骨吸收抑制剂。

　　OPG/RANKL/RANK 系统在破骨细胞的分化成熟过程中起到关键作用。高浓度的 TGF-β 可以上调成骨细胞表达骨保护素（OPG）的水平，大量表达的 OPG 与 RANKL 竞争性结合后拮抗 RANK 的作用，能有效地抑制破骨细胞的分化成熟。

　　在体外没有基质细胞存在的情况下，TGF-β 可刺激 RANK 和核因子 κB 受体在前破骨细胞中表达，并增加成骨细胞 RANKL 的活性，通过 RANKL-RANK 机制促进破骨细胞的生长与分化，刺激破骨细胞前体细胞分化为破骨细胞。小鼠骨髓细胞的体外培养过程中，在 RANKL 和巨噬细胞集落刺激因子（M-CSF）存在的条件下，TGF-β 可明显促进破骨细胞的分化，并显著延长破骨细胞的寿命，进而增强了破骨细胞的骨吸收功能。

　　（3）转化生长因子-β 对骨基质的影响

　　转化生长因子 β 与骨细胞外基质（ECM）代谢有关，骨基质主要包括胶原、纤维连接蛋白和蛋白多糖。转化生长因子 β1 能刺激骨基质合成，TGF-β 可增加成骨细胞谱系与成纤维细胞谱系分泌各种胶原蛋白和非胶原蛋白，并能在新生基质沉积过程中抑制骨基质的降解，具有促进新骨再生，促进骨矿化作用（罗干等，2017）。

　　TGF-β 还可阻止细胞外基质的降解，主要作用机制有 3 个：①减少细胞外基质蛋白水解酶的合成；②增加细胞外基质蛋白水解酶抑制物的合成，如促进纤维蛋白溶酶原激活酶抑制物和金属蛋白酶抑制剂的合成和分泌；③促进某些黏附分子在骨细胞膜上的表达，有利于骨细胞与细胞外基质蛋白成分的黏附作用，有利于细胞外基质的合成。同时，转化生长因子-β 也能够促进软骨细胞的生成，在骨组织中，可启动新生骨与软骨生成。

（二）转化生长因子-β 的临床研究

　　对转化生长因子-β 的生物学功能研究最早主要集中在炎症、组织修复和胚胎发育等方面，近年来，国内外研究者发现 TGF-β 对细胞的生长、分化和免疫功能都有重要的调节作用。转化生长因子-β 通过与靶细胞表面具有丝氨酸和或苏氨酸激酶活性的受体 I、II 结合，使 I、II 型受体产生高亲和力，I 型受体磷酸化，将信号传递至细胞核，促进细胞内特定的基因表达，促进蛋白质合成，使细胞增殖和分化，进一步产生生物学作用。

转化生长因子-β 广泛存在于骨组织中。在骨骼中，成骨细胞和软骨细胞可以合成 TGF-β，骨组织中 TGF-β 的浓度是其他组织的 100 倍，骨是 TGF-β 最大的组织来源和储存库，骨组织中含量最多的是 TGF-β1。TGF-β 沉积于细胞外基质中，以自分泌和旁分泌的方式调控成骨细胞增殖与分化。

转化生长因子 β 是调节骨代谢的重要细胞因子，对骨组织的生长发育和骨重建具有重要调节功能。转化生长因子-β 可以调节成骨细胞、破骨细胞、软骨细胞生长、分化，还可以调节细胞外基质的合成与降解，调节骨组织中其他生长因子在骨、软骨组织中的表达和作用（Zhu et al，2013）。转化生长因子 β 可以评估体内的骨代谢状态，对代谢性骨病的预防、诊断与鉴别诊断、治疗具有重要的临床意义。

TGF-β 参与骨与软骨的形成，对骨组织修复具有重要的调节作用。TGF-β 通过强大的骨形成和骨修复作用，可增加骨密度。Nagarajan 等（2017）研究脉冲电磁场（PEMF）刺激人骨髓基质细胞（hBMSC）分化为成骨细胞的分子机制时，发现 PEMF 可以通过激活 TGF-β 信号转导途径，刺激碱性磷酸酶 mRNA 表达，TGF-β 信号转导途径是促进成骨细胞分化，刺激骨形成的重要途径。

TGF-β 可通过多种机制调节骨代谢。TGF-β 通过促进分化的早期阶段、抑制最终分化来差异地影响成骨细胞分化。在促进骨形成方面，雌激素与 TGF-β、胰岛素样生长因子（IGF-1）等具有协同效应。老年男性骨密度降低与 TGF-β1 减少、性激素下降、IGF-1 及 IL-6 增加等多种因素共同参与密切相关，TGF-β 主要是介导雌激素在骨中的作用。邓益等（2016）研究雌激素受体 β 基因沉默对人成骨细胞转化生长因子-β1 和骨形态发生蛋白 2 表达的影响，结果提示雌激素受体 β 可能通过调控转化生长因子-β1 和骨形态发生蛋白 2 的表达在骨代谢中发挥作用。

TGF-β 对成骨细胞的调节机制表明 TGF-β 可通过 PI3K/Akt、Bcl-2 和 phospho-Bad 信号途径抑制成骨细胞凋亡。Shoukry 等（2015）认为，雌激素水平的降低可直接导致骨转换失衡、骨代谢微环境紊乱以及骨量减少。雌激素对骨代谢的调节主要是借助于雌激素受体结合后对相关细胞因子产生作用，使相应的信号通路受到刺激，产生一系列的生物效应。

观察 TGF-β 对巨噬细胞集落刺激因子（M-CSF），核因子 κB 受体活化因子配体（RANKL）和骨保护素（OPG）表达的影响，发现 TGF-β 对破骨细胞分化的双相调节作用。在低 TGF-β 浓度时，RANKL 表达升高，OPG 增加较少；高 TGF-β 浓度时，RANKL/OPG 比例和 M-CSF 表达均受到抑制，并且没有分化，这些数据表明低浓度 TGF-β 可以通过影响 RANKL/OPG 比例刺激破骨细胞的分化，而高浓度 TGF-β 通过多种途径抑制破骨细胞分化。

TGF-β1 大量存在于骨基质中。在破骨细胞骨吸收过程中释放的活性 TGF-β1 可诱导骨髓间充质干细胞迁移，调节骨吸收与骨形成的动态平衡。TGF-β 与 PTH 协同作用在骨骼中发挥其生理活性，PTH 可增加骨基质中 TGF-β 的浓度。

转化生长因子-β/ 转化生长因子-β 受体的结构或功能异常可导致各种代谢性骨病。血中转化生长因子-β 浓度下降时，促进骨形成作用减弱，骨密度降低，可诱发骨质疏松。TGF-β 直接应用于骨时，可增加破骨细胞的数量和活性，促进骨形成。小剂量 TGF-β 能治疗骨质疏松，减少骨丢失，局部应用外源性 TGF-β，不仅可以刺激组织细胞分泌 TGF-β 量增加，同时还可直接刺激成纤维细胞、间充质细胞和成骨细胞等的增殖与分化，加速受损组织的修复，并促进软组织修复和骨折愈合。推测，给予骨质疏松患者外源性 TGF-β 不仅增加骨形成，还可减轻破骨细胞的破骨作用，有益于骨质疏松的防治。

（马倩倩　毛未贤　张萌萌）

第四节　胰岛素样生长因子

一、胰岛素样生长因子的合成及化学结构

（一）IGF 的化学结构

胰岛素样生长因子（insulin-like growth factor，IGF）是一类结构上类似于胰岛素原的单链多肽，有两种类型，包括 IGF-1 和 IGF-2。IGF 的分泌细胞广泛存在于身体的各大组织器官中，包括肝脏、肾脏、心、肺、脑和肠等（张萌萌，2020d）。IGF 是一类多功能细胞增殖调控因子，在细胞的分化、增殖、个体的生长发育中具有重要的促进作用（季丰琨等，2016）。

IGF-1 是人体内的一种重要细胞因子，不同动物种属间有高度的保守性。人 IGF-1 基因定位于 12 号染色体长臂端 12q23-23，含有 6 个外显子（含 2 个引导外显子）、5 个内含子和 2 个启动子，跨区长 85547bp。IGF-1 是由 70 个氨基酸残基组成的单链多肽，与胰岛素原有 60% 的同源序列，分子质量为 7649kDa，等电点 pI 约为 8.2，由 A、B、C、D 四条链组成，A 链与 B 链以二硫键连接，C 链区域含有 12 个氨基酸。虽然 IGF-1 在结构上与胰岛素相似，但与胰岛素受体结合的亲和力较低（罗云等，2014）。

（二）IGF 的合成

IGF-2 又称生长调节素 A，基因定位于人 11 号染色体，是由 67 个氨基酸残基组成的单链多肽，与胰岛素原的同源序列为 42%，分子质量为 7471Da。IGF-2 基因含 10 个外显子，4 个启动子，在胎儿期 IGF-2 表达远比 IGF-1 活跃（廖二元等，2013c）。

胎儿 IGF-1 水平低，出生时血 IGF-1 的浓度为成人的 50% 左右（成人约 200ng/mL），青春期可升高 2 ～ 3 倍，随年龄增长逐渐下降。而 IGF-2 是胚胎和胎儿的主要生长因子，在胎儿期表达量最高，青春发育期无明显高峰，老年后亦无明显下降。IGF-2 作用与 IGF-1 不同，不受生长激素调节，主要刺激甲状旁腺素分泌，浓度变化呈组织类型和发育阶段的依赖性，在多种组织器官中表达（杨晶等，2016）。

人体内许多组织可以合成并分泌 IGF-1，但体循环中的 IGF-1 主要由肝脏合成。IGF-1 几乎参与体内每个器官的生长和功能：①类似胰岛素的代谢作用：促进组织摄取葡萄糖，刺激糖原异生和糖酵解。促进糖原合成，促进蛋白质和脂肪合成，抑制蛋白质和脂肪分解，减少血液游离脂肪酸和氨基酸浓度。②促有丝分裂作用：刺激 RNA、DNA 合成和细胞增殖。

IGF-1 在骨组织中由骨髓基质细胞、成骨细胞、骨细胞、破骨细胞分泌，能够促进骨的合成代谢，保持其正常结构功能，增加骨强度（虎静等，2023）。

IGF-1 是骨骼中含量最丰富的生长因子，骨组织中的 IGF-1 主要来自成骨细胞和骨髓基质细胞，通过内分泌、旁分泌和自分泌途径作用于骨。血清 IGF 受很多血清中其他因子的影响，其中影响肝合成和释放 IGF-1 的主要因素是生长激素（growth hormone，GH），但胰岛素、甲状旁腺素、糖皮质激素及营养状况也是重要的影响因素。

二、胰岛素样生长因子的代谢与分泌调节

正常情况下，血清及细胞外液中的 IGF 绝大部分都与 IGF 结合蛋白（insulin-like growth factor binding protein，IGFBP）以复合物形式存在，不表现活性，一旦与其特异性受体结合则可发生一系列生物反应。IGFBP 是一组能够和 IGF 结合的可溶性蛋白，目前已克隆测序出 6 种，即 IGFBP-1 ～ IGFBP-6，其共同特征是含有稳定的半胱氨酸残基组成的区域，具有延长 IGF 在血循环中的半衰期、调节 IGF-1 从血管内向血管外跨膜转运、与 IGF-1 结合调节其生物利用度和预防 IGF-1 产生低血糖等功能。

IGFBP-3 是循环中的主要结合蛋白，与 IGF 关系最为密切。血清中的 IGF-1 和 IGF-2 主要与 IGFBP-3 和 1 个酸不稳定亚基（ALS），形成 1 个 150kDa 的三聚体大分子复合物，被运送到周围组织发挥内分泌作用。20% ～ 30% 的 IGF-1 和 IGF-2 与其他 IGFBP 结合形成小分子复合物，可透过毛细血管将循环中 IGF 运输到血管外组织。不同的复合物分别通过影响骨皮质和骨小梁在骨骼发育中起不同作用。游离型 IGF-1 和 IGF-2 占比不足 1%（廖二元等，2013c）。

IGF-1 和 IGF-2 是骨代谢的最主要旁分泌调节因子，对骨组织的作用是多方面的，总的来说是有利于骨形成和骨代谢（廖二元等，2013c）。IGF 的生物学功能是通过与特异性的靶细胞表面受体结合而实现的。IGF 受体主要分布在细胞膜上，在细胞质的滑面内质网及高尔基复合体上也发现有 IGF 的特异性结合位点。

IGF 有两种受体，即 IGF-1 受体和 IGF-2 受体。IGF-1 受体基因位于 15 号染色体 q26.3，与胰岛素受体结构相似（张萌萌，2020d），由 2 个 α 亚基和 2 个 β 亚基通过二硫键连接成四亚基结构，是一种跨膜四聚体糖蛋白，IGF-1 主要通过结合 IGF-1 受体发挥调节骨代谢的作用。IGF-2 受体结构不同，为单穿膜直链肽，无亚基结构，无激酶活性。

三、胰岛素样生长因子与骨质疏松

随着年龄增加，绝经年限延长，血清雌激素、生长激素水平不断下降，IGF 体系中促骨形成因素含量减少，抑制因子活性增加，成为骨骼老化、骨质疏松发生的启动因子。目前对 IGF-1 与骨代谢的研究较多，IGF-1 是成骨细胞和破骨细胞功能的主要局部调节因子之一，在骨重建中起重要作用。IGF-1 对骨形成作用的生物学重要性可能亦与 IGF-1 结合蛋白的改变以及 IGF-1 受体的亲和力有关。

（一）胰岛素样生长因子对成骨细胞的作用

骨基质中储存有丰富的 IGF。成骨细胞不仅具有特殊的 IGF-1 受体，其本身亦可产生 IGF-1。骨形成与成骨细胞和骨细胞的 IGF-1 表达量有密切关系。IGF-1 对成骨细胞的作用主要体现在三个方面。

1. 促进成骨细胞分化、增殖、募集

在骨形成过程中，IGF-1 可与成骨细胞上的 IGF-1 受体结合，促进成骨细胞分化和成骨细胞

DNA 合成。还可在骨祖细胞和骨基质间起酸化作用,有利于骨矿化。IGF-1 可以上调人骨髓间充质干细胞(hMSC)早期成骨基因的表达,包括 I 型胶原、碱性磷酸酶、转录因子 Runx2 基因,骨髓间充质干细胞能进一步分化为成骨细胞。胰岛素样生长因子-1 以剂量依赖方式促进成骨细胞的募集,尤其在骨修复的早期,胰岛素样生长因子-1 对募集成骨细胞到修复部位,发挥了重要作用(年蔚等,2019)。

2. 促进成骨细胞胶原及骨钙素合成

成骨细胞分泌的 I 型胶原占骨有机成分的 80% ~ 90%,它对维持骨结构的完整及骨生物力学特征非常重要。IGF-1 使 I 型胶原基因表达上调,促进 I 型胶原蛋白合成。IGF-1 可以使大鼠的 I 型胶原蛋白 mRNA 表达明显增强。此外,IGF-1 亦能抑制胶原的降解。IGF-1 同时还能促进骨钙素的合成,从而促进骨矿化,在小鼠长骨细胞培养模型中,IGF-1 以剂量依赖方式增加骨钙素合成。

3. 促进成骨细胞对磷的吸收

骨基质由有机成分胶原和无机成分羟基磷灰石等组成。磷是控制细胞生长的重要因子,成骨细胞对磷的吸收、转运与骨形成关系密切。IGF-1 可择性刺激细胞膜磷转运,这种刺激作用对骨形成非常重要。在大鼠成骨细胞样细胞株中,IGF-1 特异性地增加了磷的吸收。

IGF-1 对成骨细胞的作用存在"双相"反应。在体外实验中,IGF-1 促进前成骨细胞的有丝分裂,此时的 IGF-1 分泌减少(第 1 相),但在成骨细胞发育至基质生成和矿化阶段时,IGF-1 分泌增多(第 2 相)。推测在体内第 2 相的意义在于让更多的 IGF-1 储存于骨基质中,作为下一个骨重建周期中骨形成的促进剂。

(二)胰岛素样生长因子对破骨细胞的作用

破骨细胞骨吸收包括 2 个不同阶段,即破骨细胞形成阶段及破骨细胞功能阶段。破骨细胞表面表达 IGF-1 受体,IGF-1 可与 IGF 受体结合,直接作用于破骨细胞,促进破骨细胞生成,增强其活性(Sun et al,2013)。IGF-1 可以通过促进破骨细胞分化来影响破骨细胞的形成。

IGF-1 还可通过 OPG/RANKL(骨保护素 / 细胞核因子-κB 受体活化因子配体)系统间接促进骨吸收作用。OPG/RANKL 系统可抑制破骨细胞的分化成熟,减少骨吸收。IGF-1 一方面可下调 OPG 的表达,另一方面通过促进成骨细胞分泌过多的 RANKL 而抑制 OPG 的活性,使 RANKL 与破骨细胞上的 RANK 受体的活性增加,从而促进破骨细胞的骨吸收作用(张萌萌,2020d)。

IGF-1 通过对 RANK/RANKL 系统调节促进骨形成和骨吸收的偶联,加速骨转换的作用,但一般认为其对成骨细胞的作用大于破骨细胞。IGF-1 对骨形成和骨吸收呈浓度依赖性,高浓度时促进骨形成的同时也促进骨吸收,低浓度时对骨吸收未见明显影响。因此 IGF-1 是偶合骨形成和骨吸收、进行骨重塑的生长因子。

(三)胰岛素样生长因子对软骨细胞的作用

IGF-1 能刺激骨骺生长板软骨细胞增生和分化,因此它被认为是长骨生长的必需生长因子。不同发育时期的软骨细胞对 IGF-1 有着不同的敏感性。骨骺生长板软骨细胞的前身细胞在生长激素的作用下,可发育为增殖型软骨细胞,形成生长板的增殖带,此过程不依赖于 IGF-1 的作用,但增殖型软骨细胞进一步发育为肥厚性软骨细胞时,必须依赖于 IGF-1 的作用。此外,IGF-2 也是软骨细胞发育的重要局部调节因子,主要作用于前身细胞至增殖型软骨细胞阶段,促进骨骺生长板软骨细胞的分化与增殖（张萌萌，2020d）。

（四）胰岛素样生长因子对骨代谢的间接作用

骨中 IGF 的生成在不同层次上受多种系统激素和局部因子的调节，生长激素、雌二醇、甲状旁腺素、糖皮质激素等都可影响成骨细胞分泌 IGF-1，这些影响因素可通过调节 IGFBP 合成与降解或 IGF-1 与受体的结合而调节 IGF-1 功能，影响骨重建。

1. 生长激素（growth hormone，GH）

GH 是体内调控 IGF 分泌最主要的激素，GH 可与肝细胞表面的 GH 受体结合，促进肝细胞分泌 IGF-1，还可以直接作用于成骨细胞，促进成骨细胞分泌 IGF-1。GH 对骨的促生长作用是通过 IGF-1 实现的，血清中 IGF-1 浓度又依赖于 GH 水平，IGF-1 受 GH 的正反馈调节，同时 IGF-1 通过反馈机体内腺垂体激素的水平调节 GH 的分泌（Locatelli et al，2014）。GH 和 IGF-1 彼此间相互调节形成 GH/IGF-1 轴，在骨代谢方面调节作用显著。

IGF-1 在成骨细胞的活性主要由 GH 和 IGFBP-3 来调节。从生理学角度，GH 和 IGF-1 可以维持骨密度，被认为是合成代谢因子。当 GH 分泌减少伴随 IGF-1 表达水平下降时，表现为骨密度减少，皮质骨含量下降，最终导致骨质疏松（金昊等，2015）。GH/IGF-1 是骨生长的关键调节因子，显著提高骨吸收和骨形成，应用于骨折患者可以促进骨愈合，使其快速恢复，对于治疗骨质疏松效果显著（Nakamura et al，2014）。

2. 雌二醇（E2）

成骨细胞上有高水平的雌激素受体，IGF-1 基因是雌激素作用的靶器官，IGF-1 介导雌激素对骨的作用。雌激素和 GH 可引起 IGFBP-3 增多，与其促进骨细胞生长、IGF-1 分泌一致。反之雌激素缺乏，GH 分泌减少会引起血清 IGF-1 和 IGFBP-3 水平下降，骨转化异常。用雌激素补充治疗后血清 IGF-1 水平明显升高。此外，雌激素对成骨细胞 IGF-2 基因的表达具有正性调控作用，IGF-2 高表达可能与雌激素调节成骨细胞增殖和分泌功能相关。

3. 甲状旁腺素（PTH）

PTH 促进骨祖细胞向成骨细胞的分化过程部分是通过 IGF-1 受体介导的，小鼠成骨细胞的体外培养中，PTH 能增加成骨细胞培养液 IGF-1 的浓度（张萌萌，2020d）。但当 PTH 分泌过多时，IGF-1 可促进肾的活性维生素 D 的转化，增加肠钙吸收，使循环中钙水平升高，回馈性抑制 PTH 的合成与释放，从而降低诱发骨质疏松的风险。IGF-1 的缺乏或者表达异常使人体的肾、骨骼和肠道细胞对 PTH 不敏感，导致 PTH 抵抗，血清 PTH 水平增加，从而诱发甲状旁腺亢进症。

4. 1,25-(OH)$_2$D$_3$

有研究发现 1,25-(OH)$_2$D$_3$ 对人骨髓基质细胞 IGF 表达无显著影响，但可以增加 IGFBP-2、IGFBP-3 和 IGFBP-4 mRNA 的表达，进而调节 IGF 系统的功能，推测在维生素 D 诱导成骨细胞分化过程中 IGF 系统起重要介导作用。

5. 转化生长因子 β（TGF-β）

TGF-β 具有抑制破骨细胞活性，促进成骨细胞分化增殖的作用。有研究表明 TGF-β 可能是通过调节成骨细胞 IGF 系统功能状态发挥促成骨的作用。

6. 糖皮质激素

糖皮质激素可以抑制成骨细胞中 IGF-1 启动子活性，从而抑制 IGF-1 转录，作为影响成骨细胞增殖分化的机制之一。此外胰淀素、肾上腺髓质素、骨形态发生蛋白-6 等均通过或部分通过 IGF 系统介导发挥对骨代谢的调节作用。肿瘤生长因子、血小板源性生长因子、白细胞介素-6 等也都可调节骨微环境中 IGFBP 含量和活性，改变细胞对 IGF-1 的反应。

（五）胰岛素样生长因子的临床研究

IGF-1 是一种在促进骨骺生长的过程中刺激机体产生的活性因子，在刺激细胞分化和增殖、骨骼生长发育、骨量和骨密度维持方面起重要作用。血清 IGF-1 水平主要受 GH 调节，IGF-1 浓度在很大范围内与 GH 浓度一致。血清 IGF-1 和 IGFBP-3 水平较稳定，IGF-1 的浓度会随人的年龄、营养状态、身体结构和 GH 的分泌而发生变化，血清 IGF-1 的检测在小孩生长紊乱及肢端肥大症的诊断和治疗检测中具有重要意义，有利于身材矮小儿童的评价和恶性疾病患者的营养学研究。IGF-1 和 IGFBP-3 联合测定有助于 GH 缺乏症和抵抗的诊断，可用于监测重组人 GH 治疗效果。IGF-1 和 IGFBP-3 水平低于同年龄范围的 25%，提示 GH 缺乏症或重度 GH 抵抗。

妊娠期间母血循环中 IGF-1 浓度逐渐增加，胎儿体内的 IGF-1 于孕 15 周左右可以检测，出生时其浓度低，儿童和青春期逐渐增长，20 岁以后开始下降，这些变化和 GH 的释放是平行的。空腹和营养不良时，GH 正常或升高，但血清 IGF-1 水平降低，进食和营养状态的改善能恢复 IGF-1 水平。

有研究认为，血清 IGF-1 水平随增龄而明显下降，女性绝经后血清 IGF-1 水平明显低于绝经前，骨骼中 IGF 的含量亦随增龄而下降。IGF-1 与骨密度呈正相关，老年骨质疏松患者血清 IGF-1 含量低于正常对照组。还有研究表明血清中 IGF-1 水平下降与骨折的发生率密切相关，IGF-1 的水平可以作为骨折风险评估的指标。在 IGF-1 缺乏的患儿中，表现为骨发育畸形，骨矿化延迟，软骨细胞增殖减少，凋亡率提高（Nielsen et al，2014）。

IGF-1 与胰岛素具有结构同源性，IGF-1 在结合胰岛素受体后，刺激葡萄糖在脂肪和肌肉等细胞中的转运，同时抑制肝糖原输出，降低血糖。糖尿病时 GH/IGF-1 轴异常，表现为循环中 GH 升高，而 IGF-1 水平下降，并伴有 IGFBP 改变，与胰岛素缺乏、GH 分泌调节紊乱有关。de Souza 等（2016）研究发现，1 型糖尿病患者骨密度降低与外周血单个核细胞中 IGF-1，IGF-1R 和 TGFβ1 表达降低有关。

此外，乳腺癌、肺癌等恶性肿瘤均可出现 IGF-1 水平增高，乳腺癌恶性表型与 IGF-1 水平具有相关性，前列腺癌患者血清 IGF-1 水平显著高于正常人。

关于 IGF 对骨生长和重塑的影响国内外已有较多的动物研究（肖飞 等，2013）。Nakasaki 等（2008）发现，IGF-1 是成骨细胞强有力的趋化因子，在骨形成过程中具有重要意义。同时 IGF 也能促进软骨细胞的增殖与分化，加速软骨细胞的生长。张复文等（2014）应用 IGF 治疗兔关节软骨缺损，发现 IGF 治疗组软骨组织表面光滑，可见软骨陷窝，修复情况明显优于对照组，证明 IGF 可促进软骨细胞的生长，加速关节软骨的修复。肖飞等（2013）对骨质疏松骨折的动物模型局部注射不同剂量的 IGF-1，并对骨折处进行影像学和组织学观察。结果发现注射组骨折愈合 CT 表现和骨密度及骨小梁结构均明显好于对照组，表明 IGF-1 能促进骨生长，加速骨折愈合。Doorn 等（2013）通过实验研究发现，动物成骨细胞在加入不同浓度 IGF-1 进行培养后，细胞中碱性磷酸酶的活性会迅速升高，表明具有活性的成骨细胞的数量也在迅速增加，并呈明显的剂量依赖效应。

检测绝经前妇女与绝经后妇女的骨密度与血清 IGF-1、骨保护素（OPG）、骨钙素（osteocalcin）、瘦素（leptin）及尿 I 型胶原氨基末端肽（NTx）浓度，发现骨量减少妇女的血清 IGF-1 浓度低于正常骨量妇女，在绝经前与绝经后妇女组均有很好的相关性，可以作为早期预测骨质疏松症的指标。绝经后妇女血清中 IGF-1 的水平与其骨密度有密切关系，绝经后骨质疏松症患者的血清 IGF-1 水平明显下降，骨折患者则更为明显，表明血清 IGF-1 水平还可作为评价骨吸收水平、观察骨质疏松状况和预测骨折发生的指标。

Wennberg 等发现在骨质疏松患者中，IGF-1 表达水平低（Wennberg et al，2018）。IGF-1 水平降低导致骨密度下降（于鑫等，2020）。报道显示 IGF-1、IGFBP-3、TNF-α 水平的变化与骨折风险有关（Sheikh et al，2019）。

绝经后女性骨质疏松患者 IGF-1 水平下降，且 IGF-1 与 BMD、雌二醇（E2）呈显著正相关，与年龄呈显著负相关，表明 IGF-1 是维持骨量的一个强有力的因素，具有抗骨质疏松作用。通过观察对比绝经后骨质疏松症患者与对照组的各项指标，结果显示绝经后骨质疏松妇女 IGF-1 含量降低，IGF-1、E2 呈显著正相关关系，与骨钙素呈显著负相关关系。提示体内雌激素有助于维持 IGF-1 的水平，绝经后骨质疏松患者体内 IGF-1 水平明显下降。

老年骨质疏松者 IGF-1 水平明显降低，血清 IL-2 和 IGF-1 水平与老年人群腰椎、股骨的骨密度呈正相关。观察绝经后 1～3 年妇女骨密度（BMD）、血清白细胞介素-6、胰岛素样生长因子-1 和骨钙素的变化及其相互关系，发现绝经早期妇女 BMD 降低组血清 IGF-1 低于 BMD 正常组，提示 IGF-1 水平降低可能是影响绝经后早期 BMD 降低的重要因素。

测量不同程度骨质疏松患者血清中细胞因子含量，结果显示骨量减少组、骨质疏松组、严重骨质疏松组 IGF-1 水平均明显降低。提示测定血清中 IGF-1 水平可辅助诊断老年骨质疏松情况，同时在治疗中动态观察血清 IGF-1 水平也可了解治疗情况。

叶黎鸣等（2023）探讨绝经后骨质疏松症患者血清 1,25-(OH)$_2$D$_3$、IGF-1 及三酰甘油（TG）的水平与意义。绝经后骨质疏松症患者血清 1,25-(OH)$_2$D$_3$、IGF-1 水平明显降低，TG 水平明显升高，均与患者骨密度密切相关，同时在预测绝经后骨质疏松症患者发生骨折方面具有重要价值。

检测 2 型糖尿病（T2DM）患者骨密度、IGF-1 等指标，结果显示 T2DM 骨量减少患者、骨质疏松患者 IGF-1 浓度均降低。2 型糖尿病并发骨质疏松患者血清 IGF-1 水平明显降低，说明 IGF-1 的降低也是导致 2 型糖尿病并发骨质疏松的危险因素。

孙丽娜等探讨 IGF-1、IGF-2 与 2 型糖尿病（T2DM）合并骨质疏松症老年患者骨代谢指标的关系及临床意义。结果发现，T2DM 合并骨质疏松症老年患者 IGF-1、IGF-2 水平降低，其中 IGF-1 与患者骨密度及骨代谢指标有关，是患者发生骨质疏松症的影响因素，同时在预测患者伴发骨折方面有一定价值（孙丽娜等，2022）。

（毛未贤　马倩倩　张萌萌）

第五节　骨组织黏附分子

一、骨组织黏附分子的合成及化学结构

黏附分子（attachment molecule，adhesion molecule）是一类介导细胞与细胞、细胞与细胞外基质间黏附作用的膜表面糖蛋白。黏附分子种类很多，包括整合素家族（integrin family，IF）、透

明质酸黏素（hyaladherin）、钙黏素家族（cadherin family，CF）、选择素家族（selectin family，SF）等，可调节细胞和细胞、细胞和基质之间的黏附，影响细胞对周围环境的反应，调节细胞生长、分化、游走、侵入和凋亡，同时也是调节骨代谢的重要因子。主要黏附分子分类及生物学效应见文献（廖二元等，2013d）。

（一）整合素的合成及化学结构

整合素（integrin，ITG）位于细胞表面，是一种异二聚体跨膜糖蛋白，由 α 亚基和 β 亚基非共价结合而成。在哺乳动物中，现已发现 18 种 α 亚基和 8 种 β 亚基，可组成 24 种不同的有功能的异二聚体（张萌萌，2020e）。每个 α 亚基含有 1000 个残基（分子质量 120～180kDa），β 亚基含有 750 个残基（分子质量 95～145kDa），α 亚基含有结合 Ca^{2+} 的部位，β 亚基含有 4 个富含半胱氨酸的重复序列（C），人整合素的 β1、β2 和 β3 亚基基因克隆已获得成功并进行了序列分析。在骨组织中主要表达有 α1β1、α2β1、α2β2、α3β1、α4β1、α5β1、α8β1、αVβ3、αVβ5 等亚型的整合素。

整合素分为胞外区、跨膜区、胞内区三个区域，两个亚基均有较大的细胞外区域，可识别"精氨酸-甘氨酸-天门冬氨酸"的三肽序列（Arg-Gly-Asp，简称 RGD），与含有该序列的配体结合，介导黏附。除 RGD 序列外，Ⅰ型骨胶原上的甘氨酸-苯丙氨酸-羟脯氨酸-甘氨酸-谷氨酸-精氨酸（GFOGER）序列亦被确定为识别序列。整合素胞质区较短，含有与细胞骨架相关成分结合的部位，可与不同的胞质蛋白反应，引起细胞结构的改变，激活一系列信号传递途径的酶或信使，如有丝分裂原激活的各种酶（MAP）、丝氨酸-苏氨酸家族的蛋白激酶 C（PKC），提高细胞内 pH 值和游离 Ca^{2+} 浓度。

整合素的配体为细胞外基质（ECM）成分，如纤维粘连蛋白（fibronectin，FN）、纤维蛋白原（fibrinogen，FB）、胶原蛋白（collagen，CA）、体外粘连蛋白（VN）、层粘连蛋白（LM）和 von wilebrand 因子（vWF）等。一种整合素可以结合一种以上的配体，一种配体也能识别一种以上的整合素。整合素与相应配体结合形成细胞外基质-整合素-细胞骨架及信号传递分子复合物，即焦点黏附物，是整合素信号转导的结构基础。作为一种金属蛋白，整合素的活化同时需依赖二价阳离子如 Ca^{2+}、Mg^{2+} 等。整合素可进行双向信号转导，研究发现，整合素触发的是酪氨酸磷酸化级联反应。其中黏着斑激酶（FAK）是信号转导途径中的关键酪氨酸激酶，FAK 与整合素结合后可使自身磷酸化，磷酸化的 FAK 可激活细胞内多种信号传递，这一过程被称为外-内信号传递过程（outside-in signaling）。通过外-内信号传递可引起一系列跨膜分子的逐级反应，将细胞外信息传递到细胞内，介导细胞与 ECM 的黏附。整合素作为信号受体还可调节细胞骨架蛋白聚集、细胞内离子的交换、脂类代谢、蛋白激酶的活性、基因表达等，从而影响细胞的生物合成、生长、分化、迁移及凋亡，在免疫系统调节、组织修复、肿瘤细胞浸润和转移、血小板聚集中发挥重要的调节作用。

（二）透明质酸黏素的合成及化学结构

透明质酸黏素（hyaladherin），又称透明质酸连接蛋白（hyaluronan-binding protein），为一类可结合透明质酸（hyaluronic acid，HA）糖链、具有相似氨基酸序列和空间构象的分子，CD44 是其主要成员之一。透明质酸黏素主要介导细胞-细胞与细胞-基质之间的黏附、HA 的摄取与降解及细胞内信号转导等。

CD44 是一种跨膜蛋白受体（transmembrane protein receptor，TMPR），分子质量 80～200kDa，由 N 末端序列、跨膜结构域和胞内肽段组成，N 末端含有与 HA 结合的序列，与软骨蛋白糖苷核及交联蛋白相连。含硫酸软骨素的 CD44 可与 HA、FN、CA、LM 和 OPN 结合。CD44 通过锚蛋白（ankyrin）与细胞骨架连接，识别并介导细胞-细胞间黏附。在正常骨髓中 CD44 免疫组化阳性的细胞数目很少，CD44 与 HA 的黏附在正常骨髓中不起主要作用。

（三）钙黏素家族的合成及化学结构

钙黏素家族（cadherin family，CF）是一组 Ca^{2+} 依赖性单肽链跨膜糖蛋白，整合于细胞膜内，分子质量 100～130kDa，根据基因特性分为 E、P、N 和 L 等亚型，各亚型之间约有 50% 共同氨基酸序列。各种亚型严格按照嗜同类亲和性（homophilic）方式结合，即某一细胞表面的钙黏素只与相邻细胞上的钙黏素识别并结合。

（四）选择素家族的合成及化学结构

选择素家族（selectin family，SF）为高糖基化单链跨膜糖蛋白，分子质量 75～140kDa，由 P 型、E 型、L 型 3 种相互关联的糖蛋白组成（廖二元等，2013d）。P 型、E 型由内皮细胞表达，介导肿瘤细胞与内皮细胞、肿瘤细胞与血小板间黏附，L 型由白细胞表达，介导白细胞与其他细胞黏附。三型选择素胞外区 N 末端包括：Ca^{2+} 依赖性凝集素（lectin）结构域、表皮生长因子样（EGF）结构域和补体结合蛋白结构域。Ca^{2+} 依赖性凝集素结构域可识别肿瘤细胞表面的糖蛋白及糖脂分子上的糖配体，是 SF 与配体结合及参与细胞间选择性黏附的重要活性部位，因而选择素又称为"凝集素样细胞黏附分子（Lec-CAMs）"。EGF 结构域具有增强分子黏附的能力；补体结合蛋白结构域具有特异性参与补体系统调节的作用。

选择素的配体为一些特异性的存在于唾液酸糖化和硫化的糖苷中的寡聚糖苷，选择素主要与白细胞转位有关，白细胞与选择素结合后会发生"转动"。选择素与肿瘤骨转移有关，P-选择素可介导肿瘤细胞与循环系统中的血小板结合形成癌栓，黏附于骨组织的微血管，促进肿瘤骨转移发生。

二、骨组织黏附分子与骨质疏松

骨重建是成骨细胞、骨细胞和破骨细胞活动的结果。细胞与有机基质之间的相互作用决定了成骨细胞的分化、增殖部位、程度和速度。在骨吸收过程中，破骨细胞的形态与功能变化均涉及细胞的运动和移行。位于骨陷窝中的骨细胞通过胞质长突（骨小管，canaliculi）与骨表面的衬里层相连。借此，使骨组织中的成骨细胞、骨细胞和破骨细胞形成一个互相影响、彼此沟通与联系的细胞-管道网络系统，黏附分子在这个过程中起了重要作用（张萌萌，2020e）。

（一）整合素对骨代谢的调节

整合素是一类跨膜糖蛋白，是细胞膜表面受体，参与体内多种生理、病理过程。多项研究发现成骨细胞、破骨细胞表面均有整合素受体表达，其表达水平对骨形成及骨吸收有调控作用，与很多骨代谢性疾病的病理机制密切相关。ITG 的亚基在骨代谢中具有不同的调节作用。其中，ITGα 亚基主要在成骨细胞的分化过程和胶原黏附方面发挥作用；而 ITGβ 亚基主要参与破骨细胞的生成（张荣程等，2022）。

1. 整合素与成骨细胞

成骨细胞（osteoblast，OB）存在于骨表面，来源于局部的间充质细胞。成骨细胞分泌类骨质（osteoid），进而钙化为新骨。成骨细胞通过与多种骨基质蛋白结合，分化成为骨细胞，在骨形成中发挥重要的作用。成骨细胞活性降低，成骨功能减退，是骨质疏松发生的一个重要环节。OB 与细胞外基质的结合影响细胞的形态、生长及功能，而 OB 与骨基质蛋白的结合能力与其表面整合素的表达水平有关。研究表明，OB 能够表达多种整合素，人的 OB 表达整合素 α2、α3、α4、α5、α6、αV、β1、β3、β5 等，β1 是最主要的受体（Nakayamada et al，2003）。体外培养的人成骨细胞中，高表达 α1β1、α3β1、α5β1 和 αvβ5，弱表达 α2β1、α4β1、αVβ1、和 αVβ3。几乎所有的骨细胞类型都表达 α1 和 α5 亚基。整合素的表达并不是常量，而是随 OB 发育的不同阶段而发生变化（路萌萌等，2014）。

ITGαv 亚基和 ITGα1 亚基是促进成骨分化与矿化的两个主要亚基。ITGα1 亚基是成骨细胞中基质压缩的关键调节因子之一，其与 ITGβ1 亚基结合形成 ITGα1β1，在细胞骨架和 ECM 之间起着中介作用，双向传递收缩信号参与骨髓间充质干细胞成骨分化（Padhi et al，2020）。

β1 整合素主要由成骨细胞合成，是调节 OB 的主要因素，与 FN、骨胶原等骨基质蛋白结合后，可促进 OB 成熟，促进成骨细胞分泌细胞间黏附因子-1（ICAM-1）和核因子 κB 受体活化因子配体（RANKL）。在骨基质中，α2β1 整合素识别并结合 I 型胶原末端的 GFOGER 序列，激活 FAK 活性，促进 OB 分化、成熟，在骨基质矿化过程中起关键作用（廖二元等，2013d）。

α5β1 整合素由成骨细胞、骨母细胞、骨髓基质细胞表达，在骨生成的不同阶段，成骨细胞 α5β1 整合素表达稳定，α5β1 整合素可调节细胞对于 FN 的附着、装配，促进细胞存活、调节 OB 发育、促进成骨分化及基质矿化。此外，α1β1、α2β2、α3β1、αVβ1、α4β1 均可与相应配体结合，促进 OB 分化，调节 OB 生物学功能。

ITGβ1 亚基和 ITGβ5 亚基在成骨过程中发挥作用。骨激活素（osteoactivin，OA）是一种高度糖基化的功能蛋白，OA-ITG-ERK 信号级联是其调控成骨的机制。OA 基因位于 ITGβ1 亚基的上游，可促进 ITGβ1 亚基的表达，并与 ITGβ1 亚基发生作用，导致 ERK 通路激活，上调成骨相关基因 Runt 相关转录因子 2（Runt-related transcription factor 2，Runx2）、I 型胶原（collagen type I，COL I）、骨钙素（osteocalcinocn，OC）的表达，调控骨髓间充质干细胞成骨分化（Hu et al，2018）。

2. 整合素与破骨细胞

破骨细胞（osteoclasts，OC）来源于骨髓或脾脏中的造血干细胞，通过血液循环运送到骨组织，在多种细胞因子及成骨细胞诱导下，分化、融合为成熟的多核破骨细胞，是骨组织中的多核巨细胞，参与骨吸收过程。骨吸收过程包括 OC 的移行、聚集和黏附于骨基质表面、骨吸收和 OC 的吞噬转运。破骨细胞与骨表面黏附后极化形成皱褶缘（ruffled border）和清亮区（clear zone），皱褶缘是由 OC 膜回折贴于骨基质形成，是 OC 进行骨吸收的结构。破骨细胞与细胞外基质（ECM）的黏附是 OC 聚集和骨吸收的关键步骤，而整合素正是介导这种黏附作用的关键分子。整合素参与 OC 的迁移和分化，介导细胞与骨基质的黏附及细胞内外的信号转导，其表达水平与 OC 功能即骨吸收过程密切相关（张萌萌，2020e）。

研究表明，在破骨细胞表面主要表达有整合素 β1、α2、α5、αv、β3、α2β1、α5β1、αVβ1、αVβ3 等亚型，其中 αVβ3 在破骨细胞中的表达水平最高，是调节破骨细胞功能最重要的整合素。骨基质中的骨唾液蛋白（bone sialoprotein，BSP）、OPN、FN 和 VN 就是通过 RGD 序列与 αVβ3 结合的，αVβ3 可促进 OC 与 ECM 的黏附及 OC 的迁移。αVβ3 根据构型分为"基本型"和"活化型"，二者介导的功能不同，骨吸收期的 OC 表达基本型，主要存在于清亮区；非骨吸收期的 OC 表达活化型，主要聚集在皱褶缘（徐纯峰等，2013）。抗 αVβ3 抗体可阻断破骨细胞与细胞外基质的黏附，使黏附的破骨细胞发生脱落。整合素 β1 介导破骨细胞与 FN 及胶原纤维的黏附。

β3 亚基是破骨细胞与骨相互作用的主要中介，通过信号通路的激活调节破骨细胞增殖与分化的相互转换和骨吸收功能的激活（Purdue et al，2014）。β1 亚基同样参与破骨细胞生成过程。ITGβ1 亚基可介导 FAK pY397 磷酸化及其下游丝裂原活化蛋白激酶（mitogen-activated protein kinase，MAPK）信号通路的激活，对破骨细胞的生成具有促进作用（He et al，2022）。

整合素除参与破骨细胞黏附外，介导的信号转导对破骨细胞的功能同样起重要作用。NF-κB 受体活化因子配体（RANKL）和巨噬细胞集落刺激因子（M-CSF）是破骨细胞的成熟和分化的必需因子，均可通过 αVβ3 影响破骨细胞的功能。RANKL 可提高破骨细胞 αVβ3 的表达水平，M-CSF 通过 αVβ3 转导 OC 前体细胞分化所需的信号。整合素与配体结合后，OC 内 Ca^{2+} 浓度升高，Ca^{2+} 参与 OC 伪足形成、骨吸收调控，并调控细胞核内的基因转录。OPN 与 OC 整合素结合，激活细胞内多种信号系统：肌动蛋白、酪氨酸蛋白激酶、磷脂酰肌醇 3-激酶，可使细胞骨架重组与再构，诱导特异基因的表达，激活核转录过程，调节骨吸收。阻断这种黏附将破坏 OC 的生物学功能，特别是降低骨吸收作用。

（二）其他黏附分子对骨代谢的调节

细胞恶性变时，CD44 表达上调，前列腺癌细胞、乳腺癌细胞株、骨髓瘤的上皮细胞等均高表达 CD44。CD44 与破骨细胞内的骨桥蛋白作用可调节破骨细胞的生成和活性；CD44 与透明质酸结合产生破骨细胞骨吸收的终止信号。

钙黏素在形态发生过程中扮演着重要角色，是介导细胞间黏附与信号转导的关键因子，其作用与裂解素交联的肌动蛋白细胞骨架有关。钙黏素通过细胞-细胞及细胞-基质间的相互作用调节细胞增殖、分化。成骨性谱系细胞可表达钙黏素，可调节成骨细胞系的定向发育、分化和成熟；破骨细胞也可表达钙黏素（E 型）。

（三）骨组织黏附分子的临床研究

在体外细胞与 FN 联合培养时，阻断 α5β1 会降低细胞 BALP 的活性，培养体系中的矿化结节不能形成。研究发现长期应用地塞米松会减少人成骨细胞整合素 αVβ3 和 αVβ5 的表达，抑制 OB 与基质蛋白黏附，影响成骨细胞的活性和功能，是糖皮质激素诱发骨质疏松的一个原因。

αVβ3 在活性巨噬细胞依赖性炎症反应、破骨细胞发育、移行和骨吸收过程中起了重要的调节作用，因而 αVβ3 与类风湿性关节炎和相关性关节病的发病有密切联系。用人的 IgG1 单克隆抗体（如 vitaxin）可阻滞 αVβ3 与多种配体（如骨桥素和玻连蛋白）的结合，因而 vitaxin 可用来治疗这类疾病。研究发现，间断性应用 PTH1-34 可激活骨形成，增加骨量。PTH 可选择性上调一些整合素亚型的表达，再由后者促进成骨细胞的分化。

流体剪切应力可诱导 ITGαvβ3 的激活，并通过 PI3K/ 蛋白激酶 B（protein kinase B，Akt）

通路、间隙连接蛋白（connexin 43，Cx43）、前列腺素 E_2（prostaglandin E_2，PGE_2）等分子，促进成骨、使骨量增加（Thi et al，2013）。机械刺激信号激活 ITGαvβ3，通过 FAK/PI3K/AKT 通路调控 Wnt 信号诱导骨髓间充质干细胞的成骨分化（Yu et al，2020）；同时活化的 ITGαvβ3 促进微丝聚合，增强成骨相关基因碱性磷酸酶（alkaline phosphatase，ALP）、Runx2 和 Yes 相关蛋白（Yes-associated protein，YAP）的表达，促进人成纤维细胞的成骨分化（Peng et al，2021）。Dai 等（2014）证明了重力变化可通过 ITGαvβ3 激活 PI3K 通路，影响成骨特异性转录因子 Runx2 的转录活性，参与微重力相关的骨丢失。此外，ITGαvβ3 激活 ERK 通路并抑制 JNK 通路，通过 MAPK 通路上调 IGF-1 和环氧化酶 2（cyclooxygenase-2，COX-2）等因子表达，诱导 BMP2 上调来促进成骨分化。除直接促进成骨细胞增殖分化外，ITGαvβ3 在应力诱导情况下，还能够促进血管形成，改善局部供养，从而提高新骨形成的速度和质量。

ITGαvβ3 介导破骨细胞黏附到骨表面。添加外源性 RGD 肽可结合破骨细胞，破坏其与骨表面间的黏附结构，使破骨细胞伪足收缩并脱离骨面，骨吸收作用被抑制，而这一过程由 ITG 介导。在正常破骨细胞的终末分化过程中，多核细胞通过 ITGαvβ3 识别 OPN 等含有 RGD 序列的骨基质蛋白而黏附于骨表面，促使分化相关膜表面分子 DNAX 活化蛋白 12（DNAX-activating protein 12 kD，DAP12）磷酸化激活，增强破骨细胞分化（Shiratori et al，2018）。另有研究发现，当处于酸环境时，活化 T 细胞核因子 1（nuclear factor of activated T cells 1，NFATc1）激活并增加 ITGαvβ3 的表达，通过 ITG/ 富含脯氨酸的酪氨酸激酶 2（proline-rich tyrosine kinase 2），Pyk2/Src 信号转导形成 ITG/Pyk2/Src 复合物，促进破骨细胞迁移、黏附和骨吸收（Li et al，2017）。

许多肿瘤骨转移的机制和临床表现基本相同，均伴有破骨细胞增多、破骨细胞活性增强和骨组织微环境破坏。在受到破坏的局部微环境中，肿瘤细胞分泌许多可溶性细胞因子，促进骨重建，后者又释放骨基质结合的生长因子，强化破骨细胞、成骨细胞和肿瘤细胞活性。在此过程中，整合素介导的细胞信号起了关键作用。

研究发现，在破骨细胞发挥骨吸收功能的早期步骤中，OPN 起了将破骨细胞锚定到骨表面的关键作用，通过与 ITGαvβ3 结合激活细胞膜 Ca^{2+}-ATP 酶，刺激破骨细胞胞质 Ca^{2+} 外流，Ca^{2+} 浓度减小。胞质 Ca^{2+} 浓度减少增强了足体的形成，增加了破骨细胞与基质的黏附性，促进细胞-基质附着。同时，OPN 与 ITGαvβ3 的结合促使 c-Src 磷酸化并通过 SH3 结构域活化 FAK/PI3K 通路，激活下游相关通路 Pyk2、Crk 相关底物（Crk-associated substrate，p130Cas）、桩蛋白（paxillin）和磷脂酶 C（phospholipase C，PLC），形成包含凝溶胶蛋白（gelsolin）、Src 和 PI3K 的异源信号复合物，刺激细胞骨架重组使破骨细胞活化，增强骨吸收作用（Park et al，2016）。αvβ3 定位于破骨细胞数量增加的骨区域，可以作为破骨细胞数量的 PET 成像生物标志物，对相关的病变和治疗有指示作用。

ITG 参与了骨代谢的多个环节，对于骨代谢有双向调节作用。不同类型 ITG 参与特定的生理、病理过程，尤其在 ECM 与细胞之间、力学信号向细胞内的传导中，有重要作用。目前通过靶向调控各类 ITG 参与介导骨代谢过程来治疗骨代谢疾病的各类药物和疗法已有了一定的发展（Zeng et al，2020；Xu et al，2022），其潜在治疗和预防价值受到越来越多的关注，具有广阔的应用前景。

（马倩倩　毛未贤　张萌萌）

第六节 瘦素

一、瘦素的合成及化学结构

1994 年美国学者首先发现瘦素（leptin，LP）。瘦素由肥胖基因（*ob* 基因）编码，其前体是由 167 个氨基酸组成的蛋白质，在分泌入血前除去 21 个氨基酸的 N 端信号肽，即形成由 146 个氨基酸组成的瘦素。人类瘦素基因位于第 7 号染色体的 q31.3，基因长约 20kbp，由 3 个外显子和 2 个内含子组成，编码区位于第 2 和第 3 外显子，为单拷贝基因。瘦素的晶体结构表现为四螺旋体，以单体形式存在于血浆中，具有较强亲水性。分子内含有两个半胱氨酸，形成二硫键，对保持其结构稳定性和生物活性起关键作用。瘦素分子结构具有高度保守性，人、猩猩、猪、大鼠、小鼠间瘦素氨基酸序列的一致性达 67%（张萌萌，2020f）。

二、瘦素的代谢与分泌调节

瘦素是一种能引起摄食减少、体内能耗增加的抗肥胖因子，分子质量约为 16kDa，是含有 146 个氨基酸的多肽类激素。瘦素不仅是一种代谢性激素，也是一种对全身多系统作用的、具有神经内分泌功能的整合因子，参与机体能量代谢活动，使人和动物的体脂保持相对恒定，同时对体内生殖、免疫功能、造血、血管生成、骨形成等具有调节作用。

瘦素是一种分泌性蛋白质，主要由外周白色脂肪组织分泌，骨髓中的脂肪组织亦可产生。此外棕色脂肪、骨骼肌、胃黏膜、胎盘、胎儿的心脏、骨、软骨组织、卵巢、下丘脑、垂体前叶细胞等均可分泌瘦素。瘦素分泌具有昼夜节律，呈脉冲式分泌，中午到下午最低，午夜和清晨最高（张萌萌，2020f）。

瘦素以游离和结合两种形式存在于血液循环中，大部分（约 80%）与血浆蛋白质结合，小部分以游离形式存在，瘦素通过这两种形式之间的平衡来体现正常调节功能（廖二元等，2013e）。游离瘦素通过与位于中枢神经系统和外周组织的相应受体结合，发挥生物学效应，调控进食、能量消耗、生长发育及生殖。

瘦素的主要生理功能包括：感受机体的营养状态，抑制食物摄取；刺激或维持能量消耗；影响生殖、内分泌系统；作为一种代谢激素促进一系列代谢过程，如胰岛素释放、糖的转运、脂解作用等。瘦素可促进天然 T 细胞和记忆 T 细胞增殖反应，促进 Th1 型细胞因子，抑制 Th2 型细胞因子的产生。瘦素缺乏或瘦素受体缺陷可导致肥胖和垂体功能异常。此外，瘦素与骨代谢密切相关，促进人成骨细胞胶原的合成、细胞分化及细胞外骨矿化结节的形成，在骨代谢调节中发挥重要作用（孙喜凤等，2014）。

瘦素受体（leptin receptor，Lep-R）属细胞因子受体家族，JAK/STAT（Janus kinase-signal transducer and activator of transcription）为其主要的信号转导途径。人的瘦素受体基因位于 1 号染色体（1p31）db 位点上，全长 70kbp，目前已发现至少有 5 种亚型，分别以 a、b、c、d、e 命名，其中 Lep-Rb 主要存在于下丘脑，为效应受体，可激活 JAK-STAT 通路，介导人类瘦素的大部分生物学效应。瘦素受体广泛分布于中枢与外周的各种组织，如下丘脑、大脑皮质、垂体、子宫、卵巢、胎盘、肝、肾、骨等组织，提示瘦素对多种组织、器官具有调节作用。

白色脂肪组织分泌瘦素与体内脂肪含量成正比，其分泌受多种因素调节。其中交感神经系

统通过 β3 肾上腺素能受体发挥主要的正性调节作用，胰岛素、糖皮质激素可促进瘦素的分泌，禁食、生长激素、甲状腺素和 β 受体阻滞剂等可抑制瘦素的分泌。骨骼肌、胃黏膜分泌瘦素与进食和体内营养状态关系密切。

肾脏是清除瘦素的主要器官。瘦素主要以原型形式从肾小球滤过，继而肾小管摄取原尿中的瘦素，降解后随尿排出。各种肾脏疾病造成的肾小球滤过功能或肾小管功能损伤可影响瘦素在体内的清除，导致瘦素在体内淤积。

三、瘦素与骨质疏松

（一）瘦素对骨代谢的调节

瘦素与骨代谢密切相关，可通过直接、间接两种途径从多个角度调节骨代谢。瘦素通过中枢神经系统和（或）交感神经系统间接抑制骨形成，而在外周瘦素直接作用于骨髓基质细胞和成骨细胞，促进骨形成，同时通过 RANKL/OPG（核因子 κB 受体活化因子配体 / 骨保护素）系统抑制破骨细胞功能、减少骨吸收。对骨代谢的总体作用可能为两方面综合调节的结果，其效应取决于血清瘦素浓度及血脑屏障的通透性。

1. 瘦素通过中枢作用间接抑制骨形成

瘦素通过与下丘脑受体结合而阻止骨形成，是一种很强的中枢性骨形成阻滞剂。瘦素的中枢作用通过其对下丘脑神经肽通路的影响而实现，在下丘脑瘦素与受体结合，直接抑制神经肽 Y（NPY）mRNA 的表达，使 NPY 的产生减少，减弱 NPY 的功能。NPY 是体内影响瘦素活动和体重的神经递质。NPY 是瘦素中枢作用的下游调节物，在下丘脑的弓状核神经元，NPY 神经元能表达瘦素受体和 Y2 受体，Y2 受体主要调节骨代谢。通过对遗传性肥胖小鼠（ob/ob，db/db）的研究证实，下丘脑 NPY 活性增加是由于缺乏瘦素的诱导抑制作用。神经肽 Y2 受体缺乏鼠的成骨细胞活性、骨矿化率提高，这种改变是通过 JAK/STAT 信号转导途径影响中枢 NPY 的表达，与成骨细胞分化、血清骨钙素水平、激素的分泌无关。肥胖者体内存在瘦素作用抵抗（主要是中枢抵抗），使瘦素中枢作用下降，从而减少了骨量丢失，使得肥胖者保持较好的骨密度。瘦素对骨形成的中枢抑制作用是通过影响分化完全的成骨细胞，减弱成骨细胞的功能，而与成骨细胞的增殖、分化及破骨细胞的功能、分化均无关，瘦素缺乏引起骨量增多与 OB 成骨活性增高有关。

瘦素还可通过交感神经系统（sympathetic nervous system，SNS）调节骨代谢。瘦素缺乏导致交感神经张力降低，用遗传学或药理学方法去除肾上腺素能信号转导途径可导致瘦素抵抗性高骨量。瘦素对成骨细胞增殖的调节作用是由成骨细胞上的 β_2-肾上腺素能受体介导的，可能的调节机制为：瘦素与其受体结合使交感神经系统兴奋性提高，交感神经末梢释放儿茶酚胺类递质与成骨细胞上的 β_2 受体结合，当成骨细胞上的 β_2 受体被激活后，信号经 CAMP 途径导入胞内，会引起 RANKL、IL-6、IL-11、PGE_2 等的表达，刺激骨髓细胞中破骨细胞的生成和分化，在转录水平抑制骨形成及其功能，从而导致骨量的下降。

β-肾上腺素能受体激动剂异丙肾上腺素能可降低骨生成速率和成骨细胞数量，使骨形成和骨量降低，而 β 受体拮抗剂（如普萘洛尔）则可促进骨形成、增加 BMD，降低骨折的危险性。β 受体拮抗剂可使骨形成和骨量增加并且能阻止卵巢切除术导致的骨量丢失。使用普萘洛尔的50 岁以上妇女骨密度明显高于未使用者，骨折率低 30%。无论是 β 受体激动剂或是抑制剂在影响骨量的同时对体重均无影响，说明瘦素调控体重和骨量的作用是通过不同的途径。

2. 瘦素通过外周效应直接促进骨形成

瘦素的外周效应可能是通过对骨髓间充质干细胞（BMSC）、成骨细胞（osteoblast，OB）和破骨细胞（osteoclast，OC）的作用，促进骨形成，增加骨密度。

人骨髓间充质干细胞（hBMSC）具有向成骨细胞、成软骨细胞、脂肪细胞和成肌细胞分化的潜能，hBMSC 有瘦素受体（OB-R）的 mRNA 及其蛋白质的表达，研究表明 BMSC 可能是瘦素作用的靶细胞。瘦素能促进骨髓基质细胞系细胞向成骨细胞分化，抑制其向脂肪细胞转化，主要作用于成骨细胞和脂肪细胞分化成熟的晚期阶段。瘦素还能提高成骨细胞分化产物骨基质蛋白如碱性磷酸酶（alkaline phosphatase，ALP）、骨钙素（osteocalcin，OC）及Ⅰ型胶原（collagen type Ⅰ，COL-Ⅰ）在这些细胞内的合成。这种作用呈剂量、时间依赖性，可使长期培养的 BMSC 矿化基质水平增加 59%。骨质疏松患者中不仅骨祖细胞减少，BMSC 本身的成骨能力也降低（张萌萌，2020f）。

成骨细胞表面有瘦素的受体，瘦素与受体结合可以促进成骨细胞增殖和胶原合成及矿化，促进成骨细胞产生骨保护素（osteoprotegrin，OPG），对成骨细胞和破骨细胞间的信号转导也有重要作用，抑制骨吸收。瘦素能显著增加小鼠的股骨长度、总骨面积、骨矿含量和 BMD。对人类原代成骨细胞培养发现瘦素能促进胶原合成，刺激细胞增殖、分化，促进骨矿化结节的形成，保护分化成熟的成骨细胞，减少成骨细胞的凋亡，并促使成骨细胞转化为骨细胞。

瘦素对破骨细胞也有直接调节作用。研究显示，hBMSC 表达功能性瘦素受体，还表达两种重要的破骨细胞分化因子，即 RANKL 和 OPG，在破骨细胞分化、融合及活化过程中起着关键作用。OPG 作为一种 RANKL 的饵受体，竞争性阻断 RANKL 与 RANK（核因子 κB 受体活化因子）结合，从而抑制破骨细胞的分化、成熟，并诱导其凋亡。瘦素通过减少单核细胞内 RANK 的产生，抑制破骨细胞从人类外周血单核细胞的生成。此外，瘦素能增加 hBMSC 中的 OPG 水平，并降低 RANKL 的水平，从而抑制破骨细胞的生成。瘦素可减少大鼠小梁骨丢失率，防止其小梁骨结构改变及骨膜骨形成。瘦素可减少 OC 形成，并且瘦素不作用于成熟的 OC。瘦素通过 RANKL/OPG 途径，抑制破骨细胞功能，拮抗 RANK 所介导的破骨作用，从而减少骨吸收，防治骨质疏松。瘦素对成骨细胞和破骨细胞的双重作用有效地防止了骨量的丢失。

此外，瘦素还能诱导人类单核细胞白介素-1（IL-1）受体拮抗剂的表达和分泌，阻断 IL-1 介导的骨转换增加，而 IL-1 诱导的骨转换增加在雌激素缺乏引起的骨量丢失中起关键作用。绝经后妇女的血清瘦素浓度与骨吸收的标志物呈负相关，提示瘦素水平与骨代谢密切相关。

（二）瘦素的临床研究

瘦素作为一类脂肪细胞分泌因子主要产生于白色脂肪细胞中，可起到抑制食欲、增加能量输出和调节骨重建的作用，瘦素可直接作用于间充质干细胞上，使其分化为成骨细胞，因而导致分化成脂肪细胞受到障碍。目前普遍认为血瘦素水平主要取决于皮下脂肪总量和分布，瘦素在血浆中的浓度与机体脂肪储备量正相关。年龄和性别对瘦素水平有明显的影响。

研究表明腰围增加的腹型肥胖与骨量呈负相关的关系，且不依赖于全身脂肪的含量。腹部的内脏脂肪大量堆积，可分泌异常炎性因子，从而使 BMD 降低导致骨质疏松的发生。

检测上海地区正常非肥胖人群的瘦素水平，女性瘦素几乎是男性的 2～3 倍，可能与性激素水平有关。体重指数是影响瘦素水平的重要因素之一，正常人瘦素水平与体重指数呈显著正相关，BMI 正常者（BMI＜25kg/m²）与肥胖者（BMI＞25kg/m²）相比，后者瘦素高于前者，大多数肥胖者瘦素浓度增高而不是降低，说明肥胖者体内存在着瘦素抵抗。

莫娟等（2016）研究使用双能 X 线骨密度仪检测老年男性患者的第 2～4 腰椎、股骨颈、大转子及粗隆间的骨密度，发现了关于老年男性肥胖与骨密度之间的相关问题，证明了年龄和 BMI 均为影响骨密度的重要因素及肥胖对骨密度有保护作用。

超重者全身 BMD、血清瘦素水平较高，瘦素水平与 BMI 和全身 BMD 呈强正相关。健康非肥胖的澳大利亚妇女血清瘦素水平与侧位腰椎和股骨近端 BMD 相关；神经性厌食症女性患者血清前脂肪细胞因子（Pref-1）与骨髓脂肪组织含量呈正相关，与骨密度呈负相关；绝经后妇女血清瘦素水平与脂肪量正相关，与全身各处 BMD 呈强相关性。

下丘脑-垂体-甲状腺轴可影响瘦素的分泌与释放。发现在甲亢患者中，无论男女性，瘦素水平均比正常人低，扣除体脂影响后，这种差异仍很明显。在甲状腺机能减退症患者中，女性瘦素比正常人低，而男性与正常对照无差异。

中国绝经后妇女瘦素、体质指数均较绝经前妇女显著升高。绝经后妇女瘦素水平与腰椎侧位骨密度呈负相关，与腰椎正位、股骨颈、大转子及前臂远端骨密度呈正相关，校正年龄、体重及体脂指数后瘦素水平与骨密度无相关性。

绝经后骨质疏松患者血清瘦素水平无明显变化，但是高转换血清骨标记物与瘦素水平呈正相关。这一结果提示，血清瘦素与骨的高转换有密切联系，瘦素可限制骨的高转换而导致骨丢失。

在细胞培养中使用 Cre-LoxP 系统从骨髓基质细胞中去除瘦素受体，研究发现如果在成骨细胞、脂肪细胞或软骨细胞的胶原蛋白 3.6 受体中，去除瘦素受体基因，可以增加骨小梁的骨体积分数，但是从成骨细胞的胶原蛋白 2.3 受体中去除瘦素受体基因，结果股骨的体积分数未见明显变化。这表明瘦素独立于神经系统，直接调节骨骼功能的重要性。另外有研究表明在低血清条件下瘦素对胶原蛋白的合成和矿化可能有一定影响。

瘦素分泌过多对骨代谢产生不利影响。肥胖症小鼠的血清瘦素水平明显高于野生型小鼠，其骨密度、小梁骨体积以及皮质骨的厚度都低于野生型小鼠。使用 Prx1Cre 敲除小鼠的四肢骨骨髓间质细胞中的瘦素受体来探究瘦素对于骨生成的影响。结果显示，与对照组小鼠相比，敲除小鼠体重及造血功能均正常，同时骨形成增加，骨折的愈合速度得到提高。

目前大多数观点认为，同一体重指数的 2 型糖尿病患者与正常对照组相比，血浆瘦素水平无差异。但肥胖型 2 型糖尿病患者血浆瘦素水平比非肥胖型高。2 型糖尿病患者血浆瘦素水平与体重指数、空腹胰岛素和甘油三酯水平呈正相关。

李琪等（2018）在绝经后 2 型糖尿病患者血清 25-(OH)D、瘦素与骨代谢的相关性研究中发现，与正常对照组比较，骨量减少组和骨质疏松组血清瘦素水平显著升高，25-(OH)D 水平明显下降，推测血清 25-(OH)D 水平的降低及 LEP 水平的升高，可能共同参与了绝经后 2 型糖尿病女性患者骨质疏松的发生发展。

瘦素可以作用于骨髓基质细胞，使其向成骨细胞分化，同时抑制其向脂肪细胞分化。瘦素能通过与成骨细胞表达的瘦素受体结合，促进成骨细胞增殖、分化来增加骨形成，也可通过增加骨髓基质细胞骨保护素的表达，降低 NF-κB 受体活化因子配体（RANKL）表达，从而抑制破骨细胞生成，降低骨吸收（Turner et al，2013；Zhang et al，2013）。瘦素是骨质疏松发生的保护因素，可为原发性骨质疏松的治疗提供新的靶点。

（马倩倩　毛未贤　张萌萌）

第七节　集落刺激因子

一、集落刺激因子的合成及化学结构

（一）集落刺激因子的分类

集落刺激因子（colony-stimulating factor，CSF）是刺激造血细胞因子的统称，是在进行造血细胞的体外研究中发现的一类细胞因子，可刺激不同的造血干细胞在半固体培养基中形成细胞集落。CSF 对多能造血干细胞和不同发育阶段的造血祖细胞起促增殖、分化的作用，是血细胞发生必不可少的刺激因子（张萌萌，2020g）。

广义上，凡是刺激造血的细胞因子都可统称为 CSF。根据 CSF 的生物学作用特点，分别命名为粒细胞 CSF（G-CSF）、巨噬细胞 CSF（M-CSF）、粒细胞和巨噬细胞 CSF（GM-CSF）和多能集落刺激因子（multi-CSF，又称 IL-3）。此外，促红细胞生成素（erythropoictin，Epo）、刺激造血干细胞的干细胞因子（stem cell factor，SCF）、可刺激胚胎干细胞的白血病抑制因子（leukemia inhibitory factor，LIF）以及刺激血小板的血小板生成素（thrombopoietin）等均有集落刺激活性。白细胞介素-5（IL-5）称为嗜酸性粒细胞集落刺激因子（Eo-CSF）。主要集落刺激因子分类及生物学效应见表 10-1。

表 10-1　主要集落刺激因子分类及生物学效应

细胞因子名称	细胞来源	生物学效应
M-CSF	巨噬细胞	刺激巨噬细胞集落，刺激粒细胞，降低血胆固醇
Multi-CSF	活化的 T 细胞	刺激造血干细胞增殖，促进肥大细胞，嗜酸、嗜碱粒细胞增殖分化
G-CSF	纤维母细胞，骨髓基质细胞，膀胱癌细胞株等	刺激粒细胞集落，刺激粒细胞
GM-CSF	活化的 T 细胞，巨噬细胞，纤维母细胞等	刺激粒细胞，巨噬细胞集落形成刺激粒细胞功能
SCF	纤维母细胞，骨髓和胸腺的基质细胞	刺激髓系、红系、巨核系及淋巴系造血祖细胞
Epo	肾细胞	刺激红系造血祖细胞
LIF	基质细胞、单核细胞	促进某些白血病细胞株的分化，促进胚胎干（ES）细胞的增殖，抑制 ES 细胞的分化

M-CSF 也称集落刺激因子-1（CSF-1），可促进破骨细胞前体细胞的募集，诱导破骨细胞形成及分化，促进成熟破骨细胞对骨的吸收，抑制破骨细胞凋亡，在骨代谢调节中具有重要作用。本节将重点阐述 M-CSF 的生物学特性及在骨代谢调节中的作用。

（二）巨噬细胞集落刺激因子（M-CSF）的合成及化学结构

M-CSF 是一种具有谱系特异性的细胞因子，由巨噬细胞、内皮细胞、成纤维细胞和羊膜细胞以及多种肿瘤（如原粒细胞型白血病、肝癌、乳腺癌、卵巢癌等）细胞产生，也可由成骨细胞与间充质细胞产生。人类 M-CSF 基因长约 120kbp，含 10 个外显子，mRNA 编码一种含有 256 ～ 554 个氨基酸不等的前体蛋白，这个蛋白质是一个链间二硫键连接的同源二聚体糖蛋白，分子量 $40×10^3$，每个单体由 4 个 α 螺旋结构和一个反平行的 β 折叠构成。成熟的 M-SCF 分子靠近 N 端的 150 个氨基酸在与 M-SCF 受体结合中起关键作用，人和小鼠 M-CSF 分子这个区域结构高度保守，其同源性达 80%（张萌萌，2020g）。

M-CSF 的功能是由原癌基因 c-fms 编码的单一受体所介导。c-Fms 是一种膜受体，是 M-CSF 的唯一受体，在单核 / 巨噬细胞系中广泛表达，由三个部分组成：细胞外的配体结合区、单一的跨膜序列、含有酪氨酸激酶的胞质区。破坏 c-fms 基因会引起骨硬化，临床表现与 op/op 小鼠相似。M-CSF 主要作用于单核 / 巨噬细胞系（包括单核细胞、组织巨噬细胞、小胶质细胞和破骨细胞），调节单核 / 巨噬细胞系祖细胞的生存和增殖，并分化为成熟的吞噬细胞。

二、集落刺激因子的代谢与分泌调节

在骨组织中，M-CSF 是调节破骨细胞功能最主要的细胞因子之一，成骨细胞与间充质细胞是骨微环境中 M-CSF 的主要来源，M-CSF 在骨微环境中具有重要作用。在骨微环境中成骨细胞合成和分泌的 M-CSF 有两种类型：膜结合型（mM-CSF）和可溶型（sM-CSF）。mM-CSF 只在局部和细胞与细胞之间的相互作用中起调节作用，sM-CSF 具有全身性调节的作用。此外，以黏蛋白形式存在的 sM-CSF 还可以通过氨基葡聚糖链定位于局部，在局部起作用。这两种类型的 M-CSF 在活体内均参与破骨细胞的调节。用显微注射法在 op/op 小鼠的受精卵中注入含有骨钙素启动子的人类 sM-CSF cDNA 片段，这种骨钙素启动子选择性地在成骨细胞中表达 sM-CSF，这样就产生了含有人类 sM-CSF cDNA 的转基因小鼠（op/opT）。Southern 印迹分析发现在 op/opT 小鼠出生后第 5 周 op/op 小鼠中存在异常的骨密度，网状骨容积和生长板厚度在 op/opT 小鼠中被完全逆转，这种状况持续到 14 周，各种测量值与野生型小鼠相当。另外 op/opT 小鼠骨组织中破骨细胞数量明显增加，并且在形态学上与野生型小鼠相似。这表明在骨微环境下成骨细胞表达的可溶性的 M-CSF 足以维持正常的破骨细胞发育。用转基因的方法产生能选择性在骨组织中表达 mM-CSF 的转基因小鼠。这种转基因小鼠也能纠正 op/op 小鼠骨硬化症，并且骨骼的生长与骨密度都与野生型小鼠相当。由此可见 mM-CSF 在活体内同样参与破骨细胞的调节，并且可能是局部 M-CSF 的一个重要来源。

骨吸收因子如白细胞介素-1、肿瘤坏死因子、地塞米松及雌激素等均可调节 M-CSF 的合成及分泌。有研究发现，TNF-α 可增加 ST2 细胞 M-CSFmRNA 水平，地塞米松也同样增加 M-CSF mRNA 水平。而前列腺素通过提高细胞内环磷酸腺苷（cAMP）水平，降低 TNF-α 促进 M-CSF 分泌的作用，从而下调 M-CSF 的表达（Wang et al，2018）。M-CSF 不存在于血循环中，主要在骨髓腔内刺激单核细胞集落形成。在微生物感染、炎症及免疫应答过程中，细胞合成、分泌 M-CSF 迅速增加，尤其是在急性感染时，可升高接近 1000 倍。

三、集落刺激因子与骨质疏松

（一）集落刺激因子对骨代谢的调节

1. M-CSF 与破骨细胞分化和增殖

正常生理条件下，破骨细胞骨吸收和成骨细胞骨形成维持着动态平衡，一旦这种平衡被破坏，就会产生许多临床问题。过度骨溶解发生于骨肿瘤转移、炎症性关节炎、植入假体失败以及代谢性疾病如 Paget 骨病和骨质疏松等情况下。破骨细胞的分化受多种细胞及其产物的调节，其中 M-CSF 与核因子 κB 受体活化因子配体（RANKL）是迄今为止发现的直接参与破骨细胞分化的两种细胞因子，M-CSF 与 RANKL 一起调节破骨细胞的形成，同时抗 M-CSF 抗体与抗 M-CSF 受体抗体均能抑制破骨细胞形成。利用 M-CSF 与 RANKL 体外诱导大鼠破骨样细胞形成，证明了二者对诱导破骨细胞分化的关键性作用。M-CSF 是破骨细胞分化早期的关键调节因子，在骨吸收过程中，成骨细胞在骨吸收刺激因子的作用下分泌 M-CSF，M-CSF 与破骨细胞前体细胞表面的 c-Fms 结合，经过下游一系列复杂的信号转导过程，诱导破骨细胞分化（蒋鹏等，2017）。此外，M-CSF 可诱导骨髓细胞表达 RANK 受体，进而使其与 RANKL 发生作用，诱导破骨细胞分化。M-CSF 在破骨细胞成熟中的作用见文献（廖二元等，2013f）。

在对 op/op 小鼠的研究中发现 M-CSF 在破骨细胞的分化中具有重要作用，这种小鼠由于缺乏有功能活性的 M-CSF 而发生破骨细胞缺乏型骨骼石化症，对这种小鼠进行 M-CSF 基因序列测定，发现小鼠存在 M-CSF 基因移码突变。M-CSF 基因缺陷的 op/op 小鼠，体内巨噬细胞少，缺乏破骨细胞，而在髓腔注入 M-CSF 后，破骨细胞数量明显增多（蒋鹏等，2017）。

在体外实验中，M-CSF 可以显著增加抗酒石酸酸性磷酸酶（TRAP）阳性的破骨细胞数量，而且在一定范围内这种数量的增加与 M-CSF 的剂量呈正相关。在单核细胞和成骨细胞体外共同培养系中，伴随着破骨细胞的形成，出现 M-CSF 高表达；如果阻断 M-CSF 与其受体的结合，可显著减少破骨细胞的数目。在进行人破骨细胞体外培养时发现，M-CSF 在浓度 0～25ng/mL 时诱导破骨细胞形成和增殖呈浓度依赖的方式，在浓度为 100ng/mL 时明显抑制破骨细胞形成。

M-CSF 对破骨细胞的作用是通过与其位于破骨细胞前体细胞膜上的受体 c-Fms 的结合来实现的。M-CSF 与 c-Fms 结合后，可激活 c-Fms 的酪氨酸激酶活性，导致其自身磷酸化，磷酸化后为磷脂酰肌醇 3-激酶（PI3K）、生长因子受体结合蛋白 2（Grb2）提供了结合区。随后，与 c-Fms 结合的 Grb2 激活细胞外调节蛋白激酶（ERK），而 PI3K 则激活蛋白激酶 B（Akt），由此促进破骨细胞前体的存活。在骨吸收刺激因子存在情况下，将正常小鼠的颅骨细胞与骨髓细胞共同培养可生成破骨细胞，但是如果 M-CSF 缺陷小鼠的颅骨细胞与骨髓细胞共同培养，则不会产生破骨细胞前体细胞和破骨细胞。这些研究均表明 M-CSF 在破骨细胞的形成和增殖中具有重要作用。

王佳等（2019）M-CSF 过表达增强 BMSC 向破骨细胞分化的能力，对破骨细胞形成分化的早中晚期均存在影响。此外 M-CSF 高表达质粒能将外源基因导入 BMSC，是一种强有力的骨再生的基因治疗工具。

2. M-SCF 与破骨细胞活性

研究证明在破骨细胞培养的后期阶段，M-CSF 除促进破骨细胞前体的增殖和生存外，对成熟破骨细胞功能的发挥也起着重要作用，它可以增强成熟破骨细胞的活性，例如伸展、运动以及细胞骨架的形成。这些功能的发挥依赖 M-CSF 与其受体 c-Fms 的集合。c-Fms 是一种受体酪氨酸激酶，胞质末端含有多个酪氨酸残基，Tyr-559 是 M-CSF 在诱导破骨细胞运动和细胞骨架形成中的一个必需但不充分的残基，结合 Tyr-697 和 Tyr-721，招募接头分子 Src 家族激酶（src family kinase，SFK）、c-Cbl（casitas B-lineage lymphoma）和磷脂酰肌醇 3-激酶（phosphatidylinositol 3-kinase，PI3K），形成 SFK、c-Cbl、PI3K 信号复合体，导致 Vav3 发生磷酸化，招募并激活 Rac，活化的 Rac 诱导破骨细胞板状伪足的形成和伸展。

M-CSF 还可以调节破骨细胞的骨吸收活性，在体外骨切片上行破骨细胞培养，发现在第

3～7d 期间，平均每平方厘米骨切片破骨细胞数为 4800，每天骨切片表面有 12% 被吸收；而在没有 M-CSF 的培养基中，平均每平方厘米破骨细胞数为 3300，每天的骨吸收面积仅为 4%。可见骨吸收活性与破骨细胞数呈正相关，M-CSF 通过增加破骨细胞的数量来增强骨吸收活性。

M-CSF 通过不同的信号途径来维持破骨细胞的存活，其中以 PI3K/Akt 和 MEK/ERK 两种信号途径最为重要。研究发现，M-CSF 作用于破骨细胞后激活细胞内 M-CSF，M-CSF 通过蛋白激酶 B（PKB，又称 Akt）介导，磷酸化下游分子 BAD、caspase-9、糖原合成酶激酶以及 forkhead 家族成员转导信号来抑制破骨细胞凋亡。同时 M-CSF 还激活细胞内 Ras，诱导 Raf 活化，引起 PI3K 和 Raf/MEK/ERK 两个相平行的级联反应。另外，活化的 Raf 还能通过激活细胞内 PAK1（p21-activated kinase-1），上调凋亡蛋白抑制因子（inhibitor of apoptosis proteins，IAP）家族成员存活蛋白（survivin）表达来抑制破骨细胞凋亡。M-CSF 通过调节骨保护素（OPG）mRNA 表达和 OPG 蛋白分泌的方式影响破骨细胞的活性，这种调节方式具有剂量依赖性，并且在一定条件下是可逆的。

雌激素缺乏（或卵巢切除后），一些骨髓基质细胞亚型发育占优势，这些细胞可合成过量的 M-CSF。雌激素缺乏时，早期生长反应基因-1（Egr-1）基因磷酸化，使之不能与转录因子 SP-1 相互作用；SP-1 过量刺激 mM-CSF 生成。缺乏 Egr-1 小鼠的骨转换率升高也支持此学说。类风湿性关节炎和雌激素缺乏等病理情况下，活化型 T 淋巴细胞可分泌 RANKL，破骨细胞生成增多也与 M-CSF 有关（廖二元等，2013f）。

有研究表明，低浓度的 M-CSF 可以抑制破骨细胞凋亡，维持其存活。体外破骨细胞分化依赖 M-CSF，从纯化的破骨细胞培养液中去除 M-CSF 会引发级联反应，MST1 激酶（mammalian sterile 20-like kinase 1）活化，导致破骨细胞发生凋亡。进行破骨细胞体外培养，在 2h 和 18h 的时间点进行比较发现：在加入 M-CSF 的培养基中破骨细胞的数量在两个时间点没有明显变化；而在没有 M-CSF 的培养基中，18h 后破骨细胞的数量明显减少。这表明 M-CSF 能抑制破骨细胞凋亡，延长破骨细胞生命周期。

3. 其他集落刺激因子在骨代谢调节中的作用

粒细胞集落刺激因子（granulocyte colony-stimulating factor，G-CSF）为一种糖蛋白，分子质量约 25kDa，对破骨性谱系细胞可能没有直接作用，但使用外源性 G-CSF 或转 G-CSF 基因动物可有破骨细胞集落扩张，并可导致骨质疏松症。G-CSF 诱导的骨质疏松一般是与破骨细胞数目增多和骨形成减少有关。先天性中性粒细胞减少症患者也常伴低骨量或骨质疏松症，但这些患者的骨丢失也可能是粒细胞减少的结果。转 G-CSF 基因小鼠由于过量表达 G-CSF 可发生骨质疏松症（廖二元等，2013f）。张滨等（2014）研究发现粒细胞集落刺激因子的应用可以明显提高骨缺损区域的间充质干细胞数量，促进成骨，从而可以促进骨缺损的早期修复。

多集落刺激因子（multicolony-stimulating factor，multi-CSF，又称 IL-3）是一种糖蛋白，以活化型 T 淋巴细胞表达量最高，是破骨细胞发育和分化的必需因子之一。Paget 骨病患者未治疗前，multi-CSF 明显升高，而血清 IL-1β、IL-6、肿瘤坏死因子（tumor necrosis factor α，TNF-α）明显降低。用这种患者的血清可在体外诱导破骨细胞生成和骨吸收功能，说明 Paget 骨病的发病与 multi-CSF 分泌过多有关。

（二）集落刺激因子的临床研究

破骨细胞前体细胞向破骨细胞的分化需要特定的微环境，需要细胞因子的参与，M-CSF 是破骨细胞形成过程中的关键因子，先天骨石化症小鼠正是因为缺少 M-CSF，导致破骨细胞合成受到影响，骨吸收功能减弱，进而表现为骨硬化症（张萌萌，2020g）。

M-CSF 可诱导骨髓细胞表达 RANK 受体，RANKL 与 RANK 发生结合，诱导破骨细胞分化。并且，M-CSF 可通过激活 Akt 及 ERK 信号通路与 RANKL 相互作用，进而参与破骨细胞分化形成的晚期阶段（Glasnović et al，2018）。Martin 等（2015）在研究中发现，成骨细胞表达的细胞因子通过与破骨细胞前体细胞表面上的膜结合分子结合，细胞信号发生传递，来诱导破骨细胞的分化，其中 M-CSF 与 RANK/RANKL 信号通路是破骨细胞分化最重要的调节方式。在人工关节假体周围磨损颗粒较多的情况下，M-CSF 等炎性因子可不通 RANK/RANKL/OPG 系统，而是直接发挥作用来诱导破骨细胞的分化。

胡芝芝等（2015）研究发现维持性血液透析患者血清中 M-CSF 与 BMD 呈负相关，随着血清 M-CSF 水平的升高，骨密度逐渐下降，骨质疏松发生率增加，推测维持性血液透析患者血清 M-CSF 水平升高与患者骨质疏松的发生及进展有关。

有研究报道 M-CSF 能刺激肿瘤细胞生长，在许多肿瘤的发生、发展过程中扮演重要角色，胃癌组血清 M-CSF 水平高于胃溃疡组及对照组，猜测 M-CSF 与肿瘤生长有关，对于监测病情、预测预后有一定的参考价值。还有研究表明，M-CSF 可通过激活胸腺瘤病毒原癌基因 1（*Akt*）、原癌基因（*c-fos*）及细胞外信号调节激酶（ERK）信号通路与 RANKL 相互作用，进而参与破骨细胞分化形成的晚期阶段。

M-CSF 存在于正常人的血清中，上皮细胞、成纤维细胞、内皮细胞及巨噬细胞均可以产生 M-CSF，在炎症状态下巨噬细胞、T 细胞和 B 细胞表达 M-CSF 量均增加，M-CSF 还能维持和增加组织中巨噬细胞的数量，并通过诱导胰岛素样生长因子 1 的表达和巨噬细胞表达抗炎基因促进肾脏修复（Hamilton et al，2014）。

牛津大学的一项研究发现，M-CSF 阻断治疗后富含巨噬细胞和 IL-22/IL-17 信号转导途径的转录物的表达降低，提示 M-CSF 受体阻断，可能会吸引更多的破骨细胞前体进入骨质降解部位，促进破骨细胞的吸收作用（Guo et al，2018）。

（马倩倩　毛未贤　张萌萌）

第八节　表皮生长因子

一、表皮生长因子的合成及化学结构

表皮生长因子（epidermal growth factor，EGF）是由 53 个氨基酸残基组成的耐热单链低分子多肽（张萌萌，2020h）。

二、表皮生长因子的代谢与分泌调节

EGF 与靶细胞上的 EGF 受体特异性识别结合后，发生一系列生化反应，最终可促进靶细胞的 DNA 合成及有丝分裂。EGF 由炎症细胞及单核细胞分泌而来，广泛存在于体液和多种腺体中，在乳汁、尿液、精液中的含量特异性升高，在血清中的浓度较低。EGF 无糖基部位，非常稳定，耐热耐酸。

EGF 作用广泛，对肿瘤预后，选择治疗方案以及胃溃疡、肝功能衰竭等治疗均有重要意义，并能对成纤维细胞以及表皮细胞等产生有效的修复作用，促进细胞分裂增殖及其向骨细胞转化，加速骨折的修复（成善泉等，2013；顾梦臻等，2013）。

表皮生长因子受体（epidermal growth factor receptor，EGFR），又称 ErbB1 或 HER-1，是一种细胞膜糖蛋白，属于酪氨酸激酶受体，具有多种生物学功能，分布于人体多种组织的细胞膜上，是 ERBB 家族中四个密切相关的细胞膜糖蛋白之一，其他 3 个是 ErbB2、ErbB3 和 ErbB4。表皮生长因子受体由三部分组成：①细胞外结构域与配体结合；②疏水性的跨膜结构域；③细胞内的催化酪氨酸激酶结构域和酪氨酸残基，酪氨酸残基磷酸化将信号转导至下游。各种配体由其相对应的跨膜蛋白前体经过蛋白水解而来，水解后这些生长因子配体都暴露一个称为 EGF 样结构域的保守三环结构。EGFR 在配体的刺激下形成二聚体，包括与另一个 EGFR 形成同型二聚体以及与 ERBB 家族具有相似结构的 ErbB2、ErbB3 或 ErbB4 形成异型二聚体两种。受体二聚化后产生交联磷酸化作用，受体在细胞内的部分发生特定酪氨酸残基磷酸化，从而刺激激活下游细胞内的多种信号通路。最主要的有 MAPK Ras-Raf 通路和 PI3K/AKT 信号转导通路，从而调控核内基因的表达，影响细胞的增殖、分化、凋亡。

三、表皮生长因子与骨质疏松

成骨细胞是骨形成的主要功能细胞，由间充质干细胞分化而来，细胞外基质的合成、沉积、矿化等都是通过成骨细胞分化而实现的，在骨重建过程中，在碱性磷酸酶介导的钙化过程中成骨细胞凋亡或者融入骨基质形成骨细胞。丝裂原活化蛋白激酶（MAPK）通路与成骨细胞有特殊关联。EGF 增加成骨细胞增殖和减少凋亡，从而增加成骨细胞的数量。

EGFR 配体刺激成骨细胞增殖，抑制成骨细胞分化。研究发现表皮生长因子样配体强烈抑制成骨细胞分化和矿化（Wei et al，2015），在分化成成骨细胞的过程中，通过 EGFR 依赖方式，EGFR 在转录水平抑制早期和晚期骨标志基因的表达，EGFR 信号通路能降低两个主要的成骨细胞的转录因子 Runx2（Runx2）、Osterix（OSX）的表达，OSX 对于成骨细胞的成熟是必不可少的（Saito et al，2013）；EGFR 信号通路还能增加转录抑制因子 HDAC4 和 HDAC6 的数量，过表达的 HDAC4 蛋白在成骨细胞分化过程中减少 Runx2 的数量，Runx2 促进早期的成骨细胞分化。虽然 EGFR 的其他配体可以影响成骨细胞，但双调蛋白（AREG）为主要的 EGFR 配体，发挥 EGF 的生理功能（Chandra et al，2013）。

EGFR 信号通过扩大间充质干细胞的数量来刺激骨的形成，EGFR 信号也可以通过调节成骨祖细胞的增殖与凋亡来明显增加成骨细胞数量。表皮生长因子受体信号通路对骨折愈合也有重要影响（袁功武等，2018）。研究发现，活化的 EGFR 增加成骨细胞的数量，主要是通过 MAPK-ERK 通路促进细胞增殖和抑制 TNF-α 诱导的细胞凋亡，TNF-α 细转化酶（TACE）是一种膜结合蛋白水解酶，在调节 TNF-α 和 EGFR 配体中具有关键作用（Vaidya et al，2015）。Chandra 等发现 EGFR 信号刺激骨祖细胞的 MCL1（抗凋亡蛋白）和 EGR 转录因子家族（EGR1、2、3）的表达（Chandra et al，2013）。同时 Lan 研究发现 EGFR 信号通路通过 MAPK/Erk 信号转导途径而不是 PI3K-AKT 信号转导途径调节 Egr1 和 Egr2 的表达水平，诱导 Egr2 的表达，从而导致了 Mcl1 的增加，最终抑制细胞凋亡，且证实了 Egr2 基因是介导 EGFR 诱导的骨祖细胞数量增加的重要转录基因。近年来研究发现，EGFR 活化对于 PTN 诱导的增加碱性磷酸酶（ALP）活性和细胞存活非常重要。EGFR 信号通路是骨代谢的重要调节器，在骨代谢中起重要调节作用；但

EGFR 调节骨代谢的具体机制目前尚不是很清楚。

（毛未贤　马倩倩　张萌萌）

第九节　成纤维细胞生长因子-23

一、成纤维细胞生长因子-23 的合成及化学结构

（一）FGF-23 的化学结构

成纤维细胞生长因子（fibroblast growth factor，FGF）是 1940 年在大脑和垂体的粗提物中发现的可以促进成纤维细胞生长的活性物质，由中胚层和神经外胚层细胞发育而来，在 1974 年被首次分离纯化得到（张萌萌，2020i），因能够刺激成纤维细胞增殖而得名（张萌萌，2020i）。

FGF 家族有 22 个成员，可分为内分泌 FGF（FGF-15/19、FGF-21、FGF-23）、胞内 FGF（FGF-11-14）与经典的 FGF（Ornitz et al，2015），FGF-23 是重要的钙磷调节分子（谢杨丽等，2020）。

FGF-23 由 251 个氨基酸组成，是一种分子质量为 32kDa 的蛋白质。其定位于染色体 12p13，含有 3 个外显子，编码序列全长 11.5kb。FGF-23 蛋白由氨基端信号肽、羧基端延伸序列和 FGF 家族保守序列 3 个结构域组成。

（二）FGF-23 的合成

FGF 家族成员具有促进细胞增殖，机体发育，血管增生，创伤修复，代谢调节等多种生物学活性功能，近年来大量科学研究表明其在肥胖（Deng et al，2016）、心血管疾病、慢性肾病、2 型糖尿病（Gasser et al，2017）和非酒精性脂肪肝等代谢性疾病调控方面也发挥着非常重要的作用（Zhou et al，2017）。随着对 FGF 家族成员生物学功能的深入和广泛研究，FGF 的临床应用范围进一步扩大，为代谢紊乱相关疾病的治疗提供新的思路。FGF 被细胞分泌到胞外后，在发育、组织稳态和代谢中发挥多效作用（Ornitz et al，2015）。

2000 年在研究老鼠 FGF-15 的 cDNA 序列时分离出来一种新的具有完整氨基酸序列的 FGF，由于其是第 23 个被发现的 FGF，因此命名为 FGF-23。随后发现 FGF-23 在心脏、肝脏、淋巴结和胸腺等部位均有低水平表达。

成纤维细胞生长因子-23（FGF-23）是一种能够促进尿磷排泄的骨源性细胞因子，在机体的许多组织和器官中均有表达，主要通过结合或激活细胞表面的酪氨酸激酶受体 / 成纤维细胞生长因子受体（fibroblast growth factor receptor，FGFR）而调节细胞内多种反应。不同于 FGF 家族其他成员，FGF-23 与肝素亲和力较低，因此可随血液循环到达肾脏发挥生物学效应。通过跨膜蛋白 Klotho 的介导，FGF-23 可与 FGF 受体（FGF receptor，FGFR）紧密结合。FGFR 是一种酪氨酸激酶，在体内多种组织中均有表达，当其单独存在时，与 FGF-23 的亲和力较低，而当跨膜蛋白 Klotho 与 FGFR 作为共受体存在时，可显著增加 FGFR 与 FGF-23 的亲和力。近十几年来，研究发现 FGF-23 通过抑制近端肾小管细胞膜上 Na/Pi Ⅱ a 和 Na/Pi Ⅱ c 协同转运蛋白发挥调节循环磷及骨化三醇的作用（Portale et al，2015）。在 FGFR-1 和跨膜蛋白 Klotho 共同存在的情况下，FGF-23 下调 1α 羟化酶的表达，导致 $1,25\text{-}(OH)_2D_3$ 缺乏和钙吸收障碍，从而促使骨和矿物质代

谢紊乱的发生。

二、成纤维细胞生长因子-23 的代谢与分泌调节

（一）饮食磷含量调节 FGF-23 分泌

无机磷主要储存在骨骼组织中，血磷受肠吸收和肾脏排泄的共同调节，肠磷吸收又直接受饮食磷含量的影响，也受 $1,25\text{-}(OH)_2D_3$ 的调节。血磷升高抑制 PTH 分泌，继而引起肾小管 2 型 Na 依赖性磷同转运体（NPT2a）表达，磷排泄增多，以维持血磷恒定。饮食和血清钙、磷及 $1,25\text{-}(OH)_2D_3$ 刺激 FGF-23 生成，而 FGF-23 直接抑制 $1,25\text{-}(OH)_2D_3$ 分泌；同时通过抑制 PTH 而阻滞 $1,25\text{-}(OH)_2D_3$ 合成。FGF-23 抑制肾小管磷的重吸收，降低血磷水平，而后者又刺激 $1,25\text{-}(OH)_2D_3$ 分泌。因此，$1,25\text{-}(OH)_2D_3$ 水平依赖于 FGF-23 和血磷的综合作用。动物实验发现，饮食磷缺乏使血清 FGF-23 水平降低至 1/7，人体研究的结果相似。饮食磷缺乏引起的血清 FGF-23 降低作用明显低于磷负荷导致的 FGF-23 升高作用，且其作用不依赖于 $1,25\text{-}(OH)_2D_3$。

（二）慢性肾病对 FGF-23 分泌的影响

慢性肾病时，血清 FGF-23 和 PTH 均明显升高。慢性肾病患者的血清磷与 FGF-23 密切相关，但目前尚未证明肾病本身可直接刺激 FGF-23 分泌。

（三）铁剂促进 FGF-23 分泌

静脉注射铁剂时可强烈刺激 FGF-23 分泌，引起继发性高 FGF-23 血症。慢性肾病患者常因贫血而应用铁剂治疗，铁离子是刺激 FGF-23 分泌的原因之一。

三、成纤维细胞生长因子-23 与骨质疏松

（一）成纤维细胞生长因子-23 对骨代谢的调节

成纤维细胞生长因子（FGF）有助于调节成骨细胞的增殖和分化，是肢体发育早期和整个骨骼发育所必需的（Wang et al, 2019a）。FGF 和成纤维细胞生长因子受体共同参与调节骨骼的发育。

FGF-23 在 2000 年被鉴定为一种磷酸激素，由骨细胞和成骨细胞合成，可作用于多种组织和器官，能够调节钙磷代谢及维生素 D 的分泌，调控肾磷酸盐的重吸收。与 FGF-15、FGF-19 和 FGF-21 不同的是，其不与 βKlotho 结合形成复合物传递信号，而是与 αKlotho 结合传递信息。而 αKlotho 特异性表达于肾脏，包括肾单位、近端小管和刷状缘。缺乏 FGF-23 的小鼠会出现严重的高磷血症，继而出现骨质疏松、血管钙化、动脉粥样硬化等疾病。因此，骨源性 FGF-23 作用于肾脏，促进近端小管的钙磷代谢。FGF-23 通过调控肾脏中 NaPi-2a 转运体的表达，从而调节钙磷的代谢。

孤儿核受体 1（orphan nuclear receptor 1，NURR1）参与了 FGF-23 的转录调节。NURR1 可介导甲状旁腺素（parathyroid hormone，PTH）调节 FGF-23，PTH 和 FGF-23 存在一个负反馈调节作用。PTH 作用于骨细胞上的甲状旁腺素受体 1（parathyroid hormone receptor 1，PTH1R）以诱导 FGF-23 的表达，PTH 信号转导激活蛋白激酶 A（protein kinase A，PKA），增加 FGF-23 的表达和分泌。

实验证明 1,25-二羟基维生素 D₃ 可通过激活维生素 D 受体（vitamin D receptor，VDR）迅速诱导 FGF-23 表达，而 FGF-23 低表达的小鼠中 1,25-二羟基维生素 D₃ 含量增加，因此 FGF-23 是 1,25-二羟基维生素 D₃ 的有效抑制剂，同时 1,25-二羟基维生素 D₃ 是 FGF-23 最显著的诱导因子。

FGF-23 可通过抑制 CYP27B1（25-hydroxy vitamin D₃ 1α-hydroxylase）和刺激 CYP24A1（vitamin D₃ 24-hydroxylase）的表达来控制血磷浓度，FGF-23 介导的 CYP27B1 下调导致血清 1,25-二羟基维生素 D₃ 水平降低，而 1,25-二羟基维生素 D₃ 的减少会抑制肾磷酸盐吸收从而有助于降低磷酸盐水平。由于 1,25-二羟基维生素 D₃ 诱导产生 FGF-23，然后通过 CYP27B1 下调抑制 1,25-二羟基维生素 D₃ 合成，因此 FGF23 间接地抑制 1,25-二羟基维生素 D₃ 介导的肠吸收并平衡肾脏对磷酸盐的再吸收；FGF23 还可通过消除 PTH 对 CYP27B1 的激活来抑制 1,25-二羟基生素 D₃ 的生物活性，预防高磷血症和高维生素血症。

（二）成纤维细胞生长因子-23 的临床研究

引起血清 FGF-23 升高的疾病主要有纤维性结构不良（fibrous dysplasia）、Jansen 干骺端软骨发育不良症（Jansen metaphyseal chondrodysplaia）、骨-颅骨发育不良症（osteoglophonic dysplasia，FGFR-1 基因突变）、线状皮脂腺痣综合征（linear nevus sebaceous syndrome，LNSS）等。

慢性肾病患者的血清 FGF-23 明显升高，并且 FGF-23 是心血管事件的预报因子。完整的血清 FGF-23 为（44±37）ng/L，但受年龄、性别、体重和肾小球滤过率的影响。用肾病透析患者的血清做 FGF-23 蛋白杂交能反映循环血液中的 FGF-23 活性，协助病情判断。FGF-23 突变引起的遗传性低磷血症（ADHR）和 TIO 的血清 FGF-23 明显升高，血磷降低，XLH、ARHP、ENPPI 和 DMP1 患者的血清 FGF-23 升高。

肾脏远端小管作为 Klotho 主要的表达部位，表明其是 FGF-23 表达的主要靶位，然而 FGF-23 抑制 NaPi-2a 及 1α-羟化酶的表达是在近端小管。两种可能的解释是：①因为 Klotho 在近端小管上低表达，FGF-23 可以在近端小管直接抑制 1a-羟化酶及钠磷协同转运蛋白的表达；②FGF-23 作用在远端小管上，分泌一种旁分泌因子来抑制 NaPi-2a 及 1α-羟化酶的表达。有研究表明，注射活性 FGF-23 在远端小管上刺激 FGF 信号转导通路，证实其第二种可能性，远端小管分泌的旁分泌因子仍有待研究。

将人成骨细胞进行体外培养，发现 FGF-23 的过度表达可显著干扰成骨细胞分化和细胞外基质矿化。过度表达人 FGF-23 的转基因老鼠其生化（低磷血症、低钙血症、肾小管磷重吸收的减少）和骨骼（佝偻病、骨软化）的异常，与人类 X 链相关性低血磷性佝偻病和常染色体显性低血磷性佝偻病的表现相一致。

Graciolli 等（2017）临床研究表明，CKD2-5 期患者并发低转化 ROD，其血钙和白蛋白水平显著降低，但血清 FGF-23 和 PTH 水平显著升高，FGF-23 的细胞信号转导需要 FGFR-1、FGFR-2、FGFR-3、FGFR-4 和 Klotho 的共同存在。在 4 个受体中，与 FGF-23 亲和力最高的是 FGFR-1。Parker 等（2017）进行的动物研究表明，与正常对照组相比，CKD（慢性肾病）狗的血清 FGF-23 呈显著升高（476pg/mL 比 315pg/mL）。CKD 患者的血清 FGF-23 高出基线值 5.5 倍（236RU/mL 比 43RU/mL）。更重要的是，人类骨活检表明骨 FGF-23 表达升高最早也始于 CKD2 期，与 ROD（肾性骨病）起病高度吻合。因此，FGF-23 有望成为 ROD 的早期生物学标志。研究转基因小鼠生长板，发现血清和骨 FGF-23 的显著升高伴随着 Col X 的下调。相反，阻断 FGF-23 活性可以逆转 Col X 的下调，改善低磷血症佝偻病的骨骼表现（Liu et al，2016）。Mace 等（2017）通过构建 5/6 肾切除老鼠模型，来研究 FGF-23 的表达，发现尿毒症大鼠血清和骨 FGF-23 在术后 8 周显著上调；而当其使用 FGFR 抑制剂（PD173074）来进一步观察 FGFR 信号转导时，发现尿毒症大鼠暴露 5 h 后，不仅血清 FGF-23 受到抑制，而且骨 FGF-23 表达也明显下调。观察外源性 FGF-23 对成骨细胞 MC3T3.E1 增殖和分化的影响，发现当 Klotho 存在时，FGF-23 通过上调 FGFR-1 的表达，从而对骨矿化和成骨细胞活性产生显著抑制。相反，上述 FGF-23 的效应可以完全被 FGFR-1 抑制剂 SU5402 所阻断。Col X 由 COL10A1 基因编码，由终末分化的软骨细胞合成。目前，Col X 是唯一已知的软骨内骨化过程中新骨形成的特定分子标记物。

研究 CKD 患者血清 FGF-23 和骨代谢指标之间的关系，发现血清 FGF-23 与钙和 1,25-$(OH)_2D_3$ 呈负相关；此外，多元回归分析表明，FGF-23 是脊椎骨折的独立影响因素，椎骨骨折时 FGF-23 的最佳阈值浓度是 56.8pg/mL。人类松质骨细胞体外实验也表明，FGF-23 表达是晚期成骨细胞分化、骨涎蛋白和骨钙蛋白标志物的负面影响因素。刘思燕（刘思燕，2016）将大鼠随机分为 ROD 组（n=48）和假手术组（n=48），ROD 组是通过单侧肾切除联合阿霉素尾静脉注射诱导造模，假手术组仅剖腹探及肾包膜然后关腹缝合。在整个观察期间，ROD 组骨 FGF-23 及 FGFR-1 蛋白表达显著高于假手术组（$P < 0.05$），而 Klotho 蛋白表达仅在急性期及慢性期出现显著增加（$P < 0.05$）。血清 FGF-23 与钙、磷、25-(OH)D、成骨溶骨指标和 Col X 呈显著负相关，与骨 FGF-23 蛋白表达及血清 PTH 呈显著正相关。

（毛未贤　马倩倩　张萌萌）

第十节　血小板衍生生长因子

一、血小板衍生生长因子的合成及化学结构

1974 年，在寻找血清中能促进血管内皮细胞分化的物质时，发现了一种刺激结缔组织等组织细胞增殖的肽类调节因子，并在血小板 α 颗粒中首先纯化出来，故将其命名为血小板衍生生长因子（platelet-derived growth factor，PDGF）。随后发现在所有紧邻间质细胞的上皮细胞、内皮细胞、血管平滑肌细胞、成纤维细胞等细胞中均有表达。常见的血小板衍生生长因子是两条多肽链通过二硫键形成的同型或异型二聚体，这使 PDGF 具有多种形式的二聚体结构，即 PDGF-AA、PDGF-BB、PDGF-AB、PDGF-CC 以及 PDGF-DD。其中 PDGF-A 链分子质量为 16kDa，PDGF-B 链分子质量为 14kDa。PDGF Ⅰ 即 PDGF-AA，分子质量为 31 kDa，含有 7% 糖，PDGF Ⅱ 即 PDGF-BB，分子质量为 28 kDa，含 4% 糖，两者均由两条高度同源的 A 链或 B 链组成（张萌萌，2020j）。

二、血小板衍生生长因子的代谢与分泌调节

PDGF 是贮存于血小板 α 颗粒中的一种碱性蛋白质，是低分子量促细胞分裂素。能刺激停滞于 G0/G1 期的成纤维细胞、神经胶质细胞、平滑肌细胞等多种细胞进入分裂增殖周期。正常生理状态下存在于血小板的 α 颗粒内，当血液凝固时由崩解的血小板释放出来并且被激活，具有刺激特定细胞趋化与促进特定细胞生长的生物活性。此外，在组织受到损伤时巨噬细胞、血管平滑肌细胞、成纤维细胞、内皮细胞、胚胎干细胞等也可以合成并释放 PDGF。肝脏受损时，巨

噬细胞、血小板、浸润的炎细胞、受损的内皮细胞及激活的肝星形细胞均可以分泌 PDGF，以自分泌、旁分泌的方式发挥作用（廖二元等，2013a）。

体内单核 / 巨噬细胞是主要合成 PDGF 的细胞，A、B 链基因分别位于第 7、22 号染色体。PDGF 在损伤早期从血小板 α 颗粒中释放出来，启动并加速组织创伤修复。PDGF 的生物学活性包括趋化活性、缩血管活性、促分裂效应、参与磷酸酯酶激活与前列腺素代谢。

PDGF 诱导巨噬细胞与成纤维细胞的游走，对中性粒细胞、平滑肌细胞、成纤维细胞有趋化性。在创伤早期，可以促进周围细胞向创伤部位聚集，配合血小板的凝血作用，激活创伤部位的免疫系统，为创伤修复奠定基础。

PDGF 能引起血管收缩，是比血管紧张素 II 更强的血管活性物质。在创伤初期，可以刺激创伤部位的毛细血管迅速收缩，降低创伤部位的血压与流速，促进血液凝固，为创伤修复创造条件。同时，PDGF 可以诱导受损的上皮细胞与内皮细胞分裂增殖，促进血管的形成与再生，为创伤修复提供保证。

PDGF 能刺激血管平滑肌细胞、成纤维细胞、胶质细胞的分裂增生。PDGF 通过激活 PDGF 受体跨膜蛋白传递细胞信号，刺激停滞于 G0/G1 期的成纤维细胞、神经胶质细胞、平滑肌细胞等多种细胞进入分裂增殖周期（张萌萌，2020j）。

PDGF 与有受体的细胞作用时，能诱导磷酸酰肌醇循环和花生四烯酸的释放，促进前列腺素、PGI_2 和 PGE_2 的生成，并增加其扩血管以及抗血小板的活性。PGI_2 和 PGE_2 的增加可能会加速骨吸收。

PDGF 能够刺激单核细胞-巨噬细胞和成纤维细胞等组织修复所必需细胞的趋化、增殖和新基因的表达，有效促进创面愈合，而在正常皮肤和难愈合的皮肤溃疡中 PDGF 呈低表达。PDGF 参与创面愈合全过程，在愈合早期，高浓度的 PDGF 促进细胞增殖；在愈合后期，低浓度 PDGF 可以促进成纤维细胞向肌成纤维细胞转化并促进胶原生成（Yao et al，2022）。

三、血小板衍生生长因子与骨质疏松

（一）血小板衍生生长因子对骨代谢的调节

PDGF 是骨细胞系列中重要的有丝分裂原，在骨组织中主要由成骨细胞分泌产生，并贮存于骨基质中。骨的生长发育和修复重建过程中，成血管作用与成骨作用不可或缺，二者耦联是骨形成的关键因素（杨瑾廷等，2017）。PDGF 受体属于第三类受体酪氨酸激酶，包含 PDGFRα 与 PDGFRβ，在细胞的信号转导中发挥重要作用。PDGFRα 所调控的信号通路主要参与胃肠道的发育和肺、肠、皮肤等器官的神经保护组织的形成；PDGFRβ 则存在于血管内皮细胞、前体破骨细胞等细胞表面。PDGFRβ 同相应的 PDGF 相结合后，可以参与微血管系统和成骨细胞系的活动调节，表明该通路对于成骨成血管的耦合具有重要作用（苏晗等，2022）。

PDGF 能够促进成骨细胞分裂、增殖，增殖效果与该细胞因子的作用浓度和作用时间相关。PDGF 可刺激骨间质细胞的增殖、趋化，并对基底膜的钙沉积产生作用；刺激软骨细胞增殖、分化。成骨细胞表面主要表达 PDGFRα 型受体，但在病理情况下或有外来刺激时，PDGF-BB 则发挥重要作用，如骨折后骨痂中或骨癌细胞表面 PDGF-BB 表达较 PDGF-AA 强烈（刘忠厚，2015）。有研究表明，三种类型的 PDGF 均可诱导成骨细胞的增殖，其中 PDGF-BB 的作用最强。

有研究表明成骨细胞和破骨细胞可以通过直接的细胞-细胞接触、细胞因子和细胞外基质相互作用而相互通信（Chen et al，2018），PDGF/PDGFRβ 信号通路可以参与两者之间的相互通信来调节成骨作用。在破骨细胞形成过程表达上调的几种生长因子中，PDGF 是唯一在体外触发成骨细胞趋化性的分泌型生长因子，而成骨细胞中 PDGFRβ 基因的敲除或成熟破骨细胞中 PDGF 基因的敲低均会造成成骨细胞迁移能力的丧失。除此之外，该信号通路还可以通过调节骨细胞系的相应生物活动来调节成血管作用。

软骨组织由于细胞及血管密度较小，因而自身修复能力有限，但仍可被来自滑膜囊和周围组织的 PDGF 所调节，PDGF 可刺激体外培养软骨细胞和机体软骨组织增殖修复。运用微支架治疗软骨缺损提供了 PDGF 发挥效应的间接证据。PDGF 释放到缺损部位，对软骨组织周围细胞和间充质干细胞发挥其趋化和有丝分裂性，而微支架的作用使 PDGF 浓缩在较小的空间，给新组织的增生提供良好的环境。

（二）血小板衍生生长因子的临床研究

血管形成是重要的生理过程，在组织细胞的发生发展、再生和修复中发挥着重要作用。体外培养的血管内皮细胞、外膜细胞及血管平滑肌细胞，PDGF 均能刺激其分裂增殖，因为毛细血管的内皮细胞、外膜细胞及血管平滑肌细胞均表达 PDGFRβ 受体，当 PDGF 与受体结合后，细胞的 DNA 合成增加，由此提示 PDGF 可促进血管的发生，在血管发生过程中发挥着重要作用。

Xie 等（2014）研究表明了前体破骨细胞在其参与成骨过程中会分泌 PDGF，募集血管内皮组细胞和间充质干细胞以促进血管生成，即前体破骨细胞分泌的 PDGF 决定了随后骨吸收和新骨形成所需的血管形成。

在牙槽骨缺损后 rhPDGF 有直接促进成骨的作用。有研究应用分子原位杂交和免疫组织化学方法检测了人骨折愈合过程中 PDGF-α 链及其蛋白和 PDGF-α 受体蛋白分布，研究结果提示 PDGF 可参与骨折的愈合，它是骨修补中一个重要的自分泌与旁分泌调节因子。

创面愈合是一个复杂的生物过程，包括炎症阶段、增殖阶段和重塑阶段。修复过程受许多生长因子和细胞因子调控，如 PDGF、FGF、EGF 和 IGF，在这些生长因子中，PDGF 是最重要的调节因子之一。PDGF 参与了创伤修复的各个阶段，包括上皮形成、细胞外基质沉积和血管的形成。在将重组人 PDGF 应用于糖尿病鼠的研究中观察到重组人 PDGF 的局部应用可显著促进细胞增殖，促进创面的关闭，明显提高愈合质量。因此，FDA 已批准重组人 PDGF 进入软组织损伤和糖尿病溃疡方面的临床治疗。PDGF 在皮肤愈合中也有重要作用，研究显示生长因子的缺乏是久治不愈创面愈合不良的重要原因之一，它的局部应用可促进经久不愈的创面和急性外科伤口的愈合。

肌腱损伤或缺失的修复对恢复功能起着重要的作用。肌腱愈合存在内源性愈合和外源性愈合两种机制。研究发现，相对于未受损屈肌腱，在损伤屈肌腱的愈合过程中血小板源性生长因子明显增高。利用腺病毒将 PDGF 基因注入鼠屈肌腱，经逆转录聚合酶链反应测定显示 Ⅰ 型胶原细胞基因显著增多，修复后胶原含量增加，肌腱硬度增强。这一系列的实验及研究表明：PDGF 在肌腱的内源性愈合中起着重要作用，对防止肌腱粘连有着重要意义。但是这方面的研究还处于起始阶段，还需要进一步探索。

在骨骼形成和重塑中，PDGF-BB 与 PDGFRβ 结合，触发有丝分裂原激活的蛋白激酶和磷酸肌醇3-激酶／蛋白激酶 B 信号级联，通过内皮祖细胞的增殖与迁移影响血管生成。Gao 等（2019）也指出在骨形成过程中，单核细胞分化为抗骨膜酒石酸酸性磷酸酶阳性的单核细胞并释放

PDGF-BB，诱导骨膜蛋白表达并将骨膜来源的细胞募集到骨膜，促进 H 型血管的形成。

PDGF/PDGFRβ 信号通路既能参与成血管作用的调控，也可以直接影响成骨作用，两者相互耦联，提示将该通路应用于成骨性临床治疗的可能。关于 PDGF 对细胞组织增殖修复的认识还处于起始、发展阶段，还有许多的问题需要去探索研究。

（马倩倩　毛未贤　张萌萌）

第十一节　骨桥蛋白

一、骨桥蛋白的合成及化学结构

骨桥蛋白（osteopontin，OPN，也作骨桥素）又称为分泌性磷蛋白（secreted phosphoprotein，SPP），是一种非胶原蛋白，主要由成骨性谱系细胞和活化型 T 淋巴细胞表达，存在于骨组织、外周血液和某些肿瘤中（张萌萌，2020k）。

（一）OPN 的化学结构

OPN 还是肾石病结石形成的一种调节因子。因此，OPN 既是一种体液因子（旁分泌激素或细胞因子），又是一种组织结构分子。OPN 分子大约由 300 个氨基酸残基组成，分子质量 44 ～ 75kDa，信号肽由 16 个氨基酸残基组成，骨组织中的 OPN 含 285 个氨基酸残基。OPN 突出的结构特点是在 OPN 的分子中段含有精氨酸-甘氨酸-门冬氨酸（RGD）基序（廖二元等，2013g）。

（二）OPN 的合成

骨桥蛋白可由人体中骨细胞、成骨细胞及破骨细胞等多种细胞分泌，它也存在于正常体液里，如血清等（闫志琨等，2015）。软骨内化骨、膜内化骨区域都含有丰富的骨桥蛋白。

人 OPN 基因定位于 4q13-q21，含 7 个外显子。启动子中含有 SP1、AP1、AP4、AP5 的顺式作用元件，ras 激活元件、TPA 反应元件、甲状腺激素反应元件和维生素 D 反应元件。因剪接差异可表达多种 mRNA。这些 OPN 异构体的作用仍不清楚，可能是在不同条件下，对不同的组织或细胞具有不同的调节作用。OPN 的翻译后加工主要是通过 OPN 的磷酸化过程掺入唾液酸和硫酸盐基，OPN 分子被糖基化、硫化或磷酸化的程度与表达的组织和存在于血液或组织中的时间有关。磷酸化的 OPN 可调节成骨细胞和破骨细胞的功能，对其与各种细胞结合的能力也有一定影响。硫化型 OPN 可调节培养成骨细胞的矿化结节形成（廖二元等，2013g）。

二、骨桥蛋白的代谢与分泌调节

在骨基质中，OPN 与骨基质中的一些组分相互作用。OPN 可与骨连蛋白（osteonectin）以共价方式结合，进而与胶原纤维结合，而骨钙素抑制 OPN 与这种复合物的进一步结合，但它们在骨重建中的意义不明。在 OPN 分子中还存在 10 ～ 12 个门冬氨酸残基重复序列，形成强负电荷性，是 OPN 与骨矿物质结合的重要结构基础。

因为 OPN 与 Ca^{2+} 有很高的亲和性，故 OPN 与钙化的骨基质、异位骨化组织和动脉钙化灶也有极高的亲和性，是骨矿化和磷酸钙结石形成的重要原因。与 Ca 结合后，OPN 分子发生变构，其变构的程度和方式与 Ca^{2+} 的浓度有关。因此，可通过 Ca^{2+} 浓度来调节 OPN 分子中 RGD 序列的可用性（即与相应受体的结合力）。另一条调节途径是破骨细胞膜上的钙受体（CaR）（廖二元等，2013g）。OPN 与骨组织的其他组分结合，形成骨代谢的调节网络。

三、骨桥蛋白与骨质疏松

（一）骨桥蛋白对骨代谢的调节

骨桥蛋白具有多重调节骨代谢作用，对成骨细胞、破骨细胞均有调控作用。在破骨细胞的足体（podosome）和成骨性谱系细胞内均存在 OPN，但这种异构体的结构和功能尚不明确。OPN 在骨吸收中起重要作用。研究显示，破骨细胞足体中的 OPN 与 CD44/αVβ3 受体形成复合物，可促进破骨细胞的移行。成骨细胞也合成和分泌 OPN 与 αVβ3，故成骨细胞的移行也可能受这种复合物调节（Wang et al，2019b）。骨吸收时，骨桥蛋白对于破骨细胞与骨基质的黏附起到了促进作用。

维生素 D 促进 OPN 的表达，在免疫电镜下，OPN 位于破骨细胞透亮带的下方（透亮带与骨基质接触有关）。因此，OPN 参与了破骨细胞破骨过程的调节。同样，OPN 也与成骨细胞的功能有密切关系，在骨吸收停止后，OPN 位于黏合带处，它的功能是为成骨细胞的骨形成提供偶联信号。在破骨细胞表面，OPN 与整合素结合，并诱导 OPN 依赖性细胞内信号转导（Beitland et al，2019）。

此外，OPN 还激活 p21GTP 酶，通过 rho、mDial 等的作用，促进肌动蛋白环的形成。OPN 缺失小鼠的破骨细胞虽然也形成足体，但足体中无 mDial 和 gelsolin，因而细胞的活动能力下降，细胞表面的 CD44 表达减少（Podzimkova et al，2019）。加入外源性 OPN 后又可使破骨细胞的功能恢复正常（Li et al，2019）。

除了调节破骨细胞的活性外，OPN 还与 αVβ3 整合素结合，进而促进 OPG 的表达，防止内皮细胞凋亡。因此，OPN 可作为破骨细胞的一种功能标志物（Bjelobaba et al，2019）。组织转氨酶（tissue transglutaminase，tTG）是维持基质稳定和细胞黏附的一种重要的交联酶。成骨细胞和骨细胞可合成 tTG，tTG 与底物（OPN、BSP、AHSG）交联，是调节骨基质成熟与矿化的主要因素（廖二元等，2013g）。

（二）骨桥蛋白的临床研究

OPN 是泌尿系统形成结石晶体的主要因素之一，OPN 由肾小管上皮细胞分泌进入肾小管腔液中，此时的 OPN 又称为尿桥素（uropontin）（Coculescu et al，2019）。如果 OPN 分泌减少，草酸钙结石发生的可能性也减少，相反则易发生草酸钙结石，但目前对 OPN 与肾石病的关系仍有争议。在肾组织存在病变时，OPN 的表达与分泌均增加，对肾脏又有一定的保护作用（如提高组织对缺血的耐受性，抑制可诱导性 NO 合酶活性，降低氧自由基水平，促进细胞再生等）（Yousefi et al，2019；Salloum et al，2019）。

许多肿瘤可表达 OPN，当肿瘤具有高转移潜能时，血中的 OPN 升高。例如激素抵抗性前列腺癌患者，血浆 OPN 明显升高，往往提示肿瘤已向骨转移，血 OPN 升高越明显，预后越差。实验证明，肿瘤细胞合成 OPN，可保护自身不被巨噬细胞吞噬（与抑制 NO 生成有关）。恶性肿瘤的转移扩散受很多因素的影响，其中 OPN 基因被认为是一种肿瘤转移基因（Lin et al，2019；

Alehagen et al，2019；Tang et al，2019）。CD44 是 OPN 的受体，αVβ3 促进肿瘤的扩散和血管生成。由于正常细胞很少表达 OPN，故可将 OPN 基因、OPN 蛋白、OPN 受体（CD44）作为肿瘤治疗的靶目标，通过改变基因表达，封闭 OPN 受体等方法，阻滞 OPN 的合成和 OPN 的生物作用，达到治疗肿瘤的目的（Aftab et al，2019；Luukkonen J et al，2019）。

成骨细胞和骨细胞均表达OPN。而成骨细胞、骨细胞和软骨细胞均与骨的机械应力作用有关。一般在这些细胞接受机械力作用后，OPN 的表达明显上调。研究显示，拔牙后，施压部位的破骨细胞数目增加 17 倍之多。实验结果表明，成骨细胞、软骨细胞、骨细胞、平滑肌细胞、肾小管上皮细胞等在受到机械刺激后，细胞表达的 OPN 均增加，说明 OPN 的合成和分泌受机械作用力的调节（廖二元等，2013g）。

张斌等（2016）对类风湿关节炎继发骨质疏松血清骨桥素、TNF-α 水平与病情进行相关性分析，结果显示，OPN、TNF-α 作为骨代谢指标和炎症指标，可能参与了 RA 并发 OP 的发生，临床中指标升高提示了疾病的严重程度。在小鼠前成骨细胞 MC3T3E1 诱导成骨过程中观了 Cbfα1 基因及 Cbfα1 两种亚型 Cbfα1 P56、Cbfα1 P57 mRNA 及其他成骨相关因子 Ⅰ 型胶原、骨钙素、骨涎蛋白、骨桥蛋白 mRNA 在成骨过程中的变化，发现 MC3T3E1 细胞培养的第 10d 以前为细胞增殖期，培养的第 10d 至第 22d 为骨基质形成并成熟矿化期。Ⅰ 型胶原、骨钙素、骨桥蛋白、骨涎蛋白随成骨进程表达量逐渐增高。成牙本质细胞中上游刺激因子 1（upstream stimulatory factor 1，USF1）可调控成牙本质细胞骨桥蛋白 mRNA 转录，该作用被酸性-USF（A-USF）部分阻断。观察不同频率低强度次声波对成骨细胞细胞外基质骨桥蛋白 mRNA 的影响，骨桥蛋白 mRNA 阳性表达，次声波作用后 2h、4h，4Hz、12Hz、20Hz 组高于对照组；至作用后 8h，4 组差异不显著。由此，100dB 次声波 30min/d 作用能促进成骨细胞骨桥蛋白的表达一过性增高，在 4Hz、12Hz、20Hz 不同频率间未观察到效应差别。骨桥蛋白是骨质疏松发病机制的一个重要的环节，对骨代谢具有一定的调节作用。

（毛未贤　马倩倩　张萌萌）

第十二节　干扰素-γ

一、干扰素-γ 的合成及化学结构

干扰素（interferon，IFN）是最先被发现的细胞因子，根据同源性及受体特异性的不同，可分为 3 类干扰素：Ⅰ 型、Ⅱ 型和Ⅲ型。Ⅰ 型 IFN 包括 IFN-α（包括多个亚型）、IFN-β、IFN-ω、IFN-ε、IFN-κ、反刍动物中发现的 IFN-τ 以及在小鼠中发现的 IFN-ζ 等；Ⅱ 型 IFN 只有 IFN-γ；Ⅲ 型 IFN-λ 家族是 2003 年发现的一种新型干扰素，包括 IFN-λ1、IFN-λ2 和 IFN-λ3（张萌萌，20201）。

1957 年，英国公立卫生研究院的科学家 Isaacs 和 Lindenmann 发现了第 1 个细胞因子，由于其具有干扰病毒感染的活性而被命名为干扰素-γ（IFN-γ）（Borden et al，2007）。干扰素-γ 是水溶性二聚体细胞因子，是由 144 个氨基酸残基组成的多肽链，是 Ⅱ 型干扰素的唯一成员，分子质量为 16.8kDa。

rhIFN-γ 的 X 射线晶体结构表明 IFN-γ 是一个含有六螺旋没有 β 折叠结构的 α 螺旋蛋白（王中秀，2018）。每一个亚型在 36 位序列上含有一个色氨酸和 4 个酪氨酸。直到现在这个色氨酸在所有的 IFN-γ 上仍保持很高的独特性。晶体学数据显示，隐藏疏水区域的 β 螺旋末端是由含有相同螺旋的 29 位苯丙氨酸、30 位亮氨酸、32 位异亮氨酸和 34 位亮氨酸构成的。活性形式是由两个完全相同的多肽链构成的二聚体，由许多内部螺旋相互作用紧紧联系在一起（张萌萌，2020l）。IFN-γ 的 N 末端残基直接参与受体的结合，C 末端的完整性对 IFN-γ 的生物活性起了关键性的作用，但从 C 终端中去除 13 种氨基酸不会影响构象。有研究表明，当数量有限的 C 终端残基被移除后，IFN-γ 的生物活性会增加。

I 型干扰素由白细胞、巨噬细胞、成纤维细胞等在病毒等诱导下产生，绝大多数 IFN-α 是非糖基化蛋白，IFN-β 只有 1 个 N 糖基化位点。I 型干扰素与受体 IFNAR1 和 IFNAR2 结合，通过信号转导途径发挥抗病毒感染功能。II 型干扰素-γ 由免疫细胞，如 B 细胞、T 细胞和 NK 细胞产生，受有丝分裂原和抗原诱导，以糖基化的同型二聚体与靶点受体 IFNGR1 和 IFNGR2 结合，通过信号转导途径，主要起免疫调节作用。III 型干扰素与受体 IL-28R 和 IL-10R 结合，功能上与 I 型干扰素相似，诱导抗病毒的保护效应，抑制细胞生长，抗肿瘤。

IFN-γ 也被称为免疫干扰素，大量研究表明，IFN-γ 除具有广谱抗病毒功能外，对免疫系统也起着关键的调节作用。IFN-γ 作用于其受体诱导细胞免疫反应，激活 NK 细胞和巨噬细胞，上调 MHC 的表达，并促使白细胞迁移（周隆等，2015）。

二、干扰素-γ 的代谢与分泌调节

IFN-γ 是体内重要的免疫调节因子，能够从多方面上调细胞表面 MHC I 类分子的表达：IFN-γ 的刺激使组成型蛋白酶体转换成免疫蛋白酶体，后者酶解的特异性使多肽能够更好地结合于 MHC I 类分子，因此提高机体的免疫监视功能。IFN-γ 诱导的 PA28 与蛋白酶体相连，能够改变蛋白酶体酶解蛋白的偏爱性，使其更有效地产生抗原肽转运蛋白（transporter of antigenic peptide，TAP）及 MHC I 类分子相容性多肽，提高了 MHC I 类多肽产生的整体效率。同时，IFN-γ 诱导的 TAP 对多肽从细胞质转运至内质网也是不可缺少的。IFN-γ 可上调 MHC I 类分子复合物的重链和轻链的表达，MHC I 类分子复合物高效组装的蛋白伴侣分子，如 GP96 等的表达也可被 IFN-γ 上调。

IFN-γ 是主要的巨噬细胞活化因子，其对巨噬细胞的调节功能包括：①介导 T 细胞对巨噬细胞的激活，直接诱导参与呼吸爆发酶的合成，增强巨噬细胞杀伤微生物的能力；②通过增加单核巨噬细胞表面高亲和力的 FcγRI 的表达来提高巨噬细胞杀伤微生物的作用，进而增强抗体依赖性细胞介导的细胞毒作用（antibody dependent cell-mediated cytotoxicity，ADCC）；③增加补体的分泌并提高单核巨吞噬细胞表面补体受体的表达，从而提高补体介导的吞噬作用；④提高巨噬细胞对脂多糖（lipopolysaccharide，LPS）反应的敏感性，进而活化巨噬细胞杀灭微生物的功能，并促进其产生炎性细胞因子（如 TNF-α、IL-1、IL-6）。

IFN-γ 通过与细胞表面受体结合，诱导病毒感染细胞产生多种抗病毒蛋白，使细胞发挥抗病毒作用，其抗病毒作用是非特异性的。IFN-γ 能够干扰细胞周期，抑制细胞增殖。IFN-γ 能够在转录水平诱导 p21 和 p27，p21 和 p27 能够分别抑制细胞周期调节蛋白 E：CDK2 以及细胞周期调节蛋白 D：CDK4 复合体的活性，使细胞从 G1 向 S 期的转化停滞。

骨质疏松症受多种因素影响，包括内分泌、免疫及炎症等（田园等，2019）。干扰素 γ 既有骨破坏的作用，同时也具有骨保护作用，在骨代谢中发挥重要的调节作用。

三、干扰素-γ 与骨质疏松

（一）干扰素-γ 对骨代谢的调节

干扰素 γ 作为骨免疫的重要调节因子，其既与破骨细胞分化相关，又参与成骨细胞的形成。在多种不同原因所致的骨量减少中，均发现了 Th1 型细胞因子 IFN-γ 的增高，表明 IFN-γ 与骨质破坏有密切关系。

IFN-γ 通过激活抗原依赖的 T 细胞，来间接刺激破骨细胞的形成，促进骨吸收，导致骨质破坏。生理条件下，破骨细胞的更新主要依靠破骨细胞生成因子巨噬细胞集落刺激因子和细胞核因子 κB 受体活化因子配体，后者是能够直接诱导破骨细胞分化、参与破骨细胞功能调节的重要细胞因子；而在病理条件下，破骨细胞的更新主要由破骨细胞生成的促进与抑制因子之间相互作用失衡所导致，其中就包括在机体免疫应答中起重要作用的 IFN-γ。在体外 IFN-γ 可以通过抑制破骨细胞的分化来发挥其抗破骨细胞形成的活性，但在活体内 IFN-γ 是破骨细胞形成的潜在刺激剂，它可以上调 MHC- Ⅱ 抗原的表达，进而促进 T 细胞的活化与增殖。而活化的 T 细胞可以产生大量的破骨细胞形成促进因子细胞核因子 κB 受体活化因子配体和 TNF-α 等。在活体内，IFN-γ 这种间接的促进作用已经远远超过其对破骨细胞前体的抑制作用，最终导致破骨细胞的形成。

IFN-γ 可以明显抑制 RANKL 激活的骨髓单核细胞前体的破骨细胞形成过程，从而产生抗骨质疏松作用。IFN-γ 在 RANKL 的诱导下，参与破骨细胞的分化。一般情况下 RANKL 可以激活肿瘤坏死因子受体相关因子 6（TRAF6），后者进一步激活 NF-κB 和 c-Jun N 末端激酶（JNK）通路，同时促使 c-Fos 表达，而 TRAF6 和 c-Fos 是破骨细胞形成所必需的。而 IFN-γ 的存在使得TRAF6 蛋白水平受到抑制，需要注意的是，IFN-γ 本身并不抑制 TRAF6，而是诱导原本起到激活作用的 RANKL，使得其增加 TRAF6 蛋白的分解，最终致破骨细胞形成减少。IFN-γ 还可以诱导破骨细胞中过氧化物的表达，导致破骨细胞前体的凋亡，从而抑制破骨细胞活性。

（二）干扰素-γ 的临床研究

大量研究发现 IFN-γ 参与了成骨细胞和破骨细胞的多种生物学过程。Duque 等观察到 IFN-γ 作为一种自分泌调节剂，可以刺激人骨髓间充质干细胞（hBMSC）以剂量依赖的方式分化为成骨细胞，并诱导成骨早期分化阶段 Runt 相关转录因子 2（Runx2）的高表达。

IFN-γ 既可以明显干扰核转录因子 κB 受体活化因子配体（RANKL）与破骨前体细胞表面受体（RANK）结合，抑制破骨前体细胞向破骨细胞分化，还能通过诱导抗原依赖性 T 细胞活化并分泌破骨细胞生成因子间接刺激破骨细胞形成，引起骨吸收。

细胞因子对成骨细胞分化和钙化的差异作用可能与靶细胞所处阶段的功能状态和应答细胞的炎症反应阶段不同有关。成骨细胞在发育过程中需经历三个重要的阶段：细胞增殖、细胞外基质成熟和细胞矿化，这个过程受一系列局部细胞因子所调控。成骨细胞增殖在功能上与成骨特异细胞外基质的合成有关，同时细胞外基质的成熟和组成成分能够为成骨矿化作用提供重要的营养物质，此过程对成骨细胞表型的完整性表达有至关重要的作用（Kocic et al，2012）。胞外基质矿化代表成骨细胞矿化进入后期阶段。为了进一步了解 IFN-γ 对成骨细胞钙化后期的影响，一项研究采用茜素红染色法对小鼠原代成骨细胞外基质的矿化作用进行检测，结果显示 IFN-γ 降低了小鼠原代成骨细胞的晚期矿化作用。综上所述，在成骨诱导过程中，IFN-γ 对小鼠颅骨成骨细胞的体外早期分化有直接促进作用，IL-17 和 IFN-γ 联合表现为拮抗作用。

在给恶性骨硬化症患者治疗时发现，应用重组的 IFN-γ 可以弥补外周血细胞中破骨细胞生成方面的缺陷，说明 IFN-γ 可以通过恢复破骨细胞的形成以及骨质的吸收来缓解骨硬化症患者的病情。但当全身系统应用重组 IFN-γ 时则可以造成全身骨量的丢失。

氟在骨代谢中起着非常重要的作用。少量的氟化物可以起到保护牙齿和增强骨骼的作用。长期摄入过量的氟反而可以增加骨折和患氟斑牙的风险。吕云罡（2017）研究了氟对去卵巢引起的骨质流失的影响。数据显示，氟通过刺激 IFN-γ 信号确实增加了绝经后骨质疏松的风险。雌激素缺乏和氟均不能通过特异性阻断 IFN-γ 信号来诱导小鼠的骨质流失。此外，氟可以增加 IFN-γ 的表达，并导致骨质流失，这个过程是由 ERα 介导的，而 ERβ 并不参与这一过程。这些结果表明，抑制 IFN-γ 水平可能是一个防止骨质流失的新的治疗靶点（冷婷婷，2015）。

在体内，IFN-γ 同时具有直接抗破骨细胞生成作用，并通过 T 细胞产生间接促破骨细胞生成作用，正常生理条件下，IFN-γ 会抑制破骨细胞生成，而当雌激素缺乏、炎症、感染情况下 T 细胞增加 IFN-γ 产量，其总体的效果是激活破骨细胞增加骨丢失。使用 IFN-γR1 受体缺陷的小鼠作为动物模型，与对照组相比，IFN-γR1 受体缺陷的小鼠骨量减少 45%，骨小梁厚度以及皮质厚度也明显下降，干骺端的皮质数量也明显下降，证明 IFN-γ 对于成骨细胞的形成起到正向调节作用。

干扰素-γ 与骨质疏松关系的研究取得了较大的进步，但仍存在很多问题，包括如何控制其对骨质疏松的双向调节作用，如何把握恰当使用剂量，如何控制自身免疫反应的副作用等，妥善解决这些问题将有助于将干扰素-γ 顺利应用于临床，促使骨质疏松的防治水平进一步提高。

（马倩倩　毛未贤　张萌萌）

参考文献

陈鹏，李杨，胡伟文，等，2019. 绝经后骨质疏松症 TNF-α 通过激活 NF-κB 促进 RANKL 诱导的破骨细胞形成 [J]. 基因组学与应用生物学，38(2): 960-965.

陈伟健，谢炜星，温龙飞，等，2017. Smad 与骨质疏松症 [J]. 中国骨质疏松杂志，23(8): 1100-1104.

陈宇雄，杨詠嘉，黄元瑾，等，2018. IL-1β 和 TNF-α 对成骨样 MG63 细胞 OPG 和 RANKL 表达的影响 [J]. 广东医学，39(16): 2414-2418.

成善泉，陈国邦，刘亿华，2013. 椎间盘退变的形态学分型中转化生长因子 β1 表达的临床意义 [J]. 河北医学，2: 270-272.

褚赞波，邹荣鑫，黄海燕，等，2018. 破骨细胞功能调控与骨吸收抑制剂 [J]. 中华骨质疏松和骨矿盐疾病杂志，11(5): 509-514.

邓盎，张宏其，郭超峰，等，2016. 雌激素受体 β 基因沉默对人成骨细胞转化生长因子 β1 和骨形态发生蛋白 2 表达的影响 [J]. 中国组织工程研究，20(29): 4261-4268.

董万涛，黄凯，宋敏，等，2018. 肠道微生态失衡为骨质疏松症发病的易感因素 [J]. 中国骨质疏松杂志，24(3): 394-398.

杜娇娇，庄向华，陈诗鸿，等，2021. 绝经后骨质疏松症患者血清 IL-31、IL-33 表达变化 [J]. 山东大学学报（医学版），59(6): 45-50.

俸玉，姚娜，袁博琳，2022. 白细胞介素 1 与绝经后骨质疏松症相关性研究进展 [J]. 中国临床新医学，15(1): 90-94.

顾梦臻，梁照革，王奕，等，2013. 锁定钢板内固定治疗胫骨平台骨折疗效分析 [J]. 中国骨与关节损伤杂志，28(10): 969-970.

郭晓光，张磊，关钛元，等，2018. 少阳生骨方修复胫骨骨折模型大鼠转化生长因子 β1 的表达 [J]. 中国组织工程研究，22(20): 3178-3183.

侯君艺，2015. 肿瘤坏死因子 TNF-α 双向调节骨稳态 [J]. 现代免疫学，35(3): 233-236.

胡芝芝，王鹏鸽，宁勇，2015. 血清巨噬细胞集落刺激因子与维持性血液透析患者骨密度的关系 [J]. 临床肾脏病杂志，15(10): 585-588.

虎静，雷涛，2023. IGF-1、IGFBP-3、TNF-α 对绝经后 2 型糖尿病骨质疏松疗效评价 [J]. 中国骨质疏松杂志，29(12): 1774-1779.

黄永铨，江涛，苏海涛，等，2017. 肠道菌群与骨质疏松关系的研究进展 [J]. 南方医科大学学报，37(2): 278-288.

季丰琨，李浩宇，彭瑞云，2016. 骨相关细胞因子在骨生长和骨重塑中的作用研究进展 [J]. 军事医学，40(2): 150-153.

贾子跃，张少卓，2022. 调控肿瘤坏死因子及其信号通路的中药治疗骨性关节炎的研究进展 [J]. 中国实验方剂学杂志，28(20):

250-257.

蒋鹏，宋科官，2017. 破骨细胞及其分化调节机制的研究进展 [J]. 中国骨与关节杂志，6(3): 223-227.

金昊，金鑫，2015. GH/IGF-1 与骨质疏松的研究进展 [J]. 中国矫形外科杂志，23(5): 431-433.

蓝天，李彪，龚跃昆，等，2015. 骨髓间充质干细胞复合可注射型 geneX 及转化生长因子 β2 的成骨诱导效应 [J]. 中国组织工程研究，19(28): 4435-4438.

雷栓虎，岳海源，汪静，等，2013. 骨髓间充质干细胞诱导分化成骨方法的研究与进展 [J]. 中国组织工程研究，17: 1101-1106.

冷婷婷，2015. 干扰素 γ 及其受体与信号通路研究进展 [J]. 信息技术，44(7): 19-23.

李凝旭，黄莺，涂艳，等，2017. 绝经后女性骨密度与雌激素水平、免疫细胞因子和骨代谢指标的相关性研究 [J]. 临床免疫学，33(8): 1201-1204.

李琪，陈先丹，牟芝群，等，2018. 绝经后 2 型糖尿病患者血清 25(OH)D、Leptin 与骨代谢的相关性 [J]. 中国骨质疏松杂志，24(12): 1612-1616.

廖二元，曹旭，2013a. 湘雅代谢性骨病学 [M]. 北京：科学出版社 .

廖二元，曹旭，2013b. 湘雅代谢性骨病学 [M]. 北京：科学出版社: 236-237.

廖二元，曹旭，2013c. 湘雅代谢性骨病学 [M]. 北京：科学出版社: 194-207.

廖二元，曹旭，2013d. 湘雅代谢性骨病学 [M]. 北京：科学出版社: 242-245.

廖二元，曹旭，2013e. 湘雅代谢性骨病学 [M]. 北京：科学出版社: 230-232.

廖二元，曹旭，2013f. 湘雅代谢性骨病学 [M]. 北京：科学出版社: 225-227.

廖二元，曹旭，2013g. 湘雅代谢性骨病学 [M]. 北京：科学出版社, 227-230.

刘凯，卓鸿武，刘建忠，等，2018. TNF-α 对成骨细胞程序性坏死的影响及相关机制的研究 [J]. 中国医药导报，15(9): 18-21, 40.

刘思燕，2016. 成纤维细胞生长因子-23 与肾性骨病进展的关联研究 [D]. 合肥：安徽医科大学 .

刘忠厚，2015. 骨内科学 [M]. 北京：化学工业出版社 .

卢浩，刘士维，张伟，2014. 转化生长因子 β 在骨代谢中的研究进展 [J]. 吉林医学，35(19): 4345-4347.

路萌萌，周延民，赵静辉，2014. 成骨细胞黏附中整合素机制的研究进展 [J]. 口腔医学研究，30(5): 479-481.

罗干，2017. Th17 细胞及其相关细胞因子在骨质疏松症发病机制中的作用 [D]. 天津：天津医科大学 .

罗云，崔李群，杨慧，等，2014. IGF-1 与骨质疏松关系的研究进展 [J]. 中医药临床杂志，26(8): 876-878.

吕云罡，2017. 氟中毒对雌激素缺乏诱导骨质疏松的影响以及机制研究 [D] . 武汉：武汉大学 .

莫娟，欧阳俊，2016. 老年男性肥胖与骨密度的关系 [J]. 中国骨质疏松杂志，22: 1133-1135, 1153.

年蔚，陈亮，郜爱旗，等，2019. 不同海拔地区老年绝经后藏族女性雌二醇水平、胰岛素样生长因子-1 与骨代谢生化指标的变化及相关性 [J]. 中国老年学杂志，39(8): 1829-1832.

苏晗，唐国华，2022. PDGF/PDGFRβ 信号通路耦合成骨成血管作用的研究进展 [J]. 口腔医学研究 38(2): 113-115.

孙丽娜，王星，杜国慧，2022. IGF -1、IGF-2 与 2 型糖尿病合并骨质疏松症老年患者骨代谢指标的关系及其临床意义 [J]. 临床和实验医学杂志，21(20): 2163-2167.

孙喜凤，2014. 老年性骨质疏松和瘦素的相关性研究进展 [J]. 医学研究生学报，27(6): 669-672.

汤荣华，黄建军，2013. 类风湿性关节炎患者血清 GM-CSF、IL-6、IL-17 和 TNF-α 的水平测定及临床意义 [J]. 检验医学，28(3): 173-177.

唐榕，2023. 白细胞介素 4 参与调控骨改建的研究进展 [J]. 山东医药，63(31): 97-101.

田园，张智，顾旖菲，等，2019. 干扰素与骨免疫系统及牙槽骨骨改建的研究进展 [J]. 临床口腔医学志，35(2): 121-123.

王佳，张文静，韩祥祯，等，2019. 巨噬细胞集落刺激因子过表达对信号通路中破骨相关因子的影响 [J]. 口腔医学研究，35(11): 1089-1093.

王凯，宋敏，文皓楠，等，2020. 转化生长因子-β 在骨代谢中作用机制的研究进展 [J]. 中国骨质疏松杂志，26(2): 308-312.

王雅纯，周少法，张翔，2020. IL -33 与绝经后骨质疏松女性骨密度和骨代谢指标相关性研究 [J]. 中国骨质疏松杂志，26(12): 1806-1809.

王中秀，2018. 不同表型 Th17 细胞特征性分泌因子（IL-17/IFN-γ）对原代成骨细胞体外增殖、分化与钙化功能的影响 [D]. 杭州：浙江大学 .

夏维波，章振林，林华，等，2019. 原发性骨质疏松症诊疗指南 (2017)[J]. 中国骨质疏松杂志，25(3): 281-309.

肖飞，陈聚伍，王福建，等，2013. 胰岛素样生长因子-1 在家兔骨折愈合过程中的作用 [J]. 中华实验外科杂志，30(9): 1936-1938.

谢杨丽，黄俊兰，陈涵纲，等，2020. 成纤维细胞生长因子信号在骨损伤修复中的作用 [J]. 生命科学：组织工程专刊，32(3): 239-244.

徐纯峰，2013. 整合素在破骨细胞介导的骨吸收中的作用 [J]. 中国医药指南，11(19): 480-481.

闫志琨，赵玉峰，杨山，等 . 2015. 血清骨桥蛋白及瘦素水平与股骨头坏死的相关性 [J]. 中国组织工程研究，19(20): 3117-3123.

杨瑾廷，韩向龙，2017. 骨组织血管系统中血管形成与骨形成的偶联效应 [J]. 中国组织工程研究，21(36): 5855-5861.

杨晶，谢小利，朱亦堃，等，2016. 胰岛素样生长因子-2 在新诊断 Grave 病骨代谢异常女性患者中的变化 [J]. 中华临床医师杂志（电子版），10(10): 1373-1377.

叶黎鸣，周秀丹，王存丽，2023. 绝经后骨质疏松症患者血清 1,25-二羟维生素 D3 胰岛素样生长因子-1 及三酰甘油的水平与意义 [J]. 38(24): 4807-4810.

殷乐，张豪杰，张平超，等，2023. 老年女性绝经后骨质疏松患者血清 IL-33 水平和骨转换标志物表达水平与骨折风险的关联性研究 [J].16(4): 365-370.

于鑫，何玲霞，曹刚，等，2020. 老年男性骨质疏松患者血清 IGF-1、IGFBP-3 水平与骨代谢及颈动脉内膜中层厚度的关系 [J]. 广东医学，41(23): 2430-2433.

袁功武，兰生辉，刘曦明，2018. 表皮生长因子受体信号通路对骨折愈合的生物学作用 [J]. 中国矫形外科杂志，26(4): 328-332.

袁剑，孔令俊，丁海霞，等，2023. 肿瘤坏死因子-α 调控骨质疏松症作用机制研究 [J]. 中国骨质疏松杂志，29(3): 426-429, 436.

张斌，刘丹，杨浩杰，等，2016. 血清骨桥素、TNF-a 水平与类风湿关节炎继发骨质疏松的相关性分析 [J]. 中国地方病防治杂志，31(7): 816-820.

张滨，吕松岑，陶树青，等，2014. 粒细胞集落刺激因子对诱导成骨的作用 [J]. 中国组织工程研究，18(33): 5276-5281.

张复文，刘德宝，王 刚，等，2014. 微骨折技术联合 IGF-Ⅰ 修复兔关节软骨缺损的实验研究 [J]. 中国修复重建外科杂志，28(5): 591-596.

张璐，邹红云，余伍忠，等，2014. 强直性脊柱炎患者 TNF-α 表达水平测定分析 [J]. 中国实验诊断学，18(4): 589-592.

张萌萌，2018. 骨质疏松分子生物学研究的昨天与今天 [J]. 中国骨质疏松杂志，24(6): 799-805.

张萌萌，2020a. 骨代谢实验诊断 [M]. 北京：化学工业出版社：138-147.

张萌萌，2020b. 骨代谢实验诊断 [M]. 北京：化学工业出版社：148-152.

张萌萌，2020c. 骨代谢实验诊断 [M]. 北京：化学工业出版社：261-264.

张萌萌，2020d. 骨代谢实验诊断 [M]. 北京：化学工业出版社，158-165.

张萌萌，2020e. 骨代谢实验诊断 [M]. 北京：化学工业出版社：167-172.

张萌萌，2020f. 骨代谢实验诊断 [M]. 北京：化学工业出版社，173-179.

张萌萌，2020g. 骨代谢实验诊断 [M]. 北京：化学工业出版社：179-184.

张萌萌，2020h. 骨代谢实验诊断 [M]. 北京：化学工业出版社：186-187.

张萌萌，2020i. 骨代谢实验诊断 [M]. 北京：化学工业出版社，187-192.

张萌萌，2020j. 骨代谢实验诊断 [M]. 北京：化学工业出版社：193-195.

张萌萌，2020k. 骨代谢实验诊断 [M]. 北京：化学工业出版社，196-198.

张萌萌，2020l. 骨代谢实验诊断 [M]. 北京：化学工业出版社，200-202.

张荣程，孙斌，吴卉乔，等，2022. 整合素在骨代谢中的作用机制研究进展 [J]. 中国脊柱脊髓杂志，32(8): 753-758.

周隆，付勤，2015. 干扰素与骨质疏松关系的研究进展 [J]. 中国骨质疏松杂志，21(11): 1397-1401.

朱书涛，刘洋，张明辉，等，2016. 去卵巢大鼠骨组织中肿瘤坏死因子α、白细胞介素 1β 及白细胞介素 6 水平与骨质疏松的关系 [J]. 中国组织工程研究，20(15): 2206-2211.

Aftab Q, Mesnil M, Ojefua E, et al, 2019. Interactome Reveal Synergistic Mechanisms for Glioma Migration and MMP3 Activation[J]. Front Neurosci, 3(19): 143.

Alehagen U, Alexander J, Aaseth J, et al, 2019. Decrease in inflammatory biomarker concentration by intervention with selenium and coenzyme Q10: a subanalysis of osteopontin, osteoprotergerin, TNFr1，TNFr2 and TWEAK[J]. J Inflamm (Lond), 3(18): 16.

Amarasekara D S, Kim S, Rho J, 2021. Regulation of osteoblast differentiation by cytokine networks[J]. Int J Mol Sci, 22(6): 2851.

Arauújo A A, Lopes de Souza G, Souza T O, et al, 2013. Olmesartan decreases IL-1β and TNF-α levels; downregulates MMP -2，MMP-9，COX-2，and RANKL; and upregulates OPG in experimental periodontitis[J]. N-S Arch Pharmacol, 386(10): 875-884.

Bartelt A, Behler-Janbeck F, Beil F T, et al, 2018. Lrp1 in osteoblasts controls osteoclast activity and protects against osteoporosis bylimiting PDGF-RANKL signaling[J]. Bone Res, 6(1): 50-59.

Beitland S, Nakstad E R, Berg J P, et al, 2019. Urine β-2-microglobulin, osteopontin, and trefoil factor 3 may early predict acute kidney injury and outcome after cardiac arrest[J]. Critical care research and practice, 7(7): 356-357.

Bjelobaba I, Janjic M M, Prévide R M, et al, 2019. Distinct expression patterns of osteopontin and dentin matrix protein 1 genes in pituitary gonadotrophs[J]. Frontiers in Endocrinology, 4(17): 256-258.

Brylka L J, Schinke T, 2019. Chemokines in physiological and pathological bone remodeling[J]. Front Immunol, 10: 2182.

Chandra A, Lan S H, Zhu J, et al, 2013. Epidermal growth factor receptor (EGFR) signaling prom otes proliferation and survival in osteoprogenitors hy increasing early growth response 2 (EGR2) expression[J]. J Biolngical Chemistry, 288(28): 20488-20498.

Chedid V G, Kane S V, 2020. Bone health in patients with inflammatory bowel diseases[J]. J Clin Densitom, 23(2): 182-189.

Chen X, Wang Z, Duan N, et al, 2018. Osteoblast-osteoclast interactions[J]. Connect Tissue Res, 59(2): 99-107.

Coculescu B I, Manole G, Dincă G V, et al, 2019. Osteopontin-a biomarker of disease, but also of stage stratification of the functional myocardial contractile deficit by chronic ischaemic heart disease[J]. Journal of Enzyme Inhibition and Medicinal Chemistry, 34(1): 783-788.

Cutando A, López-Valverde A, de Diego RG, et al, 2014. Effect of topical application of melatonin to the gingiva on salivary osteoprotegerin, RANKL and melatonin levels in patients with diabetes and periodontal disease[J]. Odontology, 102(2): 290-296.

Dai Z, Guo F, Wu F, et al, 2014. Integrin αvβ3 mediates the synergetic regulation of core-binding factor α1 transcriptional activity by gravity and insulin-like growth factor-1 through phosphoinositide 3-kinase signaling[J]. Bone, 69: 126-132.

de Souza K S, Ururahy M A, da Costa Oliveira Y M, et al, 2016. Low bone mineral density in patients with type 1 diabetes: association with reduced expression of IGF1，IGF1R and TGF B 1 in peripheral blood mononuclear cells[J]. Diabetes Metab Res Rev, 32(6): 589-595.

Deng T, Lyon C J, Bergin S, et al, 2016. Obesity, inflammation, and cancer[J]. Annu Rev Pathol, 11: 421-449.

Dischereit G, Lange U, 2014. Osteoporosis-inflammatory effects on bone metabolism and Fracture risk[J]. Z Ortho pUnfall, 152(2): 170-176.

Doorn J, Roberts S J, Hilderink J, et al, 2013. Insulin-like growth factor-I enhances proliferation and differentiation of human mesenchymal stromal cells in vitro[J]. Tissue Eng Part A, 19（15/16）：1817-1828.

Du L, Hao M, Li C, et al, 2017. Quercetin inhibited epithelial mesenchymal transition in diabetic rats, high-glucose cultured lens, and SRA01 /04 cells through transforming growth factor-β2/phosphoinositide 3-kinase /Akt pathway[J]. Mol Cell Endocrinol, 452(5): 44-56.

Duan L, Liu D, Chen H, et al, 2021. Follicular dendritic cells restrict interleukin-4 availability in germinal centers and fostermemory B cell generation[J]. Immunity, 54(10): 2256-2272.

Everhardt Queen A, Moerdyk-Schauwecker M, McKee L M, et al, 2016. Differential expression of inflammatory cytokines and stress genes in male and female mice in response to alipopolysaccharide challenge[J]. PLoS One, 11(4)：e0152289.

Fennen M, Pap T, Dankbar B, 2016. Smad-dependent mechanisms ofinflammatory bone destruction[J]. Arthritis Res Ther, 18(1): 279.

Gao B, Deng R, Chai Y, et al, 2019. Macrophage-lineage TRAP+ cells recruit periosteum-derived cells for periosteal osteogenesis and regeneration[J]. J Clin Invest, 129(6): 2578-2594.

Gasser E, Moutos C P, Downes M, et al, 2017. FGF1—a new weapon to control type 2 diabetes mellitus[J]. Nat Rev Endocrinology, 13(10): 599-609.

Gilbert L C, Chen H, Lu X, et al, 2013. Chronic low dose tumor necrosis factor-α (TNF) suppresses early bone accrual in young mice by inhibiting osteoblasts without affecting osteoclasts[J]. Bone, 56(1): 174.

Glasnović A, Stojić M, Dežmalj L, et al, 2018. RANKL/RANK/OPG Axis Is Deregulated in the Cerebrospinal Fluid of Multiple Sclerosis Patients at Clinical Onset[J]. Neuroimmunomodulation, 25(1): 23-33.

Graciolli F G, Neves K R, Barreto F, et al, 2017. The complexity of chronic kidney disease-mineral and bone disorder across stages of chronic kidney disease[J]. Kidney Int, 91(6): 1436-1446.

Guo X, Higgs B W, Bay-Jensen A C, et al, 2018. Blockade of GM-CSF pathway induced sustained suppression of myeloid and T cell activities in rheumatoid arthritis[J]. Rheumatology (Oxford), 57(1): 175-184.

Hamilton T A, Zhao C, Pavicic P G, et al, 2014. Myeloid colony-stimulating factors as regulators of macrophage polarization[J]. Front Immunol, 5: 554.

Hao M L, Wang G Y, Zuo X Q, et al, 2019. Gut microbiota: an overlooked factor that plays a significant role in osteoporosis[J]. J Int Med Res, 47(9): 4095-4103.

He Y, Li Z, Ding X, et al, 2022. Nanoporous titanium implant surface promotes osteogenesis by suppressing osteoclastogenesis via integrin β1/FAKpY397/MAPK pathway[J]. Bioact Mater, 8: 109-123.

Hu H, Li Z, Lu M, et al, 2018. Osteoactivin inhibits dexamethasone-induced osteoporosis through up-regulating integrin β1and activate ERK pathway[J]. Biomed Pharmacother, 105: 66-72.

Huang R L, Yuan Y, Tu J, et al, 2014. Opposing TNF-a/IL-1b- and BMP-2-activated MAPK signaling pathways converge on Runx2 to regulate BMP-2-induced osteoblastic differentiation[J]. Cell Death and Disease, 5: 1-11.

Jamali Z, Arababadi M K, Asadikaram G, 2013. Serum levels of IL-6，IL-10，IL-12，IL-17 and IFN-γ and their association with markers of bone metabolism in vitamin D-deficient female students[J]. Inflammation, 36(1): 164-168.

Kalliolias G D, Ivashkiv L B, 2016. TNF biology, pathogenic mechanisms and emerging therapeutic strategies[J]. Nat Rev Rheumatol, 12(1): 49-62.

Kitaure H, Kimura K, Ishida M, et al, 2013. Immunological reaction in TNF-alpha-mediated osteoclast formation and bone resorption in vitro and in vivo[J]. Clin Dev Immunol, 2013: 181849.

Kocic J, Santibañez J F, Krstic A, et al, 2012. Interleukin 17 inhibits myogenic and promotes osteogenic differentiation of C2C12 myoblast by activating ERK1, 2[J]. BiochimBiophys Acta, 1823: 838-849.

Komatsu N, Win S, Yan M, et al, 2021. Plasma cells promote osteoclastogenesis and periarticular bone loss in autoimmune arthritis[J]. J Clin Invest, 131(10): 150274.

Kotrych D, Dziedziejko V, Safranow K, et al, 2016. TNF-α and IL10 gene polymorphisms in women with postmenopausal osteoporosis[J]. Eur J Obstet, 199: 92-95.

Lee H L, Yi T, Baek K, et al, 2013. Tumor necrosisi factor-alpha enhances the transcription of smad ubiquitination regulatory factor lin in an activating protein-1 and Runx 2-dependent manner[J]. J Cell Physiol, 228: 1076-1086.

Li L, Lv G, Wang B, et al, 2019. XIST/miR-376c-5p/OPN axis modulates the influence of proinflammatory M1 macrophages on osteoarthritis chondrocyte apoptosis[J]. Journal of Cellular Physiology, 6(18): 463-465.

Li X, Ye J X, Xu M H, et al, 2017. Evidence that activation of ASIC1a by acidosis increases osteoclast migration and adhesion by modulating integrin/Pyk2/Src signaling pathway[J]. Osteoporos Int, 28(7): 2221-2231.

Liew F Y, Girard J P, Turnquist H R, 2016. Interleukin-33 in health and disease[J]. Nature Reviews Immunology, 16 (11): 676-689.

Lin C, Li T, Liu C, et al, 2016. Associations of TNFα, and IL-6，polymorphisms with osteoporosis through joint effects and interactions with LEPR, gene in Taiwan：Taichung Community Health Study for Elders（TCHS-E）[J]. Molec Biol Reports, 43(10): 1-13.

Lin D, Li L, Sun Y, et al, 2014. IL-17 regulates the expressions of RANKL and OPG in human periodontal ligament cells via TRAF6/TBK1-JNK/NF-kappaB pathways[J]. Immunology, 144(3): 472-485.

Lin J F, Wu S, Juang J J, et al, 2019. Osteoprotegerin and osteopontin levels, but not gene polymorphisms, predict mortality in cardiovascular diseases[J]. Biomark Med, 6(3): 678-679.

Liu E S, Martins J S, Raimann A, et al, 2016. 1, 25-Dihydroxyvitamin D alone improves skeletal growth, microarchitecture, and strength in a murine model of XLH, despite enhanced FGF23 expression[J]. J Bone Miner Res, 31(5): 929-939.

Locatelli V, Bianchi V E, 2014. Effect of GH/IGF-1 on bone metabolism and osteoporsosis[J]. Int J Endocrinol, 2014: 235060.

Luukkonen J, Hilli M, Nakamura M, et al, 2019. Osteoclasts secrete osteopontin into resorption lacunae during bone resorption[J]. Histochemistry and Cell Biology, 151(6): 475-487.

Ma M, Luo S, Chen X, et al, 2015. Immune system-related differentially expressed genes, transcription factors and microRNAs in post-menopausal females with osteopenia[J]. Scand J Immunol, 81(3): 214-220.

Mace M L, Gravesen E, Nordholm A, et al, 2017. Kidney fibroblast growth factor 23 does not contribute to elevation of its circulating levels in uremia[J]. Kidney Int, 92(1): 165-178.

Martin T J, Sims N A, 2015. RANKL/OPG Critical role in bone physiology[J]. Rev Endocr Metab Disord, 16(2): 131-139.

Nagarajan S, He Z, Rifkin D, et al, 2017. Pulsed electromagnetic field regulates microrna 21 expression to activate TGF-β signaling in human bone marrow stromalCells to enhance osteoblast differentiation[J]. Stem Cells Int, 33: 2450327.

Nakamura Y, Murakami N, Iida T, 2014. Growth hormone treatment for osteoporosis in patients with scoliosis of Prader-Willi syndrome[J]. J Orthop Sci, 6: 877-882.

Nattkemper L A, Martinez-Escala M E, Gelman A B, et al, 2016. Cutaneous T-cell lymphoma and pruritus: The expression of IL-31 and its receptors in the skin[J]. Acta Dermato-Venereologica, 96(7): 894-898.

Nielsen J, Jensen R B, Juul A, 2014. Growthhormone deficiency in children[J]. Ugeskr Laeger, 16: 25.

Ornitz D M, Itoh N, 2015. The fibroblast growth factor signaling pathway[J]. Wiley Interdiscip Rev Dev Biol, 4: 215-266.

Padhi A, Nain A S, 2020. ECM in differentiation: a review of matrix structure, composition and mechanical properties[J]. Ann Biomed Eng, 48(3): 1071-1089.

Park D, Park C W, Choi Y, et al, 2016. A novel small-molecule PPI inhibitor targeting integrin αvβ3 -osteopontin interface blocks bone resorption in vitro and prevents bone loss in mice[J]. Biomaterials, 98: 131-142.

Parker V J, Harjes L M, Dembek K, et al, 2017. Association of vitamin D metabolites with Parathyroid hormone, fibroblast growth factor-23，calcium, and phosphorus in dogs with various stages of chronic kidney disease[J]. J Vet Intern Med, 31(3): 791-798.

Peng Y, Qu R, Feng Y, et al, 2021. Regulation of the integrin αvβ3 -actin filaments axis in early osteogenesis of human fibroblasts under cyclic tensile stress[J]. Stem Cell Res Ther, 12(1): 523.

Podzimkova T J, Palecek P, Kuchynk A, et al, 2019. Plasma osteopontin levels in patients with dilated and hypertrophic cardiomyopathy[J]. Herz, 44 (4): 347-353.

Portale A A, Zhang M Y, David V, et al, 2015. Characterization of FGF23-dependent Egr-1 cistrome in the mouse renal proximal tubule[J]. PLoS One, 10(11)：e0142924.

Purdue P E, Crotti T N, Shen Z, et al, 2014. Comprehensive profiling analysis of actively Resorbing osteoclasts identifies critical signaling path ways regulated by bone substrate[J]. Sci Rep, 4: 7595.

Qiu X, Wang X, Qiu J, et al, 2019. Melatonin rescued reactive oxygen species-impaired osteogenesis of human bone marrow mesenchymal stem cells in the presence of tumor necrosis factoralpha[J]. Stem Cells Int, 2019: 6403967.

Rosine N, Etcheto A, Hendel-Chavez H, et al, 2018. Increase in Il-31 serum levels is associated with reduced structural damage in early axial spondyloarthritis[J]. Sci Rep, 8(1): 7731.

Saito K, Horiuchi K, Kimura T, et al, 2013. Conditional inactivation of TNFa-converting enzyme in chondrocytes results in an elongated growth plate and shorter long hones[J]. PLoS One, 8(1)：e54853.

Salloum F N, Chau V Q, 2019. Osteopontin in HFpEF: More Than Just a Remodeling-Specific Biomarker[J]. J Am Coll Cardiol, 73(21): 2719-2721.

Sang C, Zhang Y, Chen F, et al, 2016. Tumor necrosis factor alpha suppresses osteogenic differentiation of MSCs by inhibiting semaphorin 3B via Wnt /β-catenin signaling in estrogendeficiency induced osteoporosis[J]. Bone, 84: 78-87.

Schnittker D, Kwofie K, Ashkar A, et al, 2013. Oncostatin M and TLR-4 ligand synergize to induce MCP-1，IL-6，and VEGF in human aortic adventitial fibroblasts and smooth muscle cells[J]. Mediators Inflamm, 2013: 317503.

Sheikh W E, Rajab A, Shalaby A, et al, 2019. Comparison between typical and atypical antipsychotics according their effects onmetabolism in schizrenia patients[J]. Meno Med J, 32: 234-245

Shiratori T, Kyumoto-Nakamura Y, Kukita A, et al, 2018. IL-1β induces pathologically activated osteoclasts bearing extremely high levels of resorbing activity: apossible pathological subpopulationof osteoclasts, accompanied by suppressed expression of kindlin-3 and talin-1[J]. J Immunol, 200(1): 218-228.

Shoukry A, Shalaby S M, Etewa RL, et al, 2015. Association of estrogen receptor β and estrogen-related receptor α gene polymorphisms with bone mineral density in postmenopausal women[J]. Mol CellBiochem, 405(1-2): 23-31.

Stott B, Lavender P, Lehmann S, et al, 2013. Human IL-31 is induced by IL-4 and promotes TH2-driven inflammation[J]. J Allergy Clin Immunol, 132(2): 446-454.

Sun H B, Chen J C, 2013. Prevention of bone loss by injection of insulin-like growth factor-1 after sciatic neurectomy in rats[J]. Chin J Traumatol, 16(3): 158-162.

Sun W, Meednu N, Rosenberg A, et al, 2018. B cells inhibit bone formation in rheumatoid arthritis by suppressing osteoblast differentiation[J]. Nat Commun, 9(1): 5127.

Talaat R M, Sidek A, Mosalem A, et al, 2015. Effect of bisphosphonates treatment on cytokine imbalance between TH17 and Treg in osteoporosis[J]. Inflammopharmacology, 23（2-3）：119-125.

Tang M, Chen R, Wang H, et al, 2019. Obesity-induced methylation of osteopontin contributes to adipogenic differentiation of adipose-derived mesenchymal stem cells[J]. Stem Cells Int，(17): 1238153.

Thi M M, Suadicani S O, Schaffler M B, et al, 2013. Mechanosensory responses of osteocytes to physiological forces occur along processes and not cell body and require αvβ3 integrin[J]. Proc Natl Acad Sci U S A, 110(52): 21012-21017.

Turner R T, Kalra S P, Wong C P, et al, 2013. Peripheralleptin regulates bone formation[J]. J Bone Miner Res, 28(1): 22-34.

Uversky VN, El-Baky NA, El-Fakharany EM, et al, 2017. Functionality of intrinsic disorder in tumor necrosis factor-α and its receptors[J]. FEBS J, 284(21)：3589-3618.

Vaidya M, Lehner D, Handschuh S, et al, 2015. Osteoblast-specific overexpression of amphiregulin leads to transient increase in femoral cancellous bone mass in mice[J]. Bone, 81(1): 36-46.

Wang J, Liu S, Li J, et al, 2019a. The role of the fibroblast growth factor family in bone-related diseases[J]. Chem Biol Drug Des, 94(4): 1740-1749.

Wang M, Smith B, Adams B, et al, 2019b. Osteopontin-enriched algae modulates the gut microbiota composition in weaning piglets infected with enterotoxigenic *Escherichia coli*[J]. Current developments in nutrition, 6(13): 65-67.

Wang T, Yu X, He C, 2019c . Pro-inflammatory cytokines: cellular and molecular drug targets for glucocorticoid-induced-osteoporosis via osteocyte[J]. Curr Drug Targets, 20(1): 1-15.

Wang X, Xua J M, Wang Y P, et al, 2016. Protective effects of BMP-7 against tumor necrosis factor–α induced oligodendrocyte apoptosis[J]. International Journal of Developmental Neuroscience, 53: 10-17.

Wang Y, Galli M, Silver A S, et al, 2018. IL1β and TNF α promote RANKL-dependent adseverin expression and osteoclastogenesis[J]. J Cell Sci, 131(11)：jcs213967.

Wei J, ShimazuJ, Makinistoglu M P, et al, 2015. Glucose uptake and Runx2 synergize to orchestrate osteohlast differentiation and hone formation[J]. Cell, 161(7): 1576-1591.

Wennberg A M V, Hagen C E, Petersen R C, et al, 2018. Trajectories of plasma IGF-1, IGFBP-3, and their ratio in the Mayo Clinic Study of Aging[J]. Exp Gerontol, 106: 67-73.

Wu L, Pan Y, 2019. Reactive oxygen species mediate TNF-α-induced inflammatory response in bone marrow mesenchymal cells[J]. Iran J Basic Med Sci, 22(11)：1296-1301.

Xie H, Cui Z, Wang L, et al, 2014. PDGF-BB secreted by preosteoclasts induces angiogenesis during coupling with osteogenesis[J]. Nat Med, 2014(11): 1270-1278.

Xu Q, Cao Z, Xu J, et al, 2022. Effects and mechanisms of natural plant active compounds for the treatment of osteoclast mediated bone destructive diseases[J]. J Drug Target, 30(4): 394-412.

Yang F, Jia Y, Sun Q, et al, 2020. Raloxifene improves TNF-α-induced osteogenic differentiation inhibition of bone marrow mesenchymal stem cells and alleviates osteoporosis[J]. Exp Ther Med, 20(1): 309-314.

Yao L, Rathnakar B H, Kwon H R, et al, 2022. Temporal controlof PDGFR α regulates thefibroblast-to-myofibroblast transitionin wound healing[J]. Cell Rep, 40 (7): 111192.

Yousefi K, Irion C I, Takeuchi L M, et al, 2019. Osteopontin promotes left ventricular diastolic dysfunction through a mitochondrial pathway[J]. J Am Coll Cardiol, 73(21): 2705-2718.

Yu L, Hou Y, Xie W, et al, 2020. Self-strengthening adhesive force promotes cell mechanotransduction[J]. Adv Mater, 32(52)：e2006986.

Yu Y, Li J, Zhou H, et al, 2018. Functional importance of the TGF-β1 /Smad3 signaling pathway in oxygen-glucose-deprived (OGD) microglia and rats with cerebral ischemia[J]. Int J BiolMacromol, 116: 537

Zeng Q, Lu W, Deng Z, et al, 2020. Tablysin-15 inhibits osteoclastogenesis and LPS-induced bone loss via attenuating the integrin αvβ3 pathway[J]. Chem Biol Interact, 327: 109179.

Zhang J, Li T, Xu L, et al, 2013. Leptin promotes ossification through multiple ways of bone metabolism in osteoblast: apilot study[J]. Gynecol Endocrinol, 29(8): 758-762.

Zhou M, Luo J, Chen M, et al, 2017. Mouse species-specific control of hepatocarcinogenesis and metabolism by FGF19/FGF15[J]. J Hepatol, 66(6): 1182-1192.

Zhu S, He H, Gao C, et al, 2018. Variectomy-induced bone loss in TNFα and IL6 gene knockout mice is regulated by different mechanisms[J]. J Mol Endocrinol, 60(3): 185-198.

Zhu S, Zhang T, Sun C, et al, 2013. Bone marrow mesenchymal stem cells combined with calcium alginate gel modified by hTGF-β1 for the construction of tissue-engineered cartilage in three-dimensional conditions[J]. Exp Ther Med, 5(1): 95-101.

Zhu X, Zhao Y, Jiang Y, et al, 2017. Dectin-1 signaling inhibits osteoclastogenesis viaIL-33-induced inhibition of NFATc1[J]. Oncotarget, 8(32): 53366-53374.

第十一章
骨质疏松骨转换

第一节 抗酒石酸酸性磷酸酶

一、抗酒石酸酸性磷酸酶的合成及化学结构

抗酒石酸酸性磷酸酶（tartrate resistant acid phosphatase，TRACP）是一个异质组溶酶体酶的成员。在正常人血清中，TRACP 以两种不同的糖基化形式存在，即 TRACP-5a 和 TRACP-5b（张萌萌，2020a）。

不同来源的体细胞杂交对染色体酶谱分析和杂交位点显示，人类 TRACP 是位于第 19 号染色体 P13.2 ～ 13.3 处的一个基因编码的单一同工酶，基因由五个外显子和四个内含子组成，该酶是一种结构高度保守的含铁糖蛋白，分子质量为 30 ～ 40kDa，只有红细胞 TRACP 的分子质量为 17kD。成熟的 TRACP 含 323 个氨基酸，含有 19 个氨基酸残基的信号肽分泌时被切除，并存在两个糖基化位点。

不同人种来源的 TRACP 氨基酸序列的同源性为 85% ～ 95%，其差异性起源于转录初期的可选择性剪接和使用不同的翻译起始部位，或翻译后蛋白质的修饰，而不是产生于多基因家族。从人体胎盘和脾脏来源的 TRACP cDNA（1412bp）已克隆分离，且由此推论出的氨基酸序列是相同的（除少量残基外）（刘忠厚，2015a）。

二、抗酒石酸酸性磷酸酶的代谢与分泌调节

TRACP 是酸性磷酸酶 6 种同工酶中的一种，主要存在于巨噬细胞、破骨细胞、Gaucher 细胞、红细胞、血小板、脾脏毛状细胞以及单核吞噬细胞中，在肺泡巨噬细胞和破骨细胞中含量丰富。成年男性与绝经前女性血清 TRACP 活性和酶蛋白含量无显著性差异，绝经后和妊娠期妇女有明显增加。生长发育期青少年，骨重建加快，TRACP 水平较成人显著增加（张萌萌，2020a）。

TRACP-5a 主要来源于炎性巨噬细胞，可以在唾液酸酶作用下转变为 TRACP-5b。TRACP-5b 主要来源于破骨细胞，破骨细胞分泌到血液中的 TRACP-5b 是有活性的酶，但在血液循环中被清除之前已无活性，并被蛋白酶降解为碎片，然后随尿液排出，因此不受肝肾功能影响，不会因为肝肾功能受损而在血液中积蓄。纯化的人破骨细胞的 TRACP 是 TRACP-5b，不含唾液酸残基，而 TRACP-5a 含有唾液酸残基。

TRACP 的最适 pH 为 4.9 ～ 6.0，等电点为 8.5 ～ 9.0，对非特异性酸性磷酸酶和碱性磷酸酶所共用的多种磷酸酯底物显示较低的专一性，可以水解广泛存在于自然界和合成的各种磷酸酯，也能水解无机焦磷酸盐（廖二元等，2013a）。激活剂有低浓度的巯基化合物（二巯基丙醇、DTT）、亚铁离子、抗坏血酸和酒石酸及维生素 C 等；抑制剂有钼酸盐、磷酸盐、二磷酸盐、锌离子等。

三、抗酒石酸酸性磷酸酶与骨质疏松

TRACP 是骨吸收和破骨细胞活性的良好标志物，TRACP-5b 与总 TRACP 的活性有强烈的相关性，表明总 TRACP 活性大部分由破骨细胞来源的 TRACP-5b 所体现。测定血清中 TRACP-5b 的浓度，有助于了解生理条件和各种病理条件下的骨代谢状况。

（一）抗酒石酸酸性磷酸酶对骨代谢的调节

血清中的 TRACP 主要来源于破骨细胞，并存在于与破骨细胞膜相联系的微粒体。在酸性凝胶电泳中，破骨细胞释放的 TRACP 与血清中的 TRACP 具有非常相似的电泳位置，表明二者在生化和物理特性上非常相似。骨吸收时破骨细胞附着在骨的表面，接着分泌酸和酶，在骨与破骨细胞之间形成一个腔隙，碳酸酐酶和 H^+-ATP 酶质子泵造成一个酸环境，位于破骨细胞微粒的 TRACP，即通过破骨细胞波状边缘分泌进入此腔隙，与其他水解酶一道，共同参与骨基质中固体钙磷矿化底物的降解（刘忠厚，2015a）。

骨细胞 TRACP 具有细胞特异性，分泌呈激素应答模式并有复杂的调节机制。激素和一些药物有调节破骨细胞分泌 TRACP 的能力。甲状旁腺素能刺激破骨细胞分泌 TRACP；降钙素可有效抑制其分泌；细胞外高浓度的钙离子可负反馈调节 TRACP 的分泌；TRACP 的有效非竞争性抑制剂钼酸盐、二磷酸盐等，可使 TRACP 导致的骨吸收面积减小。在破骨细胞内，环磷酸腺苷（cAMP）、细胞内钙和鸟苷酸结合蛋白（G 蛋白）也参与 TRACP 的调节。

TRACP 缺乏和过度表达的大鼠模型分别表现为骨硬化和骨质疏松。铁是 TRACP 的活性必需成分，根据 cDNA 分析，TRACP 与猪子宫转铁蛋白基因的第一个外显子有 76% 的同源性，从氨基酸序列上分析，有 85% 的同源性。而猪子宫转铁蛋白作为铁贮存转运蛋白家族的成员，也同样具有 TRACP 活性，与 TRACP 的关系还有待进一步研究。

（二）抗酒石酸酸性磷酸酶的临床研究

TRACP-5b 由于其特异性高，不受昼夜变化，饮食，肝、肾疾病影响，在监测骨代谢方面有重要作用。TRACP-5b 作为第 2 代骨吸收标志物，是一个有特异和高敏感度的骨吸收指标。绝经后骨质疏松由于卵巢功能减退，雌激素水平降低，破骨细胞活性增加，骨重建失衡，骨吸收大于骨形成，血清 TRACP-5b 显著增高。健康和绝经后妇女体内 TRACP 的量都随其年龄的增大而增加，血清 TRACP 在骨质疏松骨折妇女中升高显著，与 BMD 呈负相关关系。综上，临床上可以使用 TRACP 评价骨质疏松症治疗的疗效。

老年性骨质疏松症患者，血清 TRACP-5b 浓度也显著增加，且与骨密度呈显著负相关。血清 TRACP-5b 在骨质疏松患者中升高，同时与 BMD 呈负相关，表明血清 TRACP-5b 是骨吸收的重要指标，可作为原发性骨质疏松症的诊断治疗监测指标。

原发性甲状旁腺机能亢进、慢性肾功能不全、畸形性骨炎、肿瘤骨转移、Paget 骨病等代谢性骨病发生时，由于破骨细胞活性增强，血清 TRACP-5b 水平升高。原发性甲状旁腺机能亢进患者行甲状旁腺切除手术后血清 TRACP-5b 水平显著下降。肾性骨病由于钙、磷及维生素 D 代谢障碍，继发甲状旁腺机能亢进，血 PTH 升高、CT 下降，骨吸收增加，血清 TRACP-5b 升高（张萌萌，2020a）。

糖尿病患者血清 TRACP-5b 水平明显升高，由于维生素 D 的合成需要胰岛素参与，体内胰岛素绝对或相对不足，会导致维生素 D 缺乏，$1,25\text{-}(OH)_2D_3$ 生成及活性下降，肠道钙吸收减少，继发甲状旁腺机能亢进，破骨细胞活性增加，骨吸收加快（刘忠厚，2015a）。

恶性肿瘤骨转移造成溶骨性损伤，血清中的 TRACP-5b 明显升高。而无骨转移者、单纯淋巴结转移者、良性肿瘤或增生者则不高。故测定血中的 TRACP-5b 可作为癌症骨转移早期诊断的筛选试验。

TRACP-5b 比尿液骨重吸收标志物受昼夜变化的影响更小，在骨质疏松治疗的疗效监测方面是一种很有前景的标志物。对绝经前女性进行了 TRACP-5b 和 sβCTX 对比检测，证明 TRACP 活性不受 TRACP-5a 或其他磷酸酶的干扰，也不受进食、昼夜变化、溶血、肾功能衰竭等因素影响。

TRACP-5b 作为骨吸收标志物标志破骨细胞数量的有效性，而血清 TRACP-5a 是细胞活跃状态的标志。在进行人的破骨细胞培养时，TRACP-5b 活性反映破骨细胞的数量。血清 TRACP-5b，有可能成为鉴别快速骨量丢失者、诊断骨质疏松的可靠指标。

血清 TRACP-5b 水平在治疗前的骨转移病变和有临床征兆的乳癌患者中水平升高。血清 TRACP-5b 作为骨代谢变化的标志物，与 tALP、PSA 比较其特异性及敏感性分别为 TRACP5b（89%、76%）、tALP（91%、96%）、PSA（81 %，65%），TRACP-5b 可以在前列腺肿瘤患者中反映出骨代谢的变化。骨折患者血清 TRACP-5b 可预测老龄妇女椎骨骨折危险性，发生骨折的 OR 值为 2.28，在调整了 BMD 后，预测值仍然显著。

陈文军等（2018）研究结果显示，骨折组患者血清 TRACP-5b 水平显著高于对照组（$P < 0.05$），骨质疏松骨折患者骨密度值与 TRACP-5b 呈显著负相关（$P < 0.05$）。表明 TRACP-5b 能够有效预测骨质疏松患者骨折发生风险，对于老年骨质疏松骨折的预防具有着重要价值。

（马倩倩　毛未贤　张萌萌）

第二节　Ⅰ型胶原交联 C 末端肽

一、Ⅰ型胶原交联 C 末端肽的合成及化学结构

（一）CTX 的化学结构

在骨的有机质中，90% 为 Ⅰ 型胶原，Ⅰ 型胶原交联 C 末端肽（Ⅰ 型胶原交联羧基末端肽，type Ⅰ collagen carboxy-terminal peptide，CTX）是使用最为广泛的胶原降解标志物（张萌萌，2020b）。

Ⅰ 型胶原交联 C 末端肽有 3 种不同形式（廖二元等，2013b），分别为由基质金属蛋白酶（MMP）加工而成的 CTX-MMP 和只含 8 个氨基酸序列的 α-CTX 及 β-CTX。

（二）CTX 的合成

CTX-MMP 是含有尿吡啶啉（PYD）和尿脱氧吡啶啉（DPD）的 3 条多肽链的 C 端肽，其中两条为一个 Ⅰ 型胶原分子 C 端非螺旋区的 α1（Ⅰ）链，另一条为另一个 Ⅰ 型胶原分子 C 端螺旋区的 α1（Ⅰ）链或 α2（Ⅰ）链。

α-CTX 和 β- CTX 统称为胶原序列（CrossLaps）。α-CTX 和 β-CTX 的结构中均不含尿吡啶啉和尿脱氧吡啶啉。α-CTX 与 β-CTX 为同型异构体结构，均来自 Ⅰ 型胶原 C 端非螺旋区的 α1（Ⅰ）链上第 15 ～ 22 位氨基酸残基组成的特异序列，组成为：Glu-Lys-Ala-His-Asp（α 或 β）-Gly-Gly-Arg。α-CTX 与 β-CTX 的区别为 β-CTX 的肽序列中的天冬氨酰（Asp）是 L-对映异构体（廖二元等，2013b）。

CTX 的分子质量约 1000Da，可人工合成。α-CTX 和 β-CTX 有较好的稳定性，尿液置于 −20℃

7d 或反复冻融 5 次，结果不受影响。

CTX 水平反映了破骨细胞骨吸收活性，CTX 是以破骨细胞活性显著增强为特点的代谢性骨病的有效标志物，骨质疏松症、Paget 骨病、多发性骨髓瘤和肿瘤骨转移等 CTX 水平升高（张萌萌等，2024）。

二、Ⅰ型胶原交联 C 末端肽的代谢与分泌调节

α-CTX 和 β-CTX 是骨吸收的重要指标，含有骨Ⅰ型胶原分子间交联物的重要区段，和近似交联物的残基（张萌萌，2020b），结构紧密，所以不受肾脏的进一步降解，具有较好的结构稳定性。CTX 是使用最为广泛的胶原降解标志物，CTX 的水平反映了破骨细胞的骨吸收活性，CTX 是以破骨细胞活性显著增强为特点的代谢性骨病的有效标志物（刘忠厚，2015b；张萌萌等，2013）。

Ⅰ型胶原交联 C 末端肽水平反映了破骨细胞骨吸收活性，是骨吸收的重要生化标志物，主要反映了溶骨性变化时的骨代谢指标变化，CTX 是以破骨细胞活性显著增强为特点的代谢性骨病的有效标志物，其升高程度与破骨细胞活性增高相一致。

CTX 与骨重吸收程度相关，对抗骨吸收治疗反映迅速而灵敏，检测血清 CTX 水平可以预测骨转换的严重程度，并作为临床评估骨转换相关疾病的重要参考指标（徐欣等，2013）。

三、Ⅰ型胶原交联 C 末端肽与骨质疏松

近年来，国内外一些学者对Ⅰ型胶原交联 C-末端肽反映骨吸收的作用进行了一些临床研究。在骨密度水平相近的老年骨质疏松患者中，髋部脆性骨折患者的血清 CTX 水平达到或超过正常值上限，高于对照组，可能独立预示髋部脆性骨折风险的增加，应针对这类人群加强监测，及时介入干预，降低髋部脆性骨折风险。

β- CTX 测量值与 BMI 有关，BMI 数值大的患者 β- CTX 测量值相对较小，这可能是 BMI 大的患者承受的负荷大，较大的负荷直接作用于骨骼上，刺激机体破骨细胞和成骨细胞表面的应力感受器，从而刺激骨的形成，降低骨的吸收，促进骨强度和骨矿含量的提高，从而延缓和降低骨质疏松的发生（李峰等，2015）。张萌萌等（2013）对 1084 例女性的研究显示 50 ～ 79 岁女性 CTX-1 明显高于其他年龄组女性，与 BMD 呈负相关关系。

丁瑞等（2017）的研究显示，糖尿病患者合并有骨量减少或骨质疏松者血清 CTX 水平显著高于骨量正常患者，提示 CTX 水平在 2 型糖尿病合并骨质疏松的发病早期即有明显改变，CTX 对 2 型糖尿病合并骨质疏松的早期筛查具有重要意义。边平达等（2018）研究显示，高龄男性血清 CTX 水平受多种因素的共同影响，而降低血清 PTH 和血钠水平，提高血清叶酸水平，并养成良好的生活方式（如坚持喝牛奶、服用钙剂和室外运动等），可能是降低高龄男性血清 CTX 水平的重要方法。老年骨质疏松症患者血清 CTX 水平与骨密度负相关，且是髋部骨折的独立危险因素。

胡小刚等（2018）分析 N 端中段骨钙素（OC）、总Ⅰ型前胶原氨基端肽（TPINP）、Ⅰ型胶原交联 C 末端肽 β 特殊序列（β- CTX）在骨质疏松性骨折和骨关节炎老年患者唑来膦酸治疗前后的变化情况，结果骨质疏松性骨折和骨关节炎老年患者治疗组 β-CTX 水平较治疗前显著降低。U-CTX 水平在股骨颈有骨质疏松的男性人群较正常健康男性显著升高，并与 BMD 存在明显相关性，认为 U-CTX 更能显示当前骨代谢状态。

贾海梅等（2019）探究骨代谢指标骨碱性磷酸酶（BALP）、血清骨钙素（BGP）、Ⅰ型胶原

交联 C 末端肽（CTX）对 2 型糖尿病合并骨质疏松的诊断及发病风险评估价值，并分析三者与 2 型糖尿病合并骨质疏松患者的临床特征之间的关系。证明联合血清 BALP、BGP 和 CTX 三项指标可协助 2 型糖尿病合并骨质疏松的诊断，对 2 型糖尿病合并骨质疏松病情程度与发病风险的评估也具有潜在价值。Williams 等对骨质疏松患者静脉注射双膦酸盐或 denosumab 时，在治疗开始后的第 3、6 个月进行 β-CTX 和 PINP 水平检查，以保证其水平的下降（Williams et al，2021）

尉志强等（2019）探讨经皮椎体成形术联合阿仑膦酸钠治疗对骨质疏松性脊柱骨折患者血清 BALP、N-MID-OT、TPINP、及 β-CTX 水平的影响，说明 β-CTX 是在骨吸收过程中由破骨细胞产生和释放入血的 I 型胶原蛋白降解产物，是反映骨吸收水平的敏感性指标。关媛等（2017）的临床研究说明 β-CTX 是 C 型胶原蛋白的特异性降解产物，其在破骨细胞吸收骨基质的期间释放入血液循环，并且其含量的高低可用于评估机体骨吸收的状况。Wei 等（2021）研究发现，在女性绝经过程中，骨吸收标志物 β-CTX-1 在女性绝经过渡期明显增加，在绝经后直至较大年龄持续维持在高水平；而骨形成标志物 P1NP 在女性绝经过渡期增加明显，在绝经后随着年龄增加出现波动甚至降低，但其水平与绝经前相比总体上是增加的。

I 型胶原交联 C 末端肽是反映骨吸收的重要骨代谢指标，是使用最为广泛的胶原降解标志物，与骨吸收程度密切相关，检测血清 CTX 水平可以预测骨转换的严重程度，并作为临床评估骨转换相关骨代谢疾病的重要参考指标。

（毛未贤　马倩倩　张萌萌）

第三节　I 型胶原交联 N 末端肽

一、I 型胶原交联 N 末端肽的合成及化学结构

（一）NTX 的化学结构

I 型胶原交联 N 末端肽（type I collagen amino-teminal peptide，NTX）是含有尿吡啶啉（Pyr）和尿脱氧吡啶啉（D-Pyr）的低分子量多肽，是 I 型胶原交联氨基末端肽。NTX 属于低分子量肽，具有半抗原性（张萌萌，2020c）。NTX 的结构是尿吡啶啉（PYD）或尿脱氧吡啶啉（DPD）的 2 个赖氨酸残基分别连接两条不同组合的 α1（I）N 和 α2（I）N，或 α2（I）N 和 α2（I）N 氨基酸序列（7～9 个氨基酸），其结构参阅文献（廖二元等，2013b）。从结构式推测其分子质量 ≤ 3000Da。

NTX 通过 3-羟吡啶交联物将相邻的 2 个胶原分子各自 N-末端的一条肽链与毗邻的另一胶原分子螺旋处相连而成，在骨基质吸收过程中，PYD 和 DPD 进入血液，NTX 同时入血。

经氨基酸序列和电喷射质普法（ESMS）分析，发现 4 组（8 种）异质 NTX，这几种异质 NTX 的共同特征是全部来源于 I 型胶原的 N 端，都含有 α2（I）N 端肽，其中，以 α1（I）N 与 α2（I）N 和 α2（I）N 和 α2（I）N 相互作用形成的 N 端肽居多。

（二）NTX 的合成

I 型胶原交联 N 末端肽（type I collagen amino-terminal peptide，NTX）是骨胶原在肝脏中

降解后尿中出现的一种稳定最终产物（刘忠厚，2015b），是反映骨吸收的特异和敏感的指标。

骨中的骨基质由成骨细胞分泌，其中 90% 骨基质是由Ⅰ型胶原组成（张萌萌等，2024），极少数为Ⅴ型胶原。Ⅰ型胶原纤维分子间通过羟赖氨酸、赖氨酸残基及其衍生物的共价结合形成吡啶交联，构成稳定的胶原纤维。其中 N 末端形成的吡啶并啉交联几乎只在骨的Ⅰ型胶原中分布，而不存在于新合成的及不成熟的胶原中。即Ⅰ型胶原交联 N-末端肽是骨Ⅰ型胶原区别于其他组织Ⅰ型胶原的特征。

二、Ⅰ型胶原交联 N 末端肽的代谢与分泌调节

Ⅰ型胶原在破骨细胞吸收骨质过程中降解成吡啶交联、Ⅰ型胶原交联 N 末端肽（NTX）、Ⅰ型胶原羧基端肽（ICTP）、Ⅰ型胶原交联 C末端肽（CTX），这些产物不经代谢从肾脏排出。

N 端多肽和交联环有重要的关系，交联环对 N 端多肽有保护作用，使其在骨吸收和从体内排出时不再进一步降解。它们在尿中的含量，不受新合成产物和中间产物的干扰。NTX 通过骨吸收入血，经人体器官排泄后部分入尿液，尿液中的 NTX 只来源于成熟的Ⅰ型胶原，因此，正常含胶原饮食不会影响该生化指标的测量，即 NTX 的代谢几乎不受食物影响。NTX 是尿中稳定的骨质溶解终产物，被认为是诊断骨吸收破坏特异性更高的指标。

多项研究证实尿 NTX/Cr 与骨密度（BMD）呈显著的负相关，是反映骨吸收的特异和敏感的指标。NTX 中含 α2（Ⅰ）链，是破骨细胞降解骨Ⅰ型胶原的直接产物，由于 α2（Ⅰ）链主要在骨胶原中，所以该法特异性较高，而 CTX 的肽链结构均为 α2（Ⅰ）型，为所有组织中的Ⅰ型胶原所共有，NTX 作为骨吸收标志物的特异性强。测量尿中 NTX 的含量，可作为估测骨吸收程度的一种新手段（张萌萌等，2024）。

NTX 作为破骨细胞降解骨Ⅰ型胶原的部分直接产物，主要反映破骨细胞骨吸收活性（张智海等，2015），可灵敏地反映骨代谢的变化，是评价骨形态计量学骨吸收的重要参数（Chubb et al, 2016）。NTX 被认为是目前反映骨吸收状况最敏感、最特异的指标。

临床上骨质疏松、原发性甲状旁腺功能亢进症、畸形性骨炎、甲状腺功能亢进症、肿瘤骨转移和多发性骨髓瘤等发生时都观察到 NTX 水平的升高。

三、Ⅰ型胶原交联 N 末端肽与骨质疏松

Ⅰ型胶原交联 N末端肽的骨组织特异性很强并与骨吸收密切相关，在骨代谢疾病的试验研究与临床研究中受到学者的广泛关注。

绝经后骨质疏松或老年男性骨质疏松患者，尿中 NTX 水平升高，使用阿仑膦酸钠治疗后 3 个月，尿 NTX 水平降。江灿（2019）探讨骨质疏松患者骨吸收与骨形成指标表达情况。结果显示骨质疏松患者 NTX、CTX、IL-6 水平和骨形成指标与骨密度正常患者差异明显。吴华贵等（2017）探讨骨代谢生化指标 PINP、CTX、NTX 与抗氧化应激酶在预测绝经期后女性髋部骨折中的意义，研究结果显示观察组（老年髋部骨折患者）PINP、CTX、NTX 水平高于对照组，PINP、CTX、NTX 联合抗氧化应激酶检测预测髋部骨折的灵敏度、特异度、准确度较高。检测尿Ⅰ型胶原交联 N-末端肽（NTX）监测抗骨吸收药物疗效的作用，说明 NTX 是监测抗骨吸收药物疗效的敏感指标。

李经堂等（2015）研究老年髋部骨折围术期Ⅰ型胶原交联 N末端肽和骨钙素的检测及意义。结果显示与术前比较，56 例患者术后 2 周血清 NTX 水平均明显升高，与非骨质疏松组比较，骨质疏松组术后 2 周血清 NTX 差值明显升高。中老年骨质疏松患者血清 NTX 显著高于对照组和

骨量减少组。NTX 是监测骨吸收变化的最敏感的指标。

NTX 水平与骨转移的发生及死亡风险呈正相关，可能是预测骨转移患者预后的重要指标，NTX 水平的升高是预测骨转移的敏感指标。实体瘤骨转移患者尿中 NTX 升高。乔丹等（2015）用 meta 分析方法评估骨代谢标志物血清 NTX 对肺癌、乳腺癌患者骨转移诊断和预后的价值，证明 NTX 对肺癌、乳腺癌患者诊断骨转移和评估预后具有较高的临床价值。尿 NTX 水平在肺癌骨转移患者中明显升高。尿 NTX 在未接受治疗的骨转移患者中升高明显，同时与骨转移的程度和类型相关。评估尿 NTX 等多种用于肺癌骨转移诊断的血清指标后，认为尿 NTX 是诊断骨转移最有效的标志物。

Nguyen 等（2017）的一项回顾性综述研究说明，NTX 与 CTX 是骨代谢的敏感指标，与骨密度的改变、骨折的发生具有良好的相关性，其增加可提示骨关节炎（OA）患者骨量的减少。高洁等（2015）通过测定骨密度和骨代谢指标了解类风湿性关节炎（RA）患者骨质疏松的发生情况、骨代谢指标的变化及其影响因素，结果显示类风湿性关节炎患者 NTX 水平与 C-反应蛋白（CRP）水平呈正相关，骨代谢指标 NTX 测定可作为类风湿性关节炎早期活动性指标。

NTX 因其反映骨吸收特性的稳定性与敏感性，被认为是诊断骨吸收破坏特异性较高的指标，对骨代谢性疾病的早期预防、诊断与鉴别诊断、治疗转归判断，具有重要的临床意义。

（毛未贤　马倩倩　张萌萌）

第四节　尿吡啶啉和尿脱氧吡啶啉

一、吡啶啉和脱氧吡啶啉的合成及化学结构

胶原分子形成胶原纤维时，毗邻胶原分子末端肽形成三价交联结构，称为胶原 3-羟吡啶交联物。该交联物根据螺旋部分交联位点的氨基酸是羟赖氨酸残基还是赖氨酸残基而命名，若是前者就称为吡啶啉（pyridinoline，PYD），而后者则称为脱氧吡啶啉（deoxypyridinoline，DPD）。PYD 和 DPD 是 Ⅰ 型胶原分子之间构成胶原纤维的交联物（连接物），起稳定胶原链的作用。两者结构稳定，以原型从肾脏排泄，其测定不受食物和运动的影响，因此是较好地反映胶原分解的标志物（张萌萌，2020d）。

PYD 和 DPD 的分子结构是在 1 个酚羟基吡啶环上含有 1 个羟赖氨酰残基和 2 个赖氨酸残基，DPD 是 PYD 的还原产物，PYD 的羟赖氨酰残基脱去 1 个氧原子即成为 DPD，见图 11-1。用质谱法测得 PYD 的分子质量为 429.1995Da，分子结构式算得 429.1985Da，DPD 为 413.1991Da。二者均为特异性荧光物质，在 297nm、395nm 处荧光强度最大。

二、吡啶啉和脱氧吡啶啉的代谢与分泌调节

当赖氨酰氧化酶作用于成熟的胶原时，PYD 和 DPD 即成为降解产物释放到血液循环中，不经肝脏进一步降解而直接排泄到尿中。PYD 和 DPD 在血液和尿中以游离和肽结合形式存在。尿中游离形式占 40%，肽结合形式占 60%。各种形式的 PYD 和 DPD 都非常稳定，在 -20℃暗处保存 20 年和反复冻融 10 次以上或在强酸条件下加热水解，其结构不被破坏。在 37 ～ 50℃条件下，PYD 和 DPD 的稳定性明显下降。二者半衰期 37℃为 5.5 周、50℃为 0.9 周。

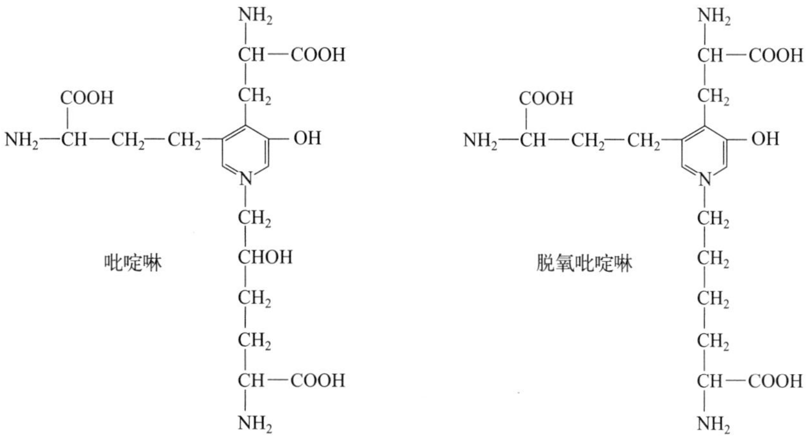

图 11-1　吡啶啉和脱氧吡啶啉的分子结构

三、吡啶啉和脱氧吡啶啉与骨质疏松

（一）吡啶啉和脱氧吡啶啉对骨代谢的调节

DPD 是近年来发现能够有效反映骨骼病变的骨代谢标志物，骨骼中大部分有机基质是 Ⅰ 型胶原，Ⅰ 型胶原与特殊分子交联，增加胶原的刚度和强度，使成熟的胶原更加稳定（Gomes et al，2013）。骨中成熟的 Ⅰ 型胶原含 DPD 和 PYD。在骨吸收过程中，DPD 在骨基质降解时被释放进入血液循环，不经中间代谢而直接进入尿液后排泄，因此检测尿液中 DPD 含量能够反映骨吸收程度（任秀云等，2013）。

在成人骨骼 Ⅰ 型胶原中，PYD 与 DPD 的分子比为（3.5 ～ 1）：1，而在其他结缔组织 Ⅰ 型胶原中，二者至少为 10:1。其中 PYD 存在于各种骨骼和血管等结缔组织，包括骨、软骨、牙质、肌腱、肌肉内胶原、韧带和主动脉等成熟的胶原纤维中。但在人体髓核椎间盘、关节软骨中含量最高。基底膜的 Ⅴ 型胶原不含 PYD。DPD 是 Ⅰ 型胶原分解后的单胶原肽交联后的副产物，由破骨细胞释放，几乎只存在于骨和牙本质中，因牙质在整体骨骼中所占份额极小，故可认为 DPD 主要来源于骨骼，具有较高的骨特异性。尿中 DPD 几乎全来自矿化骨的骨吸收，作为骨吸收的标志物更为特异（廖二元等，2013c）。吡啶酚和脱氧吡啶酚在生成赖氨酸和羟赖氨酸的转录后修饰过程中，其主要功能是稳定 Ⅰ 型胶原和交联胶原蛋白的尾肽结构。骨吸收时，YD 和 DPD 以大约 3:1 的比例释放，许多代谢性骨病患者的尿排泄量升高，DPD 可能是抗骨吸收药物治疗的更敏感指标。

（二）吡啶啉和脱氧吡啶啉的临床研究

一项关于绝经后骨质疏松患者的研究表明，腰椎 BMD 与 DPD 呈正相关（Gurban et al，2019）。对 60 岁以上新鲜股骨颈骨折或股骨转子间骨折患者测定尿脱氧吡啶啉、尿肌酐（Cr）值，尿脱氧吡啶啉与肌酐比值为（6.11±2.09）nmol/mmol；其中 97 例高于正常值范围，提示这些患者已经有骨量的丢失。

骨关节炎患者尿吡啶啉的浓度升高，尿中胶原交联物、吡啶啉及脱氧吡啶啉的水平与骨关节炎的放射线改变呈正相关。检测血清中吡啶啉/脱氧吡啶啉含量可能会更好地反映软骨损伤情况。

大鼠血清中脱氧吡啶啉含量与软骨损伤程度成正相关，3 个月时，实验组与对照组无明显差异，到 6 个月时，实验组含量较对照组明显升高，DPD 在软骨损伤后期更敏感，可作为病情进展的生物标志物。

类风湿性关节炎（RA）患者尿 DPD/Cr 水平明显高于对照组，提示 RA 患者骨吸收活跃而骨形成减慢，联合检测 RA 患者血 BAP 及尿 DPD /Cr 水平可以准确反映其骨代谢的状态，及时发现 RA 患者出现的骨量丢失，从而早期诊断 RA 合并骨质疏松。为去除尿液浓缩稀释对尿脱氧吡啶啉的影响，通常用尿 DPD/Cr 比值表示。内分泌或代谢性骨病的患者尿 DPD/Cr 不仅与年龄、性别和体位有关，还有昼夜节律和种族差异。同时，DPD/Cr 值测定还可以用于预测老年妇女骨折危险性。国内外许多学者对 DPD/Cr 值与骨特异性碱性磷酸酶、空腹血钙和磷、血清骨钙素及尿羟脯氨酸的相关性进行研究，发现尿 DPD/Cr、血清骨特异性碱性磷酸酶、骨钙素及尿羟脯氨酸都能够动态反映骨代谢变化，为老年骨质疏松性骨折的诊断及其药物治疗的监测提供了重要的依据，具有较好的临床意义。

（马倩倩　毛未贤　张萌萌）

第五节　尿羟脯氨酸

羟脯氨酸（hydroxyproline，HOP）是一种非必需氨基酸，是人体胶原蛋白的主要成分，约占 10% ～ 13%；在非胶原蛋白中，除弹性蛋白仅含 1% 外，余均不含 HOP（张萌萌，2020e）。可以认为 HOP 是胶原蛋白所特有的氨基酸，尿 HOP 的排泄反映机体胶原代谢状况（廖二元等，2013d）。

一、尿羟脯氨酸的合成及化学结构

（一）尿羟脯氨酸的化学结构

羟脯氨酸（hydroxyproline）化学式为 $C_5H_9NO_3$，分子量为 131.13（图 11-2）。

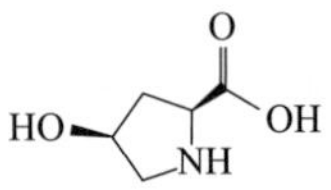

图 11-2　羟脯氨酸的分子结构

（二）尿羟脯氨酸的合成

尿羟脯氨酸是多种胶原的降解产物。体内胶原约 50% 在骨和肌肉，40% 在皮肤。HOP 占胶原总氨基酸的 13% ～ 14%。它是非必需氨基酸脯氨酸经羟化酶的作用羟化衍生而来。HOP 在胶原分子内形成氢键，起稳定胶原纤维的作用。破骨细胞骨吸收时，骨 I 型胶原被降解，HOP 释放入血液，呈游离、寡肽和多肽结合形式。游离 HOP 经肾小球滤过，几乎完全被肾小管重吸收，并在肝脏进一步降解成尿素（廖二元等，2013d）。肽结合 HOP 被排泄到尿中，尿中 HOP 95% 以上为以二肽或三肽形式存在的寡肽，少量约 5kDa 的短肽可能由原胶原 N 端延长肽所产生。

二、尿羟脯氨酸的代谢与分泌调节

HOP 是最常用的骨吸收指标之一，长期以来又被认为是一个非特异性指标。因为 HOP 是多种胶原的降解产物，在正常情况下，尿中 HOP 只有 10% 来自骨 I 型胶原的降解，从非骨胶原、前胶原前肽和细胞内胶原降解而来的 HOP 占有很大比例，弹性蛋白和补体 C1q 也释放 HOP，从明胶食物中吸收的 HOP 同样使结果假性增高（张萌萌，2020e）。有研究报道，HOP 只对骨吸收严重的疾病，如 Paget 骨病、甲旁亢等，或骨转换非常快的生长发育期，是一个有效的指标。对骨转换速率较低的绝经后骨质疏松和老年骨质疏松缺乏敏感性，大约有 30% 的骨质疏松症患者 HOP 在正常范围，尿 HOP 排泌有昼夜节律，峰值出现在晨尿（张萌萌，2020e）。

尿 HOP 增高见于儿童生长期、甲状旁腺功能亢进、畸形性骨炎、高转换型骨质疏松症和骨矿化不良性疾病如佝偻病和软骨病。HOP 对于严重的溶骨性疾病如甲状旁腺功能亢进、畸形性骨炎等是一种有用的标志物，而对于原发性骨质疏松症则缺乏敏感性（张萌萌，2020e）。

三、尿羟脯氨酸与骨质疏松

尿羟脯氨酸则是目前临床针对骨吸收能力检测的主要指标，其与骨基质中氨基酸代谢有关，在骨胶原分解过程中释放，且不参加骨胶原再次合成。

有文献报道，在 18 ～ 45 岁年龄段中，无论男性或女性，尿 HOP 含量均随年龄增长而下降，然后维持在一个稳定水平不变；但女性从 45 ～ 65 岁，尿 HOP 的排泄则明显增加（$P < 0.05$），并显著高于同年龄男性（$P < 0.01$）（张萌萌，2020e）。60 岁以上健康女性尿 HOP 含量显著高于老年男性组和青年女性组，表明老年健康女性在绝经 10 年以后，骨吸收对于骨密度的影响仍具有重要意义；而老年健康男性尿 HOP 含量与青年健康男性组差异无显著性，说明老年男性没有因雌激素急剧下降造成骨量快速丢失，作为低骨转换型，尿 HOP 没有明显的改变。

史传道等（2009）使用抗疏健骨颗粒对去势骨质疏松大鼠进行不同剂量的药物治疗，并与假手术组、模型组、尼尔雌醇组进行对比，采用样本碱水解法测定尿羟脯氨酸的含量。实验结果显示抗疏健骨颗粒可能通过降低血清骨碱性磷酸酶、尿羟脯氨酸含量，抑制破骨细胞的活性，从而改善骨代谢而达到防治绝经后骨质疏松症的作用。也有研究认为，胶原分解产物羟脯氨酸可从尿中排出，测定尿羟脯氨酸的含量就可反映胶原降解的情况，HOP/Cr 这一指标可显示全身骨质流失的情况，而 BMD 由于受到测定部位的限制，其反映的往往是局部骨质情况。

测定糖尿病患者血清骨钙素（BGP）、碱性磷酸酶（ALP）、HOP/Cr、糖化血红蛋白（HbAlc）、空腹血浆胰岛素（insulin）及血糖等指标。糖尿病组尿 HOP/Cr 比值高于对照组，结果显示糖尿病患者骨胶原组织的代谢加速。胰岛素有促进骨细胞摄取氨基酸、刺激肠钙吸收、增强骨胶原合成的作用，但糖尿病患者不同程度地存在胰岛素缺乏或敏感性下降，糖代谢长期严重紊乱，同时蛋白质合成减少、分解亢进、蛋白质代谢呈负平衡，因而影响骨基质的形成，促进骨的吸收，尿 HOP 排出量增加。

汪清华等（2016）探讨老年性骨质疏松症患者骨折的相关危险因素，结果显示，碱性磷酸酶、I 型胶原 C-端肽、尿羟脯氨酸、羟赖氨酸等的升高以及骨钙素和骨密度水平的降低是患者发生骨折的独立危险因素。

（毛未贤　马倩倩　张萌萌）

第六节　羟赖氨酸糖苷

一、羟赖氨酸糖苷的合成及化学结构

　　羟赖氨酸-葡萄糖苷（GHyl）和羟赖氨酸-半乳糖葡萄糖苷（GluGHyl）是胶原降解产物的两种主要糖苷形式，它们的分子结构见图 11-3。GHyl 和 GluGHyl 是胶原分子中羟赖氨酸翻译后修饰产物，其糖基化发生在前胶原分子装配成三股超螺旋之前。胶原分子的糖基化作用尚不明了，但羟赖氨酸分子被单糖或双糖修饰的数量可能与胶原纤维的直径或者胶原的型号有关（廖二元等，2013e）。

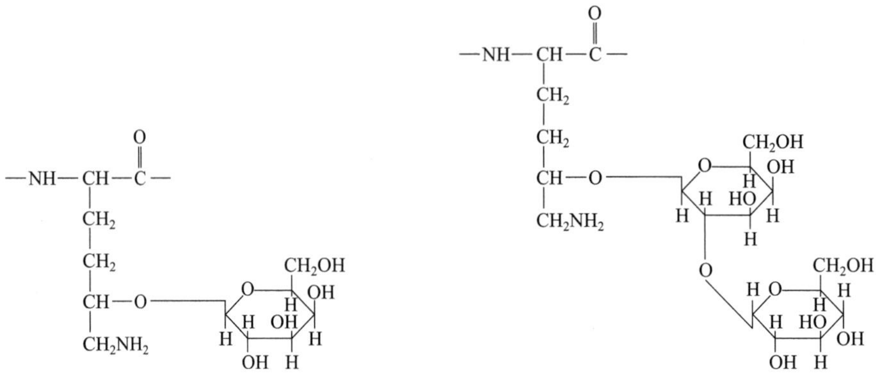

图 11-3　羟赖氨酸糖苷的分子结构
（a）羟赖氨酸-葡萄糖苷（Ghyl）；（b）羟赖氨酸-半乳糖葡萄糖苷（GluGHyl）

二、羟赖氨酸糖苷与骨质疏松

　　胶原降解时释放到循环中的 GHyl 和 GluGHyl 全部从尿中排泄，不再被肾小管重吸收或肝脏代谢，在循环中被代谢的程度远比 HOP 低，又不受食物摄取胶原衍生物的影响，因而成为骨吸收指标（张萌萌，2020f）。

　　GHyl 存在于不同型号的胶原中，但不存在于胶原外的其他分子。人 GHyl 主要存在于骨，而 GluGHyl 主要存在于皮肤，皮肤中 GluGHyl/GHyl 为 1.6:1，骨中 GluGHyl/GHyl 为 1:7。尿中 GluGHyl/GHyl 接近骨中的比例，尿中总羟赖氨酸中，80% 是糖苷形式，用 GHyl 单克隆抗体建立的测定方法是反映骨吸收较特异和灵敏的指标（廖二元等，2013e）。

　　在胶原代谢时，二者释放入血液循环并可通过高效液相色谱法（HPLC）检测。血清和尿液中的 GHyl 尚只能用 HPLC 检测。方法是先将样品中的 GHyl 丹磺酰化，取尿液或血清与丹磺酰氯（Dns-Cl）混合置于 60℃ 温育 30min，离心取上清液注入 HPLC 分析，在 295nm、400nm 处检测荧光强度，与 β-1-半乳糖-邻-羟赖氨酸内标比较可求得 GHyl 或 GluGHyl 的含量。经快原子轰击质谱法鉴定，GHyl 经 Dns-Cl 衍生化后形成（Dns）$_2$-GHyl 双丹酰衍生物（张萌萌，2020f）。研究发现，GHyl 的排泄率与定量计算机断层扫描（QCT）测得的 BMD 呈负相关，与尿 HOP（羟脯氨酸）、PYD（吡啶啉）和 DPD（脱氧吡啶啉）呈高度正相关（$r > 0.80$）。

（马倩倩　毛未贤　张萌萌）

第七节 碱性磷酸酶与骨特异性碱性磷酸酶

一、碱性磷酸酶的合成及化学结构

碱性磷酸酶（alkaline phosphatase，ALP）是指碱性条件下水解多种磷酸酯并具有转磷酸基作用的一组糖蛋白酶，广泛分布于各组织中，由不同结构基因编码（张萌萌，2020g）。

碱性磷酸酶分子质量12kDa，碱性条件下活性较高，可催化磷酸基的水解和转移，同时，ALP也是一组复杂的金属酶，金属离子维持其结构的稳定性和酶催化活性，所有同工酶中，2个锌原子和1个镁原子紧密结合在其活性位点上。ALP包括小肠、胎盘、生殖细胞和组织非特异性碱性磷酸酶4种同工酶。其中，编码小肠、胎盘、生殖细胞型碱性磷酸酶的基因定位于2q34-q37，非特异性碱性磷酸酶的基因定位于1q36-q34之间，表达后，经不同修饰而形成肝、骨、肾等次级同工酶（廖二元等，2013b）。

不同组织来源的ALP，拥有不同的糖化侧链，涎化程度各异，因此，它们的理化性质具有明显的不均一性，对不同的化学抑制物的稳定性、电泳迁移率和热敏感性存在较大差异。不同组织来源的ALP同工酶理化性质不同。胎盘型和小肠型同工酶的活性相对容易区分，而骨型和肝型同工酶来源于同一基因，其动力学性质、电泳迁移率等理化性质均十分相似，且相互之间有交叉免疫反应，区别相当困难。

二、碱性磷酸酶的代谢与分泌调节

4种ALP同工酶的基因组结构各异，组织特异性碱性磷酸酶基因产物的序列同源性为86%～98%，而组织非特异性碱性磷酸酶与组织特异性碱性磷酸酶同源性仅约50%。

从出生到第6周，骨和肠型ALP逐渐增加，6个月之前血清中检测不出肝型ALP。儿童型血清ALP与身高和体重相关，活性存在一个较宽的范围。青春期骨特异性碱性磷酸酶（bone alkaline phosphatase，BALP）占总ALP活性的77%～87%，血清总ALP活性随年龄增长而增加，女性较男性先达到最高值。健康成年人，骨特异性碱性磷酸酶与肝型ALP活性比例大约为1:1，BALP约占总ALP的50%。女性在妊娠前6个月，胎盘来源型ALP增加，骨特异性碱性磷酸酶也增加，血清总ALP活性逐渐增加，后3个月呈快速增加。

不同个体间血清碱性磷酸酶差异较大，但对于同一个体，变化很小。有研究表明，血清ALP水平存在年龄、性别、种族差异。在50岁之前男性血清ALP水平高于女性。女性绝经后，血清ALP水平有一定程度升高，但60～80岁期间又降至一生中的最低值，男性的血清ALP水平相对较稳定。白种人的血清ALP水平低于黑种人。

BALP是由成骨细胞成熟阶段分泌的一种表面糖蛋白，是一种细胞外酶，在细胞外与骨基质结合，能够反映骨细胞的形成和活动状态。在成骨细胞内合成时，新生的酶蛋白在内质网糖基化。经高尔基复合体转运到细胞膜表面，通过多糖链与磷脂酰肌醇相连嵌合到细胞膜的外质膜。在多糖-肌醇磷酸特异水解酶的作用下，BALP被释放到血液循环中。BALP在循环中消除速率慢，半衰期约40h，胎盘型碱性磷酸酶半衰期为7天，稳定性好，半衰期长（张萌萌，2020g）。

三、碱性磷酸酶与骨质疏松

（一）碱性磷酸酶对骨代谢的调节

BALP 是成骨细胞分泌的一种细胞外酶，主要在成骨过程中水解磷酸酶，为羟基磷灰石的沉积提供磷酸，同时水解焦磷酸盐，解除其对骨盐形成的抑制作用，有利于成骨。

BALP 的增殖、分化和成熟与骨骼的正常生长发育密切相关。碱性磷酸酶合成于骨基质成熟阶段，与骨基质矿化密切相关，在碱性环境中骨矿化活跃，成骨细胞释放的血清碱性磷酸酶水解无机磷酸盐，进而降低焦磷酸盐浓度，利于骨的矿化。骨骼矿化受阻时，成骨细胞合成大量碱性磷酸酶，使血清碱性磷酸酶明显升高。

BALP 参与骨形成过程，在血清中稳定，是成骨细胞成熟和具有活性的标志（张萌萌，2014）。临床研究表明，BALP 水平与成骨细胞和前成骨细胞活性呈线性关系，血清 BALP 定量测定与动态观察可作为监测骨形成变化的有效参数。BALP 被认为是最精确的骨形成标志物。血清 BALP 定量测定与动态观察给骨代谢疾病，特别是骨质疏松症的早期诊断、治疗效果的监测、病情预后的判断等提供有效的依据。

（二）碱性磷酸酶的临床研究

临床上骨质疏松的诊断主要依赖骨密度的测定，但骨密度的改变很慢。绝经后骨密度变化增大，但在这个急速变化期，一年内骨密度变化也不超过 6%。绝经后骨质疏松症为高转换型骨质疏松，BALP 增高明显。用骨密度监测，其变化值有明显的统计学意义至少需要 1 年的时间。而 BALP 参与骨形成过程，可作为监测骨形成变化的有效参数，为骨质疏松的治疗提供有效的监测手段。应用二膦酸盐类药物治疗骨质疏松可以使骨特异性碱性磷酸酶水平下降。而这种下降往往在骨密度增加之前，所以 BALP 是骨质疏松治疗疗效评价重要指标。潘奇等（2017）发现，绝经后骨质疏松患者血清 BALP 水平升高与骨质疏松有关。罗琳（2018）利用葛根素联合阿仑膦酸钠治疗绝经后骨质疏松症患者，发现治疗 6 个月后，治疗组血清 BALP 水平显著降低，改善了绝经后骨质疏松患者骨密度，表明 BALP 与绝经后骨质疏松密切相关。

生理情况下，儿童及青少年骨骼发育期血清中碱性磷酸酶水平较高，BALP 约占血清总 ALP 的 77% ～ 87%。健康成人，BALP 约占血清总 ALP 的 50%。孕妇的血清中碱性磷酸酶水平较高。妇女绝经后 10 年内，与 30 ～ 40 岁女性比较，血清 BALP 增加 70%。男性的血清 BALP 水平相对较稳定（张萌萌，2020g）。

在病理状态下，如发生肝胆系统疾病以及骨骼疾病时，血清碱性磷酸酶水平显著升高。高转换的代谢性骨病均可有 ALP 和 BALP 的增高，如变形性骨炎（Paget 骨病）、原发和继发性甲状旁腺功能亢进、甲状腺功能亢进、高转换型骨质疏松症及佝偻病和软骨病、骨转移癌等。血清 BALP 定量测定与动态观察对骨代谢疾病的早期诊断、治疗效果的监测、病情预后的判断等提供有效的依据。

有研究探讨骨特异性碱性磷酸酶在慢性肾脏病骨矿物质代谢异常（chronic kidney disease-mineral bone disorder，CKD-MBD）中的作用（邵雪，2017），BALP 比 ALP 在诊断 CKD-MBD 尤其是骨代谢方面，灵敏度更高，可作为 CKD-MBD 的诊断指标。华青等（2018）探讨骨特异性碱性磷酸酶在慢性肾脏病矿物质与骨代谢紊乱中的研究，结果发现，BALP 与 CKD 患者的钙磷代谢紊乱、肾性骨病、血管钙化及其预后具有密切关系，虽然目前 BALP 还未被广泛应用于慢性肾脏病骨矿物质代谢异常的诊断和监测，但 BALP 作为一种反映骨转换敏感而特异的标志物，其在慢性肾脏病患者中的应用价值正逐步被证实。

恶性肿瘤骨转移，或多发性骨髓瘤患者，血清 BALP 显著增高，且与骨转移的进程相关。恶性肿瘤患者化疗和手术后，BALP 活性降低。透明细胞型软骨肉瘤患者血清 ALP 水平升高，手术后恢复正常，说明血清 ALP 水平可用于透明细胞型软骨肉瘤的诊断与疗效观察。Boutsikas 等（2018）研究显示，骨转换指标 BALP 等和血管不稳定是造血干细胞移植（HSCT）期间可能反映化疗效果的重要指标。

何小媚等（2015）研究血清骨特异性碱性磷酸酶检测与实体瘤骨转移早期临床诊断价值，结果显示，实体瘤骨转移患者早期血清 BALP 水平明显高于未转移患者，其浓度与骨转移负荷成正相关，BALP 在恶性肿瘤骨转移早期的诊断、对治疗反应的监测及骨相关事件的预测方面具有一定的价值。

原发性甲状旁腺功能亢进患者，血清中 BALP 水平高于正常人，手术后血清中总 ALP 和 BALP 活性均显著降低。Paget 骨病（畸形性骨炎）患者血清 BALP 活性不同程度升高，应用双膦酸盐治疗后，BALP 显著下降，下降幅度远远超过血清总 ALP 的下降幅度。Graves 病患者血清中 BALP 与促甲状腺激素（TSH）负相关，与 TSH 受体抗体（TRAb）正相关，经抗甲状腺药物治疗后，血清游离 T3、T4（FT3、FT4）正常，而 TSH 出现持续抑制反应的患者，骨代谢活跃，血清 BALP 较 TSH 正常者高。

国内研究（张萌萌等，2013）显示 50～64 岁年龄段 BALP 明显高于其他年龄组，与 BMD 负相关，女性 65 岁以后 BALP 开始下降，证明了女性绝经后的 1～15 年骨代谢呈高转换状态，而 65 岁以后骨吸收、骨形成均减少，逐渐进入低转换状态。

杨永红等（2016）对老年骨质疏松患者血清骨代谢标志物骨钙素、I 型胶原 C-端肽、骨特异性碱性磷酸酶与骨密度的相关性进行研究，血清骨钙素、I 型胶原 C-端肽、骨特异性碱性磷酸酶与老年骨代谢性疾病的骨密度具有显著相关性，可为骨代谢性疾病的临床诊断、鉴别以及预后评估提供可靠依据。对女性的 5 年随访发现，骨形成标志物（ALP、OC）与骨密度显著相关，这表明骨转换标志物可能预测骨密度。

Lee 等（2017）对大豆异黄酮补充剂对韩国绝经后妇女骨代谢生物标志物和生活质量影响的一项随机临床试验显示，在干预期间，异黄酮组骨形成标志物，血清 BALP 水平增加（6.3±4.1）%（P=0.004），而安慰剂组则没有变化。说明 BALP 可作为骨质疏松临床药物试验的检测指标。

Wu 等（2017）研究结果认为骨碱性磷酸酶是用于临床评估骨代谢的最常用的血清学标志物之一，但高浓度的尿酸（UA）通过抑制 BALP 启动子活性导致 BALP 水平降低。

甘坤宁等（2022）通过检测绝经后骨折患者血清 BALP 水平及其与骨质疏松程度的相关性发现，绝经后骨折患者血清 BALP 升高，并且正常亚组、减少亚组和疏松亚组患者血清 BALP 依次升高，提示血清 BALP 在绝经后骨折患者骨折的发生发展中发挥重要作用。

张宇博等（2019）研究结果表明，老年髋部骨折患者的 BALP 水平明显高于未骨折的老年人，且与粗隆、粗隆间、总髋部的骨密度呈负相关，而骨密度越低，患者越容易发生骨折，提示 BALP 可预测患者髋部骨折的发生。

胡芯源（2014）通过对骨质疏松性骨折患者血清 BALP 水平及 4 年随访调查患者再发生骨

折的情况研究发现，高水平的 BALP 是骨质疏松性骨折患者再发生骨折的独立危险因素，并具有较高的预测价值。

王强等（2022）研究发现，对照组、骨密度降低组、骨质疏松组血清 BALP、CTX-Ⅱ表达水平依次升高，提示二者可能与绝经后骨密度降低及骨质疏松有关。推测由于骨质疏松时静止的成骨细胞转变为活跃的成骨细胞，造成 BALP 的分泌增加。进一步经多因素 Logistic 回归分析发现，BALP、CTX-Ⅱ水平偏高是绝经后女性发生骨质疏松症的危险因素。ROC 分析结果显示，BALP、CTX-Ⅱ预测绝经后骨质疏松症的曲线下面积分别为 0.782、0.768。提示二者对绝经后骨质疏松症具有一定预测价值，可能作为临床预测绝经后女性骨质疏松症的潜在血清学标志物。

骨特异性碱性磷酸酶能够反映骨细胞的形成和活动状态，稳定性好，半衰期长。对 BALP 的定量测定与动态观察能够为骨代谢疾病的早期诊断、治疗效果的监测、病情预后的判断等提供有效的依据。

（马倩倩　毛未贤　张萌萌）

第八节　骨钙素

骨钙素（osteocalcin，OCN；bone glaprotein，BGP）是由非增殖期成骨细胞合成和分泌的一种特异非胶原骨基质蛋白，又称为 γ-羧基谷氨酸骨蛋白（γ-hydroxy glutamic acid protein，GLa 蛋白），由 49 个氨基酸组成，是骨组织内非胶原蛋白的主要成分，属于非胶原酸性糖蛋白，是一种维生素 K 依赖性钙结合蛋白（张萌萌，2020h）。

一、骨钙素的合成及化学结构

（一）骨钙素的化学结构

20 世纪 70 年代，Hauschka 和 Price 分别从动物和人骨中提取了维生素 K 依赖的 γ-羧基谷氨酸骨蛋白，即骨钙素。骨钙素是反映成骨细胞活性的敏感而特异的生化指标。骨钙素的基因位于 1 号染色体臂末端 1q25-q31，包含 4 个外显子和 3 个内含子，仅在骨组织和成骨细胞系内表达（郭晓红，2017），完整的骨钙素是由 49 个氨基酸组成的小分子蛋白，分子质量约为 5800Da。在 23 ～ 29 位上包含一个分子内的二硫键。

骨钙素（1 ～ 49）氨基酸组成见图 11-4，其分子式为 $C_{269}H_{381}N_{67}O_{82}S_2$，分子量为 5929.44。

H-Tyr-Leu-Tyr-Gln-Trp-Leu-Gly-Ala-Pro-Val-Pro-
Tyr-Pro-Asp-Pro-Leu-Gla-Pro-Arg-Arg-Gla-Val-
Cys-Gla-Leu-Asn-Pro-Asp-Cys-Asp-Glu-Leu-Ala-
Asp-His-Ile-Gly-Phe-Gln-Glu-Ala-Tyr-Arg-Arg-
Phe-Tyr-Gly-Pro-Val-OH（二硫键:23-29）

图 11-4　骨钙素氨基酸组成

（二）骨钙素的合成

骨钙素是骨基质矿化的必需物质，目前已能将血液中的羧基化、部分羧基化和未羧基化的 BGP 区别开来。在骨吸收和骨溶解时，沉积在骨基质中的 BGP 片段，如游离的 γ-羧基谷氨酸就会游离出来，这类多肽在血中的量则表示骨吸收的变化。骨钙素在调节骨钙代谢中起重要作用，成熟的骨钙素主要沉积于骨组织间质细胞外和牙质中，少部分释放入血循环中。

骨钙素是骨组织中含量最丰富的非胶原蛋白，占非胶原蛋白的 10% ～ 20%，主要由成熟的成骨细胞（OB）、成牙质细胞和增生的软骨细胞合成（Sahin et al, 2015）。成骨细胞先合成骨钙素原，骨钙素原分子质量 112kDa，包括 23 个氨基酸组成的信号肽、26 个氨基酸组成的前肽和由 49 个氨基酸组成的成熟蛋白。在骨钙素的分泌过程中，信号肽先裂解，含前肽的骨钙素原被 α-羟基化（谷氨酸残基），前肽被酶切下，然后成熟的骨钙素分子分泌到细胞外。成熟的骨钙素分子很不稳定，19 ～ 20 位和 43 ～ 44 位结构上的精氨酸-精氨酸（Arg-Arg）结构被认为可能是胰酶水解的位点，骨钙素经胰蛋白酶水解后分为 3 个片段，即 N 端段、中段和 C 端段，它们分别由 1 ～ 19、20 ～ 44 及 45 ～ 49 个氨基酸残基构成。循环血中骨钙素存在完整的（1 ～ 49 个氨基酸）和 N 端段 + 中段两种形式，骨钙素完整分子占 36%，氨基端中段大分子片段占 30%，其他 34% 由氨基端中段和羧基端小分子片段组成。完整的骨钙素来自成骨细胞，其余片段可能来自骨吸收过程，完整骨钙素的水平更能反映骨形成的特异性。绝大多数骨钙素含有 3 个 γ-羧基谷氨酸残基，分别位于第 17、21 和 24 位，骨钙素是一种结合钙的氨基酸。

成熟的 BGP 分子大部分进入细胞外骨基质中，小部分进入血循环，从骨释放入血的时间大约为 3h，血中半衰期为 4 ～ 5min，大部分经肾脏过滤并分解排泄，肾脏功能影响血中骨钙素水平。

二、骨钙素的代谢与分泌调节

骨钙素主要功能是定位羟基磷灰石，在骨形成和骨吸收时均释放 BGP，因此骨钙素反映了骨代谢的总体水平。在成骨细胞发育成熟的三个阶段——成骨细胞活化增殖期、细胞外基质成熟期、基质矿化期中，骨钙素只有在第三期基质矿化后开始表达。血清骨钙素水平呈日节律变化，早晨至中午下降，随后逐渐升高，午夜后出现峰值，峰、谷值差达 10% ～ 30%。此外，骨钙素水平还受维生素 D、月经周期、乙醇和季节等因素的影响。研究发现，骨钙素生物合成主要受激素和生长因子调控，骨钙素的分泌高度依赖于 1,25-(OH)$_2$D$_3$ 转录活性的增加，1,25-(OH)$_2$D$_3$ 直接作用在基因转录水平，调控骨钙素表达。血液中的钙离子可螯合骨钙素并抑制 BGP 活性，使 BGP 水平下降。血脂升高时，因骨钙素与脂质结合，骨钙素可呈假性降低。

成骨细胞合成的骨钙素启动骨钙沉积和骨形成，血清骨钙素主要由成骨细胞合成和释放，在骨吸收时，骨基质中的骨钙素亦进入血循环，故血清骨钙素水平反映的是骨的代谢转换状态，血清中 BGP 含量基本上反映了近期骨细胞合成骨钙素的能力和骨形成的情况。

三、骨钙素与骨质疏松

（一）骨钙素对骨代谢的调节

骨钙素是反映骨形成的特异性生化指标，不仅参与骨吸收的调节，更重要的是参与基质的矿化过程及成骨细胞分化，与骨转换相关，能够维持骨的正常矿化速率，抑制软骨的矿化速率，并抑制骨异常的羟基磷灰石结晶形成。

骨钙素是骨组织的一种维生素 K 依赖性蛋白激素，在骨代谢调节中具有重要作用。BGP 与矿化速率和骨基质合成速率具有一定关系（Wang et al, 2022）。骨钙素主要是在成骨细胞的非增殖期产生，骨钙素只有经过羧化后形成 γ-羧化骨钙素，才能对钙具有独特的亲和力及结合活性，与

Ⅰ型胶原蛋白结合，形成网络支架，为钙盐沉积提供场所，羧化骨钙素与羟基磷灰石结合并沉积于骨骼，促进骨矿化。而非羧化骨钙素（uncarboxylated osteocalcin, ucOC）不能结合钙，未羧化骨钙素释放入血，可作为骨更新代谢的标志，骨的更新率越快，骨钙素血中水平越高。维生素 K_2 是谷氨酸 γ-羧化酶的辅酶，能够将维生素 K 依赖蛋白-骨钙素和基质 γ-羧化谷氨酸残基蛋白（MGP）中的谷氨酸残基羧化（Neve et al，2013），形成羧基谷氨酸，使蛋白活化，从而具有生理活性。在转录后水平，3 个谷氨酸残基被 γ-谷氨酸羧化酶羧化，显著提高了骨钙素与矿物质离子的亲和性，使钙离子掺入骨骼的羟基磷灰石结晶体中。维生素 K_2 能显著增加骨钙素水平、减少非羧化骨钙素的水平，充足的维生素 K_2 可确保血液中钙在骨骼上有效沉积与矿化（方瑞斌等，2013）

有学者建议将血液中 ucOC 或 ucOC/OC 的比值或血浆中维生素 K_2 的含量作为衡量骨形成、评估骨代谢、判定骨质疏松及骨健康的"金标准"。

骨钙素不仅参与成骨细胞分化及基质的矿化过程，而且参与骨吸收的调节（Fatahi et al，2019）。当骨形成与骨吸收偶联时，骨钙素反映骨转换指标；当骨形成与骨吸收脱偶联时，骨钙素反映骨形成的特异性指标，可直接反映骨形成的速率。骨钙素与骨密度直线相关，骨钙素升高，表明骨量增加，骨形成增加，骨密度相应升高。骨钙素在一定程度上可预测骨密度的量，对骨不连可做初步预测。

血清骨钙素的羧化情况与骨密度状态密切相关。非羧化骨钙素水平的变化与骨质疏松症的发生关系密切，高非羧化骨钙素水平是骨质疏松症的危险因素，可能与松质骨的破坏及骨密度的下降有关，提示血清非羧化骨钙素水平能及时地反映骨量下降的趋势，可以用于骨质疏松症早期的筛查，预测骨质疏松及骨折的发生风险。

此外，成骨细胞分泌的未完全 γ-羧化骨钙素具有能量代谢调节作用，如促进胰岛素分泌，提高对胰岛素的敏感性，增加能量消耗，减少脂肪储存等。

（二）骨钙素的临床研究

临床上，血清骨钙素水平可作为成骨性的一种特异性指标，当患者骨钙流失显著加快时，成骨功能发生的变化与血清骨钙素水平相关。

血清骨钙素浓度升高时提示骨形成速率加快，主要见于：儿童生长期、成骨不全、肾功能不全、骨折、变形性骨炎、肿瘤骨转移、低磷血症、甲状腺功能亢进症、甲状旁腺功能亢进症、高转换骨质疏松症、尿毒症、佝偻病、卵巢切除术后等。

BGP 降低见于甲状腺功能减退症、肾上腺皮质功能亢进症、长期使用糖皮质激素、甲状旁腺功能减退症、肝病、糖尿病患者及孕妇等。抗骨吸收药物可使 BGP 水平下降，刺激骨形成治疗则使 BGP 水平上升。

血清骨钙素水平与年龄呈明显负相关，但女性在绝经后骨转换增快，BGP 再度升高，进入老年后 BGP 逐渐下降（张萌萌等，2013）。单独使用 BGP 或者联合使用 BMD 测量，能更好地判断骨丢失率，间接预测骨折的发生情况。

血清中骨钙素水平能够直接反映骨质疏松患者骨细胞活性和骨形成情况，对于抗骨质疏松药物治疗中患者血药浓度的动态变化也有一定参考价值（Niimi et al，2014）。临床上，骨钙素检测联合其他骨代谢指标被广泛应用于绝经后骨质疏松诊断、抗骨吸收治疗疗效检测和预测骨折风险等方面。

张萌萌等（2013）在对 1084 例女性的研究中发现 BALP、TRACP、CTX1、BGP 在骨代谢过程中相互作用影响骨质量，与 BMD 有重要联系，说明骨转换生化标志物可以为监测骨代谢水平、骨质疏松的诊断、鉴别诊断提供分子生物学依据。绝经前后妇女 5 年随访研究中发现，血清 BGP 在绝经时升高，且一直持续高水平约 15 年时间，与绝经前差异有显著性，并且不管是单独使用 BGP 或者联合使用骨密度（BMD）测量，均能更好地判断骨丢失率及间接预测骨折发生的风险性。国内其他研究发现，BGP 与 BMD 相关，BGP 升高时，BMD 相应升高，BGP 在一定程度上可反映骨量，对骨质疏松的存在做初步预测，间接预测骨折的发生情况。

国外有研究发现（Liu et al，2019b；Delgado-Ruiz et al，2019），骨质疏松患者治疗后 BGP 水平明显升高，也代表了治疗效果可行。

Han 等（2019）研究鹿茸和黄瓜多肽联合唑来膦酸治疗糖皮质激素诱导的骨质疏松，对患者骨代谢生化指标的影响，结果显示治疗组 25-(OH)D$_3$ 和骨钙素水平显著高于对照组，提示骨钙素可作为药物治疗骨质疏松后评价骨代谢状态的重要生化指标。绝经后 1 ~ 5 年的妇女 BMD 降低者其血清 BGP、PINP 和 PICP 明显升高，说明骨转换增加，对绝经后妇女早期定时联检 BGP、PINP 和 PICP，可早期识别出有骨质疏松发生风险的人群，进而给予指导和预防性治疗，最终达到阻挡或延缓骨质疏松进程，降低骨质疏松的发生率。Liu 等研究报道，血清 BGP、BALP、TRACP-5b 水平与骨密度呈负相关（Liu et al，2014）。陈文军探讨老年骨质疏松性骨折患者血清骨钙素、骨特异性碱性磷酸酶（BALP）、抗酒石酸盐酸性磷酸酶异构体 5b（TRACP-5b）水平及其临床意义，老年骨质疏松患者血清 BGP、BALP、TRACP-5b 与骨密度水平呈明显负相关，且血清 BGP、BALP、TRACP-5b 能有效预测骨质疏松患者骨折发生风险，对于老年骨质疏松骨折的预防具有着重要价值（陈文军，2018）。

Bentkowski 等评估终末期肾衰竭患者反复血液透析治疗后非羧化骨钙素（Glu-OC）水平和骨代谢指标对冠状动脉钙化的影响。通过 ELISA 等检测羧化骨钙蛋白（Gla-OC）、非羧化骨钙素（Glu-OC）、骨碱性磷酸酶（BALP）、抗酒石酸酸性磷酸酶（TRAP-5b）、甲状旁腺素（PTH）的量，结果表明，血液透析患者的 Gla-OC 和 Glu-OC 显著高于对照组。非羧化骨钙素水平与 iPTH、BALP、TRAP-5b 显著相关。非羧化骨钙素与骨代谢指标之间存在显著相关性，与冠状动脉钙化程度之间存在联系（Bentkowski et al，2013）。Liu 等（2019a）研究低骨量和骨生化标志物的变化是否与中国老年人钙化动脉粥样硬化斑块的患病率相关。结果显示骨钙素和 Ⅰ 型胶原 C-末端肽（CTX）与钙化斑块风险增加相关。较低的 BMD 和骨代谢生化标志物的变化与颈动脉和心脏钙化斑块发展密切相关。Fusaro 等（2018）研究终末期肾病患者吸烟与骨钙素水平之间的关系，说明 BGP 是参与骨矿化调节的维生素 K 依赖性蛋白质，吸烟是骨质疏松症的危险因素，吸烟者的 BGP 水平显著降低，较低的 BGP 水平与主动脉钙化、椎骨骨折等相关。Iki 等（2019）对胃切除术后患者骨质疏松性骨折发生的风险研究显示，与非胃切除的男性相比，胃切除的男性 PTH、TRACP-5b 和 ucOC 水平显著升高，BMD 降低，提示非羧化骨钙素水平与骨质疏松密切相关。杨永红等（2016）对 120 例老年骨质疏松患者的研究显示，血清骨代谢标志物 BGP、CTX-1、BAP 与 BMD 具有显著相关性，可以为骨代谢性疾病的临床诊断、鉴别以及预后评估提供可靠依据。

徐薇等（2023）探讨绝经后骨质疏松患者血清 NTX、CTX 及 BGP 的表达变化及临床意义。结果显示：CTX、BGP 为绝经后骨质疏松的预后不良的独立影响因素，CTX、BGP 作为绝经后骨质疏松的预后不良的独立影响因素，CTX 水平越高、BGP 水平越低可能预示患者预后不良。

骨钙素是研究骨代谢的一项新的生物化学指标，骨钙素不仅可以影响骨形成，在骨吸收过程中亦能发挥重要作用。血清骨钙素水平与各种代谢性骨病,骨代谢紊乱中的骨转换率相关,通过检测血清骨钙素水平可以了解成骨细胞,特别是新生成的成骨细胞的功能状态。骨钙素作为骨代谢标志物,对骨质疏松、钙代谢异常等代谢性骨病等的诊断具有重要临床价值,骨钙素联合其他骨代谢标志物检测也可用于高钙血症等代谢性骨病患者抗骨吸收治疗的疗效监测等。

(毛未贤　马倩倩　张萌萌)

第九节　Ⅰ型前胶原 C 端前肽 /N 端前肽

一、Ⅰ型前胶原 C 端前肽 /N 端前肽的合成及化学结构

Ⅰ型胶原衍生自一个较大的蛋白,即Ⅰ型前胶原。Ⅰ型前胶原在成骨细胞中合成,其羧基端和氨基端分别向两端延伸,形成前Ⅰ型胶原的前体,向羧基端延伸的前肽称 PICP,向氨基端延伸的前肽称 PINP(廖二元等,2013f)。这两种前肽实际上不是肽,而是一种不均一的三聚体蛋白,它们分别由两条前 α1(Ⅰ)链和一条前 α2(Ⅰ)链组成,又分别由两个二硫键连接成一个球形糖蛋白。成骨细胞中含有大量的Ⅰ型前胶原,骨形成时Ⅰ型前胶原被分泌到细胞外,在各自蛋白酶的作用下,裂解为Ⅰ型前胶原 N 端前肽(P1NP)、Ⅰ型前胶原 C 端前肽(PICP)和Ⅰ型胶原 3 个片段。Ⅰ型胶原被组装在类骨质中,无机矿物质钙和磷沉积于其中,形成羟基磷灰石;而 PINP 和 PICP 则作为代谢产物进入血液和尿液中(刘忠厚,2015c)。

PICP 和 PINP 进入血液循环,由肝脏分解代谢。PICP 分子质量为 117kDa,分子中不含羟脯氨酸,在血中半衰期 6 ～ 8min,由肝窦内皮细胞甘露糖受体俘获消除。PINP 分子质量为 70kDa,由肝细胞清道夫受体俘获清除,但也可直接沉积于骨组织中。延长肽分子量太大,不能通过肾脏滤过,尿中一些大的羟脯氨酸片段由 PINP 裂解而来。

二、Ⅰ型前胶原 C 端前肽 /N 端前肽的代谢与分泌调节

骨有机基质的 90% 以上由胶原组成,其中Ⅰ型胶原约占 97%。Ⅰ型胶原是人体内最丰富的胶原类型,也是矿化骨中唯一的胶原类型,其合成与分解的代谢产物可间接反映骨转换的状况。Ⅰ型前胶原 N 端前肽(N-terminal propeptide of type 1 precollagen,PINP)和Ⅰ型前胶原 C 端前肽(C-terminal propeptide of type 1 precollagen,PICP)是成骨细胞和成纤维细胞增殖的特异性产物。当骨骼、软组织和皮肤合成Ⅰ型胶原时,PINP 和 PICP 被剪切而进入血液,因而可反映骨形成的动态变化(张萌萌,2020i)。

除了骨,Ⅰ型胶原也在非骨组织中产生,如皮肤和肌腱等;因此,PICP、PINP 不具有骨形成特异性,但是循环中的这些物质主要来自骨。

PICP 存在 24h 节律,在凌晨几小时(0 ～ 3 时)达峰值,最低值出现在下午。若于 8h 内分别采血测量 PICP,其最大起伏波动可达 4 倍,这种变化远大于其他骨形成指标。PICP 和 PINP 在儿童和成人中的代谢清除率存在差异。理论上 PICP 和 PINP 以等分子数由前胶原分子切下释放入血,但实际测定在儿童时期 PINP 比 PICP 高出 2 ～ 3 倍,说明 PICP 可能较快被消除。在健康成人,两种肽的含量相当(张萌萌,2020i)。

PICP 在室温条件下可稳定存在 15d,而 PINP 在室温或 4℃条件下均只能稳定存在 5d。PINP

最初是作为Ⅰ型胶原蛋白的3条蛋白质链中的前肽并随后转化为单体形式循环。因此，化验可同时测量单体和三聚体 PINP（总 PINP）或仅测量三聚体 PINP（完整 PINP）。完整三聚体形式在人体温条件下不稳定，易降解成更稳定的单体和碎片。三聚体 PINP 通过清除剂受体的摄取被清除，而单体 PINP 主要在肾脏被清除（王健等，2021）。

在众多骨代谢指标中，PICP、PINP 在预测骨质疏松的发生、评价骨量、监测抗骨质疏松疗效等方面都有较高的特异性和敏感性，PINP 表现得尤为明显，且不受激素影响，在临床研究和应用中有着重要的意义。

三、Ⅰ型前胶原 C 端前肽 /N 端前肽与骨质疏松

（一）Ⅰ型前胶原 C 端前肽 /N 端前肽对骨代谢的调节

PINP 和 PICP 水平是成骨细胞的Ⅰ型胶原蛋白分泌的标志物。PINP 和 PICP 作为分析物具有相似特性，但是 PINP 已得到更广泛的研究。PINP 由前胶原的氨基末端分解产生，在骨有机成分中占 90% 以上，PINP 在血清中的含量反映了胶原蛋白的合成速度，反映成骨细胞合成骨胶原的能力，是新骨形成的特异性的敏感指标。大量基础研究表明，PINP 可能是反映骨代谢的最佳骨代谢标志物（Krege et al，2014）。

（二）Ⅰ型前胶原 C 端前肽 /N 端前肽的临床研究

PINP 反映成骨细胞活性和骨形成速率，有研究表明，血清中 PINP 水平和恶性肿瘤骨转移严重程度成明显的正相关，其代谢速率明显高于其他骨代谢指标（Li et al，2015；Lutmer et al，2016）。血液中的 PINP 不受昼夜节律变化和进食的影响，并且在静脉穿刺后在血清中非常稳定，可随时非空腹采血测量，是骨形成的良好标志物（翁睿等，2023）。

在评估药物疗效的研究中，PINP 被认为是最能反映促进骨形成药物效果的骨代谢标志物（Migliorini et al，2021）。患有骨质疏松的绝经后妇女使用抗骨质疏松药物特立帕肽治疗后，在所研究的骨代谢指标（BALP、PICP、PINP、D-Pyr、NTX）中，PICP 和 PINP 是治疗后 BMD 增加最佳的预测指标。在对骨量减少的绝经后妇女应用双膦酸盐治疗的监测中发现，血 PINP 是最有效的监测指标。

临床上原发性甲旁亢、Paget 骨病、骨软化症、肾性骨营养不良症等骨代谢疾病及肾功能不全患者可见血清 PINP 和 PICP 升高。儿童发育期、妊娠晚期、骨肿瘤、骨转移、畸形性骨炎、酒精性肝炎、绝经后、肺纤维化、严重肝损害等情况下血清 PICP 升高，Cushing 综合征时血清 PICP 水平下降。

张萌萌等（2013）的研究结果表明，男性、女性骨质疏松组 PINP 水平明显低于男、女正常组，与股骨颈 BMD 正相关，说明骨质疏松患者成骨细胞功能衰退，合成胶原减少，骨形成减少。刘俊恒等（2012）的研究结果也显示，骨质疏松患者血清 PINP 水平显著低于对照组，提示其骨形成减少。

唐颂军等（2015）研究发现，骨质疏松性骨折患者的 PINP 水平明显高于未骨折的骨质疏松症患者，骨质疏松症人群的 PINP 水平显著高于健康人群。占允中等（2018）研究也表明，腰椎骨折患者血清 P1NP 明显高于无骨折组。张瑾等（2005）对 PINP 值的测量结果显示，骨质疏松组患者 PINP 值明显低于对照组。

金挺美等（2017）研究发现在 100 例老年女性骨质疏松患者中，低转换、中低转换、中高转换和高转换的人数分别为 6、14、21 和 59 例，血清 CTX、P1NP 和 OC 均呈正态分布，80%的老年女性骨质疏松患者应尽早接受抗骨吸收治疗。对 40 ～ 60 岁围绝经期妇女研究中发现 PINP 与腰椎 1-4 的骨密度呈负相关，说明 PINP 可以作为预测骨质疏松骨形成的生物学指标。绝经前妇女骨矿密度（BMD）降低组的 PINP 高于 BMD 正常组，说明 PINP 可以作为骨代谢标志物监测骨形成过程。

李东冬（2013）将 145 例绝经后女性骨质疏松患者按年龄分为 51 ～ 60 岁 40 例、61 ～ 70 岁 50 例、71 ～ 80 岁 55 例三组，35 例 30 ～ 45 岁健康体检女性为对照组，三组血清中 PICP、β-CTX 与对照组比较有明显差异（$P < 0.05$），表明联合监测老年女性血清 BGP、PICP、β-CTX 可快速、准确地反映绝经后妇女骨形成和骨吸收的情况，可预示骨质疏松发生的可能。

崔宝甲等（2017）对 70 例绝经后骨质疏松性腰椎骨折女性患者和 70 例未骨折的绝经后骨质疏松症女性患者调查研究后发现，绝经后骨质疏松性腰椎骨折的发生与血清 PINP 的浓度呈正相关，表明 PINP 对预测绝经后骨质疏松性腰椎骨折具有一定的临床意义。

王福斌等（2016）研究发现，绝经后女性骨质疏松症患者发生非暴力骨折后 β-CTX、P1NP 明显增加，3 个月时基本达到峰值水平，持续到 12 个月仍处于高水平状态。表明骨质疏松性骨折后 P1NP 增高，此变化规律也提示骨折后成骨细胞进入高转化状态，以利于骨折的愈合。

绝经后骨质疏松性骨折的妇女使用雷诺昔芬治疗后，血清 PINP 在 1 年内下降，提示 PINP 是 3 年内发生椎骨折风险降低的预测因子。Bunyaratavej（2015）的研究结果表明 PINP 可作为特异骨形成标志物辅助诊断 OP 症，为临床医师提供一定的帮助。

Sun 等（2021）研究发现，血清 P1NP 可用于评估唑来膦酸联合经皮椎体成形术 / 后凸成形术治疗骨质疏松性椎体压缩骨折的有效性。李鹏等（2019）研究发现，老年骨质疏松症合并髋部骨折患者血清 P1NP 水平明显高于无骨折组。Tian 等（2019）进行 meta 分析以评估 P1NP 在骨折中的预测价值，结果显示，在调整骨密度和临床危险因素后，P1NP 预测骨质疏松性骨折具有一定的临床应用价值。李国新等（2015）研究发现，绝经后骨质疏松性骨折组患者血清 P1NP 水平明显高于非骨折患者，但两组骨密度水平差异无统计学意义，提示 P1NP 可以作为预测绝经后骨质疏松性骨折的重要指标。

血清 PICP 有昼夜差异，前半夜水平比清晨高 20% 左右。与 PICP 相比，PINP 受饮食和昼夜节律的影响较小，且不受激素的影响，是反映骨形成更为特异、敏感的生化指标（Krege et al，2014）。国际骨质疏松基金会（IOF）推荐 PINP 为敏感性较好的骨转换标志物（中华医学会骨质疏松和骨矿盐疾病分会，2022）。

（马倩倩　毛未贤　张萌萌）

第十节　骨保护素（RANK/RANKL）

骨保护素（ostoeprotegerin，OPG）又称护骨素、骨保护蛋白、破骨细胞生成抑制因子，由 Simonet 等于 1997 年首次在大鼠小肠表达序列标签 cDNA 计划中克隆得到，是可溶性肿瘤坏死因子受体（sTNFR）超家族中的新成员（张萌萌，2020j）。在骨髓基质细胞、成骨细胞、成纤维细胞等细胞中均有表达。

一、骨保护素的合成及化学结构

（一）骨保护素的化学结构

人类 OPG 基因为单拷贝基因，含 5 个外显子，跨区长 29kb，染色体定位于 8q23-q24，转录后得到多种剪接型 mRNA（由转录后修饰时的剪接位点不同所致）。其中以 2.2～3.0kbp 最丰富，其次分别为 4.2～4.4kbp 和 6.5～6.6kbp 的 mRNA（廖二元等，2013g）。OPG 通常以单体形式合成，在细胞内形成同二聚体，然后主要通过二硫键连成二聚体分泌到细胞外，同时还有少部分 OPG 单体存在于细胞基质中。OPG 是一种含 401 个氨基酸残基的可溶性糖蛋白，主要通过 OPG/ 核因子 κB 受体活化因子（RANK）/RANK 配体（RANKL）系统发挥调节骨代谢作用。Southern 印迹显示 OPG 只有 1 个基因，长 27kb，包括长度为 270bp、367bp、192bp、225bp 和 1765bp 的 5 个外显子。OPG 基因编码一段含有 401 个氨基酸残基的前体蛋白质，N 末端 21 个氨基酸残基裂解后成为成熟 OPG。在肝、心、肺、肾、胃、小肠、皮肤、脑、脊髓及骨骼中，OPG 均有较高水平的表达。其表达受到体内多种激素和细胞因子调控（刘忠厚，2015d）。OPG 蛋白质分子具有两种形式，即 60kDa 的单体和膜结合的 120kDa 的同二聚体。其单体和二聚体分子生化特性相似，但二聚体分子具较强的肝素结合能力，单体分子则在生物体内的半衰期更长（张萌萌，2020j）。

（二）骨保护素的合成

1997 年，Simonet 等在对大鼠小肠 cDNA 测序分析时发现一种含 401 个氨基酸残基的蛋白质，与 TNFR 超家族成员有较高的同源性，后来经功能分析发现此蛋白质可增加松质骨骨量，具有拮抗去卵巢 Fisher 大鼠骨丢失的作用，故将其命名为骨保护蛋白（OPG）。其后，Yasuda 等于 1998 年在体外试验中，鉴定得到一种蛋白质可抑制破骨细胞形成，将其命名为破骨细胞生成抑制因子（osteoclastogenesis inhibitory like molecule-1）和滤泡树突状细胞受体-1（follicular dendritic cell receptor-1，FDCR-1）。经过 cDNA 测序和氨基酸序列分析证明这几个新的蛋白质分子都属于同一基因编码的同一分子。只是由于各研究小组对此蛋白质分子的功能研究和认识角度不同，所以有不同的名称。美国骨矿物质研究学会（American Society for Bone and Mineral Research，ASBMR）于 1999 年 8 月提议，经特别委员会专门研究，并于 2000 年 2 月 8 日在 ASBMR 大会上通过将此蛋白质分子命名为 OPG（廖二元等，2013g）。

OPG 是肿瘤坏死因子受体超家族的新成员，与超家族中其他成员相比，缺乏穿膜区和细胞质结构域，属可溶性分泌糖蛋白，含 4 或 5 个潜在糖化位点。人的 OPG 蛋白有 7 个不同的功能区，N 端具 4 个富含半胱氨酸结构区（D1-D4），与 TNF 受体-2 和 CD40 分子非常相近；中间含 2 个"死亡结构域同源区"（death domain homologous region，DDH，D5 和 D6），与 1 型 TNF 受体（p55）和 Fas 分子有相似的结构特点，二者都具有凋亡信号调节作用；C 端由肝素结合位点及一个半胱氨酸残基（D7）组成。C 端半胱氨酸残基是 OPG 形成同源二聚体必不可少的结构域。对 OPG 的结构缺失突变种类进行研究发现，维持 OPG 体外生物活性所必需的是富含半胱氨酸结构区，而非"死亡结构同源区"。当在富含半胱氨酸结构区和"死亡结构同源区"中间插入 Fas 的穿膜段，并用人肾脏细胞株 293-EBNA 进行突变蛋白表达时，可诱导转染细胞凋亡。但目前对 OPG 分子中"死亡结构同源区"的生理特性仍然未知（张萌萌，2020j）。

二、骨保护素的代谢与分泌调节

OPG 的表达受到体内多种激素和细胞因子调控。OPG mRNA 于多种组织和细胞系广泛表达，在肺、心脏、甲状腺和骨的表达最多。许多成骨细胞谱系细胞、动脉平滑肌细胞、内皮细胞、树突细胞及 B 淋巴细胞也表达高水平的 OPG mRNA。在肝、心、肺、肾、胃、小肠、皮肤、脑、脊髓及骨骼中，OPG 均有较高水平的表达（Boron et al，2015）。

OPG/RANKL/RANK 系统是近年来发现的在破骨细胞分化过程中的一个重要信号转导通路，其主要机制是：①成骨细胞及骨髓基质细胞表面表达 RANKL，与破骨细胞前体细胞或破骨细胞表面上的 RANK 结合后促进破骨细胞的分化，从而引起骨溶解。②成骨细胞及骨髓基质细胞分泌表达 OPG，与 RANKL 竞争性结合，阻止 RANKL 与 RANK 之间的结合，或与 RANKL/RANK 结合体结合成三聚体，直接抑制 RANKL/RANK 的作用，从而抑制骨溶解的产生。经离体实验显示，OPG 可提高骨密度，增加骨小梁骨量，减少破骨细胞数，控制钙的吸收，还可以通过抑制破骨细胞 f-肌动蛋白环形成抑制骨吸收或干扰基质细胞与破骨细胞之间的相互作用，诱导破骨细胞凋亡（Boron et al，2015）。

三、骨保护素与骨质疏松

（一）骨保护素对骨代谢的调节

OPG 主要通过 OPG/ 核因子 κB 受体活化因子（RANK）/ RANK 配体（RANKL）系统发挥调节骨代谢作用。OPG 主要作用是影响骨代谢，可抑制破骨细胞（osteoclast，OC）发生，并促进成熟破骨细胞的凋亡。

1. 骨保护素对破骨细胞的作用

在细胞共培养体系中，OPG 对由 1,25-(OH)D$_3$、PTH、PGE 或 IL-11 诱导的破骨细胞形成有很强的抑制作用。过度表达 OPG 的转基因小鼠和注射 OPG 的动物实验均表明该因子通过抑制骨吸收而增加骨量。应用 OPG 后，大鼠体内的血钙浓度迅速降低。转基因鼠 OPG 的过度表达引起骨硬化，骨小梁中的破骨细胞数目减少，而破骨细胞的前体细胞并无缺陷，提示 OPG 可能主要通过抑制前破骨细胞向破骨细胞分化而起抑制骨吸收作用。综上所述，OPG 主要作用是影响骨代谢，可抑制破骨细胞发生，并促进成熟破骨细胞的凋亡。

近年发现，在破骨细胞及其前体细胞的细胞膜上存在 OPG 分子，并且可与可溶性 RANKL 结合。OPG 是破骨细胞生成的一种良好标志物，可溶性 RANKL 也是肿瘤骨转移过程（伴破骨细胞生成过多时）的标志物。破骨细胞的簇集及其活性由成骨细胞通过 OPG 和 RANKL 介导。器官移植术后应用糖皮质激素和环孢素等免疫抑制剂，这些药物可抑制 OPG 生成，导致移植后骨质疏松症（post transplantation osteoporosis）（Pesaro et al，2018）。

2. RANK/RANKL/OPG 系统与骨代谢

RANKL 和 RANK、OPG 相互作用系统的发现，开创了骨生理学研究的新局面，开始着重于研究破骨细胞形成和破骨细胞功能的分子机制。OPG 是 RANKL 的可溶性"诱饵"受体（decoy receptor），能抑制破骨细胞生成和成熟破骨细胞的活性，主要因为 OPG 的 4 个富含半胱氨酸区组成的 N 端能抑制破骨细胞分化。通过表达 RANKL 和 M-CSF，成骨细胞和骨基质细胞对破骨细胞的整个生命过程起作用，主要控制破骨细胞的分化、存活、融合及活化。成骨 / 基质细胞合成的 OPG 对破骨细胞的分化和功能起很重要的负向调节作用。成骨／基质细胞表达的膜型和基质结合型的 M-CSF 和 RANKL 对于破骨细胞的形成则是必需成分。两种基因敲除鼠 RANKL$^{-/-}$ 和 RANK$^{-/-}$ 表现出相似的表型特征，即骨硬化，且骨组织中完全没有破骨细胞存在。存在 RANK 基因的功能性突变的患者，患有膨胀性溶骨破坏和家族性 Paget 骨病。这些发现证实，RANK/ RANKL/OPG 系统的相互作用对破骨细胞的形成必不可少。

与 RANK/RANKL/OPG 系统有很强相关性的代谢性骨病有以下几种：绝经后骨质疏松、糖皮质激素诱导的骨质疏松、器官移植后骨质疏松、甲状旁腺功能亢进症、类风湿性关节炎、骨硬化、骨巨细胞瘤、多发性骨髓瘤、散发性成骨肉瘤、骨转移癌（乳腺癌、前列腺癌）、家族性膨胀性溶骨症／慢性多发性骨髓炎、失用性骨质疏松和牙周病。

（二）骨保护素的临床研究

类风湿性关节炎（RA）患者血清 OPG 水平明显增高。强直性脊柱炎（AS）患者骨吸收增强，血清 OPG 水平增高，是机体对抗过度骨吸收的保护性反应。骨硬化症是以 OC 形成和骨吸收减弱为特征的多基因遗传性疾病，与 OPG 和／或 RANKL 有关。肿瘤转移引起的溶骨性破坏，OPG 表达明显降低。前列腺癌患者 OPG 水平明显高于前列腺增生患者。肺癌患者血清 OPG 水平显著高于正常人群，肺癌骨转移组高于肺癌骨未转移组。糖尿病患者 OPG 水平反应性增加。血清 OPG 水平可能同时反映进行性血管疾病，且随心血管危险性增加而增加。OPG 随年龄递增，骨吸收增强后机体代偿性分泌，且低 OPG 水平者较高 OPG 水平者具有更高的骨折危险性。绝经后女性血清 OPG 水平随着年龄增加而升高，推测雌激素缺乏时破骨细胞功能活跃，机体为代偿骨吸收，骨形成增加，最终 OPG 升高。

OPG 基因敲除大鼠产生骨质疏松症状（Furuya et al, 2013），这与缺乏 OPG 而不能阻止 RANKL 和 RANK 的结合有关。程少丹等通过非频密繁殖法获得 OPG$^{-/-}$ 小鼠，发现与同龄野生型小鼠比较，OPG 基因缺失小鼠骨密度、股骨承受最大载荷、股骨刚度、腰椎椎体骨小梁数目和腰椎椎体骨小梁厚度均显著下降，证实与大鼠一样，OPG 基因缺失的小鼠也产生骨质疏松初期症状。OPG 被认为是 RANKL 的天然拮抗剂，在一期临床试验中发现，OPG 可以降低尿中 80% 的骨吸收标志物。董洁琼发现，大鼠切除卵巢后，成骨细胞和骨髓基质细胞 OPG 蛋白和 mRNA 表达降低；运动 3 个月后，成骨细胞和骨髓基质细胞 OPG 蛋白和 mRNA 表达升高。

OPG/RANKL/RANK 信号通路是力学敏感通路。对大鼠骨祖细胞施加持续 3D 机械应力，骨祖细胞 OPG 基因表达增加。应用不同振幅机械力（40 Hz，30min/d）刺激成骨细胞 3d 以上，发现成骨细胞表达 OPG 蛋白增加，RANKL 蛋白表达减少；在 mRNA 转录水平，OPG mRNA 表达增强比 RANKL 表达降低幅度更加明显。Li 等探索不同方式的流体剪切力对骨细胞的影响，发现 OPG mRNA 表达随频率加快和持续时间延长及应力刺激强度加大而下降。采用自制的静水压力装置模拟牙齿咬合力，对下颌骨来源的成骨细胞施加压力，发现 RANKL/OPG 比例上升，其中 RANKL mRNA 和蛋白质都上调。采用 3D 加力方式研究高强度外力（1MPa 和 1.6MPa）对成骨细胞基因表达的影响，发现成骨细胞受大强度应力刺激后，OPG mRNA 表达下降，而 RANKL mRNA 表达没有发生明显变化，RANKL/OPG 比例上升。此外，雌激素对骨骼发挥的作用，可能与 OPG/RANKL/RANK 信号通路有关。

OPG 是 RANKL 的一种诱饵受体，它可以阻断 RANKL 与 RANK 的相互作用，抑制破骨细胞分化，同时，碳酸酐酶同工酶 II 可催化 CO_2 与 H_2O 合成 H_2CO_3，H_2CO_3 分解为 H^+ 和 HCO_3^-，在酸性环境中通过作用于 H-腺苷三磷酸泵影响骨髓中破骨细胞的功能。而 OPG 可调控小鼠骨髓基质中破骨细胞样细胞的 RANK 和碳酸酐酶同工酶 II 信使 RNA 的表达，进而调节骨代谢。Szymczak 和 Bohdanowicz-Pawlak（2013）发现，OPG/RANKL 的调节对甲状旁腺素比较敏感，升高的甲状旁腺素可使 OPG 的表达减少，RANKL 的表达增加。但 Loureiro 等（2014）提出，1 型糖尿病患者的骨密度较血糖正常者显著降低，血清 OPG 水平升高，且糖尿病合并骨质疏松患者的血清 OPG 水平更高，得出结论：糖尿病早期骨代谢可能与高血糖刺激炎性因子（C-反应蛋白、肿瘤坏死因子、白细胞介素-6 等）的释放及胰岛素抵抗有关。晚期影响骨代谢的因素有：糖尿病大血管病变影响骨组织的血运；糖尿病微血管病变时，微循环出现障碍，骨质的毛细血管通透性增加，使毛细血管的周围基膜增厚，影响骨质的微血管分布，进一步造成骨组织供血不足，从而影响骨代谢，且肾脏病变时，肾小管重吸收钙、磷减少，由此引起的负平衡会造成继发性甲状旁腺功能亢进，加速了骨吸收的进程，使骨量下降；糖尿病周围神经病变时，可能与患者活动量减少有关。

对于绝经后女性，卵巢功能衰退直接造成雌激素分泌减少，RANK/RANKL/OPG 信号通路发生紊乱，一方面，具有促进骨吸收作用的白细胞介素、TNF 等炎症因子在体内不断蓄积，引起骨代谢微环境中 RANKL 表达增加，从而加快骨质流失；另一方面，转化生长因子-β 等表达减少导致成骨细胞分泌 OPG 减少，RANKL 与 RANK 竞争性结合能力增强，从而促进破骨细胞分化成熟（陈天宁等，2021）。范海博（2021）研究发现，骨质疏松患者骨密度与血清 β-CTX、CatheK 水平均呈正相关，与 OPG 水平呈负相关，应用血清 β-CTX、CatheK、OPG 可初步诊断绝经期骨质疏松，其中 OPG 诊断价值最高，可为临床制订干预或治疗措施提供一定依据。

矿物质及骨代谢异常是影响 CKD（慢性肾脏病）患者生存的重要因素之一，在 CKD 早期即可发生。2006 年 KDIGO 定义 CKD-MBD 为 CKD 导致的矿物质及骨代谢异常综合征，具有以下一项或多项表现：钙、磷、甲状旁腺素或维生素 D 代谢异常；骨转化、骨矿化、骨量、骨线性生长或骨强度异常；心血管或其他软组织钙化。CKD 患者血清 OPG 水平在 CKD 的早期阶段即可显著升高，早于传统血清骨代谢生化指标如 Ca、P、ALP（碱性磷酸酶）、PTH（甲状旁腺素）、降钙素等的变化，且与血清 P、PTH 呈正相关，与非透析患者股骨 Ward's 三角的骨密度呈负相关，可作为 CKD-BMD 早期诊断的非侵入性生物标志物。血清 OPG 水平升高的血液透析患者腰椎和髋部骨密度明显下降，OPG 水平的增加可能是对骨质流失的代偿性反应。另外，体外研究发现 PTH 可以抑制成骨样细胞的 OPG mRNA 表达，同时刺激 RANKL mRNA 生成，使得 OPG/RANKL 比值下降，破骨细胞分化、活化、骨质重吸收增强，可见 OPG 在 PTH 介导的肾性骨病中发挥重要作用，是 CKD 患者骨、矿物质代谢的潜在关联者。此外，OPG 水平在人类钙化的血管组织（包括血管壁和心脏瓣膜）中明显升高，可以作为血管钙化过程的生化标志物。因此，CKD 患者血清 OPG 水平的早期测定是很有应用前景的。

目前研究发现，OPG 可能是多种心血管疾病，尤其是心血管代谢综合征和肺动脉高压的生物学标志物。在临床试验研究中发现，高血压患者血清 OPG 含量远高于正常人群。多中心研究发现，在多靶器官损伤、缺血性心肌病、高胆固醇血症等患者中，其血清 OPG 含量明显高于正常人。在心力衰竭、左室心功能不全、心肌梗死及中风、恶性及良性心包积液的患者中，其血清 OPG 水平明显高于正常值，且血清 OPG 水平越高，预后越差。血清 OPG 含量已被视为预测心力衰竭及急性冠脉综合征的患者长期预后的独立因子。心房颤动的患者血清 OPG 含量较正常人升高，且持续性房颤，永久性房颤患者分别与阵发性房颤患者相比，其血清 OPG 含量升高更为明显。此外，大量临床数据统计表明，血清 OPG 含量和不同心血管疾病间的关系密切（如不稳定心绞痛、外周动脉疾病、颈动脉狭窄和左心室功能不全等）。血清 OPG 和心血管疾病存在明显相关性，但详细阐明仍需大量实验室及临床学研究。

多项研究显示，类风湿性关节炎（RA）患者血清 OPG 水平下降，明显低于健康对照组（Hidayat et al，2014；朱丹燕等，2017）；而 RA 患者血液、滑液中 RANKL 浓度升高，故 RANKL/OPG 值升高（刘瑞霞等，2016），骨髓水肿的 RA 患者血清 OPG 水平更低，RANKL、RANKL/OPG 更高（李敏等，2015）。RA 患者血清 OPG 水平明显增高，并且与患者的年龄、功能状态相关，活动期 RA 患者血清 OPG 明显高于健康对照组，幼年 RA 血清中 OPG 与 RANKL 水平明显高于健康儿童。张丽卿等研究发现，RA 患者血清中 OPG 水平低于健康对照组（P=0.004），RA 患者血清中 OPG 的水平与患者的性别、年龄（以 60 岁为界分组）、病程（以 6 个月为界分组）无相关性，血清中 OPG 与红细胞沉降率（ESR）相关（P=0.008）（张丽卿等，2018）。虽然目前 OPG 在 RA 患者滑膜液与外周血中的表达水平尚存在争议，但 RANKL 的高表达与骨吸收的相关性，得到了共识。关于 OPG 与 RA 患者骨破坏的关系，有分析认为年龄、病程和外周血 RANKL/OPG 比值是 RA 患者发生骨质疏松性骨折的危险因素（刘文等，2015）。报道显示骨质疏松组与非骨质疏松组相比，RANKL、OPG、OPG/RANKL 差异均无统计学意义（徐建明等，2016）。同时有研究表明 RA 患者血清 RANKL 和 OPG 水平与软骨降解无相关性。袁显群的研究显示（袁显群等，2018），痛风性关节炎伴骨质疏松患者骨保护素表达水平较低，说明骨保护素可能参与痛风性关节炎患者骨质疏松的发生、发展过程。RA 患者存在较高的骨质疏松发病率，且合并骨质疏松患者 OPG 水平明显高于未合并骨质疏松患者（张兵等，2016）。

（毛未贤　马倩倩　张萌萌）

参考文献

边平达，寿张轩，李秀央，等，2018. 高龄男性血清 I 型胶原 C- 末端肽交联的独立相关因素 [J]. 中华骨质疏松和骨矿盐疾病杂志，11(6): 564-569.

陈天宁，邵进，杨铁毅，2021. 绝经后骨质疏松症发病机制的研究进展 [J]. 医学综述，27(13): 2540-2551.

陈文军，2018. 老年骨质疏松性骨折患者血清 BGP、BALP、TRACP-5b 表达的价值研究 [J]. 国际检验医学杂志，39(15): 1870-1872.

崔宝甲，张乌云，曲志国，2017. 绝经后女性骨代谢生化指标与骨质疏松性腰椎骨折之间的相关性 [J]. 中国骨质疏松杂志，23(7): 900-903.

丁瑞，阳毅，侯俊霞，等，2017. 骨形成指标 PINP 与骨吸收指标 β-CTX 在 2 型糖尿病合并骨质疏松中作用的研究 [J]. 中国骨质疏松杂志，23(3): 318-321.

范海博，2021. 血清 β-CTX、CatheK、OPG 检测诊断绝经后骨质疏松的临床价值 [J]. 中国现代医生，59(20): 123-126.

方瑞斌，雷泽，刘忠厚，2013. 维生素 K2 与骨健康 [J]. 中国骨质疏松杂志，19(2): 191-198.

甘坤宁，张波，贺辉，等，2022. 绝经后骨折患者血清骨碱性磷酸酶、I 型前胶原和骨形态发生蛋白 2 水平与骨质疏松程度的相关性 [J]. 疑难病杂志，21(8): 845-849, 855.

高洁，刘小娟，孔瑞娜，等，2015. 风湿性关节炎患者骨密度及骨代谢生化标志物的变化 [J]. 中国骨质疏松杂志，21(9): 1119-1122.

关媛，高燕玲，李贵庆，等，2017. 唑来膦酸注射液治疗高龄老年性骨质疏松的药物不良反应发生情况研究 [J]. 中国全科医学，20(28): 3522-3526.

郭晓红，2017. 骨钙素检测的发展及其临床应用 [J]. 中国卫生检验杂志，27(18): 2731-2733.

何小媚，罗裕旋，邱群芳，2015. 血清骨碱性磷酸酶检测与实体瘤骨转移早期临床诊断价值 [J]. 齐齐哈尔医学院学报，36(7): 993-994.

胡小刚，王红祥，王巧娥，等，2018. tPINP、OCN、β-CTX 在骨质疏松性骨折和骨关节炎老年患者唑来膦酸治疗前后变化 [J]. 临床和实验医学杂志，17(12): 1299-1302.

胡芯源，2014. 骨源性碱性磷酸酶预测骨质疏松骨折患者再骨折的意义 [J]. 中国骨质疏松杂志，20(6): 640-643.

华青，张敏芳，李璐瑶，2018. 骨特异性碱性磷酸酶在慢性肾脏病矿物质与骨代谢紊乱中的研究进展 [J]. 中国中西医结合肾病杂志，19(7): 647-649.

贾海梅，蔡艳丽，2019. 骨代谢指标 NBAP、BGP、CTX 与 2 型糖尿病合并骨质疏松的相关性研究 [J]. 标记免疫分析与临床，26(2): 225-229.

江灿，2019. 骨质疏松患者骨吸收与骨形成指标表达情况研究 [J]. 临床合理用药，12（5C）: 21-25.

金挺美，边平达，王珏，2017. 老年女性骨质疏松症患者骨转换标志物的变化特征 [J]. 浙江医学，39(22): 2019-2021.

李东冬，2013. 绝经后女性骨质疏松患者骨代谢生化标志物分析 [J]. 湖北民族学院学报，30(1): 78-79.

李峰，景洪江，朱旭峥，等，2015. 中老年人群骨密度与人体测量指标及体成分相关性的研究 [J]. 中国骨质疏松杂志，21(10): 1169-1173.

李国新，袁忠治，温健，等，2015. 椎体骨质疏松骨折患者骨转换生化标志物的临床研究 [J]. 中国骨质疏松杂志，21(11): 1357-1359.

李经堂，汤晓正，熊龙，等，2015. 老年髋部骨折围术期Ⅰ型胶原交联 N 末端肽和骨钙素的检测及意义 [J]. 实用临床医学，16(8): 30-33.

李敏，吴晓惠，尹耕，等，2015. RANKL/OPG 系统，Dickkopf-1 与类风湿关节炎骨髓水肿的相关研究 [J]. 四川大学学报（医学版），46(2): 276-279.

李鹏，张征凯，刘玉珂，2019. 骨转换生化标志物在老年骨质疏松合并髋部骨折患者中的变化及其临床意义 [J]. 实验与检验医学，37(4): 669-671.

廖二元，曹旭，2013a. 湘雅代谢性骨病学 [M]. 北京：科学出版社：295-296.

廖二元，曹旭，2013b. 湘雅代谢性骨病学 [M]. 北京：科学出版社 .

廖二元，曹旭，2013d. 湘雅代谢性骨病学 [M]. 北京：科学出版社，292-293.

廖二元，曹旭，2013f. 湘雅代谢性骨病学 [M]. 北京：科学出版社，290-291.

廖二元，曹旭，2013g. 湘雅代谢性骨病学 [M]. 北京：科学出版社：216-224.

刘俊恒，潘继承，倪黎刚，等，2012. 骨质疏松患者部分骨代谢指标测定的临床意义 [J]. 实用老年医学，26(3): 213-214，223.

刘瑞霞，崔婷，宋冬明，等，2016. 类风湿关节炎患者骨代谢相关基因表达及信号通路的变化 [J]. 江苏大学学报（医学版），(4): 328-332.

刘文，刘童，徐胜前，等，2015. 外周血核因子 κB 受体激活剂配体 / 护骨素比值在类风湿关节炎患者骨质疏松性骨折中的意义 [J]. 中华全科医志，14(2): 21-126.

刘忠厚，2015a. 骨内科学 [M]. 北京：化学工业出版社：276.

刘忠厚，2015b. 骨内科学 [M]. 北京：化学工业出版社 .

刘忠厚，2015c. 骨内科学 [M]. 北京：化学工业出版社：274.

刘忠厚，2015d. 骨内科学 [M]. 北京：化学工业出版社：274-275.

罗琳，2018. 葛根素联合阿仑膦酸钠治疗绝经后骨质疏松症的效果观察 [J]. 中国骨质疏松杂志 24 (7): 930-933，943.

潘奇，陈黔，钱黎，2017. 绝经后骨质疏松症患者血清 TRACP-5b、Hcy、BAP 水平变化及诊断效能 [J]. 山东医药，57(35): 58-60.

乔丹，王智煜，文孝婷，等，2015. 血清 NTx 对肺癌 # 乳腺癌患者诊断骨转移及预后评价价值的 meta 分析 [J]. 临床肿瘤学杂志，20(3): 212-216.

任秀云，常乐，岳姿洁，等，2013. 辅以抗生素的牙周机械治疗对伴动脉粥样硬化牙周炎大鼠的颈动脉及血清超敏 C- 反应蛋白的影响 [J]. 华西口腔医学杂志，31(5): 504-508.

邵雪，2017. 骨特异性碱性磷酸酶在 CKD-MBD 中的作用研究 [D]. 石家庄：河北医科大学 .

史传道，段永峰，贾文鹏，等，2009. 抗疏健骨颗粒对去势骨质疏松大鼠骨碱性磷酸酶、尿羟脯氨酸的影响 [J]. 陕西中医，30(6): 739-740.

唐颂军，宋力铁，朱文峰，等，2015. 骨转换标志物 PINP 和 β-CTX 的测定在预测骨质疏松性骨折中的价值 [J]. 实用临床医药杂志，19(21): 17-19.

汪清华，赖俊成，胡益雄，等，2016. 老年性骨质疏松症患者骨折的相关因素分析 [J]. 37(4): 54-56.

王福斌，陈剑明，陈玮琳，2016. Ⅰ型胶原羧基端肽 β 特殊序列和Ⅰ型前胶原 N 端前肽在绝经后女性骨质疏松性骨折愈合中的变化 [J]. 临床检验杂志，34(5): 371-373.

王健，廖爇，袁锋，2021. 骨代谢标志物在骨质疏松中的应用进展 [J]. 河北医药，43(20): 3164-3170.

王强，孟延丰，任国卫，等，2022. 血清骨源性碱性磷酸酶和Ⅱ型胶原 C 端肽表达对绝经后骨质疏松症的诊断价值分析 [J]. 中国妇幼保健，37(24): 4589-4592.

尉志强，赵东方，关丽萍，等，2019. 经皮椎体成形术联合阿仑膦酸钠治疗对骨质疏松性脊柱骨折患者血清水平的影响 [J]. 国际检验医学杂志，40(7): 835-838.

翁睿，李峰，2023. 骨转换生化标志物预测骨质疏松性骨折的研究进展 [J]. 老年医学研究，4(3): 53-56.

吴华贵，李远辉，向阳，等，2017. 骨代谢生化指标 PINP, CTX, NTX 与抗氧化应激酶在预测绝经后女性髋部骨折中的意义 [J]. 现代诊断与治疗，28(10): 1845-1847.

徐建明，袁凤红，高恺言，等，2016. OPG-RANKL-RANK 系统对绝经后女性类风湿关节炎患者骨代谢的影响 [J]. 中国骨质疏松杂志，22(3): 261-264.

徐薇，印晓静，王正芳，等，2023. 绝经后骨质疏松患者血清 I 型胶原氨基末端、I 型胶原羧基末端及骨钙素的表达变化及临床意义 [J]. 现代生物医学进展，23(21): 4125-4129, 4157.

徐欣，黄仁华，周狄，等，2013. 血清 β- CTX 和 OST 在骨转移放疗中的临床研究 [J]. 临床肿瘤学杂志，18(1): 24-29.

杨永红，鲁力，夏凤琼，等，2016. 老年血清骨代谢物骨钙素、I 型胶原 C 端肽、骨源性碱性磷酸酶与骨密度的相关性 [J]. 中国老年学，36(20): 5112-5113.

袁显群，2018. 痛风性关节炎伴骨质疏松患者血清瘦素和骨保护素与炎性因子的关系 [J]. 中国卫生工程学，17(5): 779-780.

占允中，叶舟，占蓓蕾，等，2018. 绝经后骨质疏松性腰椎骨折患者血清 β-CTx，P I NP 水平及意义 [J]. 中国现代医生，56(20): 9-12.

张兵，刘球，李博，等，2016. 类风湿关节炎合并骨质疏松患者骨代谢及炎症因子变化研究 [J]. 临床利实验医学杂志，15(19): 1921-1923.

张丽卿，雷波，王建宝，等，2018. 骨保护素在类风湿关节炎的临床意义 [J]. 中国药物与临床，4(18): 515-517.

张萌萌，毛未贤，马倩倩，2024 . 骨质疏松分子生物学研究专家共识 [J]. 中国骨质疏松杂志，30(2): 157-162.

张萌萌，张艳会，毛未贤，等，2013. 1084 例女性 TRACP、CTX-1、BALP、BGP、钙磷代谢指标与 BMD 相关性 [J]. 中国骨质疏松杂志，19(9): 902-906.

张萌萌，2014. 骨代谢生化指标临床应用专家共识 [J]. 中国骨质疏松杂志，20(11): 1263-1272.

张萌萌，2020a. 骨代谢实验诊断 [M]. 北京：化学工业出版社，205-208.

张萌萌，2020b. 骨代谢实验诊断 [M]. 北京：化学工业出版社，209-211.

张萌萌，2020c. 骨代谢实验诊断 [M]. 北京：化学工业出版社，212-214.

张萌萌，2020d. 骨代谢实验诊断 [M]. 北京：化学工业出版社，215-218.

张萌萌，2020e. 骨代谢实验诊断 [M]. 北京：化学工业出版社，218-219.

张萌萌，2020f. 骨代谢实验诊断 [M]. 北京：化学工业出版社，220-221.

张萌萌，2020g. 骨代谢实验诊断 [M]. 北京：化学工业出版社，222-226.

张萌萌，2020h. 骨代谢实验诊断 [M]. 北京：化学工业出版社，227-231.

张萌萌，2020i. 骨代谢实验诊断 [M]. 北京：化学工业出版社，232-235.

张萌萌，2020j. 骨代谢实验诊断 [M]. 北京：化学工业出版社，236-242.

张宇博，冯华明，黄笃，等，2019. 老年髋部骨折患者骨密度与骨碱性磷酸酶、I 型胶原羧基端前肽、I 型胶原羧基端交联肽的相关性 [J]. 实用临床医药杂志，23(3): 14-17.

张智海，刘忠厚，石少辉，等，2015. 中国大陆地区以-2.5SD 为诊断的骨质疏松症发病率文献回顾性研究 [J]. 中国骨质疏松杂志，21(1): 1-7, 24.

中华医学会骨质疏松和骨矿盐疾病分会，2022. 原发性骨质疏松症诊治指南 (2022)[J]. 中华骨质疏松和骨矿盐病杂志，15(6): 573-611.

朱丹燕，王丹丹，袁远，2017. 类风湿关节炎合并骨质疏松患者骨代谢及炎症因子的变化 [J]. 中国现代医生，55(36): 21.

Bentkowski W, Kuźniewski M, Fedak D, et al, 2013. Undercarboxylated osteocalcin (Glu-OC) bone metabolism and vascular calcification in hemodialyzed patients[J]. Przegl Lek, (9): 3-6.

Boron D. Kotrych D, Bartkowiak-Wicczorck J, et al, 2015. Polymorphisms of OPG and their relation to the mineral density of bones in pre-and postmenopausal women[J]. IntImmunopharmacol, 28(1): 477-486.

Boutsikas G, Terpos E, Papatheodorou A, et al, 2018. Study of bone metabolism and angiogenesis in patients undergoing high-dose chemotherapy/autologous hematopoietic stem cell transplantation[J]. Eur J Haematol, 100(2): 131-139.

Bunyaratavej N, 2015. Estimation of osteoblastic functions by biological bone markers[J]. J Med Assoc Thai, 98(Suppl 8): S5-S7.

Chubb SA, Mandelt C, Vasikaran S, 2016. Comparison of clinical cut-point and treatment targets for urine NTX and plasma β CTX-1 in osteoporosis[J]. Clin Biochem, 49(7-8): 529-533.

Delgado-Ruiz R, Swanson P, Romanos G, 2019. Systematic review of the long-term effects of transgender hormone therapy on bonemarkers and bone mineral density and their potential effects in implant therapy[J]. J Clin Med, 8(6): 784.

Fatahi S, Ghaedi E, Mousavi S M, et al, 2019. The association between osteocalcin and C-reactive protein; A relation of bone with inflammation: a systematic review and meta-analysis[J]. Horm Metab Res, 51(6): 353-361.

Furuya Y, Inagaki A, Khan M, et al, 2013. Stimulation of bone formation in cortical bone of mice treated with a receptor activator of nuclear factor-κB ligand (RANKL)-binding peptide that possesses osteoclastogenesis inhibitory activity[J]. J Biol Chem, 288(8): 5562-5571.

Fusaro M, Gallieni M, Aghi A, et al, 2018. cigarette smoking is associated with decreased bone gla-protein (BGP) levels in hemodialysis patients[J]. Curr Vasc Pharmacol, 16(6): 603-609.

Gomes M S, Blattner T C, Sant'Ana Filho M, et al, 2013. Can apical periodontitis modify systemic levels of inflammatory markers?A systematic review and meta-analysis[J]. Journal of Endodontics, 39(10): 1205-1217.

Gurban C V, Balaş M O, Vlad M M, et al, 2019. Bone turnover markers in postmenopausal osteoporosis and their correlation with bone mineral density and menopause duration[J]. Rom J Morphol Embryol, 60(4): 1127-1135.

Han D, Long A, Wang J, et al, 2019. Effect of cervus and cucumis polypeptide combined with zoledronic acid on bone metabolic biochemical markers in glucocorticoids —Induced osteoporosis patients[J]. Saudi J Biol Sci, 26(5): 1027-1031.

Hidayat R, Isbagio H, Setyohadi B, et al, 2014. Correlation between receptor activator of nuclear factor-kß ligand(RANKL), and osteoprotegerin(OPG) with cartilage degradation in rheumatoid arthritis patients[J]. Acta Medica Indonesiana, 46(1): 24-29.

Iki M, Fujita Y, Kouda K, et al, 2019. Increased risk of osteoporotic fracture in community- dwelling elderly men 20 or more years after gastrectomy: The Fujiwara-kyo osteoporosis risk in men (FORMEN) Cohort Study[J]. Bone, 127: 250-259.

Krege J H, Lane N E, Harris J M, et al, 2014. Pinp as a biological response marker during teriparatide treatment for osteoporosis[J]. Osteoporos Int, 25(9): 2159-2171.

Lee H, Choue R, Lim H, 2017. Effect of soy isoflavones supplement on climacteric symptoms, bone biomarkers, and quality of life in Korean postmenopausal women: a randomized clinical trial[J]. Nutr Res Pract, 11(3): 223-231.

Li Y, Wang Y, Chen J, et al, 2015. Correlation between OPG/RANK/RANKL and steroid induced avascular necrosis of the femoral head[J]. Chin J Bone Joint Injury, 30(8): 892-893.

Liu D, Chen L, Dong S, et al, 2019a. Bone mass density and bone metabolism marker are associated with progression of carotid and cardiac calcified plaque in Chinese elderly population[J]. Osteoporos Int，Jun 10.

Liu L N, Mao Y M, Zhao C N, et al, 2019b. Circulating Levels of osteoprotegerin, osteocalcin and osteopontin in patients with rheumatoid arthritis: a systematic review and meta-analysis[J]. Immunol Invest, 48(2): 107-120.

Liu Y, Olsen B R, 2014. Distinct VEGE functions during bone development and homeostasis[J]. Arch immunol Ther Exp(Warsz), 62(5): 363-368.

Loureiro M B, Ururahy M A, Freire-Neto F P, et al, 2014. Low bone mineral density is associated to poor glycemic control and increased OPG expression in children and adolescents with type 1 diabetes[J]. Diabetes Res Clin Pract, 103(3): 452-457.

Lutmer J E, Brilli R J, 2016. Unanswered questions and consternation : the ventilator-associated pneumonia diagnostic challenge continues[J]. Pediatr Crit Care Med, 17(2): 175-176.

Migliorini F, Maffulli N, Spiezia F, et al, 2021. Biomarkers as therapy monitoring for postmenopausal osteoporosis: a systematic review[J]. J Orthop Surg Res, 16(1): 318.

Neve A, Corrado A, Cantatore F P, 2013. Osteocalcin: skeletal and extra-skeletal effects[J]. J Cell Physiol, 228: 1149-1153.

Nguyen L T, Sharma A R, Chakraborty C, et al, 2017. Review of prospects of biomarkers in osteoarthritis[J]. Int J Mol Sci, 18(3) : E601.

Niimi R, Kono T, Nishiara A, et al, 2014. Deteminants associated with bone mineral density increase in response to daily teriparatide treatment in patients with osteoporosis[J]. Bone, 66: 26-30.

Pesaro A E, Katz M, Liberman M, et al, 2018. Circulating osteogenic proteins are associated with coronary artery calcification and increase after myocardial infarction[J]. PLoS One, 13(8): e0202738.

Sahin Ersoy G, Giray B, Subas S, et al, 2015. Interpregnancy intercal as a risk factor for postmenopausal osteoporosis[J]. Maturitas, 82(2): 236-240.

Sun Y, Ma H, Yang F, et al, 2021. Clinical efficacy and safety of zoledronic acid combined with PVP/PKP in the treatment of osteoporotic vertebral compression fracture: A systematic review andmeta-analysis of randomized controlled trials[J]. Biomed Res Int, 2021: 6650358.

Szymczak J, Bohdanowicz-Pawlak A, 2013. Osteoprotegerin, RANKL, and bone turnover in primary hyperparathyroidism:The effect of parathyroidectomy and treatment with alendronate[J]. Horm Metab Res, 45(10): 759-764.

Tian A, Ma J, Feng K, et al, 2019. Reference markers of bone turnover for prediction of fracture : a meta-analysis[J]. J Orthop SurgRes, 14(1): 68.

Wang S, Yuan Y, Lin Q, et al, 2022. Antiosteoporosis effect of tanshinol in osteoporosis animal models: A systematic review and meta-analysis[J]. Front Pharmacol, 13(2): 937538.

Wei X, Zhang Y L, Xiang X H, et al, 2021. Exploring the relationship of bone turnover markers and bone mineral density in community-dwelling postmenopausalwomen[J/OL]. Dis Markers, 2021: 6690095. DOI：10.1155/2021/6690095.

Williams C, Sapra A, 2021. Osteoporosis markers[M]. Treasure Island (FL)：StatPearls Publishing.

Wu Z Q, Chen X T, Xu Y Y, et al, 2017. High uric acid (UA) downregulates bone alkaline phosphatase (BALP) expression through inhibition of its promoter activity[J]. Oncotarget, 8(49): 85670-85679.

Molecular
Biology
of
Osteoporosis

第十二章
骨代谢生化物质

第一节　维生素 K

一、维生素 K 的合成及化学结构

维生素 K（vitamin K，VK）族化合物是具有叶绿醌生物活性的一类物质，所有维生素 K 均为 2-甲基-1,4-萘醌的衍生物。通常为黄色油状液体或固体，不溶于水，能溶于油脂及醚等有机溶剂。有维生素 K_1、维生素 K_2、维生素 K_3、维生素 K_4 等几种形式，其中维生素 K_1、维生素 K_2 是天然存在的，属于脂溶性维生素，即从绿色植物中提取的维生素 K_1 和肠道细菌（如大肠杆菌）合成的维生素 K_2，深绿色蔬菜及优酪乳是日常饮食中容易取得的维生素 K 补给品。维生素 K_3、维生素 K_4 是通过人工合成的，是水溶性的维生素，可用于口服或注射（张萌萌，2020a）。

维生素 K_1（vitamin K_1）广泛存在于绿色蔬菜和动物内脏中，又名叶绿醌、2-甲基-3-（3,7,11,15-四甲基十六-2-烯基）-1,4-萘醌、2-甲基-3-植醇基-1,4-萘醌、2-甲基-3-植基-1,4-萘醌等，无臭或几乎无臭，为黄色油状物，遇光易分解。在氯仿、乙醚或植物油中易溶，在乙醇中略溶，在水中不溶。维生素 K_1 的分子式：$C_{31}H_{46}O_2$；分子量：450.71。维生素 K_1 与叶绿体的结合比较紧密，人体对维生素 K_1 的吸收率较低，脂肪和卵磷脂有利于维生素 K 的吸收，人体对维生素 K_2 的吸收要比维生素 K_1 容易些。维生素 K_1 在体内的生物利用率较低，转化为维生素 K_2 后发挥生理作用。

维生素 K_1 的化学结构式如图 12-1 所示：

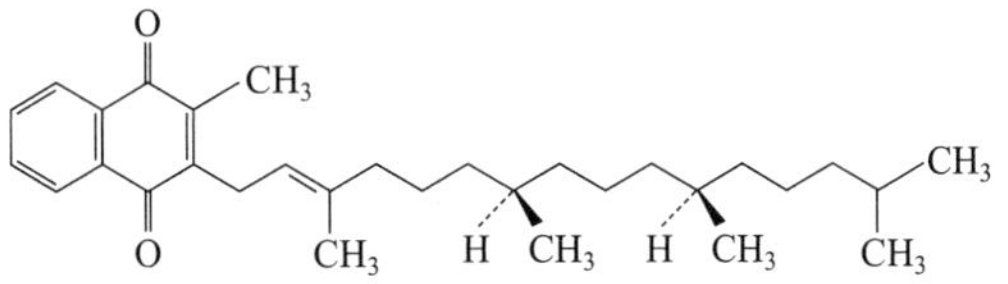

图 12-1　维生素 K_1 的化学结构式

维生素 K_2（vitamin K_2）［又称四烯甲萘醌（MKn），包括从 MK1 到 MK14 众多成员，n 代表其侧链上异戊二烯残基数目］主要由细菌合成，是体内肠道细菌代谢的产物，是人类饮食中维生素 K 的主要结构形式（Hamidi et al，2013）。

维生素 K_2 是一系列含有 2-甲基-1,4-萘醌母核及 C3 位带有数目不等的异戊二烯结构单元的萜烯侧链化合物的统称，根据萜烯侧链上碳元素的数目，可分为 K_2（10）、K_2（20）、K_2（35）、K_2（40）等。

维生素 K_2 的化学结构式如图 12-2 所示：

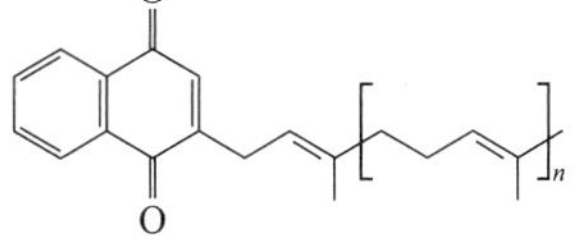

图 12-2　维生素 K_2 的化学结构式

维生素 K_2 是一种脂溶性维生素，是具有叶绿醌生物活性的萘醌基团的衍生物，是人体中不可缺少的重要维生素之一。研究表明，维生素 K_2 是一种人体必需的天然营养素，婴儿每日补充量为 $10 \sim 20\mu g$，成人每日补充量为 $70 \sim 140\mu g$。

维生素 K_2 在人体内可直接发挥生理作用,其主要生理活性形式为 MK-7 与 MK-4,维生素 K_2 通过低密度脂蛋白(LDL)输送,分布在肾、骨、生殖器及血管壁等组织,其在体内的生物利用率为维生素 K_1 的 2 倍。

二、维生素 K 的代谢与分泌调节

维生素 K 是一类 2-甲基-1,4-萘醌衍生物,又叫凝血维生素,是维生素的一种,1934 年由丹麦科学家 Henrik Dam 发现的脂溶性维生素,维生素 K 最初被认为与机体的凝血功能有关,被广泛用于临床凝血功能障碍患者。

人体对维生素 K 的需要量非常少,但它却是维护血液正常凝固功能及骨骼生长的重要维生素,可减少生理期的大量出血,还可防止内出血及痔疮。人体肠道细菌会源源不断地制造维生素 K,为人体提供维生素 K。同时,维生素 K 在猪肝、鸡蛋、绿色蔬菜中含量较丰富,正常膳食,一般人不会缺乏维生素 K。经常流鼻血的人应该多从天然食物中摄取维生素 K(张萌萌,2020a)。

脂溶性维生素 K 吸收需要胆汁协助,水溶性维生素 K 的吸收则不需要胆汁。膳食中维生素 K 都是脂溶性的,所以主要由小肠吸收入淋巴系统,吸收取决于胰腺和胆囊的功能,在正常情况下有 40% ～ 70% 可被吸收。维生素 K 在人体内的半衰期比较短,约 17 h。所有维生素 K 的化学性质都较稳定,能耐酸、耐热,正常烹调中只有很少损失,但对光敏感,也易被碱和紫外线分解。所有维生素 K 中,最重要的是维生素 K_1 和 K_2。

维生素 K 与人体的许多生理功能有关,除参与肝脏凝血因子(凝血酶原,凝血因子Ⅶ、Ⅸ、Ⅹ)的合成,具有预防新生婴儿出血疾病、预防内出血及痔疮、减少生理期大量出血、促进血液正常凝固的作用外,维生素 K 对机体所有胶原组织,尤其是对骨组织代谢有影响。维生素 K_2 具有拮抗破骨细胞合成与促进成骨细胞生成的双向调节功效。其具有引钙入骨增强骨密度、改善凝血功能、阻止钙离子渗入血管与软组织的作用(张东芝等,2023)。

三、维生素 K 与骨质疏松

(一)维生素 K 对骨代谢的调节

在维生素 K 化合物家族中,对骨代谢调节起主要作用的是维生素 K_2。在骨代谢调节过程中,维生素 K_2 能够促进骨形成,抑制骨吸收,促进骨矿化,通过细胞、分子和基因等多个水平的调节,维持骨代谢平衡状态(张萌萌,2016)。

1. 维生素 K 促进骨形成作用

维生素 K_2 可以通过多种途径提高成骨细胞活性,促进骨形成。

维生素 K_2 是谷氨酸 γ-羧化酶的辅酶,能够将维生素 K 依赖蛋白——骨钙素(osteocalcin OC;bone gla protein)和基质 γ-羧化谷氨酸残基蛋白(MGP)中的谷氨酸残基羧化,形成羧基谷氨酸,使蛋白质活化,从而具有生理活性(Neve et al,2013)。

成骨细胞(osteoblast,OB)合成的骨钙素经过羧化后形成 γ-羧化骨钙素,对钙具有独特的亲和力及结合活性,与Ⅰ型胶原蛋白结合,形成网络支架,为钙盐沉积提供场所,促进骨矿化(方瑞斌等,2013)。而非羧化骨钙素(ucOC)不能结合钙。基质 γ-羧化谷氨酸残基蛋白依赖维生素 K_2 进行活化,是机体组织钙化抑制剂,在骨发育和骨代谢调节中起重要作用,可调节软骨代谢，抑制软骨矿化，将人体中的钙带到正确的靶组织器官。

研究发现，维生素 K_2 能显著增加骨钙素水平、减少非羧化骨钙素的水平，充足的维生素 K_2 可确保血液中钙在骨骼上有效沉积与矿化。有学者建议将血液中 ucOC 或 ucOC/OC 的比值或血浆中维生素 K_2 的含量作为衡量骨代谢（骨形成）、判定骨质疏松及骨健康的"金标准"。

维生素 K_2 可以通过结合类固醇及异质物受体（steroid and xenobiotic receptor，SXR），上调成骨和细胞外基质相关基因母系蛋白 2（Matn2）、Tsk、分化抗原 CD14 和肌节同源框基因（*Msx2*）等的表达，增加骨细胞外胶原蛋白聚集；诱导成骨细胞生成，促进成骨细胞活化；抑制 Fas 在成骨细胞上的表达，抑制成骨细胞凋亡，维持成骨细胞数量，促进骨形成。

维生素 K_2 也可通过蛋白激酶 A（protein kinase A，PKA）磷酸化途径，诱导成骨细胞 GDF15 和 CTC2 基因的表达，增强成骨细胞功能，促进骨形成。

此外，维生素 K_2 可促进骨髓间充质干细胞（BMSC）和成骨前体细胞（MC3T3-E1）碱性磷酸酶（ALP）、骨钙素的表达，从而促进骨形成。

2. 维生素 K_2 抑制骨吸收作用

维生素 K_2 不仅可以促进骨形成，还可通过多种方式抑制破骨细胞活性，减少骨吸收，从而调节骨代谢。维生素 K_2 主要通过以下几种途径抑制骨吸收：①维生素 K_2 可以抑制前列腺素 2（PEG_2）合成和环氧化酶 2（COX-2）的表达，抑制破骨细胞。②抑制破骨细胞上组织蛋白酶 K 的 mRNA 表达，抑制组织蛋白酶溶解骨基质。③抑制破骨细胞分化因子——核因子 κB（NF-κB）的活化，下调 NF-κB 受体活化因子配体（RANKL）表达，抑制破骨细胞的形成及破骨细胞介导的骨吸收。④维生素 K_2 可特异性地诱导破骨细胞凋亡。⑤减少骨吸收因子白细胞介素-1（IL-1）、白细胞介素-6（IL-6）等的活化，抑制由 IL-1 所致的 PEG_2 的合成、分泌，从而抑制骨吸收。

维生素 K_2 通过促进成骨细胞生成、提高成骨细胞活性及抑制破骨细胞生成、下调破骨细胞活性、促进破骨细胞凋亡的双向作用调节骨代谢，从而达到提高骨密度、增加骨强度、促进骨矿化、维持骨健康的作用，对治疗骨质疏松及降低骨折风险具有重要作用。

（二）维生素 K 的临床研究

母体内维生素 K 难以通过胎盘，胎盘对维生素 K 的转运量少，脐带血维生素 K 含量仅为母血的 1/30 左右，导致新生儿脐血中基础维生素 K 储存量浓度低；并且新生儿体内肠道菌群尚未建立，合成维生素 K 少，肠道对维生素吸收率低；加之母乳中维生素 K 含量低，新生儿吸乳量少，婴儿未成熟的肝脏还不能合成正常数量的凝血因子等原因，新生儿、小婴儿普遍存在低凝血酶原血症。维生素 K 缺乏时，凝血因子 Ⅱ、Ⅶ、Ⅸ、Ⅹ 等，不能羧化，不具有凝血活性，导致维生素 K 缺乏性出血（张萌萌，2020a）。

杜长秀等（2022）对 0～14 岁儿童血清维生素 K_2 与骨代谢标志物关系的研究显示，维生素 K_2 与骨钙素水平呈正相关，进而影响骨骼健康。O'Connor 等对 3～16 岁丹麦女童维生素 K_2 水平的调查提示，良好的维生素 K_2 水平可促进儿童骨量增加。

郑婵娟等（2023）对 0～18 岁儿童的研究及宋雨轩（2023）对 3～15 岁儿童的研究均显示，维生素 K_2 与骨密度水平呈正相关。Van Summeren 等研究发现，随着青春期儿童体内维生素 K 水平的提高，其骨质量及骨密度也会相应增加。

金轶（2013）对不同年龄段小儿骨骼维生素 K 营养状况的研究表明，3 个月至 1 岁儿童成骨细胞的维生素 K 缺乏程度相对较重，与临床该年龄段儿童最易发生骨代谢异常及易患佝偻病相吻合。康丽娟等（2018）发现维生素 K 能提高佝偻病患儿骨钙素的羧化率，对佝偻病有作用治疗。

Ozdemir 等（2013）应用骨化三醇联合维生素 K_2 治疗 3～18 岁地中海贫血骨病患儿，受试患儿骨密度有明显提高。在青春前期儿童中开展补充四烯甲萘醌-7（menatetrenone-7，Mk-7）的随机对照试验，研究结果提示，适度补充 Mk-7 可促进骨钙素羧化，有利于儿童骨健康。将维生素 K_2 应用于 4～14 岁长期使用激素的儿童，发现维生素 K_2 可提高其血清羧化骨钙素水平，降低 ucOC 水平，并提高患儿腰椎骨密度。荷兰一项研究表明，儿童组（0～19 岁）体内的 ucOC 浓度是成人组的 6 倍，加之其体内低水平的维生素 K 状态，发生骨质疏松的风险随之增加（Theuwissen et al，2014）。

儿童骨质疏松及骨代谢异常多在疾病状态下继发。治疗后的急性白血病患儿易出现继发性骨质疏松性骨折。应用超声骨密度检测方法证实克罗恩病患儿存在骨质疏松。长期石膏固定的髋关节疾病术后患儿易出现骨质疏松性骨折。

健康人对维生素 K 的需要量低，而膳食中维生素 K 含量比较丰富，因此，原发性维生素 K 缺乏不常见。维生素 K 缺乏所致的临床表现主要是继发性出血，如伤口出血、大片皮下出血和中枢神经系统出血等。常见的成人维生素 K 缺乏性出血多发生于摄入含维生素 K 低的膳食，或服用抗素的患者，维生素 K 缺乏时，肝细胞内产生未进行 γ-羧基谷氨酸化的凝血酶原，导致凝血因子减少，从而出现凝血过程延长，甚至发生皮下、肌肉及胃肠道出血。

近年来，国内外多项试验研究表明，维生素 K 可促进凝血酶原的形成，加速凝血，维持正常的凝血时间，治疗维生素 K 缺乏引起的出血性疾病；维生素 K 依赖蛋白有抑制血管钙化的作用，维生素 K_2 作为辅因子在其中担任了重要角色（Vossen et al，2015），维生素 K_2 可对血管钙化起抑制作用，防止血管硬化等心血管疾病的发生，缺乏维生素 K_2 会导致严重的血管钙化，补充后能减轻甚至逆转钙化（Van den Heuvel et al，2014），防止血管硬化等心血管疾病的发生；具有利尿、强化肝脏的解毒功能的作用；可预防肝硬化进展为肝癌；帮助成骨细胞分泌的初级骨钙素羧化，变成活性骨钙素，从而促进血液中的钙离子沉积入骨，增加骨密度，降低骨折发生率。

自 1960 年报道维生素 K 除凝血功能外，能够改善兔的骨折愈合、促进骨痂形成及骨矿化以来，越来越多的学者关注维生素 K_2 调节骨代谢、防治骨质疏松的研究，并进行了大量的研究试验。

研究发现，对骨质疏松症患者每天给予维生素 K_2 补充治疗两年，患者腰椎骨密度明显高于对照组，椎体骨折发生率明显低于未治疗组，维生素 K_2 能显著提高患者血清 γ-羧化骨钙素的水平，有效预防骨折的发生。

维生素 K_2 亚临床缺乏在骨质疏松患者中普遍存在，维生素 K_2 缺乏是骨质疏松、骨质疏松性骨折的独立危险因素，也是血管钙化的危险因素，补充维生素 K_2 后能减轻甚至逆转钙化。

张东芝等（2023）研究表明，维生素 D、维生素 K_2 水平与老年骨质疏松性骨折患者的骨密度、临床疗效及骨质相关骨代谢指标均具有明确的相关性，补充维生素 D、维生素 K_2 能够辅助提高患者的临床疗效、增强骨密度。有临床报道，服用维生素 K_1（5mg/d）能够降低髋部骨折风险和提高腰椎部及髋部的骨密度，可对 50~60 岁的绝经后女性的骨丢失起到延缓作用。

董坤伦（2018）探讨维生素 K_2 对甲状腺功能亢进性骨质疏松症患者骨密度、骨代谢指标及细胞因子水平变化的影响，结果显示：维生素 K_2 可以明显提高甲状腺功能亢进性骨质疏松患者的骨密度，降低骨转换，提高 IL-2 表达，且降低 IL-6 和 IGF-1 水平，对甲亢性骨质疏松患者疗效显著，对骨质疏松有缓解作用。Meta 分析证实维生素 K_2 可以减少骨量丢失，降低骨折风险。

许志贤等（2020）通过研究发现，维生素 K_2 能够促进成骨分化，缺乏维生素 K_2 可能会影响骨代谢，最终导致骨质疏松和骨折。Pearson 相关性分析结果显示，围绝经期妇女维生素 D 水平、维生素 K_2 水平与骨密度呈正相关，表示为围绝经期妇女维生素 D 水平、维生素 K_2 水平越低，骨密度越低（Capozzi et al，2020）。有研究发现，围绝经期妇女每天摄入 45mg 的维生素 K_2 可以预防骨质疏松（孙荣祥等，2019）。研究老年男性血浆维生素 K_2 水平与骨密度的相关性，结果显示血浆低维生素 K_2 水平与低骨密度呈明显相关。

在临床应用中，维生素 K 具有良好的生物安全性、不良反应少、毒副作用小等优点。基础研究及临床试验均肯定了维生素 K 与维生素 D_3、双膦酸盐类药物等联合使用的协同作用，其防止骨丢失、改善骨的机械性能作用，效果优于单一用药。

对绝经后女性进行为期一年的临床试验研究发现，单纯补充维生素 K_2 或维生素 K_2 与维生素 D_3 联合应用，均可明显提高受试者尿中羧化 OC 水平，增加骨密度，预防绝经后骨质疏松性骨折的发生。

王冠等（2017）观察甲状旁腺素（1-34）联合维生素 K_2 对绝经后骨质疏松患者的临床疗效，结果显示，甲状旁腺素和维生素 K_2 均对绝经后骨质疏松患者疗效显著，且联合使用效果更佳。

Donaldson 等（2017）将阿仑膦酸钠和维生素 K 联合使用，治疗绝经后骨质疏松，结果显示，单独使用阿仑膦酸钠组非羧化骨钙素（ucOC）下降，羧化骨钙素（OC）不变，骨密度增加；而联合治疗组股骨颈骨密度进一步增加，ucOC 下降，OC 增加。

周迎春等（2017）应用维生素 K 联合维生素 D 和钙剂治疗绝经后骨质疏松，结果发现治疗组患者非羧化骨钙素（ucOC）水平明显降低，骨密度明显增高，骨折发生率也同时下降，说明维生素 K 联合维生素 D 和钙剂用于治疗骨质疏松症有效。

给绝经后骨质疏松患者同时服用阿仑膦酸钠和维生素 K_2 治疗，与单独给予阿仑膦酸钠治疗的患者比较，联合应用维生素 K_2 的绝经后骨质疏松患者血清羧化骨钙素、腰椎与股骨颈骨密度均增加，ucOC 水平显著下降，而单独服用阿仑膦酸钠的患者血清羧化骨钙素水平无变化，表明维生素 K_2 可与双膦酸盐等药物联合应用，治疗骨质疏松。

综合国内外现有的基础研究和临床试验研究，维生素 K 在骨代谢调节过程中发挥重要作用。维生素 K 可以促进骨形成、抑制骨吸收、促进骨矿化，提高骨质量和骨强度，是预防骨质疏松的良好营养补充剂，对于多种原因造成的骨质疏松及其并发症具有治疗作用，有望成为新一代抗骨质疏松药物。同时，维生素 K 能够减少骨质疏松患者因骨量流失导致的腰背酸痛，降低骨折风险，促进骨折愈合，维持骨骼健康。

（马倩倩　毛未贤　张萌萌）

第二节　维生素 A

一、维生素 A 的合成及化学结构

维生素 A（vitamin A）又称抗干眼病因子，人体维生素 A 的主要来源是动物中的视黄醇、视黄醛、视黄酸、视黄脂等以及植物的 β-胡萝卜素（杨国安等，2015）。其基本作用是维持正常生长发育、暗适应及细胞分化（张萌萌，2020b）。

（一）维生素 A 的化学结构

维生素 A 是一个具有脂环的不饱和一元醇，有多种分子形式。其在植物中常以前体形式存在，常见的植物来源的维生素 A 前体结构式见图 12-3。

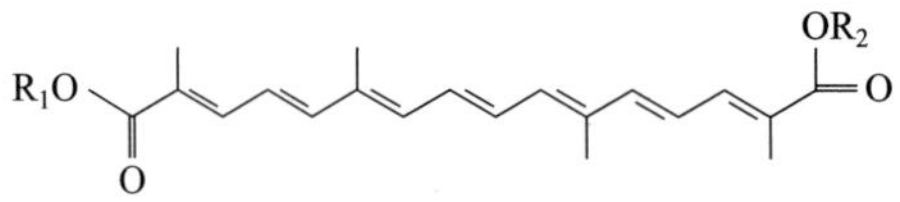

(a)

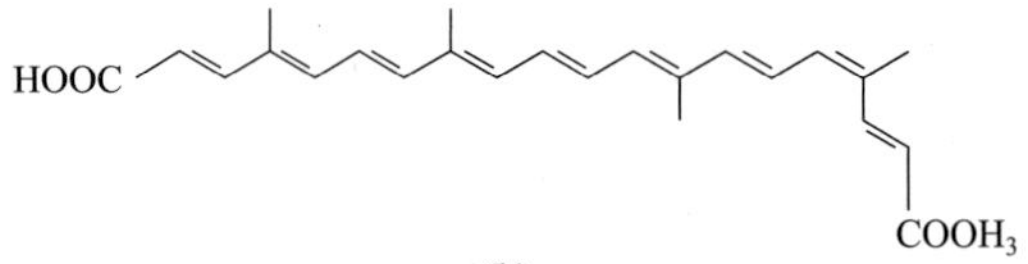

(b)

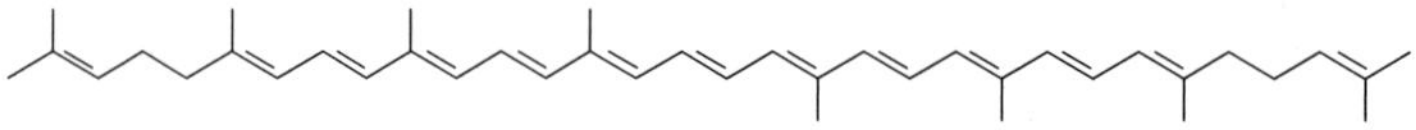
(c)

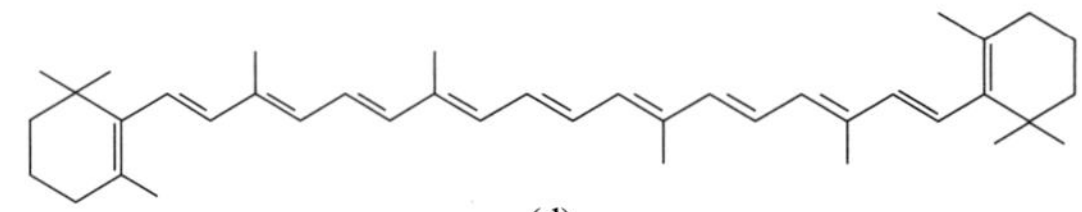
(d)

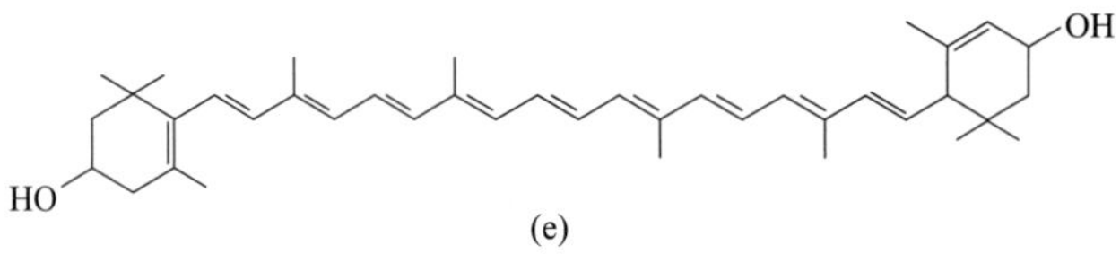

(e)

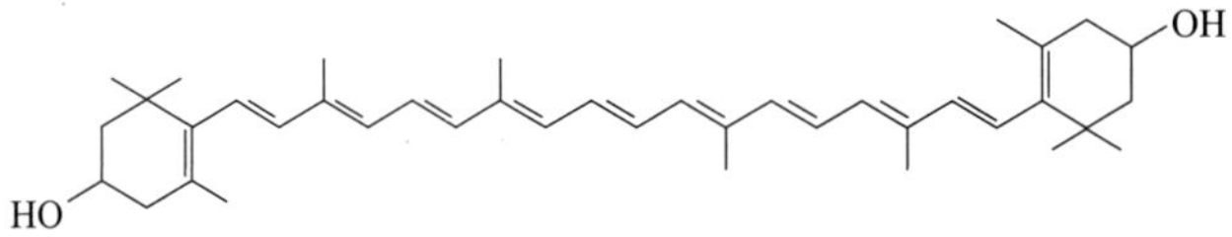

(f)

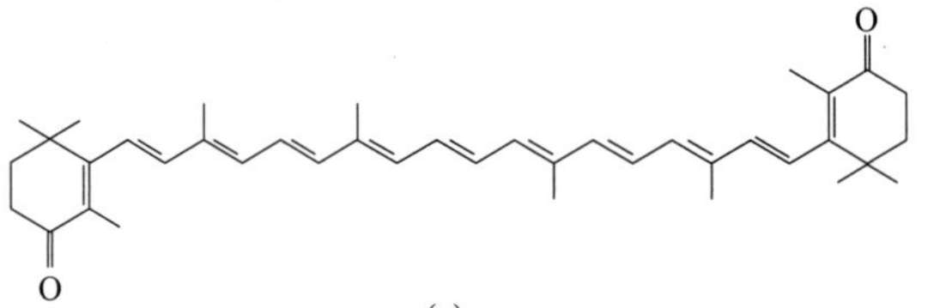

(g)

图 12-3　植物来源的维生素 A 前体结构式

（a）藏花素；（b）胭脂树橙；（c）番茄红素；（d）*β*-胡萝卜素；（e）叶黄素；（f）玉米黄质；（g）鸡油菌黄质

（二）维生素 A 的合成

维生素 A 有三类食物来源，通常可分为：动物性食物，如肝、鱼、鱼油、奶制品、蛋、人造黄油、黄油等；植物性食物，主要为深绿色或红黄色的蔬菜、水果，如胡萝卜、红心红薯、芒果、辣椒和柿子等；还有一类是药食同源的食物，如车前子、防风、紫苏、藿香、枸杞子等。植物性的 *β*-胡萝卜素是维生素 A 的前体形式，被人体消化吸收后，在 *β*-胡萝卜素-15,15′-双氧酶（双加氧酶）催化下可转化为维生素 A。

食物中维生素 A 进入人体后，在胃内几乎不被吸收，在小肠中与胆盐和脂肪的消化物一起被乳化，由肠黏膜吸收，足量的脂肪促进维生素 A 吸收，抗氧化剂如维生素 E 和卵磷脂等也有利于维生素 A 的吸收。通过肠道的吸收和代谢，维生素 A 在体内可以维护正常的生殖、免疫、视觉等生理功能。

二、维生素 A 的代谢与分泌调节

维生素 A 大多进入肝脏，以类脂质形式储存于实质细胞；另一部分储存在细胞的类脂滴和高尔基体中，当组织需要时，通过维生素 A 黏合蛋白以视黄醇形式从肝脏启动，与血浆中特异运输蛋白——视黄醇结合蛋白结合在一起，通过血液运输到其他组织，之后氧化为视黄醛和视黄酸，通过与特异性核受体结合而发挥生物学作用（张萌萌，2020b）。

维生素 A 属脂溶性维生素，在体内清除速率较慢、半衰期长，易在体内蓄积，短期大剂量或长期低剂量摄入可产生毒性，导致骨组织变性引起骨质吸收、骨变形。我国营养学会编著的《中国居民膳食营养素参考摄入量（2023 版）》，其中维生素 A 的参考摄入量见表 12-1。

表 12-1　膳食维生素 A 参考摄入量　　　　　　　　　　　　　　　　　　　　单位：μg/d

年龄	男	女
18 岁～	770	660
50 岁～	750	660
65 岁～	730	640
75 岁～	710	600

注：单位以视黄醇活性当量计。

三、维生素 A 与骨质疏松

骨病的发生发展与内外环境因素密不可分，体内维生素代谢与多种代谢性骨病的发病和预后相关，包括骨质疏松症、儿童佝偻病、骨质软化病、骨性关节炎等。维生素代谢在体内对保持血浆钙-磷平衡起到关键的作用（Jackson et al，2013）。维生素 A 是上皮组织生长和分化所必需，也是骨的生长、生殖和胚胎发育所需要的，维生素 A 已被证明存在于破骨细胞和成骨细胞中，抑制成骨细胞活性而激活破骨细胞活性。

（一）维生素 A 对骨代谢的调节

维生素 A 作用于骨骼代谢的机制包括：①视黄醇介导的成骨细胞抑制和破骨细胞刺激；②维生素 D 抑制。这些都能刺激骨重吸收，抑制骨形成，两者联合作用导致骨量减少，甚至产生骨质疏松（刘臻，2010）。

适量维生素 A 在骨骼生长、发育和代谢过程发挥重要作用。维生素 A 参与骨细胞基质中黏多糖的合成，促进骨骼正常发育，维持成骨细胞与破骨细胞之间的平衡，可保持骨的生成与重建正常进行。维生素 A 缺乏可导致骨钙含量减少，黏多糖的生物合成受阻，软骨内成骨形成及发育迟缓，骨细胞分化受阻，引起骨代谢障碍，骨的生成、吸收与重建功能失调，骨骼生长畸形，长骨形成和牙齿发育均受影响（于康等，2010；吴益群等，2012）。但高剂量的维生素 A 摄入对骨骼代谢有负面作用，过量的维生素 A 可以导致胎儿的骨骼畸形。人类慢性维生素 A 中毒能导致高钙血症，损伤骨骼重建，导致各种骨骼异常。另外，过量维生素 A 会导致骨再吸收增加，减少骨形成，这种骨形成和骨吸收之间的脱偶联将会产生预期的骨量丢失，可能也是引起骨质疏松的原因之一。同时，维生素 A 过多可加速骨代谢、骨破坏和自发性骨折。

维生素 A 的另一重要功能是维护上皮组织的健康。缺乏维生素 A 使肾小管上皮组织受损，细胞内钙结合蛋白的生物合成减少，抑制肾小管对钙的重吸收，骨钙含量减少，延缓骨生长，使骨造型不良。同时血钙水平降低，可刺激甲状旁腺代偿性增生，引起甲状旁腺功能亢进，使甲状旁腺素合成和分泌过多，抑制成骨细胞的活动，使破骨细胞活性增强，减慢骨骼生长。此外，维生素 A 还参与类固醇激素（雌激素和雄激素）的代谢，对青春期前后骨骼和神经系统的生长、发育起重要作用。维生素 A 缺乏使类固醇激素合成降低，影响骨骼的正常生长发育，尤其是当雌激素不足时，破骨细胞会过于活跃，这已成为妇女绝经后骨质疏松的致病因素之一（顾景范等，2009）。

有相关研究报道，大量摄入维生素 A 可以抑制维生素 D 的活性，维生素 D 能与甲状旁腺素共同作用，维持血钙水平的稳定，促进钙在肠内的吸收。体内维生素 D 不足会降低钙的吸收，与骨密度降低、骨折风险增加相关，特别是那些血浆高浓度维生素 A 同时伴有维生素 D 水平＜20ng/mL 的人群。维生素 A 可以通过抑制成骨细胞功能，刺激破骨细胞活性，增加骨吸收，从而降低骨密度，增加骨折风险。

（二）维生素 A 的临床研究

骨骼是对长期、低剂量维生素 A 毒性敏感的组织，视黄醇摄入量超过 1.5mg/d 时会显著增加骨质疏松和骨折的风险性；食物和维生素补充剂中视黄醇总量不应超过 1500μg/d（以视黄醇当量计）；应降低当前老年人最高可耐受剂量标准［3000μg/d（以视黄醇当量计）］或＞50 岁人群的参考摄入量；维生素 A 过量摄入更多发生在服用补充剂的人群中，从强化食品和补充剂中得到的维生素 A 很容易超过最高可耐受的安全范围。

相关研究表明，血浆维生素 A 高浓度同时伴有维生素 D 水平＜20ng/mL 的人群，骨质疏松及骨质疏松性骨折风险增高。维持正常的骨密度需要有恰当的维生素 A 与维生素 D 的摄入比例。Mata-Granados 等（2013）对西班牙 232 位健康绝经女性进行了维生素 A、维生素 D 摄入与骨质疏松关系的研究，发现 70.1% 的受试者维生素 D 摄入量＜20ng/mL，这其中又有 60.4% 的受试者血浆维生素 A 水平＞80μg/dL，骨密度检测显示其骨质疏松风险是血浆低浓度维生素 A 水平受试者的 8 倍。

视黄醇当量摄入过多增加骨折风险。美国第一次"国民健康和营养检查调查报告"的随访研究显示，体内过高或过低的维生素 A 浓度都与髋骨骨折发生率增加有关。

临床维生素 A 中毒报道中，一般均可见到骨骼毒性表现。高剂量的维生素 A 摄入显示出对人类骨骼代谢的负面作用。欧美国家所发表的流行病学调查结果，也为解释维生素 A 对骨质疏松症的负面影响提供了线索，对 72337 名绝经后女性维生素 A 摄入量与髋部骨折的风险性的研究显示，与低剂量组比较，摄入大剂量维生素 A 和视黄醇者，其髋骨骨折的风险分别增加了 1.5 倍和 1.9 倍，认为维生素 A 慢性中毒可导致高钙血症，损害骨重建。此外，大剂量视黄醇摄入与骨量减少、骨转化生成因子受抑制等相关。

还有一些研究得到了不一致的结果。对 2016 例丹麦女性的研究表明，每日膳食摄入 530μg

维生素 A 对骨健康并无影响。Caier-Juvear 等（2009）对 75747 例绝经期女性的研究也显示，维生素 A 或视黄醇摄入量与骨折风险之间并无关联。仅在低维生素 D 摄入（＜11μg/d）且同时伴随摄入大剂量维生素 A 或视黄醇的女性中观察到总的骨折风险增高。对 312 名观察组和 934 名对照组老年妇女进行研究显示，血清视黄醇、视黄酯和 β-胡萝卜素与骨折率没有关系，也没有证据显示复合维生素或鱼肝油补充剂有过度的危险。

瑞典的一项流行病学调查发现，长期轻度过量摄入视黄醇的绝经期妇女骨密度降低，髋骨骨折率上升。以瑞典和挪威为中心研究高饮食维生素 A 与骨密度和髋部骨折风险的关系，调查人群每天维生素 A 的摄入量是世界健康组织推荐的维生素 A 剂量［500μg/d（以视黄醇当量计）］的 3 倍，是南欧居民摄入量的 6 倍；在挪威髋部骨折高发生率的人群维生素 A 的摄入量是 1500 ～ 2000μg/d，其骨折风险增加了 1 倍。同时发现每天增加 1000μg 维生素 A 摄入量，骨密度减少 1SD，髋部骨折的风险增加 68%。这些数据很好地解释了瑞典和挪威 2 个国家与北欧其他国家相比，有较高的骨质疏松症发生的现象。摄入强化了钙的牛奶反而与髋骨骨折发生率相关，主要是因为强化牛奶中同时含有较多的视黄醇。

一项关于维生素 A 摄入量对男性骨代谢的短期研究中，随机选择了 83 位 18 ～ 58 岁健康男性，每天晚餐时给予 7576μg（以视黄醇当量计）软脂酸盐维生素 A，在 2、4、6 周时测定了其血清骨碱性磷酸酶、Ⅰ型胶原末端肽和骨钙素，结果显示没有差异。该研究的结论是短期给予大剂量维生素 A 在男性中不会对骨代谢产生影响，但是长期提供维生素 A 对骨代谢是否会产生影响则需要做更进一步的研究来进行评价。因此，维生素 A 对于骨骼的确切影响，还需更多的研究支持。

（毛未贤　马倩倩　张萌萌）

第三节　基质金属蛋白酶

一、基质金属蛋白酶的合成及化学结构

（一）基质金属蛋白酶的分类

基质金属蛋白酶（matrix metalloproteinase，MMP）是一个蛋白水解酶大家族，因其需要 Ca^{2+}、Zn^{2+} 等金属离子作为辅助因子而得名。MMP 是高度保守的一类蛋白酶，能降解细胞外基质（extracellular matrix，ECM）的几乎所有成分及髓磷脂、生长因子、细胞因子和细胞黏附分子等。MMP 在 ECM 和组织重构、器官发生发育、血管形成、免疫炎症、细胞迁移、细胞增殖和凋亡等生理和病理过程中发挥重要作用，而骨基质中存在的 MMP 与骨的生长、发育和重建关系密切（张萌萌，2020c）。

已发现的 MMP 有 20 余种，根据底物特异性和结构特点可分为 5 类：①胶原酶（MMP-1，8，13，18），主要降解Ⅰ型、Ⅱ型和Ⅲ型胶原；②明胶酶（MMP-2，9），主要降解Ⅳ型胶原以及大量的变性胶原蛋白；③基质水解酶（MMP-3，10，11），显示广谱的底物特异性，主要剪切基质蛋白，如纤维连接蛋白和层粘连蛋白；④膜型金属蛋白酶（MMP-14，15，16，17）；⑤其他金属蛋白酶。各种 MMP 的名称及作用底物见文献（廖二元等，2013）。

（二）基质金属蛋白酶的化学结构

MMP 家族成员具有相似的结构，一般由 5 个功能不同的结构域组成：疏水信号肽序列、前肽区、催化活性区、富含脯氨酸的铰链区和血红素结合蛋白样羧基末端区（刘明明等，2018）。MMP 前肽区和酶催化活性区具有高度保守性，其他成员在上述结构的基础上各有特点（刘忠厚，2015a）。

MMP 信号肽可引导翻译产物至胞质内质网。前肽含有保守的 Pro-Arg-Cys-Gly-Val/ Asn-Pro-Asp 序列，其中的半胱氨酸残基是 MMP 酶原活化的关键位点，当该区域被外源性酶切断后，MMP 酶原被激活。MMP 活性依赖于锌离子（Zn^{2+}），其催化结构域有 2 个 Zn^{2+} 结合区和 1 个 Ca^{2+} 结合区，2 个 Zn^{2+} 结合区中，1 个为催化性结合区，位于 MMP 酶活性中心内，通过保守序列 HEXGHXXGXXH 中组氨酸与 Zn^{2+} 结合，参与 MMP 催化过程；另 1 个为结构性结合区。铰链区位于催化区和血红素结合蛋白样 C 末端结构域之间，通过二硫键与血红素结合蛋白区末端氨基酸残基相连，可能与 MMP 激活过程中分子折叠有关。血红素结合蛋白样 C 末端结构域与 MMP 底物特异性有关，同时参与 MMP 与组织基质金属蛋白酶抑制物（tissue inhibitor of matrix metalloproteinase，TIMP）的结合。此外，部分 MMP 家族成员存在弗林蛋白酶激活序列 RRKKR，与该类 MMP 酶原直接激活有关（张萌萌，2020c）。

二、基质金属蛋白酶的代谢与分泌调节

在正常稳定状态组织中 MMP 表达量极少，而在炎性细胞因子、激素、生长因子刺激和细胞转化过程其表达量上升。MMP 的表达和激活受到严格调控，包括基因转录水平调节、蛋白酶原活化水平调控和特异性抑制因子 TIMP 的调控，3 个环节动态维持机体 MMP 稳态（刘明明等，2018）。

（一）基因转录水平和转录后水平的调节

MMP 的表达调控主要发生在基因转录水平，多种细胞因子、生长因子、细胞外基质组分、致癌物和化学因素（高糖毒性和激素等）均可诱导 MMP 表达。MMP 5′ 端基因序列存在 1 个约 670 个核苷酸组成的顺式作用元件转录调控区，包括 TATA 盒（TATA box）、激活蛋白 1（activator protein 1，AP-1）、核因子 κB（nuclear factor-κB，NF-κB）、特化蛋白 1、多瘤促活化因子 3（polymoma virus enhancer activator-3，PEA3）和激活蛋白 2 等转录调控元件的结合位点，IL-1、IL-12、表皮生长因子 3（EGF）、血小板衍生生长因子（PDGF）等因子通过反式作用因子激活 MAPK 等信号通路结合至 AP-1 和 PEA3 等调控元件位点，实现对 MMP 表达水平的调控。糖皮质激素和转化生长因子 β 等可在转录水平抑制 MMP 基因表达。此外，转录因子可通过与 MMP 启动子区的上述转录调控元件结合参与 MMP 的表达调控。

（二）酶原活化水平调控

酶原活化过程是 MMP 发挥其生物学功能的关键环节。可溶性的 MMP 包括胶原酶、明胶酶和基质溶解素都是以无活性的酶原形式分泌至细胞外基质，然后在细胞间质内经丝氨酸蛋白酶、弗林蛋白酶等去除 N 端结构域才被激活，具有蛋白水解酶活性。MMP 可相互作用或与其他蛋白酶如纤维蛋白溶酶作用，发生激活级联反应。

前肽区中 PRCGV/NPD 保守序列中，Cys-SH 与活性中心催化性 Zn^{2+} 的结合是维持酶原稳定的关键。酶原逐步激活过程的第一步是通过多种方式分离 Zn^{2+}-Cys 连接，从而使水分子与 Zn^{2+} 能相互反应。因此，Zn^{2+}-Cys 连接断裂导致的活性中心游离是 MMP 前体激活的关键。然后，活化的基质金属蛋白酶前体一般在已活化的 MMP 作用下进一步完全水解激活。在第二步骤中 MMP 只有在被激活物（proMMP）的前肽部分水解掉之后才能参与最后的水解激活过程。

膜型基质金属蛋白酶（membrane type matrix metalloproteinase，MT-MMP）可通过其 C 末端的跨膜区定位于细胞表面，活化部分 MMP，如 MT1-MMP、MT2-MMP、MT3-MMP 和 MT5-MMP 均可活化 pro-MMP-2；MT1-MMP 可活化 proMMP-13 等（Itoh，2015）。一些 MMP（如 MMP-3、MMP-11、MMP-21、MMP-28 和 MT-MMP）含有弗林蛋白酶结合位点，可在细胞内被弗林蛋白酶直接活化，以活性形式表达或分泌。

（三）TIMP 对 MMP 活性的调节作用

TIMP 是 MMP 的天然抑制物，是一组可抑制 MMP 活性的多基因家族成员，目前发现的 TIMP 分 4 型，包括 TIMP-1、TIMP-2、TIMP-3 和 TIMP-4。TIMP 含有 12 个高度保守的半胱氨酸，在 N 端形成 3 个环状结构，半胱氨酸通过竞争性结合 MMP 催化结构域活性中心的 Zn^{2+}，抑制 MMP 酶活性。

TIMP-1 是一种 28.5kDa 的糖蛋白，主要由巨噬细胞、成纤维细胞、平滑肌细胞和内皮细胞合成，可抑制绝大多数 MMP，广泛存在于组织中，可被多种细胞因子诱导产生。TIMP-2 是一种 21kDa 的非糖基化蛋白，因与 MMP-2 有较强的亲和力，故主要抑制 MMP-2 活性，对其他 MMP 也有部分抑制作用。TIMP-3 也是 21kDa 的非糖基化蛋白，可抑制几乎全部 MMP 成员，仅存在于 ECM 中，是结合于 ECM 的非可溶性蛋白。TIMP-4 属于蛋白类抑制剂，分子质量为 24 kDa，在心脏表达水平较高，主要抑制 MMP-2 活性，阻止新生血管形成（刘明明等，2018）。

TIMP 主要从两个方面抑制 MMP 的激活：①在酶原活化阶段，如 TIMP-2 与 proMMP-2，TIMP-1 与 proMMP-9 可形成稳定的复合体并阻碍 proMMP-1 的酶原自我激活；②在活化的 MMP 阶段，如 TIMP-1 和 TIMP-2 可直接与活化的 MMP 形成紧密的 1:1 复合体，进而抑制其活性。TIMP 抑制 MMP 功能主要在 N 末端，TIMP-1、TIMP-2 经胰酶水解作用后产生的 N 末端 126 个左右的氨基酸残基片段（分子质量约 13.5 kDa）仍保留有效的抑制效应。

TIMP 对 MMP 的作用并不局限于抑制，主要表现在：① TIMP 对 MMP 降解有抑制作用，如人间质胶原酶（MMP-1）可通过自溶降解为 40kDa 的 N 端活性片段和 27kDa 的 C 端非活性片段，40kDa 的片段丧失底物特异性，TIMP 可抑制此自溶过程；② TIMP-2 可在细胞表面激活 proMMP-2；③ TIMP-MMP 复合物不仅可以进一步抑制 MMP，也能在一定条件下再激活。

由此可见，TIMP 对由 MMP 产生的基质降解起着重要的平衡作用，通常情况下，组织中 MMP 与 TIMP 之间保持着相对平衡状态，它们的平衡和相互影响决定着细胞基质是降解还是聚集。在恶性肿瘤组织中，MMP 表达增高时 TIMP 表达往往也增高，这可能与机体基因水平的平衡调节有关。但由于某种因素的存在，侵袭性肿瘤组织中 MMP 的高表达程度总要高于 TIMP，正是由于这两者之间的平衡被打破，才导致了肿瘤的侵袭和转移。

三、基质金属蛋白酶与骨质疏松

骨形成过程包括骨基质的合成和矿化两个方面，而骨吸收则是骨基质不断降解的过程。ECM

在骨组织中又称为骨基质，ECM 的降解主要依赖蛋白水解酶，而 MMP 被认为是最重要的一种。骨组织表面覆盖一层成骨细胞和未矿化的 I 型胶原屏障，阻止破骨细胞与矿化骨基质接触，当成骨细胞受到促骨吸收因子的刺激后，分泌 MMP，降解 I 型胶原，从而激活破骨细胞，启动骨吸收。骨胶原的代谢与骨的代谢密切相关，骨胶原的过度降解或合成的减少皆可以引起骨弹性或韧性降低，骨盐失去依附而丢失，溶解增多极易导致骨质疏松症。TIMP 是 MMP 的特异性生理抑制剂，MMP 和 TIMP 的平衡状况调控着骨基质的降解，在骨的生理改建和骨代谢异常性疾病的发病机制中起着重要作用。

（一）基质金属蛋白酶对骨代谢的调节

骨组织的 MMP 和 TIMP 主要来源于成骨细胞和破骨细胞。成骨细胞可表达 MMP-1、MMP-2、MMP-3、TIMP-1 和 TIMP-2，破骨细胞主要表达 MMP-9，同时还表达 MMP-1、MMP-3 和 MT1-MMP（张萌萌，2020c）。

1. 胶原酶对骨代谢的调节

胶原酶是 MMP 中第 1 个被发现的酶系，包括 MMP-1、MMP-8、MMP-13 和 MMP-18，可直接降解 I、II、III 型胶原蛋白，它们以胶原酶原的形式分布在各自特异性降解的胶原周围，在受到刺激时表达上调，激活并降解这些胶原（刘忠厚，2015a）。胶原酶能在 I 型胶原的特定位点将其分解为 1/4 和 3/4 长的片段，然后这些片段被明胶酶进一步降解。

① MMP-1，又称胶原酶-1、间质胶原酶，为成纤维细胞型胶原酶，由成纤维细胞、角质细胞、内皮细胞、成骨细胞、软骨细胞等合成表达，作用底物主要为 I、II、III、VII、VIII、X 型胶原，并且对蛋白多糖有高度的裂解活性。MMP 能特异性地作用于 I、II、III 胶原的三螺旋区，裂解距氨基末端 3/4 处的 Gly-Ile（或 Leu）肽键。X 型胶原在残基 142～143 和 470～471 两处为 Gly-Ile 和 Gly-Leu 肽键，因此也可被 MMP-1 裂解（廖二元等，2013）。

成骨细胞分泌的 MMP-1、MMP-2 在骨重建过程中通过降解骨基质，启动骨吸收与骨形成，而 TIMP-1 是 MMP 的特异性抑制因子。MMP-1、MMP-2 与 TIMP-1 相互作用构成一个网络，调节骨基质的降解。在正常情况下，MMP-1 降解 I 型胶原等骨基质，当 MMP-1 分解 I 型胶原后，其分解片段被 MMP-2 进一步降解，而 TIMP-1 则可抑制 MMP-1、MMP-2 的活性，抑制骨基质的降解，MMP-1、MMP-2 和 TIMP-1 三者之间相互调节，使骨基质的降解与生成处于动态平衡。

MMP-1 和 MMP-2 均具有降解 I 型胶原的作用，在成骨细胞激活后，MMP-1 和 -MMP-2 可同时作用于 I 型胶原以激活破骨细胞。在绝经后骨质疏松中，MMP-1 的表达升高，使用锶盐等药物后雌激素水平升高，而 MMP-1 表达下降。表明 MMP-1 表达是随雌激素水平的变化而变化，MMP-1 表达在绝经后骨质疏松症发病过程中起重要的作用。

② MMP-8，又称胶原酶-2，主要由中性粒细胞、肺泡巨噬细胞、单核细胞等产生，又称多形核白细胞型胶原酶。也可由软骨细胞、内皮细胞和滑膜成纤维细胞表达。中性粒细胞合成 MMP-8 后储存于胞内特殊颗粒中，随粒细胞在体内循环，受相应因素刺激后迅速释放到胞外。MMP-8 的作用底物与 MMP-1 相同，主要降解基质胶原和蛋白多糖。

在去卵巢大鼠牙槽骨骨质流失胶原酶的测定中发现 MMP-8 和 MMP-13 均有高表达，但对骨质疏松患者长骨和椎骨的检测均未见相关报道。目前 MMP-8 与原发性骨质疏松症之间的关系尚不确定。

③ MMP-13，又称胶原酶-3，最早从乳腺癌组织中克隆出来，后来发现成骨细胞也可合成。

与 MMP-1 和 MMP-8 比较，MMP-13 作用底物特别广泛，可降解Ⅰ、Ⅱ、Ⅲ、Ⅳ、Ⅸ、Ⅹ、Ⅺ型胶原和明胶、层粘连蛋白、纤维连接蛋白等，在骨基质重建中是必需的。MMP-13 可以优先降解透明软骨特征性Ⅱ型胶原，也是目前所知的酶中最有效的Ⅱ型胶原纤维降解酶，其降解能力是胶原酶-2 的 10 倍。

用去势大鼠骨质疏松模型分析骨形态计量学参数的变化，发现去卵巢大鼠 MMP-13 RNA 和蛋白表达均显著升高，证明当发生由于雌激素缺乏而导致的骨流失时，MMP-13 起重要的作用，即雌激素通过下调成骨细胞 MMP-13 的表达能抑制骨吸收、减少骨反转率。还有研究表明 MMP-13 活化 MMP-9 前体酶的同时促进了破骨前体细胞向破骨细胞的分化，间接促进骨吸收作用。

2. 明胶酶对骨代谢的调节

明胶酶主要作用于Ⅳ型胶原蛋白及明胶（变性的胶原），是唯一能够降解 ECM 和基膜（BM）中Ⅳ型胶原三螺旋结构的酶，包括明胶酶 A（MMP-2）和明胶酶 B（MMP-9）。MMP-2 可降解成骨细胞分泌的Ⅰ型胶原，从而激活破骨细胞。MMP-9 表达于破骨细胞中，并随其活性的变化而变化。

MMP-2 为非糖基化明胶酶，分子质量为 72kDa，是分布最广的 MMP。MMP-2 的启动子元件与其他的 MMP 不同，具有组成型表达的特点，MMP-2 被认为是一种看家基因，其主要作用可能为降解损伤或变性胶原以保护机体（黄金元等，2015）。MMP-2 主要在成骨细胞及部分破骨细胞的细胞质中表达，在骨吸收和骨形成中均发挥重要作用。骨组织表面覆盖一层成骨细胞和未矿化的Ⅰ型胶原屏障，阻止破骨细胞与矿化骨基质接触，当成骨细胞受到促骨吸收因子刺激后分泌 MMP-1 和 MMP-2 以降解成骨细胞Ⅰ型胶原，从而激活破骨细胞，启动骨吸收。成熟的成骨细胞表达较高水平的 MMP-2，MMP-2 表达增加亦可更新骨基质准备其进一步矿化，促进成骨细胞移行和增强成骨细胞成活，促进骨形成。

MMP-9 的分子质量为 92kDa，活化后为 84kDa，是已发现的 MMP 中分子质量最大的酶，又称明胶酶 B，破骨细胞可特异性表达 MMP-9。主要以明胶，Ⅳ、Ⅴ、Ⅵ、Ⅹ型胶原和弹性纤维为底物。MMP-9 首先是在小鼠胚胎发育的破骨细胞内发现的，随后研究发现，MMP-9 主要表达于分化晚期的破骨细胞和破骨细胞的前体细胞，主要是通过参与细胞外基质的降解及其降解的胶原产物来促进破骨细胞的分化、成熟、趋化、迁移等过程（黄金元等，2015）。MMP-9 在破骨细胞中高表达，在破骨性骨吸收中发挥着重要作用。MMP-9 的表达水平随着骨吸收活动的不同而改变。MMP-9 是骨吸收过程中降解骨基质中有机物成分的主要蛋白酶，而邻近破骨细胞的基质细胞和成骨细胞通过胶原酶分解胶原而激活破骨细胞的骨吸收作用。

MMP-2、MMP-9 降解胶原产物可趋化破骨细胞前体细胞或破骨细胞向成骨细胞聚集，诱导破骨细胞的成熟分化，从而促进骨吸收过程。在骨代谢中，首先由 MMP-2 启动骨转换，随后激活 MMP-9，在 MMP-2 及 MMP-9 的作用下水解部分降解的Ⅰ型胶原及其他多种骨基质蛋白，骨盐因失去依附而丢失，发生骨质疏松。

有研究认为（Sabry et al，2021），雌激素能够抑制 MMP-9 的表达。绝经后雌激素分泌减少，破骨细胞分泌大量 MMP-9，而成骨细胞并未随之分泌 MMP 抑制因子，导致 MMP-9 与 MMP 抑制因子水平失调，破骨细胞活性增加，成骨细胞活性相对减弱，MMP-9 过度降解骨有基质，而骨形成速度减少，导致骨密度降低，逐渐形成骨质疏松（杨荣等，2019）。卢学超等（2023）的研究结果显示，骨质疏松组血清 MMP-3、MMP-9 水平高于健康组，且与腰椎、股骨颈骨密度呈负相关，表明 MMP-3、MMP-9 对于骨质疏松诊断有一定的参考价值。

3. 膜型基质金属蛋白酶对骨代谢的调节

膜型基质金属蛋白酶（MT-MMP）包括 MMP-14、MMP-15、MMP-16、MMP-17。MT-MMP可降解 I、II、III 型胶原蛋白，细胞外基质的其他成分及活化 MMP 酶原。

MMP-14 又称膜型基质金属蛋白酶-1（MT1-MMP），主要在成骨细胞表达，分布于成骨细胞膜表面。成骨细胞在某些物质的作用下可生成 MT1-MMP，MT1-MMP 通过降解 ECM、激活MMP-2 而发挥作用。此外，MT1-MMP 在成骨过程中还起诱导成骨细胞生成碱性磷酸酶等作用，调节成骨过程中多个环节的稳态（张萌萌，2020c）。

雌激素能刺激成骨细胞 MT1-MMP 的产生，成骨细胞在体内雌激素水平下降时，其合成的MT1-MMP 减少，但不影响 MMP-2 和 TIMP-2 的合成。提示 MT1-MMP 在绝经后骨质疏松骨丢失中发挥一定作用。

成骨细胞来源的 MT1-MMP 通过降解肿瘤坏死因子-α（TNF-α），分解 ECM，激活酶原 MMP-2在骨代谢中发挥重要的作用，这一过程需要细胞表面的 MTI-MMP/TIMP-2 复合体介导的激活过程。

甲状旁腺素（PTH）是一种调节骨重建的重要物质，具有重要的钙稳态调节功能，对培养人类成骨样细胞 MG-63 的研究发现，PTH 能抑制 MT1-MMP mRNA 和蛋白质表达，同时还发现$1\alpha,25$-二羟基维生素 D 可刺激 MT1-MMP 表达，且通过上调 MT1-MMP 表达诱导 MMP-2 活化，从而刺激骨的形成。

谷氨酰胺转移酶 2（transglutaminase 2，TG2）是具有交联功能的执行蛋白酶，在丰富的 Ca^{2+}环境中，TG2 可以作为一种 ATP 来调节成骨细胞的磷酸盐水平，而 MT1-MMP 可有效调节 TG2ATP 酶的活性。TG2 发生蛋白裂解后，MT1-MMP 在体外水平可增加近 3 倍，且在蛋白质交联活动中 TG2 ATP 酶的活性也相应减少。

（二）基质金属蛋白酶的临床研究

正常表达水平的 MMP 与生长发育过程中 ECM 重构、细胞增殖、迁移和黏附等密切相关，参与调控机体多种生理过程。因此，MMP 表达异常参与了包括骨代谢性疾病、心血管疾病、炎症相关疾病和肿瘤等疾病的发病机制和疾病进程（刘明明等，2018）。

褚青波（2017）研究发现骨质疏松患者血清 MMP-2、MMP-3、MMP-9、TIMP-3 及骨胶原指标 PINP、ICTP 及 CTX 明显高于对照组，且骨质疏松的分型与严重程度对其表达的影响也较大。

对骨质疏松症患者和对照组 MMP-9 表达水平进行对比，检测后发现，骨质疏松症患者MMP-9 的表达明显升高，而对照组则处于正常水平。姚彦冰（2018）研究发现，骨质疏松患者血清中胰岛素样生长因子-1（IGF-1）、内皮素-1（ET-1）及 MMP 等因子均存在明显的异常表达，其中 IGF-1 的表达浓度明显下降，而 ET-1 及 MMP 等的表达浓度明显上升，高于正常对照人群，差异具有统计学意义，提示 MMP 及不同的生物学因子均可能参与了骨质疏松的发生发展过程中。

MMP 具有重塑关节组织的作用，能使由 II 型胶原构成的胶原网络降解，大大降低组织弹性和变形能力，被认为与软骨的早期病变有关（Zeng et al，2015）。生理情况下，软骨细胞可产生微量 MMP，与 TIMP 保持相对平衡状态，维持关节软骨基质合成与降解的平衡，维持良好的细胞外环境，从而保证关节软骨的正常代谢。机械力分布失衡或长期过度负荷可引起软骨细胞异常分泌 MMP，过量的 MMP 直接降解软骨基质中的 II 型胶原和 PG，不可逆地破坏胶原纤维网络，造成关节软骨细胞外基质流失，从而加速软骨细胞的坏死与凋亡 MMP 是炎症性和退变性关节疾病组织破坏的重要调节因子，其中以 MMP-1、MMP-3 和 MMP-13 的作用较突出。

MMP-1 在正常软骨中只有少量表达，在骨关节炎软骨中则明显升高，促使新合成的Ⅱ型胶原降解，并且在骨关节炎的发展过程中，MMP-1 在软骨细胞中的表达呈逐渐升高趋势（李干等，2011）。对骨关节炎患者的研究发现，关节软骨破坏最严重的部位 MMP-1 表达量要比周边的显著增多，并且其表达量随着骨关节炎软骨退变的加重而增加。

MMP-3 又称为溶基质蛋白酶 1，由骨细胞分泌，雌激素对 MMP-3 具有一定的调控作用（于静等，2022）。既往研究显示，当机体雌激素水平明显降低时，成骨细胞分泌大量 MMP-3，参与软骨代谢，在骨重建过程中降解非胶原基质，从而促进骨的吸收，导致骨密度降低，参与骨质疏松的发生与发展（Nagase et al，2022）。

MMP-3 不仅可降解蛋白多糖、层粘连蛋白、纤维连接蛋白和Ⅲ、Ⅳ、Ⅸ型胶原，而且可激活 MMP-1、MMP-9 及 MMP-13 等酶原产生级联放大效应加速软骨破坏，MMP-3 是在骨关节炎患者的软骨内表达最多的金属蛋白酶。Chen 等（2014）研究指出，MMP-3 表达与骨关节炎的发病机制密切相关，是骨关节炎早期诊断和疾病活动度的重要指标。

MMP-13 在整个 MMP 家族中，作用底物最广，对胶原的降解能力最强，在正常滑膜、软骨组织中无或极少量表达，而多表达于骨关节炎患者关节软骨及滑膜组织中，其表达量与关节软骨的组织破坏程度一致（Wang et al，2013）。通过下调 MMP-13 的表达与激活，可减缓骨关节炎病变速度。

Agere 等（2017）研究表明，在类风湿性关节炎中，关节滑膜胶原的降解可能与关节滑膜中成纤维细胞表达 MMP-1 和 MMP-13 有关。与其他 MMP 相比，MMP-13 的表达更局限在结缔组织中。Wang 等（2013）在临床研究中发现，关节软骨破坏的患者体内 MMP-13 高表达，提示增高的 MMP-13 可能与软骨降解有关。

利用基因组技术从绝经后骨质疏松症患者和健康对照组骨活检全基因组基因差异表达的部分中找出骨质疏松候选基因，并利用 RT-PCR 等技术对这些候选基因进行分析，发现 MMP-13 是骨质疏松患者表达最明显的基因之一。

戴燚等（2013）的研究中骨质疏松组和低骨量组 MMP-13 表达水平都增高，并且与骨密度和骨代谢指标均有相关性。绝经后妇女雌激素缺乏，骨吸收过程加快，一方面Ⅰ型胶原降解速度加快，另一方面，Ⅱ型胶原来源数量减少，转化成Ⅰ型胶原的速度减慢，导致骨胶原数量减少。同时，低骨量组中 MMP-13 水平略高于骨质疏松组，而且与骨密度和骨代谢指标明显相关，表明绝经后骨代谢尤其是骨胶原代谢早期中，MMP-13 可能起到重要作用。

目前认为 MMP 的调节是一个相对复杂的过程，机体内的 MMP 活性受多种形式的调节，包括酶原的调节、转录水平的调节、特异性组织抑制因子及负反馈调节。MMP 不仅能够降解骨基质，还可介导成骨细胞成熟、破骨细胞的活化以及破骨细胞的迁移、贴附等过程，在骨重建过程中发挥了至关重要的作用。

（马倩倩　毛未贤　张萌萌）

第四节　骨粘连蛋白

人体的骨组织是由细胞和基质组成的，细胞成分包括骨细胞、成骨细胞和破骨细胞 3 种。骨基质是骨的细胞间质，决定骨的形态及韧性，骨细胞在代谢过程中起主导作用。骨基质包括有机质和无机质两种成分。骨的无机质主要为骨盐，占骨干质量的 65% ～ 70%。骨盐增加骨的硬度。骨的有机质分为胶原和非胶原化合物，其中胶原含量达 90% 以上，非胶原蛋白中含量较多的是骨钙素（osteoealein）和骨粘连蛋白（osteonectin，ON）。骨基质蛋白中，有些蛋白提供细胞结合位点，有些蛋白则提供羟基磷灰石结合位点（张萌萌，2020d）。

一、骨粘连蛋白的合成及化学结构

（一）骨粘连蛋白的化学结构

骨粘连蛋白分子为单链多肽，主要有 3 个结构域，如图 12-4 所示。每个蛋白结构域执行蛋白质的不同功能。含有羟基磷灰石结合位点、钙结合位点和胶原结合位点。

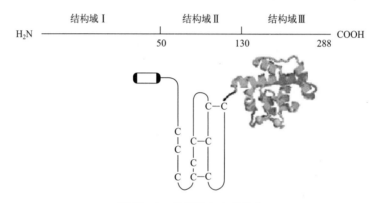

图 12-4　骨粘连蛋白的结构

结构域 I 富含酸性谷氨基酸、天冬氨酸，酸性谷氨酸片段上有骨粘连蛋白与羟基磷灰石的结合位点。对钙有低亲和力，可以结合 5 ～ 8 个 Ca^{2+}，并与羟基磷灰石互相作用，因而与软骨和骨矿物质化有关。骨粘连蛋白的氨基端包含 ON 主要免疫学识别位点，结构域 I 的差异最大，至今没有合适的抗体可以与骨粘连蛋白样蛋白进行交叉反应，并对其进行精确识别。结构域 I 靠近氨基端有两个谷氨酸，在转谷氨酰胺酶催化的交联变形中，可作为胺的接受位点。转谷氨酰胺酶能催化一个钙离子依赖的反应，使谷氨酰胺残基和多种初级胺交联。骨粘连蛋白是软骨细胞基质中最主要的胺的受体，在软骨发育中，骨粘连蛋白能和转谷氨酰胺酶联合表达。由转谷氨酰胺酶复合的骨粘连蛋白低聚物在软骨中大量存在，并且有稳定细胞外基质的作用。

结构域 II 富含半胱氨酸，其基因序列与卵泡素和 Kazal 型蛋白酶抑制剂同源，因此又被称为卵泡素样（FS），但是该结构域不具有这两者的功能。结构域 II 还包含两个 Cu^{2+} 结合位点，其中一个序列为 KGHK 的位点，能刺激细胞增殖和血管发生，是骨粘连蛋白重要的功能位点。

结构域 III 中包含了大量的 α 螺旋和一对 EF 臂，EF 臂上存在特殊位点，可以与钙离子以较高的亲和力结合。同时该结构域还存在位点可以和细胞外基质中的各型胶原以及细胞表面位点结。

（二）骨粘连蛋白的合成

骨粘连蛋白是近年来由骨基质中提出的与成骨有关的特异性蛋白。与骨生长重建、调节内皮细胞增殖、肿瘤发生等方面有关。

骨粘连蛋白是一种多细胞分泌的小分子蛋白，属于分泌性富含半胱氨酸的磷酸化糖蛋白，也是一种酸性钙结合糖蛋白，是细胞外基质非胶原蛋白，由单一的基因转录而来，基因定位于5q31.3-q32（刘忠厚，2015b），由285～287个氨基酸残基组成，分子质量为32000Da，属细胞基质蛋白家族。

骨粘连蛋白是成骨细胞生成的最丰富的非胶原蛋白，约占骨非胶原蛋白的25%。骨粘连蛋白在骨组织、基底膜、内皮细胞里均有分布，但在骨组织中的浓度最高，是其他组织的500～1000倍。在骨组织中，基质中的浓度又高于骨细胞，主要聚集于钙化的骨小梁。分子内二硫化物结合带α螺旋氨基末端，带有多个与Ca^{2+}低亲和力的结合位点。骨粘连蛋白与可二价金属离子、几种类型的胶原分子以及羟基磷灰石结合，同时，骨粘连蛋白也可以与血清白蛋白、骨桥蛋白、血小板及内皮细胞结合。

二、骨粘连蛋白的代谢与分泌调节

骨粘连蛋白大量存在于胚胎和含有强增殖性及重建活性的细胞的组织中，与细胞外基质的构建，细胞的增殖、迁移、分化、形状、黏附等特性以及伤口愈合有关，是成骨细胞分泌的细胞外基质成分，与骨矿化和骨重建相关。

1981年首次从胎牛骨中分离出来骨粘连蛋白，认为ON与Ⅰ型胶原形成非可溶性复合物，诱导钙、磷沉淀，经过一系列的中间过程，形成羟基磷灰石晶体，羟基磷灰石分子阴离子末端选择性地结合在骨粘连蛋白上，形成羟基磷灰石-骨粘连蛋白-Ⅰ型胶原复合物，从而启动羟基磷灰结晶过程。羟基磷灰石-骨粘连蛋白-Ⅰ型胶原复合物中，骨粘连蛋白分子内的有机磷酸酯和唾液酸表现出与钙的高度亲和性，诱导溶液中的钙不断地结合于羟基磷灰石的表面，使钙化延伸。

成骨细胞的生长分化和基因表达经历生长增殖、基质成熟、基质矿化和细胞凋亡4个阶段。在基质矿化期，骨粘连蛋白（osteonectin）、骨钙素（osteocalcin）、骨桥蛋白（osteopontin）、骨涎蛋白（bone sialoprotein）等与羟基磷灰石沉积相关的蛋白分泌到细胞外基质，它们是成骨细胞分化成熟的指标。

骨粘连蛋白是骨基质中含量较多的非胶原性基质蛋白，具有高亲和性和低亲和性钙结合位点，在骨的矿化过程中具有重要的作用。

骨粘连蛋白对羟基磷灰石和胶原具有高度的亲和力。研究认为骨粘连蛋白在矿化的过程中，在细胞外基质和磷灰石之间很可能起到一种桥接作用。

有研究报道（张萌萌，2020d），骨粘连蛋白结合羟基磷灰石的能力是骨钙蛋白的6倍。将骨粘连蛋白结合于羟基磷石上，用胰蛋白酶消化蛋白，骨粘连蛋白中富含谷氨酸的多肽仍然牢固地结合于羟基磷灰石上，从而说明骨粘连蛋白对羟基磷灰石具有很强的结合力。当体内缺乏骨粘连蛋白时，成骨细胞、破骨细胞数量均会减少，同时骨形成能力也下降，骨矿化过程受到抑制。

骨粘连蛋白能够在Ca^{2+}的作用下与各种类型的胶原蛋白结合。其中骨粘连蛋白与基底膜上的Ⅳ型胶原的结合最多，与其他Ⅰ、Ⅱ、Ⅲ及Ⅴ型胶原也能以相同或较弱的亲和力结合。

在骨组织中，骨粘连蛋白被甘露糖修饰后与Ⅰ型胶原高度亲和。研究发现，当骨粘连蛋白分子失去196～203氨基酸时，能形成一种骨粘连蛋白重组体，它同样具有与胶原蛋白结合的能力，且亲和力是原骨粘连蛋白的10倍。在距离Ⅰ型胶原羧基端180nm处发现了一个与骨粘连蛋白结合的主要位点，在Ⅱ型和Ⅲ型胶原中也发现了相似的结合位点，另外在分别距离羧基端80nm和240nm处也发现了少量能与骨粘连蛋白结合的位点。

骨粘连蛋白通过与胶原结合，改变胶原蛋白的构象，从而调节细胞外基质的组成结构。研究认为骨粘连蛋白还能通过一些影响细胞形状和黏附性的受体对细胞与细胞的黏附及细胞与胶原的黏附作用进行调节。

三、骨粘连蛋白与骨质疏松

（一）骨粘连蛋白对骨代谢的调节

在骨矿化过程中，一些胶原可以结合羟基磷灰石形成晶核，但是单一胶原蛋白结合羟基磷灰石的能力并不强，需要非胶原蛋白的参与，这些非胶原蛋白主要包括骨涎蛋白、骨粘连蛋白、骨钙素等。非胶原蛋白影响细胞的分化和活性，并在骨矿化过程中具有重要的作用，它们在矿化过程中的表达和分泌是受到严格控制的。骨粘连蛋白与骨膜蛋白（periostin）、血小板反应蛋白-2（TSP-2）同属于基质蛋白的成员，在骨细胞的增殖、分化过程中各司其职，并在调节骨矿化作用中扮演各种角色。

骨粘连蛋白还能通过调节成骨细胞与破骨细胞来促进骨的生长。成骨细胞和脂肪细胞是由同一种间充质细胞分化而来，骨粘连蛋白基因敲除的小鼠，脂肪细胞分化比例较高，而成骨细胞数量减少，说明骨粘连蛋白可以调节间充质细胞的分化方向，使之更趋向于形成成骨细胞。

骨粘连蛋白除了在矿化过程中结合胶原和羟基磷灰石以外，更重要的作用是它和骨涎蛋白一起在矿化的过程中发挥调控作用。此外，骨粘连蛋白具有胶原分子伴侣的作用，能够促进胶原纤维的形成。骨粘连蛋白可调节胶原组成结构，介导羟基磷灰石沉积，结合生长因子从而影响细胞循环，是骨形成的正调节蛋白。骨粘连蛋白在骨的形成和重建中发挥着重要作用。

骨粘连蛋白可以反映出细胞矿化能力的强弱。它对羟基磷灰石具有很强的结合力，介导羟基磷灰石的沉积；通过与胶原蛋白结合，改变胶原的构象，调节胶原组成结构，调节细胞外基质的组成，并促进胶原纤维的形成；调节成骨细胞与破骨细胞，促进骨的生长；结合生长因子影响细胞循环，是骨形成的正调节蛋白。

同时，不同时期的骨痂组织形成都伴随着矿化过程，而骨粘连蛋白的表达贯穿于整个骨痂矿化过程中，在骨化过程最活跃的时候，骨粘连蛋白的形成也达到高峰，随着骨矿化的完成，骨粘连蛋白的表达水平也逐渐降低。

当机体内缺乏骨粘连蛋白时，成骨细胞、破骨细胞数量均会减少，骨形成下降，骨矿化过程受到抑制，骨矿含量降低，骨量减少，并影响骨小梁的连接性。提高骨粘连蛋白 mRNA 的表达水平时，骨矿化能力加强，促进骨形成，促进软骨修复，并能加速骨折愈合。

（二）骨粘连蛋白的临床研究

骨粘连蛋白是骨基质中与成骨有关的特异性蛋白，近年来，一些学者对骨粘连蛋白在骨形成和骨重建中的作用进行了一些研究。

目前，国内有学者已经成功的从 Wister 鼠中克隆出骨粘连蛋白的全长基因，并构建了表达载体。研究观察到当小鼠骨粘连蛋白基因缺失后，成骨细胞与破骨细胞数量明显减少，骨矿化程度降低，造成骨软化。Kamal 等（2018）对 23 例股骨头坏死患者修复阶段的骨代谢情况进行组织学和免疫组织化学（IHC）分析，结果显示，新生成骨细胞数量增加，骨粘连蛋白呈强阳性反应，说明骨组织修复阶段，骨粘连蛋白水平升高。Oliveira 等（2016）利用实时荧光定量 PCR 技术（real time-PCR）通过 I 型胶原（COL1A1）和骨粘连蛋白（SPARC）的基因表达，来评估体外矿化和成骨分化情况。

　　研究中药接骨方在骨折愈合过程中对骨粘连蛋白信使核糖核酸表达的影响，探讨中药接骨方促进骨折愈合的作用机制，结果显示，中药接骨方通过提高骨粘连蛋白信使核糖核酸的表达水平，使软骨修复提早进入骨化及塑形期，从而加速骨折愈合。研究显示，龈沟液中骨粘连蛋白的水平变化与牙周组织病变发展密切相关，龈沟液中骨粘连蛋白的水平有可能成为判断牙周炎活动期的参考指标。研究发现，骨折后 4～7d，骨膜下编织骨中的成骨样细胞内骨粘连蛋白表达最强，此时骨粘连蛋白阳性细胞中 I、IV 型胶原也为增强信号，第 10 天骨膜下骨粘连蛋白信号消失，其信号再次被检测到是在软骨化骨的前沿处，I、IV 型胶原也再次开始表达，提示骨粘连蛋白可能对早期骨化有作用。增殖中的软骨细胞都有骨粘连蛋白的弱表达，但是在软骨基质中不被保留，推测骨粘连蛋白在骨折愈合中发挥着细胞功能调节作用而非基质稳定作用。

　　Laxman 等（2015）对 24 种人成骨细胞微小 RNA（miRNA）的差异表达进行分析，结果显示，骨粘连蛋白（SPARC）、I 型胶原蛋白 α1（COL1A1）等的 miRNA，对成骨基因表达具有重要的调节作用，可协助调节成骨细胞分化和细胞外基质蛋白分泌。

　　骨粘连蛋白主要是由成骨细胞生成的非胶原蛋白，是骨基质中与成骨有关的特异性蛋白，是成骨细胞分化成熟的指标之一。骨粘连蛋白对羟基磷灰石具有很强的结合力，介导羟基磷灰石的沉积，促进骨矿化，骨粘连蛋白通过与胶原蛋白结合，改变胶原的构象，调节胶原蛋白组成，在骨代谢过程中具有重要的调节作用。

（毛未贤　马倩倩　张萌萌）

参考文献

戴燚，杨欢，甘宁，等，2013. 血清基质金属蛋白酶 13 及其抑制因子在绝经后骨质疏松发病中的作用 [J]. 华西医学，28(11): 1651-1654.

褚青波，2017. 骨质疏松患者血清 MMP 相关指标及骨胶原指标的变化研究 [J]. 陕西医学杂志，46(5): 619-620.

董坤伦，2018. 维生素 K_2 结合钙剂在甲状腺功能亢进症继发骨质疏松症中的临床应用 [J]. 中国骨质疏松杂志，24(2): 218-221.

杜长秀，李娜，2022. 1732 例儿童血清维生素 K_2 临床分析及其骨代谢标志物关系的研究 [J]. 中国当代儿科杂志，24(10): 1130-1135.

方瑞斌，雷泽，刘忠厚，2013. 维生素 K_2 与骨健康 [J]. 中国骨质疏松杂志，19(2): 191-198.

顾景范，杜寿玢，郭长江，2009. 现代临床营养学 [M]. 第 2 版 . 北京：科学出版社，224-558.

黄金元，赵雅靓，李云芳，2015. 骨质疏松症与血清基质金属蛋白酶的相关性 [J]. 湖北中医药大学学报，17(1): 111-112.

金轶，2013. 不同年龄段小儿骨骼维生素 K 营养状况的评价与分析 [J]. 中国全科医学，16（8C）: 2880-2882.

康丽娟，李宝强，徐传伟，2018. 维生素 K 对营养性维生素 D 缺乏性佝偻病患儿骨钙素羧化率的影响 [J]. 儿科药学杂志，24(10): 19-21.

李干，李奇，林荔军，等，2011. IL-1、MMP-1 及 TIMIP-1 在兔骨性关节炎模型滑膜软骨中的表达 [J]. 实用医学杂志，27(15): 2721-2722.

廖二元，曹旭，2013. 湘雅代谢性骨病学 [M]. 北京：科学出版社，257-262.

刘明明，李爱玲，修瑞娟，2018. 基质金属蛋白酶的研究进展 [J]. 中国病理生理杂志，34(10): 1914-1920.

刘臻，2010. 钙、维生素 A、D 等与骨健康关系的研究进展 [J]. 中国骨质疏松杂志，16(3): 215-218.

刘忠厚，2015a. 骨内科学 [M]. 北京：化学工业出版社，177-180.

刘忠厚，2015b. 骨内科学 [M]. 北京：化学工业出版社 .

卢学超，徐园园，魏迎凤，等，2023. C1q/TNF 相关蛋白 3、基质金属蛋白酶 3 和基质金属蛋白酶 9 对绝经后女性骨密度的影响 [J]. 中国医药导报，20(33): 109-112.

宋雨轩，2023. 儿童超声骨密度与维生素 A、D、K 及微量元素 Ca、Zn 关系的研究性分析 [D]. 锦州：锦州医科大学，22-23.

孙荣祥，王国华，常磊，等，2019. 维生素 K_2 在绝经后女性骨质疏松症治疗中的研究进展 [J]. 广东医学，40(23): 3354-3360.

王冠，李尧，2017. 甲状旁腺激素（1-34）联合维生素 K_2 对绝经后骨质疏松患者疗效的临床研究 [J]. 中国骨质疏松杂志，23(12):

1612-1616.

吴益群，郁正刚，2012. 各类营养物质与骨骼健康 [J]. 中国骨质疏松杂志，18(9): 867-874.

许志贤，何武兵，柯铁，等，2020. 维生素 K$_2$ 促进 BM-MSCs 成骨分化及其机制研究 [J]. 中国骨质疏松杂志，26(6): 822-826.

杨国安，王永福，2015. 维生素代谢与骨病 [J]. 包头医学院学报，31(9): 147-149.

杨荣，李跃红，张浩，等，2019. 血清 MMP-9、TNF-α 表达水平与膝骨关节炎严重程度及骨密度的相关性研究 [J]. 现代实用医学，31(8): 1048-1050.

姚彦冰，2018. 骨质疏松与血清 IGF-1、ET-1 及 MMP 水平具有相关性 [J]. 基因组学与应用生物学，37(1): 123-128.

于静，梁丽萍，徐保群，等，2022. MMP-3、CD10 及 Ki-67 在三阴型乳腺癌组织中的表达及其意义 [J]. 医学临床研究，39(4): 484-487.

于康，鲍瑞雪，2010. 骨质疏松的医学营养干预 [J]. 中华骨质疏松和骨矿盐疾病杂志，3(2): 87-91.

张东芝，贾学勤，谭红霞，等，2023. 维生素 D、K$_2$ 水平与老年 OPF 患者骨密度及临床疗效的相关性分析 [J]. 深圳中西医结合杂志，33(3): 4-7.

张萌萌，2016. 维生素 K$_2$ 调节骨代谢的生物学研究回顾 [J]. 中国骨质疏松杂志，22(12): 1597-1600.

张萌萌，2020a. 骨代谢实验诊断 [M]. 北京：化学工业出版社，329-333.

张萌萌，2020b. 骨代谢实验诊断 [M]. 北京：化学工业出版社，335-339.

张萌萌，2020c. 骨代谢实验诊断 [M]. 北京：化学工业出版社，340-347.

张萌萌，2020d. 骨代谢实验诊断 [M]. 北京：化学工业出版社，350-354.

郑婵娟，吴亚红，冯宏达，2023. 儿童维生素 K$_2$、D 的营养状况与儿童骨密度相关性研究 [J]. 医学信息，36(8): 104-107.

周迎春，黄俊远，魏秋实，等，2017. 绝经后骨质疏松症生物标志物的应用进展 [J]. 中华检验医学杂志，40(11): 852-855.

Agere S A, Akhtar N, Watson J M, et al, 2017. RANTES/CCL5 induces collagen degradation by activating MMP-1 and MMP-13 expression in human rheumatoid arthritis synovial fibroblasts[J]. Front Immunol, 8: 1341.

Caier-Juvear G, Ritenbuagh C, Waetwaski-Wende J, et al, 2009. Vitamin A and retinol intakes and the risk of a fractures among participants of the women's Health Initiative Observational Sutdy[J]. Am J Clin Nurt, 89: 323-330.

Capozzi A, Scambia G, Lello S, 2020. Calcium, vitamin D, vitamin K$_2$, and magnesium supplementation and skeletal health[J]. Maturitas, 140: 55-63.

Chen J J, Huang J F, Du W X, et al, 2014. Expression and significance of MMP3 in synovium of knee joint at different stage in osteoarthritis patients[J]. Asian Pac J Trop Med, 7(4): 297-300

Donaldson C J, Harrington D J, 2017. Therapeutic warfarin use and the extrahepatic functions of vitmin K-dependent proteins[J]. Br J Biomed Sci, 74(4): 163-169.

Hamidi M S, Gajic-Veljanoski O, Cheung AM, 2013. Vitamin K and bone health[J]. J Clin Densitom, 16: 409-413.

Itoh Y, 2015. Membrane-type matrix metalloproteinases: Their functions an regulations[J]. Matrix Biol, 44-46: 207-223.

Jackson W, Ryan D, Paul H, et al, 2013. Vitamin D activities and metabolic bone disease[J]. Clin Chimica Acta, 425: 148-152.

Kamal K C, Alexandru D O, Rogoveanu O C, et al, 2018. Immunohistochemical analysis of bone metabolism in osteonecrosis of the femoral head[J]. Rom J Morphol Embryol, 59(3): 819-824.

Laxman N, Rubin C J, Mallmin H, et al, 2015. Global miRNA expression and correlation with mRNA levels in primary human bone cells[J]. RNA, 21(8): 1433-1443.

Mata-Granados J M, Cuenca-Acevedo J R, de Castro M D L, et al, 2013. Vitamin D insufficiency together with high serum levels of vitamin A increases the risk for osteoporosis in postmenopausal women[J]. Archives of Osteoporosis, 8(1-2): 1-8.

Nagase Y, Nagashima M, Shimane K, et al, 2022. Effect of TNF inhibitors with bisphosphonates vs bisphosphonates alone on bone mineral density and bone and cartilage biomarkers at 1 year in patients with rheumatoid arthritis: A prospective study[J]. Mod Rheumatol, 32(3): 517-521.

Neve A, Corrado A, Cantatore F P, 2013. Osteocalcin: skeletal and extra-skeletal effects[J]. J Cell Physiol, 228: 1149-1153.

Oliveira F A, Matos A A, Santesso M R, et al, 2016. Low intensity lasers differently induce primary human osteoblast proliferation and differentiation[J]. J Photochem Photobiol B, 163: 14-21.

Ozdemir M A, Yilmaz K, Abdulrezzak U, et al, 2013. The efficacy of vitamin K$_2$ and calcitriol combination on thalassemic osteopathy[J]. J Pediatr Hematol Oncol, 35(8): 623-627.

Sabry M, Mostafa S, Rashed L, et al, 2021. Matrix metalloproteinase-9 a potential major player connecting atherosclerosis and osteoporosis in high fat diet fed rats[J]. PLoS One, 16(2): e0244650.

698　骨质疏松分子生物学　Molecular Biology of Osteoporosis

Theuwissen E, Magdeleyns E J, Braam L A, et al, 2014. Vitamin K status in healthy volunteers[J]. Food Funct, 5(2): 229-234.

Van den Heuvel E G, Van Schoor N M, Lips P, et al, 2014. Circulating uncarboxylated matrix Gla protein, a marker of vitamin K status as a risk factor of cardiovascular disease[J]. Maturitas, 77(2): 137-141.

Vossen L M, Schurgers L J, van Varik B J, et al, 2015. Menaquinone-7 supplementation to reduce vascular calcification in patients with coronary artery disease: rationale and study protocol（Vitak-CAC Trial）[J]. Nutrient, 7(11): 8905-8915.

Wang M, Sampson E R, Jin H T, et al, 2013. MMP-13 is a critical target gene during the progression of osteoarthritis[J]. Arthritis Res Ther, 15(1)：R5.

Zeng G Q, Chen A B, Li W, et al, 2015. High MMP-1, MMP-2, and MMP-9 protein levels in osteoarthritis[J]. Genet Mol Res, 14(4): 14811-14822.

第十三章
骨代谢微量元素

微量元素指占生物体总质量 0.01% 以下，且为生物体所必需的一些元素，如锌、铜、铁、锰、硒、碘等（张萌萌，2020a）。微量元素在人体中存在量及需要量很少，但其在生命活动过程中的作用是十分重要的。近年来的研究表明，许多微量元素具有骨保护作用，如锌（zinc，Zn）、铜（cuprum，Cu）、铁（ferrum，Fe）、锰（manganum，Mn）、硼（borium，B）、硒（selenium，Se）、氟（fluorum，F）为骨保护性元素，但有些元素具有毒性（如钴）。保护性元素缺乏（最常见的原因是摄入不足或某些病理因素），以及高暴露于有毒元素可能导致严重疾病，包括骨质疏松症等（Zofkova et al，2013）。骨保护性元素缺乏可以延缓儿童期及青少年期的骨量增加，加速老年或绝经后妇女的骨量流失。在骨骼健康方面，许多微量元素是骨骼生长和发育必不可少的，是维持骨骼健康和骨骼完整必不可少的，因此监测微量元素应该得到临床的重视（刘媛等，2014）。

微量元素在体内分布很广，不同的组织中的微量元素的含量存在差异。有些微量元素在骨代谢的调节中发挥保护性作用，它们在骨组织中的含量见表 13-1。表 13-1 的几种微量元素中，氟在骨组织中的含量最高，其次是锌和锶（strontium，Sr）。

表 13-1　人类骨骼中主要微量元素的含量

微量元素	含量 /（mg/kg）
锌（Zn）	50 ～ 260
铜（Cu）	0.20 ～ 26
氟（F）	640 ～ 6200
锰（Mn）	0.1 ～ 8
锶（Sr）	48 ～ 420

各种微量元素不仅在骨中的含量不同，在骨代谢调节中的作用也不尽相同。有些对骨代谢具有正性调节作用，并能促进骨再生，如 Zn、Cu、F。各种微量元素通过调节骨代谢中不同酶类的活性，调节钙的吸收和排泄，促进成骨和骨化等不同的作用途径来影响骨的代谢和生成，见表 13-2。因此，微量元素是骨代谢和骨再生过程中必不可少的元素，探讨其作用机制对于微量元素缺乏相关的骨病的诊断及治疗具有深远意义。

表 13-2　微量元素在骨代谢中的作用

微量元素	作用
锌（Zn）	保护性元素，活化骨代谢相关的重要酶类
铜（Cu）	保护性元素，参与赖氨酸氧化
氟（F）	保护性元素，利于钙、磷的利用及骨骼中沉积，刺激骨形成
锰（Mn）	保护性元素，激活糖基转移酶，参与活化硫酸软骨素的合成酶系统
锶（Sr）	可能的保护性元素，亲骨性

在骨再生和骨代谢中发挥正性调节作用的微量元素，在促进成骨细胞的增殖分化，促进骨形成过程中必不可少。如果体内缺乏与成骨分化、骨再生及骨基质矿化等作用相关的微量元素，会引起不同类型骨病，见表 13-3。各种微量元素在骨代谢和骨生成中有的直接参与钙磷代谢，有的参与软骨的发育，也有些参与骨的矿化，由于其作用的途径不同，它们在骨病发生发展中的作用也不同。微量元素缺乏不仅与骨质疏松（osteoporosis，OP）相关，还与骨软骨病、骨骼畸形、增生硬化性骨病及缺血性骨病有关。因此，微量元素在骨病的发生发展中发挥的作用不可忽视。

表 13-3　微量元素缺乏与相关骨病

微量元素缺乏	相关的骨病
锌（Zn）	骨质疏松、儿童佝偻病、韧带骨化
铜（Cu）	骨质疏松、骨软骨病
氟（F）	骨质疏松、儿童骨畸形、佝偻病
锰（Mn）	缺血性坏死性骨病、先天性骨骼畸形
铁（Fe）	骨质疏松、骨质增生

接下来我们将分节介绍几种微量元素在骨代谢调节中的作用，一些微量元素对骨骼的保护作用已得到证实，但在骨质疏松症的预防和治疗方面补充的理论和实践问题尚不清楚。关于单个元素影响的数据是有限的，部分原因是这些元素通常是以组合的形式获取的。此外，体内微量元素的平衡取决于饮食、年龄、性别等，由于这些不一致性，有必要进一步研究以确认不同剂量、浓度和单个微量元素相互作用对骨骼健康的影响。原子吸收分光光度法仍然是测量体液（血液和尿液）和组织中微量元素浓度的一个有价值的工具。

（毛未贤　马倩倩　张萌萌）

第一节　锌

一、锌的生物学作用与代谢

锌（zinc，Zn）在成人体内含量为 2 ～ 2.5g，男性比女性稍高，锌在视网膜、前列腺及胰腺中的浓度最高，在肌肉及骨骼中贮存（张萌萌，2020b）。肌肉内储存的锌占全身锌的 62.2%，骨中的锌占全身锌的 28.5%。正常人从普通膳食中每日摄取 10 ～ 15mg 锌，吸收率为 20% ～ 30%，主要在小肠内和胰腺分泌的小分子量配体-前列腺素 E_2 结合后，经小肠上皮细胞吸收。锌通常由饮食摄入所覆盖，进入毛细血管后由血浆运输至肝及全身。锌可由粪便、尿、汗、头发及乳汁排泄，每天由尿排泄的锌不超过 1mg。锌在体内一般是无毒和易于耐受的，过多的锌能诱发金属硫蛋白的合成，而使多余的锌排泄掉。但当持续给予饮食锌高达 35mg/kg 时，可以导致骨内铜浓度降低，出现骨质破坏。

人体血清锌的参考范围为 0.5 ～ 1.5 mg/L。正常人尿锌不超过 0.5 mg/24 h。锌与铜化学性质相似，两者间存在竞争拮抗作用。正常状态下其比例保持平衡，比值接近 1。

含锌丰富的食物有鱼、牡蛎、瘦猪肉、牛肉、羊肉、动物肝肾、蛋黄、可可、奶制品、干酪、大豆制品、粗粮和坚果等（张萌萌，2020b）。

二、锌与骨质疏松

（一）锌对骨代谢的调节

从骨骼健康的角度来看，锌是一种非常重要的元素，保护作用机制非常复杂。

锌作为激活 DNA 和 RNA 合成的酶以及蛋白质合成的酶的辅因子，是一种普遍的生长刺激物。

锌增加成骨细胞的活性，激活骨形成，促进胶原蛋白的合成。锌能抑制破骨细胞的骨吸收作用，切断骨重塑，有利于骨形成。锌能稳定肥大细胞膜，抑制内源性肝素颗粒释放。锌对酒精中毒者的骨骼有保护作用。直接接触酒精、酒精性肌病和蛋白质营养不良会对骨骼造成损害。然而，锌在酗酒者中的积极成骨作用主要来自骨骼合成代谢过程的激活。对暴露于酒精中的大鼠，给予锌可增加骨形成和小梁骨体积。

锌还可以降低有毒元素（如镉等）的负向成骨作用。在动物接触高浓度铅的过程中，锌减少了这种元素在骨组织中的积累。此外，锌还可以阻断镉对成骨细胞功能的抑制作用。锌对骨骼完整性有积极的影响，锌缺乏可能导致生长激素（IGF-I）的产生减少，导致骨微结构中骨质疏松和结构不规则的发展。

锌缺乏：锌对骨骼的生长和成熟具有重要作用，而锌缺乏对骨代谢的负面影响也已被很多人所报道，可能导致骨质疏松、儿童佝偻病及韧带骨化等。

人类锌缺乏的 10 种主要表现：①皮肤损害；②食欲缺乏（伴有味觉、嗅觉敏感度的变化）；③生长停滞；④伤口愈合不良或蛋白质代谢受抑制；⑤性腺机能减退；⑥免疫力改变；⑦夜视力受损，维生素 A 代谢发生改变；⑧腹泻；⑨精神抑郁；⑩骨骼等畸形（张萌萌，2020b）。

血清锌降低还可见于酒精中毒性肝硬化患者、肺癌患者、胃肠吸收障碍者、慢性感染者、肾病综合征患者、部分慢性肾衰患者、急性组织损伤者、烧伤者、外科手术等应激状态以及急性心肌梗死者、动脉粥样硬化者、糖尿病患者等（张萌萌，2020b）。

锌升高：血清锌增高可见于风湿性心脏病、甲状腺功能亢进症。

建议每日最低锌摄入量为 12 mg；建议 15 mg 以增加骨密度。然而，应该注意的是，长期服用高剂量的锌，特别是如果患者还存在铜缺乏，可能导致慢性锌中毒。因此，补锌时不能持续给予过大剂量，同时应考虑到血清铜浓度的变化。

临床常用的锌制剂：硫酸锌、葡萄糖酸锌、赖氨葡锌颗粒等。

（二）锌的临床研究

人体含有 2～2.5g 锌，其平均每日损失约 0.1%，通常由饮食摄入所覆盖。然而，情况似乎并非如此，世界上约 25% 的人口有缺锌的风险，尤其是青少年和绝经后妇女。

缺锌与骨骼发育的损害比蛋白质热量限制更为相关，并且在生长中的大鼠中，缺锌限制了其在恢复过程中的骨骼恢复。一项在大鼠身上进行的实验性初步研究表明，在青春期开始时严重缺锌可能对未来的骨骼健康，特别是脊柱健康有重要影响。Headley 等记录了微量元素中锌对生长中的老鼠骨重塑和骨基质矿化的影响。研究人员估计了饮食中锌的摄入量，这是减少骨吸收、增加骨小梁发育和提高细胞外基质调节所必需的。在人体中，锌的摄入与骨吸收标志物、尿中的吡啶啉和脱氧吡啶啉呈负相关。此外，在红细胞锌浓度与血清骨钙素水平之间呈正相关关系，而骨钙素是骨形成的指标。

倪佳等研究日常膳食锌摄入水平与绝经后女性骨密度之间的关系（倪佳等，2020），该研究共纳入 282 例绝经后女性。在调整年龄、每日钙摄入量后，每日膳食锌摄入量和绝经后女性髋骨骨密度存在阈值关联。当每日摄入锌超过 32.9mg 时，每日锌摄入量每增加 1mg，髋骨骨密度增加 4.87mg/cm^2（$P < 0.05$）。结论每日膳食锌摄入量与绝经后女性骨密度之间存在阈值效应关系，这将为今后绝经后女性预防骨质疏松的营养支持与补充提供依据和指导。

对老年骨质疏松症患者进行体外研究和观察的基础上，概述了锌缺乏致肥大细胞脱粒增加、肝素释放的假设，同时观察到前列腺素 E_2 的活性增加。肝素和前列腺素 E_2 是甲状旁腺素的辅助因子，它加强了锌缺乏对骨吸收的直接影响。因此，缺乏锌强化了老年"生理性"甲状旁腺功能亢进的负面影响。因此，锌的服用是预防和综合治疗老年骨质疏松症的重要组成部分。与仅使用钙的妇女相比，绝经后妇女补充锌与锰和铜的混合物后，脊柱骨量丢失较慢，而锌的单独作用无法评估。暴露于锌缺乏环境中的新生动物全身（主要是肝脏和骨骼）中的锌元素浓度较低，并且生长激素的产生减少，这一参数对开始生长刺激很重要。生长激素的减少也削弱了老年人的骨骼。与此同时，锌还可以调节生长、神经细胞的发育和免疫功能。锌正向调节动物骨骼的结构、力量和灵活性。通过骨钙蛋白和 I 型胶原 α1（COL1a1）重组蛋白表达的增加和血清碱性磷酸酶活性的增加来显示该元素的骨合成效应。

锌还被证明对大鼠的生物力学骨骼参数有正向的影响（Bortolin et al，2015）。患骨质疏松症的绝经后妇女血清锌水平显著低于健康对照者（Midhavi-Roshan et al，2015）。同样，与年龄、性别匹配的对照组相比，残疾老年患者循环锌显著降低，抗氧化评分受损，骨矿密度降低（Younesi et al，2015）。锌还能降低铅或镉等有毒元素对成骨细胞的负面影响。世界上约 25% 的人口有缺锌的风险，尤其是青少年和绝经后妇女，缺锌与更大的损伤有关，与蛋白质热量限制相比，骨的发育限制了生长期大鼠的骨恢复。如前文所述，虽然推荐的每日最低锌摄入量为 12mg，但需要 15mg 来增加骨密度。但是，应该注意的是，长期服用高剂量的锌，特别是如果患者还存在铜缺乏症，可能导致慢性疼痛

喻悦（2024）对 Graves 病患者的血清锌水平与骨密度的关系研究结果显示，Graves 病患者中 BMD 异常患者血清锌水平显著降低。Graves 病患者中血清锌水平低下可能促进 Graves 病患者骨质疏松症的发生，生理范围内的血清锌是 Graves 病患者合并骨质疏松的保护性因素。

综上所述，生理浓度的锌对骨骼具有重要的保护作用。

（毛未贤　马倩倩　张萌萌）

第二节　铜

一、铜的生物学作用与代谢

铜（copper，Cu）是人类和动物机体必需的微量元素之一，对人体生长发育、造血系统、骨骼系统、脑的发育、中枢神经系统、心脏、肝脏、免疫功能、葡萄糖和胆固醇的代谢都起着一定的作用。铜代谢异常、铜缺乏和铜过量均可造成多种疾病，如糖尿病、动脉粥样硬化、冠心病、高脂血症、骨质疏松等。

正常人体内含铜 100 ～ 200mg，平均 150mg，绝大多数的铜是在生长过程中积累的。人体有 50% ～ 70% 的铜存在于肌肉及骨骼内，5% ～ 10% 的铜分布于血液中，20% 存在于肝，肝是重要的储铜库，根据每日需要量和吸收量，铜从体内排出的方式有多种，包括胆道损失、尿液、唾液、月经、胃肠道和汗液。如果饮食中铜的摄入量低于每日所需量，身体就会保存而不是排泄铜（张萌萌，2020c）。

大多数成年人从食物中获得足量的铜。建议成人每天摄入的铜总量为 2 ～ 3mg。孕妇、婴儿和儿童比成人更推荐。5 岁以下的婴儿和儿童需要 20μg/（kg·d），最高可达 300μg/d，5 岁以

上的儿童需要 0.3 ～ 0.5mg/d。富含铜的食物包括蔬菜、蘑菇、豆类、全麦、大麦、坚果、种子、牛奶、肝脏、牛肉、甲壳类动物（螃蟹、龙虾等）、软体动物和巧克力。

铜主要参与造血及酶的合成，在含铜酶的细胞转运蛋白中起着重要作用，含铜酶是多种重要酶的辅助因子。铜在心肌的收缩与舒张、细胞膜的结构与功能、血脂的代谢与稳定、自由基的催化与抑制以及血压调节和血液凝固中起着重要作用，因而铜的平衡或失调与心血管疾病的发生和发展密切相关。铜对胰岛素和血糖平衡起一定作用。在糖尿病患者的食物中加入少量硫酸铜（5 ～ 10mg/d），可使患者的一般情况有所改善，血糖和尿糖含量降低。如果铜缺乏，会影响骨胶原的合成与稳定性，使其强度减弱，骨骼的矿化作用不良，成骨细胞活动减少甚至停滞。临床检查发现骨质异常、骨骼变形、结构疏松，发生骨折的危险性增加。此外，铜还能够参与铁的代谢，与 DNA 结合形成金属络合物，参与赖氨酸氧化酶的组成，促进弹性蛋白及胶原纤维中共价交联的形成，维持组织的弹性和结缔组织的正常功能等。

二、铜与骨质疏松

骨骼的正常代谢涉及多种微量元素，铜是骨骼生长发育所必需的，与骨营养素相互作用，在骨质疏松的病理、诊断和治疗中发挥重要的作用。铜是胶原蛋白和弹性蛋白交联所需的赖氨酰氧化酶的辅助因子。

（一）铜对骨代谢的调节

铜作为多种酶的组成成分，直接参与机体代谢。在这些酶中发现了一种铜依赖性单胺氧化酶-赖氨酸氧化酶，缺铜会使其活性降低进而导致骨骼强度降低加速骨质疏松的发展（Qu et al，2018）。体外研究发现铜对骨细胞的调节有积极作用，铜可以刺激间充质干细胞分化为成骨谱系（Hao et al，2014）。铜的积极作用是剂量依赖性的，低剂量的铜促进成骨细胞生长，高剂量的铜引起细胞毒性（Milkovic et al，2014）。

铜是许多氧化酶的组成成分，如赖氨酸氧化酶、细胞色素氧化酶、抗坏血酸氧化酶、过氧化物歧化酶等。铜参与骨有机质合成中酶蛋白的催化反应，而且对于骨矿盐的沉积和骨羟基磷灰石的形成和稳定也是必需的，含铜的赖氨酰氧化酶能促进骨骼、皮肤和血管中弹性蛋白与胶原蛋白的交联。缺铜时，赖氨酰氧化酶活性降低，交联难以形成，可引起胶原和弹性蛋白合成障碍，造成结缔组织缺陷及动脉和骨骼病变。有研究结果显示，绝经后妇女的血清铜水平低于对照组（Sahmani et al，2014）。

缺铜还可造成成骨细胞活性降低。有研究显示，长期给予缺铜饲料可使大鼠骨钙含量降低。骨质疏松症大鼠骨中铜含量显著降低。廖文胜等（2001）对 8 例平均 74.83 岁老年髋部骨折髂骨松质骨进行活检，并与 8 例平均 41.38 岁成年暴力性骨折对照，发现在老年女性髋部骨折患者的髂骨松质骨中铜含量明显降低（$P < 0.05$）。张克民等（2011）的研究结果表明，骨质疏松患者头发中的铜元素含量低于正常人，且不同类型骨质疏松患者的铜元素含量也有差异，其中绝经后骨质疏松组铜元素的含量最低。提示铜元素与骨质疏松的发生确实有密切的关系。

绝经后妇女雌激素水平降低影响血浆铜蓝蛋白水平，导致体内铜水平降低，提示铜在绝经后妇女骨质疏松发病机制中的作用。研究发现用降钙素治疗绝经后骨质疏松症时，血清镁、铜和锌能更有效地评价其疗效。对于骨质疏松的治疗，临床研究发现补钙同时补锌、铜比单纯补钙效果显著（刘忠厚，2015）。表明补充钙同时补充适量铜、锌等微量矿物质，可进一步阻止骨质矿物质密度的损失。

铜可直接抑制破骨细胞的吸收同时作为所有抗氧化酶的辅助因子，铜可以去除由破骨细胞激活引起的骨自由基。铜还有助于保持骨小梁排列的最佳状态。铜死亡是最近发现的程序性细胞死亡。骨中的缺氧环境和糖酵解在细胞中提供能量代谢途径可以抑制铜死亡，从而促进成骨细胞、破骨细胞、效应 T 细胞和巨噬细胞的存活和增殖，进而介导骨质疏松。

（二）铜的临床研究

铜缺乏可抑制骨骼生长和导致骨质疏松。铜是弱性蛋白和胶原蛋白合成必不可少的，因此对于软骨和骨骼发育是有一定的作用。铜缺乏不仅与骨质疏松相关，也与软骨病的发生有一定的关系。据观察，摄入铜不足的动物的骨骼强度较低。此外，老年人胃肠道吸收的生理下降可能导致缺铜。Rondanelli 等（2021）调查发现饮食和总铜摄入量与成人骨密度增加呈正相关，与骨质疏松风险呈负相关。

有研究者应用质子激发 X 射线荧光分析技术测定 12 只股骨头松质骨中无机盐及微量元素含量，结果显示：老年组钙、磷、铜、铁和锶元素含量明显低于青年组（$P < 0.05$），认为测定老年人骨内微量元素含量可能对预测髋部骨折及骨质疏松症的疗效评价等有一定临床价值。研究表明，对实施过卵巢切除术的大鼠补充铜可能具有预防和治疗骨质疏松的作用。相反的研究结果表明，在成熟大鼠体内骨铜含量与骨钙、骨密度及骨胶原含量呈负相关关系；并测得骨质疏松患者骨铜含量与同年龄非骨质疏松患者相等或略高。

铜是一种催化辅助因子，在氧化和还原状态下都会影响体内的氧化还原状态。其缺乏可导致葡萄糖和胆固醇代谢、能量产生、血液和免疫细胞受损以及心肌收缩力改变。研究发现，心血管病能使血清铜增高。血栓闭塞性脉管炎和闭塞性动脉粥样硬化、冠心病患者血清铜水平高于对照组。因而有人认为，以血清铜含量升高为特征的高铜状态是冠心病的一个独立危险因子。铜增加骨骼强度，有助于保持骨骼质量的最佳状态。在 5 ～ 6 个月大的早产儿中，铜缺乏与放射学检查结果证实的代谢性骨病（包括骨质疏松症、干骺端变化和体格破坏）有关。对患骨质疏松症的绝经后妇女进行的研究，与对照组相比，血清铜显著降低（Midhavi-Roshan et al，2015）。成人腰椎 BMD 显著降低并伴有严重牙齿磨损的患者牙釉质中的低铜含量水平，证明了铜在骨调节中的重要性。这种现象已经独立于血清 25-(OH)D 维生素、PTH 或骨钙素水平（Sierpinska et al，2014）。因此，平衡铜稳态对儿童时期的骨骼生长以及成人时期的骨骼健康至关重要。

有研究者对 230 例上海中老年妇的研究结果显示，与单纯补充钙剂的对照组相比，联合补充钙、镁、锌、铜可明显增加未绝经妇女的骨密度，有效改善骨症状。研究员进行了一项 332 例骨量减少妇女预防骨质疏松症的疗效研究，补充钙和矿物质组妇女的背部和关节疼痛缓解，髋部骨密度增加 1.5%，超过补充钙组 0.6% ～ 0.93%，补充钙组只维持了补充前腰椎骨密度，但没有阻止髋部骨量丢失。铜在体内是一种特殊的催化剂，参与 35 种以上酶与蛋白质的合成。铜对骨的生长发育和修复等有重要作用。在骨重建的过程中，铜缺乏时的表现是骨骼异常，包括骨骼变形及易于骨折。

（马倩倩　毛未贤　张萌萌）

第三节　铁

一、铁的生物学作用与代谢

铁（ferrum，Fe）主要存在于血红蛋白、肌红蛋白及细胞色素氧化酶、过氧化氢酶中，是骨髓造血系统的主要原料。铅中毒时，铁利用障碍，同时肠道铁的吸收受到抑制。缺铁性贫血患者细胞内 Cu、Zn 浓度降低。镉可抑制肠道对铁的吸收，血清铁蛋白降低，诱发小细胞低色素性贫血。机体缺铜时，不仅铁的吸收量减少，而且铁的利用也发生困难。缺铁又影响锌的吸收（张萌萌，2020d）。

富含铁元素的食物：黑木耳、海带、芝麻、茶叶、紫菜、干酵母、干金针菜、干黄豆、冬菇、蚕豆、牛肝、芹菜、绿豆、榨菜、糯米、鲜毛豆、羊肝、大头菜、标准粉、面条、鸭蛋、鸡蛋、猪肝、瘦猪肉、小米、黄豆芽、小白菜、菠菜、鲤鱼、干枣、韭菜、鸡肉、小油菜、茴香、杏、辣椒、鲜豌豆、番茄、牛肉、菜花、青蒜、苦瓜、茄子、胡萝卜、李子、冬瓜、南瓜、虾皮、淡水螺、莲子、海藻、黄花菜、香蕉、橄榄、血豆腐、香椿。

铁元素对生命至关重要，因为它参与了自由基活性氧（ROS）的生产。临床上可以测定血清指标、转铁蛋白饱和度、可溶性转铁蛋白受体和血清铁蛋白。成年人血清参考范围为 0.4 ～ 1.6mg/L；新生婴儿为 0.1 ～ 2.5mg/L。总铁结合力是每 100mL 血清中运铁蛋白所能结合的最大铁量，成人的参考范围为 2.8 ～ 4.3mg/L，婴儿是 1.0 ～ 4.0mg/L。血清铁与总铁结合力的百分比称为血清铁饱和度，饱和部分应为 20% ～ 55%。成年人血清铁蛋白的参考范围是 15 ～ 200μg/L。

二、铁与骨质疏松

（一）铁对骨代谢的调节

铁作为一种酶辅助因子，通过激活赖氨酰羟化酶刺激骨基质的合成。铁离子可以激活 25-羟胆钙化醇羟化酶，并通过维生素 D 促进骨基质矿化。铁离子通过激活维生素 D 刺激肠内钙的吸收。铁离子还能通过激活骨髓源巨噬细胞而激活破骨细胞分化，氧化应激（例如由低雌激素引起）可能在这一过程中起到支持作用（Xiao et al，2015）。总之，铁对骨骼的保护或破坏作用机制目前尚未十分明确，在其他微量元素中也观察到了这种现象。还没有确切的证据证明足够的铁摄入量与骨矿物质密度增加相关。

另外，铁在体内还有其他多种重要的生物学作用，如合成血红蛋白、合成肌红蛋白、构成人体必需的酶等。铁作为生命活动的微量元素，是一把双刃剑，铁超载或铁缺乏均会对骨组织甚至身体健康造成影响。

骨质疏松症的发展与铁超载的严重程度之间存在正相关。积累的证据表明，在铁超载情况下[如遗传性血色素沉着症（HH）、地中海贫血、镰状细胞病]可能导致骨弱化，表现为骨量减少、骨质疏松症、骨微结构和生物力学改变，以及频繁的骨折和骨质疏松症（Jeney et al，2017）。严重的骨质疏松症和病理性骨折仍然是地中海贫血患者常见的共发病（Dede et al，2016；De Sanctis et al，2018）。除了地中海贫血外，镰状细胞病（SCD）患者的骨受累也非常频繁。超过 70% 的成人 SCD 患者的 BMD 较低，可能导致骨折和椎体塌陷（Osunkwo，2013）。

铁超载会增加破骨细胞的分化和活性，同时抑制成骨细胞的分化和功能。铁缺乏对这些细胞的影响还没有得到充分的解决，并且仍然存在争议。所以，由铁调素参与的体内铁平衡对骨代谢及体内其他系统代谢至关重要。

越来越多的证据表明，铁不仅影响破骨细胞的生成，还影响成熟破骨细胞的活性和骨吸收。成熟破骨细胞高度表达 TRAP，一种催化骨基质蛋白（包括骨唾液蛋白和骨桥蛋白）去磷酸化的酶。在破骨细胞中抑制 TRAP 活性可消除骨吸收，TRAP 敲除小鼠骨组织数量增加，矿物质密度增加。

成骨细胞来源于多能干细胞（MSC），由成骨转录因子 Runx2 调控。最近有研究表明，过量的铁通过下调 Runx2 抑制 MSC 的成骨分化。铁的抑制作用依赖于铁蛋白的上调，铁蛋白是关键的细胞内铁储存蛋白（Balogh et al，2016）。一些其他研究报告称，超顺磁性碳氧化合物会损害人类骨髓间充质干细胞的成骨作用，而这种作用是由去铁胺（DFO）取代的。含铁胎鼠颅骨细胞失去形成矿化骨结节的能力，显示成骨细胞表型标志物表达降低，提示铁不仅减弱了骨髓间充质干细胞的成骨分化，而且干扰了成骨细胞胞外基质的矿化。这一现象得到了进一步的研究，早期的研究表明，过量的铁可以减弱骨肉瘤细胞的增殖和功能。成骨细胞通过快速和持续下调转铁蛋白受体和上调铁蛋白轻链和重链（ftl 和 fth）的表达对铁超载作出反应。与这些反应类似，成骨细胞表型基因标记物也发生了抑制，最终导致矿化结节的数量减少。超载铁抑制了人成骨细胞中骨钙素（OCN）和碱性磷酸酶（ALP）的表达，最终导致成骨细胞中细胞外基质矿化的减弱。铁蛋白表达增加，似乎在铁介导的成骨细胞活性抑制和细胞外基质矿化减少中起到关键作用。

几项研究表明，铁缺乏会减少破骨细胞的分化和活性，最终导致骨密度的提高。进一步的体外研究表明，铁螯合剂去铁胺（DFO）抑制破骨细胞分化，这一点可以通过减少破骨细胞的形成和抑制破骨细胞特异基因的表达来证明（Guo et al，2015）。最近的一项体内研究调查了铁螯合剂对生物陶瓷骨移植重建的影响。研究表明，局部使用铁螯合剂可降低移植物的吸收，这与骨和移植物界面破骨细胞数量显著减少有关（Drager et al，2016）。TRAP 的活性需要铁离子，因此 TRAP 的活性和破骨细胞功能被铁螯合剂抑制。另一方面，低氧反应也有助于铁螯合剂对破骨细胞活性和骨吸收的总体影响。缺氧反应由缺氧诱导因子（HIF）调节，HIF 激活可增强破骨细胞的骨吸收活性（Hulley et al，2017），这种机制可能导致与慢性铁缺乏相关的骨丢失。

（二）铁的临床研究

缺铁大鼠的骨骼矿化不良，椎骨骨小梁的微结构发生了病理变化。在严重营养性缺铁性贫血的大鼠中，Ⅰ型前胶原 N 末端前肽含量低，骨基质形成和矿化度降低，这些参数一般在正常含铁饮食后恢复，没有数据能够确切说明铁对人类骨骼健康的重要性。相比之下，在组织铁浓度极高的血色素沉着症患者中也观察到骨量减少。因此，铁对骨骼起保护作用还是破坏作用仍在讨论当中。铁的充分摄入对增加骨密度是否有益尚未明确。严重缺铁导致骨骼矿化不良。随着股骨和胫骨皮质宽度的降低，椎体小梁骨微结构的病理变化和骨强度降低。因此，铁似乎是成年动物骨骼完整性所必需的关键营养素。此外，缺铁状态激活了 FGF23 基因的表达，FGF23 是一种在生物体中具有更常见致病作用的分子。对一些缺铁性贫血患者的临床研究也显示了铁对骨骼的保护作用。与接受治疗的妇女相比，经调整年龄和体重指数后，患有未恢复性贫血的绝经前妇女的骨吸收标志物（NTX）和骨形成标志物（PLNP）水平明显较高（Wright et al, 2013）。因此，骨吸收在绝经前缺铁妇女骨形成过程中起主导作用。然而，在组织铁浓度极高的患者中也观察到骨质疏松，例如遗传性血色素沉着症患者。

一些研究描述了骨限制对大鼠成骨细胞功能和骨形成的负面影响。其他研究发现铁螯合促进成骨分化和成骨细胞活性。这种差异可能是由于在不同的研究中使用了不同的螯合程序。最近的一项详细研究表明，低铁的作用是双向的：轻度低铁增加了成骨细胞的活性，而极低的铁抑制了成骨细胞的活性。铁缺乏常与贫血有关。在斑马鱼模型中，研究了这种情况对骨内平衡的影响。铁缺乏性贫血与骨形成缺陷有关，通过减少钙化椎骨数量和降低成骨细胞特殊基因的表达来评估（Bo et al, 2016）。

由于铁超载与骨质疏松症密切相关，不同的降低铁含量的治疗方法可能对预防和／或治疗铁超载相关的骨质疏松症具有临床潜力。在临床实践中，系统性铁超载用铁螯合剂如 DFO 和口服除铁药物治疗。铁螯合疗法对骨骼健康的影响在一些铁超载患者参与的研究中得到了阐述。精心设计的螯合疗法已被证明可以防止地中海贫血患者头 20 年出现骨质疏松和／或骨质疏松。在大多数成人 β-地中海贫血患者中，口服除铁药物治疗可预防骨质流失并降低腰椎骨质疏松症的发病率（Casale et al, 2014）。

研究发现，铁死亡（ferroptosis）是一种以铁依赖性脂质过氧化物积累为其特性的新型程序性细胞死亡模式，近年来受到医学领域的广泛关注。铁死亡在调节骨质疏松发生、发展过程中发挥着关键作用（文皓楠等，2024）。早期研究显示，绝经后妇女血清游离铁含量高于正常人群，铁代谢紊乱可能参与了绝经后骨质疏松的发病过程（Wang et al, 2022）。Ni 等（2021）证实 2ME2 可通过增强骨髓源巨噬细胞的铁自噬诱导铁死亡，进而降低 OVX 小鼠骨吸收以改善骨质疏松，表明以 HIF-1α 和铁蛋白为靶点诱导破骨细胞 的铁死亡可能是治疗绝经后骨质疏松的新方法 。

研究发现，口服除铁药物显著增加了平均 BMD 的 T 评分，降低了骨质疏松症的发生率，但单独使用去铁胺（DFO）对骨骼没有益处。尽管这些研究表明，设计合理的铁螯合疗法能够防止铁超载相关的骨异常，但骨疾病仍然是一个未解决的问题，并在铁超载患者中引起相当多的并发症。这就需要进一步的研究，以优化不同铁超载条件下的螯合方案，并寻找替代治疗低血管新生素的策略。铁调素是治疗铁超载相关骨丢失的重要靶点。

铁作为机体必需的微量元素之一，在红细胞功能、免疫调节及线粒体三羧酸循环等正常生理活动中发挥重要作用。当铁含量超出骨组织中膜铁转运蛋白 1 等蛋白的结合能力后，形成铁沉积（Jin et al, 2023）。Meng 等（2023）研究显示在关节炎大鼠模型中，柚皮苷能明显降低实验动物关节软骨组织中的活性氧含量，抑制软骨组织中的铁沉积，下调软骨组织细胞凋亡率。Zhang 等（2023）研究显示在骨质疏松症小鼠模型中，骨组织中负责将铁转运至细胞内的铁吸收相关蛋白受体 1 表达升高，负责将铁进行跨膜转运至细胞外的膜铁转运蛋白 1 表达明显下降，骨组织中的铁沉积随之升高，诱导更大的氧化应激反应，抑制铁吸收相关蛋白受体 1 表达能明显降低组织的铁沉积。

铁不仅影响破骨细胞的生成，还影响成熟破骨细胞的活性和骨吸收。在骨质疏松症中存在一定程度的铁元素代谢异常（Noonan et al，2023）。

（毛未贤　马倩倩　张萌萌）

第四节　锰

一、锰的生物学作用与代谢

锰（manganese，Mn）是人体必需的微量元素，一般人体内含锰约 12～20mg，人体所有组织都含有锰，尤其是在骨骼、肝脏、肾脏等含量较高。锰参与人体多种酶的代谢，是多种酶的组成成分，如锰是精氨酸酶、脯氨酸酶、丙酮酸羧化酶、RNA 聚合酶、超氧化物歧化酶等的组成成分，又是磷酸化酶、醛缩酶、半乳糖基转移酶等的激活剂，与蛋白质生物合成、生长发育有密切关系（张萌萌，2020e）。超氧化物歧化酶（SOD）能清除自由基，保护细胞免受自由基的损害，具有抗衰老的作用。而锰是构成锰超氧化物歧化酶（Mn-SOD）的重要成分，没有锰的存在 SOD 就发挥不了抗衰老的作用（Chen et al，2018）。

锰在脂肪和糖代谢中起着重要作用。锰的建议日摄入量为 1.8～2.3mg。每日从一般的食物摄入锰 0.7～22mg，吸收率为 3%～4%。吸收的锰经小肠壁进入血流，人体内的锰主要由肠道、胆汁、尿液排泄。富含锰的食物有糙米、粗粮、茶叶、叶菜、鸡肝、牛肝、猪肾、鱼、蟹肉、核桃、莴苣、花生、土豆、生姜、干菜豆、大豆、葵花子、小麦、大麦等（张萌萌，2020e）。

二、锰与骨质疏松

（一）锰对骨代谢的调节

锰能促进骨的钙化过程，促进铜和某些维生素的利用，参与软骨和骨形成所需糖蛋白的合成，增加维生素 D 在体内的蓄积，这些作用对防治骨质疏松均有重要意义（Ortega et al，2021）。

有研究发现，骨质疏松症与缺锰有关，这些骨质疏松症患者的血锰水平只有正常人的 1/4。在缺锰的情况下，成骨细胞的活性受到抑制，而破骨细胞的活性大大增强，从而导致骨小梁稀疏，骨皮质变薄，骨组织变脆（Lin et al，2022）。锰在黏多糖合成中起活化糖基转移酶的作用，当体内锰含量下降时，黏多糖合成障碍，硫酸软骨素不能正常合成，从而严重影响软骨的成骨作用，引起骨骼变形和骨质疏松。因此，锰对于维持骨骼完整性有重要作用。锰还可通过激活生长激素合成而加速骨骼生长（Zofkova et al，2013）。

在骨骼中，锰在骨形成过程中积极调节 RANKL/OPG 比值，确定骨小梁面积的厚度和增加骨小梁数量（Liu et al，2015）。对肉仔鸡的研究结果显示，低锰组成骨细胞 RANKL/OPG 的比值增加，导致破骨细胞分化加快，活性增加，骨吸收和骨形成的动态平衡被破坏，骨吸收大于骨形成，最终导致骨质疏松的发生。锰对骨内碱性磷酸酶有活化作用，并参与活化硫酸软骨素合成的酶系统，促进骨质合成。人体缺锰，可造成骨化障碍，从而导致骨质疏松和骨折（Wei et al，2022）。

（二）锰的临床研究

锰缺乏影响儿童骨骼发育，导致侏儒症；可引起锰超氧化物歧化酶活性降低而诱发与脂代谢相关的疾病，如动脉粥样硬化等；还可导致支气管哮喘、贫血、胚胎发育不良等（张萌萌，2020e）。

锰过量会抑制铜、铁的摄取和同化，从而影响骨形成。高锰还可能引发帕金森病、震颤麻痹及运动失调等症，其毒性作用主要是导致神经递质多巴胺和肾上腺素的功能障碍（O'Neal et al，2015）。

锰对心血管系统有益。在动脉粥样硬化患者的心肌和主动脉中，锰的含量明显减少，而锰可以改善动脉粥样硬化患者的脂质代谢，阻止动脉硬化的发展，进而预防心绞痛、心肌梗死、脑血栓等心脑血管疾病的发生（Jacek et al，2023）。

有研究发现，绝经后女性的血锰水平与骨密度相关，与骨折数量呈负相关，即血中锰水平降低，骨折的数目增加（Zofkova et al，2013）。研究发现，骨折后第 10 天大鼠局部给予氯化锰（MnCl₂），显著增加了骨膜下区的最大扭转刚度和血管密度（Hreha et al，2015）。从这个角度来看，局部氯化锰治疗是一种有可能支持骨折愈合的方法。在卵巢切除术大鼠中，补充锰的大鼠比不补充锰的大鼠骨丢失慢，表明锰的添加能明显改善由卵巢切除引起小鼠骨质疏松的症状。大鼠卵巢切除后骨骼中的锰含量降低，雌二醇治疗期间恢复正常。因此，雌激素对骨代谢的直接骨保护作用因锰沉积而增强。使用吸收分光光度法检测发现血清锰水平与 40 名绝经后妇女骨密度呈正相关。这些结果可能表明锰对低雌激素妇女的骨骼健康有一定的保护作用。然而，这些结果是在小样本中获得的，应通过进一步的调查予以确认。

锰的半衰期为 8 ～ 9 年，在骨骼中大量积累。长期过度接触锰，随后锰血浓度增加，可能导致多巴胺能功能障碍，表现为帕金森病（O'Neal et al，2015）。最后，在生理浓度下，锰具有明显的骨保护作用。建议对骨质疏松症高风险患者进行锰稳态监测，但也不要忽视超生理浓度锰的毒性作用。

（马倩倩　毛未贤　张萌萌）

第五节　硒

一、硒的生物学作用与代谢

硒（selenium，Se）是动物体内必需的微量元素，由西方著名化学家 Berzelius 在 19 世纪初发现的，属于非金属元素，当时将其认定为毒性较强的物质（朱义芳等，2022）。20 世纪中期，科学家通过实验发现硒还具有较强的营养价值，是机体中谷胱甘肽过氧化物酶（GSH-Px）的主要成分。

人体内硒的含量约 14 ～ 21mg，以肝、胰腺、肾中的含量较多，人类对硒的摄入量受环境及食物含硒量的影响。每日由尿排泄约 50μg，由粪排泄约 80μg，由汗排泄约 20μg，在血浆内的硒主要与 α-球蛋白及 β-球蛋白结合而运输（张萌萌，2020f）。目前，已经发现 25 种硒蛋白（Qiabqian et al，2023）。富含硒的食品有蒜、芝麻、啤酒、酵母、蘑菇、小虾、鱼类、肝、肾等，富硒中药有黄芪、地龙等。人对硒的摄入量不应低于 40μg/d，一般在 55μg/d，一般认为成人每日从食物中约摄取 60 ～ 350μg 的硒。硒的推荐日剂量为 55μg/d。硒可有效提高机体的抵抗力，具有一定的抗氧化、抗细菌感染的作用（任世祥等，2020）。

二、硒与骨质疏松

（一）硒对骨代谢的调节

硒在机体内存在的两种形式分别为含硒酶和含硒蛋白。硒主要通过硒蛋白的抗氧化效应而起到维护正常骨代谢的作用。硒能保护细胞、增强细胞膜功能，从而保护细胞间紧密结构。硒能拮抗某些有毒元素及物质的毒性：硒可在体内外降低汞、镉、铊、砷等的毒性作用。此外，硒还是谷胱甘肽过氧化物酶（GSH-Px）的必需组成成分，GSH-Px 属于硒蛋白家族。可以将其看作是体内具有一定预防性的抗氧化剂，能够有效切断自由基，避免产生过多的氧化物，对骨细胞产生一定的保护作用，保证骨质正常的代谢。硒还能调节维生素 A、维生素 C、维生素 E、维生素 K 的代谢等。

临床最常用的检测指标是全血硒或红细胞硒。正常成人全血硒的参考范围为 $100 \sim 340\mu g/L$。克山病区成人及儿童全血硒显著降低。尿硒成人平均为 $10 \sim 100\mu g/L$，克山病区成人尿硒明显降低。

硒缺乏是骨质疏松的潜在危险因素，对 280 名女性不同年龄段骨密度与膳食中抗氧化剂观察后发现，骨密度与饮食中摄取的锌及硒等抗氧化剂的量呈正相关。另外，血硒水平低还可见于克山病、大骨节病、唐氏综合征、克罗恩病、节段性回肠炎等。缺硒可引发甲状腺功能减退性侏儒症等甲状腺激素代谢疾病。

硒增高可见于持续摄入高硒食物和水所致的硒中毒患者，其特征是脱发、脱甲、皮疹、牙齿颜色斑驳、周围神经炎等。

（二）硒的临床研究

有相关研究表明，硒蛋白与骨质疏松、心脑血管疾病、肿瘤等疾病的发生机制存在相关性（岑燕梅等，2023；赵旭等，2023；杨晶莹等，2023）。

硒与骨质疏松的产生有一定的关系，主要通过硒蛋白的抗氧化效应而起到维护正常骨代谢的作用。硒在体内的活性形式有含硒酶和含硒蛋白，谷胱甘肽过氧化物酶（GSH-Px）是含硒酶的一种，是体内的一种预防性的抗氧化剂，主要作用是阻断自由基的生成。此外，硒能保护细胞、增强细胞膜功能，从而保护细胞间紧密结构，减少镉的吸收而促进其排泄，同时促进钙的吸收。因此硒通过改善钙磷代谢增加血钙和骨钙沉积、减少骨盐分解，同时降低机体对镉的吸收，对高镉引发的骨质疏松有一定的保护作用，因而抑制骨质疏松的产生和发展。Vekariya 等（2013）研究发现，经纳米硒（SeNPs）处理的大鼠与对照组相比，股骨有明显骨化与矿化，可拮抗阿那曲唑对骨的毒性，对骨组织有保护作用；同时 $1mg/（kg \cdot d）$ 的纳米硒对切除卵巢的大鼠模型有保护骨组织的作用，可预防骨质疏松。

补硒可使机体的抗氧化能力得到优化，从而降低发生动脉粥样硬化、癌症和骨质疏松的可能性。硒通过抑制氧化氢（H_2O_2）等自由基诱导的氧化应激反应及细胞外信号调节激酶（ERK）的活化来保护成骨细胞分化，从而很好地预防骨质疏松。

硒是人体和动物健康所必需的营养素，因为它具有很强的抗氧化作用，保护细胞（包括骨骼中的细胞）免受氧化损伤。众所周知，硒缺乏会激活骨吸收。有研究在小鼠体内记录了缺硒对骨微结构以及大鼠的骨密度和生长情况的有害影响。在健康人中，硒的状态与骨代谢周转呈负相关，与骨密度呈正相关，一项针对 2374 名绝经后甲状腺功能正常妇女的大型研究表明，硒水平与髋部和/或腰椎 BMD 呈正相关，与骨重塑呈负相关（Zeng et al，2013）。此外，老年残疾患者的硒和锌水平较低，总抗氧化评分受损，BMD 较低。如上所述，硒的抗氧化机制可以解释其骨骼效应。在低抗氧化状态下，破骨细胞产生大量的活性氧，伴随着活化的骨吸收。硒取代能恢复破骨细胞的抗氧化能力，抑制 NF-κB/RANKL 轴和破骨细胞分化。高剂量硒诱导成熟破骨细胞凋亡。此外，硒能增强成骨细胞的抗氧化防御能力。通过这些机制，硒调节骨代谢，有利于骨形成。

总之，硒是一种有效的抗氧化元素，通过维持细胞氧化还原平衡对骨骼起到保护作用。硒蛋白自身具有较强的抗氧化、抗细胞凋亡、抗炎症的能力，也会参与到甲状腺激素代谢当中，调节机体骨及钙磷代谢，与骨质疏松存在相关性。

（毛未贤　马倩倩　张萌萌）

第六节　锶

一、锶的生物学作用与代谢

锶（strontium，Sr）是人体的一种必需微量元素，是骨骼及牙齿的正常组成成分。锶和钙属于同族元素，其理化性质和生理功能与钙相似。锶参与骨代谢过程，使骨吸收和骨形成之间达到新的平衡；此外，在肠腔吸收过程中，与钠离子竞争，减少钠的吸收，从而降低心脏病和高血压的风险，预防高钠引起的心血管疾病；还可能通过改善脂类代谢，预防动脉粥样硬化，在人体健康中发挥着重要作用（位秀丽等，2020）。

正常人体中大约含有 320mg 的锶，全血锶的含量为 39μg/L，血清锶 46μg/L。锶对人血浆蛋白的结合能力较低，吸收的锶 99% 储存在骨组织中，仅 0.7% 溶解于细胞外液。人体主要通过食物及饮水摄取锶，锶在胃肠道通过主动运输和被动扩散两种方式进入血液循环，还可通过皮肤及呼吸道进入体内。骨锶与血锶进行交换，保持动态平衡（刘欢欢，2019）。锶主要随尿液排出体外，有效半衰期为 60h。

成年人每天摄入锶 2mg 就可满足生理需要。人体在缺乏锶的情况下，会出现代谢紊乱，同时出现肢体乏力、出虚汗、骨骼发育迟缓和骨质疏松等严重后果。含锶丰富的食物有鱿鱼、海参、贝类、鱼类、小麦、大米、黄豆、大蒜等（张萌萌，2020g）。

二、锶与骨质疏松

（一）锶对骨代谢的调节

锶对骨组织有双向作用，一方面在于增加成骨细胞的增殖和分化，从而促进了新骨组织的形成（Jiménez et al，2019）。另一方面锶会抑制破骨细胞的形成和分化，促进破骨细胞的凋亡，从而减少骨吸收。此外，锶还可以促进成骨细胞中骨基质蛋白的合成以及相关细胞的凋亡，从而促进成骨细胞的存活（Radzki et al，2020）。

1. 锶对骨髓间充质干细胞的作用

骨髓间充质干细胞（bone marrow mesenchymal stem cell，BMSC）存在于全身结缔组织和器

官间质中，骨髓中含量最为丰富，特定的诱导条件下可分化为骨、软骨、神经、脂肪、肌肉等多种功能的细胞，对软骨、骨、脂肪、肌腱和骨髓基质等间质组织再生有重要作用。采用雷奈酸锶培养鼠 BMSC，发现锶能明显抑制成骨细胞增殖，促进其分化，并具剂量依赖性。

锶能提高碱性磷酸酶（alkaline phosphatase，ALP）的表达，诱导 BMSC 表达成骨分化的启动基因核结合因子（Cbfa1）基因和调节 BMSC 向成骨细胞分化及成熟的关键转录因子 Runx2 基因，提高骨涎蛋白和骨钙素的表达水平。Cbfa1 基因编码成骨细胞特异性转录因子，调节成骨细胞发育和分化。骨涎蛋白主要分布在矿化的胶原基质中，特异性地位于骨组织，调节骨组织的功能。骨钙素是由成骨细胞合成并分泌的一种非胶原蛋白，骨钙素的高低反映了成骨细胞的活性，反映骨形成与骨转化的情况。

锶通过诱导前列腺素的合成和环氧合酶的表达，在骨重塑过程中，具有引起分解代谢和合成代谢效应的特殊能力，从而增加从间充质干细胞向成骨细胞的分化（张萌萌，2020g）。

2. 锶对成骨细胞的作用

锶能像钙一样激活成骨细胞和骨细胞中的钙敏感受体，从而通过三磷酸肌醇释放细胞内钙，激活 MAPK（Erk1/2）和钙调神经磷酸酶，促进成骨细胞的增殖和分化。锶还可以通过激活钙信号受体而激活 PI3K/Akt 信号通路，使 Wnt/β-连环蛋白信号级联放大，加强对 RANKL/RANK 骨吸收信号通路的调节作用。同时，锶通过下调 Wnt 抑制剂骨硬化蛋白的作用，进一步增强了骨中 β-连环蛋白信号转导（Stuss et al，2013）。细胞内促成骨分子表达增多，促进成骨细胞成熟、分化，增加骨的形成。锶可增加体内成骨细胞分化，并参与体外间充质干细胞分化过程，增加骨小梁体积、数量及厚度，从而改善骨的微细结构，增加骨的强度，减少骨折发生的风险。

Almeida 等（2016）已通过体外培养前成骨细胞（MC3TE-E1）的实验证明，锶在浓度 1～10mmol 范围能有效增强前成骨细胞增殖能力和生存活性，加速成骨细胞表型的获得。雷奈酸锶与其他骨质疏松药物比较，他能够调节成骨细胞和破骨细胞活性以促进骨形成和预防骨吸收（Reginster et al，2015）。

3. 锶对破骨细胞的作用

核转录因子 κB 受体活化因子配体（RANKL)-核转录因子 κB 受体活化因子-骨保护素（OPG）信号通路可调节骨吸收。RANKL 与 OPG 结合，向破骨细胞前体内转导信号，促进破骨细胞的分化、成熟。锶能降低 RANKL 表达，促进骨保护素产生，通过调控破骨细胞功能的信号途径来减少破骨细胞的形成和骨吸收。Bakker 等（2013）在研究雷奈酸锶对 MLO-Y4 骨细胞的信号转导过程的实验中，证明了锶通过双重机制发挥其对骨的作用，它能减少破骨细胞的骨吸收，刺激成骨细胞的骨形成。锶通过调控成骨细胞相关因子调控破骨细胞的功能、活化、成熟。锶能增加骨细胞向祖细胞的分化，刺激骨矿化基质的合成，直接作用于骨细胞，还通过减少破骨细胞分化从而直接影响未成熟的破骨祖细胞，增加成熟的破骨细胞的凋亡。

（二）锶的临床研究

锶是骨骼的重要组成成分，对骨组织的亲和力较高，能促进骨骼的发育和类骨质的形成，并有调节钙代谢的作用。锶能增加成骨细胞的数量，减少破骨细胞的数量，促进骨基质的形成。除了对骨细胞数量和骨微结构的影响外，锶还增加了骨的机械阻力。

锶能够诱导促进骨形成的合成代谢事件，但是需要对相关途径进行进一步的实验和临床分析，以阐明其在分子水平上的作用。在绝经后骨质疏松症动物模型中，长期服用锶可防止雌激素缺乏引起的骨小梁丢失，可能通过增加骨密度和防止骨吸收来促进骨形成。Fernández-Murga 等（2013）对不同锶化合物和钙盐在前成骨细胞培养中的作用进行了基因组研究，从而获得了与成骨有关的基因和信号途径的信息。研究结果显示，锶在治疗 21d 后诱导前成骨细胞的成熟过程。在细胞水平上，与成骨事件相关的基因表达和信号通路的激活发生了显著的变化。基因表达模式的连续变化在 0～7d 内发生，许多与转录、代谢过程调节有关的基因被表达，这是启动前成骨细胞向矿化表型分化所必需的。相比之下，在第 21 天用锶处理的细胞培养组，没有显示这些途径的激活。在代谢途径的调节过程中，蛋白质的磷酸化、去磷酸化和其他重要的细胞过程中都是不可逆的，例如，Wnt 和 NFAT 信号通路被证明与成骨细胞的成熟有关。

一些研究表明锶在成骨细胞的代谢和功能中取代了钙，并在防止破骨细胞再吸收的同时增强了诱导成骨细胞分裂。与钙类似，锶也在肠内被吸收，并最终主要分布在质粒内、胞外液、软组织和骨骼。值得注意的是，锶 / 钙和锶 / 磷比值的改变与骨骼畸形有关。骨形成和其他疾病导致锶 / 钙比值降低，从而导致骨组织吸收，促进其他元素取代钙，锶因与钙有相似的物理和化学性质，通常代替钙，一旦被摄入，就会出现在所有身体组织中。磷酸盐（PO_4^{3-}）也是维持骨骼系统正常发育所必需的，利用效率降低会导致生长率降低和骨矿化，从而导致骨骼异常。锶的摄入似乎导致钙和磷的同化降低，因此钙 / 锶和 PO_4^{3-}/ 锶比值在某种程度上相关。

此外，锶可增强成骨细胞向骨细胞的分化。在这方面，骨细胞调节成骨细胞和破骨细胞的功能，从而通过产生由机械负荷触发的旁分泌信号，在骨转换的解偶联中发挥作用（Denry et al，2018；Bakker et al，2013）。

研究表明，锶的效应与剂量相关，低剂量时随着用量增加而促进钙吸收，超过一定量则不利于钙吸收，对于大鼠而言最佳剂量是 7.65mg/d，而 76.56mg/d 的高剂量则影响钙吸收，造成低钙血症。锶盐无毒，但其安全性取决于钙的摄入量。在低钙膳食和维生素 D 不足的情况下，食物中较高的锶含量就可能导致儿童佝偻病高发。

锶作为骨组织替代物的生物材料近年来已被广泛研究。由于锶与钙的相似性（电荷和大小），它有能力在磷灰石结构中取代钙离子，能够促进成骨和骨形成。Jimenez 等人的研究表明，锶诱导人干细胞向软骨和骨样表型分化，含有锶的生物材料在体外和体内都能增强其性能，即诱导新骨和软骨组织的形成，同时抑制骨组织的再吸收（Jiménez et al，2019）。因此，一些作者在骨缺损中进行了以锶为基础的材料移植，计算机断层扫描和组织学分析显示，体内骨形成有显著改善，即成熟和重塑骨的数量显著增加（Martin-del-Campo et al，2016）。进一步的研究表明，锶增加了新形成的骨骼中 β-连环蛋白的表达，这种影响在体外和体内都会发生，例如，当锶存在时，间充质干细胞（MSC）的成骨性差异是显著的，并且会导致骨密度增加及骨骼的形成（Xu et al，2017）。其他研究表明，锶离子在骨替代物中也显示在体内对骨间充质干细胞、成骨细胞和牙周韧带细胞的增殖和分化起刺激作用（Zhang et al，2014），由此开发了一种基于磷酸钙、维生素 B 和叶酸锶（SRFO）的生物活性衍生物的 3D 生物混合材料。有研究结果表明，叶酸锶衍生物在体外可促进骨髓间充质干细胞的成骨分化，并且这种作用是长期的（Xu et al，2017）。由于 SRFO 在骨再生医学中的巨大潜力，目前已开发出基于 SRFO 的新型再生装置。该装置在不添加外源性生长因子的情况下，用人牙髓干细胞诱导大鼠颅骨缺损的愈合，从而形成骨再生能力。

锶由于具有良好的理化性质以及药代动力学特征，引起了人们的广泛关注，抗骨质疏松药物雷奈酸锶实现了快速的发展。雷奈酸锶被注册用于治疗绝经后骨质疏松和男性骨质疏松已持续 10 年以上。与其他通过刺激成骨细胞活性或抑制破骨细胞活性来发挥作用的药物相反，雷奈酸锶对骨组织有多重作用：能够通过影响骨组织的细胞从而显著影响骨组织矿物质部分的重塑，进而导致皮质和松质骨体积的增加，刺激骨形成并改善其微结构，从而来增加骨骼的机械强度并改善骨组织的整体质量（Alamuddin et al，2018）。其次雷奈酸锶在刺激成骨细胞活性的同时还能减少破骨细胞的分化和吸收作用，从而增加胶原和非胶原蛋白质的合成（Radzki et al，2020）。

雷奈酸锶作为一种抗骨质疏松剂具有促进骨折愈合和骨整合的优势。临床试验结果表明，雷奈酸锶显著提高了骨强度和骨质量（通过改变骨基质特性来增加骨强度和骨密度），并且显著降低脊柱或髋部骨折的风险。很多临床研究表明，对绝经后骨质疏松症妇女使用全身性雷奈酸锶治疗能减少椎体和髋部骨折的风险。但雷奈酸锶也存在一些副作用，最常见的报告是：心血管疾病事件、静脉血栓栓塞、心肌梗死、胃肠道不适、过敏、腹泻、恶心、皮炎、湿疹和神经系统的症状和体征，如头痛、癫痫、记忆力减退，但很少报告有过敏反应，如有嗜酸性粒细胞增多和全身症状的药疹（Tabatabaei-Malazy et al，2017）。若出现不能控制的高血压、心绞痛或全身症状的药疹时必须停用雷奈酸锶。2013 年 4 月，欧洲药品管理局（EMA）发布消息，因为严重的心脏问题风险增加，限制骨质疏松症治疗药物雷奈酸锶的使用。建议雷奈酸锶仅用于治疗骨折高危的绝经后女性的严重骨质疏松症以及骨折风险增高的男性严重骨质疏松症；同时限制雷奈酸锶在心脏疾病或循环疾病患者中的使用，以进一步减少心脏风险。即便如此，骨科学界认为雷奈酸锶应作为一种可选择的抗骨质疏松药物而留存于市场（Compston，2014），因为其药理学作用独特，是目前市场上唯一具有双重抗骨质疏松作用的药物，不同药理作用的药物间进行药物替换，可以避免药物作用的间断（Reginster et al，2015）。

体内外研究均表明，锶具有促进成骨细胞生成，刺激骨骼发育生长，抑制骨吸收过程，维持人体正常生理功能等作用（Lourenco et al，2017）。临床上不仅将锶应用于骨质疏松或其他骨代谢疾病的药物治疗，还将锶掺杂于组织工程领域的骨修复材料以修复骨肿瘤或外伤造成的骨缺损（Kaufman et al，2013；Wang et al，2014）。

（马倩倩　毛未贤　张萌萌）

参考文献

岑燕梅，徐叶子，曹睿，等，2023. 硒及硒蛋白与帕金森病关系的研究进展 [J]. 海南医学，34(14): 2124-2128.

胡建斌，蔡秀华，李进，等，2023. 硒蛋白与骨质疏松及骨关节炎关系的研究进展 [J].20(30): 176-180.

刘欢欢，张旭，2019. 锶对骨生成的影响及其应用的研究进展 [J]. 天津医科大学学报，25(5): 548-550.

刘媛，王永福，刘忠厚，2014. 微量元素缺乏与骨病 [J]. 中国骨质疏松杂志，20(10): 1006-7108.

刘忠厚，2015. 骨内科学 [M]. 北京：化学工业出版社 .

倪佳，王芳，王皓，2020. 日常膳食锌摄入水平与绝经后女性骨密度之间的关系：一项基于 DRYAD 数据库的二次分析 [J]. 中国骨质疏松杂志，26(7): 1001-1004.

任世祥，赵潇雄，陈彤，等，2020. 硒纳米颗粒治疗类风湿关节炎大鼠效果观察及抗炎机制 [J]. 山东医药，60(4): 43-47.

位秀丽，张秀琴，周毅德，2020. 锶与人体健康关系 [J]. 微量元素与健康研究，37(5): 70-72.

文皓楠，王凯，海云翔，等，2024. 铁死亡在骨代谢中的调控机制 [J]. 中国药理学通报，40(4): 625-629.

杨晶莹，商龙臣，张驰，2023. 富硒灵芝菌丝多糖、蛋白的提取及其体外抗氧化和抗肿瘤活性研究 [J]. 天然产物研究与开发，35(3): 453-459.

喻悦，2024. Graves 病患者的血清锌水平与骨密度的关系研究 [D]. 长春：吉林大学 .

张萌萌，2020a. 骨代谢实验诊断 [M]. 北京：化学工业出版社，308.

张萌萌，2020b. 骨代谢实验诊断 [M]. 北京：化学工业出版社，309-311.

张萌萌，2020c. 骨代谢实验诊断 [M]. 北京：化学工业出版社：313-315.

张萌萌，2020d. 骨代谢实验诊断 [M]. 北京：化学工业出版社，316-319.

张萌萌，2020e. 骨代谢实验诊断 [M]. 北京：化学工业出版社，321-322.

张萌萌，2020f. 骨代谢实验诊断 [M]. 北京：化学工业出版社，323-324.

张萌萌，2020g. 骨代谢实验诊断 [M]. 北京：化学工业出版社，325-327.

赵旭，郝洁，何傲月，等，2023. 硒蛋白硫氧还蛋白还原酶 2（TXNRD2）在肿瘤组织中的表达及其对生存预后的影响 [J]. 暨南大学学报（自然科学与医学版），44(1): 1-13.

朱义芳，黄玉霞，梁翼，等，2022. 微量元素硒在骨关节炎中的研究进展 [J]. 中国骨与关节杂志，11(5): 390-394.

Alamuddin B, Nobuyuki K, Kentaro H, et al, 2018. Strontium ranelate promotes odonto-/osteogenic differentiation/mineralization of dental papillae cells in vitro and mineralized tissue formation of the dental pulp in vivo[J]. Sci Rep, 8(1): 9224.

Almeida M M, Nani E P, Teixeira L N, et al, 2016. Strontium ranelate increases osteoblast activity[J]. Tissue Cell, 48(3): 183.

Bakker A D, Zandieh-Doulabi B, Klein-Nulend J, 2013. Strontium Ranelate aects signaling from mechanically-stimulated osteocytes towards osteoclasts and osteoblasts[J]. Bone, 53: 112-119.

Balogh E, Tolnai E, Nagy B, et al, 2016. Iron overload inhibits osteogenic commitment and differentiation of mesenchymal stem cells via the induction of ferritin[J]. BiochimBiophysActa, 1862: 1640-1649.

Bo L, Liu Z, Zhong Y, et al, 2016. Iron deficiency anemia's effect on bone formation in zebrafish mutant[J]. Biochem Biophys Res Commun, 475: 271-276.

Bortolin R H, Da Graca AvezedoAreu B J, Abbollt Calvao Ururahy M, et al, 2015. Protection against T1DM-induced bone loss by zinc supplementation: biomechanical, histomorphometric, and molecular analyses in STZ-induced diabetic rats[J]. PLoS One, 10: e0125349.

Casale M, Citarella S, Filosa A, et al, 2014. Endocrine function and bone disease during long-term chelation therapy with deferasirox in patients with beta-thalassemia major[J]. Am J Hematol, 89: 1102-1106.

Chen P, Bornhorst J, Aschner M, 2018. Manganese metabolism in humans[J]. Front Biosci（Landmark Ed），23: 1655-1679.

Compston J, 2014. Strontium ranelate lives to fight another day[J]. Maturitas, 78(2): 75-76.

De Sanctis V, Soliman A T, Elsefdy H, et al, 2018. Bone disease in beta thalassemia patients: Past, present and future perspectives[J]. Metabolism, 80: 66-79.

Dede A D, Trovas G, Chronopoulos E, et al, 2016. Thalassemia-associated osteoporosis: A systematic review on treatment and brief overview of the disease[J]. OsteoporosInt, 27: 3409-3425.

Denry I, Goudouri O M, Fredericks D C, et al, 2018. Strontium-releasing fluorapatite glass-ceramic sca_olds: Structural characterization and in vivo performance[J]. ActaBiomater, 75: 463-471.

Drager J, Sheikh Z, Zhang Y L, et al, 2016. Local delivery of iron chelators reduces in vivo remodeling of a calcium phosphate bone graft substitute[J]. Acta Biomater, 42: 411-419.

Fernández-Murga M L, Serna E, Sanz-Salvador L, et al, 2013. Response of osteoblasts to compounds of strontium or calcium: Proliferation, dierentiation, mineralisation and whole genome response[J]. Rev OsteoporosMetab Miner, 5: 133-140.

Guo J P, Pan J X, Xiong L, et al, 2015. Iron chelation inhibits osteoclastic differentiation in vitro and in Tg2576 mouse model of Alzheimer's disease[J]. PLoSOne, 10:e0139395.

Hao Ding, You-Shui Gao, Yang Wang, et al, 2014. Dimethyloxaloylglycine increases the bone healing capacity of adipose-derived stem cells by promoting osteogenic differentiation and angiogenic potential[J]. Stem Cells Dev, 23(9): 990-1000.

Hreha J, Wey A, Cunningham C, et al, 2015. Local manganese chloride treatment accelerates fracture healing in a rat model[J]. J Orthop Res, 33: 122-130.

Hulley P A, Bishop T, Vernet A, et al, 2017. Hypoxia-inducible factor 1-alpha does not regulateosteoclastogenesis but enhances bone resorption activity via prolyl-4-hydroxylase 2[J]. JPathol, 242: 322-333.

Jacek Baj，Wojciech Flieger，Aleksandra Barbachowska，et al, 2023. Consequences of Disturbing Manganese Homeostasis[J]. Int J Mol Sci, 24(19): 14959.

Jeney V, 2017. Clinical impact and cellular mechanisms of iron overload-associated bone loss[J]. FrontPharmacol, 8: 77.

Jiménez M, Abradelo C, Román J S, et al, 2019. Bibliographic review on the state of the art of strontium and zinc based regenerative therapies. Recent developments and clinical applications[J]. J Mater Chem B, 7(12): 1974-1985.

Jin C, Tan K, Yao Z, et al, 2023. A novel anti-osteoporosis mechanism of VK2:interfering with ferroptosis via AMPK/SIRT1 pathway in type 2 diabetic Osteoporosis. J Agric Food Chem, 71(6): 2745-2761.

Kaufman J M, Audran M, Bianchi G, et al, 2013. Efficacy and safety of strontium ranelate in the treatment of osteoporosis in men[J]. J Clin Endocrinol Metab, 98(2): 592.

Lin S，Yang F，Ling M, et al, 2022. Association between bone trace elements and osteoporosis in older adults: a cross-sectional study[J]. Ther Adv Musculoskelet Dis, 28: 14:17597.

Liu R, Jin C, Wang Z, et al, 2015. Effects of manganese deficiency on the microstructure of proximal tiba and OPG/RANKL gene expression in chicks[J]. Vet Res Commun, 39: 31-37.

Lourenco A H, Neves N, Ribeiromachado C, et al, 2017. Injectable hybridsystem for strontium local delivery promotes bone regeneration in a rat critical-sized defect model[J]. Sci Rep, 7(1): 5098.

Martin-del-Campo M, Rosales-Ibañez R, Alvarado K, et al, 2016. Strontium folate loaded biohybrid scaffolds seeded with dental pulp stem cells induce in vivo bone regeneration in critical sized defects[J]. Biomater Sci, 4(11): 1596-1604.

Meng D, Song J, Yi Y, et al, 2023. Controlled released naringin-loaded liposome/sucrose acetate isobutyrate hybrid depot for osteogenesis in vitro and in vivo[J]. Front Bioeng Biotechnol, 10(1): 1097178-1097190.

Midhavi-Roshan M, Ebrahimi M, Ebrahimi A, 2015. Cooper, magnesium, zinc and calcium status in osteopenic and osteoporotic postmenopausal women[J]. Clin Cases Miner Bone Metab, 12: 18-21.

Milkovic L, Hoppe A, Detsch R, et al, 2014. Effects of Cu-doped 45S5 bioactive glass on the lipid peroxidation-associated growth of human osteoblast-like cells in vitro[J]. J Biomed Mater Res A, 102(10): 3556-3561.

Ni S, Yuan Y, Qian Z, et al, 2021. Hypoxia inhibits RANKL-induced ferritinophagy and protects osteoclasts from ferroptosis[J]. Free Radic Biol Med, 169: 271-282.

Noonan M L, Ni P, Solis E, et al, 2023. Osteocyte Egln1/Phd2 links oxygen sensing and biomineralization via FGF23[J]. Bone Res, 11(1): 7-23.

O'Neal S L, Zheng W, 2015. Manganese toxicity upon overexposure: a decade in review[J]. Curr Environ Health Rep, 2: 315-328.

Ortega R M, Jiménez Ortega A I, Martínez García R M, et al, 2021. Nutrition in the prevention and control of osteoporosis[J]. Nutr Hosp, 37(2): 63-66.

OsunkwoI, 2013. An update on the recent literature on sickle cell bone disease[J]. Curr Opin Endocrinol Diabetes Obes, 20: 539-546.

QiabqianZ, Yongliang T, Luyu Z, et al, 2023. Biological functions of selenoprotein glutathione peroxidases (GPXs) and their expression in osteoarthritis[J]. Journal of Inflammation Research, 16(15): 10-13.

Qu X, He Z, Qiao H, et al, 2018. Serum copper levels are associated with bone mineral density and total fracture[J]. J OrthopTranslat, 31: 14:34-44.

Radzki R P, Bieńko M, Filip R, et al, 2020. Bone losses in obese, ovariectomized rats appear to be independent from sclerostin-induced inhibition of the Wnt/β-catenin pathway[J]. Ann Agric Environ Med, 27(3): 394-400.

Reginster J Y, Brandi M L, Cannata-andia J, et al, 2015. The position of strontium ranelate in today's management of osteoporosis[J]. Osteoporos Int, 26(6): 1667-1671.

Rondanelli M, Faliva M A，Infantino V, et al, 2021. Copper as dietary supplement for bone metabolism: a review[J]. Nutrients, 13(7): 2246.

Sahmani M, Omidian S, Javadi A, et al, 2014. Association between the serum levels of zinc, copper and lipid profile with osteoporosis in Iranian postmenopausal women[J]. Clinical Cases in Tropical Medicine, 1(1): 168-170.

Sierpinska T, Konstantynowicz J, Orywal K, et al, 2014. Copper deficit as a potential pathogenic factor of reduced bone mineral density and severe tooth wear[J]. Osteoporos Int, 25: 447-454.

Stuss M, Rieske P, Liberski P P, et al, 2013. Assessment of OPG/RANK/RANKL gene expression levels in peripheral blood mononuclear cells (PBMC) after treatment with strontium ranelate and ibandronate in patients with postmenopausal osteoporosis[J]. J Clin Endocrinol Metab, 98(5): E1007.

Vekariya K K, Kaur J, Tikoo K, 2013. Alleviating anastrozole induced bone toxicity by selenium nano particles in SD rats[J]. Toxicology and Applied Pharmacology. 268(2): 212-220.

Wang J, Wang Y, Zeng Y, et al, 2022. Feature selection approaches identify potential plasma metabolites in postmenopausal osteoporosis patients[J]. Metabolomics, 18(11): 86.

Wang X, Wang Y, Li L, et al, 2014. Stimulations of strontium–doped calcium polyphosphate for bone tissue engineering to protein secretion and mRNA expression of the angiogenic growth factors from endothelial cells in vitro[J]. Ceram Int, 40(5): 6999.

Wei M, Huang Q, Dai Y, et al, 2022. Manganese, iron, copper, and selenium co-exposure and osteoporosis risk in Chinese adults[J]. J Trace

Elem Med Biol, 72: 126989.

Wright I, Blanco-rojo R, Fernandez M C, et al, 2013. Bone remodelling is reduced by recovery from iron deficiency anaemia in premenopausal women[J]. J Physiol Biochem, 69: 889-896.

Xiao W, Biebei D, Guangsi X, et al, 2015. Iron overload increased osteoclastogenesis and aggravates the effects of ovariectomy on bone mass[J]. J Endocrinol, 226: 121-134.

Xu K, Chen W, Mu C, et al, 2017. Strontium folic acid derivative functionalized titanium surfaces for enhanced osteogenic diffrentiation of mesenchymal stem cells in vitro and bone formation in vivo[J]. J Mater Chem B, 5(33): 6811-6826.

Younesi S, Parsian H, Hosseini S R, et al, 2015. Dyshomeostasis of serum oxidant/antioxidant status and copper, zinc, and selenium levels in elderly physically disabled persons: an AHAP-based study[J]. Biol Trace Elem Res, 166: 136-141.

Zeng H, Cao J J, Combs G F Jr, 2013. Selenium in bone health: roles in antioxidant protection and cell proliferation[J]. Nutrients, 5: 97-110.

Zhang H, Wang A, Li G, et al, 2023. Osteoporotic bone loss from excess ironaccumulation is driven by NOX4-triggered ferroptosis in osteoblasts[J]. Free RadicBiol Med, 198(3): 123-136.

Zhang J, Zhao S, Zhu Y, et al, 2014. Three-dimensional printing of strontium-containing mesoporous bioactive glass scaolds for bone regeneration[J]. Acta Biomater, 10(5): 2269-2281.

Zofkova I, Nemcikova P, Matucha P, 2013. Trace elements and bone health[J]. Clin Chem Lab Med, 51(8): 1555-1561.

附 录

中文专有名词	英文专有名词
B	
白细胞介素	interleukin, IL
白细胞介素-1	interleukin-1, IL-1
白细胞介素-4	interleukin-4, IL-4
白细胞介素-6	interleukin-6, IL-6
白细胞介素-7	interleukin-7, IL-7
白细胞介素-10	interleukin-10, IL-10
白细胞介素-11	interleukin-11, IL-11
白细胞介素-13	interleukin-13, IL-13
白细胞介素-17	interleukin-17, IL-17
白细胞介素-18	interleukin-18, IL-18
白细胞介素-23	interleukin-23, IL-23
白细胞介素-1 家族	interleukin-1 family, IL-1F
白血病抑制因子	leukemia inhibitory factor, LIF
吡啶啉（酚）	pyridinoline, PYD
表皮生长因子	epidermal growth factor, EGF
表皮生长因子受体	epidermal growth factor receptor, EGFR
C	
叉头框蛋白质	forkhead box protein, FOX protein
超氧化物歧化酶	superoxide dismutase, SOD
成骨不全症 / 脆骨病	osteogenesis imperfecta, OI
成骨细胞	osteoblast, OB
成纤维细胞生长因子-23	fibroblast growth factor-23, FGF-23
成纤维细胞生长因子受体	fibroblast growth factor receptor, FGFR
雌激素	estrogen, E
雌酮	estrone, E1
雌二醇	estradiol, E2
雌三醇	estriol, E3
雌激素受体	estrogen receptor
雌激素 α 受体	estrogen receptor-α, ERα
雌激素 β 受体	estrogen receptor-β, ERβ
促红细胞生成素	erythropoictin, Epo
促甲状腺激素	thyroid-stimulating hormone, TSH
促肾上腺皮质激素	adrenocorticotropic hormone, ACTH
促性腺激素释放激素	gonadotropin-releasing hormone, GnRH
催乳素	prolactin, PRL

中文专有名词	英文专有名词
D	
代谢	metabolism
代谢性骨病	metabolic bone disease, MBD
单碘酪氨酸	monoiodotyrosine, MIT
胆钙化醇	cholecalciferol, D3
蛋白激酶 A	protein kinase A, PKA
蛋白激酶 B, 又称 AKT	protein kinase B, PKB
蛋白激酶 C	protein kinase C, PKC
低密度脂蛋白受体相关蛋白 5/6	low-density lipoprotein receptor-related protein 5/6, LRP5/6
凋亡蛋白抑制因子	inhibitor of apoptosis proteins, IAP
定量计算机断层扫描	quantitative computed tomography, QCT
多发性硬化症	multiple sclerosis, MS
多瘤促活化因子	polymoma virus enhancer-3, PEA3
E	
1, 25-二羟维生素 D_3	1, 25-$(OH)_2D_3$
24, 25-二羟维生素 D_3	24, 25-$(OH)_2D_3$
二酰甘油	diacylglycerol, DAG
F	
非胶原蛋白	noncollagenous-protein, NCP
非羧化骨钙素	uncarboxylated osteocalcin, ucOC
分泌性卷曲相关蛋白	secreted frizzled related protein, SFRP
分泌性磷蛋白	secreted phosphoprotein, SPP
峰值骨量	peak bone mass, PBM
峰值骨密度	peak bone mineral density, PBMD
氟	fluorine, F
氟骨症	skeletal fluorosis, SF
氟化物	fluoride
氟中毒	fluorosis
G	
钙	calcium, Ca
钙敏感受体	calcium-sensing receptor, CaSR
钙黏素家族	cadherin family, CF
钙平衡	calcium balance, CB
钙受体	calcium receptor, CaR
钙调蛋白	calmodulin, CaM
干扰素	interferon, IFN
干扰素-γ	interferon-γ, IFN-γ

中文专有名词	英文专有名词
干细胞因子	stem cell factor, SCF
高分辨率外周定量计算机断层扫描	high resolution peripheral quantitative computed tomography, HRpQCT
高钙尿症	hypercalciuria
高迁移率蛋白 B1	high mobility group box 1 protein, HMGB1
高迁移率蛋白 B2	high mobility group box 2 protein, HMGB2
高效液相色谱	high performance liquid chromatography, HPLC
睾酮	testosterone, T
睾酮结合球蛋白	testosterone-binding globulin, TBG
估计平均需要量	estimated average requirement, EAR
孤儿核受体 1	orphan nuclear receptor 1, NURR1
谷氨酰胺转移酶 2	transglutaminase 2, TG2
谷胱甘肽	glutathione, GSH
谷胱甘肽过氧化物酶	glutathione-peroxidase, GSH-Px
股骨颈	femoral neck, FN
骨保护素	ostoeprotegerin, OPG
骨保护素配体	ostoeprotegerin ligand, OPGL
骨重建	bone remodeling
骨代谢	bone metabolism
骨代谢指标	bone metabolism index
骨单位	osteon
骨钙蛋白	osteoealein
骨钙素	osteocalcin, OC; bone glaprotein, BGP
骨关节炎	osteoarthritis, OA
骨激活素	osteoactivin, OA
骨矿物质含量	bone mineral content, BMC
骨密度	bone mineral density, BMD
骨膜蛋白	periostin
骨桥蛋白（骨桥素）	osteopontin, OPN
骨塑建	bone modeling
骨髓	bone marrow, BM
骨髓间充质干细胞	bone marrow mesenchymal stromal/stem cells, BMSC
骨髓源性单核巨噬细胞	bone marrow-derived mononuclear macrophages, BMM
骨特异性碱性磷酸酶	bone-specific alkaline phosphatase, BALP
骨体积分数	bone volume fraction, BV/TV
骨吸收标志物	bone resorption marker
骨细胞	osteocyte, OCY
骨细胞外基质	bone extracellular matrix, ECM

续表

中文专有名词	英文专有名词
骨涎蛋白（骨唾液蛋白）	bone sialoprotein, BSP
骨小梁厚度	trabecular thickness, Tb.Th
骨小梁数目	trabecular number, Tb.N
骨形成标志物	bone formation marker
骨形成细胞	bone-forming cells
骨形态发生蛋白	bone morphogenetic protein, BMP
骨形态发生蛋白受体	bone morphogenetic protein receptor, BMPR
骨硬化蛋白	sclerostin, SOST
骨粘连蛋白	osteonectin, ON
骨质疏松性骨折	osteoporotic fracture
骨质疏松（症）	osteoporosis, OP
骨质疏松症遗传因素组织	Genetic Factors for Osteoporosis, GEFOS
骨质疏松椎体压缩性骨折	osteoporosis vertebral compression fractures, OVCF
骨转换标志物	bone turnover markers, BTM
国际单位	international unit, IU
国际骨质疏松基金会	International Osteoporosis Foundation, IOF
过氧化氢	hydrogen peroxide, H_2O_2
过氧化氢酶	catalase, CAT
过氧化物酶	peroxidase, POD
H	
核心结合因子 α1	core-binding factor alpha 1, Cbfα1
核因子	nuclear factor, NF
核因子 κB	nuclear factor-κB, NF-κB
核因子 κB 受体活化因子	receptor activator of nuclear foctor –κB, RANK
核因子 κB 受体活化因子配体	receptor activator of nuclear foctor –κB ligand, RANKL
环磷酸腺苷	cyclic adenosine monophosphate, cAMP
环氧化酶	cyclooxygenase, COX
黄体生成素	luteinizing hormone, LH
活化 T 细胞核因子	nuclear factor-activated T cell, NFATC
活化素	activins
活性氧	reactive oxygen species, ROS
J	
肌酐清除率	creatinine clearance, Cer
基本多细胞单位	basic multicellular unit, BMU
基因	gene
基质 Gla 蛋白	matrix Gla protein, MGP
基质金属蛋白酶	matrix metalloproteinase, MMP

中文专有名词	英文专有名词
基质金属蛋白酶-9	matrix metallo-proteinase-9, MMP-9
激活蛋白 1	activator protein 1, AP-1
激素替代治疗	hormone replacement therapy, HRT
激素治疗	hormone therapy, HT
集落刺激因子	colony-stimulating factor, CSF
继发性甲状旁腺功能亢进（症）	secondary hyperparathyroidism, SHPT
甲状旁腺功能亢进	hyperparathyroidism, HPT
甲状旁腺素受体 1	parathyroid hormone receptor1, PTH1R
甲状旁腺素	parathyroid hormone, PTH
甲状旁腺素基因	parathyroid hormone gene, PTH gene
甲状旁腺素受体	parathyroid hormone receptor, PTHR
甲状旁腺素相关蛋白	parathyroid hormone-related protein, PTHrP
甲状旁腺素相关蛋白基因	parathyroid hormone-related protein gene
甲状旁腺素相关蛋白受体	parathyroid hormone-related protein receptor, PPR
甲状腺	thyroid gland
甲状腺功能减退症	hypothyroidism
甲状腺功能亢进症	hyperthyroidism
甲状腺过氧化物酶	thyroid peroxidase, TPO
甲状腺激素	thyroid hormone, TH
甲状腺激素受体	thyroid hormone receptor, THR
甲状腺滤泡旁细胞	parafollicular cells
甲状腺球蛋白	thyrogolbulin, Tg
间充质干细胞	mesenchymal stromal cells, MSC
间隙连接蛋白 CX43	Connexin 43, CX43
碱性磷酸酶	alkaline phosphatase, ALP
降钙素	calcitonin, CT
降钙素基因相关肽	calcitonin gene related peptide, CGRP
降钙素受体	calcitonin receptor, CTR
降钙素受体样受体	calcitonin receptor-like receptor, CRLR
降钙素原	pro-calcitonin, pCT
交感神经系统	sympathetic nervous system, SNS
胶原蛋白	collagen
胶原序列	CrossLaps
胶原诱导性关节炎	collagen-induced arthritis, CIA
解偶联蛋白	uncoupling protein, UCP
进行性骨干发育不良	Camurati-Engelmann disease, CED

中文专有名词	英文专有名词
巨噬细胞集落刺激因子	macrophage colony-stimulating factor, M-CSF
巨噬细胞集落刺激因子受体	macrophage colony stimulating factor receptor, c-fms
卷曲蛋白	frizzled, Frz/FZD
绝经后骨质疏松症	postmenopausal osteoporosis, PMO
K	
抗酒石酸酸性磷酸酶	tartrate resistant acid phosphatase, TRAP
抗体依赖性细胞介导的细胞毒作用	antibody dependent cell-mediated cytotoxicity, ADCC
抗原肽转运蛋白	transporter of antigenic peptide, TAP
可耐受最高摄入量	tolerable upper intake levels, UL
可溶性肿瘤坏死因子受体	soluble tumor necrosis factor recptor, sTNFR
克罗恩病	Crohn's disease, CD
库欣综合征	Cushing's syndrome, CS
跨膜糖蛋白受体	transmembrane protein receptor, TMPR
矿物质	mineral
L	
老年骨质疏松症	senile osteoporosis, SOP
酪氨酸激酶	tyrosine kinase, TK
酪蛋白激酶 1	casein kinase, CK1
类风湿（性）关节炎	rheumatoid arthritis, RA
类固醇及异质物受体	steroid and xenobiotic receptor, SXR
粒细胞集落刺激因子	granulocytes colony-stimulating factor, G-CSF
粒细胞和巨噬细胞集落刺激因子	granulocytes-macrophages colony-stimulating factor, GM-CSF
磷酸盐	phosphate
磷脂酶 A_2	phopholipase A_2, PLA_2
磷脂酰肌醇-3 激酶	phosphatidylinositol 3-kinase, PI3K
硫氧还蛋白	thioredoxin, Trx
卵泡刺激素	follicle stimulating hormone, FSH
滤泡树突状细胞受体-1	follicular dendritic cell receptor-1, FDCR-1
M	
慢性肾脏病	chronic kidney disease, CKD
慢性肾脏病骨矿物质代谢异常	chronic kidney disease-mineral bone disorder, CKD-MBD
酶联免疫免疫吸附测定法	enzyme-linked immunosorbent assay, ELISA
镁	magnesium, Mg
锰	manganum, Mn
免疫球蛋白样受体	immunoglobulin receptors, IgR
免疫受体酪氨酸激活基序	immunoreceptor tyrosine-based activation motif, ITAM
膜型基质金属蛋白酶	membrane type matrix metalloproteinase, MT-MMP

中文专有名词	英文专有名词
N	
钠 / 碘转运蛋白	sodium/iodide symporter, NIS
男性激素 / 雄性激素	male hormone
内皮素-1	endothelin-1, ET-1
鸟苷酸结合蛋白	guanine nucleotide-binding regulatory protein, G protein
尿吡啶啉	urinary pyridinoline, Pyr
尿钙	urinary calcium, UCa
尿肌酐	urinary creatinine, UCr
尿磷	urinary phosphorus, UP
尿镁	urinary magnesium, UMg
尿羟脯氨酸	urinary hydroxyproline, uHOP
尿羟脯氨酸与尿肌酐比值	urinary hydroxyproline /creatinine ratio, uHOP/ Cr
尿桥素	uropontin
尿酸	uric acid, UA
尿脱氧吡啶啉	urinary deoxypyridinoline, D-Pyr
凝溶胶蛋白	gelsolin
女性激素	female hormone
黏附分子	adhesion molecules, AM
P	
蓬乱蛋白	dishevelled, Dvl
皮质骨	cortical bone
平均需要量	estimated average requirement, EAR
破骨细胞	osteoclast, OC
破骨细胞前体	osteoclast precursors, OCP
破骨细胞前体细胞	osteoclast precursor cell, OPC
破骨细胞生成抑制因子	osteoclastogenesis inhibitory factor, OCIF
Q	
前列腺素	prostaglandin, PG
前列腺素 E_2	prostaglandin E_2, PGE_2
前列腺素 H 合成酶	prostaglandin H synthase, PGHS
前列腺素受体	prostaglandin receptor, PGR
8-羟基脱氧鸟苷	8-hydroxy-2′-deoxyguanosine, 8-OHdG
羟赖氨酸-半乳糖葡萄糖苷	glucosyl galactosyl hydroxylysine, GluGHyl
羟赖氨酸糖苷（羟赖氨酸-葡萄糖苷）	glucosyl hydroxylysine, GHyl
羟基磷灰石	hydroxyapatite, HA
羟脯氨酸	hydroxyproline, HOP
桥本甲状腺炎	Hashimoto's thyroiditis, HT

中文专有名词	英文专有名词
全髋	total hip, TH
R	
人间充质干细胞	human mesenchymal stem cell, hMSC
人绒毛膜促性腺激素	human chorionic gonadotropin, hCG
绒毛膜促生长素-1	chorionic somatomammotropin-1, CS-1
软骨发育不全	achondroplasia, ACH
S	
三碘甲状腺原氨酸	triiodothyronine, T_3
色谱法	chromatography
肾上腺髓质素	adrenomedullin, AM
肾小球滤过率	glomerular filtration rate, GFR
生物激素	growth hormone, GH
生长激素缺乏	growth hormone deficiency, GHD
生长激素释放激素	growth hormone-releasing hormone, GHRH
生长激素受体	growth hormone receptor, GHR
生长激素抑制激素	growth hormone inhibitory hormone, GIH
生长抑素	somatostatin, SST
适宜摄入量	adequate intakes, AI
受体	receptor
瘦素	leptin, LP
瘦素受体	leptin receptor, Lep-R
瘦体重	lean body mass, LBM
双碘酪氨酸	diiodotyrosine, DIT
双膦酸盐	bisphosphonates, BP
双氢睾酮	dihydrotestosterone, DHT
瞬时受体电位亚家族 V 成员 6	transient receptor potential cation channel subfamily V member 6, TRPV6
丝裂原活化蛋白激酶	mitogen-activated protein kinase, MAPK
丝裂原活化蛋白激酶激酶	mitogen-activated protein kinase kinase, MAPKK
锶	strontium, Sr
松质骨 / 小梁骨	trabecular bone
松质骨骨单位	trabecular osteon
γ-羧基谷氨酸骨蛋白	γ-hydroxy glutamic acid protein, GLa protein
T	
糖皮质激素	glucocorticoid, GC
糖皮质激素受体	glucocorticoid receptor, GR
糖皮质激素性骨质疏松	glucocorticoid-induced osteoporosis, GIOP

中文专有名词	英文专有名词
糖原合成激酶-3	glycogen synthase kinase 3, GSK-3
特发性矮小	idiopathic short stature, ISS
铁	ferrum, Fe
同型半胱氨酸	homocysteine, Hcy
铜	cuprum, Cu
透明质酸	hyaluronic acid, HA
透明质酸黏素	hyaladherin
推荐摄入量	recommended nutrient intake, RNI
7-脱氢胆固醇	7-dehydrocholesterol, 7-DHC
脱氧吡啶啉（酚）	deoxypyridinoline, DPD
W	
晚期糖基化终末产物	advanced glycation endproducts, AGEs
晚期氧化蛋白产物	advanced oxidation protein products, AOPP
微量元素	trace element
微型计算机断层扫描	micro-computed tomography, micro-CT
维生素 A	vitamin A, VA
维生素 C	vitamin C, VC
维生素 D	vitamin D, VD
维生素 K	vitamin K, VK
维生素 K_1	vitamin K_1, VK_1
维生素 K_2	vitamin K_2, VK_2
维生素 D 结合蛋白	vitamin D-binding protein, DBP
维生素 D 缺乏性骨病	hypovitaminosis D osteopathy, HVO
维生素 D 受体	vitamin D receptor, VDR
伪足小体	podosome
无机磷	inorganic phosphorus, Pi
无机盐	inorganic salt, IS
X	
硒	selenium, Se
系统性红斑狼疮	systemic lupus erythematosus, SLE
细胞间黏附因子-1	intercellular adhesion molecule-1, ICAM-1
细胞黏附分子 1	cellular adhesion molecule-1, CAM-1
细胞外基质	extracellular matrix, ECM
细胞外信号调节激酶	extracellular signal-regulated kinase, ERK
细胞因子	cytokine
纤维蛋白原	fibrinogen, FB
纤维粘连蛋白	fibronectin, FN

中文专有名词	英文专有名词
显微 CT	microscopy, μCT
腺苷酸环化酶	adenylate cyclase, AC
腺瘤性结肠息肉	adenomatous polyposis coli, APC
小鼠胚胎成骨细胞前体细胞	mouse embryo osteoblast precursor cells, MC3TE-E1
锌	zinc, Zn
性别决定区 Y 框蛋白 9	sex-determining region Y-box 9, SOX9
性激素结合球蛋白	sex hormone binding globulin, SHBG
雄激素	male hormones
雄激素剥夺疗法	androgen deprivation therapy, ADT
雄激素受体	androgen receptor, AR
选择素家族	selectin family, SF
选择性雌激素受体调节剂	selective estrogen receptor modulator, SERM
血管内皮生长因子	vascular endothelial growth factor, VEGF
血清镁	serum magnesium, SM
血栓素 A_2	thromboxane A_2, TxA_2
血小板反应蛋白-2	hrombospondin-2, TSP-2
血小板生成素	thrombopoietin
血小板衍生生长因子	platelet-derived growth factor, PDGF
Y	
亚甲基四氢叶酸还原酶基因	methylenetetrahydrofolate reductase gene, MTHFR
烟酰胺腺嘌呤二核苷酸	nicotinamide adenine dinucleotide, NAD
烟酰胺腺嘌呤二核苷酸磷酸	nicotinamide adenine dinucleotide phosphate, NADPH
炎症性肠病	inflammatory bowel disease, IBD
氧化应激	oxidative stress, OS
腰椎	lumbar spine, LS
一氧化氮合酶	endothelial NOS, eNOS
胰岛素样生长因子	insulin-like growth factor, IGF
胰岛素样生长因子 1 受体	insulin-like growth factor 1 receptor, IGF-1R
胰淀粉样多肽	islet amyloid polypeptide, IAPP
胰淀素	amylin
N-乙酰半胱氨酸	*N*-acetylcysteine, NAC
抑制素	inhibins
营养素	nutrient
优势基因	motif gene
有机磷酸酯	organophosphate
有机质	organic matter, OM
原发性干燥综合征	primary Sjogren's syndrome, pSS

中文专有名词	英文专有名词
原发性甲状旁腺功能亢进症	primary hyperparathyroidism, PHPT
孕激素	progesterone
孕激素受体	progesterone receptor, PR
Z	
载脂蛋白 E	apolipoprotein, Apo E
造血干细胞	haematopoietic stem cell, HSC
造血祖细胞	haematopoietic progenitor cell, HPC
整合素家族	integrin family, IF
脂多糖	lipopolysaccharide, LPS
肿瘤坏死因子	tumor necrosis factor, TNF
肿瘤坏死因子-α	tumor necrosis factor, TNF-α
肿瘤坏死因子基因	tumor necrosis factor gene, TNF gene
肿瘤坏死因子受体	tumor necrosis factor receptor, TNFR
肿瘤坏死因子受体相关因子	tumor necrosis factor receptor-associated factor, TRAF
肿瘤性骨软化症	tumor-induced osteomalacia, TIO
轴蛋白	Axin
主要组织相容性复合体	major histocompatibility complex, MHC
转化生长因子	transforming growth factor, TGF
转化生长因子-α	transforming growth factor-α, TGF-α
转化生长因子-β	transforming growth factor-β, TGF-β
转化生长因子-β 基因	transforming growth factor-β gene, TGF-β gene
转化生长因子激酶 1	transforming growth factor beta-activated kinase 1, TAK1
总甲状腺素	total thyroxine, T4
组织蛋白酶 K	cathepsin K, CTSK
组织金属蛋白酶抑制物	tissue inhibitor of matrix metalloproteinase, TIMP
组织特异性 ALP	TNSALP
组织转氨酶	tissue transglutaminase, tTG
其他	
Ⅰ型甲状旁腺素受体	parathyroid hormone 1 receptor, PTH R1
Ⅰ型胶原	type I collagen, Col I
Ⅰ型胶原交联 C 末端肽	carboxy-terminal cross-linkingtelopeptide of type Ⅰ collagen, CTX
Ⅰ型胶原交联 C 末端肽 α 特殊序列	alpha-carboxy-terminal telopeptide of type Ⅰ collagen, α-CTX
Ⅰ型胶原交联 C 末端肽 β 特殊序列	beta-carboxy-terminal telopeptide of type Ⅰ collagen, β-CTX
Ⅰ型胶原交联 N 末端肽	amino-terminal cross-linking telopeptide of type Ⅰ collagen, NTX
Ⅰ型原胶原 C 端前肽	procollagen type Ⅰ carboxy-terminal propeptide, PICP
Ⅰ型原胶原 N 端前肽	procollagen type Ⅰ amino-terminal propeptide, PINP
BCL2 相关死亡促进因子	BCL2 associated agonist of cell death, BAD

中文专有名词	英文专有名词
C-反应蛋白	C-reactive protein, CRP
CCAAT 增强子结合蛋白	CCAAT enhancer binding protein, C/EBP
CXC 趋化因子	CXC chemokines
Dickkopf 相关蛋白 1	Dickkopf-related protein 1, Dkk-1
Hedgehog 蛋白	Hedgehog, Hh
IGF 结合蛋白	insulin-like growth factor binding protein, IGFBP
IL-1 受体拮抗剂	IL-1 receptorantagonist, IL-1R
JAK 激酶	Janus kinase, JAK
Jun N 末端激酶	c-Jun N-terminal kinase, JNK
Klotho 蛋白	Klotho
NF-κB 诱导激酶	NF-κB-inducibe kinase, NIK
Osterix 相关转录因子	osterix, OSX
Paget 骨病	Paget's disease of bone, PDB
Runt 相关转录因子 2	runt-related transcription factor 2, Runx2
Smad 蛋白	small mother against decapentaplegic protein, Smad
T 细胞 / 淋巴细胞增强因子	T-cell factor/lymphoid enhancer-binding factor, TCF/LEF
Wnt/β-连环蛋白	Wnt/β-catenin

注：根据张萌萌主编《骨代谢实验诊断》（化学工业出版社，2020）整理。

（沈雪）